Tratado de
HISTOLOGIA

Tratado de

HISTOLOGIA

Leslie P. Gartner, PhD
Professor of Anatomy (Ret.)
Department of Biomedical Sciences
Baltimore College of Dental Surgery
Dental School
University of Maryland
Baltimore, Maryland

Tradução
Alda Silva
Mariângela Vidal
Renata Tucci

Revisão Técnica
Fábio Siviero
Doutor em Ciências (Bioquímica) pela Universidade de São Paulo (USP).
Professor Doutor do Departamento de Biologia Celular e do Desenvolvimento da USP.

Quinta edição

gen | GUANABARA KOOGAN

- O autor deste livro e a editora empenharam seus melhores esforços para assegurar que as informações e os procedimentos apresentados no texto estejam em acordo com os padrões aceitos à época da publicação, *e todos os dados foram atualizados pelo autor até a data do fechamento do livro*. Entretanto, tendo em conta a evolução das ciências, as atualizações legislativas, as mudanças regulamentares governamentais e o constante fluxo de novas informações sobre os temas que constam do livro, recomendamos enfaticamente que os leitores consultem sempre outras fontes fidedignas, de modo a se certificarem de que as informações contidas no texto estão corretas e de que não houve alterações nas recomendações ou na legislação regulamentadora.
- Data do fechamento do livro: 10/12/2021
- O autor e a editora se empenharam para citar adequadamente e dar o devido crédito a todos os detentores de direitos autorais de qualquer material utilizado neste livro, dispondo-se a possíveis acertos posteriores caso, inadvertida e involuntariamente, a identificação de algum deles tenha sido omitida.
- **Atendimento ao cliente: (11) 5080-0751 | faleconosco@grupogen.com.br**
- Traduzido de:
  TEXTBOOK OF HISTOLOGY, FIFTH EDITION

  This edition of *Textbook of Histology, 5th edition*, by Leslie P. Gartner, is published by arrangement with Elsevier Inc.
  ISBN: 978-0-323-67272-6
  Esta edição de *Textbook of Histology, 5ª edição*, de Leslie P. Gartner, é publicada por acordo com a Elsevier Inc.

  GEN | Grupo Editorial Nacional S/A
  Publicado pelo selo Guanabara Koogan Ltda.
  Travessa do Ouvidor, 11
  Rio de Janeiro – RJ – CEP 20040-040
  www.grupogen.com.br

- Adaptação da capa: Bruno Gomes
- Editoração eletrônica: Diretriz

- Ficha catalográfica

CIP-BRASIL. CATALOGAÇÃO NA PUBLICAÇÃO
SINDICATO NACIONAL DOS EDITORES DE LIVROS, RJ

G228t
5. ed.

Gartner, Leslie P.
Tratado de histologia / Leslie P. Gartner ; tradução Mariângela Vidal, Renata Tucci. - 5. ed. - Rio de Janeiro : GEN | Grupo Editorial Nacional S.A. Publicado pelo selo Editora Guanabara Koogan Ltda. 2022.
592 p. : il. ; 28 cm.

Tradução de: Textbook of histology
Inclui índice
ISBN 978-85-9515-880-1

1. Histologia patológica. 2. Patologia celular. I. Vidal, Mariângela. II. Tucci, Renata. III. Título.

21-73798 CDD: 611.01815
CDU: 616-091.8

Meri Gleice Rodrigues de Souza – Bibliotecária – CRB-7/6439

Para minha esposa, Roseann,
minha filha, Jen,
e minha mãe, Mary.

Leslie P. Gartner

PREFÁCIO

Mais uma vez, tenho a satisfação de lançar uma nova edição de um livro didático de histologia que se tornou consagrado não apenas em seu idioma original, mas também em sete outras línguas para as quais foi traduzido: italiano, português, indonésio, coreano, espanhol, grego e turco. O *status* da histologia mudou à medida que as ciências biológicas progrediram no último meio século – evoluiu de uma ciência puramente descritiva de anatomia microscópica para sua atual posição de elemento fundamental que conecta anatomia funcional, biologia celular e molecular, fisiologia e histopatologia.

Esta quinta edição de *Tratado de Histologia* foi completamente revisada para ser consistente com as novas informações sobre biologia celular e molecular que se referem à matéria Histologia. Ao incorporar o novo material, o autor estava ciente das limitações de tempo que os alunos enfrentam em um currículo em constante expansão e da abundância de informações, que aumentam exponencialmente. Desse modo, o objetivo foi manter a concisão e, ao mesmo tempo, preservar a facilidade de leitura do texto.

Foram adicionadas muitas considerações clínicas, diversas ilustrações, 16 tabelas e mais de 170 fotomicrografias, criadas especialmente para esta edição. A mudança mais visível é a inserção do boxe *Instruções do laboratório de histologia* nos Capítulos 6 a 22. Essas instruções, que contêm referências às fotomicrografias que ilustram o livro, foram projetadas para serem fotocopiadas e usadas como manual de laboratório de histologia, já que, em muitas instituições de ensino, o componente laboratorial do curso de Histologia teve de ser parcialmente sacrificado devido ao dispêndio de tempo de instrução com a redução drástica dos elementos de ciências básicas do currículo médico.

Como acontece com todos os meus livros, *Tratado de Histologia* foi escrito com o estudante em mente. Assim, o material apresentado é completo, mas não esotérico. Não se destina a treinar o leitor para ser um histologista, mas sim a fornecer a base necessária para a compreensão da estrutura microscópica do corpo humano e estabelecer um alicerce para o progresso do estudante nas ciências biomédicas.

Embora eu tenha tentado ser preciso e completo, percebo que erros e omissões podem ter escapado à minha atenção. Assim, acolho críticas, sugestões e comentários que ajudem a melhorar este livro. Por favor, envie seus comentários e sugestões para LPG21136@yahoo.com.

Leslie P. Gartner

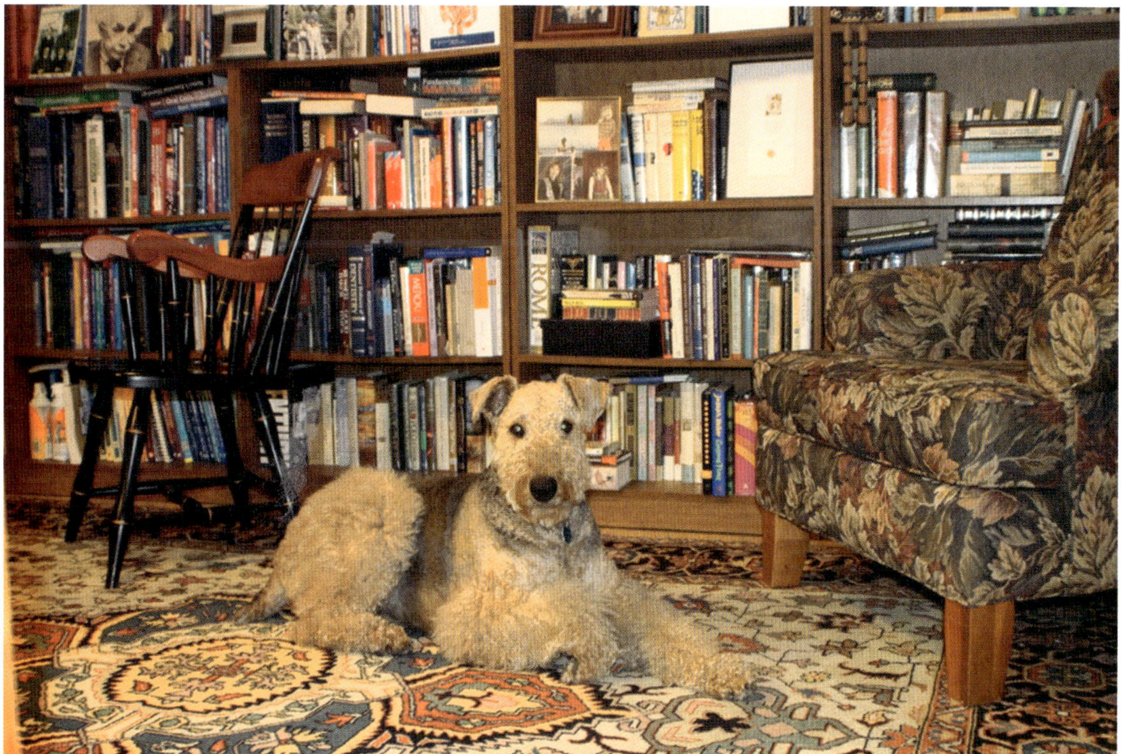

Embora se diga que escrever é uma profissão solitária, tive a sorte de ter a companhia de Skye, minha fiel Airedale Terrier. Como fica evidente nessa fotografia, ela me fez companhia enquanto eu ficava sentado em frente ao computador.

AGRADECIMENTOS

Gostaria de agradecer a algumas pessoas pela ajuda e pelo apoio que forneceram na preparação deste livro.

Como a histologia é uma disciplina visual, é imperativo ter excelentes ilustrações. Por essa razão, agradeço a Todd Smith pela atenção cuidadosa aos detalhes na revisão das ilustrações das edições anteriores e pela criação de novas figuras. Agradeço também a meus muitos colegas de todo o mundo e a seus editores, que generosamente permitiram que eu utilizasse materiais ilustrativos de suas publicações.

Por último, meus agradecimentos vão para a equipe de projetos da Elsevier, por toda a sua ajuda, especialmente Alexandra Mortimer, estrategista de conteúdo, que foi fundamental para iniciar e concretizar a possibilidade desta nova edição, e Humayra R. Khan e Meghan B. Andress, especialistas em desenvolvimento de conteúdo, que trabalharam incansavelmente para garantir que "os pingos fossem postos nos is".

Agradecimento especial a Meghan, que esteve sempre disponível para ajudar a resolver todos os problemas que surgiram ao fazer a revisão. Finalmente, gostaria de agradecer a Haritha Dharmarajan, gerente de projeto, por sua grande ajuda no gerenciamento das correções das provas de página.

MATERIAL SUPLEMENTAR

Este livro conta com o seguinte material suplementar:

- Imagens histológicas do livro, em formato de apresentação, exclusivas para docentes cadastrados.

O acesso ao material suplementar é gratuito. Basta que o leitor se cadastre e faça seu *login* em nosso *site* (www.grupogen.com.br), clicando no menu superior do lado direito e, depois, em *GEN-IO*. Em seguida, clique no menu retrátil (☰) e insira o PIN de acesso, localizado ao fim deste livro.

O acesso ao material suplementar online fica disponível até 6 meses após a edição do livro ser retirada do mercado.

É rápido e fácil! Caso haja alguma mudança no sistema ou dificuldade de acesso, entre em contato conosco (gendigital@grupogen.com.br).

genio
GEN | Informação Online

GEN-IO (GEN | Informação Online) é o ambiente virtual de aprendizagem do GEN | Grupo Editorial Nacional

SUMÁRIO

1

Introdução à Histologia e Técnicas Histológicas Básicas

Embora **Histologia** compreenda o estudo microscópico de tecidos vivos, sejam eles de animais ou plantas, este livro discute apenas tecidos de mamíferos - mais especificamente, humanos. Contudo, o termo "histologia" evoluiu para um conceito mais amplo, denominado **anatomia microscópica**, pois os assuntos abrangem não apenas a estrutura microscópica dos tecidos, mas também a estrutura das células, dos órgãos e dos sistemas de órgãos.

O corpo é composto por células, matriz extracelular e material fluido, o líquido extracelular (fluido tecidual), que banha esses componentes. O líquido extracelular, que é derivado do plasma sanguíneo, transporta nutrientes, oxigênio e moléculas de sinalização para as células do corpo. Por outro lado, resíduos do metabolismo, dióxido de carbono, moléculas de sinalização e produtos adicionais liberados pelas células chegam aos vasos sanguíneos e linfáticos através do líquido extracelular. Este, assim como grande parte da matriz extracelular, não é visível em preparações histológicas de rotina, mas sua presença invisível deve ser observada pelo estudante de Histologia.

Além disso, o contexto da Histologia abrange mais do que apenas a estrutura microscópica do corpo; inclui também suas funções. Na verdade, apresenta uma relação direta com outras disciplinas e é essencial para que se possa compreendê-las. Este livro entrelaça as disciplinas de Biologia Celular, Bioquímica, Fisiologia, Embriologia, Anatomia Geral e, quando apropriado, Patologia. Os alunos reconhecerão a importância dessa matéria conforme necessitarem consultar este texto mais tarde em suas carreiras. Um excelente exemplo de tal relação ficará evidente quando o leitor aprender sobre a histologia do rim e perceber que a complexa e quase sublime estrutura desse órgão (até o nível molecular) é a responsável pela capacidade de realizar sua função. Alterações na estrutura do rim são causas de vasta quantidade de doenças potencialmente fatais. Outro exemplo é a estrutura microscópica – na verdade, molecular – das células musculares. A capacidade de contração é intimamente dependente dos níveis de organização microscópica, submicroscópica e molecular dos vários componentes da célula muscular.

O restante deste capítulo discute os métodos utilizados por histologistas para estudar a anatomia microscópica do corpo.

Microscopia de luz

PROCESSAMENTO DOS TECIDOS

As etapas necessárias ao processamento dos tecidos para a microscopia de luz são: (1) fixação; (2) desidratação e clarificação; (3) inclusão; (4) microtomia; e (5) montagem e coloração dos cortes histológicos.

Inúmeras técnicas foram desenvolvidas para o processamento de tecidos orientado ao estudo, de modo que eles se assemelhem ao seu estado natural de vida. As etapas são **fixação**; **desidratação** e **clarificação**; **inclusão** em um meio adequado; **microtomia**, produzindo cortes finos para possibilitar sua visualização por meio de transiluminação; e **montagem** (em uma superfície, para facilitar o manuseio) e **coloração**, para que o tecido e os componentes celulares possam ser diferenciados.

Fixação

A **fixação** não apenas retarda as alterações teciduais subsequentes à sua remoção do corpo, mas também mantém sua arquitetura normal. Os agentes fixadores mais comuns usados na microscopia de luz são a **formalina** (formaldeído) neutra tamponada e o **fluido de Bouin**. Fixadores promovem a ligação cruzada entre proteínas, fato que evita a alteração de suas posições e preserva uma estrutura semelhante ao tecido vivo.

Desidratação e clarificação

Banhos de álcoois, começando com álcool a 50% e progressão em etapas sucessivas até chegar ao álcool 100%, são usados para remover a água dos tecidos (**desidratação**). Em seguida, o tecido é tratado com xilol (dimetilbenzeno), um produto químico que é miscível tanto em álcool como em parafina derretida. Esse processo é conhecido como **clarificação** (ou diafanização), uma vez que o xilol torna o tecido transparente.

Inclusão

Os tecidos são **incorporados** em um meio adequado e, em seguida, cortados em finas fatias. Para microscopia de luz, o meio de inclusão usual é a parafina. O tecido é deixado em parafina derretida até que esteja completamente **impregnado**, e então é colocado em um pequeno recipiente, também coberto com parafina derretida, até que esta se solidifique, formando um bloco de parafina contendo o tecido.

Microtomia

Os blocos de tecido têm o excesso do material de inclusão aparado e são preparados para ser **cortados** em um micrótomo, onde finas fatias são obtidas do bloco de parafina. Para a microscopia de luz, a espessura de cada corte é de cerca de 5 a 10 μm, e cada corte, ou cada série de cortes, é montado (colocado) em lâminas de vidro.

Os cortes histológicos também podem ser realizados em amostras congeladas em nitrogênio líquido ou por congelamento rápido em um criostato. São montados com o auxílio de um meio de montagem de congelamento rápido e seccionados em temperaturas abaixo de zero por uma lâmina de aço pré-resfriada. Em seguida, são colocados em lâminas de vidro pré-resfriadas submetidas à temperatura ambiente e coradas com corantes específicos (ou tratadas adequadamente para estudos histoquímicos ou imunocitoquímicos).

Montagem e coloração

Cortes em parafina são montados (colocados) em lâminas de vidro e, em seguida, corados por corantes hidrossolúveis que permitem a diferenciação dos vários componentes celulares.

Cortes para microscopia de luz convencional são **montados** sobre lâminas de vidro recobertas com material adesivo. Como muitos constituintes do tecido têm aproximadamente as mesmas densidades ópticas, eles devem ser **corados** para a microscopia de luz, principalmente com corantes hidrossolúveis.

Portanto, a parafina deve primeiro ser removida dos cortes, seguindo-se a reidratação e a coloração dos tecidos. Após a coloração, o corte é novamente desidratado para que a lamínula seja permanentemente fixada pelo uso de um meio de montagem adequado. A lamínula não apenas protege o tecido contra danos, mas também é necessária para a visualização do tecido ao microscópio.

Os corantes são agrupados em três classes:

- Corantes que fazem distinção entre componentes ácidos e básicos da célula
- Corantes especializados na distinção dos componentes fibrosos da matriz extracelular
- Sais metálicos que se precipitam sobre os tecidos, formando depósitos metálicos sobre eles.

Os corantes mais comumente utilizados em histologia são **hematoxilina** e **eosina** (HE). A hematoxilina é uma base que preferencialmente se liga aos componentes ácidos da célula, como ácido desoxirribonucleico (DNA) e ácido ribonucleico (RNA), colorindo-os em azul-arroxeado; esses componentes são chamados de **basofílicos** (ou basófilos). A eosina é um ácido que se liga aos elementos citoplasmáticos que apresentam um pH básico, colorindo-os de rosa; estes são chamados de **acidofílicos** (ou acidófilos). Muitos outros corantes foram desenvolvidos para estudo histológico (Tabela 1.1).

Moléculas de alguns corantes, tais como **azul de toluidina**, polimerizam-se entre si quando expostas a altas concentrações de poliânions em tecidos. Essa coloração cora os tecidos de azul, exceto aqueles ricos em poliânions (p. ex., matriz cartilaginosa e grânulos de mastócitos), que são corados em roxo. Um componente celular que se core em roxo com esse corante é considerado **metacromático**, e diz-se que o azul de toluidina exibe **metacromasia**. Exemplos de tecidos corados com corantes histológicos comuns são apresentados ao final deste capítulo (ver Figuras 1.11 a 1.17, mais adiante).

TABELA 1.1 Corantes histológicos comuns e suas reações.

Reagente	Resultado
Hematoxilina	*Azul-arroxeado*: núcleo, regiões ácidas do citoplasma, matriz cartilaginosa
Eosina	*Rosa*: regiões básicas do citoplasma, fibras colágenas
Tricrômico de Masson	*Azul-escuro*: núcleo *Vermelho*: músculo, queratina, citoplasma *Azul-claro*: muco, colágeno
Método de Weigert (sistema elástico)	*Azul*: fibras elásticas
Impregnação por prata	*Preto*: fibras reticulares
Hematoxilina férrica	*Preto*: estriações em fibras musculares, núcleos, eritrócitos
Ácido periódico de Schiff	*Magenta*: glicogênio e moléculas ricas em carboidratos
Colorações de Wright e Giemsa	Usadas para coloração diferencial de células sanguíneas *Rosa*: eritrócitos, grânulos dos eosinófilos *Roxo*: núcleos de leucócitos, grânulos dos basófilos *Azul*: citoplasma dos monócitos e dos linfócitos

MICROSCÓPIO DE LUZ

Os microscópios compostos apresentam um arranjo específico de lentes que possibilitam grande aumento e boa resolução dos tecidos visualizados.

Como os microscópios de luz (ou microscópios ópticos) atuais utilizam arranjos específicos de lentes para ampliar uma imagem (Figura 1.1), eles são conhecidos como **microscópios compostos**. A fonte de luz é uma lâmpada elétrica com filamento de tungstênio, cuja luz é reunida em um feixe convergente pelo **condensador**.

A luz que passa através do espécime corado entra em uma das quatro lentes objetivas usuais que estão posicionadas a uma peça móvel (revólver), localizada acima do espécime. Geralmente, na maioria dos microscópios, as primeiras três lentes aumentam 4, 10 e 40 vezes, respectivamente, e são usadas sem óleo; a lente de imersão aumenta a imagem em 100 vezes e utiliza um óleo com índice de refração adequado.

A imagem da lente objetiva é coletada e ampliada pela lente ocular do microscópio. Essa lente, em geral, aumenta a imagem em um fator de 10 – para aumentos totais de 40, 100, 400 e 1.000 vezes – e focaliza a imagem resultante sobre a retina do olho (ou sobre o filme de uma câmera fotográfica, ou sobre o sensor de uma câmera digital).

A imagem é focada movendo-se as lentes objetivas para cima ou para baixo da amostra. É interessante notar que a imagem projetada na retina (ou filme, ou sensor) é invertida da direita para a esquerda e está de ponta-cabeça.

A qualidade da imagem depende não apenas da capacidade de uma lente em ampliar, mas também de sua **resolução** – a capacidade de uma lente mostrar que dois objetos distintos estão separados por uma distância. Devido ao comprimento de onda de luz visível, o limite teórico de resolução é de 0,25 μm, e a qualidade de uma lente é julgada pelo quão perto ela pode aproximar-se desse limite.

Existem vários tipos de microscópios de luz, que se distinguem pelo tipo de luz usada como fonte luminosa e pela maneira como usam essa fonte. No entanto, a maioria dos estudantes de Histologia é obrigada a reconhecer apenas imagens obtidas a partir de microscópio de luz composto, microscópio eletrônico de transmissão (MET) e microscópio eletrônico de varredura (MEV). Portanto, os outros tipos de microscopia não serão discutidos.

Técnicas digitais de produção de imagens

Técnicas digitais usam tecnologia de computação para capturar e manipular imagens histológicas.

A tecnologia computadorizada possibilita captura de imagens digitalmente, substituindo o uso de filme, proporcionando resultados tão bons, senão melhores, do que os da tecnologia de filme.

Além disso, como essas imagens são armazenadas em formato digital, milhares delas podem ser arquivadas em tecnologia de disco removível, e sua recuperação é quase instantânea. Finalmente, tal formato torna possível a transmissão eletrônica dessas imagens via internet sem arriscar a perda dos arquivos originais.

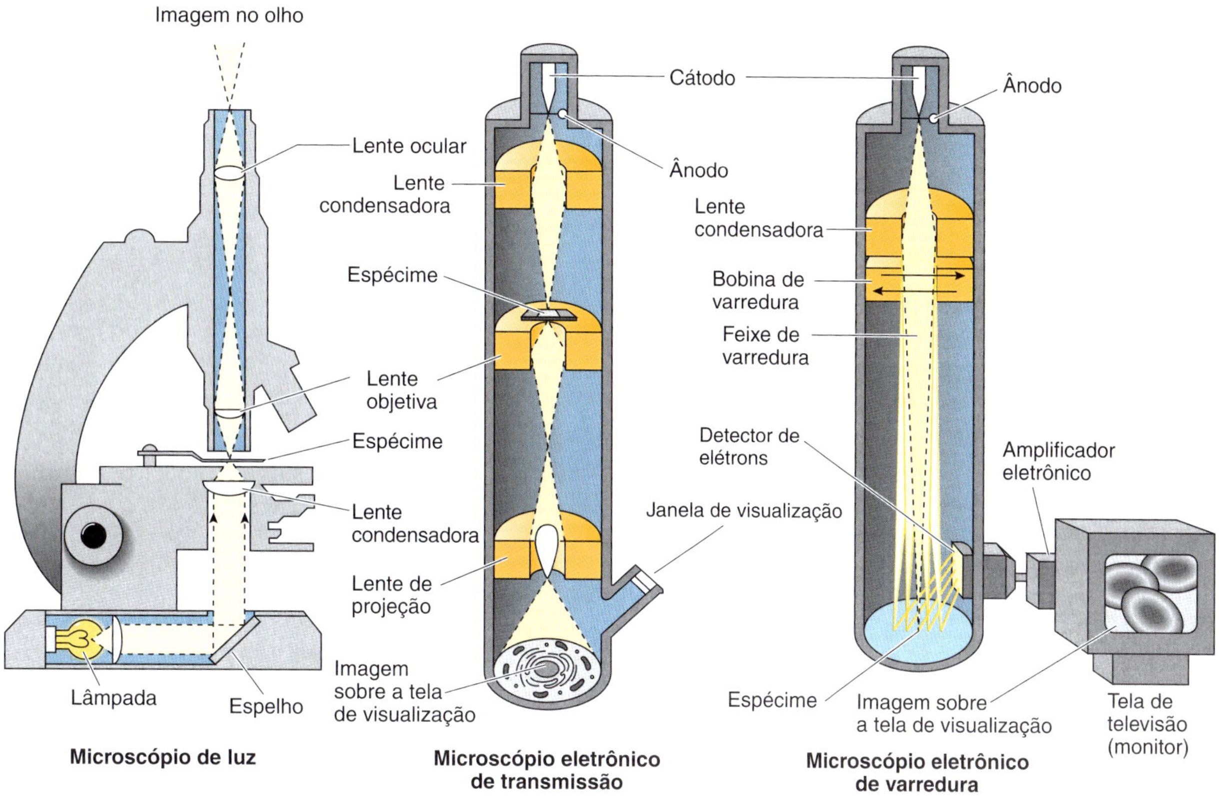

Figura 1.1 Comparação entre microscópios de luz e eletrônicos de transmissão e de varredura.

Interpretação dos cortes microscópicos

Uma das habilidades mais difíceis e frustrantes, porém necessárias em Histologia, é aprender como interpretar o que seria um corte bidimensional em três dimensões. Ao imaginar uma mangueira de jardim enrolada, como na Figura 1.2, e então obter os cortes finos dessa mangueira, fica claro que o objeto tridimensional geralmente não pode ser visualizado em qualquer uma das representações bidimensionais. No entanto, com a visualização de muitos dos cortes obtidos a partir do tubo em espiral, pode-se reconstruir mentalmente a correta imagem tridimensional.

TÉCNICAS AVANÇADAS DE VISUALIZAÇÃO

Histoquímica

A histoquímica é um método de coloração de tecidos que fornece informações sobre a presença e a localização de macromoléculas intracelulares e extracelulares.

Constituintes químicos específicos de tecidos e células podem ser localizados pelos métodos de **histoquímica** e **citoquímica**. Ambos se baseiam em atividade enzimática, reatividade química ou outros fenômenos físico-químicos associados à substância de interesse. As reações químicas particulares são monitoradas pela formação de precipitados insolúveis que assumem certa cor. Com frequência, a histoquímica é realizada em tecidos congelados e pode ser aplicada tanto à microscopia de luz como à eletrônica.

Uma das reações histoquímicas mais comuns utiliza o ácido periódico-reativo de Schiff (PAS), que forma um precipitado de tonalidade magenta com moléculas ricas em glicogênio e carboidratos. Cortes seriados são tratados com amilase antes de aplicar o reagente (PAS) para garantir que a reação seja específica para glicogênio. Assim, os cortes não tratados com amilase demonstram coloração magenta, enquanto os cortes tratados com amilase demonstram ausência de coloração na mesma região.

Embora as enzimas possam ser localizadas por procedimentos histoquímicos, o produto da reação enzimática, em vez da própria enzima, é visualizado. O reagente é preparado de modo que o produto precipite no local da reação e seja visível como um depósito metálico ou colorido.

Imunocitoquímica

A imunocitoquímica utiliza anticorpos ligados à fluoresceína e anticorpos para fornecer uma localização intracelular e extracelular de macromoléculas mais precisa do que é possível com a histoquímica.

Embora as técnicas histoquímicas permitam relativamente boa localização de algumas enzimas e macromoléculas em células e tecidos, uma localização mais precisa pode ser alcançada pelo uso de **imunocitoquímica**. Essa técnica requer o desenvolvimento de um anticorpo contra a macromolécula em particular a ser localizada e a marcação do anticorpo com um corante fluorescente, tal como fluoresceína ou rodamina.

Existem dois métodos comuns de marcação com anticorpos: **direto** e **indireto**. No método direto (Figura 1.3), o anticorpo contra a macromolécula é marcado com um corante fluorescente. O anticorpo reage com a macromolécula, e o complexo resultante pode ser visualizado com microscópio de fluorescência (Figura 1.4).

No método indireto (Figura 1.3), um anticorpo fluorescente é preparado contra o anticorpo primário específico para a macromolécula de interesse. Uma vez que o anticorpo primário tenha reagido com o antígeno, a preparação é lavada para remover

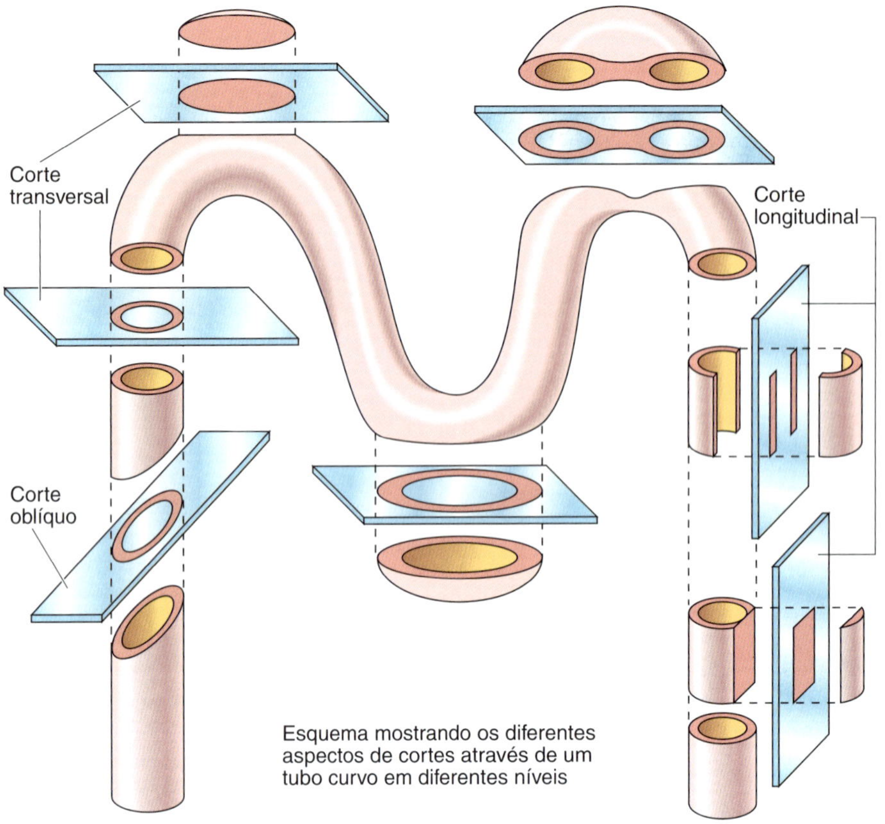

Figura 1.2 A histologia requer uma reconstrução mental de imagens bidimensionais no sólido tridimensional do qual elas foram obtidas. Nesse esquema, um tubo curvo é seccionado em vários planos para ilustrar a relação entre uma série de cortes bidimensionais e a estrutura tridimensional.

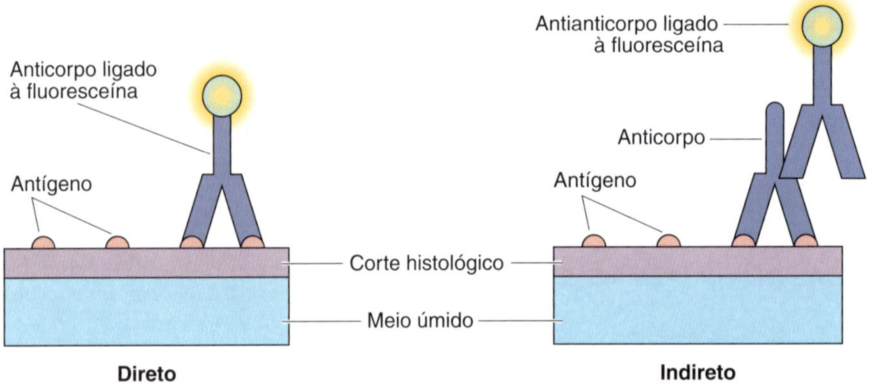

Figura 1.3 Métodos direto e indireto de imunocitoquímica. *À esquerda*, um anticorpo contra o antígeno foi marcado com corante fluorescente e visualizado com microscópio de fluorescência. A fluorescência ocorre apenas sobre a localização do anticorpo. *À direita*, anticorpos marcados com material fluorescente são preparados contra um anticorpo que reage com um antígeno em particular. Quando visualizada em microscopia de fluorescência, a região de fluorescência representa a localização do anticorpo.

anticorpo primário não ligado. O anticorpo marcado é então adicionado e reage com o complexo antígeno-anticorpo original, formando um complexo secundário visível por microscopia de fluorescência (Figura 1.5). O método indireto é mais sensível do que o direto porque numerosos anticorpos marcados se ligam ao anticorpo primário, o que os torna mais fáceis de serem visualizados. Além disso, o método indireto não necessita da marcação do anticorpo primário, o qual geralmente está disponível apenas em quantidades limitadas.

A imunocitoquímica pode ser usada em amostras para microscopia eletrônica com a marcação do anticorpo com ferritina, uma molécula elétron-densa, em vez de um corante fluorescente. A marcação com ferritina pode ser aplicada aos métodos direto e indireto.

Autorradiografia

Autorradiografia é um método que utiliza a incorporação de isótopos radioativos em macromoléculas, que são então visualizadas pela sobreposição de uma camada de emulsão fotográfica.

A **autorradiografia** (**radioautografia**) é um método particularmente útil para localizar e investigar uma sequência temporal

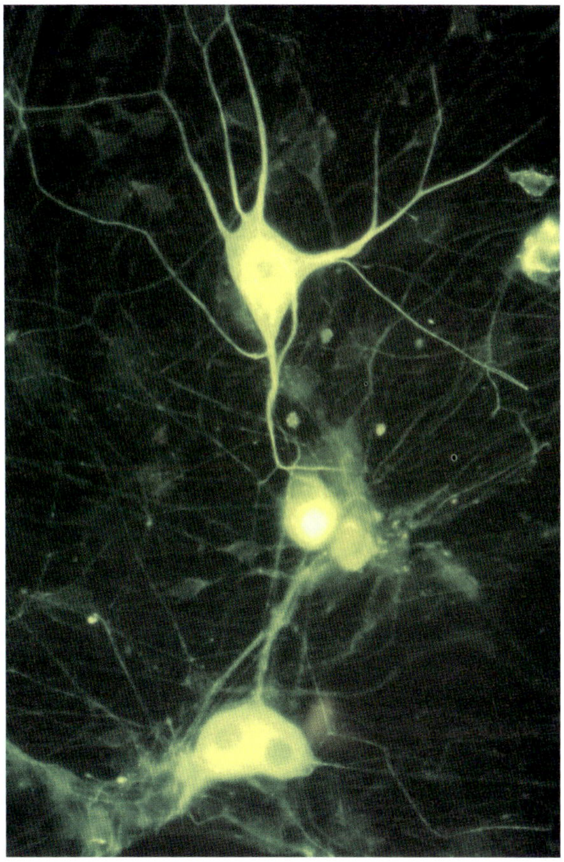

Figura 1.4 Exemplo de imunocitoquímica direta. Neurônios cultivados do gânglio cervical superior de rato foram imunomarcados com anticorpo fluorescente específico para o receptor de insulina. As áreas brilhantes correspondem aos locais onde o anticorpo se ligou aos receptores de insulina. O padrão de coloração indica que os receptores estão localizados em todo o citoplasma do corpo celular e dos prolongamentos neuronais, mas estão ausentes no núcleo. (Fonte: James S, Patel N, Thomas P, Burnstock G. Immunocytochemical localisation of insulina receptors on rat superior cervical ganglion neurons in dissociated cell culture. *J Anat.* 1993; 182:95-100.)

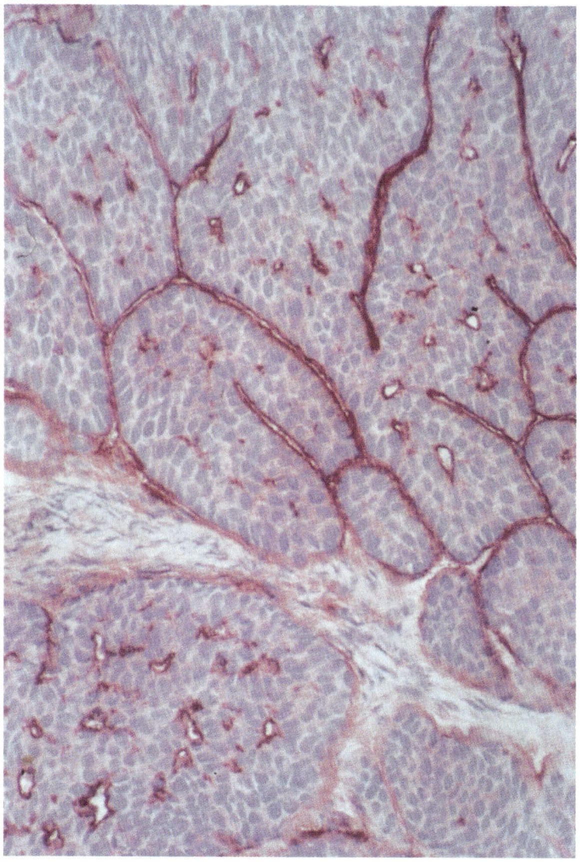

Figura 1.5 Imunocitoquímica indireta. Anticorpos fluorescentes foram preparados em oposição a anticorpos primários contra o colágeno tipo IV, a fim de demonstrar a presença de uma lâmina basal contínua na interface entre aglomerados de células malignas e o tecido conjuntivo circunjacente. (Fonte: Kopf-Maier P, Schroter-Kermani C. Distribution of type VII collagen in xenografted human carcinomas. *Cell Tissue Res.* 1993; 272:395-405.)

específica de eventos. O método requer a incorporação de um isótopo radioativo - mais comumente trítio (^3H) - a um composto em estudo (Figura 1.6). Um exemplo seria o uso de aminoácidos tritiados para o acompanhamento da síntese e do processamento de proteínas. Após o composto radiomarcado ser injetado em um animal, as amostras de tecido são obtidas em intervalos de tempo selecionados. O tecido é processado normalmente e colocado sobre uma lâmina de vidro. No entanto, em vez de o tecido ser coberto com uma lamínula, uma fina camada de uma emulsão fotográfica é colocada sobre ele. O tecido é deixado em uma caixa escura por alguns dias ou semanas, tempo em que partículas emitidas a partir do isótopo radioativo atingem a emulsão sobre as células onde o isótopo está localizado. A emulsão é revelada e fixada por meio de técnicas fotográficas, e pequenos grãos de prata são dispostos sobre as porções expostas da emulsão. A amostra é então coberta com uma lamínula e analisada em um microscópio de luz. Os grãos de prata estão posicionados sobre as regiões do espécime que incorporaram o composto radioativo.

A autorradiografia tem sido usada para acompanhar o período de tempo de incorporação de prolina tritiada à membrana basal de células endodérmicas do saco vitelino (Figura 1.6). Uma adaptação do método de autorradiografia para microscopia eletrônica tem sido usada para mostrar que a prolina tritiada aparece primeiramente no citosol das células endodérmicas, seguindo para o retículo endoplasmático rugoso (RER), depois para o aparelho de Golgi, para as vesículas e, finalmente, para a matriz extracelular (Figura 1.7). Dessa maneira, a sequência de eventos que conduz à síntese de colágeno tipo IV - a principal proteína da lâmina densa da lâmina basal - foi visualmente demonstrada.

MICROSCOPIA CONFOCAL E ENDOMICROSCOPIA CONFOCAL A *LASER*

A microscopia confocal baseia-se em um feixe de laser *como fonte de luz e uma tela com um pequeno orifício para eliminar a luz refletida indesejável de ser observada. Assim, a única luz que pode ser observada é aquela que está localizada no ponto focal da lente objetiva, tornando o orifício um conjugado do ponto focal. A endomicroscopia confocal a* laser *(ECL; do inglês, confocal* laser *endomicroscopy) obtém em tempo real representações da mucosa em nível microscópico durante a endoscopia.*

Na microscopia confocal, um feixe de *laser* passa através de um espelho dicroico para ser focalizado sobre o espécime por dois espelhos motorizados, cujos movimentos são controlados

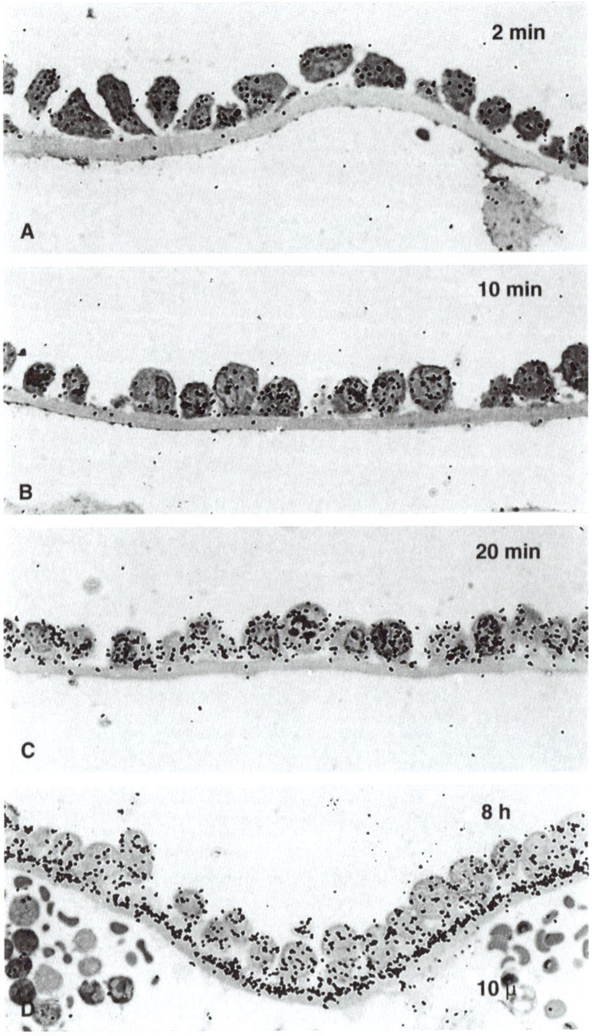

Figura 1.6 Autorradiografia. Exame à microscopia de luz da incorporação de prolina tritiada na membrana basal em função do tempo subsequente à injeção de prolina tritiada. Nas fotomicrografias (**A** a **C**), os grãos de prata (*pontos pretos*) estão localizados principalmente nas células endodérmicas. Após 8 horas (**D**), no entanto, os grãos de prata também estão localizados na membrana basal. A presença de grãos de prata indica a localização da prolina tritiada. (Fonte: Mazariegos MR, Leblond CP, van der Rest M. Radioautographic tracing of 3H-proline in endodermal cells of the parietal yolk sac as an indicator of the biogenesis of basement membrane components. *Am J Anat.* 1987; 179:79-93.)

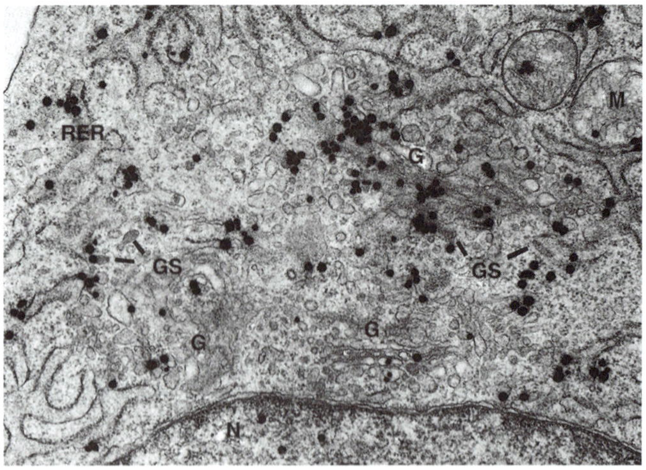

Figura 1.7 Autorradiografia. Nesta eletromicrografia de uma célula endodérmica do saco vitelino, grãos de prata (semelhantes àqueles da Figura 1.6) representando a presença de prolina tritiada estão evidentes, sobrepondo-se ao retículo endoplasmático rugoso (*RER*), ao aparelho de Golgi (*G*) e aos grânulos de secreção (*GS*). O colágeno do tipo IV, que é rico em prolina, é sintetizado nas células endodérmicas e liberado na membrana basal. A prolina tritiada encontra-se mais concentrada nas organelas envolvidas na síntese de proteínas. (Fonte: Mazariegos MR, Leblond CP, van der Rest M. Radioautographic tracing of 3 H-proline in endodermal cells of the parietal yolk sac as an indicator of the biogenesis of basement membrane components. *Am J Anat.* 1987; 179:79-93.)

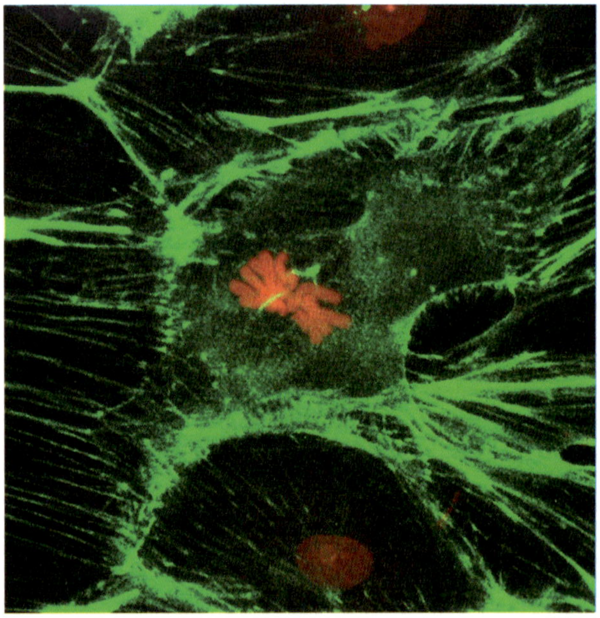

Figura 1.8 Imagem confocal da metáfase de uma célula de rato-canguru (PtK2) corada com faloidina-FITC[1] para a actina F (*verde*) e iodeto de propídio para os cromossomos (*vermelho*). (Cortesia do Dr. Matthew Schibler, UCLA Brain Research Institute.)

por computador para realizar a varredura do feixe ao longo da amostra. Uma vez que a amostra é tratada com corantes fluorescentes, a incidência do feixe de *laser* causa a emissão de luz dos corantes. A luz emitida segue o mesmo trajeto percorrido pelo feixe de *laser*, mas em direção oposta, e o espelho dicroico focaliza essa luz emitida sobre um orifício em uma placa. Um tubo fotomultiplicador coleta a luz emitida que passa pelo orifício, enquanto a placa que contém o orifício bloqueia toda luz excedente que criaria uma imagem imprecisa. Deve ser lembrado que a luz que sai do orifício em qualquer momento particular no tempo representa um único ponto na amostra, e, conforme o feixe de *laser* faz a varredura da amostra, pontos individuais adicionais são coletados pelo tubo fotomultiplicador. Todos esses pontos reunidos pelo tubo fotomultiplicador são assim compilados por um computador, formando uma imagem composta, de um *pixel* por vez. Como a profundidade de campo é muito pequena (*i. e.*, apenas uma camada fina da amostra é observada em qualquer varredura), a varredura pode ser repetida em níveis cada vez mais profundos na amostra, proporcionando a capacidade de compilar uma imagem tridimensional de ótima qualidade (Figura 1.8).

Uma variação da microscopia confocal, conhecida como ECL, é projetada para coletar em tempo real representações da mucosa em nível microscópico durante a endoscopia. Basicamente, a ECL é capaz de fornecer ao médico uma *biopsia*

[1]N.R.T.: Isotiocianato de fluoresceína (FITC; do inglês, *fluorescein isothiocyanate*).

virtual da estrutura que está sendo examinada. A fim de usar essa capacidade da ECL, um corante fluorescente é administrado por via intravenosa ou topicamente. A luz fluorescente produzida em resposta ao feixe de *laser* incidente é capturada por um fotodetector, que converte os sinais de luz em sinais elétricos, os quais podem ser informatizados. O mesmo processo também está disponível para examinar tecidos que foram congelados rapidamente após a remoção do corpo por ECL com sonda (pECL; do inglês, *probe-based CLE*). Usando essas técnicas, espaços de tecido microscópicos anteriormente desconhecidos foram descobertos no tecido conjuntivo denso não modelado rico em colágeno (Figura 1.9). Esses *espaços intersticiais* cheios de líquidos, sustentados por feixes de fibras colágenas, parecem ser revestidos por células delgadas contendo moléculas de CD34 em suas membranas celulares. Acredita-se que o material ali contido seja constituído por líquido pré-linfático, que provavelmente faz seu caminho para os linfonodos. Postula-se que esse compartimento de tecido não tinha sido observado porque o líquido é drenado dos tecidos durante a excisão e o tecido colapsa sobre si mesmo durante a preparação histológica de rotina. No organismo vivo, esses espaços intersticiais cheios de líquido pré-linfático atuam como "amortecedores" que se contrapõem às forças de compressão.

Microscopia eletrônica

O uso de elétrons como fonte de luz na microscopia eletrônica permite a obtenção de aumentos e resolução muito maiores do que os proporcionados pela microscopia de luz.

Nos microscópios de luz, as lentes ópticas focalizam a luz visível (um feixe de fótons). Nos microscópios eletrônicos, lentes eletromagnéticas focalizam um feixe de elétrons. Como o comprimento de onda de um feixe de elétrons é muito mais curto do que a luz visível, os microscópios eletrônicos teoricamente são capazes de resolver dois objetos separados por até 0,005 nm. Na prática, porém, a resolução do **MET** é de cerca de 0,2 nm, mais de mil vezes maior do que a resolução do microscópio de luz composto. A resolução do **MEV** é de cerca de 10 nm, consideravelmente menor do que a dos MET.

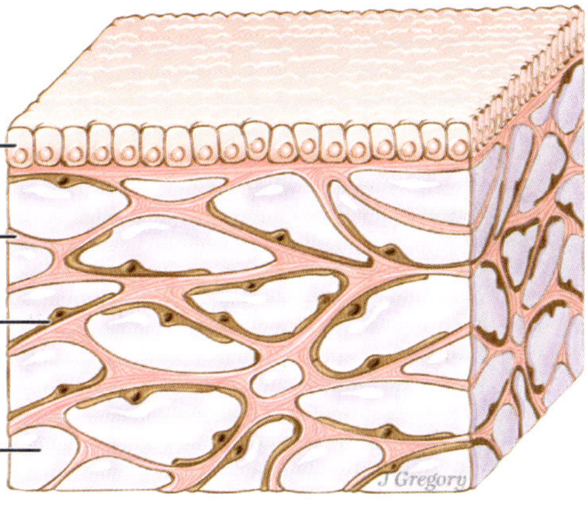

Figura 1.9 Representação artística dos espaços preenchidos de líquido no tecido conjuntivo do ducto biliar, conforme visualizado por endomicroscopia confocal a *laser* com sonda (pECL). Usando uma preparação histológica regular de tecido conjuntivo propriamente dito, os feixes de fibras colágenas são pressionados uns contra os outros, obscurecendo os espaços preenchidos de líquido revelados pela pECL. Esses espaços são limitados por células de revestimento positivas para CD34. (Cortesia de Jill K. Gregory, CMI. Impressa com permissão do Mount Sinai Health System.)

Além disso, microscópios eletrônicos modernos podem ampliar um objeto até 150.000 vezes; esse aumento é potente o bastante para ver macromoléculas individuais, tais como DNA e miosina.

MICROSCÓPIO ELETRÔNICO DE TRANSMISSÃO

A microscopia eletrônica de transmissão utiliza cortes muito mais finos em comparação aos da microscopia de luz, e requer técnicas de precipitação de metais pesados em vez de corantes hidrossolúveis para evidenciar os tecidos.

A preparação de espécimes de tecidos para a microscopia eletrônica de transmissão envolve as mesmas etapas básicas iniciais utilizadas na microscopia de luz. Fixadores especiais tiveram que ser desenvolvidos para uso em microscopia eletrônica de transmissão, visto que o poder maior de resolução do microscópio eletrônico requer produtos finais muito menores e ligações cruzadas mais específicas entre proteínas. Esses fixadores, que incluem soluções tamponadas de **glutaraldeído**, **paraformaldeído**, **tetróxido de ósmio** e **permanganato de potássio**, não somente preservam os delicados detalhes ultraestruturais das células, mas também atuam como corantes elétron-densos, os quais possibilitam a observação do tecido com o feixe de elétrons.

Como a capacidade desses fixadores de penetrar nos tecidos frescos é muito menor do que a dos fixadores para microscopia de luz, peças relativamente pequenas de tecidos devem ser infiltradas em grandes volumes de fixadores. Os blocos de tecido para microscopia eletrônica de transmissão geralmente não são maiores do que 1 mm^3. Meios de inclusão adequados foram desenvolvidos, tais como a resina epóxi, de modo que tecidos incluídos em resinas plásticas podem ser divididos em cortes extremamente finos (ultrafinos – de 25 a 100 nm de espessura) que absorvem apenas uma pequena fração do feixe incidente de elétrons.

Feixes de elétrons são produzidos em uma câmara de vácuo mediante aquecimento de um filamento de tungstênio, o **cátodo**. Então, elétrons são atraídos pelo **ânodo** carregado positivamente, uma placa de metal em formato de rosca com um orifício central. Com uma carga diferencial de cerca de 60.000 volts colocada entre o cátodo e o ânodo, os elétrons que passam através do orifício no ânodo têm alta energia cinética.

O feixe de elétrons é focalizado sobre o espécime com a utilização de bobinas eletromagnéticas, que são análogas às lentes condensadoras de um microscópio de luz (ver Figura 1.1). Como o tecido é impregnado com metais pesados que se precipitam preferencialmente sobre membranas lipídicas, os elétrons perdem parte de sua energia cinética à medida que interagem com o tecido. Quanto maior for a concentração de metal pesado encontrada por um elétron, menos energia o elétron reterá.

Elétrons que saem da amostra são submetidos aos campos eletromagnéticos de várias lentes eletromagnéticas adicionais, as quais focalizam o feixe em uma placa fluorescente. Conforme os elétrons atingem a placa fluorescente, sua energia cinética é convertida em pontos de luz, cuja intensidade ocorre em função direta da energia cinética do elétron. Pode-se obter um registro permanente da imagem resultante com a substituição de um filme elétron-sensível no lugar da placa fluorescente e com a produção de um negativo a partir do qual uma fotomicrografia em preto e branco pode ser impressa. Recentemente surgiu a microscopia eletrônica digital, e nela o filme fotográfico foi substituído por um sensor com tecnologia de dispositivos de carga acoplada para capturar a imagem produzida pelos elétrons.

MICROSCOPIA ELETRÔNICA DE VARREDURA

A microscopia eletrônica de varredura fornece uma imagem tridimensional do espécime.

Ao contrário da microscopia eletrônica de transmissão, a microscopia eletrônica de varredura é usada para visualizar a superfície de um espécime sólido. Usando essa técnica, pode-se visualizar uma imagem tridimensional do objeto. Normalmente, o objeto a ser visualizado é preparado de maneira especial que possibilite que uma fina camada de metal pesado, tal como ouro ou paládio, seja depositada sobre a superfície do espécime.

Conforme um feixe de elétrons varre a superfície do objeto, alguns elétrons são refletidos (por retrodifusão) e outros (elétrons secundários) são ejetados a partir do revestimento de metal pesado. Os elétrons de retrodifusão e os secundários são capturados por detectores de elétrons. Em seguida, são interpretados, agrupados e exibidos em um monitor como uma imagem tridimensional (ver Figura 1.1). Pode-se obter a imagem permanente fotografando-a ou digitalizando-a para armazenamento em um computador.

TÉCNICA DE CRIOFRATURA

A estrutura macromolecular das faces internas das membranas é revelada pelo método da **criofratura** (Figura 1.10). Espécimes congeladas rapidamente que foram tratadas com crioprotetores não desenvolvem cristais de gelo durante o processo de congelamento; portanto, o tecido não sofre danos mecânicos. À medida que o espécime congelado é atingido por uma lâmina de metal supercongelada, ocorre fratura ao longo dos planos de clivagem, os quais são regiões de mínima união molecular. Nas células, a fratura ocorre com mais frequência entre os folhetos interno e externo das membranas.

A face da fratura é revestida obliquamente por platina e carbono evaporados, formando acúmulos de platina em um lado da projeção e sem acúmulos no lado oposto próximo à projeção, gerando assim uma réplica da superfície. Então o tecido é digerido e a réplica é examinada por microscopia eletrônica de transmissão. Esse método permite a demonstração de proteínas integrais transmembranares de membranas celulares.

As Figuras 1.11 a 1.17 mostram exemplos de tecidos corados com colorações histológicas comuns.

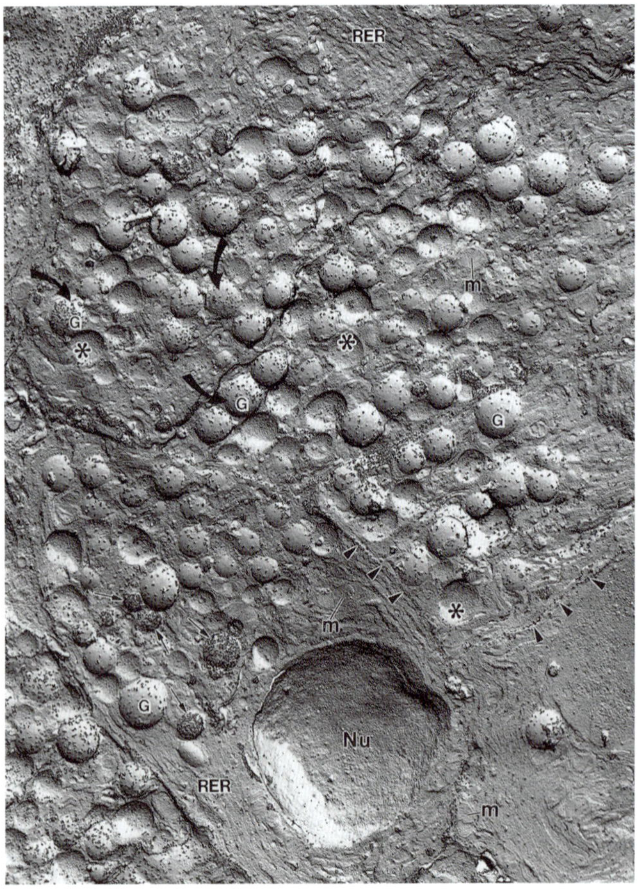

Figura 1.10 Citoquímica e criofratura. Réplica de criofratura de uma célula acinar de pâncreas de rato. Os resíduos de N-acetil-d-galactosamina foram localizados com o uso de um complexo formado por ouro associado à lectina de Helix pomatia, o qual aparece como pontos pretos na imagem. O núcleo (*Nu*) aparece como uma depressão; o retículo endoplasmático rugoso (*RER*), como linhas paralelas; e os grânulos de secreção (*setas*), como pequenas elevações ou depressões. As elevações (*G*) representam a face E, e as depressões (*asteriscos*) representam a face P da membrana (*M*) do grânulo de secreção. (Fonte: Kan FWK, Bendayan M. Topographical and planar distribution of Helix pomatia lectin-binding glycoconjugates in secretory granules and plasma membrane of pancreatic acinar cells of the rat: Demonstration of membrane heterogeneity. *Am J Anat.* 1989; 185:165-176.)

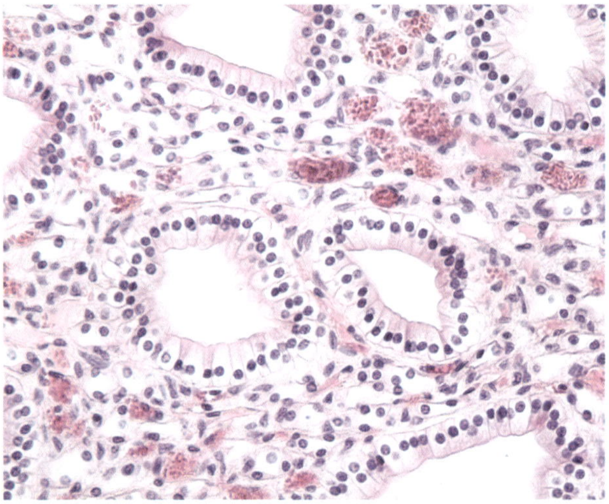

Figura 1.11 Hematoxilina e eosina são os corantes mais comumente usados. A hematoxilina cora estruturas ácidas em azul-arroxeado. Os núcleos são ricos em ácidos desoxirribonucleicos (DNA) e consequentemente coram de azul-arroxeado. Regiões básicas do citoplasma coram de vermelho-rosado com a eosina.

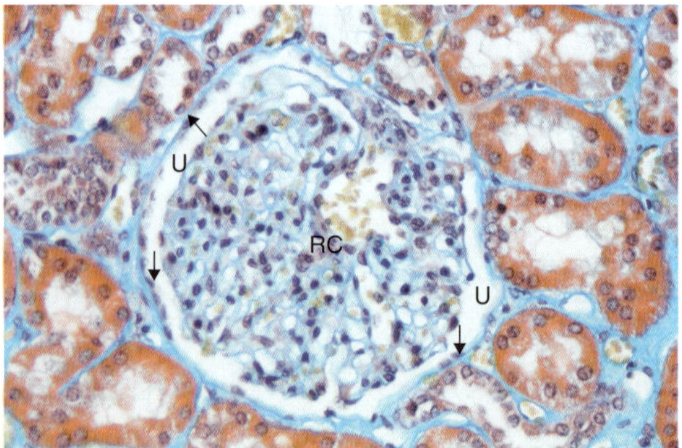

Figura 1.12 O tricrômico de Masson cora os núcleos em azul-arroxeado; o colágeno, em azul-claro; e o citoplasma, em tonalidades de rosa a vermelho. (Fonte: Standring S. *Gray's Anatomy.* 40th ed. Philadelphia: Elsevier; 2008.)

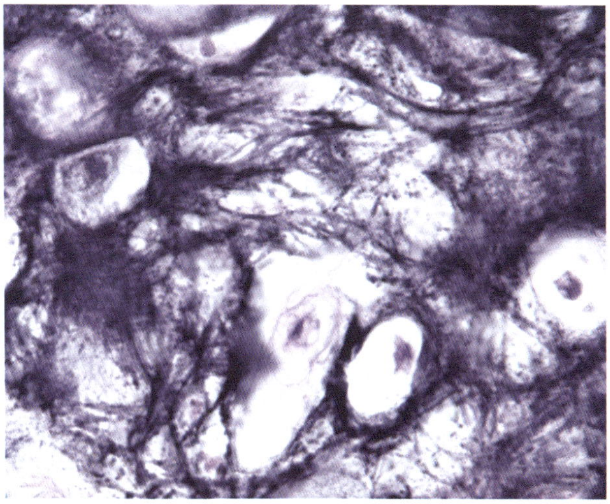

Figura 1.13 A coloração de Weigert cora os componentes do sistema elástico, como as fibras elásticas, em azul-arroxeado.

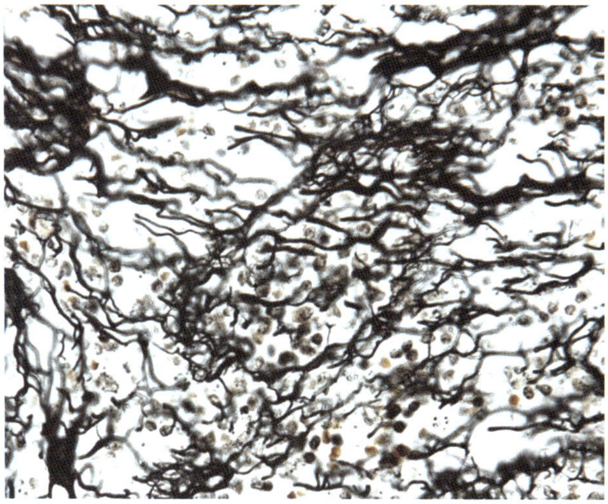

Figura 1.14 A coloração de prata cora as fibras reticulares (fibras de colágeno tipo III) de preto.

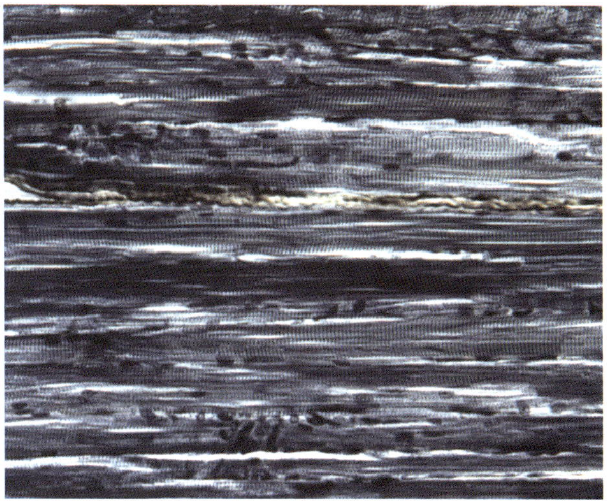

Figura 1.15 A hematoxilina férrica cora tanto as estrias transversais e os núcleos de células musculares estriadas quanto as hemácias, em preto.

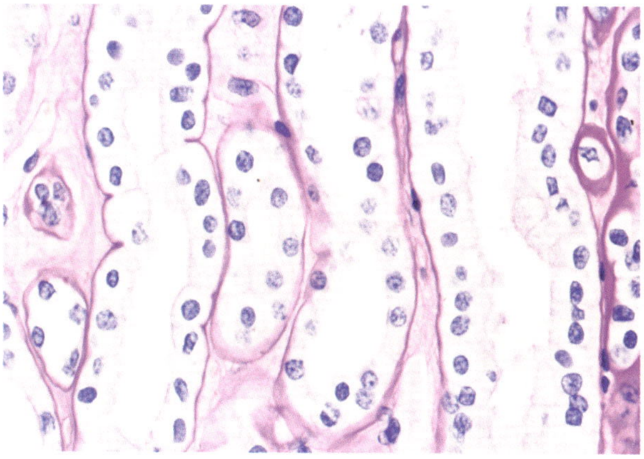

Figura 1.16 A técnica do ácido periódico-reativo de Schiff (PAS) cora o glicogênio e as moléculas ricas em carboidratos em uma tonalidade magenta. (Fonte: Standring S. *Gray's Anatomy*. 40th ed. Philadelphia: Elsevier; 2008.)

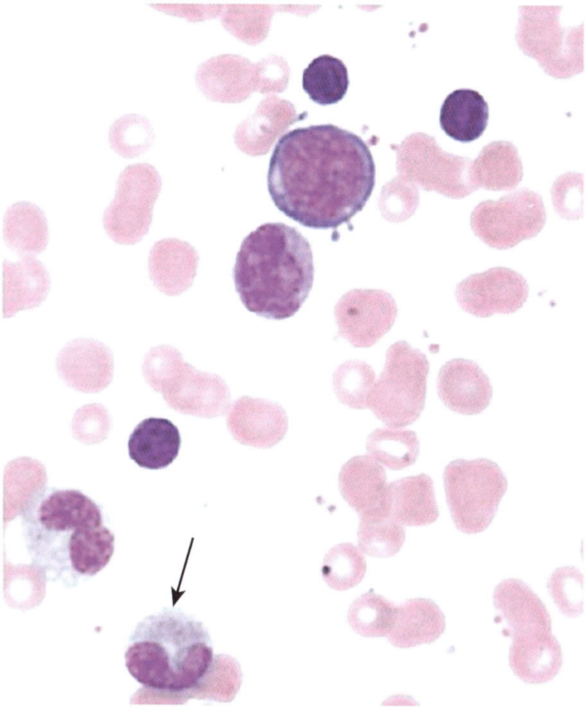

Figura 1.17 As colorações de Wright e Giemsa são usadas para a coloração diferencial das células sanguíneas. As hemácias e os grânulos eosinofílicos se coram de rosa; os núcleos dos leucócitos (*seta*) e os grânulos dos basófilos se coram de roxo; e o citoplasma de monócitos e linfócitos são corados de tons de azul.

2 Citoplasma

A unidade funcional básica dos organismos complexos é a célula. As células que servem a um propósito comum se reúnem para formar tecidos, que, em animais - especificamente mamíferos -, são classificados em quatro categorias: tecido epitelial, tecido conjuntivo, tecido muscular e tecido nervoso. Eles se organizam para formar órgãos, os quais, por sua vez, estão compilados em vários sistemas de órgãos do corpo, cada um executando uma série de funções associadas, tais como digestão, reprodução e respiração.

Embora existam mais de 200 tipos diferentes de células que compõem o corpo, cada uma desempenhando uma função diferente, todas elas exibem certas características unificadoras e, portanto, podem ser descritas em termos gerais (Figuras 2.1 a 2.4). Cada célula é delimitada por uma membrana plasmática, tem organelas que possibilitam executar suas funções, sintetiza macromoléculas para uso próprio ou para exportação, produz energia e tem a capacidade de se comunicar com outras células. A quantidade e a disposição das organelas variam não somente na célula em questão, mas também de acordo com o estágio específico do ciclo de vida dessa célula.

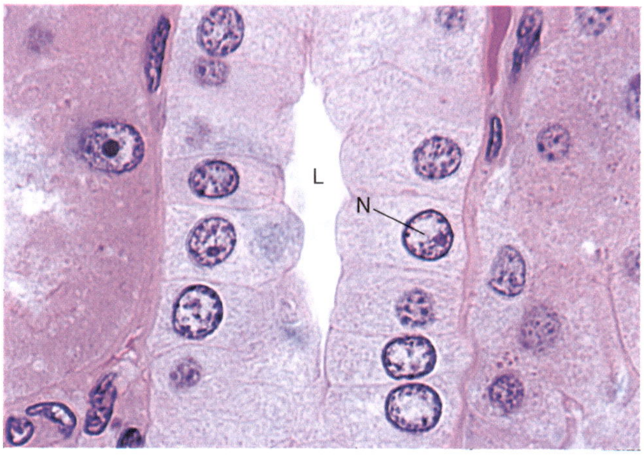

Figura 2.1 Fotomicrografia de células típicas do córtex renal de um macaco. Observe o núcleo (*N*) corado em azul-arroxeado e o citoplasma corado em rosa. Os limites das células individuais podem ser facilmente distinguidos. A área clara no meio do campo é o lúmen (*L*) de um túbulo coletor (975×).

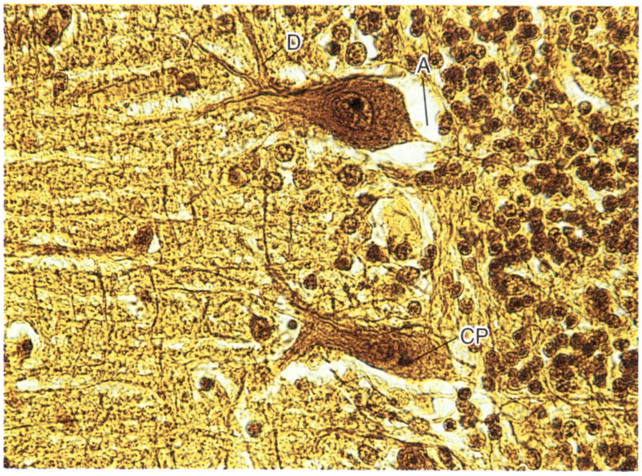

Figura 2.2 Células de Purkinje (*CP*) do cerebelo de um macaco. Observe os dendritos (*D*) – longos prolongamentos ramificados – e o axônio (*A*) delas. O núcleo está localizado na porção mais larga da célula (540×).

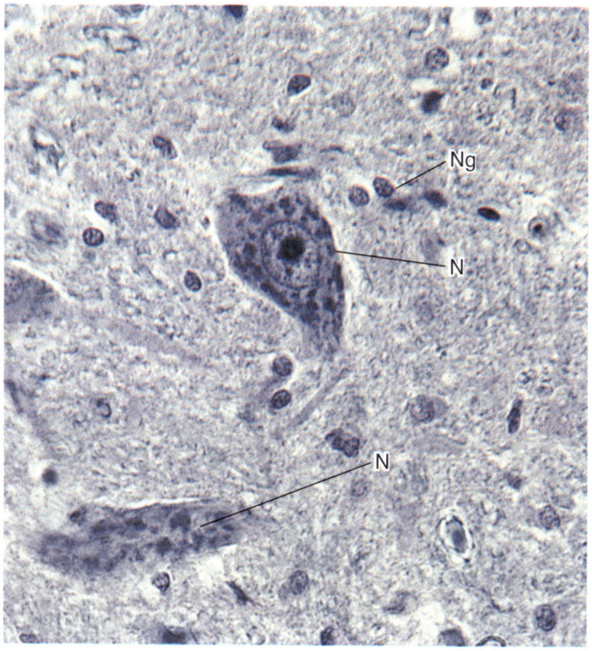

Figura 2.3 Neurônios motores da medula espinal humana, os quais têm vários prolongamentos (axônios e dendritos). O núcleo posicionado centralmente e o nucléolo grande e único são claramente visíveis. Os corpúsculos de Nissl (*N*) (retículo endoplasmático rugoso) são as características mais conspícuas do citoplasma. Observe também os pequenos núcleos das células da neuroglia (*Ng*) (540×).

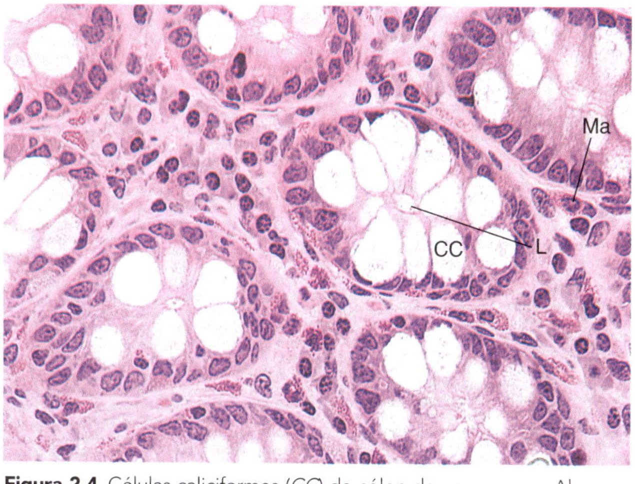

Figura 2.4 Células caliciformes (*CC*) do cólon de um macaco. Algumas células, como as caliciformes, são especializadas na secreção de substâncias. Essas células acumulam mucinogênio, que ocupa grande parte do volume da célula e, em seguida, liberam-no no lúmen (*L*) do intestino. Durante o processamento histológico do tecido, o muco é extraído, deixando espaços vazios. Observe a presença de um mastócito (*Ma*) (540×).

O **protoplasma**, substância viva da célula, é subdividido em dois compartimentos: o **citoplasma**, estendendo-se da membrana plasmática ao envoltório nuclear, e o **carioplasma**, material que forma o conteúdo do núcleo. O citoplasma é detalhado neste capítulo; o núcleo será discutido no Capítulo 3.

O citoplasma é composto principalmente por **água**, na qual várias substâncias químicas inorgânicas e orgânicas são dissolvidas e/ou suspensas. Essa suspensão líquida é chamada de **citosol** (**líquido intracelular**), e é a porção do citoplasma remanescente após todo o conteúdo de organelas, citoesqueleto e inclusões ser removido do citoplasma. As **organelas** são estruturas metabolicamente ativas que executam funções distintas (Figuras 2.5 e 2.6). O **citoesqueleto** - sistema de túbulos e filamentos - mantém as formas das células e permite que se movam e formem as vias de transporte intracelulares. As **inclusões** consistem em subprodutos metabólicos, formas de armazenamento de vários nutrientes ou cristais e pigmentos inertes.

Organelas

Organelas são estruturas celulares metabolicamente ativas que executam funções específicas.

Embora algumas organelas tenham sido descobertas por meio do uso de microscopia de luz, suas estruturas e funções não foram elucidadas até o advento da microscopia eletrônica, das técnicas de separação e dos procedimentos bioquímicos e histoquímicos sensíveis. Como resultado da aplicação desses métodos, sabe-se agora que as membranas das organelas são compostas por uma **bicamada de fosfolipídios**, que não apenas divide a célula em compartimentos, mas também fornece grandes áreas de superfície para as reações bioquímicas essenciais à manutenção da vida.

MEMBRANA CELULAR

A membrana celular forma uma barreira de permeabilidade seletiva entre o citoplasma e o meio externo.

Cada célula é delimitada por uma membrana celular (membrana plasmática; ou plasmalema) que:

- Mantém a integridade estrutural da célula
- Controla os movimentos de substâncias para dentro e para fora da célula (permeabilidade seletiva)
- Regula as interações célula-célula
- Reconhece, por meio de receptores, antígenos e células estranhas, bem como células alteradas
- Atua como uma interface entre o citoplasma e o meio
- Estabelece sistemas de transporte para moléculas específicas
- Sustenta uma diferença de potencial entre as faces intracelular e extracelular da membrana
- Realiza a transdução de sinais físicos ou químicos extracelulares em eventos intracelulares.

As membranas celulares não são visíveis ao microscópio de luz. Nas eletromicrografias, cada uma tem cerca de 7,5 nm de espessura e aparece como uma estrutura trilaminar constituída

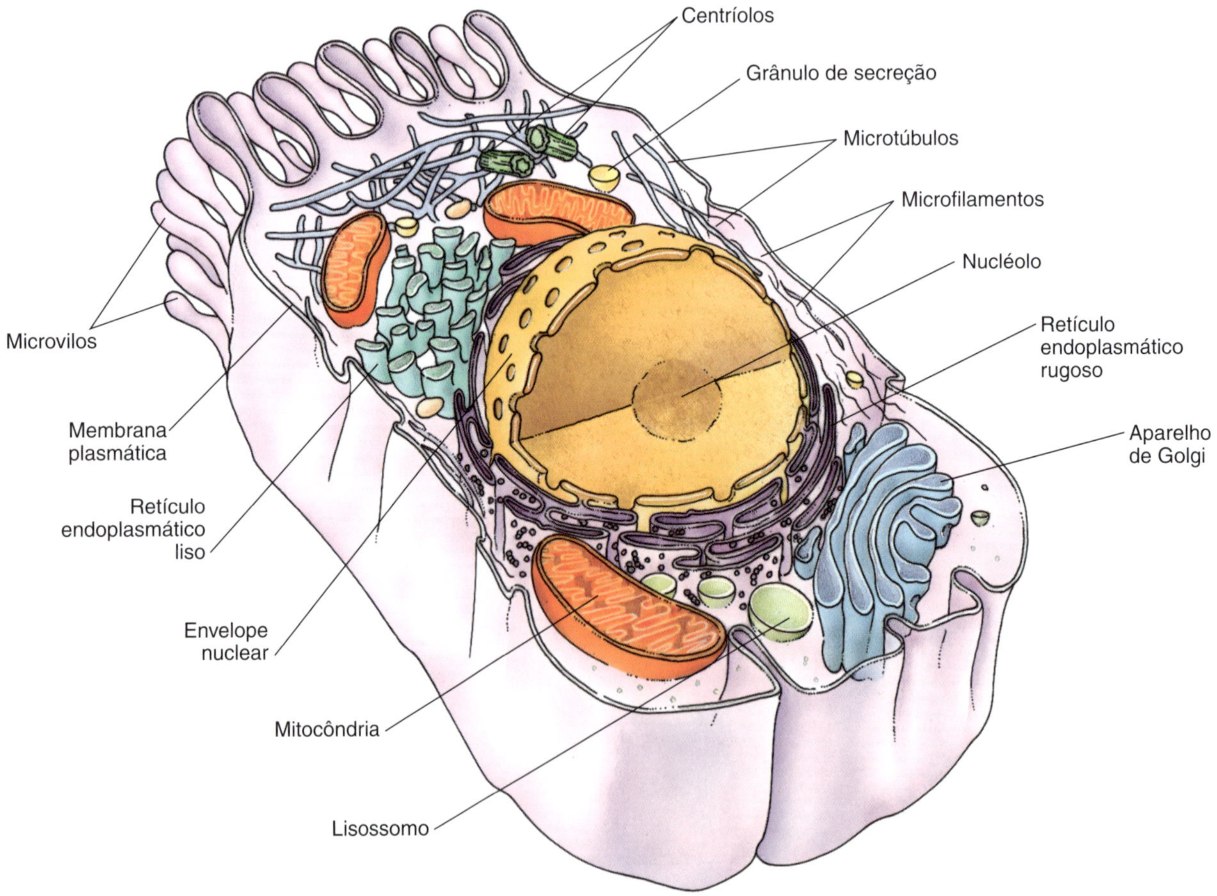

Figura 2.5 Diagrama esquemático tridimensional de uma célula idealizada, conforme visualizada por microscopia eletrônica de transmissão. Organelas e elementos do citoesqueleto são demonstrados.

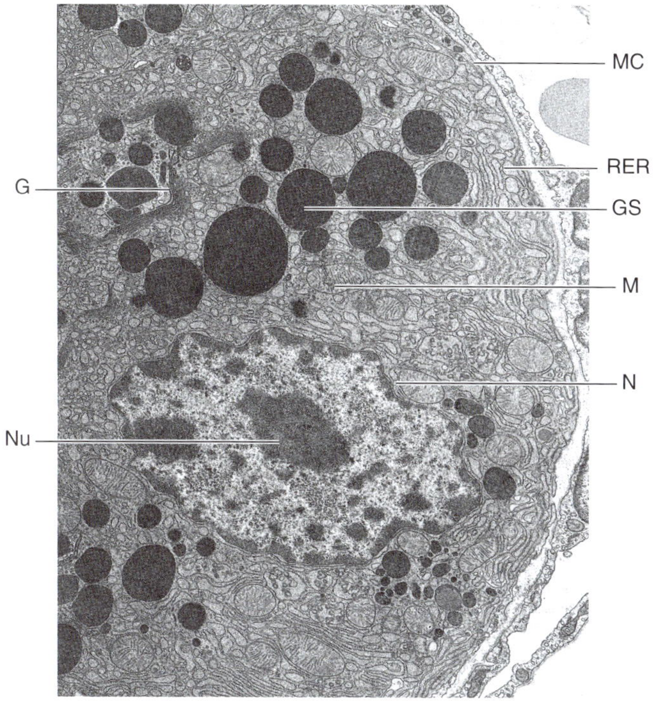

Figura 2.6 Eletromicrografia de uma célula acinosa da glândula uretral de um camundongo, ilustrando a aparência de algumas organelas (11.327×). M, mitocôndrias; G, aparelho de Golgi; N, núcleo; Nu, nucléolo; GS, grânulos de secreção; RER, retículo endoplasmático rugoso; MC, membrana celular. (Fonte: Parr MB, Ren HP, Kepple L *et al.* Ultrastructure and morphometry of the urethral glands in normal, castrated, and testosterone-treated castrated mice. *Anat Rec.* 1993;236:449-458. Copyright © 1993. Reproduzida com autorização de Wiley-Liss, Inc, subsidiária da John Wiley & Sons, Inc.)

por duas linhas finas e densas com uma área clara intermediária. Cada camada tem cerca de 2,5 nm de largura, e a estrutura é conhecida como **membrana unitária** (Figura 2.7). A linha densa interna (citoplasmática) é seu **folheto interno**; a linha densa externa é seu **folheto externo**.

COMPOSIÇÃO MOLECULAR

A membrana plasmática é composta por uma bicamada fosfolipídica e pelas proteínas integrais e periféricas associadas.

Cada folheto é composto por uma camada única de **fosfolipídios** e **proteínas** associadas, geralmente na proporção de 1:1 por peso. Em certos casos, como nas bainhas de mielina, o componente lipídico supera o componente de proteínas em uma proporção de 4:1. Os dois folhetos, que constituem a **bicamada fosfolipídica** com proteínas associadas, formam a estrutura básica de todas as membranas da célula (Figura 2.8). Embora os dois folhetos pareçam indistinguíveis um do outro, suas composições de fosfolipídios são diferentes, tornando-os *assimétricos*.

Cada **molécula de fosfolipídio** da bicamada lipídica é **anfipática** porque é composta por uma **cabeça polar**, localizada na superfície da membrana, e duas caudas de ácidos graxos **apolares** longos, geralmente constituídas por 16 a 18 átomos de carbono que se projetam para o centro da membrana plasmática (Figura 2.8). As caudas de ácidos graxos apolares de ambas as camadas estão voltadas uma para a outra dentro da membrana e formam ligações não covalentes fracas, mantendo os dois folhetos juntos.

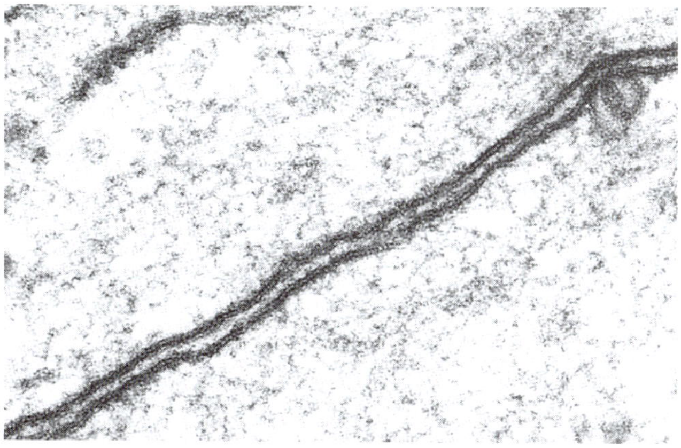

Figura 2.7 Uma junção entre duas células demonstra as estruturas trilaminares das membranas celulares de ambas as células (240.000×). (Fonte: Leeson TS, Leeson CR, Papparo AA. *Text/Atlas of Histology*. Philadelphia: WB Saunders; 1988.)

As cabeças polares são compostas por **glicerol**, ao qual um grupo nitrogenado carregado positivamente é ligado a um **grupamento fosfato** negativamente carregado. As duas caudas de ácidos graxos são covalentemente ligadas ao glicerol, sendo que apenas uma é, em geral, saturada. Outras moléculas anfipáticas, tais como **glicolipídios**, **glicoesfingolipídios** e **colesterol**, também estão presentes na membrana celular. As moléculas de ácidos graxos insaturados aumentam a fluidez da membrana, enquanto o colesterol diminui (embora concentrações de colesterol muito mais baixas do que o normal sejam capazes de aumentar a fluidez da membrana). Na verdade, certas regiões da membrana celular são tão bem providas de glicoesfingolipídios e colesterol que criam um abaulamento na membrana celular. Esses microdomínios espessados são conhecidos como **balsas lipídicas**, e formam um ligeiro abaulamento em direção ao meio extracelular. Com frequência, as balsas lipídicas exibem componentes proteicos que participam de diversos eventos de sinalização. Portanto, elas parecem facilitar e aumentar as possibilidades de comunicação entre uma variedade de células.

Os componentes proteicos da membrana celular abrangem toda a bicamada lipídica como **proteínas integrais**, ou estão associados ao folheto citoplasmático (e, às vezes, ao folheto extracelular) da bicamada lipídica como **proteínas periféricas**. Como a maioria das proteínas integrais atravessa toda a espessura da membrana, elas também são conhecidas como **proteínas transmembranares**. As regiões das proteínas transmembranares que se projetam para o interior do citoplasma ou para o meio extracelular são compostas por aminoácidos hidrofílicos, enquanto as regiões intramembranares consistem em aminoácidos hidrofóbicos. Proteínas transmembranares frequentemente formam canais iônicos e proteínas carreadoras que facilitam a passagem de íons e moléculas através da membrana celular.

Muitas dessas proteínas transmembranares são bastante longas e enoveladas, de modo que fazem várias passagens através da membrana. Assim, elas são conhecidas como **proteínas de passagem múltipla** e são naturalmente anexadas ao folheto interno (e raramente ao folheto externo) por grupamentos prenila ou por grupamentos de ácidos graxos. Os domínios citoplasmáticos e extracelulares dessas proteínas comumente apresentam sítios receptores que são específicos para determinadas **moléculas de sinalização**. Uma vez que essas moléculas sejam reconhecidas pelos sítios receptores, as proteínas integrais podem alterar sua conformação e realizar uma função específica.

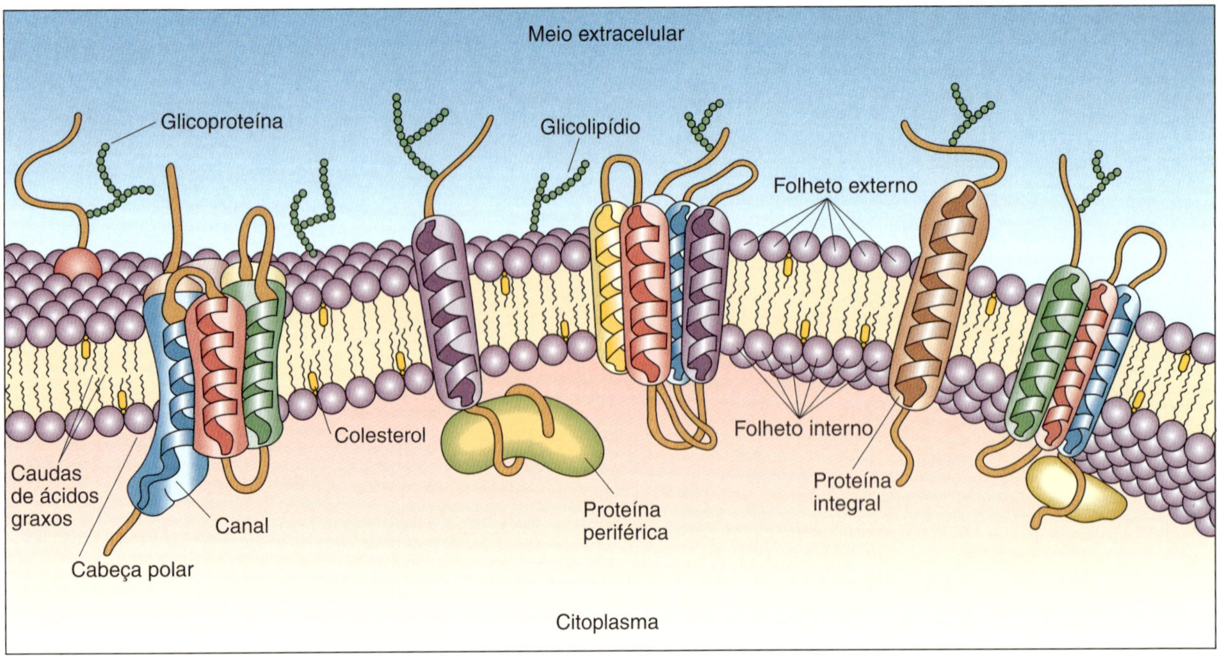

Figura 2.8 Representação diagramática tridimensional do modelo do mosaico fluido da membrana celular.

Uma vez que as mesmas proteínas integrais de membrana têm a capacidade de flutuar como *icebergs* no mar de fosfolipídios, esse modelo é referido como o **modelo de mosaico fluido** da estrutura das membranas. Contudo, em geral, as proteínas integrais têm apenas mobilidade limitada, especialmente nas células polarizadas, em que regiões particulares da célula servem para funções especializadas.

As proteínas periféricas normalmente não formam ligações covalentes com proteínas integrais ou com fosfolipídios da membrana celular. Embora, em geral, estejam localizadas na face citoplasmática da membrana celular, também podem estar associadas à superfície extracelular. Essas proteínas podem formar ligações com as moléculas de fosfolipídios ou com as proteínas transmembranares. Com frequência, estão associadas ao sistema de mensageiros secundários da célula (discutido a seguir) ou com os componentes do citoesqueleto.

Ao empregar técnicas de criofratura, é possível clivar a membrana plasmática em seus dois folhetos, a fim de visualizar as superfícies hidrofóbicas (Figuras 2.9 e 2.10). A superfície externa do folheto interno é referida como **face P** (mais próxima do *protoplasma*); a superfície interna do folheto externo é conhecida como **face E** (mais próxima ao meio *extracelular*). Eletromicrografias de membranas plasmáticas obtidas por criofratura mostram que as proteínas integrais, visualizadas por réplicas de sombreamento, são mais numerosas na face P do que na face E (Figura 2.10).

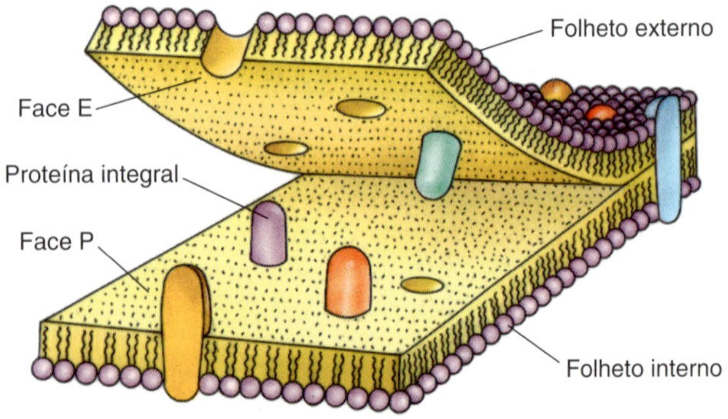

Figura 2.9 Diagrama esquemático da face E e da face P da membrana celular.

Glicocálice

O glicocálice, composto geralmente por cadeias de carboidratos, recobre a superfície da célula.

Um revestimento de aspecto felpudo, referido como **cobertura celular** ou **glicocálice**, é frequentemente evidente em eletromicrografias da membrana celular. Em geral, esse revestimento é composto por cadeias de carboidratos que estão covalentemente ligadas às proteínas transmembranares e/ou moléculas de fosfolipídios do folheto externo (ver Figura 2.8). Sua intensidade e sua espessura variam, mas podem ser tão grossas quanto 50 nm em algumas camadas epiteliais, como aquelas que revestem as regiões do sistema digestório.

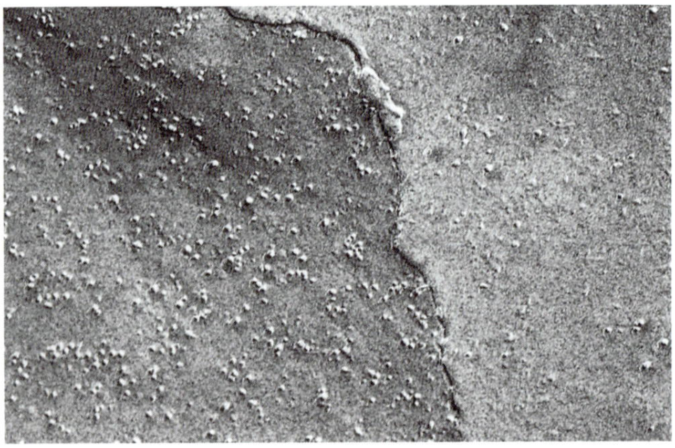

Figura 2.10 Réplica em criofratura de uma membrana celular. A face E (mais próxima ao meio *extracelular*) está à direita, enquanto a face P (mais próxima ao *protoplasma*) está à esquerda. Observe que as proteínas integrais são mais numerosas na face P (*lado esquerdo*) do que na face E (*lado direito*). (168.000×) (Fonte: Leeson TS, Leeson CR, Papparo AA. *Text/Atlas of Histology*. Philadelphia: WB Saunders; 1988.)

A função mais importante do glicocálice é a proteção da célula contra a interação com proteínas inadequadas e contra lesões de natureza química ou física. Outras funções incluem o reconhecimento e a adesão célula-célula, como ocorre entre células endoteliais e neutrófilos, bem como entre linfócitos T e as células apresentadoras de antígenos, facilitando a coagulação do sangue e as respostas inflamatórias, e auxiliando na redução do atrito entre o sangue e as células endoteliais que revestem os vasos sanguíneos.

Proteínas de transporte da membrana

As proteínas de transporte da membrana são de dois tipos: as proteínas formadoras de canais e as proteínas carreadoras; que facilitam o movimento das moléculas hidrossolúveis e dos íons através da membrana plasmática.

Embora os componentes hidrofóbicos da membrana celular limitem o movimento das moléculas polares através dela, a presença e as atividades de proteínas transmembranares especializadas facilitam a transferência dessas moléculas hidrofílicas por essa barreira. Tais proteínas transmembranares e os complexos de proteínas produzem as **proteínas formadoras de canais** e as **proteínas carreadoras**, que estão especificamente relacionadas à transferência de íons e de pequenas moléculas através da membrana plasmática.

Uma série de pequenas moléculas não polares (p. ex., benzeno, oxigênio e nitrogênio) e de moléculas polares não carregadas (p. ex., água e glicerol) pode mover-se por entre a membrana celular por **difusão simples** a favor de seus gradientes de concentração. Um movimento significativo da maioria dos íons e de pequenas moléculas através de uma membrana requer o auxílio de proteínas formadoras de canais ou de proteínas carreadoras. Esse processo é conhecido como **difusão facilitada**. Como ambos os tipos de difusão ocorrem sem qualquer gasto de energia além daquele inerente ao gradiente de concentração, esses tipos de difusão representam um **transporte passivo** (Figura 2.11). Ao gastar energia, as células podem transportar íons e pequenas moléculas contra seus gradientes de concentração. Apenas as proteínas carreadoras podem mediar um **transporte ativo**, em que há gasto de energia. As várias proteínas formadoras de canais envolvidas na difusão facilitada serão discutidas em primeiro lugar, seguindo-se considerações sobre as proteínas carreadoras, mais versáteis.

Proteínas formadoras de canais

As proteínas formadoras de canais podem ser controladas ou não por um mecanismo de abertura e fechamento; elas são incapazes de transportar substâncias contra um gradiente de concentração.

As proteínas formadoras de canais participam da composição de poros hidrofílicos, denominados **canais iônicos**, através da membrana celular. Existem mais de 100 tipos diferentes de canais iônicos. Alguns são específicos para um íon em particular, enquanto outros permitem a passagem de vários íons diferentes e pequenas moléculas hidrossolúveis. Embora esses

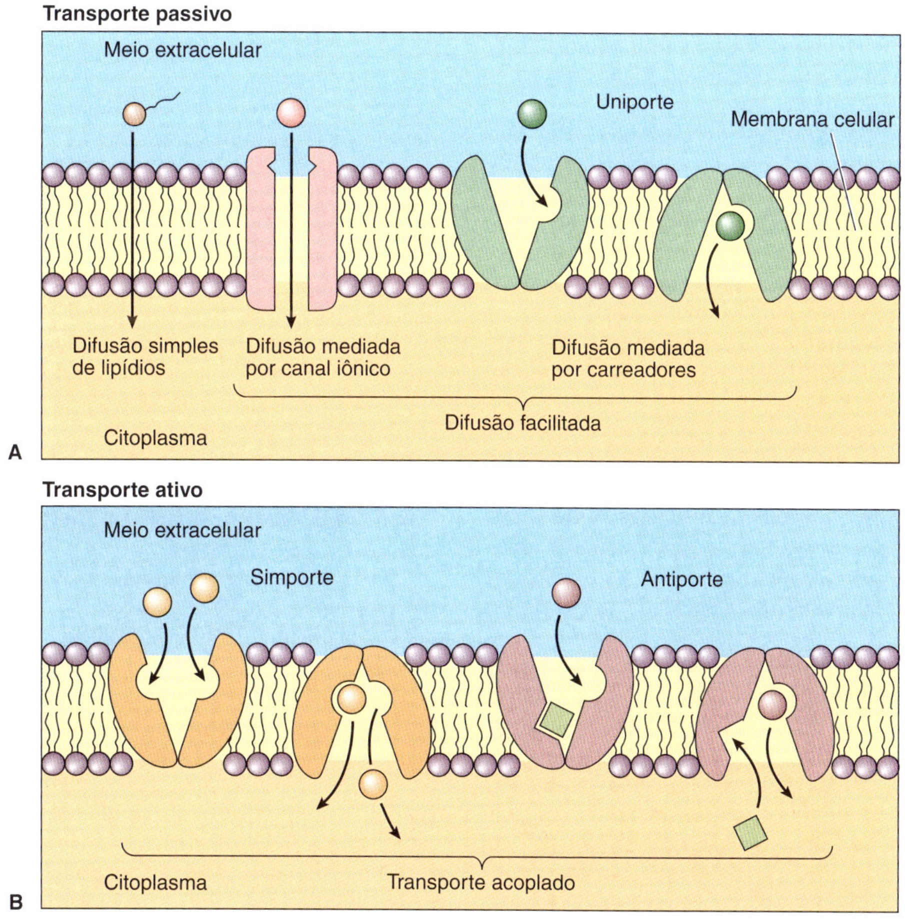

Figura 2.11 Tipos de transporte. **A.** Transporte passivo: difusão simples, difusão mediada por canal iônico e difusão mediada por proteínas carreadoras. **B.** Transporte ativo: transporte acoplado. Simporte e antiporte.

íons e as pequenas moléculas sigam gradientes de concentração química ou eletroquímica na direção de sua passagem, as células têm a capacidade de evitar que tais substâncias entrem nesses túneis hidrofílicos por meio de **mecanismos de abertura e fechamento** (**portões**, do inglês *gates*) que bloqueiam sua abertura. A maioria é composta por **canais controlados por mecanismos de abertura e fechamento**; apenas alguns não têm esse mecanismo. Os canais são classificados de acordo com o mecanismo de controle necessário para abri-lo.

Canais dependentes de voltagem. Vão da posição fechada à posição aberta, permitindo a passagem de íons de um lado da membrana para o outro. O exemplo mais comum é a despolarização na transmissão dos impulsos nervosos. Em alguns, como nos canais de Na^+, a posição aberta é instável, e o canal passa de uma posição aberta para uma **posição inativa**, em que a passagem do íon é bloqueada e, por um curto período (poucos milissegundos), o canal não pode ser aberto novamente. Esse é o **período refratário** (ver Capítulo 9). A velocidade de resposta à despolarização também pode variar; alguns desses canais são classificados como canais **dependentes de velocidade**.

Canais ativados por ligantes. Canais que requerem a existência de um **ligante** (molécula de sinalização) para que a proteína canal possa abrir sua passagem são conhecidos como **canais ativados por ligantes**. Ao contrário dos canais dependentes de voltagem, esses canais permanecem abertos até que o ligante se dissocie da proteína canal; são chamados de **canais iônicos associados a receptores (ou canais iônicos dependentes de ligantes)**. Alguns dos ligantes que os controlam são neurotransmissores, enquanto outros são nucleotídios. Esses ligantes podem ser neurotransmissores (canais ativados por neurotransmissores), tais como a acetilcolina, e nucleotídios (canais ativados por nucleotídios), tais como monofosfato de adenosina cíclico (AMPc) e monofosfato de guanosina cíclico (cGMP).

Canais mecanicamente ativados. Nos canais mecanicamente ativados, uma manipulação física real é necessária para abrir o canal. Um exemplo desse mecanismo é encontrado nas células ciliadas da orelha interna. Essas células, localizadas na membrana basilar, apresentam **estereocílios** incorporados em uma matriz conhecida como **membrana tectorial (ou tectória)**. O movimento da membrana basilar provoca mudança na posição das células ciliadas, resultando na inclinação dos estereocílios. Essa distorção física abre os canais mecanicamente ativados dos estereocílios.

Canais iônicos ativados pela proteína G. Certos canais iônicos controlados (p. ex., receptores muscarínicos de acetilcolina em células musculares cardíacas) requerem a interação entre uma molécula receptora e um complexo de proteína G (discutido posteriormente neste capítulo) com a resultante ativação da proteína G. A proteína G ativada em seguida interage com a proteína canal, modulando a capacidade do canal para se abrir ou se fechar.

Canais não controlados. Uma das formas mais comuns de canal sem controle de abertura ou fechamento é o **canal de potássio (K^+) de domínios poros em sequência**, que permite o movimento de íons K^+ através dele, e é fundamental na formação de uma **diferença de potencial elétrico (voltagem)** entre os dois lados da membrana celular. Como esse canal não tem controle, o trânsito de íons K^+ não está sob o domínio da célula; em vez disso, a direção do movimento dos íons reflete sua concentração nos dois lados da membrana.

Aquaporinas. Atualmente, existem pelo menos 13 tipos diferentes de **aquaporinas**, uma família de proteínas de passagem múltipla que formam canais destinados para a passagem de água de um lado da membrana celular para o outro. Alguns desses canais são simples transportadores de água (p. ex., AqpZ), enquanto outros transportam glicerol (GlpF). Essas aquaporinas discriminam duas moléculas a serem transportadas pela restrição dos tamanhos dos poros, de modo que o glicerol seja muito grande para passar pelos poros do canal AqpZ. Uma propriedade interessante das aquaporinas é que elas são completamente impermeáveis aos prótons, de modo que correntes de prótons não possam atravessar o canal, embora passem facilmente através das moléculas de água, pelo processo de configuração do tipo doador-receptor. As aquaporinas interferem nesse modelo doador-receptor forçando as moléculas de água a girar no meio do caminho ao longo do canal, de modo que as moléculas de água entrem no canal voltadas para cima (lado do hidrogênio para cima e lado do oxigênio para baixo - isto é, o oxigênio entra primeiro, seguido pelos dois hidrogênios), virem e deixem o canal voltadas para baixo (de maneira que as duas moléculas de hidrogênio saiam primeiro, seguidas pelo oxigênio). As aquaporinas que funcionam normalmente no rim podem transportar até 20 ℓ de água por hora, mas se funcionarem incorretamente podem resultar em doenças como diabetes insípido e catarata congênita.

Proteínas carreadoras

Proteínas carreadoras podem usar mecanismos de transporte ativados por ATP para carrear substâncias específicas através da membrana celular contra um gradiente de concentração.

Proteínas carreadoras são proteínas de transporte de membrana de **passagem múltipla** que exibem sítios de ligação para íons ou moléculas específicas em ambos os lados da bicamada fosfolipídica. Quando um íon ou uma molécula específica para determinada proteína carreadora se liga ao sítio de ligação, a proteína carreadora sofre alterações conformacionais *reversíveis*; à medida que o íon ou a molécula é liberada do outro lado da membrana, a proteína carreadora retorna à sua conformação anterior.

Como afirmado anteriormente, o transporte realizado por proteínas carreadoras pode ser **passivo**, ao longo de um gradiente de concentração eletroquímico; ou **ativo**, contra um gradiente, necessitando, assim, de gasto de energia pela célula. O transporte pode ser **uniporte**, com uma única molécula sendo transportada em uma direção, ou **acoplado**, com duas moléculas diferentes sendo transportadas na mesma direção (**simporte**) ou direções opostas (**antiporte**) (ver Figura 2.11). Proteínas carreadoras acopladas conduzem os solutos simultânea ou sequencialmente.

Transporte ativo primário através da bomba de Na^+-K^+. Normalmente, a concentração de Na^+ é muito maior do lado de fora da célula do que do lado de dentro, e a concentração de K^+ é muito maior dentro da célula do que fora dela. A célula mantém esse diferencial de concentração por utilizar **trifosfato de adenosina** (**ATP**) para ativar uma proteína carreadora antiporte conhecida como *bomba de* **Na^+-K^+**. Essa bomba transporta íons K^+ para dentro e íons Na^+ para fora da célula, cada um contra um gradiente de concentração acentuado. A **Na^+-K^+ ATPase** tem sido associada a bomba de Na^+ e K^+. Quando três íons Na^+ ligam-se ao domínio citosólico dessa bomba, o ATP é hidrolisado a **difosfato de adenosina** (**ADP**) e o íon fosfato liberado é usado para *fosforilar* a ATPase, resultando na alteração da conformação da bomba, com a consequente transferência de íons Na^+ para fora da célula. A ligação de dois íons K^+ nos domínios extracelulares da bomba causa a *desfosforilação* da ATPase com o retorno subsequente da proteína carreadora à sua conformação anterior, convertendo-se na transferência de íons K^+ para a célula. Assim, o gasto de uma única molécula de ATP fornece a energia para a transferência de três íons Na^+ e de dois íons K^+ através da membrana celular.

A constante operação dessa bomba reduz a concentração iônica intracelular, resultando em uma pressão osmótica intracelular diminuída. Como os sítios de ligação nos domínios externos da bomba não se ligam somente ao íon K^+, mas também ao glicosídeo **ouabaína**, este inibe a bomba de Na^+ e K^+.

Transporte ativo secundário através das proteínas carreadoras acopladas. O transporte de Na^+ ativado por ATP para fora da célula estabelece uma baixa concentração intracelular desse íon. O reservatório de energia inerente ao gradiente de íons de sódio pode ser utilizado pelas proteínas carreadoras para transportar íons ou outras moléculas contra um gradiente de concentração. Com frequência, esse modo de transporte ativo é referido como **transporte ativo secundário**, diferentemente do **transporte ativo primário**, que utiliza a energia liberada pela hidrólise do ATP. As proteínas carreadoras que participam do transporte ativo secundário são simportes ou antiportes.

Transportadores de cassetes de ligação de ATP (transportadores ABC). Esses transportadores altamente conservados ocorrem em maior número entre todas as proteínas carreadoras. Eles estão presentes tanto em organismos procariontes (p. ex., bactérias) como em todos os organismos eucariontes. A principal diferença é que, em organismos procariontes, os transportadores ABC movimentam substâncias em ambas as direções (para dentro e para fora da célula), enquanto nas células eucariontes o transporte ocorre apenas em uma direção, ou seja, fora da célula. Apenas os transportadores nas células eucariontes serão discutidos aqui.

Os transportadores ABC são proteínas transmembranares, portanto se projetam através de ambos os lados da membrana celular. As porções intracelulares dos transportadores têm sítios de ligação (conhecidos como **cassetes de ligação de ATP**) para duas moléculas de ATP. Quando o ATP não está presente, os locais de ligação intracelular para moléculas específicas são expostos, e o íon ou a molécula particular adere ao sítio de ligação. Quando as moléculas de ATP se ligam aos cassetes de ligação de ATP, a conformação do transportador torna-se alterada, permitindo que o íon ou a molécula saia na superfície extracelular do transportador. Pode-se dizer que nem todos os transportadores ABC estão localizados na membrana plasmática; muitos estão presentes nas membranas de organelas membranosas intracelulares, como a rede *trans*-Golgi, o retículo endoplasmático rugoso e as mitocôndrias.

Sinalização celular

Sinalização celular é a comunicação que ocorre quando as células liberam moléculas de sinalização que se ligam a receptores de superfície de células-alvo.

Quando as células se comunicam entre si, a célula que envia o sinal é chamada de **célula sinalizadora**; a célula que recebe é chamada **célula-alvo**. A transmissão de informações pode ocorrer pela secreção ou pela apresentação das **moléculas de sinalização**, que entram em contato com os **receptores** na membrana da célula-alvo (ou com receptores intracelulares, tanto no citosol como no núcleo), ou por meio da formação de poros intercelulares conhecidos como **junções comunicantes**, que permitem o movimento de íons e de pequenas moléculas (p. ex., monofosfato de adenosina cíclico - AMPc) entre as duas células. As junções comunicantes serão discutidas no Capítulo 5.

A molécula de sinalização, ou **ligante**, pode ser secretada e liberada pela célula sinalizadora ou permanecer associada à sua superfície e ser apresentada diretamente pela célula sinalizadora à célula-alvo. Um receptor da superfície celular geralmente é uma proteína transmembrana, enquanto um receptor intracelular é uma proteína que reside no citosol ou no núcleo da célula-alvo. Os ligantes que se ligam aos receptores da superfície celular em geral são moléculas **polares**; aqueles que se ligam a receptores intracelulares são **hidrofóbicos** e, portanto, podem se difundir através da membrana celular (Tabela 2.1).

Correlações clínicas

Um membro da família dos transportadores ABC, a **proteína reguladora de condutância transmembrana da fibrose cística** (**proteína CFTR**, codificada por uma forma mutada do gene CFTR), é responsável pela formação de canais de cloreto anormais, especialmente no sistema respiratório. Os canais formados por essas proteínas não permitem que os íons Cl^- passem através deles para sair da célula, assim as cargas negativas elevadas devido ao aumento da concentração de íons cloreto no citoplasma atraem os íons Na^+ para dentro da célula. O elevado conteúdo de NaCl atrai água do meio extracelular para dentro da célula, aumentando a viscosidade do muco que reveste o trato respiratório. O muco espessado bloqueia os bronquíolos menores, levando à infecção, à função pulmonar debilitada e, por fim, à morte.

Muitos transportadores ABC deslocam várias substâncias tóxicas hidrofóbicas e medicamentos para fora da célula. Diversas células cancerosas têm transportadores ABC específicos, conhecidos como **proteínas de resistência a múltiplas drogas** (**proteínas MDR**), que conduzem medicamentos anticâncer para fora da célula, fornecendo às células malignas resistência a agentes quimioterápicos.

TABELA 2.1 Tipos de sinalização.

Tipo de sinalização	Descrição
Sinalização sináptica	A molécula de sinalização, um neurotransmissor, é lançada tão perto da célula-alvo que apenas uma única célula é afetada pelo ligante
Sinalização parácrina	A molécula de sinalização é liberada no ambiente intercelular e afeta células vizinhas
Sinalização autócrina	A célula sinalizadora também é a célula-alvo
Sinalização endócrina	A molécula de sinalização entra na corrente sanguínea para ser transportada para as células-alvo situadas a distância da célula sinalizadora

Moléculas de sinalização

Moléculas de sinalização se ligam aos receptores extracelulares ou intracelulares para induzir uma resposta celular específica.

A maioria das moléculas de sinalização é hidrofílica (p. ex., **acetilcolina**), e não pode atravessar a membrana celular. Portanto, requerem receptores na superfície da célula. Outras moléculas de sinalização são hidrofóbicas, como os **hormônios esteroides**, ou são pequenas moléculas apolares, como o **óxido nítrico** (**NO**), ambos capazes de se difundir através da bicamada fosfolipídica. Esses ligantes requerem a presença de um receptor intracelular. Os ligantes hidrofílicos têm vida útil muito curta (alguns milissegundos a minutos no máximo), enquanto os hormônios esteroides duram longos períodos de tempo (várias horas a dias).

A ligação de moléculas de sinalização a seus receptores ativa um **sistema intracelular de mensageiros secundários**, iniciando uma cascata de reações que resultam na resposta necessária. Um hormônio, por exemplo, liga-se aos seus receptores na membrana celular da célula-alvo. O receptor altera sua conformação com a resultante ativação da **adenilil ciclase**, uma proteína transmembrana cujo domínio citoplasmático catalisa a transformação do **ATP** em **AMPc**, um dos segundos mensageiros mais comuns.

O segundo mensageiro, AMPc, ativa uma cascata de enzimas dentro da célula, multiplicando os efeitos de poucas moléculas de hormônios na superfície celular. O evento intracelular específico depende das enzimas localizadas dentro da célula; por exemplo, AMPc ativa um conjunto de enzimas em uma célula endotelial e outro conjunto de enzimas dentro de uma célula folicular da glândula tireoide. Portanto, a mesma molécula pode ter um efeito diferente em células distintas. O sistema é conhecido como sistema de segundos mensageiros porque o hormônio é o primeiro mensageiro que ativa a formação do AMPc, o segundo mensageiro. Outros segundos mensageiros incluem cálcio (Ca^{2+}), GMPc, trifosfato de inositol (IP_3) e diacilglicerol.

Os hormônios esteroides (p. ex., cortisol) podem se difundir através da membrana celular. Uma vez no citosol, ligam-se a **receptores de hormônios esteroides** (membros da **família de receptores intracelulares**), e o complexo ligante-receptor ativa a expressão gênica, ou a **transcrição** (formação de ácido ribonucleico mensageiro [**RNAm**]). A transcrição pode ser diretamente induzida, resultando em uma **resposta primária** rápida, ou indiretamente, ocasionando uma resposta secundária mais lenta. Na **resposta secundária**, o RNAm codifica a proteína necessária para ativar a expressão de genes adicionais.

Receptores da superfície celular

Os receptores de superfície celular são de três tipos: associados a canais iônicos, associados a enzimas e os associados à proteína G.

A maioria dos receptores da superfície celular é de **glicoproteínas** integrais que atuam no reconhecimento de moléculas de sinalização e na **transdução** do sinal em uma ação intracelular. As três principais classes de moléculas receptoras são os receptores associados a canais iônicos, os receptores associados a enzimas e os receptores associados à proteína G.

Receptores ligados a enzimas. São proteínas transmembranares cujos domínios extracelulares atuam como receptores para ligantes específicos. Quando uma molécula de sinalização se liga ao sítio receptor, o domínio intracelular do receptor torna-se ativado, de modo que, a partir de então, tenha capacidade enzimática. Essas enzimas induzem a formação de segundos mensageiros, como o GMPc, ou permitem a montagem de moléculas de sinalização intracelular que retransmitem o sinal para dentro da célula. Esse sinal, então, promove a resposta necessária ativando os sistemas adicionais de enzimas ou da estimulação de proteínas reguladoras de genes para iniciar a transcrição de genes específicos.

Receptores ligados à proteína G. Os receptores ligados à proteína G são proteínas de passagem múltipla cujos domínios extracelulares atuam como sítios receptores para ligantes. Seus domínios intracelulares têm dois sítios: um que se liga às proteínas G e outro que se torna fosforilado durante o processo de dessensibilização do receptor.

A maioria das células tem dois tipos de GTPases (monoméricas e triméricas), cada qual com a capacidade de se ligar ao **trifosfato de guanosina** (**GTP**) e ao **difosfato de guanosina** (**GDP**). As proteínas G (GTPases) triméricas, são compostas por uma grande **subunidade** $\boldsymbol{\alpha}$ e duas **pequenas subunidades,** $\boldsymbol{\beta}$ e $\boldsymbol{\gamma}$, e podem se associar a receptores ligados à proteína G. Existem vários tipos de proteínas G, incluindo:

- Proteínas G estimulatórias (G_s)
- Proteínas G inibitórias (G_i)
- Proteínas G sensíveis à toxina *pertussis*[1] (G_o)
- Proteínas G olfatórias (G_{olf})
- Proteínas G resistentes à toxina *pertussis* (G_{Bq})
- Transducina (G_t)
- $G_{12/13}$.

As proteínas G atuam ligando os receptores às enzimas que modulam os níveis das moléculas de sinalização intracelular AMPc ou Ca^{2+} (segundos mensageiros).

Sinalização via proteínas G_s e G_i. As proteínas G_s (Figura 2.12) em geral estão presentes no estado **inativo**, no qual uma molécula de **GDP** está ligada à subunidade α. Quando um ligante se liga ao receptor acoplado à proteína G, altera a conformação desse receptor, permitindo que se ligue à subunidade α da **proteína** $\mathbf{G_s}$, que por sua vez troca seu GDP por um **GTP**. A ligação do GTP faz com que a subunidade α se dissocie não apenas do receptor, mas também das outras duas subunidades, ligando-se à **adenilil ciclase**, uma proteína transmembrana. Essa ligação ativa a adenilil ciclase para a formação de muitas moléculas de AMPc a partir de moléculas de ATP. Quando a ativação da adenilil ciclase está ocorrendo, o ligante se desacopla do receptor ligado à proteína G, retornando o receptor à sua conformação original sem afetar a atividade da subunidade α. Dentro de poucos segundos, a subunidade α hidrolisa seu GTP a GDP, separa-se da adenilil ciclase (desativando-a) e se reassocia às subunidades β e γ.

A **proteína** $\mathbf{G_i}$ se comporta de maneira similar à proteína G_s, mas em vez de ativar a adenilil ciclase, inibe-a, de modo que o AMPc não seja produzido. A falta de AMPc impede a fosforilação - e, com isso, a ativação de enzimas que promoveriam uma resposta específica. Assim, uma conexão de um ligante em particular a um receptor específico pode ativar ou inativar a célula, dependendo do tipo de proteína G que se acopla à adenilil ciclase.

AMP cíclico e seu papel como segundo mensageiro. O AMPc é uma molécula de sinalização intracelular que ativa a

[1]N.R.T.: uma das toxinas produzidas pela *Bordetella pertussis*, bactéria causadora da coqueluche.

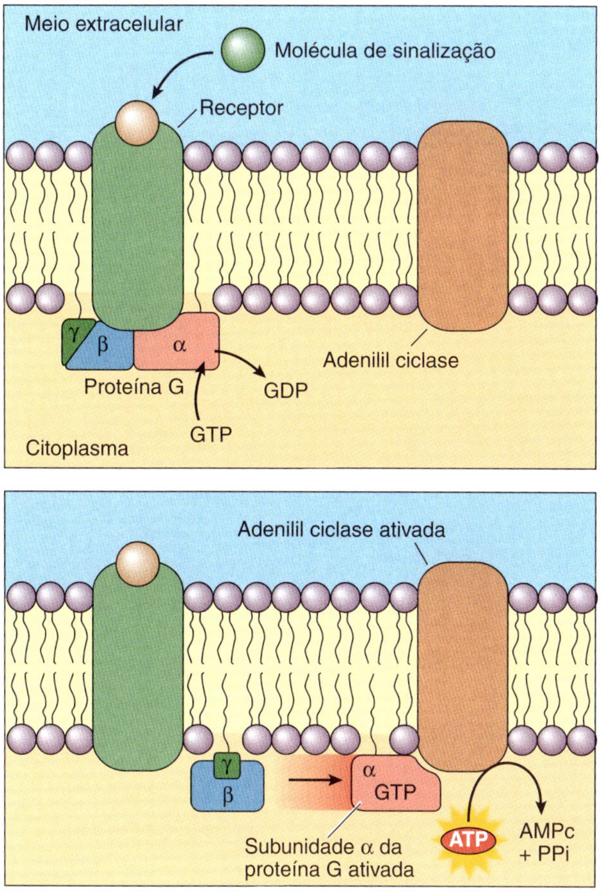

Figura 2.12 Receptor acoplado à proteína G. Quando a molécula de sinalização entra em contato com seu receptor, a subunidade α se dissocia da proteína G e ativa a adenilil ciclase, que converte o trifosfato de adenosina (ATP) em monofosfato de adenosina cíclico (AMPc). GDP, difosfato de guanosina; GTP, trifosfato de guanosina; PPi, pirofosfato.

proteinoquinase dependente de AMPc (**quinase-A**) ligando-se a ela. A quinase-A ativada se dissocia em seu **componente regulador** e em duas **subunidades catalíticas ativas**. Estas fosforilam outras enzimas no citosol, iniciando uma cascata de fosforilações que resulta em uma resposta específica. Níveis elevados de AMPc em algumas células resultam na transcrição daqueles genes cujas regiões regulatórias apresentam **elementos de resposta ao AMPc** (**CREs**; do inglês, ***AMPc response elements***). A quinase-A fosforila e ativa uma proteína reguladora de genes conhecida como **proteína de ligação ao CRE** (**CREB**; do inglês, ***CRE-binding protein***), cuja ligação estimula a transcrição desses genes.

Enquanto o AMPc estiver presente em uma concentração alta o suficiente, uma resposta particular é eliciada a partir da célula-alvo. A fim de evitar respostas de duração indevidamente longas, o AMPc é rapidamente degradado pelas **fosfodiesterases de AMPc** em 5′-AMP, que é incapaz de ativar a quinase-A. Além disso, as enzimas fosforiladas durante a cascata de fosforilações tornam-se desativadas ao serem desfosforiladas por outra série de enzimas (as **serina/treonina fosfoproteína fosfatases**).

Sinalização via proteína G_o. Quando um ligante se associa a um **receptor acoplado à proteína G_o**, o receptor altera sua conformação e se liga à proteína G_o. Essa proteína trimérica se dissocia, e sua subunidade ativa a **fosfolipase C**, a enzima responsável pela clivagem do fosfolipídio de membrana **fosfatidilinositol bifosfato** (**PIP_2**) em **IP_3** e **diacilglicerol**. O IP_3 sai da membrana e se difunde para o retículo endoplasmático, onde causa a liberação de Ca^{2+} – outro segundo mensageiro – para o citosol. O diacilglicerol permanece ligado ao folheto interno da membrana plasmática e, com a ajuda do Ca^{2+}, ativa a enzima proteinoquinase C (**quinase C**). A quinase C, por sua vez, inicia uma cascata de fosforilação cujo resultado é a ativação das proteínas reguladoras de genes que iniciam a transcrição de genes específicos.

O IP_3 é rapidamente inativado ao ser desfosforilado, e o diacilglicerol é catabolizado poucos segundos após sua formação. Essas ações garantem que as respostas a um ligante sejam de duração limitada.

Ca^{2+} e calmodulina. Como o Ca^{2+} citosólico atua como um importante segundo mensageiro, sua concentração citosólica deve ser cuidadosamente controlada pela célula. Esses mecanismos de controle incluem o sequestro de Ca^{2+} pelo retículo endoplasmático, por moléculas de ligação específicas ao Ca^{2+} no citosol, por mitocôndrias e pelo transporte ativo desse íon para fora da célula.

Quando o IP_3 promove a elevação dos níveis citosólicos de Ca^{2+}, os íons em excesso se ligam à **calmodulina**, uma proteína encontrada em alta concentração na maioria das células de animais. O complexo Ca^{2+}-calmodulina ativa um grupo de enzimas conhecido como **proteinoquinases dependentes de Ca^{2+}- calmodulina** (**CaM-quinases**). As CaM-quinases têm numerosas funções regulatórias na célula, como o início da glicogenólise, a síntese de catecolaminas e a contração do músculo liso.

Sinalização via outras proteínas G. A **G_{olf}** é uma proteína específica das células olfatórias que reage para reconhecer odorantes específicos; a proteína **$G_{12/13}$** induz a formação de actina no citosol, remodelando assim o citoesqueleto, de modo a facilitar a motilidade celular. A **proteína G resistente à toxina pertussis** (**G_{Bq}**) ativa a substância P, que, no cérebro, regula a abertura dos canais de potássio.

COMPONENTES CELULARES ENVOLVIDOS NA SÍNTESE E NO ACONDICIONAMENTO DE PROTEÍNAS

Os principais componentes da maquinaria para síntese de proteínas das células são os ribossomos (e polirribossomos), o retículo endoplasmático rugoso e o aparelho de Golgi.

Ribossomos

Os ribossomos são pequenas partículas, com aproximadamente 12 nm de largura e 25 nm de comprimento, compostas por proteínas e **RNA ribossomal** (**RNAr**). Atuam como uma superfície para a síntese de proteínas. Cada ribossomo é composto por uma **subunidade maior** e uma **subunidade menor**, ambas produzidas e organizadas no nucléolo e liberadas como entidades separadas no citosol. A subunidade menor apresenta um valor de sedimentação de 40S, sendo composta por 33 proteínas e um RNAr 18S. O valor de sedimentação da subunidade maior é de 60S e consiste em 49 proteínas e 3 RNAr. Os valores de sedimentação dos RNAs são 5S, 5.8S e 28S.

A subunidade menor tem um sítio para a ligação do RNAm; um **sítio-P** para **ácido ribonucleico de transferência** (**RNAt**) associado à cadeia polipeptídica em formação (peptidil); um **sítio-A** para ligação a aminoacil-RNAt; e um **sítio-E** por onde o RNAt que cedeu seu aminoácido sai do ribossomo. Alguns dos RNAr da subunidade maior são referidos como **ribozimas**, uma vez que têm atividade enzimática e catalisam a formação de ligações peptídicas. As subunidades menor e maior estão presentes no citosol individualmente, e não formam um ribossomo até que a síntese de proteínas comece.

Estudos recentes sugerem que nem todos os ribossomos são iguais; em vez disso, certas proteínas devem ser sintetizadas em ribossomos específicos. Na verdade, um exame das várias proteínas ribossômicas indicou que certas proteínas são necessárias para o ribossomo ser capaz de iniciar a tradução de RNAm que codifica para certas proteínas, mas os mesmos ribossomos não podem iniciar a tradução de outros RNAm que codificam outras proteínas.

Correlações clínicas

Mutações em proteínas ribossômicas são responsáveis por um grupo de doenças genéticas conhecidas como **ribossomopatias**. Uma das primeiras doenças a serem reconhecidas como pertencentes ao grupo de ribossomopatias é a **anemia de Diamond-Blackfan (DBA)**, caracterizada pela incapacidade da medula óssea de produzir a quantidade normal de hemácias. A medula óssea de indivíduos afetados exibe leucócitos normais e produção de plaquetas normal, mas os números de eritroblastos são muito deprimidos ou mesmo completamente ausentes. Os proeritroblastos estão presentes, mas em números bastante diminuídos. Uma grande porcentagem de eritrócitos (hemácias) presentes apresentam hemoglobina fetal em vez da forma adulta. Indivíduos que sofrem com DBA também exibem certas anomalias esqueléticas e estaturas mais baixas.

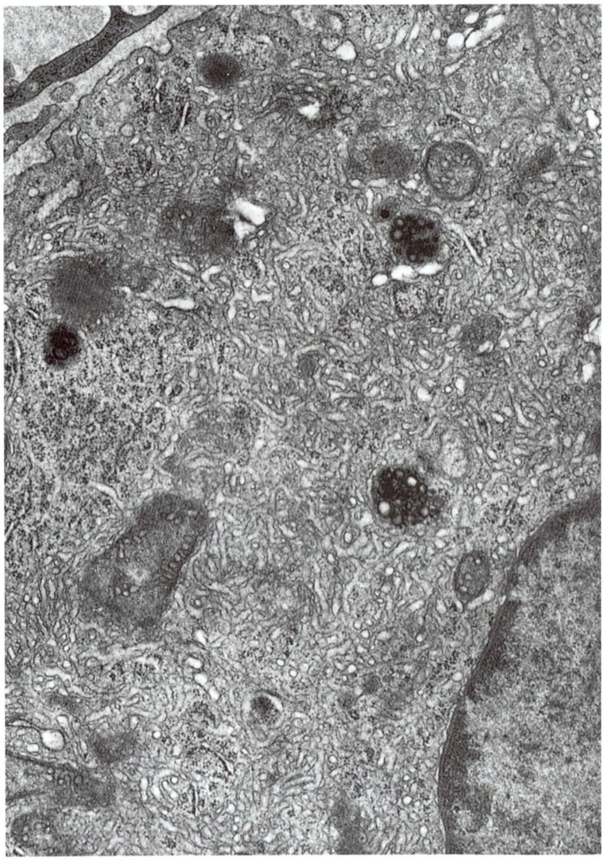

Figura 2.13 Eletromicrografia do retículo endoplasmático liso do córtex suprarrenal humano. (Fonte: Leeson TS, Leeson CR, Papparo AA. *Text/Atlas of Histology*. Philadelphia: WB Saunders; 1988.)

Retículo endoplasmático

O **retículo endoplasmático (RE)** é o maior sistema membranoso da célula, compreendendo aproximadamente metade do volume total de membranas. Trata-se de um sistema de túbulos e vesículas interconectados cujo lúmen é conhecido como **cisterna**. O RE apresenta dois componentes: o **retículo endoplasmático liso (REL)** e o **retículo endoplasmático rugoso (RER)**.

Retículo endoplasmático liso

Um sistema de túbulos anastomosados e ocasionais vesículas achatadas ligadas às membranas constituem o REL (Figura 2.13). O lúmen do REL é considerado contínuo com o do RER. Exceto para células ativas na síntese de esteroides, colesterol e triglicerídeos, e em células que atuam na desintoxicação de materiais tóxicos (p. ex., álcool e barbitúricos), a maioria das células não apresenta REL em abundância. O REL se mostra especializado em algumas células (p. ex., células musculares esqueléticas), onde é conhecido como *retículo sarcoplasmático* (ver Capítulo 8), e atua no sequestro de íons cálcio do citosol, auxiliando no controle da contração muscular. O REL não tem ribossomos associados em sua superfície.

Retículo endoplasmático rugoso

Células que atuam na síntese de proteínas que devem ser exportadas são ricamente dotadas de RER (ver Figura 2.6). As membranas dessa organela são um pouco diferentes da sua contrapartida lisa: as superfícies citoplasmáticas são cravejadas com ribossomos; as membranas apresentam proteínas integrais que atuam no reconhecimento e na ligação de ribossomos à sua superfície citosólica e que também mantêm, no interior da célula, uma morfologia achatada do RER. As proteínas integrais de interesse são: (1) o **receptor para a partícula de reconhecimento do sinal (proteína de ancoragem)**; (2) *as* **proteínas receptoras de ribossomos** (riboforina I e riboforina II); e (3) **proteínas de poro**. Suas funções são discutidas a seguir.

A aparência achatada do RER, semelhante a uma folha na periferia da célula, é realmente composta de estruturas tubulares membranosas cravejadas de ribossomos que estão em movimento constante; como eles se sobrepõem, meramente *apresentam* a aparência de folhas achatadas. A fim de preservar suas características morfológicas, eles têm **proteínas modeladoras de retículo endoplasmático** que suportam suas configurações distintas. Existem pelo menos três famílias dessas proteínas: (1) **reticulons**, que promovem as curvaturas do RER; (2) **cinectinas**, que promovem um formato achatado, semelhante a uma folha, do RER e mantêm as dimensões apropriadas da cisterna; e (3) **atlastinas**, que estabilizam as junções entre os perfis de RERs.

Correlações clínicas

Mutações em genes que codificam para as proteínas modeladoras de RE – das famílias de retículons e atlastinas – são responsáveis pela **paraplegia espástica hereditária (PEH)**, uma doença neurodegenerativa genética. A PEH é caracterizada pela alteração da marcha devido à fraqueza e à condição espástica dos membros inferiores. As proteínas anormais interferem na formação de junções no RER, evitando a formação normal de mielina envolvendo especialmente axônios nos tratos piramidal e da coluna dorsal.

O RER participa da síntese de todas as proteínas destinadas a serem acondicionadas em vesículas ou liberadas à membrana celular, além das proteínas que são destinadas a permanecer no próprio RER. Também executa modificações pós-traducionais dessas proteínas dentro da cisterna (lúmen) do RER, incluindo sulfatação, enovelamento, glicosilação, e, quando necessário, sua degradação. Adicionalmente, lipídios e proteínas integrais de todas as membranas da célula são fabricados pelo RER. A cisterna do RER também é contínua com a cisterna perinuclear, o espaço entre as membranas nucleares externas e internas.

Polirribossomos

As proteínas a serem empacotadas em vesículas (posteriormente direcionadas à secreção ou a outras organelas) são sintetizadas na superfície do RER, enquanto as proteínas destinadas ao citosol são fabricadas nesse mesmo compartimento. A codificação de informações para a sequência de aminoácidos que constituem a estrutura primária de uma proteína está contida no **ácido desoxirribonucleico** (**DNA**) do núcleo. Essa informação é **transcrita** em uma fita de RNAm, que sai do núcleo e entra no citoplasma. A sequência de **códons** do RNAm representa, portanto, a cadeia de aminoácidos, em que cada códon é composto por três nucleotídios consecutivos.

Como quaisquer três nucleotídios consecutivos constituem um códon, é essencial que a maquinaria para síntese de proteínas reconheça o início e o fim da mensagem, caso contrário uma proteína incorreta será fabricada.

Os três tipos de RNA desempenham papéis distintos na síntese proteica:

- O **RNAm** carrega as instruções codificadas que especificam a sequência de aminoácidos
- Os **RNAts** estabelecem ligações covalentes com aminoácidos, formando diferentes moléculas de **aminoacil-RNAt** (**aminoacil-RNA de transferência**). Cada RNAt também contém um anticódon que reconhece o códon no RNAm correspondente ao aminoácido que ele carrega
- Vários **RNArs** se associam a um grande número de proteínas para formar as subunidades ribossomais maiores e menores.

Síntese de proteínas (tradução)

A síntese de proteínas (tradução) ocorre nos ribossomos do citosol ou na superfície do retículo endoplasmático rugoso.

Os requisitos para a síntese de proteínas são:

- Uma fita de **RNAm**
- **RNAts**, em que cada um carrega um aminoácido e tem um anticódon que reconhece o códon do RNAm que codifica para aquele aminoácido em particular
- **Subunidades ribossomais** maiores e menores.

É interessante que o tempo aproximado de síntese de uma proteína composta por 400 aminoácidos dura cerca de 20 segundos. Como uma única fita de RNAm pode ter até 15 ribossomos traduzindo-a simultaneamente, um grande número de moléculas de proteínas pode ser sintetizado em curto período de tempo. Esse conglomerado de ribossomos e RNAm associados, que normalmente tem forma de espiral ou grampo de cabelo, é referido como um **polirribossomo ou polissomo** (Figura 2.14).

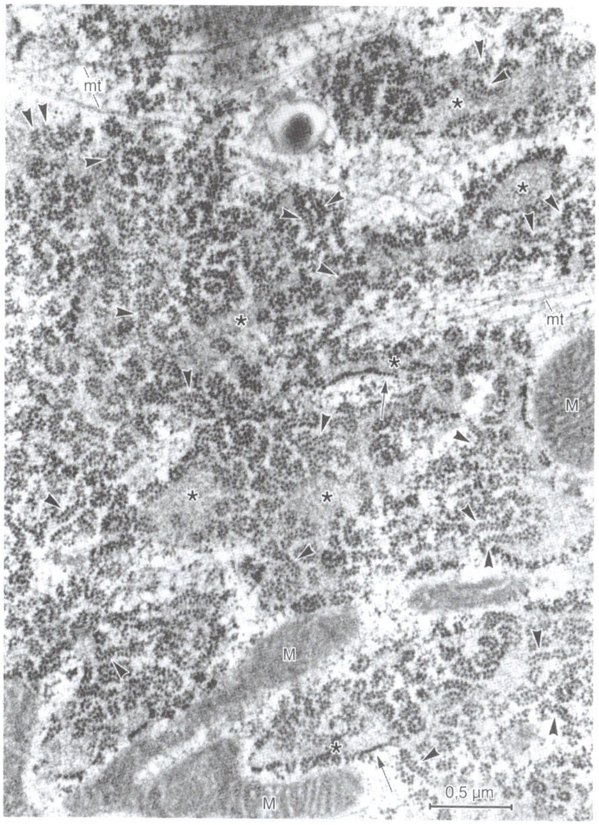

Figura 2.14 Eletromicrografia de polirribossomos ligados às membranas do RER. (Fonte: Christensen AK, Bourne CM. Shape of large bound polysomes in cultured fibroblasts and thyroid epithelial cells. *Anat Rec.* 1999;255:116-129. Copyright © 1999. Reproduzida com autorização de Wiley-Liss, Inc, subsidiária da John Wiley & Sons, Inc.)

Síntese de proteínas citosólicas

O processo geral de síntese de proteínas no citosol está descrito na Figura 2.15 e a seguir:

- Etapa 1
  - O processo começa quando o sítio P da subunidade ribossomal menor é ocupado por um **RNAt de iniciação**, cujo anticódon reconhece o **códon** AUG, codificando para o aminoácido **metionina**
  - Um **RNAm** se liga à subunidade menor
  - A subunidade menor auxilia o anticódon da molécula de RNAt para reconhecer o **códon de iniciação AUG** na molécula de RNAm. Essa etapa atua como uma etapa de registro, para que os próximos três nucleotídios da molécula de RNAm possam ser reconhecidos como o próximo códon
- Etapa 2
  - A subunidade ribossomal maior se une à subunidade ribossomal menor, e o ribossomo se move ao longo da cadeia de RNAm, em uma direção 5′ a 3′, até que o próximo códon se alinhe com o sítio A da subunidade menor
- Etapa 3
  - Um RNAt acilado (um RNAt, portando, um aminoácido) compara seu anticódon com o códon do RNAm; se eles coincidirem, o RNAt se liga ao sítio A
- Etapa 4
  - Os aminoácidos no sítio A e no sítio P formam uma ligação peptídica
  - O RNAt no sítio P fornece seu aminoácido para o RNAt no sítio A, que agora tem dois aminoácidos anexados a ele.

Essas reações são catalisadas pela peptidil transferase, a enzima à base de RNAr presente na subunidade ribossômica maior

- Etapa 5
  - O RNAt desaminado sai do sítio P e se liga ao sítio E; o RNAt com seus dois aminoácidos anexados se move do sítio A para o sítio P. Ao mesmo tempo, o ribossomo move-se ao longo da cadeia de RNAm até que o próximo códon se alinhe com o sítio A da subunidade ribossomal menor e o RNAt do sítio E seja ejetado. A energia necessária para essa etapa é derivada da hidrólise de GTP
- Etapa 6
  - As etapas 3 a 5 são repetidas, alongando a cadeia polipeptídica até que o códon de parada seja alcançado
  - Existem três códons de parada (**UAG, UAA** e **UGA**), cada um deles com a capacidade de interromper a tradução.
- Etapa 7
  - Quando o sítio A da subunidade ribossomal menor atinge um códon de parada, os **fatores de liberação eRF1** e **eRF3** ligam-se ao sítio A. O eRF1 liga-se aos três códons de parada UAG, UAA e UGA
- Etapa 8
  - O RNAt se move do sítio P para o sítio E, o eRF3, uma GTPase, auxilia o eRF1 na liberação do polipeptídeo a partir do ribossomo; e o ribossomo deixa o RNAm e se dissocia em subunidades maior e menor.

Síntese de proteínas no retículo endoplasmático rugoso

Proteínas que precisam ser empacotadas em vesículas para irem em direção ao exterior da célula, inseridas na membrana celular, enviadas para uma organela citoplasmática, retidas no RER, ou simplesmente isoladas do citosol, devem ser identificadas e segregadas *de* **forma cotraducional** (durante o processo de síntese) na cisterna do RER. O modo de identificação consiste em um pequeno segmento do RNAm, localizado imediatamente após o códon de iniciação, que codifica uma sequência de aminoácidos conhecida como **peptídeo-sinal** (ou **sequência-sinal**).

Ao empregar a sequência descrita anteriormente para a síntese de proteína no citosol, o RNAm começa a ser traduzido, formando o peptídeo-sinal (Figura 2.16). Esse peptídeo é reconhecido pela **partícula de reconhecimento de sinal (PRS)**, uma ribonucleoproteína (um complexo proteína-RNA) localizada no citosol. A PRS torna-se ligada ao peptídeo-sinal e, ocupando o sítio P na subunidade ribossomal menor, interrompe a tradução. Em seguida, direciona o polirribossomo para migrar ao RER.

A **proteína receptora da PRS** (ou **proteína de ancoragem**) na membrana do RER entra em contato com a PRS, e a proteína

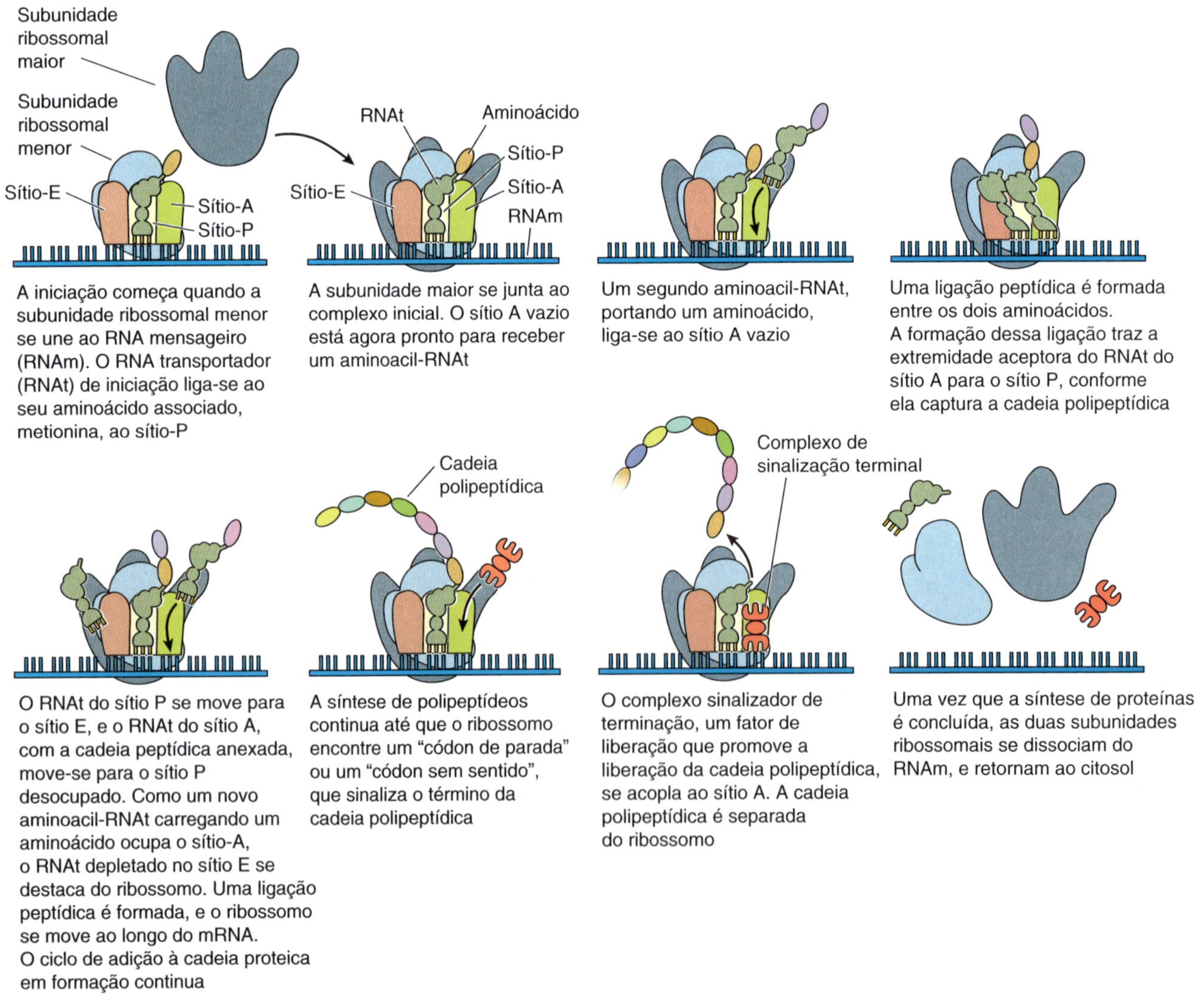

Figura 2.15 Diagrama esquemático da síntese de proteínas no citosol.

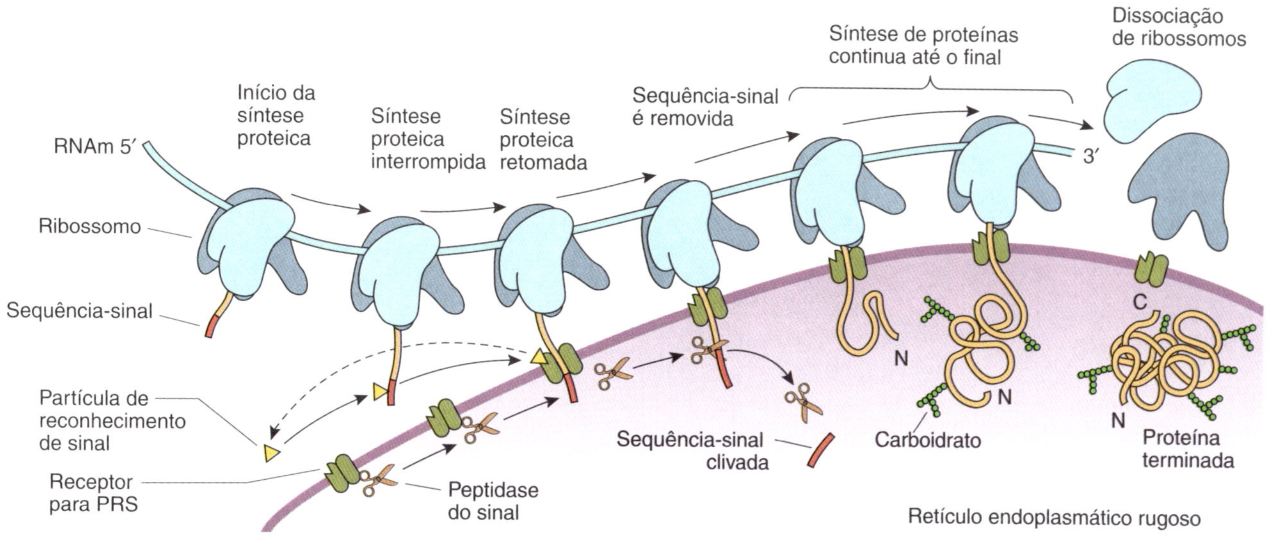

Figura 2.16 Diagrama esquemático da síntese de proteínas no retículo endoplasmático rugoso. C, terminal carboxílico; RNAm, ácido ribonucleico mensageiro; N, terminal amino; PRS, partícula de reconhecimento de sinal.

receptora do ribossomo entra em contato com a subunidade maior do ribossomo, anexando o polirribossomo à superfície citosólica do RER. Os seguintes eventos, então, ocorrem quase simultaneamente:

1. Um grupo de proteínas, as **proteínas translocadoras**, se organiza, formando um **poro** através da bicamada lipídica do RER.
2. O peptídeo-sinal entra em contato com a proteína do poro e começa a ser translocado (primeiro a extremidade aminoterminal) para a cisterna do RER.
3. A PRS é desalojada, entra novamente no citosol e libera o sítio P na subunidade ribossomal menor. O ribossomo permanece na superfície do RER.
4. À medida que a tradução é retomada, a proteína nascente continua a ser translocada para dentro da cisterna do RER.
5. Uma enzima ligada à face luminal da membrana do RER, conhecida como *peptidase do sinal*, cliva o peptídeo-sinal da proteína em formação. O peptídeo-sinal é degradado em seus aminoácidos componentes.
6. Conforme detalhado nas etapas 6 a 8 da síntese de proteínas citosólicas, quando o códon de parada é alcançado, a síntese de proteínas é concluída; as subunidades ribossomais menores e maiores se dissociam, retornando ao citosol para se juntar ao conjunto de subunidades ribossomais.
7. As proteínas recém-formadas são sulfatadas, enoveladas de modo que não tenham mais uma conformação linear, glicosilada, e sofrem modificações pós-traducionais adicionais dentro das cisternas do RER.
8. As proteínas modificadas deixam as cisternas através de pequenas **vesículas de transferência revestidas de COP II** (do inglês, *coat protein complex II*, **complexo de proteínas de revestimento do tipo II**, coatômero do tipo II) nas regiões do RER conhecidas como **retículo endoplasmático de transição** (**RET**). Estes são elementos do RER desprovidos de ribossomos (ver discussão posterior).

Aparelho de Golgi

O aparelho de Golgi atua na síntese de carboidratos e na modificação e seleção do destino de proteínas fabricadas no RER.

As proteínas fabricadas, modificadas e acondicionadas no RER seguem um **trajeto padrão** rumo ao aparelho de Golgi para modificações pós-traducionais e acondicionamento. As proteínas destinadas a permanecer no RER ou a seguir para um compartimento diferente do aparelho de Golgi têm um sinal que as desviará do trajeto padrão.

O aparelho de Golgi é composto por uma ou mais séries de **cisternas** achatadas (conhecidas como faces), ligeiramente curvas, revestidas por membrana, constituindo a **pilha de Golgi**, a qual se assemelha a uma pilha de pães árabes[2] que não estão conectados uns aos outros (Figuras 2.17 a 2.19). A periferia de cada cisterna está dilatada e contornada por vesículas que estão em processo de fusão ou de brotamento a partir de um compartimento particular.

Cada pilha de Golgi tem três níveis de cisternas:

- Face-*cis* (ou rede *cis*-Golgi)
- Face medial (face intermediária)
- Face-*trans*.

A face-*cis* está mais próxima do RER. É convexa e considerada a face de entrada, pois proteínas recém-formadas advindas do RER entram na rede *cis* antes de poderem entrar em outras cisternas do aparelho de Golgi. A face-*trans* é côncava e é considerada a face de saída, porque as proteínas modificadas estão prontas para serem acondicionadas e enviadas ao seu destino.

Existem dois compartimentos adicionais de interesse: um associado à face-*cis* e outro à face-*trans*. Localizado entre o RER e a face-*cis* do aparelho de Golgi existe um compartimento intermediário de vesículas, conhecido como **aglomerados tubulovesiculares** (**VTCs**, do inglês *vesicular-tubular cluster*). O segundo compartimento, conhecido como **rede *trans*-Golgi** (**RTG**), está localizado na face distal do aparelho de Golgi. O VTC é uma coleção de vesículas e túbulos formados a partir da fusão de **vesículas de transferência** derivadas do **retículo endoplasmático de transição** (**RET**). Essas vesículas de transferência brotam do RET e contêm proteínas recém-sintetizadas na superfície e modificadas dentro das cisternas do RER.

[2]N.R.T.: Conhecido como pão sírio em algumas partes do Brasil.

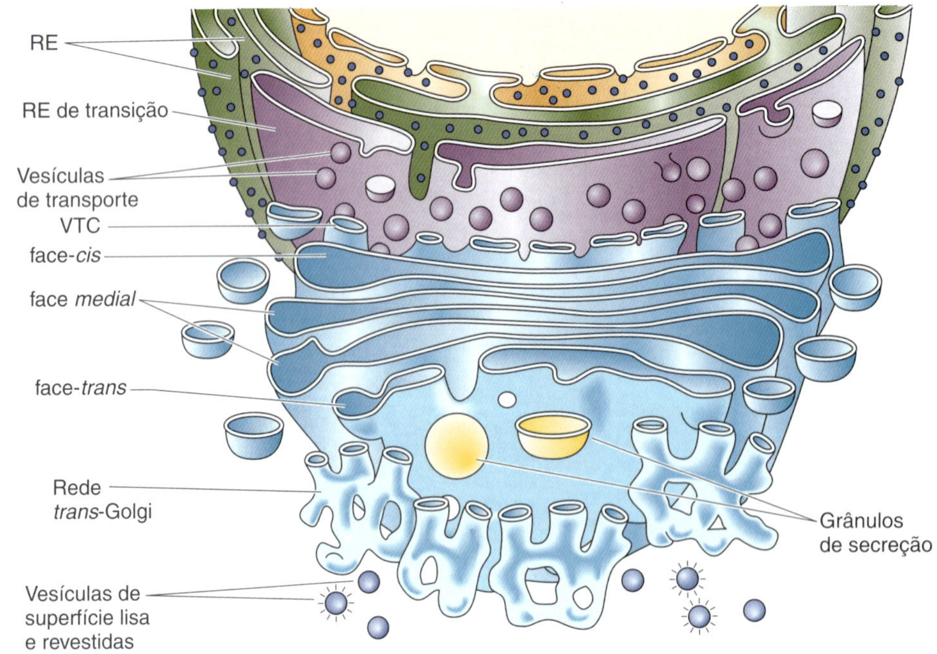

Figura 2.17 Diagrama esquemático ilustrando o retículo endoplasmático rugoso e o aparelho de Golgi. As vesículas de transferência contêm proteínas recém-sintetizadas e são conduzidas para os agregados tubulovesiculares (compartimentos intermediários entre RER e Golgi), e daí para o aparelho de Golgi. As proteínas são modificadas nas várias faces do aparelho de Golgi e entram na rede *trans*-Golgi para serem acondicionadas em vesículas. RE, retículo endoplasmático; VTC (do inglês, *vesicular-tubular cluster*), aglomerados tubulovesiculares ou compartimento intermediário entre retículo endoplasmático/Golgi.

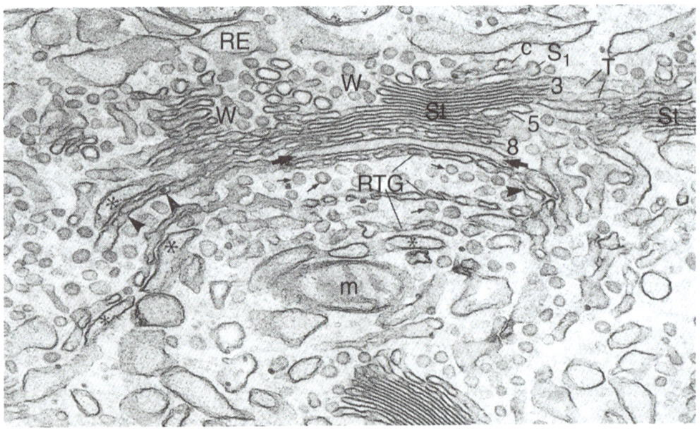

Figura 2.18 Eletromicrografia do aparelho de Golgi do epidídimo de rato. Os números representam os sáculos do aparelho de Golgi. RE, retículo endoplasmático; RTG, rede *trans*-Golgi; m, mitocôndria. (Fonte: Hermo L, Green H, Clermont Y. Golgi apparatus of epithelial principal cells of the ependymal initial segment of the rat: Structure, relationship with endoplasmic reticulum, and role in the formation of secretory vesicles. *Anat Rec.* 1991;229:159-176. Copyright © 1991. Reproduzida com autorização de Wiley-Liss, Inc., subsidiária da John Wiley & Sons, Inc.)

As vesículas derivadas dos VTCs se fundem com a periferia da *face-cis* do aparelho de Golgi, liberando a proteína a esse compartimento, para modificação posterior. As proteínas modificadas são transferidas da *face-cis* para a *medial*, e finalmente para as cisternas *trans* (ver discussão posterior) por meio de vesículas que brotam e se fundem com as bordas do compartimento (Figura 2.20). À medida que as proteínas passam pelo aparelho de Golgi, são modificadas nas pilhas de Golgi. As proteínas que formam os cernes das moléculas de glicoproteína tornam-se altamente glicosiladas, enquanto outras proteínas adquirem ou perdem resíduos de carboidratos.

A fosforilação da manose ocorre na cisterna da face-*cis*, enquanto a remoção de manose de certas proteínas ocorre dentro dos compartimentos *cis* e medial da pilha de Golgi. A *N*-acetilglucosamina é adicionada às proteínas dentro das cisternas mediais. A adição de ácido siálico (ácido N-acetilneuramínico) e galactose, bem como fosforilação e sulfatação de aminoácidos, ocorrem na face-*trans*.

Vesículas revestidas

A maioria das vesículas tem um revestimento proteico que as auxilia a alcançar seu destino; diferentes revestimentos proteicos são empregados para diferentes destinos na célula.

As vesículas que transportam proteínas (**cargas**) entre as organelas e as regiões de organelas devem ter uma forma de brotamento e devem ser rotuladas quanto ao seu destino. O processo de brotamento é facilitado pela organização de um revestimento proteico na superfície citosólica da organela. Cinco tipos de proteínas são conhecidos por provocar a formação de vesículas dotadas de cargas: **coatômero I** (**COP I**), **coatômero II** (**COP II**), **clatrina**, **retrômero** e **caveolina**. Assim, existem vesículas revestidas por COP I, COP II, clatrina, retrômero e caveolina. No local da futura formação de vesículas, essas proteínas coalescem, fixam-se à membrana, tracionam-na até formar uma vesícula e revestem a superfície citosólica.

As vesículas que surgem dos endossomos, destinadas a retornar à rede *trans*-Golgi, são revestidas por retrômero. As vesículas revestidas por caveolina estão presentes nas células musculares lisas e nas células endoteliais. No primeiro caso, estão associadas à transferência de cálcio (ver Capítulo 8); no último, suas funções parecem ser as de endocitose, transcitose (ver Capítulo 11) e sinalização celular.

Vesículas e reconhecimento de alvos

O movimento das vesículas do local doador para o local de destino requer a presença de moléculas de proteína incorporadas

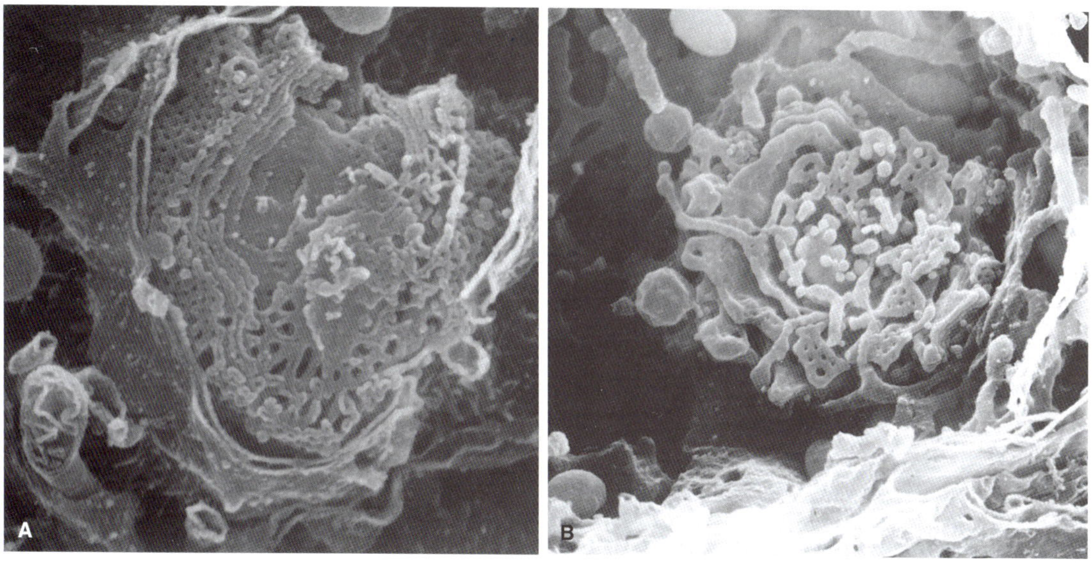

Figura 2.19 **A.** Vista frontal da rede *cis*-Golgi em uma espermátide na etapa 6. O sáculo em posição mais *cis* é uma rede regular de túbulos membranosos anastomosados, recobertos pelo retículo endoplasmático. Alguns dos sáculos mediais, com menos poros, porém maiores e mais irregulares, são visíveis sob o sáculo *cis*-Golgi. **B.** Vista frontal de outra rede *cis*-Golgi em uma espermátide da etapa 6. Observe a fenestração nas bordas dos sáculos irregulares *trans*-Golgi. (Fonte: Ho HC, Tang CY, Suarez SS. Three-dimensional structure of the Golgi apparatus in mouse spermatids: A scanning electron microscopic study. *Anat Rec.* 1999;256:189-194. Copyright © 1999. Reproduzida com autorização de Wiley-Liss, Inc., subsidiária da John Wiley & Sons, Inc.).

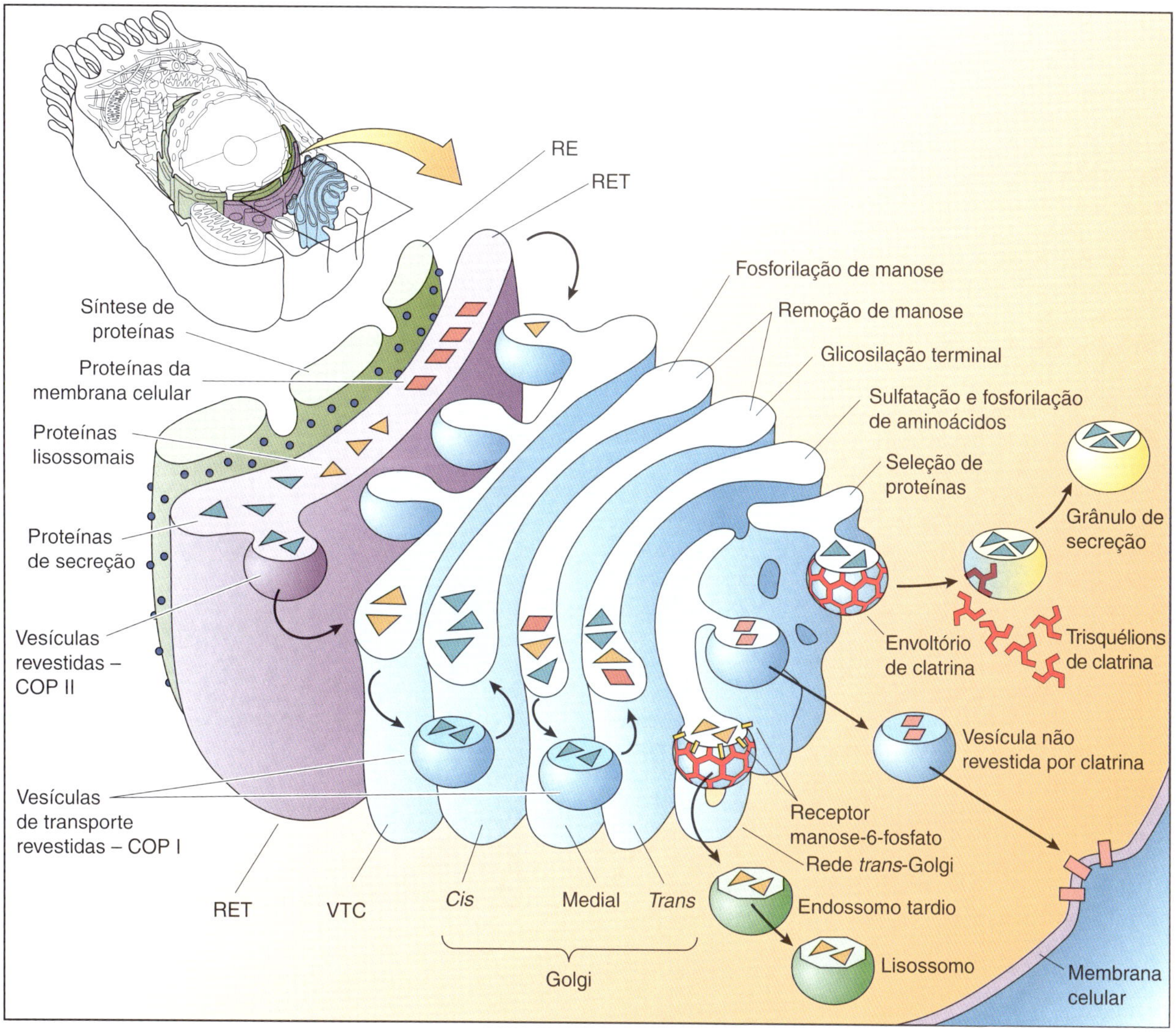

Figura 2.20 Diagrama esquemático do aparelho de Golgi e acondicionamento proteico na rede *trans*-Golgi. COP, coatômero; RE, retículo endoplasmático; RET, retículo endoplasmático transicional; VTC, aglomerados vesiculotubulares.

na membrana vesicular, bem como na membrana-alvo. Para as vesículas serem capazes de se acoplar ao alvo, essas moléculas devem reconhecer umas às outras. As proteínas na membrana da vesícula são conhecidas como **receptores da proteína de ligação de NSF solúvel (SNAP) em vesículas (v-SNAREs**; do inglês, *vesicle soluble NSF attachment protein [SNAP]receptors*). Aqueles que estão nas membranas-alvo são conhecidos como **t- SNAREs (target-SNAREs)**. Como existem vários v-SNAREs e t-SNAREs, eles se reconhecem apenas se forem complementares. Ao se reconhecem, a vesícula é liberada para acoplar na membrana-alvo. A fim de entregar a carga transportada pela vesícula, ou seja, a fusão das membranas da vesícula e do alvo, são necessárias duas moléculas adicionais recrutadas do citosol: **proteína de fusão sensível a N-etilmaleimida** (SNF) e **SNAP**. No entanto, antes dos v-SNAREs e t-SNAREs se reconhecerem, eles devem ficar próximos. Esse processo de trazer a vesícula para a membrana-alvo é realizado por um grande grupo de GTPases monoméricas, conhecidas como **proteínas Rab (Rab-GTPs)**. As proteínas Rab da vesícula, reconhecidas por **proteínas efetoras (proteínas efetoras Rab)**, localizadas na membrana-alvo, auxiliam a levar a vesícula para a membrana-alvo, de modo que o v-SNAREs e o t-SNARES possam se reconhecer. Quando a proteína efetora não reconhece a proteína Rab da vesícula, o ancoramento não é permitido.

Um caso especial de reconhecimento de vesícula e alvo ocorre apenas se a carga que for entregue ao endossomo for devolvida à RTG. Essas vesículas, como afirmado anteriormente, são revestidas com a proteína **retrômero** e referidas como **vesículas revestidas com retrômero**. Para que o retrômero se monte na membrana da vesícula, dois componentes devem estar presentes: uma **proteína receptora de carga** apropriada, que pode se ligar ao retrômero, e o **fosfolipídio fosfoinositídeo (PIP)**, que também pode se ligar ao retrômero. Se essas duas condições são satisfeitas, então o retrômero pode revestir a vesícula e esta pode retornar à RTG.

Vesículas associadas ao aparelho de Golgi

As vesículas que contêm proteínas recém-traduzidas alcançam o aparelho de Golgi advindas do RET e depositam tais proteínas recém-formadas para modificação nas cisternas do aparelho de Golgi, acondicionamento e distribuição por toda a célula.

As vesículas de transferência que saem do RET são sempre revestidas por COP II até atingirem os VTCs, onde perdem seu envoltório de COP II, que é reciclado. A maioria dos pesquisadores acredita que as vesículas que surgem dos VTCs, transportando cargas recentemente entregues à face-*cis* são revestidos por COP I, assim como as demais vesículas que seguem pelas faces-*cis* e a rede *trans*-Golgi. A maioria das vesículas que surgem da rede *trans*-Golgi, no entanto, é revestida por *clatrina* durante sua formação. O mecanismo de transporte tem um aspecto de controle de qualidade; se as proteínas residentes no RER (ou RET) forem acondicionadas em vesículas, e essas moléculas "clandestinas" atingirem os VTCs, elas serão devolvidas ao RER em **vesículas revestidas por COP I**. Isso é conhecido como **transporte retrógrado** em contraste com o **transporte anterógrado** de carga descrito anteriormente.

Seleção na rede *trans*-Golgi

A RTG é responsável pela seleção de proteínas para seus respectivos destinos, de modo que alcancem a membrana celular, os grânulos de secreção ou os lisossomos.

A carga que sai da RTG está contida em vesículas que podem seguir um dos seguintes destinos (ver Figura 2.20):

- Inserir-se das vesículas na membrana celular como proteínas de membrana e lipídios
- Fundir-se com a membrana celular de modo que as proteínas que eles carregam sejam *imediatamente* liberadas no espaço extracelular
- Concentrar-se no citoplasma próximo à membrana celular apical como **grânulos (vesículas) de secreção** e, após determinado sinal, fundir-se com a membrana celular para eventual liberação da proteína para o meio extracelular
- Fundir-se com **endossomos tardios** (ver discussão posterior), liberando seu conteúdo nessa organela, que então se torna um lisossomo.

Os três primeiros processos são conhecidos como **exocitose** porque o material deixa o citoplasma propriamente dito. Nem a liberação imediata no espaço extracelular nem a inserção na membrana celular requerem um processo regulatório específico, assim ambos os processos se caracterizam como a **via secretora constitutiva (via padrão)**. Em contraste, as vias para a formação dos lisossomos e das vesículas de secreção são conhecidas como **via de secreção regulada**.

Transporte de proteínas lisossômicas. O processo de seleção começa com a fosforilação de resíduos de manose das proteínas lisossômicas (hidrolases lisossômicas) na cisterna *cis* da pilha de Golgi. Quando essas proteínas alcançam a rede *trans*-Golgi, sua **manose-6- fosfato (M6 P)** é reconhecida como um sinal, e elas ficam ligadas a **receptores para manose-6-fosfato**, proteínas transmembranares da membrana da RTG.

Uma pequena depressão é formada com o auxílio de **trisquélions de clatrina** (ou **trísceles de clatrina**), complexos proteicos compostos por três cadeias pesadas e três cadeias leves, formando uma estrutura com três braços que se irradiam a partir de um ponto central (Figura 2.21; ver também Figura 2.20).

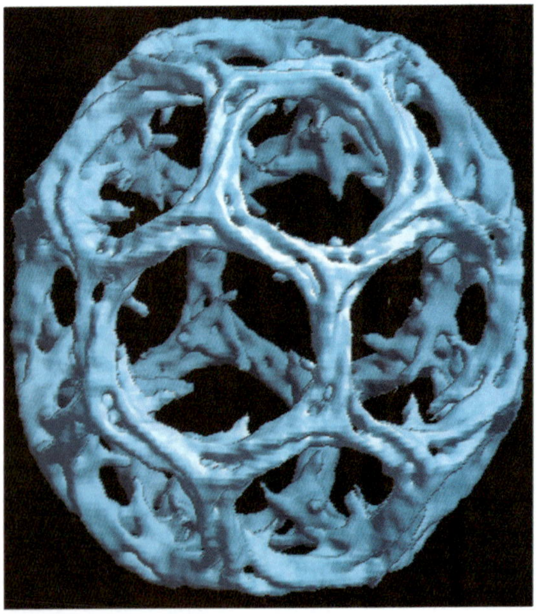

Figura 2.21 Representação de um envoltório de clatrina com resolução de 21 Å. Para permitir uma visão clara do trajeto dos membros dos trisquélions, o domínio aminoterminal e a maior parte do elemento de ligação foram removidos dessa representação. (Fonte: Smith CJ, Grigorieff N, Pearse BM. Clathrin coats at 21 Å resolution: A cellular assembly designed to recycle multiple membrane receptors. *Embo J*. 1998;17:4943-4953. Com permissão de Oxford University Press.)

Os trisquélions se associam, recobrindo a face citoplasmática da membrana da rede *trans*-Golgi rica em receptores para M6 P, aos quais a M6 P está ligada. Conforme a depressão se aprofunda, destaca-se da rede *trans*-Golgi e forma uma **vesícula revestida por clatrina**. O envoltório de clatrina, também conhecido como **cesta de clatrina**, é composto por 36 moléculas de trisquélions que envolvem completamente a vesícula.

A vesícula revestida por clatrina rapidamente perde seu revestimento, que, ao contrário da formação da cesta de clatrina, é um processo que demanda energia. A vesícula não revestida atinge um endossomo tardio, com o qual se funde, liberando o conteúdo no seu interior (os endossomos serão discutidos a seguir).

Como os revestimentos de clatrina são usados para muitos outros tipos de vesículas, um complexo proteico intermediário, conhecido como **adaptador** (**complexo de adaptinas**), composto por quatro dos seis tipos da proteína **adaptina**, interpõe-se entre o domínio citoplasmático da molécula receptora e da clatrina. Muitos tipos diferentes de adaptadores existem; cada um tem um local de ligação para determinado receptor, bem como um sítio de ligação para a clatrina.

Transporte de proteínas secretoras por via regulada. As **proteínas** que devem ser liberadas no meio extracelular de forma intermitente também requerem a formação de vesículas. O sinal para sua formação não é conhecido, no entanto acredita-se que o mecanismo seja semelhante ao das proteínas lisossômicas.

Ao contrário das vesículas que transportam enzimas lisossômicas, os grânulos de secreção são muito grandes e carregam muito mais proteínas do que receptores na superfície das vesículas. Além disso, o conteúdo dos grânulos de secreção torna-se condensado com o tempo, como resultado da perda de líquido pelos grânulos de secreção (ver Figuras 2.6 e 2.20). Durante esse processo de concentração progressiva, tais vesículas são frequentemente chamadas de **vesículas em condensação**. Além disso, os grânulos de secreção das células polarizadas se localizam em uma região particular da célula. Eles permanecem como agregados de grânulos de secreção que, em reação a um sinal particular (p. ex., um neurotransmissor ou um hormônio), fundem-se à membrana celular para liberar seu conteúdo no meio extracelular (Figura 2.22).

Transporte ao longo da via constitutiva. Todas as vesículas que participam de um transporte não seletivo, como aqueles que seguem entre o RER e a rede *cis*-Golgi, ou entre as cisternas da pilha de Golgi, ou ainda que utilizam a via constitutiva entre a rede *trans*-Golgi e a membrana celular, também requerem uma vesícula revestida (ver Figura 2.20). No entanto, conforme indicado anteriormente, o revestimento é composto por coatômero em vez de clatrina.

As vesículas derivadas da rede *trans*-Golgi são conduzidas ao longo dos tratos de microtúbulo pelo uso da proteína motora **cinesina** e de seu complexo de proteínas associadas. Mas essas vesículas também usam uma via alternativa, e talvez sua via principal, de filamentos de actina. A proteína motora que aciona essas vesículas é a miosina II; acredita-se que esta seja trazida até a rede *trans*-Golgi subsequentemente, ou em conjunto, ao recrutamento dos trisquélions de clatrina até o local de formação das vesículas.

Conceito alternativo do aparelho de Golgi

Um conceito alternativo do aparelho de Golgi sugere a ocorrência de maturação das cisternas, em vez de transporte anterógrado de vesículas.

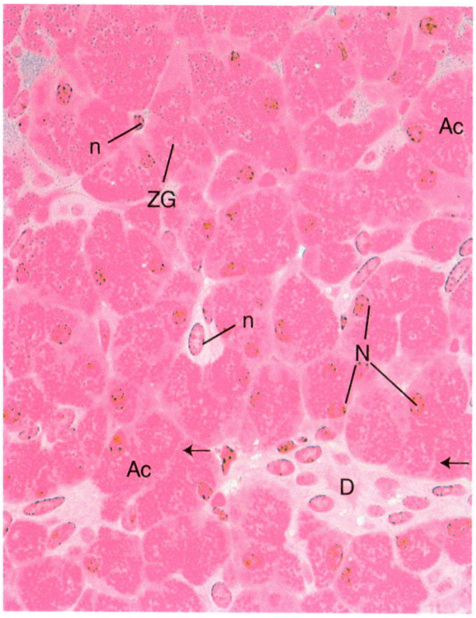

Figura 2.22 Essa fotomicrografia em grande aumento do pâncreas exócrino. exibe numerosos ácinos (Ac). Os núcleos (N) das células acinares tem localização basal, enquanto o núcleo (n) da célula centroacinar está localizado no meio do ácino. As células centroacinares formam a menor parte do sistema do ducto excretor do pâncreas exócrino. Observe que o citoplasma é preenchido com pequenos grânulos secretores vermelho-rosados, conhecidos como grânulos de zimogênio (*ZG*). A seta indica a junção de duas células acinares. D, ducto intercalado (×540).

As duas teorias predominantes – o **transporte anterógrado de vesículas** (já descrito) e a **maturação de cisternas** – são mutuamente incompatíveis; e existem amplas evidências para apoiá-las. A teoria da maturação das cisternas sugere que, em vez de as moléculas serem transportadas através das várias regiões do aparelho de Golgi, ele permanece estacionário, e os vários sistemas de enzimas do Golgi são transportados de maneira retrógrada na sequência correta e no tempo apropriado, para que determinada cisterna sedentária sofra maturação nas cisternas subsequentes.

À primeira vista, a teoria da maturação das cisternas pode parecer duvidosa, no entanto ela pode ser ilustrada com um fenômeno comumente observado. Se alguém está sentado em um trem parado e observa outro trem estacionado nos trilhos vizinhos, quando um dos trens começa a se mover, inicialmente é difícil determinar qual dos trens está se movendo e, sem recursos visuais externos, não podemos fazer uma determinação razoável. O estado atual das pesquisas não pode determinar qual das duas teorias está correta, mas a maioria dos livros didáticos de Histologia e de Biologia celular favorece a teoria do transporte anterógrado de vesículas.

ENDOCITOSE, ENDOSSOMOS E LISOSSOMOS

Endocitose, endossomos e lisossomos estão envolvidos na ingestão, no sequestro e na degradação de substâncias internalizadas a partir do meio extracelular.

O processo pelo qual uma célula ingere macromoléculas, material particulado e outras substâncias a partir do meio extracelular é referido como **endocitose**. O material endocitado é englobado em uma vesícula apropriada a seu volume. Caso a vesícula seja grande (> 250 nm de diâmetro), o método é chamado de **fagocitose** ("o comer celular") e a vesícula é um **fagossomo**. Se a vesícula for pequena (< 150 nm de diâmetro), o tipo de endocitose é denominado pinocitose ("o beber celular") e a vesícula é uma **vesícula pinocitótica**.

Mecanismos de endocitose

A endocitose é dividida em duas categorias: fagocitose e pinocitose.

Fagocitose

O processo de engolfamento de partículas maiores, como microrganismos, fragmentos de células e células inteiras (p. ex., hemácias senescentes), em geral é realizado por células especializadas conhecidas como **fagócitos**. Os fagócitos mais comuns são **leucócitos, neutrófilos** e **monócitos**. Quando os monócitos deixam a corrente sanguínea e entram em uma área de tecido conjuntivo para realizar sua tarefa de fagocitose, tornam-se **macrófagos**.

Os fagócitos podem internalizar partículas porque apresentam receptores que reconhecem certas características da superfície do material a ser englobado. Duas dessas características superficiais bem compreendidas advêm do estudo da imunologia e são as **regiões constantes** (**regiões Fc**) dos anticorpos e uma série de proteínas sanguíneas conhecidas como **complemento**. Como a região variável de um anticorpo se liga à superfície de um microrganismo, a região Fc projeta-se para longe de sua superfície.

Macrófagos e neutrófilos têm receptores Fc que se ligam às regiões Fc do anticorpo após o contato. Essa relação atua como um sinal para a célula estender os pseudópodes, circundar o microrganismo e internalizá-lo formando um **fagossomo**.

O complemento na superfície do microrganismo provavelmente auxilia a fagocitose de maneira semelhante, pois os macrófagos também têm receptores de complemento em sua superfície. A interação entre o complemento e seu receptor presumivelmente ativa a célula a formar pseudópodes e englobar microrganismos invasores.

Correlações clínicas

Sabe-se que os **macrófagos**, membros do sistema imunológico do corpo, têm a capacidade de induzir inflamação, um processo pelo qual o corpo combate bactérias e/ou infecções virais. Há casos, no entanto, em que o corpo inicia uma reação inflamatória na ausência de agentes infecciosos. Isso ocorre em **doenças autoimunes**, tais como a doença inflamatória intestinal e a artrite. Recentemente, foi descoberto que os macrófagos podem não apenas iniciar, mas também retardar o processo inflamatório. Eles fazem isso convertendo a glicose em ácido itacônico, o qual bloqueia os fatores que provocam o processo inflamatório. Essa linha de pesquisa pode levar à descoberta de novos anti-inflamatórios não esteroides.

Pinocitose

Como a maioria das células exportam substâncias para o meio extracelular, elas continuamente adicionam membranas de vesículas que transportam tais substâncias a partir da rede *trans*-Golgi para a membrana plasmática. Para manter sua forma e seu tamanho, essas células devem remover continuamente o excesso de membrana e devolvê-la para reciclagem. Esse ciclo de mudança de membrana durante a exocitose e a endocitose é conhecido como **tráfego de membrana**, ou seja, o movimento de membranas para e a partir de vários compartimentos da célula. Na maioria das células, a pinocitose é o processo de transporte mais ativo e que mais contribui para a recaptura de membranas (Figura 2.23).

Endocitose mediada por receptores

Muitas células se especializam na pinocitose de vários tipos de macromoléculas. A forma mais eficiente de capturar essas substâncias depende da presença de proteínas receptoras (**receptores de carga**) na membrana celular. Os receptores de carga são proteínas transmembranares que se associam a uma macromolécula específica (**ligante**) no meio extracelular e a um **envoltório de clatrina** no meio intracelular (ver Figura 2.20).

A organização de trisquélions de clatrina abaixo dos receptores de carga traciona a membrana plasmática, formando uma depressão (ou fosso) revestida por clatrina (Figuras 2.24 e 2.25), que finalmente se torna uma **vesícula de pinocitose**, envolvendo o ligante como uma gotícula de líquido prestes a se soltar de uma superfície. Para liberar essa vesícula de pinocitose, várias moléculas de **dinamina** (uma GTPase) envolvem o colo estreitado da vesícula para fechá-lo e para que a vesícula de pinocitose seja liberada da membrana de origem para o citoplasma. Esse mecanismo de **endocitose**, conhecido como **endocitose mediada por receptores**, permite que a célula aumente a concentração do ligante (p. ex., lipoproteína de baixa densidade [LDL]) dentro da vesícula de pinocitose.

Uma vesícula de pinocitose típica pode ter até mil receptores de cargas de vários tipos, pois podem ligar-se a diferentes macromoléculas. Cada receptor de carga está ligado à própria *adaptina*, a proteína com um sítio de ligação para o domínio citoplasmático do receptor, bem como um sítio de ligação para os trisquélions de clatrina.

Endossomos

Endossomos são divididos em dois compartimentos: endossomos iniciais, próximos à periferia da célula; e os endossomos tardios, situados mais profundamente no citoplasma.

Logo após sua formação, as vesículas de pinocitose perdem envoltórios de clatrina e se fundem com **endossomos iniciais** (Figuras 2.23 e 2.26), um sistema de vesículas e túbulos localizado próximo da membrana celular. Se todo o conteúdo da vesícula de pinocitose necessita de degradação, o material do endossomo inicial é transferido para um **endossomo tardio**. Esse conjunto similar de túbulos e vesículas, localizado mais profundamente no citoplasma, nas proximidades do aparelho de Golgi, auxilia a preparar seu conteúdo para eventual destruição por lisossomos.

Os endossomos iniciais e os tardios constituem, em conjunto, o **compartimento endossomal**. As membranas de todos os endossomos contêm bombas H^+-ATPases que acidificam o interior dos endossomos bombeando ativamente íons H^+ para o interior do endossomo, de modo que o endossomo inicial tenha um pH de 6,0 e o endossomo tardio um pH de 5,5.

O material que entra no endossomo inicial pode ser recuperado desse compartimento e devolvido ao seu local prévio, como ocorre com os receptores de carga que precisam ser reciclados. Quando uma vesícula de pinocitose se funde com

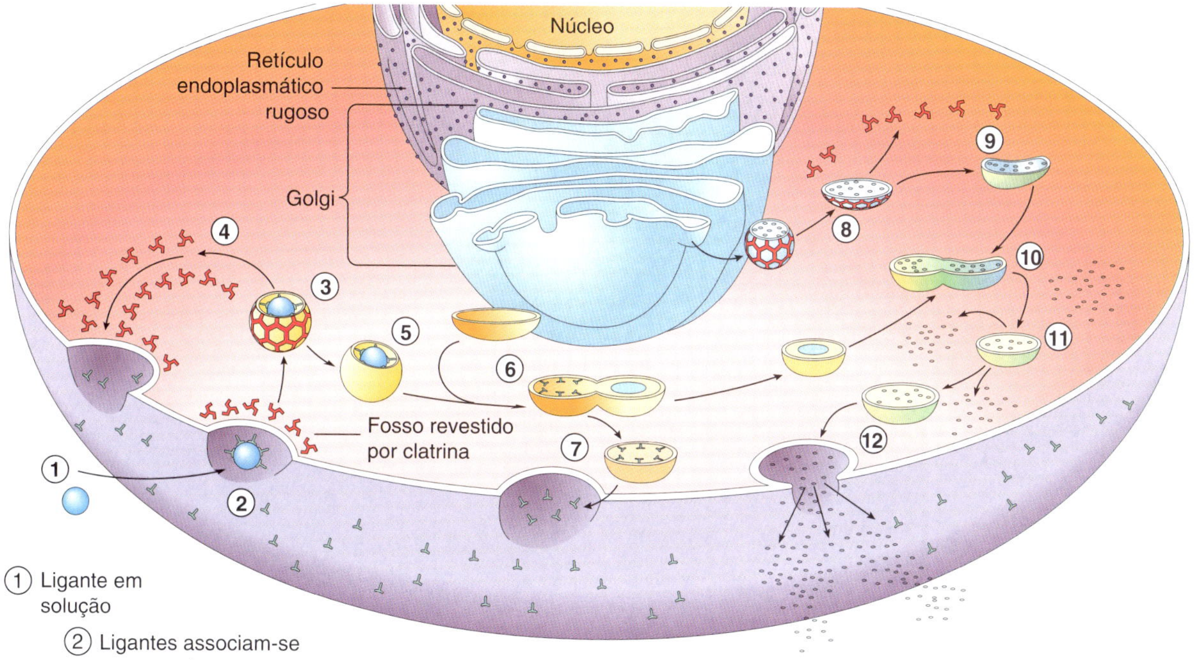

Figura 2.23 Diagrama esquemático que ilustra as vias endossômicas. CURL, compartimento para desacoplamento de receptor e ligante.

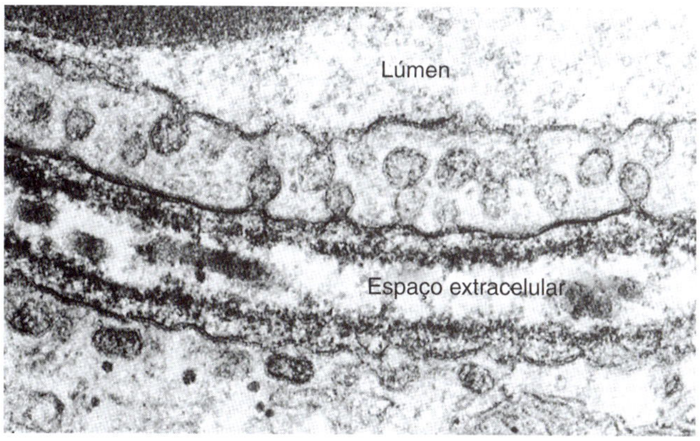

Figura 2.24 Eletromicrografia de endocitose em um capilar. (Fonte: Hopkins CR. *Structure and Function of Cells*. Philadelphia: WB Saunders; 1978.)

um endossomo inicial, o ambiente ácido promove o desacoplamento entre os ligantes e sua molécula receptora. O ligante permanece dentro do lúmen do endossomo inicial, enquanto as moléculas receptoras (p. ex., receptores para lipoproteína de baixa densidade [LDL]) são devolvidas à membrana plasmática, onde tiveram origem, ou para a membrana plasmática de outra região da célula, um processo conhecido como **transcitose**. Alguns autores referem-se a esse tipo de endossomo inicial como um compartimento para o desacoplamento entre os receptores e os ligantes (**CURL**; do inglês, *compartment for **u**ncoupling of **r**eceptor and **l**igand*) ou, mais recentemente, como um **endossomo de reciclagem** (ver Figuras 2.23 e 2.26).

Dentro de 10 a 15 minutos após a entrada no endossomo inicial, os ligantes são transferidos para um endossomo tardio (como no caso das lipoproteínas de baixa densidade) ou acondicionados para devolução à membrana celular, onde são liberados no meio extracelular (p. ex., transferrina). Ocasionalmente, tanto o receptor quanto o ligante (p. ex., fator de crescimento epidérmico e seu receptor) são transferidos para um endossomo tardio e, em seguida, para um lisossomo, para eventual degradação.

O transporte entre os endossomos iniciais e finais ainda não foi elucidado. Alguns autores sugerem que os endossomos iniciais migram ao longo das vias dos microtúbulos para uma localização mais profunda dentro da célula e se tornam endossomos tardios. Outros postulam que os endossomos iniciais e tardios são dois compartimentos separados e que **vesículas carreadoras de endossomos** transportam o material de endossomos iniciais para endossomos tardios. Acredita-se que tais vesículas sejam grandes, contendo muitas pequenas vesículas que foram observadas como **corpos multivesiculares** nas eletromicrografias. Ambas as teorias reconhecem a presença de um sistema de microtúbulos ao longo do qual o endossomo inicial ou a vesícula carreadora de endossomos negociam seu caminho em direção ao endossomo tardio.

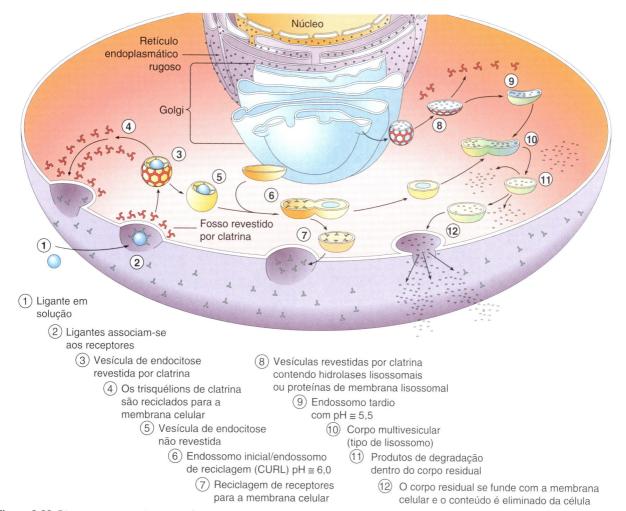

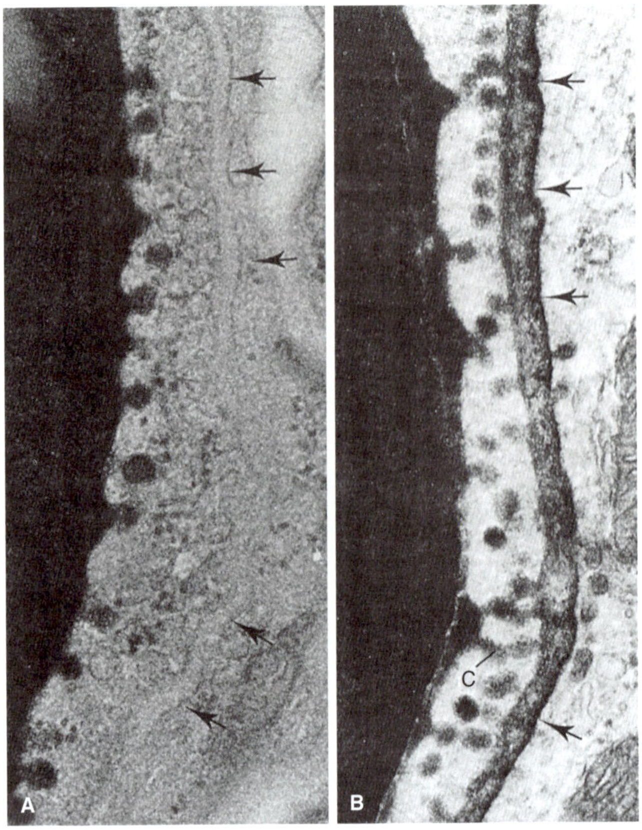

Figura 2.25 Eletromicrografia de transporte de microperoxidase, uma molécula traçadora, através de uma célula endotelial de um capilar (35.840×). **A.** O lúmen do capilar está preenchido com o traçador; observe sua captura por vesículas de pinocitose na face luminal. **B.** Um minuto depois, o traçador foi transportado através da célula endotelial e exocitado na face voltada para o tecido conjuntivo no meio extracelular (demarcado por setas). A letra (*C*) indica uma região de vesículas fundidas, formando um canal temporário entre o lúmen do capilar e o meio extracelular. (Fonte: Hopkins CR. *Structure and Function of Cells*. Philadelphia: WB Saunders; 1978.)

Lisossomos

Lisossomos têm um pH ácido de aproximadamente 5,0 e contêm enzimas hidrolíticas.

O conteúdo dos endossomos tardios é entregue para digestão enzimática no lúmen de organelas especializadas conhecidas como lisossomos (Figura 2.27; ver também Figura 2.26). Cada lisossomo tem formato de arredondado a polimorfo. Seu diâmetro médio é de 0,3 a 0,8 μm, e contém pelo menos 40 tipos diferentes de **hidrolases ácidas**, como sulfatases, proteases, nucleases, lipases e glicosidases, entre outras. Como todas essas enzimas requerem um ambiente ácido para um funcionamento ideal, membranas lisossômicas têm bombas de prótons que transportam ativamente íons H^+ para o lúmen do lisossomo, mantendo seu pH em torno de 5,0.

Lisossomos ajudam na digestão não apenas de macromoléculas, microrganismos fagocitados, detritos celulares e células, mas também organelas em excesso ou senescentes, como mitocôndrias e RER. As várias enzimas digerem o material englobado em pequenos produtos finais solúveis que são transportados por proteínas carreadoras na membrana lisossômica do lúmen do lisossomo para o citosol, os quais são reutilizados pela célula ou exportados da célula para o meio extracelular.

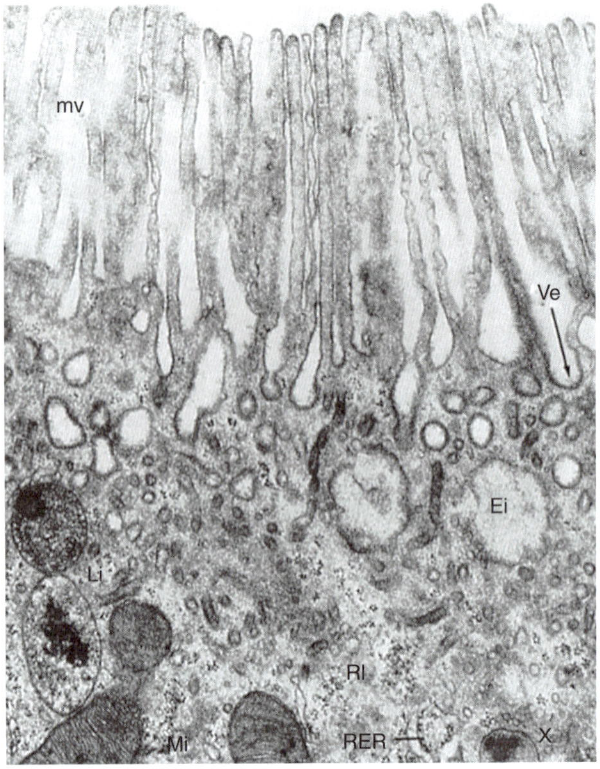

Figura 2.26 Vesículas de endocitose (*Ve*) de célula epitelial de um túbulo contorcido proximal do córtex renal. Observe a presença de microvilosidades (*mv*), lisossomos (*Li*), mitocôndrias (*Mi*), retículo endoplasmático rugoso (*RER*), ribossomos livres (*Rl*) e, possivelmente, endossomos iniciais (*Ei*). (25.000×) (Fonte: Rhodin JAG. *An Atlas of Ultrastructure*. Philadelphia: WB Saunders; 1963.)

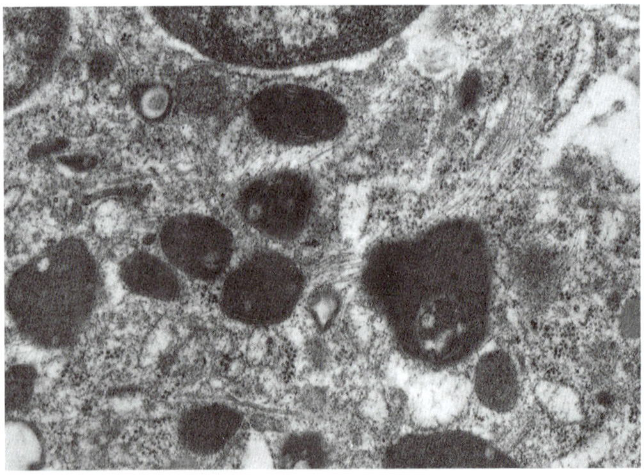

Figura 2.27 Lisossomos de macrófagos alveolares de rato obtidos por cultura de células (45.000×). (Fonte: Sakai M, Araki N, Ogawa K. Lysosomal movements during heterophagy and autophagy: With special reference to nematolysosome and wrapping lysosome. *J Electron Microsc Tech*. 1989;12:101-131. Copyright © 1989. Reproduzida com autorização de Wiley-Liss, Inc., subsidiária da John Wiley & Sons, Inc.)

Formação dos lisossomos

Os lisossomos recebem suas enzimas hidrolíticas, bem como suas membranas da rede *trans*-Golgi, no entanto enzimas e membranas chegam através de diferentes vesículas. Embora ambos os tipos de vesículas apresentem um envoltório de clatrina à medida que vão brotando da rede *trans*-Golgi, o envoltório de clatrina logo é perdido após a formação. Em seguida, as vesículas sem envoltório se fundem com os endossomos tardios.

As vesículas que transportam enzimas lisossômicas exibem **receptores para manose-6-fosfato**, aos quais essas enzimas estão ligadas. No ambiente ácido do endossomo tardio, as enzimas lisossômicas se dissociam de seus receptores, os resíduos de manose tornam-se desfosforilados e os receptores são reciclados ao serem devolvidos à RTG. É preciso entender que as hidrolases lisossomais desfosforiladas não podem mais se ligar aos receptores de manose-6-fosfato e, portanto, permanecem no endossomo tardio (ver Figuras 2.20 e 2.23). Assim, tanto as proenzimas como as proteínas da membrana dos lisossomos estão presentes nos endossomos tardios.

Quando os endossomos tardios têm tanto componentes enzimáticos como de membrana, alguns autores levantam a hipótese de o endossomo se fundir com um lisossomo. Entretanto, outros sugerem que os endossomos tardios amadurecem para se tornar um lisossomo.

Transporte de substâncias para os lisossomos

As substâncias destinadas à degradação no interior de lisossomos alcançam essas organelas em uma de três vias: por meio de fagossomos, de vesículas de pinocitose ou de autofagossomos (ver Figura 2.23).

O material fagocitado (ou pinocitado), contido dentro dos **fagossomos** (ou **vesículas de pinocitose**), move-se em direção ao interior da célula e se junta a um lisossomo ou a um endossomo tardio. As enzimas hidrolíticas digerem a maior parte do conteúdo do fagossomo (ou vesícula de pinocitose), especialmente os componentes proteicos e de carboidratos. Os lipídios, no entanto, são mais resistentes para completar a digestão e permanecem no interior do lisossomo já exaurido, agora referido como **corpo residual**.

Organelas senescentes - como mitocôndrias e organelas que não são mais necessárias à célula - precisam ser degradadas. As organelas em questão ficam cercadas por elementos do RE e internalizadas em vesículas chamadas **autofagossomos**. Essas estruturas se fundem com endossomos tardios ou com lisossomos e compartilham do mesmo destino que os fagossomos.

PEROXISSOMOS

Peroxissomos são organelas autorreplicantes que contêm enzimas oxidativas.

Os **peroxissomos** (**microcorpos**) são pequenas organelas delimitadas por membranas (0,2 a 1,0 μm de diâmetro), de formato esférico a ovoide, que contêm mais de 40 enzimas oxidativas, especialmente **urato-oxidase**, **catalase** e **D-aminoácido oxidase** (Figura 2.28). Eles estão presentes em quase todas as células de animais e atuam no catabolismo de ácidos graxos de cadeia longa (**betaoxidação**), formando **acetil coenzima A** (**acetil-CoA**); iniciam a fabricação do **plasmalogênio** (o principal fosfolipídio da mielina); e formam **peróxido de hidrogênio** (**H_2O_2**) por combinar o hidrogênio de ácidos graxos com o oxigênio molecular. A acetil-CoA é usada pela célula para suas necessidades metabólicas ou é exportada para o meio extracelular para ser utilizada pelas células vizinhas. O peróxido de hidrogênio detoxifica vários agentes nocivos (p. ex., etanol) e mata microrganismos. O excesso de peróxido de hidrogênio é degradado em água e oxigênio molecular pela enzima *catalase*.

As proteínas destinadas aos peroxissomos não são fabricadas no RER, mas sim no citosol, e são transportadas até os peroxissomos por dois peptídeo-sinais específicos que direcionam a proteína do citosol para o peroxissomo, onde reconhecem os

Correlações clínicas

Doenças do armazenamento lisossômico

Certos indivíduos com deficiências enzimáticas hereditárias são incapazes de degradar completamente várias macromoléculas em subprodutos solúveis. Como intermediários insolúveis dessas substâncias se acumulam dentro dos lisossomos de suas células, o tamanho desses lisossomos aumenta o suficiente a ponto de interferir com as habilidades dessas células para desempenharem suas funções (Tabela 2.2).

Provavelmente, a mais comumente conhecida dessas condições é a **doença de Tay-Sachs**, que acomete principalmente crianças de descendência judia do nordeste da Europa e certos indivíduos de ancestralidade cajun, na Louisiana. Essas crianças apresentam deficiência na enzima hexosaminidase e não podem degradar os gangliosídeos GM_2. Embora a maioria das células nesses indivíduos acumule os gangliosídeos GM_2 nos lisossomos, são os neurônios de seu sistema nervoso central e periférico que são as células mais problemáticas. Os lisossomos dessas células tornam-se tão inchados que interferem na função neuronal, fazendo com que as crianças entrem em estado vegetativo no primeiro ou segundo ano de vida, vindo a óbito por volta do terceiro ano de vida.

TABELA 2.2 Principais doenças de armazenamento lisossômico.

Tipo de doença	Nome da doença	Deficiência enzimática	Metabólito acumulado
Glicogenose	Doença de Pompe (tipo II)	Glicosidase lisossômica	Glicogênio
Esfingolipidose	Gangliosidose GM_1	Gangliosídeo GM_1- betagalactosidase	Gangliosídeo GM_1; oligossacarídeos contendo galactose
Esfingolipidose	Gangliosidose GM_2 (doença de Tay-Sachs)	Hexosaminidase A	Gangliosídeo GM_2
Esfingolipidose	Gangliosidose GM_2 (doença de Gaucher)	Glicocerebrosidase	Glicocerebrosídio
	Gangliosidose GM_2 (doença de Niemann-Pick)	Esfingomielinase	Esfingomielina
Mucopolissacaridose	MPS I H (Hurler)	α-L-iduronidase	Heparan sulfato e dermatana sulfato
	MPS II (Hunter)	L-iduronossulfato-sulfatase	Heparan sulfato e dermatana sulfato
Glicoproteinose		Enzimas que degradam cadeias laterais de polissacarídeos de glicoproteínas	Vários, dependendo da enzima

Adaptada de Kumar V, Cotran RS, Robbins SL. *Basic Pathology*. 5th ed. Philadelphia: WB Saunders; 1992.

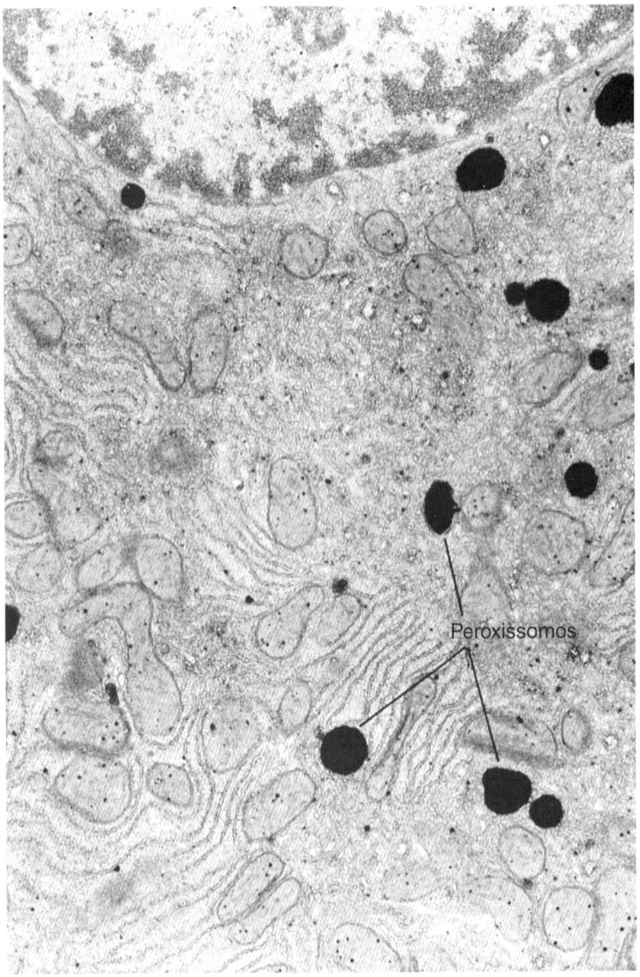

Figura 2.28 Peroxissomos em hepatócitos (10.700×). As células foram tratadas com 3′,3′-diaminobenzidina e tetróxido de ósmio, resultando em um produto de reação preto causado pela enzima catalase, localizada nos peroxissomos. (Fonte: Hopkins CR. *Structure and Function of Cells*. Philadelphia: WB Saunders; 1978.)

receptores de importação associados à sua membrana, exclusivos para o sinal de direcionamento. Mas algumas proteínas das membranas dos peroxissomos podem ser produzidas e direcionadas aos peroxissomos por meio do RER. Os peroxissomos vivem menos de 1 semana e, de maneira semelhante às mitocôndrias, aumentam de tamanho e sofrem fissão para formar novos peroxissomos. Ao contrário das mitocôndrias, os peroxissomos não apresentam material genético próprio.

PROTEASSOMOS

Proteassomos são pequenas organelas compostas por complexos de proteínas responsáveis pela proteólise de proteínas malformadas e marcadas com ubiquitina.

A população de proteínas de uma célula se encontra em constante fluxo como resultado dos contínuos processos de síntese, exportação e degradação dessas macromoléculas. Com frequência, proteínas como aquelas que agem na regulação metabólica têm de ser degradadas para assegurar que a resposta metabólica a um único estímulo não seja prolongada. Além disso, as proteínas que foram desnaturadas, danificadas ou malformadas devem ser eliminadas. Por sua vez, as proteínas antigênicas que foram endocitadas por células apresentadoras de antígenos (APCs) têm de ser clivadas em pequenos fragmentos polipeptídicos (**epítopos**) para que possam ser apresentadas aos linfócitos T, visando ao reconhecimento e à montagem de uma resposta imune.

O processo de proteólise citosólica é cuidadosamente controlado pela célula, e requer que a proteína seja reconhecida como uma candidata em potencial para degradação. Esse reconhecimento envolve **ubiquitinação**, um processo pelo qual várias moléculas de ubiquitina (cadeias polipeptídicas com 76 aminoácidos) estão ligadas a um resíduo de lisina da proteína candidata para formar uma **proteína poliubiquitinada**. Uma vez que uma proteína tenha sido marcada, é degradada por **proteassomos**, complexos de várias subunidades proteicas com peso molecular acima de 2 milhões de daltons. Para que sua entrada seja permitida no proteassomo (**translocadas** para o proteassomo), as moléculas de ubiquitina devem ser liberadas da proteína e a proteína deve ser desenovelada. Então, as moléculas de ubiquitina liberadas voltam a compor o conjunto citosólico. O mecanismo de ubiquitinação requer o seguinte:

- Cooperação de uma série de enzimas, incluindo **enzima ativadora de ubiquitina (E1)**, que ativa a ubiquitina
- Uma família de **enzimas conjugadoras de ubiquitina (E2)**, que se ligam à proteína candidata
- Uma série de **ubiquitina-ligases (E3)** que reconhecem uma ou mais proteínas como substratos e ligam a molécula de ubiquitina à proteína.

Ubiquitinação, liberação de ubiquitina da proteína candidata e mecanismo de degradação da proteína pelo proteassomo são processos que requerem energia. Uma célula média pode ter até 30 mil proteassomos, em que cada um se assemelha a um barril de 15 nm de altura, por 12 nm de diâmetro, com lúmen central entre 1,3 e 5,3 nm de diâmetro. Tanto o topo como o assoalho do barril exibem uma **partícula reguladora** que limita a entrada e a saída do proteassomo, enquanto a maior parte do proteassomo é conhecida como **partícula central**. Dois pares de subunidades constituem a partícula central, as unidades α formando o topo e o assolho da partícula central, cada uma delas ligando as partículas reguladoras e as unidades β, que formam a maior parte da partícula central. As regiões internas das unidades β digerem as proteínas entregues ao proteassomo em pequenos polipeptídeos, com 7 a 8 aminoácidos de comprimento.

Deve-se notar que a ubiquitinação pode ser ignorada em circunstâncias excepcionais; quando a célula é submetida a condições de grande estresse, então os proteassomos degradam certas proteínas na ausência de ubiquitinação.

MITOCÔNDRIA

Mitocôndrias têm DNA próprio e realizam fosforilação oxidativa e síntese de lipídios.

Mitocôndrias são organelas flexíveis, em formato de bastão, com cerca de 0,5 a 1 μm de circunferência, e às vezes até 7 μm de comprimento. A maioria das células de animais tem um grande número de mitocôndrias (cerca de 2 mil em cada hepatócito) porque, via **fosforilação oxidativa**, elas produzem **ATP**, uma forma de armazenamento estável de energia que pode ser usada pela célula para as várias atividades que demandam energia.

Cada mitocôndria apresenta uma **membrana externa** lisa e uma **membrana interna** pregueada (Figura 2.29; ver também Figura 2.6). As pregas da membrana interna, conhecidas

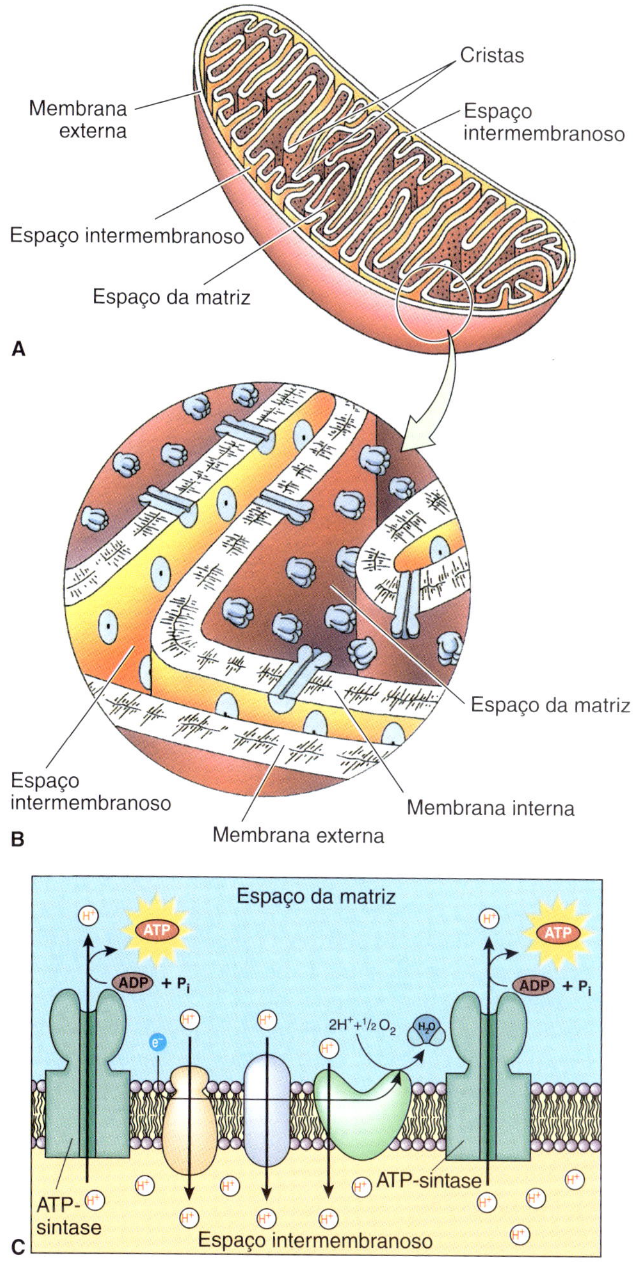

Figura 2.29 Diagramas que ilustram a estrutura e a função das mitocôndrias. **A.** Mitocôndria seccionada longitudinalmente para demonstrar suas membranas externa e interna. **B.** Diagrama de uma preparação por coloração negativa em grande aumento da região circulada em (**A**), exibindo as subunidades de membrana interna, conhecidas como ATP-sintases. **C.** Diagrama exibindo dois complexos de ATP-sintase e três dos cinco membros da cadeia transportadora de elétrons que também atuam como bombas de hidrogênio (H^+) da matriz para o espaço intermembranoso. ADP, difosfato de adenosina; ATP, trifosfato de adenosina.

como **cristas**, aumentam muito a superfície dessa membrana. O número de cristas que uma mitocôndria tem está diretamente relacionado com a necessidade de energia da célula, assim uma mitocôndria de célula de músculo cardíaco tem mais cristas do que uma mitocôndria de osteócitos. O estreito espaço (10 a 20 nm de largura) entre as membranas interna e externa é chamado de **espaço intermembranoso**, enquanto o grande espaço delimitado pela membrana interna é denominado de **espaço da matriz** (**espaço entre as cristas**). O conteúdo dos dois espaços difere bastante e será discutido a seguir.

Membrana mitocondrial externa e espaço intermembranoso

A **membrana mitocondrial externa** tem um grande número de **porinas**, proteínas transmembranares de passagem múltipla. Cada porina forma um grande canal aquoso através do qual as moléculas hidrossolúveis, de até 10 kD, podem passar. Como essa membrana é relativamente permeável a pequenas moléculas, incluindo proteínas, o conteúdo do **espaço intermembranoso** assemelha-se ao do citosol. Proteínas adicionais localizadas na membrana externa são responsáveis pela formação de lipídios mitocondriais.

Membrana mitocondrial interna

A membrana mitocondrial interna é dobrada em cristas para fornecer uma área maior de superfície para a ATP-sintase e cadeia respiratória.

A membrana mitocondrial interna, que envolve o espaço da matriz, é pregueada para formar cristas. Essa membrana é ricamente dotada de **cardiolipina**, um fosfolipídio com quatro cadeias de ácidos graxos, em vez das duas habituais. A presença desse fosfolipídio em altas concentrações torna a membrana interna quase impermeável a íons, elétrons e prótons.

Em certas regiões, as membranas mitocondriais externa e interna entram em contato; esses **sítios de contato** atuam como vias para entrada e saída de algumas proteínas e pequenas moléculas do espaço da matriz.

Em sítios de transferência adicionais, as duas membranas não entram em contato uma com a outra, mas ambas as membranas interna e externa exibem moléculas receptoras que reconhecem não apenas a macromolécula que está sendo transportada, mas também moléculas carreadoras citosólicas (e chaperonas) responsáveis pela liberação dessa macromolécula específica. A fim de permitir a entrada da maioria das proteínas nas mitocôndrias, as proteínas devem ter dois sinais: uma **sequência de aminoácidos positivamente carregados** (pré-sequência de aminoácidos) em sua extremidade inicial, além de uma proteína associada conhecida como **proteína do choque térmico 70**. Uma proteína carreadora, a **translocase da membrana mitocondrial externa**, reconhece esses dois sinais e transporta a proteína para dentro do compartimento intermembranoso. Outra proteína carreadora, localizada na membrana interna, e conhecida como **complexo da membrana mitocondrial interna**, transloca a proteína do compartimento intermembranoso para a matriz, onde a proteína de choque térmico 70 se dissocia da proteína translocada e remove a pré-sequência de aminoácidos de sua extremidade inicial.

Visualizada nas preparações por coloração negativa, a membrana mitocondrial interna exibe a presença de grande número de subunidades em formato similar a um pirulito, conhecidas como complexos da **ATP-sintase**, responsáveis pela geração de ATP a partir de ADP e fosfato inorgânico. A cabeça globular da subunidade, com cerca de 10 nm de diâmetro, está ligada a um estreito pedículo, semelhante a um cilindro achatado, com 4 nm de largura e 5 nm de comprimento, projetando-se da membrana interna para o espaço da matriz (ver Figura 2.28).

Além disso, um grande número de complexos proteicos, as **cadeias respiratórias**, está presente na membrana interna. Cada cadeia respiratória é composta por três complexos de enzimas respiratórias: (1) **complexo NADH-desidrogenase**; (2) **complexo de citocromo b-c$_1$**; e (3) **complexo da citocromo-oxidase**. Esses complexos formam a cadeia transportadora de elétrons, que é responsável pela passagem de elétrons ao longo dessa cadeia e, mais importante, atuam como bombas de prótons que transportam H^+ ricos em energia da matriz para o espaço intermembranoso, estabelecendo um **gradiente eletroquímico** que fornece energia para a função de geração de ATP pela ATP-sintase. Como o ADP é necessário para a síntese de ATP, e o ATP recém-formado tem que sair do espaço da matriz mitocondrial para entrar no citosol, tanto a membrana mitocondrial externa como a interna abrigam proteínas carreadoras antiportes, as **proteínas trocadoras de ADP/ATP**, para importar ADP de dentro da mitocôndria e exportar ATP para fora da mitocôndria.

Matriz

O **espaço da matriz** é preenchido com um líquido denso composto de pelo menos 50% de proteína, o que explica sua viscosidade. Grande parte do componente proteico da matriz é representada por enzimas responsáveis pela degradação gradual de ácidos graxos e piruvato ao intermediário metabólico **acetil-CoA** e sua subsequente oxidação no **ciclo do ácido tricarboxílico** (**ciclo de Krebs**).

Ribossomos mitocondriais, RNAt, RNAm e **grânulos da matriz**, densos e esféricos, com 30 a 50 nm de diâmetro, compostos de fosfolipoproteína, também estão presentes na matriz. A função dos grânulos da matriz não é compreendida.

A matriz também contém o **ácido desoxirribonucleico mitocondrial** (**DNAm**), uma dupla fita circular, e as enzimas necessárias para a expressão do genoma mitocondrial. O DNA mitocondrial contém informações para a formação de apenas 13 proteínas mitocondriais, de RNAr 16S e 12S, e genes para 22 RNAt. Portanto, a maioria dos códigos necessários para formação e funcionamento das mitocôndrias está localizada no genoma do núcleo.

Fosforilação oxidativa

> *A fosforilação oxidativa é o processo responsável pela formação de ATP.*

A acetil-CoA, formada através da β-oxidação dos ácidos graxos e pela degradação da glicose, é oxidada no ciclo do ácido cítrico para produzir, além do dióxido de carbono (CO_2), grandes quantidades de cofatores reduzidos: nicotinamida-adenina dinucleotídio (NADH) e flavina-adenina dinucleotídio ($FADH_2$). Cada um desses cofatores libera um íon hidreto (H^-) que perde seus dois elétrons de alta energia e se torna um próton (H^+). Os elétrons são transferidos para a cadeia transportadora de elétrons e, durante a respiração mitocondrial, reduzem o oxigênio (O_2) para formar água (H_2O).

De acordo com a **teoria quimiosmótica**, a energia liberada pela transferência sequencial dos elétrons é usada para transportar H^+ da matriz para o espaço intermembranoso, estabelecendo aí alta concentração de prótons, que exerce uma **força motora de prótons** (ver Figura 2.29). Somente através da ATP-sintase esses prótons deixam o espaço intermembranoso e entram novamente na matriz. À medida que os prótons passam por esse gradiente eletroquímico, o diferencial de energia na força motora de prótons é transformado em uma ligação de alta energia de ATP pela cabeça globular da subunidade da membrana interna, que catalisa a formação de ATP a partir de ADP + P_i, em que P_i é fosfato inorgânico. O ATP recém-formado é usado pela mitocôndria ou é transportado para o citosol pelo sistema antiporte ADP/ATP.

Durante todo o processo de glicólise, o ciclo do ácido tricarboxílico e o transporte de elétrons, cada molécula de glicose produz 36 moléculas de ATP.

Em algumas células, como a gordura marrom de animais em hibernação, a oxidação é desacoplada da fosforilação, resultando na formação de calor em vez de ATP. Esse desacoplamento depende da presença de proteínas desviadoras de prótons, conhecidas como **termogeninas**, que se assemelham à ATP-sintase, mas que não podem gerar ATP. Como os prótons passam pelas termogeninas para entrar novamente na matriz, a energia da força motora de prótons é transformada em calor. É esse calor que desperta o animal de seu estado de hibernação. As mitocôndrias que desacoplam a oxidação da fosforilação apresentam uma morfologia um pouco diferente e são conhecidas como **mitocôndrias condensadas**, em vez da mitocôndria clássica (**mitocôndrias ortodoxas**), uma vez que aparecem inchadas, têm uma matriz mais densa e apresentam um compartimento intermembranoso maior.

Origem e replicação das mitocôndrias

Por causa da presença do aparato genético mitocondrial, acredita-se que as mitocôndrias foram organismos de vida livre que invadiram ou foram fagocitados por células eucarióticas anaeróbicas, desenvolvendo uma **relação simbiótica**. O organismo semelhante à mitocôndria recebeu proteção e nutrientes de seu hospedeiro, que lhe forneceu a capacidade de reduzir seu conteúdo de O_2, suprindo-o, simultaneamente, com uma forma estável de energia química.

As mitocôndrias são autorreplicantes, na medida em que são geradas a partir de mitocôndrias preexistentes. Essas organelas aumentam de tamanho, replicam seu DNA e sofrem fissão. A divisão normalmente ocorre no espaço entre cristas em uma das cristas localizada centralmente. A membrana mitocondrial externa das metades opostas se estende por esse espaço entre as cristas; as metades se encontram e se fundem, dividindo assim a mitocôndria em duas metades iguais. O processo de fissão geralmente ocorre onde as mitocôndrias se tornam circundadas e entram em contato com o retículo endoplasmático. O tempo médio de vida de uma mitocôndria é de cerca de 10 dias.

Correlações clínicas

A **síndrome de Pearson** é uma doença mitocondrial rara em bebês devido a uma deleção de menos de 10 quilobases no DNA mitocondrial. O desenvolvimento do bebê afetado é pobre: exibe disfunção pancreática exócrina em razão da fibrose da glândula; anemia sideroblástica pela incapacidade de incorporar ferro na hemoglobina; diabetes tipo1; bem como musculatura enfraquecida e problemas neurológicos. Esses bebês raramente sobrevivem à infância.

LAMELAS ANULARES

As **lamelas anulares** são agregados paralelos de membranas que circundam espaços similares a cisternas, assemelhando-se, portanto, a múltiplas cópias, geralmente de seis a dez, do envelope nuclear. Elas exibem regiões semelhantes às de complexos de poros nucleares (**ânulos**), que estão emparelhados às membranas vizinhas. As cisternas dessas organelas são relativamente espaçadas, separadas por cerca de 80 a 100 nm, e são contínuas com as cisternas do RER. Estão presentes em oócitos, espermatócitos e células de divisão rápida, como as células cancerosas. No entanto, nem a função nem a importância das lamelas anulares são compreendidas.

Inclusões

Inclusões são consideradas componentes não vivos das células, não têm atividade metabólica e não são delimitadas por membranas. As inclusões mais comuns são o glicogênio, as gotículas de lipídios, os pigmentos e os cristais.

GLICOGÊNIO

Glicogênio é a forma de armazenamento de glicose.

O **glicogênio** é a forma mais comum de armazenamento da glicose em animais e é especialmente abundante em células musculares e do fígado. Aparece em eletromicrografias como aglomerados, ou **rosetas**, de partículas β (e partículas α maiores no fígado) que se assemelham aos ribossomos, localizados nas proximidades do REL. Em caso de necessidade, as enzimas responsáveis pela glicogenólise degradam o glicogênio em moléculas individuais de glicose.

Correlações clínicas

Distúrbios de armazenamento de glicogênio

Alguns indivíduos sofrem de distúrbios de armazenamento de glicogênio como resultado de sua incapacidade de degradá-lo, resultando em acúmulo excessivo dessa substância nas células. Existem três classificações para essa doença: (1) hepática, (2) miopática e (3) diversa. A ausência ou o mau funcionamento de uma das enzimas responsáveis pela degradação é responsável por essas doenças (Tabela 2.3).

LIPÍDIOS

Lipídios são estocados na forma de triglicerídeos.

Lipídios e triglicerídeos em sua forma de armazenamento não são apenas armazenados em células especializadas (**adipócitos**), mas também são encontrados como pequenas gotículas em vários tipos celulares, especialmente **hepatócitos**. A maioria, solventes usados nas preparações histológicas, extrai os triglicerídeos das células, deixando espaços vazios indicativos das localizações de lipídios. No entanto, com o uso de ósmio e glutaraldeído, os lipídios (e colesterol) podem ser fixados em posição, aparecendo como gotículas intracelulares de coloração cinza a preto. Os lipídios são formas muito eficientes de reserva de energia; duas vezes mais moléculas de ATPs são derivadas de 1 g de gordura em relação a 1 g de glicogênio.

PIGMENTOS

O pigmento mais comum do corpo, além da **hemoglobina** das hemácias, é a **melanina**, produzida por melanócitos da pele e dos pelos, células pigmentares da retina e neurônios especializados na substância negra do cérebro. Esses pigmentos têm funções protetoras na pele e auxiliam no sentido da visão na retina, mas seu papel nos pelos e nos neurônios não é compreendido. Além disso, nas células de vida longa, como neurônios do sistema nervoso central e células musculares cardíacas, observa-se um pigmento de coloração amarela a marrom, denominado **lipofuscina**. Diferentemente de outras inclusões, os pigmentos de lipofuscina são ligados à membrana e acredita-se que representam os remanescentes não digeríveis da atividade lisossômica. São formados a partir da fusão de vários **corpos residuais**.

CRISTAIS

Os **cristais** não são comumente encontrados nas células, com exceção das células de Sertoli (**cristais de Charcot-Böttcher**), das células intersticiais (**cristais de Reinke**) dos testículos e, ocasionalmente, nos macrófagos (Figura 2.30). Acredita-se que essas estruturas sejam formas cristalinas de certas proteínas.

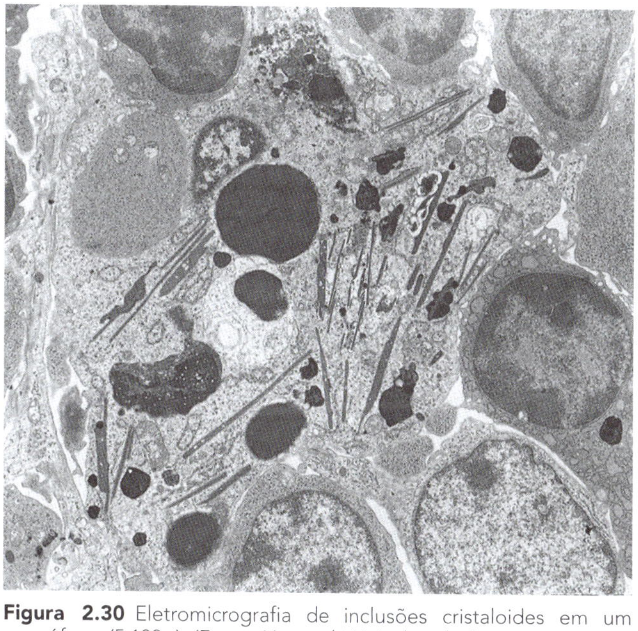

Figura 2.30 Eletromicrografia de inclusões cristaloides em um macrófago (5.100×). (Fonte: Yamazaki K. Isolated cilia and crystalloid inclusions in murine bone marrow stromal cells. *Blood Cells*. 1988;13:407-416.)

TABELA 2.3 Principais subgrupos de doenças de armazenamento de glicogênio.

Tipo	Enzima deficiente	Alterações teciduais	Sinais clínicos
Hepática/hepatorrenal (doença de von Gierke)	Glicose-6-fosfatase	Acúmulo intracelular de glicogênio em hepatócitos e túbulos corticais dos rins	Fígado e rins aumentados; hipoglicemia com subsequente convulsão; gota; sangramento; 50% de mortalidade
Miopática: síndrome de McArdle	Fosforilase muscular	Acúmulo de glicogênio em células musculares esqueléticas	Câibras após exercícios vigorosos; início na vida adulta
Diversa: doença de Pompe	Maltase ácida lisossômica	Acúmulo de glicogênio com lisossomos aumentados em hepatócitos	Coração muito aumentado; insuficiência cardíaca e respiratória dentro de 2 anos do início; adultos tem forma mais suave envolvendo apenas músculo esquelético

Citoesqueleto

O citoesqueleto tem três componentes principais: microfilamentos, filamentos intermediários e microtúbulos.

O citoplasma das células de animais contém um **citoesqueleto**, uma intricada trama tridimensional de filamentos de proteínas que são responsáveis pela manutenção da morfologia celular. Adicionalmente, o citoesqueleto é um participante ativo do movimento celular, seja de organelas ou de vesículas dentro do citoplasma, de regiões da célula ou da célula inteira. O citoesqueleto tem três componentes: filamentos delgados (microfilamentos), filamentos intermediários e microtúbulos.

FILAMENTOS DELGADOS

Microfilamentos são filamentos de actina que interagem com a miosina para provocar o movimento intracelular ou celular.

Filamentos delgados (microfilamentos) são compostos por duas cadeias de subunidades globulares de actina G, enrolados uns nos outros para formar uma proteína filamentosa, a actina F, referida como actina (Figuras 2.31 e 2.32). A actina representa cerca de 15% do conteúdo total de proteínas das células não musculares. Apenas cerca da metade de sua actina total está na forma filamentosa, porque a forma monomérica de actina G está associada a pequenas proteínas, como a profilina e a timosina, que impedem sua polimerização. As moléculas de actina, presentes nas células de muitas espécies diferentes de vertebrados e invertebrados, são muito semelhantes entre si na sequência de aminoácidos, atestando sua natureza altamente conservada.

Os filamentos delgados têm 7 nm de espessura e apresentam uma **extremidade mais** (**extremidade farpada**), de crescimento rápido; e uma **extremidade menos** (**extremidade pontiaguda**), de crescimento mais lento. Quando o filamento de actina atinge o comprimento desejado, membros de uma família de pequenas proteínas, as **proteínas de capeamento**, se associam à extremidade positiva, encerrando o alongamento do filamento. O processo de encurtamento dos filamentos de actina é regulado na presença de ATP, ADP e Ca^{2+} através das proteínas de capeamento, como, por exemplo, a gelsolina, que evita a polimerização do filamento.

Os **polifosfoinositídeos**, fosfolipídios da membrana celular, têm o efeito oposto; eles removem a capa de gelsolina, permitindo o alongamento do filamento de actina.

Dependendo de seu ponto isoelétrico, existem três classes de actina: **α-actina** dos tecidos musculares, **β-actina** e a **γ-actina**, ambas de células não musculares. Embora a actina participe da formação de várias extensões celulares, bem como da organização de estruturas responsáveis pela motilidade, sua composição básica permanece inalterada. Ela é capaz de cumprir suas muitas funções por meio de sua associação com diferentes proteínas de ligação à actina. A mais conhecida dessas proteínas é a **miosina**, mas várias outras proteínas, como α-actinina, espectrina, fimbrina, filamina, gelsolina e talina também se ligam à actina para desempenhar funções celulares essenciais (Tabela 2.4). Filamentos de actina formam feixes de comprimentos variados, dependendo da função que desempenham em células não musculares. Esses pacotes formam três tipos de associações: feixes contráteis, tramas semelhantes a géis e feixes paralelos.

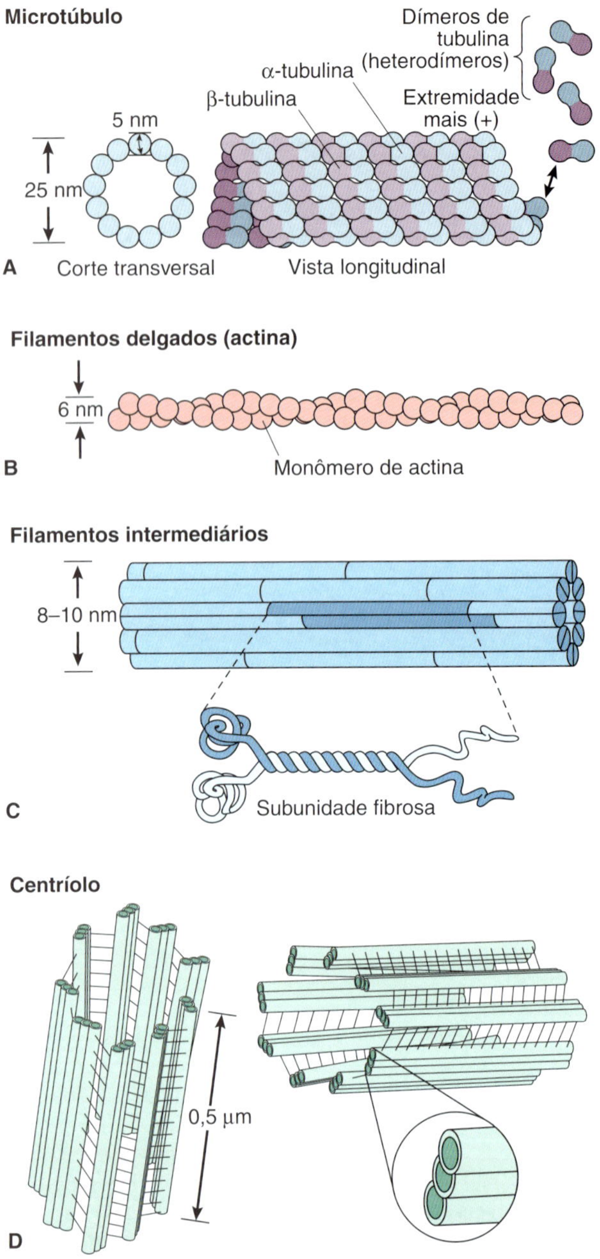

Figura 2.31 Diagrama dos elementos do citoesqueleto e do centríolo.

Os **feixes contráteis**, tais como os responsáveis pela formação do sulco de clivagem (anéis contráteis) durante a divisão mitótica, em geral estão associados à miosina. Seus filamentos de actina estão dispostos de forma frouxa, paralelos entre si, as extremidades mais e menos alternando de direção. Essas montagens são responsáveis pela movimentação não só de organelas e vesículas dentro da célula, mas também por atividades celulares, como exocitose e endocitose, além da extensão de filopódios e da migração celular.

As **redes semelhantes** *a gel* fornecem a base estrutural de grande parte do córtex celular. Sua rigidez se deve à proteína filamina, que auxilia no estabelecimento de uma rede de filamentos de actina, resultando em elevada viscosidade localizada. Durante a formação dos filopódios, o gel é liquefeito por proteínas como a **gelsolina**, que, na presença de ATP e de altas concentrações de $Ca2^{+}$, cliva os filamentos de actina e, formando uma cobertura sobre a extremidade positiva, impede que se alonguem.

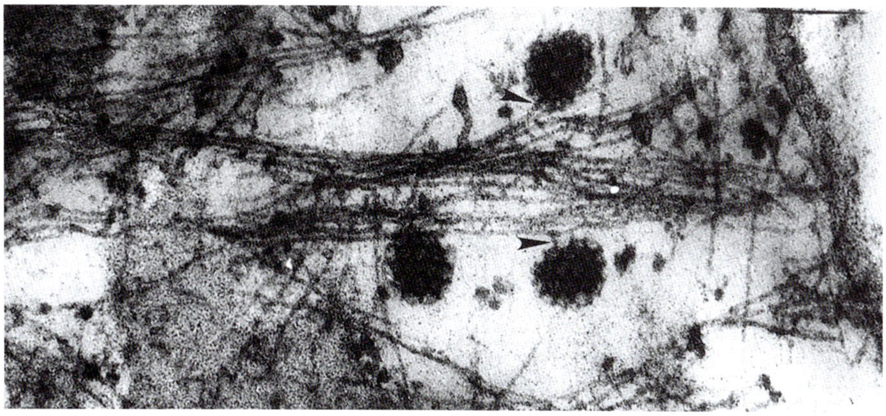

Figura 2.32 Eletromicrografia de vesículas revestidas por clatrina em contato com filamentos (*pontas de seta*) nas células da granulosa de ovário do rato (35.000×). (Fonte: Batten BE, Anderson E. The distribution of actin in cultured ovarian granulosa cells. *Am J Anat*. 1983;167:395-404. Copyright 1983. Impresso com a permissão de John Wiley & Sons, Inc.)

TABELA 2.4 Proteínas de ligação à actina.

Proteína	Peso molecular de cada subunidade	Função
α-actinina	100.000	Agrupamento de filamentos de actina em feixes contráteis
Proteína de capeamento	74.000	Conecta-se à extremidade de crescimento (farpada) do filamento de actina, estabilizando seu comprimento
Cofilina	19.000	Ativa na despolimerização do filamento de actina, especialmente durante a formação de filópodios
Fimbrina	68.000	Agrupamento de filamentos de actina em feixes paralelos
Filamina	270.000	Formação de ligações cruzadas de filamentos de actina na formação de tramas semelhantes a um gel
Formina	22.000	Associação à extremidade de crescimento (farpada) que promove a polimerização do filamento de actina
Miosina II	260.000	Contração através do deslizamento de filamentos de actina
Miosina V	150.000	Movimento de vesículas e organelas ao longo dos filamentos de actina
Profilina	15.000	Reestruturação do citoesqueleto por meio do aumento da polimerização da actina
ESPECTRINA		
α	265.000	Formação de uma rede de sustentação para a membrana plasmática das hemácias
β	260.000	
Gelsolina	90.000	Clivagem e capeamento de filamentos de actina
Timosina	5.000	Liga-se a subunidades de actina G, mantendo-as na forma monomérica

As proteínas **fimbrina** e **vilina** são responsáveis pela formação dos filamentos de actina em **feixes paralelos** compactos que formam o núcleo dos pseudópodes e dos microvilos, respectivamente. Esses feixes de filamentos de actina estão ancorados na **trama terminal**, região do córtex celular composta por uma rede de filamentos intermediários e pela proteína **espectrina**. As moléculas de espectrina são tetrâmeros flexíveis em formato de bastão que auxiliam a célula na manutenção da integridade estrutural do córtex.

A actina também é importante para o estabelecimento e a manutenção de **contatos focais** da célula com a matriz extracelular (Figura 2.33). Em contatos focais, a integrina (uma proteína transmembrana) da membrana celular se liga a glicoproteínas estruturais, como a **fibronectina**, da matriz extracelular, permitindo que a célula mantenha sua fixação. Simultaneamente, a região intracelular da integrina contata o citoesqueleto por meio de proteínas intermediárias que as ancoram aos filamentos de actina. O modo de fixação envolve a ligação da integrina

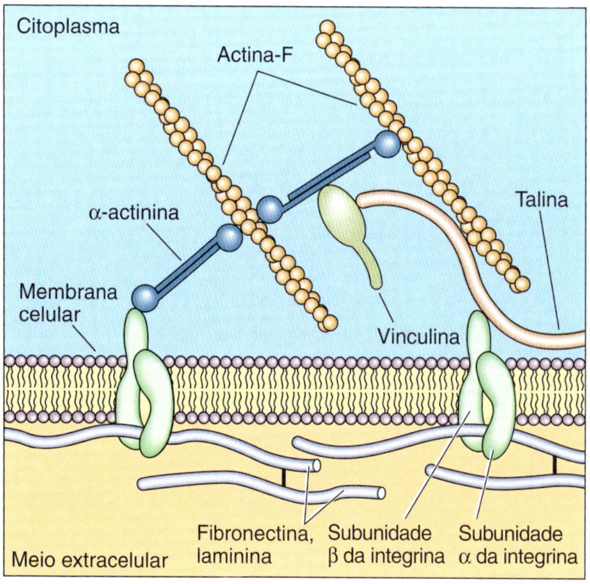

Figura 2.33 Diagrama esquemático do citoesqueleto. As regiões receptoras de fibronectina ou laminina das moléculas de integrina ligam-se à fibronectina ou à laminina, respectivamente, no meio extracelular. A talina intracelular ou as regiões de ligação da α-actinina das moléculas de integrina ligam-se à talina ou α-actinina, respectivamente. Assim, as moléculas de integrina ligam o citoesqueleto a uma rede de suporte extracelular.

à **talina**, que se associa à **vinculina** e ao filamento de actina. A vinculina se liga à α-actinina, proteína de ligação à actina, que organiza a actina em feixes contráteis.

FILAMENTOS INTERMEDIÁRIOS

Filamentos intermediários e suas proteínas associadas auxiliam no estabelecimento e na manutenção do arcabouço tridimensional da célula.

As eletromicrografias exibem uma categoria de filamentos no citoesqueleto, cujo diâmetro de 8 a 10 nm os coloca entre os filamentos espessos e delgados, e consequentemente são denominados **filamentos intermediários** (ver Figura 2.31). Esses filamentos e suas proteínas associadas executam as seguintes funções:

- Fornecem suporte estrutural à célula
- Formam um arcabouço estrutural tridimensional deformável para a célula
- Ancoram o núcleo em seu lugar
- Fornecem uma conexão adaptável entre a membrana celular e o citoesqueleto
- Fornecem uma trama estrutural para a manutenção do envelope nuclear, bem como sua reorganização subsequente para a mitose.

Quando microesferas ligadas às moléculas de integrina da membrana celular são micromanipuladas, como quando alguém as puxa, as forças de tração produzem distorção do citoesqueleto, com a consequente deformação do núcleo e o rearranjo dos nucléolos. Assim, parece que o citoesqueleto e, especificamente, os filamentos intermediários, reagem às forças geradas na matriz extracelular. Forçando as modulações no formato e na localização dos constituintes celulares, protegem a integridade estrutural e funcional da célula contra estresse e tensões externas.

Investigações bioquímicas determinaram que existem várias categorias de filamentos intermediários que compartilham as mesmas características morfológicas e estruturais. Esses filamentos intermediários, semelhantes a cordas, são constituídos por oito tetrâmeros de proteínas que são fortemente agrupados em longas matrizes helicoidais. A subunidade individual, o **monômero**, de cada tetrâmero difere consideravelmente para cada tipo de filamento intermediário, mas sua morfologia é semelhante, com cada monômero apresentando uma extremidade N terminal (**cabeça**) e C terminal (**cauda**) que são enoveladas em domínios globulares, enquanto a região central, o **domínio central**, é composto por uma alfa-hélice alongada. As categorias de filamentos intermediários incluem queratinas, desmina, vimentina, proteína ácida fibrilar glial, neurofilamentos e laminas nucleares (Tabela 2.5).

Várias proteínas de ligação a filamentos intermediários foram descobertas. Como elas se ligam a filamentos intermediários, ligam-se também a uma rede tridimensional que facilita a formação do citoesqueleto. As mais conhecidas são:

- A **filagrina** une os filamentos de queratina em feixes
- A **sinemina** e a **plectina** se unem à desmina e à vimentina, respectivamente, em tramas intracelulares tridimensionais

TABELA 2.5 Tipos predominantes de filamentos intermediários.

Tipo	Filamento	Tamanho do componente polipeptídico (Da)	Tipo celular	Função
I	Queratinas ácidas	40.000 a 70.000	Células epiteliais	Suporte à estrutura celular e fornecimento de resistência à tração ao citoesqueleto
II	Queratinas básicas	40.000 a 70.000	Células de pelos e unhas	
III	Desmina	53.000	Todos os tipos de células musculares	Ligação das miofibrilas no músculo estriado (ao redor dos discos Z); atribui a densidade citoplasmática no músculo liso
	Vimentina	54.000	Células embrionárias, bem como células de origem mesenquimal: fibroblastos, leucócitos e células endoteliais	Circundam o envelope nuclear; está associada à face citoplasmática do complexo de poros nucleares
	Proteína fibrilar ácida glial (GFAP)	50.000	Astrócitos, células de Schwann, oligodendroglia	Sustentação da estrutura de células gliais
IV	Neurofilamentos NF-L: baixo peso molecular NF-M: peso molecular médio NF-H: alto peso molecular	 68.000 160.000 210.000	Neurônios	Formam o citoesqueleto de axônios e dendritos; auxiliam na formação do estado em gel do citoplasma; formação de ligações cruzadas responsáveis pela grande resistência à tração
	Sincoilina	64.000	Células musculares esqueléticas	Forma ligações com a distrobrevina nas células musculares esqueléticas
V	Laminas nucleares A B C	65.000 a 75.000	Revestimento do envelope nuclear de todas as células	Controle e organização do envelope nuclear; organização da cromatina perinuclear
VI	Faquinina e filensina	49.000 94.000	Fibras (células) do cristalino do globo ocular	Manutenção da transparência da lente

- As **plaquinas** auxiliam na manutenção do contato entre os filamentos intermediários de queratina e os hemidesmossomos em células epiteliais, além dos filamentos de actina a neurofilamentos de neurônios sensoriais.

Correlações clínicas

Métodos imunocitoquímicos, usando anticorpos imunofluorescentes específicos, são empregados para distinguir os tipos de filamentos intermediários dos tumores de origem desconhecida. O conhecimento da origem desses tumores auxilia não apenas em seu diagnóstico, mas também na elaboração de planos eficazes de tratamento.

MICROTÚBULOS

Microtúbulos são estruturas de aparência tubular longa, reta e rígida que atuam como vias intracelulares.

Centrossomo é a região da célula na vizinhança do núcleo que abriga os centríolos, bem como várias centenas de moléculas que constituem os **complexos anelares de γ-tubulina**. Essas moléculas de γ-tubulina atuam como sítios de nucleação para **microtúbulos** longos, retos, rígidos, semelhantes a estruturas cilíndricas ocas de 25 nm de diâmetro externo, com um diâmetro luminal de 15 nm (Figura 2.34; ver Figura 2.31). Portanto, o centrossomo é considerado o **centro organizador de microtúbulos** (**COMT**) da célula.

O microtúbulo é polarizado, tendo uma **extremidade mais** (β-tubulina) e uma **extremidade menos** (α-tubulina), que devem ser estabilizadas ou se despolimerizarão, encurtando assim o microtúbulo. A extremidade negativa é estabilizada por ser incorporada em uma molécula de γ-tubulina. O microtúbulo é uma estrutura dinâmica que com frequência muda seu comprimento passando por manifestações de crescimento e, em seguida, torna-se mais curto; ambos os processos ocorrem na extremidade positiva, de modo que a meia-vida média de um microtúbulo é de apenas cerca de 10 minutos. As principais funções de microtúbulos são:

- Fornecer rigidez e manter a forma da célula
- Regular o movimento intracelular de organelas e vesículas
- Estabelecer compartimentos intracelulares
- Fornecer a capacidade de movimentação ciliar (e flagelar).

Cada microtúbulo consiste em 13 **protofilamentos** paralelos compostos por heterodímeros (subunidades) do polipeptídeo globular α e β-tubulinas, cada uma consistindo em cerca de 450 aminoácidos e massa molecular de cerca de 50.000 daltons (ver Figura 2.31). A polimerização dos heterodímeros requer a presença de magnésio (Mg^{2+}) e de GTP. Durante a divisão celular, a rápida polimerização de microtúbulos existentes e novos é responsável pela formação do fuso mitótico.

Correlações clínicas

Perturbação do processo de polimerização de microtúbulos por drogas antimitóticas, como a colchicina, bloqueia o evento mitótico através da ligação às moléculas de tubulina, evitando sua organização em protofilamentos.

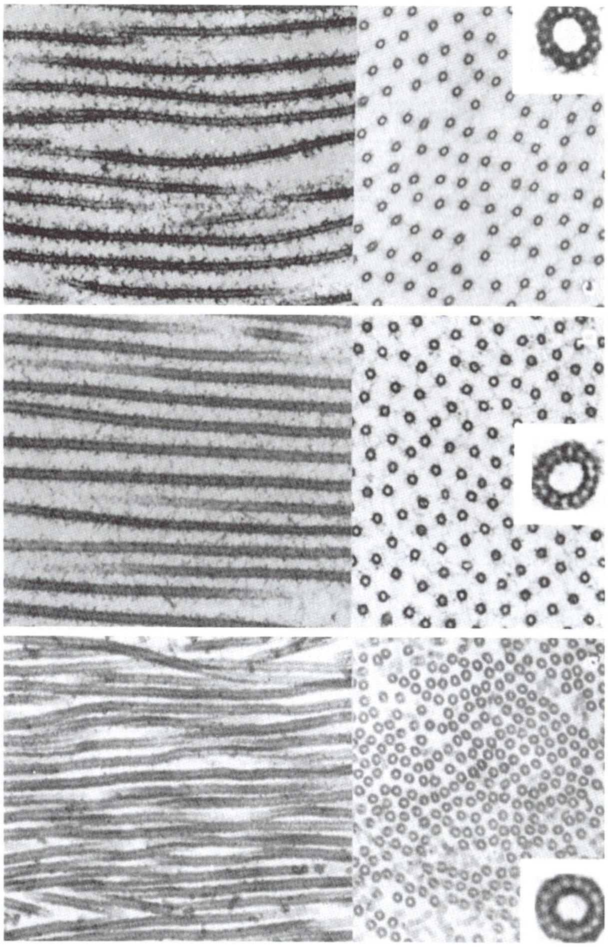

Figura 2.34 Eletromicrografia de microtúbulos organizados com ou sem proteínas associadas a microtúbulos (MAPs; do inglês, *microtubule-associated proteins*) (65.790×). *No alto*, microtúbulos organizados a partir de MAPs não fracionadas. *No centro*, microtúbulos organizados na presença de apenas uma subfração de MAP_2. *No fundo*, microtúbulos organizados sem MAPs. (Fonte: Leeson TS, Leeson CR, Papparo AA. *Text/Atlas of Histology*. Philadelphia: WB Saunders; 1988.)

Proteínas associadas a microtúbulos

Proteínas associadas a microtúbulos são proteínas motoras que auxiliam na translocação de organelas e vesículas dentro da célula.

Além dos heterodímeros de tubulina, os microtúbulos também **apresentam proteínas associadas a microtúbulos** (**MAPs**; do inglês, **microtubule-associated proteins**) ligadas à sua periferia em intervalos de 32 nm. Existem vários tipos de MAPs (MAP1, MAP2, MAP3, MAP4, MAP tau e Lis 1), variando de um peso molecular de cerca de 50.000 a mais de 300.000 daltons. Suas principais funções consistem em evitar a despolimerização dos microtúbulos e auxiliar no movimento intracelular de organelas e vesículas, enquanto a Lis 1 atua durante o desenvolvimento do cérebro e é responsável pela formação dos sulcos e giros dos hemisférios cerebrais.

O movimento ao longo de um microtúbulo ocorre em ambas as direções, isto é, tanto na direção da **extremidade positiva** quanto na da **negativa**. As duas principais famílias de proteínas motoras associadas aos microtúbulos, as MAPs **dineína** e **cinesina**, ligam-se ao microtúbulo, bem como às vesículas (e organelas). Acredita-se que diferentes membros de cada família de proteínas motoras transportem suas cargas a níveis diferentes meticulosamente controlados, e que diferentes organelas têm a própria proteína motora específica. Na presença de ATP, a dineína movimenta a vesícula em direção à extremidade negativa do microtúbulo (em direção ao COMT). A cinesina efetua o transporte vesicular (e de organelas) na direção oposta, em direção à extremidade positiva. O mecanismo de utilização de ATP por essas MAPs não é compreendido.

Centríolos e centrossomos

Os centríolos são pequenas estruturas cilíndricas compostas por nove trincas de microtúbulos; dois centríolos, embebidos em uma matriz de material pericentriolar, constituem o núcleo do COMT, ou centrossomo.

Os **centríolos** são pequenas estruturas cilíndricas, com 0,2 μm de diâmetro e 0,5 μm de comprimento (ver Figura 2.31). Normalmente, formam um par, dispostos perpendicularmente entre si, e estão embebidos em uma matriz de **material pericentriolar**. Todo o complexo é conhecido como **centrossomo** ou centro organizador de microtúbulos (COMT) e está localizado nas proximidades do aparelho de Golgi. O material pericentriolar é composto pelas proteínas **γ-tubulina** e **pericentrina**, que interagem com as extremidades negativas dos microtúbulos, ancorando-as no centrossomo. O centrossomo auxilia na formação e na organização dos microtúbulos, bem como em sua autoduplicação antes da divisão celular.

Os centríolos são compostos por um arranjo específico de nove trincas de microtúbulos dispostos em torno de um eixo central (padrão 9 + 0). Cada trinca de microtúbulos consiste em um microtúbulo completo e dois microtúbulos incompletos fundidos entre si, de modo que os incompletos compartilham três protofilamentos. O microtúbulo completo "A" está posicionado mais próximo ao centro do cilindro; o "C" é o mais distante. Trincas adjacentes estão conectadas umas às outras por uma substância fibrosa de composição desconhecida, estendendo-se do microtúbulo A ao microtúbulo C. Cada trinca está disposta de modo a formar um ângulo oblíquo com a trinca adjacente, e um ângulo reto com a quinta trinca. Os centríolos também estão associados à proteína de ligação ao cálcio, denominada **centrinas (caltrectinas)**, que atuam na duplicação dos centríolos.

Durante a fase S do ciclo celular, cada centríolo do par replica, formando um pró-centríolo de alguma maneira desconhecida, a 90° de si mesmo. Esse pró-centríolo inicialmente não apresenta microtúbulos, mas as moléculas de tubulina começam a se polimerizar mais proximamente ao centríolo original, com a extremidade positiva para longe deste último. A verdadeira replicação do centríolo requer a presença de anéis de γ-tubulina, estruturas que não se tornam parte, mas servem para direcionar o alongamento dos microtúbulos em formação, ocupando as extremidades mais e menos em formação. Acredita-se que os anéis de γ-tubulina e pericentrina funcionem como vigas que sustentam o centríolo em desenvolvimento. Cada γ-tubulina inicia a formação de um único microtúbulo. Adicionalmente, δ-tubulinas, relacionadas à superfamília das α e β-tubulinas, também são necessárias para formar a estrutura em trinca dos arranjos de microtúbulos.

Os centríolos atuam na formação do centrossomo e, durante a atividade mitótica, são responsáveis pela formação do fuso mitótico. Além disso, os centríolos são os corpúsculos basais que orientam a formação de cílios e flagelos.

Considerações patológicas

Ver as Figuras 2.35 e 2.36.

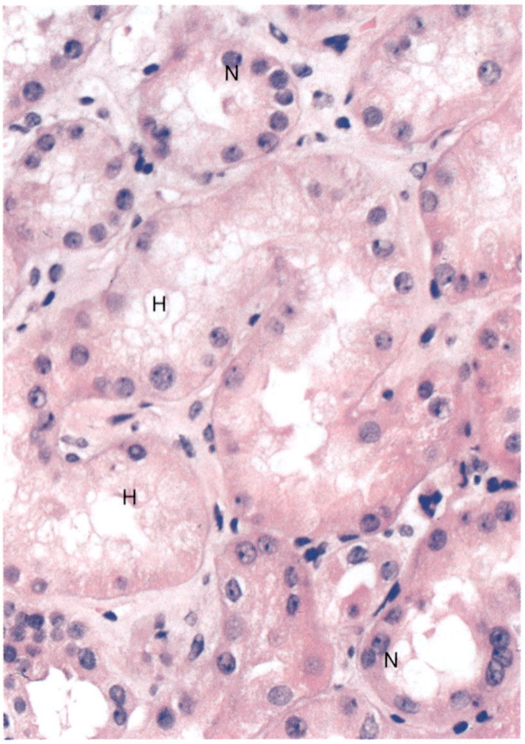

Figura 2.35 Degeneração hidrópica. O fluxo sanguíneo para o córtex desse rim foi reduzido devido à hipotensão grave. Observe que as células têm uma aparência pálida e vacuolizada, com núcleos aumentados. Caso a hipotensão não seja corrigida, o paciente pode desenvolver insuficiência renal aguda. H, células com degeneração hidrópica; N, célula de aparência normal. (Fonte: Young B, Stewart W, O'Dowd G. *Wheather's Basic Pathology: A Text, Atlas and Review of Histopathology.* 5th ed. Oxford: Churchill Livingstone/Elsevier Limited; 2011:6, Figura 1.5B.)

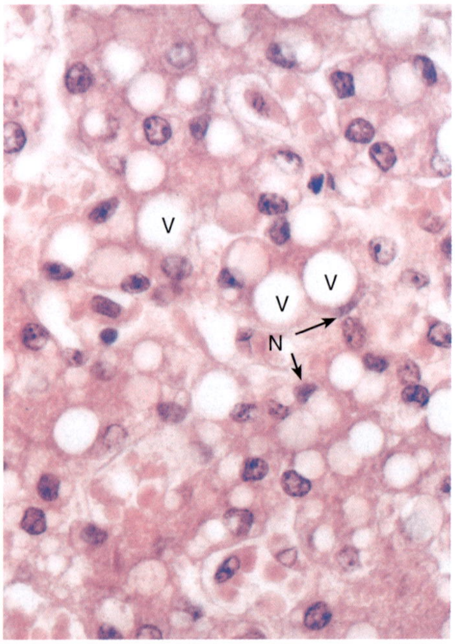

Figura 2.36 Esteatose. A alteração gordurosa, conhecida como esteatose, é a mais comum no fígado, com frequência devido à exposição a toxinas, especialmente o abuso de álcool. Outras causas são obesidade, diabetes melito e hipoxia crônica. Esse espécime em particular é de um indivíduo que sofre de alcoolismo crônico. No indivíduo vivo, os vacúolos (V) foram preenchidos com lipídios, e seguidamente os vacúolos aumentados deslocaram os núcleos (N) que, em um hepatócito saudável, normalmente ocupa o centro da célula. (Fonte: Young B, Stewart W, O'Dowd G. *Wheather's Basic Pathology: A Text, Atlas and Review of Histopathology.* 5th ed. Oxford: Churchill Livingstone/Elsevier Limited; 2011:7, Figura 1.6.)

3 Núcleo

Resumo

O **núcleo**, a maior organela da célula, abriga o **nucleoplasma**, o **nucléolo** e a **cromatina**. Está separado do citoplasma por uma membrana dupla, conhecida como ***envelope nuclear*** (ou ***envoltório nuclear***), que é perfurada por inúmeras aberturas, os ***poros nucleares***, e suas estruturas associadas que, com os poros, formam o **complexo de poros nucleares**, o qual atua no transporte bidirecional entre núcleo e citoplasma. A cromatina é um complexo de **ácido desoxirribonucleico** (**DNA**) e proteínas associadas que, durante a divisão celular, é dobrado para formar **cromossomos**. É o DNA que contém o material genético da célula e atua como um molde para a **transcrição do ácido ribonucleico** (**RNA**). O **nucléolo** é a região intensamente corada dentro do núcleo onde ocorrem a síntese de RNA ribossomal e a montagem dos **ribossomos**. O ciclo celular é uma série de eventos primorosamente controlados que preparam a célula somática para a **mitose** e os gametas para uma divisão nuclear única, conhecida como **meiose**.

O **núcleo**, já mencionado como a maior organela da célula (Figura 3.1), contém quase todo o **DNA** que uma célula possui, bem como os mecanismos para a síntese de **RNA**. Seu nucléolo residente é o local para a síntese do ácido ribonucleico ribossômico (RNAr) e para a montagem das subunidades ribossomais. Delimitado pelo **envoltório nuclear**, o núcleo é composto por duas membranas de bicamada fosfolipídica concêntricas e abriga três componentes principais: **cromatina**, **nucleoplasma** e **nucléolo**.

Em geral, o núcleo é esférico e está localizado na parte central da célula. Em algumas células, no entanto, pode ter formato fusiforme a ovalado, retorcido, lobulado ou até mesmo discoide (Figuras 3.2 e 3.3). Embora cada célula naturalmente tenha um único núcleo, algumas, como os osteoclastos, têm vários núcleos, enquanto hemácias maduras os expelem e são anucleadas.

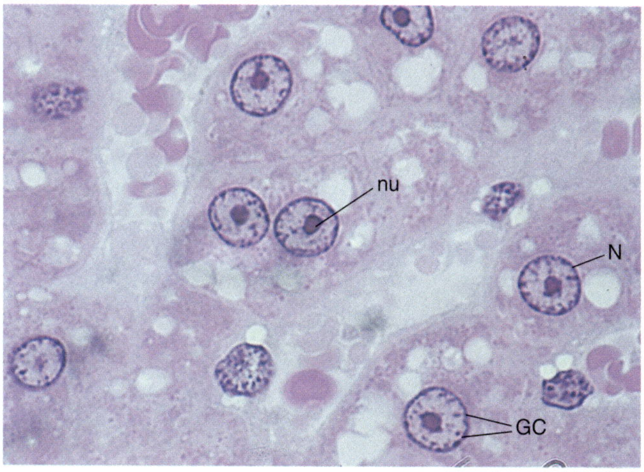

Figura 3.1 Núcleos celulares. Fotomicrografia (1.323×). Células típicas, cada uma contendo um núcleo esférico (*N*). Observe os grânulos de cromatina (*GC*) e o nucléolo (nu).

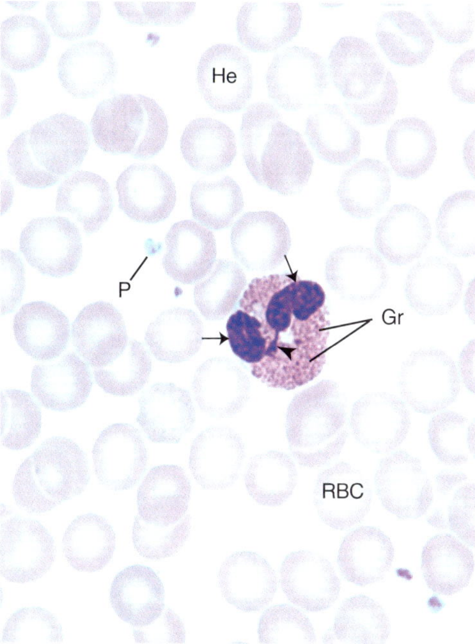

Figura 3.2 Observe que o núcleo do eosinófilo tem dois lobos (*setas*) conectados um ao outro por um filamento delgado (*ponta de seta*), e seu citoplasma é preenchido com grânulos específicos (*Gr*). As hemácias (*He*) eliminaram seus núcleos durante o desenvolvimento, e as plaquetas (*P*) são fragmentos de células que não têm núcleos (1.325×).

O tamanho e o formato do núcleo são geralmente constantes para determinado tipo celular, fato útil nos diagnósticos clínicos, considerando o grau de malignidade de certas células cancerosas.

Envelope nuclear

O envelope nuclear é composto por duas membranas unitárias paralelas que se fundem em certas regiões para formar perfurações conhecidas como poros nucleares.

O núcleo é circundado pelo **envelope nuclear**, composto de duas membranas unitárias concêntricas paralelas: a **membrana nuclear interna** e a **membrana nuclear externa**, separadas uma da outra por um espaço de 20 a 40 nm denominado **cisterna perinuclear** (Figuras 3.4 e 3.5).

MEMBRANA NUCLEAR INTERNA

A **membrana nuclear interna** tem cerca de 6 nm de espessura e está voltada para o conteúdo nuclear. Está em íntimo contato com a **lamina nuclear**, uma trama entrelaçada de filamentos intermediários, de 80 a 300 nm de espessura, composta pelas laminas **A**, $\mathbf{B_1}$, $\mathbf{B_2}$ e **C**, localizadas na periferia do nucleoplasma. As laminas nucleares se ligam a proteínas integrais de membrana, como os **polipeptídeos associados à lâmina** e a **emerina**,

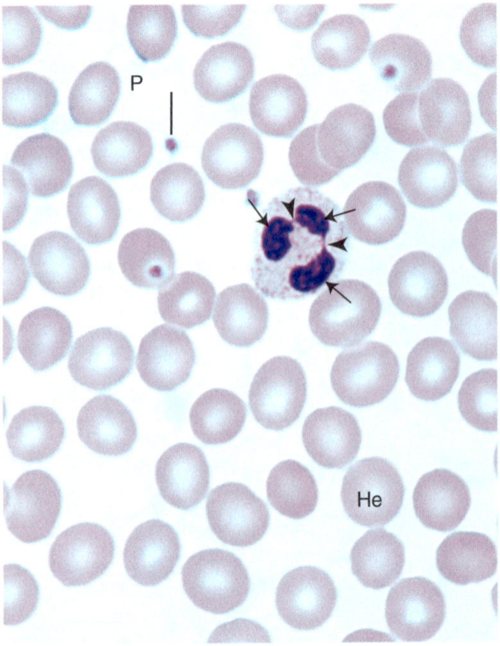

Figura 3.3 Observe que o núcleo do glóbulo branco neutrófilo tem vários lóbulos (*setas*) conectados uns aos outros por filamentos delgados (*pontas de seta*). As hemácias (*He*) eliminaram seus núcleos durante o desenvolvimento, portanto são anucleadas. As plaquetas (*P*) são fragmentos celulares e não têm núcleos (1.325×).

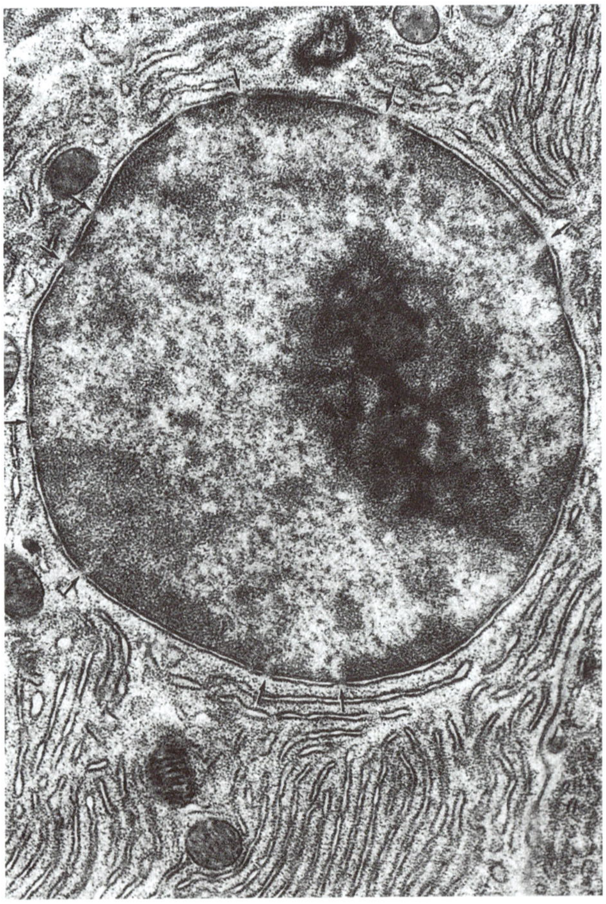

Figura 3.4 Núcleo celular. Eletromicrografia (16.762×). Observe o nucléolo elétron-denso, a heterocromatina elétron-densa perifericamente localizada e a eucromatina elétron-lúcida. O envelope nuclear que envolve o núcleo é composto por uma membrana nuclear interna e uma membrana nuclear externa, que é interrompida pelos poros nucleares (*setas*). (Fonte: Fawcett DW. *The Cell*. Philadelphia: WB Saunders; 1981.)

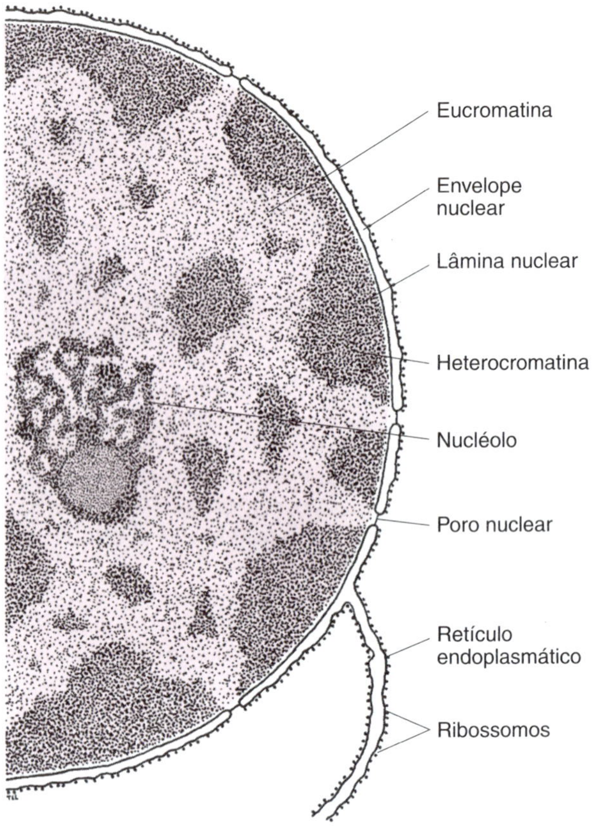

Figura 3.5 Núcleo. A membrana nuclear externa é cravejada de ribossomos em sua superfície citoplasmática, e é contínua com o retículo endoplasmático rugoso. O espaço entre as membranas nucleares interna e externa é a cisterna perinuclear. Observe que as duas membranas estão unidas nos poros nucleares.

presentes na membrana nuclear interna. Funcionam na organização e no fornecimento de suporte à bicamada lipídica da membrana nuclear interna e à cromatina perinuclear, além de auxiliar na formação dos complexos de poros nucleares e na organização de vesículas para reestruturação do envelope nuclear subsequente à divisão celular.

MEMBRANA NUCLEAR EXTERNA

A **membrana nuclear externa** também tem cerca de 6 nm de espessura, está voltada para o citoplasma e é contínua ao retículo endoplasmático rugoso (RER). É considerada por alguns autores como uma região especializada do RER, cujo lúmen é contínuo com a cisterna perinuclear (Figura 3.6; ver também Figuras 3.4 e 3.5). Sua superfície citoplasmática - rodeada por uma malha fina e frouxa de filamentos intermediários **vimentina** - em geral apresenta ribossomos que sintetizam ativamente proteínas transmembranares destinadas às membranas nucleares externas ou internas.

PORO NUCLEAR E COMPLEXO DE POROS NUCLEARES

Poros nucleares são aberturas circulares no envelope nuclear, cada um conectado por um complexo de proteínas conhecido como complexo de poros nucleares, proporcionando passagem controlada entre o núcleo e o citoplasma.

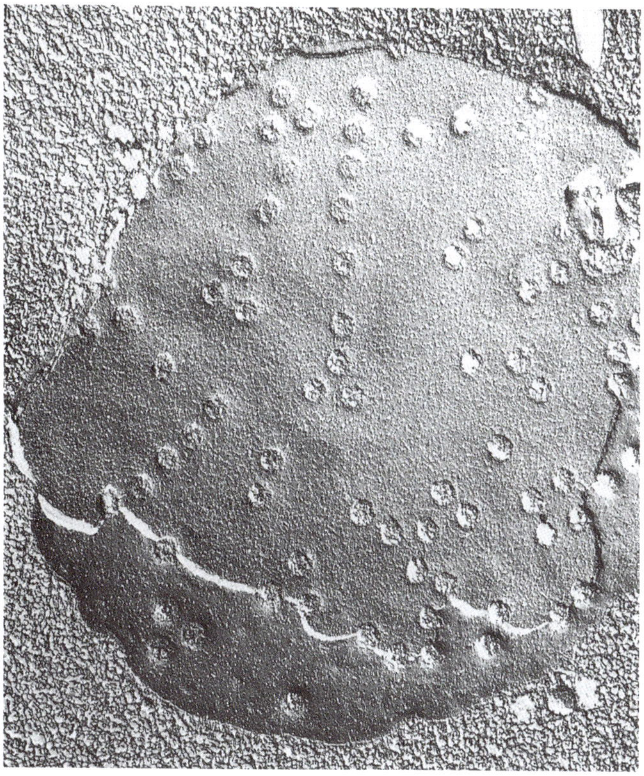

Figura 3.6 Poros nucleares. Eletromicrografia (47.778×). Muitos poros nucleares podem ser observados nesta preparação por criofratura de um núcleo. (Fonte: Leeson TS, Leeson CR, Paparo AA. *Text/Atlas of Histology*. Philadelphia: WB Saunders; 1988.)

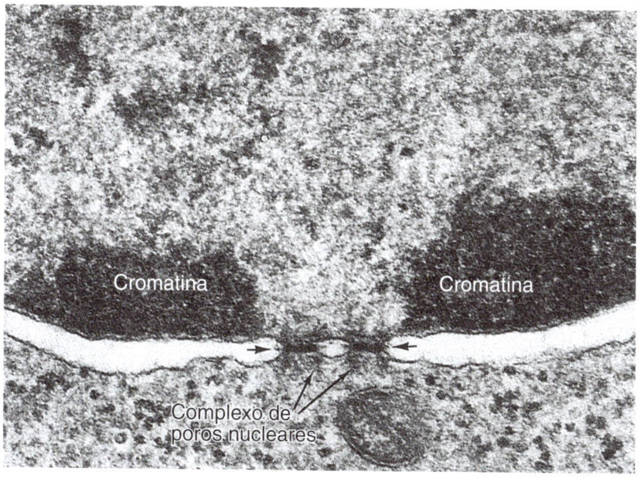

Figura 3.7 Poro nuclear. Eletromicrografia (24.828×). Observe a heterocromatina adjacente à membrana nuclear interna e como as membranas nucleares internas e externas são contínuas no poro nuclear. (Fonte: Fawcett DW. *The Cell*. Philadelphia: WB Saunders; 1981.)

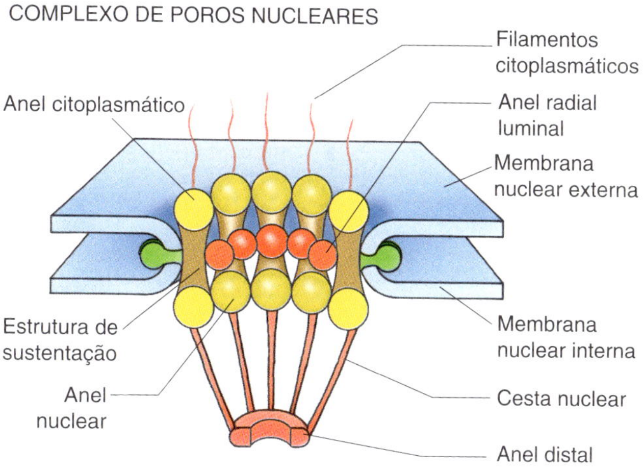

Figura 3.8 Complexo de poros nucleares. Essa representação esquemática do conceito atual da estrutura do complexo de poros nucleares demonstra que ele é composto por várias combinações de oito unidades cada. Observe que o modelo não inclui um transportador (ver o texto). (Adaptada de Alberts B, Bray D, Lewis J *et al*. *Molecular Biology of the Cell*. 3rd ed. New York: Garland Publishing; 1994.)

O envelope nuclear é perfurado em vários intervalos por **poros nucleares**, onde as membranas nucleares interna e externa são contíguas uma com a outra. Com o objetivo de regular o movimento de moléculas maiores através do poro nuclear, um complexo de proteínas, conhecidas coletivamente como o **complexo de poros nucleares**, é inserido em cada poro nuclear. Algumas células podem ter até 4 mil poros nucleares com complexos de poros nucleares associados.

O **complexo de poros nucleares** tem cerca de 100 a 125 nm de diâmetro, abrange as duas membranas nucleares e tem média de 125 MDa de peso molecular. É composto por cerca de 500 proteínas diferentes, conhecidas coletivamente como **nucleoporinas**, organizadas em três arranjos semelhantes a anéis de proteínas empilhadas uma em cima da outra. Cada anel exibe uma simetria octogonal e está interconectado por uma série de raios dispostos verticalmente. Além disso, o complexo de poros nucleares apresenta fibras citoplasmáticas, um tampão central e uma cesta nuclear (Figuras 3.7 a 3.9).

O **anel citoplasmático**, composto por oito subunidades, está localizado na borda da face citoplasmática do poro nuclear. Cada subunidade tem um filamento citoplasmático, o qual se acredita ser uma proteína de ligação às proteínas Ran (uma família de proteínas de ligação ao trifosfato de guanosina [GTP]), que se estende para o citoplasma e pode mediar o acesso ao núcleo por meio do complexo de poros nucleares, movendo substratos ao longo de seu comprimento em direção ao centro do poro.

O **anel radial luminal** (**anel intermediário**), um conjunto de oito proteínas transmembranares, se projeta para o lúmen do poro nuclear, bem como para dentro da cisterna perinuclear, provavelmente ancorando os componentes glicoproteicos do complexo de poros nucleares à borda do poro nuclear.

Acredita-se que o centro luminal do anel intermediário seja um canal controlado que restringe a difusão passiva entre o citoplasma e o nucleoplasma. Está acoplado a complexos de proteínas adicionais que facilitam o transporte regulado de materiais através do complexo de poros nucleares.

Um **anel nuclear** (**anel nucleoplasmático**), análogo ao anel citoplasmático, está localizado na borda da face nucleoplasmática do poro nuclear e auxilia na exportação de diversos tipos de RNA. Uma estrutura filamentosa, flexível, semelhante a uma cesta, a **cesta nuclear**, parece estar suspensa no anel nucleoplasmático e se projeta para o nucleoplasma, tornando-se deformada durante o processo de exportação nuclear. Ligado à face da cesta nuclear encontra-se o anel distal.

Função do complexo de poros nucleares

O complexo de poros nucleares atua no transporte bidirecional entre o núcleo e o citoplasma.

Embora o poro nuclear seja relativamente grande, está quase todo preenchido pelas estruturas que constituem o complexo

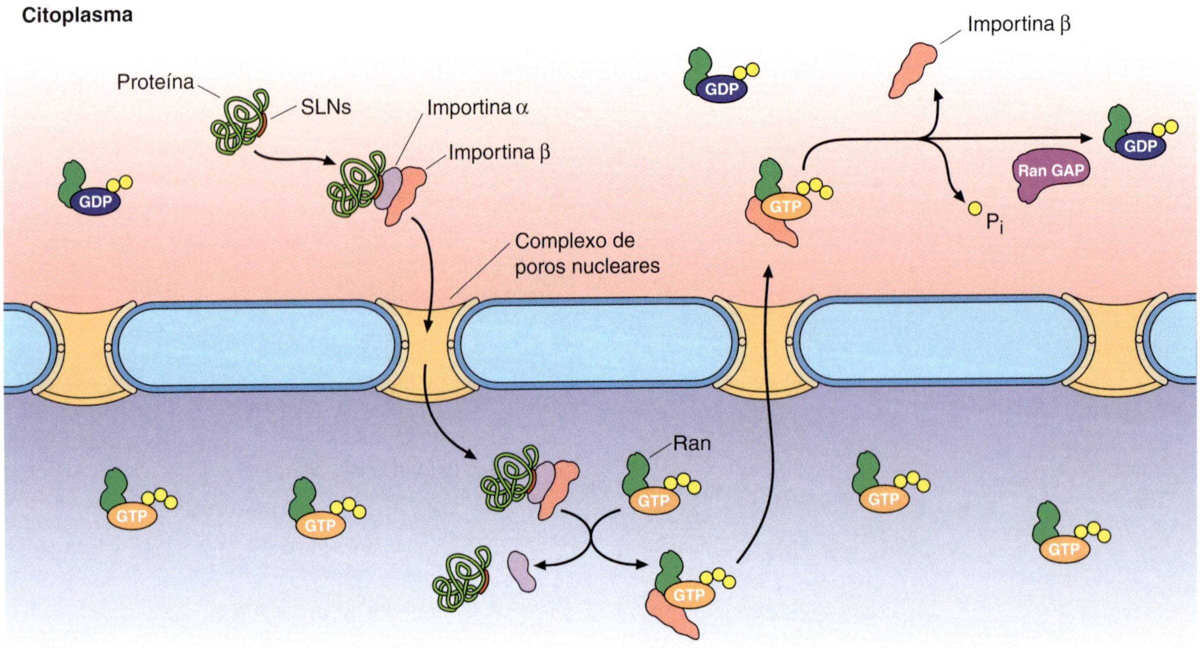

Figura 3.9 Papel da proteína Ran na importação nuclear. A Ran/GDP está presente em alta concentração no citoplasma, enquanto a Ran/GTP está presente em alta concentração no núcleo. As proteínas a serem importadas para o núcleo formam complexos com as proteínas importina α e importina β, e apresentam sinais de localização nuclear (SLNs). Com a importação via complexo de poros nucleares, a Ran/GTP liga-se à importina β, liberando a importina α e a proteína importada. Para completar o ciclo, o complexo Ran/GTP/importina β sai do núcleo e entra no citoplasma via complexo de poros nucleares. Aqui, a proteína ativadora de Ran/GTPase (Ran GAP) hidrolisa o GTP, formando Ran GDP, liberando assim a importina β de volta para o citoplasma. GDP, difosfato de guanosina; GTP, trifosfato de guanosina.

de poros nucleares. Aproximadamente mil moléculas podem passar por qualquer um desses poros a cada segundo. Por causa da conformação estrutural de suas subunidades, vários canais de 9 a 11 nm de largura estão disponíveis para a difusão simples de íons e pequenas moléculas. No entanto, macromoléculas e partículas maiores que 11 nm não podem alcançar ou deixar o compartimento nuclear por difusão simples. Em vez disso, são transportados seletivamente através de um processo de **transporte mediado por receptor**. Sequências-sinal de moléculas a serem transportadas através dos poros nucleares devem ser reconhecidas por um dos muitos sítios receptores do complexo de poros nucleares. Com frequência, o transporte através do complexo de poros nucleares é um processo que requer energia.

O tráfego bidirecional entre o núcleo e o citoplasma é mediado por um grupo de proteínas-alvo contendo **sinais de localização nuclear** (SLNs), conhecidas como **importinas**, e proteínas que contêm **sinais de exportação nuclear** (SENs), conhecidas como **exportinas** (ou **carioferinas** [**PTACs**], do inglês *pore-targeting complex* - complexos de direcionamento ao poro -, **transportinas** e **proteínas de ligação à Ran**). As **exportinas** transportam macromoléculas (p. ex., RNA) do núcleo para o citoplasma, enquanto as **importinas** transportam cargas (p. ex., subunidades de proteínas dos ribossomos) do citoplasma para o núcleo. O transporte por exportinas e importinas é regulado por uma família de proteínas de ligação ao GTP conhecidas como **proteínas Ran** (ver Figura 3.9). Essas proteínas especializadas, junto com outras **nucleoporinas** localizadas ao longo dos sítios receptores no complexo de poros nucleares, facilitam os processos de importação e exportação. Algumas proteínas apresentam um tráfego tipo vaivém, porque se alternam entre o citoplasma e o núcleo de maneira contínua. Recentemente, tem sido relatado que outros mecanismos de transporte literalmente alternam em ambas as direções. Esses sinais de transporte são chamados de sinais de **transporte nucleocitoplasmático** (**NS**, do inglês *nucleocytoplasmic shuttling*). Proteínas que carregam esse sinal interagem com o ácido ribonucleico mensageiro (RNAm).

Correlações clínicas

Uma série de doenças está associada às mutações em genes que codificam para várias nucleoporinas – componentes do complexo de poros nucleares –, como a **necrose estriatal bilateral infantil** (**NEBI**). Existem duas formas dessa condição: a menos comum, chamada de familiar; e a mais prevalente, chamada esporádica. A forma familiar é um distúrbio mitocondrial no qual a malformação ocorre na molécula ATP sintase 6. Na forma esporádica, a mutação está em um dos genes da nucleoporina (especificamente, NUP62). A forma esporádica geralmente ocorre após febre alta, em resultado de várias condições sistêmicas agudas, como sarampo ou infecções bacterianas. Assim, essa forma apresenta um início repentino a qualquer momento durante os primeiros anos de vida (em alguns casos, mesmo durante a adolescência). As manifestações clínicas incluem espasticidade, rigidez, nistagmo, fraqueza em braços e pernas, bem como outros sintomas musculoesqueléticos. O prognóstico para a forma familiar é pobre, havendo rápida degeneração dos músculos esqueléticos, seguida de morte prematura. A forma esporádica tem uma taxa de recuperação muito melhor, uma vez que a causa da febre alta é erradicada. O paciente pode se recuperar completamente; no entanto, em alguns casos, pode sofrer várias complicações neurológicas.

Cromatina

*A cromatina é um complexo de DNA e proteínas que representa*os cromossomos relaxados e desenrolados do núcleo interfásico.

O **DNA**, material genético da célula, reside no núcleo na forma de **cromossomos**, que são claramente visíveis durante a divisão celular. No intervalo entre as divisões celulares, estes são parcial ou totalmente desenrolados na forma de cromatina (Figura 3.10; ver também Figuras 3.4, 3.5 e 3.7), especificamente heterocromatina ou eucromatina.

A **heterocromatina**, forma inativa e condensada da cromatina, cora-se intensamente com corantes básicos, como a hematoxilina, fato que a torna visível ao microscópio de luz. Está localizada principalmente na periferia do núcleo, compreendendo quase 90% da cromatina total do núcleo, e não está sendo transcrita. O restante da cromatina espalhada por todo o núcleo e não visível ao microscópio de luz é a **eucromatina**. Ela representa a forma ativa da cromatina, na qual o material genético das moléculas de DNA está sendo transcrito em algumas formas de RNA.

Quando a eucromatina é examinada à microscopia eletrônica, é vista como um material filamentoso de 30 nm de espessura. Uma avaliação mais cuidadosa indica que esses fios podem ser desenovelados, resultando em uma estrutura de 10 a 11 nm de largura, semelhante a "um colar de contas". As contas são denominadas **nucleossomos**, e o cordão, que é a **molécula de DNA**, aparece como um filamento delgado de 2 nm de diâmetro (ver Figura 3.10).

Cada nucleossomo é composto por um octâmero de proteínas, havendo duas cópias de cada um dos quatro tipos de **histonas** (**H_2A, H_2B, H_3** e **H_4**). O nucleossomo também é enrolado por duas voltas completas (com aproximadamente 150 pares de nucleotídios) da molécula de DNA, que continua como **DNA de ligação**, estendendo-se para a próxima "conta".

Estudos de microscopia eletrônica do conteúdo nuclear após uma manipulação mais cuidadosa revelaram fibras de cromatina exibindo diâmetros de 30 nm. Acredita-se que o acondicionamento da cromatina em fibras de 30 nm ocorra através do enovelamento helicoidal de nucleossomos consecutivos em seis nucleossomos por volta da espiral e cooperativamente ligados nesse local com a **histona H_1** (ver Figura 3.8). Proteínas não histonas também estão associadas à cromatina, mas suas funções não estão claras.

CROMOSSOMOS

Cromossomos são fibras de cromatina que se tornam tão condensadas e fortemente enroladas durante a mitose e a meiose que ficam visíveis à microscopia de luz.

À medida que a célula deixa o estágio de intérfase e se prepara para sofrer atividade mitótica ou meiótica, as fibras da cromatina são extensamente condensadas para formar os **cromossomos**, visíveis à microscopia de luz. O processo de enovelamento das longas fibras de 30 nm em cromossomos ocorre com a ajuda de dois grandes complexos de proteínas em forma de anel conhecidos como **condensina I** e **condensina II**. A condensina II é localizada no núcleo, e o processo começa durante a prófase da divisão mitótica, formando grandes voltas de 300 nm de largura - com fibras de 30 nm - em estrutura helicoidal, que faz com que essas alças se enrolem em torno da estrutura. Durante a pró-metáfase, a membrana nuclear desaparece e as

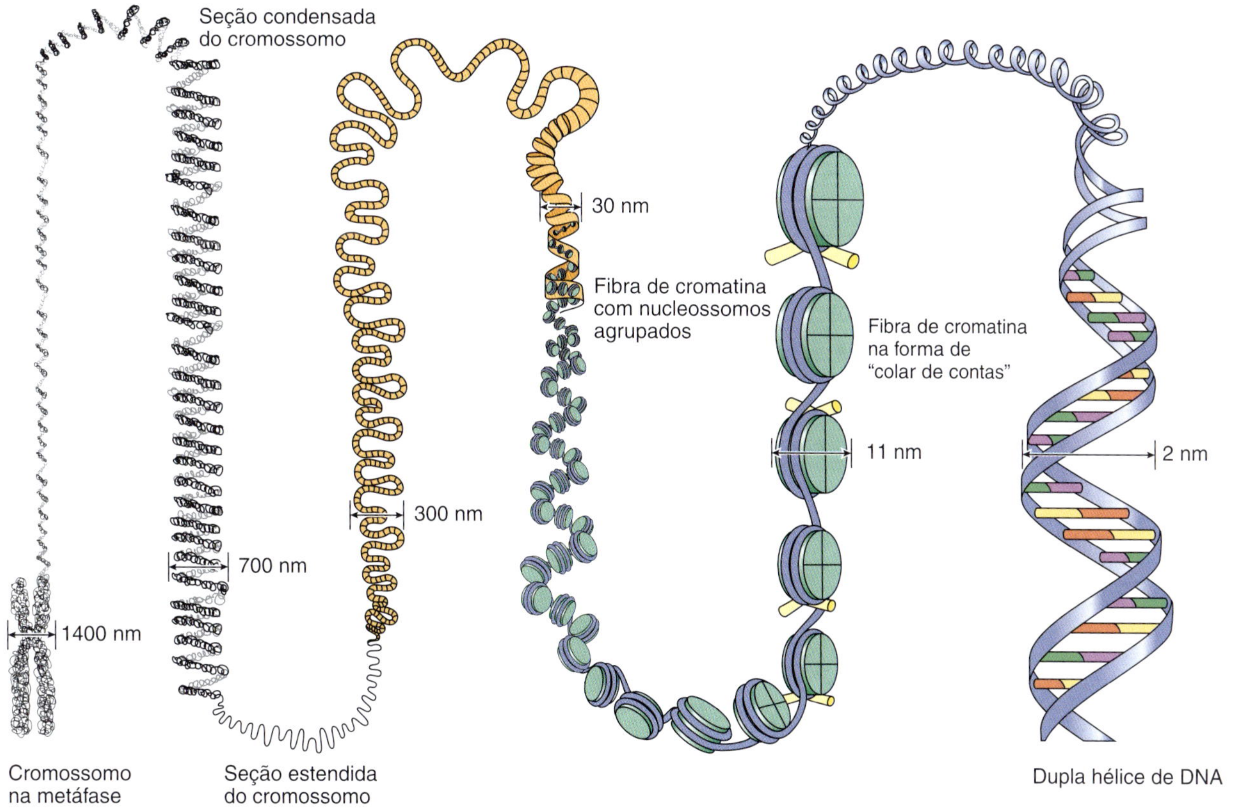

Figura 3.10 Adição de cromatina. Diagrama esquemático exibindo o complexo de acondicionamento da cromatina para formar um cromossomo. DNA, ácido desoxirribonucleico.

alças dispostas helicoidalmente ficam expostas à condensina I, que está localizada no citoplasma. A condensina I particiona as alças de 300 nm em alças menores e aninhadas, que podem ser enoveladas em estruturas cilíndricas compactas, a metáfase dos cromossomos (Figura 3.11). Surpreendentemente, a maior parte desse empacotamento ocorre em cerca de 15 minutos; 45 minutos a mais são gastos no controle de qualidade desse processo notável.

O número de cromossomos nas células somáticas é específico para cada espécie e é chamado de **genoma**, isto é, a composição total de genes. Em humanos, o genoma consiste em 46 cromossomos, representando 23 pares homólogos. Um membro de cada par de cromossomos é derivado da mãe; o outro vem do pai. Dos 23 pares, 22 são chamados de **autossomos**; o par restante, que determina o gênero, é composto pelos **cromossomos sexuais**. Os cromossomos sexuais femininos são dois X (**XX**); os cromossomos sexuais do homem são X e Y (**XY**; ver Figura 3.11).

Os **telômeros** são sequências curtas e repetidas de DNA nas extremidades dos cromossomos. Eles parecem proteger as extremidades dos cromossomos contra a degradação e, em oócitos e espermatogônias, bem como nas células-tronco, um complexo enzima-RNA, conhecido como **telomerase**, mantém o comprimento do telômero. Curiosamente, a porção de RNA da enzima é usada como um gabarito para sintetizar o DNA adicional necessário para manter o comprimento do telômero. Células somáticas não apresentam telomerase. A cada divisão celular sucessiva, os telômeros ficam mais curtos; eventualmente, tornam-se curtos o suficiente para que não possam mais proteger o cromossomo, e a célula torna-se incapaz de se replicar. Essa senescência embutida está ausente nas células cancerosas porque muitas células tumorais são capazes de expressar o gene que codifica a telomerase.

Cromatina sexual

Apenas um dos dois cromossomos X nas células somáticas femininas é transcricionalmente ativo. O cromossomo X inativo, aleatoriamente determinado no início do desenvolvimento, permanece assim durante toda a vida do indivíduo (ver discussão na seção sobre RNA, neste capítulo), como um aglomerado de cromatina, a **cromatina sexual** (**corpúsculo de Barr**), na periferia do núcleo.

Correlações clínicas

Tem sido relatado que indivíduos que praticam exercícios e pessoas com ensino superior parecem ter **telômeros** mais longos, enquanto as que fumam há muito tempo, que ingerem álcool excessivamente e que estão sob níveis elevados de estresse têm telômeros mais curtos. Foi sugerido que pessoas com telômeros mais curtos tendem a ter uma vida útil mais curta.

Em alguns indivíduos, principalmente do sexo masculino, o cromossomo X exibe uma região estreita perto de sua extremidade. Cerca de 80% dos homens com tais cromossomos X são mentalmente limitados, exibem capacidade reduzida de realizar certas tarefas, são hiperativos e apresentam comportamento ansioso. Essa condição é conhecida como **síndrome do X frágil** devido à morfologia do cromossomo X, cuja extremidade parece estar quase quebrada. A região alterada do cromossomo X é o *locus* para o **gene *FMR1*** (do inglês, ***fragile X mental retardation 1 gene***; gene 1 do retardo mental associado à síndrome do X frágil), que codifica para a **proteína FMR**. Essa proteína reprime a tradução de certos RNAm, inibindo assim a formação de elementos do citoesqueleto em sinapses. Dessa maneira, interfere na plasticidade neuronal.

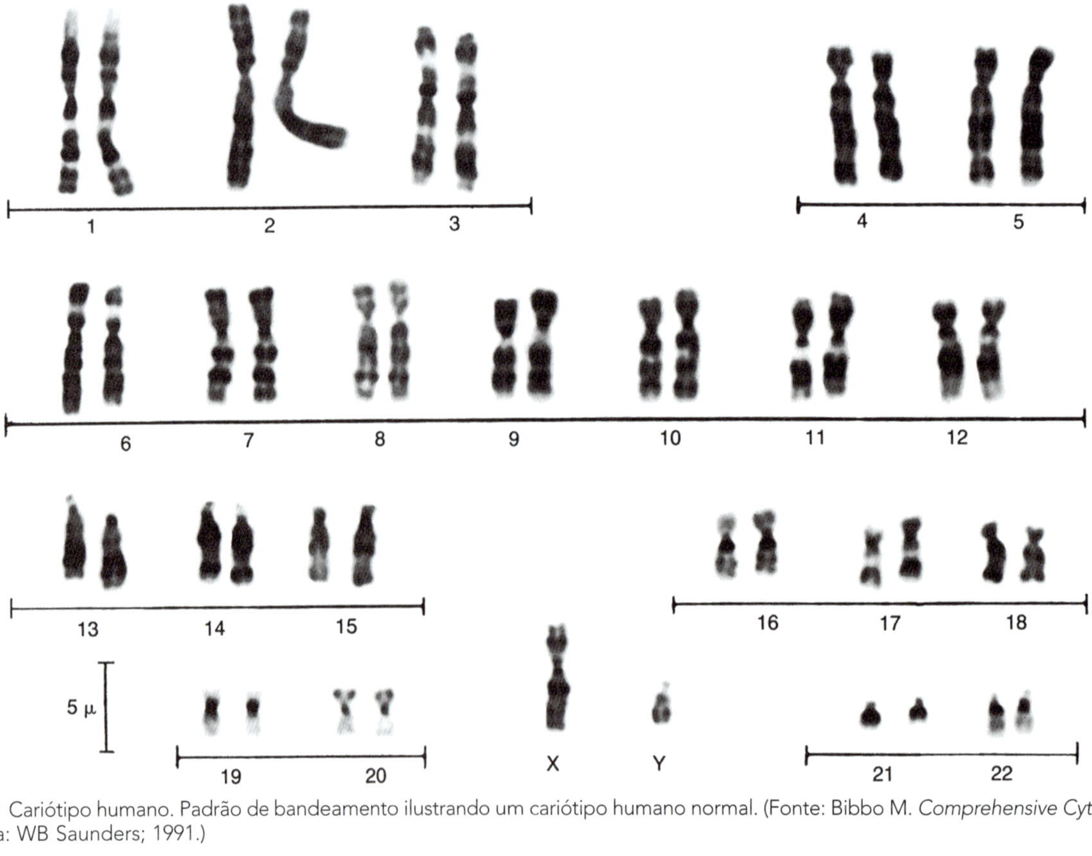

Figura 3.11 Cariótipo humano. Padrão de bandeamento ilustrando um cariótipo humano normal. (Fonte: Bibbo M. *Comprehensive Cytopathology*. Philadelphia: WB Saunders; 1991.)

Estudos microscópicos de núcleos interfásicos de células de indivíduos do sexo feminino exibem um agregado muito enovelado de cromatina, a **cromatina sexual** (ou **corpúsculos de Barr**), a contraparte inativa dos dois cromossomos X. Células epiteliais obtidas do revestimento da mucosa da bochecha e neutrófilos de esfregaços sanguíneos são especialmente úteis para o estudo da cromatina sexual. A cromatina sexual é observada na margem do envelope nuclear em esfregaços das células epiteliais orais, e como uma pequena evaginação em forma de baqueta dos núcleos dos neutrófilos. Um número razoável de células deve ser examinado para observar a cromatina sexual porque o cromossomo X deve estar na orientação adequada para ser observado.

Ploidia

As células que contêm o conjunto completo dos cromossomos (46, em humanos) são consideradas **diploides (2n)**. Células germinativas (óvulos maduros ou espermatozoides) são ditos **haploides (1n)**; ou seja, apenas um membro de cada um dos pares homólogos de cromossomos está presente. Após a fertilização, o número cromossômico é restaurado para o diploide (2n), à medida que os núcleos das duas células germinativas se unem.

Certos alcaloides, como a colchicina, um derivado vegetal, interrompe a divisão de uma célula no estágio de metáfase da mitose, quando os cromossomos estão condensados ao máximo, permitindo assim o pareamento e a numeração dos cromossomos por meio de um sistema convencional de **cariotipagem**, uma análise do número de cromossomos (ver Figura 3.11).

Ácido desoxirribonucleico

O DNA, material genético da célula, está localizado no núcleo, onde atua como um molde para a transcrição de RNA.

O DNA é composto por dois tipos de bases: as **purinas** (adenina e guanina) e as **pirimidinas** (citosina e timina). Uma dupla hélice é estabelecida pela formação de pontes de hidrogênio entre as bases complementares em cada fita da molécula de DNA. Essas pontes são formadas entre **adenina** (A) e **timina** (T), e entre **guanina** (G) e **citosina** (C).

Correlações clínicas

Um item que pode ser observado a partir do cariótipo é a **aneuploidia**, um número anormal de cromossomos. Indivíduos com **síndrome de Down**, por exemplo, têm um cromossomo 21 extra (**trissomia do 21**); eles exibem deficiência intelectual, mãos encurtadas e muitas malformações congênitas, especialmente do coração, entre outras manifestações.

Certas síndromes estão associadas a anormalidades no número de cromossomos sexuais. A **síndrome de Klinefelter** ocorre quando um indivíduo tem três cromossomos sexuais (**XXY**). Essas pessoas exibem o fenótipo masculino, mas não desenvolvem características sexuais secundárias, e geralmente são estéreis. A **síndrome de Turner** é outro exemplo de aneuploidia chamada de **monossomia** dos cromossomos sexuais. O cariótipo exibe apenas um cromossomo sexual (**XO**). Esses indivíduos são mulheres cujos ovários nunca se desenvolvem nem as mamas, e apresentam útero pequeno e deficiência intelectual.

Genes

A informação biológica que é passada de uma geração de células para a próxima - as unidades de hereditariedade - estão localizadas em regiões específicas na molécula de DNA denominada **genes**. Cada gene representa um segmento específico da molécula de DNA que codifica a síntese de determinada proteína, bem como para as sequências regulatórias responsáveis para sua expressão. O arranjo sequencial de bases constituindo o gene representa a sequência de aminoácidos da proteína. O código genético é designado de tal maneira que uma trinca de bases consecutivas, um **códon**, denota um aminoácido em particular. Cada aminoácido é representado por um códon diferente. O conjunto completo de genes, ou seja, os **segmentos codificantes** e **não codificantes** do DNA, é conhecido como **genoma**. Os segmentos codificantes exibem códons que determinam a sequência de aminoácidos em uma proteína (ou polipeptídeo), e os segmentos não codificantes apresentam funções regulatórias ou outras funções.

Atualmente, dados indicam que o genoma humano contém cerca de 25 mil genes, todos sequenciados e mapeados, o que representa apenas 2% do genoma; 98% do genoma tem funções regulatórias ou outras funções.

EPIGENÉTICA

A **epigenética** é um campo de estudo relativamente novo que explora as mudanças hereditárias quimicamente induzidas que ocorrem no genoma sem alterar a sequência de nucleotídios da molécula de DNA. Essas mudanças são causadas pela adição de pequenas moléculas, como **grupamentos metila** ou **acetila**, às histonas que compõem o cerne da cromátide. Tais pequenas moléculas atuam como marcadores que silenciam os genes ou causam a expressão dos genes que estão enrolados nas histonas metiladas ou acetiladas. A adição dessas pequenas moléculas pode ocorrer não apenas durante a embriogênese, mas também no indivíduo adulto. Podem ser causadas por vários insultos ambientais, como agentes tóxicos ou estímulos ambientais (p. ex., o estresse). É importante perceber que essas alterações são herdáveis da mesma maneira que as mutações na sequência de nucleotídios de DNA. A metilação tende a silenciar genes, enquanto a acetilação facilita a expressão gênica.

Correlações clínicas

Evidências recentes demonstraram que indivíduos que cometeram suicídio apresentavam um grau muito maior de **metilação dos cromossomos** de seu **hipocampo** (a parte do cérebro responsável pela formação da memória) do que membros do grupo de controle que morreram repentinamente, mas não devido ao suicídio.

Em um estudo relacionado, foi mostrado que crianças que cresceram em um orfanato exibiram maior grau de **metilação dos cromossomos** do que o grupo controle, que consistia em crianças que cresceram na casa de seus pais biológicos. A maioria dos genes metilados estava relacionada com o **desenvolvimento cerebral** e *a* **função neural**. Embora a herança dessas características não tenha sido comprovada em humanos, estudos em camundongos têm mostrado que alterações epigenéticas associadas ao estresse são transmitidas dos pais para os filhotes.

Ácido ribonucleico

O RNA é semelhante ao DNA, exceto pelo fato de ser uma fita simples, de uma de suas bases ser a uracila em vez de timina, e de seu açúcar ser a ribose em vez de desoxirribose.

O **RNA** é semelhante ao DNA, ambos sendo compostos por uma sequência linear de nucleotídios, mas o RNA é de fita simples e seu açúcar é ribose, e não desoxirribose. Uma das bases, a timina, é substituída pela uracila (U), que, de maneira semelhante à timina, é complementar à adenina. Existem dois tipos principais de RNA, o **RNA codificante** e os **RNAs não codificantes**. O RNA codificante, ou seja, o RNA mensageiro (RNAm), carreia o código para a síntese de proteínas. Os RNAs não codificantes auxiliam na síntese de proteína (RNA transportador [RNAt] e RNA ribossomal [RNAr]), bem como nas funções regulatórias (Tabela 3.1).

O DNA no núcleo serve como um gabarito para a síntese de uma fita complementar de RNA, um processo denominado **transcrição**. A síntese de três dos vários tipos de RNA é catalisada por três **RNAs polimerases** diferentes:

- **RNAm** pela RNA polimerase II
- **RNAt** pela RNA polimerase III
- **RNAr** por RNA polimerase I.

O mecanismo de transcrição é geralmente o mesmo para os três tipos de RNA. Deve-se notar que apenas o RNAm é transcrito dos **segmentos codificantes** do DNA. RNAr, RNAt e RNAs reguladores são transcritos a partir dos **segmentos não codificantes** do DNA.

RNA mensageiro

O RNAm carreia o código genético do núcleo para o citoplasma a fim de atuar como um modelo para a síntese de proteínas.

O **RNAm** age como um intermediário para o carreamento da informação genética codificada no DNA que especifica a sequência primária de proteínas a partir do núcleo até a maquinaria de síntese de proteínas no citoplasma (Figura 3.12). Cada RNAm é uma cópia complementar da região da molécula de DNA que codifica uma única proteína ou uma combinação de proteínas. A molécula de RNAm, portanto, consiste em uma série de códons correspondentes a aminoácidos específicos. Do mesmo modo, contém um **códon de iniciação** (AUG), que é necessário para iniciar a síntese de proteínas, e um ou mais **códons de parada** (UAA, UAG ou UGA), os quais atuam para encerrar a síntese de proteínas. Uma vez formado no núcleo, o RNAm é transportado para o citoplasma, onde é traduzido em proteína (ver Capítulo 2).

Transcrição. A transcrição de um DNA codificante em RNAm começa quando a enzima RNA polimerase II (e seus cofatores) reconhece uma região reguladora próxima ao gene chamada **promotor**. A partir de então o complexo de transcrição desenrola um trecho de DNA expondo a fita-molde, e tem início a polimerização de um novo RNA complementar pela adição de ribonucleotídios e formação de ligações fosfodiéster a partir de um sítio específico. O processo é terminado de maneira simultânea com a modificação pós-transcricional da extremidade 3′ (clivagem e poliadenilação), e subsequente à liberação da fita de RNA da molécula de DNA, permitindo-lhe repetir o processo de transcrição. A fita de RNA recém-formada (conhecida como **transcrito primário**) é liberada da molécula de DNA, deixando-a livre no nucleoplasma.

O transcrito primário é o **precursor do RNA mensageiro** (**pré-RNAm**), que contém tanto os **éxons** (segmentos codificantes) como os **íntrons** (segmentos não codificantes). Para remover os íntrons e unir os exons, o pré-RNAm e as proteínas de processamento nuclear devem formar complexos conhecidos como **partículas de ribonucleoproteínas nucleares heterogêneas** (**hnRNPs**; do inglês, *heterogenous nuclear ribonucleoprotein particles*), que iniciam o **processamento** (***splicing***) **do RNAm**, reduzindo assim o comprimento da molécula de pré-RNAm. Um processamento adicional envolve **spliceossomos**, complexos de cinco **pequenas partículas de ribonucleoproteínas nucleares** (**snRNPs**, do inglês *small nuclear ribonucleoprotein particles*) e muitos fatores de **splicing não snRNP**, que auxiliam no mecanismo de **splicing** para produzir a **ribonucleoproteína mensageira** (**mRNP**). Finalmente, as proteínas do processamento nuclear são removidas do complexo, deixando o RNAm pronto para ser transportado para fora do núcleo, por meio do complexo de poros nucleares (ver Figura 3.12).

Os íntrons removidos do transcrito primário de RNA foram considerados sem função, embora representem cerca de 95% ou mais do RNA primário, uma porção muito maior do que a que

TABELA 3.1 Tipos de ácido ribonucleico (RNA).

Abreviação	Nome	Função
RNAm	RNA mensageiro	RNA codificante que atua como molde para a síntese de proteínas
RNAr	RNA ribossomal	Combina-se com proteínas para formar as duas subunidades ribossomais, a fim de atuar na síntese de proteínas
RNAt	RNA transportador	Liga-se a aminoácidos para carreá-los aos locais corretos sobre o RNAm na síntese de proteínas
miRNA	MicroRNA	Segmentos curtos de RNA (19 a 25 nucleotídios) que têm funções reguladoras pelo bloqueio da síntese de proteínas; também promovem carcinogênese ao bloquear as vias apoptóticas
siRNA	Pequeno RNA de interferência, também conhecido como RNA silenciador	Segmentos curtos de RNA (20 a 22 nucleotídios) em dupla fita que interferem na síntese de proteínas. São liberados por vírus ou são transpósons que entram na célula. Existem siRNAs sintéticos que são produzidos com propósitos terapêuticos
lincRNA, também conhecido como lncRNA	Longo RNA não codificante intergênico; RNA não codificante longo	Longa cadeia de RNA (200 ou mais nucleotídios) que regula a carcinogênese e a embriogênese, e também inativa o segundo cromossomo X em mulheres
piRNA	RNA que interage com proteínas Piwi	Interfere na expressão de transpósons e facilita a colocação de marcadores epigenéticos nos cromossomos

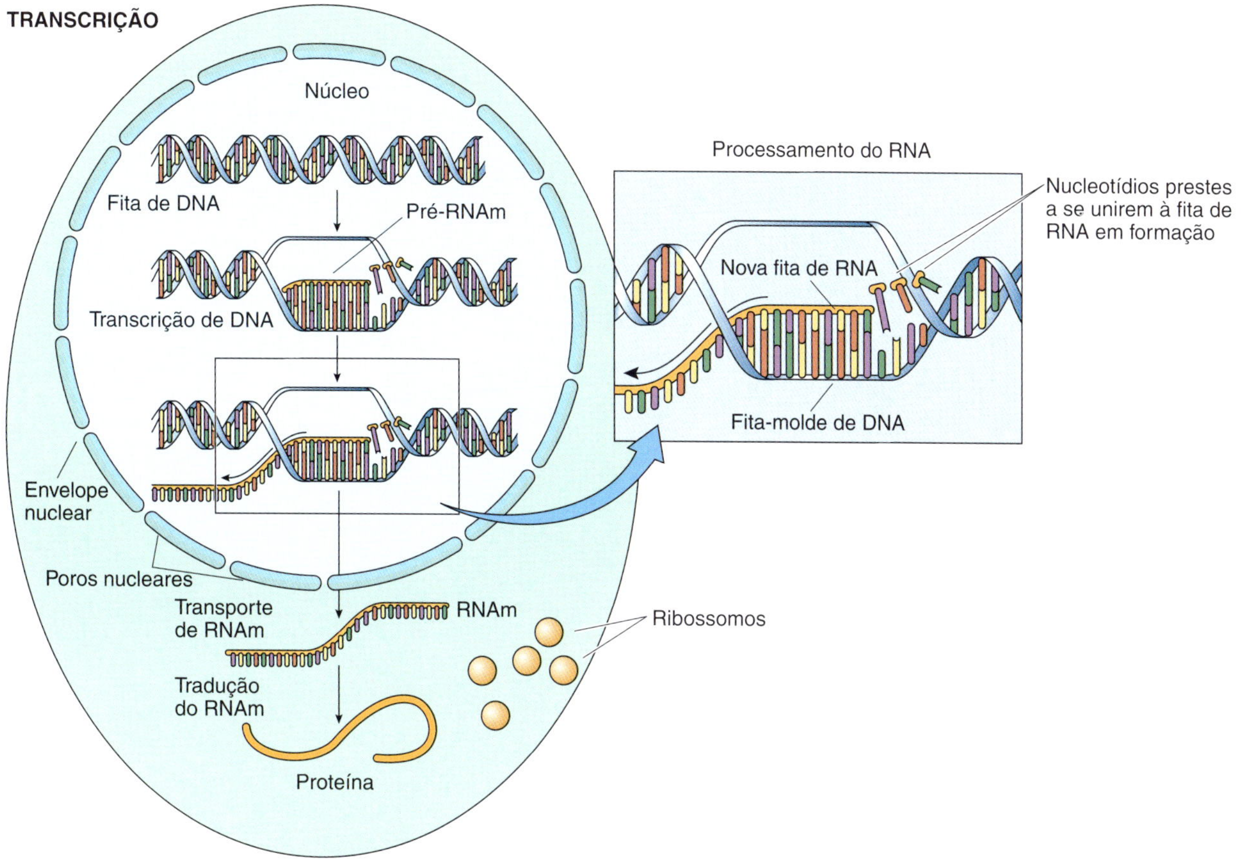

Figura 3.12 Transcrição do DNA. Representação esquemática da transcrição do DNA em RNA mensageiro (RNAm). (Adaptada de Alberts B, Bray D, Lewis J *et al. Molecular Biology of the Cell*. 3rd ed. New York: Garland Publishing; 1994.)

codifica proteínas. Sabe-se agora que, embora esses segmentos intrônicos de RNA não codifiquem proteínas, eles desempenham funções reguladoras que se encontram em paralelo com as proteínas reguladoras. Seu papel pode estar relacionado à diferenciação, ao desenvolvimento, à expressão gênica e à evolução.

RNA transportador

O RNAt carreia aminoácidos ativados para o complexo ribossomo/RNAm, resultando na formação de uma proteína.

O **RNAt** é uma pequena molécula de RNA produzida a partir do DNA pela RNA polimerase III. Tem cerca de 80 nucleotídios de comprimento e é dobrado sobre si mesmo para se assemelhar a uma folha de trevo, com o pareamento de bases entre alguns dos seus nucleotídios.

Duas regiões do RNAt têm significado especial. Uma delas, o **anticódon**, reconhece o códon do RNAm; a outra é a região portadora de aminoácidos que reside na extremidade 3′ da molécula. O RNAt é aminoacilado não apenas no citoplasma, mas também no núcleo. Acredita-se que isso seja uma etapa de "revisão" que facilita a disponibilidade funcional no citoplasma. Em seguida, o RNAt transfere o aminoácido ativado para o complexo RNAm-ribossomo, onde então é incorporado à cadeia polipeptídica, formando a proteína (ver Capítulo 2).

RNA ribossomal

O RNAr forma associações com proteínas e enzimas no núcleo para formar os ribossomos.

O **RNAr** é sintetizado no nucléolo pela RNA polimerase I (Figura 3.13). O transcrito primário é chamado **RNAr 45S (pré-RNAr)**, uma enorme molécula composta por cerca de 13 mil nucleotídios. As proteínas ribossomais sintetizadas no citoplasma são transportadas através do complexo de poros nucleares para dentro do núcleo e depois para o nucléolo, a fim de se unirem a uma molécula de RNAr 5S. Uma vez nesse lugar, associam-se a moléculas de RNAr 45S, formando uma **partícula de ribonucleoproteína** (**RNP**) muito grande. Essa RNP é processada por várias moléculas residentes nos precursores das subunidades ribossômicas maiores e menores no nucléolo. Depois disso, subunidades ribossômicas menores organizadas, compostas por RNAr 18S e outras proteínas ribossomais, fazem seu caminho a partir do nucléolo para o citoplasma por transporte através do complexo de poros nucleares. Os RNAr remanescentes - 28S, 5.8S e 5S, "bem como as proteínas ribossomais"" - são montados em grandes subunidades ribossômicas e transportados para fora do núcleo até o citoplasma por meio do complexo de poros nucleares.

RNAs reguladores

Existem vários tipos de RNAs reguladores, tais como: o microRNA (miRNA); o pequeno RNA de interferência (siRNA), também conhecido como silenciador; o grande RNA não codificante intergênico (lincRNA), também conhecido como RNA não codificante longo (lncRNA); e o RNA que interage com proteínas piwi (piRNA). Todos esses RNAs são não codificantes, o que significa que nenhum deles é traduzido em proteínas (ver Tabela 3.1).

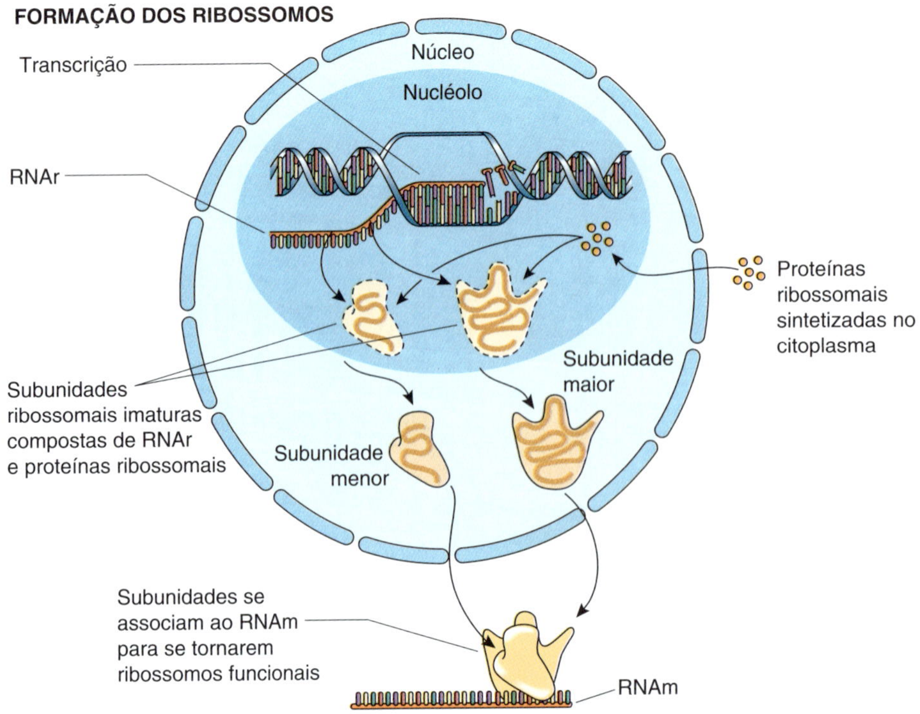

Figura 3.13 Formação de ribossomos. Representação esquemática dos eventos nucleares na formação dos ribossomos. (Adaptada de Alberts B, Bray D, Lewis J *et al. Molecular Biology of the Cell*. 3rd. New York: Garland Publishing; 1994.)

Os **miRNAs**, conforme seu nome sugere, são geralmente segmentos muito curtos de RNA, compostos por apenas 19 a 25 nucleotídios. Eles compreendem um grupo muito extenso de RNAs reguladores, consistindo em mais de mil membros, cada qual com uma função específica. Os miRNAs são transcritos a partir do DNA ou são formados por íntrons emendados desde o pré-RNA como longas sequências de nucleotídios, conhecidas como **miRNA primário (pri-miRNA)**. Os pri-miRNAs são processados no núcleo para formar **pré-miRNAs** que têm cerca de 70 nucleotídios de comprimento e são exportados através do complexo de poros nucleares, uma etapa que requer energia e utiliza a proteína de transporte exportina-5. Uma vez no citoplasma, o pré-miRNA é modificado pela enzima **RNAse III** conhecida como **dicer**, formando duas fitas de nucleotídios, cada uma com duas extremidades livres. Os dois fios se separam e um deles é destruído, enquanto a dicer facilita a outra fita, agora denominada **miRNA**, para formar uma proteína conhecida como **complexo de miRNA de silenciamento induzido por RNA** (**RISC-miRNA**). É o RISC-miRNA que realiza a ligação do miRNA ao RNAm por meio da formação de ligações de hidrogênio entre nucleotídios complementares. Os nucleotídios do miRNA não têm que se combinar perfeitamente com a sequência de nucleotídios do RNAm; na verdade, em mamíferos, a combinação é naturalmente imperfeita. A presença do complexo RISC-miRNA sobre o RNAm não apenas bloqueia a síntese de proteínas, mas também facilita a rápida degradação do RNAm, e então inibe a expressão gênica. Além de bloquear a síntese de proteínas, os miRNAs interferem na capacidade das células de entrarem na via apoptótica, o que as torna "imortais", e assim promove a carcinogênese. Outros miRNAs têm mostrado capacidade de suprimir metástases em alguns cânceres de mama humanos. Os miRNAs também agem facilitando ou interferindo em outras atividades de sinalização celular.

Os **siRNAs** são semelhantes aos miRNAs pelo fato de serem inicialmente em fita dupla e terem cerca de 20 a 22 nucleotídios

Correlações clínicas

Nem todos os miRNAs são sintetizados por células do organismo do indivíduo; na verdade, alguns entram no corpo como parte do processamento do sistema digestivo. Foi demonstrado que certos miRNAs de plantas ingeridas por pacientes estavam presentes em seu estado nativo no sangue desses indivíduos. Um exemplo de um miRNA, conhecido como **MIR168a**, presente no arroz, tem sido observado de modo abundante no sangue de pessoas cuja dieta contém esse alimento. Esse miRNA se liga ao **RNAm da proteína 1 do adaptador do receptor da lipoproteína de baixa densidade** (**LDL**) no fígado, cujo produto proteico é responsável pela eliminação do LDL da corrente sanguínea.

Recentemente, pesquisadores criaram siRNAs que atuam como siRNAs naturalmente introduzidos na medida em que formam **complexos siRNA de silenciamento induzidos por RNA** (**RISC-siRNA**), os quais complementam regiões do RNAm que os pesquisadores desejam silenciar. Acredita-se que esses siRNAs sintéticos terão benefícios no combate a certas doenças.

Uma forma de engenharia genética que envolve a síntese de uma molécula de RNA cujos nucleotídios complementam a região de interesse do genoma humano é realizada por proteínas conhecidas como **proteínas Cas** (**proteínas associadas a CRSPR**, do inglês ***clustered regularly interspaced short palindromic repeats***, isto é, **grupos de repetições palindrômicas curtas regularmente espaçadas**). As proteínas Cas associadas às moléculas de RNAs sintéticos buscam o complemento de regiões da molécula de DNA, e o complexo elimina a sequência de nucleotídios do DNA alvo. Uma modalidade terapêutica futura inclui a substituição da região de DNA eliminada por sequência corrigida de DNA, não apenas excluindo a sequência causadora da doença, mas também fornecendo ação corretiva para reparar o gene mutado.

de comprimento. Em geral, são liberados por vírus ou são transpósons que entram na célula e estão ligados ao RISC, formando um complexo RISC-siRNA. Esses complexos se ligam, de modo complementar, ao RNAms e interferem na síntese de proteínas. Além disso, assim como os complexos RISC-miRNA, aceleram a degradação dos RNAm aos quais estão ligados e inibem a expressão gênica.

Os **lincRNAs**, também conhecidos como **lncRNAs**, são cadeias longas compostas por 200 ou mais nucleotídios. Embora alguns investigadores acreditem que esses lincRNAs não tenham função e que sejam destinados a serem degradados, outros demonstraram que existem pelo menos 35 mil lincRNAs conhecidos. Alguns presentes no núcleo e outros no citoplasma, o que sugere que muitos deles devem desempenhar papéis metabólicos; caso contrário, não teriam sido conservados durante a evolução. Sabe-se que pelo menos dois lincRNAs - H19 e Xist (**X-inactive specific transcript**) - têm funções importantes: o primeiro na carcinogênese e na embriogênese; e o segundo na inativação do segundo cromossomo X das mulheres.

Correlações clínicas

O **gene *H19***, embora presente em cromossomos derivados da mãe e do pai, é expresso apenas nos cromossomos maternos. Acredita-se que atue como um regulador da expressão gênica em nível cromossômico, por meio de grupos especificamente recrutados de proteínas reguladoras para os locais dos genes que controlam a transcrição, consequentemente aumentando ou inibindo a formação de RNAm. O produto gênico do H19, o RNA H19, está especialmente presente em alta concentração em células malignas derivadas de cânceres de esôfago, cólon, bexiga, fígado, ovário, pulmão, testículo, mama e útero.

O lincRNA do tipo **Xist** é especialmente ativo em mulheres como produto de um dos dois cromossomos X, especificamente aquele que ficará silenciado. Embora o processo de inativação do segundo cromossomo X em mulheres não seja compreendido completamente, sabe-se que o Xist se liga a um complexo proteico, conhecido **complexo repressor polycomb 2** (**PRC2**), que inativa o cromossomo em questão, formando um "invólucro" microscopicamente visível em torno de todo o cromossomo, e que está ligado a locais específicos no cromossomo. Curiosamente, a alguns genes é permitido ser expresso; e esses segmentos cromossômicos são observados como se projetando para fora do "invólucro" físico.

Os piRNAs têm cerca de 25 a 30 nucleotídios de comprimento e compreendem um grupo muito grande de RNAs em mamíferos, consistindo em mais de 50 mil membros. Em mamíferos, estão localizados principalmente nos testículos e nos ovários, encontrados tanto no citosol como no núcleo. As funções precisas dos piRNAs não são conhecidas, mas acredita-se que reprimam a expressão gênica e atuem na formação dos espermatozoides.

Tem sido mostrado que o piRNA recruta as **proteínas piwi** e se liga a elas. O complexo piRNA-piwi migra para locais específicos no DNA e recruta uma série de proteínas que colocam **marcas epigenéticas** nas histonas naquela posição. Essas marcas tornam-se permanentes nos cromossomos, e fazem com que aquele gene em particular seja silenciado ou expresso.

Correlações clínicas

Em 2015, um instrumento molecular de edição do genoma denominado **CRSPR/Cas9** (**CRISPR**, do inglês ***c****lustered* ***r****egularly* ***i****nterspaced* ***s****hort* ***p****alindromic* ***r****epeats/CRISPR associated protein 9*) foi desenvolvido e adaptado de microrganismos. A CRSPR/Cas9 é uma ferramenta molecular de corte de DNA em que a enzima Cas9 tem a capacidade de extirpar qualquer região específica da molécula de DNA e substituí-la por outros nucleotídios. Embora ferramentas de edição do genoma estejam disponíveis há vários anos, a CRSPR/Cas9 é muito mais rápida, mais barata e mais confiável. Na verdade, modificações recentes desse sistema permitiram que pesquisadores substituíssem nucleotídios únicos. Espera-se que, ao final, o reparo de mutações pontuais, como a responsável pela anemia falciforme, torne-se viável, possibilitando assim a cura dos pacientes com essa patologia. Patologias de "gene único", como a hemofilia e a fibrose cística, bem como patologias multigênicas, como câncer, doenças cardiovasculares e doenças autoimunes, estão começando a ter benefícios com o uso desse editor de genoma.

NUCLEOPLASMA

O nucleoplasma consiste nos grânulos de intercromatina (IGs) e de pericromatina (PCGs), água, snRNPs, corpos de Cajal e matriz nuclear.

O **nucleoplasma**, separado do citoplasma pelo envelope nuclear, é uma substância um tanto viscosa que envolve os cromossomos e os nucléolos, composta por IGs e PCGs, água, snRNPs, corpos de Cajal, ribonucleoproteínas (RNPs) e pela matriz nuclear.

IGs, localizados em aglomerados espalhados ao longo do núcleo entre o material de cromatina, parecem estar ligados uns aos outros por fibrilas que têm 20 a 25 nm de diâmetro. São compostos de proteínas ribonucleares e com uma série de enzimas, incluindo ATPase, GTPase, β-glicerofosfatase e NAD-pirofosfatase. Sua função não está bem estabelecida.

PCGs são partículas elétron-densas de 30 a 50 nm de diâmetro localizadas nas margens da heterocromatina. São cercados por um halo de 25 nm de largura de uma região menos elétron-densa. Também são compostos por fibrilas densamente compactadas de RNA de baixo peso molecular (4,7S), complexadas a dois peptídeos, semelhantes a **ribonucleoproteínas nucleares heterogêneas** (**hnRNPs**).

As snRNPs participam do processamento, da clivagem e do transporte de hnRNPs. Embora a maioria das snRNPs esteja localizada no núcleo, algumas estão limitadas aos nucléolos. **RNPs** são RNAs com proteínas associadas, como o RNAm e suas proteínas protetoras.

Corpos de Cajal (**enrolados**) são pequenas estruturas nas proximidades do nucléolo. Estão associados à formação da enzima telomerase, que provavelmente direcionam para as extremidades dos cromossomos. Também podem organizar componentes do núcleo em preparação para a transcrição.

Matriz nuclear

Os componentes estruturais da **matriz nuclear** incluem o complexo lâmina nuclear-poro nuclear, os nucléolos residuais, as redes residuais de RNPs e os elementos fibrilares. O núcleo apresenta um retículo nucleoplasmático que é contínuo com o RE do citoplasma e com o envelope nuclear. Esse retículo abriga os íons de cálcio que estão localizados e funcionam no interior do núcleo. Além disso, ele tem receptores para inositol 1,4,5-trifosfato, que regula a sinalização de cálcio dentro de certos compartimentos do núcleo, especificamente regiões dedicadas ao transporte de proteínas, transcrição de certos genes e possivelmente outras funções.

Funcionalmente, a matriz nuclear está associada a sítios de replicação de DNA, transcrição e processamento de RNAr e RNAm, ligação a receptor de esteroides, proteínas do choque térmico, ligação a carcinógenos, vírus de DNA e proteínas virais. Tal lista não é inclusiva e não visa à natureza funcional de cada uma dessas associações porque ainda não estão claras. Foi sugerido, no entanto, que o núcleo possa conter muitos subcompartimentos interativos que funcionam espacial e temporalmente de maneira fortemente coordenada, para facilitar a expressão gênica.

NUCLÉOLO

O nucléolo é a estrutura intensamente corada e não delimitada por membrana no interior do núcleo, que está envolvida na síntese de RNAr e na organização das subunidades ribossomais menores e maiores.

O **nucléolo**, uma estrutura densa não membranosa localizada no núcleo, é observada apenas durante a intérfase porque se dissipa no decorrer da divisão celular. Ele se cora de forma basófila com a hematoxilina (na coloração de H&E), sendo rico em RNAr e proteínas. O nucléolo contém apenas pequenas quantidades de DNA, que também é inativo e, portanto, não se cora pela reação de Feulgen. Normalmente, não há mais de dois ou três nucléolos por célula, no entanto seu número, seu tamanho e sua forma são em geral específicos à espécie e se relacionam com a atividade de síntese da célula. Em células que estão sintetizando ativamente proteínas, o nucléolo pode ocupar até 25% do volume nuclear. As regiões intensamente coradas formam a **cromatina associada ao nucléolo**, a qual está sendo transcrita em RNAr (ver Figuras 3.4 e 3.5). As extremidades dos cromossomos 13, 14, 15, 21 e 22 (em humanos), localizadas nas regiões de coloração mais clara, contêm **regiões organizadoras nucleolares** (**NORs**), onde os *loci* gênicos que codificam RNAr estão situados.

As subunidades ribossômicas da célula são organizadas e montadas dentro do nucléolo, exceto as que estão na mitocôndria. Além disso, o nucléolo é a região da síntese de alguns dos RNAs reguladores; regulam alguns dos eventos no ciclo celular, como: citocinese; inativação das quinases dependentes de ciclina mitóticas por sequestro de proteínas reguladoras do ciclo celular; modificação de pequenos RNAs, que moderam e alteram o pré-rRNA; organização de RNPs; engajamento na exportação nuclear; e participação no controle do processo de envelhecimento.

Correlações clínicas

Alguns estudos sugerem que a região do DNA que codifica o RNA ribossomal no nucléolo pode se tornar instável, acelerando assim o processo de envelhecimento. Em células malignas, o nucléolo pode se tornar hipertrófico. Além disso, sabe-se que, nas células tumorais, as regiões de organização nucleolar tornam-se maiores e mais numerosas, indicando um pior prognóstico clínico.

Ciclo celular

Ciclo celular é uma série de eventos dentro da célula que a preparam para se dividir em duas células-filhas.

O **ciclo celular** é dividido em dois eventos principais: **mitose**, o curto período durante o qual a célula divide núcleo e citoplasma, dando origem a duas **células-filhas**; e **intérfase**, período mais longo durante o qual a célula aumenta de tamanho e conteúdo e replica seu material genético (Figura 3.14). Para que uma célula entre no ciclo celular, o processo deve ser disparado por uma molécula de sinalização conhecida como mitógeno. Existem pelo menos 50 moléculas diferentes que servem como mitógenos. Alguns são muito específicos, pois podem promover apenas uma única população de células, como a **eritropoetina**, que estimula a divisão celular em células progenitoras eritroides responsáveis pela formação de hemácias. Outros são menos específicos e podem induzir mitose em uma variedade de células, como o **fator de crescimento epidérmico**, capaz de impelir células epiteliais, bem como outras células, a entrar no ciclo celular. A maioria dos mitógenos se liga aos receptores da superfície celular que transduzem o sinal intracelularmente, convocando o sistema de segundo mensageiro para a resposta, o que ativa a síntese de **proteínas reguladoras da transcrição**, como a **Myc**, responsável por induzir a célula a produzir fatores que iniciam a entrada no ciclo celular.

O ciclo celular pode ser considerado começando ao final do estágio de telófase na **mitose** (**M**), após o qual a célula entra na intérfase, que é subdividida em três fases:

- **Fase G_1** (de ***gap***), quando a síntese de macromoléculas essenciais para a duplicação de DNA começa
- **Fase S** (de **síntese**), quando o DNA é duplicado
- **Fase G_2**, quando a célula passa por preparações para a mitose.

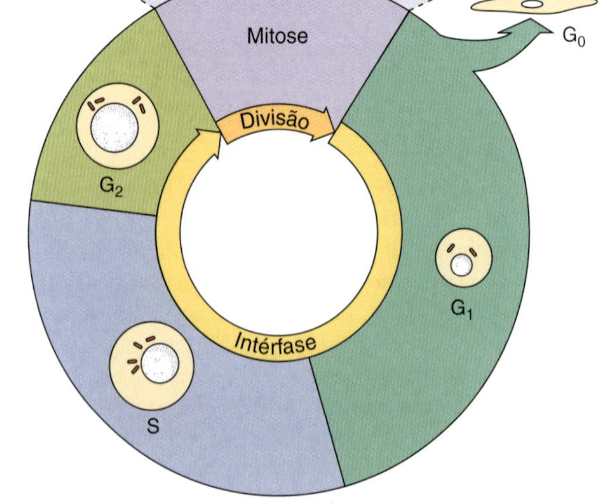

Figura 3.14 Ciclo celular. O diagrama ilustra o ciclo celular em divisão celular ativa. As células que não se dividem, como os neurônios, deixam o ciclo para entrar na fase G_0 (estágio de repouso). Outras células, como os linfócitos, podem retornar ao ciclo celular.

As células que deixaram o ciclo celular estão em estágio de repouso, a **fase G_0** (**externa**) ou **fase estável**. Há células que se tornam altamente diferenciadas após o último evento mitótico e podem deixar de sofrer mitoses por um longo tempo (p. ex., neurônios e células musculares esqueléticas são considerados em estado de **diferenciação terminal** – estado G_0) ou por um curto período (p. ex., células-tronco hematopoéticas), e retornam ao ciclo celular mais tarde.

INTÉRFASE

A intérfase, o tempo entre os eventos mitóticos, está subdividida em três fases: fase G_1, fase S e fase G_2.

Fase G_1

A fase G_1 (gap 1) é um período de crescimento celular, síntese de RNA e outros eventos em preparação para a próxima mitose.

As células-filhas formadas durante a mitose entram na **fase G_1**. No decorrer dessa fase, as células sintetizam RNA, proteínas reguladoras essenciais para a replicação do DNA e enzimas necessárias ao desempenho de tais atividades sintéticas. Assim, o volume da célula, reduzido por meio da divisão da célula à metade durante a mitose, é restaurado ao normal. Além disso, os nucléolos são restabelecidos durante a fase G_1. É nessa época que os centríolos começam a se replicar, um processo que é concluído na **fase G_2**.

Os gatilhos que induzem a célula a entrar no ciclo celular podem ser: (1) uma força mecânica (p. ex., distensão do músculo liso); (2) lesão ao tecido (p. ex., isquemia); e (3) morte celular. Todos esses incidentes causam a liberação de ligantes por células de sinalização no tecido envolvido. Com frequência, esses ligantes são fatores de crescimento que induzem indiretamente a expressão de **proto-oncogenes**, genes que são responsáveis por controlar as vias proliferativas da célula. Mutações nos proto-oncogenes que permitem à célula escapar do controle e se dividir de maneira irrestrita são responsáveis por muitos cânceres. Tais proto-oncogenes mutados são conhecidos como **oncogenes**.

As moléculas de sinalização que estimulam a proliferação ligam-se a receptores de proteínas da superfície celular da célula-alvo e ativam uma das **vias de transdução de sinal** descritas no Capítulo 2. Portanto, sinais extracelulares percebidos na superfície da célula são transduzidos em eventos intracelulares, e a maioria envolve a ativação sequencial de uma cascata de **proteinoquinases** citoplasmáticas. Essas quinases ativam uma série de **fatores de transcrição** intranucleares que regulam a expressão dos proto-oncogenes, resultando em divisão celular.

A capacidade de a célula começar e avançar através do ciclo celular é governada pela presença e pela interação de um grupo de proteínas conhecidas como *ciclinas*, com específicas **quinases dependentes de ciclinas** (**CDKs**), conforme listado na Tabela 3.2.

Uma vez que as ciclinas realizaram suas funções específicas, entram na via ubiquitina-proteassomo, onde são degradadas a seus componentes moleculares. A célula também emprega mecanismos de controle de qualidade, conhecidos como **pontos de verificação** (**checkpoints**), para protegê-la contra a transição precoce entre as fases (Tabela 3.3). Esses pontos de verificação garantem que os eventos essenciais sejam concluídos adequadamente antes que a célula possa progredir de uma fase

TABELA 3.2 Ciclinas, quinases dependentes de ciclinas (CDKs) e o ciclo celular.

Fase	Ciclina se liga às CDKs	Efeito
Início da fase G_1	Ciclina D à CDK4 e à CDK6	A célula pode entrar e progredir através da fase S
Final da fase G_1	Ciclina E à CDK2	
Fase S	Ciclina A à CDK2 e à CDK1	A célula pode deixar a fase S e induzir formação de ciclina B
Fase G_2	Ciclina B à CDK1	A célula pode sair da fase G_2 e entrar na fase M

TABELA 3.3 Pontos de verificação (*checkpoints*) do ciclo celular e suas funções.

Pontos de verificação e suas fases	Função
Ponto de verificação na fase G_1 – Dano ao DNA	A replicação do DNA é monitorada; se ocorreu um erro, a célula não pode entrar na fase S
Ponto de verificação na fase S – Dano ao DNA	A replicação do DNA é monitorada; se ocorreu um erro, a célula não pode sair da fase S
Ponto de verificação na fase G_2 – DNA não replicado	Se nem todo o DNA foi replicado, a célula não pode deixar a fase G_2
Ponto de verificação na fase G_2 – Dano ao DNA	Se houver erros na cópia do DNA, a célula não pode sair da fase G_2
Ponto de verificação do fuso mitótico	Se o fuso mitótico não estiver corretamente organizado, a célula não pode sair da fase M
Ponto de verificação de segregação cromossômica	Se o cromossomo não se separou corretamente, a célula não pode sair da fase M

para a seguinte. Se o mecanismo de controle de qualidade descobrir um erro, a célula não pode passar de sua fase atual, a menos que o problema seja corrigido. Se o problema não puder ser corrigido, a célula será levada de volta à fase G_0.

Os verdadeiros mecanismos de controle são consideravelmente mais elaborados e complexos; para obter mais detalhes, consulte livros pertinentes de biologia celular, bem como a literatura atual sobre o ciclo celular.

Fase S

A síntese de DNA ocorre durante a fase S.

Durante a **fase S**, a fase sintética do ciclo celular, os **centrossomos** e o **genoma** são duplicados. Todas as nucleoproteínas necessárias, incluindo as histonas, são importadas e incorporadas à molécula de DNA, formando o material da cromatina. A célula agora contém duas vezes a quantidade normal de seu DNA. A quantidade de DNA presente nas células autossômicas e germinativas também varia. As células autossômicas contêm a quantidade diploide (2n) de DNA antes da fase de síntese (S) do ciclo celular, quando, então, a quantidade (2n) de DNA é dobrada (4n) em preparação para a divisão celular.

Em contraste, as células germinativas produzidas por meiose têm o número haploide (1n) de cromossomos e também (1n) de DNA.

Fase G2

A fase gap 2 (fase G_2) é o período entre o final da síntese de DNA e o início da mitose.

Durante a **fase G_2**, o RNA e as proteínas essenciais para a divisão celular são sintetizados, a energia para a mitose é armazenada, a tubulina é sintetizada para montagem dos microtúbulos necessários à mitose, a replicação de DNA é analisada para possíveis erros e esses erros são corrigidos.

MITOSE

A mitose é o processo de divisão celular que resulta na formação de duas células-filhas idênticas.

A **mitose** (**M**) ocorre no final da **fase G_2** e, assim, completa o ciclo celular. A mitose é o processo pelo qual o citoplasma e o núcleo da célula são divididos igualmente entre duas células-filhas idênticas (Figuras 3.15 a 3.17). Primeiro, o material nuclear é dividido em um processo chamado **cariocinese**, seguido pela divisão do citoplasma, chamada **citocinese**. O processo de mitose é dividido em cinco fases distintas: **prófase**, **prometáfase**, **metáfase**, **anáfase** e **telófase** (Figura 3.18).

Prófase

Durante a prófase, os cromossomos se condensam e o nucléolo desaparece.

No início da prófase, os cromossomos estão se condensando até o ponto de se tornarem visíveis microscopicamente. Cada cromossomo consiste em duas **cromátides-irmãs** paralelas, unidas em um ponto ao longo de sua extensão, no **centrômero**. Conforme os cromossomos se condensam, o nucléolo desaparece. O **centrossomo** também se divide em duas regiões, cada metade contendo um par de centríolos em um mar de **anéis de γ-tubulina**. Esse é o **centro organizador dos microtúbulos** (**COMT**) da célula (ver Capítulo 2). Os centrossomos migram para longe um do outro, para polos opostos da célula, onde cada uma forma um novo COMT.

A partir de cada COMT, desenvolvem-se microtúbulos astrais, microtúbulos dos cinetocoros e microtúbulos polares, dando origem ao fuso mitótico.

- Considera-se que os **microtúbulos astrais** que se irradiam do polo do fuso mitótico possam auxiliar na retenção de cada COMT em seu polo da célula e garantir que o fuso mitótico esteja orientado da maneira correta
- Os microtúbulos que se ligam aos cinetocoros no centrômero de cada cromátide irmã são os **microtúbulos dos cinetocoros**. Eles ajudam a separar as cromátides irmãs umas das outras durante a anáfase, puxando-as para polos opostos da célula. Na ausência de centríolos, o material nucleador de microtúbulos está disperso dentro do citoplasma, os microtúbulos astrais e os microtúbulos do cinetocoro não se formam adequadamente e a mitose não ocorre da maneira apropriada

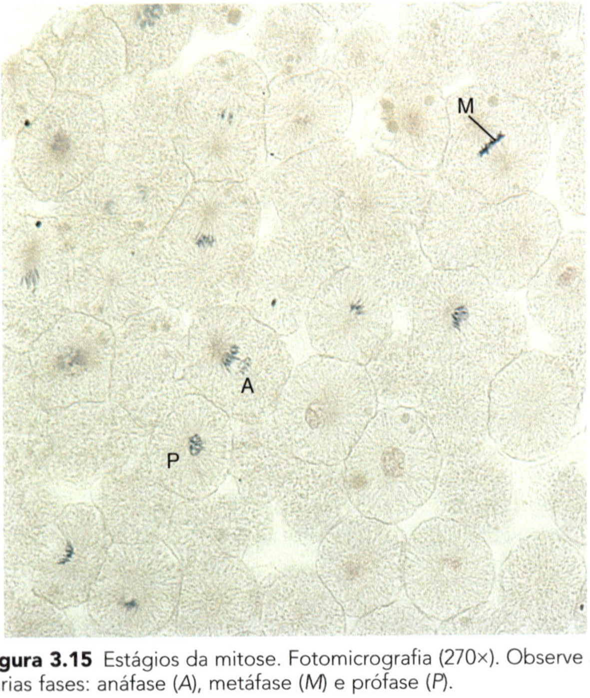

Figura 3.15 Estágios da mitose. Fotomicrografia (270×). Observe as várias fases: anáfase (*A*), metáfase (*M*) e prófase (*P*).

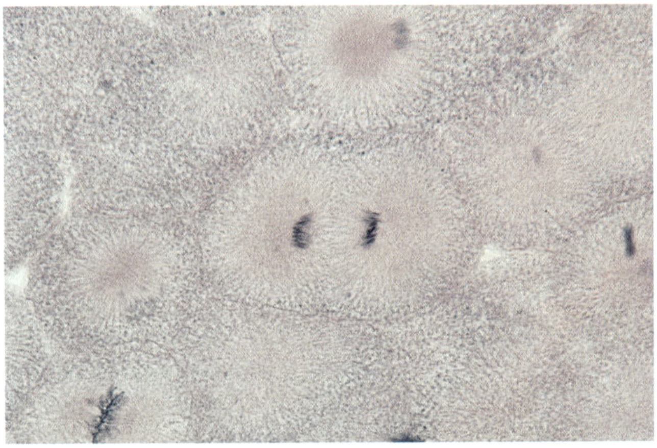

Figura 3.16 Estágio de anáfase da mitose (540×). Cromátides-irmãs se separaram a partir da placa metafásica e agora estão migrando para longe umas das outras, em direção a polos opostos.

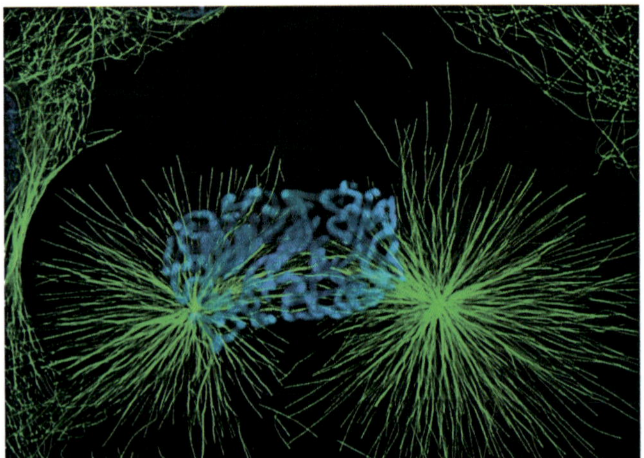

Figura 3.17 Imagem de imunofluorescência de uma célula no estágio de prometáfase da mitose. Observe os microtúbulos do fuso mitótico (*verde*) e os cromossomos (*azul*). (© 1999, Alexey Khodjakov, MD)

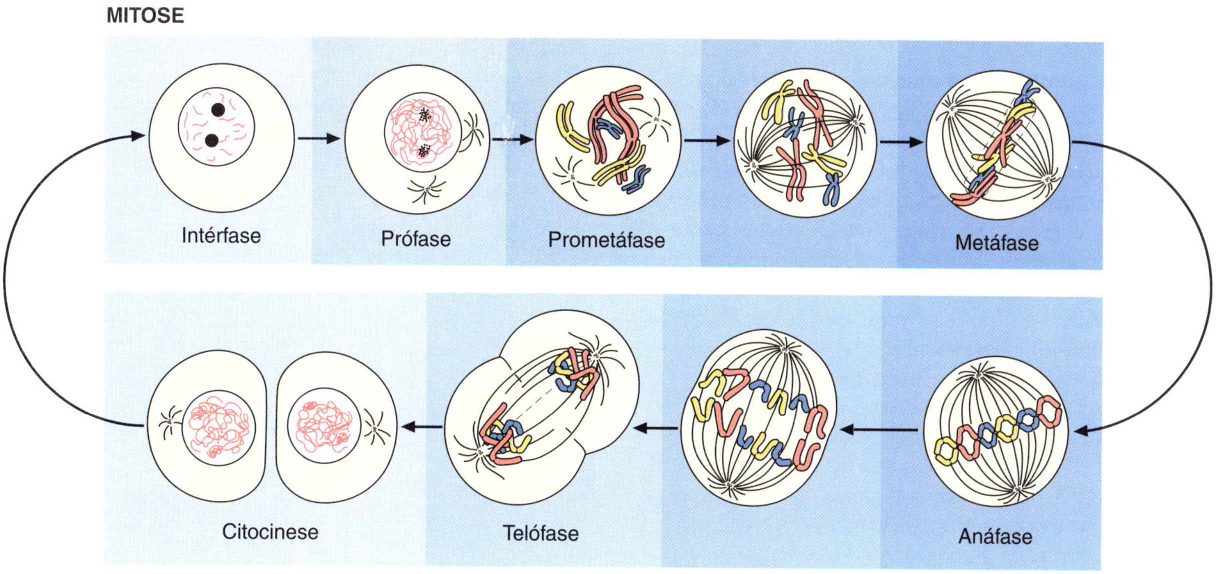

Figura 3.18 Estágios da mitose. Representação esquemática da mitose em uma célula contendo um número diploide (2n) de seis cromossomos.

- Os **microtúbulos polares** originam-se dos dois COMTs localizados em polos opostos da célula; à medida que esses microtúbulos polares se alongam, eles se encontram no centro da célula. Dessa maneira, eles garantem que os dois COMTs mantenham seus respectivos locais opostos nos polos da célula e não migrem em direção um ao outro.

Prometáfase

A prometáfase começa quando o envelope nuclear desaparece.

A **prometáfase** começa quando as lâminas nucleares são fosforiladas, resultando na ruptura e no desaparecimento do envelope nuclear. Durante essa fase, os cromossomos são organizados aleatoriamente em todo o citoplasma; cada cromossomo é composto por duas cromátides-irmãs unidas uma à outra por um complexo de proteínas, conhecidas como **coesinas** e **condensinas**. Os microtúbulos que se tornam ligados aos cinetocoros são conhecidos como **microtúbulos dos cinetocoros**, enquanto os microtúbulos que não se incorporam ao fuso mitótico são chamados de **microtúbulos polares**.

Metáfase

A metáfase começa quando os cromossomos recém-duplicados se alinham no equador do fuso mitótico.

Durante a **metáfase**, os cromossomos se condensam ao máximo e estão alinhados no equador do fuso mitótico (configuração de **placa metafásica**). Cada cromátide está disposta em posição paralela ao equador, e os microtúbulos dos cinetocoros estão ligados aos seus respectivos cinetocoros, irradiando-se para o polo do fuso. As cromátides-irmãs devem ser mantidas em proximidade à medida que o cromossomo se condensa e se alinha no fuso mitótico da metáfase.

Anáfase

Durante a anáfase, as cromátides-irmãs se separam e começam a migrar para polos opostos da célula, e um sulco de clivagem começa a se desenvolver.

A **anáfase** tem início quando as proteínas de coesão localizadas entre as cromátides-irmãs desaparecem; as cromátides-irmãs, localizadas no equador da placa de metáfase, se afastam e começam sua migração em direção aos polos opostos do fuso mitótico. O local de ancoragem entre fuso/cinetocoro segue na frente durante o trajeto, com os braços das cromátides simplesmente acompanhando, o que não contribui em nada para a migração ou para seu caminho.

Foi postulado que o movimento observado das cromátides em direção ao polo na anáfase pode ser o resultado do encurtamento dos microtúbulos, por meio da despolimerização na extremidade do cinetocoro. Esse fato, junto com a descoberta da dineína associada ao cinetocoro, pode ser análogo ao transporte de vesícula ao longo dos microtúbulos. Na **anáfase tardia**, um sulco de clivagem começa a se formar na membrana celular, indicando a região onde a célula será dividida durante a citocinese.

Telófase

A telófase, fase terminal da mitose, é caracterizada por citocinese, reconstituição do núcleo e envelope nuclear, desaparecimento do fuso mitótico e desenrolamento dos cromossomos em cromatina.

Na **telófase**, cada conjunto de cromossomos alcançou seu respectivo polo, as proteínas nucleares laminas são desfosforiladas e o envelope nuclear é reconstituído. Os cromossomos se desenrolam e se organizam em heterocromatina e eucromatina da célula em intérfase. O nucléolo é desenvolvido a partir das **regiões organizadoras nucleolares** em cada um dos cinco pares de cromossomos.

CITOCINESE

A citocinese é a divisão do citoplasma em duas partes iguais durante a mitose.

O sulco de clivagem continua a se aprofundar, até que apenas o **corpúsculo mediano**, uma pequena ponte de citoplasma, e os microtúbulos polares permaneçam conectando as duas células-filhas (Figura 3.19). Os microtúbulos polares são rodeados por um **anel contrátil**, que fica logo abaixo da membrana plasmática. O anel contrátil é composto de **filamentos de actina e miosina** ancorados à membrana plasmática. A constrição do anel é seguida pela despolimerização dos microtúbulos polares restantes que separam as duas células-filhas. Durante essa separação e logo em seguida, os elementos do anel contrátil e os microtúbulos restantes do fuso mitótico são desmontados, concluindo-se a citocinese.

Cada célula-filha resultante da mitose é idêntica em todos os aspectos, incluindo todo o genoma, e cada uma apresenta um número diploide (2n) de cromossomos.

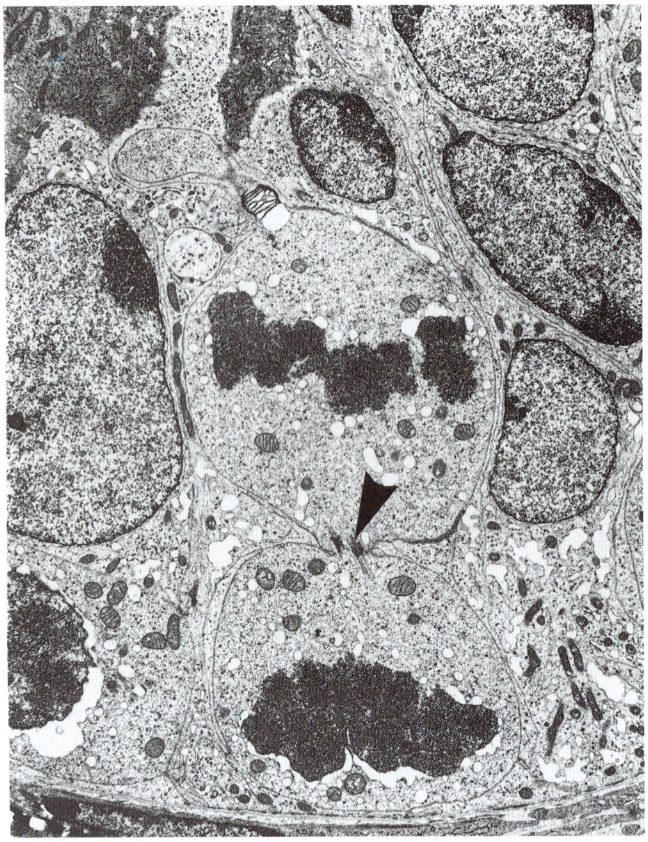

Figura 3.19 Citocinese. Eletromicrografia (8.092×). Uma espermatogônia em telófase tardia demonstrando a formação do corpúsculo mediano (*ponta de seta*). Os cromossomos nos núcleos das células-filhas estão começando a se desenrolar. (Fonte: Miething A. Intercellular bridges between germ cells in the immature golden hamster testis: evidence for clonal and nonclonal mode of proliferation. *Cell Tissue Res.* 1990;262:559-567.)

Correlações clínicas

Uma compreensão mais completa da mitose e do ciclo celular tem ajudado muito a quimioterapia para tratamento do câncer, tornando possível a utilização de drogas em determinado momento, quando as células estão em um estágio específico do ciclo celular. Por exemplo, a **vincristina** e medicamentos semelhantes, rompem o fuso mitótico, impedindo que a célula prossiga em mitose. A **colchicina**, outro alcaloide vegetal que produz o mesmo efeito, tem sido amplamente utilizada em estudos de cromossomos individuais e cariótipo. O **metotrexato** (que inibe a síntese de purinas) e o **5-fluoruracila** (que inibe a síntese de pirimidinas) interrompem o ciclo celular na fase S, evitando a divisão celular; ambos são agentes quimioterápicos comuns.

Os **oncogenes** são formas mutantes de genes normais chamados de proto-oncogenes, que codificam para proteínas que controlam a divisão celular. Os oncogenes podem resultar de uma infecção viral ou de acidentes genéticos aleatórios. Quando presentes em uma célula, os oncogenes dominam os genes sobre os alelos de proto-oncogenes normais, causando divisão celular desregulada e proliferação. Exemplos de células cancerosas decorrentes da expressão de oncogenes incluem o **câncer de bexiga** e a **leucemia mieloide aguda**.

MEIOSE

A meiose é um tipo especial de divisão celular que resulta na formação de gametas, células cujo número de cromossomos é reduzido do número diploide (2n) para o haploide (1n).

A **meiose** é um tipo especializado de divisão celular que resulta na formação de células germinativas - os **gametas** óvulos e espermatozoides.

Esse processo tem dois resultados cruciais:

1. O número de cromossomos é reduzido do **diploide (2n)** para o número **haploide (1n)**, garantindo que cada gameta carregue a quantidade haploide de DNA e o número haploide de cromossomos.
2. A **recombinação** de genes promove a variabilidade genética e a diversidade do conjunto genético.

A meiose é dividida em dois eventos separados:

- **Meiose I, a divisão reducional** (primeiro evento): os pares de cromossomos homólogos se alinham, os membros de cada par se separam, seguem para polos opostos e a célula se divide; assim, cada célula-filha recebe metade do número de cromossomos (número haploide)
- **Meiose II, a divisão equatorial** (segundo evento): as *duas* **cromátides irmãs** de cada cromossomo são separadas, como em mitose, seguida pela migração das cromátides para os polos opostos e da formação de duas células-filhas. Esses dois eventos produzem quatro células, cada uma com o número haploide de cromossomos e conteúdo haploide de DNA.

Meiose I

A meiose I (divisão reducional) separa os pares homólogos de cromossomos, reduzindo assim o número de diploide (2n) para haploide (1n).

A meiose começa no final da intérfase no ciclo celular. Na gametogênese, quando as células germinativas estão na **fase S** do ciclo celular precedendo a meiose, a quantidade de DNA é dobrada para **4n**, enquanto o número de cromossomos permanece em **2n** (46 cromossomos). A meiose I ocorre conforme descrito na Figura 3.20.

Prófase I

A prófase I, o início da meiose, começa após o DNA ter sido dobrado para 4n na fase S.

A **prófase** da meiose I dura um longo tempo e é subdividida nas seguintes cinco fases:

1. *Leptoteno*. Os cromossomos individuais, compostos por duas cromátides unidas no centrômero, começam a se condensar, formando longos fios no núcleo.
2. *Zigóteno*. Pares homólogos de cromossomos se aproximam um do outro, alinhando-se paralelamente (*locus* gênico com *locus* gênico), e fazem sinapses através do **complexo sinaptonêmico**, formando uma tétrade.
3. *Paquíteno*. Os cromossomos continuam a se condensar, tornando-se mais espessos e mais curtos; os **quiasmas** (locais de *crossing-over*) são formados quando ocorre troca aleatória de material genético entre cromossomos homólogos.
4. *Diplóteno*. Os cromossomos continuam a se condensar; em seguida, começam a se separar, revelando os quiasmas.
5. *Diacinese*. Os cromossomos condensam-se ao máximo e o nucléolo desaparece, assim como o envelope nuclear, liberando os cromossomos no citoplasma.

Metáfase I

A metáfase I é caracterizada por pares homólogos de cromossomos, cada um composto por duas cromátides, alinhados na placa equatorial do fuso meiótico.

Durante a **metáfase I**, os cromossomos homólogos se alinham como pares na placa equatorial do fuso de maneira aleatória, garantindo uma subsequente reorganização dos cromossomos maternos e paternos. Os microtúbulos de cinetocoro se fixam aos cinetocoros dos cromossomos, mas as quatro cromátides-irmãs estão unidas umas às outras.

Anáfase I

A anáfase I é evidente quando os pares homólogos de cromossomos começam a se separar, dando início à sua migração para os polos opostos da célula.

Na **anáfase I**, os cromossomos homólogos migram para longe um do outro, indo para polos opostos. Ao contrário da anáfase da mitose, em que as cromátides-irmãs são separadas umas das outras, na meiose as quatro cromátides-irmãs são separadas para formar dois pares de cromátides-irmãs. Cada par de cromátides-irmãs é puxado para os polos opostos da célula.

Telófase I

Durante a telófase I, os cromossomos em migração, cada um consistindo de duas cromátides, atingem polos opostos.

A **telófase I** é semelhante à telófase da mitose. Os cromossomos atingem os polos opostos da célula, os núcleos são reorganizados e a citocinese ocorre, dando origem a duas células-filhas. Cada célula possui 23 cromossomos, o número haploide (1n). No entanto, como cada cromossomo é composto por duas cromátides irmãs, o conteúdo de DNA ainda é diploide. Cada uma das células-filhas recém-formadas entra na meiose II.

Meiose II

A meiose II (divisão equatorial) ocorre sem síntese de DNA e prossegue rapidamente através de quatro fases, e pela citocinese, para formar quatro células-filhas da célula germinativa diploide original, cada uma com o número haploide de cromossomos.

A **divisão equatorial** não é precedida por uma fase S. É muito semelhante à mitose e é subdividida em **prófase II, metáfase II, anáfase II, telófase II** e **citocinese** (ver Figura 3.20). Os cromossomos se alinham no equador; os cinetocoros se ancoram aos microtúbulos de cinetocoro, seguidos pelas cromátides-irmãs, agora separadas e migrando para polos opostos, e a citocinese divide cada uma das *duas* células, resultando em um total de quatro células-filhas da célula germinativa diploide original. Cada uma das quatro células contém uma quantidade haploide de conteúdo de DNA e uma quantidade haploide de cromossomos.

Ao contrário das células-filhas resultantes da mitose, em que cada uma contém o número diploide de cromossomos e é uma cópia idêntica da outra, as quatro células resultantes da meiose contêm o número haploide de cromossomos e são geneticamente distintas por causa da reorganização dos cromossomos e do *crossing-over*. Assim, cada gameta contém o próprio e único conteúdo genético.

Correlações clínicas

Anormalidades nos números dos cromossomos podem ocorrer durante a meiose.

Durante a meiose I, quando os pares homólogos geralmente se separam, pode haver uma **não disjunção**. Assim, uma célula-filha terá mais de um cromossomo do par homólogo, resultando em 24 cromossomos, enquanto a outra célula-filha terá apenas 22 cromossomos. Na fertilização com um gameta normal (contendo 23 cromossomos), o zigoto resultante terá 47 cromossomos (**trissomia**) ou 45 cromossomos (**monossomia**). A não disjunção ocorre com mais frequência com certos cromossomos (ou seja, trissomia dos cromossomos 8, 9, 13, 18, 21) que produzem características únicas (p. ex., os traços da síndrome de Down [trissomia do 21]).

Apoptose e necrose

As células morrem como resultado de vários fatores, incluindo: (1) lesão aguda; (2) acidentes; (3) falta de suprimento vascular; (4) destruição por patógenos ou pelo sistema imunológico; e (5) programação genética.

Durante a embriogênese, muitas células, como aquelas que dão origem a uma cauda no embrião humano, são orientadas para o processo geneticamente determinado de morte celular. Esse processo continua durante toda a vida adulta para estabelecer um equilíbrio entre a proliferação e a morte celular. Por exemplo, no ser humano adulto, bilhões de células morrem a cada hora dentro da medula óssea e do trato digestivo para equilibrar a proliferação celular nesses tecidos. A morte celular, assim, é chamada de **apoptose** (**morte celular programada**). Em contraste com a apoptose, durante a **necrose**, a célula morre de forma desregulada devido a um ataque ou lesão traumática, causando a ruptura da célula. Tal processo expõe seu conteúdo às células vizinhas, iniciando então uma resposta inflamatória. Ao contrário da apoptose, que tem efeitos benéficos para o organismo, a necrose quase sempre prejudica o organismo e pode até mesmo causar a morte (Tabela 3.4). Como a apoptose tem formidáveis consequências para a célula envolvida, bem como para o organismo, deve ser cuidadosamente regulada, controlada e monitorada.

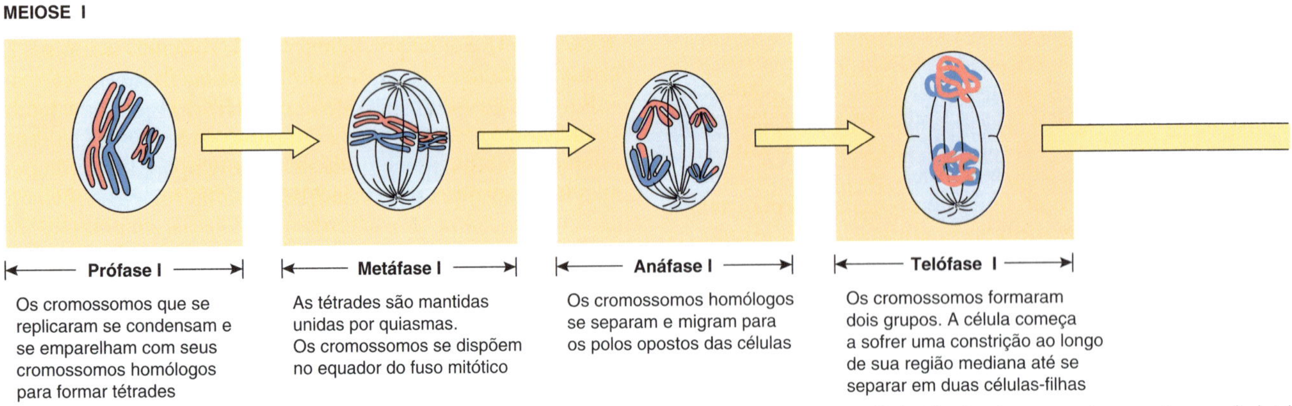

Figura 3.20 Estágios da meiose. Apresentação esquemática dos eventos na meiose em uma célula idealizada contendo um número diploide (2n) de quatro cromossomos.

TABELA 3.4 Sinais histológicos comparativos entre apoptose e necrose.

Apoptose	Necrose
Destruição de elementos do citoesqueleto induzida por caspases resulta em células arredondadas	As células se tornam inchadas, ocorrendo a formação de bolhas
Os núcleos picnóticos – devido à condensação da cromatina nuclear – sofrem, em seguida, fragmentação como resultado da degradação do DNA (cariorrexe)	O conteúdo celular encontra-se presente, de forma livre, no meio extracelular
Formam-se corpos apoptóticos (*blebs*) na periferia celular	Os núcleos se tornam picnóticos e, em seguida, sofrem lise, um processo denominado de cariólise
O citoplasma se torna condensado e, em consequência, cora mais intensamente	As células necróticas e seus resíduos não são fagocitados
As células se tornam fragmentadas em corpos apoptóticos, que são fagocitados por macrófagos	O sistema imunológico não reage aos tecidos necróticos

DNA, ácido desoxirribonucleico.

O processo de apoptose é regulado por uma série de genes conservados que codificam uma família de enzimas conhecidas como **caspases** (**proteases ácidas cisteína-aspártico**), que degradam proteínas reguladoras e estruturais no núcleo e no citoplasma, enquanto a **necrose é caspase-independente**.

A ativação das caspases é induzida por pelo menos duas maneiras, a **via extrínseca** e a **via intrínseca**:

- A **via extrínseca** é ativada quando condições extracelulares causam a liberação de certas citosinas, como **fator de necrose tumoral** (**TNF**), através de células sinalizadoras, o qual, em seguida, se liga ao receptor de TNF da célula-alvo. Esses receptores de TNF são proteínas transmembranares cujo domínio citoplasmático se liga a moléculas adaptadoras às quais as caspases são associadas. Uma vez que o TNF se acopla aos domínios extracelulares de seu receptor, o sinal é transduzido e as caspases tornam-se ativadas. As caspases ativadas são liberadas e, por sua vez, desencadeiam uma cascata de caspases que resulta na degradação dos cromossomos, das laminas nucleares e das proteínas do citoesqueleto. Finalmente, toda a célula se fragmenta. Os fragmentos celulares, conhecidos como **corpos apoptóticos**, são então fagocitados por macrófagos. No entanto, esses macrófagos não liberam citosinas que iniciariam uma resposta inflamatória
- A **via intrínseca** pode ser ativada quando ocorre lesão intracelular; e é essencial que o sistema imunológico não se envolva e que a reação inflamatória não ocorra. O tipo mais bem compreendido da via intrínseca é a **apoptose mediada por mitocôndrias**, a qual ocorre como resultado de um dano ao DNA, dano ao retículo endoplasmático ou outros estresses intracelulares. Numerosas proteínas intracelulares interagem umas com as outras para formar um complexo, conhecido como **complexo de sinalização indutor de morte** (**DISCO**, do inglês *death-inducing signaling complex*). Essa interação ativa uma via que resulta na formação de fatores que são transportados para a mitocôndria, onde causam o vazamento de citocromo C para o citosol. Uma vez no citosol, o citocromo C ativa a via apoptótica e a célula entra em apoptose.

Considerações patológicas

Ver Figuras 3.21 e 3.22.

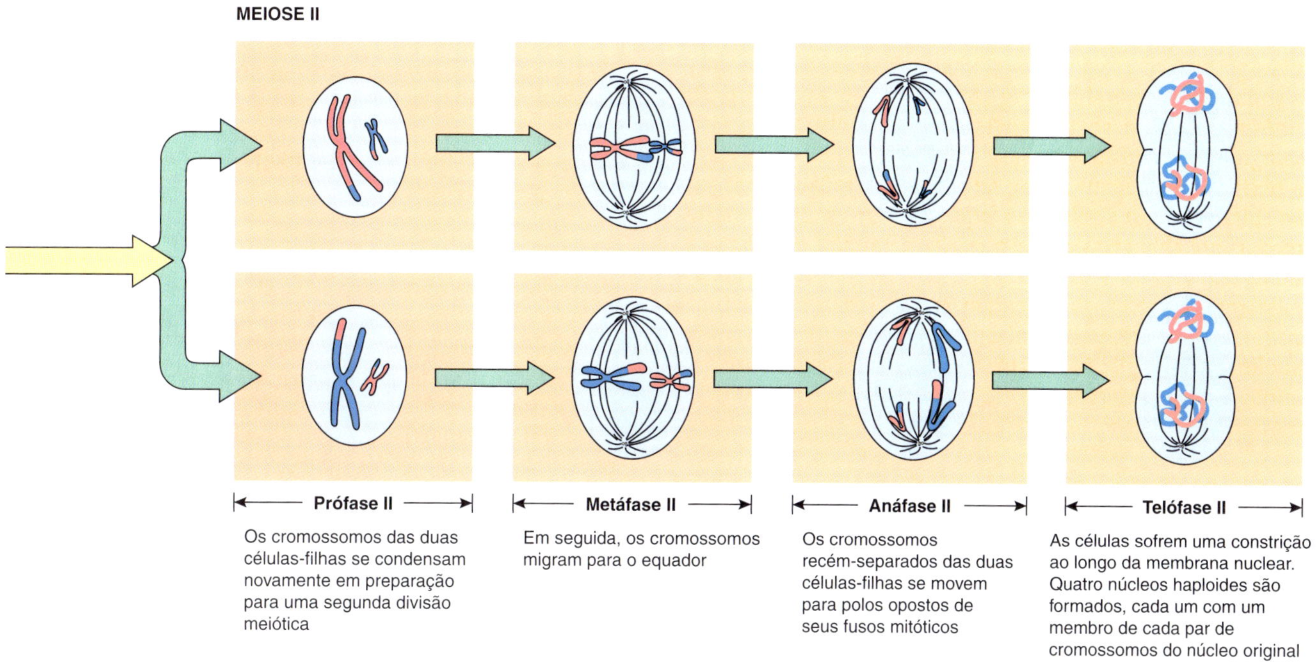

MEIOSE II
Prófase II
Os cromossomos das duas células-filhas se condensam novamente em preparação para uma segunda divisão meiótica
Metáfase II
Em seguida, os cromossomos migram para o equador
Anáfase II
Os cromossomos recém-separados das duas células-filhas se movem para polos opostos de seus fusos mitóticos
Telófase II
As células sofrem uma constrição ao longo da membrana nuclear. Quatro núcleos haploides são formados, cada um com um membro de cada par de cromossomos do núcleo original

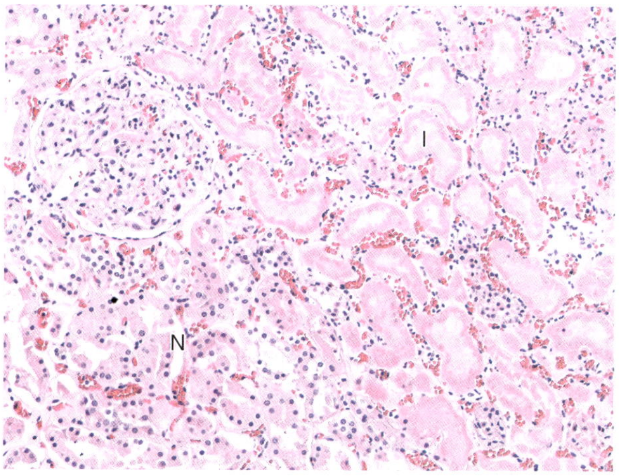

Figura 3.21 Fotomicrografia do limite entre o córtex renal normal (*N*) do lado esquerdo e infarto renal (*I*) do lado direito. Observe que o lado necrótico exibe bolhas celulares e ausência de núcleos nas células dos túbulos. Observe a presença de infiltrado inflamatório no tecido conjuntivo entre os túbulos. (Fonte: Kumar V, Abbas AK, Aster JC. *Robbins e Cotran Pathologic Bas is of Disease*. 9th ed. Philadelphia: Elsevier; 2015:43, Figura 2.11B.)

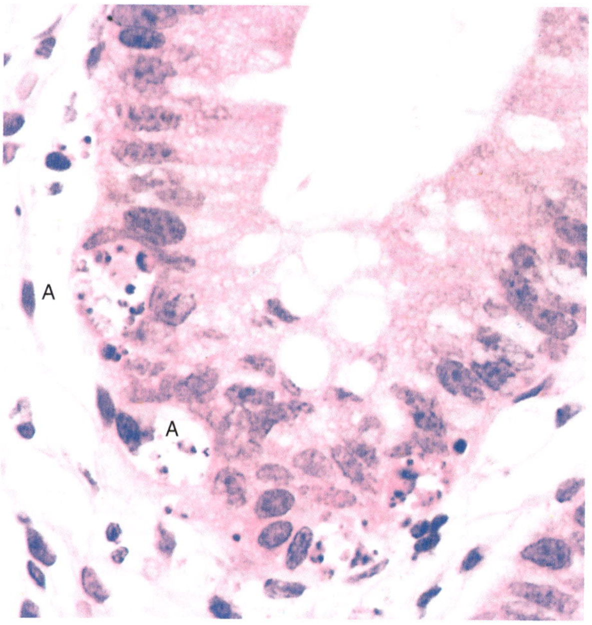

Figura 3.22 Fotomicrografia mostrando a presença de corpos apoptóticos (*A*) no cólon de um paciente portador da doença do enxerto *versus* hospedeiro. (Fonte: Young B, Stewart W, O'Dowd G. *Wheater's Basic Pathology: A Text, Atlas and Review of Histopathology*. 5th ed. Oxford: Churchill Livingstone/Elsevier Limited; 2011:10, Figura 1.9C.)

4 Matriz Extracelular

Células de estrutura e função semelhantes se reúnem para formar associações funcionais, conhecidas como **tecidos**, em todos os organismos multicelulares. Grupos desses tecidos são dispostos em vários arranjos organizacionais e funcionais, formando **órgãos** que desempenham funções no corpo. Os quatro tipos básicos de tecido são: **tecido epitelial**, **tecido conjuntivo**, **tecido muscular** e **tecido nervoso**. Cada um desses tecidos e seus componentes celulares apresenta características específicas e bem definidas, que serão detalhadas nos capítulos subsequentes. Essas características incluem as próprias **células** e a **matriz extracelular** (**MEC**), um complexo de macromoléculas não vivas fabricadas e exportadas pelas células para o **meio extracelular**, o espaço entre elas.

A extensão da MEC localizada no meio extracelular varia com o tipo de tecido específico. O tecido epitelial, por exemplo, forma camadas de células apenas com uma quantidade escassa de MEC, enquanto o tecido conjuntivo é composto principalmente por MEC, com uma quantidade limitada de células espalhadas por toda a matriz. As células mantêm suas associações com a MEC formando junções especializadas que as prendem às macromoléculas circundantes. Este capítulo explora a natureza da MEC e suas funções, não apenas no que se refere aos tecidos que a abrigam, mas também a sua relação com as células nela contidas. Embora inicialmente se acreditasse que a MEC apenas formasse os elementos de sustentação do tecido no qual reside, sabe-se agora que realiza funções adicionais, como:

- Modificação da morfologia e das funções celulares
- Modulação da sobrevivência celular
- Influência no desenvolvimento celular
- Regulação da migração celular
- Direcionamento da atividade mitótica de células
- Formação de associações juncionais com as células
- Fornecimento de um ambiente para a defesa imunológica do corpo
- Resistência a forças de compressão e forças de tração atuando nos tecidos.

A MEC do tecido conjuntivo propriamente dito, o tipo mais comum de tecido conjuntivo do corpo, é composta por uma **substância fundamental** semelhante a um gel hidratado com **fibras** embebidas nela. A substância fundamental resiste às forças de compressão, enquanto as fibras resistem às forças de tensão. A água de hidratação permite a troca rápida de nutrientes e produtos residuais transportados pelo líquido extracelular à medida que se infiltra através da substância fundamental (Figura 4.1).

Substância fundamental

Substância fundamental é um material amorfo semelhante a um gel, composto por glicosaminoglicanos, proteoglicanos e glicoproteínas.

O **líquido extracelular** (derivado dos componentes fluidos do sangue) se infiltra através da **substância fundamental**, que é composta de **glicosaminoglicanos** (**GAGs**), **proteoglicanos** e **glicoproteínas de adesão às células**. Essas três famílias de macromoléculas estabelecem várias interações entre si, com fibras e com as células do tecido conjuntivo e do epitélio (Figura 4.2).

GLICOSAMINOGLICANOS

GAGs são longas cadeias de dissacarídeos repetidos em forma de bastão, carregados negativamente, e que têm a capacidade de se ligar a grandes quantidades de água.

GAGs são polissacarídeos longos, inflexíveis e não ramificados, compostos de cadeias de unidades dissacarídicas repetidas. Um dos dois representantes dos dissacarídeos repetidos é sempre um **amino açúcar** (*N*-acetilglucosamina ou *N*-acetilgalactosamina); o outro é tipicamente um **ácido urônico** (ácido idurônico ou ácido glicurônico). Os GAGs são classificados em quatro grupos, dependendo de seus constituintes dissacarídicos principais (Tabela 4.1).

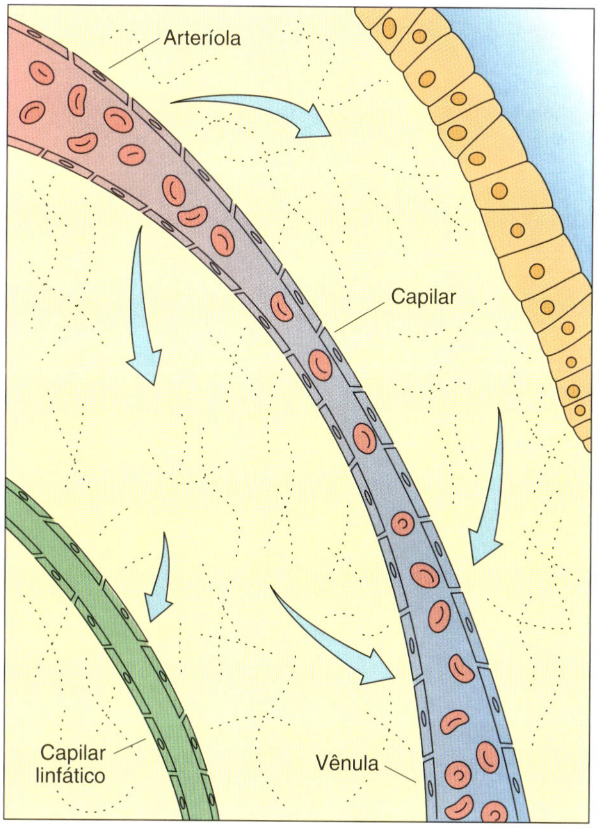

Figura 4.1 Diagrama esquemático do fluxo de líquido extracelular. O líquido das extremidades arteriais de alta pressão de um leito capilar entra nos espaços do tecido conjuntivo e passa a ser conhecido como *líquido extracelular* (ou *fluido intersticial*), que se infiltra através da substância fundamental. Em seguida, certa quantidade do líquido extracelular, mas não toda, entra novamente no sistema circulatório sanguíneo através das extremidades venosas do leito capilar e das vênulas. O líquido extracelular que não entrou novamente no sistema vascular sanguíneo entrará no sistema linfático de pressão ainda menor, que acabará por devolvê-lo ao sistema vascular sanguíneo.

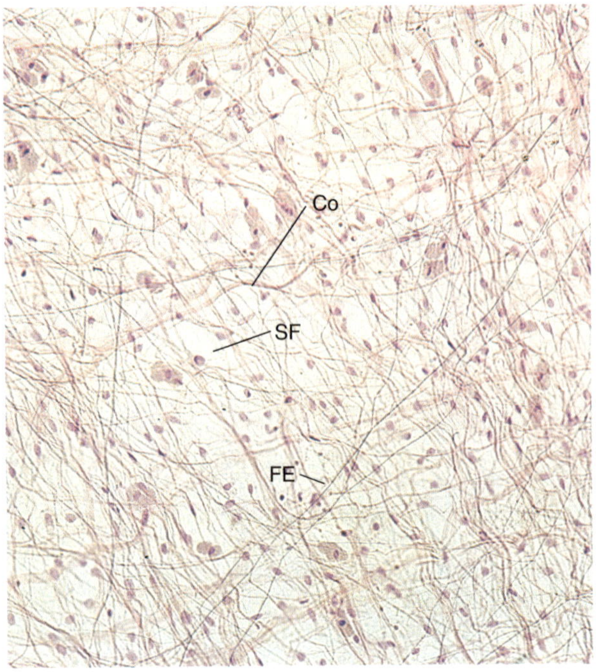

Figura 4.2 Fotomicrografia do tecido conjuntivo frouxo, exibindo células, fibras colágenas (*Co*), fibras elásticas (*FE*) e substância fundamental (*SF*). Observe que, nesse tipo de tecido conjuntivo muito frouxo, as fibras, embora entrelaçadas, apresentam um arranjo relativamente aleatório. Isso permite a distensão do tecido em qualquer direção. As células do tecido conjuntivo frouxo são principalmente de três tipos: fibroblastos, macrófagos e mastócitos. Os extensos espaços extracelulares são ocupados por substância fundamental composta principalmente por glicosaminoglicanos e proteoglicanos, e um grande componente destes é o agregado de agrecanas, uma macromolécula altamente hidratada (132×).

Como o amino açúcar é geralmente sulfatado e esses açúcares também têm grupos carboxila projetando-se deles, eles são negativamente carregados e, assim, atraem cátions, como o sódio (Na^+).

Uma alta concentração de sódio na substância fundamental atrai líquido extracelular, que (pela hidratação da matriz intercelular) auxilia na resistência às forças de compressão. Como essas moléculas ficam muito próximas umas das outras, suas cargas negativas se repelem, o que lhes confere uma textura escorregadia, como evidenciado pela maciez do muco (como o muco da cavidade nasal), pelo humor vítreo do olho e pelo fluido sinovial.

Com exceção do ácido hialurônico, os principais GAGs da MEC são sulfatados, cada um consistindo em menos de 300 unidades dissacarídicas repetidas (ver Tabela 4.1). GAGs sulfatados incluem **queratan-sulfato**, **heparan-sulfato**, **heparina**, **condroitina-4-sulfato**, **condroitina-6-sulfato** e **dermatan-sulfato**. Em geral, esses GAGs são ligados covalentemente a moléculas de proteínas para formar proteoglicanos. O único GAG não sulfatado, o **ácido hialurônico** (**hialuronan**), pode ter até 10 mil unidades dissacarídicas repetidas. Trata-se de uma macromolécula muito grande (até 10.000 kDa) que *não* forma ligações covalentes com as moléculas de proteína (embora proteoglicanos se ancorem nele por meio das proteínas de ligação). Todos os GAGs são sintetizados no aparelho de Golgi pelas enzimas residentes, exceto o ácido hialurônico, que é sintetizado como um polímero linear livre na face citoplasmática da membrana plasmática pelas **hialuronan-sintases**. Essas enzimas são proteínas integrais de membrana que não apenas catalisam a polimerização, mas também proporcionam a transferência da macromolécula recém-formada para a MEC. Sugere-se que o ácido hialurônico também execute funções

TABELA 4.1 **Tipos de glicosaminoglicanos (GAGs).**

GAG	Massa molecular (Da)	Dissacarídeos repetidos	Ligação covalente à proteína	Localização no corpo
Grupo I				
Ácido hialurônico	10^7 a 10^8	Ácido D-glicurônico-β-1,3-*N*-acetil-D-glucosamina	Não	Boa parte do tecido conjuntivo, líquido sinovial, cartilagem, derme
Grupo II				
Condroitina 4-sulfato	10.000 a 30.000	Ácido D-glicurônico-β-1,3-*N*-acetilglicosamina-4-SO_4	Sim	Cartilagem, osso, córnea, vasos sanguíneos
Condroitina 6-sulfato	10.000 a 30.000	Ácido D-glicurônico-β-1,3-*N*-acetilgalactosamina-6-SO_4	Sim	Cartilagem, geleia de Wharton,[a] vasos sanguíneos
Dermatan sulfato	10.000 a 30.000	Ácido L-idurônico-α-1,3- e *N*-acetilgalactosamina-4-SO_4	Sim	Valvas cardíacas, pele, vasos sanguíneos
Grupo III				
Heparan sulfato	15.000 a 20.000	Ácido D-glicurônico-β-1,3-*N*-acetilgalactosamina Ácido L-idurônico-2-SO_4-β-1,3-N-acetil-D-galactosamina	Sim	Vasos sanguíneos, pulmão, lâmina basal
Heparina (90%)	15.000 a 20.000	Ácido L-idurônico-β-1,4-sulfo-D-glicosamina-6-SO_4	Não	Grânulos dos mastócitos, fígado, pulmões, pele
(10%)		*Ácido D-glicurônico-β-1,4-N-*acetilglicosamina-6-SO_4		
Grupo IV				
Queratan sulfato I e II	10.000 a 30.000	D-galactose-β-1,4-*N*-acetil-D-glicosamina-6-SO_4	Sim	Córnea (queratan sulfato I), cartilagem (queratan sulfato II)

[a]N.R.T.: Tecido conjuntivo mucoso.

intracelulares. Certa quantidade desse ácido recém-liberado é endocitada por algumas células, especialmente durante o ciclo celular, quando parece ter um papel na manutenção do espaço e na modulação das atividades dos microtúbulos durante os estágios de metáfase e anáfase da mitose, facilitando assim os movimentos cromossômicos. Funções intracelulares adicionais podem envolver o direcionamento do tráfego intracelular e a influência sobre quinases intracitoplasmáticas e intranucleares específicas.

PROTEOGLICANOS

Proteoglicanos constituem uma família de macromoléculas; cada uma delas composta por uma proteína central à qual os GAGs estão covalentemente ligados.

Quando os GAGs sulfatados formam ligações covalentes com uma proteína central, dão origem a uma família de macromoléculas conhecidas como **proteoglicanos**, muitas das quais ocupam domínios extensos. Essas grandes estruturas têm a aparência de uma escova de limpar garrafas,

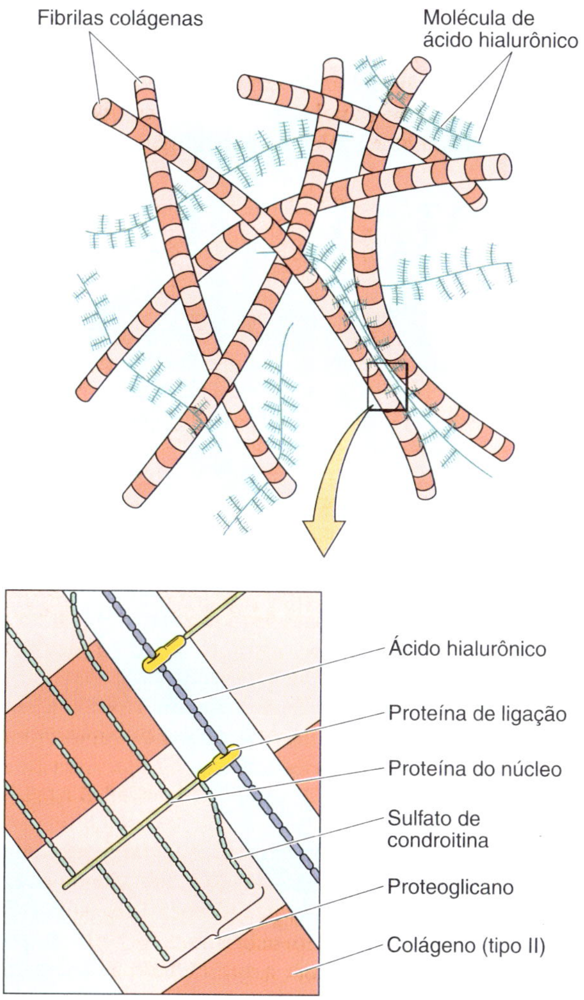

Figura 4.3 Diagrama esquemático da associação de moléculas de agrecanas com fibras colágenas. O detalhe mostra um aumento maior de uma das moléculas de agrecana, indicando a proteína central da molécula do proteoglicano à qual os glicosaminoglicanos estão ligados. A proteína central está ligada ao ácido hialurônico por proteínas de ligação. (Adaptada de Fawcett DW. *Bloom e Fawcett A Textbook of Histology*. 11th ed. Philadelphia: WB Saunders; 1986.)

com a proteína central parecida com a haste de metal e os vários GAGs sulfatados projetando-se de sua superfície para o espaço tridimensional, representados pelas cerdas da escova (Figura 4.3).

Os proteoglicanos variam de cerca de 50.000 Da (*decorina* e *betaglicano*) a 3 milhões de Da (*agrecana*). Quando os eixos proteicos dos proteoglicanos, produzidos no retículo endoplasmático rugoso (RER), alcançam o aparelho de Golgi, enzimas ali residentes ligam covalentemente *tetrassacarídeos* (uma série de quatro sacarídeos) às suas cadeias laterais de serina. Então, GAGs são formados pela adição de açúcares, um de cada vez. A sulfatação, catalisada por sulfotransferases, e a epimerização (rearranjo de vários grupos em torno dos átomos de carbono das unidades de açúcar), também ocorrem no aparelho de Golgi.

Muitos proteoglicanos, especialmente a *agrecana*, uma macromolécula presente na matriz da cartilagem e do tecido conjuntivo propriamente dito, associam-se ao ácido hialurônico (ver Figura 4.3). O modo de associação envolve uma interação iônica não covalente entre os dissacarídeos do ácido hialurônico e a proteína central da molécula de proteoglicano. A conexão é reforçada por pequenas **proteínas de ligação** que formam ligações tanto com a proteína central da agrecana como com os dissacarídeos do ácido hialurônico. Como o ácido hialurônico pode ter até 20 μm de comprimento, o resultado dessa associação é um composto de agrecana que ocupa um volume muito grande e pode ter massa molecular tão grande quanto várias centenas de milhões de daltons. Essa imensa molécula é responsável pelo estado de gel da MEC e atua como barreira à difusão rápida de depósitos aquosos, como quando se observa o lento desaparecimento de uma bolha aquosa após sua injeção subdérmica.

Correlações clínicas

Muitas bactérias patogênicas, como *Staphylococcus aureus*, secretam **hialuronidase**, uma enzima que cliva o ácido hialurônico em numerosos pequenos fragmentos, convertendo assim o estado gel da MEC para um estado sol (líquido). A consequência dessa reação é permitir a rápida disseminação da bactéria através dos espaços do tecido conjuntivo. Esse é o caso da condição conhecida como **fasciite necrosante**, quando *Staphylococcus aureus* resistentes à meticilina (2,6-dimetoxifenil penicilina), frequentemente em combinação com outros microrganismos, como *Streptococcus pyogenes* e/ou uma das espécies de *Clostridium*, entram nos espaços de tecido conectivo através de uma lesão e destroem o estado tipo gel do tecido conjuntivo, permitindo a rápida disseminação da infecção. A maioria dos pacientes afetados pela fasciite necrosante é idosa, imunossuprimida ou diabética. Outros afetados têm doenças crônicas ou abusam de álcool, tabaco ou drogas. No entanto, cerca de 25 a 30% dos pacientes são saudáveis e não têm fatores predisponentes em seus históricos médicos. Se a condição for descoberta e diagnosticada cedo o suficiente no processo de infecção, um extenso desbridamento é realizado junto com a administração de terapia antibiótica apropriada, e o prognóstico do paciente é muito bom. Ao contrário da crença popular, a fasciite necrosante não é uma nova doença; seus sintomas foram descritos ao longo de 2.500 anos, no quinto século a.C., por Hipócrates.

Funções de proteoglicanos

Ao ocupar um grande volume, proteoglicanos resistem à compressão e retardam o rápido movimento de microrganismos e células metastáticas. No entanto, da mesma maneira, eles facilitam a locomoção celular, permitindo que as células em migração se movam no espaço que essas macromoléculas hidratadas ocupavam. Proteoglicanos, em associação com a lâmina basal, formam filtros moleculares com poros de vários tamanhos e distribuições de carga que seletivamente filtram e retardam as macromoléculas à medida que elas passam por eles.

Proteoglicanos também têm sítios de ligação para certas moléculas de sinalização, por meio dos quais podem impedi-las de alcançar seus destinos ou podem melhorar a função delas, concentrando-as em um local específico perto de seus alvos. Proteoglicanos, como decorinas, auxiliam na formação de fibras de colágeno; peles de camundongos que não podem produzir decorinas ou aquelas que produzem decorinas defeituosas têm reduzida resistência tênsil.

Alguns proteoglicanos, como as **sindecanas**, em vez de serem liberados na MEC permanecem associados à membrana celular. As proteínas centrais das sindecanas agem como proteínas transmembranares e são ancoradas aos filamentos de actina do citoesqueleto. Seus domínios extracelulares se ligam a componentes da MEC, possibilitando que a célula se fixe aos componentes macromoleculares da matriz. Além disso, as sindecanas dos fibroblastos atuam como correceptores porque se ligam ao **fator de crescimento de fibroblastos** e o apresentam a **receptores de fator de crescimento de fibroblasto da membrana celular** em suas imediações.

GLICOPROTEÍNAS ADESIVAS

Glicoproteínas adesivas têm sítios de ligação para vários componentes da MEC, bem como para moléculas de integrinas da membrana celular que facilitam a adesão das células à MEC.

Glicoproteínas adesivas são macromoléculas grandes que têm vários domínios, dos quais pelo menos um geralmente se liga às proteínas da superfície celular chamadas **integrinas**, enquanto outro domínio se liga às fibras colágenas, e outro aos proteoglicanos. Desse modo, as glicoproteínas de adesão não só ajudam as células a aderirem à MEC, mas também contribuem na fixação dos vários componentes dos tecidos uns aos outros. Os principais tipos de glicoproteínas de adesão são: fibronectina, laminina, entactina, tenascina, condronectina e osteonectina (Tabela 4.2).

A **fibronectina** é um grande dímero em forma de V, com cerca de 440.000 Da de massa molecular, composta por duas subunidades polipeptídicas similares que estão ligadas através de suas extremidades carboxílicas por pontes dissulfeto. Cada subunidade tem sítios de ligação para vários componentes extracelulares (p. ex., colágeno, heparina, heparan-sulfato e ácido hialurônico) e para **receptores específicos de fibronectina (integrinas)**, presentes na membrana celular. A fibronectina é produzida principalmente por células do tecido conjuntivo conhecidas como **fibroblastos**. Os componentes de actina do citoesqueleto dessas células e sua miosina associada interagem, provocando tensão na membrana celular. As moléculas de integrina repassam as forças de tensão para as moléculas de fibronectina recém-exocitadas, estendendo-as o suficiente para expor sítios de ligação ocultos que permitem que as fibronectinas se liguem umas às outras, formando assim uma matriz de fibronectina.

A fibronectina também está presente no sangue como **fibronectina plasmática**, facilitando a cicatrização de feridas, a fagocitose e a coagulação. A fibronectina pode estar temporariamente aderida à membrana celular como **fibronectina de superfície celular**. No embrião, a fibronectina marca os caminhos migratórios para as células, de modo que as células do organismo em desenvolvimento possam alcançar seu destino.

A **laminina** é uma glicoproteína muito comprida (950.000 Da), composta por três grandes cadeias polipeptídicas: A, B_1 e B_2. As cadeias B se enrolam na cadeia A, formando uma cruz, mantidas na posição por ligações dissulfeto no ponto onde as três cadeias divergem uma da outra, formando assim os dois braços e a cabeça da cruz. Existem pelo menos 15 tipos diferentes de lamininas, dependendo da composição de aminoácidos das três cadeias. A localização da laminina é quase estritamente limitada às lâminas basais (e às lâminas externas); portanto, essa glicoproteína tem locais de ligação para heparan-sulfato, colágeno tipo IV, entactina e membrana celular.

A **entactina**, uma glicoproteína sulfatada (também conhecida como **nidogênio**) tem cerca de 150.000 Da de massa molecular. Ela se liga à molécula de laminina onde os três braços curtos dessa molécula se encontram. A entactina também se liga ao colágeno tipo IV, facilitando a ligação da laminina à trama de colágeno.

Correlações clínicas

Na **síndrome nefrítica**, a presença de uma **laminina anormal** resulta na incapacidade dos túbulos contorcidos proximais dos néfrons de impedir que as proteínas entrem na urina. Os sintomas dessa condição incluem tornozelos e pés inchados, bem como a região dos olhos; apetite reduzido; urina espumosa; fadiga; e ganho de peso. O diagnóstico dessa condição é feito por exames de urina e sangue , que procuram por proteinúria, bem como hipoalbuminemia.

TABELA 4.2 Os principais tipos de glicoproteínas adesivas celulares.

Glicoproteína	Tamanho (Da)	Localização	Função
Fibronectina	440.000	Tecido conjuntivo	Auxilia as células na ligação à matriz extracelular (MEC)
Laminina	950.000	Lâmina basal e lâmina externa	Liga as células à lâmina basal e à lâmina externa
Entactina	150.000	Lâmina basal e lâmina externa	Liga laminina ao colágeno tipo IV
Tenascina	250.000 a 300.000	Tecido conjuntivo embrionário	Auxilia as células na ligação à MEC durante sua migração
Condronectina	40.000	Cartilagem	Facilita a ligação das células da cartilagem à sua matriz
Osteonectina	40.000	Osso	Facilita a ligação das células ósseas à sua matriz; auxilia na mineralização da matriz óssea

A **tenascina** é uma extensa glicoproteína (250.000 a 300.000 Da) composta por seis cadeias polipeptídicas mantidas juntas por ligações dissulfeto. Ela se assemelha a um inseto, cujas seis patas se projetam radialmente a partir de um corpo central, e exibe sítios de ligação para o proteoglicano transmembrana sindecan e para a fibronectina. A distribuição da tenascina está geralmente limitada ao tecido embrionário, onde marca as vias migratórias para células específicas.

A **condronectina** e a **osteonectina** (de cerca de 40.000 Da) são semelhantes à fibronectina. A primeira tem sítios de ligação para o colágeno tipo II, sulfatos de condroitina, ácido hialurônico e integrinas de condroblastos e condrócitos. A osteonectina tem domínios para colágeno tipo I, proteoglicanos e integrinas de osteoblastos e osteócitos. Além disso, pode facilitar a ligação de cristais de hidroxiapatita ao colágeno tipo I no osso.

Fibras

Colágeno e fibras elásticas, as duas principais proteínas fibrosas do tecido conjuntivo, têm propriedades bioquímicas e mecânicas distintas, em consequência de suas características estruturais.

As fibras da MEC fornecem resistência a tração e elasticidade ao tecido conjuntivo. Histologistas clássicos descreveram três tipos de fibras com base em sua morfologia e reatividade e em suas colorações histológicas: **colágenas**, **reticulares** e **elásticas** (ver Figura 4.2). Embora atualmente se saiba que as fibras reticulares são fibras de colágeno do tipo III, muitos histologistas empregam a expressão *fibras reticulares* não apenas por motivos históricos, mas também por conveniência ao descrever órgãos que exibem grandes quantidades desse tipo específico de colágeno.

FIBRAS DE COLÁGENO: ESTRUTURA E FUNÇÃO

Fibras colágenas são compostas por subunidades de tropocolágeno, cuja cadeia de aminoácidos da cadeia α possibilita a classificação do colágeno em pelo menos 30 diferentes tipos de fibras.

A capacidade da MEC em resistir às forças de compressão se deve à presença da matriz hidratada formada por GAGs e proteoglicanos. A resistência às forças de tensão é proporcionada pelas fibras de **colágeno**, que são proteínas resistentes, firmes e inelásticas. Essa família de proteínas é muito abundante, constituindo cerca de 25 a 30% de todas as proteínas do corpo. A subunidade da fibra colágena é uma proteína conhecida como **tropocolágeno**, composta por três **cadeias** α entrelaçadas umas às outras. Embora pelo menos 30 tipos diferentes de colágeno sejam conhecidos, dependendo da sequência de aminoácidos em suas cadeias α, apenas 12 são de interesse para este livro. Cada cadeia α é codificada por um RNA mensageiro (mRNA) separado. Esses diferentes tipos de colágeno são localizados em regiões específicas do corpo, onde atendem a diversas funções (Tabela 4.3).

O colágeno que forma cerca de 80% de todos os tipos de colágeno, ou seja, o colágeno tipo I (Figura 4.4), dá origem a fibras flexíveis cuja resistência à tensão é maior do que a do aço inoxidável de diâmetro comparável. Grandes coleções de colágeno tipo I apresentam aspecto esbranquiçado e brilhante no indivíduo vivo; portanto, feixes de fibras colágenas são ocasionalmente chamados de *fibras brancas*. As fibras colágenas do tecido conjuntivo são normalmente menores do que 10 μm de diâmetro e são incolores quando não coradas. Manchadas com hematoxilina e eosina, aparecem como longos feixes de fibras ondulados e de coloração rosa.

Eletromicrografias de fibras de colágeno tipo I, coradas com metais pesados, evidenciam suas fibrilas com estriações transversais, dispostas a intervalos regulares de 67 nm, uma propriedade característica dessas fibras. São formadas por agregados paralelos de fibrilas finas de 10 a 300 nm de diâmetro e muitos micrômetros de comprimento (Figuras 4.5 e 4.6). Como indicado anteriormente, as fibras de colágeno são formadas a partir de uma organização regular de **moléculas de tropocolágeno (colágeno)**, cada qual com cerca de 280 nm de comprimento e 1,5 nm de diâmetro, onde cada molécula de tropocolágeno é composta por três cadeias polipeptídicas, chamadas de ***cadeias* α**, enroladas em uma configuração de tripla hélice.

Cada cadeia α é constituída de aproximadamente mil resíduos de aminoácidos, em que cada terceiro aminoácido é a **glicina**, e a maioria dos aminoácidos restantes é composta de **prolina**, **hidroxiprolina** e **hidroxilisina**. Por causa de seu pequeno tamanho, a glicina permite a próxima associação das três cadeias α; as ligações de hidrogênio da hidroxiprolina mantêm as três cadeias α juntas; e a hidroxilisina permite a formação de fibrilas pela ligação das moléculas do tropocolágeno umas às outras. Antes de discutir mais sobre as quatro categorias diferentes de colágeno e suas propriedades e funções, a síntese de colágeno tipo I será detalhada.

Aspectos gerais da síntese de colágeno

A síntese de todo o colágeno ocorre no RER como cadeias individuais de pré-pró-colágeno (cadeias α).

A síntese de colágeno ocorre no RER como cadeias individuais de **pré-pró-colágeno** (Figura 4.7), que são cadeias α com sequências adicionais de aminoácidos, conhecidas como ***propeptídeos***, em ambas as extremidades amino e carbóxi. Como a codificação do mRNA para a molécula de pré-pró-colágeno está sendo traduzida, a proteína nascente entra na cisterna do RER, onde é modificada. Primeiro, a sequência de sinal que direciona a molécula para o RER é removida. Então alguns dos resíduos de prolina e de lisina são hidroxilados (pelas enzimas peptidil prolil hidroxilase e peptidil lisil hidroxilase) em um processo conhecido como *modificação pós-traducional*, para formar hidroxiprolina e hidroxilisina, respectivamente. Depois disso, hidroxilisinas selecionadas são glicosiladas pela adição de glicose e galactose.

Três moléculas de pré-pró-colágeno se alinham umas às outras no interior da cisterna do RER e se organizam para formar uma configuração helicoidal conhecida como ***molécula de pró-colágeno***. Acredita-se que a precisão de seu alinhamento se deva aos propeptídeos que não se enovelam entre si; a molécula de pró-colágeno assemelha-se a uma corda bem enovelada cujas extremidades estão desfiadas. Os propeptídeos não apenas funcionam no alinhamento preciso das três cadeias α, mas também mantêm as moléculas de pró-colágeno solúveis, evitando sua agregação espontânea em fibras colágenas dentro da célula.

As moléculas de pró-colágeno deixam o RER por meio de vesículas de transferência que as transportam para o aparelho de Golgi, onde são modificadas pela adição de oligossacarídeos. As moléculas de pró-colágeno modificadas são acondicionadas na rede *trans*-Golgi dentro de vesículas revestidas por clatrina e são imediatamente transportadas para fora da célula.

TABELA 4.3 **Principais tipos de colágenos e suas características.**

Tipo molecular	Fórmula molecular	Células que o sintetizam	Função	Localização no corpo
Tipo I (formador de fibrila). Mais comum de todos os colágenos	$[\alpha1(I)]_2\alpha2(I)$	Fibroblasto, osteoblasto, odontoblasto, cementoblasto	Resiste à tensão	Derme, tendões, ligamentos, cápsulas de órgãos, osso, dentina, cemento
Tipo II (formador de fibrila)	$[\alpha1(II)]_3$	Condroblastos	Resiste à pressão	Cartilagem hialina, cartilagem elástica
Tipo III (formador de fibrila) Também conhecido como fibras reticulares; altamente glicosilado	$[\alpha1(III)]_3$	Fibroblasto, célula reticular, célula muscular lisa, hepatócito	Forma o arcabouço estrutural do baço, o fígado, os nódulos linfáticos, o músculo liso, o tecido adiposo	Sistema linfático, baço, fígado, sistema cardiovascular, pulmão, pele
Tipo IV (formador de rede). Não exibe periodicidade de 67 nm e as cadeias α retêm seus propeptídeos	$[\alpha1(IV)]_2\alpha2(IV)$	Células epiteliais, células musculares, células de Schwann	Forma a trama da lâmina densa da lâmina basal para fornecer suporte e filtragem	Lâmina basal
Tipo V (formador de fibrila)	$[\alpha1(V)]_2\alpha2(V)$	Fibroblastos, células mesenquimais	Associado ao colágeno tipo I, também com a substância fundamental da placenta	Derme, tendão, ligamentos, cápsulas de órgãos, osso, cemento, placenta
Tipo VII (formador de rede). Forma dímeros que se agrupam em fibrilas de ancoragem	$[\alpha1(VII)]_3$	Células epidérmicas	Forma fibrilas de ancoragem que fixam a lâmina densa à lâmina reticular das lâminas basais	Junção dermoepidérmica
Tipo VIII (formador de rede)	$[\alpha1(VIII)]_2\alpha2(VIII)$	Células endoteliais, células epidérmicas, mastócitos	Promove a migração das células musculares lisas; limita o alongamento das fibras elásticas, protegendo-as de se esticarem excessivamente	Lâmina basal do epitélio da córnea; associado a fibras elásticas
Tipo IX (associado à fibrila) Decora a superfície das fibras de colágeno do tipo II	$[\alpha1(IX)\alpha2(IX)\alpha3(IX)]$	Células epiteliais	Associado às fibras de colágeno tipo II	Cartilagem
Tipo XI (formador de fibrila) Ocupa o centro da fibra colágena tipo I e estabiliza a matriz da cartilagem	$[\alpha1(XI)]_2\alpha2(II)$	Condrócitos	Associado ao colágeno tipo I, bem como às fibras de colágeno tipo II	Tecido conjuntivo rico em colágeno; cartilagem
Tipo XII (associado à fibrila). Decora a superfície das fibras de colágeno tipo I	$[\alpha1(XII)]_3$	Fibroblastos	Associado às fibras de colágeno tipo I	Tendões, ligamentos, aponeuroses
Tipo XVII (proteína semelhante ao colágeno). Uma proteína transmembranar, anteriormente conhecida como antígeno de penfigoide bolhoso	$[\alpha1(XVII)]_3$	Células epiteliais	?	Hemidesmossomos
Tipo XVIII (proteína semelhante ao colágeno). A clivagem da sua extremidade C-terminal forma endostatina e inibidor da angiogênese	[α1(XVIII)]3	Células endoteliais	?	Lâmina basal de células endoteliais

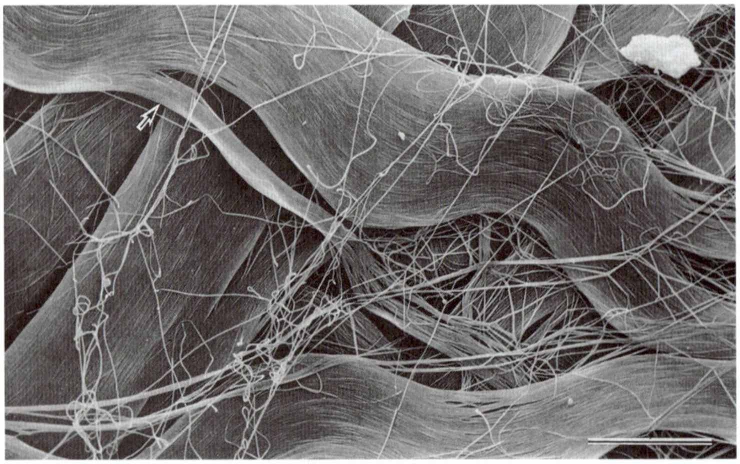

Figura 4.4 Eletromicrografia de varredura dos feixes de fibras colágenas obtidas do epineuro do nervo ciático de rato. Observe que os espessos feixes de fibras estão entrelaçados e dispostos de forma quase aleatória. Além disso, eles se dividem em feixes mais delgados (ou mais finos que coalescem para formar feixes maiores). Cada um dos espessos feixes de fibras é composto por numerosas fibrilas delgadas que seguem um curso paralelo em cada feixe (2.034×). (Fonte: Ushiki T, Ide C. Three-dimensional organization of the collagen fibrils in the rat sciatic nerve as revealed by transmission and scanning electron microscopy. *Cell Tissue Res.* 1990; 260: 175-184.)

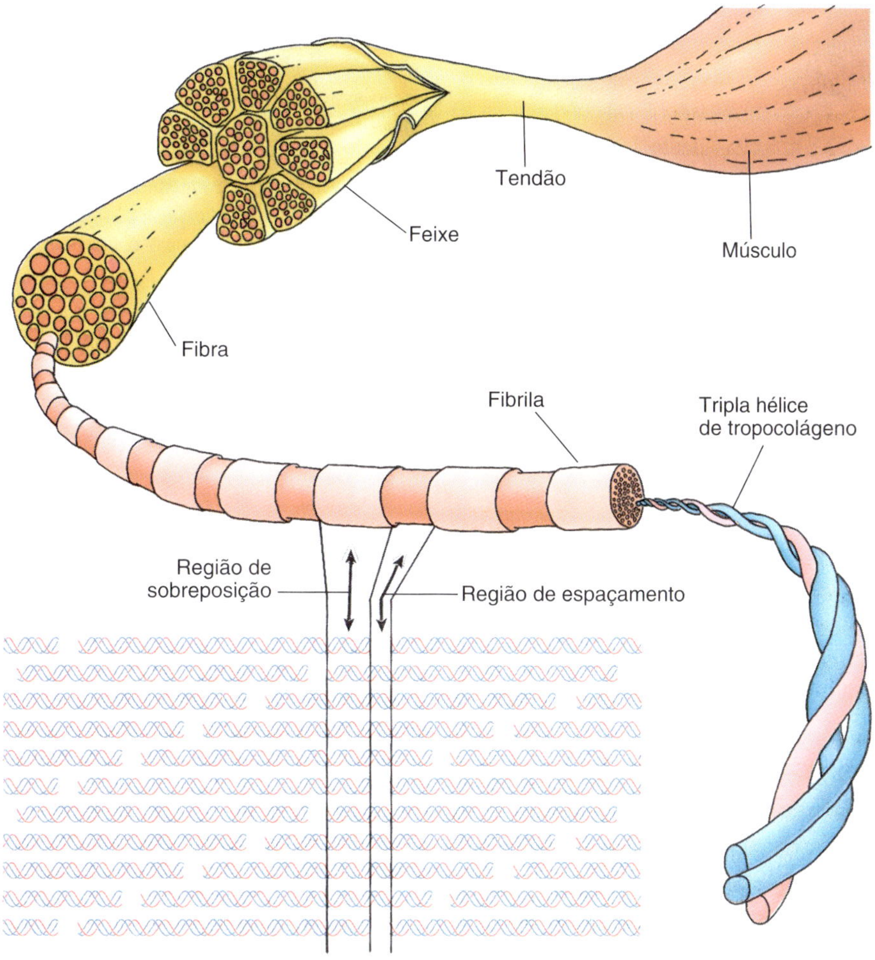

Figura 4.5 Representação esquemática dos componentes de uma fibra colágena. O arranjo ordenado das moléculas de tropocolágeno dá origem a regiões de espaçamento e de sobreposição, responsáveis pelas estriações transversais de 67 nm do colágeno tipo I. As regiões de espaçamento correspondem a áreas entre a cabeça de uma molécula de tropocolágeno e a cauda da próxima. A região de sobreposição é onde a cauda de uma molécula de tropocolágeno se sobrepõe à cauda de uma molécula de tropocolágeno na linha acima ou abaixo daquela molécula. Tridimensionalmente, a região de sobreposição coincide com inúmeras outras regiões de sobreposição, e as regiões de espaçamento coincidem com inúmeras outras regiões de espaçamento. Os metais pesados que são utilizados na microscopia eletrônica precipitam nas regiões de lacuna; portanto, um grande número dessas lacunas coincidentes é preenchido por precipitação de metal pesado e são visíveis como estriações transversais de 67 nm. O colágeno tipo I é composto por duas cadeias α1 (I) idênticas (*azul*) e uma cadeia α2 (I) (*rosa*).

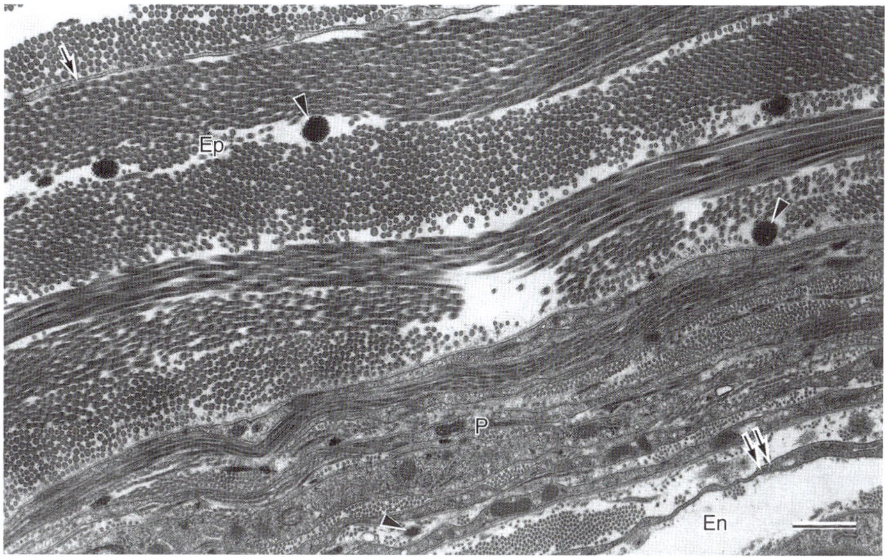

Figura 4.6 Eletromicrografia de fibras colágenas do perineuro do nervo ciático de rato (22.463×). Em, endoneuro; Ep, epineuro; P, perineuro. (Fonte: Ushiki T, Ide C. Threedimensional organization of the collagen fibrils in the rat sciatic nerve, as revealed by transmission and scanninléctronon microscopy. *Cell Tissue Res.* 1990;260:175-184.)

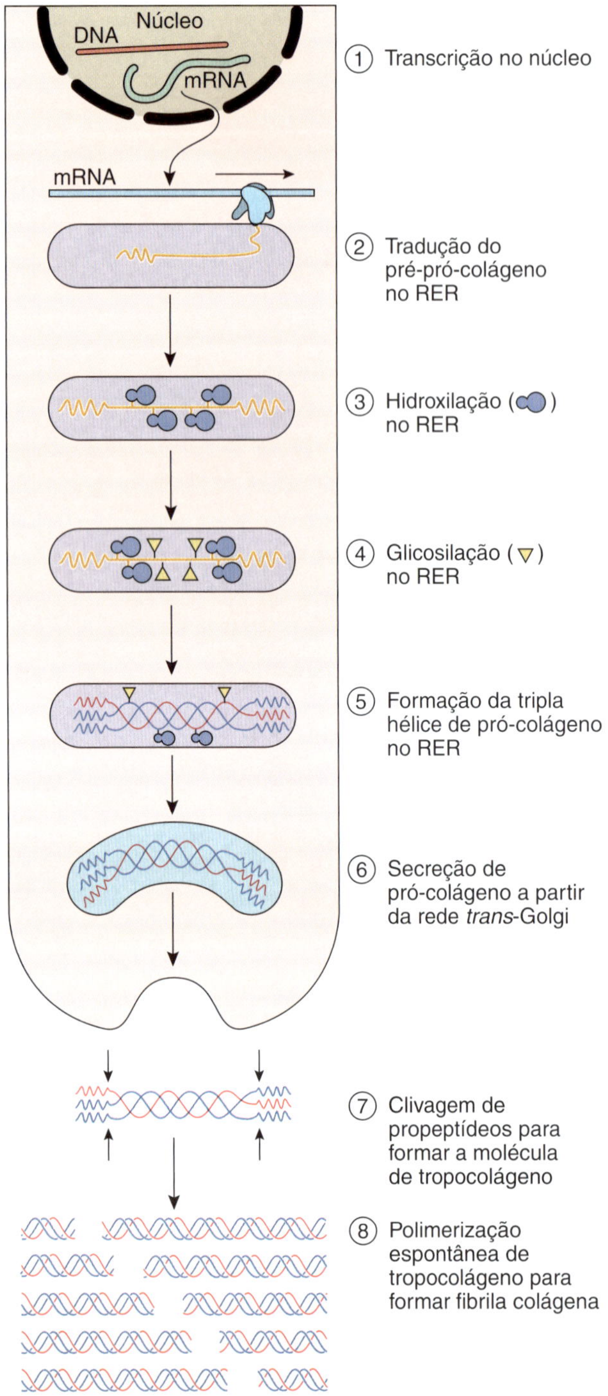

Figura 4.7 Diagrama esquemático da sequência de eventos na síntese de colágeno tipo I. O RNA mensageiro (mRNA) sai do núcleo e atrai subunidades ribossômicas maiores e menores. Quando a tradução começa, o complexo de polirribossomos se transloca para o retículo endoplasmático rugoso (RER), e as cadeias α nascentes entram no lúmen do RER. Dentro do lúmen, alguns resíduos de prolina e lisina das cadeias α são hidroxilados, e a molécula de pré-pró-colágeno também é glicosilada. Três cadeias α criam uma configuração helicoidal, e a tripla hélice de pró-colágeno é formada. O pró-colágeno é acondicionado e transferido para o aparelho de Golgi, onde outras modificações ocorrem. Na rede *trans*-Golgi, o pró-colágeno é acondicionado em vesículas revestidas por clatrina, e é exocitado. À medida que o pró-colágeno deixa a célula, a enzima associada à membrana pró-colágeno peptidase cliva os propeptídeos terminais de ambas as extremidades amino e carbóxi do pró-colágeno, transformando-o em tropocolágeno. Essas macromoléculas recém-formadas se polimerizam para formar fibrilas colágenas. DNA, ácido desoxirribonucleico.

À medida que o pró-colágeno entra no meio extracelular, enzimas proteolíticas, **pró-colágeno peptidases**, endopeptidases localizadas na face extracelular da membrana celular, clivam os propeptídeos (removendo uma parte das extremidades desfiadas) de ambas as extremidades amino e carbóxi (ver Figura 4.7). A molécula recém-formada é mais curta (280 nm de comprimento), sendo conhecida como **molécula de tropocolágeno** (**colágeno**). Moléculas de tropocolágeno se polimerizam espontaneamente (ver Figura 4.7) na direção específica "cabeça a cauda", em uma matriz regularmente escalonada, constituindo fibrilas que exibem bandas representativas de 67 nm dos colágenos tipos I, II, III, V e XI (ver Figura 4.5). A formação e a manutenção da estrutura fibrilar são aumentadas por ligações covalentes criadas entre resíduos de lisina e hidroxilisina de moléculas de tropocolágeno adjacentes.

À medida que as moléculas do tropocolágeno se polimerizam em uma rede tridimensional, os espaços entre as cabeças e caudas de moléculas sucessivas em uma única linha se perfilam como repetidas **regiões de lacuna** (a cada 67 nm), não em contiguidade, mas nas filas vizinhas (ver Figuras 4.5 e 4.7). Da mesma maneira, as sobreposições de cabeças e caudas em linhas vizinhas estão registradas uma com a outra como regiões **sobrepostas**. Colorações por metais pesados empregadas em microscopia eletrônica são depositadas preferencialmente nas regiões de lacuna. Como resultado, visto no microscópio eletrônico, o colágeno mostra faixas alternadas, claras e escuras. As faixas escuras representam as regiões de lacuna preenchidas com metais pesados, e as faixas claras representam regiões de sobreposição, onde o metal pesado não pode ser depositado (ver Figura 4.6). A formação de alguns dos tipos de colágeno requer a presença de outros, como o tipo XI, que origina o núcleo de colágeno tipo I.

O alinhamento de fibrilas e feixes de fibras colágenas é determinado pelas células que os sintetizam. O pró-colágeno é liberado em dobras e sulcos da membrana celular, os quais atuam como moldes que organizam as fibrilas em formação na direção correta. A orientação das fibrilas é ainda mais reforçada à medida que as células as puxam e as arrastam fisicamente para se ajustarem ao padrão necessário.

A estrutura fibrilar está ausente nos **colágenos tipos IV e VII** porque os propeptídeos não são removidos das moléculas de pró-colágeno, as quais se associam em dímeros, que então formam uma malha.

Correlações clínicas

A hidroxilação de resíduos de prolina requer a presença de vitamina C. Em indivíduos com deficiência dessa vitamina, as cadeias α das moléculas do tropocolágeno são incapazes de formar hélices estáveis, e as moléculas de tropocolágeno são incapazes de se agregar em fibrilas. Essa condição, conhecida como **escorbuto**, afeta primeiro os tecidos conjuntivos com alta rotatividade de colágeno, como o ligamento periodontal e a gengiva (Figura 4.8). Como essas duas estruturas são responsáveis por manter os dentes em seus alvéolos, os sintomas do escorbuto incluem sangramento gengival e perda dentária. Se a deficiência de vitamina C é prolongada, outros locais também são afetados. Esses sintomas podem ser aliviados pela ingestão de alimentos ricos em vitamina C.

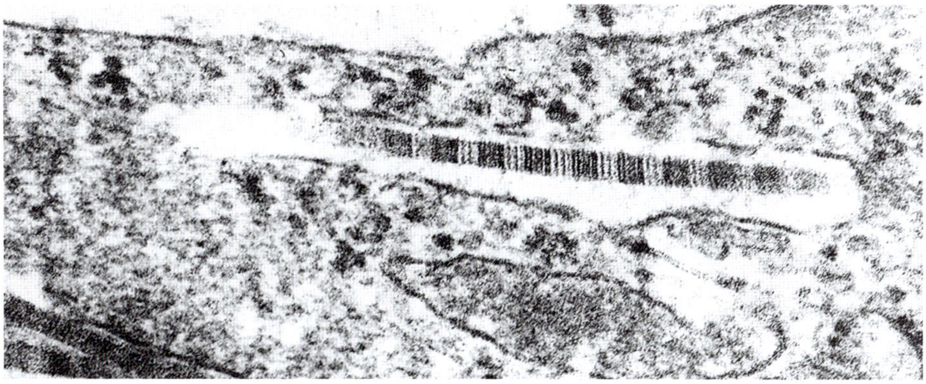

Figura 4.8 Degradação do colágeno tipo I por fibroblastos. A renovação do colágeno é relativamente lenta em algumas regiões do corpo (p. ex., osso, onde pode ser estável por até 10 anos). Em outras regiões, como gengiva e ligamento periodontal, a meia-vida do colágeno pode ser de semanas ou meses. Os fibroblastos da gengiva e do ligamento periodontal são responsáveis não só pela síntese, mas também pela reabsorção do colágeno. (Fonte: Ten Cate AR. *Oral Histology*: Development, Structure, and Function. 4th ed. St. Louis: Mosby-Year Book; 1994.)

Tipos de colágeno

Os 30 tipos de colágeno podem ser agrupados em pelo menos quatro categorias: formadores de fibrila, associados à fibrila, formadores de rede e colágenos transmembranares.

Os 30 tipos de fibras de colágeno são classificados em quatro categorias: formadores de fibrila, associados à fibrila, formadores de rede e colágenos transmembranares. A última categoria também é conhecida como *proteína semelhante ao colágeno.*

1. **Colágenos formadores de fibrila**, cuja síntese acaba de ser descrita, são os tipos I, II, III, V e XI.

O **colágeno tipo I** é o mais comum, constituindo aproximadamente 80% de todos os colágenos do corpo. Está localizado na derme da pele, nas cápsulas dos órgãos, na matriz do osso, nos ligamentos, nos tendões e na fibrocartilagem. Exerce a função de resistir às forças de tensão, conectando o músculo ao osso por meio de tendões e osso a osso por meio de ligamentos. O colágeno tipo I tem um núcleo de colágeno tipo XI, e os colágenos tipos V e XII são incorporados em sua estrutura fibrilar durante a síntese. O **colágeno tipo II** está localizado na MEC da cartilagem hialina e elástica, também funcionando na resistência à tensão. Durante a formação do colágeno tipo II, as fibras de colágeno tipo IX aumentadas com sulfato de condroitina são incorporadas em sua estrutura fibrilar. O **colágeno tipo III** era conhecido como fibra reticular, mas é um tipo de colágeno formador de fibrila que origina a estrutura de órgãos – como fígado, linfonodos, baço e pulmão – e arcabouços de tecidos – como músculo e tecido adiposo. O **colágeno tipo V** é prevalente no embrião e auxilia no desenvolvimento dos colágenos tipos I e III, copolimerizando-se com ambos.

O **colágeno tipo XI** forma o núcleo central no qual o tipo I é polimerizado e também estabiliza os colágenos tipo II das cartilagens elástica e hialina.

2. **Colágenos associados à fibrila** têm sido reconhecidos como estabilizadores porque formam pontes moleculares entre os colágenos formadores de fibrila e os componentes da substância fundamental. Existem dois tipos de colágenos associados às fibrilas: o **colágeno tipo XII** liga-se ao colágeno tipo I da derme da pele e tecido conjuntivo da placenta; e o **colágeno do tipo IX** liga-se aos colágenos do tipo II da cartilagem.
3. **Colágenos formadores de rede** são constituídos por células epiteliais e, ao contrário dos tipos de colágeno fibroso, não são expostos a **pró-colágeno peptidase**, a enzima que cliva os telopeptídeos das extremidades das **moléculas de pró-colágeno**. Portanto, em vez de **moléculas de tropocolágeno** que formam as unidades básicas de fibras colágenas, moléculas de **pró-colágeno** formam a unidade básica dos colágenos formadores de rede. As unidades de pró-colágeno não podem associar-se para dar origem a fibras; em vez disso, formam **dímeros** que se agrupam com outros dímeros para formar uma **rede fina interligada tridimensional**. Existem dois tipos de colágenos formadores de rede: o **colágeno tipo IV** forma a lâmina densa semelhante à folha da lâmina basal (e da lâmina externa); e o **colágeno tipo VII**, que se agrega em feixes para formar **fibras ancoradas** cuja função é anexar a lâmina basal à lâmina reticular da membrana basal.
4. **Colágenos transmembranares** (também conhecidos como **proteínas semelhantes ao colágeno**) são proteínas integrais, uma das quais, a **tipo XVII**, funciona na aderência da epiderme à derme. Como tal, esses colágenos transmembranares são componentes dos hemidesmossomos. Existem três outros tipos de colágenos transmembranares, os tipos XIII, XXIII e XXV, cujas funções ainda não foram compreendidas.

Correlações clínicas

A deficiência da enzima **lisil hidroxilase**, bem como colágeno tipo V com mutações correlacionadas nas cadeias $\alpha1(V)$ e/ou $\alpha2(V)$, resulta em ligações cruzadas anormais entre moléculas de tropocolágeno, com o consequente distúrbio genético conhecido como **síndrome de Ehlers-Danlos**. Indivíduos afetados com essa condição anômala exibem fibras colágenas anormais que resultam em articulações hipermóveis e pele hiperextensiva. Em muitos casos, a pele do paciente afetado fica prontamente traumatizada, e este está sujeito a luxação das articulações acometidas.

FIBRAS ELÁSTICAS

As fibras elásticas, ao contrário do colágeno, se acomodam facilmente, e podem ser esticadas até uma vez e meia o seu comprimento em repouso sem ruptura. Quando a força cessa, elas retornam ao seu comprimento em repouso.

Correlações clínicas

1. No final de uma cirurgia, as superfícies cortadas da pele são cuidadosamente suturadas; geralmente, 1 semana ou mais; depois, as suturas são removidas. A resistência à tensão da derme naquele ponto é de apenas 10% da pele normal. Nas 4 semanas subsequentes, a resistência à tensão aumenta para cerca de 80% do normal; porém, em muitos casos, nunca chega a 100%. A fraqueza inicial é atribuída à formação do colágeno tipo III durante a cicatrização inicial das feridas. A última melhoria na resistência à tensão se deve à maturação da cicatriz, quando o colágeno tipo III é substituído pelo colágeno tipo I.
2. Alguns indivíduos, especialmente negros, são predispostos a um acúmulo excessivo de colágeno durante a cicatrização de feridas. Nesses pacientes, a cicatriz forma um crescimento elevado conhecido como **queloide**.
3. A malformação do colágeno do tipo XVII, anteriormente conhecido como antígeno do penfigoide bolhoso, resulta em bolhas na pele e nas membranas mucosas devido à aderência incompleta do epitélio ao tecido conjuntivo subjacente, uma patologia conhecida como **epidermólise bolhosa**.
4. A malformação dos **colágenos tipos II e XI** resulta na **síndrome de Stickler**, uma doença genética que provoca defeitos na formação de osso e tecido conjuntivo propriamente dito. Dependendo do grau da mutação dos genes que codificam os colágenos tipos II e XI, bem como mutações adicionais atribuídas, a gravidade da síndrome de Stickler pode variar desde a inexistência de sintomas até malformações graves. Esses sintomas graves podem incluir defeitos orais, como fenda palatina, diminuição no tamanho da mandíbula e macroglossia; defeitos oculares, como descolamento de retina, miopia, glaucoma e malformação do corpo vítreo; defeitos no aparelho auditivo, resultando em perda auditiva parcial ou total; e artrite de início precoce.

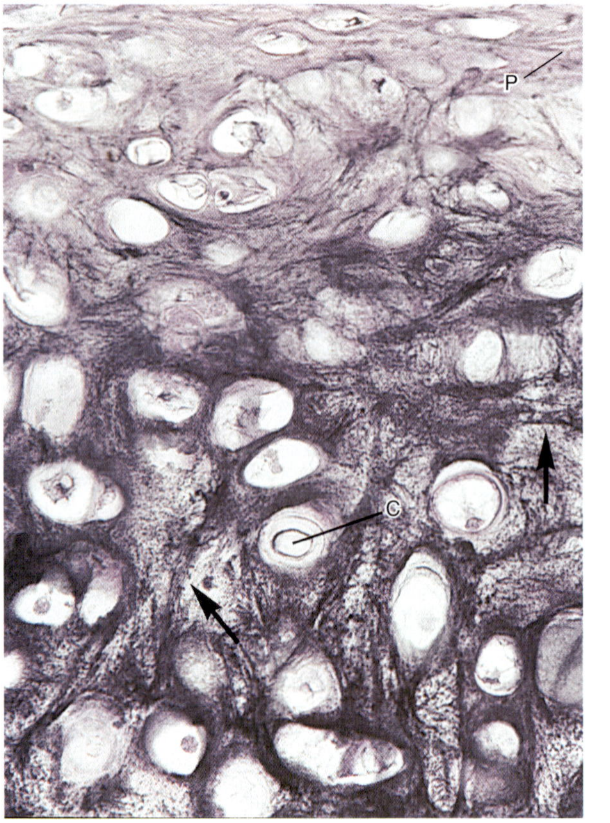

Figura 4.9 Observe a presença de fibras elásticas (*setas*) na matriz da cartilagem elástica nesta fotomicrografia. Os grandes condrócitos da cartilagem elástica ocupam espaços, conhecidos como lacunas, na matriz rica em proteoglicanos. Os grandes feixes de fibras elásticas estão claramente evidentes e parecem estar organizados de maneira aleatória. Observe que as fibras elásticas mais espessas são compostas por finas fibrilas. C, condrócito; P, pericôndrio (270×).

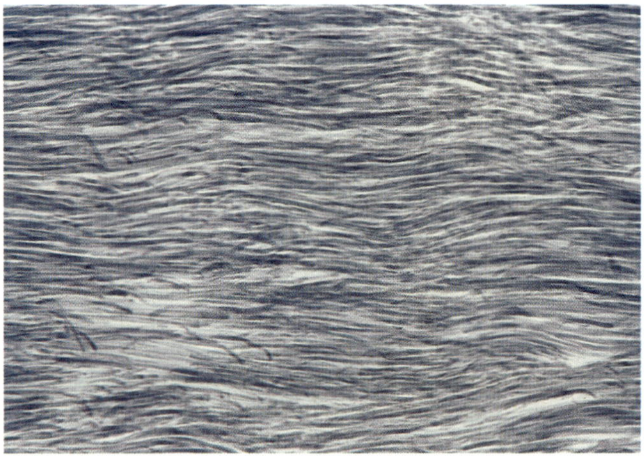

Figura 4.10 Tecido conjuntivo denso modelado, rico em fibras elásticas. Observe que as fibras elásticas são curtas, dispostas quase paralelamente entre si, e suas extremidades são um pouco encurvadas. Ao contrário das fibras colágenas do tecido conjuntivo denso modelado (composto majoritariamente por fibras colágenas), onde fibrilas e fibras colágenas se encontram estreitamente paralelas umas às outras, as fibras elásticas aparecem um pouco desalinhadas (270×).

A presença de **fibras elásticas** na MEC fornece muito da elasticidade do tecido conjuntivo (Figuras 4.9 e 4.10; ver também Figura 4.2). No tecido conjuntivo frouxo, as fibras elásticas são geralmente delgadas, longas e ramificadas, enquanto nos ligamentos elas se reúnem para formar feixes mais espessos. Feixes espessos de fibras elásticas são encontrados no ligamento amarelo da coluna vertebral (*ligamentum flava*) e nas paredes de vasos sanguíneos maiores; na verdade, as fibras elásticas constituem cerca de 50% da aorta em peso seco.

Fibroblastos de tecido conjuntivo e células musculares lisas dos vasos sanguíneos podem fabricar fibras elásticas. Essas fibras são compostas de **elastina**, **fibrilina-1** e **fibulina-5**, assim como **colágeno tipo VIII**:

- A **elastina** é uma proteína rica em glicina, lisina, alanina, valina e resíduos de prolina, mas não tem hidroxilisina. A elastina deriva de uma proteína precursora solúvel, a **tropoelastina**, que se torna insolúvel devido à ligação cruzada de seus resíduos de lisina pela enzima lisil oxidase. Dessa maneira, as cadeias de elastina formadas são mantidas unidas porque quatro moléculas de lisina, cada uma pertencendo a uma diferente cadeia de elastina, criam ligações covalentes entre si para formar o que é conhecido como ***ligações cruzadas de desmosina***. Como as ligações de desmosina são altamente deformáveis, elas conferem alto grau de elasticidade às fibras elásticas; na verdade, essas fibras podem ser distendidas até cerca de 150% de seu comprimento em repouso antes de se romperem. Após serem esticadas, as fibras elásticas voltam ao seu comprimento de repouso

- O núcleo de elastina das fibras elásticas é envolvido por uma bainha de **microfibrilas**; cada microfibrila tem cerca de 10 nm de diâmetro e é composta pela glicoproteína **fibrilina-1** (Figura 4.11). Durante a síntese das fibras elásticas, as moléculas de fibrilina-1 são elaboradas primeiro, e são organizadas em uma configuração do tipo "cabeça a cauda" em forma de haste, para formar microfibrilas. Algumas microfibrilas se agregam para criar um cilindro oco, e a tropoelastina é depositada no espaço circundado pelas microfibrilas (Figura 4.12). A tropoelastina solúvel, que forma ligações químicas com a fibrilina-1, é convertida em **elastina** pela ação da lisil-oxidase
- Moléculas de integrina de células que sintetizam fibras elásticas ligam-se à **fibulina-5**, uma proteína que facilita a formação de fibras elásticas e tem afinidade por si mesma, bem como afinidade pela tropoelastina e pela fibrilina-1
- O **colágeno do tipo VIII** também tem sido demonstrado formando uma parte das fibras elásticas. Como o colágeno é inelástico, acredita-se que o colágeno tipo VIII age para limitar a quantidade de estiramento que as fibras elásticas podem sofrer.

Correlações clínicas

A integridade das fibras elásticas depende da presença de microfibrilas. Pacientes com **síndrome de Marfan** têm defeito no gene no cromossomo 15 que codifica a fibrilina, portanto suas fibras elásticas não se desenvolvem normalmente. Pessoas gravemente afetadas com essa condição estão predispostas à ruptura fatal da aorta.

Membrana basal

A membrana basal observada em microscopia de luz é mostrada à microscopia eletrônica como composta por lâmina basal e lâmina reticular.

A **membrana basal**, que é bem corada pela reação do ácido periódico de Schiff e por outras colorações histológicas que detectam os GAGs, forma a interface entre o epitélio e o tecido conjuntivo como uma região acelular estreita. Uma estrutura semelhante à membrana basal, a **lâmina externa**, circunda as células musculares lisas e esqueléticas, adipócitos e células de Schwann.

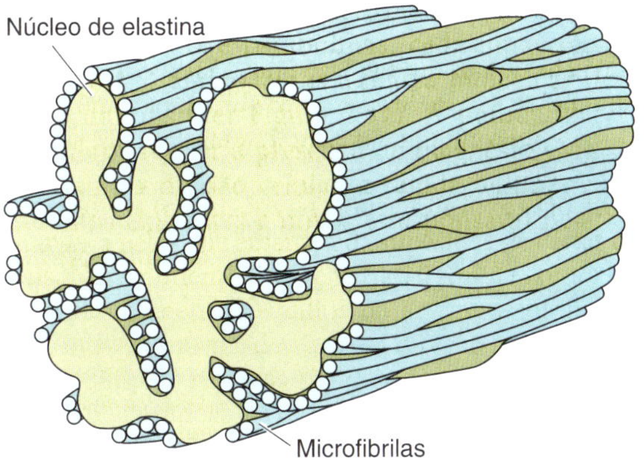

Figura 4.11 Diagrama esquemático de uma fibra elástica. As microfibrilas circundam a massa amorfa de elastina.

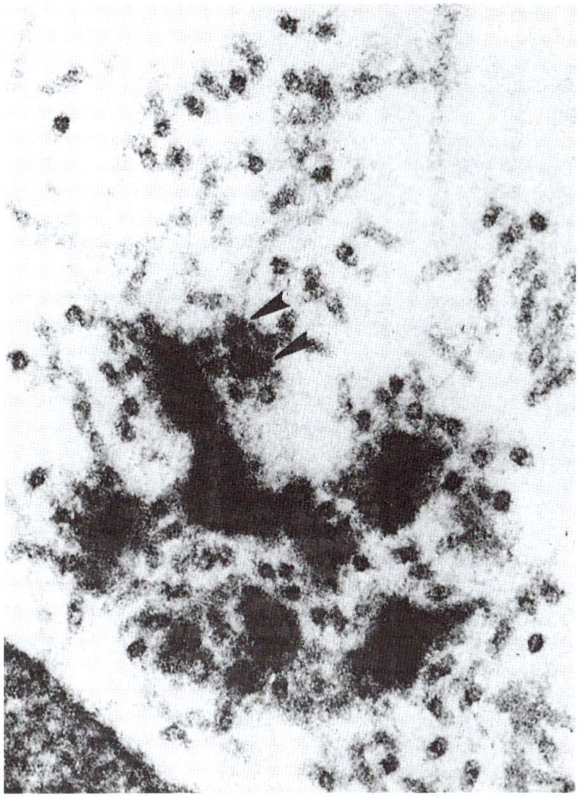

Figura 4.12 Eletromicrografia de uma fibra elástica em desenvolvimento. Note a presença de microfibrilas circundando a massa amorfa de elastina, como se um pequeno espaço fosse delineado por estacas de uma cerca de madeira (*pontas de seta*). Essas microfibrilas constituídas por fibrilina são elaboradas e liberadas primeiro. Em seguida, a célula produtora, seja um fibroblasto de tecido conjuntivo propriamente dito ou uma célula muscular lisa de um vaso sanguíneo, libera elastina no espaço delimitado pelas microfibrilas. (Fonte: Fukuda Y, Ferrans VJ, Crystal RG. Development of elastic fibers of nuchal ligament, aorta, and lung of fetal and postnatal sheep: an ultrastructural and electron microscopic immunohistochemical study. *Am J Anat.* 1984;170:597-629. Reproduzida com autorização de Wiley-Liss, Inc., subsidiária da John Wiley & Sons, Inc.)

Vista por microscopia eletrônica, a membrana basal exibe dois constituintes: a *lâmina basal*, um produto de células epiteliais, e a **lâmina reticular**, produzida pelas células de tecido conjuntivo (Figura 4.13).

LÂMINA BASAL

A lâmina basal, um produto do epitélio, tem dois componentes: a lâmina lúcida e a lâmina densa.

Eletromicrografias da **lâmina basal** exibem suas duas regiões: a **lâmina lúcida**, uma região elétron-lúcida de 50 nm de espessura imediatamente abaixo do epitélio, e a **lâmina densa**, uma região elétron-densa de 50 nm de espessura (Figuras 4.14 e 4.15; ver também Figura 4.13).

A **lâmina lúcida** é composta principalmente por glicoproteínas extracelulares **laminina** e **entactina**, bem como aquelas porções de **integrinas** e **distroglicanos** (*i. e.*, receptores transmembranares para laminina, ambos discutidos posteriormente neste capítulo) que se projetam da membrana celular epitelial para dentro da lâmina basal. Nos tecidos rapidamente congelados, a lâmina lúcida frequentemente está ausente. Isso sugere que ela pode ser um artefato de fixação, e a lâmina densa pode

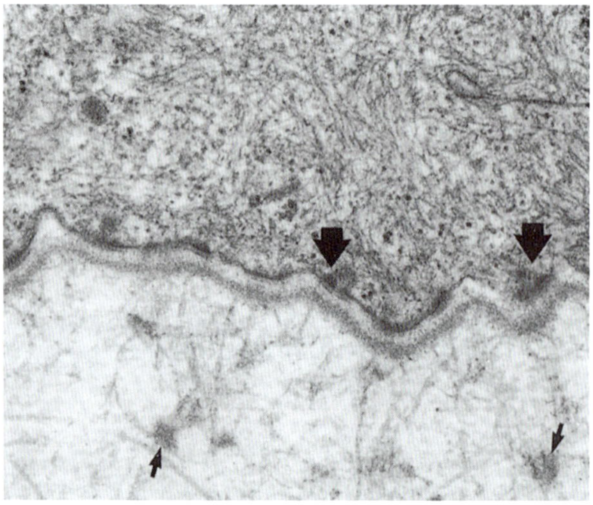

Figura 4.13 Eletromicrografia da lâmina basal da córnea humana. Observe os hemidesmossomos (*setas maiores*) e as placas de ancoragem em meio às fibrilas de ancoragem (*setas menores*). Observe que a membrana celular é claramente visível e que as placas do hemidesmossomos estão ancoradas à superfície citoplasmática da membrana celular. A faixa, de aparência amorfa que acompanha o contorno da membrana plasmática basal é a lâmina densa, enquanto a área clara entre ela e a membrana celular é a lâmina lúcida. Essas duas lâminas constituem a lâmina basal, derivada do epitélio. A região que está localizada abaixo da lâmina densa é a lâmina reticular, derivada do tecido conjuntivo (50.000×). (Fonte: Albert D, Jakobiec FA. *Principles and Practice of Ophthalmology: Basic Sciences*. Philadelphia: WB Saunders; 1994.)

estar mais perto das integrinas e dos distroglicanos da membrana celular basal do que se acreditava anteriormente.

A **lâmina densa** é composta por um colágeno tipo IV, e é revestida nas superfícies tanto na lâmina lúcida como na lâmina reticular pelo proteoglicano **perlecan**. As cadeias laterais de **heparan-sulfato** que se projetam da proteína central do perlacan formam poliânions. A face da lâmina reticular voltada para a lâmina densa também apresenta **fibronectina**.

A **laminina** conta com domínios que se ligam ao colágeno tipo IV, ao heparan-sulfato, às integrinas e aos distroglicanos da membrana celular basal epitelial, ancorando assim a célula epitelial à lâmina basal. A lâmina basal parece estar bem ancorada à lâmina reticular por várias moléculas, incluindo a fibronectina, as fibrilas de ancoragem (colágeno tipo VII) e as microfibrilas (fibrilina-1), todas elaboradas por fibroblastos do tecido conjuntivo propriamente dito (Figura 4.16).

A lâmina basal atua como um filtro molecular e como um suporte flexível e firme para o epitélio sobrejacente. A função de filtração se deve não apenas ao colágeno do tipo IV, cuja trama entrelaçada produz um filtro físico com poros de tamanhos específicos, mas também às cargas negativas das cadeias de heparan-sulfato, que restringem, preferencialmente, a passagem de moléculas negativamente carregadas. Funções adicionais da lâmina basal incluem a facilitação da atividade mitótica e a diferenciação celular, modulando o metabolismo celular, auxiliando no estabelecimento da polaridade celular, desempenhando um papel relevante na modificação do arranjo das proteínas integrais localizadas na membrana celular e atuando como via para a migração celular, como na reepitelização que ocorre durante o reparo de feridas ou no restabelecimento de junções mioneurais durante a regeneração das fibras nervosas motoras.

Correlações clínicas

A membrana basal que forma uma cápsula em torno do cristalino, conhecida como **membrana basal do cristalino (MBC)**, ajuda a apoiar o cristalino em sua posição no globo ocular. Durante a cirurgia de catarata, o cristalino turvo é substituído por uma lente artificial de tal maneira que a cápsula do cristalino fique intacta, de modo que possa formar um elemento de suporte para as lentes artificiais. Em cerca de 30% dos pacientes, a face posterior da MBC torna-se um pouco opaca alguns anos após a cirurgia. Essa opacificação posterior da cápsula (OPC), também conhecida como **formação de catarata secundária**, é o resultado da atividade mitótica das células epiteliais do cristalino que permaneceram após a remoção do cristalino opaco e natural. Felizmente, um procedimento simples de queimar as células epiteliais do cristalino pós-cirúrgico usando um feixe de *laser* alivia o problema.

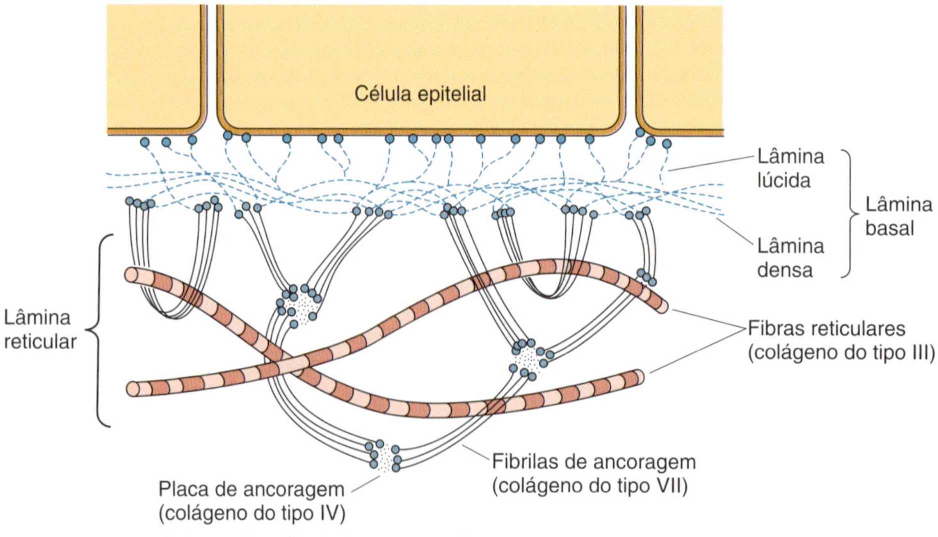

Figura 4.14 Diagrama esquemático da lâmina basal e da lâmina reticular. (Adaptada de Fawcett DW. *Bloom e Fawcett A Textbook of Histology*. 12th ed. New York: Chapman e Hall; 1994.)

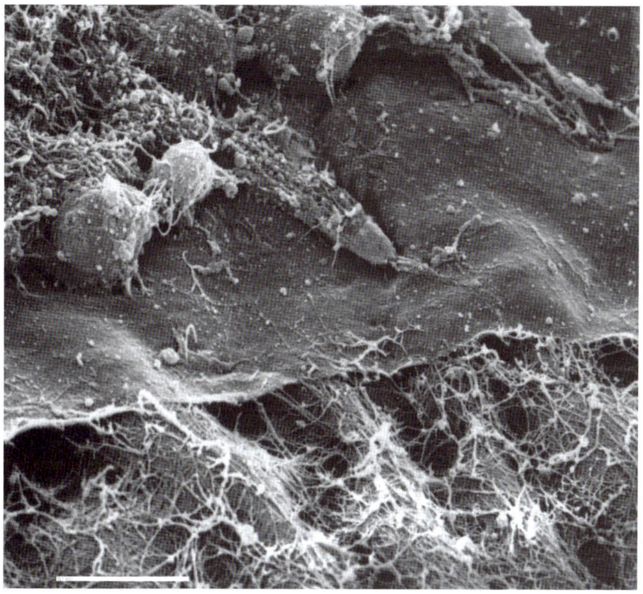

Figura 4.15 Imagem da córnea de um embrião de galinha de 6 dias, da qual uma porção do epitélio foi removida, expondo as células epiteliais sobre a membrana basal subjacente. A própria membrana basal foi parcialmente removida, revelando o estroma corneano principal subjacente, composto por fibrilas colágenas dispostas ortogonalmente. A *barra branca*, no canto inferior esquerdo, é uma marca de 10 μm. (Cortesia de Robert L. Trelstad.)

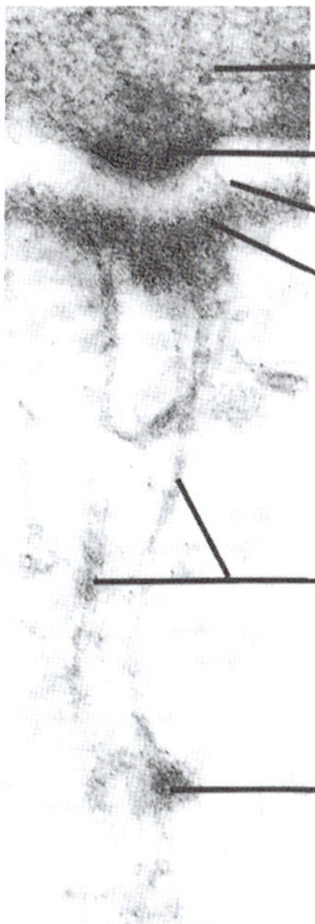

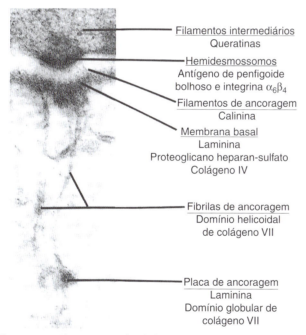

Figura 4.16 Eletromicrografia da lâmina basal do epitélio da córnea (165.000×). (Fonte: Albert D, Jakobiec FA. *Principles and Practice of Ophthalmology: Basic Sciences*. Philadelphia: WB Saunders; 1994.)

LÂMINA RETICULAR

A lâmina reticular é derivada do tecido conjuntivo e é responsável pela fixação da lâmina densa ao tecido conjuntivo subjacente.

A **lâmina reticular** (ver Figuras 4.13, 4.14 e 4.16) é produzida por fibroblastos e é composta pelos colágenos dos **tipos III, VII** (**fibrilas de ancoragem**) e **XVIII**, além de uma pequena quantidade de **colágeno tipo I**. Uma pequena quantidade de **microfibrilas** também está presente. A lâmina reticular forma a interface entre a lâmina basal e o tecido conjuntivo subjacente, e sua espessura varia com a quantidade de forças de fricção sobre o epitélio sobrejacente. Assim, ela é bastante espessa na pele e muito fina sob o revestimento epitelial do alvéolo pulmonar; no entanto, na maioria dos casos, tem cerca de 200 nm de espessura.

As fibras de colágeno tipo I e tipo III do tecido conjuntivo entram como alças na lâmina reticular, onde interagem e se ligam às microfibrilas, fibrilas de ancoragem e colágeno tipo XVIII da lâmina reticular. Além disso, os grupos básicos das fibras colágenas formam ligações com os grupos ácidos dos GAGs da lâmina densa. Os domínios de ligação do colágeno e os domínios da fibronectina para os GAGs auxiliam ainda mais na ancoragem da lâmina basal à lâmina reticular. Assim, a camada de células epiteliais está associada ao tecido conjuntivo subjacente por essas interfaces resilientes, flexíveis e acelulares: a lâmina basal e a lâmina reticular.

Integrinas e distroglicanos

Integrinas e distroglicanos são glicoproteínas transmembranares que atuam como receptores de laminina, bem como organizadores da montagem da lâmina basal.

Integrinas são proteínas transmembranares semelhantes aos receptores da membrana celular na medida em que formam ligações com os ligantes. Contudo, ao contrário daqueles receptores, seus domínios citoplasmáticos estão associados ao citoesqueleto, e seus *ligantes* não são moléculas de sinalização, mas membros estruturais da MEC, como colágeno, laminina e fibronectina. Ademais, a associação entre uma integrina e seu ligante é muito mais fraca do que entre um receptor e seu ligante. As integrinas são muito mais numerosas do que os receptores, compensando assim a fraqueza de suas ligações; simultaneamente, facilitam a migração de células ao longo da superfície da MEC.

As integrinas são heterodímeros (com cerca de 250.000 Da) compostos por cadeias de **glicoproteínas** α **e** β cujas extremidades carbóxi estão ligadas a **talina**, **paxilina**, **vinculina** e **α-actinina** do citoesqueleto, que, por sua vez, formam ligações com os **filamentos de actina**. Suas extremidades amino apresentam sítios de ligação para macromoléculas da MEC (ver Capítulo 2, Figura 2.33). Como as integrinas ligam o citoesqueleto à MEC, elas também são chamadas de ***ligantes transmembranares***. A cadeia α da molécula de integrina liga Ca^{2+} ou Mg^{2+}, cátions divalentes necessários para a manutenção da ligação adequada com o ligante. Dessa maneira, as moléculas de integrina formam um grande número de **aderências focais** (**junções de ancoragem**) que ajudam a união do epitélio à lâmina basal.

Muitas integrinas diferem em sua especificidade com relação a ligantes, distribuição celular e função. Algumas são comumente referidas como *receptores* para seus ligantes (p. ex., receptor para laminina, ou receptor para fibronectina). As células podem modular a afinidade de seus receptores para seus ligantes, regulando a disponibilidade de cátions divalentes, a modificação da conformação da integrina ou, de outra maneira, alterando a afinidade da integrina pelo ligante. Desse modo, as células não estão trancadas em uma posição particular, uma vez que suas integrinas se ligam às macromoléculas da MEC, mas podem liberar suas ligações integrina-ligante e se afastam dessa localização particular.

Além de seus papéis na adesão, as integrinas atuam na transdução de sinais bioquímicos em eventos intracelulares, ativando as cascatas do sistema de segundo mensageiro. A versatilidade das integrinas na transdução bioquímica é evidenciada por sua capacidade de estimular diversas vias de sinalização, incluindo as vias da proteinoquinase ativada por mitógenos, da proteinoquinase C e dos fosfatidilinositídeos que levam à ativação do ciclo celular, diferenciação celular, reorganização citoesquelética, regulação da expressão gênica e até mesmo morte celular programada via apoptose. As integrinas devem ser, com frequência, ativadas pela **quinase de adesão focal**, uma proteína tirosinoquinase; caso contrário, não podem iniciar suas funções de sinalização.

Os **distroglicanos** são glicoproteínas também compostas por duas subunidades, um **β-distroglicano transmembranar** e um **α-distroglicano extracelular**. O α-distroglicano se liga à laminina da lâmina basal, mas em diferentes locais daqueles das moléculas de integrina. O domínio intracelular do β-distroglicano liga-se à proteína **distrofina**, uma proteína de ligação à actina, que, por sua vez, liga-se a α-actinina do citoesqueleto.

Os distroglicanos e as integrinas têm papéis significativos na organização da lâmina basal, porque os embriões que carecem de uma ou ambas as glicoproteínas são incapazes de formar lâminas basais normais.

Considerações patológicas

Ver Figuras 4.17 e 4.18.

Correlações clínicas

Indivíduos com **deficiência de adesão leucocitária**, uma doença autossômica recessiva, são incapazes de sintetizar a cadeia-β das integrinas dos leucócitos. Seus leucócitos não conseguem aderir às células endoteliais dos vasos sanguíneos e, portanto, não podem migrar para os locais de inflamação. Pacientes com essa doença têm dificuldade para combater infecções bacterianas.

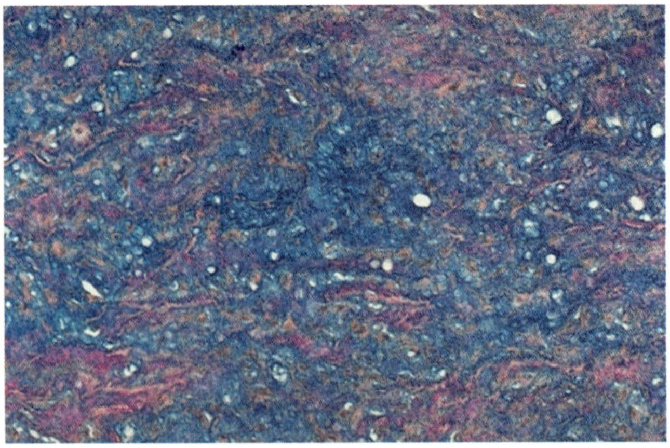

Figura 4.17 Essa coloração para mucina da túnica média da aorta mostra degeneração medial cística. As fibras elásticas rosadas, em vez de estarem dispostas em arranjos paralelos, são vistas aqui rompidas por agregados de substância fundamental corados em azul. Isso é típico da síndrome de Marfan, que afeta o tecido conjuntivo contendo elastina, causando a fraqueza do tecido conjuntivo, o que explica a propensão para a dissecção aórtica. (Fonte: Klatt EC. *Robbins e Cotran: Atlas of Pathology*. 2nd ed. Philadelphia: Elsevier; 2010.)

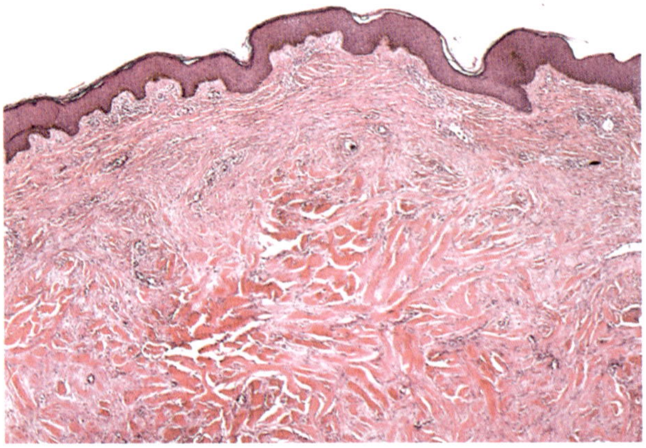

Figura 4.18 Fotomicrografia de um queloide. Observe a espessa deposição de colágeno na derme. (Fonte: Kumar V *et al. Robbins e Cotran Pathologic Basis of Disease*. 9th ed. Philadelphia: Elsevier; 2015: 110.)

5

Epitélios de Revestimento e Glandulares

Epitélios

Os **tecidos epiteliais** originam duas formas estrutural e funcionalmente distintas: camadas de células contíguas (**epitélios**), que revestem as superfícies externas e internas do corpo; e grupos de células (**glândulas**), originados de células epiteliais invaginadas.

As três camadas germinativas embrionárias dão origem aos epitélios. Mucosa oral e nasal, córnea, epiderme da pele e glândulas da pele, bem como glândulas mamárias são derivadas do **ectoderma**; fígado, pâncreas e revestimento do trato respiratório e gastrintestinal são derivados do **endoderma**; e túbulos uriníferos do rim, revestimento dos sistemas reprodutores masculino e feminino, revestimento endotelial do sistema circulatório e mesotélio das cavidades corporais se desenvolvem a partir do **mesoderma**.

Os tecidos epiteliais têm inúmeras funções:

- **Proteção** dos tecidos subjacentes do corpo contra abrasão e lesão
- **Transporte transcelular** de moléculas através de camadas epiteliais
- **Secreção** de mucinogênio (precursor do muco), hormônios, enzimas e outras moléculas, a partir de várias glândulas
- **Absorção** de substâncias de um lúmen (p. ex., trato intestinal ou certos túbulos renais)
- **Permeabilidade seletiva**, ou seja, controle do movimento de substâncias entre os compartimentos do corpo
- **Detecção de sensações** via papilas gustativas, retina do olho e células ciliadas especializadas no ouvido.

EPITÉLIOS DE REVESTIMENTO

Células contíguas firmemente ligadas formando uma camada que recobre ou reveste o corpo são conhecidas como epitélio.

As camadas de células contíguas no epitélio estão fortemente ligadas através de complexos juncionais. Os epitélios apresentam pouca quantidade de matriz extracelular e pouco espaço extracelular. O epitélio está separado do tecido conjuntivo subjacente por uma matriz extracelular - a **membrana basal**, composta pela **lâmina basal** e pela **lâmina reticular** (discutidas no Capítulo 4) - sintetizada por células epiteliais e células do tecido conjuntivo. Como o epitélio é avascular, o tecido conjuntivo de suporte adjacente, através de seus leitos capilares, fornece nutrição e oxigênio por difusão pela membrana basal.

Classificação dos tecidos epiteliais

Arranjo celular e morfologia são as bases da classificação do epitélio.

As membranas epiteliais são classificadas de acordo com o número de camadas de células entre a lâmina basal e a superfície livre, e pela morfologia das células epiteliais mais superficiais (Tabela 5.1). Se a membrana é composta por uma **única camada de células**, o epitélio é chamado de ***epitélio simples***; se é composta de **mais de uma camada celular**, é chamada de ***epitélio estratificado*** (Figura 5.1). A morfologia das células pode ser pavimentosa (achatada), cúbica (ou cuboide) ou colunar quando vistas em cortes perpendiculares à membrana basal. Os epitélios estratificados são classificados segundo a morfologia das células apenas em suas camadas mais superficiais. Além dessas duas classes principais de epitélios, as quais ainda são identificadas pela morfologia celular, existem dois outros tipos distintos: epitélio pseudoestratificado e epitélio de transição (Figura 5.1).

- O **epitélio simples pavimentoso** é composto por uma única camada de células poligonais em arranjo bem compacto, finas ou de perfil baixo. Quando vista da superfície, a camada epitelial se assemelha a um piso de ladrilhos com um núcleo protuberante colocado centralmente em cada célula (Figuras 5.2A e 5.3). Vista em corte histológico, no entanto, apenas algumas células exibem núcleos, pois o plano de corte frequentemente não os encontra. Epitélios simples pavimentosos são encontrados no revestimento dos alvéolos pulmonares, na alça de Henle e na camada parietal da cápsula de Bowman do rim, além de formarem o revestimento endotelial dos vasos sanguíneos e linfáticos, bem como mesotélio da pleura, cavidades pericárdicas e peritoneais
- Uma única camada de células em forma de polígono constitui um **epitélio simples cúbico** (ver Figuras 5.2A e 5.3). Quando vistas em um corte perpendicular à superfície, as células apresentam formato quadrado com núcleo arredondado localizado centralmente. Epitélios simples cúbicos são encontrados nos ductos de muitas glândulas do corpo, no revestimento do ovário e em muitos túbulos dos rins
- As células do **epitélio simples colunar**, quando vistas em corte longitudinal, são células retangulares altas, cujos núcleos ovoides estão localizados geralmente o mesmo nível da metade basal da célula (ver Figura 5.2B). Epitélios simples colunares podem exibir uma borda estriada (ou planura estriada) composta de **microvilos**, processos citoplasmáticos delgados semelhantes a dedos, que se projetam da superfície apical das células para o lúmen. O epitélio simples colunar reveste grande parte do trato digestório, da vesícula biliar e dos grandes ductos de glândulas; aqueles que revestem útero, ovidutos, ductos eferentes e bronquíolos são ciliados. Nesses órgãos, os cílios (estruturas semelhantes a pelos) se projetam da superfície apical das células colunares para o lúmen
- O **epitélio estratificado pavimentoso** (**não queratinizado**) é espesso, pois é composto por várias camadas de células. Apenas a camada mais profunda está em contato com a lâmina basal (Figura 5.4A). As células mais basais (mais profundas) desse epitélio são cuboides, aquelas localizadas no meio do epitélio são polimorfas, e as que compõem a superfície livre do epitélio são achatadas (pavimentosas),

daí o nome *estratificado pavimentoso*. Como as células da superfície são nucleadas, esse epitélio é denominado *não queratinizado*. Em geral, são epitélios de superfícies úmidas, como o epitélio de revestimento da boca, da orofaringe, do esôfago, das pregas vocais verdadeiras e da vagina

- O **epitélio estratificado pavimentoso** (**queratinizado**) é semelhante ao epitélio estratificado pavimentoso não queratinizado, com exceção das camadas superficiais do epitélio, que são compostas por células mortas cujos núcleos e citoplasma foram substituídos por queratina (ver Figura 5.4B). Esse epitélio constitui a epiderme da pele, uma camada dura que resiste à fricção e é impermeável à água. Existe outra categoria de epitélio estratificado pavimentoso, o epitélio estratificado pavimentoso paraqueratinizado, que será tratado no Capítulo 16
- O **epitélio estratificado cúbico**, que contém apenas duas camadas de células cúbicas, reveste os ductos das glândulas sudoríparas (ver Figura 5.4C)
- O **epitélio estratificado colunar** é composto por uma camada mais profunda, com células de formato poliédrico a cuboide em contato com a lâmina basal, e uma camada superficial de células colunares. Esse epitélio é encontrado em apenas alguns lugares do corpo: conjuntiva do olho, alguns grandes ductos excretores e regiões da uretra masculina
- O **epitélio de transição** é composto por muitas camadas de células; aquelas localizadas basalmente são células colunares baixas ou cúbicas. As células poliédricas compõem várias camadas acima das células basais. Esse epitélio está localizado exclusivamente no sistema urinário, onde reveste o trato urinário dos cálices renais até a uretra. As células mais superficiais da bexiga vazia são grandes, ocasionalmente binucleadas, e exibem formato de cúpulas arredondadas que se projetam para o lúmen (Figura 5.5; ver Figura 5.4D). Essas células em forma de cúpula tornam-se achatadas, e o epitélio fica mais fino quando a bexiga é distendida com a urina
- O **epitélio pseudoestratificado colunar** (ou *cilíndrico*) parece ser estratificado, mas na verdade é composto de camada única de células. Todas as células do epitélio pseudoestratificado colunar estão em contato com a lâmina basal, mas apenas algumas alcançam a superfície do epitélio (Figura 5.6). Células que não se estendem para a superfície geralmente têm base ampla e tornam-se estreitas em sua extremidade apical. Células mais altas alcançam a superfície e exibem uma base estreita em contato com a lâmina basal e a superfície apical alargada. Como as células desse epitélio são de diferentes alturas, seus núcleos estão localizados em níveis diferentes, dando a impressão de um epitélio estratificado, embora seja composto de camada única de células. O epitélio pseudoestratificado colunar é encontrado na uretra masculina, no epidídimo e nos ductos excretores maiores de glândulas. O tipo mais comum de epitélio pseudoestratificado colunar é **ciliado**, exibindo cílios na superfície apical das células que alcançam a superfície epitelial. O epitélio pseudoestratificado colunar ciliado é encontrado no revestimento de grande parte da traqueia, dos brônquios, da tuba auditiva, da parte da cavidade timpânica, da cavidade nasal e do saco lacrimal.

TABELA 5.1 Classificação dos epitélios.

Tipo	Formato das células superficiais	Exemplos de localização	Funções
Simples			
Simples pavimentoso	Pavimentosas (achatadas)	*Reveste*: alvéolos pulmonares; alça de Henle; camada parietal da cápsula de Bowman; orelha interna e média; vasos sanguíneos e linfáticos; cavidades pleurais e peritoneais	Membrana limitante, transporte de fluido, trocas gasosas, lubrificação e consequente redução do atrito (auxiliando assim o movimento das vísceras), membrana de revestimento
Simples cúbico	Cúbicas	Ductos de algumas glândulas, revestimento do ovário, formação de túbulos renais	Secreção, absorção, proteção
Simples colunar	Colunares	*Reveste*: ovidutos, ductos eferentes do testículo, útero, bronquíolos, grande parte do trato digestivo, vesícula biliar e grandes ductos de algumas glândulas	Transporte, absorção, secreção, proteção
Pseudoestratificado	Todas as células estão apoiadas na lâmina basal, mas nem todas alcançam a superfície epitelial; as células da superfície são colunares	*Reveste*: maior parte da traqueia; brônquios primários; epidídimo e ducto deferente; tuba auditiva; parte da cavidade timpânica; cavidade nasal; saco lacrimal; uretra masculina; grandes ductos excretores	Secreção, lubrificação, absorção, proteção, transporte
Estratificado			
Estratificado pavimentoso (não queratinizado)	Pavimentosas (com núcleos)	*Reveste*: boca, epiglote, esôfago, pregas vocais, vagina	Proteção, secreção
Estratificado pavimentoso (queratinizado)	Pavimentosas (sem núcleos)	Epiderme da pele	Proteção
Estratificado cúbico	Cúbicas (cuboides)	*Reveste*: ductos das glândulas sudoríparas	Absorção, secreção
Estratificado colunar	Colunar	Conjuntiva do olho, alguns grandes ductos excretores, porções da uretra masculina	Secreção, absorção, proteção
Epitélio de transição	Em forma de cúpula (relaxado), pavimentosa (distendido)	*Reveste*: trato urinário – dos cálices renais à uretra	Proteção, distensão

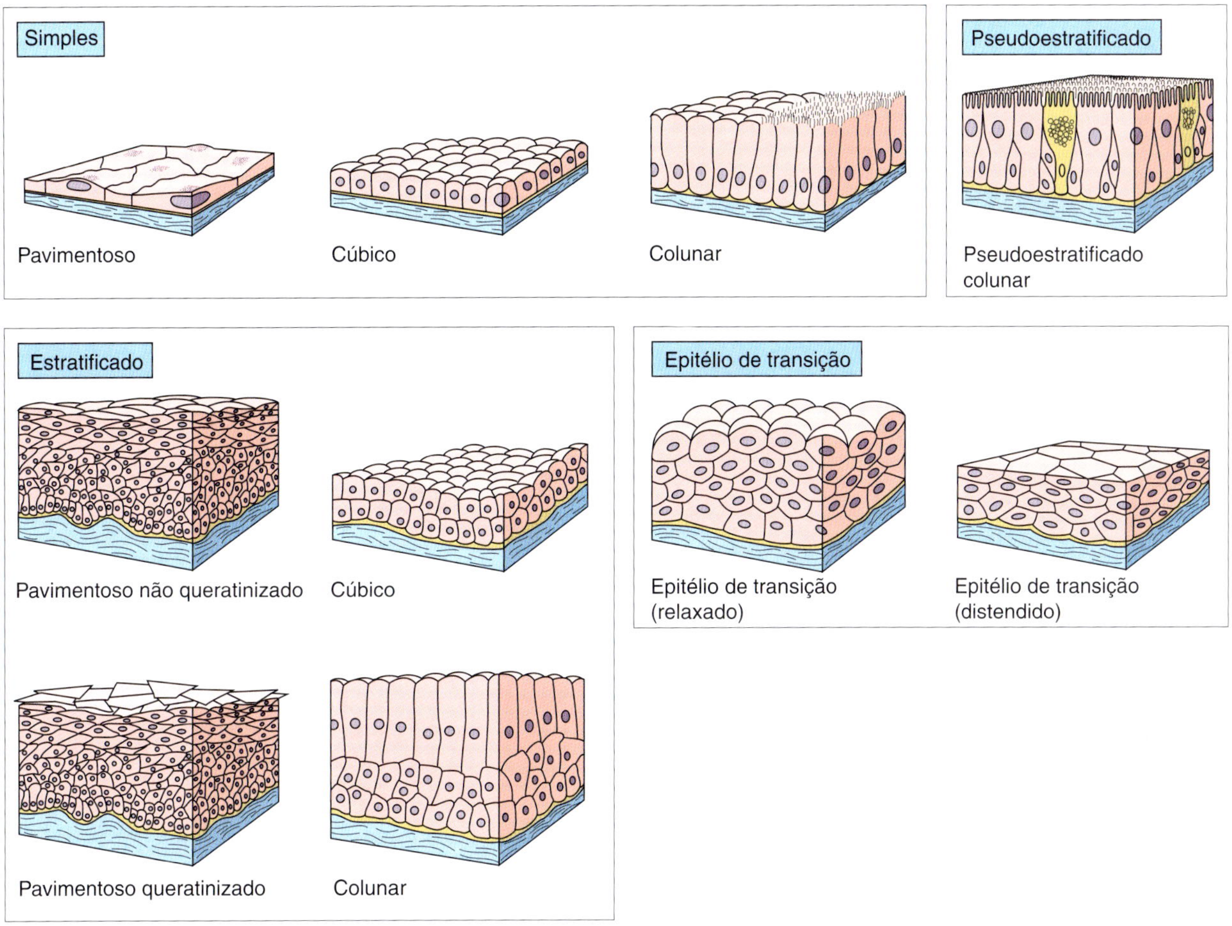

Figura 5.1 Tipos de epitélio.

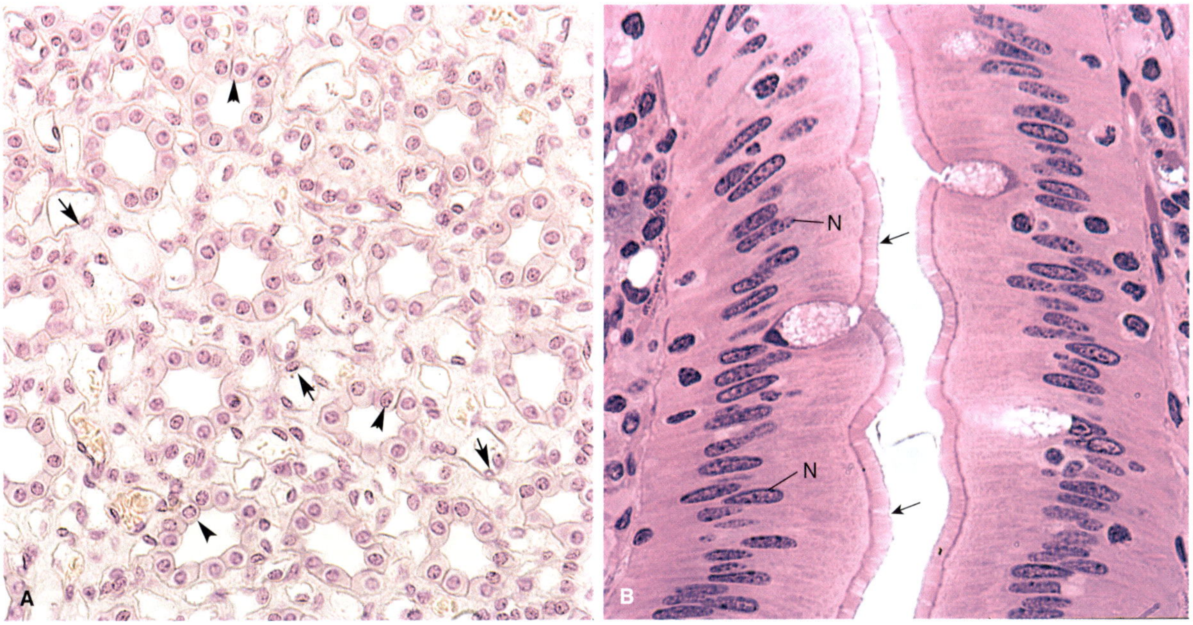

Figura 5.2 Fotomicrografias de epitélios simples. **A.** Epitélio simples pavimentoso (*setas*). Observe a morfologia das células e de seus núcleos. Epitélio simples cúbico (*pontas de seta*). Observe os núcleos arredondados localizados centralmente (270×). **B.** Epitélio simples colunar. Observe os núcleos elípticos (*N*) e a borda estriada (*setas*) (540×).

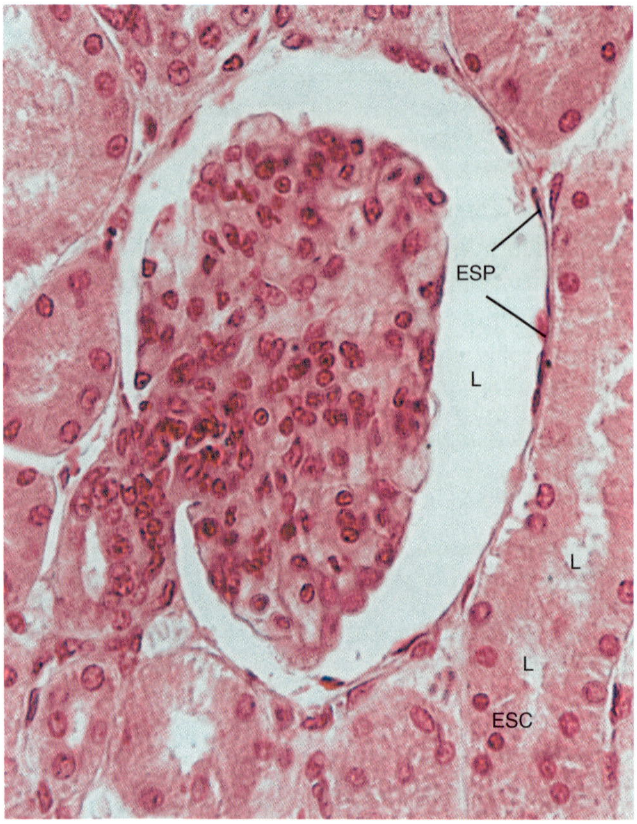

Figura 5.3 Fotomicrografia do córtex renal exibindo epitélio simples pavimentoso (*ESP*) e epitélio simples cúbico (*ESC*). Observe que os núcleos das células epiteliais pavimentosas – quando no plano de corte – formam uma protuberância em direção ao lúmen, e o citoplasma da célula praticamente não aparece. Em três dimensões, seria semelhante a um ovo frito (com gema mole). Os núcleos das células epiteliais cúbicas são redondos e localizados principalmente na região basal (longe do lúmen). Em três dimensões, seria semelhante a um copo quadrado com um cubo de gelo redondo na parte inferior (540×). L, lúmen.

Polaridade e especializações da superfície celular

A polaridade das células epiteliais e a presença de especializações em sua superfície celular estão relacionadas com a morfologia e a função celular.

As células epiteliais têm distintas características morfológicas, bioquímicas e domínios funcionais e, portanto, comumente exibem uma polaridade nessas várias regiões. Consequentemente, muitas células epiteliais têm **domínio apical** que está voltado para o lúmen e um **domínio basolateral** cujo componente basal está em contato com a lâmina basal. As distinções funcionais dessas regiões são responsáveis pela presença de modificações e especializações de superfície. As superfícies apicais de muitas células epiteliais podem exibir microvilos ou cílios, enquanto suas regiões basolaterais podem apresentar várias especializações juncionais e interdigitações intercelulares. Os domínios apical e basolateral são isolados um do outro por junções oclusivas que circundam o perímetro apical da célula.

Domínio apical

O domínio apical representa a superfície livre das células epiteliais.

O **domínio apical** é a região da célula epitelial que está voltada para o lúmen; é rico em canais iônicos, proteínas carreadoras, ATPase (adenosina trifosfatase, ATPase transmembranar), glicoproteínas e enzimas hidrolíticas, bem como **aquaporinas**, proteínas que formam canais que regulam o balanço hídrico da célula. Produtos de secreção são liberados de maneira regulada a partir dos domínios apicais de células epiteliais. Modificações da superfície apical que facilitam muitas das funções das células epiteliais incluem microvilos (e o glicocálice associado), bem como estereocílios, cílios e flagelos.

Microvilos

Microvilos são pequenas projeções citoplasmáticas digitiformes que emanam da superfície livre da célula para o lúmen.

Observados por microscopia de luz, os microvilos representam a **borda estriada** (ou planura estriada) das células absortivas intestinais e a **borda em escova** das células dos túbulos proximais do rim. A microscopia eletrônica mostra que esses **microvilos** densamente agrupados são como cilindros alongados de 1 a 2 μm de comprimento, projeções da membrana que aumentam grandemente a área de superfície dessas células (Figura 5.7). Em outras células menos ativas, os microvilos podem ser esparsos e curtos. Cada microvilosidade contém um feixe central de 25 a 30 **filamentos de actina**, cujos membros são unidos uns aos outros por uma série de proteínas ligadas à actina, tais como **espina**, **fascina**, **vilina** e **fimbrina**. As extremidades *mais* (+) dos filamentos de actina são incorporadas em uma região amorfa, composta principalmente por vilina, na ponta dos microvilos. As extremidades *menos* (-) dos filamentos de actina são incorporadas e anexadas à **trama terminal**, que é um complexo de **actina** e moléculas de **espectrina**, bem como **filamentos intermediários** localizados no córtex das células epiteliais (Figuras. 5.8 a 5.10). A **miosina I** e a **calmodulina** fornecem suporte estrutural ao conectar os filamentos de actina na periferia do feixe à membrana plasmática dos microvilos. A **tropomiosina** e a **miosina II**, localizadas em meio à trama terminal, agem sobre os **filamentos de actina**, causando a contração da superfície apical da célula, o que afasta os microvilos e aumenta o espaço disponível para o transporte molecular no ápice da célula. Epitélios que não atuam na absorção ou no transporte podem exibir microvilos sem núcleos de filamentos de actina.

O **glicocálice** é um revestimento amorfo e difuso sobre as pontas dos microvilos, composto por resíduos de carboidratos associados às proteínas transmembranares da membrana celular. Essas glicoproteínas atuam na proteção e no reconhecimento celular (ver Capítulo 2).

Os **estereocílios** (não devem ser confundidos com os cílios) são microvilos imóveis, longos e rígidos, presentes apenas no epidídimo e nas células ciliadas sensoriais da cóclea (orelha interna). O núcleo dos filamentos de actina dos estereocílios são mantidos juntos pela **fimbrina**. Os membros mais periféricos do feixe de filamentos de actina são ligados à membrana dos estereocílios pela **ezrina** e pela **vilina-2**; não existe vilina na ponta dos estereocílios, onde as extremidades *mais* (+) dos filamentos de actina terminam. As extremidades *menos* (-) dos filamentos de actina se encerram na trama terminal. No epidídimo, os estereocílios provavelmente funcionam no aumento da área de superfície; nas células ciliadas do ouvido, atuam na geração de sinais.

Cílios

Há dois tipos de cílios: de estruturas longas, móveis, semelhantes a pelos que emanam da superfície apical da célula

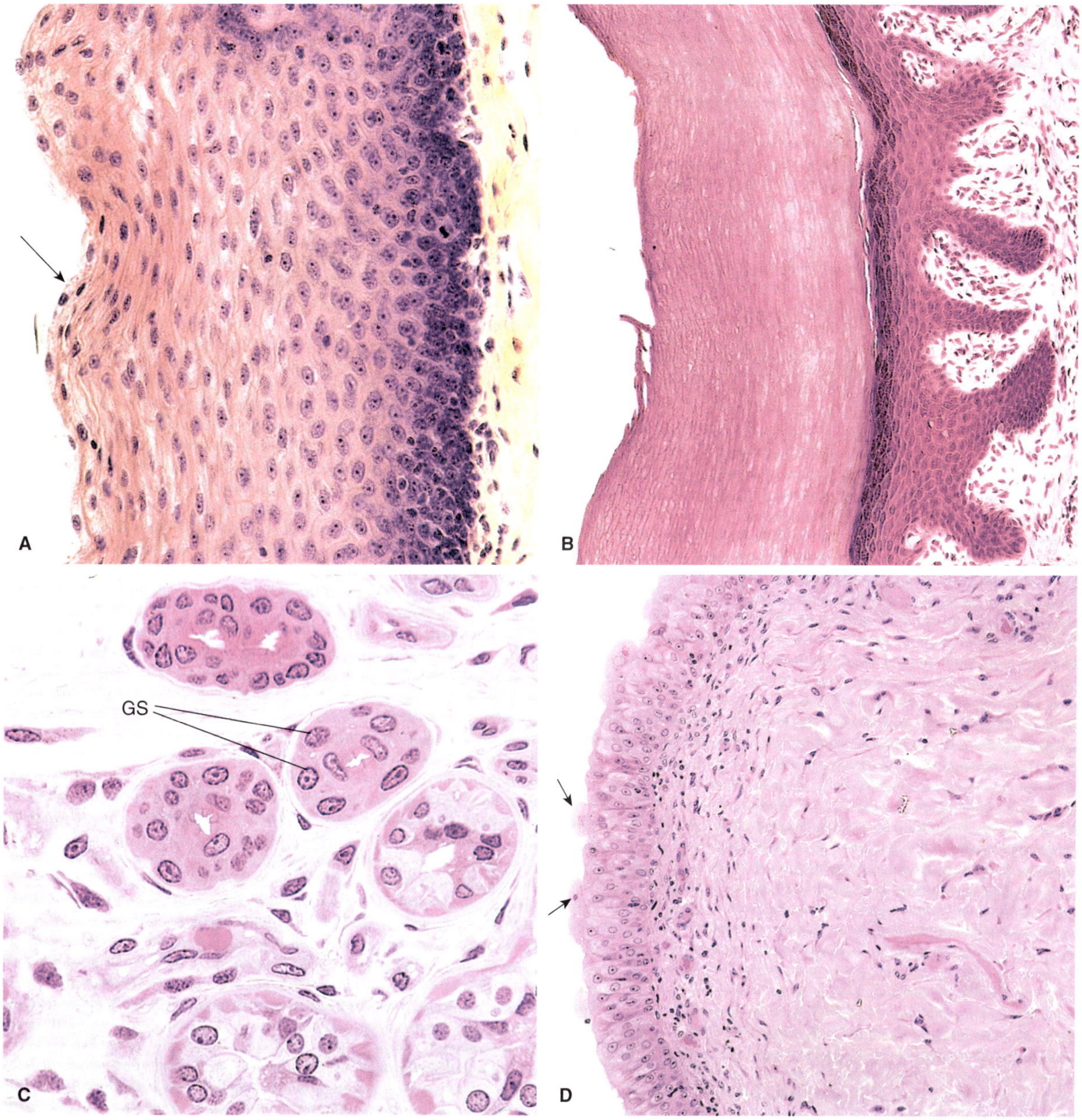

Figura 5.4 Fotomicrografias de epitélios estratificados. **A.** Epitélio estratificado pavimentoso não queratinizado. Observe as muitas camadas de células e a presença de células achatadas (pavimentosas) e células nucleadas na camada superficial (*seta*) (509×). **B.** Epitélio estratificado pavimentoso queratinizado (125×). **C.** Epitélio estratificado cúbico do ducto de uma glândula sudorípara (GS) (509×). **D.** Epitélio de transição. Observe que as células da superfície voltadas para o lúmen da bexiga são em forma de cúpula (*setas*), que caracterizam o epitélio de transição (125×).

(cuja porção central é composta por um complexo arranjo de microtúbulos conhecido como o axonema); e de cílios primários, que são semelhantes, mas não são móveis.

Os **cílios móveis** (chamados de **cílios** neste livro) são projeções semelhantes a pelos que emanam da superfície de certas células epiteliais. Normalmente, eles têm 7 a 10 μm de comprimento e 0,2 μm de diâmetro. Os cílios da árvore respiratória, por exemplo, movem muco e detritos em direção à orofaringe, por meio de oscilações rítmicas rápidas, onde podem ser deglutidos ou expectorados. Os cílios do oviduto movem o óvulo fertilizado em direção ao útero.

A estrutura interna dos cílios, conforme demonstrada pela microscopia eletrônica, revela que o núcleo do cílio contém um complexo de microtúbulos chamado **axonema**, que é composto por um número constante de microtúbulos longitudinais dispostos em um arranjo específico do tipo 9 + 2 (Figuras 5.11 e 5.12). Dois microtúbulos centralmente posicionados (**singletos ou par central**) são rodeados por nove **dupletos** (**ou duplas**) de microtúbulos. Os singletos são separados um do outro, ambos exibem um perfil circular em corte transversal, e cada um é composto por 13 protofilamentos. Cada um dos nove dupletos é constituído por duas subunidades. No corte transversal, a **subunidade A** é um microtúbulo com 13 protofilamentos, exibindo um perfil circular. A **subunidade B** tem 10 protofilamentos, apresenta um perfil circular incompleto em corte transversal e compartilha três protofilamentos da subunidade A.

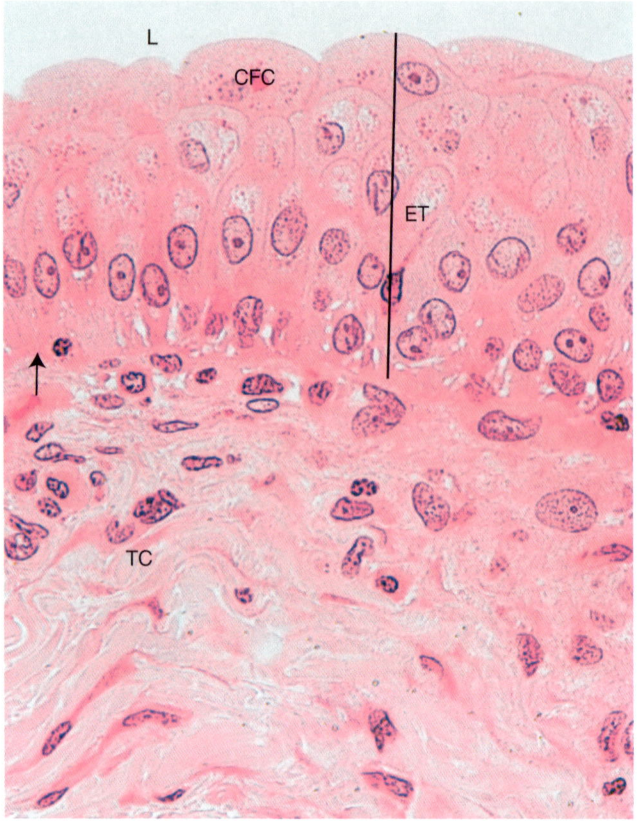

Figura 5.5 Fotomicrografia do revestimento epitelial de uma bexiga urinária humana vazia. Observe que o epitélio de transição (*ET*) que reveste o lúmen (*ℓ*) é composto por várias camadas de células e que a camada superficial de células é arredondada e em forma de cúpula (*CFC*). A membrana basal (*seta*) separa o epitélio do tecido conjuntivo da bexiga urinária (*TC*). As células epiteliais entre a membrana basal e as células em forma de cúpula variam de forma cuboide a colunar baixa (540×).

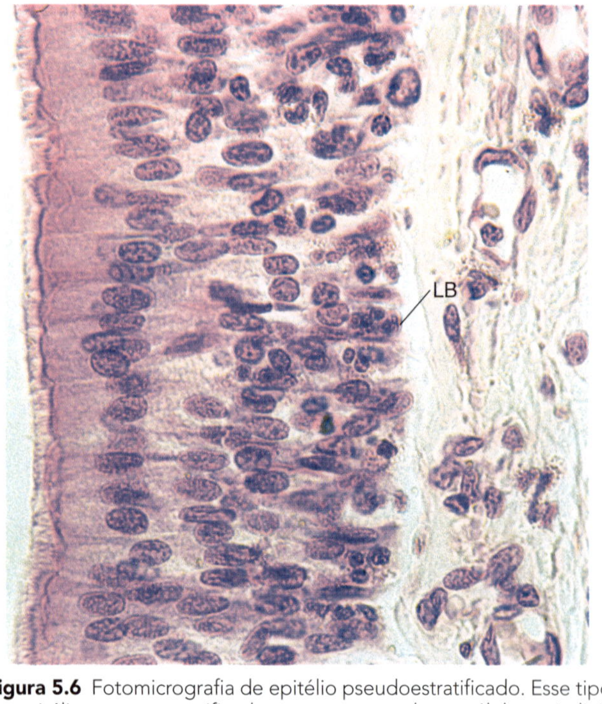

Figura 5.6 Fotomicrografia de epitélio pseudoestratificado. Esse tipo de epitélio parece estratificado; no entanto, todas as células epiteliais nesta figura têm contato com a lâmina basal (*LB*) (540×).

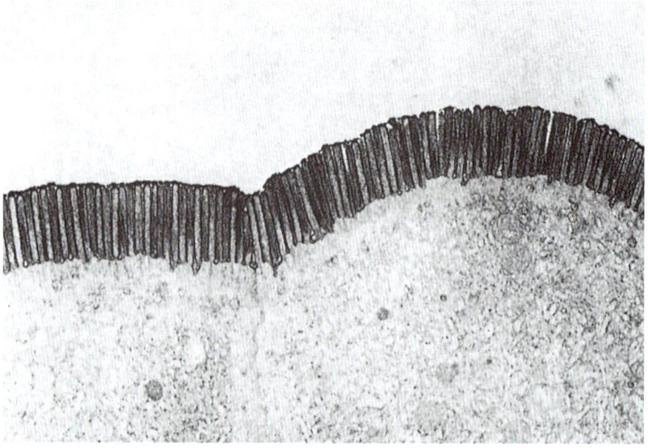

Figura 5.7 Eletromicrografia de microvilos das células epiteliais do intestino delgado (2.800×). (Fonte: Hopkins CR. *Structure and Function of Cells*. Philadelphia: WB Saunders; 1978.)

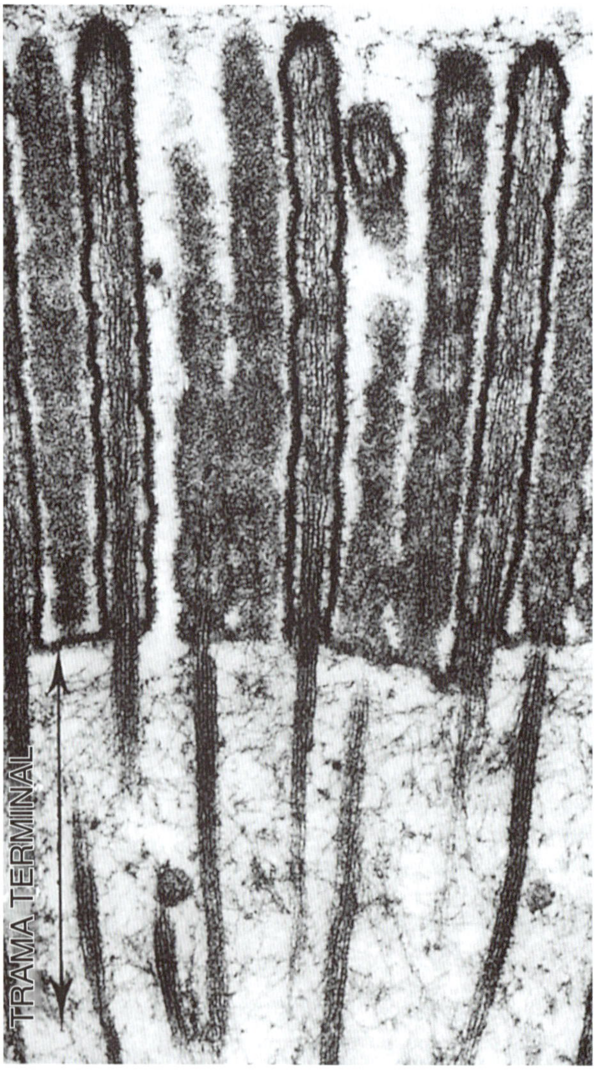

Figura 5.8 Eletromicrografia em grande aumento de microvilos (60.800×). (Fonte: Hopkins CR. *Structure and Function of Cells*. Philadelphia: WB Saunders; 1978.)

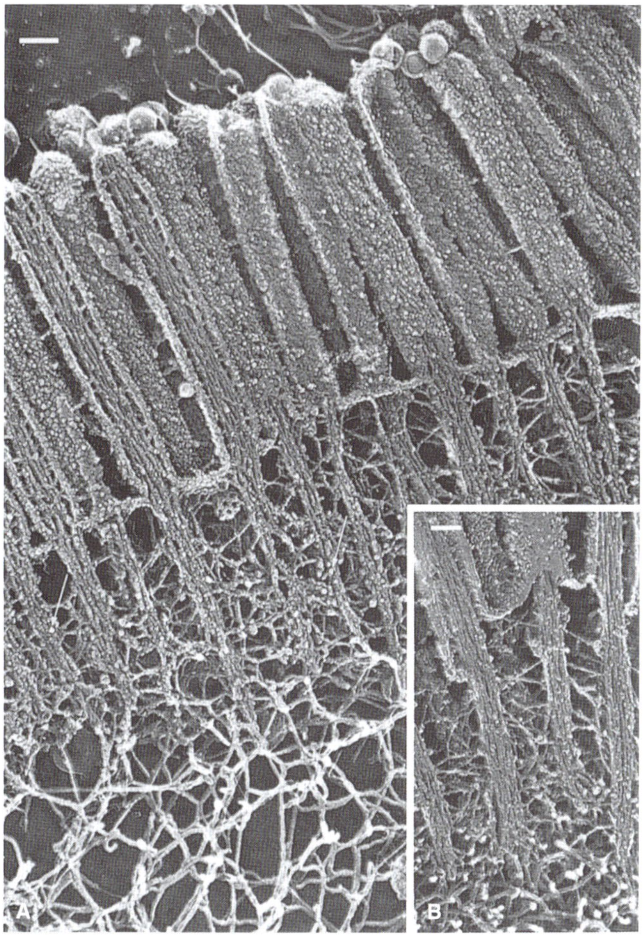

Figura 5.9 Eletromicrografia da trama terminal e dos microvilos. Observe que os filamentos de actina dos microvilos estão presos na trama terminal (**A.** 83.060×; **B.** *inserção*, 66.400×). (Fonte: Hirokana N, Tilney LG, Fujiwara K, Heuser JE. Organization of actin, myosin, and intermediate filaments in the brush border of intestinal epithelial cells. *J Cell Biol*. 1982;94:425-443. Reimpressa com permissão de The Rockefeller University Press.)

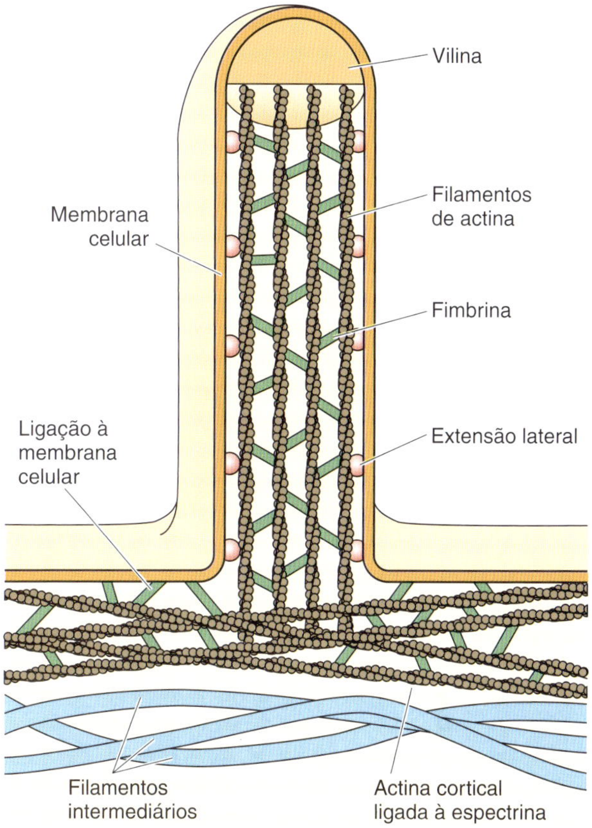

Figura 5.10 Diagrama esquemático da estrutura de um microvilo.

Vários complexos de proteínas com propriedades elásticas estão associados ao axonema. Os **filamentos radiais** se projetam da subunidade A de cada dupleto para dentro, em direção à **bainha central** que envolve os dois singletos. Os dupletos vizinhos são conectados por **nexina**, outra proteína elástica, estendendo-se da subunidade A de um dupleto à subunidade B do dupleto adjacente (ver Figura 5.11).

A **dineína**, uma proteína associada a microtúbulos, apresenta atividade ATPásica e é conhecida como o ***braço de dineína ciliar***. Dois braços de dineína, um **interno** e outro **externo**, irradiam da subunidade A de um dupleto em direção à subunidade B do dupleto vizinho. Esses braços de dineína estão organizados em intervalos de 24 nm ao longo do comprimento da subunidade A, de modo que a subunidade A se assemelha a uma centopeia com numerosas pernas bilateralmente simétricas. A dineína ATPase, ao hidrolisar ATP, fornece a energia para a flexão ciliar. O movimento dos cílios é iniciado pelos braços de dineína, ligando-se temporariamente a locais específicos nos protofilamentos dos dupletos adjacentes, deslizando-os em direção à ponta do cílio. No entanto, a **nexina**, uma proteína elástica que se estende entre os dupletos adjacentes, restringe essa ação até certo ponto, traduzindo assim o movimento deslizante em um movimento de flexão.

À medida que o cílio se curva, *um processo que requer energia*, o complexo de proteínas elásticas é distendido. Quando os braços de dineína se soltam da subunidade B, o complexo de proteínas elásticas retorna ao seu comprimento original, trazendo o cílio de volta à posição ereta (*o que não requer energia*). Esse movimento de batimento do cílio à posição original faz com que ocorra o movimento do material na ponta do cílio. Uma proteína adicional, a **tectina**, que se assemelha a um bastão e tem aproximadamente de 2 a 3 nm de diâmetro, se organiza em formato de "cabeça a cauda" para formar um "bastão" ao longo de todos os dupletos de microtúbulo. Esse **bastão de tectina** está localizado na junção dos microtúbulos A e B, próximo ao braço externo da dideína, atuando como um suporte para o dupleto e evitando que o cílio se dobre demais.

O arranjo 9 + 2 de microtúbulos do axonema continua ao longo da maior parte do comprimento do cílio, exceto em sua base, onde é fixado ao corpúsculo basal (ver Figura 5.11). A morfologia do **corpúsculo basal** é semelhante à de um centríolo,

Correlações clínicas

A síndrome de Kartagener resulta de defeitos hereditários na dineína ciliar que normalmente forneceria a energia para a flexão ciliar. Assim, as células ciliadas sem dineína funcional estão impedidas de funcionar. Pessoas que apresentam essa síndrome são suscetíveis a infecções pulmonares porque suas células ciliadas respiratórias não conseguem limpar o trato respiratório de detritos e bactérias. Além disso, homens com essa síndrome são estéreis porque seus espermatozoides são imóveis.

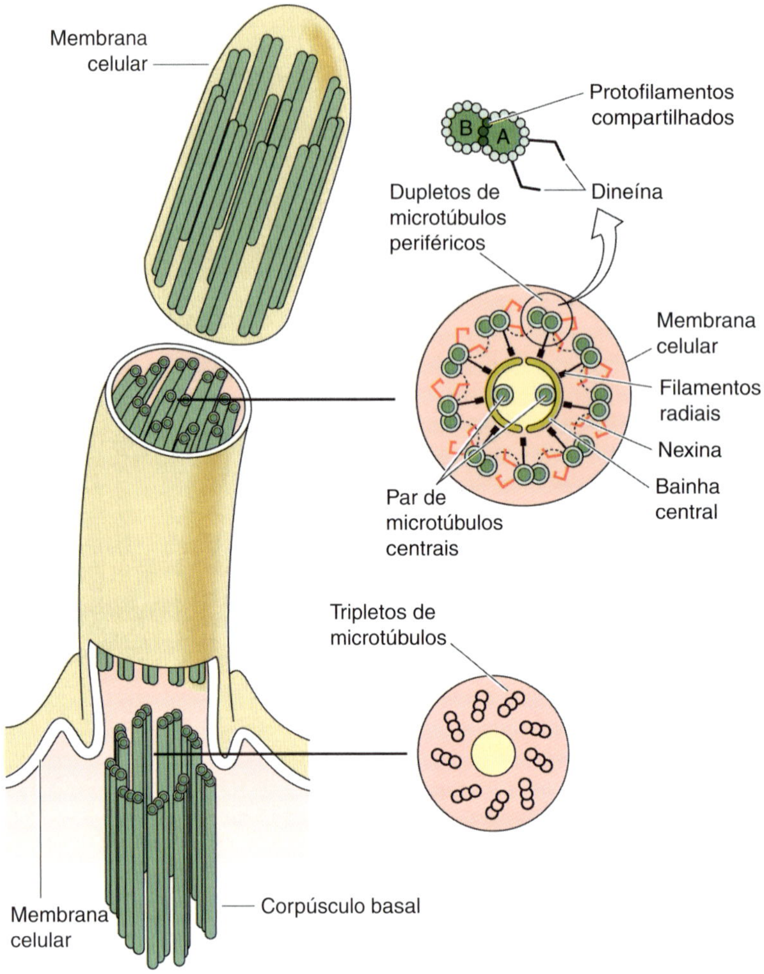

Figura 5.11 Diagrama esquemático do arranjo de microtúbulos do axonema de um cílio.

uma vez que ele é composto de nove **tripletos** e nenhum singleto, em vez de nove dupletos e um par de singletos. O corpúsculo basal e seus componentes associados são responsáveis pela fixação do cílio à célula e também pela capacidade de todos os cílios da célula baterem de maneira uniforme e na mesma direção.

Os corpúsculos basais se desenvolvem a partir de **organizadores pró-centriolares**. À medida que o pró-centríolo se alonga, um terceiro microtúbulo, o **microtúbulo C**, é adicionado ao microtúbulo B. O novo microtúbulo também é composto por dez protofilamentos e compartilha três protofilamentos do microtúbulo B. Uma vez formado, o corpúsculo basal migra para a membrana celular apical e dá origem a um cílio. Nessa junção do corpúsculo basal e do axonema, conhecida como **zona de transição**, nove microtúbulos dupletos se desenvolvem a partir de nove tripletos do corpúsculo basal, e um par de microtúbulos centrais, os dois **singletos**, se formam para dar ao axonema do cílio seu característico arranjo de microtúbulos (9 + 2). Surgindo a partir da zona de transição e ligada ao microtúbulo C encontra-se a **bainha alar**, uma membrana fibrosa semipermeável que forma uma cobertura de cabeça para baixo, semelhante a uma tenda, cuja ponta envolve o microtúbulo C e cuja base se liga à membrana celular ao redor da região onde o cílio emerge da célula, efetivamente separando o citoplasma do cílio do restante da célula. Duas estruturas adicionais estão associadas ao corpúsculo basal: o **pedículo basal**, que é responsável por orientar os cílios para que eles estejam voltados para a (e batam na) mesma direção; e a **radícula estriada**, que se acredita ancorar o corpúsculo basal no citoplasma apical.

Os cílios (assim como flagelos) requerem o transporte constante de várias substâncias dentro e fora de seu citoplasma. Geralmente, esse movimento é chamado de ***transporte axonemal***; no entanto, dentro cílios, é referido *como* ***transporte intraciliar*** (***transporte intraflagelar em flagelos***). Se ocorrer a partir do corpo basal em direção à ponta do cílio, é conhecido como ***transporte anterógrado intraciliar***; na direção oposta, é

Correlações clínicas

Indivíduos com a **síndrome de polidactilia de Majewski**, um defeito autossômico recessivo, apresentam cílios anormalmente desenvolvidos em condrócitos. Esses indivíduos exibem condrogênese e osteogênese anormais, resultando em membros encurtados, caixa torácica estreita, dedos das mãos e dos pés fundidos, malformações genitais, problemas cardiovasculares e insuficiência respiratória, entre vários outros defeitos congênitos. Parece que os cílios dos condrócitos desses indivíduos são encurtados e apresentam uma expansão bulbosa, além de seu **transporte intraciliar retrógrado** ser interrompido.

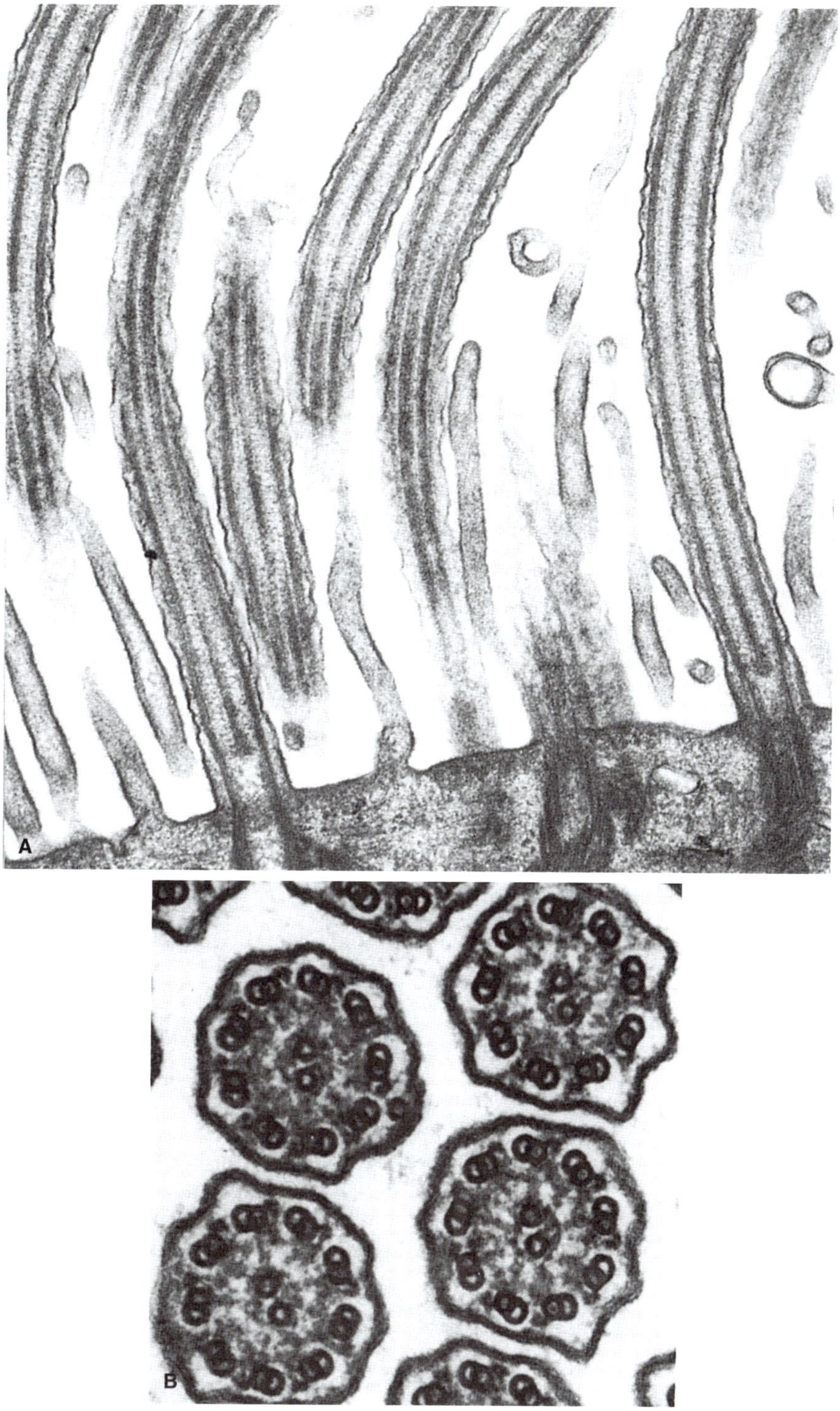

Figura 5.12 Eletromicrografia de cílios. **A.** Corte longitudinal de cílios (36.000×). **B.** Corte transversal demonstrando o arranjo dos microtúbulos em cílios (88.000×). (Fonte: Leeson TS, Leeson CR, Paparo AA. *Text/Atlas of Histology*. Philadelphia: WB Saunders; 1988.)

conhecido como ***transporte retrógrado intraciliar***. O material a ser transportado (p. ex., moléculas de tubulina) é referido como **carga**. O transporte da carga é realizado por proteínas transportadoras conhecidas como ***proteínas motoras***, que são transportadas na direção anterógrada pela *cinesina 2* e na direção retrógrada por **dineína 2** ao longo da face externa (voltada para a membrana celular dos cílios) dos microtúbulos do axonema. A mudança de direção do transporte intraciliar anterógrado para retrógrado ocorre na extremidade distal dos cílios e depende da presença da enzima **quinase celular intestinal** (**ICK**), que fosforila uma subunidade de cinesina 2, proteína motora que funciona não apenas no transporte intraciliar, mas também na ciliogênese, isto é, na formação de cílios. Na ausência de ICK, o transporte intraciliar cessa e a ciliogênese não ocorre de maneira adequada.

Cílios primários. **Cílios primários** não são móveis e são observados na maioria das células de mamíferos que não estão participando do ciclo celular, ou seja, que estão no estado G_0. Cada célula tem um único cílio primário que funciona na vigilância de seu ambiente imediato e na deflagração de uma resposta celular às mudanças naquele ambiente. O axonema de cílios primários não tem singletos centrais, braços de dineína, bainha central ou filamentos radiais. Seus nove dupletos se assemelham àqueles do axonema dos cílios móveis. Os cílios primários apresentam um complexo de proteínas, conhecido como **complexo BBSomo (complexo de proteínas da síndrome de Bardet-Biedl)** na junção do corpúsculo basal com o pedículo basal. O complexo BBSomo, de forma semelhante à COP I, COP II e clatrina, forma um envoltório de membranas que seleciona, se liga a e transporta proteínas de membrana (p. ex., receptores ligados à membrana), no citoplasma dos cílios primários para serem inseridos em suas membranas celulares.

O **pedículo basal** desempenha papel semelhante nos cílios primários como faz nos cílios móveis - garante que os cílios primários de todas as células estejam alinhados na mesma direção, estando então expostos às mesmas condições.

Flagelos. As únicas células do corpo humano que exibem **flagelos** são os espermatozoides. A estrutura dos flagelos será discutida no Capítulo 21, que aborda o sistema reprodutor masculino.

Domínio basolateral

O domínio basolateral inclui as superfícies basal e lateral da membrana celular.

O **domínio basolateral** pode ser subdividido em duas regiões: a membrana plasmática lateral e a membrana plasmática basal. Cada região apresenta as próprias especializações juncionais e receptores para hormônios e neurotransmissores. Além disso, essas regiões são ricas em Na^+-K^+ ATPase e canais iônicos, e são locais de secreção constitutiva.

Especializações da membrana lateral

As especializações da membrana lateral revelam a presença de complexos juncionais.

Correlações clínicas

Uma série de doenças genéticas que envolvem cílios primários e móveis são conhecidas como **ciliopatias**. Abrangem várias mutações que resultam em distúrbios no transporte intraciliar e podem ser letais durante a vida fetal ou no início do desenvolvimento pós-natal.

Algumas dessas mutações compreendem o **gene *MKS1* (síndrome de Meckel, tipo 1)** que codifica a **proteína *MKS1***. Essa proteína, em conjunto com outra, conhecida como **meckelina**, está associada ao corpúsculo basal e é essencial para a ciliogênese. Sua forma mutante é responsável pela ciliopatia genética letal, conhecida como **síndrome de Meckel**. Os sintomas dessa condição incluem formação aberrante do sistema nervoso central, defeitos na hepatogênese, polidactilia e formação de cistos renais que causam aumento significativo dos rins.

Outras mutações envolvem genes que codificam para **o receptor tipo 4 de melanocortina (MC4R)**, uma proteína que se associa à enzima **adenilil ciclase 3 (ADCY3)** nos cílios primários de certos neurônios do núcleo paraventricular do hipotálamo.

Esses neurônios regulam o peso corporal monitorando o armazenamento de energia do corpo e ajustando o fluxo de saída de energia e ingestão de alimentos. O MC4R mutado não pode se associar à ADCY3; como consequência, a sinalização da adenilil ciclase é inibida, resultando em obesidade grave nos indivíduos afetados.

A microscopia de luz mostra zonas, chamadas de ***barras terminais***, onde as células epiteliais estão em contato e, presumivelmente, se ligam umas às outras. Essas barras terminais são bastante evidentes na região apical do epitélio simples colunar que reveste o intestino. Cortes horizontais através das barras terminais mostraram que elas são contínuas em toda a circunferência da célula, indicando que cada célula estava aderida a uma célula adjacente. A microscopia eletrônica revelou que as barras terminais são, na verdade, compostas por **complexos juncionais** intrincados, os quais exibem **moléculas de adesão celular** que auxiliam na manutenção da união entre as células epiteliais. Os complexos juncionais podem ser classificados em três tipos, esquematicamente representados na Figura 5.13 e explicados a seguir:

- **Junções de oclusão** atuam na união entre as células para formar barreiras impermeáveis, impedindo a passagem de substâncias por uma rota intercelular (*rota paracelular*) através da camada epitelial
- **Junções de ancoragem** atuam na manutenção da adesão célula-célula ou célula-lâmina basal
- **Junções comunicantes** atuam no acoplamento de células adjacentes tanto elétrica quanto metabolicamente, facilitando o movimento de íons ou pequenas moléculas de sinalização entre células.

Zônulas de oclusão

As zônulas de oclusão, o único tipo de junção vedante, previnem o movimento das proteínas de membrana e funcionam para impedir o movimento intercelular das moléculas hidrossolúveis.

As **zônulas de oclusão** estão situadas entre as membranas plasmáticas adjacentes, e são junções localizadas mais apicalmente entre as células do epitélio (Tabela 5.2; ver Figura 5.13). Elas formam uma espécie de cinturão que envolve toda a circunferência da célula. Deve-se notar que a formação de uma zônula de oclusão requer a interação de *várias células adjacentes*.

Em eletromicrografias, as membranas celulares adjacentes aproximam-se; seus folhetos externos fundem-se, então divergem, e, em seguida, fundem-se novamente várias vezes dentro de uma distância de 0,1 a 0,3 μm (Figura 5.14). Nos pontos de fusão, os domínios extracelulares de quatro tipos de proteínas transmembranares (**claudinas**, **ocludinas**, **nectinas** e **moléculas de adesão juncional - JAMs, do inglês, *junctional adhesive molecules***) das duas membranas ligam-se umas às outras, formando uma vedação que oclui o espaço extracelular entre células adjacentes que participam da formação da junção de oclusão. Análise de criofraturas das zônulas de oclusão das membranas celulares exibe um "acolchoado" de fileiras anastomosadas, conhecidas como **fileiras de junções de oclusão**, na face P, e uma rede de **sulcos** correspondentes na face E (Figura 5.15). Essas fileiras em junção de oclusão são os componentes extracelulares das proteínas transmembranares das duas membranas adjacentes que entram em contato uma com a outra para obliterar o espaço extracelular entre as duas células.

O papel das nectinas, ocludinas e JAMs ainda não é conhecido; no entanto, as **claudinas**, que formam a maior parte dos filamentos das junções de oclusão, têm a função de suportar o impacto da responsabilidade de bloquear o movimento das substâncias através do espaço intercelular. Todavia, como as claudinas são independentes de cálcio, não formam adesões celulares fortes; portanto, seu contato deve ser reforçado pelas

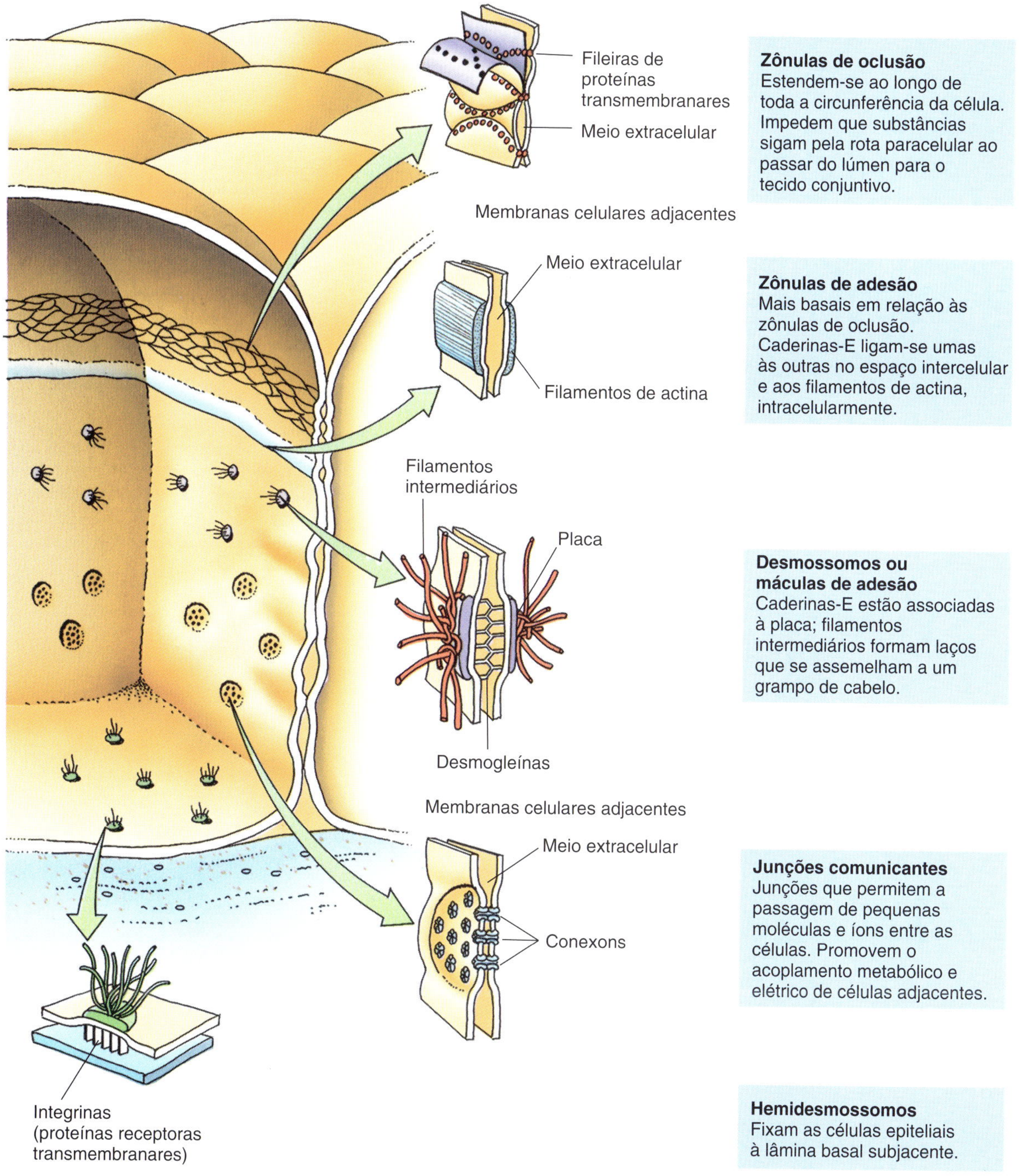

Figura 5.13 Diagrama esquemático de complexos juncionais, junções comunicantes e hemidesmossomos.

TABELA 5.2 Junções que as células fazem umas com as outras.

Proteína	Tipo	Distância entre células adjacentes	Função
Zônula de oclusão			
Claudinas	Transmembranar	0 nm	Oclui rotas paracelulares
Ocludinas	Transmembranar	0 nm	Oclui rotas paracelulares (?)
Nectinas	Transmembranar	0 nm	Oclui rotas paracelulares
JAMs	Transmembranar	0 nm	Oclui rotas paracelulares (?)
Actina	Intracelular	NP	Suporte de proteínas transmembranares
Afadina	Intracelular	NP	Suporte de proteínas transmembranares
ZO-1, ZO-2, ZO-3	Intracelular	NP	Suporte de proteínas transmembranares

(continua)

TABELA 5.2 Junções que as células fazem umas com as outras. (*continuação*)

Proteína	Tipo	Distância entre células adjacentes	Função
Zônula aderente			
Caderina-E	Transmembranar	10 a 20 nm	Adere à sua contraparte
Actina	Intracelular	NP	Suporte de caderinas-E
α-Actinina	Intracelular	NP	Liga-se à actina
Catenina	Intracelular	NP	Liga-se à vinculina e à caderina-E
Vinculina	Intracelular	NP	Liga-se à catenina e à actina
Desmossomos (máculas de adesão)			
Desmogleínas	Transmembranar	30 nm	Ligam-se a suas contrapartes
Desmocolinas	Transmembranar	30 nm	Ligam-se a suas contrapartes
Placoglobinas	Intracelular	NP	Ligam-se a desmogleínas e desmocolinas
Placofilinas	Intracelular	NP	Ligam-se a desmogleínas e desmocolinas
Desmoplaquinas	Intracelular	NP	Ligam-se a placoglobinas e placofilinas
Queratina	Intracelular	NP	Liga-se a desmoplaquinas
Junções comunicantes			
Conexon[a]	Transmembranar	2 a 4 nm	Ligam-se à contraparte de conexão para formar um canal aquoso através dos quais íons e pequenas moléculas podem mover-se entre as células

JAMs, moléculas de adesão juncional (do inglês, *junctional adhesive molecules*); NP, não pertinente. [a]Cada conexon é formado por seis subunidades de conexina (as membranas celulares estão separadas por 2 nm).

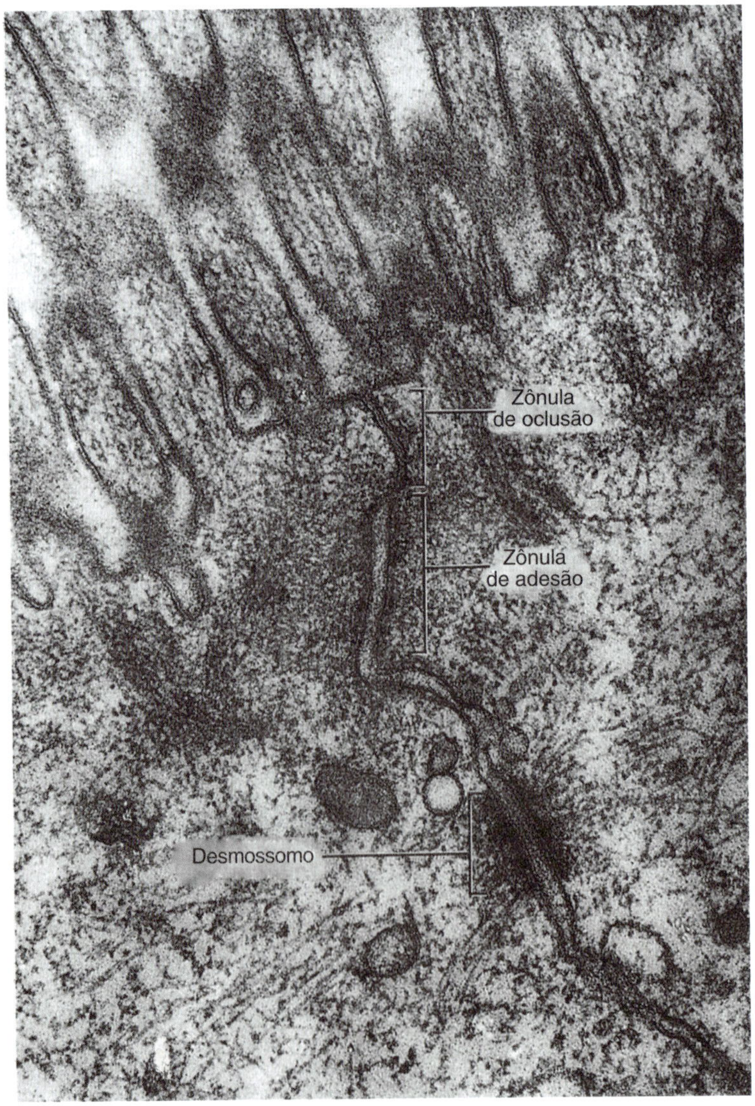

Figura 5.14 Eletromicrografia do complexo juncional. (Fonte: Fawcett DW. *The Cell*. 2nd ed. Philadelphia: WB Saunders; 1981.)

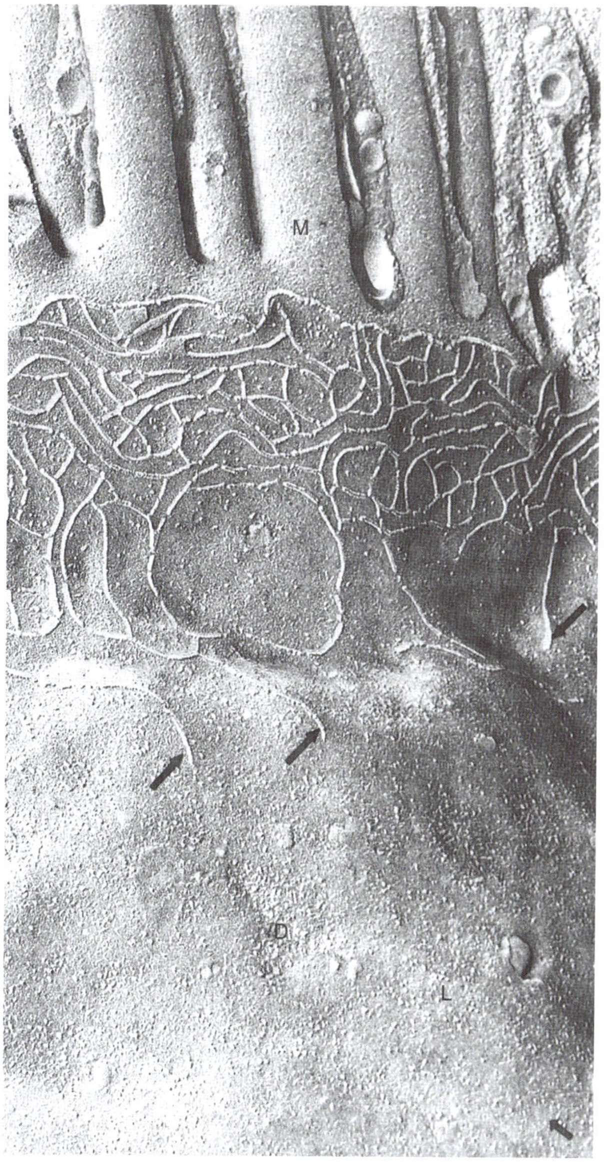

Figura 5.15 Réplica de criofratura exibindo a área de uma junção oclusiva (zônula de oclusão) no intestino delgado de um porquinho-da-índia. A face P da membrana dos microvilos (*M*) exibe menos partículas intramembranares do que a face P da membrana celular lateral (*L*). As setas apontam para as protrusões terminais livres em formato de crista. Um desmossomo (*D*) é mostrado (60.000×). (Fonte: Trier JS, Allan CH, Marcial MA, Madara JL. Structural features of the apical and tubulovesicular membranes of rodent small intestinal tuft cells. *Anat Rec.* 1987;219:69-77. Reimpressa com permissão de Wiley-Liss, Inc., subsidiária da John Wiley & Sons, Inc.)

caderinas, bem como pelas quatro proteínas citoplasmáticas das zônulas de oclusão (**ZO-1**, **ZO-2**, **ZO-3**), e pela **afadina**. Essas quatro proteínas se ligam aos domínios citoplasmáticos das proteínas transmembranares, participando na formação da zônula de oclusão, e se ligam aos filamentos de actina do citoesqueleto celular, proporcionando estabilidade à junção de oclusão.

As junções de oclusão têm duas funções principais: (1) prevenir o movimento de proteínas de membrana do domínio apical para o domínio basolateral (e vice-versa); e (2) fundir as membranas celulares de células adjacentes umas às outras, impedindo que moléculas passem entre as células. Dependendo da quantidade e dos padrões das *fileiras de vedação* na zônula, algumas junções de oclusão são consideradas "impermeáveis", enquanto outras são "permeáveis". Esses termos refletem a eficiência das células epiteliais em manter a integridade da barreira epitelial entre dois compartimentos corporais adjacentes.

Zônulas de adesão

As zônulas de adesão, um dos quatro tipos de junções de ancoragem, são como um cinturão que mantém as células adjacentes unidas umas às outras.

As **zônulas de adesão**, um dos os quatro tipos de **junções de ancoragem** entre as células epiteliais, estão localizadas em posição basal às zônulas de oclusão. Como seu nome sugere, elas também circundam a célula (ver Figura 5.13 e Tabela 5.2). O espaço intercelular de 15 a 20 nm entre os folhetos externos das duas membranas celulares adjacentes é ocupado pelos domínios extracelulares de **caderinas-E** (cujo nome vem de *calcium-dependent adhesion proteins*),[1] também conhecidas como **proteínas de ligação transmembranares** (ver Figura 5.14), proteínas integrais Ca^{2+}- dependentes da membrana celular. Seus domínios intracitoplasmáticos se associam a feixes de filamentos de actina que correm paralelamente ao longo da superfície citoplasmática da membrana celular. Os filamentos de actina estão ligados uns aos outros por **α-actinina** e às porções intracitoplasmáticas das caderinas-E pelas proteínas de ancorgem **vinculina** e **catenina** (ver Capítulo 2). Na presença de íons de cálcio, os domínios extracelulares das caderinas de uma célula se ligam com os domínios extracelulares das células adjacentes que participam da formação das zônulas de adesão. Assim, essa junção não apenas liga as membranas celulares das células adjacentes umas às outras, mas também liga os citoesqueletos das duas células através de proteínas de ligação transmembranares. Deve-se observar que a formação de uma zônula aderente requer a interação de *várias células adjacentes*.

As **faixas de adesão** são semelhantes às zônulas de adesão, mas não contornam toda a circunferência da célula. Em vez de ser como um cinturão, são similares a uma fita. As células musculares cardíacas, por exemplo, estão unidas entre si em suas extremidades longitudinais através de faixas de adesão.

Desmossomos (máculas de adesão)

Desmossomos, um dos quatro tipos de junções de ancoragem, são como pontos de solda ao longo das membranas celulares laterais que ajudam na resistência às forças de cisalhamento.

Desmossomos (ver Tabela 5.2) são os últimos dos três componentes de um complexo juncional. Essas junções, semelhantes a pontos de solda, parecem estar distribuídas aleatoriamente ao longo das membranas celulares laterais de epitélios simples e por toda a superfície das membranas celulares de epitélios estratificados pavimentosos, especialmente na epiderme.

Um par de **placas de fixação**, em forma de disco, as **placas elétron-densas externas e internas** (dimensões combinadas de aproximadamente 400 × 250 × 10 nm) estão localizadas de modo oposto uma à outra no citoplasma em associação à face citoplasmática da membrana plasmática de cada uma das células epiteliais adjacentes (Figura 5.16; ver Figuras 5.13 a 5.15). O espaço extracelular entre as duas células é de aproximadamente 30 nm de largura, sendo ocupado pelos domínios extracelulares de **desmocolinas**, **desmogleínas** e **caderinas** (**proteínas transmembranares**) que se projetam de ambas as

[1]N.R.T.: A letra que acompanha o nome caderina refere-se ao tecido epitelial. A classificação inicial considerava o tecido em que essas proteínas eram encontradas: caderinas-E, epiteliais; caderinas-N, neurais; e caderinas-P, presentes em placenta.

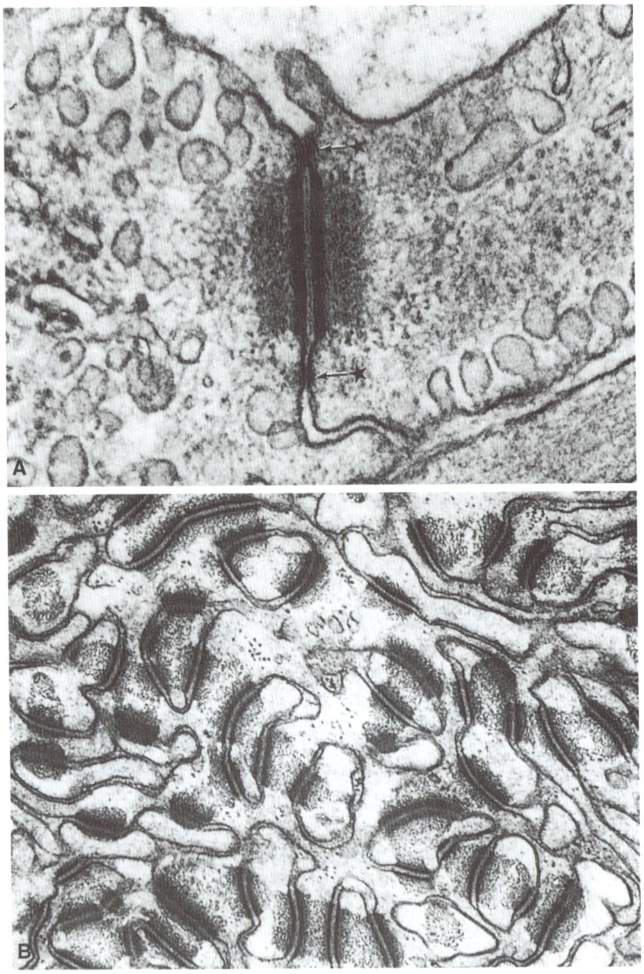

Figura 5.16 Eletromicrografia de um desmossomo. Observe o acúmulo denso de filamentos intermediários intracelulares que se inserem na placa de cada célula. (Fonte: Fawcett DW. *The Cell*. 2nd ed. Philadelphia: WB Saunders; 1981.)

membranas celulares para o meio extracelular. Na presença de íons cálcio, os domínios extracelulares dessas caderinas entram em contato uns com os outros e formam ligações que mantém essas células aderidas entre si. Esse contato extracelular é evidente à microscopia eletrônica como uma linha elétron-densa conhecida como ***eixo extracelular*** (*ou linha intermediária*).

A **placa densa externa** adere intimamente à face citoplasmática da membrana celular. Essa placa é composta pelas glicoproteínas **placoglobinas** e **placofilinas**, unidas por proteínas denominadas de ***desmoplaquinas***. Os domínios intracelulares das desmocolinas e desmogleínas entram em contato e são estabilizados pelas placoglobinas e placofilinas. Além disso, as desmoplaquinas entram em contato com os **filamentos intermediários de queratina** localizados um pouco mais profundamente no citoplasma. Essa região de contato, visível à microscopia eletrônica, forma a **placa densa interna**, a qual estabiliza a placa externa, que, por sua vez, estabiliza o eixo extracelular. É dessa maneira que o desmossomo é capaz de manter a aderência entre duas células, como se estivessem soldadas uma à outra. Deve-se entender que a formação de um desmossomo requer a interação de *duas células adjacentes*.

Junções comunicantes

Junções comunicantes, também chamadas de junções gap, ou nexus, são regiões de comunicação intercelular.

Correlações clínicas

1. Algumas pessoas produzem autoanticorpos contra proteínas componentes dos desmossomos, especialmente nos da pele, resultando em uma doença de pele chamada **pênfigo vulgar**. A ligação dos autoanticorpos às proteínas dos desmossomos interrompe a adesão celular, levando à formação de bolhas generalizadas e à consequente perda de líquidos extracelulares. Se não for tratada, essa condição leva à morte. O tratamento com esteroides sistêmicos e agentes imunossupressores geralmente controla a doença
2. A **síndrome de Naxos**, uma anomalia genética prevalente nas ilhas gregas, nas proximidades da ilha de Naxos, bem como em regiões do Oriente Médio, deve-se à malformação de **placoglobinas** e **desmoplaquinas**. Essa patologia causa ceratodermia nas palmas das mãos e solas dos pés, cabelos lanosos e cardiomiopatia envolvendo arritmia ventricular direita. Uma condição similar, que afeta os ventrículos esquerdos e é prevalente em partes do subcontinente indiano e no Equador, é conhecida como **síndrome de Carvajal**. Ambas as condições apresentam elevado grau de mortalidade, mas a vida dos pacientes pode ser prolongada pela administração de medicamentos antiarrítmicos e, nos estágios finais da doença, um transplante de coração.

Junções comunicantes (ver Tabela 5.2) são comuns em tecidos epiteliais por todo o corpo, bem como em células musculares cardíacas, células musculares lisas e neurônios, mas não nas células musculares estriadas esqueléticas. Diferem das junções de oclusão e das de ancoragem na medida em que medeiam a comunicação intercelular, permitindo a passagem de várias pequenas moléculas entre células adjacentes. O espaço intercelular em uma junção comunicante é estreito e de largura constante, em torno de 2 a 4 nm. Observe que a formação de junções comunicantes requer a cooperação de *duas células adjacentes*. Quando o conexon de uma membrana plasmática está alinhado com sua contraparte da membrana plasmática adjacente, os dois conexons se fundem, formando um canal de comunicação hidrofílico intercelular funcional (Figura 5.17). Com um diâmetro de 1,5 a 2,0 nm, o canal hidrofílico permite a passagem de íons, aminoácidos, vitaminas, pequenas moléculas de segundo mensageiro (p. ex., monofosfato de adenosina cíclico), certos hormônios e moléculas menores de 490 Da. Ao mesmo tempo, o canal criado pela fusão de conexons obsta a fuga de substâncias em trânsito no canal, impedindo-as de entrar no espaço entre as células.

As junções comunicantes são reguladas e podem ser abertas ou fechadas rapidamente. Embora o mecanismo de abertura e fechamento não seja totalmente compreendido, foi demonstrado experimentalmente que uma diminuição no pH citosólico ou um aumento nas concentrações citosólicas de Ca^{2+} fecham as junções comunicantes. Por outro lado, alto pH ou baixa concentração de Ca^{2+} abrem os canais.

As junções comunicantes são compostas por seis proteínas transmembranares formadoras de canal em um arranjo compacto (**conexinas**), que se associam para formar uma estrutura semelhante a um canal chamada **conexon** (**hemicanal**), a qual se estende através da membrana plasmática por cerca de 1,5 nm no espaço extracelular (ver Figura 5.13). Dois conexons, um em cada célula adjacente, alinham-se com precisão e se

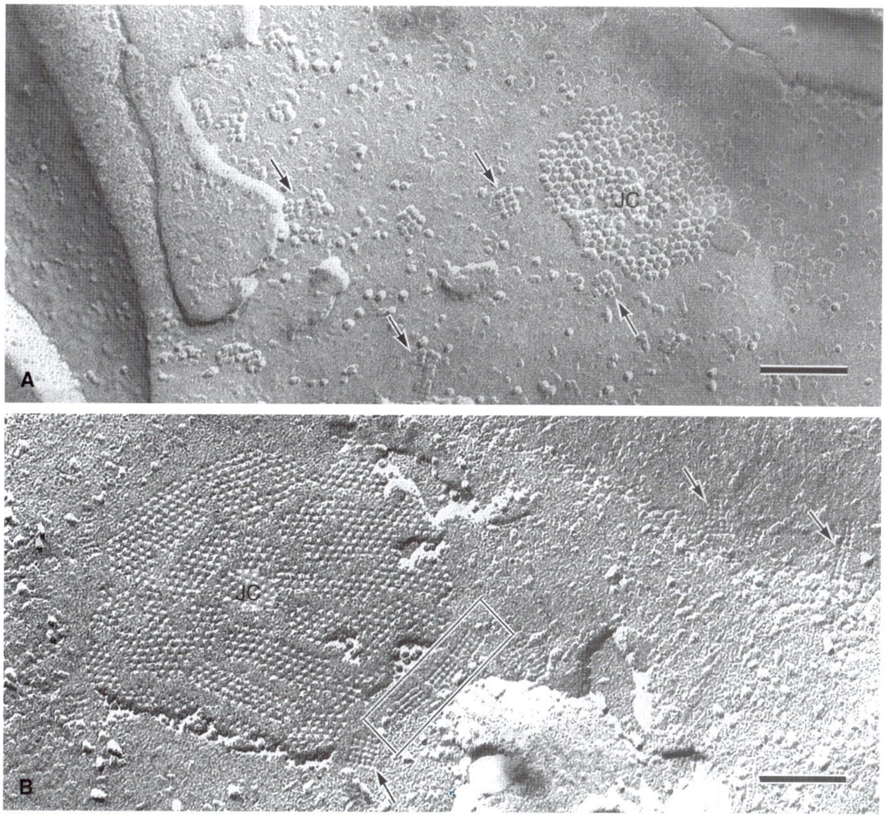

Figura 5.17 Eletromicrografias de réplicas de criofratura mostrando as partículas intramembranares do astrócito. **A.** Face protoplasmática da fratura. Arranjos ortogonais de partículas (AOPs) (*setas*) são observados próximos à junção comunicante (*JC*). Note as diferenças entre os AOPs e as partículas de JC em relação à forma (*quadrado e círculo*), ao tamanho (30 nm^2 e 45 nm^2 em média) e à organização (*ortogonal e hexagonal*). **B.** Face ectoplasmática da fratura. Depressões correspondentes de AOP são orientadas em colunas (*setas*), perto das depressões das JCs. Três AOPs mostram agregados (quadrado). Barra de escala = 0,1 μm. (Fonte: Yakushigawa H, Tokunaga Y, Inanobe A *et al*. A novel junction-like membrane complex in the optic nerve astrocyte of the Japanese macaque with a possible relation to a potassium channel. *Anat Rec.* 1998;250:465-474. Reimpressa com permissão de Wiley-Liss, Inc., subsidiária da John Wiley & Sons, Inc.)

fundem para formar uma **junção comunicante**. Atualmente, acredita-se que haja mais de 20 diferentes tipos de conexinas que podem se organizar em diferentes arranjos de conexons. Existem junções comunicantes **homotípicas**, em que ambos os conexons da junção comunicante são idênticos entre si; e junções comunicantes **heteroméricas**, em que os dois conexons das junções comunicantes não são compostos de conexinas idênticas. Aglomerados de junções comunicantes podem ser compostos de alguns a muitos milhares de conexons, referidos como **placas de junções comunicantes**.

As junções comunicantes exibem muitas funções diferentes nos tecidos do corpo, incluindo o compartilhamento celular de moléculas para coordenar a continuidade fisiológica dentro de determinado tecido. Por exemplo, quando a glicose é necessária na corrente sanguínea, o sistema nervoso estimula os hepatócitos a iniciar a degradação do glicogênio. Como nem todos os hepatócitos são estimulados individualmente, o sinal é disperso para outros hepatócitos via junções comunicantes, possibilitando assim o acoplamento dos hepatócitos. As junções comunicantes também funcionam no acoplamento elétrico de células (p. ex., no músculo cardíaco e nas células musculares lisas do intestino durante o peristaltismo), coordenando as atividades dessas células. Além disso, as junções comunicantes são importantes durante a embriogênese no acoplamento das células do embrião em desenvolvimento, sob o ponto de vista elétrico, e na distribuição de moléculas de informação (sinalizadoras) por todas as massas de células em migração, mantendo-as coordenadas na via adequada de desenvolvimento. Mutações nos genes que codificam as conexinas podem causar uma forma ligada ao cromossomo X da síndrome de Charcot-Marie-Tooth.

Correlações clínicas

1. Mutações nos genes da conexina foram associadas à **surdez não sindrômica**, de base genética, e à **eritroceratodermia variável**, uma doença de pele. Além disso, a migração disfuncional de células da crista neural durante o desenvolvimento tem sido relacionada com mutações nos genes das conexinas, resultando em defeitos na formação dos vasos pulmonares no coração
2. Uma série de **arritmias cardíacas** foi atribuída a anomalias das junções comunicantes. Em certas células musculares cardíacas doentes do miocárdio ventricular, o número de **placas de junções comunicantes** e as localizações celulares dessas placas eram diferentes daqueles de células musculares cardíacas do miocárdio ventricular saudável. Especificamente, as placas de junções comunicantes, em vez de estarem situadas nas extremidades das células, localizavam-se nas membranas plasmáticas laterais.

Especializações da superfície basal

As especializações da superfície basal incluem membrana basal, invaginações da membrana plasmática e hemidesmossomos.

Três características importantes marcam a superfície basal dos epitélios: membrana basal, invaginações da membrana plasmática, e hemidesmossomos, que ancoram a membrana plasmática basal à membrana basal. A membrana basal é uma estrutura de suporte extracelular secretada pelo epitélio e por células do tecido conjuntivo, e está localizada na interface entre os tecidos. A estrutura e o aspecto da membrana basal foram discutidos no Capítulo 4.

Invaginações da membrana celular
As invaginações da membrana celular basal aumentam a área de superfície disponível para transporte.

As células epiteliais que atuam no transporte de íons ao longo de sua superfície basal criam várias invaginações de suas membranas basais. Essas dobras aumentam a área de superfície da membrana basal e segmentam o citoplasma em compartimentos ricos em mitocôndrias. As mitocôndrias, por sua vez, fornecem a energia necessária para o transporte de íons ao estabelecer gradientes osmóticos a fim de garantir o movimento da água através do epitélio, assim como ocorre nas células dos túbulos renais. A compactação das membranas plasmáticas invaginadas, acopladas ao arranjo das mitocôndrias dentro das dobras, dá uma aparência estriada quando visualizada ao microscópio de luz; essa é a origem do termo **ductos estriados** para certos ductos do pâncreas e das glândulas salivares.

Hemidesmossomos
Hemidesmossomos fixam a membrana celular basal à lâmina basal subjacente e apresentam fortes propriedades adesivas.

Existem dois tipos de **hemidesmossomos**: hemidesmossomos do tipo I (tipo clássico) e hemidesmossomos do tipo II. Ambos se assemelham à metade de um desmossomo e servem para aderir firmemente, e por um longo período, a membrana celular basal à lâmina basal (Figura 5.18; ver Figura 5.13).

O **hemidesmossomo tipo I** é mais complexo do que o tipo II e está presente nas células da camada basal dos epitélios estratificados pavimentosos e epitélios pseudoestratificados; eles têm uma série de componentes moleculares.

Os **componentes intracelulares de um desmossomo tipo I**, a partir da membrana celular, incluem:

- Muitas moléculas de **integrina** $\alpha_6\beta_4$ (proteínas transmembranares) alinhadas próximas umas das outras
- **Tonofilamentos (filamentos intermediários de queratina-5 e queratina-14)**
- **Proteínas da família das plaquinas (antígeno de penfigoide bolhoso 230** [BP230] e **plectina**), que se ligam não apenas aos tonofilamentos, mas também à face intracitoplasmática de moléculas de integrina $\alpha_6\beta_4$
- Moléculas de proteína **erbina**, que ligam de maneira cruzada as moléculas de integrina $\alpha 6\beta 4$ ao BP230
- **CD 151 (proteína tetraspanina CD 151)**, que não só forma ligações com a subunidade α_6 das moléculas de integrina $\alpha_6\beta_4$, mas também recruta outras subunidades de *integrina* $\alpha_6\beta_4$ para a região, proporcionando uma concentração adequada dessas integrinas para a formação de hemidesmossomos.

Todas essas estruturas juntas formam uma **placa intracitoplasmática densa**, estrutura observada ao microscópio eletrônico.

Os **componentes extracelulares**, a partir da membrana plasmática, incluem:

- Domínios extracelulares das **moléculas de integrina** $\alpha_6\beta_4$
- **Antígeno do penfigoide bolhoso 180 (BP180)**, proteína transmembranar (também referida como *colágeno tipo XVII*), cujo domínio intracelular se liga ao domínio intracelular da subunidade α_6 das moléculas de integrina, e também à **plectina**. No meio extracelular, ela se liga ao domínio extracelular da subunidade α_6 da integrina e das moléculas de **laminina** e **colágeno tipo IV** da **lâmina basal**.

Hemidesmossomos do tipo II são menos complexos do que o tipo I, e estão presentes na membrana plasmática basal de células do epitélio simples colunar dos intestinos delgado e grosso.

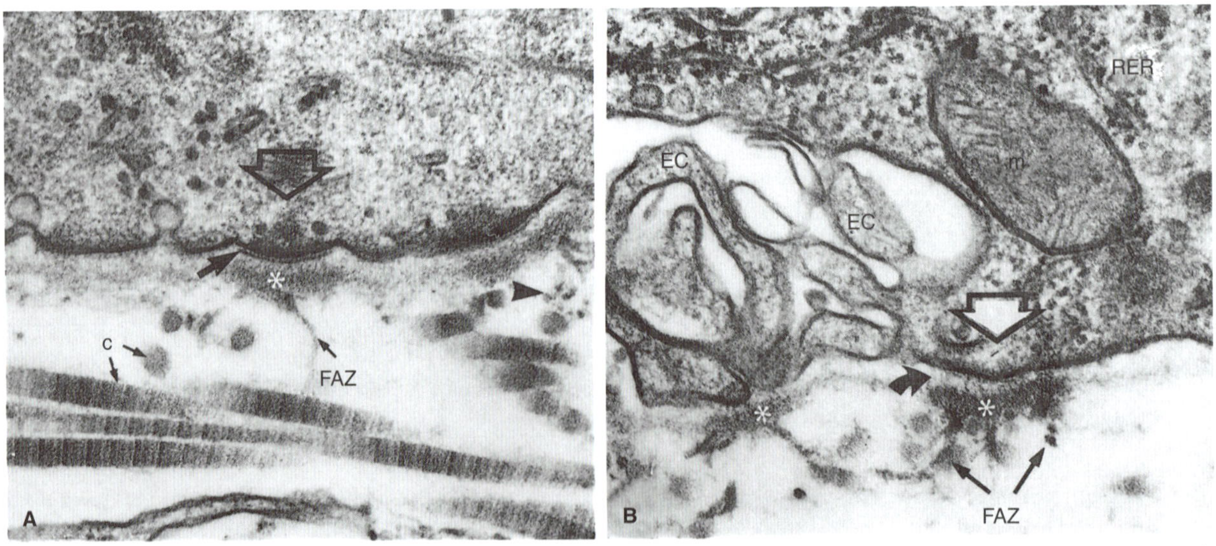

Figura 5.18 Eletromicrografia de hemidesmossomos ilustrando a relação das fibras de ancoragem estriadas (*FAS*), compostas por colágeno tipo VII, com a lâmina densa e colágeno tipo III da lâmina reticular; c, fibras colágenas; RER, retículo endoplasmático rugoso; EC, extensões celulares; m, mitocôndrias. As *setas vazadas* indicam a face citoplasmática dos hemidesmossomos; os *asteriscos* indicam as placas de ancoragem para as fibras de ancoragem estriadas (FAS) (Fonte: Clermont Y, Xia L, Turner JD, Hermo L. Striated anchoring fibrils–anchoring plaque complexes and their relation to hemidesmosomes of myoepithelial and secretory cells in mammary glands of lactating rats. *Anat Rec.* 1993;237:318-325. Reimpresso com permissão de Wiley-Liss, Inc., subsidiária de John Wiley & Sons, Inc.)

Assim como nos hemidesmossomos do tipo I, os componentes mais numerosos dos hemidesmossomos do tipo II apresentam uma grande concentração de **moléculas de integrina** $\alpha_6\beta_4$. As metades intracelulares dessas moléculas de integrina se ligam à **plectina**, que então formam ligações com filamentos intermediários de **queratina-8** e **queratina-18**, gerando uma **placa intracelular** densa semelhante à dos hemidesmossomos tipo I.

Ambos os hemidesmossomos, do tipo I e do tipo II, requerem a presença de íons cálcio para manter a fixação à lâmina basal. Como a maioria dessas células irá movimentar-se de vez em quando, as células têm acesso a complexos e vias moleculares bem reguladas, por meio das quais são capazes de modular a concentração extracelular de íons cálcio nas vizinhanças dos hemidesmossomos, fixando assim a célula ou liberando-a da lâmina basal.

Adesões focais

Adesões focais são junções de ancoragem que fixam a membrana plasmática basal de células epiteliais à lâmina basal, no entanto são ligações relativamente transitórias e fracas.

As **adesões focais** estão presentes em grupos nas membranas celulares basais de células epiteliais. Elas formam junções de ancoragem fracas com a lâmina basal e participam das vias de sinalização celular agindo como receptoras para moléculas de sinalização. Cada adesão focal é formada por agregados de **integrinas** α **e** β cujos domínios extracelulares estabelecem interações fracas com moléculas de **laminina**, **colágeno do tipo IV e fibronectina** presentes na lâmina basal. Os domínios intracitoplasmáticos das integrinas α e β ligam-se a proteínas de ligação à actina, como vinculina, α**-actinina**, **paxilina** e **talina**, que, ao se unirem aos **filamentos de actina**, ancoram as integrinas dentro do citoplasma. Essas adesões focais podem ser modificadas por sinais moleculares intra e extracelulares que rompem a ligação das integrinas α e β à lâmina basal, e também aos filamentos de actina, liberando então a célula de sua fixação e permitindo que ele migre de seu local anterior.

Renovação de células epiteliais

As células que constituem os tecidos epiteliais geralmente exibem uma alta taxa de renovação, que está relacionada à sua localização e à sua função. O período de renovação celular permanece constante para determinado epitélio.

Células da **epiderme**, por exemplo, estão constantemente sendo renovadas a partir das divisões celulares que ocorrem na camada basal. Elas começam sua migração da camada germinativa rumo à superfície, sendo queratinizadas em sua rota até chegar à superfície, morrer e ser descamadas. Todo esse evento leva aproximadamente 28 dias. Outras células epiteliais são renovadas em menos tempo.

Células que revestem o **intestino delgado** são substituídas a cada 4 a 6 dias por células regenerativas na base das criptas. As novas células migram para as pontas das vilosidades, morrem e são descamadas. Outros epitélios, por exemplo, são renovados periodicamente até a idade adulta; subsequentemente, a população de células permanece para a vida toda. Mesmo assim, no entanto, quando um grande número de células é perdido por causa de uma lesão ou destruição tóxica aguda, a proliferação celular é acionada, e a população de células é restaurada.

Correlações clínicas

Cada epitélio dentro do corpo tem as próprias características, localização e morfologia celular, todas relacionadas à função do epitélio. Em certas condições patológicas, a população celular de um epitélio pode sofrer **metaplasia**, transformando-o em outro tipo epitelial.

O epitélio pseudoestratificado colunar ciliado dos brônquios de fumantes inveterados pode sofrer **metaplasia escamosa**, transformando-o em epitélio estratificado pavimentoso. Essa mudança prejudica a função, mas o processo pode ser revertido quando a agressão patológica (fumar) é removida.

Tumores que surgem de células epiteliais podem ser benignos ou malignos. Os tumores malignos que se originam em epitélios são chamados **carcinomas**; aqueles decorrentes das células epiteliais glandulares são os **adenocarcinomas**. É interessante notar que os cânceres em adultos são mais frequentemente adenocarcinomas e, após os 45 anos, cerca de 90% têm origem nas células epiteliais. No entanto, em crianças menores de 10 anos de idade, cânceres derivados do epitélio são os tipos menos prevalentes.

Glândulas

Glândulas são derivadas de células epiteliais que, à medida que penetram no tecido conjuntivo subjacente, produzem uma lâmina basal que as envolve. As unidades secretoras, junto com seus ductos, formam o **parênquima** da glândula, enquanto os elementos de tecido conjuntivo que sustentam o parênquima são conhecidos como **estroma**.

Células das unidades secretoras fabricam seus produtos intracelularmente, em geral embalando e armazenando esses produtos em vesículas chamadas ***grânulos de secreção***. O produto de secreção pode ser um hormônio polipeptídico (p. ex., produzido pela hipófise); uma substância cerosa (p. ex., das glândulas ceruminosas do canal auditivo); uma mucina (p. ex., das células caliciformes); ou leite, uma combinação de proteínas, lipídios e carboidratos produzidos pelas glândulas mamárias. Outras glândulas (p. ex., glândulas sudoríparas) produzem pouca quantidade de secreção além do exsudato modificado que recebem da corrente sanguínea. Ademais, células dos ductos estriados (p. ex., das glândulas salivares maiores) atuam como bombas iônicas que modificam substâncias produzidas por suas unidades secretoras.

As glândulas são classificadas em duas categorias principais, com base no método de distribuição de seus produtos de secreção:

1. **Glândulas exócrinas** secretam seus produtos através de ductos para a superfície epitelial externa ou interna da qual se originaram.
2. As **glândulas endócrinas** são **glândulas sem ductos**, pois perderam a conexão com o epitélio de origem. Dessa maneira, secretam seus produtos para o tecido conjuntivo circundante, e os produtos entram nos vasos sanguíneos ou linfáticos para distribuição.

Muitos tipos de células secretam moléculas de sinalização chamadas ***citocinas***, que desempenham a função de comunicação célula a célula. As citocinas são liberadas por **células sinalizadoras** e atuam sobre as **células-alvo**, que exibem receptores para a molécula de sinalização específica (a sinalização hormonal foi discutida em detalhes no Capítulo 2).

Dependendo da distância que a citocina deve percorrer para alcançar a célula-alvo, seu efeito pode ser um dos seguintes:

- **Autócrino**: a célula de sinalização é o próprio alvo; assim, a célula estimula a si mesma

- **Parácrino**: a célula-alvo está localizada nas proximidades da célula sinalizadora; desse modo, a citocina não precisa entrar no sistema vascular para distribuição até o alvo
- **Endócrino**: a célula-alvo e a célula sinalizadora estão distantes entre si; assim, a citocina deve ser transportada ou pelo sistema vascular sanguíneo ou pelo linfático.

As glândulas que secretam seus produtos pela **via de secreção constitutiva** o fazem de forma contínua, liberando secreção imediatamente, sem armazenamento e sem exigir moléculas de sinalização. Glândulas que exibem uma **via de secreção regulada** concentram e armazenam seus produtos de secreção até que uma molécula de sinalização adequada seja recebida para sua liberação (ver Figuras 2.20 e 2.23, no Capítulo 2).

GLÂNDULAS EXÓCRINAS

Glândulas exócrinas secretam seus produtos através de ductos para a superfície do epitélio que lhe deu origem.

As **glândulas exócrinas** são classificadas de acordo com a natureza de sua secreção, seu modo de secreção e o número de células (unicelular ou pluricelular). Muitas glândulas exócrinas nos tratos digestivo, respiratório e urogenital secretam substâncias que são descritas como mucosas, serosas ou mistas (ambos).

Glândulas mucosas secretam **mucinogênio**, grandes proteínas glicosiladas que, após hidratação, incham para se tornar uma secreção espessa, viscosa, semelhante a um gel lubrificante e protetor conhecido como **mucina**, o principal componente do **muco**. Exemplos de glândulas mucosas incluem células caliciformes e glândulas salivares menores do palato duro e mole.

Glândulas serosas (Figura 5.19), como o pâncreas exócrino, secretam um fluido aquoso rico em enzimas.

Glândulas mistas contêm ácinos (unidades secretoras) que produzem secreções mucosas e os que produzem secreções serosas. Além disso, alguns de seus ácinos mucosos exibem **semiluas serosas**, um grupo de células que secretam um fluido seroso (acredita-se agora que as semilunas serosas sejam artefatos de fixação; consulte o Capítulo 18). As glândulas sublinguais e submandibulares são exemplos de glândulas mistas (Figura 5.20).

As células das glândulas exócrinas exibem três mecanismos diferentes para liberar seus produtos de secreção: (1) merócrino, (2) apócrino e (3) holócrino (Figura 5.21). A liberação do produto de secreção das **glândulas merócrinas** (p. ex., glândula parótida) ocorre via exocitose; como resultado, nem a membrana celular nem o citoplasma tornam-se parte da secreção. Embora muitos pesquisadores questionem a existência do modo apócrino de secreção, historicamente acreditava-se que nas **glândulas apócrinas** (p. ex., glândula mamária lactante) uma pequena porção do citoplasma apical é lançada junto com o produto de secreção. Em **glândulas holócrinas** (p. ex., glândula sebácea), conforme uma célula secretora amadurece, ela morre e torna-se o produto de secreção.

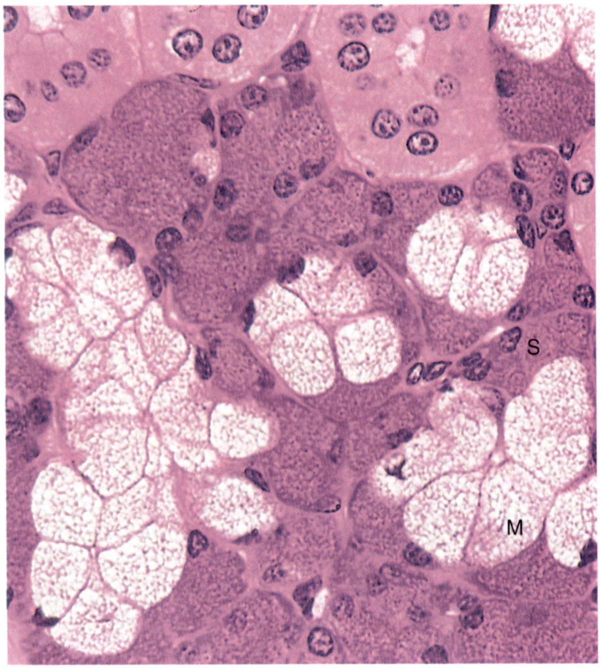

Figura 5.20 Fotomicrografia de uma glândula submandibular de macaco (540×).

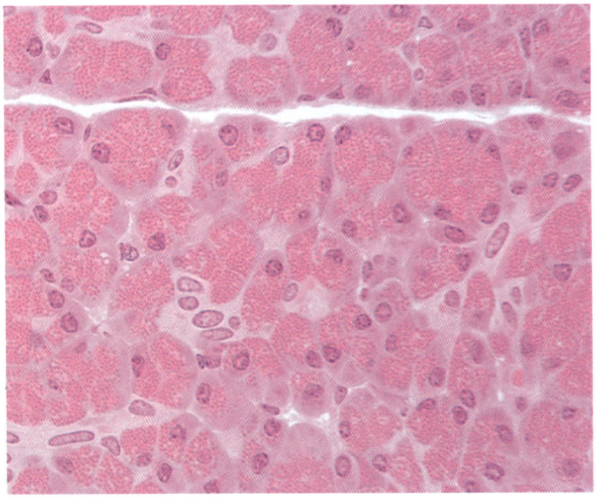

Figura 5.19 Glândula serosa. Fotomicrografia de um pâncreas de macaco incluído em resina plástica (540×).

Glândulas exócrinas unicelulares

Glândulas exócrinas unicelulares representam a forma mais simples de glândulas exócrinas.

Glândulas exócrinas unicelulares são células secretoras individuais que estão intercaladas entre as células epiteliais. O exemplo clássico é a **célula caliciforme**, presente em todo o revestimento epitelial de regiões do aparelho digestório e segmentos do trato respiratório (Figuras 5.22 e 5.23).

Células caliciformes são nomeadas de acordo com sua forma, que se assemelha a uma taça (Figura 5.24; ver também Figura 5.2). A **região basal** delgada fica apoiada na lâmina basal, enquanto seu citoplasma apical expandido, a **teca**, está voltado para o lúmen do tubo digestório ou para o trato respiratório. A teca é preenchida com grânulos de secreção revestidos por membrana contendo **mucinogênio**, que desloca o citoplasma para a periferia da célula e o núcleo em direção à sua base. O processo de liberação de mucinogênio é regulado e estimulado por irritação química e inervação parassimpática, resultando em exocitose de todo o conteúdo secretor da célula, lubrificando e protegendo a superfície epitelial.

Glândulas exócrinas pluricelulares

Glândulas exócrinas pluricelulares existem como agregados organizados de unidades secretoras.

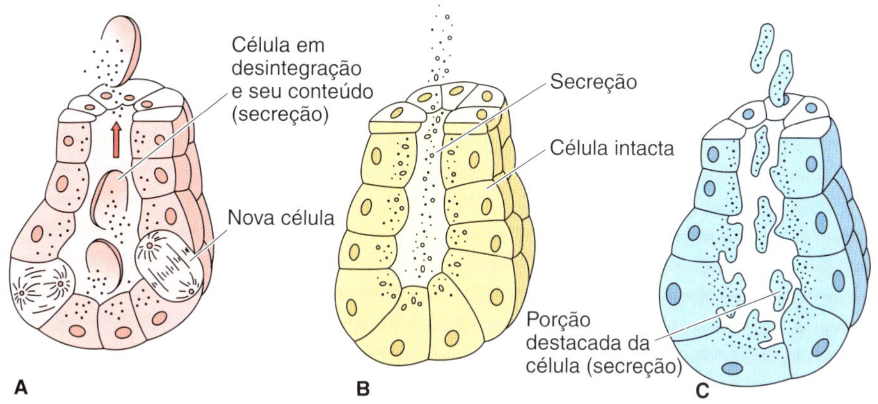

Figura 5.21 Diagrama esquemático dos modos de secreção. **A.** Holócrina. **B.** Merócrina. **C.** Apócrina.

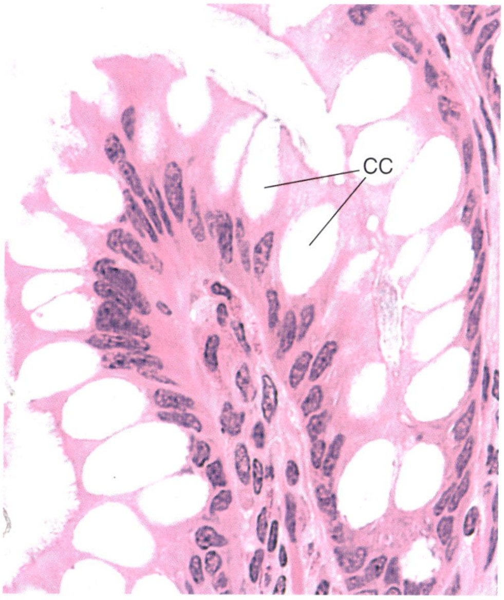

Figura 5.22 Fotomicrografia de células caliciformes (*CC*) no revestimento epitelial do íleo do macaco (540×).

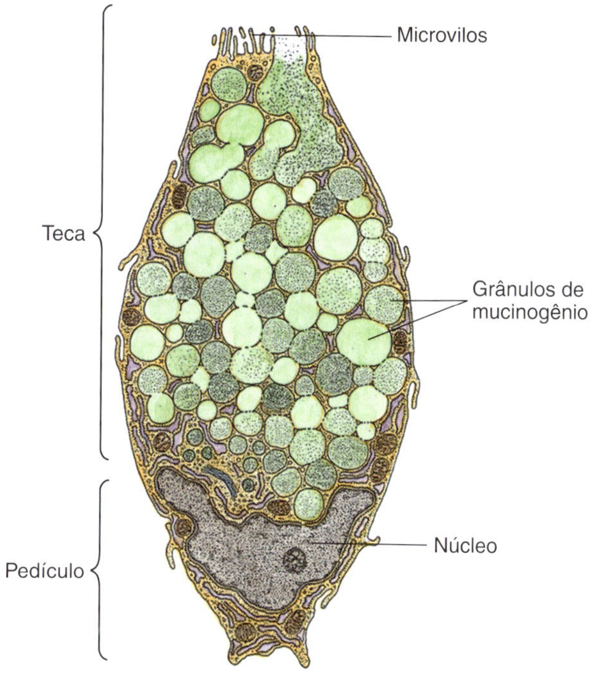

Figura 5.23 Diagrama esquemático da ultraestrutura de uma célula caliciforme ilustrando os grânulos de secreção fortemente compactados da teca. (Fonte: Lentz TL. *Cell Fine Structure: An Atlas of Drawings of Whole-Cell Structure*. Philadelphia: WB Saunders; 1971.)

Glândulas exócrinas multicelulares consistem em agregados de células secretoras dispostas em vários graus de organização. Essas células secretoras não atuam de forma independente, mas funcionam como órgãos secretores. As glândulas pluricelulares podem apresentar uma estrutura simples, exemplificada pelo epitélio glandular do útero e pela mucosa gástrica; ou uma estrutura complexa composta por vários tipos de unidades secretoras e organizadas em uma forma ramificada e associada a vários ductos.

Por causa de seu arranjo estrutural, as glândulas pluricelulares são subclassificadas de acordo com a organização de seus componentes secretores e seus componentes condutores (ductos), bem como de acordo com o formato específico de suas unidades secretoras (Figura 5.25).

As glândulas pluricelulares são classificadas como **simples**, se seus ductos não se ramificam; e **compostas**, se seus ductos se ramificarem. São ainda categorizadas de acordo com a morfologia de suas unidades de secreção, como **tubular**, **acinosa** (semelhante a uma uva) ou **tubuloacinosa** (Figura 5.26).

Glândulas multicelulares maiores são circundadas por uma **cápsula** de tecido conjuntivo fibroso que envia feixes de tecido conjuntivo, conhecidos como **septos**, para dentro da glândula. Elementos do tecido conjuntivo fornecem suporte para a glândula e a subdividem em segmentos menores, chamados ***lobos*** e ***lóbulos***. Elementos vasculares, nervos e ductos usam os septos de tecido conjuntivo para entrar e sair da glândula.

Ácinos de muitas glândulas exócrinas pluricelulares, como de glândulas sudoríparas e glândulas salivares maiores, exibem **células mioepiteliais** que compartilham a lâmina basal das células acinosas. Células mioepiteliais são de origem epitelial; exibem núcleos pequenos e um corpo celular de onde irradiam delicados e esparsos prolongamentos citoplasmáticos que envolvem ácinos e alguns pequenos ductos (Figura 5.27; ver também Figura 5.26). Assemelham-se às células musculares lisas por causa de suas habilidades contráteis, que auxiliam na eliminação das secreções dos ácinos e de alguns pequenos ductos para ductos excretores maiores da glândula.

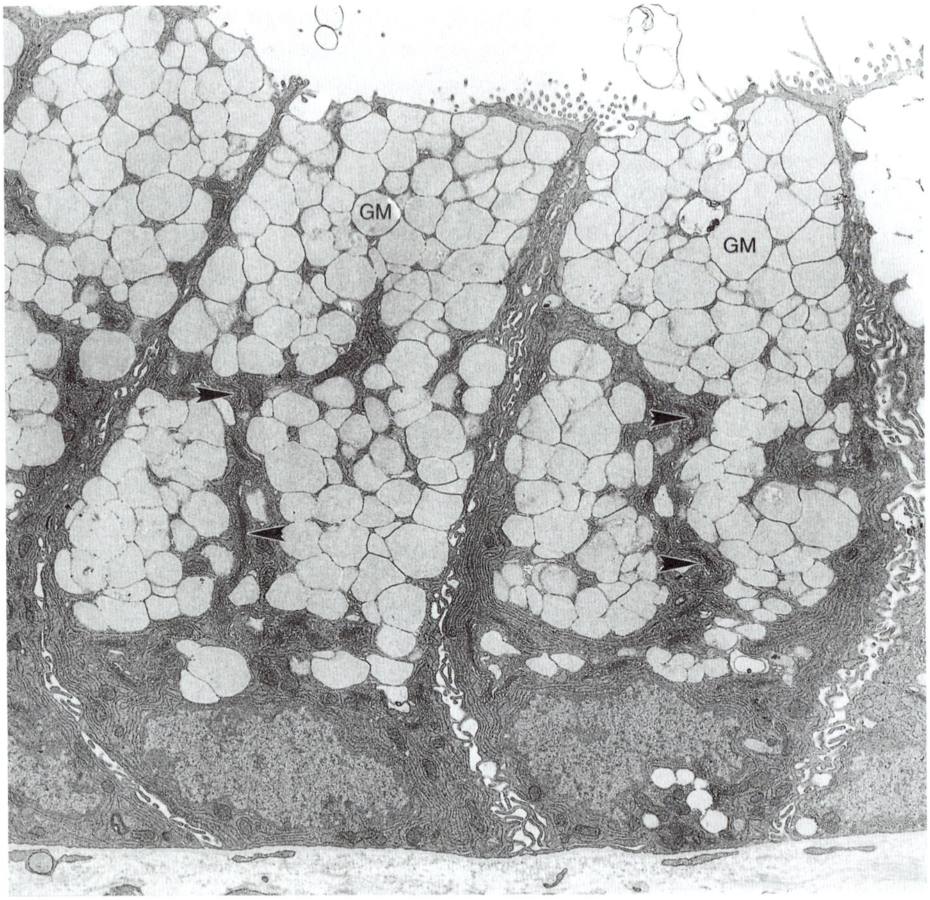

Figura 5.24 Eletromicrografia de células caliciformes do cólon de um coelho. Observe a presença de vários aparelhos de Golgi (*pontas de seta*) e os numerosos grânulos de mucinogênio densamente compactados (*GM*), que ocupam grande parte do citoplasma apical das células (9.114×). (Fonte: Radwan KA, Oliver MG, Specian RD. Cytoarchitectural reorganization of rabbit colonic goblet cells during baseline secretion. *Am J Anat.* 1990;198:365-376. Reimpressa com permissão de Wiley-Liss, Inc., subsidiária de John Wiley & Sons, Inc.)

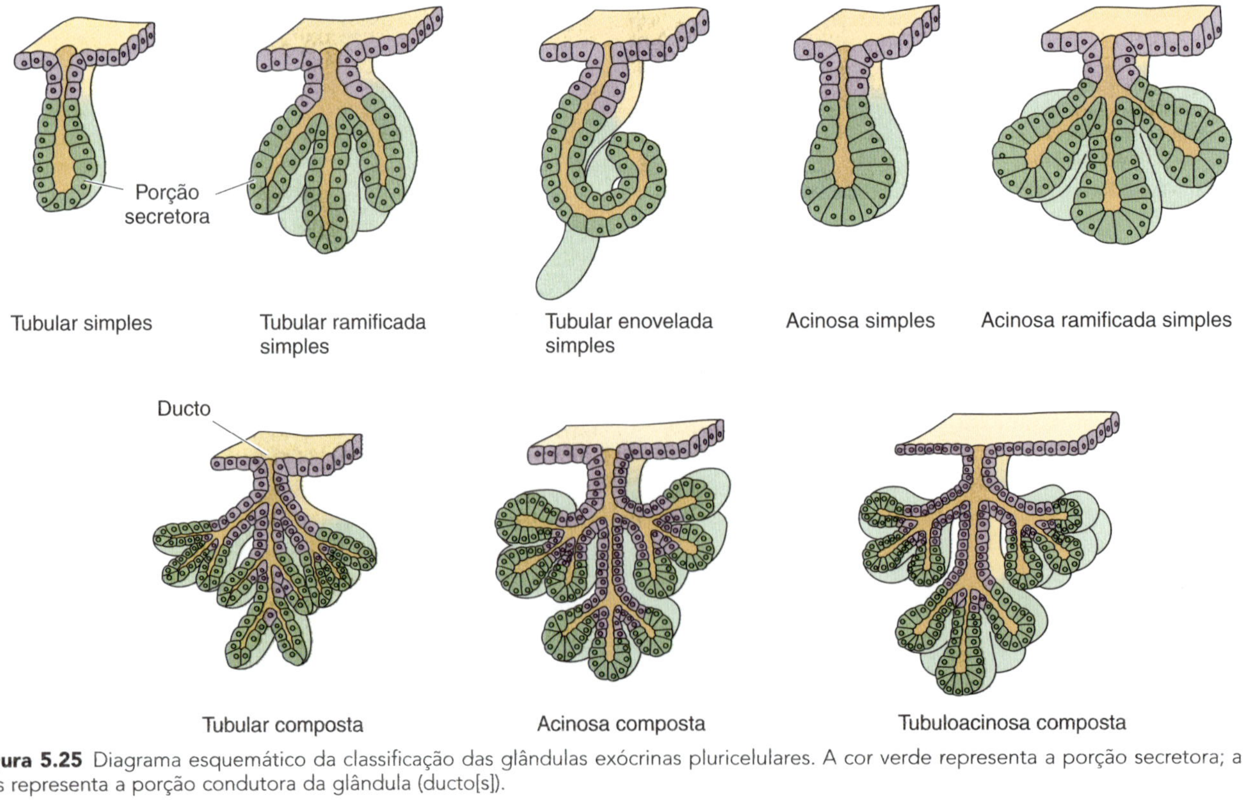

Figura 5.25 Diagrama esquemático da classificação das glândulas exócrinas pluricelulares. A cor verde representa a porção secretora; a cor lilás representa a porção condutora da glândula (ducto[s]).

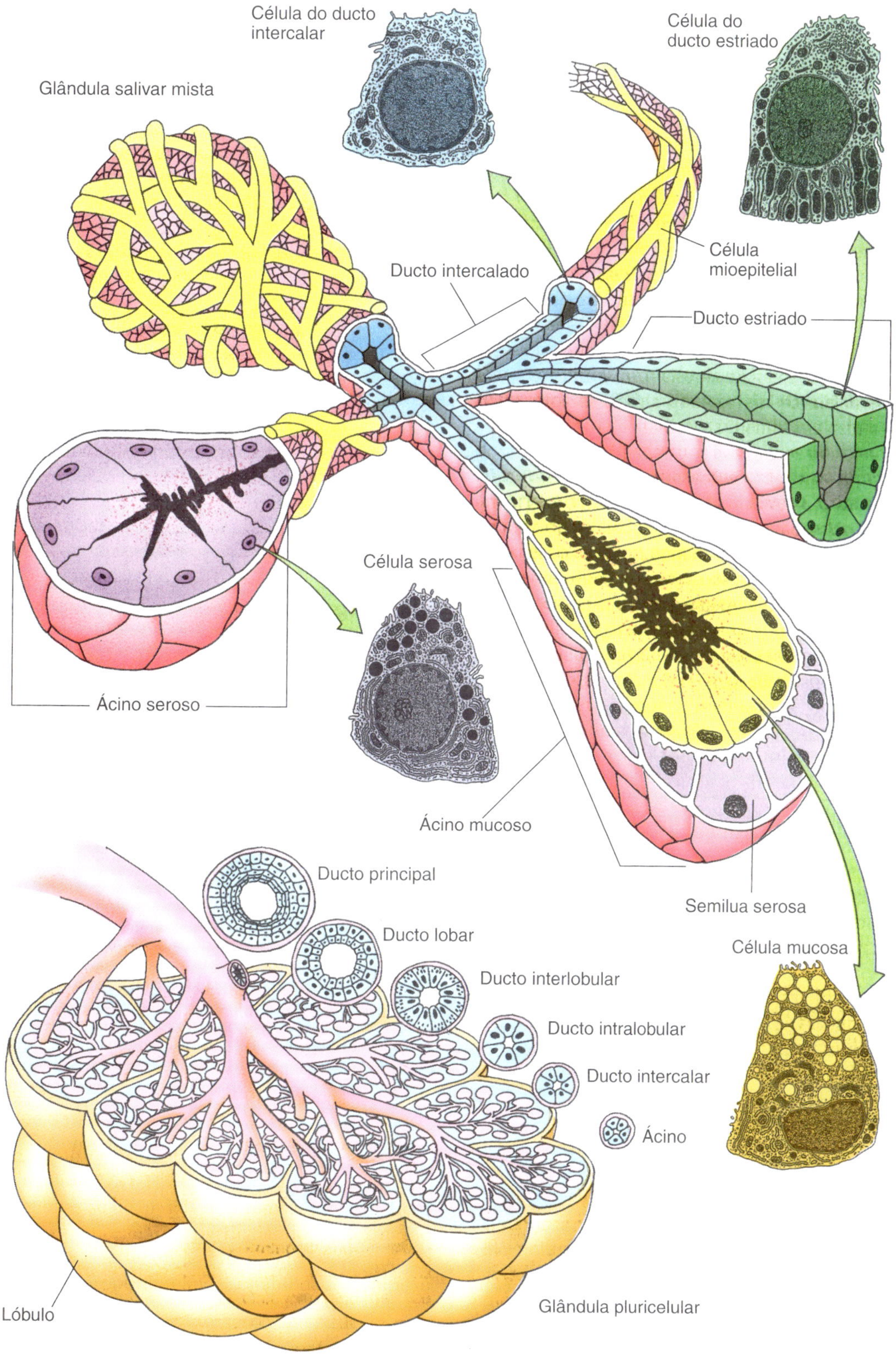

Figura 5.26 Diagrama esquemático de uma glândula salivar exibindo sua organização, suas unidades secretoras e seu sistema de ductos.

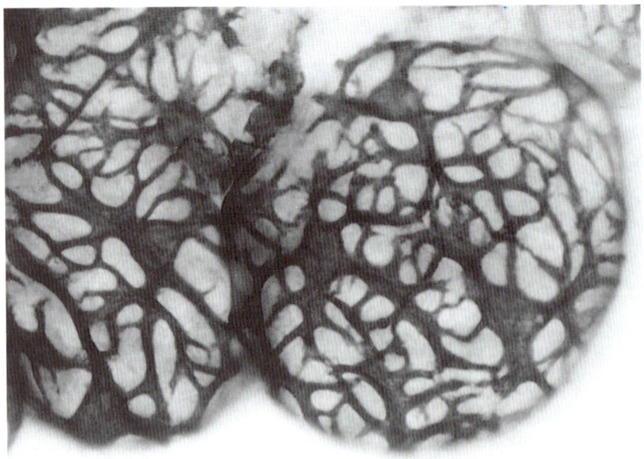

Figura 5.27 Fotomicrografia de células mioepiteliais imunomarcadas para actina. As células mioepiteliais circundam os ácinos (640×). (Fonte: Satoh Y, Habara Y, Kanno T, Ono K. Carbamylcholine-induced morphological changes and spatial dynamics of [Ca2+]c in Harderian glands of guinea pigs: calcium-dependent lipid secretion and contraction of myoepithelial cells. *Cell Tissue Res.* 1993;274:1-14.)

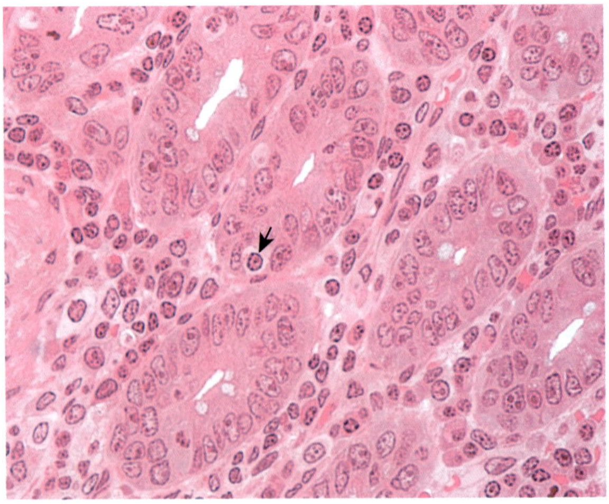

Figura 5.28 Célula do sistema neuroendócrino difuso (SNED). Observe uma célula do SNED pouco corada (*seta*) localizada na mucosa do íleo (540×).

GLÂNDULAS ENDÓCRINAS

Glândulas endócrinas não têm ductos; seus produtos secretores são, portanto, liberados no tecido conjuntivo de modo a atingir a corrente sanguínea ou o sistema linfático.

Glândulas endócrinas liberam suas secreções, os **hormônios**, no tecido conjuntivo ricamente vascularizado para que cheguem aos vasos sanguíneos ou linfáticos e sejam distribuídas aos órgãos-alvo. As principais glândulas endócrinas do corpo incluem hipófise, suprarrenal (adrenal), tireoide, paratireoide e pineal, bem como ovários, placenta e testículos.

Ilhotas de Langerhans e células intersticiais de Leydig são incomuns, pois são compostas de agregados de células abrigados dentro do estroma do tecido conjuntivo de outros órgãos (pâncreas e testículos, respectivamente). Os hormônios secretados por glândulas endócrinas incluem peptídeos, proteínas, aminoácidos modificados, esteroides e glicoproteínas. Devido à sua complexidade e ao importante papel na regulação dos processos corporais, as glândulas endócrinas são discutidas em detalhes no Capítulo 13.

Algumas glândulas do corpo são mistas; por exemplo, o parênquima contém unidades secretoras exócrinas e endócrinas. Nessas glândulas mistas (p. ex., pâncreas, ovário e testículos), a porção exócrina da glândula libera seu produto de secreção em um ducto, enquanto a porção endócrina da glândula secreta seu produto na corrente sanguínea.

Sistema neuroendócrino difuso

O sistema neuroendócrino difuso (SNED) atua na produção de hormônios endócrinos e parácrinos.

As células endócrinas encontram-se difundidas por todo o trato digestivo e o sistema respiratório, intercaladas entre outras células epiteliais. Elas são membros do SNED, que produz vários hormônios endócrinos e parácrinos (Figura 5.28). As células do SNED serão descritas mais detalhadamente no Capítulo 17.

Considerações patológicas

Ver Figuras 5.29 a 5.31.

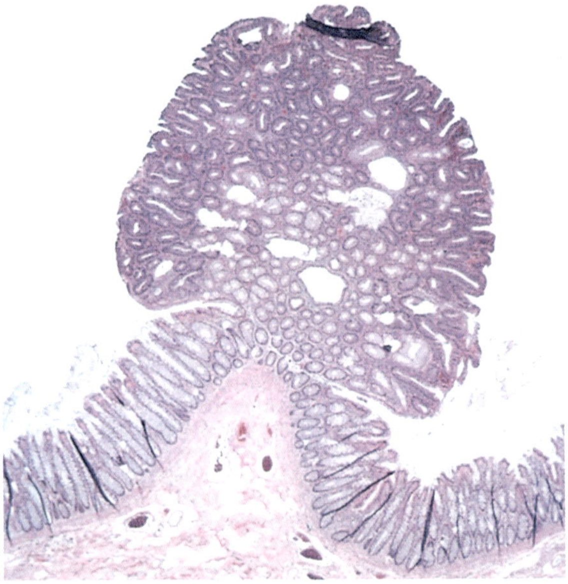

Figura 5.29 Pólipo colônico que se projeta para o lúmen do cólon. Observe que ele está conectado à mucosa por um fino pedículo. (Fonte: Kumar V, Abbas AK, Aster JC. *Robbins and Cotran Pathologic Basis of Disease.* 9th ed. Philadelphia: Elsevier; 2015: 267.)

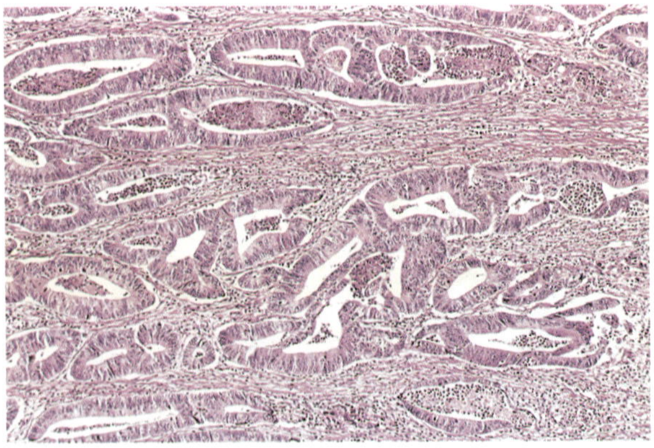

Figura 5.30 Adenocarcinoma (carcinoma de origem glandular) do cólon. Observe que as glândulas malignas que aparecem nessa fotomicrografia apresentam morfologia irregular e parecem completamente diferentes das glândulas normais de um cólon saudável. (Fonte: Kumar V, Abbas AK, Aster JC. *Robbins and Cotran Pathologic Basis of Disease.* 9th ed. Philadelphia: Elsevier; 2015:269.)

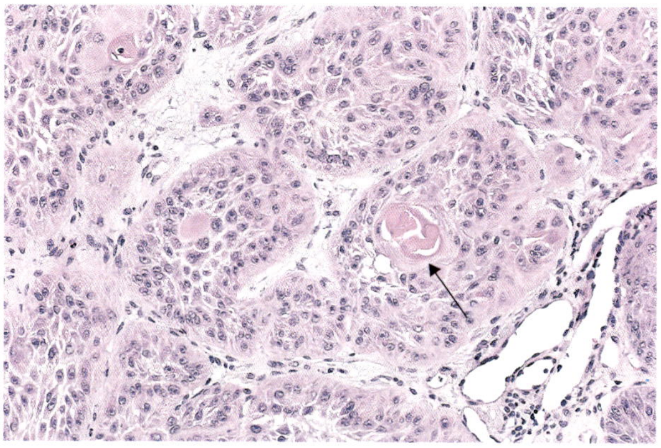

Figura 5.31 Observe que esta fotomicrografia de um carcinoma espinocelular da pele exibe uma pérola de queratina (*seta*). (Fonte: Kumar V, Abbas AK, Aster JC. *Robbins and Cotran Pathologic Basis of Disease*. 9th ed. Philadelphia: Elsevier; 2015:269.)

Instruções do laboratório de histologia

EPITÉLIO E GLÂNDULAS

Epitélio

Ao visualizar lâminas microscópicas – sejam reais ou virtuais –, procure espaços vazios revestidos por epitélio. Lembre-se de que essas descrições se referem a imagens bidimensionais. Veja o desenho na Figura 5.1 para as aparências bi e tridimensionais.

Para encontrar *epitélio simples pavimentoso*, selecione a medula renal, onde verá perfis circulares (ver Figura 5.2A, *setas*) de uma única camada de células finas com núcleos um tanto achatados. Outro bom lugar para observar o epitélio pavimentoso simples é o córtex renal. Procure por estruturas circulares arredondadas, conhecidas como *corpúsculos* renais, e encontre a camada parietal da cápsula de Bowman (ver Figura 5.3, ESP). O *epitélio simples cúbico* também está presente no córtex renal e na medula renal (ver Figuras 5.3, ESC; e 5.2, *pontas de seta*). Observe que as células desse epitélio parecem ter uma única camada de pequenos quadrados, cada um com um núcleo central arredondado. As células epiteliais colunares simples são mais bem vistas no revestimento dos intestinos; elas formam uma única camada e se assemelham a estruturas retangulares com núcleos ovais (ver Figura 5.2B).

O *epitélio estratificado pavimentoso não queratinizado* é melhor observado no esôfago (ver Figura 5.4A). Ele apresenta várias camadas, as células na superfície livre são planas e têm núcleos saudáveis (*seta*). O *epitélio estratificado pavimentoso queratinizado* é mais bem observado na pele (ver Figura 5.4B), onde as células da superfície livre estão mortas e não exibem mais núcleos. As células da camada mais profunda apresentam núcleos. *Epitélios estratificados cúbicos* são mais facilmente observados na derme da pele, onde formam os ductos das glândulas sudoríparas (ver Figura 5.4C, GS). Observe que as duas camadas de células são evidentes por causa dos núcleos claramente observáveis das células. Os *epitélios estratificados colunares* são infrequentes em humanos e não são considerados neste livro.

Existem dois tipos adicionais de epitélios: um é o epitélio simples que parece ser estratificado, e o outro, um epitélio estratificado que se assemelha, superficialmente, ao epitélio estratificado pavimentoso não queratinizado.

O *epitélio pseudoestratificado colunar* (ver Figura 5.6) é mais bem representado na traqueia. É um epitélio simples porque todas as células formam uma única camada, mas os núcleos das células parecem ser colocados ao acaso de modo que as células mais curtas tenham seus núcleos basalmente localizados e os núcleos das células de altura média parecem estar no meio do epitélio, enquanto os núcleos das células mais altas são posicionados apicalmente. Olhando apenas para os núcleos, o epitélio parece ser estratificado; portanto, esse epitélio é denominado *pseudoestratificado*. O *epitélio de transição* é estratificado e tem uma semelhança superficial com o epitélio estratificado pavimentoso não queratinizado. O melhor lugar para ver esse epitélio é o revestimento da bexiga urinária. Quando a bexiga está vazia, o epitélio é mais espesso e as células na superfície livre aparecem em forma de cúpula (ver Figuras 5.4D, *setas*; e 5.5, CFC).

Glândulas (apenas exócrinas)

O exemplo mais comum de glândulas unicelulares é a *célula caliciforme*. Ela aparece intercalada entre as células epiteliais que revestem os intestinos delgado e grosso e nas vias maiores da porção condutora do trato respiratório. A teca da célula caliciforme parece vazia porque o mucinogênio é extraído durante o preparo da lâmina (ver Figuras 5.22, *CC*; 5.23; e 5.24).

As glândulas pluricelulares têm várias conformações (ver Figura 5.25); o modo e o tipo de suas secreções podem ser determinados devido ao aspecto histológico de suas células (ver Figuras 5.21 e 5.25). Os ácinos de *glândulas serosas* exclusivamente, como o pâncreas exócrino (ver Figura 5.19), formam agregados arredondados com núcleos redondos, basalmente deslocados (lembrando uma pizza de pepperoni com uma única calabresa por fatia). *Ácinos mucosos* de glândulas mistas, como aqueles da glândula submandibular (ver Figura 5.20, *M*) também formam grupos arredondados, mas as células parecem espumosas e seus núcleos, também orientados basalmente, são achatados (assemelhando-se a uma pizza de anchova com uma única anchova por fatia). Ácinos mucosos de glândulas mistas também apresentam semiluas serosas (ver Figura 5.26, e não rotuladas na Figura 5.20).

6 Tecido Conjuntivo

O tecido conjuntivo é derivado do **mesoderma** – folheto germinativo embrionário intermediário –, exceto em determinadas áreas da cabeça e do pescoço, onde o mesênquima se desenvolve a partir de células da crista neural do embrião em desenvolvimento e é conhecido como *ectomesênquima*. Mesênquima e ectomesênquima dão origem a células pluripotentes do embrião, conhecidas como **células mesenquimais**, que migram por todo o corpo, dando origem aos tecidos conjuntivos e suas células, incluindo células do osso, cartilagem, tendões, cápsulas, sangue e células hemocitopoéticas e linfoides (Figura 6.1).

O tecido conjuntivo maduro é classificado como **tecido conjuntivo propriamente dito**, principal assunto deste capítulo, ou **tecido conjuntivo especializado** (*i. e.*, cartilagem e osso, detalhados no Capítulo 7; e sangue, detalhado no Capítulo 10).

O tecido conjuntivo é composto por células e matriz extracelular (MEC), que consiste em substância fundamental e fibras (Figuras 6.2 a 6.4).

Alguns tipos de tecido conjuntivo são reconhecidos por causa da preponderância de suas fibras, enquanto outros se distinguem pela predominância de suas células. A partir de uma perspectiva funcional, os fibroblastos são os componentes mais importantes do tecido conjuntivo frouxo, pois produzem e mantêm as fibras e a substância fundamental que compõem a MEC. Em contraste, as fibras são os componentes mais importantes dos tendões e ligamentos, pois atuam na fixação do músculo ao osso e do osso ao osso, respectivamente. Ainda, em outros tecidos conjuntivos, a substância fundamental é o componente mais importante, porque é onde certas células especializadas do tecido conjuntivo, como os leucócitos extravasados, desempenham suas funções.

Funções do tecido conjuntivo

As funções primárias do tecido conjuntivo incluem **suporte estrutural**; atuam como **meio para a troca** de nutrientes e resíduos metabólicos, bem como para moléculas de sinalização; auxiliam na **defesa**, na **proteção** e no **reparo** do corpo; e funcionam como local para **armazenamento de gordura**. Tecidos conjuntivos também ajudam a proteger o corpo, formando uma barreira física contra invasão e disseminação de microrganismos. O **reparo** é realizado principalmente por fibroblastos que produzem tecido conjuntivo fibroso e por **células ósseas** que refazem ossos quebrados ou fraturados.

Matriz extracelular

A MEC, um material não vivo, é composta por **fibras** e **substância fundamental** destinadas a resistir às forças de tensão e compressão. Os componentes da MEC são a substância fundamental e as fibras, conforme descrito no Capítulo 4; recomenda-se ao leitor que revise suas características.

Componentes celulares

As células nos tecidos conjuntivos são agrupadas em duas categorias: **células fixas** e **células transientes** (Figura 6.1). As células fixas permanecem sobretudo estacionárias dentro do tecido conjuntivo, onde foram formadas. É lá que elas desempenham suas funções. As **células transientes** (células livres ou migratórias) têm origem principalmente na medula óssea e circulam na corrente sanguínea, de onde saem para entrar nos espaços do tecido conjuntivo a fim de desempenhar suas funções específicas.

CÉLULAS FIXAS DO TECIDO CONJUNTIVO PROPRIAMENTE DITO

Os tipos celulares do tecido conjuntivo que são claramente fixos (fibroblastos, adipócitos, pericitos, mastócitos e macrófagos – que exibem propriedades fixas e transientes) serão descritos nesta seção.

Fibroblastos

Fibroblastos, tipo celular mais abundante no tecido conjuntivo, são responsáveis pela síntese de quase toda a MEC.

Fibroblastos representam o tipo celular mais abundante e mais profusamente distribuído do tecido conjuntivo propriamente dito. São os componentes celulares menos especializados do tecido conjuntivo. Podem ser ativos – fibroblastos que produzem MEC (Figuras 6.1 a 6.5) – ou inativos – fibroblastos que não fabricam MEC.

Fibroblastos ativos (Figura 6.5) normalmente residem em estreita associação com feixes de colágeno tipo I, onde se dispõem paralelamente ao longo do eixo das fibras (Figura 6.6). Esses fibroblastos são células alongadas e fusiformes, que exibem citoplasma de coloração pálida, e quase sempre de difícil distinção das fibras colágenas quando corados com hematoxilina e eosina. A porção mais evidente da célula é o núcleo grande, corado intensamente, granular e ovoide, contendo um nucléolo bem definido. A microscopia eletrônica revela um proeminente aparelho de Golgi e um retículo endoplasmático rugoso (RER) abundante no fibroblasto, especialmente quando a célula está produzindo ativamente MEC, como na cicatrização de feridas.

Fibroblastos inativos ou quiescentes (chamados de *fibrócitos*) são menores e mais ovoides, e exibem citoplasma acidofílico. Seus núcleos são menores, alongados e mais intensamente corados. A microscopia eletrônica revela quantidades esparsas de RER, mas abundância de ribossomos livres.

Correlações clínicas

Embora sejam células fixas no tecido conjuntivo, fibroblastos são capazes de realizar algum movimento. Raramente sofrem divisão celular, mas podem fazê-lo durante a cicatrização de feridas e se diferenciar em adipócitos, condrócitos (durante a formação de fibrocartilagem) e osteoblastos (em condições patológicas).

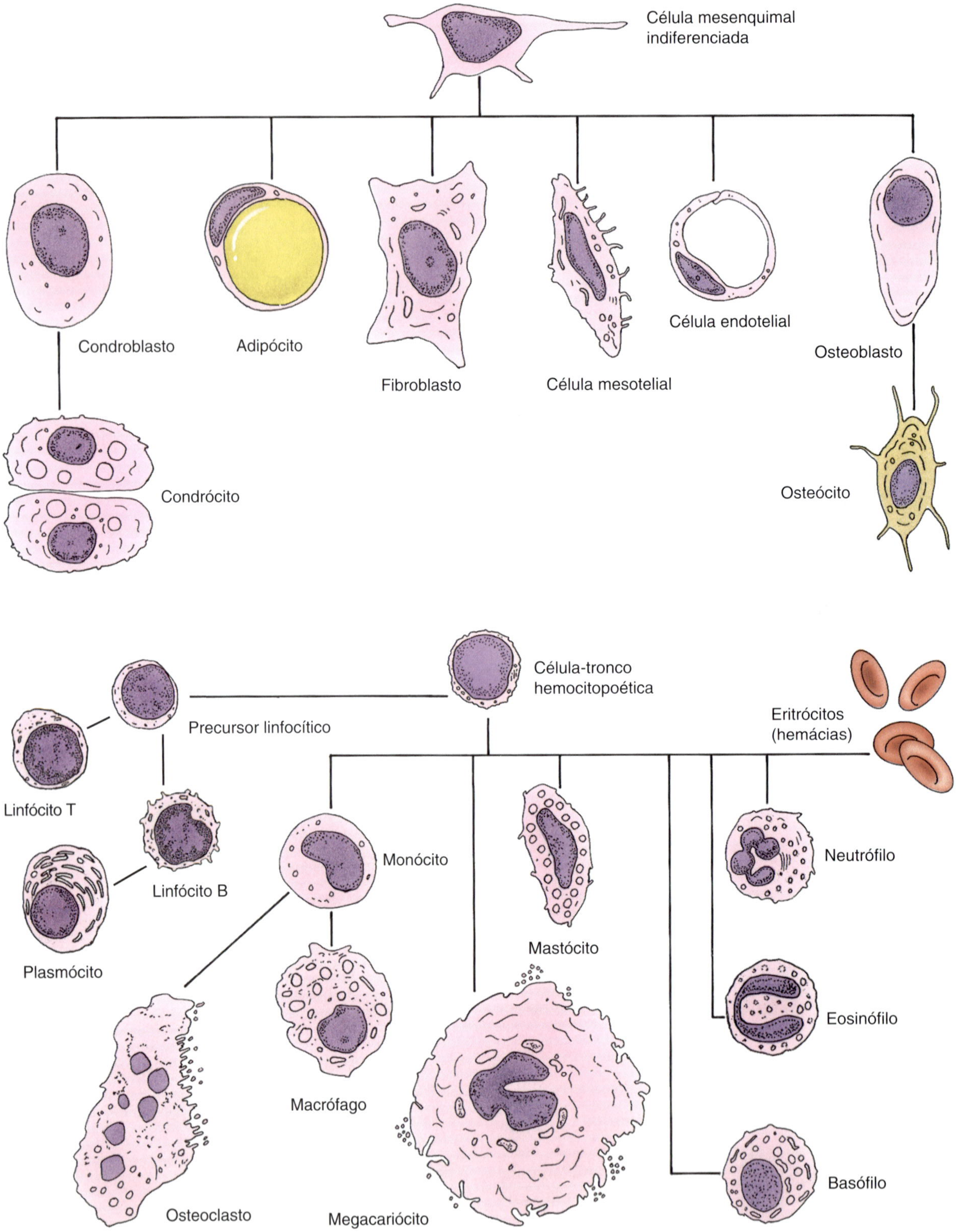

Figura 6.1 Diagrama esquemático das origens das células do tecido conjuntivo. *Parte superior*: células fixas. *Parte inferior*: células transientes. As células não estão desenhadas em escala.

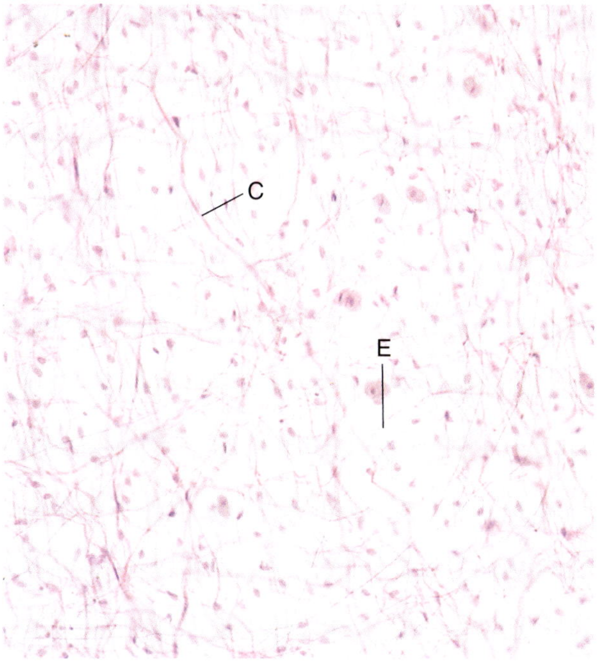

Figura 6.2 Fotomicrografia de tecido conjuntivo frouxo (areolar) exibindo fibras colágenas (*C*) e elásticas (*E*), e alguns tipos celulares comuns no tecido conjuntivo frouxo (132×).

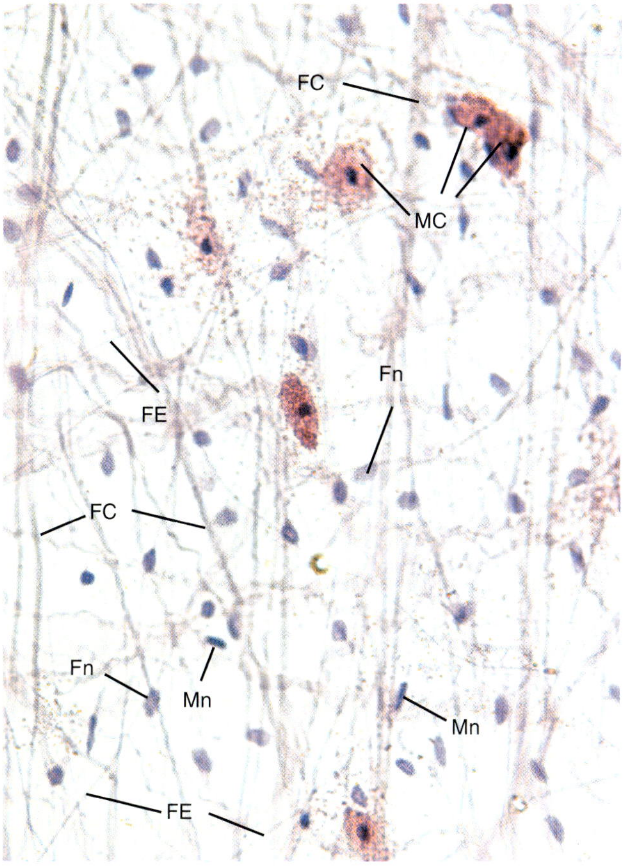

Figura 6.3 Ampliação de uma área da Figura 6.2. Observe que os núcleos dos fibroblastos (*Fn*) são ovais, maiores e mais claros do que os núcleos dos macrófagos (*Mn*). Os mastócitos (*MC*) são as células maiores, vermelhas por causa de seus numerosos grânulos. As finas fibras elásticas (*FE*) e as mais espessas fibras colágenas (*FC*) são facilmente distinguíveis uma da outra (270×).

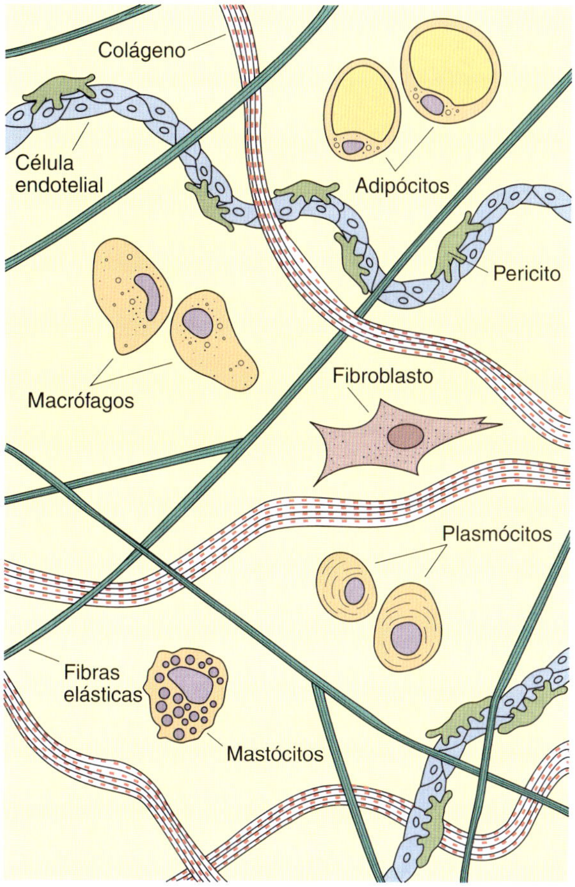

Figura 6.4 Diagrama esquemático que ilustra os tipos de células e tipos de fibra no tecido conjuntivo frouxo. As células não estão desenhadas em escala.

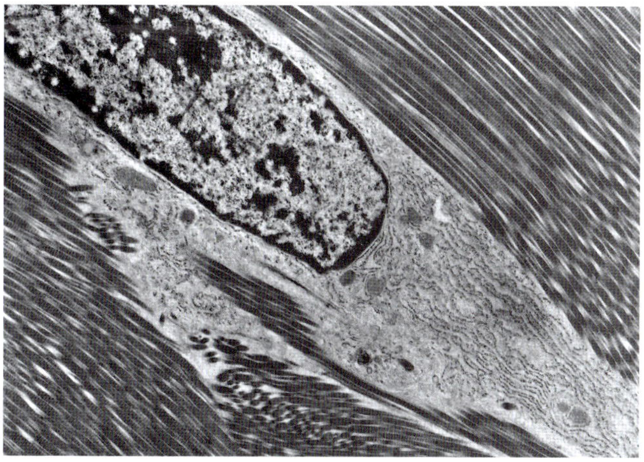

Figura 6.5 Eletromicrografia exibindo uma porção de fibroblastos e as fibras colágenas densamente arranjadas no tendão do rato. Observe a heterocromatina nuclear e o retículo endoplasmático rugoso no citoplasma. As estriações nas fibras colágenas também podem ser observadas. (Fonte: Ralphs JR, Benjamin M, Thornett A. Cell and matrix biology of the suprapatellar in the rat: a structural and immunocytochemical study of fibrocartilagein a tendon subject to compression. *Anat Rec.* 1991;231:167-177. Reproduzida, com autorização, de Wiley-Liss, Inc., subsidiária de John Wiley & Sons, Inc.)

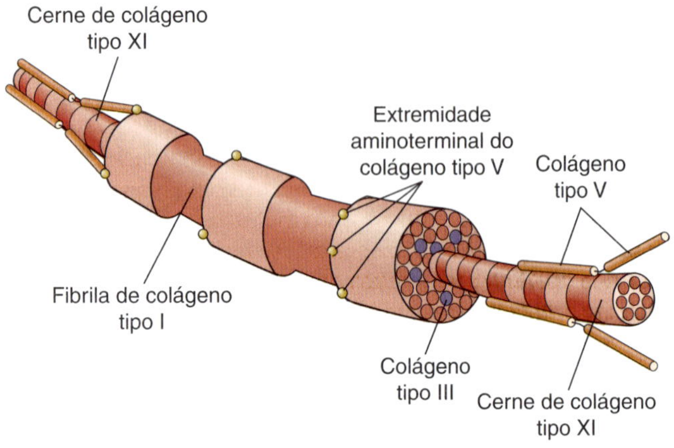

Figura 6.6 Diagrama esquemático do colágeno tipo I, demonstrando que tem um cerne de colágeno tipo V e colágeno tipo XI. A maior parte do colágeno tipo I é intercalada com fibras de colágeno tipos II e III.

Miofibroblastos

Miofibroblastos são fibroblastos modificados que apresentam características semelhantes às dos fibroblastos e às de células musculares lisas.

Histologicamente, fibroblastos e **miofibroblastos** não são facilmente distinguíveis através da microscopia de luz de rotina. Entretanto, a microscopia eletrônica revela que os miofibroblastos têm feixes de filamentos de actina e miosina, além de corpos densos semelhantes aos de células musculares lisas. Ademais, o perfil da superfície do núcleo assemelha-se a uma célula de músculo liso; no entanto, miofibroblastos não são circundados por uma lâmina externa (lâmina basal). Representam modificações transicionais de fibroblastos e são abundantes em áreas de cicatrização, onde atuam na contração da ferida.

Pericitos

Pericitos circundam as células endoteliais de capilares e pequenas vênulas e, tecnicamente, residem fora do compartimento do tecido conjuntivo porque apresentam lâmina basal própria.

Pericitos (também conhecidos como *células perivasculares e células adventícias*), derivados de células mesenquimais indiferenciadas, circundam parcialmente células endoteliais dos capilares e pequenas vênulas (ver Figura 6.4). Essas células estão fora do compartimento do tecido conjuntivo porque estão envolvidas pela própria lâmina basal, que geralmente está fundida à das células endoteliais. Pericitos apresentam algumas características das células musculares lisas pelo fato de conterem actina, miosina e tropomiosina, sugerindo que podem atuar como células contráteis. São células pluripotentes que, sob certas condições, têm a capacidade de se diferenciar em outras células, incluindo células musculares lisas vasculares, células endoteliais e fibroblastos. Pericitos serão discutidos mais detalhadamente no Capítulo 11.

Células adiposas

Células adiposas são células totalmente diferenciadas que atuam na síntese, no armazenamento e na liberação de gorduras.

Células adiposas, ou **adipócitos**, são derivadas de células mesenquimais indiferenciadas, semelhantes a fibroblastos (Figura 6.7), embora, sob certas condições, possam surgir de fibroblastos.

Adipócitos raramente sofrem divisão celular. Eles sintetizam, armazenam e liberam triglicerídeos, bem como sintetizam e liberam hormônios chamados ***adipocinas*** (ver "Tecido adiposo branco [unilocular]", neste capítulo). Existem dois tipos de células adiposas: (1) aquelas com uma única e grande gotícula de lipídio, chamadas de **células adiposas uniloculares**, que se reúnem para formar **tecido adiposo branco**; e (2) células com múltiplas e pequenas gotículas de lipídios, chamadas **células adiposas multiloculares**, que se reúnem para formar o **tecido adiposo marrom**. A gordura branca é muito mais abundante do que a marrom, é distribuída de maneira diferente e sua fisiologia também é diferente. Aqui, serão descritas as características histológicas dos adipócitos propriamente ditos.

Os **adipócitos uniloculares** são grandes células esféricas, de até 120 μm de diâmetro, que se tornam poliédricas quando aglomeradas no tecido adiposo (Figura 6.8). Armazenam gordura como uma única gotícula, que continua a aumentar de tamanho até que o citoplasma e o núcleo sejam deslocados perifericamente contra a membrana celular; isso faz com que a célula se assemelhe a um "anel de sinete" quando vista por microscopia de luz. Eletromicrografias revelam pequeno aparelho de Golgi situado adjacente ao núcleo, apenas algumas mitocôndrias e um RER esparso, porém uma abundância de ribossomos livres. Além disso, adipócitos têm as próprias lâminas basais. A gotícula lipídica não está revestida por uma membrana, isso fica

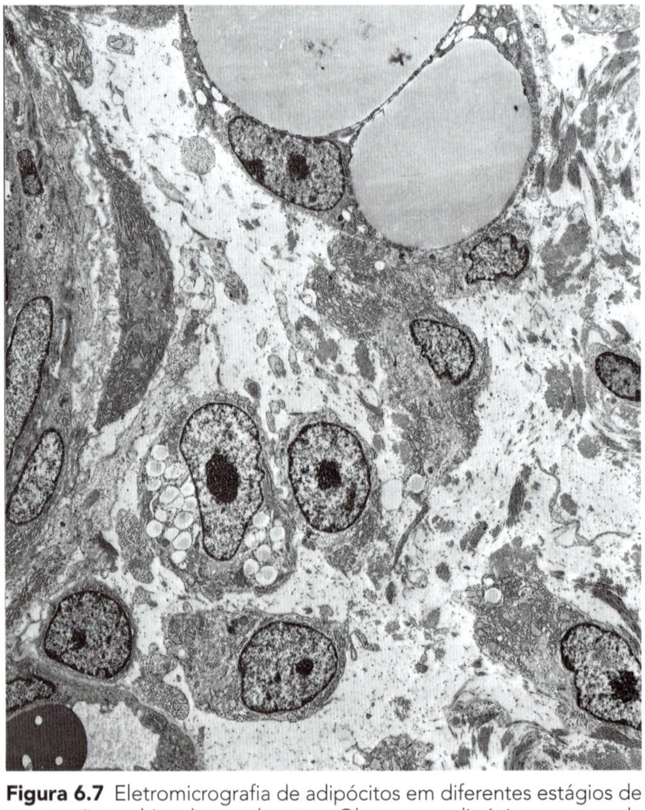

Figura 6.7 Eletromicrografia de adipócitos em diferentes estágios de maturação na hipoderme de ratos. Observe o adipócito no topo da eletromicrografia, com núcleo e citoplasma deslocados para a periferia pela gotícula lipídica. (Fonte: Hausman GJ, Campion DR, Richardson RL, Martin RJ. Adipocyte development in the rat hypodermis. *Am J Anat.* 1981;161:85-100. Reproduzida, com autorização, de Wiley-Liss, Inc., subsidiária de John Wiley & Sons, Inc.)

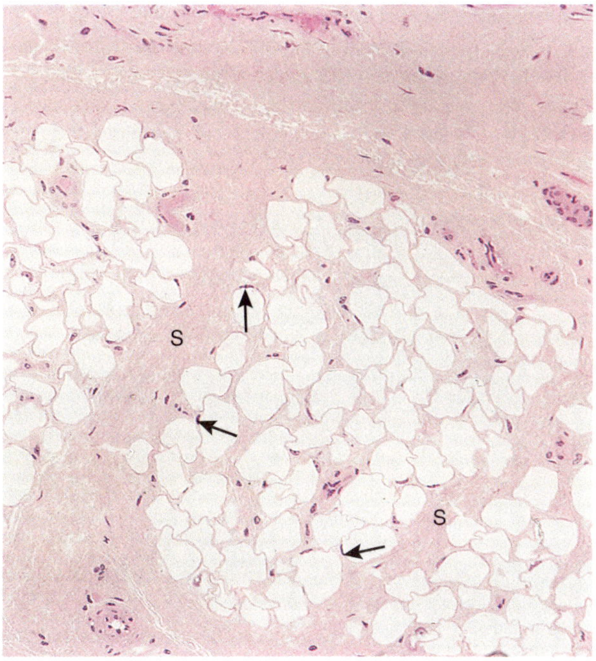

Figura 6.8 Fotomicrografia de tecido adiposo branco de hipoderme de macaco (132×). O lipídio foi extraído durante o processamento do tecido. Observe como o citoplasma e os núcleos (*setas*) estão deslocados para a periferia. Os septos (*S*) dividem a gordura em lóbulos.

evidente nas eletromicrografias, mas não nas fotomicrografias. Suas membranas plasmáticas exibem receptores para glicocorticoides, hormônio do crescimento, insulina e norepinefrina, que regulam o transporte de ácidos graxos livres, glicerol e triglicerídeos para dentro e para fora da célula. Vesículas de pinocitose minúsculas, de função desconhecida, foram observadas na superfície da membrana celular. Durante o jejum, a superfície da célula torna-se irregular, exibindo projeções semelhantes a pseudópodes. Adipócitos uniloculares individuais estão localizados por todo o corpo no tecido conjuntivo frouxo e concentrados ao longo dos vasos sanguíneos. Também podem acumular em massas, formando o tecido adiposo branco.

Adipócitos multiloculares são menores e mais poligonais do que os adipócitos da gordura branca. Armazenam lipídios em várias pequenas gotículas, portanto seu núcleo esférico não é espremido contra a membrana plasmática. Além disso, abrigam mais mitocôndrias e retículo endoplasmático liso, porém menos ribossomos livres do que os adipócitos uniloculares (Figura 6.9). Ao desacoplar a oxidação da fosforilação, essas células geram calor.

Células adiposas bege (**células adiposas brite**) são uma forma de adipócitos multiloculares, estão presentes entre os adipócitos uniloculares da região inguinal e funcionam na geração de calor e armazenamento de lipídios.

Mastócitos

Mastócitos surgem nas células-tronco da medula óssea e atuam mediando o processo inflamatório e as reações de hipersensibilidade imediata.

Os **mastócitos** se encontram entre as maiores células fixas do tecido conjuntivo, e têm de 20 a 30 μm de diâmetro. São ovoides e exibem um núcleo esférico centralmente localizado (Figuras 6.10 e 6.11). Ao contrário dos três tipos de células fixas discutidos anteriormente, mastócitos provavelmente derivam de precursores na medula óssea (ver Figura 6.1).

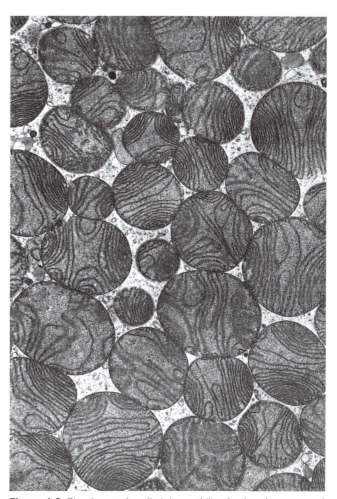

Figura 6.9 Citoplasma de adipócito multilocular (gordura marrom) de morcego (11.000×). Observe as numerosas mitocôndrias dispersas por toda a célula. (Fonte: Fawcett DW. *An Atlas of Fine Structure. The Cell*. Philadelphia: WB Saunders; 1966.)

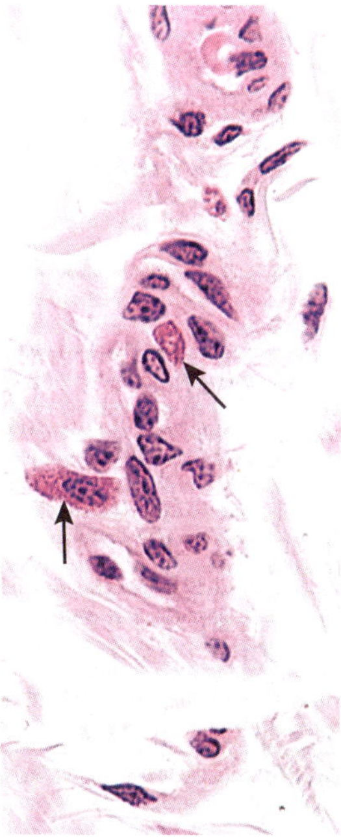

Figura 6.10 Fotomicrografia de mastócitos (*setas*) em tecido conjuntivo de macaco (540×). Os grânulos dentro deles contêm histamina e outros agentes farmacológicos pré-formados.

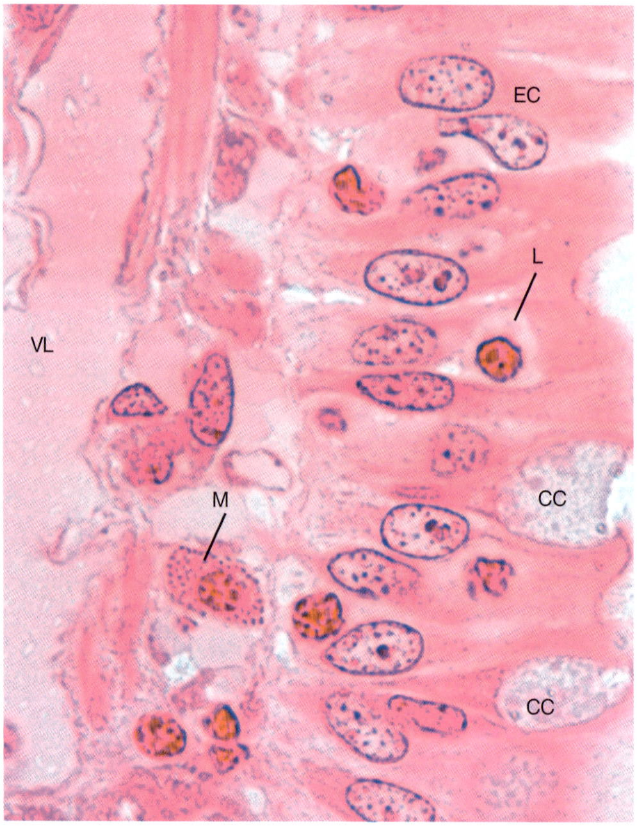

Figura 6.11 Fotomicrografia em grande aumento do duodeno de macaco exibindo um mastócito (*M*). Observe o núcleo central e o grande número de grânulos contendo mediadores primários. O epitélio simples colunar (*EC*) abrange linfócitos (*L*) migrando através dele. Note a teca expandida das células caliciformes (*CC*), bem como o vaso linfático (*VL*) profundamente ao epitélio (1.325×).

Estudos de microscopia eletrônica de mastócitos demonstram que eles exibem numerosos grânulos de vários tamanhos (0,3 a 0,8 μm de diâmetro) em seu citoplasma (Figura 6.12), bem como algumas mitocôndrias, um número esparso de cisternas de RER e um aparelho de Golgi relativamente pequeno.

Os grânulos de mastócitos contêm vários agentes farmacológicos, incluindo **heparina**, **histamina** (ou **sulfatos de condroitina**), **proteases neutras** (triptase, quimase e carboxipeptidases), **arilsulfatase** (bem como outras enzimas, como β-glucuronidase, calicreína, peroxidase e superóxido-dismutase), **fator quimiotático de eosinófilos** (**ECF**, do inglês *eosinophil chemotactic factor*) e **fator quimiotático de neutrófilos** (**NCF**, do inglês *neutrophil chemotactic factor*). Como estão presentes dentro dos grânulos, são chamados de ***mediadores primários*** (***mediadores pré-formados***). Mastócitos também sintetizam certo número de agentes farmacológicos, conforme necessário, e estes são conhecidos como ***mediadores secundários*** (ou ***mediadores recém-sintetizados, ou neoformados e neossintetizados***). Alguns são fabricados a partir de precursores do ácido araquidônico da membrana, e incluem **leucotrienos** (**C_4**, **D_4** e **E_4**), **tromboxanos** (**TXA_2** e **TXB_2**) e **prostaglandinas** (**PGD_2**). Outros *não são* derivados de precursores do ácido araquidônico, como **fator ativador de plaquetas** (**PAF**), **bradicininas**, **interleucinas** (**IL-4**, **IL-5**, **IL-6**) e **fator de necrose tumoral alfa** (**TNF-α**). Esses agentes farmacológicos, sejam primários ou secundários, atuam no sistema imunológico iniciando a **resposta inflamatória** (discutida mais tarde).

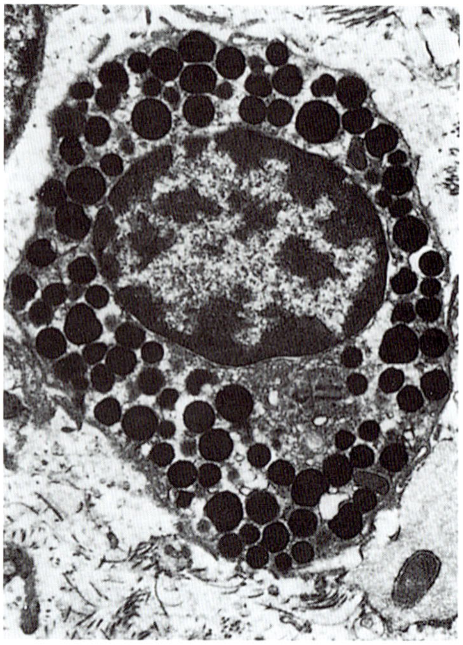

Figura 6.12 Eletromicrografia de mastócito de rato (5.500×). Observe os grânulos densos que preenchem o citoplasma. (De Leeson TS, Leeson CR, Paparo AA. *Text/Atlas of Histology*. Philadelphia: WB Saunders; 1988.)

Desenvolvimento e distribuição dos mastócitos

Basófilos e mastócitos compartilham algumas características, mas são células diferentes e têm precursores diferentes (ver Figura 6.1). Mastócitos têm vida útil de alguns meses e, ocasionalmente, sofrem divisão celular. Existem dois tipos de mastócitos: aqueles concentrados ao longo dos pequenos vasos sanguíneos, que são conhecidos como ***mastócitos do tecido conjuntivo***; e aqueles que estão presentes no tecido conjuntivo subepitelial dos sistemas respiratório e digestório, chamados ***mastócitos da mucosa***. Mastócitos no tecido conjuntivo contêm glicosaminoglicano sulfatado (GAG) heparina em seus grânulos, enquanto aqueles localizados na mucosa do trato alimentar alojam o GAG sulfato de condroitina. GAGs coram metacromaticamente com azul de toluidina (*i. e.*, azul de toluidina cora os grânulos de roxo), uma característica dos mastócitos.

Correlações clínicas

O sistema nervoso central é desprovido de mastócitos, muito provavelmente para prevenir o edema do cérebro e da medula espinal. Mastócitos da mucosa liberam histamina para facilitar a ativação das células parietais do estômago com objetivo de produzir ácido clorídrico.

Ativação e degradação de mastócitos

Mastócitos apresentam receptores de alta afinidade para a porção Fc (**FcεRI**) da imunoglobulina E (IgE). Essas células atuam no sistema imunológico iniciando uma resposta inflamatória conhecida como ***reação de hipersensibilidade imediata*** (cuja forma sistêmica, conhecida como ***reação anafilática***, pode ter consequências letais). Essa resposta é comumente induzida por moléculas estranhas ao organismo (antígenos), como veneno de abelha, pólen e certas substâncias, do seguinte modo:

1. A primeira exposição a qualquer desses antígenos induz a formação de anticorpos IgE por plasmócitos. O IgE se liga aos receptores FcεRI da membrana plasmática de mastócitos, **sensibilizando-os**.
2. Na exposição subsequente ao mesmo antígeno, o antígeno liga-se ao IgE na superfície dos mastócitos, causando ligações cruzadas dos anticorpos IgE ligados e agregação dos receptores (Figura 6.13).
3. A formação de ligações cruzadas e a agregação dos receptores ativam **fatores de acoplamento de receptores**, que, por sua vez, iniciam pelo menos dois processos independentes: liberação de **mediadores primários** a partir dos grânulos e síntese e liberação dos **mediadores secundários** (Tabela 6.1).
4. Mediadores primários e secundários liberados pelos mastócitos durante as reações de hipersensibilidade imediata iniciam a resposta inflamatória; ativam o sistema de defesa do corpo, atraindo leucócitos para o local da inflamação; e modulam o grau de inflamação (Figura 6.13).

Sequência de eventos na resposta inflamatória

1. A **histamina** dilata e aumenta a permeabilidade de vasos sanguíneos próximos. Também causa broncospasmos e aumenta a produção de muco no trato respiratório.
2. Os componentes do sistema complemento que escaparam dos vasos sanguíneos são clivados por **proteases neutras** a fim de formar agentes inflamatórios adicionais.
3. O **ECF** atrai eosinófilos para o local da inflamação. Essas células fagocitam complexos antígeno-anticorpo, destroem qualquer parasita presente e limitam a resposta inflamatória.
4. O **NCF** atrai neutrófilos para o local da inflamação. Tais células fagocitam e matam microrganismos, se presentes.
5. **Leucotrienos C_4, D_4** e **E_4** aumentam a permeabilidade vascular e causam broncospasmos. São milhares de vezes mais potentes do que a histamina em seus efeitos vasoativos.
6. A **prostaglandina D_2** causa broncospasmos e aumenta a secreção de muco pela mucosa brônquica.
7. O **PAF** causa maior permeabilidade vascular.
8. O **tromboxano A_2** é um mediador agregador de plaquetas vigoroso que também causa vasoconstrição. É rapidamente transformado em tromboxano B_2, sua forma inativa.
9. A **bradicinina** é um poderoso vasodilatador que causa aumento da permeabilidade. Também é responsável pela dor.

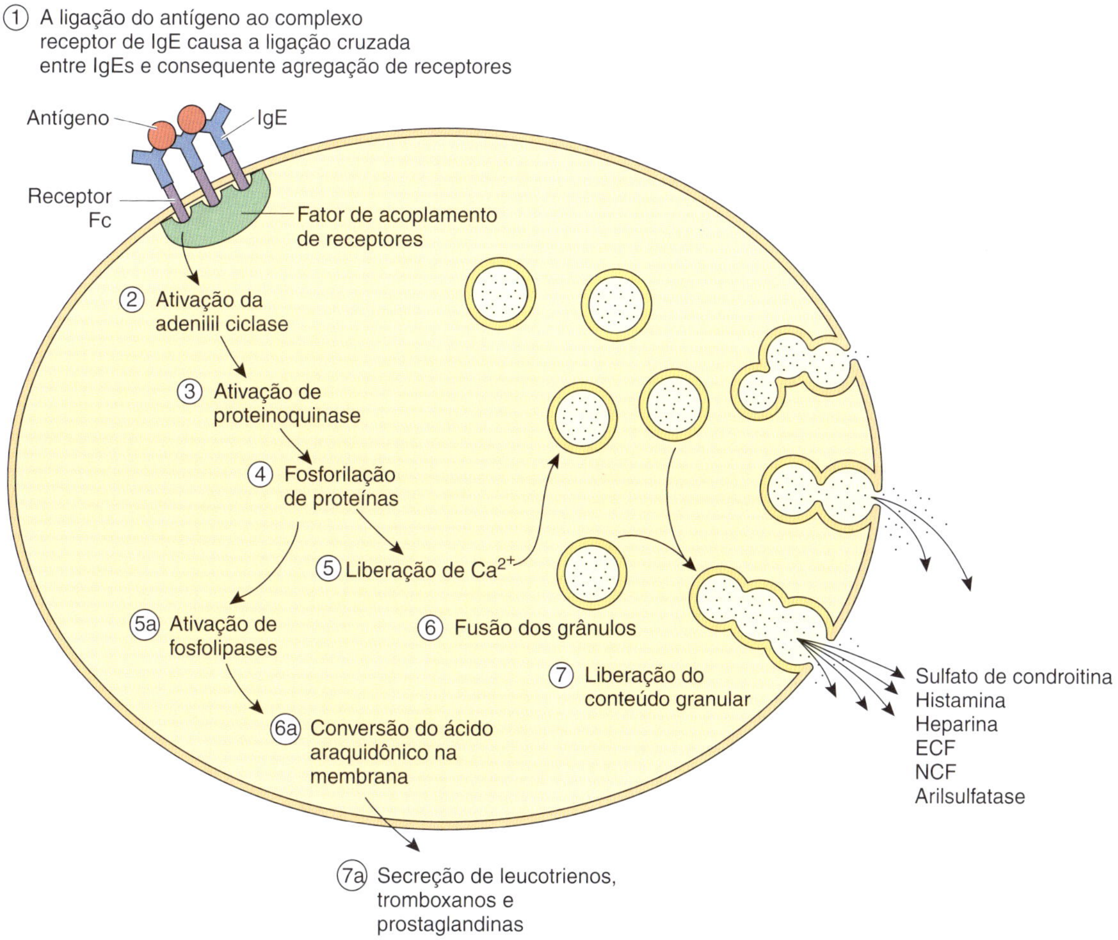

Figura 6.13 Diagrama esquemático ilustrando a ligação cruzada entre antígenos e complexos de receptores de imunoglobulina E (IgE) na membrana celular de mastócitos. Esse evento desencadeia uma cascata que resulta na síntese e na liberação de leucotrienos e prostaglandinas, bem como na degranulação, liberando assim histamina, heparina, fator quimiotático de eosinófilos (ECF) e fator quimiotático de neutrófilos (NCF).

TABELA 6.1 **Principais mediadores primários e secundários liberados pelos mastócitos.**

Substância	Tipo de mediador	Fonte	Ação
Histamina	Primário	Grânulos	Aumenta a permeabilidade vascular; vasodilatação; contração da musculatura lisa de brônquios; aumenta a produção de muco
Heparina	Primário	Grânulos (dos mastócitos do tecido conjuntivo)	Anticoagulante; liga-se e inativa a histamina
Sulfato de condroitina	Primário	Grânulos (mastócitos da mucosa)	Liga-se à histamina e a inativa
Arilsulfatase	Primário	Grânulos	Inativa o leucotrieno C_4, limitando a resposta inflamatória
Proteases neutras	Primário	Grânulos	Clivagem de proteínas para ativar o sistema complemento (especialmente C3a); aumentam a resposta inflamatória
Fator quimiotático de eosinófilos	Primário	Grânulos	Atrai eosinófilos para o local da inflamação
Fator quimiotático de neutrófilos	Primário	Grânulos	Atrai neutrófilos para o local da inflamação
Leucotrienos C_4, D_4 e E_4	Secundário	Lipídios da membrana	Vasodilatação; aumentam a permeabilidade vascular e contraem a musculatura lisa dos brônquios
Prostaglandina D_2	Secundário	Lipídios da membrana	Promove a contração da musculatura lisa dos brônquios, aumenta a secreção de muco e realiza vasoconstrição
Tromboxano A_2	Secundário	Lipídios da membrana	Promove agregação plaquetária e vasoconstrição
Bradicininas	Secundário	Formadas pela atividade de enzimas localizadas em grânulos	Aumentam a permeabilidade vascular e são responsáveis pela sensação de dor
Fator de ativação de plaquetas	Secundário	Ativado pela fosfolipase A_2	Atrai neutrófilos e eosinófilos; aumenta a permeabilidade vascular; e contrai a musculatura lisa dos brônquios

Correlações clínicas

1. Pessoas que sofrem de *rinite alérgica sazonal* (**febre do feno**) experimentam os efeitos da **histamina** sendo liberada pelos mastócitos da mucosa nasal, o que causa edema localizado a partir do aumento da permeabilidade dos pequenos vasos sanguíneos. O edema da mucosa resulta em sensação de "nariz entupido" e prejudica a respiração
2. Pessoas que sofrem com ataques de **asma** têm dificuldade para respirar como resultado dos broncospasmos causados pelos **leucotrienos** liberados nos pulmões
3. Como a degranulação dos mastócitos geralmente é um fenômeno localizado, a típica resposta inflamatória é leve e específica do local. No entanto, existe também um risco para **pessoas hiperalérgicas**, que podem experimentar crise sistêmica e grave reação de hipersensibilidade imediata (**anafilaxia sistêmica**) após uma exposição secundária a um alergênio (p. ex., picadas de insetos, antibióticos ou outros antígenos). Essa reação (**choque anafilático**) pode ocorrer dentro de segundos a alguns minutos, incluindo falta de ar, diminuição da pressão arterial e sintomas de choque, capazes de levar ao óbito (em questão de algumas horas) se não for tratada. Pessoas suscetíveis a essa condição costumam usar uma pulseira de emergência médica com informações para o socorrista que lhe forneça atenção médica imediata, e também costumam portar um dispositivo automático para autoinjeção de epinefrina, com uma quantidade predeterminada para interromper a reação anafilática
4. A **mastocitose** é uma condição rara em que o paciente apresenta muitos mastócitos. A forma mais comum dessa enfermidade é uma doença de pele conhecida como urticária pigmentosa, condição limitada à pele de neonatos, que exibem, sob irritação, urticária ou despigmentação da pele com manchas de cor marrom avermelhada. Essa condição é causada por uma mutação pontual autossômica que altera uma proteína transmembranar nos precursores de mastócitos, os quais se tornam hipersensíveis à quimiocina, conhecida como fator de crescimento de mastócitos. Essa hipersensibilidade ao fator de crescimento de mastócitos aumenta grandemente a capacidade proliferativa dessas células, resultando em uma elevação do número de mastócitos na derme.

Macrófagos

Macrófagos pertencem ao sistema mononuclear fagocitário, e são subdivididos em dois grupos de células: fagócitos e células apresentadoras de antígeno.

Conforme observado anteriormente, alguns macrófagos se comportam como células fixas e como células transientes. Como os macrófagos são fagócitos ativos, eles atuam na remoção de resíduos celulares e na proteção do corpo contra invasores.

Macrófagos são células de formato irregular com diâmetro de cerca de 10 a 30 μm (Figura 6.14). Apresentam em sua superfície diversas projeções diferentes, de curtas e arredondadas a digitiformes alongadas, enquanto os macrófagos que são móveis ou estão fagocitando ativamente partículas exibem pregas e dobras de suas membranas plasmáticas. O citoplasma do macrófago é basofílico, com muitos pequenos vacúolos e grânulos densos. O núcleo excêntrico é miúdo, em forma de rim (reniforme), e geralmente não apresenta nucléolos evidentes. Em microscopia eletrônica, pode-se observar um aparelho

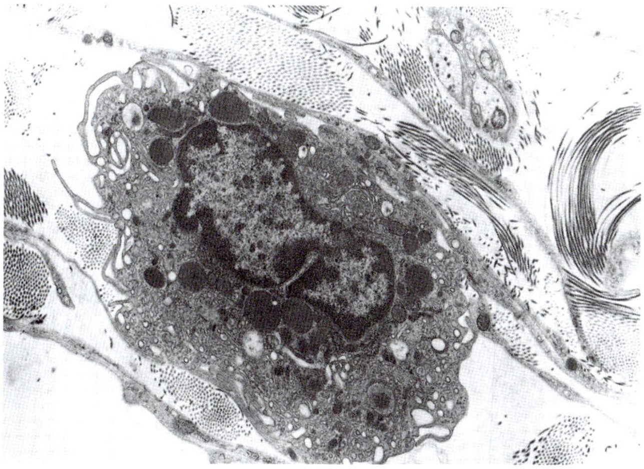

Figura 6.14 Micrografia eletrônica de um macrófago em um epidídimo de rato. (Fonte: Flickinger CJ, Herr CJ, Sisak JR, Howards SS. Ultrastructure of epididymal interstitial reactions following vasectomy and vasovasostomy. *Anat Rec.* 1993;235:61-73. Reimpresso com permissão de Wiley-Liss, Inc., subsidiária de John Wiley & Sons, Inc.)

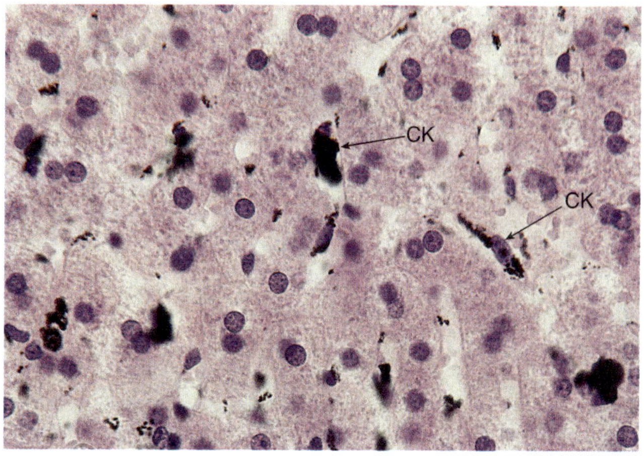

Figura 6.15 Fotomicrografia do fígado de um animal injetado com tinta nanquim demonstrando a presença de células conhecidas como células de Kupffer (CK), que preferencialmente fagocitam a tinta (540×).

de Golgi bem desenvolvido, um RER proeminente e abundância de lisossomos. À medida que os macrófagos amadurecem, aumentam não apenas em tamanho, mas também na quantidade de organelas.

Desenvolvimento e distribuição de macrófagos

Macrófagos têm uma vida útil média de cerca de 2 meses e são derivados de **monócitos** do **sistema mononuclear fagocitário** (Tabela 6.2), cujos membros surgem de uma célula-tronco comum na medula óssea. Apresentam lisossomos, são capazes de realizar fagocitose, e exibem receptores FcεRI e para o sistema complemento.

Macrófagos localizados em certas regiões do corpo receberam nomes específicos antes de sua origem ter sido completamente compreendida. Assim, **células de Kupffer** do fígado (Figura 6.15); **células da poeira** do pulmão; **células de Langerhans** da pele; **monócitos** do sangue; macrófagos do tecido conjuntivo, do baço, dos linfonodos, do timo e da medula óssea; **osteoclastos** de ossos; e **micróglia** do cérebro são todos membros do sistema mononuclear fagocitário e têm morfologia e funções semelhantes. Em condições inflamatórias crônicas, macrófagos se agregam, aumentam de tamanho e tornam-se **células epitelioides** poligonais. Quando o material particulado a ser eliminado é excessivamente grande, vários macrófagos podem se fundir para formar um grande macrófago multinucleado, conhecido como **célula gigante de corpo estranho**.

Macrófagos que residem nos tecidos conjuntivos foram anteriormente chamados de ***macrófagos fixos***, e aqueles que se desenvolveram como resultado de um estímulo exógeno e migraram para um local particular foram chamados de ***macrófagos livres***. Esses nomes têm sido substituídos por termos mais descritivos, como ***macrófagos residentes*** e ***macrófagos ativados***, respectivamente.

TABELA 6.2 Células do sistema mononuclear fagocitário.

Células	Classificação	Localização	Função
Macrófagos	Transientes e fixos	Tecido conjuntivo propriamente dito, nódulos linfáticos, baço	Fagocitose; apresentação de antígeno; produção e liberação de citocinas e agentes inflamatórios; participação em reações imunológicas
Células gigantes de corpo estranho	Transientes	Tecido conjuntivo propriamente dito	Macrófagos podem se fundir uns com os outros a fim de formar células gigantes para fagocitar material particulado grande
Células da poeira	Transientes	Alvéolos pulmonares	Fagocitose de material particulado inalado; absorção de surfactante; agem como agentes anti-inflamatórios
Células de Langerhans	Fixas	Camada espinhosa da pele	Fagocitam e processam antígenos que entram na epiderme e apresentam os epítopos para linfócitos T em nódulos linfáticos
Células de Kupffer	Fixas	Sinusoides do fígado	Fagocitam material particulado, especialmente hemácias extintas
Monócitos	Móveis	Corrente sanguínea	Deixam o sistema vascular para se diferenciar em macrófagos
Osteoclastos	Fixos	Osso	Reabsorvem o osso descalcificando-o e fagocitando a matriz óssea
Micróglia	Fixa	Sistema nervoso central (SNC)	Fagocita resíduos e estruturas danificadas no SNC; apresenta epítopos para células T; também destrói sinapses desnecessárias

Função do macrófago

Macrófagos fagocitam substâncias estranhas e células danificadas e senescentes, bem como detritos celulares; também ajudam no início da resposta imune.

Macrófagos fagocitam células senescentes, danificadas e mortas; detritos celulares e substâncias estranhas (incluindo microrganismos); e digerem o material fagocitado por meio de seu sistema endolisossomal (ver Capítulo 2). Durante a resposta imunológica, citocinas liberadas pelos linfócitos ativam macrófagos, aumentando assim sua atividade fagocitária. **Macrófagos ativados** variam consideravelmente em sua forma; têm microvilosidades e lamelipódios; e exibem maior locomoção em comparação com macrófagos inativados. Também fagocitam proteínas estranhas e as clivam em sequências peptídicas curtas conhecidas como *epítopos*, conjugando-os com as moléculas do complexo principal de histocompatibilidade (MHC, do inglês *major histocompatibility complex*) I ou II e colocando-os em suas membranas celulares, e apresentando o epítopo-complexo MHC para os linfócitos T. Dessa maneira, também são conhecidos como células apresentadoras de antígenos (ver Capítulo 12 para uma descrição mais completa desse processo).

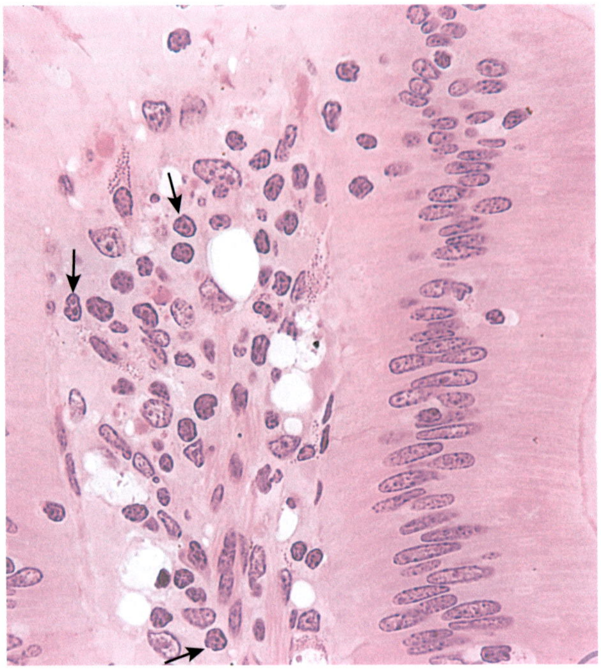

Figura 6.16 Fotomicrografia de plasmócitos na lâmina própria de jejuno de macaco (540×). Observe o núcleo em "marcador de relógio" (*setas*) e a zona perinuclear clara.

CÉLULAS TRANSIENTES DO TECIDO CONJUNTIVO

Células transientes do tecido conjuntivo derivam de precursores na medula óssea (ver Figura 6.1) e serão tratadas mais detalhadamente em outros capítulos.

Plasmócitos

Plasmócitos derivam de linfócitos B e produzem anticorpos.

Plasmócitos, derivados de linfócitos B que interagiram com antígenos, produzem e secretam anticorpos e são responsáveis pela **imunidade humoral** - tais processos serão discutidos nos Capítulos 10 e 12. Essas grandes células ovoides têm vida útil relativamente curta de menos de 3 semanas. Têm cerca de 20 μm de diâmetro e apresentam núcleo esférico posicionado de forma excêntrica que exibe heterocromatina irradiando da periferia para o centro, dando-lhe uma aparência de "mostrador de relógio" ou "roda de carroça" à microscopia de luz. Observa-se uma área clara, adjacente ao núcleo, que é ocupada pelo aparelho de Golgi (Figuras 6.16 e 6.17).

A microscopia eletrônica mostra um RER bem desenvolvido com cisternas de espaçamento bem próximo umas às outras, apenas algumas mitocôndrias, um grande aparelho de Golgi justanuclear, e um par de centríolos localizados na mesma vizinhança (Figuras 6.18 e 6.19).

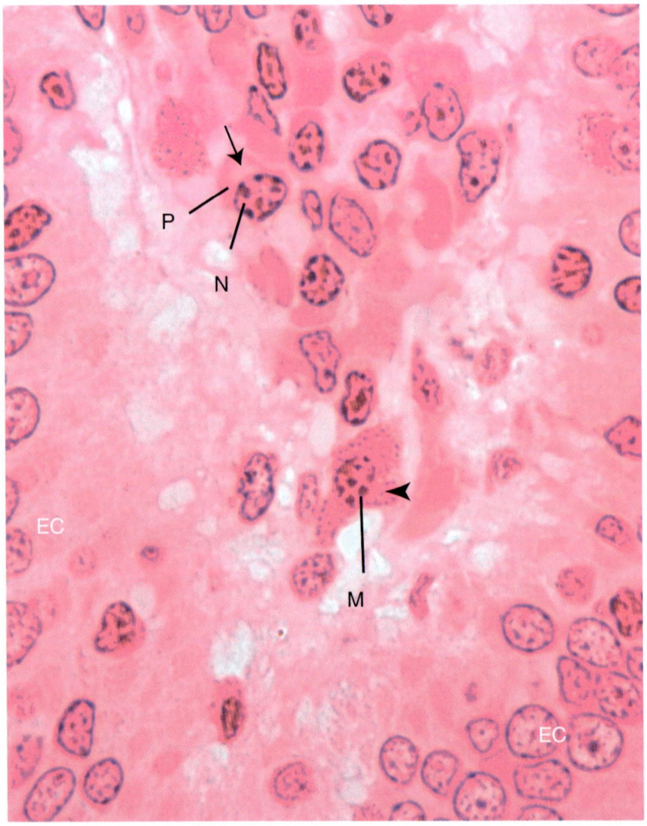

Figura 6.17 Corte em grande aumento da mucosa de duodeno de macaco exibindo células epiteliais colunares simples (*EC*) revestindo o órgão. A lâmina própria, constituída por tecido conjuntivo frouxo, demonstra a presença de plasmócitos (*P*) reconhecíveis pelo núcleo em "mostrador de relógio" (*N*) e pela zona clara de Golgi (*seta*) perto do núcleo. Um mastócito (*M*) também é evidente, exibindo seus numerosos grânulos (*ponta de seta*) (1.325×).

Leucócitos

Os leucócitos saem da corrente sanguínea durante a inflamação, a invasão por elementos estranhos e as respostas imunológicas para realizar várias funções.

Leucócitos são células da série branca (monócitos, neutrófilos, eosinófilos, basófilos e linfócitos) que circulam na corrente sanguínea. No entanto, com frequência migram por meio de pequenas vênulas e paredes capilares para entrar nos tecidos conjuntivos, especialmente durante a inflamação, onde realizam suas várias funções.

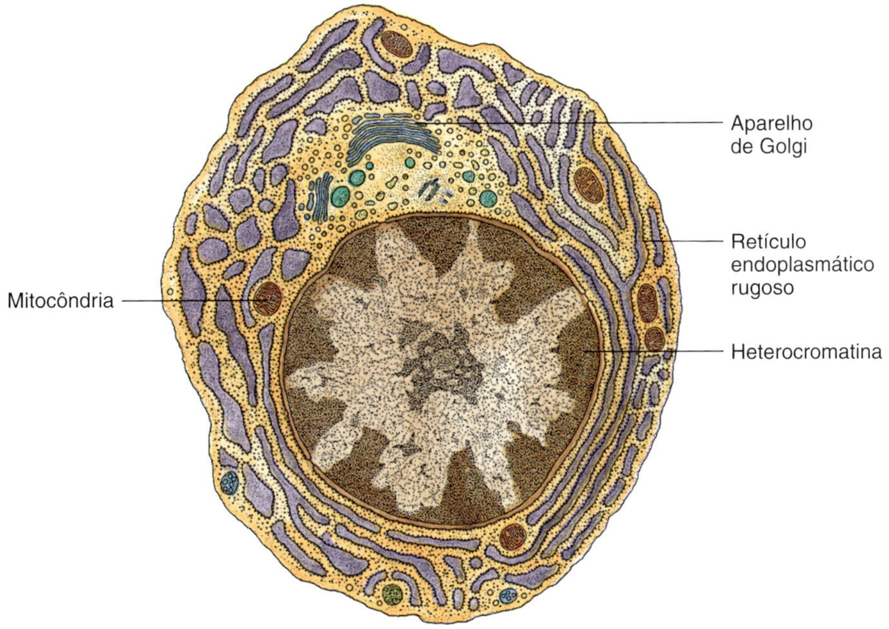

Figura 6.18 Desenho de um plasmócito a partir de uma eletromicrografia. O arranjo de heterocromatina dá ao núcleo a aparência de "mostrador de relógio". (Fonte: Lentz TL. *Cell Fine Structure: An Atlas of Drawings of Whole-Cell Structure*. Philadelphia: WB Saunders; 1971.)

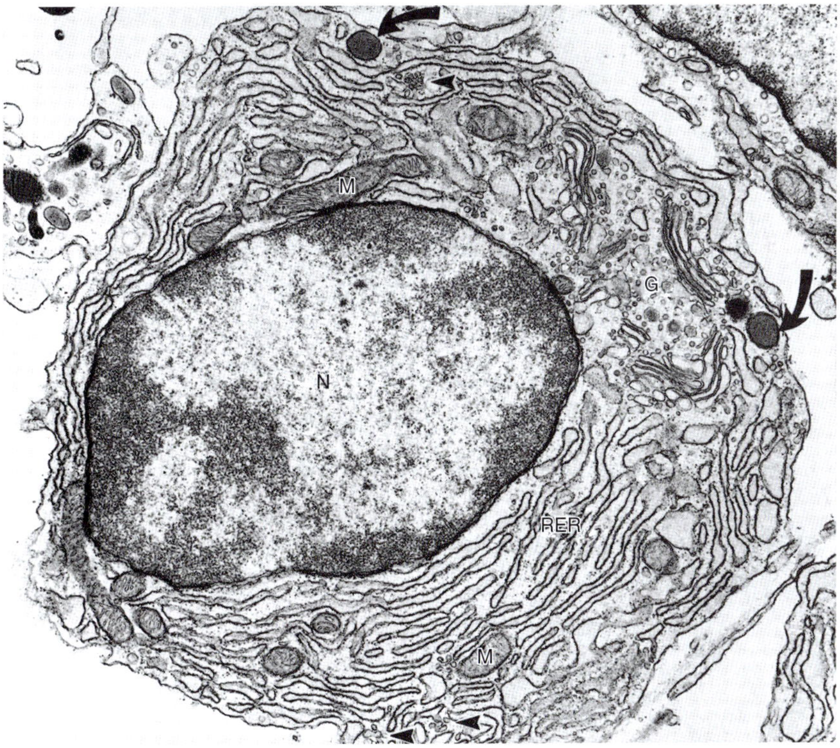

Figura 6.19 Eletromicrografia de um plasmócito na lâmina própria do duodeno de rato, exibindo retículo endoplasmático rugoso (*RER*) abundante e proeminente aparelho de Golgi (10.300×). As *pontas de seta* representam pequenas vesículas; as *setas* representam grânulos densos. G, aparelho de Golgi; M, mitocôndria; N, núcleo. (Fonte: Rambourg A, Clermont Y, Hermo L, Chretien. M. Formation of secretion granules in the Golgi apparatus of plasma cells in the rat. *Am J Anat*. 1988;184:52-61. Reproduzida, com autorização, de Wiley-Liss, Inc., subsidiária de John Wiley & Sons, Inc.)

Monócitos, uma vez no tecido conjuntivo propriamente dito, diferenciam-se em macrófagos. **Neutrófilos** fagocitam e digerem bactérias em áreas de inflamação aguda, formando **pus** (acúmulo de neutrófilos mortos), líquido extracelular e detritos. **Eosinófilos** combatem os parasitas pela liberação de citotoxinas; também são atraídos aos locais de inflamação alérgica, onde a moderam e fagocitam os complexos antígeno-anticorpo. **Basófilos** são semelhantes aos mastócitos, pois liberam mediadores químicos pré-formados e recém-sintetizados que iniciam, mantêm e controlam o processo inflamatório. **Linfócitos** (linfócitos T, linfócitos B, células natural killer) se reúnem em locais de inflamação crônica; também se agregam nos linfonodos e no baço.

O Capítulo 10 descreve os leucócitos em mais detalhes, e o Capítulo 12 trata de macrófagos e linfócitos, e seus papéis na resposta imunológica.

Classificação do tecido conjuntivo

O tecido conjuntivo é classificado em tecido conjuntivo propriamente dito - assunto principal deste capítulo - e tecidos conjuntivos especializados: cartilagem, osso e sangue. A terceira categoria reconhecida de tecido conjuntivo é o **tecido conjuntivo embrionário**. O Boxe 6.1 resume as principais classes de tecido conjuntivo e suas subclasses.

BOXE 6.1 CLASSIFICAÇÃO DOS TECIDOS CONJUNTIVOS

A. Tecido conjuntivo embrionário
   1. Tecido conjuntivo mesenquimal
   2. Tecido conjuntivo mucoso
B. Tecido conjuntivo propriamente dito
   1. Tecido conjuntivo frouxo (ou areolar)
   2. Tecido conjuntivo denso
      a. Tecido conjuntivo denso não modelado
      b. Tecido conjuntivo denso modelado
         • Com fibras colágenas
         • Com fibras elásticas
   3. Tecido conjuntivo reticular
   4. Tecido adiposo
C. Tecidos conjuntivos especializados
   1. Tecido cartilaginoso
   2. Tecido ósseo
   3. Sangue

TECIDO CONJUNTIVO EMBRIONÁRIO

O tecido conjuntivo embrionário inclui tanto o tecido mesenquimal como o tecido mucoso.

O **tecido conjuntivo mesenquimal** (Figura 6.20) está presente apenas no embrião e consiste em células mesenquimais em meio a uma substância fundamental amorfa e gelatinosa, e fibras reticulares espalhadas. As **células mesenquimais** exibem um núcleo oval com fina rede de cromatina e nucléolos proeminentes. O esparso citoplasma pouco corado estende pequenos processos em várias direções. Figuras mitóticas são frequentemente observadas em meio ao mesênquima, pois dão origem à maioria das células de tecido conjuntivo. De modo geral, acredita-se que a grande parte (senão todas) das células mesenquimais, uma vez espalhadas pelo embrião, é finalmente esgotada e não existe como tal nos tecidos adultos, exceto na polpa dentária. Em adultos, no entanto, pericitos pluripotentes, dispostos ao longo dos capilares, podem se diferenciar em certos tipos celulares do tecido conjuntivo.

O **tecido conjuntivo mucoso** (Figura 6.21) é um tecido conjuntivo amorfo frouxo que apresenta um tipo gelatinoso de matriz composta principalmente por ácido hialurônico e escassamente povoado por fibroblastos e fibras colágenas tipos I e III. Esse tecido, também conhecido como *geleia de Wharton*, é encontrado apenas no cordão umbilical e no tecido conjuntivo subdérmico de embriões.

TECIDO CONJUNTIVO PROPRIAMENTE DITO

Os quatro tipos reconhecidos de tecido conjuntivo propriamente dito (**tecido conjuntivo frouxo**, tecido conjuntivo denso, tecido

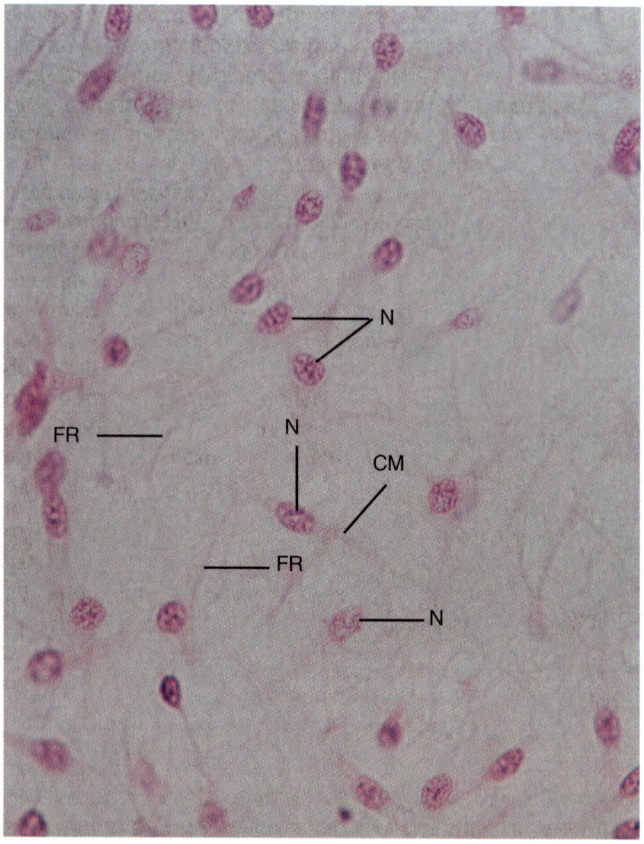

Figura 6.20 Fotomicrografia do tecido conjuntivo mesenquimal exibindo núcleos ovais, centralmente dispostos (*N*), e citoplasma fusiforme claro (*CM*) das células mesenquimais. A matriz é composta por substância fundamental gelatinosa enriquecida com fibras reticulares delgadas (*FR*) (270×).

conjuntivo reticular e **tecido adiposo**) diferem em histologia, localização e função.

Tecido conjuntivo frouxo (ou areolar)

O tecido conjuntivo frouxo (ou areolar) é composto por um arranjo frouxo de fibras e células dispersas incorporadas em meio à MEC com consistência gelatinosa rica em substância fundamental.

O **tecido conjuntivo frouxo**, também conhecido como **tecido conjuntivo areolar** (ver Figuras 6.2 e 6.3) é amplamente distribuído por todo o corpo, especificamente na pele (em mais profundidade) e no revestimento mesotelial das cavidades corporais internas. Está associado à túnica adventícia dos vasos sanguíneos e circunda o parênquima das glândulas; o tecido conjuntivo frouxo das membranas mucosas (como no trato digestivo) é chamado de **lâmina própria**.

Esse tecido tem abundante **substância fundamental** que contém fibras **colágenas**, **reticulares** e **elásticas** frouxamente emaranhadas cercando as células fixas do tecido conjuntivo: **fibroblastos**, **adipócitos**, **macrófagos** e **mastócitos**, bem como algumas **células indiferenciadas**. Pequenas fibras nervosas e vasos sanguíneos atravessam o tecido conjuntivo frouxo.

Como esse tecido está imediatamente abaixo do epitélio fino dos tratos digestório e respiratório, esse é o primeiro lugar em que o corpo ataca antígenos, bactérias e outros invasores estranhos ao organismo. Portanto, o tecido conjuntivo frouxo tem muitas células transientes que são responsáveis por inflamação,

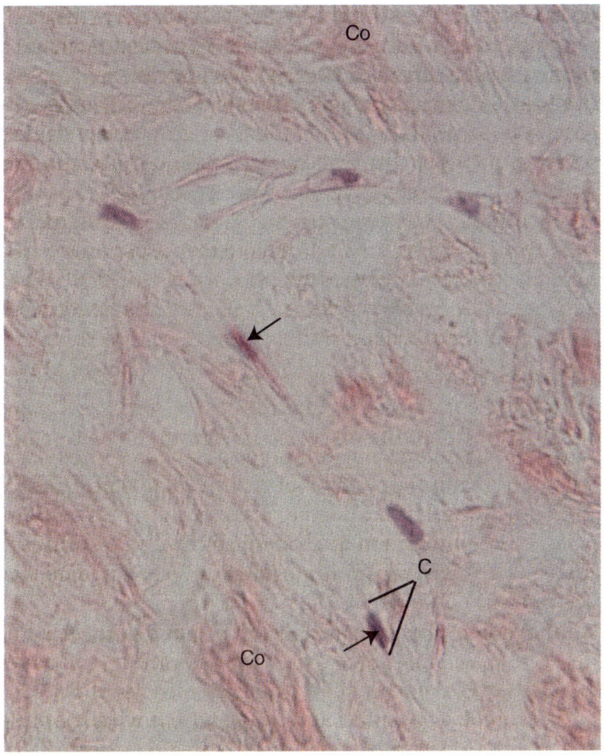

Figura 6.21 Fotomicrografia do tecido conjuntivo mucoso exibindo os núcleos (*setas*) dos fibroblastos. Embora o citoplasma (*C*) dessas células se misturem com a matriz circundante, ocasionalmente podem ser observados com alguma clareza. Feixes de fibras colágenas (*Co*) dos tipos II e III são claramente evidentes. Espaços aparentemente vazios em grande parte da fotomicrografia eram ocupados pela substância fundamental que foi dissolvida durante a preparação das lâminas (270×).

reações alérgicas e resposta imune. Essas células, que originalmente circulam na corrente sanguínea, são liberadas dos vasos sanguíneos em resposta a um estímulo inflamatório. Agentes farmacológicos liberados pelos mastócitos aumentam a permeabilidade de pequenos vasos, de modo que excesso de plasma entra nos espaços do tecido conjuntivo frouxo, causando o edema, um inchaço do tecido conjuntivo local.

Correlações clínicas

1. Em circunstâncias normais, o líquido extracelular retorna para os capilares sanguíneos ou entra nos vasos linfáticos para ser devolvido ao sangue. Uma potente e prolongada resposta inflamatória, no entanto, provoca acúmulo de líquido no tecido conjuntivo frouxo em quantidade além daquela que poderia ser devolvida através dos capilares e vasos linfáticos. Isso resulta em um grande inchaço, ou *edema*, na área afetada. O edema pode resultar da liberação excessiva de histamina e leucotrienos C_4 e D_4, os quais aumentam a permeabilidade capilar, bem como da obstrução dos vasos venosos ou linfáticos
2. **Sarcomas**, ao contrário dos carcinomas (que têm origem epitelial), são cânceres que surgem de células derivadas de células mesenquimais. Portanto, incluem cânceres ósseos ou osteossarcomas; cânceres de músculo, como leiomiossarcomas e rabdomiossarcomas; cânceres de cartilagem ou condrossarcomas; cânceres de células adiposas ou lipossarcomas; cânceres de tecidos conjuntivos fibrosos ou fibrossarcomas; e cânceres das células endoteliais dos vasos sanguíneos, ou angiossarcomas.

Tecido conjuntivo denso

O tecido conjuntivo denso contém maior quantidade de fibras e menos células do que o tecido conjuntivo frouxo.

O **tecido conjuntivo denso** contém a maioria dos mesmos componentes encontrados no tecido conjuntivo frouxo, exceto que tem muito mais fibras e menos células. A orientação e os arranjos dos feixes de fibras de colágeno nesse tecido o tornam resistente ao estresse. Quando os feixes de fibras de colágeno são organizados aleatoriamente, o tecido é denominado ***tecido conjuntivo denso não modelado***. Quando os feixes de fibra são dispostos paralelamente ou de modo organizado, o tecido é chamado de ***tecido conjuntivo denso modelado***, que é dividido nos tipos *com fibras* **colágenas** e *com fibras* **elásticas**.

O **tecido conjuntivo denso não modelado** contém principalmente fibras de colágeno grossas entrelaçadas em uma rede que resiste ao estresse (tensões mecânicas) de todas as direções (Figura 6.22). Os feixes de colágeno são dispostos de maneira bastante compactada entre si, de modo que o espaço é limitado entre fibras para a substância fundamental e as células. Redes delicadas de fibras elásticas são frequentemente espalhadas em meio aos feixes de colágeno. Fibroblastos, as células mais abundantes desse tecido, estão localizados em meio aos feixes de fibras colágenas. O tecido conjuntivo denso não modelado constitui a derme da pele; as bainhas dos nervos; e as cápsulas de baço, testículos, ovários, rins e linfonodos.

Ao se utilizar endomicroscopia confocal a *laser* baseada em sonda (pCLE - do inglês, *probe-based confocal laser endomicroscopy*), espaços teciduais microscópicos anteriormente não reconhecidos foram descobertos no tecido conjuntivo denso não modelado rico em colágeno (Figura 6.23). Esses **espaços intersticiais** cheios de líquidos, reforçados por feixes de fibras colágenas, parecem ser revestidos por células delgadas contendo moléculas de CD34 em suas membranas celulares. O líquido contido nesses espaços é considerado líquido pré-linfático, que provavelmente segue para os vasos linfáticos. Postula-se

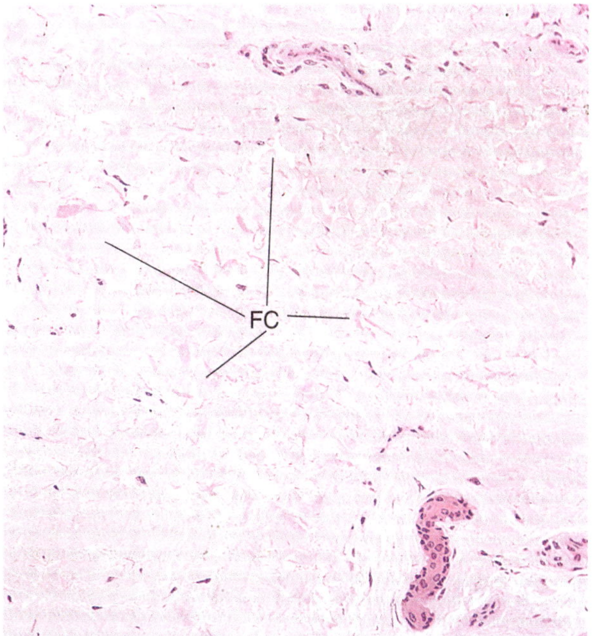

Figura 6.22 Fotomicrografia de um tecido conjuntivo denso não modelado com fibras colágenas de pele de macaco (132×). Observe os muitos feixes de colágeno (*FC*) em orientação aleatória.

que esse compartimento de tecido não tinha sido observado porque o fluido é drenado dos tecidos durante a excisão e o tecido colapsa sobre si mesmo durante a preparação histológica de rotina. No organismo vivo, esses espaços intersticiais com líquidos pré-linfáticos atuam como "amortecedores" que se contrapõem às forças de compressão.

O **tecido conjuntivo denso modelado com fibras colágenas** é composto por feixes grossos de colágeno densamente compactados e orientados em cilindros paralelos ou lâminas que resistem às forças de tensão (Figuras 6.24 a 6.27). Por causa da compactação das fibras de colágeno, há pouco espaço para substância fundamental e células. Fibroblastos finos, semelhantes a uma folha, estão localizados entre feixes de colágeno, com seus longos eixos paralelos aos feixes. Tendões, ligamentos e aponeuroses são exemplos de tecido conjuntivo denso modelado com fibras colágenas.

O **tecido conjuntivo denso modelado com fibras elásticas** apresenta fibras elásticas ramificadas, com apenas algumas fibras colágenas entremeadas (Figura 6.28), e fibroblastos espalhados em meio aos espaços intersticiais. As fibras elásticas são dispostas paralelamente e formam folhas finas ou membranas fenestradas. Estas últimas estão presentes em grandes vasos sanguíneos, nos ligamentos amarelos da coluna vertebral e no ligamento suspensor do pênis.

Tecido conjuntivo reticular

O colágeno tipo III é o principal componente da fibra do tecido reticular (Figuras 6.29 e 6.30). As fibras de colágeno formam uma rede intercalada com fibroblastos e macrófagos. Fibroblastos sintetizam o colágeno tipo III. O tecido reticular forma a estrutura arquitetônica dos sinusoides do fígado, do tecido adiposo, da medula óssea, dos linfonodos, do baço, da musculatura lisa e das ilhotas de Langerhans.

Tecido adiposo

Existem duas categorias de **tecido adiposo**, dependendo se é composto de adipócitos **uniloculares** ou **multiloculares**. Outras diferenças entre os dois tipos de tecido adiposo são a cor, o grau de vascularização e o tipo de atividade metabólica.

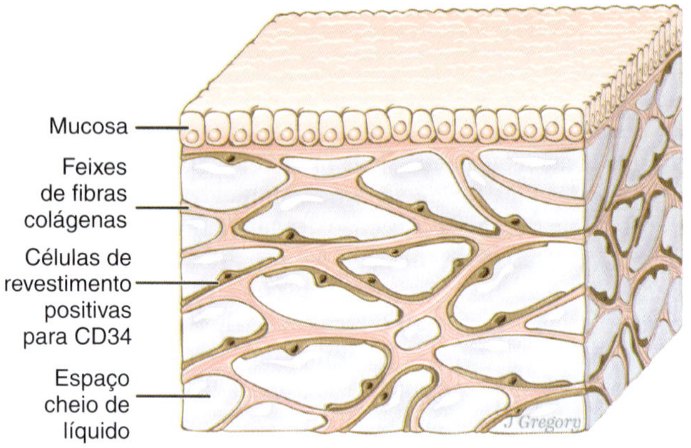

Figura 6.23 Versão artística dos espaços cheios de líquido no tecido conjuntivo do ducto biliar, visualizados por endomicroscopia confocal a *laser* baseada em sonda (pCLE). Na preparação histológica de rotina para visualização do tecido conjuntivo propriamente dito, os feixes de fibras de colágeno são pressionados uns contra os outros, obscurecendo os espaços cheios de líquidos revelados pela pCLE. Esses espaços são revestidos por células positivas para CD34. (Ilustração de Jill K. Gregory, CMI. Impresso com permissão do Mount Sinai Health System, licenciado sob CC-BY-ND.)

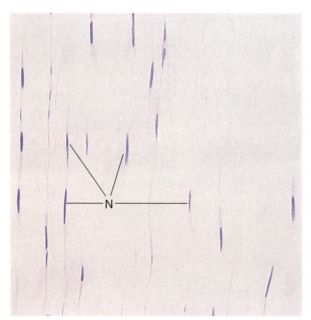

Figura 6.24 Fotomicrografia de tecido conjuntivo denso modelado com fibras colágenas de tendão de macaco (270×). Observe os feixes de colágeno paralelamente organizados e ordenados, e os núcleos alongados (*N*) dos fibroblastos que se encontram entre feixes de colágeno.

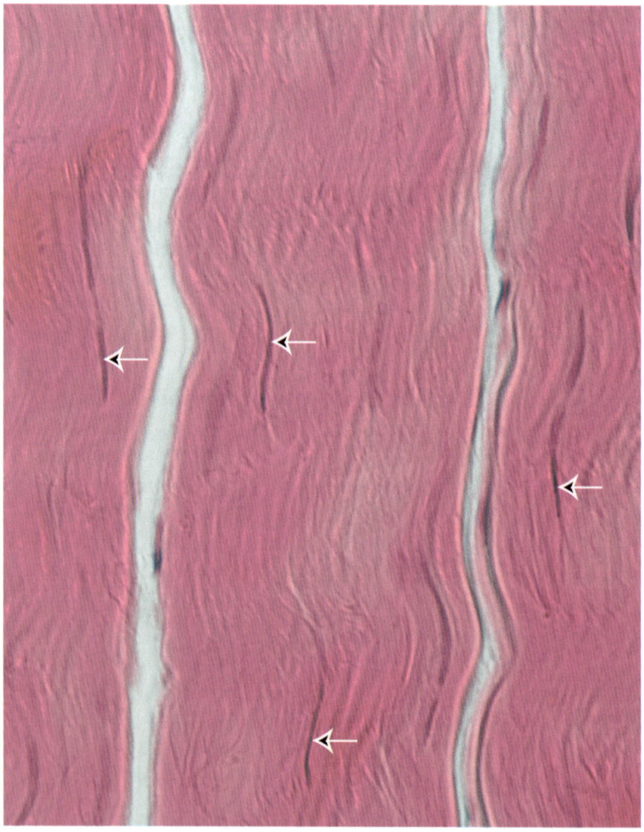

Figura 6.25 Corte longitudinal em grande aumento de um tendão semelhante ao da Figura 6.24. Observe que os núcleos dos fibroblastos (*setas*) estão comprimidos entre as fibras de colágeno tipo I compactadas. Os citoplasmas dessas células são achatados e são essencialmente invisíveis porque tingem-se da mesma cor que as fibras colágenas (540×).

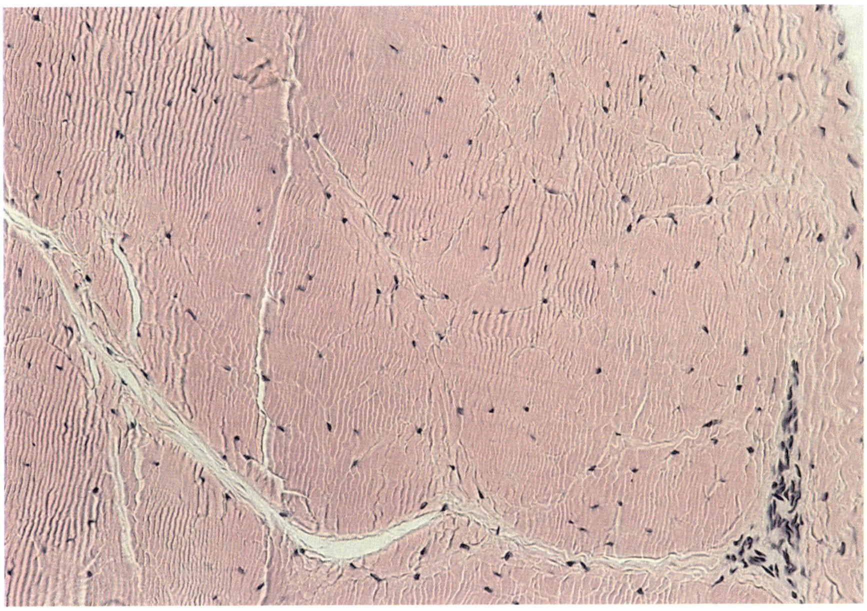

Figura 6.26 Fotomicrografia de um corte transversal de tendão de macaco. As pequenas estruturas pretas espalhadas representam núcleos de fibroblastos (270×).

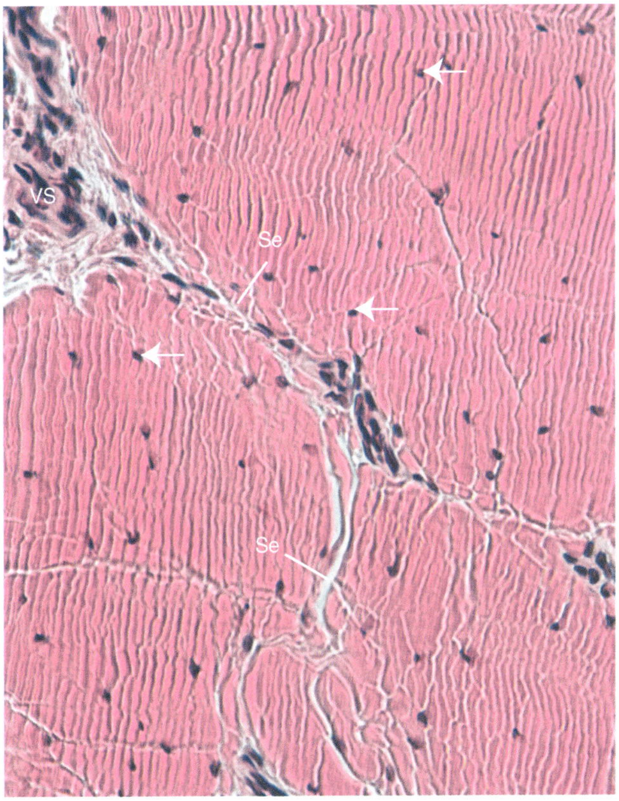

Figura 6.27 Corte transversal em grande aumento de um tendão semelhante ao da Figura 6.26. Observe que os núcleos de fibroblasto (*setas*) aparecem como pontos escuros entre as fibras de colágeno tipo I em arranjo compacto. Os citoplasmas são achatados e essencialmente invisíveis porque tingem-se da mesma cor que as fibras colágenas. Observe os septos de tecido conjuntivo (*Se*) que subdividem o tendão e as áreas nas quais os septos se expandem e são ocupados por vasos sanguíneos (*VS*) e nervos (540×).

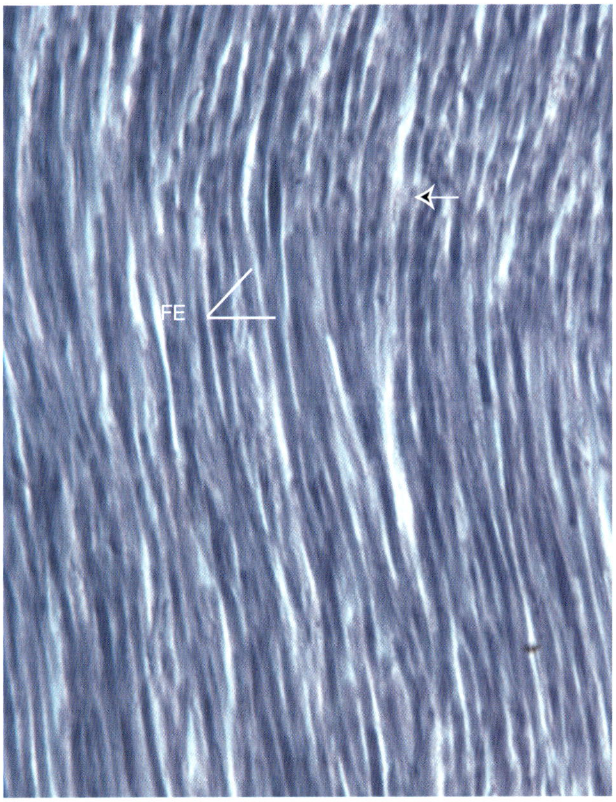

Figura 6.28 Corte longitudinal em grande aumento de tecido denso modelado com fibras elásticas. Observe que os fibroblastos, embora presentes, não podem ser vistos porque são tingidos da mesma cor que as fibras elásticas (*FE*). As pontas das fibras formam cachos (*seta*) (× 540).

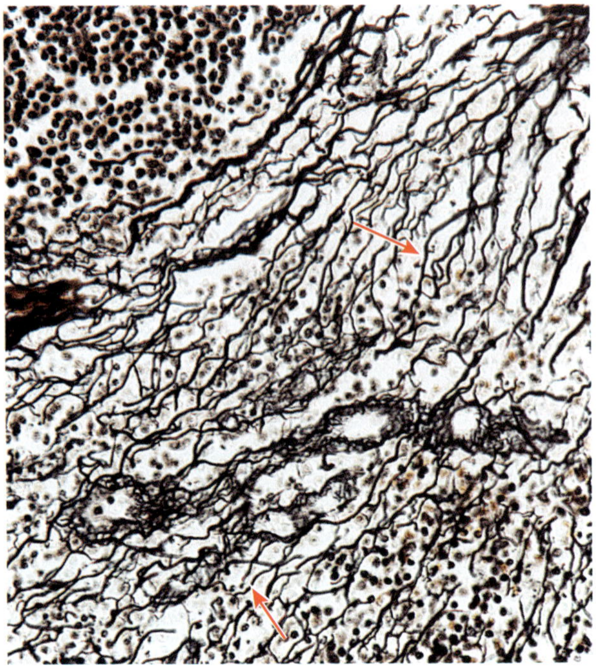

Figura 6.29 Fotomicrografia de tecido reticular (corado com prata) exibindo as redes de fibras reticulares (270×). Muitas células linfoides estão dispersas entre as fibras reticulares (*setas*).

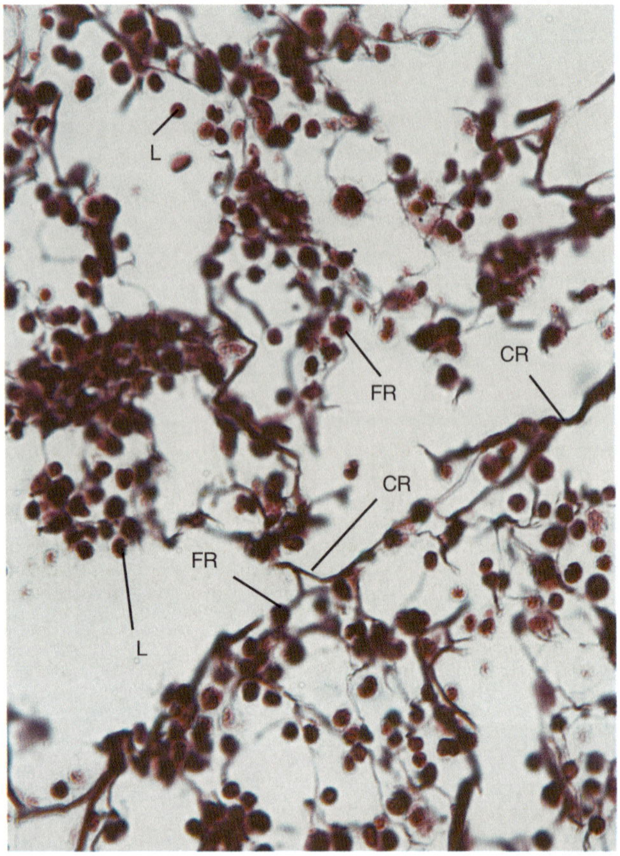

Figura 6.30 Corte em grande aumento do tecido reticular corado por prata. Observe que as fibras reticulares (*FR*) são fibras estreitas e retas que se ramificam de maneira elaborada, formando uma malha de fibras. Dois tipos de células são evidentes, as células linfoides (*L*) menores e mais numerosas, e as células reticulares maiores (CR) que geralmente estão nas proximidades das fibras reticulares (540×).

Tecido adiposo branco (unilocular)

Cada adipócito **unilocular** contém uma gota grande e única de lipídio, o que confere ao tecido adiposo a cor branca, embora uma dieta rica em carotenos possa alterar a cor para laranja. O **tecido adiposo branco** tem excelente suprimento vascular e nervoso. Vasos sanguíneos e fibras nervosas ganham acesso por meio de **septos** de tecido conjuntivo que dividem a gordura em **lóbulos**, de maneira semelhante a cachos de uvas embalados juntos (Figura 6.31; ver também Figura 6.8). Cada adipócito é envolvido por delgados elementos de tecido conjuntivo que conduzem redes capilares e fibras nervosas em sua vizinhança imediata. As células adiposas uniloculares contêm **insulina**, **hormônio do crescimento**, **norepinefrina** e receptores de **glicocorticoides** em suas membranas celulares, as quais modulam sua captação e liberação de ácidos graxos livres e glicerol, regulando assim o estado metabólico dos níveis de ácidos graxos do corpo. O tecido adiposo branco também produz hormônios endócrinos. Adipócitos constituem apenas cerca da metade das células do tecido adiposo; o restante das células é composto por macrófagos, mastócitos, fibroblastos, elementos linfoides e células-tronco que residem no tecido conjuntivo (**estroma**).

O tecido adiposo **unilocular** está presente nas camadas subcutâneas por todo o corpo. Também ocorre em massa em locais característicos influenciados por sexo e idade. Nos homens, a gordura é armazenada no pescoço, nos ombros, sobre os quadris e nas nádegas. Com o passar da idade, a parede abdominal torna-se uma área de armazenamento adicional. Nas mulheres, a gordura é armazenada nos seios, nas nádegas, nos quadris e nas laterais das coxas. Além disso, a gordura é armazenada em ambos os sexos na cavidade abdominal sobre o omento maior e nos mesentérios.

Correlações clínicas

Parece que o tecido adiposo branco tem um suprimento mais rico de células-tronco do que a medula óssea. Essas **células-tronco derivadas de tecido adiposo** são reprogramadas com relativa facilidade para dar origem não apenas a adipócitos, mas também a osteoblastos, mioblastos e condrócitos. Na verdade, estudos em animais têm demonstrado que a tecnologia de impressão tridimensional (impressão 3D) pode usar condroblastos, reprogramados de células-tronco derivadas de tecido adiposo, para fabricar cartilagens artificiais que podem ser implantadas nas articulações com osteoartrite. Cabras com osteoartrite tratadas dessa maneira recuperaram a capacidade de mover suas articulações sem sentir dor; pesquisadores esperam, por fim, aplicar essas técnicas em humanos que sofrem de osteoartrite.

Armazenamento e liberação de gordura por células adiposas

Nos capilares do tecido adiposo, as lipoproteínas de densidade muito baixa (VLDLs) sintetizadas pelo fígado, pelos ácidos graxos e pelos quilomícrons são expostas à enzima **lipase lipoproteica** (produzida e liberada pelas células adiposas e enviada aos vasos sanguíneos), a qual os hidrolisa em ácidos graxos livres e glicerol (Figura 6.32). Os ácidos graxos deixam os vasos sanguíneos, entram no tecido conjuntivo e se difundem através das membranas celulares dos adipócitos. Essas células, então, combinam o próprio glicerol fosfato com os ácidos graxos

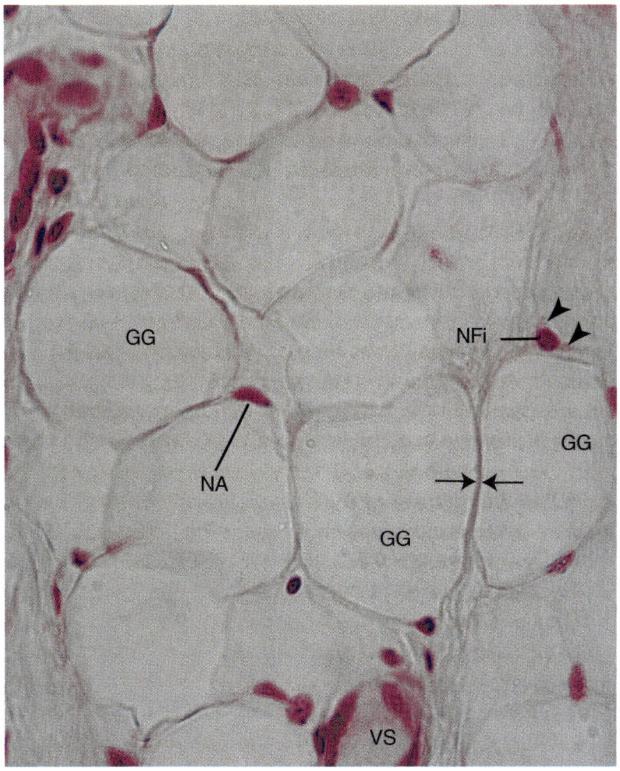

Figura 6.31 Corte em grande aumento do tecido adiposo branco. Observe que as células estão bem próximas umas das outras e cada uma tem uma grande gota de gordura (*GG*) que pressiona o núcleo do adipócito (*NA*) para a periferia da célula. O citoplasma e a membrana celular formam uma borda fina, que pode ser diferenciada onde duas células de gordura entram em contato uma com a outra (*setas*). As fibras reticulares finas se expandem em áreas para abrigar vasos sanguíneos (*VS*) e fibras nervosas, e até mesmo núcleos (*NFi*) e citoplasma (*pontas de seta*) de fibroblastos podem ser observados (540×).

importados para formar triglicerídeos, que são adicionados às gotículas de lipídios em formação dentro dos adipócitos. Sob a influência da insulina, adipócitos podem converter glicose e aminoácidos em ácidos graxos, aumentando assim o armazenamento de lipídios.

A **norepinefrina** é liberada pelas terminações nervosas dos neurônios simpáticos pós-ganglionares nas proximidades das células adiposas. Além disso, durante a prática de exercícios extenuantes, **epinefrina** e **norepinefrina** são liberadas pela medula suprarrenal. Esses dois hormônios ligam-se aos seus respectivos receptores nas membranas dos adipócitos, ativando a **adenilil ciclase** para formar **monofosfato de adenosina cíclico (cAMP)**, um segundo mensageiro, resultando na ativação de duas enzimas; a **lipase de triglicerídeo do tecido adiposo (LTA)**, a qual converte triglicerídeos em diglicerídeos; e a **lipase sensível a hormônio (LSH)**, que completa a hidrólise, formando glicerol e ácidos graxos. Parece que, nos primatas, incluindo humanos, os **peptídeos natriuréticos**, produzidos por células do músculo cardíaco, também podem induzir atividades da LTA e LSH. Ácidos graxos e glicerol deixam o adipócito, entram no tecido conjuntivo e, uma vez nesse local, têm acesso à corrente sanguínea.

Adipocinas produzidas pelo tecido adiposo branco

Conforme indicado anteriormente, o tecido adiposo desempenha papel importante no controle do equilíbrio de ácidos graxos do corpo. Quando os alimentos estão prontamente disponíveis, o corpo armazena a maior parte de seus ácidos graxos livres como triglicerídeos nas células adiposas do tecido adiposo. Quando os alimentos não estão disponíveis, os depósitos de triglicerídeos são degradados em ácidos graxos e glicerol, os quais são liberados para uso pelo corpo. Esse mecanismo de controle é realizado por macromoléculas conhecidas como ***adipocinas***.

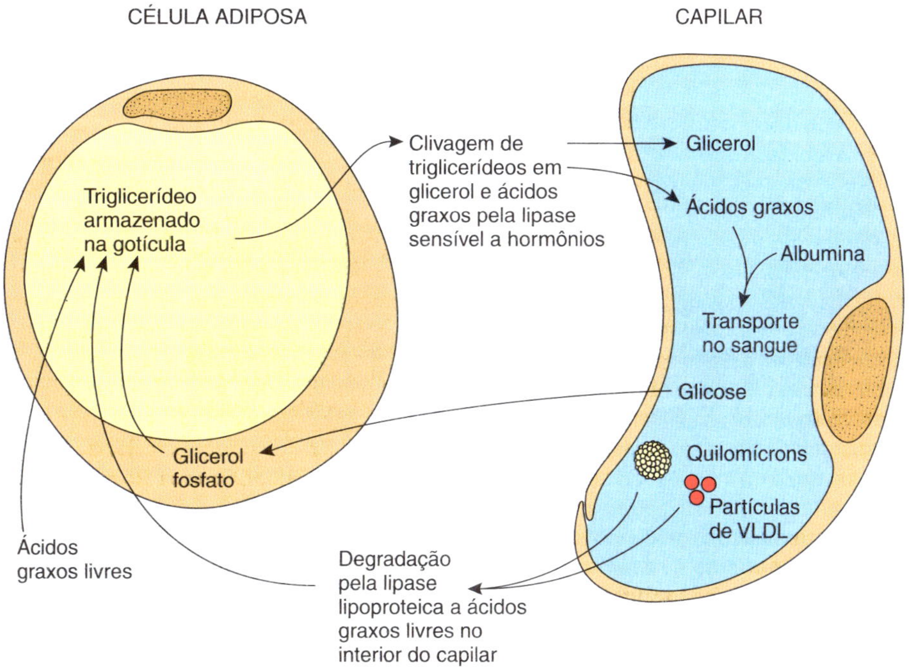

Figura 6.32 Diagrama esquemático do transporte de lipídios entre um capilar e um adipócito. Os lipídios são transportados na corrente sanguínea na forma de quilomícrons e de lipoproteínas de densidade muito baixa (VLDLs). A enzima lipase lipoproteica, fabricada pela célula adiposa e transportada para o lúmen capilar, hidrolisa os lipídios em ácidos graxos e glicerol. Os ácidos graxos se difundem no tecido conjuntivo do tecido adiposo e nos adipócitos, onde são reesterificados em triglicerídeos para armazenamento. Quando solicitados, os triglicerídeos armazenados dentro do adipócito são hidrolisados *pela lipase sensível ao hormônio* em ácidos graxos e glicerol. Em seguida, entram nos espaços intersticiais de tecido conjuntivo do tecido adiposo e de lá penetram no interior de um capilar, onde são ligados à albumina e conduzidos pelo sangue. A glicose do capilar deve ser transportada para os adipócitos, que podem produzir lipídios de fontes de carboidratos.

Algumas dessas moléculas influenciam o sistema imunológico, mas outras não; portanto, provavelmente são mais bem designadas como **hormônios**. No entanto, independentemente de agirem como hormônios ou não, o termo *adipocinas* será usado neste livro. Adipócitos produzem e liberam **leptina, adiponectina, proteína ligante de retinol 4** (**RBP-4**), **vaspina, apelina** e **resistina. TNF-α, proteína de ligação ácido graxo-adipócitos** e **interleucina-6** são derivados de macrófagos residentes no tecido adiposo (Tabela 6.3).

Adipocinas produzidas por células adiposas

Os níveis séricos de **leptina** são mais baixos à tarde e mais altos no meio da manhã.

A leptina se liga ao **neuropeptídeo Y**, inibindo-o de acionar o centro de controle do apetite do hipotálamo para induzir a sensação de fome. Em vez disso, a leptina se liga a receptores de leptina do hipotálamo para induzir LTA e LSH a hidrolisar triglicerídeos e liberar ácidos graxos dos adipócitos. A leptina também controla o aumento do nível de **hormônio estimulador de melanócito** α (**α-MSH**), o qual atua de modo concomitante sobre o centro da saciedade para suprimir o apetite.

A **adiponectina** forma várias combinações como multímeros, sendo até 18 moléculas individuais (octadecâmeros) ligadas umas às outras. Indivíduos obesos têm baixos níveis plasmáticos de adiponectina, enquanto indivíduos magros apresentam níveis plasmáticos altos. Trímeros de adiponectina atuam no centro de controle do apetite do hipotálamo a fim de reprimir a fome, e os octadecâmeros de adiponectina aumentam a **sensibilidade à insulina** das células do músculo esquelético, fazendo com que essas células internalizem glicose e oxidem ácidos graxos. Os octadecâmeros também ativam a **proteinoquinase ativada por monofosfato de adenosina** (**AMP**) hepática, reprimindo a liberação de glicose e aumentando a gliconeogênese pelo fígado.

A **RBP-4** interfere na capacidade da insulina de provocar captação de glicose pelas células do músculo esquelético e para amplificar a produção e a liberação de glicose pelos hepatócitos. Indivíduos obesos exibem aumento da resistência à insulina, que pode ser causado pela RBP-4, e essa adipocina pode ser parcialmente responsável pela presença de inflamação crônica e esteatose hepática nesses indivíduos.

A **vaspina** (**inibidora de serino-protease derivado de tecido adiposo visceral**) é conhecida por aumentar a sensibilidade à insulina em camundongos e ratos, mas seus efeitos sobre a sensibilidade à insulina em humanos não são compreendidos.

A síntese de **apelina** pelas células adiposas é aumentada pela insulina; essa adipocina parece proteger a função cardíaca através de seu efeito anti-hipertensivo e induzir vasodilatação

Correlações clínicas

1. Indivíduos obesos geralmente têm uma condição conhecida como **síndrome metabólica**, uma constelação de doenças que incluem diabetes tipo II, resistência à insulina, problemas cardiovasculares, esteatose hepática e inflamação crônica no tecido adiposo. Foi notado que em alguns camundongos e ratos a obesidade pode ser induzida por sua flora bacteriana intestinal, uma vez que esses microrganismos sintetizam e liberam ácido graxo de cadeia curta (acetato), que entra na corrente sanguínea do roedor e é transportado para o cérebro. O acetato estimula certos núcleos do cérebro com objetivo de sinalizar ao pâncreas para liberar insulina, que então informa as células de gordura para armazenar mais lipídios, resultando em obesidade. Além disso, o acetato também incita as células do sistema neuroendócrino difuso (SNED) do estômago a liberar grelina, um hormônio que atua no cérebro para induzir fome, aumentando assim a ingestão de alimentos e resultando em um grau ainda maior de obesidade. Até esse momento, não se sabe se o acetato é produzido pela flora bacteriana humana e se seu metabolismo reage da mesma maneira
2. Em alguns casos, parece haver uma base genética da obesidade. Mutações no gene responsável pela codificação da **leptina** produzem uma forma inativa desse hormônio. Como a leptina regula o centro do apetite do hipotálamo, pessoas que não produzem leptina ou que produzem uma forma biologicamente inativa desse hormônio têm apetite voraz, quase levando a um ganho de peso incontrolável. Além disso, embora indivíduos obesos tenham concentração sérica de leptina muito maior do que indivíduos magros que devem diminuir seu apetite, parece haver *resistência à leptina* em pessoas obesas, portanto não respondem aos níveis superiores de leptina.

TABELA 6.3 Adipocinas do tecido adiposo branco humano.

Adipocina	Peso molecular (kDa)[a]	Células de origem	Função no metabolismo de ácidos graxos
Leptina	16	Adipócitos	Reduz o apetite
Adiponectina	30	Adipócitos	Aumenta a sensibilidade à insulina das células do músculo esquelético; diminui a liberação de glicose pelo fígado
Proteína ligante de retinol 4	21	Adipócitos	Aumenta a resistência à insulina; amplifica a produção e a liberação de glicose pelo fígado
Vaspina	45,1	Adipócitos	Aumenta a sensibilidade à insulina em roedores, mas seu efeito sobre insulina em humanos não é conhecido
Apelina	1,5	Adipócitos	A síntese de apelina pelas células adiposas é aumentada pela insulina
Resistina	12,5	Macrófagos	Aumenta a resistência à insulina; amplifica a produção e a liberação de glicose pelo fígado
Fator de necrose tumoral α	17	Macrófagos	Causa primária da resistência à insulina; interfere na oxidação de gordura pelos hepatócitos
Interleucina-6	21	Macrófagos	Aumenta a resistência à insulina; induz a captação de glicose e a oxidação de ácidos graxos por células do músculo esquelético

[a]Forma monomérica.

dependente do óxido nítrico. Indivíduos obesos têm um nível elevado de apelina sérica, provavelmente devido aos seus níveis séricos de insulina mais elevados.

Adipocinas produzidas por macrófagos residentes no tecido adiposo

A **resistina**, semelhante à RBP-4, é parcialmente responsável pelo estabelecimento da **resistência à insulina** em indivíduos obesos. Esse peptídeo é semelhante em estrutura à adiponectina e também circula na forma multimérica, em que seis monômeros se juntam para formar hexâmeros. A resistina reprime a proteinoquinase ativada por AMP hepático, elevando a liberação de glicose pelo fígado. Isso resulta em hiperglicemia e contribui para obesidade, inflamação crônica e diabetes melito tipo II.

O **TNF-α** tem duas funções principais na homeostase do ácido graxo do corpo. É a causa principal da resistência à insulina e interfere na oxidação de ácidos graxos pelos hepatócitos.

A **interleucina-6**, outro produto de macrófagos no estroma do tecido adiposo de indivíduos obesos, contribui para resistência à insulina e induz a captação de glicose e oxidação de ácidos graxos pelas células do músculo esquelético.

Tecido adiposo marrom (multilocular)

O **tecido adiposo marrom** (**gordura marrom**) tem extenso suprimento neural e vascular, e é composto por **adipócitos multiloculares** que exibem inúmeras gotículas de gordura, bem como uma abundância de mitocôndrias ricas em citocromos (ver Figura 6.7). Sua grande vascularização e mitocôndrias ricas em citocromos conferem a cor marrom avermelhada a esse tecido.

A organização lobular do tecido adiposo multilocular exibe uma rica rede trabecular de tecido conjuntivo propriamente dito que permite que suas fibras nervosas amielínicas façam sinapses com vasos sanguíneos, bem como com células adiposas. No tecido adiposo branco, os neurônios terminam nos vasos sanguíneos apenas.

A gordura multilocular está presente em muitas espécies de mamíferos, especialmente aquelas que hibernam, e nos bebês da maioria dos mamíferos, incluindo humanos recém-nascidos, nos quais a gordura marrom está localizada no pescoço e em regiões interescapulares. Conforme os humanos crescem, as gotículas de gordura nas células de gordura marrom coalescem e formam uma única gotícula (semelhante às gotículas nas células de gordura branca), e as células tornam-se mais semelhantes àquelas do tecido adiposo unilocular. Assim, embora os adultos pareçam apenas conter gordura unilocular, há evidências de que eles também tenham gordura marrom. Essa característica pode ser demonstrada em algumas das doenças debilitantes em pessoas mais velhas, nas quais o tecido adiposo multilocular se forma novamente e nas mesmas áreas de um recém-nascido.

O tecido adiposo marrom está associado à produção de calor corporal devido ao elevado número de mitocôndrias nos adipócitos multiloculares que compõem esse tecido. Essas células podem oxidar os ácidos graxos em até 20 vezes a taxa de gordura branca, elevando a produção de calor corporal em até três vezes em ambientes frios. Receptores sensoriais na pele enviam sinais ao centro de regulação de temperatura no cérebro, implicando transmissão de impulsos nervosos simpáticos diretamente às células adiposas marrons. O neurotransmissor norepinefrina ativa a enzima que cliva os triglicerídeos em ácidos graxos e glicerol, iniciando a produção de calor por oxidação de ácidos graxos na mitocôndria. A **proteína desacopladora 1** (**UCP-1**, do inglês *uncoupling protein 1*), ou termogenina, proteína transmembranar localizada na membrana interna da mitocôndria, geralmente é inibida pela presença de difosfato de adenosina (ADP) e difosfato de guanosina (GDP). No entanto, um amplo suprimento de ácidos graxos livres substitui a atividade inibitória dos nucleotídios purinicos, resultando no refluxo de prótons, e a UCP-1 desacopla a oxidação da fosforilação. O fluxo de prótons gera energia que é dispersada como calor. Quando a geração de calor não é mais necessária, a célula interrompe a produção de ácidos graxos livres, a UCP-1 torna-se inibida e as mitocôndrias produzem trifosfato de adenosina (ATP).

Correlações clínicas

1. A obesidade aumenta os riscos de muitos problemas de saúde, incluindo diabetes melito não insulinodependente, e problemas envolvendo o sistema cardiovascular. Nos adultos, a obesidade se desenvolve de duas maneiras. A **obesidade hipertrófica** resulta do acúmulo e do armazenamento de gorduras nas células adiposas uniloculares, que podem aumentar seu tamanho em até quatro vezes. A **obesidade hipercelular**, uma forma grave de obesidade, resulta de um excesso de adipócitos. Embora os adipócitos maduros não se dividam, seus precursores proliferam no início da vida pós-natal. Há evidências substanciais de que a superalimentação de bebês recém-nascidos, mesmo por algumas semanas, pode realmente aumentar o número de precursores de adipócitos, levando a uma elevação do número de adipócitos e definindo o cenário para uma obesidade hipercelular no adulto. Bebês com sobrepeso têm probabilidade pelo menos 3 vezes maior de apresentar obesidade quando se tornam adultos do que crianças que têm peso médio. Atualmente, entende-se que as pessoas com obesidade grave também exibem um aumento na população de adipócitos, embora não seja compreendido como esse recrutamento é conduzido.
2. A **caquexia** é um dos transtornos debilitantes que acompanham os cânceres do trato digestivo e exibem grave perda de massa muscular e tecido adiposo, resultando em perda de peso incontrolável e alto grau de mortalidade. A perda de tecido adiposo não se deve à morte de adipócitos brancos, mas à redução da gotícula de gordura dentro de cada adipócito. Acredita-se que essa perda de lipídios aconteça em razão do aumento da atividade da lipase, que esgota os depósitos de triglicerídeos. Aparentemente, as células malignas liberam certos fatores que resultam em insuficiência cardíaca. Isso pode causar um aumento na liberação de peptídeos natriuréticos que aumentam a produção de lipase de triglicerídeo adiposo e LSH, resultando no esgotamento do conteúdo de triglicerídeos das células adiposas uniloculares.

Células adiposas bege (brite)

Escondida entre as células adiposas brancas do tecido adiposo branco está uma pequena população de células, conhecida como **adipócitos bege** (**brite**), que parecem ser adipócitos uniloculares, mas, ao contrário das células de gordura branca, exibem baixos níveis de UCP-1. Quando as células adiposas bege recebem o estímulo adequado, elas podem aumentar a quantidade de UCP-1, acumulam ácidos graxos livres e começam a gerar calor.

Correlações clínicas

1. Os tumores dos tecidos adiposos podem ser benignos ou malignos. *Lipomas* são tumores benignos comuns de adipócitos, enquanto os **lipossarcomas** são tumores malignos de adipócitos. **Lipossarcomas** acometem mais comumente perna e tecidos retroperitoneais, embora possam atingir qualquer parte do corpo. As células tumorais podem se assemelhar a adipócitos uniloculares ou adipócitos multiloculares, outra indicação de que os humanos adultos realmente têm os dois tipos de tecido adiposo
2. Foi demonstrado que a gordura marrom está presente em pequenas quantidades no pescoço de adultos, bem como na região da clavícula. Curiosamente, a quantidade de gordura marrom detectada foi inversamente proporcional ao grau de sobrepeso do indivíduo. Ou seja, jovens magros tinham mais gordura marrom do que homens jovens com excesso de peso.

Considerações patológicas

Ver Figuras 6.33 e 6.34.

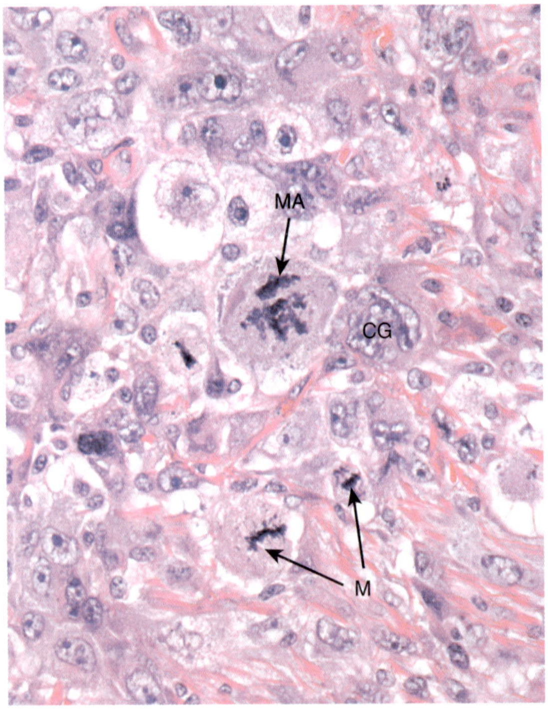

Figura 6.33 Fotomicrografia de um sarcoma altamente pleomórfico. Observe a presença de algumas células muito grandes (*CG*), além de numerosas figuras mitóticas (*M*), algumas das quais atípicas (*MA*). (Fonte: Young B *et al. Wheater's Basic Pathology*. 5th ed. Philadelphia: Elsevier; 2010:295, com permissão.)

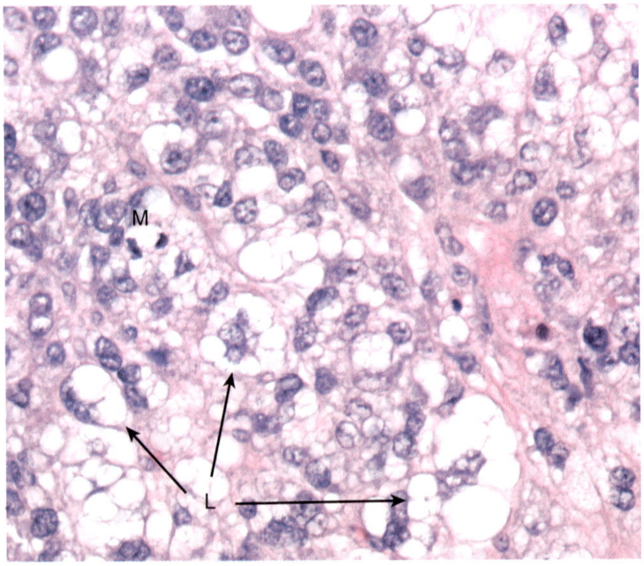

Figura 6.34 Os lipossarcomas são caracterizados por células tumorais vacuoladas, conhecidas como lipoblastos (*L*). Observe a presença de uma célula em mitose (*M*). (Fonte: Young B, Stewart W. *Wheater's Basic Pathology: A Text, Atlas and Review of Histopathology*. 5th ed. Oxford: Churchill Livingstone/Elsevier Limited; 2011:294, com permissão.)

Instruções do laboratório de histologia

Tecido conjuntivo embrionário e tecido conjuntivo propriamente dito

Tecido conjuntivo embrionário

O *tecido conjuntivo mesenquimal* (ver Figura 6.20) é mais bem visto em uma lâmina de cabeça de feto de rato ou feto de porco. A MEC parece vazia porque a substância fundamental é dissolvida durante a preparação da lâmina. Fibras reticulares delgadas (FR) estão presentes, e a maioria da população de células é composta por células mesenquimais (CM), cujos processos entram em contato uns com os outros. O *tecido conjuntivo mucoso* (ver Figura 6.21) está presente profundamente na derme embrionária e no cordão umbilical. Sua MEC também aparece vazia por causa da substância fundamental removida pelo preparo histológico, mas há feixes espessos de fibras colágenas tipos II e III (Co) distribuídos por todo o espaço extracelular. Normalmente, as únicas células que estão presentes são fibroblastos (*setas*).

Tecido conjuntivo propriamente dito

O *tecido conjuntivo frouxo (areolar)* encontra-se mais profundamente na pele, na lâmina própria do canal alimentar e em outros locais. Selecione a lâmina chamada de "tecido conjuntivo frouxo" (ver Figuras 6.2 e 6.3) e observe as fibras elásticas finas (E) e as fibras de colágeno mais espessas (C). Lá existem três tipos de células que geralmente estão presentes: o grande e avermelhado mastócito (MC); fibroblastos, cujos núcleos (Fn) são mais claros e maiores do que os núcleos (Mn) dos macrófagos; na lâmina própria do trato digestivo, procure mais mastócitos (ver Figuras 6.11 e 6.17, M); e plasmócitos (ver Figura 6.17, *P*).

O *tecido conjuntivo denso não modelado* constitui a derme da pele e cápsulas de vários órgãos. Se você olhar uma lâmina de pele, observe a derme (ver Figura 6.22), onde a disposição aleatória das fibras de colágeno (FC) espessas do tipo I é claramente evidente. Núcleos, principalmente de fibroblastos e macrófagos, aparecem como pequenos pontos escuros em pequeno aumento. Outras células também estão presentes, mas geralmente são difíceis de distinguir, pois as fibras colágenas escondem seus citoplasmas.

O *tecido conjuntivo denso modelado com fibras colágenas* é mais bem observado em lâminas de tendões e ligamentos. As fibras de colágeno tipo I são tão densas e compactadas que os fibroblastos 2 – o tipo de célula predominante – aparecem achatados, e apenas seus núcleos (ver Figuras 6.24, *N*; e 6.25, *setas*) são evidentes. Em corte transversal (ver Figuras 6.26 e 6.27), os núcleos de fibroblastos aparecem como pequenos perfis circulares (ver Figura 6.27, *setas*) e septos delgados de tecido conjuntivo (ver Figura 6.27, *Se*) são vistos subdividindo o tendão em fascículos.

O *tecido conjuntivo denso modelado com fibras elásticas* é mais bem observado no ligamento amarelo da medula espinal (ver Figura 6.28). Essas fibras elásticas (FE) formam cachos em suas extremidades (*seta*). Como elas estão coradas com corante específico para fibras elásticas, seus fibroblastos não aparecem.

O *tecido conjuntivo reticular* é composto principalmente por fibras colágenas ramificadas do tipo III, que formam a estrutura de tecidos linfoides, como linfonodos e baço, bem como do fígado, do tecido adiposo, do músculo liso, entre outros. Eles são bem observados quando corados com corante à base de sais de prata, que precipitam sobre suas fibras, exibindo sua configuração de rede. Essas fibras são claramente evidentes em linfonodos (ver Figura 6.29, *setas*; e 6.30, *FR*). As células dos linfonodos são principalmente células linfoides (ver Figura 6.30, *L*) e células reticulares (ver Figura 6.30, *CR*).

O *tecido adiposo branco* é um dos tecidos mais vascularizados no corpo, e é composto por células de gordura uniloculares compactadas que são subdivididas em lóbulos por septos de tecido conjuntivo (ver Figura 6.8, *S*). Cada adipócito abriga uma única gotícula de lipídio que desloca o núcleo (ver Figura 6.8, *setas*) e o citoplasma para a periferia da célula. Em grande aumento, é evidente que o citoplasma das células é excepcionalmente fino (ver Figura 6.31, *setas*) e seu núcleo, pressionado contra a membrana celular, conforma-se ao aspecto da gotícula lipídica (ver Figura 6.31, *NA*).

7 Cartilagem e Osso

As cartilagens e os ossos são tecidos conjuntivos especializados que têm como função o suporte do corpo. O tecido cartilaginoso tem matriz firme e flexível que resiste a tensões mecânicas; o tecido ósseo é um dos tecidos mais duros do corpo e protege órgãos vitais como o cérebro, a medula espinal, a medula óssea e o coração. Tanto as cartilagens como os ossos têm células especializadas na secreção de matriz, onde as células, subsequentemente, ficam inseridas. A maioria das cartilagens e todos os ossos é rodeada por uma cápsula de tecido conjuntivo, o **pericôndrio** e o **periósteo**, respectivamente.

Cartilagem

As células da cartilagem, conhecidas como **condrócitos**, ocupam pequenas cavidades chamadas **lacunas** dentro da **matriz extracelular** (**MEC**) cartilaginosa. A cartilagem é avascular, não tem suprimento nervoso nem vasos linfáticos. Os condrócitos recebem oxigênio e nutrição dos vasos sanguíneos do pericôndrio por difusão através da MEC, que é composta de **glicosaminoglicanos** (GAGs) e **proteoglicanos**, os quais estão intimamente associados a fibras colágenas e elásticas embebidas na matriz. A flexibilidade e a resistência da cartilagem à compressão permitem sua atuação como um amortecedor, e a sua superfície lisa possibilita o movimento das articulações do corpo quase livre de atrito, uma vez que cobrem as superfícies articulares dos ossos.

Existem três tipos de cartilagem de acordo com os tipos de fibra presentes na matriz (Figura 7.1 e Tabela 7.1). A **cartilagem hialina** contém fibras de colágeno **tipo II** em sua matriz, sendo a mais abundante no corpo. A **cartilagem elástica** contém, além das fibras de colágeno tipo II, uma abundância de fibras elásticas espalhadas por toda a sua matriz, o que lhe confere maior flexibilidade. A **fibrocartilagem** tem fibras de colágeno **tipo I** densas e espessas em sua matriz, o que lhe permite resistir às forças de tensão.

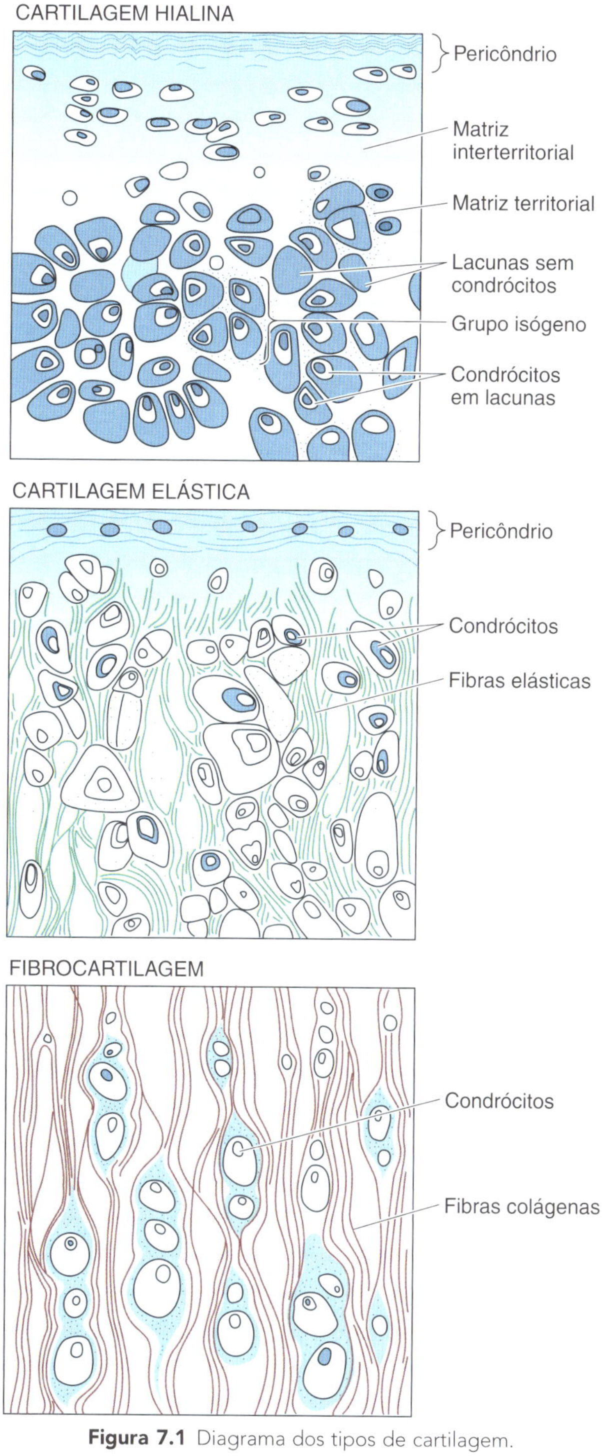

Figura 7.1 Diagrama dos tipos de cartilagem.

CARTILAGEM HIALINA

Cartilagem hialina, a mais abundante no organismo, forma os moldes para a ossificação endocondral.

A **cartilagem hialina**, um tecido semitranslúcido, cinza-azulado e flexível, é a cartilagem mais abundante do corpo. É localizada no nariz e na laringe, nas extremidades ventrais das costelas, onde se articulam com o esterno, nos anéis traqueais e brônquios, e nas superfícies das articulações do corpo. A cartilagem hialina forma o molde de cartilagem dos ossos longos durante o desenvolvimento embrionário e constitui os discos epifisários de ossos longos em crescimento (ver Tabela 7.1).

Histogênese e crescimento da cartilagem hialina

As células responsáveis pela formação da cartilagem hialina se diferenciam a partir das células mesenquimais.

Na região onde a cartilagem deve se formar, as células mesenquimais indiferenciadas retraem seus prolongamentos, tornam-se arredondadas e se agregam em grupos de células para formar os ***centros de condrificação***. Sob a influência de uma pequena molécula chamada ***cartogenina***, as células nos centros de condrificação diferenciam-se em **condroblastos** e secretam matriz cartilaginosa, ficando aprisionadas em pequenos

TABELA 7.1 Tipos, características e localizações.

Tipo de cartilagem	Características estruturais	Pericôndrio	Localização
Hialina	Colágeno tipo II, matriz basófila, condrócitos geralmente organizados em grupos	Pericôndrio presente na maioria dos locais. Exceções: cartilagens articulares e epífises	Extremidades articulares de ossos longos, nariz, laringe, traqueia, brônquios, extremidades ventrais das costelas
Elástica	Colágeno tipo II, fibras elásticas	Pericôndrio presente	Pavilhão auricular, paredes do meato acústico externo, tuba auditiva, epiglote, cartilagens cuneiformes da laringe
Fibrocartilagem	Colágeno tipo I, matriz acidófila, condrócitos dispostos em filas paralelas entre os feixes de fibras colágenas, sempre associada a tecido conjuntivo denso modelado ou cartilagem hialina	Pericôndrio ausente	Discos intervertebrais, discos articulares, sínfise púbica, inserções de alguns tendões

compartimentos individuais chamados de ***lacunas***. Uma vez circundadas por essa matriz, tais células são conhecidas como ***condrócitos*** (Figuras 7.2 a 7.4). Essas células ainda são capazes de realizar divisão celular, formando grupos de duas, quatro ou mais células em uma lacuna. Esses grupos são conhecidos como **grupos isógenos** e representam uma, duas ou mais divisões de células por um condrócito original (ver Figura 7.1). Conforme as células de um grupo isógeno produzem matriz, são afastadas umas das outras, formando lacunas separadas e, assim, aumentando a cartilagem de dentro para fora. Esse tipo de crescimento é chamado de **crescimento intersticial**.

As células mesenquimais na periferia da cartilagem em desenvolvimento se diferenciam para formar fibroblastos, que produzem um tecido conjuntivo denso não modelado rico em fibras colágenas, o **pericôndrio**, responsável pela manutenção e pelo crescimento da cartilagem. O pericôndrio tem duas camadas: uma **camada fibrosa externa** composta de colágeno tipo I, fibroblastos e vasos sanguíneos; e uma **camada celular interna** composta principalmente de **células condrogênicas**, que se dividem e, depois, se diferenciam em **condroblastos** (observe que, sob o aumento da oferta de oxigênio, essas células se transformam em células osteoprogenitoras, que dão origem às células formadoras de osso, conhecidas como **osteoblastos**). As células recém-formadas elaboram uma matriz; assim, a cartilagem também cresce pela adição de mais quantidade de matriz à sua periferia, um processo chamado de **crescimento aposicional**.

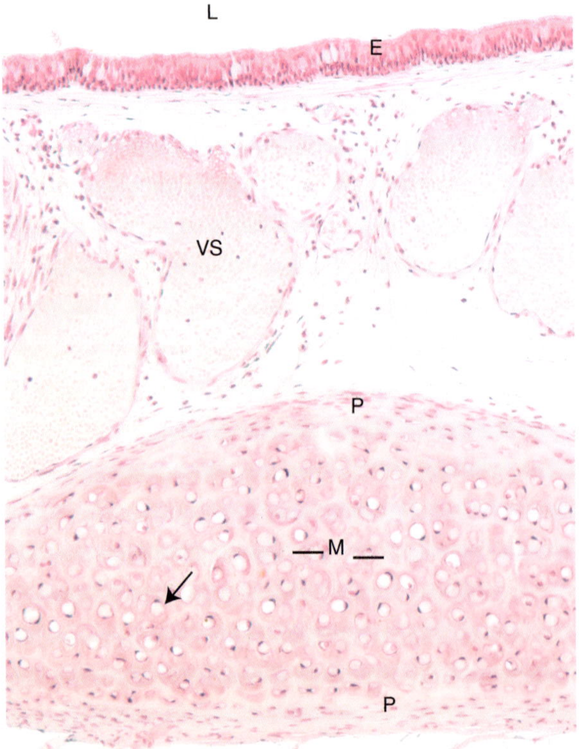

Figura 7.2 Esta fotomicrografia em pequeno aumento mostra uma traqueia de macaco exibindo epitélio pseudoestratificado colunar ciliado (*E*) revestindo o lúmen (*L*). Observe o pericôndrio (*P*) ao redor da cartilagem hialina e os condrócitos (*seta*) alojados dentro das lacunas circundadas pela matriz da cartilagem (*M*). Grandes vasos sanguíneos (*VS*) estão localizados mais profundamente em relação ao epitélio (125 ×).

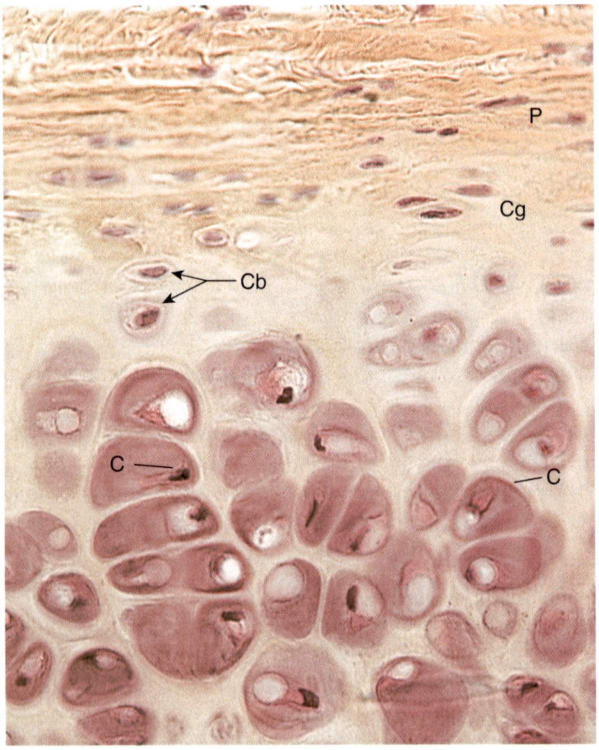

Figura 7.3 Fotomicrografia de cartilagem hialina (270 ×). Observe os condrócitos ovoides e grandes (*C*) aprisionados em suas lacunas. Imediatamente acima, notam-se condroblastos alongados (*Cb*). Bem no topo, observam-se o pericôndrio (*P*) e a camada celular condrogênica (*Cg*) subjacente.

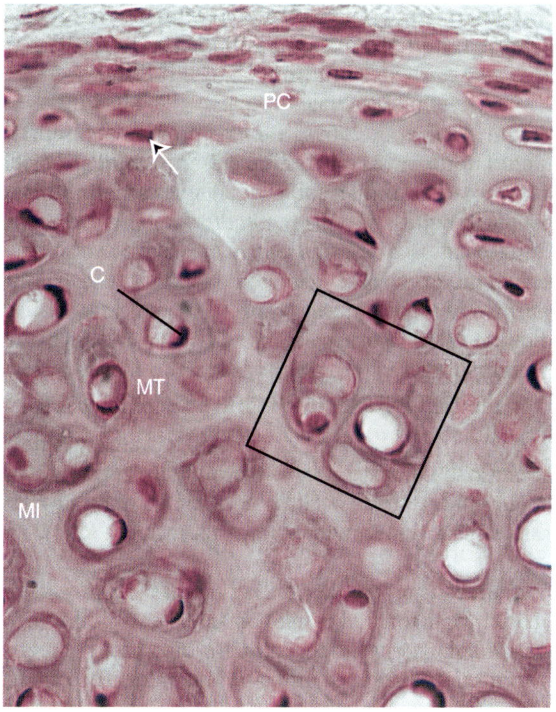

Figura 7.4 Fotomicrografia em grande aumento de cartilagem hialina. Observe o pericôndrio celular (*PC*), que aloja células condrogênicas e condroblastos (*seta*). Observe os núcleos dos condrócitos (*C*) em suas lacunas. Essa cartilagem está crescendo, como é evidente pela presença de grupos de células (*quadrado*). A matriz territorial mais escura (*MT*) é claramente distinguível da matriz interterritorial (*MI*) mais clara. A linha vermelha intensa na circunferência de cada lacuna é a cápsula pericelular (540 ×).

Correlações clínicas

1. As células mesenquimais localizadas nos centros de condrificação são induzidas a se tornarem condroblastos secretores por seus mecanismos de fixação à MEC e à química da matriz. Além disso, caso os condroblastos sejam removidos de sua matriz cartilaginosa secretada e cultivados em uma monocamada de um substrato de baixa densidade, vão deixar de secretar matriz cartilaginosa contendo colágeno tipo II. Em vez disso, eles se tornarão células semelhantes a fibroblastos e começarão a secretar colágeno do tipo I.
2. Experimentos com animais têm demonstrado que camundongos que apresentam articulações do joelho com processos inflamatórios semelhantes à artrite, quando tratados com cartogenina, desenvolvem mais cartilagem e são capazes de movimentar suas articulações livremente e sem dor.
3. Como a osteoartrite não danifica o osso até que a cartilagem esteja completamente desgastada e o osso se articule diretamente contra outro osso, uma cartilagem artificial poderia ser construída para substituir aquela danificada e amenizar a dor nas articulações. Recentemente, um hidrogel composto de 70 a 90% de água e nanofibras de aramida – o material usado em coletes à prova de balas – foi testado para substituir a cartilagem em animais. O hidrogel satisfez muitos dos requisitos para a cartilagem artificial, mas estudos clínicos precisam ser conduzidos para que se possa verificar quanto do material adere ao osso e como ele interage com os tecidos circundantes.

O crescimento intersticial ocorre apenas na fase inicial de formação de cartilagem hialina. A cartilagem articular não tem pericôndrio e aumenta de tamanho apenas por crescimento intersticial. Esse tipo de crescimento também ocorre nas **placas epifisárias** dos ossos longos, onde as lacunas estão dispostas em uma orientação longitudinal paralela ao longo do eixo do osso; nesse caso, o crescimento intersticial serve para alongar o osso. A cartilagem no restante do corpo cresce principalmente por aposição, um processo controlado que pode continuar durante a vida da cartilagem.

Matriz de cartilagem hialina

A matriz da cartilagem hialina é composta de colágeno tipo II, proteoglicanos, glicoproteínas e fluido extracelular.

A matriz de cartilagem hialina, de aspecto semitranslúcido azul-acinzentado, contém até 40% de seu peso seco representado por colágeno. Além disso, contém agregados de proteoglicanos (principalmente na forma de agrecanas), glicoproteínas (principalmente condronectina) e líquido extracelular. Como o índice de refração das fibrilas colágenas e da substância fundamental é quase o mesmo, a matriz parece ser uma massa amorfa e homogênea, vista à microscopia de luz.

A matriz de cartilagem hialina contém principalmente o **colágeno do tipo II**, mas também estão presentes pequenas quantidades de colágenos dos tipos IX, X e XI, bem como outros colágenos menores. O colágeno tipo II não forma grandes feixes, embora a espessura do feixe aumente com a distância das lacunas. A matriz é subdividida em duas regiões: a **matriz territorial**, ao redor de cada lacuna, e a **matriz interterritorial** (ver Figura 7.4). A matriz territorial, uma faixa de 50 μm de largura, é pobre em colágeno e rica em sulfato de condroitina, que contribui para sua coloração basofílica e intensa. A maior parte da matriz é a **matriz interterritorial**, que tem mais quantidade de colágeno tipo II e menos quantidade de proteoglicanos do que a matriz territorial.

Uma pequena região da matriz, de 1 a 3 μm de espessura, imediatamente ao redor da lacuna, é conhecida como ***cápsula pericelular***. Ela apresenta uma trama fina de fibras colágenas embebidas em uma substância semelhante à lâmina basal. Essas fibras podem representar alguns dos outros colágenos menores presentes na cartilagem hialina; tem sido sugerido que a cápsula pericelular pode proteger os condrócitos de tensões mecânicas.

A matriz da cartilagem é rica em **agrecanas**, grandes moléculas de proteoglicanos compostas de cernes proteicos aos quais a condroitina-4-sulfato, a condroitina-6-sulfato e o heparan sulfato são covalentemente ligados. As abundantes cargas negativas associadas a essas moléculas de proteoglicanos extremamente grandes atraem cátions, predominantemente íons Na^+, que, por sua vez, atraem as moléculas de água. Dessa forma, a matriz cartilaginosa torna-se hidratada de tal forma que até 80% do peso líquido da cartilagem são compostos de água, responsável pela capacidade da cartilagem de resistir às forças de compressão.

Não só os proteoglicanos hidratados preenchem os interstícios entre os feixes de fibras de colágeno, mas também suas cadeias laterais de GAGs formam ligações eletrostáticas com o colágeno. Assim, a substância fundamental e as fibras da matriz formam uma trama molecular que resiste às forças de tração.

A matriz cartilaginosa também contém a glicoproteína adesiva **condronectina**. Essa grande molécula, semelhante à fibronectina, tem sítios de ligação para o colágeno tipo II, a condroitina-4-sulfato, a condroitina-6-sulfato, o ácido hialurônico e as integrinas (proteínas transmembranares) de condroblastos e condrócitos. A condronectina, assim, auxilia essas células a manterem seu contato com os componentes fibrosos e amorfos da matriz.

Histofisiologia da cartilagem hialina

A suavidade da cartilagem hialina e sua capacidade de resistir a forças de compressão e tensão são essenciais para a sua função nas superfícies das articulações. Como a cartilagem é avascular, os nutrientes e o oxigênio devem difundir-se através da água de hidratação presente na matriz. A ineficiência de tal sistema impõe um limite à largura da cartilagem. Existe uma constante renovação nos proteoglicanos da cartilagem, que muda com a idade. Hormônios e vitaminas também exercem influência sobre o crescimento, o desenvolvimento e a função da cartilagem. Muitas dessas substâncias também afetam a formação e o crescimento do esqueleto (Tabela 7.2).

Correlações clínicas

A cartilagem hialina degenera quando os condrócitos hipertrofiam e morrem e a matriz começa a calcificar. Esse processo é uma parte normal e integrante da ossificação endocondral. No entanto, também é um processo natural de envelhecimento, frequentemente resultando em menos mobilidade e dores articulares.

Em geral, a regeneração da cartilagem é ruim, exceto em crianças. Células condrogênicas do pericôndrio entram no defeito e formam nova cartilagem. Se o defeito for grande, as células formarão uma cicatriz de tecido conjuntivo denso.

CARTILAGEM ELÁSTICA

A cartilagem elástica se assemelha muito à cartilagem hialina, exceto pelo fato de que sua matriz e seu pericôndrio têm fibras elásticas.

A **cartilagem elástica** é encontrada no pavilhão auricular, no meato acústico externo, na tuba auditiva, na epiglote e na laringe (cartilagem cuneiforme). No tecido fresco, devido à presença de fibras elásticas, a cartilagem elástica tem a aparência um pouco amarelada e é mais opaca do que a cartilagem hialina (ver Tabela 7.1).

A camada fibrosa externa do pericôndrio é rica em fibras elásticas. A matriz de cartilagem elástica tem abundantes feixes ramificados dessas fibras, de finas a mais espessas, intercalados com feixes de fibras colágenas do tipo II, o que lhe dá muito mais flexibilidade do que a matriz de cartilagem hialina (Figuras 7.5 e 7.6). Os condrócitos das cartilagens elásticas são mais abundantes e maiores do que os das cartilagens hialinas. A matriz não é tão ampla quanto na cartilagem hialina, e os feixes de fibras elásticas da matriz territorial são maiores e mais grossos do que aqueles da matriz interterritorial.

TABELA 7.2 Efeitos de hormônios e vitaminas sobre a cartilagem hialina.

Hormônios	Efeitos
Tiroxina, testosterona e somatotropina (via fatores de crescimento semelhantes à insulina)	Estimulam o crescimento da cartilagem e formação de matriz
Cortisona, hidrocortisona e estradiol	Inibem o crescimento da cartilagem e formação de matriz
Vitaminas	
Hipovitaminose A	Reduz a largura das placas epifisárias
Hipervitaminose A	Acelera a ossificação das placas epifisárias
Hipovitaminose C	Inibe a síntese da matriz e deforma a arquitetura das placas epifisárias; causa escorbuto
Ausência de vitamina D, resultando na deficiência na absorção de cálcio e fósforo	A proliferação de condrócitos é normal, mas a matriz não se calcifica adequadamente; resulta em raquitismo

FIBROCARTILAGEM

A fibrocartilagem, ao contrário das cartilagens hialina e elástica, não tem pericôndrio, e sua matriz apresenta colágeno do tipo I.

A **fibrocartilagem** (ou **cartilagem fibrosa**), presente nos discos intervertebrais, na sínfise púbica e em discos articulares, não tem pericôndrio. Ela exibe uma quantidade escassa de matriz (rica em sulfato de condroitina e dermatan sulfato) e feixes de colágeno do tipo I, que se mostram acidófilos após coloração (Figura 7.7). Os condrócitos estão, muitas vezes, alinhados em fileiras paralelas alternadas com feixes colágenos espessos, dispostos paralelamente uns aos outros, em função das forças de tensão presentes nesse tecido (ver Tabela 7.1).

Os condrócitos da fibrocartilagem geralmente surgem de fibroblastos que experimentam forças de tensão crescentes e, portanto, começam a produzir proteoglicanos. À medida que a substância fundamental envolve o fibroblasto, a célula fica encarcerada em sua própria matriz e se diferencia em um condrócito.

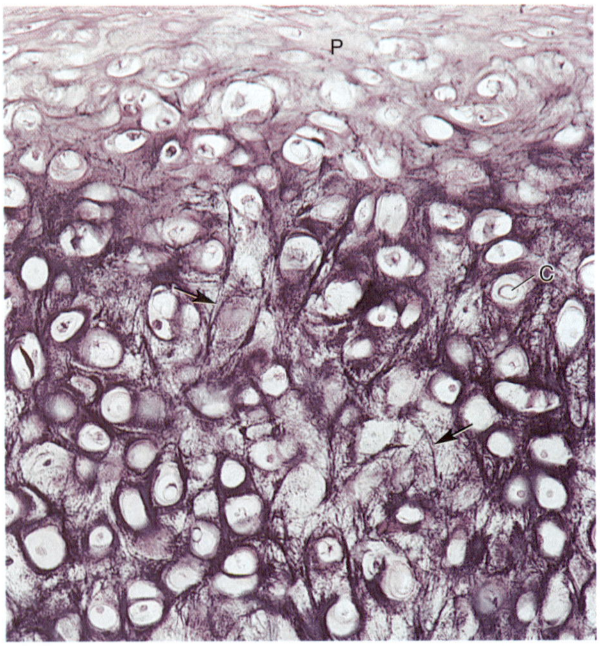

Figura 7.5 Fotomicrografia de uma cartilagem elástica (132 ×). Observe o pericôndrio (*P*) e os condrócitos (*C*) em suas lacunas (retraídos das paredes devido ao processamento), algumas das quais contêm mais de uma célula, evidenciando o crescimento intersticial. Fibras elásticas (*setas*) encontram-se espalhadas por toda a matriz.

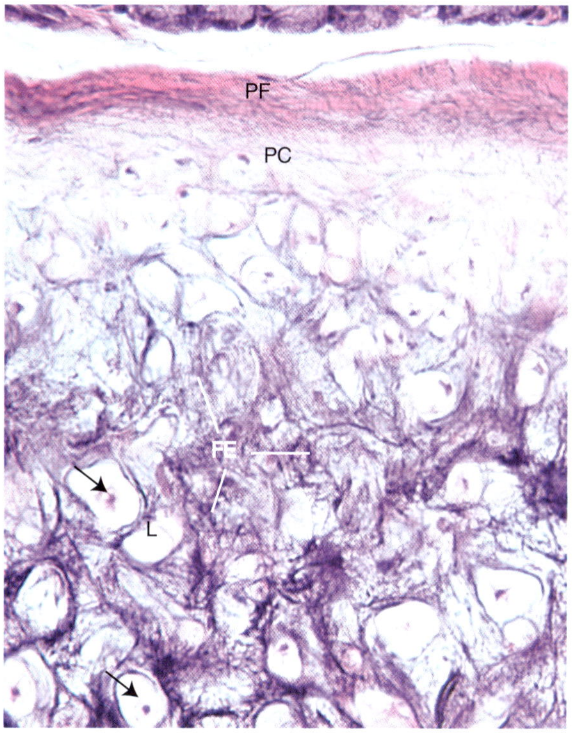

Figura 7.6 Fotomicrografia em aumento médio de uma cartilagem elástica. Observe o pericôndrio fibroso (*PF*) e o celular (*PC*) e as diferenças em suas populações celulares. As lacunas (*L*) da cartilagem têm condrócitos (*setas*) que se retraíram durante a preparação, por isso não ocupam toda a lacuna, como ocorreria na cartilagem viva. Numerosas fibras elásticas (*FE*) estão incorporadas na matriz gelatinosa (270 ×).

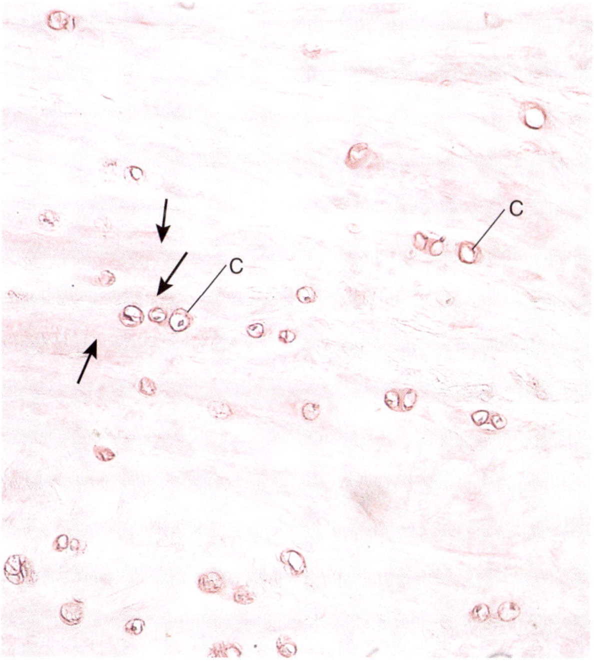

Figura 7.7 Fotomicrografia de uma fibrocartilagem (132 ×). Observe o alinhamento dos condrócitos (*C*) em fileiras intercaladas com feixes espessos de fibras colágenas (*setas*).

Os discos intervertebrais representam um exemplo da organização de fibrocartilagem. Estão interpostos entre as coberturas de cartilagem hialina das superfícies articulares de vértebras sucessivas. Cada disco contém um centro gelatinoso denominado ***núcleo pulposo***, que é composto de células derivadas da notocorda e se encontra em meio a uma matriz rica em ácido hialurônico. Essas células desaparecem por volta dos 20 anos de vida. Grande parte do núcleo pulposo é circundada pelo **anel fibroso**, formado por camadas de fibrocartilagem, cujas fibras de colágeno do tipo I seguem verticalmente entre as cartilagens hialinas das duas vértebras. As fibras das lamelas adjacentes são orientadas obliquamente umas às outras, fornecendo suporte ao **núcleo pulposo** gelatinoso. O anel fibroso fornece resistência contra forças de tensão, enquanto o núcleo pulposo resiste às forças de compressão.

Correlações clínicas

Um disco rompido se refere a uma laceração ou ruptura nas lâminas do anel fibroso através da qual o núcleo pulposo gelatinoso é extrudado. Essa condição ocorre com mais frequência nas porções posteriores dos discos intervertebrais, particularmente na região lombar da coluna vertebral, onde o disco pode deslocar-se ou deslizar. Um "disco deslizado" provoca dor intensa e grave na parte inferior das costas e nas extremidades, pois o deslocamento comprime os nervos espinais inferiores.

Osso

O osso é um tecido conjuntivo especializado cuja MEC é calcificada, englobando as células que a secretam.

O osso é a estrutura primária para suporte e proteção dos órgãos do corpo, incluindo o cérebro, a medula espinal e as estruturas dentro da cavidade torácica – pulmões e coração. Os ossos também contêm uma cavidade central, a **cavidade medular**, que abriga a **medula óssea**, um órgão hemocitopoético. Servem como alavancas para os músculos ligados a eles, multiplicando, assim, a força para realizar o movimento. Adicionalmente, o osso é um reservatório de vários minerais; por exemplo, armazena cerca de 99% do cálcio do corpo.

Embora o **osso** seja uma das substâncias mais duras do corpo, é um tecido dinâmico que muda constantemente de forma em relação às forças por ele recebidas. Assim, as pressões aplicadas ao osso levam a sua reabsorção e a tensão aplicada a ele resulta em neoformação óssea.

A superfície externa do osso, exceto as articulações sinoviais, é recoberta por um **periósteo**, que consiste em uma camada externa de tecido conjuntivo denso fibroso e uma camada celular interna que contém **células osteoprogenitoras** (**osteogênicas**), bem como ocasionais **osteoblastos**. Feixes de fibras colágenas do periósteo, conhecidas como **fibras de Sharpey**, são incorporados à superfície externa do osso, fixando o periósteo. A cavidade central de um osso é revestida pelo **endósteo**, tecido conjuntivo fino especializado composto de uma monocamada de **células osteoprogenitoras** e **osteoblastos**.

As células ósseas incluem **células osteoprogenitoras**, que se diferenciam em **osteoblastos**. Os osteoblastos são responsáveis pela secreção e, eventualmente, pela calcificação da matriz óssea. Quando essas células são rodeadas pela matriz, tornam-se quiescentes e são conhecidas como **osteócitos**, que ficam alojados em espaços conhecidos como **lacunas**. Células ósseas adicionais, conhecidas como **osteoclastos**, são células gigantes multinucleadas derivadas da fusão de precursores da medula óssea. Os osteoclastos são responsáveis pela reabsorção e pela remodelação óssea.

Como o osso é um tecido duro, dois métodos são empregados para prepará-lo para o estudo. **Cortes descalcificados** podem ser preparados a partir da descalcificação do osso em uma solução ácida para remoção dos sais de cálcio. O tecido pode, então, ser incluído, seccionado e rotineiramente corado para estudo. **Cortes por desgaste** são preparados ao serrar o osso não descalcificado em fatias finas, seguindo-se do desgaste das fatias com abrasivos entre placas de vidro. Quando os cortes estão suficientemente finos, são montados para estudo em microscopia de luz. Cada sistema descrito tem suas desvantagens. Em cortes descalcificados, os osteócitos são distorcidos pelo banho de ácido descalcificante; em cortes por desgaste, as células são destruídas, e as lacunas e os canalículos são preenchidos com restos de osso desgastado.

MATRIZ ÓSSEA

A matriz óssea tem constituintes inorgânicos e orgânicos.

Componente inorgânico

Os constituintes inorgânicos do osso são cristais de hidroxiapatita de cálcio, compostos principalmente de cálcio e fósforo.

A porção inorgânica do osso, que constitui cerca de 65% de seu peso seco, é composta principalmente de cálcio e fósforo, juntamente com outros componentes, incluindo bicarbonato, citrato, magnésio, sódio e potássio. O cálcio e o fósforo existem principalmente na forma de **cristais de hidroxiapatita** [$Ca_{10}(PO_4)_6(OH)_2$], mas o fosfato de cálcio também está presente em uma forma amorfa. Os cristais de hidroxiapatita (40 nm de comprimento por 25 nm de largura e de 1,5 a 3 nm de espessura) estão dispostos de maneira ordenada ao longo das fibras de colágeno tipo I. São depositados nas regiões de espaçamento das fibrilas de colágeno, mas também estão presentes ao longo da região de sobreposição. A superfície livre dos cristais é rodeada por uma substância fundamental amorfa. Os íons de superfície dos cristais atraem moléculas de H_2O, formando uma **capa de hidratação** em torno dos cristais, que permite a troca iônica com o líquido extracelular.

Quando o osso é descalcificado (ou seja, todo o mineral é removido), ainda mantém sua forma original, mas se torna tão flexível que pode ser dobrado como um pedaço de borracha resistente. Se o componente orgânico é extraído do osso, a porção mineralizada do esqueleto ainda mantém sua forma original, mas se torna extremamente friável e pode ser fraturada com facilidade.

Componente orgânico

O componente orgânico predominante do osso é o colágeno do tipo I.

O **componente orgânico** da matriz óssea constitui aproximadamente 35% do peso seco do osso; inclui fibras que são quase exclusivamente formadas por colágeno do tipo I (com uma pequena quantidade de colágenos dos tipos V, VII, XI e XII).

O **colágeno** compreende cerca de 80 a 90% do componente orgânico do osso. Está disposto em grandes feixes (50 a 70 nm de diâmetro), exibindo a típica periodicidade de 67 nm. O colágeno do tipo I no osso apresenta muitas ligações cruzadas, o que o impede de ser facilmente extraído.

O fato de a matriz óssea ser corada com a técnica do ácido periódico-reativo de Schiff (PAS) e exibir leve metacromasia indica a presença de GAGs sulfatados, predominantemente sulfato de condroitina e queratan-sulfato. Estes formam pequenas moléculas de proteoglicanos com curtos cernes proteicos aos quais os GAGs são covalentemente ligados. Os proteoglicanos estão conectados por ligações não covalentes, via proteínas de ligação, ao **ácido hialurônico**, formando grandes **complexos de agrecanas**. A abundância de colágeno, no entanto, faz com que a matriz seja acidófila.

Várias glicoproteínas também estão presentes na matriz óssea e parecem estar restritas ao osso, incluindo a **osteocalcina** (que se liga à hidroxiapatita) e a **osteopontina**, que também se liga à hidroxiapatita, embora tenha sítios de ligação adicionais para outros componentes, bem como para as integrinas presentes em osteoblastos e osteoclastos. A vitamina D estimula a síntese dessas glicoproteínas. A **sialoproteína óssea**, outra proteína da matriz, tem sítios de ligação para componentes da matriz e para integrinas de osteoblastos e osteócitos, o que sugere seu envolvimento na adesão dessas células à matriz óssea.

Células do osso

As células do osso são células osteoprogenitoras, osteoblastos, osteócitos e osteoclastos (Figuras 7.8 e 7.9).

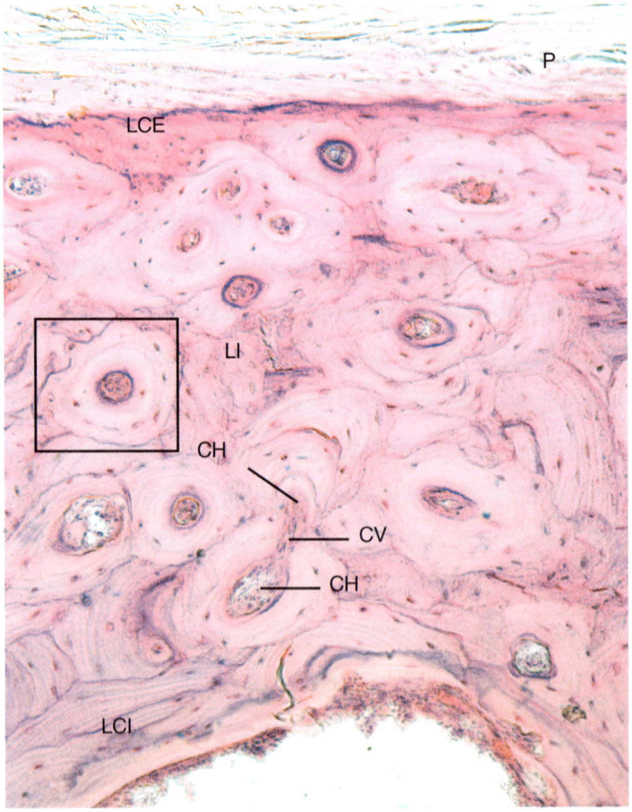

Figura 7.8 Este é um corte transversal em pequeno aumento de uma costela humana descalcificada. Observe que os quatro sistemas lamelares são claramente evidentes: as lamelas circunferenciais externas (*LCE*), logo abaixo do periósteo (*P*); as lamelas circunferenciais internas (*LCI*), circundando a cavidade medular; os numerosos ósteons, um dos quais está dentro do quadrado; e as lamelas intersticiais (*LI*) interpostas entre os ósteons. Cada ósteon tem seus próprios canais de Havers (*CH*), e os canais de Havers são interligados por ocasionais canais Volkmann (*CV*).

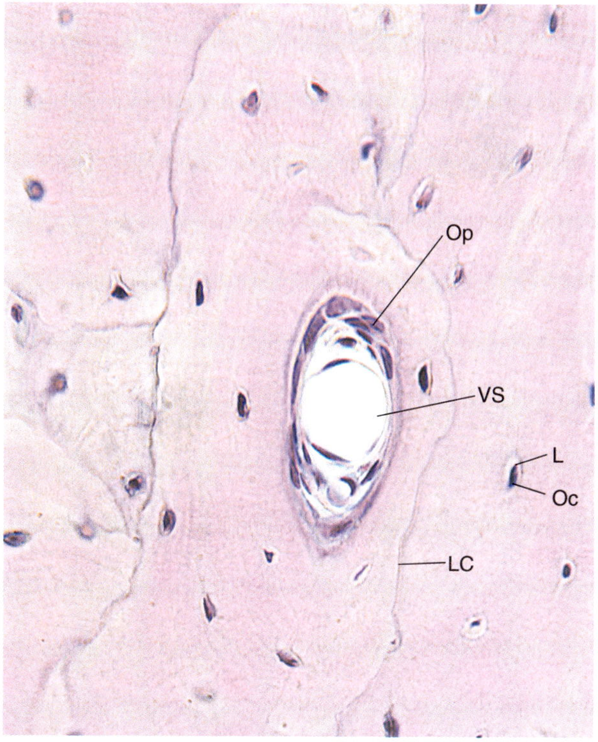

Figura 7.9 Fotomicrografia do osso compacto descalcificado (540 ×). Osteócitos (*Oc*) podem ser observados nas lacunas (*L*). Observe também o vaso sanguíneo (*VS*) e as células osteoprogenitoras (*Op*) no canal haversiano do ósteon e note as linhas cementantes (*LC*) que circundam completamente os ósteons.

Células osteoprogenitoras

As células osteoprogenitoras são derivadas de células mesenquimais embrionárias e retêm sua capacidade de sofrer mitose.

As **células osteoprogenitoras** estão localizadas na camada celular interna do periósteo, revestindo os canais de Havers, e no endósteo (ver Figura 7.9). Essas células, derivadas do mesênquima embrionário, permanecem no lugar durante toda a vida pós-natal, podem sofrer divisão mitótica e têm potencial para se diferenciar em osteoblastos. Além disso, sob certas condições de baixa tensão de oxigênio, têm potencial para se diferenciar em células condrogênicas. As células osteoprogenitoras são fusiformes e possuem núcleo ovoide de coloração pálida. Seu escasso citoplasma de coloração pálida mostra um retículo endoplasmático rugoso (RER) esparso e um aparelho de Golgi pouco desenvolvido, mas contém abundantes ribossomos livres. Essas células são mais ativas durante o período de crescimento ósseo ativo.

Osteoblastos

Os osteoblastos não apenas sintetizam a matriz orgânica do osso, como também têm receptores para o hormônio paratireóideo.

A **proteína morfogenética óssea 6 (BMP-6)** – bem como, até certo ponto, a BMP-2 e a BMP-4 – e o **fator de crescimento transformador beta (TGF-β)** induzem as células osteoprogenitoras a se diferenciarem em **osteoblastos**, células que produzem e liberam os **componentes orgânicos da matriz óssea (osteoide)**: colágeno tipo I e quantidades menores de colágeno tipo V, além de glicoproteínas e proteoglicanos. Os osteoblastos também sintetizam e posicionam em suas membranas celulares: o **ligante do receptor de ativação do fator nuclear kappa B (RANKL)**, o **fator estimulador de colônia de macrófagos (M-CSF)**, a **fosfatase alcalina**, os **receptores para o fator de crescimento semelhante à insulina tipo 1 (IGF-1)** e os **receptores para o hormônio paratireóideo (PTH)**. Essas células também produzem e liberam uma série de macromoléculas, tais como:

- **Osteocalcina**, uma molécula de sinalização responsável pela mineralização do tecido ósseo
- **Osteonectina**, uma glicoproteína que auxilia na ligação dos cristais de hidroxiapatita de cálcio ao colágeno
- **Osteopontina**, que auxilia na formação da zona de vedação dos osteoclastos (ver a seção sobre a morfologia dos osteoclastos)
- **Sialoproteína óssea**, que auxilia os osteoblastos a aderirem à matriz óssea
- **Osteoprotegerina (OPG)**, uma glicoproteína que pode se ligar ao RANKL e, portanto, interfere na formação de osteoclastos.

Os osteoblastos estão localizados na superfície dos ossos, dispostos em uma camada de células cuboidais a colunares (Figura 7.10). Quando estão secretando matriz ativamente, exibem um citoplasma basofílico.

As organelas dos osteoblastos são polarizadas para que o núcleo esteja localizado longe da região de atividade secretora, que abriga grânulos secretores que podem conter os precursores da matriz. As eletromicrografias exibem RER abundante, um aparelho de Golgi bem desenvolvido (Figura 7.11 A) e numerosas vesículas contendo material floculento. Os osteoblastos estendem curtos prolongamentos, que entram em contato com os osteoblastos adjacentes e também emitem prolongamentos longos que formam contatos com prolongamentos dos osteócitos.

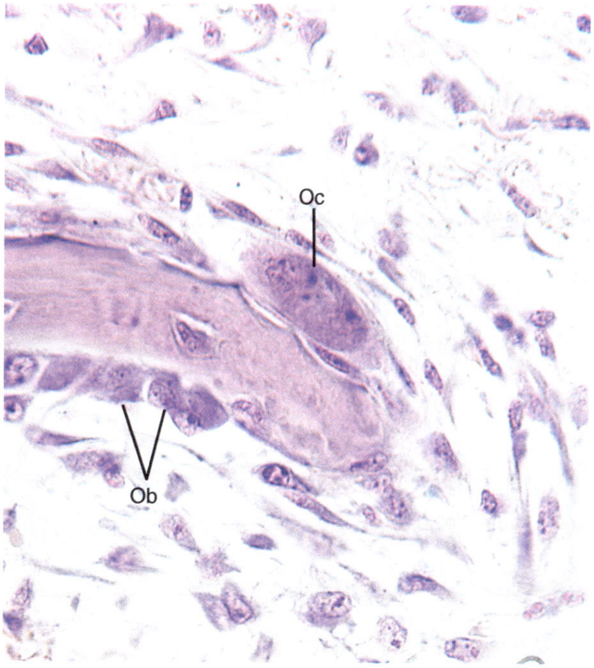

Figura 7.10 Fotomicrografia de uma ossificação intramembranosa (540 ×). Os osteoblastos (*Ob*) recobrem a trabécula óssea, sobre a qual estão secretando osteoide no osso. Os osteoclastos (*Oc*) podem ser observados alojados na lacuna de Howship.

Embora esses prolongamentos formem **junções comunicantes** entre si, a quantidade de junções comunicantes entre os osteoblastos é muito menor do que entre os osteócitos. À medida que os osteoblastos eliminam seus produtos de secreção por exocitose, cada célula é circundada pela matriz óssea que acabou de produzir. Quando isso ocorre, a célula encarcerada é chamada de **osteócito**, e o espaço que ocupa é conhecido como **lacuna**. A maior parte da matriz óssea torna-se mineralizada (ou calcificada); no entanto, os osteoblastos, bem como os osteócitos, estão sempre separados da matriz calcificada por uma camada fina e não calcificada conhecida como **osteoide** (matriz óssea não calcificada).

Os osteoblastos de superfície que deixam de formar matriz tornam-se células de formato mais achatado e em estado quiescente, passando a se chamar **células de revestimento ósseo**. Embora essas células se assemelhem às células osteoprogenitoras, provavelmente são incapazes de se dividir, mas podem ser reativadas à forma secretora com o estímulo adequado (Tabela 7.3).

Os osteoblastos têm vários fatores em suas membranas celulares, os mais significativos são as integrinas e os ***receptores de PTH***. Quando o PTH se liga a esses receptores, estimula os osteoblastos a secretarem o ***RANKL***, um fator que induz a diferenciação de pré-osteoclastos em osteoclastos. Além disso, os osteoblastos secretam um ***fator estimulante de osteoclastos***, que os ativa para que reabsorvam o osso. Os osteoblastos também secretam enzimas responsáveis por remover o osteoide para que os osteoclastos possam entrar em contato com a superfície óssea mineralizada.

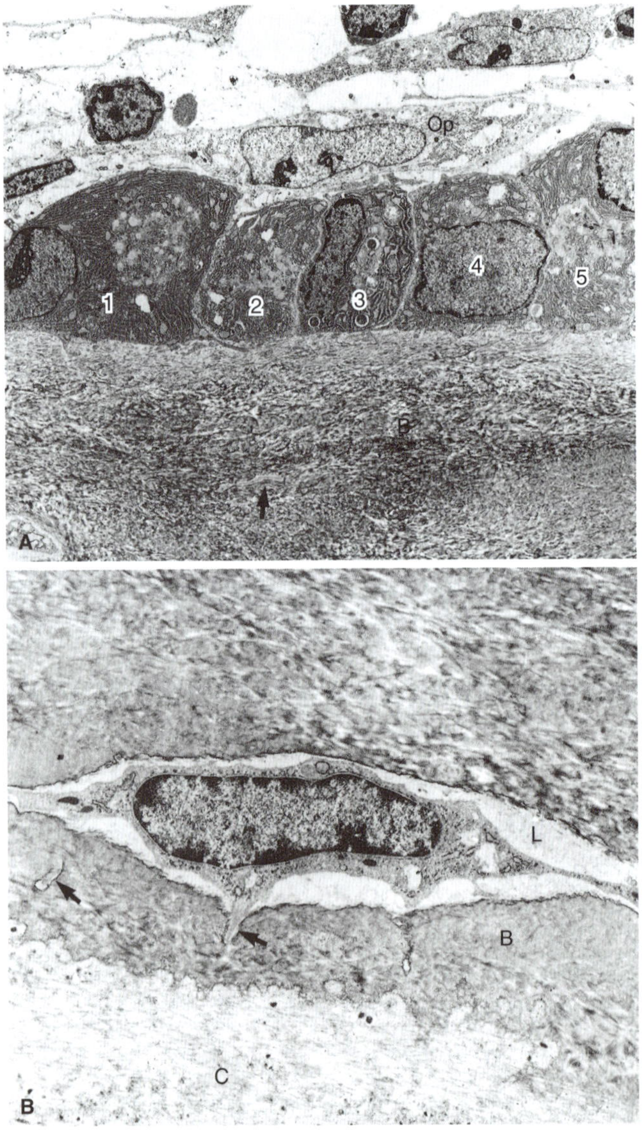

Figura 7.11 Eletromicrografia de células presentes no tecido ósseo. **A.** Observe os cinco osteoblastos (numerados de 1 a 5) dispostos na superfície do osso (*O*) exibindo abundantes retículos endoplasmáticos rugosos. A *seta* indica o processo de um osteócito em um canalículo. A célula com o núcleo alongado situada sobre os osteoblastos é uma célula osteoprogenitora (*Op*) (2.500 ×). **B.** Observe o osteócito em sua lacuna (*L*) com seus prolongamentos se estendendo para os canalículos (1.000 ×). C, cartilagem. (De Marks SC Jr, Popoff SN. Bone cell biology: the regulation of development, structure, and function in the skeleton. *Am J Anat*. 1988;183:1-44. Reproduzida com autorização de Wiley-Liss, Inc., uma subsidiária da John Wiley & Sons, Inc.)

Osteócitos

Osteócitos são células ósseas maduras derivadas de osteoblastos que ficaram presos em suas lacunas.

Os **osteócitos** são células ósseas maduras, transformadas a partir de osteoblastos sob a influência de dois fatores de transcrição, **Cbfa1/Runx2** e **osterix**, os quais parecem ser dependentes da presença de BMP-2. À medida que os osteoblastos

TABELA 7.3 Citocinas derivadas de osteoblastos.

Citocinas	Função
Fosfatase alcalina	Promove a mineralização da matriz óssea
Proteínas morfogenéticas ósseas	Estimula células osteoprogenitoras a se tornarem osteoblastos
Sialoproteína óssea	Auxilia na aderência de osteoblastos à matriz óssea
Fator de crescimento semelhante à insulina tipo 1	Estimula a formação óssea
Interleucina-1	Estimula precursores de osteoclastos a sofrerem mitose
Interleucina-6	Recruta e induz precursores de osteoclastos a se tornarem osteoclastos
Fator estimulador de colônias de macrófagos	Estimula a formação de precursores de osteoclastos e os induz a expressar RANK em sua membrana celular
Osteocalcina	Estimula a mineralização da matriz óssea
Fator estimulador de osteoclastos	Estimula o osteoclasto a se tornar ativo e a reabsorver tecido ósseo
Osteonectina	Estimula a hidroxiapatita de cálcio a se ligar ao colágeno tipo I
Osteopontina	Auxilia os osteoclastos a formar sua zona de vedação
Osteoprotegerina	Inibe a formação de osteoclastos pela ligação ao RANKL
Receptor do hormônio paratireóideo (PTH)	Ligação ao PTH induz os osteoblastos a secretarem o RANKL
RANKL	Estimula a diferenciação de pré-osteoclastos em osteoclastos
TGF-β	Estimula células osteoprogenitoras a se tornarem osteoblastos

RANK, receptor de ativação do fator nuclear kappa; RANKL, ligante do receptor de ativação do fator nuclear kappa β; TGF-β, fator de crescimento transformador beta.

Correlações clínicas

1. As membranas celulares dos osteoblastos são ricas na enzima **fosfatase alcalina**. Durante a formação óssea ativa, essas células secretam altos níveis de fosfatase alcalina, elevando os níveis dessa enzima no sangue. Desse modo, o clínico pode monitorar a formação óssea medindo o nível de fosfatase alcalina no sangue.
2. Indivíduos que têm um tipo de mutação nos genes que codificam para o TGF-β, em que o fator esteja sempre ativo, são portadores de uma desordem hereditária rara autossômica dominante conhecida como **doença de Camurati-Engelmann**. Essa doença geralmente se manifesta no fim da adolescência ou no início da idade adulta, e é caracterizada por um excesso de atividade dos osteoblastos, o que resulta em ossos das extremidades muito grossos. Em alguns pacientes, os ossos do crânio e do quadril também podem estar envolvidos. O indivíduo sofre intensas dores nos ossos e músculos da perna. Adicionalmente, os músculos das extremidades podem estar enfraquecidos, o que, juntamente com a dor, faz com que muitos indivíduos afetados "ginguem" enquanto caminham.

se transformam em osteócitos, não expressam mais fosfatase alcalina em suas membranas celulares, tornando-se células achatadas de formato lenticular, presas em suas **lacunas** dentro da matriz óssea calcificada (ver Figuras 7.9 e 7.11 B). Seu núcleo é achatado e seu citoplasma é pobre em organelas, exibindo escasso RER e um aparelho de Golgi muito reduzido.

Irradiando em todas as direções a partir da lacuna, encontram-se espaços estreitos semelhantes a túneis (**canalículos**), que abrigam processos citoplasmáticos do osteócito. Esses processos fazem contato com processos semelhantes de osteócitos vizinhos, formando **junções comunicantes**. Os canalículos também contêm líquido extracelular que transporta nutrientes e metabólitos, os quais nutrem os osteócitos.

O espaço entre a membrana celular do osteócito e as paredes da lacuna e dos canalículos, conhecido como ***espaço periosteocítico***, é ocupado por líquido extracelular. Considerando a rede extensa dos canalículos e o grande número de osteócitos presentes no esqueleto de uma pessoa média (cerca de 20.000 a 30.000 osteócitos por mm^3 de osso), o volume do espaço periosteocítico e a área de superfície das paredes apresentam os valores impressionantes de 1,3 ℓ e 5.000 m^2, respectivamente. Foi sugerido que 1,3 ℓ de fluido extracelular que ocupa o espaço periosteocítico é exposto a 20 g de cálcio intercambiável que pode ser reabsorvido das paredes desses espaços. Se o nível de cálcio no fluido extracelular em suas lacunas é baixo (o que reflete o nível de cálcio no sangue), os osteócitos secretam **esclerostina**, um hormônio parácrino que inibe a formação óssea e estimula a reabsorção óssea, elevando assim os níveis de cálcio no sangue. O cálcio reabsorvido ganha acesso à corrente sanguínea e garante a manutenção de níveis adequados de cálcio no sangue.

Embora os osteócitos pareçam ser células inativas, eles secretam substâncias necessárias para a manutenção óssea. Essas células também foram implicadas na **mecanotransdução**, na medida em que respondem a estímulos que colocam tensão no osso ao liberar **monofosfato de adenosina cíclico (cAMP)**, **osteocalcina** e **IGF**. A liberação desses e de outros fatores facilita o recrutamento de **células osteoprogenitoras** para auxiliar na remodelação do esqueleto (adicionando mais osso) não apenas durante o crescimento e desenvolvimento, mas também durante a redistribuição a longo prazo de forças que agem sobre o esqueleto. Um exemplo de tal remodelação é evidente na comparação da estrutura óssea masculina e feminina, que mostra que as inserções musculares do esqueleto masculino são geralmente mais bem definidas do que aquelas do esqueleto feminino.

Correlações clínicas

Embora o osso seja constantemente remodelado durante a vida e os osteócitos tenham vida útil muito longa, de aproximadamente 25 anos, essas células sofrem apoptose conforme o indivíduo envelhece. Quando uma pessoa tem cerca de 80 anos, 75% da população de osteócitos do osso está morta.

Conforme os osteócitos sofrem apoptose e se desintegram em corpos apoptóticos, eles liberam o RANKL, uma citocina que estimula a formação e a ativação de osteoclastos. Osteócitos jovens liberam TGF-β, que suprime a reabsorção óssea. No entanto, conforme essas células envelhecem, liberam quantidades cada vez mais reduzidas de TGF-β, permitindo um aumento na atividade osteoclástica, que resulta em aumento da reabsorção óssea. Assim, o indivíduo que envelhece perde massa óssea como resultado de alterações osteocíticas relacionadas à idade.

Osteoclastos

Osteoclastos são células multinucleadas originárias de células progenitoras de granulócitos-macrófagos e desempenham papel na reabsorção óssea.

Os precursores do osteoclasto se originam na medula óssea. Os osteoclastos têm receptores para o **fator estimulador de osteoclastos**, **fator estimulador de colônias -1**, **OPG**, **receptor de ativação do fator nuclear kappa** β **(RANK)** e **calcitonina**, entre outros. Os osteoclastos são responsáveis pela reabsorção óssea; depois que concluem sua função, essas células provavelmente sofrem apoptose.

Morfologia dos osteoclastos. Os osteoclastos são células grandes, móveis, e multinucleadas de 150 μm de diâmetro, com até 50 núcleos e um citoplasma acidófilo (ver Figura 7.10). Essas células surgem de um precursor da medula óssea, o **pré-osteoclasto**, um membro das células do ***sistema mononuclear fagocitário***, de onde vêm os monócitos. O destino dos **pré-osteoclastos** está sob a influência dos osteoblastos, os quais secretam quatro moléculas de sinalização que regulam sua diferenciação em osteoclastos:

- A primeira dessas moléculas de sinalização, **M-CSF**, liga-se a um receptor no precursor de osteoclastos, induzindo-o a proliferar e expressar o RANK na membrana celular precursora de osteoclastos. Outra molécula de sinalização, **RANKL**, ligada à membrana celular do osteoblasto, liga-se ao receptor **RANK** na membrana celular do precursor do osteoclasto, induzindo a célula precursora a se diferenciar em osteoclastos multinucleados e, junto ao fator estimulador de osteoclastos, ativá-lo e aumentar a reabsorção óssea
- A segunda molécula de sinalização derivada dos osteoblastos, o fator de crescimento **interleucina-6 (IL-6)**, facilita o recrutamento e a diferenciação de osteoclastos

- A terceira molécula de sinalização liberada pelo osteoblasto é a **interleucina-1 (IL-1)**, que induz os precursores de osteoclastos a proliferarem
- A quarta molécula de sinalização, a **OPG**, um membro da família do **receptor do fator de necrose tumoral (TNFR)**, pode servir como um chamariz ao interagir com o RANKL, proibindo-o de se associar ao macrófago e inibindo a formação de osteoclastos.

Portanto, RANKL, RANK e OPG regulam o metabolismo ósseo e a atividade osteoclástica. A **OPG** não é produzida apenas por osteoblastos, mas também por células de muitos outros tecidos, incluindo sistema cardiovascular, pulmão, rim, intestinos, células hemocitopoéticas e células do sistema imunológico. Portanto, não é surpreendente que sua expressão seja modulada por vários peptídeos, citocinas, hormônios e drogas. No osso, a OPG não só inibe a diferenciação de osteoclastos, mas também suprime a capacidade do osteoclasto de reabsorver a matriz óssea.

Os osteoclastos ocupam depressões rasas na superfície óssea, chamadas ***lacunas de Howship*** (**baías de reabsorção**), que caracterizam regiões de reabsorção óssea. Um osteoclasto ativo na reabsorção óssea pode ser subdividido em quatro regiões morfologicamente reconhecíveis:

1. A **zona basal**, localizada mais distante da lacuna de Howship, abriga a maioria das organelas, incluindo núcleos, complexos de Golgi e centríolos. Mitocôndrias, RER e polissomos são distribuídos por toda a célula, mas são mais numerosos nas proximidades da borda pregueada.
2. A **borda pregueada** é a parte da célula que está diretamente envolvida na reabsorção do osso. Seus prolongamentos digitiformes são ativos e dinâmicos, mudando sua configuração continuamente à medida que se projetam para o interior do compartimento de reabsorção, conhecido como o ***compartimento subosteoclástico***. A face citoplasmática da membrana celular da borda pregueada exibe um revestimento semelhante a cerdas regularmente espaçadas, que aumenta a espessura da membrana celular dessa região. Conforme a reabsorção progride e o compartimento subosteoclástico aumenta de tamanho, torna-se conhecida como **lacuna de Howship**.
3. A **zona clara** é a região da célula que imediatamente circunda a periferia da borda pregueada. Não tem organelas, mas contém muitos filamentos de actina que formam um **anel de actina** e parece atuar na manutenção do contato da membrana celular da zona clara com a periferia óssea da lacuna de Howship, por meio de integrinas. Na verdade, a membrana celular dessa região é tão intimamente implicada ao osso que suas moléculas de integrina, em conjunto com a **osteopontina**, formam a **zona de vedação** do compartimento subosteoclástico. Assim, a zona clara isola o compartimento subosteoclástico do entorno, estabelecendo um microambiente cujo conteúdo pode ser modulado pelas atividades celulares. Para que o osteoclasto seja capaz de reabsorver o osso, o anel de actina deve ser formado primeiro; sua formação pode ser facilitada pelo **RANKL**. Então, a borda pregueada é formada, e seus prolongamentos digitiformes aumentam a área de superfície da membrana celular na região de reabsorção óssea, facilitando o processo de reabsorção.
4. A **zona vesicular** do osteoclasto encontra-se entre a zona basal e a borda pregueada. Consiste em numerosas vesículas de endocitose e exocitose que transportam enzimas lisossomais e metaloproteinases para o compartimento subosteoclástico e os produtos de degradação óssea para dentro da célula (Figuras 7.12 e 7.13).

Mecanismo de reabsorção óssea. Os osteoclastos devem ser ativados pelo fator estimulador de osteoclastos antes que sejam capazes de reabsorver o osso. Além disso, devem reabsorver o osteoide que os separa da superfície óssea calcificada; então, os osteoblastos devem migrar dessa superfície. Os osteoclastos ativados ocupam a superfície óssea recém-liberada e alteram sua morfologia para exibir as quatro zonas descritas anteriormente. A zona de vedação deve ser estabelecida, isolando o compartimento subosteoclástico do meio externo; então, a borda pregueada pode ser formada. Os prolongamentos digitiformes expressam aquaporinas, bombas de prótons e canais Cl^- em sua membrana plasmática.

Dentro do citosol dos osteoclastos, a enzima anidrase carbônica catalisa a formação intracelular de ácido carbônico (H_2CO_3) a partir de dióxido de carbono e água. O ácido carbônico se dissocia dentro das células em íons H^+ e íons bicarbonato (HCO_3^-). Os íons bicarbonato, acompanhados por íons Na^+, cruzam a membrana celular da zona basal, onde atuam para tamponar qualquer ácido clorídrico que possa escapar do compartimento subosteoclástico; o excesso de bicarbonato entrará nos capilares adjacentes. Bombas de prótons na membrana celular da borda pregueada dos osteoclastos transportam ativamente íons H^+ para dentro do compartimento subosteoclástico. Os íons Cl^- seguem passivamente e, combinados aos prótons H^+, formam HCl, reduzindo, assim, o pH do microambiente do compartimento subosteoclástico. Aquoporinas da membrana celular da borda pregueada possibilitam o fluxo de água da célula para dentro do compartimento subosteoclástico. O componente inorgânico da matriz óssea é dissolvido conforme o ambiente se torna ácido; os minerais liberados entram no citoplasma dos osteoclastos e são liberados aos capilares adjacentes.

Hidrolases lisossômicas, **catepsina K** e **metaloproteinases de matriz**, como a **colagenase** e a **gelatinase**, são secretadas por osteoclastos para o compartimento subosteoclástico,

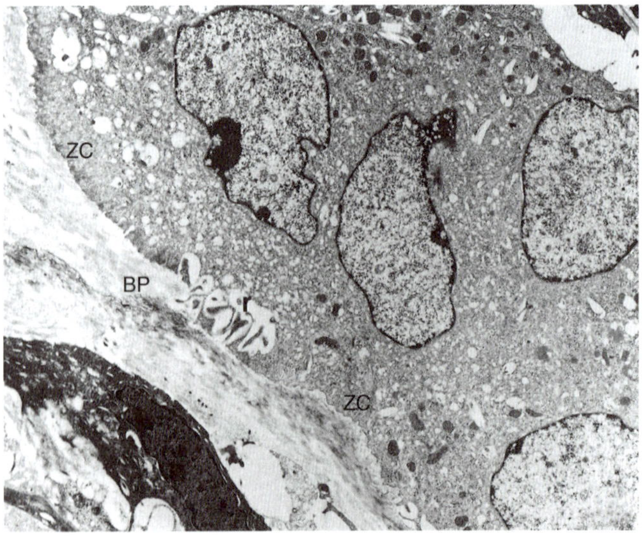

Figura 7.12 Eletromicrografia de um osteoclasto. Observe a zona clara (*ZC*) de cada lado da borda pregueada (*BP*) dessa célula multinucleada. (De Marks SC Jr, Walker DG. The hematogenous origin of osteoclasts. Experimental evidence from osteopetrotic [microphthalmic] mice treated with spleen cells from beige mouse donors. *Am J Anat*. 1981;161:1-10. Reproduzida com autorização de Wiley-Liss, Inc., uma subsidiária da John Wiley & Sons, Inc.)

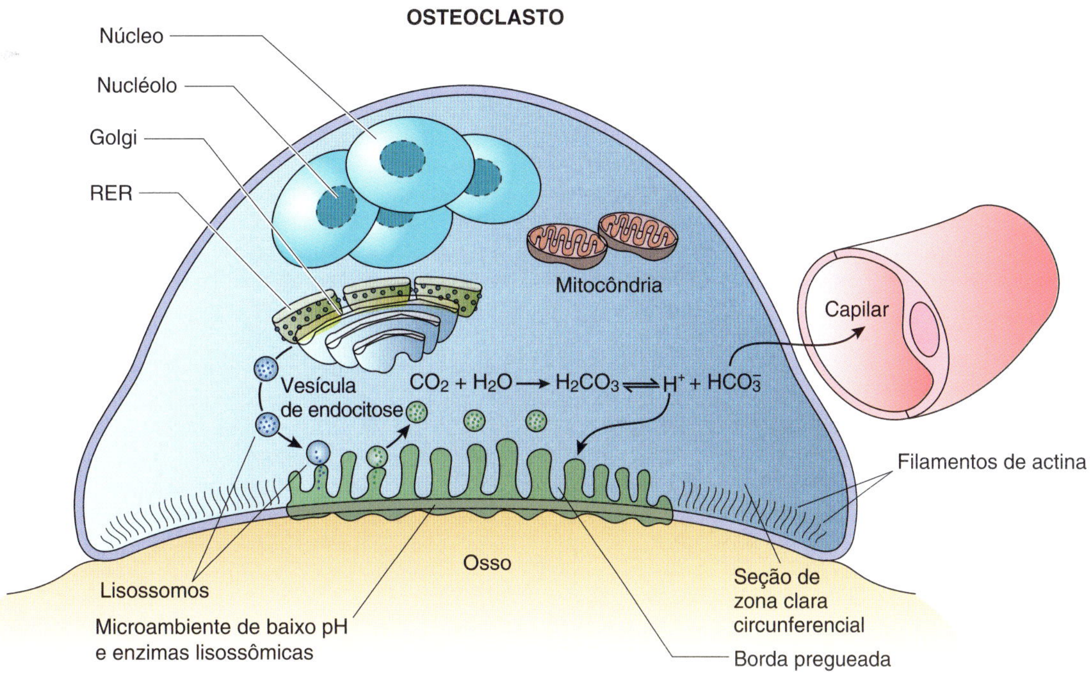

Figura 7.13 Diagrama esquemático ilustrando a função osteoclástica. RER, retículo endoplasmático rugoso. (De Gartner LP, Hiatt JL, Strum JM. *Cell Biology and Histology [Board Review Series]*. Filadélfia: Lippincott Williams & Wilkins; 1998: 100.)

a fim de degradar os componentes orgânicos da matriz óssea desmineralizada. Os produtos de degradação são endocitados pelos osteoclastos e digeridos no citoplasma dos osteoclastos, formando aminoácidos, monossacarídeos e dissacarídeos, que, então, são liberados nos capilares adjacentes (ver Figura 7.13).

Hormônios do sistema endócrino que controlam a reabsorção óssea. A atividade de reabsorção óssea dos osteoclastos é regulada por dois hormônios: o **PTH** e a **calcitonina**. O PTH é liberado pelas **glândulas paratireoides** quando os níveis de cálcio no sangue caem abaixo de aproximadamente 8,8 mg/dℓ (em adultos) e atuam de maneira indireta pela ligação aos receptores de PTH em osteoblastos. Essas células respondem liberando fatores mencionados anteriormente a fim de recrutar e ativar os osteoclastos para a reabsorção óssea, elevando, assim, os níveis sanguíneos de cálcio. A calcitonina, liberada pelas **células C** (**células parafoliculares**) da glândula tireoide, provoca efeito oposto. Quando os níveis sanguíneos de cálcio se encontram acima de aproximadamente 10,5 mg/dℓ (em adultos), a calcitonina é liberada e se liga diretamente aos receptores de calcitonina nos osteoclastos, fazendo-os entrar em apoptose, diminuindo, assim, os níveis sanguíneos de cálcio.

ESTRUTURA ÓSSEA

Os ossos são classificados de acordo com sua forma anatômica: longos, curtos, chatos, irregulares e sesamoides.

Os ossos são classificados de acordo com sua forma. Os **ossos longos** apresentam uma porção cilíndrica alongada localizada

Correlações clínicas

A **osteoporose** é uma doença do sistema esquelético em que a densidade mineral do osso é reduzida a tal ponto que a possibilidade de fratura aumenta. Indivíduos que são possíveis candidatos a esse transtorno são mulheres na pós-menopausa e homens idosos. Existem aproximadamente 200 milhões ou mais de indivíduos que foram diagnosticados com osteoporose, dos quais quase 9 milhões sofreram fraturas, geralmente das vértebras, do quadril ou do braço. Devido ao envelhecimento da população, esses números aumentarão no futuro. Existem duas categorias de osteoporose: **osteoporose primária**, que inclui o tipo I (pós-menopausa) e o tipo II (senil); e a **osteoporose secundária**, que se deve a condições médicas como má absorção e deficiência de vitamina D ou deficiência de cálcio; uso de medicamentos prescritos, tais como glicocorticoides, inibidores de aromatase ou medicamentos quimioterápicos; ou distúrbios endócrinos, como hiperparatireoidismo, hipogonadismo ou insuficiência ovariana precoce. Indivíduos que estão em risco, incluindo todas as mulheres com 65 e os homens com 70 anos ou mais, devem ter a **densidade mineral óssea (DMO)** avaliada para prevenir o risco de fraturas. A frequência das medições de DMO depende dos resultados da primeira medição e da avaliação dos resultados pelo médico. Os tratamentos da osteoporose são vários: medidas preventivas para aliviar os perigos em casa; medidas corretivas para melhorar a visão e o equilíbrio do paciente idoso; monitoramento e possível eliminação dos medicamentos que possam interferir no estado de alerta e equilíbrio; alteração do estilo de vida, como parar de fumar, reduzir o consumo de álcool e garantir uma dieta devidamente balanceada. Além disso, deve ser oferecido ao paciente um dos dois tipos de medicamentos para osteoporose: **agentes anabolizantes** (aumentam a formação óssea) ou **agentes antirreabsortivos** (diminuem a reabsorção óssea). Infelizmente, todos esses agentes têm efeitos colaterais que incluem riscos como câncer, problemas cardiovasculares, fraturas femorais atípicas, acidente vascular cerebral, tromboembolismo e outras condições.

Correlações clínicas

A **osteopetrose** não deve ser confundida com a osteoporose. Trata-se de um distúrbio genético em que os osteoclastos não têm bordas pregueadas, possivelmente devido à presença de um gene mutado que codifica a IL-6. Consequentemente, esses osteoclastos não podem reabsorver matriz óssea. Pessoas com osteopetrose apresentam densidade óssea aumentada. Indivíduos com essa doença podem exibir anemia, resultante de um espaço diminuído para a medula óssea, bem como cegueira, surdez e envolvimento dos nervos cranianos, devido à compressão dos nervos causada pelo estreitamento dos forames que os abrigam.

A **osteonecrose (necrose avascular)** é uma doença óssea causada por problemas vasculares em que o fornecimento de sangue a uma região do osso é obstruído, resultando na morte e no eventual colapso dessa parte do osso. A osteonecrose ocorre mais comumente em indivíduos que estão entre 30 e 50 anos de idade e afeta o úmero, ombro, fêmur, joelhos e tornozelos. Infelizmente, essa doença é frequentemente assintomática até que a situação se torne mais grave. Então, a região do osso pode desenvolver dor que progride de forma gradual, sendo um indicativo de piora do quadro. A causa dessa condição é a diminuição ou interrupção completa do fluxo sanguíneo, que pode resultar de várias condições médicas, incluindo: doença do armazenamento lisossomal, conhecida como doença de Gaucher; anemia falciforme; diabetes; pancreatite; fratura ou luxação das articulações, que pode prejudicar o suprimento vascular regional; e doenças como arteriosclerose e aterosclerose. Existem certos fatores de risco que podem contribuir para o desenvolvimento de osteonecrose, que incluem o uso a longo prazo de altas doses de corticoides, alcoolismo, tabagismo, radioterapia e transplante de rim.

entre duas cabeças (p. ex., tíbia). Os **ossos curtos** têm mais ou menos a mesma largura e o mesmo comprimento (p. ex., ossos do carpo do pulso). Os **ossos chatos** são planos, delgados e semelhantes a placas (p. ex., ossos da calvária do crânio). Os **ossos irregulares** têm forma irregular que não se encaixa nas outras classes (p. ex., ossos esfenoide e etmoide do crânio). Os **ossos sesamoides**, em forma semelhante a sementes de gergelim, desenvolvem-se nos tendões, onde aumentam a vantagem mecânica para o músculo (p. ex., patela) por meio de uma articulação.

Observação anatômica do osso

Observações macroscópicas de um osso longo, como o fêmur, em corte longitudinal revelam dois tipos diferentes de estrutura óssea. O tecido ósseo muito denso na superfície externa é um **osso compacto**; a porção porosa que reveste a cavidade medular é o **osso esponjoso** (Figura 7.14).

Trabéculas e **espículas**, compostas de lamelas de osso arranjadas em uma ordem aparentemente aleatória, projetam-se do interior da superfície do osso compacto para dentro da cavidade medular para formar osso esponjoso. Essas lamelas de osso contêm lacunas que alojam osteócitos, que são nutridos por difusão a partir da cavidade medular.

A haste de um osso longo é chamada de ***diáfise***, e as extremidades articulares são chamadas de ***epífises***. Em um indivíduo em crescimento, ambas as extremidades da diáfise são separadas da epífise pelo **disco epifisário (ou placa epifisária)**, estrutura cartilaginosa que é reabsorvida quando o crescimento cessa. A superfície da extremidade articular da epífise é coberta apenas por uma fina camada de osso compacto sobre o osso esponjoso, que, por sua vez, é revestido de uma **cartilagem hialina articular** altamente polida. Essa cartilagem reduz o atrito à medida que se move contra a cartilagem articular da contraparte óssea da articulação. A área de transição entre a placa epifisária e a diáfise é chamada de **metáfise**, onde colunas de osso esponjoso estão localizadas. É a partir da placa epifisária e da metáfise que o osso cresce em comprimento.

Os ossos achatados do crânio se desenvolvem por um método diferente da maioria dos ossos longos do corpo. As superfícies interna e externa da calvária (**calota craniana**) têm duas camadas relativamente grossas de osso chamadas de ***tábuas internas*** e ***externas***, que circundam o osso esponjoso (**díploe**) encontrado entre elas. A tábua externa apresenta um periósteo, identificado como o **pericrânio**. Internamente, a tábua interna é revestida pela dura-máter, cujo folheto externo serve como periósteo para a tábua interna, bem como uma cobertura protetora para o cérebro.

Tipos de ossos baseados em observações microscópicas

Microscopicamente, o osso é classificado como osso primário (imaturo) ou osso secundário (maduro).

As observações microscópicas revelam dois tipos de osso: osso primário (osso imaturo) e osso secundário (osso maduro ou lamelar).

O **osso primário** é imaturo, pois é o primeiro osso a se formar durante o desenvolvimento fetal e a reparação óssea. Apresenta abundantes osteócitos e feixes irregulares de colágeno, que são posteriormente substituídos e organizados como osso secundário, exceto em certas áreas (p. ex., em suturas dos ossos da calvária, locais de inserção de tendões e osso alveolar ao redor dos dentes). O conteúdo mineral do osso primário também é muito menor do que o do osso secundário.

O **osso secundário** é um osso maduro composto de lamelas ósseas paralelas ou concêntricas, cada uma com espessura de 3 a 7 μm. Os osteócitos em suas lacunas estão dispostos em intervalos regulares entre as lamelas, ou ocasionalmente dentro destas. Os **canalículos**, que abrigam os prolongamentos dos osteócitos, conectam-se uns aos outros por meio de lacunas adjacentes, formando uma rede de canais intercomunicantes que facilita o fluxo de nutrientes, hormônios, íons e produtos residuais para os osteócitos e a partir deles. Além disso, os processos dos osteócitos dentro desses canalículos fazem contato com processos semelhantes de osteócitos vizinhos e formam junções comunicantes, permitindo que essas células se comuniquem umas com as outras.

Como o osso secundário é mais mineralizado, mostra-se mais resistente do que o osso primário. Além disso, as fibras colágenas do osso secundário são arranjadas de forma que sejam paralelas dentro de determinada lamela, conferindo ainda maior resistência ao osso secundário.

Sistemas lamelares de osso compacto

Existem quatro sistemas lamelares no osso compacto: lamelas circunferenciais externas, lamelas circunferenciais internas, ósteons e lamelas intersticiais.

O osso compacto é composto de camadas finas de osso, **lamelas**, que são dispostas em sistemas lamelares e especialmente

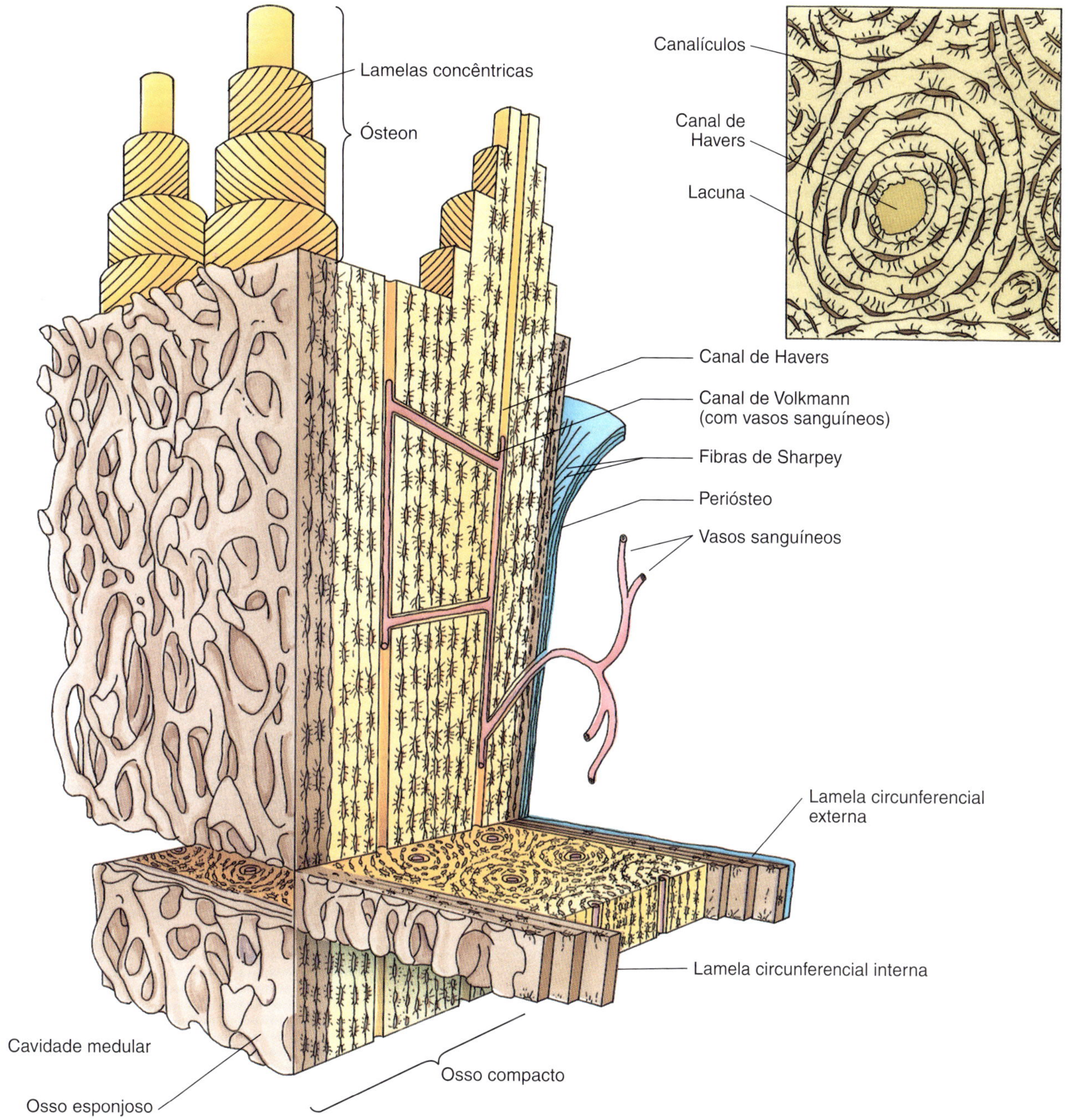

Figura 7.14 Diagrama ilustrado de um osso mostrando osso cortical compacto, ósteons, lamelas, canais de Volkmann, canais de Havers, lacunas, canalículos e osso esponjoso.

evidentes na diáfise de ossos longos. Esses sistemas lamelares são representados por lamelas circunferenciais externas, lamelas circunferenciais internas, ósteon (sistemas de Havers) e lamelas intersticiais.

Lamelas circunferenciais externas e internas. As **lamelas circunferenciais externas** (Figura 7.15; ver também Figuras 7.8 e 7.14) estão localizadas imediatamente próximas ao periósteo; formam a região mais externa da diáfise e contêm fibras de Sharpey, que ancoram o periósteo ao osso.

As **lamelas circunferenciais internas** – análogas, mas não tão extensas quanto as lamelas circunferenciais externas – circundam completamente a cavidade medular. As trabéculas de osso esponjoso estendem-se das lamelas circunferenciais internas para a cavidade medular, interrompendo o revestimento endosteal das lamelas circunferenciais internas.

Sistema de Havers (ósteon) e lamelas intersticiais. A maior parte do osso compacto é composta de uma abundância de **sistemas de Havers (ósteons)**. Cada sistema é composto de cilindros de lamelas concêntricas, dispostos em torno de um espaço vascular conhecido como ***canal de Havers*** (Figuras 7.16 e 7.17; ver também Figura 7.8). Frequentemente, os ósteons bifurcam-se ao longo de sua considerável extensão. Cada ósteon é delimitado por uma delgada **linha cementante**, composta principalmente de substância fundamental mineralizada com escassa quantidade de fibras colágenas (ver Figura 7.9).

Feixes de fibras colágenas se alinham paralelamente uns aos outros dentro de qualquer lamela, mas são orientados quase perpendicularmente àqueles de lamelas adjacentes. Isso é possível porque as fibras colágenas seguem um arranjo helicoidal

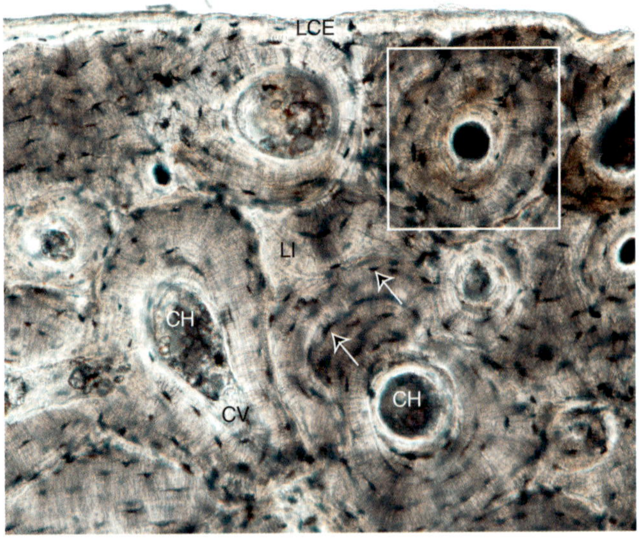

Figura 7.15 Fotomicrografia com pouca ampliação de um corte de osso exibindo três dos quatro sistemas lamelares: o sistema lamelar circunferencial externo (*LCE*), o sistema de Havers (*área do quadrado*) e o sistema lamelar intersticial (*LI*). As *setas* indicam as lacunas. CH, canal de Havers; CV, canal Volkmann. Uma imagem semelhante à área limitada pelo quadrado é exibida em maior ampliação na Figura 7.16.

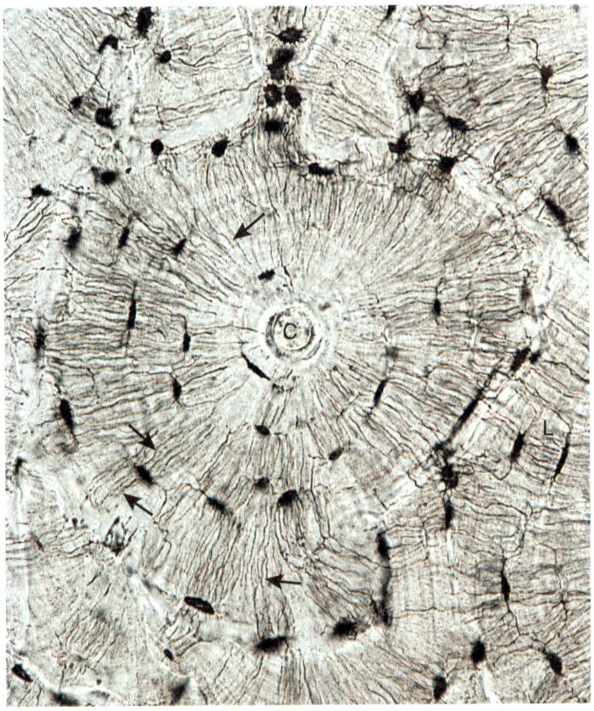

Figura 7.16 Fotomicrografia de um osso não descalcificado (270 ×). Observe o sistema Haversiano (ósteon) contendo o canal de Havers (*C*) e lamelas (*L*) concêntricas com lacunas e canalículos (*setas*).

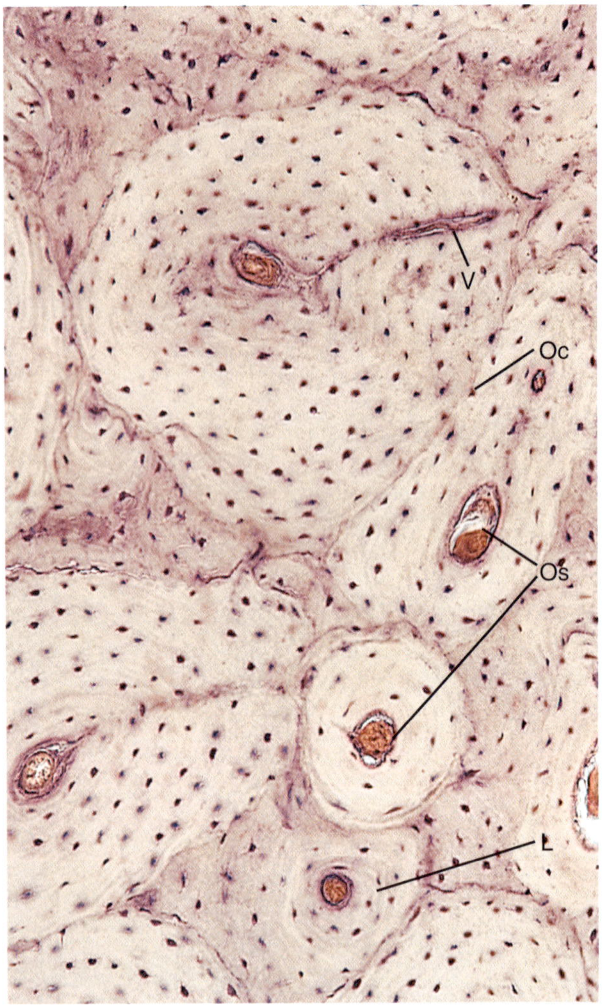

Figura 7.17 Fotomicrografia de osso compacto descalcificado (162 ×). Os canais de Havers (*Os*) de vários ósteons são exibidos com suas lamelas concêntricas (*L*). Um canal de Volkmann (*V*) também é observado. Os pontos escuros, mais intensamente corados e espalhados pelo tecido, representam os núcleos de osteócitos (*Oc*).

em torno do canal de Havers dentro de cada lamela, mas são inclinadas de forma diferente em lamelas adjacentes.

Cada canal de Havers, revestido de uma camada de osteoblastos e células osteoprogenitoras, abriga um feixe neurovascular com seu tecido conjuntivo associado. Canais haversianos de ósteons adjacentes são conectados uns aos outros por **canais de Volkmann** (ver Figuras 7.8, 7.14 e 7.17), espaços vasculares que são orientados oblíqua ou perpendicularmente aos canais de Havers.

O diâmetro dos canais de Havers varia de aproximadamente 20 μm a cerca de 100 μm. Durante a formação dos ósteons, a lamela mais próxima da linha cementante é a primeira a ser formada. À medida que lamelas adicionais são acrescentadas ao sistema, o diâmetro do canal de Havers é reduzido e a espessura da parede do ósteon aumenta. Como os nutrientes derivados dos vasos sanguíneos do canal de Havers devem atravessar os canalículos para atingir os osteócitos, um processo bastante ineficiente, a maioria dos ósteons não tem mais de 4 a 20 lamelas.

À medida que o osso vai sendo remodelado, os osteoclastos reabsorvem porções de ósteons, e osteoblastos formam novos sistemas de Havers. Remanescentes de ósteons permanecem como arcos irregulares de fragmentos lamelares, conhecidos como ***lamelas intersticiais***, circundadas por ósteons.

Semelhantemente aos ósteons, as lamelas intersticiais também são circundadas por linhas cementantes.

Histogênese do osso

Embora, durante a embriogênese, o osso possa ser formado de duas maneiras diferentes, **intramembranosa** e **endocondral**, os dois tipos de ossos são idênticos histologicamente. Em ambos os casos, o primeiro osso formado é o **osso primário**, que, mais tarde, é reabsorvido e substituído por **osso secundário**. O osso secundário continua a ser reabsorvido ao longo da vida, embora em um ritmo mais lento.

Ossificação intramembranosa

A ossificação intramembranosa ocorre dentro do mesênquima.

A maioria dos ossos chatos é formada por **ossificação intramembranosa**. Esse processo ocorre em um tecido mesenquimal ricamente vascularizado, cujas células fazem contato umas com as outras por meio de extensos prolongamentos.

As células mesenquimais, sob a influência de **Cbfa1/Runx2** e **osterix**, diferenciam-se em **osteoblastos** que secretam **matriz óssea**, formando uma rede de **trabéculas** e **espículas ósseas**, cujas superfícies são povoadas por essas células (Figuras 7.18 a 7.20). Essa região da osteogênese inicial é conhecida como **centro de ossificação**. Como esperado no osso primário, as fibras colágenas tipo I dessas trabéculas e espículas em desenvolvimento são dispostas de forma aleatória. Logo em seguida à deposição do osteoide, ocorre rapidamente a calcificação, e os osteoblastos aprisionados em suas matrizes tornam-se osteócitos. Os prolongamentos desses osteócitos entram em contato uns com os outros e são circundados por tecido ósseo, estabelecendo um sistema de canalículos. A contínua atividade mitótica das células mesenquimais fornece um suprimento constante de **células osteoprogenitoras** indiferenciadas, que se diferenciam em osteoblastos, os quais continuam a formação óssea.

À medida que a trama de trabéculas é estabelecida, o tecido conjuntivo vascular em seus interstícios é transformado na medula óssea. A adição de trabéculas para a periferia aumenta o tamanho do osso em formação. Ossos maiores, como o osso occipital da base do crânio, têm vários centros de ossificação, que aumentam e se fundem uns com os outros para formar um único osso. As **fontanelas** ("moleiras") nos ossos frontal e parietal de um bebê recém-nascido representam centros de ossificação que não se fundiram antes do nascimento.

Regiões de mesênquima que permanecem não calcificadas se diferenciam no periósteo e no endósteo do osso em desenvolvimento. Além disso, o tecido ósseo esponjoso abaixo do periósteo voltado para dentro e a camada em contato com a dura-máter de ossos achatados são transformados em osso compacto, formando as **tábuas interna** e **externa** com a **díploe** entre ambas.

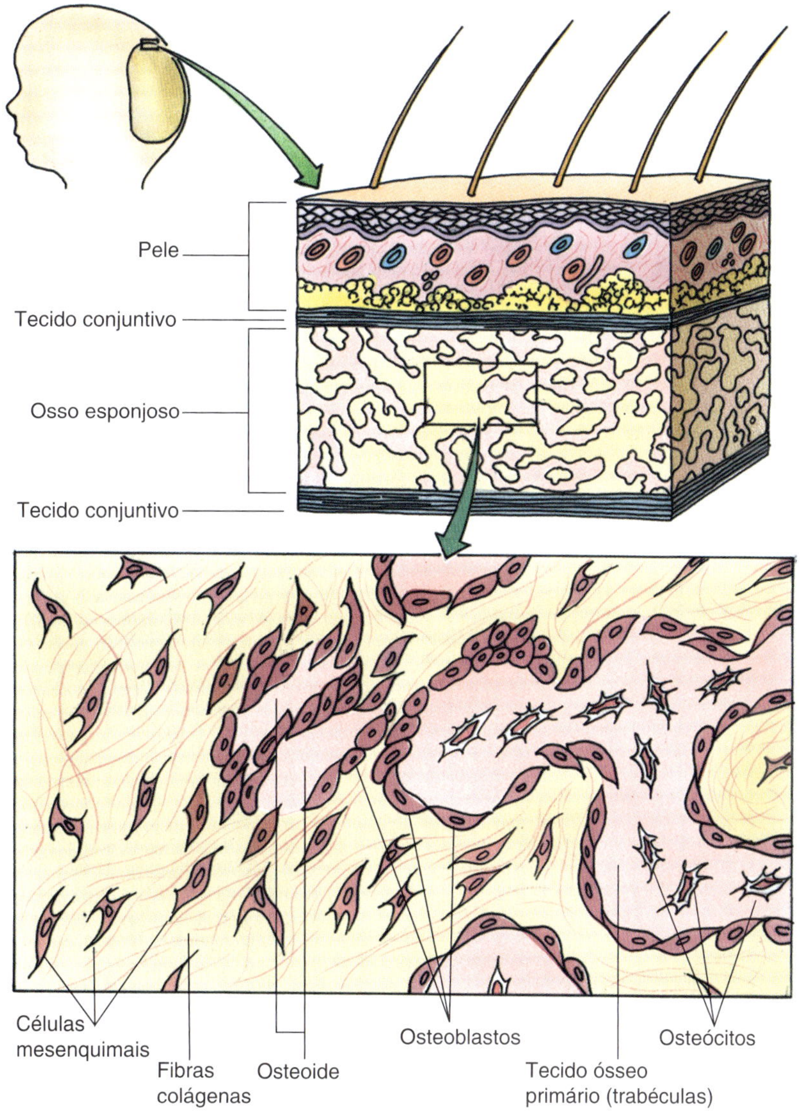

Figura 7.18 Diagrama da ossificação intramembranosa.

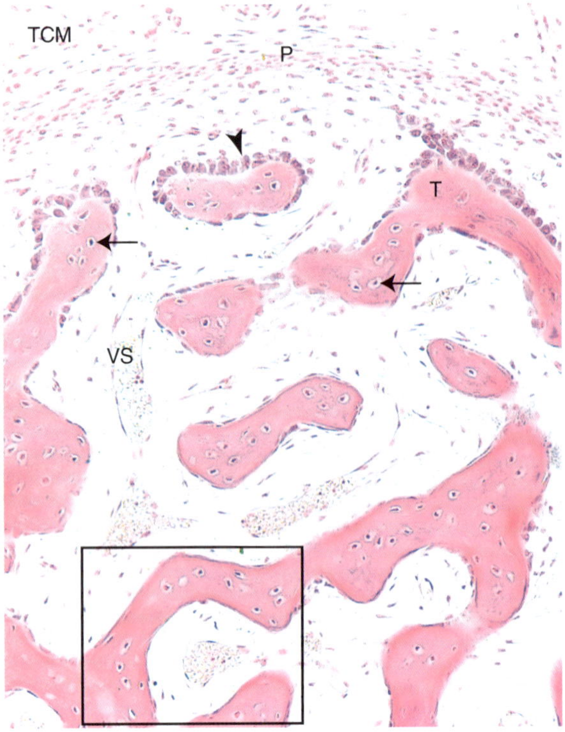

Figura 7.19 Fotomicrografia em pequeno aumento da cabeça de um embrião de porco mostrando o tecido conjuntivo mesenquimal (*TCM*), que é um local de ossificação. Observe a condensação mesenquimal do futuro periósteo (*P*), bem como a formação das trabéculas ósseas (*T*) que estão sendo transformadas em futuros ósteons (*área do quadrado*). Dentro das trabéculas, observe a presença de numerosos osteócitos (*setas*) em suas lacunas. Nas superfícies trabeculares, observe a presença de uma única camada de osteoblastos (*ponta de seta*). Todo o centro de ossificação tem abundantes vasos sanguíneos (*VS*) (135 ×).

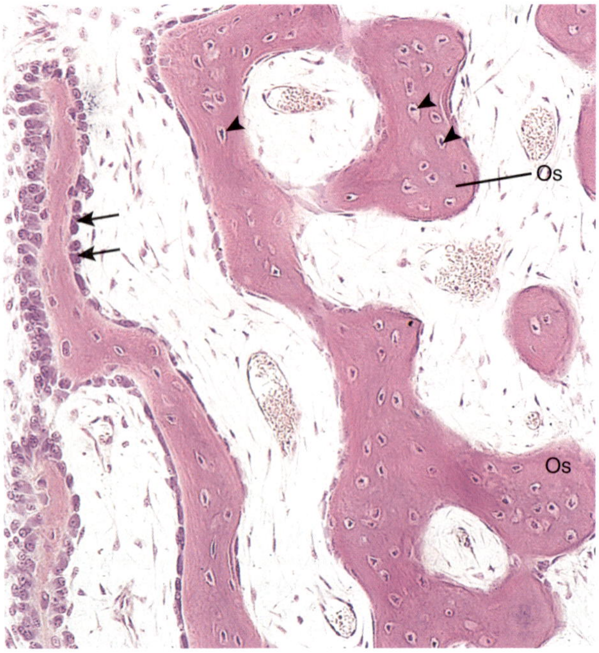

Figura 7.20 Micrografia de luz de ossificação intramembranosa (270 ×). Trabéculas de osso estão sendo formadas por osteoblastos que revestem sua superfície (*setas*). Observe os osteócitos presos nas lacunas (*pontas de seta*). Ósteons primitivos (*Os*) estão começando a se formar.

Correlações clínicas

Tem sido mostrado que as células mesenquimais de embriões de camundongo que são **nulos para o gene osterix** – isto é, não expressam esse gene – não podem diferenciar-se em osteoblastos e, como consequência, não podem formar ossos.

Ossificação endocondral

A ossificação endocondral requer a presença de um molde de cartilagem.

A maioria dos ossos longos e curtos do corpo se desenvolve por **ossificação endocondral**, que ocorre em duas etapas: (1) um modelo de cartilagem hialina em miniatura é formado e (2) a cartilagem-modelo continua a crescer, servindo como um arcabouço estrutural para o desenvolvimento ósseo, e, por fim, é reabsorvida e substituída por osso (Tabela 7.4 e Figura 7.21).

Eventos na ossificação endocondral (centro de ossificação primário)

1. Um **molde de cartilagem hialina** se desenvolve na região da futura formação óssea. Conforme o modelo de cartilagem cresce, os condrócitos em seu centro hipertrofiam, acumulam glicogênio em seus citoplasmas e tornam-se vacuolados (Figura 7.22). A hipertrofia dos condrócitos força o aumento

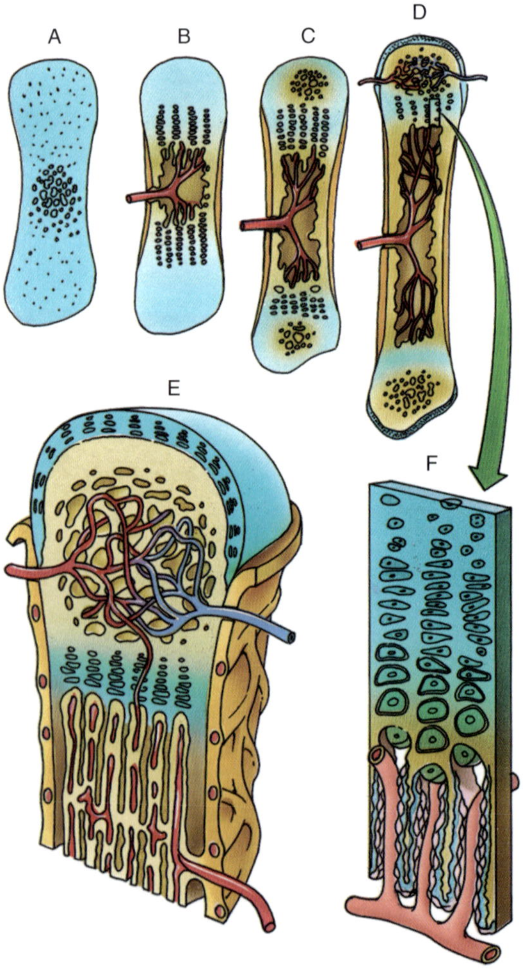

Figura 7.21 Diagrama ilustrando a ossificação endocondral. A cor *azul* representa o modelo de cartilagem sobre o qual o osso é formado, substituindo a cartilagem.

TABELA 7.4 Eventos na formação do osso endocondral.

Evento	Descrição
O modelo de cartilagem hialina é formado	Modelo de cartilagem hialina em miniatura formado na região do embrião em desenvolvimento onde o osso se desenvolverá. Alguns condrócitos amadurecem, hipertrofiam e morrem. A matriz da cartilagem se calcifica
Centro de ossificação primário	
O pericôndrio na porção mediana da diáfise torna-se vascularizado	A vascularização do pericôndrio o transforma em periósteo. As células condrogênicas tornam-se células osteoprogenitoras
Os osteoblastos secretam matriz, formando um colar ósseo subperiósteo	O colar ósseo subperiósteo é formado por osso primário (ossificação intramembranosa)
Os condrócitos no interior da diáfise hipertrofiam, morrem e degeneram	A presença do periósteo e de osso impede a difusão de nutrientes para os condrócitos. A degeneração deles deixa lacunas, abrindo grandes espaços na cartilagem
Osteoclastos escavam buracos no colar ósseo subperiósteo, permitindo a entrada do brotamento osteogênico	Os orifícios permitem que as células osteoprogenitoras e capilares invadam o modelo de cartilagem, agora calcificado, e comecem a elaborar a matriz óssea
Formação do complexo cartilagem calcificada – osso calcificado	A matriz óssea depositada em septos de cartilagem calcificada forma esse complexo. Histologicamente, a cartilagem calcificada cora de azul e o osso calcificado cora de vermelho
Os osteoclastos começam a reabsorver o complexo de osso calcificado/cartilagem calcificada	A destruição do complexo osso calcificado/cartilagem calcificada aumenta a cavidade medular
O colar ósseo subperiósteo engrossa e começa a crescer em direção às epífises	Este evento, ao longo de um período de tempo, substitui completamente a cartilagem diafisária por osso
Centro de ossificação secundário	
A ossificação começa na epífise	Começa da mesma maneira que o centro primário, exceto que não há colar ósseo. Osteoblastos depositam matriz óssea na estrutura de cartilagem calcificada
Crescimento do osso na placa epifisária	A superfície articular cartilaginosa do osso permanece. A placa epifisária persiste – ocorre crescimento adicional da extremidade da placa epifisária. O osso é adicionado à extremidade diafisária da placa.
A epífise e a diáfise tornam-se contínuas	No fim do crescimento ósseo, a cartilagem da placa epifisária cessa a proliferação. O desenvolvimento ósseo continua até unir a diáfise e a epífise.

de suas lacunas, e os septos da matriz da cartilagem, que diminuíram em espessura, tornam-se calcificados.

2. Simultaneamente, o pericôndrio na **região mediana da diáfise do modelo cartilaginoso torna-se vascularizado** (Figura 7.23) e, devido ao aumento da tensão de oxigênio, as células condrogênicas tornam-se células osteoprogenitoras. Portanto, essa pequena região de pericôndrio torna-se um periósteo.
3. Células osteoprogenitoras diferenciam-se em **osteoblastos** que secretam matriz óssea, formando o **colar ósseo subperiósteo** na superfície do molde de cartilagem por *ossificação intramembranosa* (ver Figura 7.23).
4. O colar ósseo subperiósteo impede a difusão de nutrientes aos condrócitos hipertrofiados dentro do núcleo da cartilagem-modelo, fazendo-os morrer. As lacunas confluentes vazias tornam-se a futura cavidade medular no centro do modelo de cartilagem.
5. Orifícios escavados no colar ósseo por osteoclastos permitem que os **brotamentos periósteos** (brotamentos osteogênicos) – compostos de células osteoprogenitoras, células hematopoéticas e vasos sanguíneos – entrem nas concavidades dentro do modelo de cartilagem (ver Figura 7.21).
6. Mais células osteoprogenitoras se diferenciam em osteoblastos, que sintetizam a matriz óssea na superfície da cartilagem calcificada. A matriz óssea torna-se calcificada para formar um **complexo osso calcificado/cartilagem calcificada** (o osso calcificado é acidofílico, enquanto a cartilagem calcificada é basofílica). Esse complexo pode ser visualizado em preparações histológicas de rotina, pois a cartilagem calcificada cora em azul, enquanto o osso calcificado cora em rosa quando se utiliza a coloração de hematoxilina e eosina (Figuras 7.24 e 7.25; ver também Figura 7.23).
7. À medida que o colar ósseo subperiósteo aumenta em espessura e cresce da região mediana da diáfise em direção às duas epífises, os osteoclastos continuam a reabsorver o complexo cartilagem calcificada/osso calcificado, ampliando a cavidade medular. Finalmente, toda a cartilagem da diáfise é substituída por osso, exceto nos **discos epifisários (placas epifisárias)**, que são responsáveis pela continuidade do crescimento em comprimento do osso pelos próximos 18 a 20 anos.

Eventos que ocorrem em centros de ossificação secundários

Centros de ossificação secundários começam a se formar na epífise em cada extremidade do osso em formação por um processo semelhante ao da diáfise, exceto que um colar ósseo não é formado. Em vez disso, células osteoprogenitoras invadem a cartilagem da epífise, diferenciam-se em osteoblastos e começam a secretar matriz no arcabouço de cartilagem (ver Figura 7.21). Esses eventos acontecem e progridem da mesma forma que na diáfise. Finalmente, a cartilagem da epífise é substituída por osso, exceto na superfície articular e no disco epifisário. A superfície articular do osso permanece cartilaginosa ao longo da vida. O processo de ossificação na placa epifisária, que controla o comprimento do osso, é descrito na próxima seção.

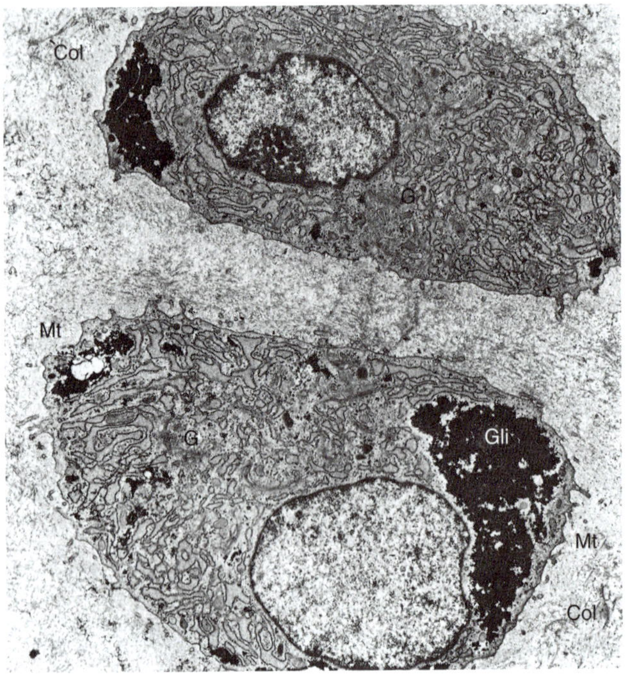

Figura 7.22 Micrografia eletrônica de condrócitos hipertróficos do côndilo mandibular em crescimento (83.000 ×). Observe o abundante retículo endoplasmático rugoso e o aparelho de Golgi em desenvolvimento (*G*). Observe também os depósitos de glicogênio (*Gli*) em uma extremidade das células, uma característica dessas células pouco antes da morte. Col, fibras colágenas; Mt, matriz territorial. (De Marchi F, Luder HU, Leblond CP. Changes in cells' secretory organelles and extracellular matrix during endochondral ossification in the mandibular condyle of the growing rat. Am J Anat. 1991;190:41-73. *Am J Anat.* 1991; 190: 41-73. Reproduzida com autorização de Wiley-Liss, Inc., subsidiária da John Wiley & Sons, Inc.)

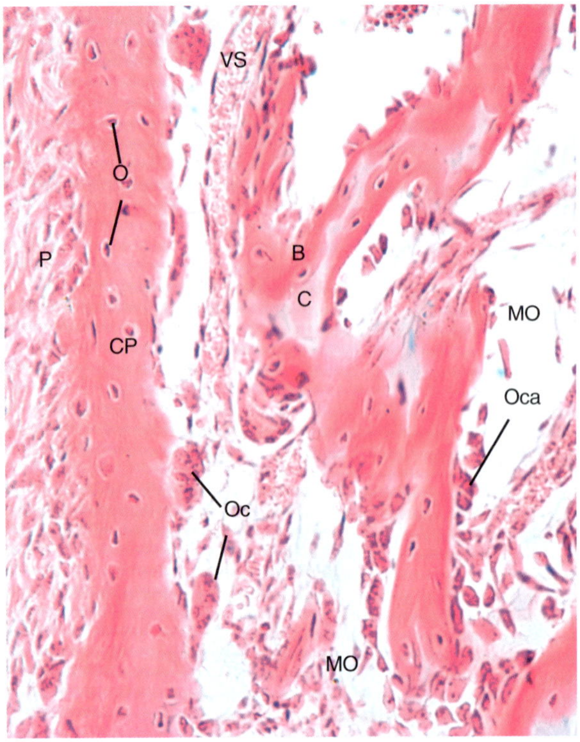

Figura 7.24 Este é um corte em maior aumento do periósteo (*P*), do colar ósseo subperiósteo (*CP*) e da região trabecular de uma lâmina semelhante à da Figura 7.23. Observe os osteócitos (*O*) dentro de suas lacunas, bem como os osteoblastos (*Ob*) e os osteoclastos (*Oc*), que estão tornando a diáfise mais larga e, ao mesmo tempo, ampliando a cavidade medular. A medula óssea (*MO*) em desenvolvimento circunda o complexo osso calcificado (*Oca*)/cartilagem calcificada (*Cca*) (270 ×).

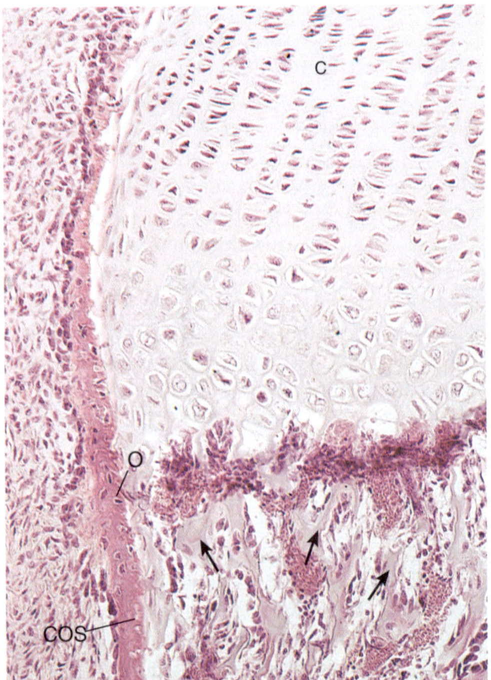

Figura 7.23 Fotomicrografia de ossificação endocondral (14 ×). A metade superior da fotografia mostra cartilagem (*C*) contendo condrócitos que amadurecem, hipertrofiam e calcificam na interface; a metade inferior mostra onde o complexo cartilagem calcificada/osso (*setas*) está sendo reabsorvido e o osso (*O*) está sendo formado. COS, colar ósseo subperiósteo.

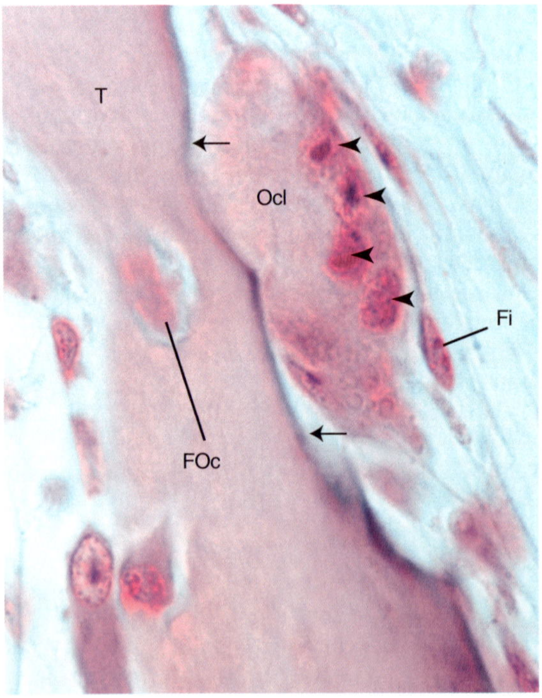

Figura 7.25 Este é um corte em grande aumento de um osteoclasto (*Ocl*) na ossificação endocondral, no momento em que remodela uma trabécula em formação (*T*). As *setas* mostram uma lacuna de Howship sendo formada pelo osteoclasto, cujos núcleos são indicados por *pontas de seta*. Observe que um osteoblasto está sendo preso em sua matriz e, agora, é um futuro osteócito (*FOc*). Uma célula mesenquimal (*Fi*) é evidente na medula óssea em formação (540 ×).

Esses eventos formam um processo contínuo e dinâmico que é concluído ao longo de vários anos à medida que o crescimento e o desenvolvimento ósseo progridem em direção às epífises em crescimento em cada extremidade do osso (ver Tabela 7.4). Ao mesmo tempo, o osso está constantemente sendo remodelado para atender às mudanças das forças que incidem sobre ele.

Crescimento ósseo em comprimento

O alongamento contínuo do osso depende do disco epifisário.

Os condrócitos do disco epifisário proliferam e participam do processo de ossificação endocondral. A proliferação ocorre no lado epifisário, e a substituição por osso ocorre no lado da diáfise da placa. Histologicamente, a placa epifisária é dividida em cinco zonas reconhecíveis. Essas zonas, começando a partir do lado epifisário, são as seguintes:

- **Zona de cartilagem de reserva**: condrócitos distribuídos aleatoriamente em toda a matriz são mitoticamente ativos (crescimento intersticial da cartilagem)
- **Zona de proliferação**: condrócitos, proliferando rapidamente, formam fileiras de células isógenas paralelas à direção do crescimento ósseo. Essa taxa de proliferação está sob o controle de uma molécula de sinalização, um hormônio parácrino conhecido como ***Indian hedgehog*** **(IHH)**, produzido e secretado pelos condrócitos dessa zona para atuar sobre todos os condrócitos em sua proximidade. Esse fator não apenas induz a proliferação dos condrócitos, mas também retarda a hipertrofia dos condrócitos, mantendo, assim, a espessura necessária da placa epifisária. Os condrócitos dessa zona também são sensíveis ao **IGF-1** e, em uma extensão muito limitada, ao IGF-2. O IGF-1 é um hormônio produzido pelos hepatócitos em resposta ao **hormônio de crescimento** secretado pela glândula hipófise. Os condrócitos dessa zona proliferam em resposta à exposição ao IGF-1. Embora os osteócitos também produzam e liberem IFG-1, dentro da placa epifisária, é o IGF-1 produzido por hepatócitos que atua nos condrócitos
- **Zona de maturação e hipertrofia (ou zona de cartilagem hipertrófica)**: os condrócitos tornam-se maduros, sofrem hipertrofia e acumulam glicogênio em seu citoplasma (ver Figura 7.21). A matriz interterritorial entre suas lacunas se estreita, com um aumento correspondente dos condrócitos dentro das lacunas. Os condrócitos dessa zona finalmente sofrem apoptose e morrem. Contudo, enquanto aumentam, secretam **fator de crescimento endotelial vascular**, uma citocina que estimula a invasão dos vasos sanguíneos, que levam íons cálcio e precursores de macrófagos especializados para a área
- **Zona de calcificação**: lacunas tornam-se confluentes, condrócitos hipertrofiados morrem e a matriz da cartilagem torna-se calcificada, utilizando os íons de cálcio trazidos pelos vasos sanguíneos
- **Zona de ossificação**: as células osteoprogenitoras invadem a área e se diferenciam em osteoblastos, que produzem matriz na superfície da cartilagem calcificada. Isso é seguido pela calcificação da matriz óssea e pela reabsorção do complexo cartilagem calcificada/osso calcificado pelos macrófagos especializados recrutados pelos condrócitos hipertróficos.

Enquanto a taxa de atividade mitótica na zona de proliferação é igual à taxa de reabsorção na zona de ossificação, a placa epifisária permanece com a mesma espessura e o osso continua a crescer em comprimento. Por volta dos 20 anos, a taxa de mitoses diminui na zona de proliferação, e a zona de ossificação ultrapassa as zonas de proliferação e a zona de cartilagem em repouso. A cartilagem do disco epifisário é substituída por uma placa de complexo cartilagem calcificada/osso calcificado, que é reabsorvida pela atividade osteoclástica, e a cavidade medular da diáfise torna-se confluente com as cavidades medulares da epífise. Depois que a placa epifisária é reabsorvida, o crescimento em comprimento não é mais possível.

Crescimento ósseo em largura

O crescimento da diáfise em perímetro ocorre via **crescimento aposicional**. As **células osteoprogenitoras** do periósteo proliferam e se diferenciam em osteoblastos que começam a produzir matriz óssea na superfície osso subperiósteo. Esse processo ocorre continuamente em todo o período de crescimento e desenvolvimento ósseo, de modo que, em um osso longo maduro, a diáfise torna-se mais larga por meio da ossificação intramembranosa subperióstea.

Durante o crescimento e o desenvolvimento ósseo, a reabsorção óssea é tão importante quanto a deposição óssea. A formação de osso na superfície externa da diáfise deve ser acompanhada pela atividade osteoclástica na superfície interna, para que o espaço medular possa ser ampliado (ver Figura 7.24).

Calcificação do osso

A calcificação começa quando há depósitos de fosfato de cálcio nas fibrilas colágenas.

A calcificação do osso é estimulada por certos proteoglicanos e por uma glicoproteína de ligação ao Ca^{2+}, a **osteonectina**, bem como pela **sialoproteína óssea**. Uma possibilidade, chamada de ***nucleação heterogênea***, estabelece que, uma vez que o cálcio metaestável e o fosfato são depositados na região de espaçamento de fibras de colágeno, a calcificação prossegue.

A teoria de calcificação mais comumente aceita é baseada na presença de **vesículas de matriz** liberadas pelos osteoblastos no osteoide. Essas pequenas vesículas, de 100 a 200 nm de diâmetro, contêm alta concentração de íons Ca^{2+} e PO_4^{3-}, cAMP, trifosfato de adenosina (ATP), trifosfatase de adenosina (ATPase), fosfatase alcalina, pirofosfatase, proteínas de ligação ao cálcio e fosfoserina. Além disso, a membrana da vesícula de matriz tem inúmeras bombas de cálcio, que transportam íons Ca^{2+} da matriz óssea para a vesícula. O aumento da concentração de íons Ca^{2+} dentro da vesícula resulta na formação e no crescimento de cristais de hidroxiapatita de cálcio que perfuram a membrana da vesícula de matriz, quebrando-a e liberando seu conteúdo. Simultaneamente, a **fosfatase alcalina** cliva **grupos pirofosfato** das macromoléculas da matriz. As moléculas de pirofosfato liberadas são inibidoras da calcificação, mas são clivadas pela enzima pirofosfatase em íons PO_4^{3-} individuais, aumentando a concentração desse íon no microambiente.

Os cristais de hidroxiapatita de cálcio liberados das vesículas da matriz agem como **nichos de cristalização**. A alta concentração de íons em sua vizinhança, junto à presença de fatores de calcificação e proteínas de ligação ao cálcio, promove a calcificação da matriz óssea; concomitantemente, a água é reabsorvida da matriz.

À medida que a mineralização se espalha ao longo dos vários nichos espaçados de cristalização, esses nichos se fundem e regiões cada vez maiores da matriz óssea são desidratadas e mineralizadas.

Remodelação óssea

Em adultos, o desenvolvimento ósseo é equilibrado com a reabsorção óssea à medida que o osso é remodelado para atender às tensões às quais é submetido.

Em um jovem que não terminou de crescer, a deposição óssea excede a taxa de reabsorção, pois mais sistemas de Havers estão sendo adicionados e não reabsorvidos. Em condições fisiológicas normais, após o crescimento ósseo desejado ser alcançado, o índice de deposição óssea é igual ao de reabsorção.

Em grande parte, os ossos em crescimento mantêm sua forma arquitetônica geral desde o início do desenvolvimento ósseo em um feto até o fim do crescimento ósseo em um adulto. Isso ocorre por meio da **remodelação de superfície**, um processo que envolve a deposição óssea sob certas regiões do periósteo, com concomitante reabsorção óssea em outras regiões do periósteo. Da mesma forma, o osso está sendo depositado em certas regiões da superfície endóstea e reabsorvido em outras. Os ossos da calvária estão sendo remodelados de maneira semelhante para acomodar o cérebro em crescimento; a forma como esse processo é regulado não está clara.

Como as células formadoras de osso e aquelas que reabsorvem osso esponjoso estão localizadas dentro da cavidade da medula óssea, elas respondem a **fatores locais**, como IL-6, fator de necrose tumoral-α (TNF-α), CSF-M, OPG, RANKL e TGF-β, que são liberados pelas células próximas à medula óssea. A maior parte das células formadoras de osso e de reabsorção óssea do osso compacto estão localizadas na camada celular do periósteo e no revestimento dos canais de Havers. Assim, estão muito longe das células da medula óssea para sofrerem sua influência direta. Portanto, ao contrário das células formadoras de osso e de reabsorção óssea do osso esponjoso, as do osso compacto respondem a **fatores sistêmicos**, como calcitonina e PTH.

A estrutura interna do osso adulto é continuamente alterada porque o osso deve ser reabsorvido de uma área e adicionado a outra para atender às mudanças de estresse a que é submetido, como mudanças de peso, alterações posturais ou microfraturas de osso envolvendo ósteons individuais. Esse processo é conhecido como ***remodelação interna*** e é realizado pela **unidade de remodelação óssea** (Figura 7.26), cujos elementos são o **cone de corte** (**cavidade de reabsorção**) e o **cone de fechamento** (**formação lamelar**).

Em regiões onde o osso compacto deve ser remodelado, os osteoclastos são recrutados para a área para reabsorvê-lo, formando túneis semelhantes a cones no osso compacto, conhecidos como ***cones de corte*** (**cavidades de reabsorção**). A contínua atividade osteoclástica aumenta o diâmetro e o comprimento desses cones de corte, que podem atingir até 1,5 mm de extensão e 100 μm de raio. Depois de esses túneis alcançarem seu tamanho máximo, são invadidos por vasos sanguíneos, osteoblastos e células osteoprogenitoras. Nesse ponto, a reabsorção óssea cessa e os osteoblastos depositam novas lamelas concêntricas ao redor dos vasos sanguíneos, formando novos sistemas (**cone de fechamento**). Não apenas o osso primário é remodelado dessa forma, o que o fortalece, estabelecendo um alinhamento ordenado do colágeno sobre o sistema haversiano, mas também a remodelação continua ao longo da vida conforme a reabsorção é substituída por deposição e por formação de novos sistemas haversianos. Esse processo de reabsorção óssea, seguido de substituição óssea, é conhecido como ***sistema acoplado de ativação, reabsorção e formação*** (**acoplamento**). As lamelas intersticiais que são observadas nos ossos adultos são resquícios de sistemas haversianos remodelados.

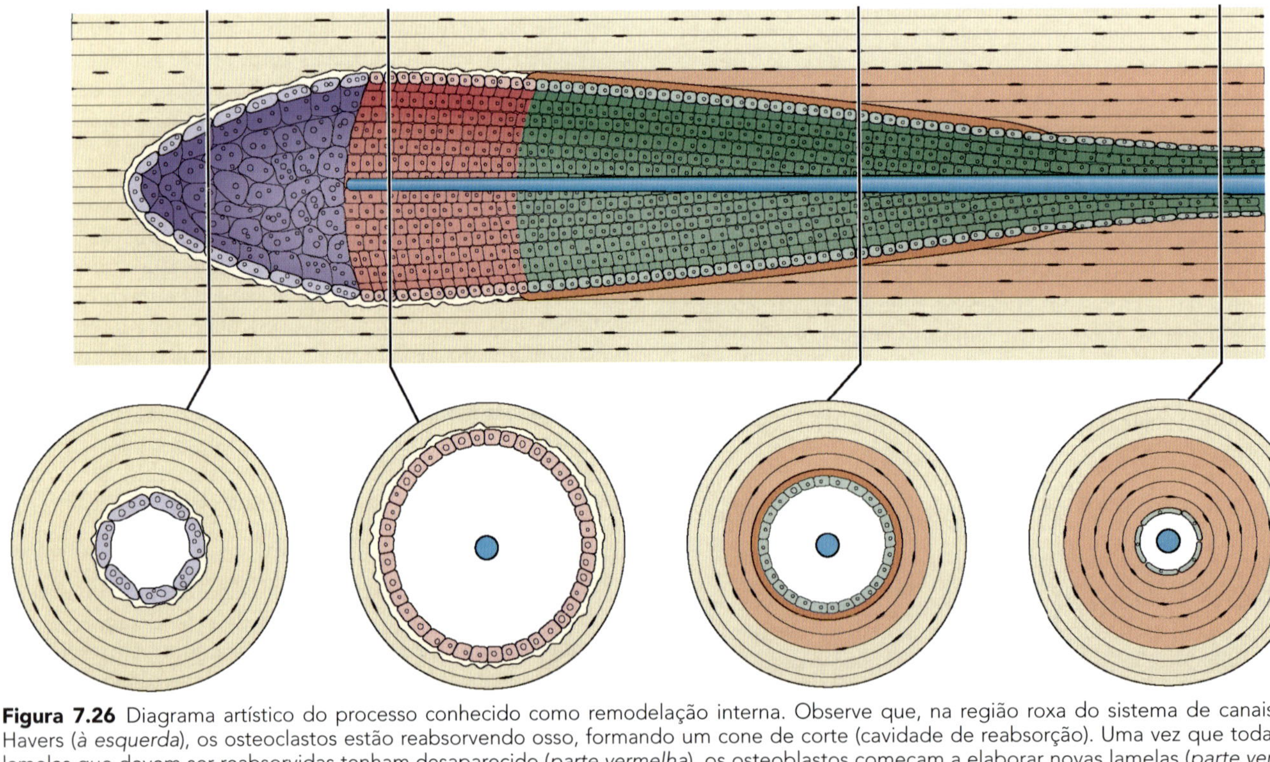

Figura 7.26 Diagrama artístico do processo conhecido como remodelação interna. Observe que, na região roxa do sistema de canais de Havers (*à esquerda*), os osteoclastos estão reabsorvendo osso, formando um cone de corte (cavidade de reabsorção). Uma vez que todas as lamelas que devem ser reabsorvidas tenham desaparecido (*parte vermelha*), os osteoblastos começam a elaborar novas lamelas (*parte verde*), remodelando o sistema haversiano original. Observe que o cone de corte progride para a esquerda e o cone de fechamento o alcança. Quando as zonas de corte atingem seu tamanho máximo, são invadidas por vasos sanguíneos (*parte azul, no centro*), osteoblastos e células osteoprogenitoras. Nesse ponto, a reabsorção óssea cessa e os osteoblastos depositam novas lamelas concêntricas ao redor dos vasos sanguíneos, formando novos sistemas haversianos.

Reparo ósseo

A reparação óssea envolve tanto ossificação intramembranosa como endocondral.

Uma fratura óssea causa danos e destruição à matriz óssea, morte de células, rupturas no periósteo e no endósteo, além de possível deslocamento das extremidades do osso fraturado (fragmentos). Os vasos sanguíneos são rompidos próximo à fratura, e uma hemorragia localizada preenche a zona da fratura, resultando na formação de coágulos sanguíneos no local da lesão. Logo em seguida, o suprimento de sangue é interrompido de forma retrógrada a partir do local da lesão, de volta às regiões dos vasos anastomosados, que podem estabelecer uma nova rota de circulação. Como consequência da interrupção da circulação, há uma zona de aumento da lesão em ambos os lados da fratura original, devido à falta de suprimento sanguíneo a muitos sistemas haversianos, causando o aumento de osteócitos danificados e mortos nessa zona. Como a medula óssea e o periósteo são altamente vascularizados, o local da lesão inicial em qualquer uma dessas duas áreas não cresce significativamente, e não há aumento notável de células danificadas e em degeneração muito além do local original da lesão. Em qualquer local em que os sistemas haversianos do osso ficam sem suprimento sanguíneo, osteócitos tornam-se picnóticos, sofrem lise e morrem, deixando as lacunas vazias.

Os coágulos sanguíneos que preenchem o local da fratura são invadidos por pequenos capilares e fibroblastos derivados do tecido conjuntivo circunjacente, formando um **tecido de granulação**. Aproximadamente 48 horas após a lesão, as células osteoprogenitoras se acumulam devido ao aumento da atividade mitótica da camada osteogênica do periósteo. A camada mais profunda de células osteoprogenitoras em proliferação no periósteo (aquelas mais próximas do osso), as quais estão nas proximidades dos capilares, diferencia-se em osteoblastos e começa a elaborar um colar ósseo, cimentando-o ao osso morto nas imediações do local da lesão. Embora os capilares estejam em crescimento, seu índice de proliferação é muito mais lento do que o das células osteoprogenitoras. Assim, as células osteoprogenitoras no meio da massa em proliferação se encontram agora sem um leito capilar profuso, resultando em diminuição de oxigênio e fazendo com que essas células osteoprogenitoras tornem-se células condrogênicas. Os condroblastos que são derivados a partir de células condrogênicas formam a cartilagem nas partes externas do colar ósseo.

As células osteoprogenitoras adjacentes à camada fibrosa do periósteo têm vasos sanguíneos intactos em sua vizinhança; portanto, continuam a proliferar como células osteoprogenitoras. Assim, o colar abaixo do periósteo exibe três zonas que se misturam: (1) o estrato mais profundo consiste em uma camada de osso novo cimentado ao fragmento ósseo; (2) uma camada intermediária de cartilagem; e (3) uma camada osteogênica proliferativa na superfície. Nesse ínterim, os colares formados nas extremidades de cada fragmento se fundem em um único colar combinado, conhecido como ***calo externo***, levando a uma união externa dos fragmentos. O crescimento contínuo do colar externo deriva, principalmente, da proliferação de células osteoprogenitoras e, até certo ponto, a partir do crescimento intersticial da cartilagem em sua zona intermediária.

A matriz cartilaginosa adjacente ao tecido ósseo recém-formado na região mais profunda do colar externo torna-se calcificada e, finalmente, é substituída por osso esponjoso. Finalmente, toda a cartilagem é substituída por osso primário formado por ossificação endocondral.

Um evento semelhante ocorre nas cavidades medulares à medida que se forma um coágulo, que logo é invadido por células osteoprogenitoras do endósteo e células pluripotentes da medula óssea, formando um ***calo interno*** de trabéculas ósseas dentro de 1 semana ou mais após a fratura (Figura 7.27).

Depois que os fragmentos de osso são unidos por meio das trabéculas de osso esponjoso, tanto na superfície externa como na superfície medular, é necessário remodelar o local da lesão, substituindo o osso primário por osso secundário, com a consequente resolução do calo.

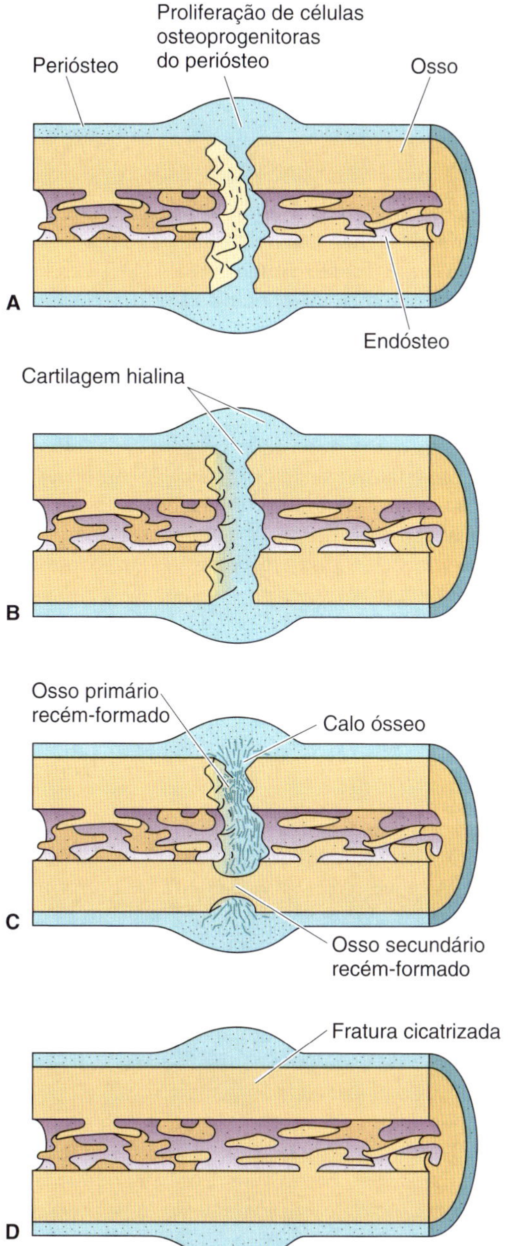

Figura 7.27 Representação esquemática dos eventos no reparo de uma fratura óssea. **A.** As células osteoprogenitoras da camada (celular) interna do periósteo proliferam. **B.** Como as células osteoprogenitoras não têm suprimento sanguíneo adequado, elas se diferenciam em células condrogênicas e formam um calo composto principalmente de cartilagem hialina. **C.** À medida que o suprimento de sangue é restabelecido, o calo cartilaginoso é transformado em calo ósseo por meio da ossificação condrogênica. **D.** À medida que o calo ósseo é remodelado, a fratura é reparada. Consulte o texto para obter informações completas sobre o reparo ósseo.

O primeiro osso elaborado contra o tecido ósseo lesado se desenvolve por ossificação intramembranosa, e as novas trabéculas se tornam firmemente cimentadas ao osso lesado ou morto. Matrizes de osso morto, localizadas nos espaços vazios entre as trabéculas ósseas, são reabsorvidas, e os espaços são preenchidos por osso novo. Finalmente, todo o osso morto é reabsorvido e substituído. Esses eventos são simultâneos, resultando no reparo da fratura com osso esponjoso circundado por um calo ósseo.

Por meio dos eventos de remodelação, o tecido ósseo primário derivado da ossificação intramembranosa é substituído por osso secundário, reforçando ainda mais a zona de fratura a ser corrigida. Ao mesmo tempo, o calo é reabsorvido. Parece que os processos de cicatrização e remodelação no local da fratura ocorrem em resposta direta às tensões submetidas ao osso; finalmente, a zona reparada é restaurada a sua forma e força originais.

Correlações clínicas

1. Se segmentos de osso forem perdidos ou danificados de forma tão grave de modo que tenham que ser removidos, uma **"união óssea"** não é possível; ou seja, o processo de reparo ósseo não pode ocorrer porque um calo ósseo não se formará. Em casos assim, um enxerto ósseo é necessário. Desde a década de 1970, os bancos de ossos tornaram-se disponíveis para fornecer osso viável para fins de enxerto. Os fragmentos ósseos são coletados e congelados a fim de se preservar seu potencial osteogênico e, então, são usados como transplantes por cirurgiões ortopédicos. Os **autoenxertos** são os mais bem-sucedidos porque o mesmo indivíduo que doa recebe o transplante. Os **homoenxertos** são enxertos realizados em diferentes indivíduos da mesma espécie e podem ser rejeitados devido a uma resposta imunológica. Os **heteroenxertos**, enxertos entre espécies diferentes, são os de menor sucesso, embora tenha sido demonstrado que o osso de bezerros perde parte de sua antigenicidade após refrigeração, o que os torna um enxerto ósseo válido, quando necessário.
2. A maturação esquelética também é influenciada por hormônios produzidos nas gônadas masculinas e femininas. O fechamento das placas epifisárias normalmente é bastante estável e constante e está relacionado à maturação sexual. Por exemplo, a maturação sexual precoce atrapalha o desenvolvimento do esqueleto porque as placas epifisárias são estimuladas a fechar muito cedo. Em outras pessoas cuja maturação sexual é retardada, o crescimento do esqueleto continua além do normal porque as placas epifisárias não fecham.
3. A **acromegalia** ocorre em adultos que produzem excesso de somatotropina, o que causa aumento anormal na deposição óssea sem reabsorção normal. Essa doença promove o espessamento dos ossos, especialmente aqueles da face, além de desfigurar os tecidos moles.

Recapitulação dos principais hormônios e fatores que afetam o osso

Os seguintes hormônios sistêmicos afetam o tecido ósseo:

- O PTH é liberado das células principais das glândulas paratireoides quando os níveis de cálcio no sangue caem abaixo de aproximadamente 8,8 mg/dℓ (em adultos). Atua de forma indireta ligando-se aos receptores de PTH em osteoblastos; essas células respondem liberando fatores – mencionados anteriormente – para recrutar e ativar os osteoclastos para reabsorver osso, aumentando, assim, os níveis de cálcio no sangue
- A calcitonina, liberada pelas células C (células parafoliculares) da glândula tireoide, tem efeito oposto. Quando os níveis de cálcio no sangue estão acima de aproximadamente 10,5 mg/dℓ (em adultos), a calcitonina é liberada e se liga diretamente aos receptores de calcitonina em osteoclastos, levando-os à apoptose e diminuindo, assim, os níveis de cálcio no sangue.

Os seguintes fatores locais e citocinas afetam os ossos:

- BMP-6 (e até certo ponto, BMP-2 e BMP-4) e TGF-β induzem as células osteoprogenitoras a se diferenciarem em osteoblastos
- Os osteoblastos sintetizam RANKL, M-CSF, fosfatase alcalina, IGF-1 e receptores de PTH, os quais colocam em suas membranas celulares
- Os osteoblastos sintetizam e liberam: osteocalcina, uma molécula de sinalização responsável pela mineralização óssea; osteonectina, uma glicoproteína que auxilia na ligação de cristais de hidroxiapatita de cálcio ao colágeno; osteopontina, que auxilia na formação da zona de vedação de osteoclastos; sialoproteína óssea, que auxilia os osteoblastos a aderirem à matriz óssea; e OPG, uma glicoproteína que pode se ligar ao RANKL e, assim, interferir na formação dos osteoclastos
- Os osteoblastos são transformados em osteócitos sob a influência de dois fatores de transcrição, o Cbfa1/Runx2 e o osterix – ambos parecem ser dependentes da expressão prévia de BMP-2. Isso é especialmente evidente durante o período de ossificação intramembranosa
- Os osteócitos liberam cAMP, osteocalcina e IGF-1 em resposta à tensão submetida ao osso para facilitar o recrutamento de células osteoprogenitoras
- Em resposta aos baixos níveis de cálcio no líquido extracelular em suas lacunas, os osteócitos secretam esclerostina, um hormônio parácrino que inibe a deposição óssea e estimula a reabsorção, elevando, assim, os níveis de cálcio no sangue
- Os osteoblastos secretam quatro moléculas de sinalização. (1) CSF-M, que se liga a um receptor nos precursores de osteoclastos, induzindo-os a proliferar e a expressar o RANK na membrana celular de precursores de osteoclastos; quando a molécula de sinalização RANKL na membrana celular dos osteoblastos se liga ao receptor RANK na membrana celular do precursor dos osteoclastos, o precursor de osteoclastos é induzido a se diferenciar em osteoclastos multinucleados, ativando e aumentando a reabsorção óssea. (2) A IL-6 facilita o recrutamento e a diferenciação dos osteoclastos. (3) A IL-1 ativa os precursores de osteoclastos a proliferarem; também tem papel indireto na estimulação de osteoclastos. (4) A OPG, uma molécula de sinalização da família TNFR, pode funcionar como um chamariz, interagindo com o RANKL, proibindo-o de se ligar ao macrófago e, assim, inibir a formação de osteoclastos
- Os osteoclastos têm receptores para o fator de estimulação de osteoclastos, fatores estimuladores de colônias, OPG, RANK e calcitonina, entre outros
- O TNF-α, liberado por macrófagos ativados, atua de forma semelhante à IL-1
- A Interferona-γ, liberada pelos linfócitos T, inibe a diferenciação dos precursores de osteoclastos em osteoclastos
- O TGF-β, liberado da matriz óssea durante a reabsorção óssea pelos osteoclastos, induz os osteoblastos a produzirem a matriz óssea e aumenta o processo de mineralização da

matriz. Além disso, inibe a proliferação dos precursores de osteoclastos e sua diferenciação em osteoclastos maduros.

Os seguintes fatores e citocinas afetam o disco epifisário:

- Os condrócitos da zona de proliferação da placa epifisária liberam um hormônio parácrino conhecido como **IHH**, que atua sobre todos os condrócitos nas imediações, não só induzindo a proliferação dos condrócitos, mas também retardando a hipertrofia condrocítica. Isso mantém a espessura necessária da placa epifisária
- Os condrócitos da zona de proliferação também são sensíveis ao **IGF-1** e, em um grau muito limitado, ao IGF-2. O IGF-1 é um hormônio produzido pelos hepatócitos em resposta ao **hormônio do crescimento** secretado pela glândula hipófise, e os condrócitos dessa zona proliferam em resposta à exposição ao IGF-1. Embora os osteócitos também produzam e liberem IGF-1, no caso da placa epifisária, é o IGF-1 produzido pelos hepatócitos que atua nos condrócitos
- Os condrócitos da zona de maturação e hipertrofia finalmente sofrem apoptose e morrem. Porém, antes de morrer, eles secretam fator de crescimento endotelial vascular, uma molécula de sinalização que estimula a invasão de vasos sanguíneos, que trazem íons cálcio e precursores de macrófagos especializados para a área.

EFEITOS NUTRICIONAIS

O crescimento normal do osso depende de vários fatores nutricionais. Se a ingestão de proteínas, minerais e vitaminas não for suficiente, os aminoácidos essenciais para a síntese de colágeno pelos osteoblastos estarão ausentes e a formação de colágeno será reduzida. A ingesta insuficiente de cálcio e fósforo leva a um osso mal calcificado, que está sujeito a fraturas. Uma deficiência de vitamina D impede a absorção de cálcio nos intestinos, causando **osteomalacia** em adultos e **raquitismo** em crianças. As vitaminas A e C também são necessárias para o adequado desenvolvimento do esqueleto (Tabela 7.5). A consequência da disponibilidade em excesso ou insuficiente de vitamina A resulta em uma diminuição da altura do indivíduo afetado. A vitamina C é necessária para a produção de colágeno; portanto, uma deficiência de vitamina C resulta na condição conhecida como *escorbuto*.

Articulações

Os ossos se articulam ou ficam próximos uns aos outros nas articulações, que são classificadas de acordo com o grau de movimento disponível entre seus ossos. Aquelas que são intimamente ligadas com apenas um mínimo de movimento entre si são chamadas ***sinartroses***; articulações em que os ossos são livres para se articularem em uma ampla gama de movimentos são classificadas como ***diartroses***.

Existem três tipos de **sinartroses**, de acordo com o tecido que compõe a união:

1. **Sinostose**. Quando há pouco ou nenhum movimento e o tecido de união entre os ossos é o próprio tecido ósseo (p. ex., ossos do crânio em adultos).
2. **Sincondrose**. Quando há pouco movimento e o tecido de união entre os ossos é a cartilagem hialina (p. ex., articulação entre a primeira costela e o esterno).
3. **Sindesmose**. Quando há pouco movimento e os ossos estão unidos por tecido conjuntivo denso (p. ex., sínfise púbica).

A maioria das articulações das extremidades são diartroses (Figura 7.28). Os ossos que compõem essas articulações são cobertos por cartilagem hialina ou cartilagem articular. Normalmente, os ligamentos mantêm o contato entre os ossos da articulação, a qual é selada pela cápsula articular. Essa cápsula é composta por uma camada fibrosa externa de tecido conjuntivo denso, que é contínua com o periósteo dos ossos, e uma camada sinovial celular interna, que recobre todas as superfícies não articulares. Alguns preferem chamar essa camada de *membrana sinovial*.

Dois tipos de células estão localizados na camada sinovial: as **células do tipo A** são macrófagos que exibem um aparelho de Golgi bem desenvolvido e muitos lisossomos, mas apenas uma pequena quantidade de RER. Essas células fagocíticas são responsáveis pela remoção de detritos do espaço articular. As **células do tipo B** se assemelham a fibroblastos, exibindo um RER bem desenvolvido; acredita-se que essas células secretem o **líquido sinovial**.

O líquido sinovial contém alta concentração de ácido hialurônico e de uma glicoproteína denominada **lubricina**, combinados

Correlações clínicas

O **raquitismo** é uma doença que acomete crianças com deficiência de vitamina D. Sem vitamina D, a mucosa intestinal não consegue absorver cálcio, embora possa haver ingestão diária adequada. Isso resulta em distúrbios na ossificação das cartilagens epifisárias e desorientação das células na metáfise, dando origem à matriz óssea pouco calcificada. Crianças com raquitismo apresentam ossos deformados, principalmente nas pernas, simplesmente porque os ossos não suportam seu peso.

A **osteomalacia**, ou raquitismo adulto, resulta de prolongada deficiência de vitamina D. Quando isso ocorre, o osso recém-formado em processo de remodelação não calcifica adequadamente. Essa condição pode se tornar grave durante a gravidez porque o feto requer cálcio, que deve ser fornecido pela mãe.

O **escorbuto** é uma condição resultante de uma deficiência de vitamina C. Um dos efeitos é a produção deficiente de colágeno, causando uma redução na formação da matriz óssea e no desenvolvimento ósseo. A cicatrização também é retardada.

TABELA 7.5 Vitaminas e seus efeitos no desenvolvimento esquelético.

Vitaminas	Efeitos no desenvolvimento esquelético
Deficiência de vitamina A	Inibe a formação óssea adequada à medida que a coordenação das atividades dos osteoblastos e osteoclastos falha. A falha de reabsorção e remodelação da abóbada craniana para acomodar o cérebro, com sérios danos ao sistema nervoso central
Hipervitaminose A	Erosão das colunas de cartilagem sem aumento das células na zona de proliferação. Os discos epifisários podem se tornar obliterados, cessando o crescimento prematuramente
Deficiência de vitamina C	O tecido mesenquimal é afetado, visto que o tecido conjuntivo é incapaz de produzir e manter a matriz extracelular. Produção deficiente de colágeno e matriz óssea resulta em crescimento retardado e cicatrização retardada. Escorbuto
Deficiência de vitamina D	Distúrbios na ossificação das cartilagens epifisárias. As células ficam desordenadas na metáfise, levando a ossos mal calcificados que se deformam por não suportarem o peso. Em crianças: raquitismo. Em adultos: osteomalacia

a um filtrado de plasma. Além de fornecer nutrientes e oxigênio aos condrócitos da cartilagem articular, esse líquido tem alto teor de ácido hialurônico e lubricina, o que permite que ele funcione como um lubrificante para a articulação. Além disso, macrófagos no fluido sinovial atuam para fagocitar resíduos da cavidade articular.

Considerações patológicas

Ver Figuras 7.29 a 7.32.

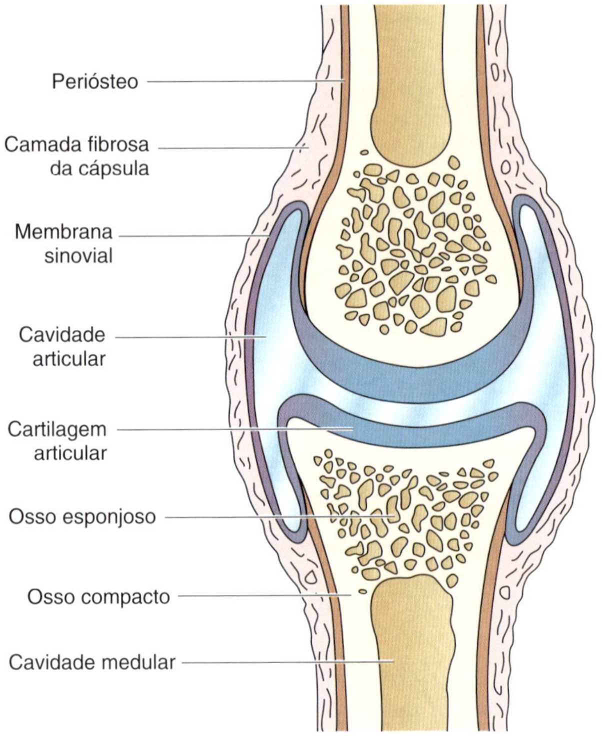

Figura 7.28 Representação esquemática da anatomia de uma articulação classificada como diartrose.

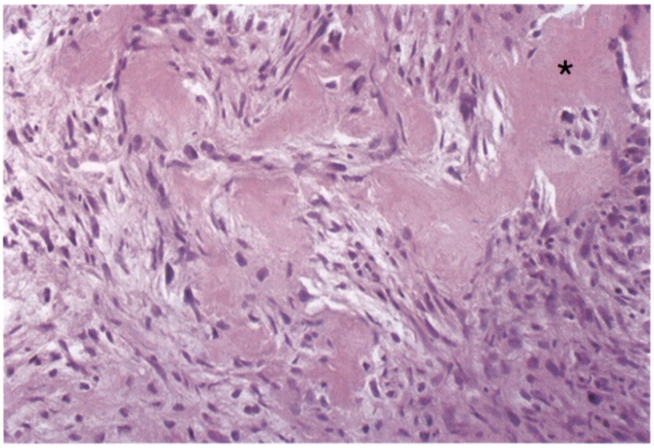

Figura 7.30 Fotomicrografia de um osteossarcoma. Observe que as células neoplásicas fusiformes estão produzindo um osteoide rosado (*asterisco*), uma característica do osteossarcoma. (De Klatt EC. *Robbins and Cotran Atlas of Pathology*. 2nd ed. Philadelphia: Elsevier; 2010:453, com permissão.)

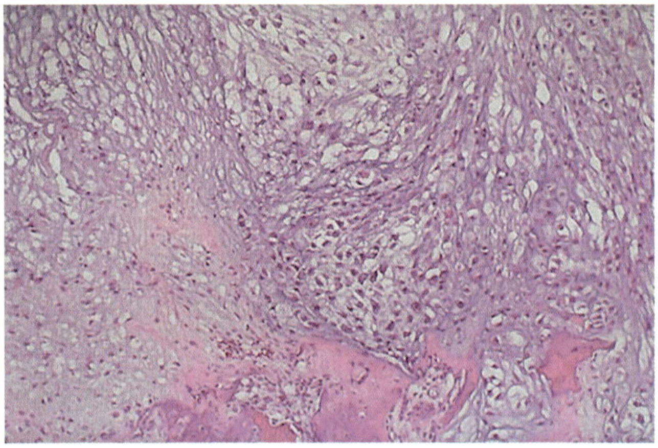

Figura 7.31 Fotomicrografia de um condrossarcoma. Observe que os condrócitos da cartilagem estão dispostos aleatoriamente e que o osso na parte inferior da fotomicrografia está sendo invadido e destruído pelas células malignas. (De Klatt EC. *Robbins and Cotran Atlas of Pathology*. 2nd ed. Philadelphia: Elsevier; 2010:456, com permissão.)

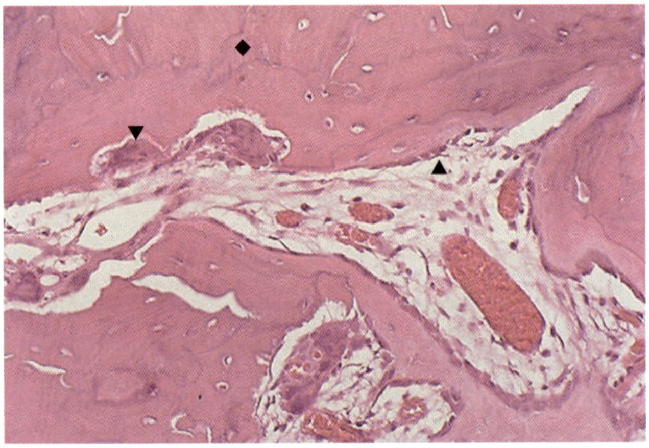

Figura 7.29 Fotomicrografia de osso com a doença de Paget. Observe que há atividade osteoclástica ativa (*ponta de seta para baixo*) e atividade osteoblástica (*ponta de seta para cima*), levando a uma aparência microscópica desorganizada do padrão lamelar do osso. Observe também as linhas cementantes dispostas irregularmente (*losango*). (De Klatt EC. *Robbins and Cotran Atlas of Pathology*. 2nd ed. Philadelphia: Elsevier; 2010:446, com permissão.)

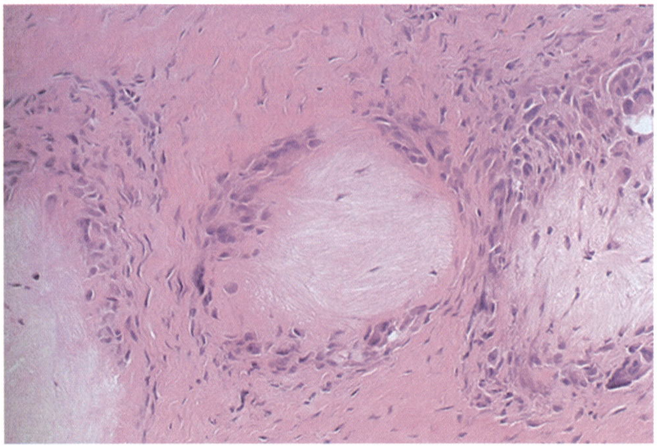

Figura 7.32 Fotomicrografia de uma articulação com artrite gotosa. Observe que as áreas claras no centro da fotomicrografia são regiões de deposição de cristais de urato. Esses cristais provocam uma resposta inflamatória, conforme evidenciado pelas células inflamatórias crônicas que cercam os depósitos de cristais. (De Klatt EC. *Robbins and Cotran Atlas of Pathology*. 2nd ed. Philadelphia: Elsevier; 2010:464, com permissão.)

Instruções do laboratório de histologia

Cartilagem

A *cartilagem hialina* é mais bem observada nos segmentos cartilaginosos em formato de C da traqueia. Em cortes em pequeno aumento, o pericôndrio, em toda a extensão da cartilagem, pode ser observado e facilmente diferenciado da substância da cartilagem com suas lacunas, distribuídas por toda a matriz, abrigando condrócitos (ver Figura 7.2, *P*, *M*, *seta*). Em aumento médio, as células condrogênicas e condroblastos são evidentes na camada celular do pericôndrio e os condrócitos são claramente evidentes em suas lacunas (ver Figura 7.3, *Cg*, *Cb*, *P*, *C*). Em grande aumento, os condroblastos do pericôndrio celular são evidentes, e é claro que a matriz tem dois componentes principais: a matriz territorial mais escura e a matriz interterritorial mais clara. Circundando cada lacuna, observa-se a cápsula pericelular estreita. A cartilagem hialina jovem pode crescer intersticialmente, exibindo a presença de grupos de células (ver Figura 7.4, *seta*, *PC*, *MT*, *MI*, *quadrado*).

A *cartilagem elástica* é geralmente rotulada como tal; é muito parecida com a cartilagem hialina, exceto pela grande quantidade de fibras elásticas em sua matriz e em seu pericôndrio (Figura 7.5, *seta*, *P*). Em um aumento médio, é mais fácil diferenciar camadas celulares e fibrosas do pericôndrio. As fibras elásticas se entrecruzam tanto no pericôndrio como na matriz. Algumas das lacunas parecem estar vazias, pois os condrócitos encolheram durante a preparação da lâmina (Figura 7.6, *PF*, *PC*, *FE*, *L*, *setas*).

A *fibrocartilagem* é mais bem observada no disco intervertebral, onde seus condrócitos parecem formar fileiras mais ou menos paralelas. Feixes grossos paralelos de fibras de colágeno tipo I separam os condrócitos uns dos outros (ver Figura 7.7, *C*, *setas*). Na maioria das vezes, a fibrocartilagem não tem pericôndrio.

Osso

O *osso compacto descalcificado* é evidente em cortes em menor aumento de uma costela, exibindo seus quatro sistemas lamelares. Logo abaixo do periósteo estão as lamelas circunferenciais externas delgadas; e, circundando a cavidade medular, está o sistema lamelar circunferencial interno. A maior parte da espessura da costela é formada pelos ósteons e pelo sistema lamelar intersticial. Cada ósteon tem um canal central, conhecido como canal de Havers. Os canais de Volkmann conectam os canais haversianos vizinhos (ver Figura 7.8, *P*, *LCE*, *LCI*, *quadrado*, *LI*, *CH*, *CV*; e Figura 7.17). Em grande aumento, os osteócitos são evidentes em suas lacunas. A linha cementante ao redor de cada ósteon é claramente observada e os revestimentos do canal de Havers são bem definidos como células osteoprogenitoras e osteoblastos. A linha guia para o ósteon pode ser representada pelo lúmen de um vaso sanguíneo que ocupa grande parte do canal de Havers (ver Figura 7.9, *VS*, *L*, *LC*, *Op*, *Oc*). Osteoblastos e um osteoclasto com seus numerosos núcleos são demonstrados em lâminas de ossificação intramembranosa (ver Figura 7.10, *Ob*, *Oc*).

O osso desgastado (não descalcificado) deve ser comparado ao seu homólogo descalcificado que acaba de ser examinado. As células não estão presentes no osso desgastado, mas seus sistemas lamelares são bem definidos. Na periferia externa, onde o periósteo estaria, as lamelas circunferenciais externas são observadas; como antes, o osso é composto por numerosos ósteons e ocasionais lamelas. Canais haversianos e de Volkmann também podem ser identificados com facilidade. As lacunas que são ocupadas por osteócitos em ossos vivos são preenchidas com pó de osso na preparação obtida por desgaste (ver Figura 7.15, *LCE*, *quadrado*, *LI*, *CH*, *CV*, *setas*). Em grande aumento, o canal de Havers é notado por ser cercado por várias lamelas concêntricas de osso. As lacunas cheias de pó de osso e os canalículos estão bem definidos (ver Figura 7.16, *C*, *L*, *setas*).

A *ossificação intramembranosa* é mais bem observada em uma lâmina da cabeça de um embrião de porco. A formação óssea ocorre em tecido conjuntivo mesenquimal altamente vascularizado que se condensa para formar o futuro periósteo, e pequenas trabéculas de osso começam a se formar. À medida que o osso é adicionado a essas trabéculas, a formação de ósteons torna-se evidente. Os osteoblastos e osteócitos em suas lacunas são facilmente notados (ver Figura 7.19, *VS*, *TCM*, *P*, *T*, *quadrado*, *ponta de seta*, *setas*). Em aumentos maiores e em uma região um pouco mais desenvolvida, os ósteons em desenvolvimento são bastante evidentes e os osteócitos (em suas lacunas) e osteoblastos ao longo das trabéculas são claramente vistos (ver Figura 7.20, *Os*, *pontas de setas*, *setas*).

A *ossificação endocondral* ocorre em um modelo de cartilagem. À medida que o osso se forma em torno da porção mediana do modelo de cartilagem, o pericôndrio torna-se um periósteo, e o colar ósseo subperiósteo, com osteócitos em suas lacunas, continua a se alongar em direção às duas epífises. O osso também está sendo depositado em pedaços de cartilagem calcificada dentro do núcleo do molde de cartilagem, formando um complexo cartilagem calcificada/osso calcificado (Figura 7.23, *C*, *O*, *setas*). Em um maior aumento, o periósteo e o colar ósseo subperiósteo com osteócitos em suas lacunas foram remodelados na sua face da medula óssea pelos osteoclastos. A vascularização da futura medula óssea também é evidente pela rica presença de vasos sanguíneos. O osso calcificado e a cartilagem calcificada coexistem por um período, para serem reabsorvidos em um estágio posterior. Os osteoblastos continuam a produzir osso (ver Figura 7.24, *P*, *CP*, *Oc*, *MO*, *VS*, *O*, *C*, *Ob*, *Oca* e *Cca*).

Em grande aumento, os osteoclastos, cujos numerosos núcleos são claramente evidentes, são vistos esculpindo uma lacuna de Howship na superfície trabecular. As células mesenquimais estão nas proximidades da trabécula óssea. Um osteoblasto, quase completamente cercado pela matriz óssea que depositou, está a caminho de se tornar um osteócito (ver Figura 7.25, *Ocl*, *pontas de seta*, *setas*, *FI*, *T*, *FOc*).

8 Músculos

Células musculares são especializadas na contração que permite o movimento. Os organismos aproveitam a contração das células musculares e o arranjo dos componentes extracelulares do músculo para locomoção, constrição, bombeamento e outros movimentos propulsores.

Células musculares são chamadas de músculo ***estriado*** ou ***liso***, dependendo, respectivamente, da presença ou ausência de um arranjo repetido de proteínas contráteis miofibrilares, os miofilamentos. Células musculares **estriadas** apresentam faixas transversais claras e escuras alternadas que estão ausentes no músculo liso. Existem dois tipos de músculo estriado: **músculo esquelético**, responsável pela maior parte da massa muscular voluntária do corpo e aproximadamente 40% do peso corporal total; e **músculo cardíaco** involuntário, limitado quase exclusivamente ao coração. A maior parte do **músculo liso** está localizada nas paredes dos vasos sanguíneos, nas paredes das vísceras e na derme da pele.

Termos exclusivos são frequentemente utilizados para descrever os componentes das células musculares. Assim, a membrana da célula muscular é referida como ***sarcolema***, o citoplasma como ***sarcoplasma***, o retículo endoplasmático liso (REL) como ***retículo sarcoplasmático***, e as mitocôndrias são ocasionalmente conhecidas como ***sarcossomas***. Como são muito mais longas do que largas, as células musculares frequentemente são chamadas de ***fibras musculares***; no entanto, ao contrário de fibras colágenas e elásticas, elas são entidades vivas.

Todos os três tipos de músculos são derivados do mesoderma. O músculo cardíaco tem origem na mesoderme da esplancnopleura, a maior parte do músculo liso é derivada da mesoderme esplâncnica e da mesoderme somática, e a maior parte dos músculos esqueléticos se origina na mesoderme somática.

Músculo esquelético

O músculo esquelético é composto por células longas, cilíndricas e multinucleadas que sofrem contração voluntária para facilitar o movimento do corpo ou de suas partes.

Durante o desenvolvimento embrionário, várias centenas de **mioblastos**, células precursoras das fibras musculares esqueléticas, alinham-se umas às outras, de extremidade a extremidade, fundindo-se para formar células multinucleadas longas conhecidas como ***miotubos***. Esses miotubos recém-formados produzem constituintes citoplasmáticos, bem como os elementos contráteis do músculo, chamados ***miofibrilas***. As miofibrilas são compostas por arranjos específicos de **miofilamentos**, as proteínas responsáveis pela capacidade contrátil da célula muscular.

As fibras musculares estão dispostas paralelamente umas às outras, com seus espaços intercelulares contendo arranjos paralelos de **capilares contínuos**. Cada fibra de músculo esquelético é longa, cilíndrica, multinucleada e estriada. Os diâmetros das fibras variam de 10 a 100 μm, embora fibras hipertróficas possam exceder o último valor (Figuras 8.1 e 8.2). A força relativa de uma fibra muscular depende diretamente de seu diâmetro, enquanto a força de todo o músculo decorre do número e da espessura das fibras que o compõem.

Quando corado com hematoxilina e eosina (H&E), o músculo esquelético tem tonalidade de rosa a vermelho por causa de seu rico suprimento sanguíneo, bem como pela presença de **pigmentos de mioglobina** – proteínas transportadoras de

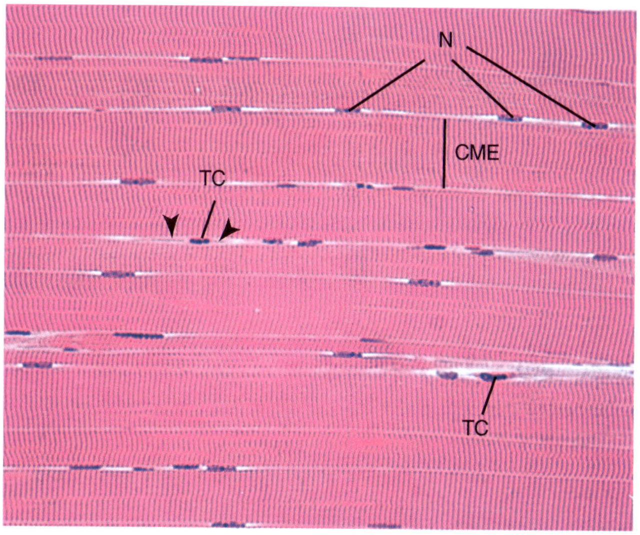

Figura 8.1 Fotomicrografia de um corte longitudinal do músculo esquelético em pequeno aumento. Observe que os núcleos (*N*) estão localizados na periferia, mas dentro da célula do músculo esquelético (*CME*), enquanto as células do tecido conjuntivo (*TC*) estão localizadas entre as fibras do músculo esquelético. *Pontas de seta* indicam o citoplasma de uma célula do tecido conjuntivo (270×).

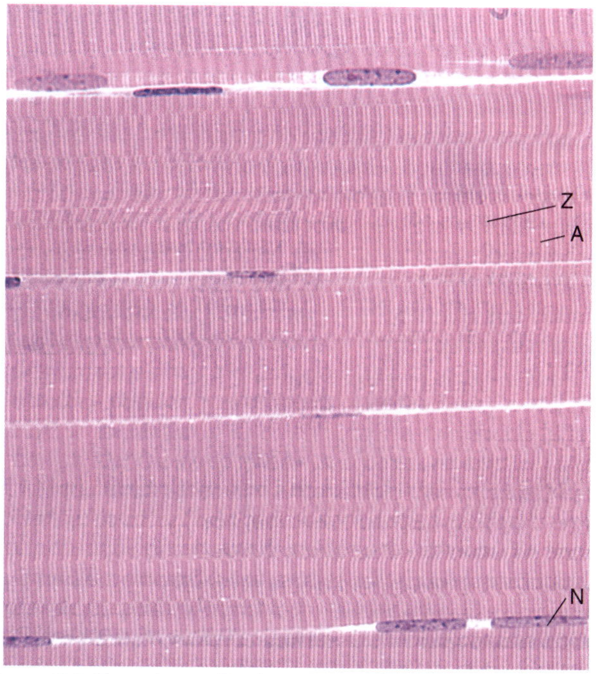

Figura 8.2 Fotomicrografia de um corte longitudinal do músculo esquelético em grande aumento. Observe os núcleos (*N*) localizados perifericamente, bem como os elementos de tecido conjuntivo muito finos entre as fibras musculares individuais (540×).

oxigênio que se assemelham, mas são menores do que a hemoglobina. Dependendo do diâmetro da fibra, da quantidade de mioglobina, do número de mitocôndrias, da extensão do retículo endoplasmático liso, da concentração de várias enzimas e do grau de contração, a fibra muscular pode ser classificada como **vermelha**, **branca** ou **intermediária** (Tabela 8.1). Normalmente, um músculo, como o bíceps, contém os três tipos de fibras musculares em proporções constantes que são características daquele músculo em particular. Em galinhas, por exemplo, os músculos da coxa são predominantemente vermelhos e os músculos do peito são predominantemente brancos. A inervação da fibra muscular parece ser o fator que determina o tipo de fibra. Se a inervação for experimentalmente trocada, a fibra se acomoda ao seu novo suprimento nervoso.

ENVOLTÓRIOS DE TECIDO CONJUNTIVO

Os envoltórios de tecido conjuntivo do músculo esquelético são: epimísio, perimísio e endomísio.

Todo o músculo é circundado pelo **epimísio** – um tecido conjuntivo denso não modelado rico em fibras colágenas. O **perimísio**, um tecido conjuntivo menos denso e rico em fibras colágenas derivado do epimísio, envolve feixes (**fascículos**) de fibras musculares. O **endomísio**, composto por fibras reticulares e uma **lâmina externa** (lâmina basal), envolve cada célula muscular (Figura 8.3). Como esses elementos de tecido conjuntivo são interconectados, forças contráteis exercidas por células musculares individuais são transferidas para eles. Tendões e aponeuroses, os quais conectam os músculos aos ossos e a outros tecidos, são contínuos com os envoltórios de tecido conjuntivo dos músculos e, portanto, atuam no aproveitamento das forças contráteis para o movimento.

Microscopia de luz

A microscopia de luz das fibras do músculo esquelético mostra células cilíndricas multinucleadas e longas, cujos numerosos núcleos se encontram perifericamente localizados.

TABELA 8.1 Tipos de fibras musculares esqueléticas.[a]

Características	Fibras musculares vermelhas	Fibras musculares brancas
Vascularização	Suprimento vascular abundante	Suprimento vascular mais escasso
Inervação	Fibras nervosas menores	Fibras nervosas maiores
Diâmetro da fibra	Menor	Maior
Contração	Lenta, mas repetitiva; resistentes à fadiga; contração mais fraca	Rápida, mas menos resistentes à fadiga; contração mais forte
Retículo sarcoplasmático	Pouco extenso	Extenso
Mitocôndria	Numerosas	Escassas
Mioglobulina	Abundante	Escassa
Enzimas	Ricas em enzimas oxidantes; pobre em adenosina trifosfatase	Enzimas oxidativas escassas; ricas em fosforilases e adenosina trifosfatase

[a]As fibras musculares intermediárias têm características entre as fibras vermelhas e brancas.

Fibras musculares esqueléticas são células multinucleadas com seus numerosos núcleos perifericamente localizados logo abaixo da membrana celular (Figura 8.3; ver também Figuras 8.1 e 8.2). Cada célula é cercada pelo endomísio, cujas fibras reticulares se entremeiam com as das células musculares adjacentes (Figuras 8.4 a 8.6). Pequenas **células satélites** (**células-tronco miogênicas**), as quais exibem um único núcleo e atuam como células regenerativas, estão localizadas em depressões rasas na superfície das células musculares, compartilhando da lâmina externa da fibra muscular. A rede de cromatina do núcleo da célula satélite é mais densa e mais irregular do que a da fibra muscular.

A maior parte do sarcoplasma das células do músculo esquelético é composta por arranjos de *miofibrilas* cilíndricas, cada uma com 1 a 2 µm de diâmetro (Figura 8.7). Portanto, cada célula tem uma série de miofibrilas que se estendem por todo o seu comprimento e estão precisamente alinhadas umas com as outras. Esse arranjo paralelo estritamente organizado das miofibrilas é responsável pelas estriações transversais de faixas claras e escuras que são características do músculo esquelético visto em corte longitudinal (ver Figuras 8.1 e 8.2).

As faixas escuras são conhecidas como ***bandas A*** (*a*nisotrópicas sob luz polarizada), e as bandas claras são conhecidas como ***bandas I*** (*i*sotrópicas sob luz polarizada). O centro de cada banda A está ocupado por uma área pálida, a **banda H**, que é dividida por uma delgada **linha M** (**ponte M**). Cada banda I é dividida por uma delgada linha escura, o **disco Z** (**linha Z**). A região da miofibrila entre duas linhas Z sucessivas, conhecidas como ***sarcômeros***, tem 2,5 µm de comprimento e é considerada a unidade contrátil das fibras musculares esqueléticas (Figuras 8.7 e 8.8).

Durante a contração muscular, as várias bandas transversais tornam-se caracteristicamente alteradas. A banda I fica mais estreita, a banda H e a linha M não estão mais evidentes, e as linhas Z adjacentes ficam mais próximas entre si (se aproximam das interfaces entre as bandas A e I), mas a largura da banda A permanece inalterada.

Ultraestrutura das fibras musculares esqueléticas

Estudos com o uso da microscopia eletrônica revelaram o funcionamento e o significado morfológico dos componentes estruturais do músculo estriado esquelético e as alterações de várias faixas quando a fibra muscular esquelética se contrai. As descrições seguintes são baseadas no músculo estriado esquelético de **mamíferos**.

Túbulos T e retículo sarcoplasmático

Túbulos T e retículo sarcoplasmático são componentes essenciais envolvidos na contração do músculo esquelético.

Uma característica distintiva da membrana do músculo esquelético é que é continuada dentro das fibras musculares esqueléticas como invaginações tubulares longas e numerosas, conhecidas como ***túbulos T*** (***túbulos transversais***; Figura 8.8), que passam transversalmente através da célula muscular e ficam posicionadas especificamente no plano da junção das bandas A e I. Portanto, cada sarcômero exibe dois conjuntos de túbulos T, um em cada interface das bandas A e I. Esses túbulos se ramificam e se anastomosam, permanecendo em um único plano. Assim, os túbulos T se estendem profundamente para o interior das células musculares e facilitam a condução de ondas de despolarização ao longo do sarcolema (Figuras 8.9 e 8.10).

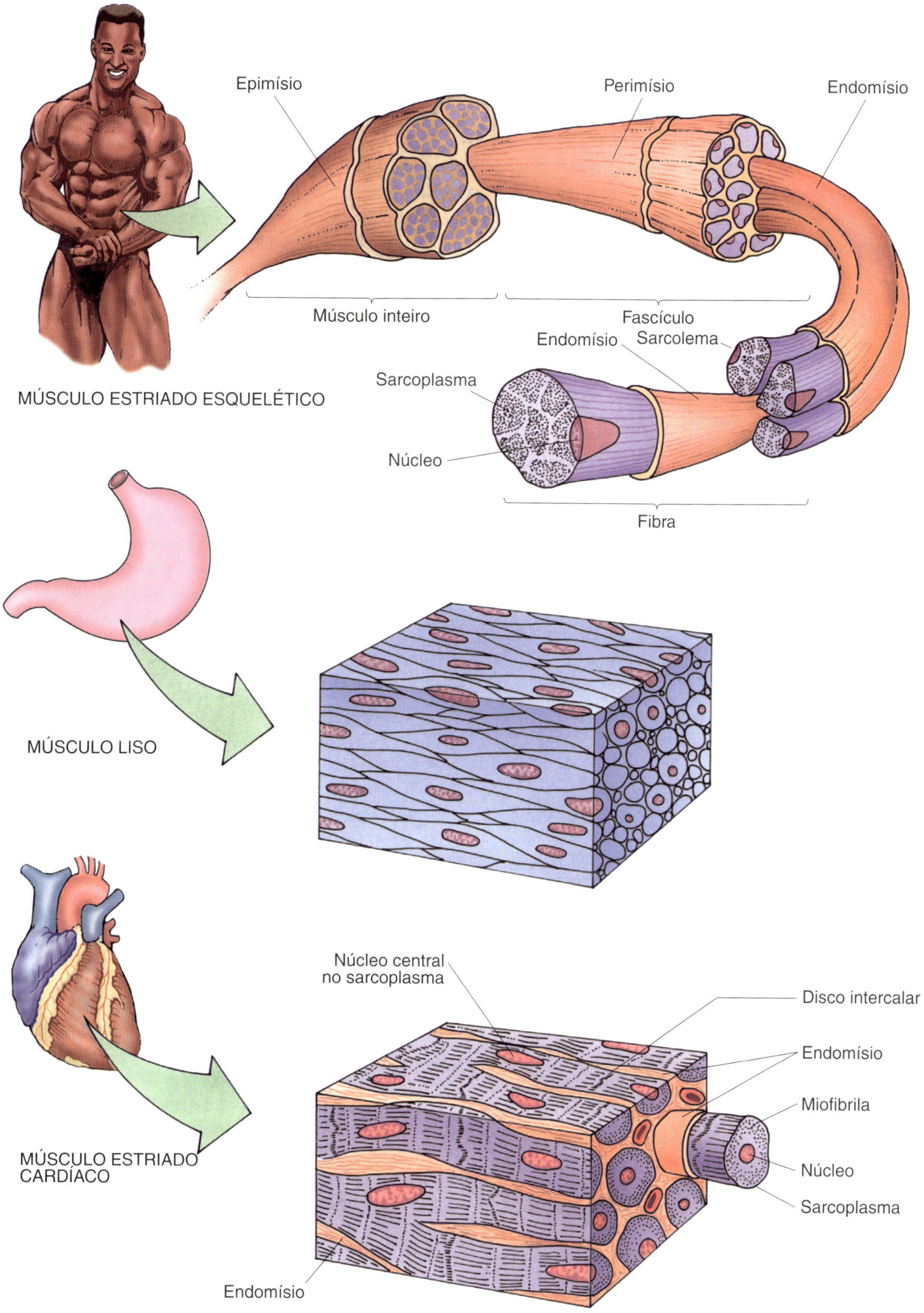

Figura 8.3 Diagrama dos três tipos de músculos. *Acima*, músculo estriado esquelético; *centro*, músculo liso; *abaixo*, músculo estriado cardíaco.

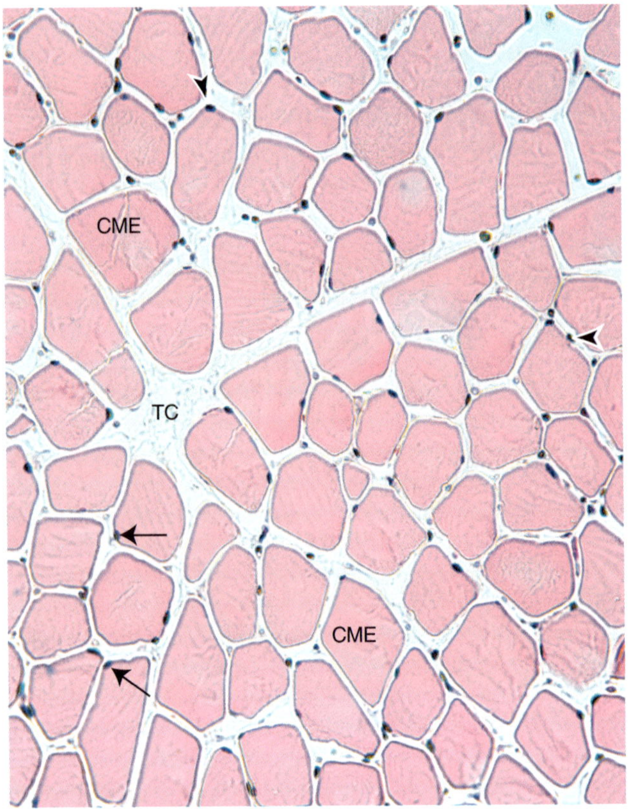

Figura 8.4 Fotomicrografia de aumento médio de células do músculo esquelético (*CME*) em corte transversal mostra que os núcleos (*setas*) são localizados na periferia das células (270×).

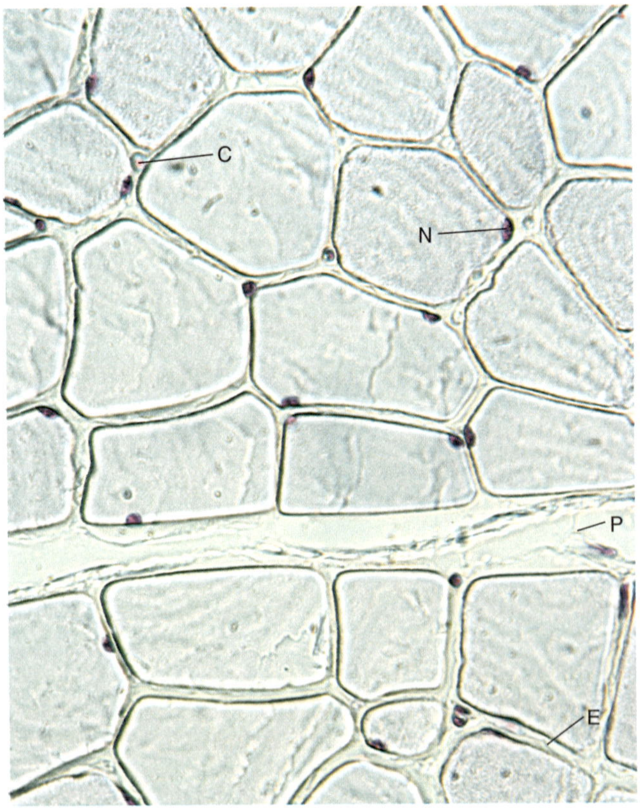

Figura 8.5 Fotomicrografia de um corte transversal do músculo esquelético. Observe a localização periférica dos núcleos (*N*), assim como a dos capilares (*C*) localizados nos delgados elementos de tecido conjuntivo do endomísio (*E*). Observe também o perimísio (*P*) que envolve os feixes de fibras musculares (540×).

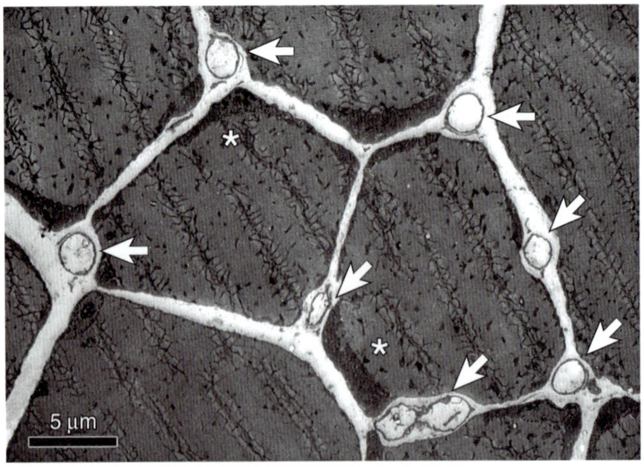

Figura 8.6 Eletromicrografia do músculo esquelético em seção transversal. Observe que numerosos capilares (*setas*) cercam cada fibra muscular esquelética e que os aglomerados de mitocôndrias estão perto dos capilares (*asteriscos*). (Reproduzida, com autorização, de Baum O, Jentsch L, Odriozola A *et al*. Ultrastructure of skeletal muscles in mice lacking muscle-specific VEGF expression. *Anat Rec*. 2017;300:2239-2249.)

O **retículo sarcoplasmático**, que armazena *cálcio intracelular*, é mantido em estreita proximidade com as bandas A e I, bem como com os túbulos T. Forma uma trama ao redor de cada miofibrila e apresenta **cisternas terminais** dilatadas a cada junção A-I. Assim, duas dessas cisternas estão sempre em íntima aposição a um túbulo T, formando uma estrutura tríplice conhecida como **tríade**, na qual um túbulo T é flanqueado em cada lado por uma cisterna terminal. Esse arranjo permite que uma onda de despolarização se propague, quase instantaneamente, a partir da superfície do sarcolema por toda a célula, atingindo as cisternas terminais, as quais exibem **canais de liberação de cálcio dependentes de voltagem** (**pés juncionais**) em sua membrana.

O retículo sarcoplasmático regula a contração muscular por meio de sequestro controlado (resultando em relaxamento muscular) e da liberação controlada (resultando em contração muscular) de íons cálcio (Ca^{2+}) dentro do sarcoplasma. A onda de despolarização transmitida pelos túbulos T desencadeia a abertura dos canais de liberação de cálcio das cisternas terminais, resultando na liberação de Ca^{2+} no citosol nas imediações das miofibrilas.

As miofibrilas são mantidas alinhadas e paralelas umas com as outras de modo preciso pelos filamentos intermediários de **desmina** em indivíduos na vida pós-natal (e pela **vimentina** e alguma desmina no embrião), além de um complexo de moléculas associado à desmina, descrita a seguir. Os filamentos de desmina se ligam à **plectina**, que garante que esses filamentos intermediários se prendam entre si e à periferia dos discos Z de miofibrilas vizinhas. Outra proteína, a **αβ-cristalina**, uma molécula semelhante a uma chaperona, liga-se a moléculas de desmina em sua união com o disco Z, garantindo que a força da contração muscular não prejudique a integridade das moléculas de desmina. A desmina também tem sido evidenciada por ligar os discos Z ao núcleo, às mitocôndrias e aos filamentos de actina do citoesqueleto da fibra muscular. Portanto, filamentos de desmina parecem ser responsáveis por manter a integridade arquitetônica da fibra muscular.

Feixes de miofibrilas mais perifericamente situados, imediatamente adjacentes ao sarcolema, são ancorados por filamentos de desmina a locais específicos na face citoplasmática

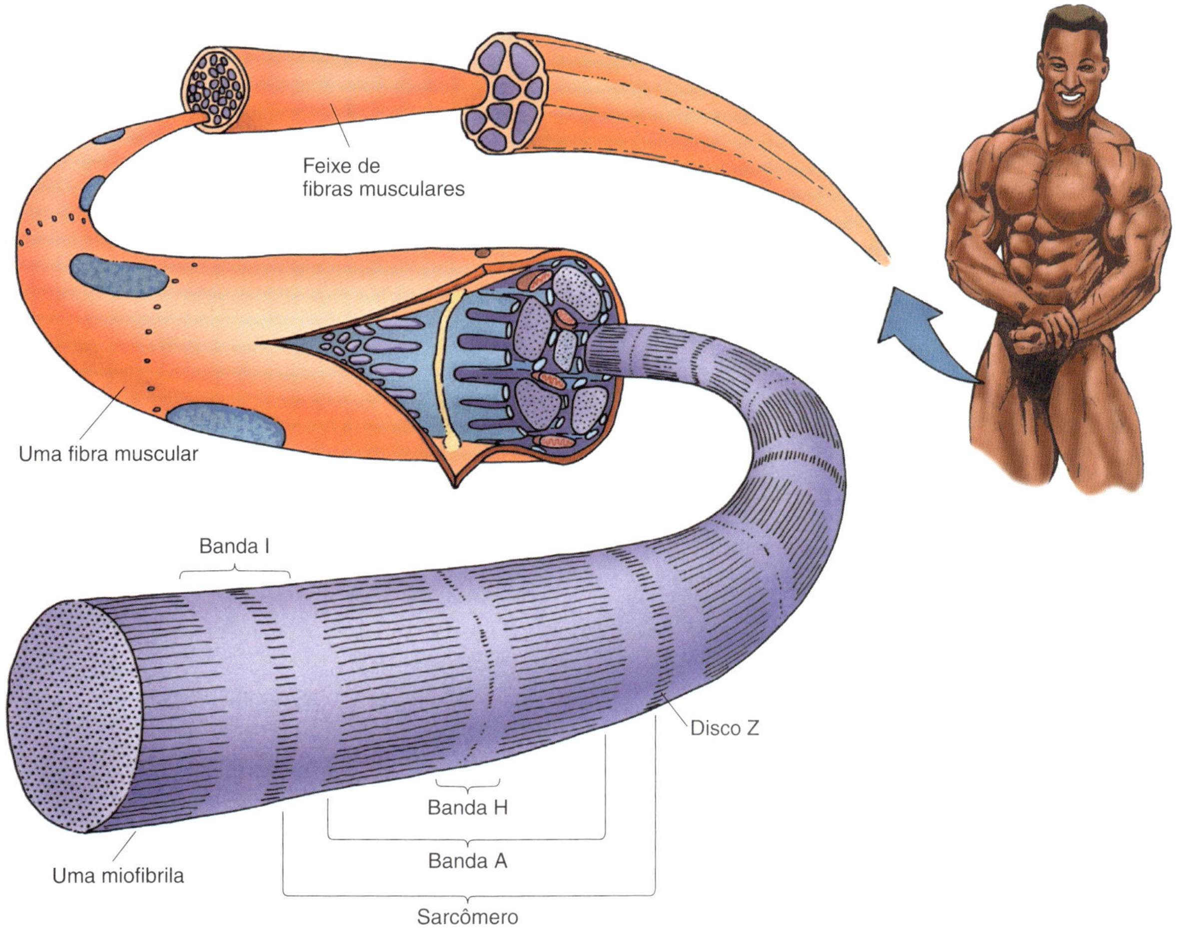

Figura 8.7 Representação esquemática da organização das miofibrilas e de seus sarcômeros em uma célula muscular estriada esquelética. Observe que o músculo como um todo é circundado por um envoltório espesso de tecido conjuntivo, conhecido como *epimísio*, que fornece elementos mais finos de tecido conjuntivo (o *perimísio*), os quais circundam feixes de fibras musculares esqueléticas. Células musculares individuais são envolvidas por elementos de tecido conjuntivo ainda mais delicados, o *endomísio*. Fibras musculares esqueléticas individuais apresentam um sarcolema que tem invaginações tubulares, os túbulos T, os quais percorrem o sarcoplasma e são flanqueados por cisternas terminais do retículo sarcoplasmático. Os elementos contráteis da fibra muscular esquelética são organizados em unidades cilíndricas discretas, conhecidas como *miofibrilas*. Cada miofibrila é composta por milhares de sarcômeros.

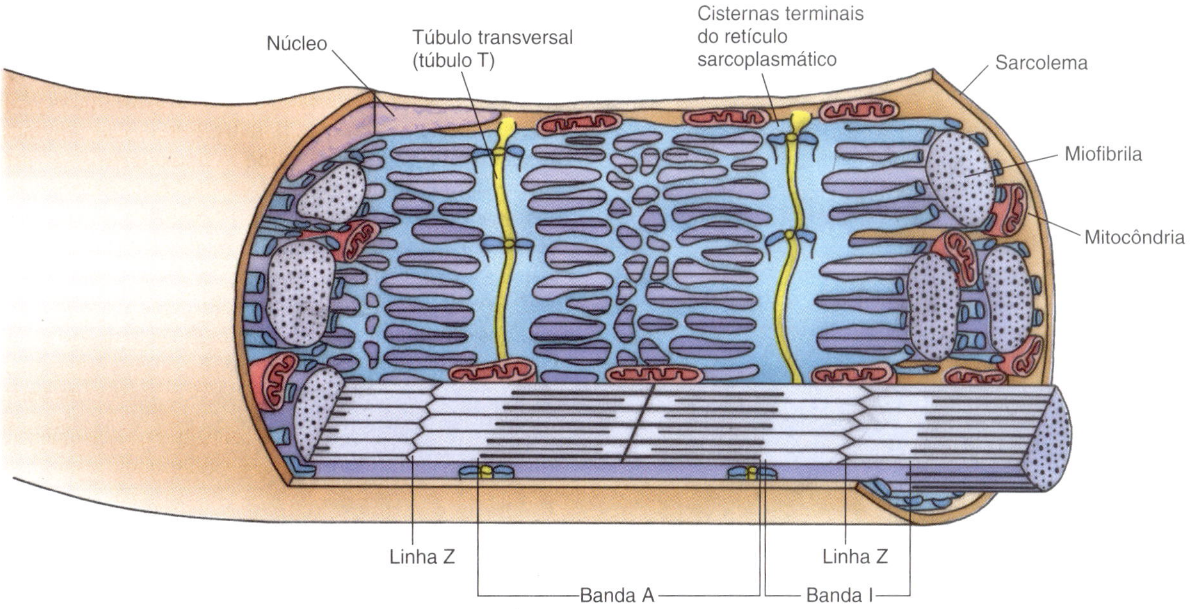

Figura 8.8 Diagrama da organização de tríades e sarcômeros do músculo estriado esquelético. Observe que, no músculo esquelético, a tríade está sempre localizada nas junções entre as bandas A e I, permitindo a rápida liberação de íons cálcio das cisternas terminais do retículo sarcoplasmático justamente na região onde a interação dos filamentos grossos e delgados pode produzir um encurtamento eficiente do sarcômero. Observe a presença de mitocôndrias ao redor da periferia das miofibrilas.

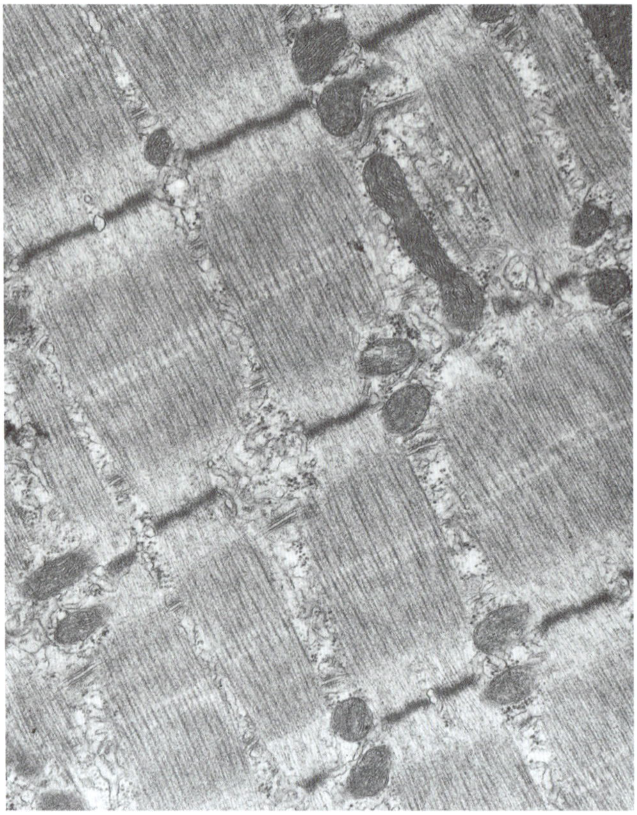

Figura 8.9 Eletromicrografia de uma seção longitudinal do músculo estriado esquelético de rato (19.330×). (Cortesia do Dr. J. Strum.)

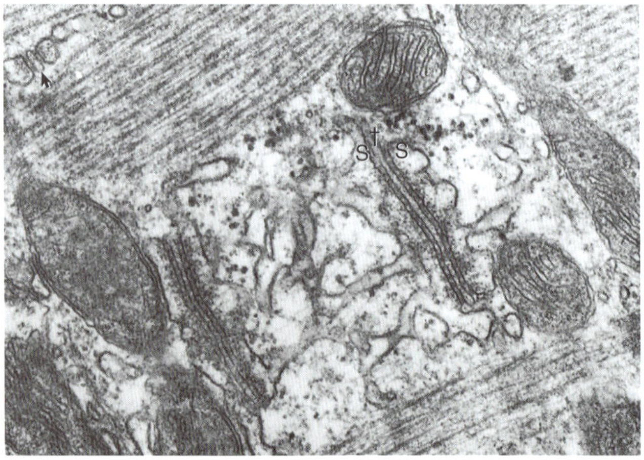

Figura 8.10 Eletromicrografia de tríades e do retículo sarcoplasmático no músculo esquelético (57.847×). A *seta* representa um corte transversal de um túbulo T ladeado por cisternas terminais. s, cisternas terminais do retículo sarcoplasmático; t, túbulo T. (Fonte: Leeson TS, Leeson CR, Papparo AA. *Text/Atlas of Histology*. Philadelphia: WB Saunders; 1988.)

do sarcolema, conhecidos como ***costâmeros***. Estes são ricos em um grupo intrincado de proteínas integrais do sarcolema e de proteínas associadas, conhecidas como ***complexo de glicoproteínas associadas à distrofina***. Tal complexo é composto por **distrofina**, **complexo distroglicano**, **complexo sarcoglicano**, **distrobrevina**, **sintrofina** e algumas outras proteínas de menor importância.

- **Distrofina** é uma proteína muito longa e delgada, a qual apresenta extremidade ligada aos filamentos de actina do citoesqueleto adjacentes ao sarcolema. A outra extremidade está ligada a distrobrevinas, à subunidade β da molécula de distroglicano e às sintrofinas. Acredita-se que a distrofina protege o sarcolema de lesões durante a contração muscular
- **O complexo distroglicano** é uma glicoproteína composta por uma **subunidade alfa** extracelular e uma **subunidade beta** transmembranar. A porção intracelular da subunidade beta se liga à distrofina, enquanto a fração extracelular se liga à sua subunidade alfa. Por sua vez, a subunidade alfa se liga à **laminina** da **lâmina externa** (lâmina basal)
- **O complexo sarcoglicano** é composto por cinco proteínas transmembranares (α, β, γ, δ e ε) que se ligam às subunidades alfa e beta do distroglicano, reforçando assim a membrana celular do músculo esquelético
- **Distrobrevina** é uma pequena proteína intracelular em formato de bastão que se liga à distrofina e à sintrofina, consequentemente fornecendo suporte à distrofina
- A **sintrofina** se liga à distrobrevina e à distrofina, proporcionando suporte adicional para aos costâmeros. Adicionalmente, a sintrofina forma ligações com a enzima **óxido nítrico sintase** e, durante a contração muscular, facilita a formação de óxido nítrico, um vasodilatador que aumenta o diâmetro de vasos sanguíneos regionais, elevando assim o fluxo sanguíneo da área.

Abaixo do sarcolema e entremeadas por entre as miofibrilas encontram-se numerosas mitocôndrias alongadas com muitas cristas altamente interdigitantes. As mitocôndrias podem dispor-se paralelamente ao longo do eixo das miofibrilas ou se enrolar em torno da miofibrila. Além disso, um número considerável de mitocôndrias está localizado logo abaixo do sarcolema.

Correlações clínicas

O termo *distrofia muscular* descreve uma série de condições genéticas que resultam em fraqueza crescente dos músculos esqueléticos que começa na infância e se agrava progressivamente. Embora existam pelo menos nove formas diferentes de distrofia muscular, mais de 50% dos pacientes sofrem de **distrofia muscular de Duchenne** (**DMD**), a qual afeta quase exclusivamente crianças do sexo masculino.

DMD, um distúrbio recessivo ligado ao X (2 por 10 mil nascimentos), é primeiramente notada quando a criança tem cerca de 4 anos, e a condição se deteriora muito rapidamente. As células musculares são danificadas por causa da escassez, e às vezes ausência completa, de moléculas de distrofina que, em um indivíduo normal, protegem a integridade do sarcolema durante a contração muscular. A falta dessa molécula resulta em danos à membrana celular do músculo esquelético, com uma eventual morte das fibras musculares. As células musculares mortas são substituídas por células de gordura, e a massa muscular parece ser bastante robusta, quando, na verdade, tem menor capacidade funcional. Crianças afetadas logo perdem a capacidade de se levantar e caminhar; por fim, ficam presas a cadeiras de rodas. Infelizmente, não há cura, e a expectativa de vida média desses pacientes é por volta dos 25 anos. No entanto, com administração de corticosteroides, fisioterapia e tratamentos de ventilação, a expectativa de vida pode ser estendida até os 40 anos. A morte geralmente é causada pela incapacidade de respirar, devido a disfunções nos músculos da respiração. Espera-se que a terapia gênica, especialmente a edição do genoma que utiliza a ferramenta de edição CRISPR/Cas9, seja capaz de curar essa doença genética.

Organização estrutural de miofibrilas

Miofibrilas são compostas por miofilamentos interdigitantes espessos e delgados.

A microscopia eletrônica revela as mesmas estriações transversais observadas pela microscopia de luz, mas também demonstra a presença de **filamentos espessos** (**miofilamentos espessos**) paralelos, interdigitantes, semelhantes a um bastão; e **filamentos delgados** (**miofilamentos delgados**). **Filamentos espessos** (15 nm de diâmetro e 1,5 μm de comprimento) são compostos de **miosina II** e proteínas associadas. **Filamentos delgados** (7 nm de diâmetro e 1 μm de comprimento) são compostos principalmente de **actina-F** e proteínas associadas. As estruturas detalhadas dos filamentos grossos e delgados são apresentadas nesta seção.

As **extremidades mais** (+) dos filamentos *delgados* se originam no disco Z e se projetam em direção ao centro dos dois sarcômeros adjacentes, apontando para direções opostas. Portanto, um sarcômero único tem dois grupos de arranjos paralelos de filamentos delgados, cada um ligado a um disco Z, com todos os filamentos em cada grupo apontando para o meio de um sarcômero (Figura 8.11). Filamentos *espessos* também formam arranjos paralelos, interdigitando-se com filamentos delgados de maneira específica.

Em uma fibra muscular esquelética relaxada, filamentos espessos não se estendem por todo o comprimento do sarcômero, e filamentos delgados que se projetam dos dois discos Z do sarcômero não se encontram na linha média. Portanto, existem regiões de cada sarcômero, em cada lado de cada disco Z, onde apenas filamentos finos estão presentes. Essas porções adjacentes de dois sarcômeros sucessivos correspondem à banda I vista por microscopia de luz. Por exemplo, a região de cada sarcômero que abrange todo o comprimento dos filamentos espessos é a banda A; e a zona no meio da banda A, que é desprovida de filamentos, é a banda H. Conforme observado anteriormente, a banda H é dividida pela linha M, que consiste em **miomesina**, **proteína C**, **creatinoquinase** e outras proteínas ainda pouco caracterizadas que interconectam filamentos espessos para manter seu arranjo em uma treliça específica.

Durante a contração, filamentos espessos e delgados individuais não se encurtam. Em vez disso, os dois discos Z são aproximados, à medida que filamentos delgados deslizam por entre filamentos espessos (**teoria do deslizamento dos filamentos** de Huxley), reduzindo efetivamente as larguras das bandas I e H sem influenciar a largura da banda A.

Cada filamento espesso é circundado, de forma equidistante, por seis filamentos delgados. Cortes transversais através da região de sobreposição entre os filamentos delgados e espessos exibem um padrão hexagonal, com filamentos delgados nos ápices de cada hexágono, enquanto o centro é ocupado por um filamento espesso (Figuras 8.11 e 8.12). Filamentos espessos estão separados uns dos outros por uma distância de 40 a 50 nm, enquanto a distância entre filamentos espessos e delgados é de apenas 15 a 20 nm. Cinco proteínas – titina, α-actinina, Cap Z, nebulina e tropomodulina – são responsáveis pela manutenção da organização estrutural precisa das miofibrilas.

Filamentos espessos são posicionados precisamente dentro do sarcômero, com a ajuda de **titina**, uma proteína grande, linear e elástica. Duas moléculas de titina se estendem de cada metade de um filamento espesso até o disco Z adjacente; assim, quatro moléculas de titina ancoram cada filamento entre os dois discos Z de cada sarcômero.

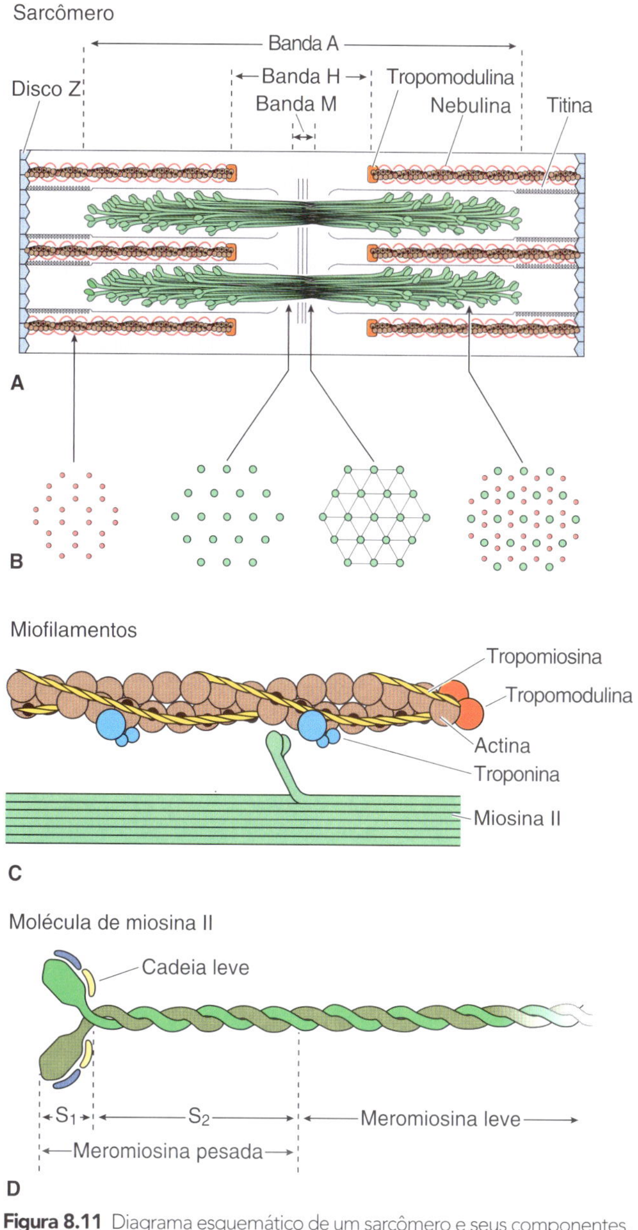

Figura 8.11 Diagrama esquemático de um sarcômero e seus componentes. **A.** Sarcômero. As moléculas de miosina estão organizadas de forma antiparalela para que suas cabeças se projetem de cada extremidade do filamento espesso. Cada filamento espesso é ancorado na posição por quatro moléculas de titina que se estendem do disco Z ao centro do filamento espesso, na linha M. Além disso, cada filamento delgado é mantido em posição por moléculas de nebulina, que se estendem do disco Z à extremidade distal do filamento delgado. **B.** Cortes transversais do sarcômero nas regiões indicadas. Cada filamento espesso é rodeado de maneira equidistante por seis filamentos delgados, de modo que estão sempre dois filamentos delgados entre os filamentos espessos vizinhos. **C.** Filamentos espessos e delgados. Cada filamento delgado é composto por duas cadeias de actinas F; cada actina F é composta por numerosas moléculas de actina G organizadas em uma disposição "cabeça a cauda". Cada sulco de um filamento delgado é ocupado por proteínas lineares, as tropomiosinas, que são posicionadas de forma a bloquear o local de ligação à miosina de cada molécula de actina G. Adicionalmente, a troponina, complexo proteico composto por três subunidades, está associada a cada molécula de tropomiosina. Quando a subunidade troponina C se liga ao cálcio, a mudança conformacional na molécula de troponina empurra a tropomiosina mais profundamente no sulco, desmascarando o sítio de ligação da miosina da actina G e permitindo que ocorra a contração muscular. **D.** Molécula de miosina. Cada molécula de miosina é composta por duas cadeias leves e duas cadeias pesadas. As cadeias pesadas podem ser clivadas pela tripsina em meromiosina leve e meromiosina pesada, e cada meromiosina pesada pode ser clivada pela papaína em fragmentos S_1 e S_2.

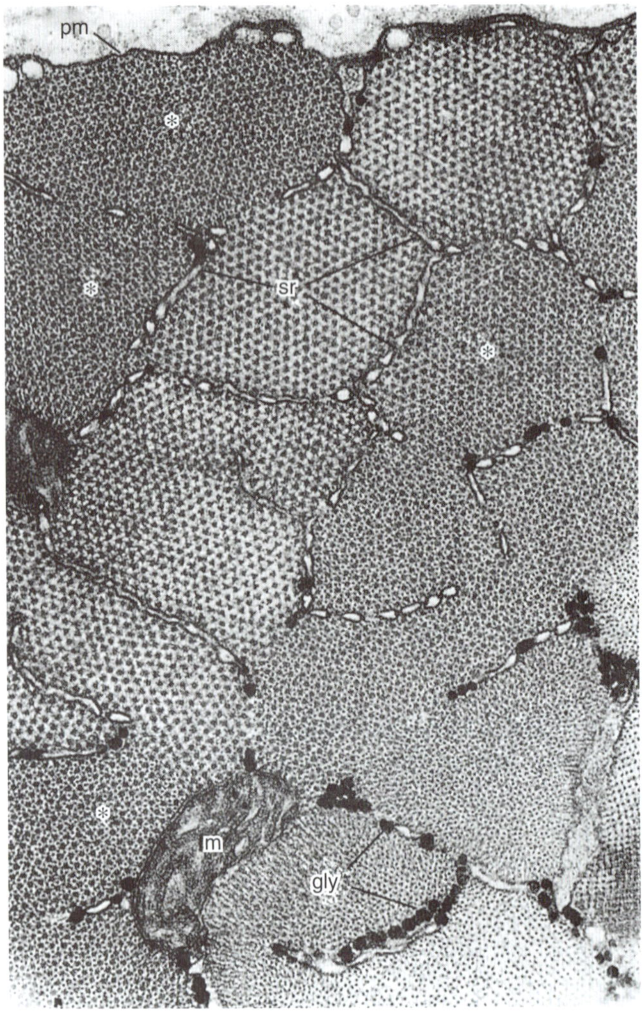

Figura 8.12 Corte transversal de fibra muscular esquelética. Os *asteriscos* representam filamentos espessos e delgados. gli, glicogênio; m, mitocôndrias; mp, membrana plasmática. (Cortesia do Dr. C. Peracchia. Fonte: Hopkins CR. *Structure and Function of Cells*. Philadelphia: WB Saunders; 1978.)

Filamentos delgados são mantidos alinhados e paralelos pela proteína em forma de bastonete **α-actinina**, um componente do disco Z que pode ligar filamentos delgados em arranjos paralelos, bem como por uma proteína componente adicional do disco Z, conhecida como ***Cap Z***. Essa proteína também impede a adição ou subtração de moléculas de actina G do filamento delgado, mantendo assim seu comprimento preciso. Além disso, duas moléculas de uma proteína longa e inelástica, a **nebulina**, estão envoltas em todo o comprimento de cada filamento delgado, ancorando-o ainda mais no disco Z e garantindo a manutenção da relação espacial específica dos filamentos delgados. Além disso, a nebulina atua como uma "régua" que mantém o comprimento preciso do filamento delgado. Nessa função, ela é auxiliada pela proteína **tropomodulina**, um capuz sobre a extremidade *menos* do filamento delgado que, à semelhança da Cap Z, impede a adição ou a perda de moléculas de actina G no filamento delgado (ver Figura 8.11).

A Tabela 8.2 apresenta as proteínas que constituem os miofilamentos e que os mantêm posicionados corretamente dentro das miofibrilas.

Filamentos espessos

Filamentos espessos são compostos por moléculas de miosina II alinhadas pelas extremidades.

Cada filamento espesso consiste em 200 a 300 moléculas de **miosina II**. Cada molécula de miosina II (150 nm de comprimento; 2 a 3 nm de diâmetro) é composta por duas **cadeias pesadas** e dois pares de **cadeias leves**.

As *cadeias pesadas* se assemelham a dois tacos de golfe, cujas cadeias polipeptídicas são enroladas umas nas outras em uma α-hélice. As cadeias pesadas podem ser clivadas pela enzima tripsina em:

- **Meromiosina leve**: corresponde à porção semelhante ao bastão, composta em sua maioria por duas cadeias polipeptídicas semelhantes a bastões enroladas uma na outra
- **Meromiosina pesada**: duas cabeças globulares associadas às porções proximais curtas das duas cadeias polipeptídicas alongadas, enroladas uma na outra.

A meromiosina leve atua na organização adequada das moléculas em um filamento espesso bipolar. A meromiosina pesada pode ser clivada pela enzima papaína em dois domínios globulares (S_1) e em um segmento curto, helicoidal, em formato de bastão segmento (S_2; ver Figura 8.11). O subfragmento S_1 se liga ao **trifosfato de adenosina (ATP)** e atua na formação de pontes cruzadas entre os miofilamentos espessos e delgados.

As **cadeias leves** (não devem ser confundidas com meromiosina leve) são de dois tipos; e uma de cada tipo está associada a cada subfragmento S_1 da molécula de miosina II. Para cada cadeia pesada, portanto, existem duas cadeias leves. Assim, uma molécula de miosina II é composta por ***duas cadeias pesadas e quatro cadeias leves***.

Moléculas de miosina II formam um arranjo denso e compacto. Estão alinhadas em um arranjo paralelo, mas escalonado, espaçados em intervalos regulares, dispostos em forma "cabeça a cauda", de modo que o meio de cada filamento é composto apenas por regiões da cauda (*meromiosina leve*), enquanto as duas extremidades do filamento espesso consistem tanto em cabeças como em caudas (*meromiosina pesada*). A orientação espacial das moléculas de miosina II permite que a parte de meromiosina pesada se projete do miofilamento em um ângulo de 60° em relação à meromiosina pesada adjacente, de modo que as regiões de cabeça estejam sempre voltadas aos filamentos delgados (lembre-se de que cada filamento espesso é cercado, de forma equidistante, por seis filamentos delgados).

Cada molécula de miosina II parece ter duas regiões flexíveis, uma na junção da meromiosina pesada com a meromiosina leve e a outra na junção dos subfragmentos S_1 e S_2. A região flexível entre as meromiosinas leve e pesada permite que cada molécula de miosina II entre em contato com o filamento delgado, formando uma ponte cruzada entre si e o filamento de actina. Como discutido mais tarde, a região flexível entre os subfragmentos S_1 e S_2 permitem que a molécula de miosina II empurre o filamento delgado, gradativamente, em direção ao meio do sarcômero.

Filamentos delgados

Filamentos delgados são compostos por duas cadeias de filamentos de actina F enroladas uma ao redor da outra, em associação a tropomiosina e troponina.

O principal componente de cada filamento delgado é **actina F**, um polímero de moléculas globulares de **actina G**, enroladas

TABELA 8.2 Proteínas associadas ao músculo esquelético.

Proteína	Peso molecular (kDa)	Subunidades e seu peso molecular	Função
Miosina II	510	2 cadeias pesadas, com 222 kDa cada uma; 2 pares de cadeias leves, com 18 kDa e 22 kDa cada um	Proteína principal do filamento espesso; sua interação com actina hidrolisa o ATP e produz contração
Miomesina	185	Nenhuma	Ligações cruzadas entre os filamentos espessos que estão próximos uns dos outros na linha M
Titina	2.500	Nenhuma	Forma uma rede elástica que ancora filamentos grossos aos discos Z
Proteína C	140	Nenhuma	Liga-se aos filamentos espessos na linha M
Actina G	42	Nenhuma	Polimeriza-se para formar filamentos delgados de actina F; a interação de actina G com miosina II auxilia na hidrólise do ATP, resultando em contração
Tropomiosina	64	2 cadeias, 32 kDa cada uma	Ocupa os sulcos dos filamentos delgados
Troponina	78	TnC, 18 kDa TnT, 30 kDa TnI, 30 kDa	Liga-se ao cálcio Liga-se à tropomiosina Liga-se à actina, inibindo a interação actina-miosina
α-Actinina	190	2 unidades, cada uma de 95 kDa	Ancora as extremidades *mais* (+) de filamentos delgados no disco Z
Nebulina	600	Nenhuma	Proteína do disco Z que pode auxiliar a α-actinina a ancorar os filamentos delgados aos discos Z
Cap Z			Forma parte do disco Z e encobre as extremidades *mais* (+) dos filamentos delgados
Tropomodulina	43		Reveste as extremidades *menos* (–) dos filamentos delgados

ATP, trifosfato de adenosina.

umas nas outras em uma hélice de passo acentuado (36 nm de periodicidade) assemelhando-se a dois cordões de pérolas (ver Figura 8.11). Todas as moléculas de actina G se polimerizam na mesma orientação espacial, conferindo uma polaridade distinta ao filamento.

A **extremidade mais** (+) de cada filamento está ligada ao disco Z pela α-actinina; a **extremidade menos** (–) se estende em direção ao centro do sarcômero. Ambas as extremidades – *mais* (+) e *menos* (–) – do filamento de actina são associadas a proteínas de capeamento;[1] a extremidade *mais* é ligada à **Cap Z**, enquanto a extremidade *menos* é associada à **tropomodulina**. Essas duas proteínas acessórias impedem a adição ou perda de monômeros de actina G no filamento de actina F, permitindo a manutenção de seu comprimento constante. Além disso, cada molécula de actina G da cadeia de actina F apresenta um **sítio ativo**, ao qual a região da cabeça (subfragmento S_1) da miosina II pode se ligar.

Seguindo ao longo da extensão da dupla hélice de actina F, encontram-se dois sulcos rasos. As **moléculas de tropomiosina**, em formato de lápis, com cerca de 40 nm de comprimento, polimerizam-se para formar filamentos unidos pelas suas extremidades (modo "cabeça a cauda") que ocupam os sulcos rasos da dupla hélice de actina F. A tropomiosina associada oculta os sítios ativos nas moléculas de actina por sobreposição parcial a eles, impedindo a ligação da miosina II.

Aproximadamente 25 a 30 nm a partir do início de cada molécula de tropomiosina encontra-se uma única **molécula de troponina**, composta por três polipeptídeos globulares: o **TnT** liga toda a molécula de troponina à tropomiosina; o **TnC** tem grande afinidade pelo cálcio; e o **TnI** se liga à actina, impedindo a interação da actina com a miosina II. A ligação do cálcio ao **TnC** induz uma mudança conformacional na tropomiosina, expondo os sítios ativos previamente bloqueados no filamento de actina para que as moléculas de miosina II possam sofrer uma flexão, formando as pontes cruzadas, e de modo que os domínios S_1 (cabeças de miosina) possam se ligar aos sítios ativos na molécula de actina (ver a próxima seção).

[1]Proteínas de capeamento (do inglês *capping*) são proteínas acessórias que estabilizam filamentos do citoesqueleto que são polimerizados e despolimerizados pelas extremidades, podendo inibir tanto a remoção quanto a adição de monômeros.

Contração e relaxamento muscular

A contração muscular obedece ao princípio do "tudo ou nada", e é seguida pelo relaxamento muscular.

A contração efetivamente reduz o comprimento de repouso da fibra muscular em uma proporção que é igual ao somatório de todos os encurtamentos que ocorrem em todos os sarcômeros daquela célula muscular em particular. O processo de contração, geralmente desencadeado por **impulsos nervosos**, obedece à **lei do "tudo ou nada"**, em que uma única fibra muscular, uma vez estimulada, ou se contrai ou não se contrai. O estímulo é transferido pela **junção neuromuscular (sinapse)**.

A força de contração de um músculo, como o bíceps, ocorre em função do número de células musculares que sofrem a contração. Com base em experiências passadas, o cérebro determina quantas células musculares têm que se contrair para levantar um objeto específico. Por exemplo, se um copo de água será levantado, muito menos fibras musculares serão mobilizadas para se contrair do que para levantar um galão com 5ℓ de água.

A seguinte sequência de eventos leva à contração das fibras musculares esqueléticas após despolarização do sarcolema:

1. Um impulso, gerado ao longo do sarcolema, é transmitido para o interior da fibra através dos túbulos T. A membrana dos túbulos T tem **receptores de di-hidropiridina (DHP)**

sensíveis à voltagem cuja conformação é alterada. Como esses receptores DHP estão em contato com **os canais de liberação de Ca^{2+} (receptores de rianodina)** das cisternas terminais do retículo sarcoplasmático, a conformação alterada nos receptores DHP causa a abertura dos canais de liberação de Ca^{2+}.

2. Íons cálcio deixam as cisternas terminais através dos **canais de liberação de cálcio**, entram no citosol e se ligam à subunidade TnC da troponina, alterando sua conformação.
3. A alteração conformacional na troponina muda a posição da tropomiosina, fazendo com que se aprofunde no sulco do filamento delgado, expondo o sítio ativo (sítio de ligação da miosina) na molécula de actina.
4. O ATP ligado ao subfragmento S_1 da miosina II é hidrolisado, mas tanto o difosfato de adenosina (ADP) quanto o fosfato inorgânico (P_i) permanecem ligados ao subfragmento S_1, o qual se torce para que o complexo possa se ligar ao sítio ativo da actina (Figura 8.13).
5. Fosfato inorgânico é liberado, resultando não apenas em uma ligação mais forte entre actina e miosina II, mas também causando uma alteração conformacional do subfragmento S_1
6. ADP também é liberado do subfragmento S_1 da miosina II, e o filamento delgado é arrastado em direção ao centro do sarcômero ("golpe de força"). Cada movimento de força desloca o filamento delgado a uma distância de aproximadamente 5 nm em direção ao centro do sarcômero
7. A ligação de uma nova molécula de ATP ao subfragmento S_1 resulta na liberação da ligação entre actina e miosina II.

Os ciclos de ligação e liberação devem ser repetidos aproximadamente 200 vezes para que a contração seja concluída. Cada ciclo de ligação e liberação requer ATP para a conversão de energia química em movimento.

Correlações clínicas

Pouco depois da morte, as articulações ficam imóveis. Esse enrijecimento das articulações é denominado rigidez cadavérica (do latim, *rigor mortis*); dependendo da temperatura ambiente, pode durar até 3 dias. Como as células mortas são incapazes de produzir ATP, a dissociação dos filamentos espessos e delgados não pode ocorrer, e as cabeças de miosina permanecem ligadas ao sítio ativo da molécula de actina até que o músculo comece a se decompor. A hora da morte pode ser estimada pelo estado de *rigor mortis*, quando correlacionado com um registro das flutuações da temperatura ambiente. Os músculos faciais são os primeiros a sofrer rigidez cadavérica, e a rigidez máxima ocorre entre 12 e 24 horas após a morte.

Contanto que a concentração de cálcio citosólico esteja alta o suficiente, os filamentos de actina permanecem no estado ativo e o ciclo de contração continua. Uma vez que os impulsos estimulantes cessem, no entanto, o relaxamento muscular ocorre, envolvendo uma reversão das etapas que levaram à contração.

Primeiro, as **bombas de cálcio** na membrana do retículo sarcoplasmático direcionam ativamente íons Ca^{2+} de volta para as cisternas terminais, onde os íons são ligados à proteína **calsequestrina**. Os níveis reduzidos de Ca^{2+} no citosol fazem com que o TnC perca seu Ca^{2+} ligado e retorne à sua conformação original, permitindo que a tropomiosina retome sua localização original no sulco do filamento delgado e, mais uma vez, mascare o sítio ativo do monômero de actina, impedindo assim a interação entre actina e miosina II.

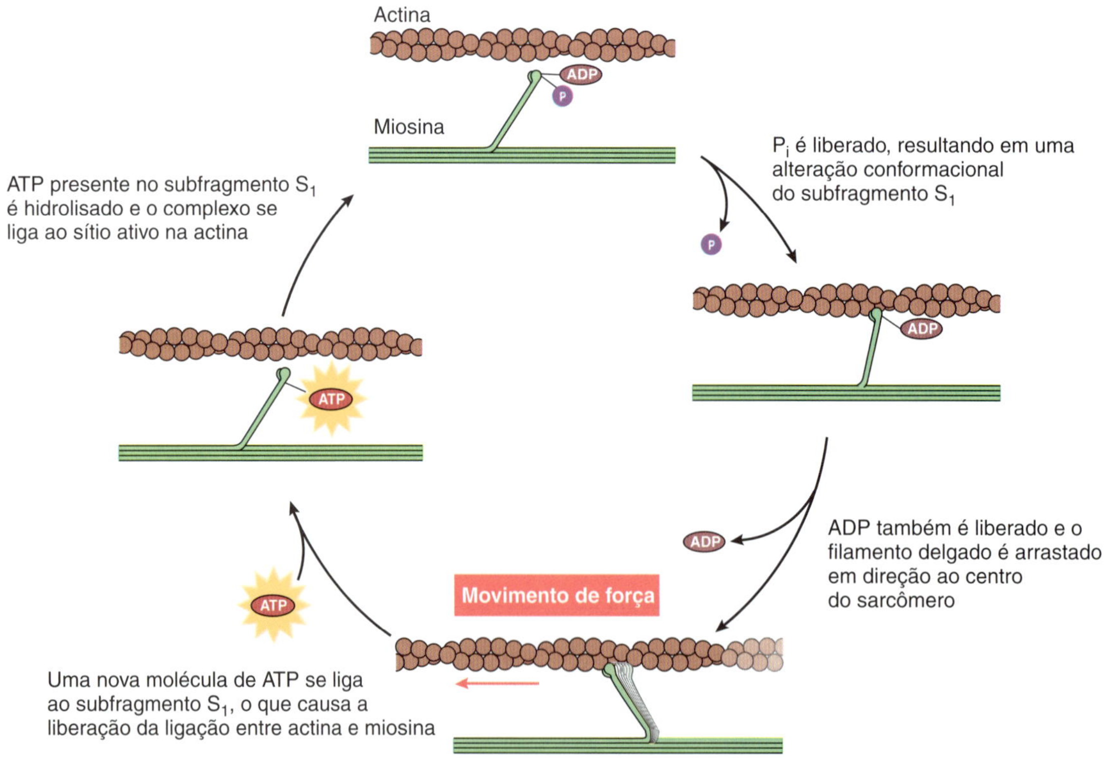

Figura 8.13 Representação esquemática do papel do trifosfato de adenosina (ATP) na contração muscular. ADP, difosfato de adenosina; P e P_i, fosfato inorgânico; subfragmento S_1, fragmento de miosina. (Adaptada de Alberts B, Bray D, Lewis J *et al. Molecular Biology of the Cell*. New York: Garland Publishing; 1994.)

Fontes de energia para contração muscular

As fontes de energia para contração muscular são o sistema de energia fosfogênico, a glicólise e o sistema de energia aeróbica.

O processo de contração muscular requer grande quantidade de energia, portanto as células do músculo esquelético mantêm uma elevada concentração de componentes ricos em energia, como ATP e **fosfato de creatina** (ou **fosfocreatina**). Como tanto o ATP quanto o fosfato de creatina contêm ligações de fosfato de alta energia, eles constituem o **sistema de energia fosfogênico**, que pode fornecer energia suficiente por cerca de 9 segundos de atividade muscular máxima (3 segundos para o ATP e 6 segundos para a fosfocreatina).

Uma quantidade de energia adicional pode ser derivada da quebra de glicogênio em glicose e do consequente metabolismo anaeróbico da glicose (**glicólise**), o que resulta em formação e acúmulo de ácido láctico. Isso é conhecido como ***sistema glicogênio-ácido láctico***. Esse sistema fornece cerca de 90 a 100 segundos de energia para atividade muscular quase máxima.

O terceiro sistema, conhecido como ***sistema de energia aeróbico***, utiliza os recursos normais para a fabricação de ATP. O sistema aeróbico não suporta a atividade muscular máxima, mas pode manter a atividade muscular normal indefinidamente se a ingestão alimentar é conservada e os nutrientes persistem.

Os três sistemas metabólicos do músculo esquelético são aproveitados para suprir as necessidades de energia do músculo, de acordo com suas modalidades de atividade. Durante as explosões de contração muscular, o ADP gerado é refosforilado por dois meios: (1) **glicólise**, levando ao acúmulo de ácido láctico; e (2) transferência de fosfato de alta energia do fosfato de creatina (**sistema fosfogênico**) catalisado por **fosfocreatinoquinase**. Entretanto, durante atividade muscular normal, mas prolongada, o sistema aeróbico de produção de energia é empregado.

Correlações clínicas

O regulador nodal denominado **coativador 1α do receptor γ ativado por proliferador de peroxissomo (PCG-1α)** é um regulador bem conhecido não apenas pela autorreplicação mitocondrial e a utilização de energia, mas também pela ativação de uma variedade de fatores de transcrição. A expressão de PCG-1α está aumentada no músculo esquelético após o exercício, que não só melhora o humor, mas também alivia a depressão relacionada ao estresse. Estudos têm demonstrado que a expressão de PCG-1α eleva os níveis de **quinurenina aminotransferase** em células musculares esqueléticas; essa enzima converte a **quinurenina** em sua forma ácida, o **ácido quinurênico**. Quando a quinurenina é liberada das células do músculo esquelético, entra na corrente sanguínea e é capaz de cruzar a barreira hematencefálica. Tem sido relatado que níveis elevados de quinurenina no cérebro são associados à depressão. No entanto, o ácido quinurênico não pode cruzar a barreira hematencefálica; consequentemente, depois de exercício, há uma diminuição dos níveis de quinurenina no cérebro. Curiosamente, diabetes e obesidade também causam depressão. Camundongos diabéticos e obesos exibem níveis reduzidos de PCG-1α em células do músculo esquelético, sugerindo que esse regulador pode ter uma função importante no alívio da depressão.

JUNÇÕES MIOTENDINOSAS

A junção da célula muscular com o tendão do músculo é conhecida como junção miotendinosa. Nessas junções, as células musculares esqueléticas tornam-se afiladas e intensamente pregueadas, e as fibras de colágeno do tendão penetram profundamente nessas dobras, muito provavelmente tornando-se contínuas com as fibras reticulares do endomísio. Dentro da célula, os miofilamentos estão ancorados à face interna do sarcolema, de modo que a força de contração seja transmitida diretamente às fibras de colágeno do tendão.

INERVAÇÃO DO MÚSCULO ESQUELÉTICO

Células do músculo esquelético e o único motoneurônio que as inerva constituem uma unidade motora.

Cada músculo esquelético recebe inervação **motora**, **sensorial** e autônoma. O nervo motor atua deflagrando a contração, enquanto as fibras sensitivas servem aos fusos musculares e órgãos tendinosos de Golgi (ver seção sobre fusos musculares e órgãos tendinosos de Golgi, neste capítulo). Além disso, as fibras autônomas suprem os elementos vasculares do músculo esquelético. A especificidade da inervação motora é uma função do músculo inervado. Se o músculo age de modo preciso, assim como alguns músculos do olho, um único motoneurônio pode ser responsável pelo acionamento de apenas 5 a 10 células do músculo esquelético, enquanto um músculo localizado na parede abdominal pode ter até mil fibras musculares sob o controle de um único motoneurônio. Cada motoneurônio e as fibras musculares que ele controla formam uma **unidade motora**. As fibras musculares de uma *única* unidade motora se contraem em uníssono e seguem a **lei do tudo ou nada** da contração muscular.

Transmissão de impulso na junção neuromuscular

A transmissão de impulso do motoneurônio para a fibra muscular esquelética ocorre na junção neuromuscular.

Fibras motoras são **axônios mielinizados** de **motoneurônios** α que acompanham as camadas de tecido conjuntivo associadas ao músculo. O axônio se ramifica, finalmente perdendo a bainha de mielina (mas não as células de Schwann). O término de cada ramificação se torna dilatado e recobre à membrana celular de cada célula muscular estriada esquelética individualmente. Cada uma dessas junções de nervo e músculo, conhecidas como uma ***junção neuromuscular*** (**junção mioneural**), é composta por um *terminal axônico*, uma *fenda sináptica* e a *membrana celular muscular modificada* (conhecida especificamente como ***membrana pós-sináptica*** *ou* ***placa motora terminal***; Figuras 8.14 a 8.17).

O **sarcolema na membrana pós-sináptica** é modificado, formando uma estrutura semelhante a uma vala, conhecida como ***fenda sináptica primária***, ocupada pelo **terminal axônico**. Abrindo-se as fendas sinápticas primárias, encontram-se numerosas invaginações tubulares conhecidas como ***pregas juncionais*** (***fendas sinápticas secundárias***), uma modificação adicional do sarcolema. Tanto a fenda sináptica primária como as pregas juncionais são revestidas pela lâmina basal – como a **lâmina externa**, produzida pela célula do músculo esquelético (CME). O sarcoplasma na vizinhança da fenda sináptica secundária é rico em glicogênio, núcleos, ribossomos e mitocôndrias.

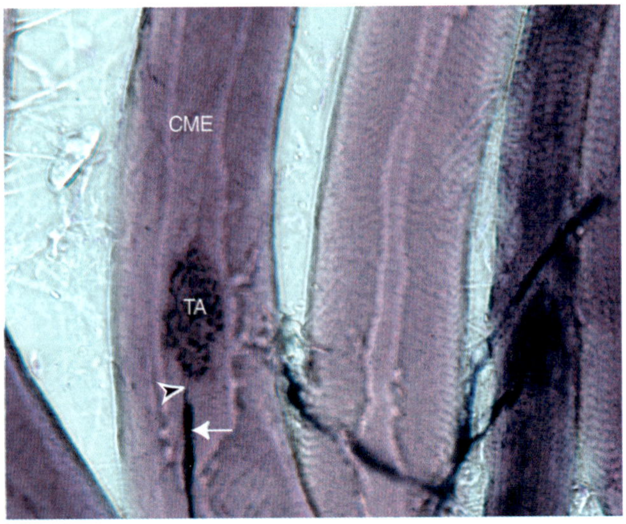

Figura 8.14 Esta é uma imagem em grande aumento de um terminal axônico (*TA*) formando uma junção, a junção mioneural, com uma célula do músculo esquelético (*CME*). Observe que o axônio está mielinizado (*seta*), mas perde a bainha de mielina (*ponta de seta*) antes de atingir a placa terminal (*terminal axônico*) (540×).

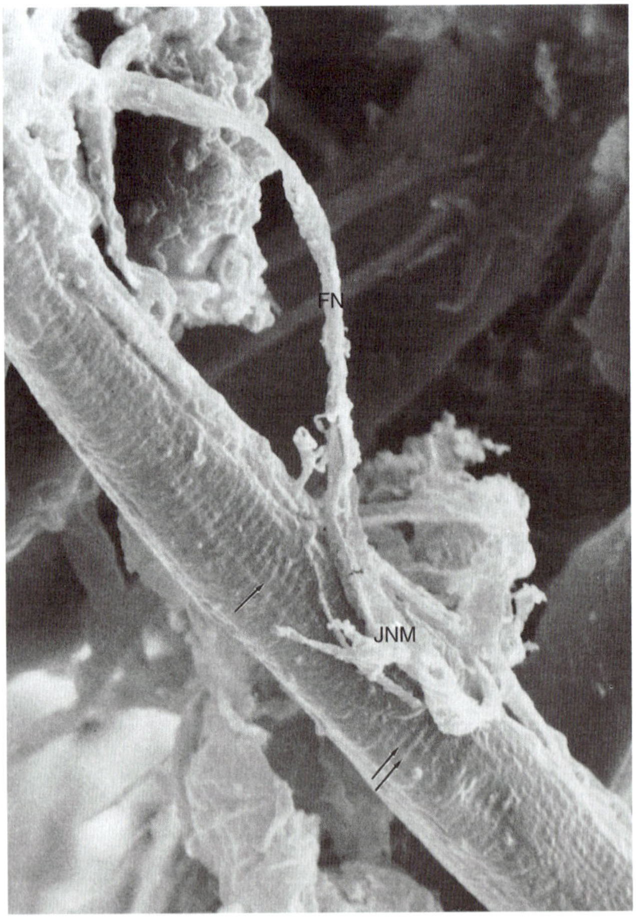

Figura 8.15 Eletromicrografia de varredura de uma junção neuromuscular da língua de um gato (2.315×). As *setas* indicam as estriações. JNM, junção neuromuscular; FN, fibra nervosa. (Cortesia do Dr. L. Litke.)

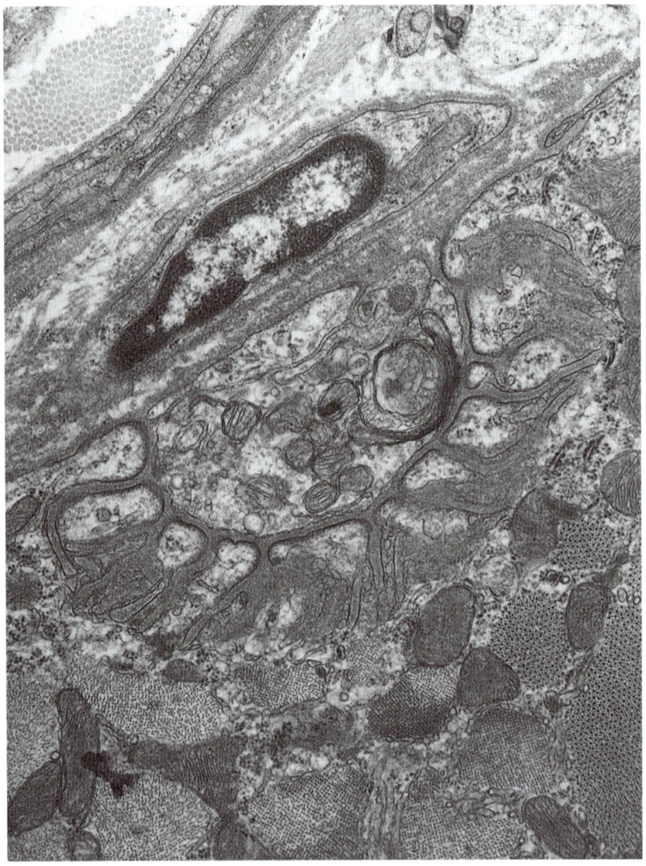

Figura 8.16 Eletromicrografia de uma junção neuromuscular de camundongo. (Fonte: Feczko D, Klueber KM. Cytoarchitecture of muscle in a genetic model of murine diabetes. *Am J Anat.* 1988;182:224-240. Reproduzida com autorização de Wiley-Liss, Inc., subsidiária da John Wiley & Sons, Inc.)

O **terminal axônico** é coberto por células de Schwann em toda a superfície, exceto na **membrana pré-sináptica**, a superfície voltada para a membrana pós-sináptica. O terminal axônico contém mitocôndrias, REL e até 300 mil **vesículas sinápticas** (com 40 a 50 nm de diâmetro) contendo o neurotransmissor **acetilcolina**. A função da junção neuromuscular é transmitir um estímulo da fibra nervosa para a célula muscular. A transmissão de estímulos através de uma fenda sináptica envolve a seguinte sequência de eventos (Figura 8.18):

1. Quando um potencial de ação propagado ao longo do axônio chega ao terminal axônico, ele despolariza sua membrana e abre os **canais de cálcio dependentes de voltagem** que estão localizados na vizinhança de estruturas dispostas linearmente, conhecidas como ***barras densas***.
2. O influxo de íons de cálcio nos terminais axônicos resulta na fusão de cerca de 120 vesículas sinápticas para cada impulso nervoso com a membrana do terminal axônico (**membrana pré-sináptica**) ao longo de regiões específicas da membrana pré-sináptica, conhecida como ***zonas ativas***, adjacentes às barras densas. A fusão das vesículas com a membrana pré-sináptica é seguida por exocitose de um ***quantum*** (10 mil a 20 mil moléculas)[2] do neurotransmissor **acetilcolina** (junto com proteoglicanos e ATP) na fenda sináptica primária.

[2]Bernard Katz *et al.* postularam nos anos 1950 que os neurotransmissores eram liberados na fenda sináptica em quantidades discretas, chamadas de *quantum* (plural: *quanta*). Cada *quantum* equivale ao conteúdo de uma vesícula sináptica, o qual varia com seu tamanho.

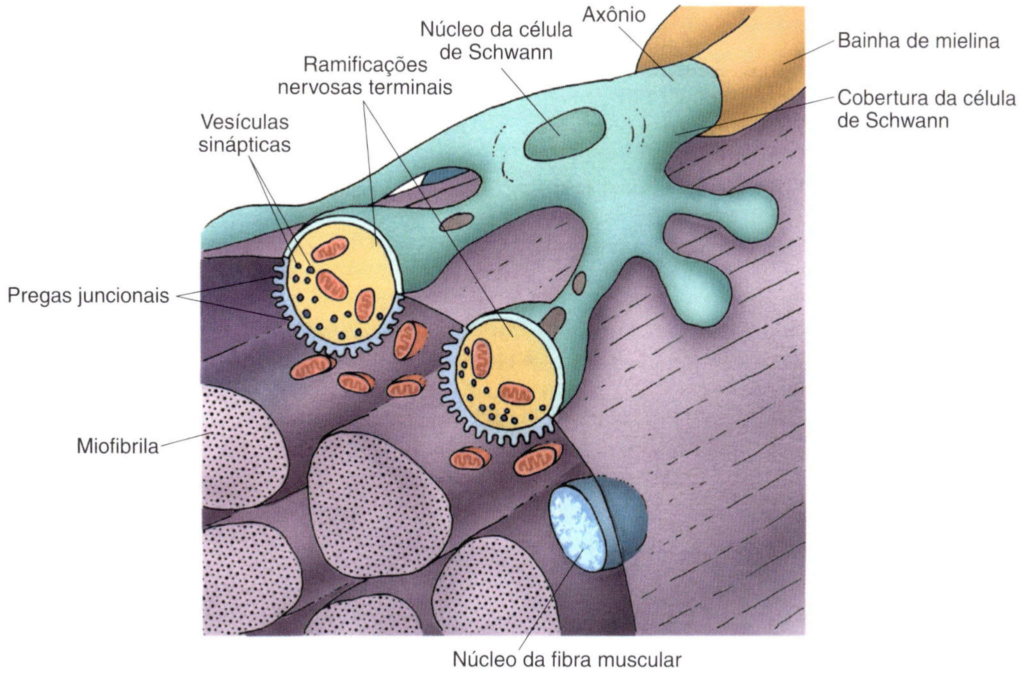

Figura 8.17 Diagrama esquemático de uma junção neuromuscular. Observe que a bainha de mielina (*amarela*) acaba quando o axônio se arboriza sobre a fibra muscular esquelética, mas a cobertura da célula de Schwann (*verde*) continua a isolar a fibra nervosa. Os ramos nervosos terminais se expandem para formar terminais axônicos que se sobrepõem às placas motoras terminais de cada fibra muscular.

3. A acetilcolina então se difunde através da fenda sináptica e se liga aos **receptores de acetilcolina** na membrana celular do músculo (**membrana pós-sináptica**). Esses receptores, localizados nas proximidades das zonas ativas pré-sinápticas, são **canais de sódio controlados por ligante**, que se abrem em resposta à ligação da acetilcolina. O resultante influxo de sódio leva à **despolarização** da membrana celular da célula muscular e à criação de um **potencial de ação** do sarcolema (ver Capítulo 9).

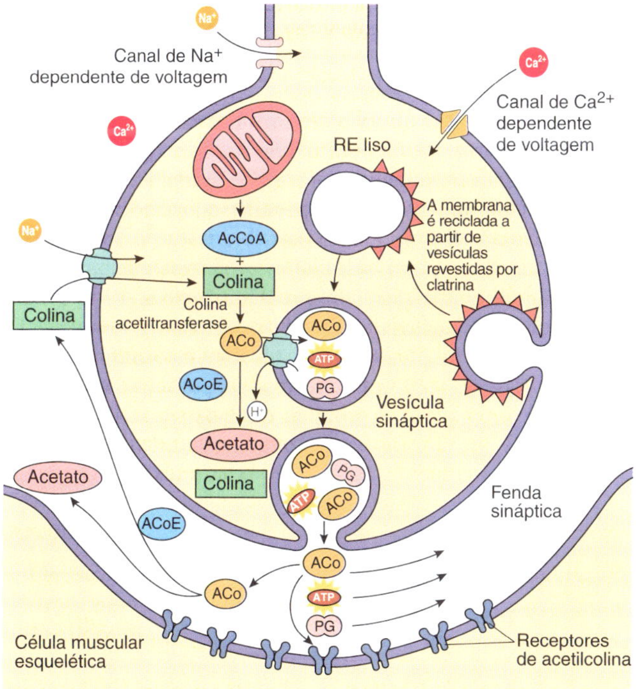

Figura 8.18 Diagrama esquemático dos eventos que ocorrem na junção neuromuscular durante a liberação de acetilcolina. AcCoA, acetil-coenzima A; ACo, acetilcolina; ACoE, acetilcolinesterase; ATP, trifosfato de adenosina; Ca^{2+}, íon cálcio; H^+, íon hidrogênio; Na^+, íon sódio; PG, proteoglicano. (Adaptada de Katzung BG. *Basic and Clinical Pharmacology*. 4th ed. East Norwalk, CT: Appleton & Lange; 1989.)

4. O impulso gerado se dissemina rapidamente por toda a fibra muscular através do sistema de túbulos T (ver a seção anterior sobre contração e relaxamento muscular), iniciando a contração muscular.

Para evitar que um único estímulo deflagre múltiplas respostas, a **acetilcolinesterase**, uma enzima localizada na lâmina externa revestindo as fendas sinápticas primárias e secundárias, degrada a acetilcolina em **acetato** e **colina**, permitindo o restabelecimento do **potencial de repouso**. A degradação é tão rápida que toda a acetilcolina liberada é clivada em algumas centenas de milissegundos.

A colina é transportada de volta para o terminal axônico por uma **proteína simporte sódio-colina**, cujo funcionamento é mantido pelo gradiente de concentração de sódio. Dentro do terminal axônico, a acetilcolina é sintetizada a partir de acetato ativado (produzido nas mitocôndrias) e a colina é reciclada, em uma reação catalisada pela **colina acetiltransferase**. A acetilcolina recém-formada é transportada, através do uso de um sistema antiporte mantido por um gradiente de concentração de prótons, para o interior de vesículas sinápticas recém-formadas.

Além da reciclagem de colina, a membrana das vesículas sinápticas é reciclada para conservar a área de superfície da membrana pré-sináptica. Essa reciclagem de membrana é realizada pela formação de **vesículas de endocitose revestidas por clatrina**, que se tornam as vesículas sinápticas recém-formadas.

Correlações clínicas

A **miastenia *gravis*** é uma doença autoimune na qual autoanticorpos se ligam aos receptores de acetilcolina, bloqueando sua disponibilidade para esse neurotransmissor. Os receptores assim inativados são endocitados e substituídos por novos receptores, que são também inativados pelos autoanticorpos. Assim, o número de locais para o início da despolarização muscular é reduzido, e os músculos esqueléticos (incluindo o diafragma) enfraquecem gradualmente. Certas **neurotoxinas**, tais como a bungarotoxina de algumas cobras venenosas, também se ligam aos receptores de acetilcolina, causando paralisia e, por fim, morte, devido ao comprometimento respiratório.

O **botulismo** é geralmente causado pela ingestão de alimentos enlatados preservados de forma inadequada. A toxina, produzida pelo micróbio *Clostridium botulinum*, interfere na liberação de acetilcolina, com resultante paralisia muscular e, sem tratamento, morte.

Quando a **toxina botulínica do tipo A** é injetada em determinados músculos, ela inibe sua contração muscular. Para fins estéticos, injeta-se Botox nos músculos prócero e corrugador, diminuindo-se as linhas de expressão que a contração dos músculos faciais produz. Ao erradicar as "rugas", o rosto parece mais suave e com aparência mais jovem. É interessante observar que, em 2012, quase 6 milhões de injeções de Botox foram realizadas nos EUA para fins estéticos. O efeito das injeções dura menos de 3 meses, e muitos pacientes repetem o procedimento duas a três vezes por ano. Parece não haver efeitos colaterais graves, embora, se injetado nos músculos errados, uma ptose (queda) das pálpebras pode persistir por vários meses. Ocasionalmente, indivíduos podem ter dores de cabeça, sintomas semelhantes aos do resfriado, náuseas e fraqueza muscular, bem como dor e inflamação na área da injeção por até 4 meses.

FUSOS MUSCULARES E ÓRGÃOS TENDINOSOS DE GOLGI

Fusos musculares e órgãos tendinosos de Golgi são receptores sensoriais que monitoram a contração muscular.

O controle neural da função muscular requer não apenas a capacidade de induzir ou inibir a contração muscular, mas também de monitorar o estado do músculo e de seu tendão durante a atividade muscular. Esse monitoramento é realizado por dois tipos de receptores sensoriais: **fusos musculares** (*ou fusos neuromusculares*), que fornecem *feedback* sobre as mudanças no comprimento muscular, bem como o nível de alteração no comprimento muscular; e **órgãos tendinosos de Golgi**, que monitoram a tensão, e também o nível de tensão produzida durante o movimento.

O *feedback* sensorial dessas duas estruturas sensoriais geralmente é processado em níveis inconscientes na medula espinal. A informação chega também ao cerebelo, e até mesmo ao córtex cerebral, para que o indivíduo possa sentir a posição muscular.

Fusos musculares

Fusos musculares monitoram continuamente o comprimento e as mudanças do comprimento do músculo.

Quando um músculo esquelético é distendido, normalmente sofre uma contração reflexa, conhecida como **reflexo de distensão**. Essa resposta proprioceptiva é iniciada pelo **fuso muscular** (ou fuso neuromuscular), um receptor sensorial encapsulado que se situa em meio e em paralelo às células musculares (Figura 8.19).

Cada fuso muscular é composto por 8 a 10 fibras musculares esqueléticas modificadas denominadas ***fibras intrafusais***, circundadas pelo **espaço periaxial**, preenchido com um líquido, o qual, por sua vez, é delimitado por uma **cápsula** de tecido conjuntivo que é contínua com as fibras colágenas do perimísio e endomísio. Fibras musculares esqueléticas que circundam o fuso muscular são comuns, e são chamadas de ***fibras extrafusais***.

As fibras intrafusais são de dois tipos: **fibras em bolsa nuclear** e **fibras em cadeia nuclear**, mais numerosas e mais finas. Além disso, existem duas categorias de fibras em bolsas nucleares: **estáticas** e **dinâmicas**. Os núcleos de ambos os tipos de fibras ocupam os centros das células; suas miofibrilas estão localizadas de cada lado da região nuclear, limitando a contração às regiões polares dessas células fusiformes. As regiões centrais das fibras intrafusais não se contraem. Os núcleos estão agregados nas fibras em bolsa nuclear, e estão alinhados em uma fila única nas fibras em cadeia nuclear.

Dentro de um fuso muscular específico, uma única, mielinizada e grande fibra nervosa sensorial (**grupo Ia**) se enrola em espiral ao redor de regiões nucleares de cada um dos três tipos de fibras intrafusais, formando as **terminações sensoriais primárias** (também conhecidas como ***dinâmicas*** e terminações sensoriais ***Ia***). Além disso, **terminações nervosas sensoriais secundárias** (também conhecidas como terminações nervosas sensoriais ***II*** e ***estáticas***) são formadas por fibras nervosas do **grupo II**, que envolvem cada fibra em cadeia nuclear, bem como em torno das fibras em bolsa nuclear estática (Figura 8.19B).

Regiões contráteis das fibras intrafusais recebem dois tipos de motoneurônios γ. Fibras em bolsa nuclear dinâmicas são inervadas por um **motoneurônio γ dinâmico**, enquanto todas as fibras em cadeia nuclear, e também todas as fibras em bolsa nuclear estáticas, são inervadas por um **motoneurônio γ estático** (Figura 8.19B).

Fibras extrafusais recebem suas fibras nervosas comuns, que são grandes axônios de condução rápida, de **neurônios eferentes α** (**motoneurônios**).

Conforme um músculo é distendido, fibras musculares intrafusais de seu fuso muscular também são distendidas, fazendo com que fibras primárias (do grupo Ia sensorial, dinâmicas) e secundárias (grupo II, estáticas) iniciem um potencial de ação; com a crescente distensão, essas fibras nervosas aceleram sua taxa de disparo. Ambas as fibras dos grupos Ia e II respondem à distensão de um músculo em *ritmo constante* (**resposta estática**). Apenas as fibras do grupo Ia, no entanto, respondem a uma *alteração no ritmo* (**resposta fásica**) na qual ocorre a distensão, fornecendo informações a respeito da rapidez do movimento e da distensão inesperada do músculo.

O disparo dos motoneurônios γ faz com que regiões polares das fibras intrafusais se contraiam. Quando isso ocorre, regiões não contráteis das fibras intrafusais são distendidas de ambas as direções, resultando na ativação das terminações nervosas sensoriais primárias e secundárias. A modulação da atividade dos motoneurônios γ sensibiliza o fuso muscular, de modo que ele reaja até mesmo a um pequeno grau de distensão muscular, da seguinte maneira:

- O disparo de motoneurônios γ dinâmicos prepara as terminações nervosas dinâmicas, mas não as terminações nervosas estáticas (porque seu disparo não causa a contração das fibras em bolsa nuclear estáticas)

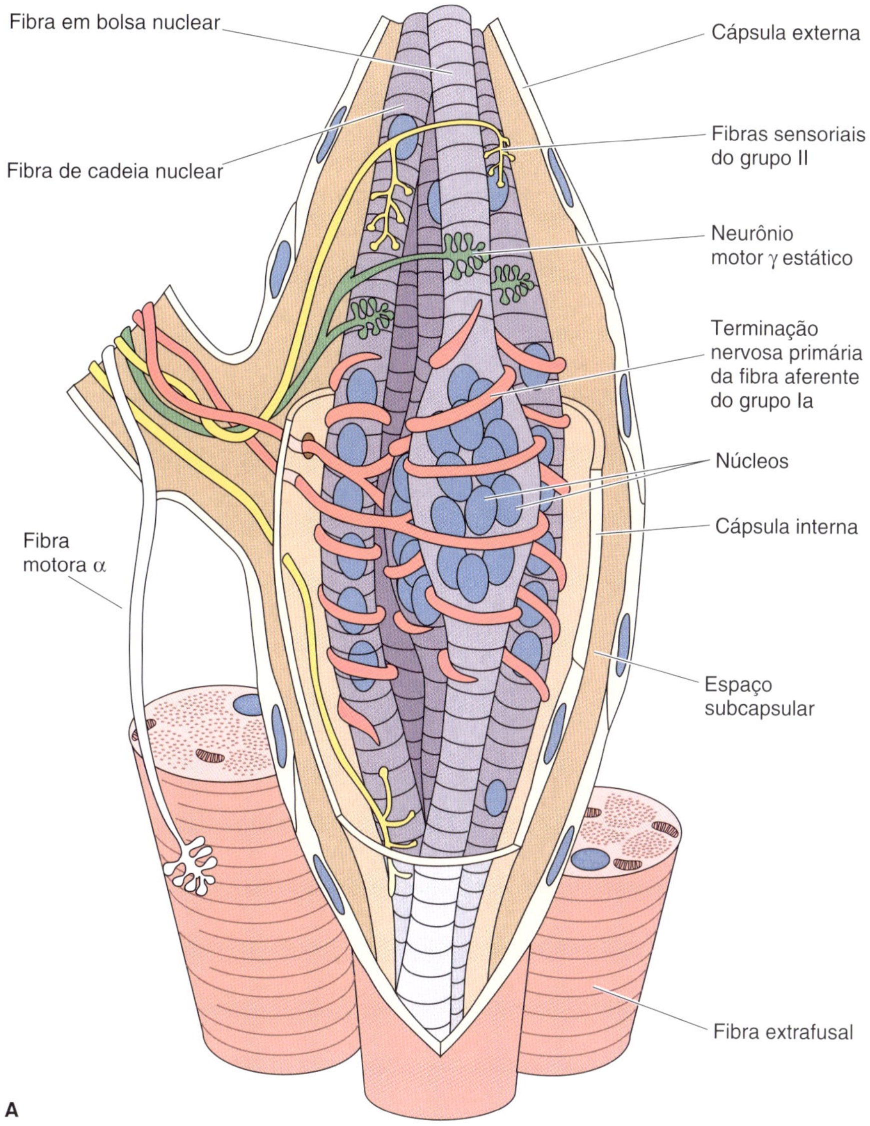

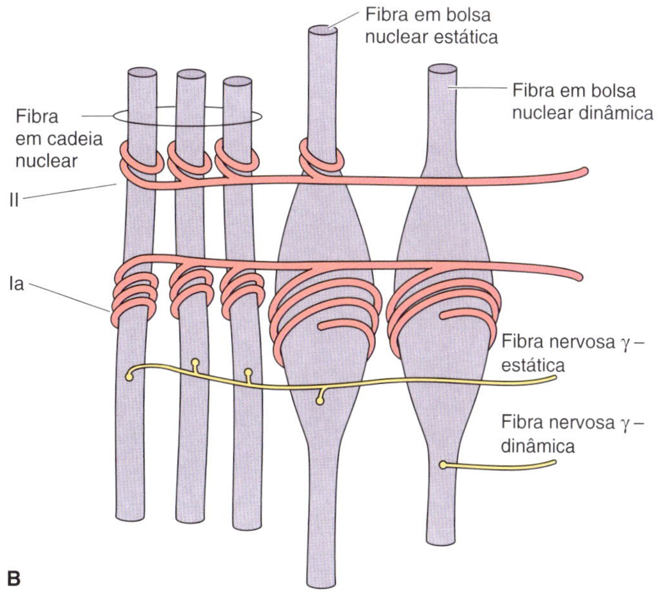

Figura 8.19 **A.** Representação esquemática de um fuso muscular. **B.** Os vários tipos de fibras do fuso muscular e sua inervação são apresentados de um modo espalhado. Ia, fibra sensorial do grupo Ia; II, fibra sensorial do grupo II. (**A.** Adaptada de Krstic RV. *Die Gewebe des Menschen und der Saugertiere*. Berlin: Springer-Verlag; 1978. **B.** Adaptada de Hulliger M. The mammalian muscle spindle and its central control. *Rev Physiol Biochem Pharmacol*. 1984;101:1-110.)

- O disparo de motoneurônios γ estáticos aumenta a resposta estável e contínua das fibras sensoriais do grupo Ia e do grupo II (porque ambas as fibras formam terminações nervosas sensoriais em fibras intrafusais em bolsa nuclear estáticas e em todas as fibras em cadeia nuclear). Contudo, a resposta das fibras sensoriais dinâmicas diminui (porque os motoneurônios γ estáticos não inervam as fibras em bolsa nuclear dinâmicas).

Assim, a modulação da atividade dos motoneurônios γ dá ao sistema nervoso a capacidade de ajustar a sensibilidade do fuso muscular.

Correlações clínicas

O **arco reflexo simples**, como o reflexo patelar, é um exemplo da função dos fusos musculares. Em se batendo no tendão patelar, isso resulta em uma súbita distensão do músculo (e dos fusos musculares). As terminações nervosas primárias e secundárias são estimuladas, retransmitindo o estímulo para os **motoneurônios α da medula espinal, resultando em contração muscular**. Portanto, quando um músculo é superestendido, ou em quantidade ou durante um período muito longo, o fuso muscular reage estimulando a contração muscular para se opor à distensão.

Órgãos tendinosos de Golgi | fusos neurotendinosos

Órgãos tendinosos de Golgi (fusos neurotendinosos) monitoram a intensidade da contração muscular.

Órgãos tendinosos de Golgi, também chamados de **fusos neurotendinosos**, são estruturas cilíndricas com cerca de 1 mm de comprimento e 0,1 mm de diâmetro. Estão localizados na junção entre um músculo e seu tendão, e são posicionados em série com as fibras musculares. São compostos por **fibras colágenas onduladas** e pela continuação amielínica de um único **axônio do tipo Ib**, que se ramifica como terminações nervosas livres nos interstícios por entre as fibras colágenas. A contração muscular coloca forças de tração sobre as fibras colágenas do tendão, esticando-as, com consequente compressão e disparo das terminações nervosas entremeadas. A taxa de disparo está diretamente relacionada à quantidade de tensão aplicada sobre o tendão.

Correlações clínicas

A capacidade de uma pessoa de tocar o próprio nariz na escuridão absoluta se deve às atividades integradas dos fusos musculares e, possivelmente, dos órgãos tendinosos de Golgi. Essas estruturas fornecem não apenas *feedback* sobre a quantidade de tensão aplicada em cima do músculo e do tendão, mas também impulsos ao cerebelo e ao córtex cerebral, viabilizando informações acerca da posição do corpo no espaço tridimensional. Essa habilidade é referida como propriocepção.

A contração extenuante de um músculo é capaz de gerar grande quantidade de força, que pode danificar não só o músculo, mas também seu tendão e o osso ao qual está ligado. **Órgãos tendinosos de Golgi** fornecem *feedback* inibitório para os **neurônios eferentes α** (**motoneurônios**) do músculo, resultando no relaxamento do músculo em contração desse tendão e proteção para todos os três elementos. Assim, os órgãos tendinosos de Golgi monitoram a força de contração muscular, enquanto os fusos musculares monitoram o grau de distensão do músculo no qual estão localizados. Esses dois órgãos sensoriais atuam em conjunto para integrar os sistemas reflexos espinais.

Músculo cardíaco

Músculo cardíaco é um músculo estriado involuntário limitado ao coração e às porções proximais das veias pulmonares.

O **músculo cardíaco**, um músculo estriado não voluntário, está localizado apenas no coração e nas veias pulmonares, onde se unem ao coração. O músculo cardíaco é derivado de uma massa estritamente definida de mesênquima esplâncnico, o **manto mioepicárdico**, cujas células dão origem ao **epicárdio** e ao **miocárdio**.

O miocárdio adulto consiste em uma rede anastomosada de células musculares cardíacas ramificadas e dispostas em camadas (**lâminas**). As lâminas estão separadas umas das outras por delicadas camadas de tecido conjuntivo que conduzem vasos sanguíneos, nervos e o sistema de condução do coração. Capilares derivados desses vasos invadem o tecido conjuntivo intercelular, formando uma rede densa e rica de leitos capilares que circunda cada célula do músculo cardíaco, o que explica a capacidade dessas células de utilizarem a respiração aeróbica para quase 90% de seu suprimento energético.

O músculo cardíaco difere dos músculos esqueléticos e lisos pelo fato de exibir uma **ritmicidade inerente**, além da capacidade de se **contrair espontaneamente**. Um sistema de células musculares cardíacas modificadas foi adaptado para garantir a coordenação de suas ações contráteis. Esse sistema especializado, bem como seu suprimento nervoso autônomo associado, será discutido no Capítulo 11.

Correlações clínicas

A **amiloidose cardíaca** é uma doença específica em que a **proteína amiloide** insolúvel não ramificada forma aglomerados, acumula-se e causa a expansão do espaço extracelular entre as células musculares cardíacas. Ainda que exista uma série de proteínas amiloides, a maioria daquelas envolvidas na amiloidose cardíaca origina-se das cadeias leves de anticorpos e da transtirretina (TTR). A TTR é a proteína carreadora que transporta tiroxina (hormônio tireoidiano T4) e retinol (vitamina A). Existem três tipos de amiloidose cardíaca: de cadeia leve, familiar e senil, dependendo do tipo de proteínas amiloides presentes. O tipo mais frequentemente estudado é a **amiloidose cardíaca de cadeia leve**, na qual a proteína amiloide é derivada de cadeias leves de imunoglobulina lambda produzidas em grandes quantidades por clones de plasmócitos defeituosos. Essa condição começa relativamente tarde na vida, por volta dos 60 anos, e afeta mais homens do que mulheres. Como tais proteínas mal dobradas se acumulam no espaço extracelular, elas aumentam as regiões do coração e interferem com a função cardíaca normal. O prognóstico não é especialmente ruim se for detectada precocemente – medidas terapêuticas

Correlações clínicas (*continuação*)

adequadas são tomadas e o tratamento é capaz de reduzir o número de clones de plasmócitos defeituosos. No entanto, na maioria dos casos, o paciente sucumbe à insuficiência cardíaca. A **amiloidose cardíaca familiar** ocorre devido a mutações no gene TRR, embora outras proteínas também possam estar envolvidas. Também se acredita que *a* **amiloidose cardíaca senil** seja causada por uma mutação no gene TRR, mas é acompanhada pela síndrome do túnel do carpo em homens de 70 anos ou mais.

CÉLULAS MUSCULARES CARDÍACAS

Embora o comprimento em repouso das células musculares cardíacas individuais varie, elas apresentam, em média, 15 μm de diâmetro e 80 μm de comprimento. Cada célula exibe um único e grande núcleo oval, centralmente localizado, embora dois núcleos estejam ocasionalmente presentes (Figuras 8.20 a 8.23).

Discos intercalares

Células musculares cardíacas formam junções especializadas entre suas extremidades, referidas como *discos intercalares* (Figuras 8.21, 8.24 a 8.26). Membranas celulares envolvidas nessas junções aproximam-se uma da outra para que, na maioria das áreas, estejam separadas por um espaço inferior de 15 a 20 nm.

As **porções transversais** dos discos intercalados têm abundância de fáscias aderentes e desmossomos, e suas **porções laterais** são ricas em junções comunicantes (Figuras 8.24 e 8.26). Na face citoplasmática do sarcolema dos discos intercalares, **miofilamentos delgados** se fixam às faixas de adesão, que são, portanto, análogas aos discos Z. As junções comunicantes também estão presentes em regiões onde as células musculares cardíacas, lado a lado, entram em íntimo contato umas com as outras. As junções comunicantes facilitam a sincronização das contrações das células musculares cardíacas, que consequentemente formam um **sincício funcional**.

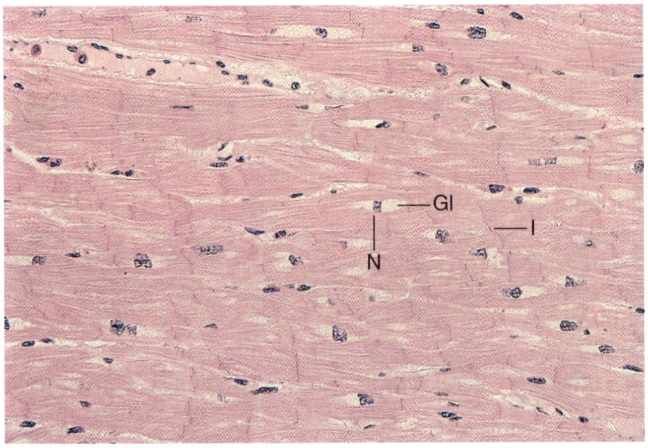

Figura 8.20 Células musculares cardíacas em corte longitudinal exibindo seu padrão de ramificação característico e depósitos de glicogênio (*Gl*). Ramificação das fibras musculares cardíacas, localização central dos núcleos (*N*) e presença de discos intercalares (*I*) são características de identificação de músculo cardíaco (270×).

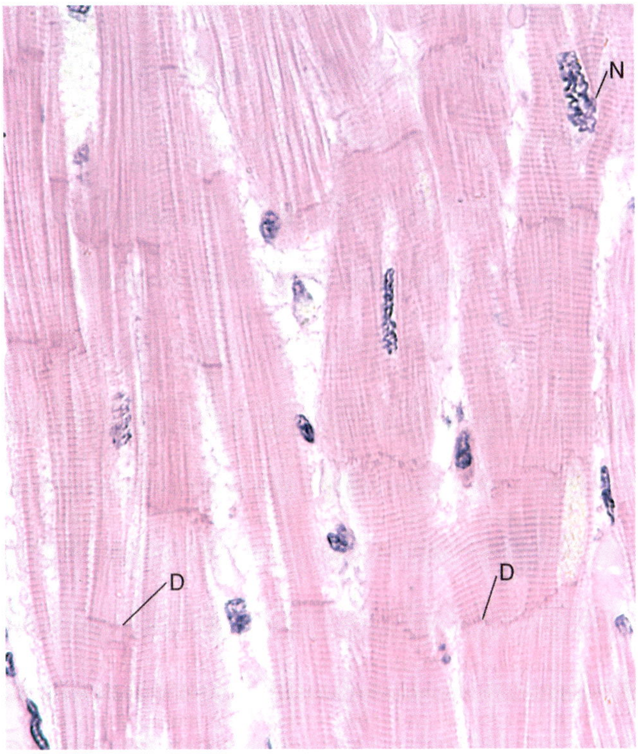

Figura 8.21 Fotomicrografia do músculo cardíaco em corte longitudinal. Observe o núcleo (*N*) e a presença de discos intercalares (*D*), regiões onde as células do músculo cardíaco formam desmossomos, fáscias de adesão e junções comunicantes (540×).

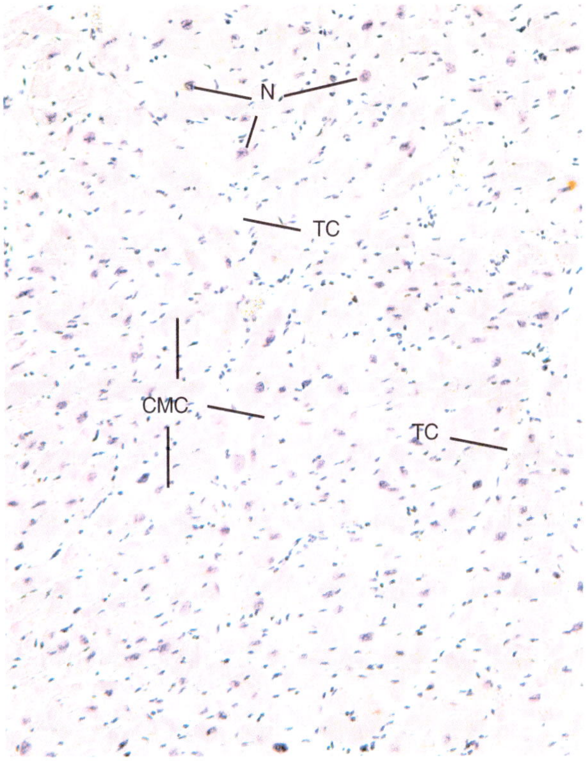

Figura 8.22 Esta fotomicrografia em pequeno aumento do músculo cardíaco em corte transversal demonstra que cada célula do músculo cardíaco tem um núcleo disposto centralmente e que os feixes de fibras musculares estão rodeados por septos de tecido conjuntivo (*TC*), onde os núcleos menores de células endoteliais e os fibroblastos são claramente evidentes. CMC, célula muscular cardíaca; N, núcleo (132×).

o que diminui ainda mais a pressão arterial. Há também um peptídeo natriurético do tipo C que é produzido por células endoteliais de vasos sanguíneos cardíacos. Mas, ao contrário do PNA e do PNB, esse peptídeo atua para reduzir a pressão arterial de maneira indireta.

Correlações clínicas

1. Durante a **hipertrofia cardíaca**, o número de fibras miocárdicas não está aumentado. Em vez disso, as células musculares cardíacas tornam-se mais longas e maiores em diâmetro. Danos ao coração resultam em uma regeneração limitada do tecido muscular; no entanto, a maioria das células musculares mortas é substituída por tecido conjuntivo fibroso
2. A falta de Ca^{2+} no meio extracelular resulta na parada da contração do músculo cardíaco em 1 minuto, enquanto as fibras musculares esqueléticas podem continuar a se contrair por várias horas
3. Embora uma pequena quantidade de produção de energia possa ser alcançada pelo metabolismo anaeróbico (até 10% durante hipoxia), condições totalmente anaeróbicas não podem sustentar a contração ventricular.

Músculo liso

As células do terceiro tipo de músculo não apresentam estriações; portanto, são chamadas de ***células musculares lisas***. Adicionalmente, elas não apresentam um sistema de túbulos T. O músculo liso é encontrado nas paredes de vísceras ocas (p. ex., trato gastrintestinal, parte do trato reprodutivo e trato urinário), paredes dos vasos sanguíneos, ductos maiores de glândulas compostas, vias respiratórias e pequenos feixes dentro da derme da pele. O músculo liso não está sob controle voluntário; ele é regulado pelo sistema nervoso autônomo, por hormônios (como as bradicininas) e pelas condições fisiológicas locais. Por isso, o músculo liso também é conhecido como ***músculo involuntário***.

Existem dois tipos de músculo liso:

- Células de **músculos lisos multiunitários** podem se contrair de modo independente umas das outras, pois cada célula muscular tem o próprio suprimento nervoso
- Membranas celulares das células de **músculos lisos unitários** (*ou* **viscerais**) formam **junções comunicantes** com células musculares lisas adjacentes, e fibras nervosas formam sinapses com apenas algumas das fibras musculares. Assim, células musculares lisas unitárias não podem se contrair independentemente umas das outras.

*Além de suas funções contráteis, algumas células musculares lisas são capazes de realizar **síntese de proteínas**.* Entre as substâncias produzidas pelas células musculares lisas estão componentes da matriz extracelular, como colágeno, elastina, glicosaminoglicanos, proteoglicanos e fatores de crescimento.

MICROSCOPIA DE LUZ DAS FIBRAS MUSCULARES LISAS

A microscopia de luz revela que as fibras musculares lisas são curtas, fusiformes e com um núcleo centralmente localizado. Fibras musculares lisas são células **fusiformes** alongadas, cujo comprimento médio é de aproximadamente 0,2 mm, e exibe de 5 a 6 μm de diâmetro em sua porção mais espessa. Afilam-se em ambas as extremidades, e a porção central contém um núcleo oval com dois ou mais nucléolos (Figuras 8.28 e 8.29; ver Figura 8.3).

O citoplasma das fibras musculares lisas apresenta coloração típica quando corado com H&E, sem características distintivas, mas quando corado com hematoxilina férrica, a face citoplasmática do sarcolema exibe a presença de *corpos densos*. Utilizando-se a mesma coloração, o citoplasma das células musculares lisas mostra finas estriações longitudinais, que representam conglomerados de **miofilamentos**.

Embora as células musculares lisas possam ocorrer como células individuais, em geral formam camadas de várias espessuras. Células musculares lisas são organizadas nessas camadas para formar uma trama contínua em que as extremidades afiladas se ajustam quase precisamente em espaços existentes entre as regiões expandidas das células adjacentes (ver Figura 8.3). Em corte transversal, contornos de vários diâmetros podem ser observados, alguns contendo núcleos; outros, não (Figuras 8.30 a 8.32). Cortes transversais sem núcleos representam as extremidades afiladas das células musculares lisas à medida que se interdigitam umas com as outras.

Camadas de células musculares lisas estão frequentemente dispostas em duas camadas orientadas perpendiculares entre si, como nos sistemas digestório e urinário. Esse arranjo permite que ondas de peristaltismo sejam estabelecidas.

Durante a contração muscular, o núcleo assume uma aparência de saca-rolhas, como resultado do método da contração do músculo liso (Figura 8.33).

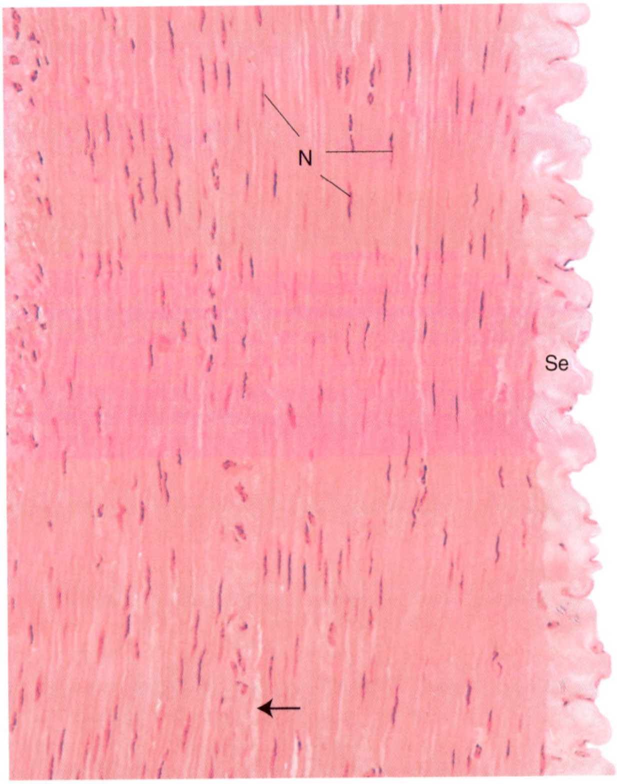

Figura 8.28 Fotomicrografia em pequeno aumento de um corte longitudinal de músculo liso proveniente da camada muscular externa do duodeno de um macaco. Observe a serosa (*Se*) cobrindo a camada muscular lisa, cujos núcleos (*N*) são alongados. Feixes delgados de tecido conjuntivo (*seta*) levam elementos vasculares e nervosos às células musculares lisas (132×).

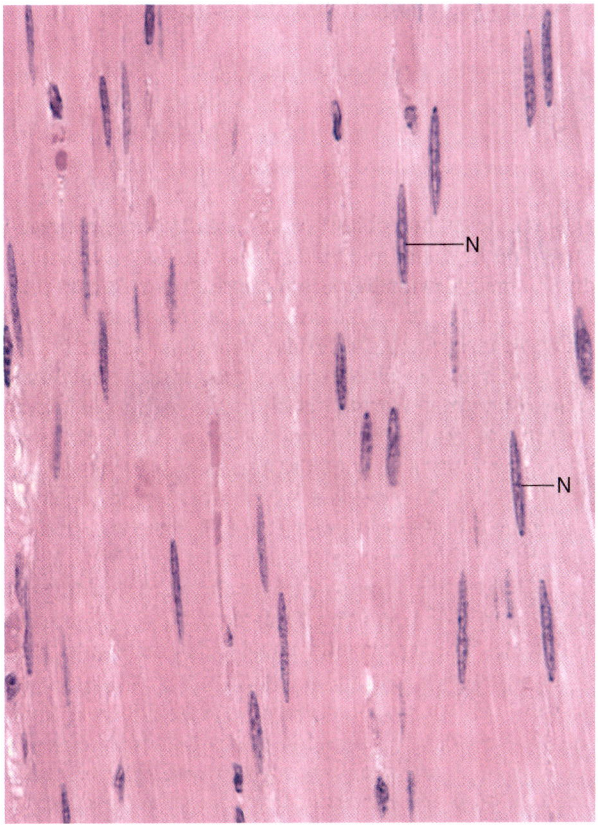

Figura 8.29 Fotomicrografia de músculo liso em corte longitudinal. Observe que os núcleos (*N*) estão localizados na linha média da célula, mas não estão centralizados, de modo que estejam mais próximos de uma membrana celular lateral do que da outra. Observe que os núcleos não estão com aspecto de saca-rolhas, indicando que o músculo não está sofrendo contração (540×).

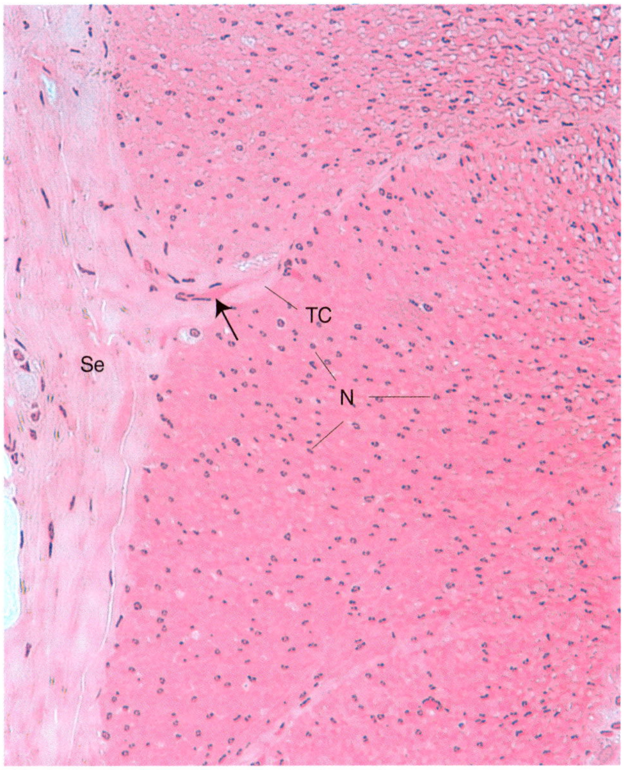

Figura 8.30 Fotomicrografia em pequeno aumento da camada muscular externa de um duodeno de macaco exibindo corte transversal de células musculares. Observe que a serosa (*Se*) envia septos de tecido conjuntivo (*TC*) levando fibras nervosas e vasos sanguíneos (*seta*) para as células musculares, cujos núcleos (*N*) aparecem como pontos escuros espalhados por todo o tecido muscular (132×).

Correlações clínicas

Leiomioma, uma neoplasia benigna de células musculares lisas, geralmente ocorre nos canais vasculares ou no tubo digestório. A maioria, comumente, afeta o intestino delgado e o esôfago de adultos de 30 a 60 anos, onde se apresenta como pequenos nódulos de células musculares lisas. Quando essa patologia está presente no tubo digestório, normalmente é tratada por eletrocautério ou cirurgia.

Leiomiossarcoma (**LMS**) é uma neoplasia maligna infrequente de células do músculo liso que ocorre em 1 a cada 10 mil pessoas nos EUA, acometendo mais mulheres do que homens. Existem vários tipos de LMS, dependendo de sua localização – podendo ser leiomiossarcoma cutâneo, uterino, gastrintestinal ou vascular. Os tumores são geralmente maiores e não tão endurecidos como os leiomiomas, e sua histologia pode mostrar regiões necróticas e hemorrágicas. Se detectado precocemente, a excisão cirúrgica é o método preferencial de tratamento, seguido de quimioterapia. Se o tratamento cirúrgico é tardio, a metástase pode ocorrer até 10 a 15 anos após a excisão do tumor primário. Portanto, o prognóstico para sobrevida a longo prazo de pacientes com leiomiossarcoma não é muito favorável.

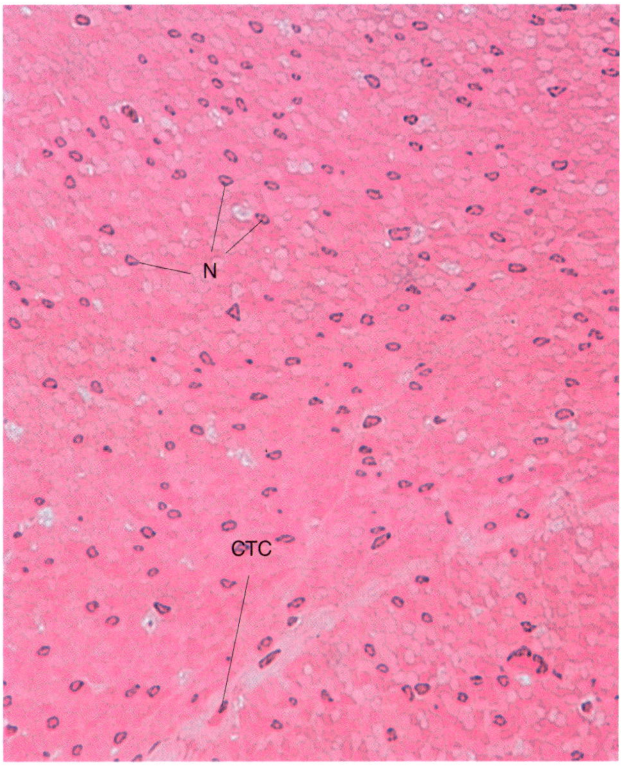

Figura 8.31 Fotomicrografia de médio aumento da camada muscular externa de um duodeno de macaco exibindo corte transversal de células musculares. Observe que os elementos do tecido conjuntivo abrigam capilares (*CTC*) que fornecem fluxo sanguíneo para as células musculares lisas, cujos núcleos (*N*) ocupam o centro das fibras musculares lisas (270×).

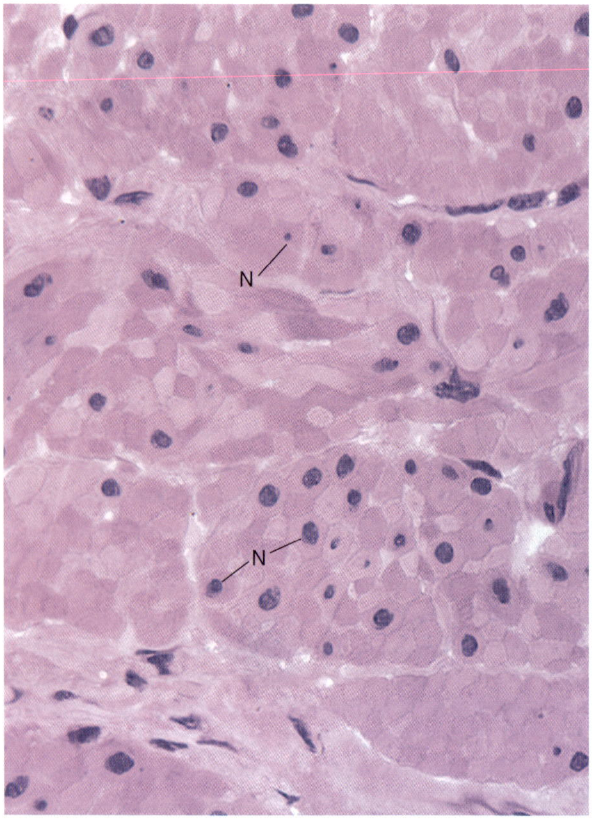

Figura 8.32 Fotomicrografia do músculo liso em corte transversal. Observe que os núcleos (*N*) são de vários diâmetros, indicando que são fusiformes e que foram seccionados em várias regiões ao longo de seu comprimento. Além disso, sabendo que o núcleo da célula está localizado no seu centro e que a célula é muito mais longa do que o núcleo, é razoável esperar que haja muitas células musculares lisas no campo que não exibem seus núcleos, pois foram seccionadas ao longo de regiões da célula distantes do centro (540×).

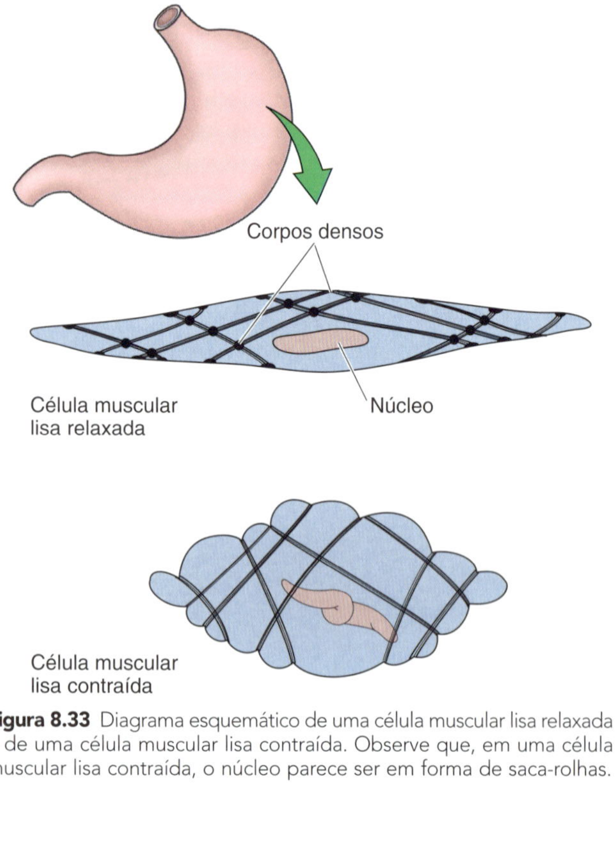

Figura 8.33 Diagrama esquemático de uma célula muscular lisa relaxada e de uma célula muscular lisa contraída. Observe que, em uma célula muscular lisa contraída, o núcleo parece ser em forma de saca-rolhas.

ULTRAESTRUTURA DA MUSCULATURA LISA

A microscopia eletrônica de transmissão demonstra a presença de organelas em qualquer polo do núcleo e exibe a lâmina externa ao redor da célula muscular.

As regiões adjacentes aos dois polos do núcleo contêm grande parte das organelas, incluindo o aparelho de Golgi, o REL, numerosas mitocôndrias, inclusões – como o glicogênio – e um extenso arranjo de filamentos delgados de 7 nm de diâmetro e filamentos grossos de 15 nm de diâmetro (Figuras 8.34 e 8.35A e B). Filamentos delgados são compostos de actina F, caldesmona, tropomiosina e calponina. A caldesmona, em conjunto com a tropomiosina, bloqueia o sítio ativo da actina G. A calponina é uma proteína que inibe a miosina ATPase, semelhante à troponina no músculo estriado. Filamentos espessos são compostos da mesma miosina II presente no músculo estriado.

Os miofilamentos do músculo liso não estão dispostos na forma paracristalina do músculo estriado, nem apresentam a mesma organização dos filamentos grossos. Em vez disso, moléculas de miosina II estão alinhadas de modo que as **cabeças de meromiosina pesadas** (**S_1**) se projetem a partir dos filamentos espessos por toda a extensão do filamento, com as duas extremidades sem apresentar meromiosina pesada. O meio do filamento, ao contrário do músculo estriado, também apresenta meromiosina pesada, resultando assim na disponibilidade de maior área de superfície para a interação de actina com miosina II e permitindo **contrações de longa duração**. Diferentemente do músculo esquelético, em vez de seis filamentos delgados, aproximadamente 15 filamentos delgados circundam cada filamento espesso. Quando o tecido muscular liso está em seu estado relaxado, as moléculas de miosina II são incapazes de entrar em contato com os filamentos delgados porque seus domínios de meromiosina leve estão dobrados e ligados aos próprios componentes de meromiosina pesada, mascarando, efetivamente, a região da meromiosina pesada que se ligaria ao **sítio ativo** das moléculas de actina (Figuras 8.36 e 8.37).

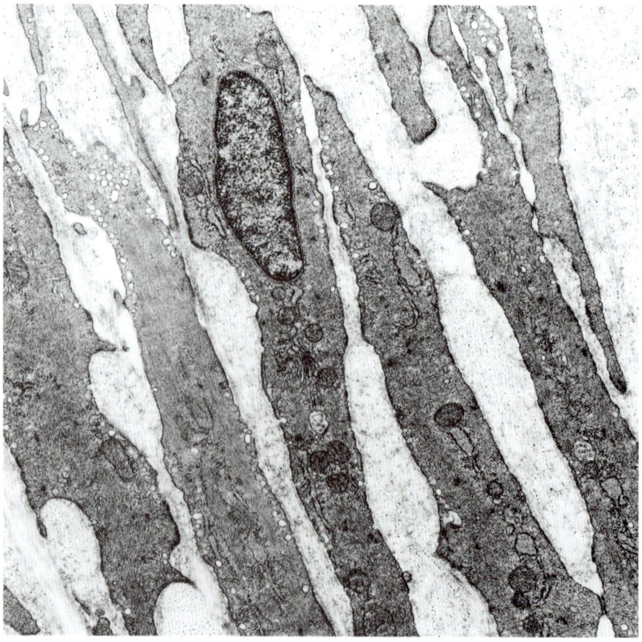

Figura 8.34 Eletromicrografia de células musculares lisas. (Cortesia do Dr. J. Strum.)

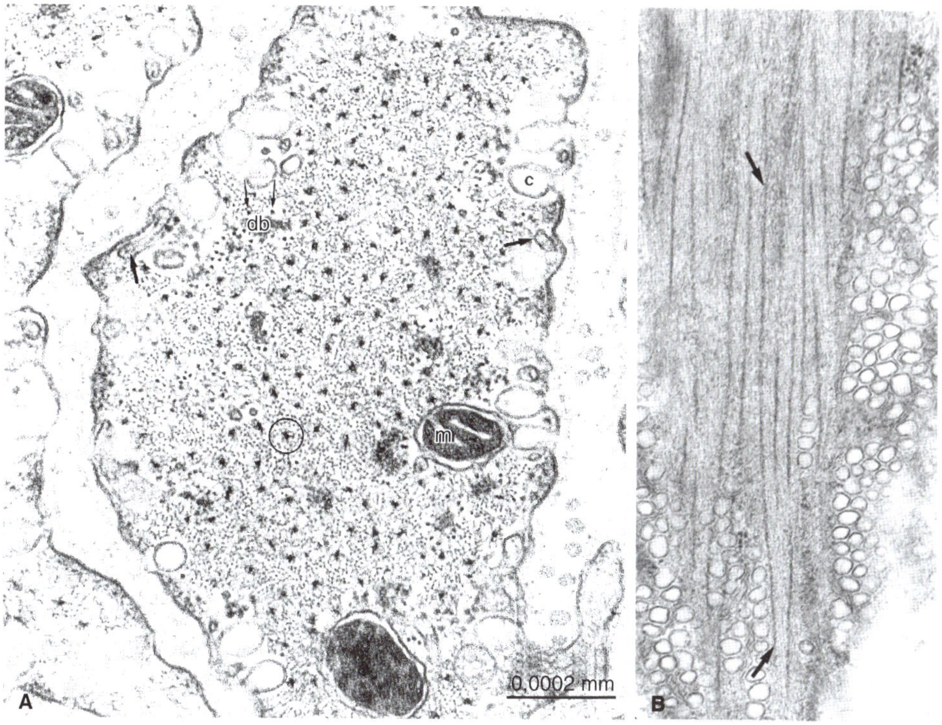

Figura 8.35 **A.** Eletromicrografia de um corte transversal de uma célula muscular lisa em ducto deferente de coelho mostrando uma rede regular de filamentos espessos de miosina rodeados por filamentos de actina (*círculo*), filamentos intermediários associados aos corpos densos (*setas finas*), elementos de retículo sarcoplasmático que formam acoplamentos de superfície com a membrana celular (*setas mais espessas*), cavéolas em forma de saco na membrana plasmática (*c*) e mitocôndrias (*m*). (Cortesia da Dra. Avril V. Somlyo.) **B.** Eletromicrografia de um corte longitudinal perto da superfície de células musculares lisas da veia mesentérica portal do coelho. Um filamento de miosina longo de 2,3 μm (*cada extremidade marcada por setas*) está completamente incluído na seção (50.000×). (Fonte: Somlyo AV. Smooth muscle myosin filament controversy, once again? *J Physiol.* 2015 Jan 15;593(2):473-475.)

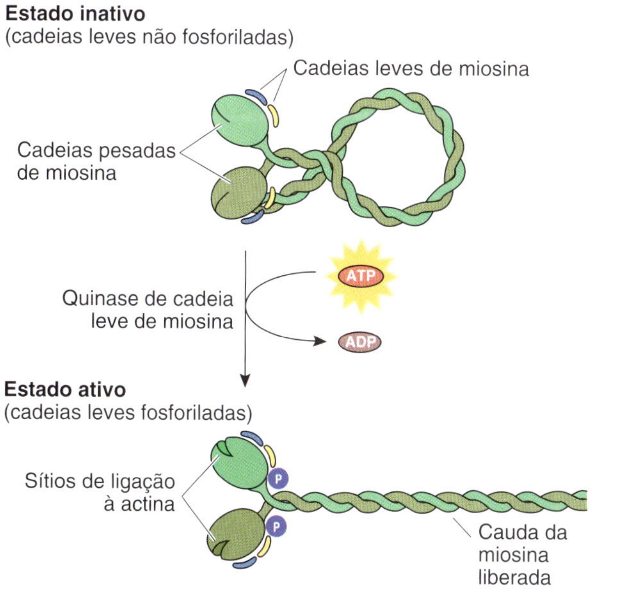

Figura 8.36 Diagrama esquemático da ativação de uma molécula da miosina de músculo liso. ADP, difosfato de adenosina; ATP, trifosfato de adenosina; P, fosfato ligado à cadeia leve da miosina. (Adaptada de Alberts B, Bray D, Lewis J *et al. Molecular Biology of the Cell.* New York: Garland Publishing; 1994. Reproduzida com autorização de Taylor & Francis, Inc./Routledge, Inc.)

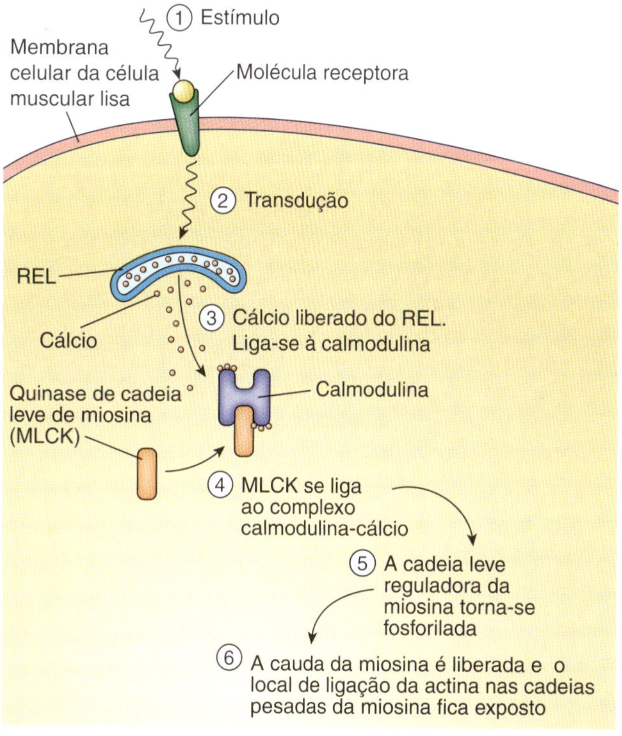

Figura 8.37 Representação artística das etapas que levam à fosforilação. da cadeia leve reguladora que permite a ativação da molécula de miosina (ver Figura 8.36).

A lei do "tudo ou nada" para a contração do músculo estriado não se aplica ao músculo liso. A célula inteira, ou apenas uma parte dela, pode se contrair em determinado instante, embora o método de contração siga a teoria do deslizamento dos filamentos para a contração.

Forças contráteis são aproveitadas, intracelularmente, por um sistema de filamentos intermediários que consistem em **vimentina** e **desmina** no músculo liso unitário (músculo liso visceral), e **desmina** (apenas) no músculo liso multiunitário (músculo liso não visceral). Esses filamentos intermediários, bem como filamentos delgados, se inserem nos **corpos densos**, formados por **α-actinina** e outras proteínas associadas aos discos Z. Corpos densos podem estar localizados no citoplasma ou associados à face citoplasmática do sarcolema da fibra muscular lisa. Acredita-se que os corpos densos se assemelhem aos discos Z em função e, sob o ponto de vista tridimensional, podem ser ainda mais extensos do que os anteriormente considerados, uma vez que formam redes ramificadas interconectadas que se estendem por todo o citoplasma. A força de contração é retransmitida, através da associação de miofilamentos com os corpos densos, aos filamentos intermediários, os quais atuam torcendo e encurtando a célula ao longo de seu eixo longitudinal.

Associadas aos domínios da membrana celular encontram-se estruturas conhecidas como ***cavéolas***, pequenas vesículas endocíticas que atuam, entre outras funções, como os túbulos T do músculo esquelético e cardíaco, na regulação dos níveis citosólicos de cálcio livre.

Cada célula de músculo liso é rodeada por uma **lâmina externa**, que invariavelmente separa os sarcolemas de células musculares contíguas (ver Figura 8.34). Incorporadas na lâmina externa estão inúmeras **fibras reticulares**, que aparecem para envolver as células musculares lisas individuais e atuam no aproveitamento da força de contração.

Controle da contração do músculo liso

Células musculares lisas se contraem mais lentamente e por mais tempo do que fibras musculares esqueléticas.

Embora a regulação da contração no músculo liso dependa de Ca^{2+}, o mecanismo de controle difere daquele encontrado no músculo estriado porque os filamentos delgados de músculo liso são desprovidos de troponina. Além disso, moléculas de miosina II de células musculares assumem uma configuração diferente, em que seu sítio de ligação à actina é mascarado por seu domínio de meromiosina leve, e suas cadeias leves são diferentes daquelas do músculo estriado.

A contração das fibras musculares lisas procede da seguinte forma (ver Figuras 8.36 e 8.37):

1. Íons cálcio, liberados do retículo sarcoplasmático e trazidos para a célula por cavéolas, ligam-se à **calmodulina** (uma proteína reguladora onipresente em organismos vivos), alterando sua conformação.
2. O complexo Ca^{2+}- calmodulina liga-se à **quinase de cadeia leve de miosina** (**MLCK**), que fosforila a **cadeia reguladora leve** da molécula de miosina.
3. A cadeia leve reguladora fosforilada permite o desdobramento da molécula de miosina para que ocorra interação com outras moléculas de miosina e ocorra a formação de um filamento espesso temporário.
4. A proteína **caldesmona**, em conjunto com a tropomiosina, esconde o **sítio ativo** das moléculas de actina G do filamento delgado. No entanto, na presença de íons cálcio livres, a caldesmona altera sua conformação, revelando o sítio ativo de moléculas de actina G. Além disso, na presença de íons cálcio, outra molécula, a **calponina**, torna-se fosforilada e perde sua capacidade de inibir a contração muscular.
5. A cadeia leve fosforilada permite a interação entre actina e subfragmento S_1 da miosina II, o que resulta em contração.
6. Como tanto a fosforilação como os eventos de fixação e liberação de pontes cruzadas de miosina ocorrem lentamente, o processo de contração do músculo liso leva mais tempo do que a contração do músculo esquelético ou cardíaco. A hidrólise de ATP também ocorre muito mais lentamente, e as cabeças de miosina permanecem ligadas aos filamentos delgados por um tempo mais longo nos músculos lisos do que nos músculos estriados. Assim, a contração do músculo liso não só é *prolongada*, mas também requer *menos energia*.
7. A contração das células musculares lisas continua até que o nível de cálcio no citoplasma diminua, o que resulta na dissociação do **complexo calmodulina-cálcio**, causando inativação da quinase de cadeia leve de miosina. A subsequente **desfosforilação da cadeia leve da miosina**, catalisada pela enzima **miosina fosfatase**, leva ao mascaramento do sítio de ligação da miosina à actina e subsequente **relaxamento** do músculo.

INERVAÇÃO DO MÚSCULO LISO

Existem dois tipos de inervação de músculo liso: multiunitário e unitário.

As junções neuromusculares no músculo liso não são tão especificamente organizadas como aquelas do músculo esquelético. As sinapses podem variar de 15 a 100 nm de largura. O componente neural da sinapse é do tipo **em passagem** (do francês, *en passant*), que ocorre como dilatações axonais que contêm **vesículas sinápticas**, que, por sua vez, contêm **norepinefrina** para inervação simpática ou **acetilcolina** para a inervação parassimpática.

Em certos casos, cada célula muscular lisa recebe sua inervação individual, como na íris e nos ductos deferentes; o músculo liso inervado dessa forma é denominado ***multiunitário***. Em outras células musculares lisas, como as do sistema gastrintestinal e do útero, apenas algumas células musculares têm junções neuromusculares. A inervação dessa forma é denominada ***unitária*** (ou ***músculos lisos viscerais***), e a condução do impulso ocorre via **junções comunicantes** (**nexus**) formadas entre as células musculares lisas vizinhas. O *músculo liso visceral também pode ser regulado por fatores humorais ou microambientais, tais como a ocitocina no útero ou a distensão das fibras musculares* nos intestinos.

Ainda outros músculos lisos do corpo são do tipo **intermediário**, em que 30 a 60% das células recebem inervação individual.

A Tabela 8.3 resume as semelhanças e diferenças entre músculos esqueléticos, cardíacos e lisos.

Regeneração do músculo

- Embora as células **musculares esqueléticas** não tenham a capacidade de atividade mitótica, o tecido pode se regenerar devido à presença de células satélites (células-tronco miogênicas). Na célula muscular esquelética adulta,

TABELA 8.3 Comparação dos três tipos de tecidos musculares.

Característica	Músculo esquelético	Músculo cardíaco	Músculo liso
Sarcômeros e miofibrilas	Sim	Sim	Não
Núcleo	Multinucleado; núcleos localizados perifericamente	Um (ou dois); localizado(s) centralmente	Um; centralmente localizado
Retículo sarcoplasmático	Bem desenvolvido com cisternas terminais	Pouco desenvolvido; alguns pequenos terminais	Alguns retículos endoplasmáticos lisos
Túbulos T	Presentes; pequenos, envolvidos na formação de tríades	Presentes; grandes e envolvidos na formação de díades	Ausentes
Junções celulares	Ausentes	Presentes nos discos intercalares	Junções comunicantes (*nexus*)
Contração	Voluntária; lei do "tudo ou nada"	Involuntária; rítmica e espontânea	Involuntária; lenta e forte; não segue a lei do "tudo ou nada"
Controle do cálcio	Calsequestrina em cisternas terminais	Cálcio de fontes extracelulares e do retículo sarcoplasmático	Cálcio de fontes extracelulares (via cavéolas) e do retículo sarcoplasmático/endoplasmático
Ligação ao cálcio	Troponina C	Troponina C	Calmodulina
Regeneração	Sim, via células satélites	Muito limitada, talvez 1% ao ano	Sim
Mitoses	Não	Não	Sim
Fibras nervosas	Fibras motoras somáticas	Fibras autônomas	Fibras autônomas
Tecido conjuntivo	Epimísio, perimísio e endomísio	Bainhas de tecido conjuntivo e endomísio	Bainhas de tecido conjuntivo e endomísio
Características histológicas distintas	Longas; em forma cilíndrica; múltiplos núcleos periféricos	Células ramificadas; discos intercalares; um ou dois núcleos	Células fusiformes sem estriações; núcleo único

aproximadamente 95% dos núcleos evidentes por microscopia de luz pertencem à célula muscular, enquanto cerca de 5% dos núcleos pertencem às células satélites. Existem dois tipos de células satélites: aquelas que não estão no processo de formação de células musculares, consideradas em **estado quiescente**, e aquelas que estão em processo de divisão celular e formação de células musculares, consideradas em **estado ativo**. Tem sido mostrado que as células satélites expressam o gene homeobox **Pax7** e uma série de fatores reguladores miogênicos, especialmente **MyoD**, **Myf5** e **miogenina**. A maioria das células satélites se encontra no estado quiescente, até que sejam expostas a uma série de fatores locais, tornando-as, então, ativadas. Quando a célula muscular esquelética é lesada por insultos físicos ou químicos, ou devido a processos patológicos, as células satélites tornam-se ativadas e proliferam. A maioria das células recém-formadas é destinada a reparar a lesão, mas uma pequena porcentagem reabastece a população de células satélites. Em resposta à lesão de células musculares, tanto Pax7 quanto MyoD tornam-se expressos em células satélites, fazendo com que deixem o estado quiescente, entrem no estado ativado e sofram proliferação; essas células proliferativas tornam-se conhecidas como ***mioblastos*** (***células precursoras miogênicas***). A proteína caracterizada como fator miogênico Myf5 se acumula no citoplasma dos mioblastos e estimula essas células para entrar em uma sequência de ações, levando à miogênese. Em consequência, os mioblastos se alinham uns aos outros e, sob a influência de miogenina, fundem-se para formar **miotubos** e sintetizar organelas e miofilamentos que resultam na gênese de uma célula muscular esquelética madura

- Sob outras condições, como no "fisioculturismo", células satélites ativadas podem fundir-se com células musculares existentes, aumentando assim a massa muscular através de uma **hipertrofia** do músculo esquelético. Células musculares esqueléticas regulam seu número e tamanho pela secreção de um membro da superfamília do fator de crescimento transformador β (TGF-β), de sinalização extracelular, a **miostatina** (**fator de diferenciação do crescimento 8**). Certos camundongos mutantes, cujas fibras musculares esqueléticas não podem produzir miostatina, têm músculos enormes que não somente apresentam mais células, como também estas são muito maiores do que as de camundongos normais
- O **músculo cardíaco** é capaz de um grau muito limitado de regeneração, conforme foi demonstrado em indivíduos expostos ao carbono 14 (C^{14}) atmosférico antes do término dos testes nucleares acima do solo. Nesses indivíduos, uma porcentagem muito pequena de células musculares cardíacas tinha C^{14}, indicando que essas células foram formadas após o nascimento. Na verdade, aproximadamente 1% de suas células musculares cardíacas foram regeneradas ao ano. No entanto, essa quantidade de regeneração não é suficiente para reparar grandes danos ao coração. Em vez disso, após uma lesão, como um infarto do miocárdio, os **fibroblastos** invadem a região lesada, sofrem divisão celular e formam tecido conjuntivo fibroso (tecido cicatricial) para reparar a lesão
- **Células musculares lisas** retêm sua capacidade mitótica para formar mais células musculares lisas. Essa capacidade é especialmente evidente no útero gravídico, onde a parede muscular se torna mais espessa tanto por hipertrofia de células individuais quanto por hiperplasia derivada da atividade mitótica das células musculares lisas. Pequenos defeitos subsequentes à lesão podem resultar na formação de novas células de músculo liso. Essas novas células podem derivar da atividade mitótica das células musculares lisas preexistentes, como nos tratos gastrintestinal e urinário, ou a partir da diferenciação de **pericitos** relativamente indiferenciados que acompanham alguns vasos sanguíneos.

Células mioepiteliais e miofibroblastos

Certas células associadas a unidades secretoras glandulares demonstram capacidades contráteis. Essas **células mioepiteliais** são modificadas para auxiliar na liberação dos produtos de secreção para dentro dos ductos da glândula. Células mioepiteliais são achatadas e têm longos prolongamentos que envolvem as unidades glandulares (ver Capítulo 5, Figuras 5.26 e 5.27). Células mioepiteliais contêm actina e miosina, bem como filamentos intermediários, e densidades citoplasmáticas e periféricas necessárias para aproveitar as interações entre actina e miosina. Mecanismos e controle da contração em células mioepiteliais se assemelham, mas não são idênticos, aos do músculo liso.

Nas glândulas mamárias em lactação, as células mioepiteliais se contraem após a liberação de **ocitocina**; na glândula lacrimal, eles se contraem por causa da ação da **acetilcolina**.

Miofibroblastos se assemelham aos fibroblastos, mas apresentam quantidade abundante de actina e miosina. Podem contrair-se e são especialmente evidentes durante a contração de feridas, à medida que aproximam as bordas de uma lesão.

Considerações patológicas

Ver Figuras 8.38 a 8.40.

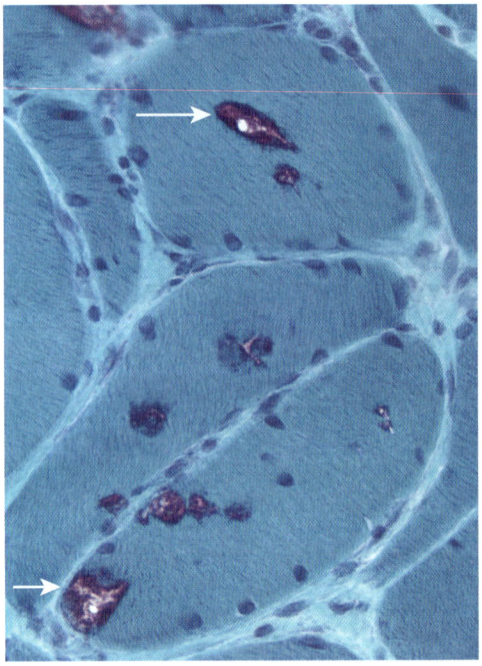

Figura 8.39 Fotomicrografia exibindo uma condição conhecida como *miosite de corpos de inclusão*, uma doença mal compreendida que pode ser um processo inflamatório ou condição degenerativa com inflamação associada. Observe a presença de vacúolos com bordas definidas e inclusões citoplasmáticas com borda granular avermelhada (*setas*). (Reproduzida, com autorização, de Kumar V, Abbas AK, Aster JC. *Robbins and Cotran Pathologic Basis of Disease*. 9th ed. Philadelphia: Elsevier; 2015:1240.)

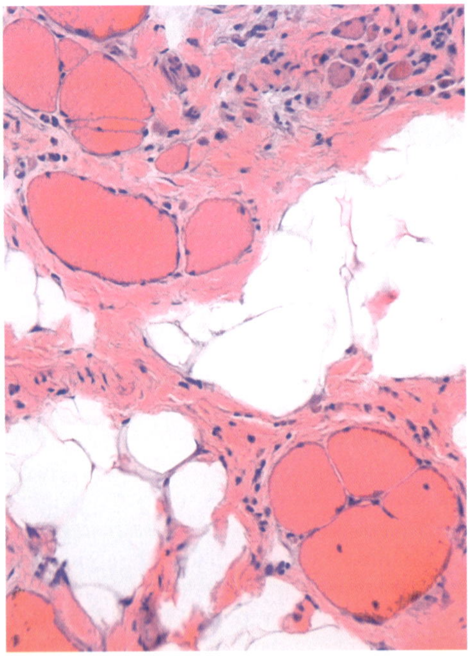

Figura 8.38 Fotomicrografia de tecido muscular esquelético de uma criança de 9 anos do sexo masculino com distrofia muscular de Duchenne. Observe que as fibras musculares são de vários diâmetros, exibindo áreas significativamente aumentadas de endomísio fibrótico. Além disso, muitas das células musculares foram substituídas por infiltrados adiposos. (Reimpressa com permissão de Kumar V, Abbas AK, Aster JC. *Robbins and Cotran Pathologic Basis of Disease*. 9th ed. Philadelphia: Elsevier; 2015:1243.)

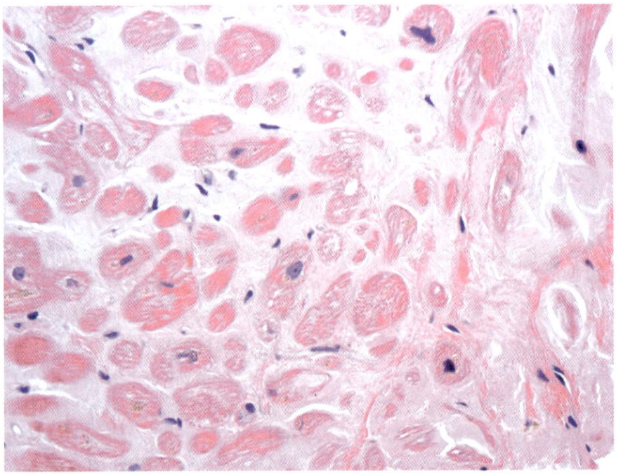

Figura 8.40 Fotomicrografia de músculo cardíaco apresentando amiloidose cardíaca. Esta doença é caracterizada pela presença de deposição de proteína amiloide nos espaços extracelulares ao redor das células do músculo cardíaco. Observe o depósito de amiloide amorfo, de coloração rosada, depositada em torno das células do músculo cardíaco. (Reimpressa, com autorização, de Kumar V, Abbas AK, Aster JC. *Robbins and Cotran Pathologic Basis of Disease*. 9th ed. Philadelphia: Elsevier; 2015:573.)

Instruções do laboratório de histologia

Músculo esquelético

O músculo esquelético em pequeno aumento exibe os elementos de tecido conjuntivo, tais como epimísio ou perimísio. Em um corte longitudinal em pequeno aumento, fibras longas, com seus numerosos núcleos pequenos e periféricos, são evidentes. Em aumento médio, fibras musculares longas, seus núcleos perifericamente dispostos e suas estriações transversais são claramente identificáveis, assim como elementos do tecido conjuntivo do endomísio (ver Figura 8.1, *CME, N, TC*). Observados em grande aumento, núcleos das células musculares esqueléticas podem ser distinguidos dos núcleos mais escuros e mais estreitos das células do tecido conjuntivo. As estriações são perceptíveis e podem ser identificadas quanto a alguns de seus componentes – disco Z no meio da banda I, e banda A. Miofibrilas também são evidentes dentro das células do músculo esquelético (ver Figura 8.2, *N, Z, A*).

Em um corte transversal observado em pequeno aumento, o músculo esquelético pode exibir fascículos de células musculares circundados pelo perimísio. Cada CME tem formato irregular e alguns núcleos devem ser visíveis na periferia da célula. Com aumento médio, o perimísio e o endomísio são claramente evidentes, e os núcleos das células do músculo esquelético são evidentes na periferia das células musculares esqueléticas (ver Figura 8.4, *TC, setas, CME*). Em grande aumento, tanto o perimísio quanto o endomísio são bem definidos, assim como são os núcleos e capilares presentes no endomísio (ver Figura 8.5, *P, E, N, C*).

Músculo cardíaco

O *músculo cardíaco* visto em pequeno aumento, em um corte longitudinal, exibe uma imagem desordenada que lembra um cabelo despenteado. Os núcleos do músculo cardíaco parecem estar no centro das células, mas há núcleos menores e mais densos que estão localizados entre as células. Em aumento médio, a desordem aparente é resolvida com a ramificação das células musculares estriadas cardíacas. Áreas claras nos polos dos núcleos do músculo cardíaco são ocupadas por organelas e depósitos de glicogênio. Discos intercalares são claramente evidentes (ver Figura 8.20, *N, Gl, I*). Em grande aumento, a ramificação das células musculares cardíacas e os núcleos das fibras musculares cardíacas são fáceis de reconhecer, assim como os discos intercalares. Embora não indicados, capilares podem ser observados no tecido conjuntivo entre as fibras musculares cardíacas (ver Figura 8.21, *N, D*).

Um corte transversal do músculo cardíaco visto em menor aumento não exibe apenas núcleos localizados centralmente nas células do músculo cardíaco, mas também ricos elementos de tecido conjuntivo que revestem o músculo cardíaco (ver Figura 8.22, *N, CMC, TC*). Em grande aumento, um corte transversal de fibras musculares cardíacas exibe o núcleo localizado centralmente em cada célula e as miofibrilas (não indicadas), bem como as áreas claras nos polos dos núcleos constituídas por organelas e depósito de glicogênio. Também não apontados, encontram-se capilares no tecido conjuntivo (ver Figura 8.23, *N, Gl*).

Músculo liso

O músculo liso pode ser mais bem observado em cortes transversais do intestino delgado, como o duodeno, onde tanto em cortes longitudinais quanto em transversais são claramente identificáveis. Visualizando-se um corte longitudinal em pequeno aumento, o núcleo alongado de cada célula de músculo liso é de fácil reconhecimento. Observe que alguns dos núcleos são em forma de saca-rolhas, indicando que a célula está em contração. Ainda que as células do músculo liso sejam arranjadas de maneira muito compactada, elementos do tecido conjuntivo estão claramente presentes. O duodeno é coberto por uma camada serosa muito escorregadia que permite que os movimentos digestivos ocorram com pouca fricção (ver Figura 8.28, *N, seta, Se*). Observados em grande aumento, os núcleos das células musculares lisas estão localizados centralmente ao longo do comprimento da fibra muscular, mas estão colocados mais perto de um lado da célula (ver Figura 8.29, *N*).

Corte transversal do músculo liso pode exibir a presença de elementos de tecido conjuntivo que transportam vasos sanguíneos e fibras nervosas da serosa para dentro da substância da camada de músculo liso. Núcleos localizados centralmente aparecem como pequenos pontos escuros (ver Figura 8.30, *seta, TC, Se, N*). Em médio aumento, os capilares que saem dos elementos do tecido conjuntivo e dos núcleos das células musculares lisas são claramente evidentes (ver Figura 8.31, *CTC, N*). Em grande aumento, os núcleos parecem variar em tamanho, indicando que são fusiformes e seccionados em várias regiões ao longo de seu comprimento. Além disso, sabendo que uma célula muscular lisa é muito mais longa do que seu núcleo, é esperado que muitas delas não tenham núcleo (ver Figura 8.32, *N*).

9

Tecido Nervoso

O sistema nervoso humano é constituído por, talvez, um trilhão de neurônios, cada um com grande número de interconexões. Alguns desses neurônios exibem **receptores** especializados para receber diferentes tipos de estímulos (p. ex., mecânicos, químicos, térmicos), que são traduzidos em impulsos nervosos e podem, por fim, chegar a centros nervosos específicos. Esses impulsos são então transmitidos a outros neurônios para processamento e transportados aos centros superiores, onde tais sensações são registradas e/ou as respostas motoras são iniciadas.

Anatomicamente, o sistema nervoso é organizado em **sistema nervoso central** (**SNC**), compreendendo o encéfalo e a medula espinal; e **sistema nervoso periférico** (**SNP**), composto por nervos cranianos, nervos espinais e seus gânglios correspondentes. Deve ser entendido que o SNC e o SNP estão conectados um ao outro. *Funcionalmente*, o SNP está dividido em um **componente sensorial** (**aferente**), que recebe e transmite impulsos ao SNC para processamento; e um **componente motor** (**eferente**), o qual se origina no SNC e transmite impulsos para os órgãos efetores em todo o corpo.

O componente motor tem duas subdivisões: o **sistema somático** (**voluntário**), em que os impulsos originados no SNC são transmitidos diretamente, por meio de um único neurônio, para *músculos esqueléticos*; e o **sistema autônomo** (**involuntário**), no qual os impulsos do SNC são transmitidos primeiramente para um **gânglio** autônomo através de um neurônio. Um segundo neurônio originado no gânglio autônomo transmite os impulsos para *músculos lisos*, *músculos cardíacos* ou *glândulas*.

Além dos neurônios, o tecido nervoso contém outras células, denominadas, em conjunto, **células da neuroglia**, que, em vez de receber ou transmitir impulsos, suportam e auxiliam os neurônios de várias maneiras.

Desenvolvimento do tecido nervoso

O sistema nervoso se desenvolve a partir do ectoderma do embrião em resposta às moléculas de sinalização da notocorda.

Durante o início da vida do embrião, a notocorda libera moléculas de sinalização induzindo o ectoderma sobrejacente a formar **neuroepitélio**, que se espessa, a princípio de maneira uniforme, para formar a **placa neural**. Mais tarde, à medida que as margens dessa placa se tornam mais espessas, a placa se invagina, formando o **sulco neural**, cujas bordas continuam a crescer uma em direção à outra até se fundirem, formando o **tubo neural**. A extremidade rostral (anterior) dessa estrutura se desenvolve no encéfalo; a porção restante (caudal) do tubo neural forma a medula espinal. A parede do tubo neural dá origem a neurônios, neuroglia, epêndima e plexos coroides.

As células nas margens laterais da placa neural permanecem separadas do tubo neural, desenvolvendo-se em **células da crista neural**. No início do desenvolvimento, essas células migram para longe do tubo neural, dando origem a várias estruturas (Boxe 9.1).

BOXE 9.1 DERIVADOS DAS CÉLULAS DA CRISTA NEURAL

A maioria dos componentes sensoriais do SNP
Neurônios sensoriais dos gânglios sensitivos craniais e espinais (gânglios das raízes dorsais)
Gânglios autônomos e neurônios autônomos pós-ganglionares que se originam deles
Grande parte do mesênquima da região da cabeça e do pescoço
Melanócitos da pele e mucosa oral
Odontoblastos (células responsáveis pela produção de dentina)
Células cromafins da medula adrenal
Células da aracnoide e pia-máter
Células satélites dos gânglios periféricos
Células de Schwann

Correlações clínicas

A organogênese anormal do SNC resulta em vários tipos de malformações congênitas. **Espinha bífida** é um defeito no fechamento da coluna vertebral. Em casos graves, a medula espinal e as meninges podem se projetar através das áreas não fusionadas. **Espinha bífida anterior** é um fechamento defeituoso das vértebras. Casos graves podem estar associados a defeitos no desenvolvimento das vísceras do tórax e do abdome.

Anencefalia é a falha no fechamento do neuroporo anterior, com malformação do encéfalo e ausência da abóbada craniana. Geralmente não é compatível com a vida.

A **epilepsia** pode resultar da migração anormal de células corticais, o que interrompe o funcionamento interneuronal normal.

Doença de Hirschsprung, também conhecida como **megacólon congênito**, é causada pela falha das células da crista neural em invadir a parede do intestino. A parede não tem o **plexo de Auerbach**, uma porção do sistema parassimpático que inerva a extremidade distal do cólon. A ausência do plexo leva a dilatação e hipertrofia do cólon.

Fenilcetonúria (PKU) é uma condição hereditária em que o fígado do recém-nascido é incapaz de fabricar a enzima **fenilalanina hidroxilase** e, portanto, não pode metabolizar o aminoácido essencial fenilalanina. A menos que receba uma dieta livre de fenilalanina, o bebê terá retardo mental, convulsões e outros problemas intelectuais. Na maioria dos países desenvolvidos, todos os recém-nascidos são testados para PKU; se presente, a mãe será submetida a uma dieta alimentar especial durante o período de amamentação. Recomenda-se que o indivíduo afetado tenha uma dieta livre de fenilalanina por toda a vida.

Células do sistema nervoso

As células do sistema nervoso são classificadas em duas categorias: neurônios e células da neuroglia.

Neurônios e neuroglia são as duas categorias de células que constituem o sistema nervoso. **Neurônios** realizam funções receptivas, integrativas e motoras do sistema nervoso. As **células da neuroglia** suportam, protegem e auxiliam os neurônios no desempenho de suas funções.

ESTRUTURA E FUNÇÃO DOS NEURÔNIOS

Neurônios são compostos de um corpo celular, dendritos e um axônio.

Os **neurônios**, que estão entre as menores e maiores células do corpo (variando em diâmetro de 5 a 150 μm), recebem e transmitem impulsos nervosos para o SNC e a partir dele. A maioria dos neurônios é composta por três elementos distintos: um **corpo celular**, **múltiplos dendritos** e um **axônio**. O **corpo celular** de um neurônio, também conhecido como **pericário** ou **soma**, é a porção central da célula, abrigando o núcleo e o citoplasma perinuclear. Os corpos celulares dos neurônios no SNC são geralmente poligonais (Figura 9.1), com superfícies ligeiramente côncavas entre os muitos prolongamentos celulares, enquanto os neurônios dos gânglios da raiz dorsal (um gânglio sensitivo do SNP) têm um corpo celular arredondado do qual apenas um prolongamento é emitido (Figura 9.2).

Projetando-se do corpo celular, encontram-se um ou mais **dendritos**, prolongamentos especializados para receber estímulos derivados das células sensoriais, axônios e outros neurônios (Figura 9.3). Com frequência, dendritos são ramificados para que possam receber simultaneamente vários estímulos de muitos outros neurônios. Impulsos nervosos recebidos pelos dendritos são, então, transmitidos para o soma.

Cada neurônio apresenta apenas um **axônio**, um prolongamento que conduz impulsos que saem do soma para outros neurônios, ou músculos e glândulas, mas também pode receber estímulos de outros neurônios, os quais têm a capacidade de modificar seu comportamento. A maioria dos axônios se arboriza e, em geral, cada ramo tem dilatações terminais conhecidas como ***terminais axônicos*** (***bulbos terminais, botões terminais***)

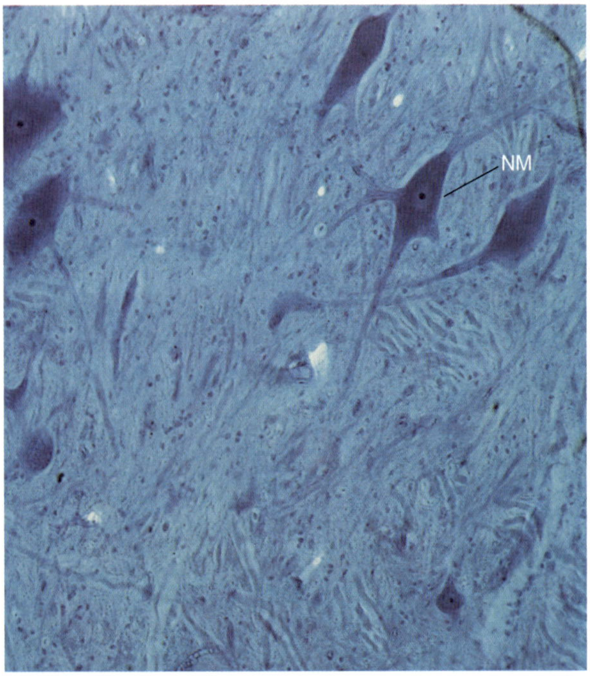

Figura 9.1 Fotomicrografia de uma área de substância cinzenta da medula espinal (270×). Observe os corpos celulares do neurônio multipolar (*NM*) e seus prolongamentos.

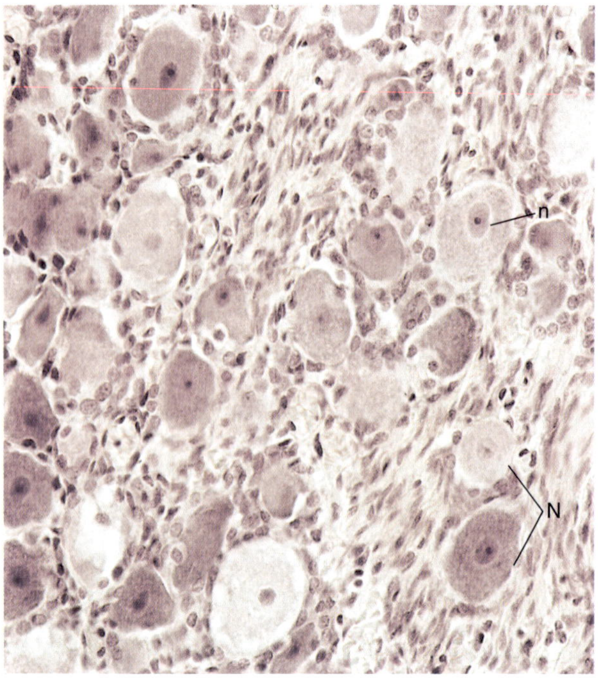

Figura 9.2 Fotomicrografia de um gânglio sensitivo (270×). Observe os grandes corpos celulares neuronais (*N*) com nucléolos singulares (*n*).

em suas extremidades ou próximo a elas. Esses terminais axônicos se aproximam de outras células para formar uma **sinapse**, região submicroscópica entre o axônio e a membrana plasmática da célula-alvo para a qual os impulsos podem ser transmitidos. Neurônios são classificados de acordo com sua forma e com o arranjo de seus prolongamentos (Figura 9.4).

Corpo celular do neurônio: soma e pericário

Corpo celular é a região do neurônio que contém grande núcleo eucromático e citoplasma perinuclear.

Embora o corpo celular seja a região mais evidente do neurônio, o volume maior de citoplasma está localizado em seus dendritos e axônios. O **núcleo** grande, em geral de forma esférica a ovoide, está situado centralmente no soma. Contém uma eucromatina delicadamente dispersa, indicativa de rica atividade sintética, embora neurônios menores possam apresentar certa quantidade de heterocromatina inativa condensada. Um nucléolo bem definido também é evidente.

O **citoplasma** do corpo celular exibe abundante retículo endoplasmático rugoso (RER), com muitas cisternas em arranjos paralelos, característica especialmente proeminente nos grandes neurônios motores. Polirribossomos também estão espalhados por todo o citoplasma. Quando coradas com corantes básicos, essas cisternas de RER empilhadas e seus polirribossomos aparecem à microscopia de luz como aglomerados de material basofílico, chamados ***corpúsculos de Nissl***. O RER também está presente nos dendritos do neurônio, mas está ausente no **cone de implantação**, região do corpo celular onde surge o axônio.

A maioria dos neurônios tem retículo endoplasmático liso (REL) abundante por todo o corpo celular; esse retículo se estende até os dendritos e o axônio, formando **cisternas hipolemais** imediatamente abaixo da membrana celular, as quais são contínuas com o RER no corpo celular e se entrelaçam com os corpúsculos de Nissl em seu caminho rumo aos dendritos e ao axônio. Embora não esteja claro como funcionam, sabe-se que as cisternas hipolemais sequestram cálcio e contêm proteínas.

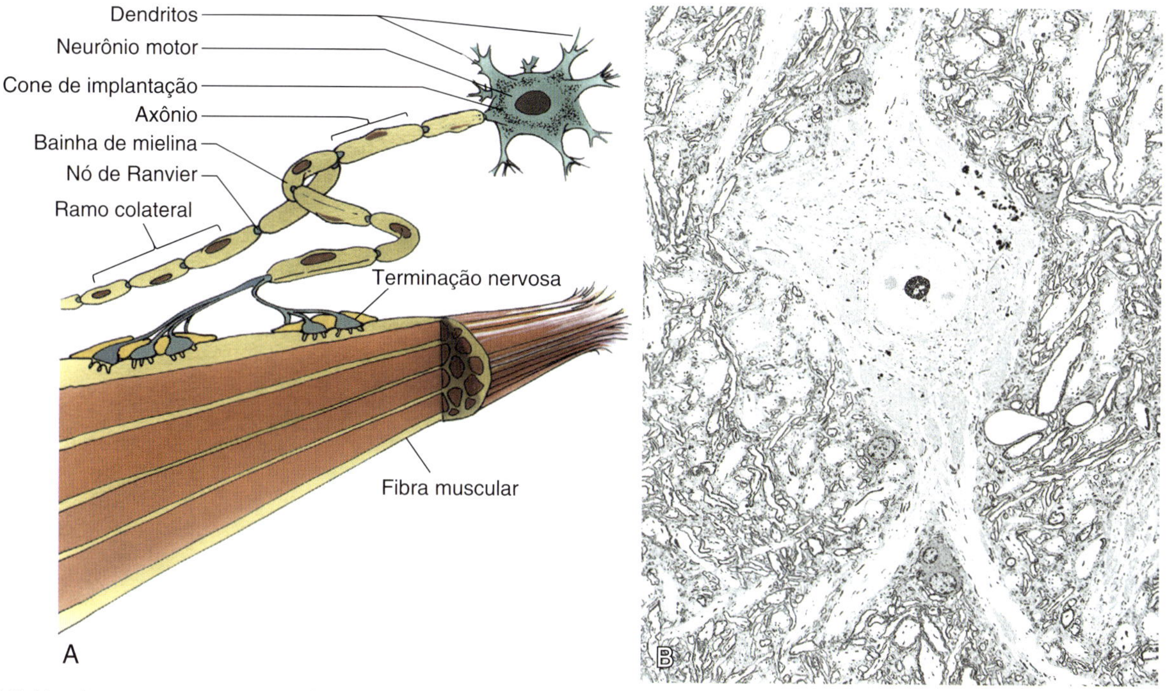

Figura 9.3 Neurônio motor. **A.** Esquema de um neurônio motor típico. **B.** Eletromicrografia de um neurônio do corno ventral da medula espinal com vários de seus dendritos (1.300×). (Fonte: Ling EA, Wen CY, Shieh JY *et al.* Neuroglial response to neuron injury: a study using intraneural injection of Ricinus communis agglutinin- 60. *J Anat.* 1989;164:201-213. Reimpressa com a permissão de Cambridge University Press.)

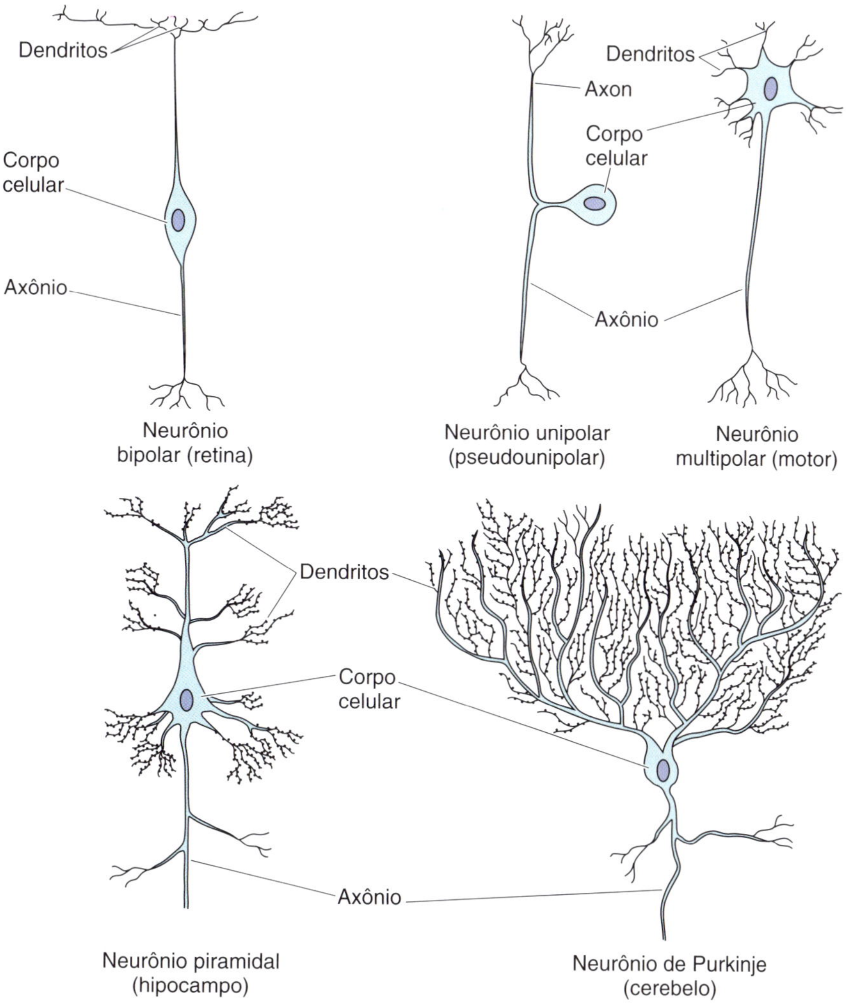

Figura 9.4 Esquemas dos vários tipos de neurônios.

Um proeminente **aparelho de Golgi** justanuclear está presente no soma, constituído por várias cisternas intimamente associadas exibindo periferias dilatadas, características das células secretoras de proteínas. O aparelho de Golgi também é responsável pelo acondicionamento de neurotransmissores ou de enzimas essenciais à sua produção no axônio.

Soma, dendritos e axônio apresentam quantidades marcantes de **mitocôndrias**, mas estas são mais abundantes nos terminais axônicos. Em geral, essas mitocôndrias são mais delgadas do que aquelas em outras células e, ocasionalmente, suas cristas são orientadas longitudinalmente em vez de transversalmente. As mitocôndrias dos neurônios estão em constante movimento ao longo dos microtúbulos no citoplasma.

A maioria dos neurônios adultos exibe apenas um único **centríolo**, associado a um corpúsculo basal de um cílio primário.

Inclusões

Inclusões localizadas nos corpos celulares dos neurônios são substâncias não vivas, tais como pigmentos de melanina e lipofuscina, bem como gotículas lipídicas.

Grânulos de melanina, de tonalidade castanho-escuro a negra, estão localizados em alguns neurônios de certas regiões do SNC (p. ex., principalmente na substância negra e no *locus ceruleus*) e nos gânglios simpáticos do SNP. A função desses grânulos nesses diferentes locais é desconhecida. No entanto, di-hidroxifenilalanina (ou metildopa), o precursor desse pigmento, também é o precursor dos neurotransmissores dopamina e norepinefrina. Portanto, tem sido sugerido que a melanina pode acumular-se como um subproduto da síntese desses neurotransmissores.

Lipofuscina, pigmento granular marrom-amarelado de formato irregular, é mais prevalente em neurônios de adultos mais velhos, e é considerado o remanescente da atividade enzimática lisossomal. Grânulos de lipofuscina aumentam com o avançar da idade e podem até provocar aglomeração das organelas e do núcleo em um dos lados da célula, possivelmente afetando a função celular. Pigmentos contendo ferro também podem ser observados em certos neurônios do SNC e ser acumulados com a idade.

Gotículas de lipídios às vezes são observadas no citoplasma de neurônios e podem ser o resultado de um metabolismo deficiente ou funcionar como reservas de energia.

Grânulos de secreção são observados nas células neurossecretoras; vários contêm moléculas de sinalização.

Componentes do citoesqueleto

Nos preparados histológicos com impregnação pela prata para visualização à microscopia de luz, o citoesqueleto neuronal exibe **neurofibrilas** (com até 2 μm de diâmetro) percorrendo o citoplasma do soma e estendendo-se aos prolongamentos. Estudos realizados com microscopia eletrônica revelam três estruturas filamentosas diferentes: **microtúbulos** (24 nm de diâmetro), **neurofilamentos** (filamentos intermediários com 10 nm de diâmetro) e **microfilamentos** (6 nm de diâmetro). Neurofibrilas observadas à microscopia de luz possivelmente representam feixes agregados de neurofilamentos, uma sugestão sustentada pelo fato de que os neurofilamentos são impregnados por nitrato de prata. **Microfilamentos** (filamentos de actina) estão associados à membrana plasmática. Microtúbulos dos neurônios são idênticos aos de outras células, exceto pelo fato de que a **proteína associada ao microtúbulo 2**, (**MAP-2**; do inglês, ***microtubule associated protein 2***), está localizada no citoplasma do corpo celular e dos dendritos, enquanto **MAP-3** está presente apenas no axônio.

Dendritos

Dendritos recebem estímulos de outras células nervosas.

Dendritos – e, em alguns neurônios, o corpo celular e a extremidade proximal do axônio – são elaborações da membrana celular receptiva. A maioria dos neurônios tem vários dendritos, cada um deles se originando do corpo celular, geralmente como um único tronco curto que se ramifica em ramos cada vez menores, em que o padrão de ramificação específica dos dendritos é característico para cada tipo particular de neurônio. A base do dendrito tem origem no corpo celular e contém o conteúdo normal de organelas, especialmente mitocôndrias, mas com a notável ausência de aparelhos de Golgi (Figura 9.5). Neurofilamentos dos dendritos são reduzidos a pequenos feixes ou filamentos únicos, que podem estar associados aos microtúbulos por ligações cruzadas. A ramificação dos dendritos, que resulta em numerosos terminais sinápticos, permite que um neurônio receba e integre múltiplos – talvez, como nas células de Purkinje do cerebelo, por exemplo –, até centenas de milhares de impulsos. Pequenas protuberâncias, conhecidas como **espículas**, localizadas na superfície de alguns dendritos, permitem que eles formem sinapses com prolongamentos de outros neurônios. O número dessas espículas diminui com a idade e a desnutrição, e podem apresentar mudanças estruturais nas pessoas com trissomia do cromossomo 13 e trissomia do cromossomo 21 (síndrome de Down), e outras condições anômalas. Dendritos, às vezes, contêm vesículas e são capazes de transmitir impulsos a outros dendritos.

Axônios

Axônios transmitem impulsos para outros neurônios ou células efetoras, ou seja, músculos e glândulas.

O **axônio** surge no corpo celular, no cone de implantação do axônio, uma região em forma de pirâmide do soma, desprovida de ribossomos e, em geral, localizada no lado oposto do soma dos dendritos, como um único prolongamento fino, normalmente se estendendo mais longe do corpo celular do que dos dendritos. Em alguns exemplos, axônios de neurônios motores podem ter 1 m ou mais de comprimento. A espessura do axônio varia com o tipo de neurônio, sendo relativamente constante para o mesmo neurônio. A espessura é diretamente relacionada à velocidade de condução, de modo que, quanto mais espesso o diâmetro, mais rápida é a velocidade de condução. Axônios podem ter ramificações, conhecidas como **ramificações colaterais**, que surgem em ângulos retos a partir do tronco axonal (ver Figura 9.3 A). Quando o axônio termina, pode ramificar-se, formando muitos pequenos ramos (**arborização terminal**).

A porção do axônio que parte de sua origem no cone de implantação até o início da bainha de mielina é denominada **segmento inicial**. Abaixo do **axolema** (membrana celular do axônio) do segmento inicial, quando observado à microscopia eletrônica, uma delgada camada elétron-densa é visível; sua função não é conhecida, embora assemelhe-se à camada localizada nos nós de Ranvier (ver seção sobre astrócitos). Essa área do neurônio não tem RER e ribossomos, mas abriga microtúbulos e neurofilamentos abundantes, os quais, ao que parece, facilitam a regulação do diâmetro do axônio. Em alguns neurônios, o número de neurofilamentos pode aumentar em até três vezes no segmento inicial, enquanto o número de microtúbulos aumenta apenas ligeiramente. É nesse segmento inicial, também referido como **zona de disparo axonal**, que os

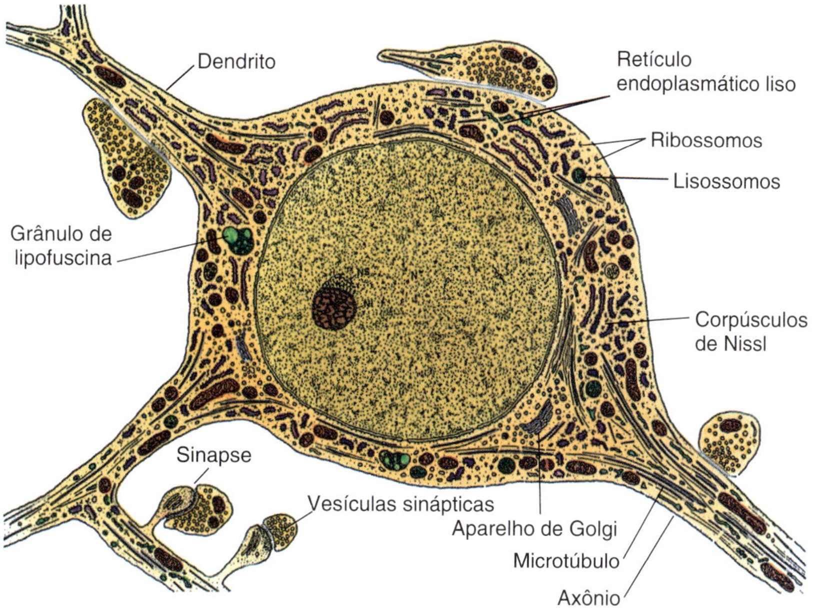

Figura 9.5 Esquema da ultraestrutura de um corpo celular de um neurônio. (Fonte: Lentz TL. *Cell Fine Structure: An Atlas of Drawings of Whole-Cell Structure.* Philadelphia: WB Saunders; 1971.)

impulsos excitatórios e inibitórios são somados para determinar a propagação de um potencial de ação (ver seção *Geração e condução de impulsos nervosos*, neste capítulo).

O axoplasma (citoplasma do axônio) contém pequena quantidade de REL, muitos microtúbulos e notavelmente mitocôndrias longas e finas. O axônio não tem RER e polirribossomos, portanto depende do soma para sua manutenção. Microtúbulos estão agrupados em pequenos feixes na origem do axônio e no segmento inicial. Distalmente, no entanto, eles ficam organizados como microtúbulos únicos, espaçados de maneira uniforme, e entremeados aos neurofilamentos.

A membrana celular de certas células da glia forma **uma bainha de mielina** ao redor de alguns axônios, os chamados ***axônios mielinizados***, tanto no SNC como no SNP (Figuras 9.6 e 9.7); já axônios desprovidos de bainhas de mielina são chamados de ***axônios amielínicos*** (Figura 9.8). Impulsos nervosos são conduzidos muito mais rápido ao longo dos axônios mielínicos do que ao longo de axônios amielínicos. No indivíduo vivo, a bainha de mielina dá uma aparência branca e brilhante ao axônio. É a presença de mielina que permite a subdivisão do SNC em **substância branca** e **substância cinzenta**.

Além da condução do impulso nervoso, uma função importante do axônio é o **transporte axonal** de substâncias entre o soma e os terminais axônicos. No **transporte anterógrado**, a direção do transporte é do corpo celular para o terminal axônico; no **transporte retrógrado**, a direção do transporte é do terminal axônico para o corpo celular. O transporte axonal é tão crucial para as **relações tróficas** dentro do axônio quanto também é entre neurônios e músculos ou glândulas. Se essas relações forem interrompidas, as células-alvo atrofiam.

A velocidade de transporte axonal pode ser rápida, intermediária ou lenta. O transporte mais rápido (até 400 mm/dia) ocorre no transporte anterógrado de organelas, as quais se movem mais rapidamente no citosol. No transporte retrógrado, a velocidade mais rápida é cerca de 200 mm/dia, com

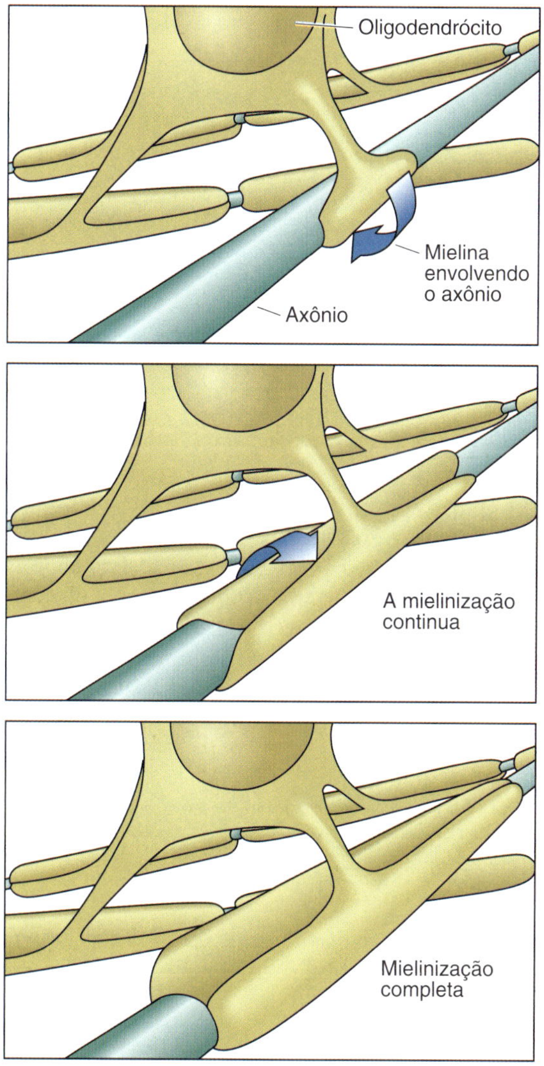

Figura 9.6 Diagrama esquemático do processo de mielinização no sistema nervoso central. Ao contrário da célula de Schwann do sistema nervoso periférico, cada oligodendrócito é capaz de mielinizar vários axônios.

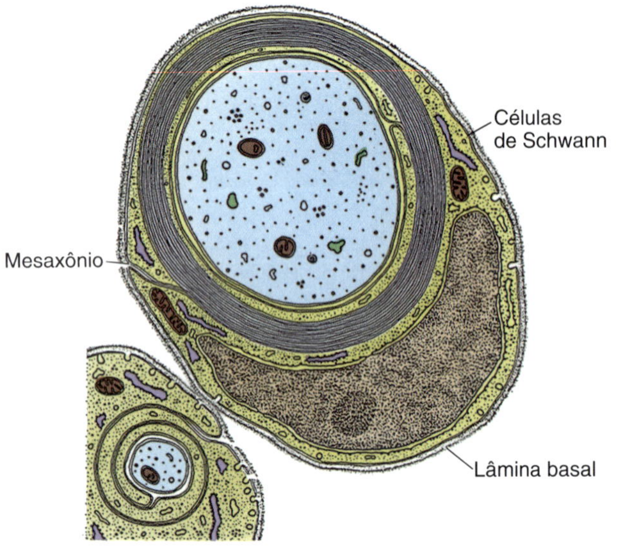

Figura 9.7 Diagrama da ultraestrutura de uma fibra nervosa mielinizada e sua célula de Schwann. (Fonte: Lentz TL. *Cell Fine Structure: An Atlas of Drawings of Whole-Cell Structure*. Philadelphia: WB Saunders; 1971.)

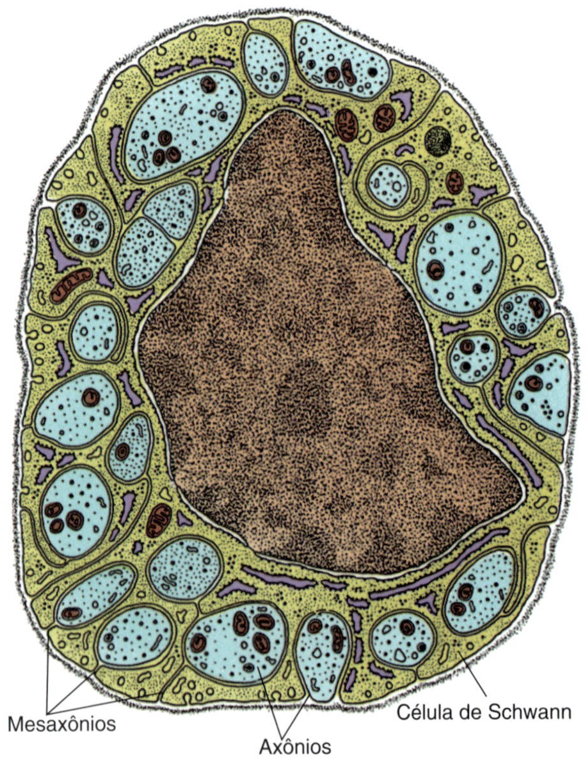

Figura 9.8 Diagrama da ultraestrutura de uma fibra nervosa amielínica. (Fonte: Lentz TL. *Cell Fine Structure: An Atlas of Drawings of Whole-Cell Structure*. Philadelphia: WB Saunders; 1971.)

o mais lento sendo apenas cerca de 0,2 mm/dia. Velocidades de transporte axonal entre esses dois extremos são consideradas intermediárias:

- O **transporte anterógrado** é utilizado na translocação de organelas e vesículas, bem como de macromoléculas, tais como actina, miosina e clatrina e algumas das enzimas necessárias para a síntese de neurotransmissores nos terminais axônicos
- O **transporte retrógrado** retorna material a partir do axônio ao corpo celular. Esse material é representado por subunidades de microtúbulos e neurofilamentos, enzimas solúveis, e substâncias capturadas por endocitose (p. ex., vírus e toxinas), bem como pequenas moléculas e proteínas destinadas à degradação
- O **transporte axonal** não apenas distribui substâncias para a condução de impulsos nervosos e síntese de neurotransmissores, mas também serve para fornecer e garantir a manutenção geral do citoesqueleto do axônio.

Correlações clínicas

O **transporte axonal retrógrado** é usado por certos vírus (p. ex., herpes simples e vírus da raiva) para se espalhar a partir de um neurônio para outro em uma cadeia de neurônios. Esse também é o método pelo qual as toxinas (p. ex., tétano) são transportadas da periferia para o SNC.

Desde a década de 1970, muito se aprendeu sobre a natureza e o funcionamento do neurônio através do estudo do mecanismo de transporte axonal retrógrado, com o uso da enzima **peroxidase do rábano**. Na verdade, tornou-se uma das técnicas mais utilizadas no estudo do transporte retrógrado. Quando essa enzima é injetada no terminal axônico, pode ser detectada posteriormente por técnicas histoquímicas que marcam seu caminho para o corpo celular. No estudo do transporte anterógrado axonal, pesquisadores injetam aminoácidos radiomarcados no corpo celular e, posteriormente, determinam a radioatividade nos terminais axônicos usando autorradiografia.

Microtúbulos são importantes para o transporte anterógrado rápido porque exibem polaridade, com suas extremidades *mais* (+) direcionadas para o terminal axônico. **Dímeros de tubulina**, que atingem o axoplasma via transporte anterógrado, são adicionados aos microtúbulos em suas extremidades *mais* (+) e despolimerizados em suas extremidades *menos* (–). O transporte anterógrado usa **cinesina**, uma proteína associada ao microtúbulo, onde uma extremidade se liga a uma vesícula e a outra extremidade interage de forma cíclica com um microtúbulo, permitindo que a cinesina transporte a vesícula a uma velocidade de cerca de 3 mm/segundo. O transporte retrógrado usa a **dineína**, outra proteína associada a microtúbulos, que é responsável por mover vesículas ao longo dos microtúbulos.

Correlações clínicas

Embora **tumores neurológicos** sejam responsáveis por cerca de 50% das lesões intracranianas, tumores dos neurônios do SNC são raros. A maioria dos tumores intracranianos se origina de células da neuroglia (p. ex., os **oligodendrogliomas benignos** e os fatais **astrocitomas malignos**). Tumores que surgem de células de tecido conjuntivo associados ao tecido nervoso (p. ex., **fibroma benigno** ou **sarcoma maligno**) são tumores de tecidos conjuntivos, e não estão relacionados com o sistema nervoso. Tumores de neurônios no SNP podem ser extremamente malignos (p. ex., **neuroblastoma** na glândula adrenal, que acomete principalmente bebês e crianças pequenas).

Classificação morfológica de neurônios

Neurônios são classificados morfologicamente em três principais tipos, de acordo com sua forma e a disposição de seus prolongamentos.

Os principais tipos de neurônios são (Figura 9.4):

- **Neurônios bipolares** têm dois prolongamentos que emanam do corpo celular, um dendrito e um axônio. Neurônios bipolares estão localizados nos gânglios vestibulares e cocleares, e no epitélio olfatório da cavidade nasal
- **Neurônios unipolares** (também conhecidos como ***neurônios pseudounipolares***) exibem apenas um prolongamento que emana do corpo celular, mas que se divide em um ramo central e um ramo periférico. O ramo central entra no SNC e o ramo periférico segue para seu destino no corpo. Ambos os ramos centrais e periféricos se assemelham a um axônio, e podem propagar impulsos nervosos. A porção terminal do ramo periférico se arboriza e exibe pequenas extremidades dendríticas, indicando sua função receptora. Neurônios unipolares se desenvolvem a partir de neurônios bipolares embrionários, cujos prolongamentos migram em direção um ao outro durante o desenvolvimento e fundem-se, formando um único prolongamento, que, subsequentemente, se bifurca nos processos centrais e periféricos mencionados. Durante a transmissão dos impulsos nervosos, o impulso passa da extremidade do prolongamento periférico para o prolongamento central sem necessariamente envolver o corpo celular. Neurônios unipolares estão presentes nos gânglios da raiz dorsal da medula espinal e nos gânglios sensoriais dos nervos cranianos
- **Neurônios multipolares**, o tipo de neurônio mais comum, têm vários arranjos de múltiplos dendritos que emanam do soma, bem como um axônio. Neurônios multipolares estão presentes por todo o sistema nervoso, e a maioria é de motoneurônios (na terminologia mais antiga, eram chamados de *neurônios motores*). Alguns neurônios multipolares são nomeados de acordo com a morfologia de seus corpos celulares (p. ex., células piramidais) ou segundo o cientista que primeiro os descreveu (p. ex., células de Purkinje).

Classificação funcional de neurônios

Neurônios são classificados de acordo com sua função em três tipos: neurônio sensitivos, motoneurônios e interneurônios.

- **Neurônios sensoriais** (**aferentes = em direção ao SNC**) recebem estímulos sensoriais em seus terminais dendríticos e conduzem impulsos nervosos ao SNC para processamento. Aqueles localizados na periferia do corpo monitoram as alterações no ambiente, enquanto aqueles no interior do corpo monitoram o ambiente interno
- **Motoneurônios** (**eferentes = em direção para longe do SNC**) se originam no SNC e conduzem seus impulsos aos músculos, às glândulas e a outros neurônios
- Os **interneurônios** (**neurônios intercalares**), localizados completamente no SNC, funcionam como interconectores ou integradores, que estabelecem redes de circuitos neuronais entre neurônios sensoriais e motoneurônios e outros interneurônios. Com a evolução, o número de neurônios no sistema nervoso humano aumentou enormemente, mas o maior aumento envolveu os interneurônios, que são responsáveis pelo complexo funcionamento do organismo.

CÉLULAS DA NEUROGLIA

As células da neuroglia funcionam não apenas no suporte físico e metabólico dos neurônios, mas também na regulação da função neuronal.

A **neuroglia** (ou glia) não fornece apenas suporte metabólico e mecânico, bem como proteção para neurônios (Figura 9.9), mas também tem um papel na regulação da propagação neuronal de impulsos. Foi estimado que possa haver até 10 vezes mais células da neuroglia do que neurônios no sistema nervoso. Células da neuroglia sofrem mitose, enquanto neurônios têm capacidade mais limitada de divisão celular. Embora células da neuroglia formem junções comunicantes com outras células neurogliais, não reagem a impulsos nervosos, nem os propagam, ainda que auxiliem neurônios no desempenho de sua transmissão por:

- Manter um controle sobre as sinapses
- Regular o fluxo de **líquido cefalorraquidiano** (**LCR**) através do SNC
- Recuperar os neurotransmissores liberados pelos terminais axônicos de neurônios
- Liberar substâncias **gliotransmissoras** – como adenosina trifosfato (ATP) e ácido glutâmico – na região de sinapses que possam regular os processos que lá ocorrem.

Células da neuroglia que residem exclusivamente no SNC incluem astrócitos, oligodendrócitos, micróglia (células da micróglia) e células ependimárias. Células de Schwann, embora localizadas no SNP, também são consideradas células da neuroglia.

Astrócitos

Astrócitos fornecem suporte estrutural e metabólico aos neurônios e atuam como coletores de íons e neurotransmissores liberados no meio extracelular pelos neurônios.

Astrócitos são as maiores células da neuroglia e apresentam dois tipos distintos: (1) astrócitos protoplasmáticos na substância cinzenta do SNC; e (2) astrócitos fibrosos, presentes

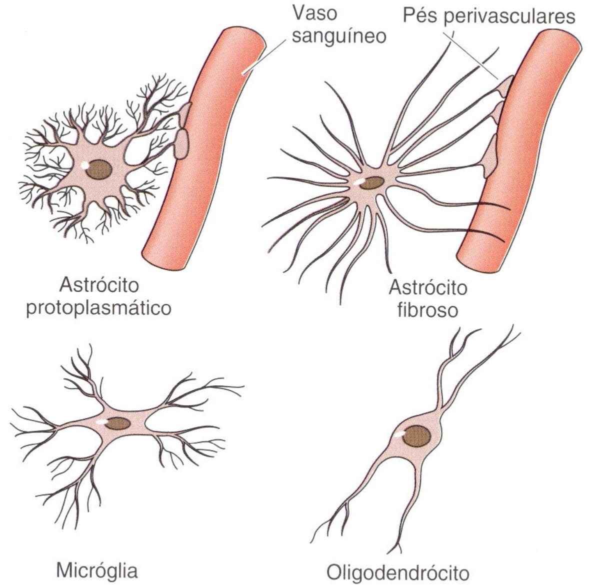

Figura 9.9 Diagrama dos vários tipos de células da neuroglia (não desenhados em escala).

essencialmente na substância branca do SNC. É difícil distinguir os dois tipos de astrócitos em fotomicrografias, o que levou alguns a sugerirem que podem ser as mesmas células funcionando em ambientes diferentes. Eletromicrografias exibem distintos feixes citoplasmáticos de filamentos intermediários de 8 a 11 nm, compostos pela **proteína glial fibrilar ácida**, que é exclusiva dos astrócitos.

Astrócitos protoplasmáticos são células em forma de estrela, exibindo citoplasma abundante, um grande núcleo eucromático e muitos prolongamentos citoplasmáticos ramificados curtos (Figuras 9.10 e 9.11). As extremidades de alguns prolongamentos terminam como **pés vasculares** (ou **pés terminais**) que entram em contato com capilares sanguíneos. Outros astrócitos se encontram nas adjacências de capilares, com seus corpos celulares em contato com a parede vascular. Ainda outros astrócitos protoplasmáticos próximos ao encéfalo ou à superfície da medula espinal exibem prolongamentos semelhantes aos pés vasculares (**pés terminais**), que entram em contato com a pia-máter, formando a **membrana pioglial** (**glia limitante**). Astrócitos protoplasmáticos também atuam na regulação do fluxo de LCR através do parênquima do encéfalo (ver a seção sobre LCR). Alguns astrócitos protoplasmáticos menores localizados nas adjacências dos corpos celulares dos neurônios representam uma forma de células satélites.

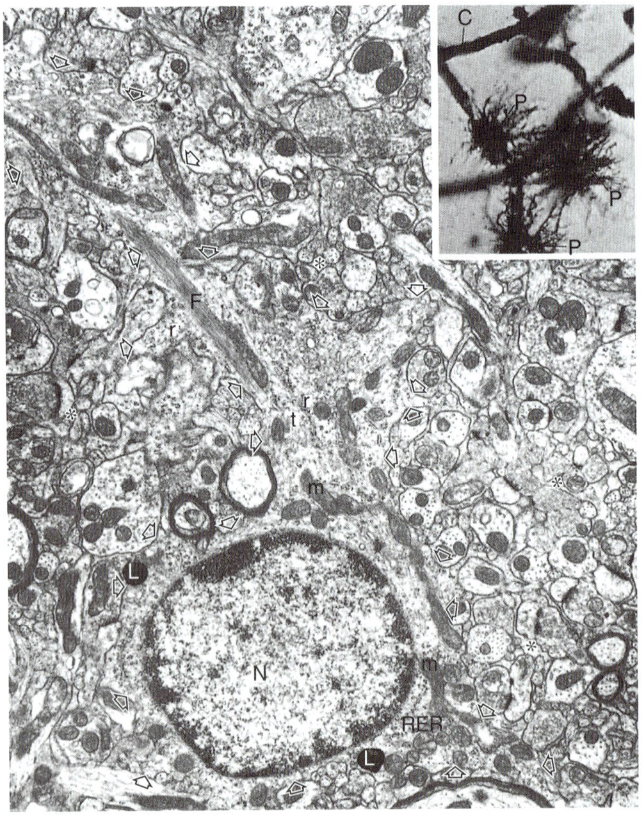

Figura 9.10 Eletromicrografia de um astrócito protoplasmático (11.400×). Observe o núcleo (*N*), os filamentos (*F*), as mitocôndrias (*m*), os microtúbulos (*t*), os ribossomos livres (*r*) e o retículo endoplasmático rugoso (*RER*). Dois lisossomos (L) também são identificados nos prolongamentos da neuroglia. Note os limites celulares irregulares indicados pelas pontas de seta. Os asteriscos apontam os prolongamentos de outras células gliais do neurópilo. (Fonte: Peters A, Palay SL, Webster HF. *The Fine Structure of the Nervous System*. Philadelphia: WB Saunders; 1976.) *Detalhe em destaque*: fotomicrografia de três astrócitos protoplasmáticos altamente ramificados (*P*) circundando capilares (*C*). (Fonte: Leeson TS, Leeson CR, Paparo AA. *Text/Atlas of Histology*. Philadelphia: WB Saunders; 1988.)

Astrócitos fibrosos exibem citoplasma eucromático contendo apenas algumas organelas, ribossomos livres e glicogênio, e são cercados pela própria lâmina basal (Figura 9.12). Os prolongamentos dessas células são longos, não ramificados e intimamente associados à pia-máter e aos vasos sanguíneos, sendo separados dessas estruturas por sua lâmina basal.

Astrócitos atuam na remoção de íons, neurotransmissores e remanescentes do metabolismo neuronal – como íons potássio (K^+), glutamato e ácido γ-aminobutírico (GABA) – acumulados no microambiente dos neurônios, especialmente nos nós de Ranvier, onde fornecem uma cobertura para o axônio. Essas células também contribuem para o metabolismo energético no córtex cerebral, por meio da liberação de glicose a partir do glicogênio armazenado quando são induzidas pelos neurotransmissores norepinefrina e peptídeo intestinal vasoativo (VIP). Astrócitos localizados na periferia do SNC formam uma camada contínua sobre os vasos sanguíneos que pode auxiliar

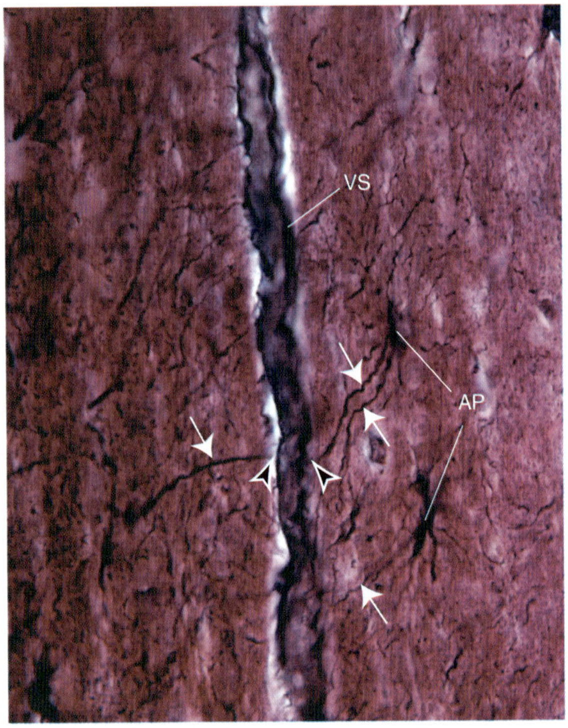

Figura 9.11 Esta fotomicrografia do córtex cerebral humano corado com prata mostra, em grande aumento, um vaso sanguíneo (*VS*) flanqueado por numerosos astrócitos protoplasmáticos em forma de estrela (*AP*), cujos inúmeros prolongamentos curtos (*setas*) aproximam-se da parede do vaso e lá terminam como pés vasculares (*ponta de seta*) (540×).

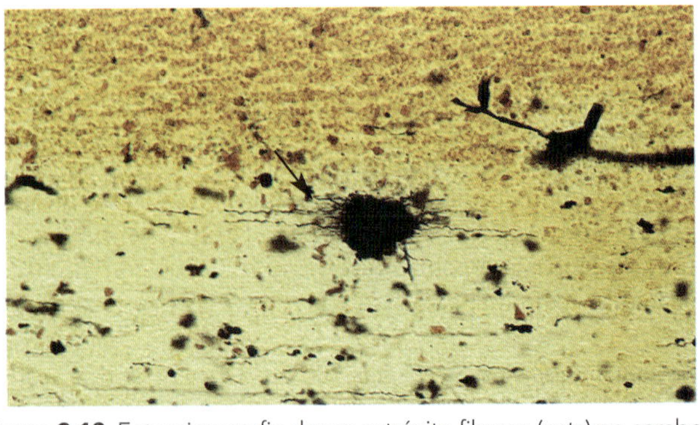

Figura 9.12 Fotomicrografia de um astrócito fibroso (*seta*) no cerebelo humano (132×).

na manutenção da **barreira hematencefálica**. Astrócitos também são recrutados para áreas danificadas do SNC, onde formam tecido cicatricial (**cicatriz glial**).

Oligodendrócitos

Oligodendrócitos atuam no isolamento elétrico e na produção de mielina no SNC.

Oligodendrócitos, células da neuroglia de coloração mais escura, estão localizados tanto na substância cinzenta como na branca do SNC. Essas células se assemelham aos astrócitos, mas são menores e contêm menos prolongamentos, com ramificações esparsas. Seu citoplasma elétron-denso contém um núcleo relativamente pequeno, RER abundante, muitos ribossomos livres, mitocôndrias e um proeminente aparelho de Golgi. Microtúbulos também estão presentes, mas principalmente na zona perinuclear e nos prolongamentos (Figura 9.13). Existem dois tipos de oligodendrócitos, interfascicular e satélite.

Oligodendrócitos interfasciculares, localizados em fileiras em meio aos feixes de axônios, produzem e mantêm a **mielina** em torno dos axônios no SNC, isolando-os (Figura 9.14; ver Figura 9.6). Ao contrário das células de Schwann do SNP, os oligodendrócitos podem ter até 50 prolongamentos, cada um envolvendo uma pequena região (**internodo**) de um axônio com segmentos de mielina. No decorrer da síntese ativa de mielina, oligodendrócitos interfasciculares têm uma taxa metabólica muito alta, pois podem produzir o equivalente a 300 vezes seu peso em mielina diariamente. Subsequente à conclusão da mielinização de todos os internodos sob seu controle, essas células devem manter a responsabilidade sobre o destino metabólico da mielina que produziram.

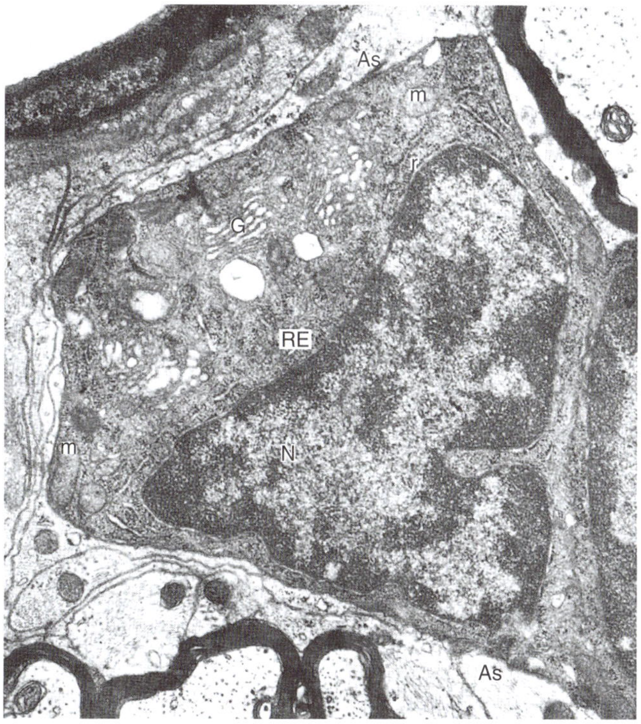

Figura 9.13 Eletromicrografia de um oligodendrócito (2.925×). Observe o núcleo (*N*), o retículo endoplasmático (*RE*), o aparelho de Golgi (*G*) e as mitocôndrias (*m*). Prolongamentos de astrócitos fibrosos (*As*) estão em contato com o oligodendrócito. (Fonte: Leeson TS, Leeson CR, Paparo AA. *Text/Atlas of Histology*. Philadelphia: WB Saunders; 1988.)

Oligodendrócitos satélites se encontram justapostos aos corpos celulares de grandes neurônios da substância cinzenta. Sua função não é compreendida completamente, mas parecem monitorar o líquido extracelular ao redor dos corpos celulares neuronais e, de acordo com alguns pesquisadores, podem atuar como células de reserva. Assim, se houver necessidade, podem migrar para a substância branca para reabastecê-la de oligodendrócitos interfasciculares.

Correlações clínicas

A **leucoencefalopatia multifocal** *progressiva* é uma doença viral rara, porém terminal, causada por um **polioma vírus (vírus JC)** que ataca os oligodendrócitos e causa desmielinização dos axônios, especialmente nos lobos occipital e parietal do encéfalo. Embora o vírus JC esteja presente em quase metade da população adulta dos EUA, é benigno até que o paciente se torne imunossuprimido e imunodeficiente.

A **esclerose múltipla** (**EM**), uma doença relativamente comum que afeta mais de 2,5 milhões de pessoas em todo o mundo (aproximadamente 1 milhão nos EUA), é 1,5 a 2 vezes mais comum em mulheres do que em homens. A doença é diagnosticada pela primeira vez quando o indivíduo tem entre 15 e 45 anos de idade. Inicialmente, os pacientes reclamam de problemas de visão, dificuldades para caminhar devido à perda de equilíbrio e sensações de formigamento nos dedos das mãos e dos pés. Esses problemas são o resultado da característica patológica principal da EM: desmielinização de axônios do SNC (nervo óptico; cerebelo; e a substância branca do encéfalo, a medula espinal e os nervos cranianos e espinais). Traços característicos da EM são episódios de inflamação multifocal aleatória e edema, seguidos por períodos de remissão que podem durar por vários meses a décadas. Cada episódio pode comprometer a vitalidade do paciente. Qualquer episódio de desmielinização pode causar deterioração ou malignização dos nervos afetados e levar à morte em questão de meses. Acreditava-se que a desmielinização se devia a uma reação imunológica na qual linfócitos T atacavam e destruíam a bainha de mielina que cobre os axônios. Estudos mais recentes demonstraram que a oligodendrogliopatia é a principal causa de EM e a reação das células T seria uma resposta secundária que exacerba a destruição da mielina. No entanto, se um medicamento for administrado para prevenir que as células B apresentem autoantígenos específicos para células T ou inibam as células T de entrarem no SNC, o grau de oligodendrogliopatia pode ser diminuído e a EM do paciente pode ser atenuada até certo ponto. Infelizmente, os medicamentos atuais são incapazes de fazer mais do que diminuir as recorrências; não podem curar a doença. Outro caminho que está sendo explorado é o efeito que a flora microbiana intestinal tem sobre pacientes com EM. Tem sido demonstrado que eles apresentam níveis muito mais elevados de Acinetobacter e Akkermansia, e níveis muito mais baixos de Parabacteroides do que indivíduos saudáveis. Quando as bactérias intestinais de pacientes com EM foram transferidas para os intestinos de ratos que tiveram uma doença semelhante à EM, a condição dos animais se deteriorou significativamente. Quando os mesmos ratos receberam a flora intestinal de pacientes saudáveis, eles permaneceram saudáveis. Estudos estão em andamento para explorar os efeitos dos microbiomas intestinais na EM.

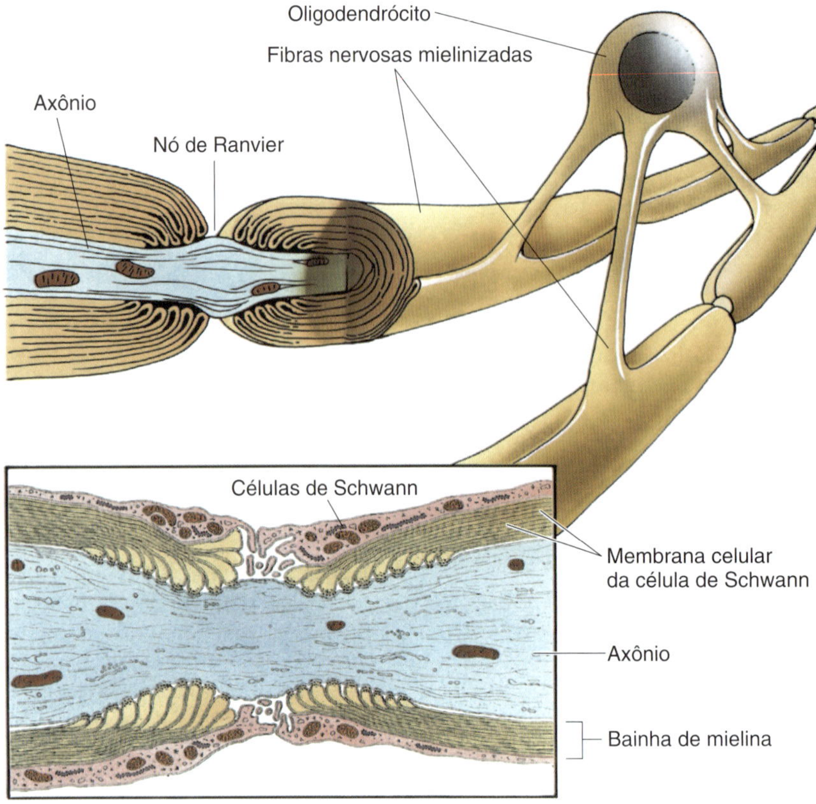

Figura 9.14 Representação esquemática da estrutura da mielina e dos nós de Ranvier dos axônios no sistema nervoso central e periférico (*detalhe*).

Células da micróglia

Células da micróglia são membros do sistema mononuclear fagocitário.

Células da micróglia são pequenas células de coloração escura que se assemelham vagamente aos oligodendrócitos, exibem citoplasma escasso, um núcleo de formato oval a triangular, e prolongamentos curtos irregulares com numerosos e pequenos espinhos (Figura 9.15). Essas células são fagócitos que se originam na medula óssea e fazem parte do sistema mononuclear fagocitário, população celular cuja função é a remoção de resíduos e estruturas danificadas do SNC. Células microgliais também protegem o SNC contra vírus, microrganismos e formação de tumores. Quando ativadas na presença de patógenos

Correlações clínicas

1. Grandes populações de células da micróglia estão presentes nos encéfalos de pacientes com a síndrome da imunodeficiência adquirida (AIDS) e com o vírus da imunodeficiência humana 1 (HIV-1). Embora o HIV-1 não ataque os neurônios, ataca as células microgliais, que, então, secretam citocinas neurotóxicas
2. A proteína C1q do complemento parece acumular-se nas sinapses à medida que o indivíduo envelhece, o que resulta na ativação da micróglia e subsequente destruição dessas sinapses. É possível que, após a destruição suficiente das sinapses pertencentes a um neurônio específico, o próprio neurônio possa sofrer degeneração.

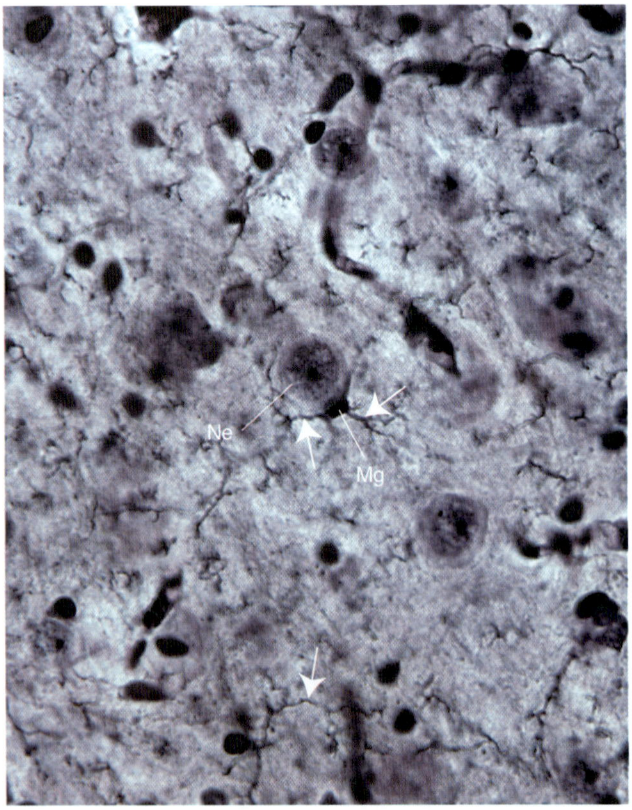

Figura 9.15 Essa fotomicrografia em grande aumento corada por prata de um córtex cerebral humano exibe corpos celulares neuronais (Ne) flanqueados por micróglia (Mg), cujos vários prolongamentos curtos (*setas*) irradiam em todas as direções (540×).

ou neurônios danificados em sua vizinhança, elas secretam a citocina interferona-γ, que ativa outras células da micróglia. Essas células também liberam moléculas de sinalização para recrutar linfócitos T no SNC e, em seguida, apresentam epítopos para eles, agindo como células apresentadoras de antígenos. A micróglia também reconhece **proteínas do complemento C1q** e **C3** e destroem sinapses que apresentam essas proteínas. Isso é especialmente verdadeiro no encéfalo em desenvolvimento, onde os neurônios formam um grande número de sinapses, muitas das quais desnecessárias e marcadas por C1q e/ou C3.

Células ependimárias

Células ependimárias (**ependimócitos**) são células epiteliais colunares baixas a cuboidais que revestem os ventrículos do encéfalo e o canal da medula espinal. Derivam do neuroepitélio embrionário. Seu citoplasma contém abundantes mitocôndrias e feixes de filamentos intermediários. Em algumas regiões, essas células exibem cílios que facilitam a movimentação do LCR.

Em locais onde o tecido neural é fino, as células ependimárias formam uma **membrana limitante interna** que reveste o ventrículo, e uma **membrana limitante externa** localizada abaixo da pia-máter. Modificações de algumas células ependimárias nos ventrículos encefálicos são parte da formação dos plexos coroides, os quais são responsáveis pela secreção e manutenção da composição química do LCR.

Tanicitos, células ependimárias especializadas, estendem seus prolongamentos para dentro do hipotálamo, onde terminam nas proximidades dos vasos sanguíneos e das células neurossecretoras. Acredita-se que os tanicitos transportem LCR para essas células neurossecretoras e, possivelmente, sob o controle do lobo anterior da hipófise, possam responder a mudanças nos níveis hormonais do LCR, por meio da liberação de produtos de secreção nos capilares da eminência mediana.

Células de Schwann

As células de Schwann formam coberturas mielinizadas e não mielinizadas ao redor dos axônios do SNP.

Ao contrário de outras células da neuroglia, as **células de Schwann** estão localizadas no SNP, onde envolvem axônios, formando coberturas mielinizadas ou amielínicas. Axônios do SNP que têm mielina enrolada em torno deles são referidos como **nervos mielinizados**.

A microscopia eletrônica revelou que a mielina é a membrana celular da célula de Schwann organizada em uma bainha composta por várias lamelas enoveladas em torno de um pequeno segmento do axônio. Onde as células de Schwann adjacentes formam segmentos de mielina adjacentes, o axolema é exposto. Essas regiões expostas são chamadas de ***nós de Ranvier*** (ver Figura 9.14); a região entre nós adjacentes é conhecida como um **internodo**, variando de 200 a 1.000 μm de comprimento. A microscopia de luz revelou várias fendas em forma de cone, oblíquas, na bainha de mielina de cada segmento internodal, chamadas ***fendas*** (***incisuras***) **de Schmidt-Lanterman**. Vistas à microscopia eletrônica, são demonstradas como áreas de citoplasma das células de Schwann aprisionadas nas lamelas de mielina.

Um grande número de nós de Ranvier está presente ao longo de cada axônio e cada nó de Ranvier é ricamente dotado de **canais de íons Na^+ dependentes de voltagem**. Essa característica permite uma transmissão de impulsos nervosos conhecida como ***condução saltatória***. No entanto, internodos têm poucos, se houver, desses canais (consulte a seção sobre geração e condução de impulsos nervosos).

A superfície externa das células de Schwann é coberta por uma lâmina basal que se aprofunda até o nível dos nós de Ranvier. Assim, cada célula de Schwann é coberta por uma lâmina basal, tal como o axônio exposto no nó de Ranvier. Após uma lesão, o nervo em regeneração é guiado pela lâmina basal até sua localização adequada.

À medida que a membrana se envolve em torno do axônio, ela produz uma série de linhas em espiral, largas e densas, alternando com linhas mais estreitas, espiralares e menos densas, separadas umas das outras por 12 nm. A linha mais larga (3 nm de largura) é a ***linha densa principal***, que representa as superfícies citoplasmáticas fundidas da membrana plasmática da célula de Schwann. A **linha intraperiódica**, mais estreita, representa os folhetos externos opostos da membrana celular da célula de Schwann. Microscopia eletrônica de alta resolução revelou pequenos espaços dentro da linha intraperiódica entre as camadas espiraladas da bainha de mielina, denominados ***espaços intraperiódicos***. Esses espaços provavelmente fornecem acesso para que pequenas moléculas atinjam o axônio. A região da linha intraperiódica que está em contato íntimo com o axônio é conhecida como ***mesaxônio interno***. Sua face mais externa, que está em contato com o corpo da célula de Schwann, é o **mesaxônio externo** (Figura 9.16; ver também Figura 9.7).

O processo de **mielinização**, pelo qual a célula de Schwann localizada no SNP (ou oligodendrócito localizado no SNC) envolve concentricamente sua membrana em torno do axônio para formar a bainha de mielina, não está claro. Acredita-se que comece quando uma célula de Schwann envolve um axônio e de alguma maneira envolve sua membrana em torno do axônio. O enovelamento pode continuar por mais de 50 voltas. Durante esse processo, o citoplasma é comprimido de volta ao corpo da célula de Schwann, fazendo com que áreas do citoplasma da membrana celular entrem em contato umas com as outras, formando a linha densa principal que se forma em espiral através da bainha de mielina. Uma célula de Schwann pode mielinizar apenas um internodo de um axônio (apenas no SNP), enquanto oligodendrócitos podem mielinizar internodos em até 50 axônios (apenas no SNC).

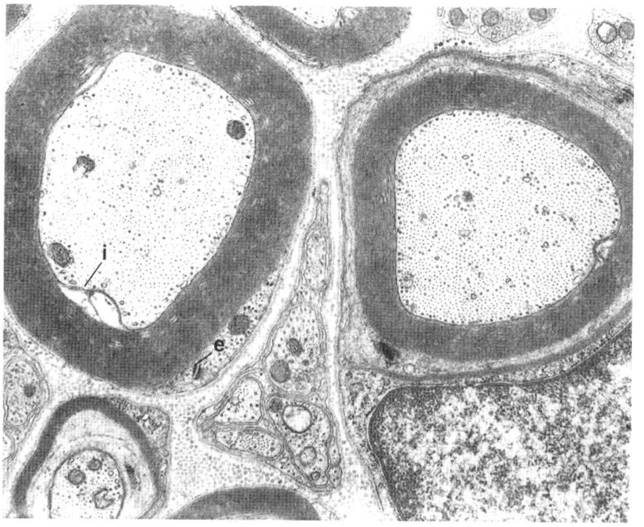

Figura 9.16 Eletromicrografia de fibras nervosas mielínicas de um nervo periférico. Observe os mesaxônios interno (*i*) e externo (*e*), bem como o citoplasma e o núcleo da célula de Schwann. (Fonte: Jennes L, Traurig HH, Conn PM. *Atlas of the Human Brain*. Philadelphia: Lippincott-Raven; 1995.)

Nervos não são mielinizados simultaneamente durante o desenvolvimento.

Na verdade, o início e a conclusão da mielinização variam consideravelmente em diferentes áreas do sistema nervoso. Essa variação parece estar correlacionada com a função. Por exemplo, nervos motores são quase completamente mielinizados ao nascimento, enquanto raízes sensoriais não estão mielinizadas por vários meses após o nascimento. Alguns tratos nervosos do SNC e axônios comissurais não são totalmente mielinizados até vários anos após o nascimento.

Alguns axônios no SNP não estão envolvidos pelas muitas camadas de mielina típicas de axônios mielinizados. Esses axônios amielínicos são envolvidos por uma única camada de membrana plasmática e citoplasma da célula de Schwann (ver Figura 9.8). Embora uma célula de Schwann possa mielinizar apenas um axônio, vários axônios amielínicos podem ser envolvidos por uma célula de Schwann.

Correlações clínicas

Radioterapia pode levar à desmielinização do encéfalo ou da medula espinal quando essas estruturas estão no campo da radiação durante a terapia. Agentes tóxicos, como os usados na **quimioterapia** para o câncer, também podem levar à desmielinização, resultando em problemas neurológicos.

A **síndrome de Guillain-Barré** é uma doença imunológica que produz inflamação e rápida desmielinização nos nervos periféricos e nas fibras nervosas motoras que têm origem nas raízes ventrais. Essa doença está associada a infecções gastrintestinais recentes, especialmente por *Campylobacter jejuni*. Curiosamente, alguns dos lipopolissacarídeos de *Campylobacter* contêm epítopos similares aos gangliosídeos, que se assemelham a alguns dos lipídios presentes na mielina, e, em seguida, provocam uma resposta autoimune que resulta em desmielinização axonal. Um sintoma dessa doença é a fraqueza muscular das extremidades, atingindo um alto nível em apenas algumas semanas, seguida por uma condição mais séria de desmielinização dos nervos que suprem o diafragma, dificultando a respiração no início e, por fim, tornando-a impossível. O reconhecimento precoce da condição, seguido por fisioterapia, terapia respiratória e tratamentos com globulina autoimune resultam em uma possível reversão completa da doença.

Geração e condução de impulsos nervosos

Impulsos nervosos são gerados na zona de disparo axonal do neurônio e são conduzidos ao longo do axônio até o terminal axônico.[1]

Impulsos nervosos são sinais elétricos gerados principalmente em uma área do cone de implantação do axônio, a ***zona de disparo axonal***, excepcionalmente rica em canais de sódio dependentes de voltagem; como resultado da **despolarização da membrana**, os impulsos são conduzidos ao longo do axônio até seu terminal axônico. A transmissão dos impulsos dos terminais de um neurônio para outro neurônio, uma célula muscular ou uma glandular ocorre nas sinapses (ver seção sobre sinapses e transmissão dos impulsos nervosos).

Neurônios e outras células são eletricamente **polarizados**, com um **potencial de repouso** de cerca de -70 mV através da membrana celular (isso significa simplesmente que o citoplasma adjacente à membrana celular do neurônio é *menos positivo* do que o líquido extracelular adjacente à face externa da membrana celular do neurônio), embora em células musculares menores e fibras nervosas pequenas esse diferencial possa ser tão baixo quanto -40 a -60 mV. Esse potencial se forma devido à diferença entre as concentrações iônicas dentro e fora da célula. Nas células de mamíferos, a concentração de íons potássio (K^+) é muito mais alta dentro do que fora da célula, enquanto a concentração de íons sódio (Na^+) e íons cloreto (Cl^-) é muito maior fora do que dentro da célula.

Canais de potássio (K^+) de domínios poros em sequência (do inglês, *K^+ leak channels*) presentes na membrana plasmática permitem um fluxo relativamente livre de íons K^+ para fora da célula, a favor do seu gradiente de concentração (Figura 9.17). Embora esses canais de íons K^+ permitam a entrada de íons Na^+ na célula, a proporção de potássio para sódio é 100: 1, de modo que muitos mais íons K^+ saem da célula do que íons Na^+ entram. Assim, uma pequena carga positiva líquida se acumula do lado de fora da membrana celular. Embora a manutenção do potencial de repouso dependa principalmente dos canais de potássio (K^+) de domínios poros em sequência, **bombas de Na^+-K^+** na membrana celular auxiliam bombeando ativamente os íons Na^+ para fora da célula e os íons K^+ para o interior da célula. Para cada três íons sódio bombeados para fora, dois íons potássio entram na célula, fazendo apenas uma pequena contribuição para a diferença de potencial entre os dois lados da membrana.

Na maioria das células, o potencial através da membrana plasmática é geralmente constante. Em neurônios e células musculares, no entanto, o potencial de membrana pode sofrer mudanças controladas, fazendo com que essas células sejam capazes de conduzir um sinal elétrico, da seguinte maneira:

1. A estimulação de um neurônio provoca a abertura de **canais de íons Na^+ dependentes de voltagem** em uma pequena região da membrana, levando a um influxo de íons Na^+ na célula naquele local (Figura 9.18). Assim, a superabundância de íons Na^+ dentro da célula causa uma **inversão do potencial de repouso** (*i. e.*, a face citoplasmática da membrana plasmática torna-se positiva em relação à sua face extracelular), e a membrana é considerada **despolarizada**.
2. A despolarização inativa esses canais de íons Na^+ específicos por 1 a 2 milissegundos, uma condição conhecida como **período refratário**. Esse é um momento durante o qual os canais iônicos Na^+ específicos são inativados, o que significa que eles não podem abrir ou fechar, evitando que íons Na^+ os atravessem. A capacidade de evitar que íons Na^+ atravessem o canal iônico ocorre porque esses canais têm duas comportas, uma extracitoplasmática (**comporta de ativação**), que se abre como resultado da despolarização da membrana celular e permanece aberta enquanto a membrana é despolarizada, outra intracitoplasmática (**comporta de inativação**), que se fecha dentro de poucos milésimos de segundo após a abertura da comporta de ativação. Portanto, mesmo que a comporta de ativação permaneça aberta, os íons Na^+ são impedidos de entrar ou sair da célula por esses canais de inativação fechados.

[1]Embora as proteínas carregadas negativamente dentro do citoplasma do neurônio não atravessem a membrana celular, elas afetam o comportamento das várias espécies carregadas. No entanto, seu papel na geração e condução de impulsos nervosos não é descrito aqui. Sugere-se ao leitor interessado a consulta de livros didáticos de fisiologia ou neurociências para uma explicação aprofundada desses fenômenos.

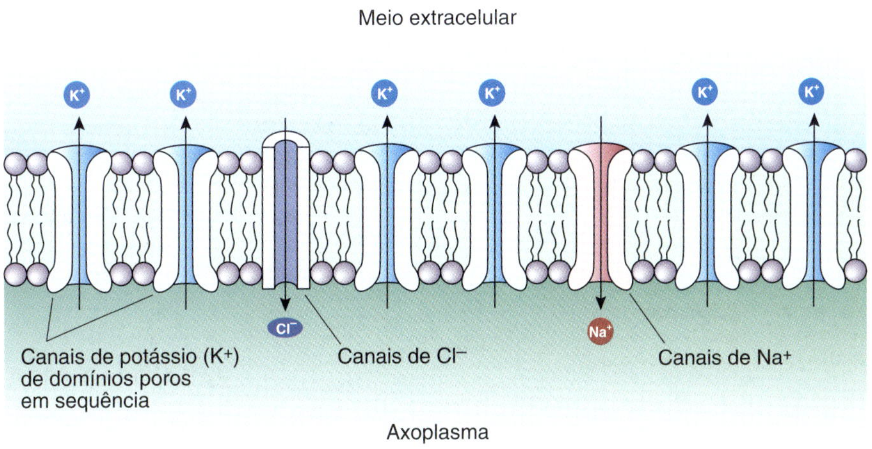

Figura 9.17 Diagrama esquemático do estabelecimento do potencial de repouso em um neurônio típico. Observe que os canais de íons potássio (K^+) de domínios poros em sequência superam os canais de íon sódio (Na^+) e de íons cloreto (Cl^-). Consequentemente, mais K^+ pode sair da célula do que Na^+ ou Cl^- podem entrar. Como existem mais íons positivos fora do que dentro da célula, o meio externo é mais positivo do que o interior, estabelecendo uma diferença de potencial por toda a membrana. Canais iônicos e bombas de íons não diretamente responsáveis pelo estabelecimento de repouso potencial da membrana celular não são mostrados.

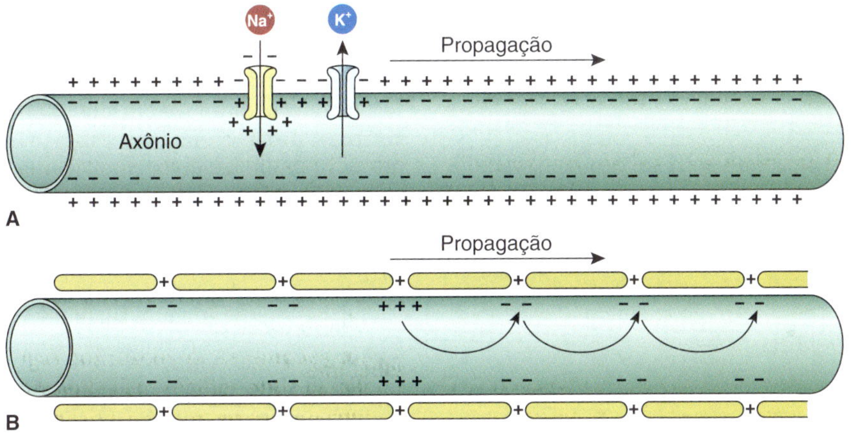

Figura 9.18 Diagrama esquemático da propagação do potencial de ação em um axônio amielínico (**A**) e mielínico (**B**).

3. Durante o período refratário, **canais iônicos de K^+ dependentes de voltagem** se abrem (note que são diferentes dos canais de potássio [K^+] de domínios poros em sequência descritos anteriormente), permitindo que íons K^+ deixem a célula e entrem no líquido extracelular, restaurando assim o potencial de repouso da membrana celular. No entanto, pode haver um breve período de **hiperpolarização**.
4. Uma vez que o potencial de repouso tenha sido restaurado, canais iônicos de K^+ dependentes de voltagem se fecham e o período refratário termina com o fechamento da comporta de ativação e da abertura da comporta de inativação dos canais iônicos Na^+ dependentes de voltagem.

O ciclo de despolarização da membrana, a hiperpolarização e o retorno do potencial de repouso da membrana são chamados de **potencial de ação**, uma resposta do tipo "tudo ou nada" que pode ocorrer a frequências de 1.000 vezes/segundo. A despolarização da membrana que ocorre com a abertura dos canais de íons Na^+ dependentes de voltagem em um ponto do axônio se propaga passivamente por curta distância e dispara a abertura de canais adjacentes, resultando na geração de outro potencial de ação. Dessa maneira, a **onda de despolarização**, ou o **impulso nervoso**, é conduzida ao longo do axônio. *In vivo*, um impulso é conduzido em apenas uma direção, a partir do local inicial de despolarização até o terminal axônico, conhecido como **propagação ortodrômica**. A inativação dos canais de íons Na^+ durante o período refratário impede a propagação retrógrada, conhecida como **propagação antidrômica**, da onda de despolarização. Em um **axônio amielínico**, o impulso

Correlações clínicas

Terminais dos prolongamentos periféricos dos neurônios sensitivos que se destinam a transmitir sensações de dor apresentam um tipo muito específico de canais de Na^+, conhecidos como $Na_V1.7$. Quando o terminal de uma dessas fibras nervosas é estimulado, os canais $Na_V1.7$ se abrem, permitindo o movimento de íons Na^+ para a célula, e assim iniciam a propagação de um impulso nervoso. A descoberta desses canais proporcionou uma explosão de pesquisas para encontrar drogas e anestésicos direcionados especificamente para esses canais, a fim de fornecer alívio da dor e anestesia sem afetar todos os outros canais de sódio da região.

segue lentamente porque envolve canais de sódio adjacentes uns aos outros. Nas fibras **mielínicas**, o impulso segue muito mais rápido porque salta de um nó de Ranvier para os nós de Ranvier adjacentes, mecanismo conhecido como ***condução saltatória***, sem ter que envolver a membrana dos internodos. Como afirmado anteriormente, os nós de Ranvier são ricamente supridos por **canais de íons Na^+ dependentes de voltagem**, enquanto os internodos exibem muito poucos, se algum, desses canais.

TEORIA ALTERNATIVA DA GERAÇÃO E CONDUÇÃO DE IMPULSOS NERVOSOS

Uma geração e condução mecânica dos impulsos nervosos, em vez de elétrica, foi proposta por alguns anos. Conhecida como **teoria do sóliton**, sugere que, em vez de uma onda de despolarização elétrica, uma onda de choque passa ao longo do axônio. Conforme essa onda avança, ela causa transformação física da bicamada lipídica de uma fase fluida para uma fase líquido-cristalina. Conforme isso ocorre, o axolema se alarga e libera calor até que a onda de choque continue ao longo do axônio e a bicamada lipídica retorna à fase fluida, reabsorvendo o calor que foi liberado. A vantagem da teoria do sóliton é que fornece uma explicação melhor de como os agentes anestésicos previnem a transmissão de impulsos de dor. Essa teoria sugere que agentes anestésicos previnem a entrada da fase fluida da bicamada lipídica na fase cristalina líquida.

Deve-se ressaltar que a teoria do sóliton não recebeu qualquer apoio, nem mesmo provisório, da maioria dos pesquisadores que estudam a propagação de impulsos nervosos, ainda que as mudanças de fase da membrana e os aspectos de liberação e reabsorção de calor da teoria pareçam ter sido verificados.

SINAPSES E TRANSMISSÃO DO IMPULSO NERVOSO

Sinapses são locais de transmissão de impulso entre células pré-sinápticas e pós-sinápticas.

Sinapses são locais onde impulsos nervosos são transmitidos de uma célula pré-sináptica (um neurônio) para uma célula pós-sináptica (outro neurônio, célula muscular ou célula glandular). Assim, elas permitem aos neurônios se comunicar uns com os outros e com as células efetoras (musculares e glandulares). A transmissão de impulsos nas sinapses pode ocorrer elétrica ou quimicamente.

Embora **sinapses elétricas** sejam incomuns em mamíferos, estão presentes no tronco encefálico, na retina e no córtex cerebral. Sinapses elétricas são geralmente representadas por junções comunicantes que permitem a livre movimentação de íons de uma célula para outra, resultando em um fluxo de corrente. A transmissão do impulso é muito mais rápida nas sinapses elétricas do que nas sinapses químicas.

Sinapses químicas são a forma mais comum de comunicação entre os neurônios. A **membrana pré-sináptica** libera um ou mais **neurotransmissores** na **fenda sináptica** – um pequeno espaço (20 a 30 nm), localizado entre a membrana pré-sináptica da primeira célula e a **membrana pós-sináptica** da segunda célula (Figura 9.19). O neurotransmissor se difunde através da fenda sináptica para **receptores associados a canais iônicos** na membrana pós-sináptica. A ligação dos neurotransmissores a esses receptores inicia a abertura de canais iônicos que permitem a passagem de certos íons através da membrana pós-sináptica e reverte seu potencial de membrana. *Neurotransmissores não realizam eventos de reação na membrana pós-sináptica; eles apenas ativam a resposta.*

Quando o estímulo em uma sinapse resulta na despolarização da membrana pós-sináptica até um valor limiar que inicia um potencial de ação, é denominado de ***potencial pós-sináptico excitatório***. Um estímulo na sinapse que resulta na manutenção do potencial da membrana, ou no seu aumento, ***hiperpolarizando-a***, é chamado de ***potencial pós-sináptico inibitório***.

Vários tipos de contatos sinápticos entre os neurônios foram observados; os mais comuns são: **sinapse axodendrítica** (entre um axônio e um dendrito), **sinapse axossomática** (entre um axônio e um soma), **sinapse axoaxônica** (entre dois axônios) e **sinapse dendrodendrítica** (entre dois dendritos; Figuras 9.20 a 9.21; ver também Figura 9.19).

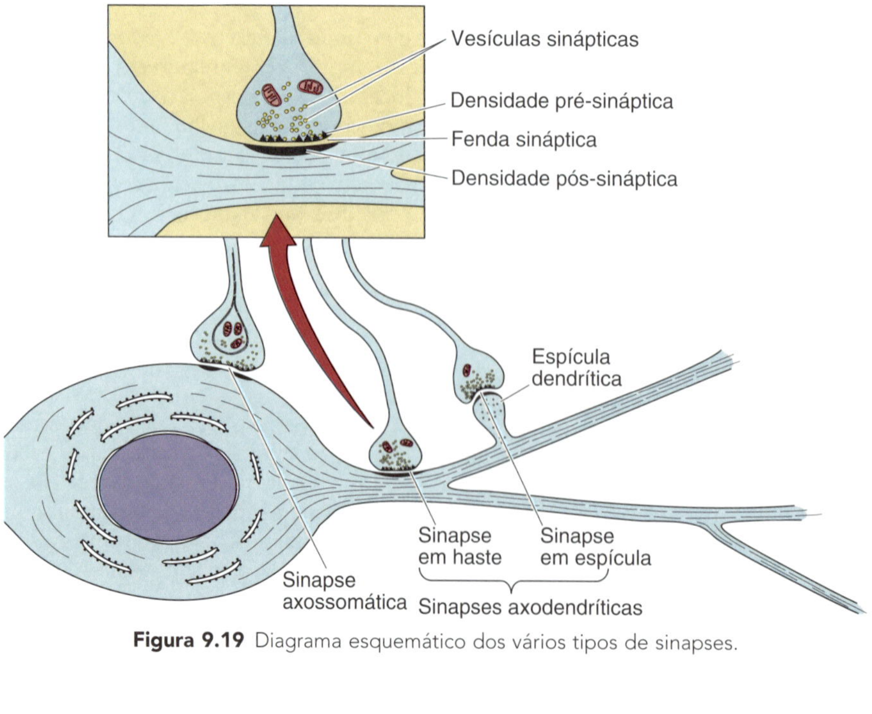

Figura 9.19 Diagrama esquemático dos vários tipos de sinapses.

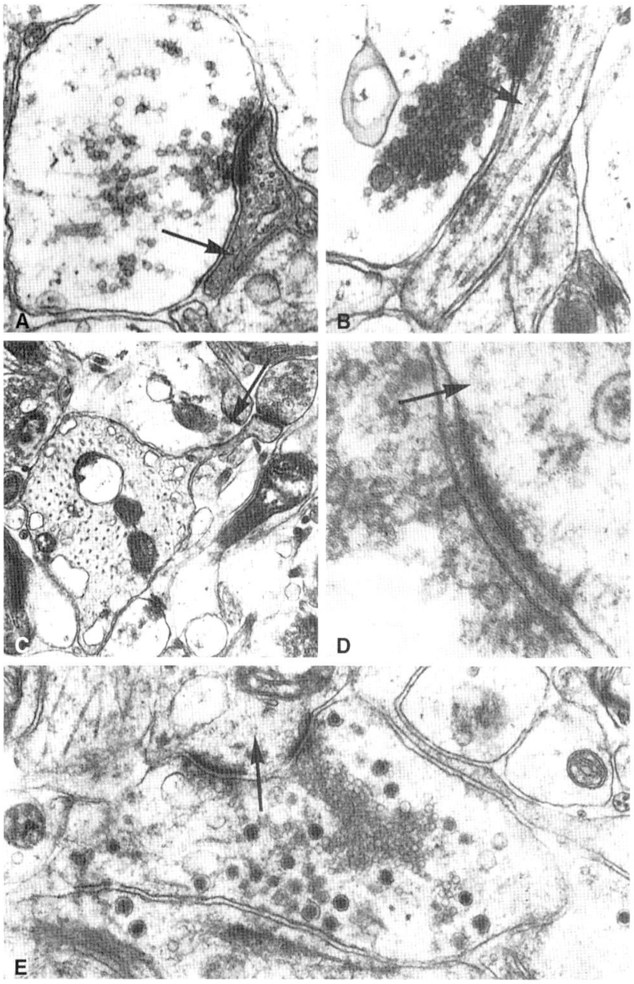

Figura 9.20 Eletromicrografias de sinapses. A seta indica a direção da transmissão. **A.** Sinapse axodendrítica. Vesículas pré-sinápticas estão localizadas à esquerda (37.600×). **B.** Sinapse axodendrítica. Observe os neurotúbulos no dendrito (43.420×). **C.** Dendrito em corte transversal. Observe a sinapse (18.800×). **D.** Sinapse axodendrítica. Observe a fusão da vesícula pré-sináptica com o axolema (76.000×). **E.** Terminal axônico com vesículas sinápticas transparentes e vesículas elétron-densas (31.000×). (Fonte: Leeson TS, Leeson CR, Paparo AA. Text/Atlas of Histology. Philadelphia: WB Saunders; 1988.)

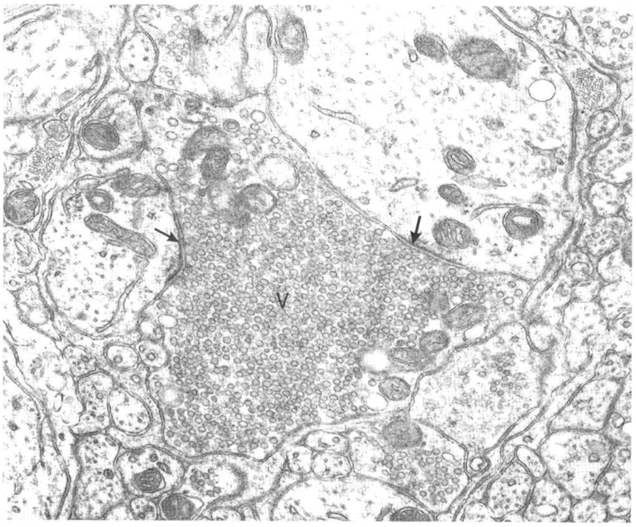

Figura 9.21 Eletromicrografia de uma sinapse axodendrítica. Observe as numerosas vesículas sinápticas (*v*) dentro do terminal axônico, formando sinapses com dendritos e fendas sinápticas nestes locais (*setas*). (Fonte: Jennes L, Traurig HH, Conn PM. *Atlas of the Human Brain*. Philadelphia: Lippincott-Raven, 1995.)

Morfologia das sinapses

Os terminais dos axônios variam de acordo com o tipo de contato sináptico. Frequentemente, o axônio forma uma expansão bulbosa em sua extremidade terminal chamada de ***botão terminal***. Outras formas de contato sináptico em axônios são derivadas de dilatações ao longo do axônio chamadas ***botões em passagem***, onde cada botão pode servir como um local sináptico.

O citoplasma da **membrana pré-sináptica** contém mitocôndrias, poucos elementos do retículo endoplasmático liso (REL) e uma abundância de vesículas sinápticas organizadas nas proximidades da membrana pré-sináptica (ver Figura 9.21). **Vesículas sinápticas** são estruturas esféricas (40 a 60 nm de diâmetro) preenchidas com neurotransmissores que, em geral, são sintetizados e acondicionados nas proximidades do terminal axônico. Neurotransmissores peptídicos, no entanto, são sintetizados e acondicionados no corpo celular, e são transportados para o terminal axônico através de transporte anterógrado. Enzimas localizadas no axoplasma protegem neurotransmissores da degradação.

Na face citoplasmática da membrana pré-sináptica estão localizadas densidades em formato de cone que se projetam da membrana para o citoplasma. Elas parecem estar associadas a muitas das vesículas sinápticas, formando a **zona ativa** da sinapse. O conteúdo das vesículas sinápticas associado à zona ativa é liberado por estimulação. Outras vesículas sinápticas, formando um conjunto de reserva, aderem aos microfilamentos de actina a uma pequena distância da zona ativa, mas migram para lá assim que as zonas ativas fiquem desocupadas. **Moléculas de adesão celular** são conhecidas por desempenhar um papel adicional nesse processo, como moléculas de sinalização nas faces pré e pós-sinápticas da sinapse.

Sinapsina I, pequena proteína que forma um complexo com a superfície das vesículas, provavelmente auxilia na agregação das vesículas sinápticas mantidas em reserva. Quando a sinapsina I é fosforilada, essas vesículas sinápticas se tornam livres para se mover em direção às ativas, preparando-se para a liberação do neurotransmissor; a desfosforilação da sinapsina I reverte o processo.

Sinapsina II e outras pequenas proteínas (**rab3a**) controlam a associação de vesículas com microfilamentos de actina. A ancoragem das vesículas sinápticas à membrana pré-sináptica está sob o controle de duas proteínas adicionais das vesículas sinápticas: **sinaptotagmina** e **sinaptofisina**. Quando um potencial de ação atinge a membrana pré-sináptica, inicia a abertura dos **canais de íon cálcio** (Ca^{2+}) **dependentes de voltagem**, permitindo a entrada de Ca^{2+}. Esse influxo de íons Ca^{2+} faz com que as vesículas sinápticas se fundam à membrana pré-sináptica, sob a influência de proteínas **SNAREs** (**receptores de SNAP**; incluindo **sinaptobrevina**, **sintaxina**, **proteína de fusão sensível à N-etilmaleimida** *e* **proteína associada ao sinaptossoma 25 [SNAP-25]**), liberando neurotransmissores armazenados em seu interior na fenda sináptica por exocitose.

O excesso de membrana é recapturado através de **endocitose mediada por clatrina**. A reciclagem de vesículas sinápticas envolve interações entre a sinaptotagmina e a **proteína de envoltório de vesículas AP-2**. A vesícula de endocitose se funde com o REL, onde nova membrana é continuamente reciclada.

Correlações clínicas

O microrganismo ***Clostridium botulinum*** produz uma protease conhecida como **neurotoxina B**, que cliva especificamente as **proteínas de fusão da vesícula sináptica** sinaptobrevina, sintaxina e SNAP-25. A toxina é letal em quantidades muito pequenas e pode ser ingerida em alimentos enlatados danificados ou alimentos que foram manuseados de forma inadequada. A neurotoxina B seletivamente bloqueia a fusão da vesícula sináptica com a membrana pré-sináptica das junções mioneurais, evitando a exocitose do neurotransmissor acetilcolina sem afetar qualquer outro aspecto da função nervosa. Ausência de liberação da acetilcolina resulta em paralisia flácida dos músculos esqueléticos. Se essa condição não for reconhecida precocemente e antitoxinas não forem administradas, o indivíduo afetado sucumbirá à insuficiência respiratória e morrerá.

A **membrana pós-sináptica**, porção espessada da membrana plasmática da célula pós-sináptica, contém **receptores para neurotransmissores**. A ligação do neurotransmissor aos seus receptores inicia a **despolarização** (resposta excitatória) ou a **hiperpolarização** (resposta inibitória) da membrana pós-sináptica. Células da neuroglia aumentam a sinaptogênese, a eficácia sináptica e o disparo de potenciais de ação.

A espessura relativa e as densidades das membranas pré-sináptica e pós-sináptica, acopladas à largura da fenda sináptica, geralmente se correlacionam com a natureza da resposta. Uma espessa densidade pós-ganglionar e uma fenda sináptica de 30 nm constituem uma *sinapse assimétrica*, que geralmente é o local das **respostas excitatórias**. Uma fina densidade pós-sináptica e uma fenda sináptica de 20 nm constituem uma **sinapse simétrica**, geralmente local de **respostas inibitórias**.

Neurotransmissores e neuromoduladores

Neurotransmissores e neuromoduladores são moléculas de sinalização liberadas nas membranas pré-sinápticas e ativam receptores nas membranas pós-sinápticas.

As células do sistema nervoso se comunicam principalmente pela liberação de moléculas de sinalização. As moléculas liberadas entram em contato com as moléculas receptoras, projetando-se da membrana celular da célula-alvo, provocando uma resposta por parte dessa célula. Tais moléculas de sinalização são denominadas ***neurotransmissores***. No entanto, elas podem atuar sobre dois tipos de receptores: (1) aqueles diretamente associados aos canais iônicos; e (2) aqueles associados a proteínas G ou quinases receptoras, que ativam um segundo mensageiro. Portanto, moléculas de sinalização que atuam como "sistemas de primeiros mensageiros" (ou seja, atuam diretamente sobre receptores associados a canais iônicos) são agora chamadas de ***neurotransmissores***. Moléculas de sinalização que evocam o "*sistema de segundo mensageiro*" são referidas como ***neuromoduladores*** ou ***neuro-hormônios***. Como os neurotransmissores atuam diretamente, todo o processo é rápido, em geral com duração inferior a 1 milissegundo. Eventos usando neuromoduladores são muito mais lentos e podem durar alguns minutos.

Existem provavelmente 100 neurotransmissores (e neuromoduladores) conhecidos, representados por quatro grupos:

- Transmissores de pequenas moléculas
- Neuropeptídeos
- Gases
- Outros.

Transmissores de pequenas moléculas são de três tipos principais:

- Acetilcolina (o único nesse grupo que não é derivado de um aminoácido)
- Aminoácidos: glutamato, aspartato, glicina e GABA
- Aminas biogênicas (monoaminas) – serotonina e as três catecolaminas –, dopamina, **norepinefrina** (noradrenalina) e epinefrina (adrenalina).

Neuropeptídeos, muitos dos quais são neuromoduladores, formam um grande grupo. Incluem as seguintes moléculas:

- Peptídeos opioides: encefalinas e endorfinas
- Peptídeos gastrintestinais produzidos por células do sistema neuroendócrino difuso: substância P, neurotensina e VIP (do inglês, *vasoactive intestinal peptide*)
- Hormônios de liberação hipotalâmicos: hormônio liberador de tireotropina e somatostatina
- Hormônios armazenados e liberados pela neuro-hipófise (hormônio antidiurético e ocitocina).

Certos **gases** atuam como neuromoduladores, a saber:

- Óxido nítrico (NO)
- Monóxido de carbono (CO).

Outra categoria de neurotransmissores inclui:

- Anandamida, 2-araquidonilglicerol e virodamina; todos eles se ligam a receptores para canabinoides
- Trifosfato de adenosina, que se liga a receptores P2X e P2Y
- Adenosina, que se liga aos receptores P1 (receptores de adenosina).

Os neurotransmissores mais comuns estão listados na Tabela 9.1.

Vários princípios parecem descrever o funcionamento dos neurotransmissores. Primeiro, um neurotransmissor específico pode provocar ações diferentes em circunstâncias variadas. Segundo, a natureza dos receptores pós-sinápticos determina o efeito de um neurotransmissor sobre as células pós-sinápticas. A comunicação sináptica comumente envolve vários neurotransmissores. Adicionalmente, há evidências crescentes relativas à **transmissão de volume** como um método de comunicação entre as células do encéfalo. De acordo com esse conceito, acredita-se na existência de "neurotransmissores" químicos e elétricos nos espaços preenchidos com líquido extracelular entre as células do encéfalo, os quais ativariam grupos ou campos de células que contêm receptores apropriados, em vez de ativarem células individualmente. Uma vez que a comunicação sináptica é de ação rápida, considera-se que a transmissão de volume seja lenta e pode estar relacionada a condições como função autônoma, estado de alerta, consciência, mudanças nos padrões cerebrais durante o sono, sensibilidade à dor e humor.

TABELA 9.1 Propriedades dos principais neurotransmissores.

Neurotransmissor/Ação excitatória ou inibitória	Precursor	Enzima	Localização no sistema nervoso	Miscelânea
Acetilcolina/excitatória	Acetil-CoA e colina	Colina acetiltransferase	Junção mioneural, sistema nervoso autônomo, corpo estriado	Removido pela enzima acetilcolinesterase; neurônios colinérgicos degeneram na doença de Alzheimer
Glutamato/excitatória	Glutamina	Glutaminase	Maioria dos neurônios excitatórios do SNC	Ciclo da glutamina-glutamato e excitotoxicidade
GABA/inibitória	Glutamato	Ácido glutâmico descarboxilase (glutamato descarboxilase)	Principalmente interneurônios do circuito local	Diminuição da síntese de GABA na deficiência de vitamina B6
Glicina/inibitória	Serina	Serina hidroximetiltransferase	Neurônios da medula espinal	Atividade bloqueada por estricnina
Dopamina/excitatória	Tirosina (L-dopa)	Tirosina hidroxilase	Neurônios da substância negra, núcleo arqueado e tegumento	Associado ao parkinsonismo; inibição da liberação de prolactina; esquizofrenia
Norepinefrina (norepinefrina)/excitatória	Tirosina (dopamina)	dopamina β-hidroxilase	Neurônios simpáticos pós-ganglionares; *locus* cerúleo (*locus ceruleus*)	Associado ao humor e a transtornos do humor (mania, depressão, ansiedade e pânico)
Epinefrina (epinefrina)/excitatória	Noraepinefrina	Feniletanolamina-N-metiltransferase	Medula rostral	Não comumente presente no SNC
Serotonina (5-hidroxitriptamina)/excitatória	Triptofano	Triptofano-5-hidroxilase	Corpo pineal; núcleos da rafe do mesencéfalo, medula, ponte	Associado à modulação do sono; excitação, comportamentos cognitivos
Substância P/excitatória	Aminoácidos	Síntese proteica	Raiz dorsal e gânglio trigeminal (fibras C e Aδ)	Composto por 11 aminoácidos; associado à transmissão de dor
Somatostatina/inibitória	Aminoácidos	Síntese proteica	Amígdala, células de pequenos gânglios e hipotálamo	Também conhecido como hormônio inibidor da liberação de somatotropina
α-endorfina/inibitória	Aminoácidos	Síntese proteica	Hipotálamo; núcleo solitário?	O menos numeroso das células contendo neurotransmissores opioides; função na supressão da dor
Encefalinas/inibitórias	Aminoácidos	Síntese proteica	Núcleo da rafe, corpo estriado, sistema límbico, córtex cerebral	Mais numeroso do que células contendo α-endorfina; função na supressão da dor
Dinorfina/inibitória	Aminoácidos	Síntese proteica	Hipotálamo, amígdala, sistema límbico	Mais numeroso do que células contendo α-endorfina; função na supressão da dor
ATP/excitatória	ADP	Fosforilação oxidativa, glicólise	Motoneurônios da medula espinal, gânglios autônomos	Também coliberados com numerosos neurotransmissores
Óxido nítrico (NO)/inibitória	L-arginina	Óxido nítrico sintase	Cerebelo, hipocampo, bulbo olfatório	Relaxante de músculo liso, portanto forte vasodilatador

Acetil-CoA, acetil coenzima A; ADP, difosfato de adenosina; ATP, trifosfato de adenosina; SNC, sistema nervoso central; GABA, ácido γ-aminobutírico.

Correlações clínicas

1. **Doença de Huntington** (**DH**) é uma condição hereditária com início por volta da terceira ou quarta década de vida que atualmente acomete aproximadamente 30 mil pessoas nos EUA, mas testes genéticos podem evidenciar que existem outros 200 mil indivíduos que podem ter herdado a condição. A doença começa com movimentos involuntários bruscos que progridem para distorções graves, demência e disfunção motora. Considera-se que a condição esteja relacionada à perda de células produtoras de **GABA**, um neurotransmissor inibitório. A maioria dos pacientes morre dentro de 20 anos após os sinais iniciais da doença. A causa da DH parece ser a mutação do gene Huntingtina, que interfere na formação normal de nucleoporinas, as quais constituem o complexo de poro nuclear, resultando em mau funcionamento do transporte entre núcleo e citoplasma. Embora não se saiba o motivo, os neurônios que geralmente são afetados por essa mutação residem no córtex cerebral, no corpo estriado e nos núcleos basais (gânglios basais). O mau funcionamento do transporte nucleocitoplasmático através do complexo de poros nucleares ao final causa a extinção dessas células, resultando na doença de Huntington e na morte do indivíduo
2. **Doença de Parkinson** é uma doença incapacitante relacionada à ausência de **dopamina** devido à degeneração das células produtoras de dopamina na substância negra do encéfalo; é caracterizada por rigidez muscular, tremores constantes, bradicinesia (movimentos lentos) e, finalmente, uma face com aspecto de

(*continua*)

Correlações clínicas (*continuação*)

máscara e dificuldade de movimentos voluntários. Estudos histopatológicos de pacientes que morreram de doença de Parkinson demonstraram consistentemente a presença de corpos de Lewy, vesículas contendo neurofilamentos, proteína tau e α-sinucleína, no soma dopaminérgico, sugerindo que a presença desses corpos é indicativa de doença de Parkinson. Aparentemente, o sistema imunológico reconhece a α-sinucleína como um antígeno e os plasmócitos fabricam anticorpos contra ela, causando a morte dessas células dopaminérgicas. O tratamento atual, embora não seja uma cura, consiste na administração de L-dopa (levodopa) e carbidopa, que fornecem alívio temporário das anormalidades motoras, embora os neurônios na área afetada continuem morrendo. Existem outras modalidades de tratamento disponíveis, mas nenhuma oferece a cura.

Sistema nervoso periférico

SNP inclui nervos periféricos e corpos celulares dos nervos localizados fora do SNC.

NERVOS PERIFÉRICOS

Nervos periféricos são feixes de fibras nervosas (axônios) localizados fora do SNC, cercados por diversos envoltórios de tecido conjuntivo, que formam as bainhas conjuntivas (Figuras 9.22 a 9.25). Esses feixes (**fascículos**) podem ser observados a olho nu; aqueles que são mielinizados aparecem brancos, devido à presença de mielina. Normalmente, cada feixe de fibras nervosas, independentemente do tamanho, exibe tanto componentes sensoriais como motores, e é considerado como **nervo misto**. Existem, no entanto, alguns nervos que são puramente *sensitivos* e outros que são puramente **motores**.

Envoltórios de tecido conjuntivo

Envoltórios de tecido conjuntivo dos nervos periféricos incluem epineuro, perineuro e endoneuro.

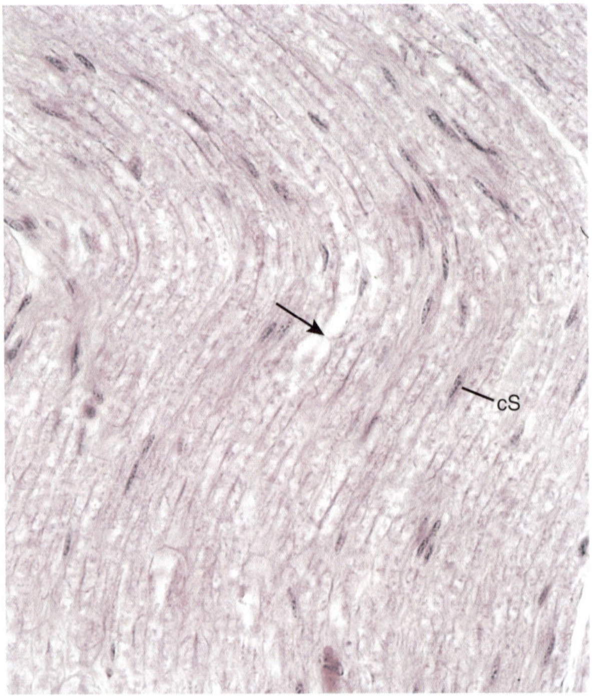

Figura 9.22 Fotomicrografia de um corte longitudinal de um nervo periférico (270×). Mielina e nós de Ranvier (*seta*), bem como núcleos ovais pouco corados de células de Schwann (*cS*), podem ser observados.

Epineuro é a camada mais externa dos três envoltórios de tecido conjuntivo que recobrem os nervos (Figura 9.26). É composto por tecido conjuntivo denso não modelado, rico em colágeno e contendo algumas fibras elásticas grossas que cobrem completamente o nervo espinal ou o craniano inteiro. Fibras de colágeno dentro da bainha estão alinhadas e orientadas de forma a evitar danos por estiramento excessivo do feixe nervoso. O epineuro é mais espesso onde é contínuo com a dura-máter, cobrindo o SNC da medula espinal ou encéfalo, onde os nervos espinais ou cranianos se originam, respectivamente. O epineuro torna-se progressivamente mais fino à medida que os nervos se ramificam em componentes nervosos menores, eventualmente desaparecendo.

O **perineuro**, camada intermediária dos envoltórios de tecido conjuntivo, recobre cada feixe de fibras nervosas (fascículo) dentro do nervo. É composto de tecido conjuntivo denso, mas é mais fino do que o epineuro. Sua superfície interna é revestida por várias camadas de **células epitelioides** unidas umas às outras por **zônulas de oclusão** e circundadas por uma lâmina basal que isola o ambiente neural, criando assim uma **barreira hematoneural**. Entre as camadas de células epitelioides encontram-se fibras colágenas esparsas orientadas longitudinalmente e entrelaçadas a poucas fibras elásticas. A espessura do perineuro vai sendo progressivamente reduzida a uma camada de células achatadas, à medida que o diâmetro do fascículo diminui.

O **endoneuro**, camada mais interna dos três revestimentos de tecido conjuntivo de um nervo, circunda as fibras nervosas

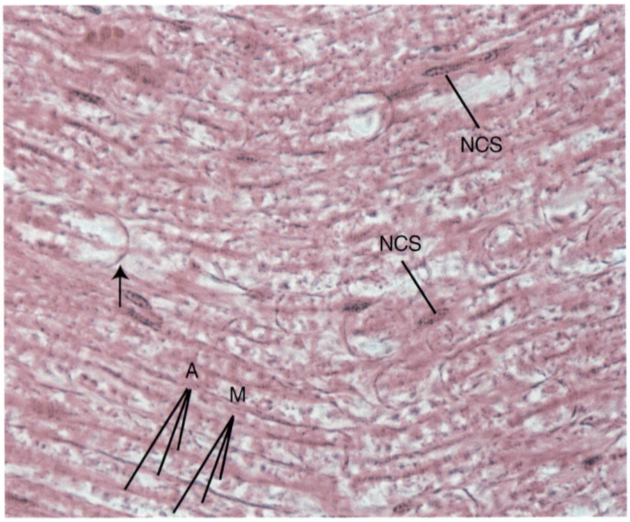

Figura 9.23 Fotomicrografia em grande aumento de corte longitudinal de um nervo periférico. Observe os numerosos axônios (*A*) cobertos com mielina (*M*) e os núcleos das células de Schwann (*NCS*). A *seta* aponta para um nó de Ranvier (540×).

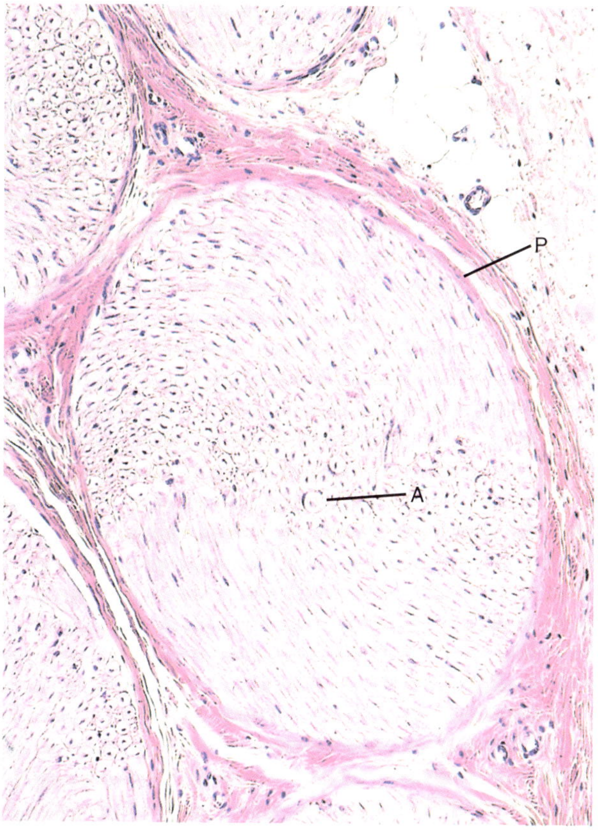

Figura 9.24 Fotomicrografia de corte transversal de um nervo periférico (132×). Observe os axônios (*A*) e o perineuro (*P*) em torno do fascículo.

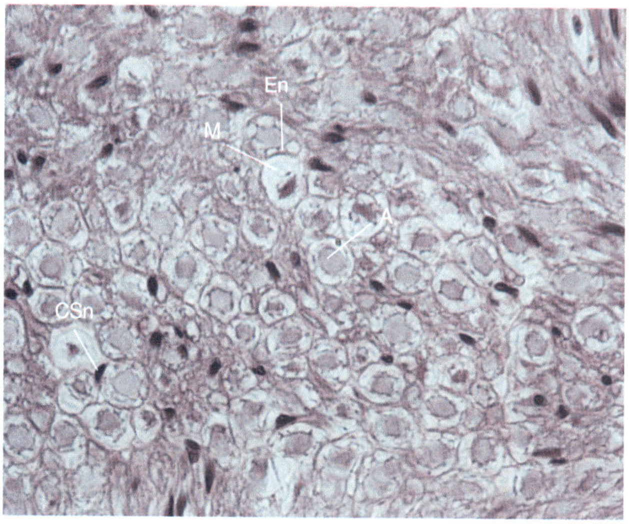

Figura 9.25 Fotomicrografia em grande aumento de corte transversal de um nervo periférico. Observe o endoneuro (*En*) circundando cada axônio (*A*) mielinizado (*M*). Vários núcleos de células de Schwann (*CSn*) também são evidentes (540×).

individuais (**axônios**), e é composto por um tecido conjuntivo frouxo constituído por uma camada delgada de fibras reticulares (produzidas por células de Schwann subjacentes), fibroblastos dispersos, macrófagos fixos, capilares e mastócitos perivasculares banhados pelo líquido extracelular. O endoneuro está em contato com a lâmina basal das células de Schwann. Assim, é um compartimento completamente isolado do perineuro e das células de Schwann. Esse isolamento é um fator importante

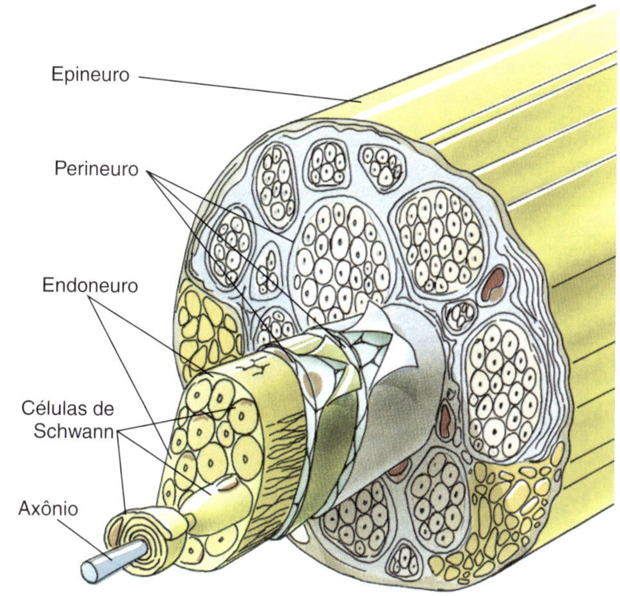

Figura 9.26 Diagrama da estrutura de um feixe nervoso.

na regulação do microambiente da fibra nervosa. Próximo à extremidade distal do axônio, o endoneuro é reduzido a uma quantidade escassa de fibras reticulares que circundam a lâmina basal das células de Schwann.

Classificação funcional dos nervos

Funcionalmente, as fibras nervosas são classificadas como sensoriais (aferentes), motoras (eferentes) ou sensoriais e motoras (mistas).

Fibras nervosas são segregadas funcionalmente em fibras sensoriais (**aferentes**), fibras motoras (**eferentes**) ou fibras mistas. Fibras nervosas sensoriais transportam informações a partir de áreas cutâneas do corpo, como também das vísceras, de volta ao SNC para processamento. Fibras nervosas motoras originam-se no SNC e transportam impulsos motores para os órgãos efetores. As raízes sensoriais e as raízes motoras do nervo espinal se unem para formar **nervos periféricos mistos**, os **nervos espinais**, que apresentam fibras sensoriais e motoras.

Velocidade de condução

A **velocidade de condução** das fibras nervosas periféricas depende do grau de sua mielinização. Em nervos mielinizados, é apenas nos nós de Ranvier que os íons podem atravessar a membrana plasmática do axônio (axolema), iniciando a despolarização por duas razões:

1. Os canais de Na^+ dependentes de voltagem do axolema estão agrupados principalmente nos nós de Ranvier
2. A bainha de mielina que cobre os internodos evita o movimento de saída do excesso de Na^+ no axoplasma associado ao potencial de ação.

Portanto, o excesso de íons positivos pode difundir-se apenas através do axoplasma em direção ao próximo nodo, desencadeando despolarização nesse local. Conforme descrito anteriormente, o potencial de ação "salta" de nodo para nodo, um processo denominado ***condução saltatória*** (ver Figura 9.18B).

Fibras nervosas amielínicas são circundadas por uma camada da membrana plasmática da célula de Schwann e por citoplasma, o que fornece pouco isolamento. Além disso, os canais de Na^+ dependentes de voltagem estão distribuídos ao longo de toda a extensão da membrana plasmática do axônio. Portanto, a propagação do impulso em fibras amielínicas ocorre por **condução contínua**, que é mais lenta e requer mais energia do que a condução saltatória que ocorre nas fibras mielínicas.

Conforme demonstra a Tabela 9.2, fibras nervosas periféricas são classificadas em três grupos principais, de acordo com sua velocidade de condução. Em delgadas fibras amielínicas, a velocidade de condução varia de cerca de 0,5 a 2 m/segundo, ao passo que, em fibras intensamente mielinizadas, varia de 15 a 120 m/segundo.

Componentes sensoriais do SNP são apresentados em vários capítulos ao longo deste livro, de acordo com suas funções.

Sistemas nervoso autônomo e somático

Funcionalmente, componentes motores estão divididos em sistema nervoso somático e sistema nervoso autônomo.

Componentes motores do sistema nervoso estão divididos funcionalmente em sistema nervoso somático e sistema nervoso autônomo. O **sistema nervoso somático** fornece impulsos motores para os músculos esqueléticos, enquanto o **sistema nervoso autônomo** fornece impulsos motores para os músculos lisos das vísceras, músculo cardíaco e células secretoras das glândulas exócrinas e endócrinas, auxiliando assim a manter a homeostase.

COMPONENTE MOTOR DO SISTEMA NERVOSO SOMÁTICO

A inervação motora para os músculos esqueléticos é fornecida pelos nervos somáticos.

Músculos esqueléticos recebem impulsos nervosos motores conduzidos a eles pelos nervos espinais e nervos cranianos específicos do sistema nervoso somático; estes estão basicamente sob ***controle voluntário***. Corpos celulares dessas fibras nervosas se originam no SNC. Nervos cranianos que contêm **componentes eferentes somáticos** são os nervos cranianos III, IV, VI e XII (*excluindo os que suprem os músculos de origem branquiomérica em vez de mesodérmica*). A maioria dos 31 pares de nervos espinais contém componentes somáticos eferentes para os músculos esqueléticos.

Corpos celulares dos neurônios do sistema nervoso somático se originam nos núcleos motores dos nervos cranianos inseridos no encéfalo ou em núcleos motores inseridos no corno ventral da medula espinal. Esses neurônios são multipolares, e seus axônios deixam o encéfalo ou a medula espinal, e seguem em direção aos músculos esqueléticos através dos nervos cranianos ou nervos espinais (Figura 9.27). Essas fibras nervosas motoras fazem sinapses com o músculo esquelético na placa motora (ver Capítulo 8).

TABELA 9.2 Classificação das fibras nervosas periféricas.

Grupos de fibras	Diâmetro (μm)	Velocidade de condução (m/s)	Função
Fibras do tipo A – intensamente mielinizadas	1 a 20	15 a 120	Fibras de alta velocidade: dor aguda, temperatura, tato, pressão, propriocepção, fibras somáticas eferentes
Fibras do tipo B – menos intensamente mielinizadas	1 a 3	3 a 15	Fibras de velocidade moderada: viscerais aferentes, autônomas pré-ganglionares
Fibras do tipo C – amielínicas	0,5 a 1,5	0,5 a 2	Fibras de lenta velocidade: autônomas pós-ganglionares, de dor crônica

SISTEMA NERVOSO AUTÔNOMO

Nervos autônomos fornecem inervação motora à musculatura lisa e à musculatura cardíaca, e suprem a inervação secretomotora às glândulas.

Sistema nervoso autônomo (**involuntário, visceral**) é geralmente definido como um sistema motor. Embora a concordância sobre esse ponto de vista não seja universal, é considerado um sistema motor nesta discussão. Controla as vísceras do corpo, fornecendo **fibras eferentes viscerais gerais** (**viscerais motoras**) para o músculo liso, o músculo cardíaco e as células secretoras de glândulas.

Em contraste com o sistema nervoso somático, em que *um neurônio*, originário do SNC, atua diretamente no órgão efetor, o sistema nervoso autônomo apresenta *dois neurônios* entre o SNC e o órgão efetor. O soma dos primeiros neurônios na cadeia estão localizados no SNC; seus axônios, conhecidos como **fibras pré-ganglionares** (**axônios**), são geralmente mielínicos. Essas fibras entram em um **gânglio autônomo**, localizado fora do SNC, onde fazem sinapse com corpos celulares de **neurônios multipolares pós-ganglionares**. Axônios desses neurônios, conhecidos **como fibras pós-ganglionares**, geralmente são amielínicos, mas estão sempre envolvidos por células de Schwann, e saem do gânglio para terminar sobre o **órgão efetor** (músculo liso, músculo cardíaco ou células secretoras de glândulas).

Sinapses pós-ganglionares do sistema nervoso autônomo se ramificam, e a substância neurotransmissora se difunde a certa distância até as células efetoras, contribuindo, assim, para obter efeitos mais prolongados e em área mais abrangente do que as sinapses no sistema somático. Células musculares lisas, estimuladas pelo neurotransmissor, ativam células musculares lisas adjacentes a se contrair, retransmitindo informações por meio de junções comunicantes.

O sistema nervoso autônomo está subdividido em três divisões funcionalmente distintas (Figura 9.28), conforme detalhado nas próximas seções.

Sistema nervoso simpático

O efeito do sistema nervoso simpático é preparar o corpo para "fugir, lutar ou desmaiar".

O sistema nervoso simpático se origina na medula espinal a partir de segmentos da medula espinal torácica e da lombar

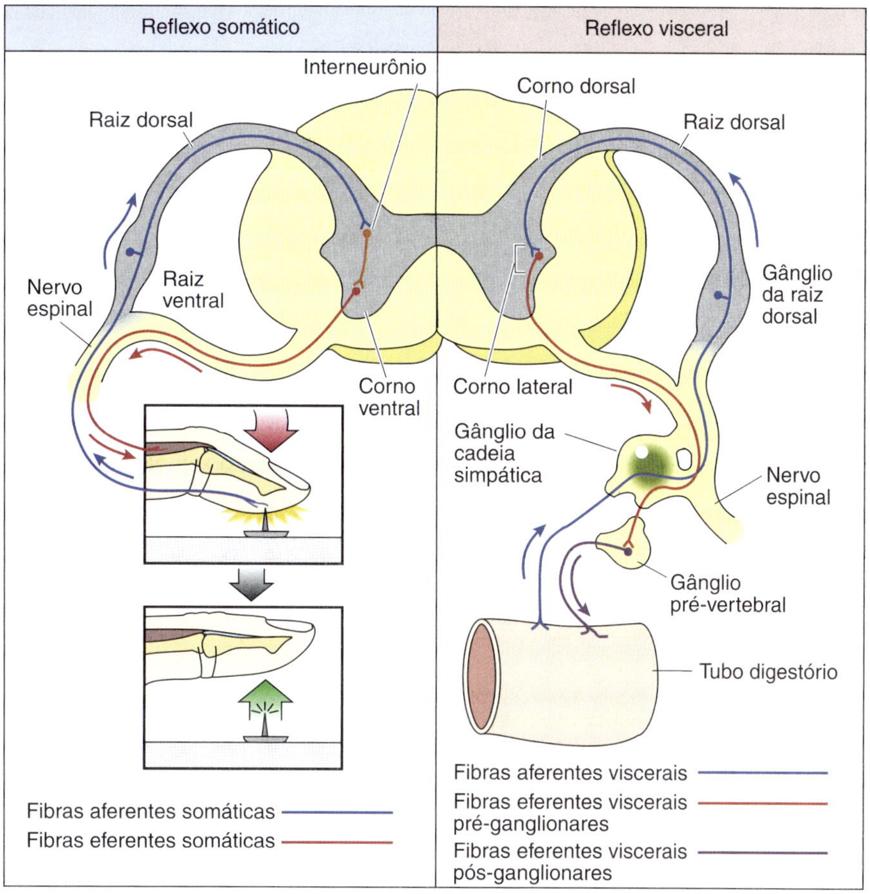

Figura 9.27 Diagrama comparando os reflexos somáticos e viscerais.

superior (T1-L2). Assim, o sistema nervoso simpático é, às vezes, chamado de ***divisão toracolombar*** (ver Figura 9.28). Corpos celulares dos neurônios pré-ganglionares são pequenas células fusiformes que se originam no corno lateral da medula espinal; seus axônios saem da medula através das raízes ventrais para se unirem ao nervo espinal. Após curta distância, as fibras deixam o nervo periférico pelos ramos comunicantes brancos para entrar em um dos gânglios da cadeia paravertebral, uma coleção de corpos celulares nervosos fora do SNC. Existem dois tipos de gânglios: aqueles que pertencem ao sistema nervoso autônomo e aqueles que pertencem ao sistema nervoso somático (serão descritos mais tarde neste capítulo).

Normalmente, o neurônio pré-ganglionar faz sinapses com o corpo celular de um dos neurônios multipolares pós-ganglionares que reside no gânglio associado àquele segmento da medula espinal, ou sobe ou desce no tronco simpático para fazer sinapse com uma célula em outro gânglio da cadeia. Certas fibras pré-ganglionares não fazem sinapse nos gânglios da cadeia, no entanto seguem para entrar na cavidade abdominal como nervos esplâncnicos. Nesse local, elas procuram gânglios colaterais localizados ao longo da aorta abdominal para fazer sinapses com corpos celulares de fibras pós-ganglionares que lá residem.

Axônios de neurônios pós-ganglionares situados nos gânglios da cadeia (Figuras 9.29 e 9.30) saem dos gânglios pelos ramos comunicantes cinzentos para entrar novamente no nervo periférico, para distribuição aos órgãos efetores na periferia (ou seja, glândulas sudoríparas, vasos sanguíneos, músculos dilatadores das pupilas, músculo cardíaco, árvore brônquica, glândulas salivares e músculos eretores dos pelos).

Axônios de neurônios pós-ganglionares situados nos gânglios colaterais saem dos gânglios e acompanham a miríade de vasos sanguíneos para as vísceras, onde fazem sinapses nos órgãos efetores (ou seja, vasos sanguíneos, músculos lisos e glândulas das vísceras).

Essencialmente, o sistema nervoso simpático prepara o corpo para lutar contra um agressor ou fugir dele, aumentando a respiração, a pressão arterial, a frequência cardíaca e o fluxo sanguíneo para os músculos esqueléticos; dilatando as pupilas dos olhos; e geralmente desacelerando a função visceral. No caso de um evento catastrófico, faz com que o indivíduo congele (ou desmaie) para simular a morte, uma esperança para que cesse o ataque.

Sistema nervoso parassimpático

O efeito do sistema nervoso parassimpático é preparar o corpo para "descansar ou digerir".

O **sistema nervoso parassimpático** tem origem no encéfalo e nos segmentos sacrais da medula espinal (S2 a S4); assim, o sistema parassimpático é chamado de ***divisão craniossacral*** (ver Figura 9.28). Corpos celulares de **neurônios parassimpáticos pré-ganglionares** originários no encéfalo encontram-se nos **núcleos visceromotores** dos quatro nervos cranianos que carreiam componentes motores viscerais (nervos cranianos III, VII, IX e X).

Axônios das **fibras parassimpáticas pré-ganglionares** dos nervos cranianos III, VII e IX procuram **gânglios parassimpáticos (terminais)** localizados fora da caixa craniana, onde

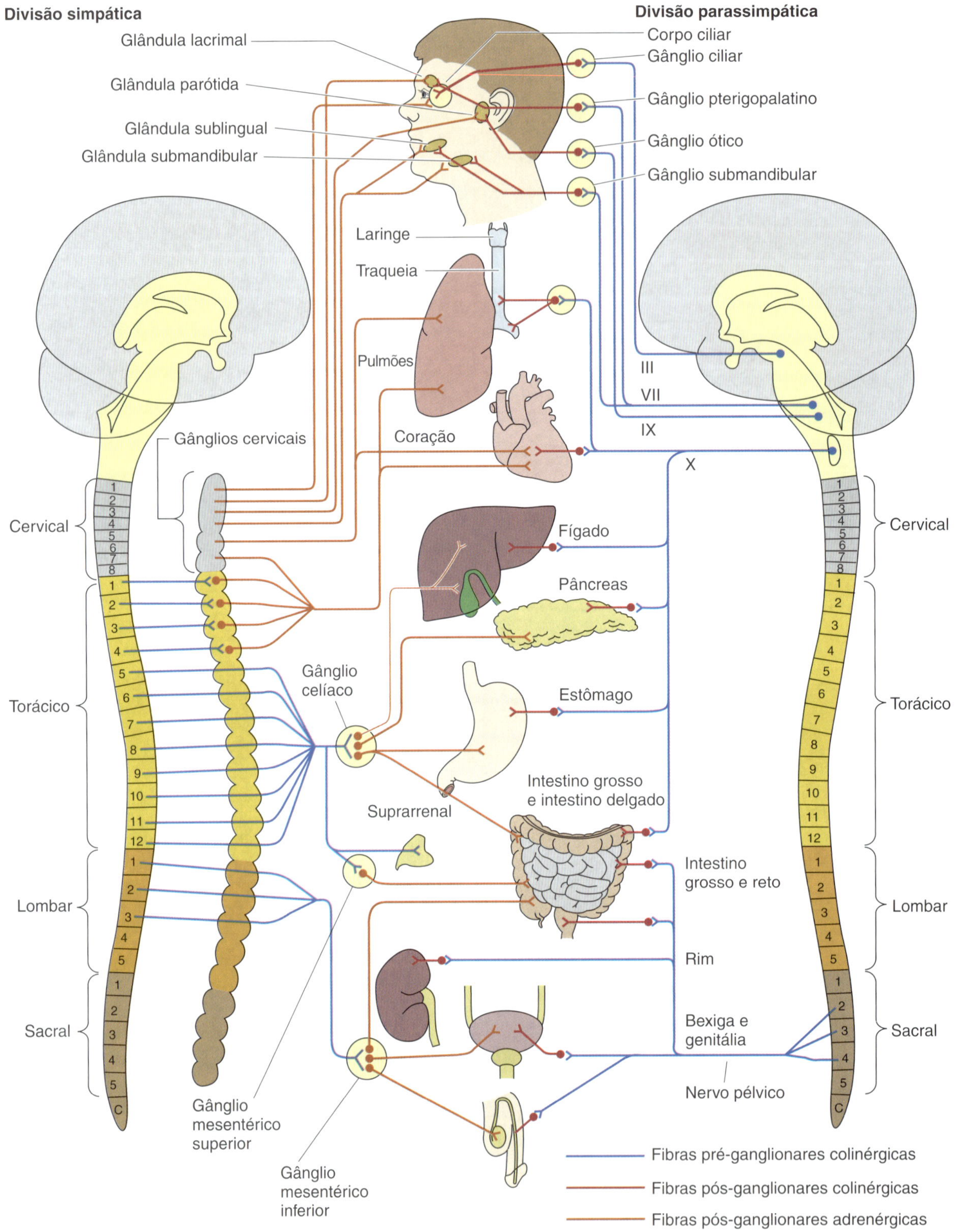

Figura 9.28 Diagrama esquemático do sistema nervoso autônomo. *Esquerda*, divisão simpática; *direita*, divisão parassimpática.

fazem sinapses nos corpos celulares dos **neurônios parassimpáticos pós-ganglionares** contidos nos gânglios. Axônios desses nervos, os **nervos parassimpáticos pós-ganglionares**, geralmente unem-se a ramos do V nervo craniano dos órgãos efetores aos quais servem, incluindo glândulas salivares e glândulas mucosas, enquanto o III nervo craniano conduz fibras pós-ganglionares parassimpáticas aos músculos ciliares e aos músculos do esfíncter pupilar dos olhos (Figura 9.31). Axônios de **fibras parassimpáticas pré-ganglionares** no X nervo craniano seguem para o tórax e o abdome antes da sinapse nos gânglios terminais em meio às respectivas vísceras.

Axônios de ***nervos parassimpáticos pós-ganglionares*** fazem sinapses nas células de glândulas, músculos lisos e músculo cardíaco.

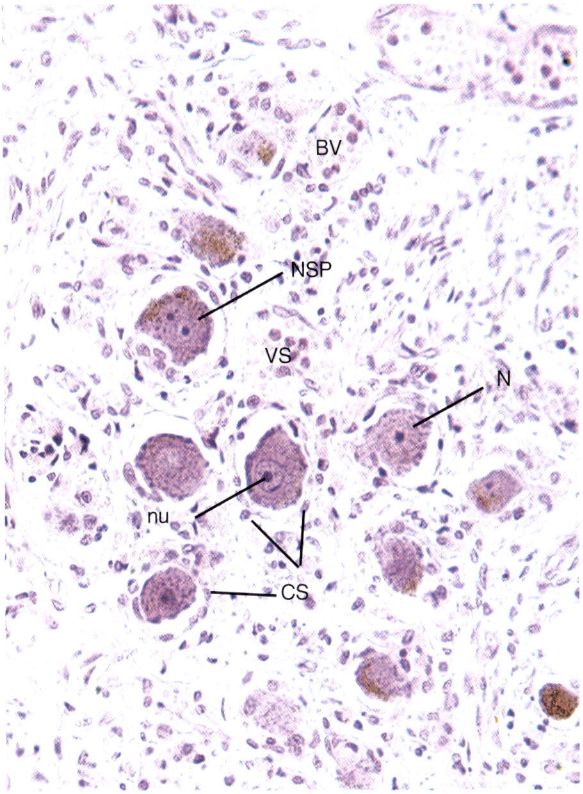

Figura 9.29 Esta fotomicrografia com aumento médio de um gânglio simpático exibe numerosos corpos celulares de neurônios simpáticos pós-ganglionares (*NSP*) cujos núcleos grandes (*N*) e nucléolos distintos (*nu*) são claramente evidentes. Observe que tais gânglios são altamente vascularizados, como evidenciado pelos vasos sanguíneos (*VS*) espalhados entre os corpos celulares do neurônio. Cada corpo celular é rodeado por pequenas células de suporte (*CS*) mais ou menos planas (270×).

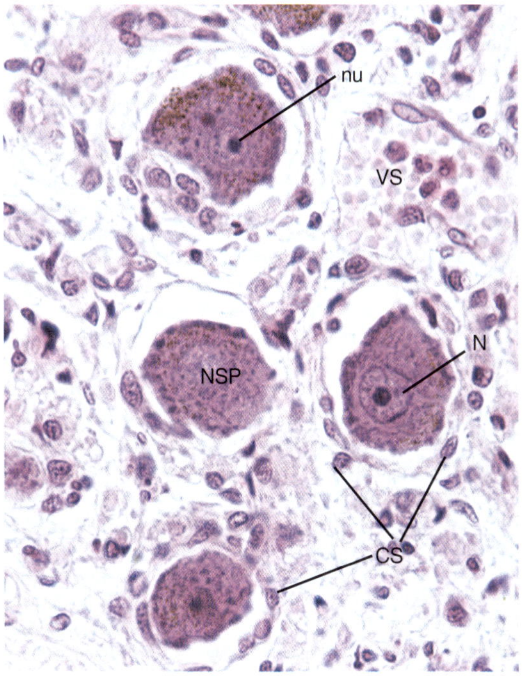

Figura 9.30 Esta fotomicrografia em grande aumento de um gânglio simpático exibe o corpo celular de quatro neurônios simpáticos pós-ganglionares (*NSP*) cujos núcleos grandes (*N*) e nucléolos distintos (*nu*) são claramente evidentes. Observe que esses gânglios são altamente vascularizados, como evidenciado pelos vasos sanguíneos (*VS*) espalhados entre os corpos celulares dos neurônios. Cada corpo celular é rodeado por pequenas células de suporte (*CS*) mais ou menos planas (540×).

Corpos celulares dos **nervos parassimpáticos pré-ganglionares** originados nos segmentos da região sacral da medula espinal estão localizados no segmento lateral do corno ventral e saem pela raiz ventral com os nervos sacrais. A partir daí, axônios se projetam para o sistema nervoso entérico, especificamente para os gânglios localizados nos plexos das paredes do trato gastrintestinal.

Axônios de outros **neurônios pós-ganglionares** fazem sinapse nos órgãos efetores, nas vísceras da parede abdominal inferior e na pelve.

COMPARAÇÃO ENTRE SISTEMA NERVOSO SIMPÁTICO E SISTEMA NERVOSO PARASSIMPÁTICO

O **sistema nervoso parassimpático** tende a ser funcionalmente antagônico ao sistema nervoso simpático na medida em que diminui a respiração, a pressão arterial e a frequência cardíaca; reduz o fluxo sanguíneo para músculos esqueléticos; promove a constrição das pupilas; e geralmente aumenta ações e funções do sistema visceral. Assim, o sistema nervoso parassimpático gera homeostase, enquanto o sistema nervoso simpático prepara o corpo para "fuga, luta ou desmaio". O sistema nervoso simpático é muito atuante na **vasoconstrição**, enquanto o sistema nervoso parassimpático tem função **secretomotora**. Como os componentes viscerais do corpo recebem inervação de ambas as divisões do sistema nervoso autônomo, esses dois sistemas estão equilibrados nos indivíduos saudáveis.

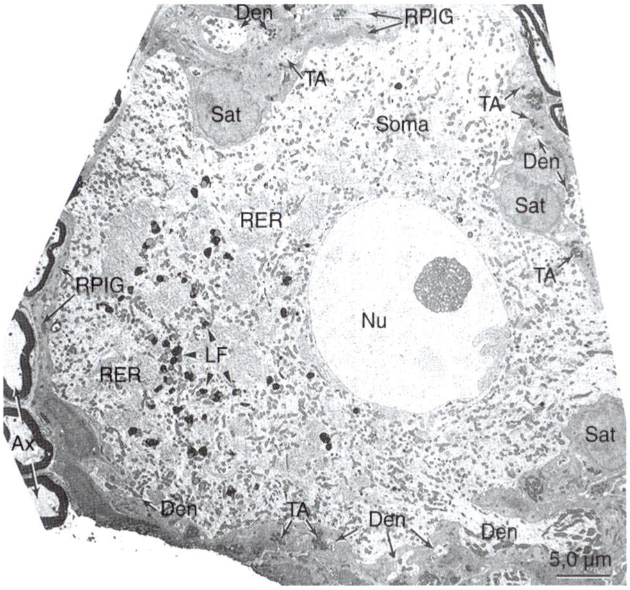

Figura 9.31 Eletromicrografia do gânglio ciliar. TA, terminal axônico; Ax, axônio; Den, dendrito; RPIG, receptor do peptídeo inibitório gástrico; LF, grânulos de lipofuscina; Nu, núcleo; RER, retículo endoplasmático rugoso; Sat, células satélites. (Fonte: May PJ, Warren S. Ultrastructure of macaque ciliary ganglion. *J Neurocytol*. 1993;22:1073-1095.)

Acetilcolina é o neurotransmissor em todas as sinapses entre fibras pré-ganglionares e pós-ganglionares, e entre terminações pós-ganglionares parassimpáticas e órgãos efetores. **Norepinefrina** (**noradrenalina**) e **epinefrina** (**adrenalina**) são os neurotransmissores nas sinapses entre fibras simpáticas pós-ganglionares e órgãos efetores. No entanto, glândulas sudoríparas e músculos eretores dos pelos – que promovem o eriçamento dos pelos dos folículos capilares da pele – são exceções a essa regra, porque as fibras simpáticas pós-ganglionares para essas estruturas liberam **acetilcolina** em vez da epinefrina ou norepinefrina esperadas.

Geralmente, as fibras pré-ganglionares do sistema simpático são fibras curtas, enquanto as pós-ganglionares são longas. Em contraste, as pré-ganglionares do sistema nervoso parassimpático são longas, enquanto as pós-ganglionares são curtas.

Sistema nervoso entérico

A função do sistema nervoso entérico é controlar os processos digestivos do trato gastrintestinal.

O sistema nervoso entérico tem dois componentes: aqueles que pertencem apenas ao **sistema nervoso entérico** – os componentes intrínsecos – e aqueles que pertencem ao sistema nervoso simpático e parassimpático – os **componentes extrínsecos**.

Os **Componentes intrínsecos** são derivados da crista neural, e estão situados integralmente na parede do trato gastrintestinal. Neurônios do sistema nervoso entérico se projetam a dois conjuntos de gânglios, conhecidos como **plexo submucoso de Meissner** e **plexo mioentérico de Auerbach**. Foi estimado que o número total de neurônios intrínsecos ao sistema nervoso entérico seja igual ou maior que o número de neurônios localizados em toda a medula espinal:

- O **plexo mioentérico de Auerbach** atua no processo geral da digestão, ou seja, no peristaltismo, que é o movimento do alimento ao longo do canal alimentar. Esse plexo está localizado entre as camadas circulares internas e longitudinais externas da túnica muscular externa do trato digestivo
- O **plexo submucoso de Meissner** atua em funções do trato digestivo, tais como estimular secreções de glândulas da mucosa e as contrações das células musculares lisas da camada muscular da mucosa. Esse plexo está localizado na junção da submucosa com a camada circular interna da muscular externa
- Há uma comunicação constante entre os plexos de Meissner e de Auerbach para garantir que o processo de digestão ocorra da maneira adequada.

Embora o sistema nervoso entérico possa atuar de modo independente no controle do processo digestivo, **componentes extrínsecos** do sistema nervoso entérico – ou seja, **fibras nervosas simpáticas** derivadas dos nervos esplâncnicos e **fibras nervosas parassimpáticas** transportadas pelo X nervo craniano (nervo vago) – modulam e interferem nas atividades dos componentes intrínsecos do sistema nervoso entérico. O primeiro diminui, enquanto o último aumenta a frequência do peristaltismo. O processo da digestão está descrito nos Capítulos 17 e 18.

GÂNGLIOS SENSORIAIS DO SISTEMA NERVOSO SOMÁTICO

Gânglios sensoriais abrigam corpos celulares de neurônios sensoriais.

Os **gânglios sensitivos** estão associados aos pares de ***nervos cranianos*** V, VII, IX e X e a **cada um dos nervos espinais** originários da medula espinal. Um gânglio sensorial de um nervo craniano aparece como uma dilatação do nervo dentro da caixa craniana ou em sua saída. Gânglios são geralmente identificados por nomes específicos que se relacionam a seus nervos. Gânglios sensitivos dos nervos espinais são chamados de **gânglios das raízes dorsais**; eles abrigam corpos celulares unipolares (pseudounipolares) dos nervos sensitivos envolvidos por **células cuboidais da cápsula**. Essas células da cápsula são, então, circundadas por uma cápsula de tecido conjuntivo composto de **células satélites** e colágeno. O endoneuro de cada axônio torna-se contínuo com o tecido conjuntivo ao redor dos gânglios. Os prolongamentos periféricos desses neurônios exibem receptores especializados em seus terminais para transduzir vários tipos de estímulos dos ambientes interno e externo. Prolongamentos centrais saem dos gânglios para o encéfalo pelos nervos craniais ou para a medula espinal pelos nervos espinais, onde terminam em outros neurônios para processamento (Figuras 9.32 e 9.33).

Sistema nervoso central

O **SNC**, composto por encéfalo e medula espinal, consiste em regiões de substância branca e cinzenta com mínima quantidade de elementos de tecido conjuntivo, portanto o SNC tem a consistência de um gel semifirme.

A **substância branca** é composta, principalmente, de fibras nervosas mielínicas, junto com algumas poucas fibras nervosas amielínicas, além de células da neuroglia; sua cor branca resulta da abundância de mielina em torno dos axônios. A **substância cinzenta** consiste em agregados de corpos celulares de neurônios, dendritos e porções amielínicas de axônios, bem como de células da neuroglia; a ausência de mielina faz com que essas regiões apareçam em tonalidade cinza no tecido vivo.

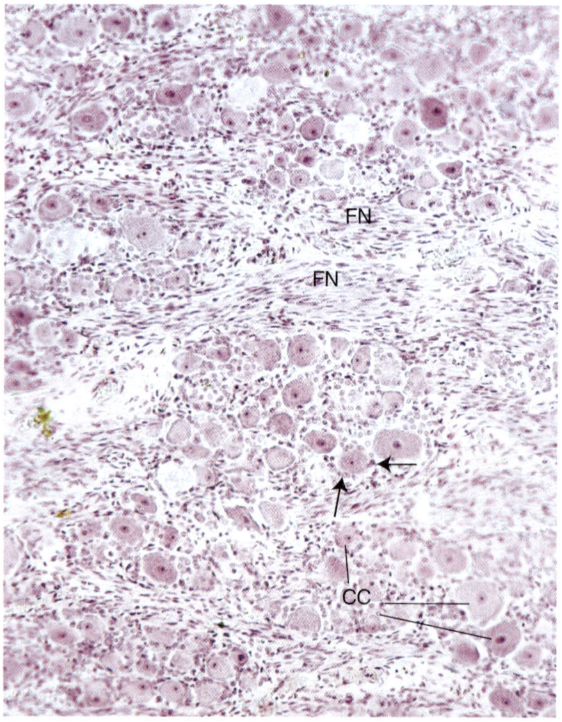

Figura 9.32 Fotomicrografia em pequeno aumento de uma raiz de um gânglio dorsal exibindo numerosos corpos celulares (*CC*) de neurônios unipolares, cujos núcleos grandes e nucléolos proeminentes são claramente evidentes. Os prolongamentos centrais e periféricos desses neurônios unipolares são reunidos como coleções de fibras nervosas (*FN*). Observe que cada corpo celular está rodeado por pequenas células cuboidais, conhecidas como células da cápsula (*setas*) (132×).

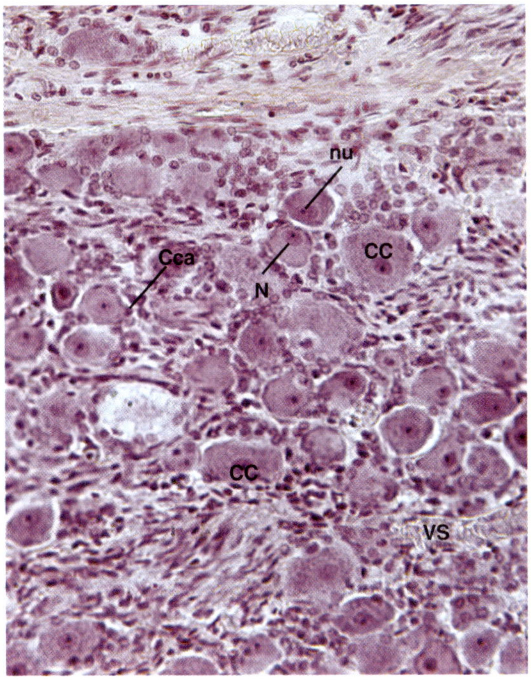

Figura 9.33 Fotomicrografia em médio aumento de uma raiz de um gânglio dorsal exibindo seu rico suprimento vascular (*VS*) que atende a numerosos corpos celulares de neurônios unipolares (*CC*), cujos núcleos grandes (*N*) e nucléolos proeminentes (*nu*) são claramente evidentes. Observe que cada corpo celular é rodeado por pequenas células cuboidais, conhecidas como células da cápsula (*Cca*) (270×).

Axônios, dendritos e prolongamentos das células gliais formam uma rede emaranhada de tecido neural chamada ***neurópilo*** (Figura 9.34). Em certas regiões, agregados dos corpos celulares de neurônios incluídos na substância branca são chamados de ***núcleos***. Suas contrapartes no SNP são chamadas de *gânglios* – uma exceção a essa regra são os gânglios da base, um grupo de corpos celulares de neurônios alojados na substância branca do encéfalo. No entanto, recentemente, gânglios da base foram renomeados como *núcleos basais* para aderir à convenção.

A substância cinzenta no encéfalo está localizada na periferia (**córtex**) do cérebro e do cerebelo, e também forma os núcleos da base, mais profundamente situados, ao passo que a substância branca se encontra profundamente no córtex e circunda os núcleos basais. O inverso é verdadeiro na medula espinal: a substância branca está localizada na periferia da medula espinal, enquanto a substância cinzenta se encontra profundamente na medula espinal, onde forma, ao corte transversal, uma região em formato da letra H. Um pequeno **canal central**, revestido por **células ependimárias** e que representa o lúmen do tubo neural original, encontra-se no centro da barra transversal do H. As barras verticais superiores do H representam os **cornos dorsais** da medula espinal, que recebem prolongamentos centrais dos neurônios sensoriais cujos corpos celulares situam-se fora do SNC, no **gânglio da raiz dorsal**. Outro grupo de neurônios – chamados **interneurônios** (**neurônios internunciais ou neurônios intercalares**), localizados nos cornos dorsais – forma redes de comunicação para a integração entre neurônios sensoriais e motores. Interneurônios constituem a grande maioria dos neurônios do corpo. As barras verticais inferiores do H representam os **cornos ventrais** da medula espinal, que abrigam corpos celulares dos grandes neurônios motores multipolares, cujos axônios saem da medula espinal através das raízes ventrais dos nervos espinais.

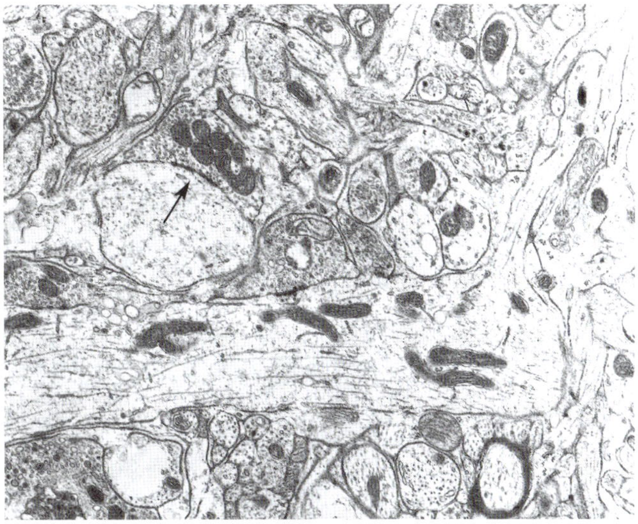

Figura 9.34 Eletromicrografia de sinapses axodendríticas (*seta*) que formam o neurópilo. (Fonte: Jennes L, Traurig HH, Conn PM. *Atlas of the Human Brain*. Philadelphia: Lippincott-Raven; 1995.)

MENINGES

Os três envoltórios de tecido conjuntivo do encéfalo e da medula espinal são as **meninges**. A camada mais externa das meninges é a **dura-máter**, a camada intermediária é a **aracnoide** e a mais interna ou camada íntima das meninges é a **pia-máter** (Figura 9.35).

Dura-máter

A dura-máter, camada mais externa das meninges, é composta de um tecido conjuntivo denso e rico em fibras colágenas.

Dura-máter, que recobre o encéfalo, é um tecido conjuntivo denso, rico em fibras colágenas, muito resistente, composto por duas camadas que estão intimamente justapostas no adulto. A **dura-máter periosteal**, a camada externa, é composta por células osteoprogenitoras, fibroblastos e feixes de fibras colágenas que estão frouxamente aderidas à superfície do crânio, exceto nas suturas e na base do crânio, onde a fixação é firme. Como o nome indica, a dura-máter periosteal serve como o periósteo da superfície interna do crânio e, enquanto tal, é bem vascularizada. A dura-máter do periósteo do crânio para no forame oval, em vez de continuar pelo canal vertebral.

A camada interna da dura-máter, **dura-máter meningeal**, é composta por fibroblastos exibindo citoplasma intensamente corado, prolongamentos alongados, núcleos ovoides e camadas membranosas delicadas de fibras colágenas. Essa camada também contém pequenos vasos sanguíneos e fibras nervosas.

Uma camada de células internas à dura-máter meningeal, chamada de **camada de células limitantes**, é composta por fibroblastos achatados exibindo longos prolongamentos que, ocasionalmente, estão associados uns aos outros por desmossomos e junções comunicantes. Fibras colágenas estão ausentes nessa camada; em seu lugar, um material extracelular, amorfo, floculante (acredita-se ser composto por um proteoglicano) circunda os fibroblastos e se estende na interface entre essa camada e a dura-máter meningeal.

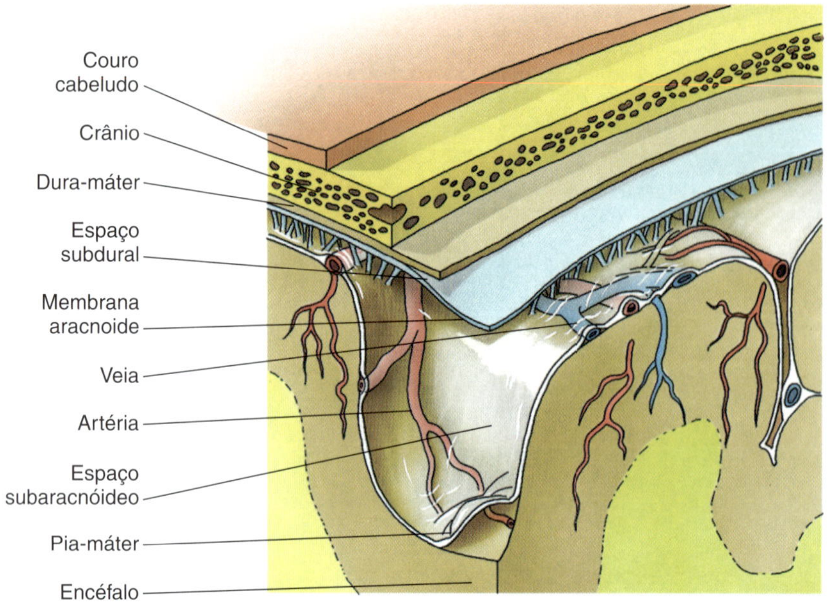

Figura 9.35 Diagrama do crânio e as camadas das meninges que recobrem o encéfalo.

A **dura-máter espinal**, uma continuação *apenas* da camada meningeal da dura-máter craniana, não adere às paredes do canal vertebral. Em vez disso, forma um tubo contínuo a partir do forame magno até o segundo segmento do sacro, e é perfurada pelos nervos espinais. O **espaço epidural**, intervalo entre a dura-máter e as paredes ósseas do canal vertebral, é preenchido com gordura epidural e um plexo venoso.

Aracnoide

Aracnoide é a camada intermediária das meninges.

A camada **aracnoide** das meninges é avascular, ou seja, não tem suprimento vascular próprio, embora alguns vasos sanguíneos passem através dela. Essa camada intermediária das meninges consiste em fibroblastos, colágeno e algumas fibras elásticas. Fibroblastos formam junções comunicantes e desmossomos uns com os outros. A aracnoide é composta por duas regiões. A primeira é uma membrana achatada, semelhante a uma folha, em contato com a dura-máter. A interface entre dura-máter e aracnoide, o **espaço subdural**, é considerado um espaço potencial porque aparece apenas em consequência de lesão que resulte em hemorragia subdural, quando a força exercida pela presença de sangue separa essas duas camadas. A segunda é uma região mais profunda, semelhante a uma teia de aranha, composta por **células trabeculares aracnóideas** (fibroblastos modificados) frouxamente arranjadas, junto com algumas fibras de colágeno, que formam trabéculas que entram em contato com a pia-máter subjacente. Essas trabéculas aracnóideas se espalham no **espaço subaracnóideo**, o intervalo entre a porção membranosa da aracnoide e a pia-máter. Células trabeculares aracnóideas têm longos prolongamentos que ligam uns aos outros via desmossomos e se comunicam entre si através de junções comunicantes.

Vasos sanguíneos da dura-máter perfuram a aracnoide em seu trajeto para a pia-máter vascularizada. No entanto, esses vasos estão isolados tanto da aracnoide quanto do espaço subaracnóideo por um íntimo revestimento de fibroblastos modificados derivados da aracnoide. Em certas regiões, a aracnoide se estende através da dura-máter até formar **vilos aracnóideos**, que se projetam nos espaços conectados à luz dos **seios venosos da dura-máter**. Essas regiões especializadas da aracnoide atuam no transporte de LCR do espaço subaracnóideo para dentro dos seios venosos durais que, finalmente, drenam para o sistema venoso. Mais tarde, na vida adulta, os vilos aumentam de tamanho e se tornam locais para depósitos de cálcio.

A interface entre aracnoide e pia-máter é difícil de se distinguir, portanto as duas camadas são frequentemente chamadas de ***pia-aracnoide***, com ambas as superfícies sendo recobertas por uma delgada camada de **células epitelioides** pavimentosas, compostas por fibroblastos modificados.

Pia-máter

A pia-máter, camada mais interna e altamente vascular das meninges, está em contato íntimo com o encéfalo.

A **pia-máter** é a camada mais interna das meninges e está intimamente associada ao tecido encefálico, acompanhando de perto todos os de seus contornos. Entretanto, ela não entra em contato direto com o tecido nervoso, porque uma camada delgada de prolongamentos da neuroglia está sempre interposta entre ambos.

A pia-máter é constituída por uma fina camada de fibroblastos que se assemelham às células trabeculares aracnóideas. Vasos sanguíneos, abundantes nessa camada, são circundados por **células piais**, entremeadas por macrófagos, mastócitos e linfócitos. Fibras colágenas e elásticas delicadas ficam entre a pia-máter e o tecido nervoso.

Vasos sanguíneos penetram nos tecidos neurais e são cobertos pela pia-máter até formarem os **capilares contínuos** característicos do SNC. A partir de então, os **pés vasculares dos astrócitos** (pés terminais), em vez da pia-máter, recobrem os capilares dentro do tecido nervoso.

Correlações clínicas

1. **Meningiomas** são tumores de crescimento lento das meninges que geralmente são benignos e produzem efeitos clínicos pela compressão do encéfalo e pelo aumento da pressão intracraniana
2. A **meningite**, uma inflamação das meninges, é causada por bactérias ou vírus que invadem o LCR. A meningite bacteriana, muito mais perigosa do que a meningite viral, facilmente se espalha e pode ser uma condição muito perigosa, levando a danos cerebrais, perda de audição, dificuldade de aprendizagem e morte – se não tratada. Organismos mais comumente envolvidos em pessoas mais jovens são a *Neisseria meningitides* e *Streptococcus pneumoniae*. Em mulheres grávidas, indivíduos mais velhos e pessoas imunocomprometidas, a *Listeria monocytogenes* é o microrganismo mais comum. Os sintomas mais significativos da meningite bacteriana incluem: rigidez no pescoço, dor de cabeça, dor após a exposição à luz forte, náuseas, vômitos, febre, sonolência intensa e confusão. Os sintomas desenvolvem-se muito rapidamente, em menos de 24 horas. O diagnóstico se baseia na cultura do líquido espinal para determinar as espécies bacterianas envolvidas, seguido por tratamento com antibiótico específico. A meningite bacteriana pode ser transmitida pela troca de secreções respiratórias e da garganta. Atualmente, nos EUA, todas as crianças de 4 anos de idade ou menos têm sido vacinadas contra a forma mais comum de meningite bacteriana. A meningite viral é mais comum do que sua forma bacteriana; normalmente, não é séria e pode ser resolvida sem tratamento. No entanto, é importante que os indivíduos acometidos sejam atendidos por seus médicos. Uma forma muito menos comum é a meningite fúngica, mas essa é presente quase que exclusivamente em pacientes imunocomprometidos.

BARREIRA HEMATENCEFÁLICA

Células endoteliais dos capilares do SNC formam uma barreira conhecida como barreira hematencefálica, que impede a passagem livre de substâncias do sangue para dentro do tecido nervoso.

Os tecidos neurais do SNC são protegidos do contato de substâncias carreadas pelo sangue por uma barreira altamente seletiva conhecida como a **barreira hematencefálica**. Essa barreira é estabelecida pela **zona de oclusão** formada entre células endoteliais contíguas que revestem os **capilares contínuos** que atravessam e suprem as células do SNC. Essas junções estreitas bloqueiam a rota paracelular (fluxo de substâncias entre as células). Adicionalmente, essas células endoteliais exibem relativamente poucas vesículas de pinocitose, e o tráfego vesicular é quase completamente restrito ao **transporte mediado por receptores** para fora e para dentro dos capilares. Certas substâncias, no entanto, como oxigênio, água e dióxido de carbono, podem facilmente penetrar na barreira hematencefálica, principalmente devido à presença de **aquaporinas** localizadas na membrana da célula endotelial. Outras moléculas pequenas, como substâncias lipossolúveis e certas drogas, também podem cruzar a barreira hematencefálica. Moléculas como glicose, aminoácidos, certas vitaminas e nucleosídios são transferidas através da barreira hematencefálica por proteínas carreadoras específicas, principalmente por difusão facilitada. Os íons também são transportados através da barreira hematencefálica por proteínas carreadoras via transporte ativo. A energia necessária para esse processo é fornecida pela presença de um grande número de mitocôndrias dentro do citoplasma da célula endotelial.

Os capilares do SNC são recobertos por lâminas basais, que, por sua vez, são quase totalmente circundadas pelos pés vasculares de vários astrócitos, chamados coletivamente de ***glia perivascular***. Acredita-se que esses astrócitos ajudem no transporte de metabólitos dos vasos sanguíneos para os neurônios. Adicionalmente, astrócitos removem o excesso de K^+ e neurotransmissores do ambiente neuronal, mantendo o equilíbrio neuroquímico do meio extracelular do SNC.

Barreira hematencefálica (endotélio capilar); pés vasculares de astrócitos protoplasmáticos que entram em contato com capilares sanguíneos do encéfalo; periquitos; e neurônios que se encontram próximos aos capilares sanguíneos do encéfalo formam o que agora se conhece como ***unidade neurovascular***. Esses componentes da unidade neurovascular interagem uns com os outros para manter a integridade da barreira hematencefálica, bem como controlar o movimento das moléculas através dessa barreira.

Correlações clínicas

1. Como a barreira hematencefálica é muito seletiva, antibióticos, algumas drogas terapêuticas e certos neurotransmissores (p. ex., dopamina) não podem atravessá-la. A perfusão de uma solução hipertônica de **manitol** desidrata o revestimento endotelial, fazendo com que essas células se retraiam e, assim, relaxem transitoriamente as junções oclusivas entre as células endoteliais, permitindo o movimento de drogas através da barreira hematencefálica. Drogas terapêuticas também podem ligar-se a anticorpos desenvolvidos contra **receptores de transferrina** nas células endoteliais dos capilares, possibilitando seu transporte através da barreira hematencefálica para dentro do SNC
2. Em algumas doenças do SNC (p. ex., acidente vascular cerebral, infecção, tumores), a integridade da barreira hematencefálica está comprometida, resultando no acúmulo de toxinas e metabólitos estranhos no ambiente extracelular.

PLEXO CORIÓIDEO

Plexo corióideo, constituído por dobras da pia-máter no interior dos ventrículos do encéfalo, produz LCR.

Dobras da pia-máter que abrigam abundantes capilares fenestrados e revestidos por epitélio simples cúbico (ependimário) se estendem para os ventrículos lateral, terceiro e quarto ventrículos do encéfalo, e formam os **plexos corióideos** (Figura 9.36). Plexo corióideo produz **LCR**, que preenche os ventrículos do encéfalo e o canal da medula espinal. À medida que circula pelo espaço subaracnoide, o LCR banha o SNC. Embora mais da metade do LCR seja produzida pelo plexo corióideo, há evidências de que o parênquima em várias outras regiões do encéfalo produz uma quantidade substancial de LCR, que se difunde através do revestimento ependimário para entrar nos ventrículos.

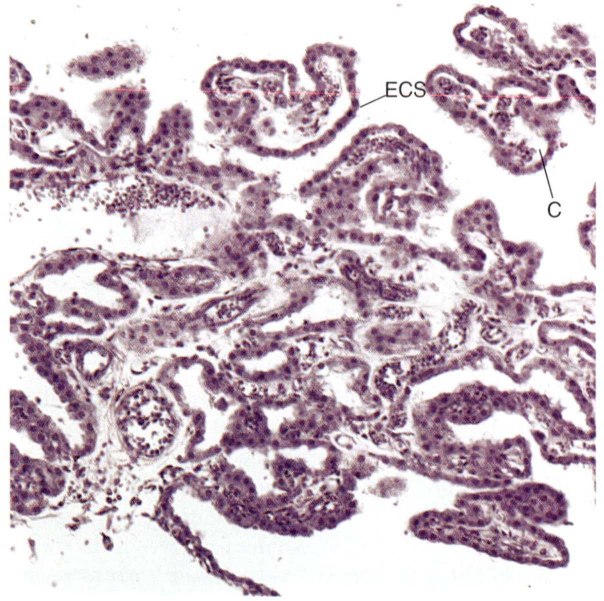

Figura 9.36 Fotomicrografia do plexo corióideo (270×). Observe os capilares (C) e o epitélio simples cúbico do plexo corióideo (ESC).

Líquido cefalorraquidiano

O LCR banha, nutre e protege o encéfalo e a medula espinal.

O *LCR* é produzido a uma taxa de cerca de 14 a 36 mℓ/h, substituindo seu volume total cerca de 4 a 5 vezes/dia. Circula através dos ventrículos do encéfalo, pelo espaço subaracnóideo, pelo espaço perivascular e pelo canal central da medula espinal. O LCR é pobre em proteínas, mas rico em íons sódio, potássio e cloreto. É claro e tem baixa densidade, sendo composto por cerca de 90% de água e íons, e pode conter algumas células descamadas e linfócitos ocasionais.

É importante para a atividade metabólica do SNC porque os metabólitos do encéfalo se difundem no LCR conforme ele passa pelo espaço subaracnóideo. Também serve como amortecedor líquido para a proteção do SNC. O LCR é capaz de fluir por difusão, e grande parte dele é reabsorvida através das células delgadas dos vilos aracnóideos no seio venoso sagital superior, de onde o LCR é finalmente devolvido para a corrente sanguínea. No entanto, alguns deles fazem seu caminho nos espaços extracelulares do próprio tecido cerebral, ocupando os **espaços perivasculares** de pequenos vasos sanguíneos que penetram o tecido cerebral. Tem sido demonstrado que o teor total de água no SNC está alojado em quatro compartimentos separados. Pouco menos de 70% estão localizados intracelularmente, cerca de 10% nos vasos sanguíneos, aproximadamente 10% do LCR está nos espaços perivasculares, e os 10% restantes ou mais estão nos espaços extracelulares (espaços intersticiais). O movimento do LCR do espaço perivascular do lado arterial dos vasos para o espaço extracelular ocorre através dos canais de aquaporina 4 (AQP4), localizados no final dos pés vasculares dos astrócitos. À medida que o LCR continua a passar pelas extremidades perivasculares, a pressão do fluido o conduz para os espaços extracelulares. Quando atinge os pés terminais perivasculares de astrócitos cobrindo pequenas vênulas, passa através dos canais AQP4 dos pés vasculares dos astrócitos para entrar no espaço perivascular do canal venoso, e de lá para o próprio vaso a fim de ser levado pelo fluxo venoso. Esse caminho do fluxo de LCR através dos espaços intersticiais do encéfalo foi chamado de "**via linfática associada à glia**" ou "**via glinfática**".

Recentemente, foi descoberto que o fluxo de LCR através do parênquima encefálico aumenta enquanto o indivíduo está dormindo. Parece que, durante o sono, os astrócitos protoplasmáticos encolhem, aumentando assim os espaços intersticiais na substância cinzenta em pelo menos 50%. Devido a esse aumento, a velocidade de fluxo e o volume de fluxo do LCR são significativamente aumentados através da substância cinzenta. Acredita-se que esse fluxo rápido e o volume aumentado permitam uma "liberação" mais eficiente dos espaços intersticiais, removendo assim os resíduos do metabolismo e o excesso de íons e de substâncias neurotransmissoras do microambiente dos neurônios e de suas sinapses. Atualmente, acredita-se que essa limpeza dos espaços intersticiais do SNC seja a razão pela qual quase todos os membros do reino animal precisem dormir. Uma vez que o indivíduo desperta, astrócitos protoplasmáticos ficam intumescidos, diminuindo os espaços intersticiais e limitando o ritmo e o volume de perfusão do LCR dos espaços intersticiais do SNC.

Correlações clínicas

Como LCR está sendo produzido constantemente, qualquer diminuição na absorção desse líquido pelas vilosidades aracnóideas ou qualquer bloqueio dentro dos ventrículos do encéfalo causam edema no parênquima encefálico. Essa doença, chamada **hidrocefalia**, leva a aumento do tamanho da cabeça em fetos e neonatos; deficiência intelectual e nas funções musculares; e morte – caso não seja tratada.

Barreira hematoliquórica

A estabilidade química do LCR é mantida pela *barreira hematoliquórica*, que é composta por zônulas de oclusão entre células do epitélio simples cúbico dos plexos corióideos. Essas junções de oclusão impedem o movimento de substâncias entre as células, obrigando as substâncias a seguirem a rota transcelular. A produção de LCR, portanto, depende de transporte ativo e facilitado através do epitélio simples cúbico, resultando nas diferenças de composição entre LCR e plasma (Tabela 9.3).

CÓRTEX CEREBRAL

O córtex cerebral é responsável pela aprendizagem, memória, integração sensorial, análise de informações e iniciação das respostas motoras.

TABELA 9.3 Comparação entre soro e líquido cefalorraquidiano.

Constituinte	Soro	Líquido cefalorraquidiano
Leucócitos (células/mℓ)	0	0 a 5
Proteínas (g/ℓ)	60 a 80	Desprezível
Glicose (mmol/ℓ)	4 a 5,5	2,1 a 4
Na^+ (mmol/ℓ)	135 a 150	135 a 150
K^+ (mmol/ℓ)	4 a 5,1	2,8 a 3,2
Cl^- (mmol/ℓ)	100 a 105	115 a 130
Ca^{+2} (mmol/ℓ)	2,1 a 2,5	1 a 1,4
Mg^{2+} (mmol/ℓ)	0,7 a 1	0,8 a 1,3
pH	7,4	7,3

A substância cinzenta na periferia dos hemisférios cerebrais é pregueada em muitos **giros** e **sulcos**, constituindo o ***córtex cerebral***. Essa parte do encéfalo é responsável pela aprendizagem, memória, análise das informações, iniciação de respostas motoras e integração dos sinais sensoriais.

O córtex cerebral é dividido em seis camadas, cada uma das quais exibe uma combinação específica de tipos neuronais únicos para a camada particular. A camada mais superficial encontra-se imediatamente abaixo da pia-máter (Figura 9.37); a sexta camada do córtex, a mais profunda, é limitada pela substância branca do encéfalo. As seis camadas e seus componentes estão listados a seguir.

1. A **camada molecular** é composta principalmente por terminais nervosos que têm origem em outras áreas do encéfalo, as **células horizontais**, e neuroglia
2. A **camada granular externa** contém principalmente **células granulosas** (**estreladas**) e células da neuroglia
3. A **camada piramidal externa** contém células da neuroglia e grandes **células piramidais**, que se tornam progressivamente maiores do limite externo para o limite interno dessa camada
4. **Camada granular interna** é uma camada delgada caracterizada por pequenas **células granulosas** (estreladas) organizadas compactamente, **células piramidais** e neuroglia. Essa camada apresenta a maior densidade celular do córtex cerebral
5. A **camada piramidal interna** contém as maiores **células piramidais** e neuroglia. Essa camada apresenta a menor densidade celular do córtex cerebral
6. A **camada multiforme** consiste em células de várias formas (**células de Martinotti**) e células da neuroglia.

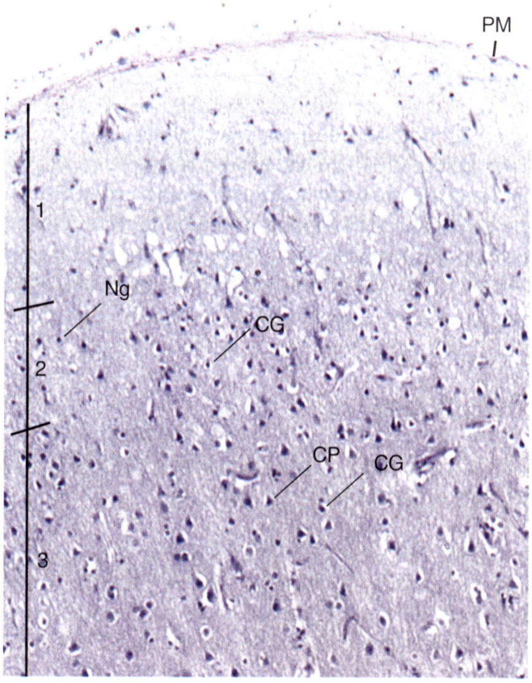

Figura 9.37 Nesta fotomicrografia em pequeno aumento, o córtex cerebral exibe suas três camadas mais externas, bem como a pia-máter vascular (*PM*), a qual fornece capilares que atendem os tecidos neurais. Observe que a extensão da camada subpial, a camada molecular, também conhecida como *camada 1*, é facilmente reconhecida devido à dispersão dos neurônios. A camada granular externa, também conhecida como *camada 2*, tem várias células granulosas (*CG*) e neuroglia (*Ng*), enquanto a terceira camada, a camada piramidal externa, é caracterizada pela presença de células piramidais (*CP*), células granulosas (*CG*) e muitas células da neuroglia (132×).

Correlações clínicas

Demência

Demência é um grupo de sintomas caracterizados por deterioração reversível ou irreversível da memória de um indivíduo e da capacidade intelectual que interfere na habilidade dessa pessoa de executar funções diárias rotineiras. **Demência reversível** pode ser causada por problemas como interações medicamentosas, mau funcionamento da tireoide ou desidratação; uma vez corrigidos, os sintomas desaparecem. **Demência irreversível** é uma doença progressiva cuja evolução pode ser retardada, mas não revertida.

Doença de Alzheimer

Aproximadamente 80% dos casos de demência irreversível entram na categoria de **doença de Alzheimer**. Como é uma doença progressiva, a Alzheimer's Association a divide em sete fases sobrepostas. Na **fase 1**, o comportamento do indivíduo é indistinguível do comportamento normal, no entanto uma tomografia por emissão de pósitron (PET scan) pode diagnosticar o início da doença. A **fase 2** não é muito diferente, embora a pessoa apresente incapacidade ocasional de lembrar palavras comuns ou ocorra com maior frequência o esquecimento de onde o indivíduo colocou certos objetos. A **fase 3** ocorre quando o problema se torna aparente para familiares próximos e amigos; o indivíduo afetado faz repetidamente a mesma pergunta, esquece nomes, não lembra de informações adquiridas recentemente e tem dificuldade em fazer planos. Durante a **fase 4**, o paciente muitas vezes perde a capacidade de lembrar a data ou o dia da semana, e não pode realizar tarefas que anteriormente eram rotineiras. Durante a **fase 5**, a condição do paciente continua a se deteriorar, e já não pode se lembrar de dados pessoais, como endereço residencial, número de telefone e informações que acabaram de ser fornecidas. Nesse ponto, o paciente começa a não conseguir viver de maneira independente. Durante a **fase 6**, o paciente ainda pode reconhecer rostos, mas não consegue lembrar o nome ou quem é a pessoa (p. ex., esposa, neto, filho). Quando a **fase 7** é alcançada, os pacientes devem ser alimentados, vestidos, ajudados a caminhar e sentados porque são incapazes de realizar qualquer uma dessas funções sozinhos.

A causa da doença de Alzheimer é desconhecida, mas é acompanhada por uma diminuição no número de sinapses e neurônios no córtex cerebral, e acúmulo de proteínas tau no citoplasma neuronal e proteínas beta-amiloides que formam placas nos espaços extracelulares (espaços intersticiais). Parece que o acúmulo crescente de proteínas tau no citoplasma neuronal inicialmente tem um efeito deletério sobre a capacidade do neurônio de funcionar, e, por fim, resulta na morte do neurônio, enquanto os depósitos de placa beta amiloide provocam uma resposta inflamatória. Estudos recentes têm demonstrado que, graças ao sistema glinfático, o aumento do fluxo do LCR limpa uma grande fração da placa beta amiloide dos espaços extracelulares enquanto o indivíduo está dormindo, sugerindo que uma duração adequada do ciclo do sono pode retardar a progressão da doença de Alzheimer.

(*continua*)

PLASMA

O plasma é um líquido amarelado no qual células, plaquetas, compostos orgânicos e eletrólitos são suspensos e/ou dissolvidos.

Durante a coagulação, alguns dos componentes orgânicos e inorgânicos do **plasma** tornam-se integrados ao coágulo. O líquido cor de palha restante, que não tem mais os componentes formadores de coágulos dissolvidos ou suspensos, é conhecido como ***soro***.

O plasma é composto de aproximadamente 90% de água, 9% de proteína e 1% de sais inorgânicos, íons, compostos nitrogenados, nutrientes e gases. Os tipos, origens e funções das **proteínas do sangue** estão listados na Tabela 10.1. Capilares e pequenas vênulas são porções em geral mais permeáveis e permitem que o plasma passe para os espaços do tecido conjuntivo, onde é conhecido como **líquido extracelular**, cuja composição de eletrólitos e pequenas moléculas é semelhante à do plasma. No entanto, a concentração de proteínas no líquido extracelular é muito menor do que no plasma, porque nem mesmo pequenas proteínas, como a albumina, podem escapar do revestimento endotelial de um capilar ou de uma vênula.

Correlações clínicas

A **albumina**, uma das proteínas do plasma, é a principal responsável pelo estabelecimento da **pressão osmótica coloidal** do sangue, a força que mantém o volume sanguíneo normal ao se opor ao movimento do líquido dos capilares e vênulas para os espaços intersticiais.

ELEMENTOS FIGURADOS

Eritrócitos, leucócitos e plaquetas constituem os elementos figurados do sangue.

Eritrócitos

Os eritrócitos (hemácias) são as menores e mais numerosas células do sangue; eles não têm núcleos e são responsáveis pelo transporte de oxigênio para os tecidos do corpo e de dióxido de carbono a partir destes.

Cada **eritrócito** (**hemácia**) se assemelha a um disco bicôncavo com 7,5 μm de diâmetro, 2,0 μm de espessura na região mais larga e menos de 1 μm de espessura no centro. Quando corados com as colorações de Giemsa ou de Wright, os eritrócitos exibem uma cor rosa-salmão (Figuras 10.3 e 10.4). Esse formato fornece à célula uma grande área de superfície em relação ao seu volume, o que aumenta sua capacidade de troca gasosa. Embora as células precursoras do eritrócito tenham núcleos e organelas durante seu desenvolvimento e maturação, elas os expelem antes de entrarem na circulação. Assim, os eritrócitos circulantes maduros não apresentam núcleos nem organelas, mas têm enzimas solúveis em seu citosol. No interior do eritrócito, a enzima **anidrase carbônica** facilita a formação de ácido carbônico a partir do CO_2 e da água. Esse ácido se dissocia para formar bicarbonato (HCO_3^-) e hidrogênio (H^+). A maior parte do CO_2 que é transportado para os pulmões para ser expirado se encontra na forma de bicarbonato. A capacidade do bicarbonato de atravessar a membrana celular dos eritrócitos é mediada pela

Correlações clínicas

1. Durante sua vida de 120 dias, cada eritrócito percorre o sistema circulatório inteiro pelo menos 100.000 vezes e, portanto, precisa passar por inúmeros capilares cujo diâmetro luminal é inferior ao diâmetro da célula. Para passar por esses vasos de calibre pequeno, o eritrócito tem seu formato deformado e fica sujeito a forças de cisalhamento muito grandes. A membrana do eritrócito e seu citoesqueleto contribuem para a capacidade dessas células de manter sua integridade estrutural e funcional. À medida que os eritrócitos atingem seu ciclo de vida de 120 dias, tornam-se frágeis e exibem em sua superfície um grupo de oligossacarídeos que atuam como sinais para que macrófagos do fígado, da medula óssea e do baço destruam esses eritrócitos velhos.
2. Os homens apresentam quantidade maior de eritrócitos por unidade de volume de sangue do que as mulheres (5×10^6 vs. $4,5 \times 10^6$ por mm^3), e membros de ambos os sexos que vivem em altitudes mais elevadas apresentam, correspondentemente, mais hemácias do que aqueles que vivem em altitudes mais baixas.

TABELA 10.1 Proteínas do plasma.

Proteína	Tamanho	Fonte	Função
Albumina	60.000 a 69.000 Da	Fígado	Manutenção da pressão osmótica coloidal e transporte de certos metabólitos insolúveis
Globulinas α- e β-globulinas	80.000 a 1×10^6 Da	Fígado	Transporte de íons metálicos, de lipídios ligados a proteínas e de vitaminas lipossolúveis
gamaglobulina		Plasmócitos	Anticorpos de defesa imunológica
Proteínas da coagulação (p. ex., protrombina, fibrinogênio, globulina aceleradora)	Variadas	Fígado	Formação de filamentos de fibrina
Proteínas do sistema complemento C1 a C9	Variadas	Fígado	Destruição de microrganismos e início da inflamação
Lipoproteínas plasmáticas Quilomícrons	100 a 500 μm	Células epiteliais intestinais	Transporte de triglicerídeos para o fígado
Lipoproteína de densidade muito baixa (VLDL; do inglês, *very low-density lipoprotein*)	25 a 70 nm	Fígado	Transporte de triglicerídeos do fígado para as células do corpo
Lipoproteína de baixa densidade (LDL; do inglês, *low-density lipoprotein*)	3×10^6 Da	Fígado	Transporte de colesterol do fígado para as células do corpo

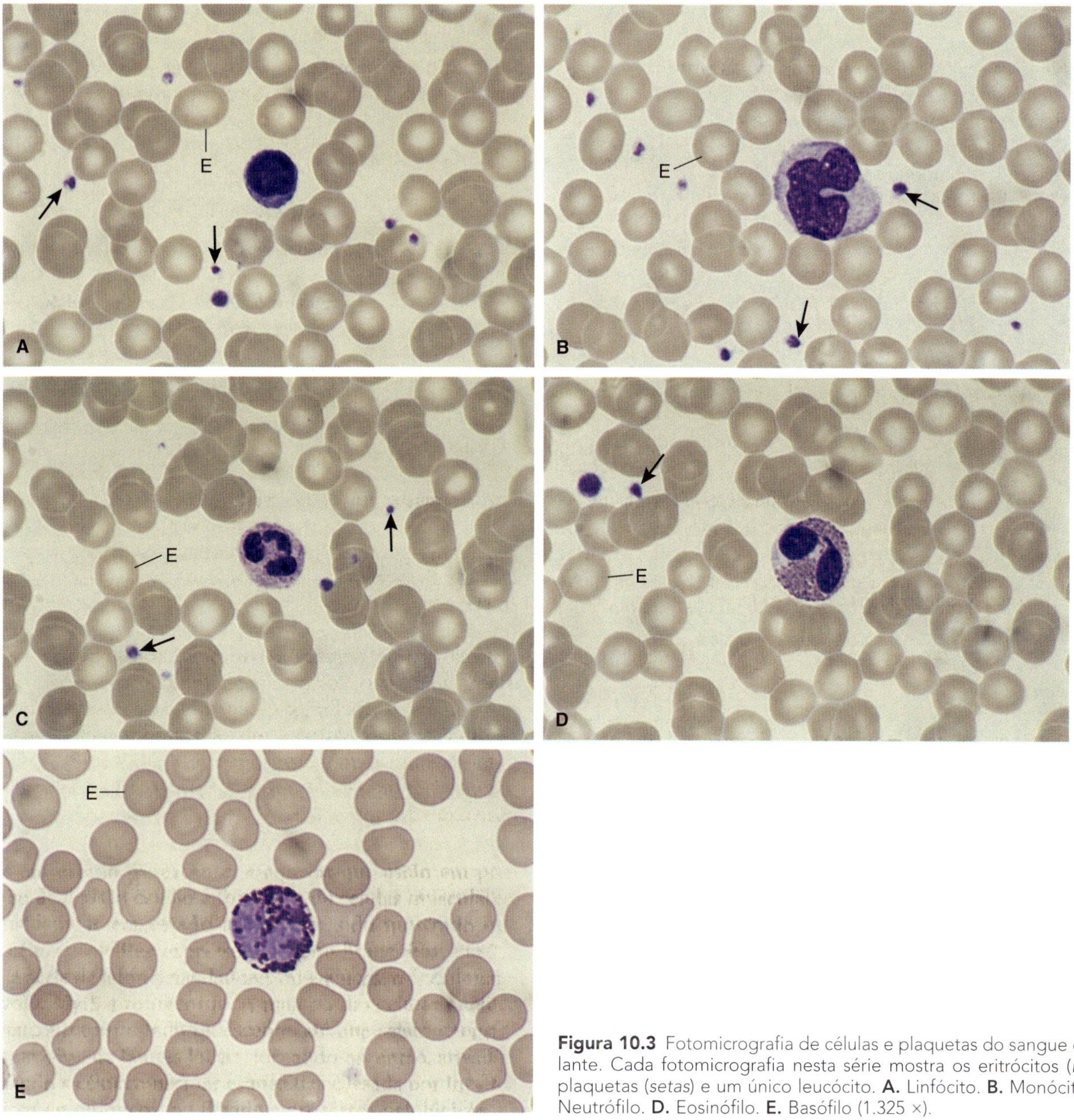

Figura 10.3 Fotomicrografia de células e plaquetas do sangue circulante. Cada fotomicrografia nesta série mostra os eritrócitos (*E*), as plaquetas (*setas*) e um único leucócito. **A.** Linfócito. **B.** Monócito. **C.** Neutrófilo. **D.** Eosinófilo. **E.** Basófilo (1.325 ×).

proteína integral de membrana **banda 3** (ou proteína 1 de troca de ânion do eritrócito), um transportador de ânions acoplado à membrana que faz a troca do bicarbonato intracelular por Cl^- extracelular; essa troca é conhecida como ***desvio de cloreto*** (***ou fenômeno de Hamburger***). Enzimas adicionais incluem aquelas da **via glicolítica** (**via Embden-Meyerhoff**), bem como enzimas que são responsáveis pela **via de pentose monofosfato** (**via de hexose monofosfato**) para a produção da molécula de alta energia denominada **nicotinamida adenina dinucleotídio fosfato reduzida** (**NADPH**), um agente redutor. A via de pentose monofosfato não requer a presença de oxigênio e é o principal método pelo qual o eritrócito produz trifosfato de adenosina (ATP), necessário para sua demanda energética.

Hemoglobina

A hemoglobina é uma grande proteína composta de quatro cadeias polipeptídicas; cada uma dessas cadeias está ligada covalentemente a um grupo heme.

Os eritrócitos são preenchidos com **hemoglobina**, uma grande proteína tetramérica (68.000 Da) composta de quatro cadeias polipeptídicas, cada uma delas ligada covalentemente a um grupo **heme** que contém ferro. O ferro é protegido da oxidação pela cadeia de globina, ainda que o oxigênio possa se ligar a ele. A porção globina da hemoglobina libera CO_2 em regiões de alta concentração de oxigênio, como nos pulmões, e o O_2 se liga ao ferro de cada grupo heme. No entanto, em regiões pobres em oxigênio, como os tecidos corporais, a hemoglobina libera O_2 e se liga ao CO_2. Tal propriedade da hemoglobina torna essa molécula ideal para o transporte de gases respiratórios. A hemoglobina que transporta O_2 é conhecida como ***oxi-hemoglobina*** e a hemoglobina que transporta CO_2 é chamada ***carbamino-hemoglobina*** (ou ***carbamil-hemoglobina***).

Com base nas sequências de aminoácidos, os seres humanos podem ter quatro cadeias polipeptídicas normais de hemoglobina, designadas α, β, γ e δ. A principal hemoglobina do feto, a **hemoglobina fetal** (**HbF**), composta de duas cadeias alfa e duas cadeias gama, é substituída logo após

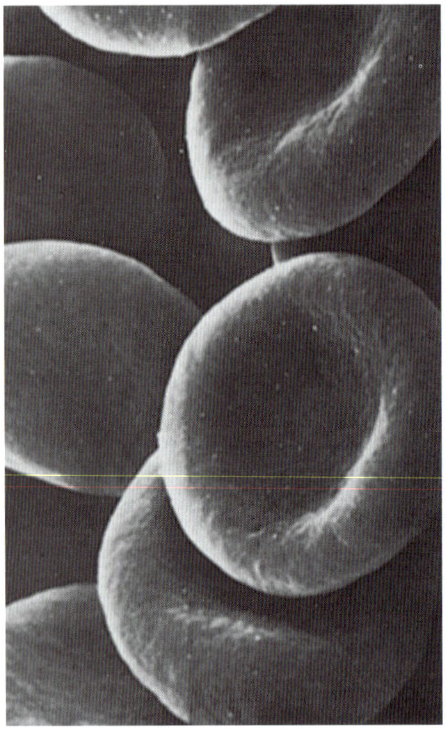

Figura 10.4 Eletromicrografia de varredura de hemácias circulantes, mostrando seu formato de disco bicôncavo (5.850 ×). (Fonte: Leeson TS, Leeson CR, Paparo AA. *Text/Atlas of Histology*. Philadelphia: WB Saunders; 1988.)

o nascimento pela **hemoglobina adulta** (**HbA**). Existem dois tipos de HbAs comuns: **HbA$_1$** ($\alpha_2\beta_2$) e a forma muito mais rara, **HbA$_2$** ($\alpha_2\delta_2$). Em um adulto, aproximadamente 96% da hemoglobina são HbA$_1$, 2% são HbA$_2$ e os 2% restantes são HbF.

Correlações clínicas

1. Os **tecidos hipóxicos** liberam 2,3-difosfoglicerídeo, um carboidrato que facilita a liberação de oxigênio pelo eritrócito. A hemoglobina também se liga ao óxido nítrico (NO), uma substância neurotransmissora que provoca dilatação dos vasos sanguíneos, o que permite que os eritrócitos liberem mais oxigênio e captem mais CO_2 nos tecidos do corpo.
2. O **monóxido de carbono (CO)** tem uma afinidade muito maior, aproximadamente 250 vezes, do que o O_2 com a porção heme da hemoglobina e, quando o CO se liga ao ferro do grupo heme, a molécula de hemoglobina é transformada em sua forma (R-) Hb, e sua afinidade pelo oxigênio aumenta, de modo que este não pode ser liberado para os tecidos, mesmo em regiões hipóxicas. Pessoas presas em áreas de pouca ventilação em que haja um motor movido a gasolina ou em um prédio em chamas frequentemente sucumbem ao envenenamento por CO. Muitas dessas vítimas, especialmente aquelas de pele clara, em vez de ficarem cianóticas (com uma palidez azulada) apresentam pele vermelho-cereja de aparência saudável por causa da cor do complexo CO-hemoglobina (carboxi-hemoglobina), ainda que já estejam mortas.

Correlações clínicas

1. Diversas doenças hereditárias resultam de defeitos nos genes que codificam as cadeias polipeptídicas da hemoglobina. As doenças conhecidas como talassemia são caracterizadas pela síntese reduzida de uma ou mais cadeias de hemoglobina. Na talassemia β, há prejuízo da síntese das cadeias β. Na forma homozigótica dessa doença, que é mais prevalente entre pessoas de ascendência mediterrânea, há ausência de HbA e níveis elevados de HbF que persistem após o nascimento. Nos últimos anos, a terapia gênica demonstrou grande sucesso no tratamento dessa condição. Um dos tratamentos consistiu na recuperação de células-tronco imaturas da medula óssea do próprio paciente e subsequente infecção *in vitro* dessas células com lentivírus inativado que carrega o gene da globina normal. Os pacientes foram, então, submetidos a quimioterapia para destruir suas células-tronco mutantes e, em seguida, receberam as células-tronco geneticamente modificadas. As células-tronco modificadas migraram para a medula óssea e começaram a produzir hemoglobina normal. O ensaio clínico envolveu 22 pacientes, nove dos quais apresentavam um caso grave de talassemia. Desses pacientes, três não precisaram mais de transfusões e seis precisaram de 74% menos transfusões do que antes do tratamento. Os 13 pacientes restantes que tiveram casos mais leves de talassemia não necessitaram mais de transfusões. Há ensaios clínicos atualmente em andamento para verificar e ampliar os resultados.
2. A **anemia falciforme** é o resultado de uma mutação pontual em um único *locus* da cadeia β (a valina é incorporada à sequência no lugar do glutamato), o que dá origem a uma hemoglobina anormal HbS. Quando a tensão de oxigênio é reduzida (p. ex., durante exercícios extenuantes), a HbS altera seu formato e produz eritrócitos de formato anormal (em formato de lua crescente) que são menos flexíveis, mais frágeis e mais propensos a hemólise do que as células normais. A anemia falciforme é prevalente na população negra, especialmente naqueles indivíduos cujos ancestrais viveram em regiões da África onde a malária é endêmica. Nos EUA, aproximadamente um em cada 600 neonatos afro-americanos é acometido por essa doença. Os indivíduos com anemia falciforme são mais resistentes à **malária**, uma doença causada por um parasita, do que as pessoas cuja hemoglobina não apresenta mutação. Acreditava-se que os eritrócitos em forma de foice eram mais resistentes à entrada do parasita *Plasmodium falciparum*, o mais fatal dentre as cinco espécies de *Plasmodium* causadoras da malária. No entanto, há estudos recentes que relatam que os eritrócitos de indivíduos com anemia falciforme produzem quantidade elevada da enzima heme oxigenase-1. Essa enzima produz CO, um gás que não apenas protege a hemoglobina da degradação, mas também limita a capacidade tóxica do *P. falciparum* e, dessa forma, proporciona mais tempo para o sistema imunológico do indivíduo lutar contra a invasão do parasita.

Correlações clínicas (*continuação*)

3. A **hemoglobina A1c** (**HbA1c** ou **A1c**) é uma hemoglobina glicada que se forma quando os níveis plasmáticos de glicose se encontram elevados e as moléculas de glicose se ligam à porção N-terminal da cadeia beta da hemoglobina. Essa reação é irreversível e, portanto, uma vez aderidas, as moléculas de hemoglobina não perdem sua glicose. Se os níveis de glicose plasmática permanecerem elevados, os níveis de hemoglobina glicada também se elevam; assim, a determinação dos níveis de A1 c é indicativa das concentrações de açúcar no sangue nos 2 a 3 meses anteriores. O nível normal de hemoglobina glicada em adultos é de aproximadamente 4 a 5,6%. Indivíduos com diabetes apresentam níveis mais altos de A1 c porque suas concentrações de açúcar no sangue são geralmente maiores do que as de indivíduos sem diabetes. Para um paciente com diabetes, um nível de A1 c inferior a 7% é considerado muito bom, pois indica um bom controle dos níveis sanguíneos de glicose. Níveis de A1 c superiores a 7% são preocupantes porque quanto mais alto o nível desse marcador, maior a probabilidade de se adquirir doenças relacionadas ao diabetes.

Membrana celular do eritrócito

A membrana celular do eritrócito e o citoesqueleto subjacente são altamente flexíveis e podem suportar grandes forças de cisalhamento.

A membrana plasmática das hemácias, uma típica bicamada lipídica, é composta de aproximadamente 50% de proteínas, 40% de lipídios e 10% de carboidratos. A maioria das proteínas são proteínas transmembranares, principalmente **glicoforina A** (bem como quantidades menores de glicoforinas B, C e D), **canais iônicos** (canais de potássio dependentes de cálcio e canais de Na^+-K^+ ATPase) e a proteína transportadora de ânions **banda 3** (ou proteína 1 de troca de ânion do eritrócito), que transporta Cl^- e HCO^-_3. A membrana também atua como um local de ancoragem para as proteínas **anquirina**, banda 4.1, hemoglobina e enzimas glicolíticas (Figura 10.5). A membrana das hemácias também apresenta as proteínas periféricas: espectrina, anquirina, proteína banda 4.1 e actina. A **proteína banda 4.1** atua como um ponto de ancoragem para a espectrina, para a proteína banda 3 e para as glicoforinas. Assim, a anquirina, a proteína banda 3 e a proteína banda 4.1 ancoram o citoesqueleto – uma malha hexagonal composta principalmente de **tetrâmeros de espectrina**, **actina** e **aducina** – à face citoplasmática da membrana plasmática de hemácias (ver Capítulo 2). Esse citoesqueleto disposto sob a membrana ajuda a manter o formato de disco bicôncavo do eritrócito.

A superfície extracelular da membrana celular dos eritrócitos tem cadeias específicas de carboidratos herdados que atuam como antígenos e determinam o grupo sanguíneo de um indivíduo para fins de transfusão de sangue. Os mais conhecidos são os **antígenos A**, **B** e **H**, que determinam os quatro grupos sanguíneos primários, **A**, **B**, **AB** e **O**, nos quais o antígeno H determina o tipo de sangue O (Tabela 10.2 e Figura 10.6). Pessoas que não têm o antígeno A ou o B, ou nenhum deles, apresentam anticorpos contra o antígeno ausente no sangue; se são submetidas à transfusão de sangue com o antígeno ausente, os eritrócitos do doador são atacados pelos anticorpos séricos do receptor e são, por fim, lisados. Como o sangue do tipo O não tem antígeno A nem antígeno B, todos podem receber esse tipo de sangue, o que faz das pessoas do tipo O "doadores universais"; como os indivíduos do tipo AB não têm anticorpos contra os antígenos A, B ou H, podem aceitar sangue de qualquer pessoa, portanto são "receptores universais".

Correlações clínicas

1. Defeitos nos componentes do citoesqueleto dos eritrócitos resultam em múltiplas condições caracterizadas por células de formato anormal. A **esferocitose hereditária**, por exemplo, é causada pela síntese de espectrina, proteína banda 3 e proteína 4.2 anormais. Os eritrócitos de pacientes com essa condição são mais frágeis e transportam menos oxigênio em comparação com eritrócitos normais. Além disso, esses esferócitos são destruídos preferencialmente no baço, o que leva à anemia.
2. A deficiência de glicoforina C é responsável por **eritrócitos eliptocíticos** sem a anemia hemolítica resultante. Essas células são instáveis e frágeis e são menos capazes de alteração de formato do que os eritrócitos normais.

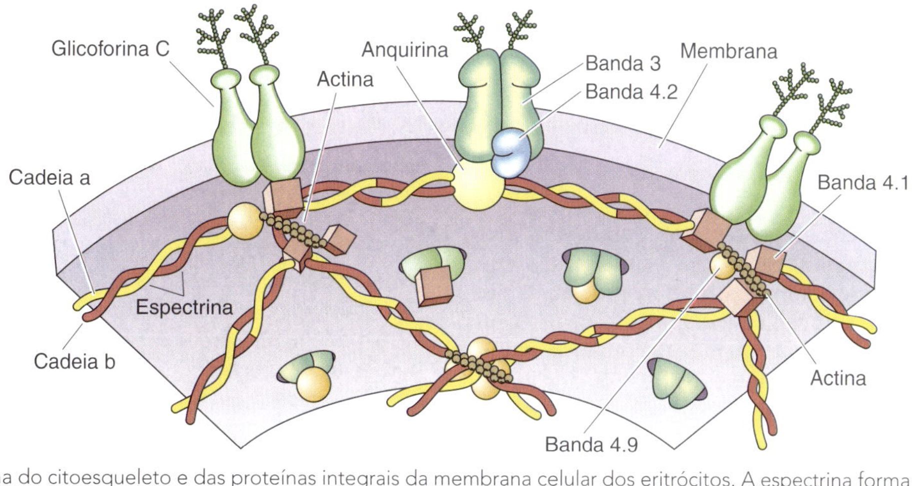

Figura 10.5 Diagrama do citoesqueleto e das proteínas integrais da membrana celular dos eritrócitos. A espectrina forma uma trama hexagonal entrelaçada, que é ancorada à membrana plasmática dos eritrócitos pelas proteínas da banda 4.1 e da banda 3, bem como pela anquirina.

TABELA 10.2 Sistema do grupo sanguíneo ABO.

Grupo sanguíneo	Antígenos presentes	Miscelânia
A	Antígeno A	
B	Antígeno B	
AB	Antígenos A e B	Receptor universal
O	Somente antígeno H, mas sem antígeno A nem antígeno B	Doador universal

Correlações clínicas

1. É interessante notar que as cadeias de carboidratos dos grupos sanguíneos A e B são idênticas, com exceção de suas moléculas terminais de açúcar, e que as pessoas que têm o grupo sanguíneo O também apresentam as mesmas cadeias de carboidratos, mas não apresentam a molécula de açúcar terminal que está presente nos tipos de sangue A ou B (ou seja, esses indivíduos têm um membro a menos em seu grupo de carboidratos, em comparação aos antígenos A ou B). A adição do grupo de açúcar terminal de qualquer dos antígenos A e B requer a ação de uma enzima específica e nenhuma dessas duas enzimas está presente em indivíduos que têm o grupo sanguíneo O. Para o grupo sanguíneo tipo A, a enzima A-transferase (N-acetilgalactosamina transferase) adiciona uma N-acetilgalactosamina terminal ao antígeno tipo H. No grupo sanguíneo tipo B, a enzima B-transferase terminal (galactose transferase) adiciona uma galactose terminal ao antígeno tipo H. No tipo sanguíneo AB, ambas as enzimas estão presentes e formam o tipo A e o tipo B. No tipo sanguíneo O, nenhuma enzima está presente; portanto, não há adição de galactose nem de N-acetilgalactosamina ao antígeno H.
2. Relatos recentes demonstraram que indivíduos com o grupo sanguíneo AB têm maior prevalência de prejuízo da função cognitiva relacionado ao envelhecimento do que indivíduos que têm outros grupos sanguíneos. A razão por que isso ocorre ainda não é conhecida.
3. Em um experimento, um grupo de voluntários bebeu água que continha E. coli isolada de um paciente com diarreia. A ocorrência de diarreia foi de 81% entre os voluntários cujo tipo sanguíneo era A ou AB, enquanto apenas 50% dos voluntários dos tipos O e B apresentaram diarreia. Esses antígenos do tipo sanguíneo também estão presentes nas células de revestimento dos intestinos. Aparentemente, a E. coli é mais propensa a se ligar ao antígeno do tipo A do que aos antígenos do tipo H ou B. Uma vez aderida, essa bactéria libera sua toxina, o que causa a diarreia.

Outro grupo sanguíneo importante, o grupo **Rh**, tem esse nome porque foi identificado pela primeira vez em macacos *rhesus*. Esse grupo complexo compreende quase 50 antígenos, embora muitos sejam relativamente raros. Um dos antígenos Rh, o **antígeno D** (**fator Rh**), é tão comum na população humana que os eritrócitos de 85% dos americanos o apresentam em sua superfície; esses indivíduos são, portanto, chamados de **Rh positivo** (**Rh^+**). Os 15% restantes da população não têm o antígeno e são considerados **Rh negativo** (**Rh^-**).

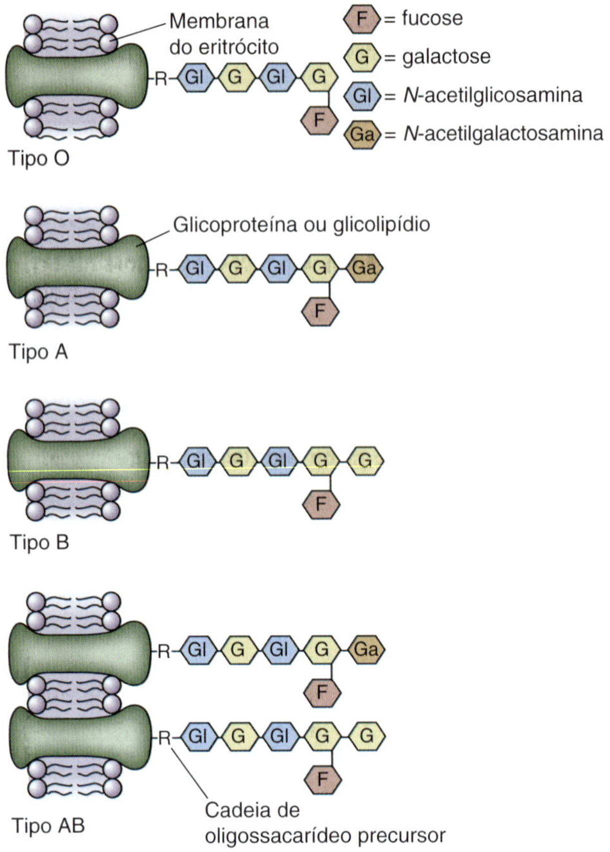

Figura 10.6 Os antígenos do grupo sanguíneo ABO são cadeias de polissacarídeos fixadas na face extracelular da membrana plasmática dos eritrócitos. As cadeias de polissacarídeos são idênticas entre si, com exceção da molécula de açúcar terminal. Indivíduos do tipo O apresentam fucose como sua única molécula de açúcar terminal (antígeno do tipo H); indivíduos do tipo A têm os açúcares fucose e *N*-acetilgalactosamina (antígeno do tipo A) como suas moléculas de açúcar terminais; indivíduos do tipo B apresentam os açúcares fucose e galactose (antígeno do tipo B) como suas moléculas de açúcar terminais; e indivíduos do tipo AB têm antígenos do tipo A e do tipo B em sua membrana celular.

Correlações clínicas

Quando uma mulher gestante Rh^- dá à luz seu primeiro filho Rh^+, é provável que uma quantidade suficiente de sangue do neonato entre na circulação materna e induza a formação de anticorpos anti-Rh na mãe. Como o primeiro anticorpo a ser produzido é a imunoglobulina M (IgM), esta não atravessa a barreira placentária devido ao seu tamanho (consultar o Capítulo 12 sobre o sistema linfoide [imunológico]). Durante uma gestação subsequente com um feto Rh^+, os eritrócitos do novo feto entram na corrente sanguínea da mãe. Essa segunda exposição provoca a formação de anticorpos IgG, que são menores e capazes de atravessar a barreira placentária. Esses anticorpos atacam os eritrócitos do feto, o que leva à eritroblastose fetal, uma condição que pode ser fatal para o recém-nascido. É preciso realizar transfusões pré e pós-natais do feto para prevenir danos cerebrais e morte do neonato, a menos que a mãe tenha sido tratada com globulina anti-D (RhoGAM) antes ou logo após o nascimento do primeiro filho Rh^+. A globulina anti-D forma complexos com o antígeno D e, assim, impede que o sistema imunológico da mãe o reconheça como uma molécula antigênica. Dessa forma, o sistema imunológico da mãe não produz anticorpos que, de outro modo, atacariam os eritrócitos do feto, e isso evita a ocorrência de eritroblastose fetal.

Leucócitos

Leucócitos são glóbulos brancos classificados em duas categorias principais: granulócitos e agranulócitos.

O número de **leucócitos** (**glóbulos brancos**) é muito menor do que o de eritrócitos. De fato, em um adulto saudável, existem apenas de 6.500 a 10.000 leucócitos por mm^3 de sangue. Diferentemente dos eritrócitos, os leucócitos não têm função na corrente sanguínea, mas a utilizam como meio de transporte de uma região do corpo para outra. Quando chegam ao seu destino, eles deixam a corrente sanguínea e migram por entre as células endoteliais dos vasos sanguíneos (**diapedese**), entram nos espaços de tecido conjuntivo e desempenham sua função. Tanto na corrente sanguínea quanto em esfregaços sanguíneos, os leucócitos são redondos; no tecido conjuntivo, são pleomórficos. Geralmente, defendem o corpo contra substâncias estranhas.

Os leucócitos são classificados em dois grupos:

- Granulócitos, que têm grânulos específicos em seu citoplasma
- Agranulócitos, que não têm grânulos específicos em seu citoplasma.

Tanto os granulócitos como os agranulócitos apresentam grânulos inespecíficos (**azurófilos**), atualmente conhecidos como **lisossomos**.

Existem três tipos de granulócitos, diferenciados de acordo com a cor de seus grânulos específicos após a aplicação de colorações do tipo Romanovsky: neutrófilos, eosinófilos e basófilos. Existem dois tipos de agranulócitos: linfócitos e monócitos. A contagem diferencial de leucócitos e as várias propriedades dos leucócitos são detalhadas na Tabela 10.3.

Neutrófilos

Os neutrófilos constituem a maior parte da população de leucócitos; são fagócitos ávidos, capazes de destruir bactérias que invadem os espaços de tecido conjuntivo.

Os **neutrófilos** (**leucócitos polimorfonucleares**) são granulócitos e são os leucócitos mais numerosos, constituindo de 60 a 70% da população total de leucócitos. Em esfregaços de sangue, os neutrófilos apresentam de 9 a 12 μm de diâmetro e um núcleo multilobulado (ver Figuras 10.2 e 10.3). Os lóbulos, unidos por conexões delgadas, aumentam em número à medida que a célula envelhece. Nas mulheres, o núcleo apresenta um pequeno apêndice característico, a **"baqueta"** (***corpúsculo de Barr*** ou ***cromossomo sexual***), que contém o segundo cromossomo X inativo condensado; não é evidente em todas as células. A membrana celular do neutrófilo tem receptores de complemento, bem como receptores Fc para IgG. Os neutrófilos estão entre as primeiras células defensivas a aparecerem em infecções bacterianas *agudas*.

Grânulos dos neutrófilos

Os neutrófilos têm grânulos específicos, azurófilos e terciários.

Três tipos de grânulos estão presentes no citoplasma dos neutrófilos: pequenos grânulos específicos (0,1 μm de diâmetro), grânulos maiores azurófilos (0,5 μm de diâmetro) e grânulos terciários.

Os **grânulos específicos** contêm enzimas e agentes farmacológicos que ajudam o neutrófilo a realizar suas funções antimicrobianas (ver Tabela 10.3). Em eletromicrografias, esses grânulos têm aparência um pouco oblonga (Figura 10.7).

Os **grânulos azurófilos** são lisossomos que abrigam hidrolases ácidas, mieloperoxidase (MPO), o agente antibacteriano lisozima, proteína bactericida de aumento da permeabilidade, catepsina G (uma enzima que pode contribuir para a destruição e degradação de patógenos fagocitados por essas células), elastase e colagenase não específica.

Os **grânulos terciários** contêm gelatinase e catepsinas, bem como glicoproteínas que se encontram inseridas na membrana plasmática.

Funções dos neutrófilos

Os neutrófilos fagocitam e destroem as bactérias por meio do uso do conteúdo de seus vários grânulos.

Os neutrófilos interagem com agentes quimiotáticos para migrar para locais invadidos por microrganismos. Essa migração é possível por meio da entrada dessas células nas vênulas pós-capilares na região da inflamação e pela adesão às várias **moléculas de selectina** localizadas nas membranas celulares luminais das células endoteliais desses vasos, o que é realizado pelo uso de seus **receptores para selectina**. A interação entre os receptores para selectina nos neutrófilos e as selectinas das células endoteliais faz com que os neutrófilos rolem lentamente ao longo do revestimento endotelial vascular. À medida que os neutrófilos reduzem a velocidade de sua migração, a **interleucina-1** (**IL-1**) e o **fator de necrose tumoral** (**TNF**) induzem as células endoteliais a expressarem a **molécula de adesão intercelular tipo 1** (**ICAM-1**), que se liga avidamente às **moléculas de integrina** dos neutrófilos.

Quando ocorre a ligação, os neutrófilos param de migrar em preparação para sua passagem através do endotélio da vênula pós-capilar para entrar no compartimento do tecido conjuntivo (Figura 10.8). Uma vez lá, destroem os microrganismos por fagocitose e pela secreção de enzimas hidrolíticas (e **explosão respiratória**). Além disso, ao sintetizar e secretar **leucotrienos**, os neutrófilos auxiliam no início do processo inflamatório. A sequência de eventos é descrita a seguir:

1. A ligação do fator quimiotático de neutrófilos (FQN), secretado pelos mastócitos e basófilos para os receptores de FQN da membrana celular do neutrófilo, facilita a liberação do conteúdo dos grânulos terciários para a matriz extracelular.
2. Gelatinase e catepsinas degradam a lâmina basal, o que facilita a migração de neutrófilos. As glicoproteínas presentes nos grânulos terciários são inseridas na membrana celular e auxiliam no processo de fagocitose.
3. O conteúdo dos grânulos específicos também é liberado para a matriz extracelular, onde atacam os microrganismos invasores e auxiliam na migração de neutrófilos.
4. Microrganismos, fagocitados por neutrófilos, são encarcerados em fagossomos (Figura 10.9 A e B). Enzimas e agentes farmacológicos dos grânulos azurófilos são geralmente liberados para o interior dessas vesículas intracelulares, onde destroem os microrganismos ingeridos. Por causa de suas funções fagocitárias, os neutrófilos também são conhecidos como *micrófagos*, para distingui-los das células fagocitárias maiores, os macrófagos.
5. As bactérias são mortas não apenas pela ação de enzimas, mas também pela formação de compostos reativos de oxigênio nos fagossomos dos neutrófilos. São eles o superóxido (O_2^-), formado pela ação da NADPH oxidase sobre o O_2 em uma explosão respiratória; o peróxido de hidrogênio (H_2O_2), formado pela ação da superóxido dismutase sobre o superóxido; e o ácido hipocloroso, formado pela interação da MPO e dos íons cloreto com o peróxido de hidrogênio (Figura 10.9 C e D).

TABELA 10.3 Leucócitos.

	GRANULÓCITOS			AGRANULÓCITOS	
Características	**Neutrófilos**	**Eosinófilos**	**Basófilos**	**Linfócitos**	**Monócitos**
Número/mm³	3.500 a 7.000	150 a 400	50 a 100	1.500 a 2.500	200 a 800
% de leucócitos	60 a 70%	2ª 4%	< 1%	20 a 25%	3 a 8%
Diâmetro (μm)					
Corte histopatológico	8 a 9	9 a 11	7 a 8	7 a 8	10 a 12
Esfregaço sanguíneo	9 a 12	10 a 14	8 a 10	8 a 10	12 a 15
Núcleo	3 a 4 lobos	2 lobos (formato de salsicha)	Formato em S	Redondo	Formato de rim
Grânulos específicos	0,1 μm, rosa-claro[a]	1 a 1,5 μm, rosa-escuro[a]	0,5 μm azul/preto[a]	Nenhum	Nenhum
Conteúdo dos grânulos específicos	Colagenase tipo IV, fosfolipase A_2, lactoferrina, lisozima, fagocitina, fosfatase alcalina, proteína ligante de vitamina B_{12}	Arilsulfatase, histaminase, β-glucuronidase, fosfatase ácida, fosfolipase, proteína básica principal de eosinófilos, proteína catiônica de eosinófilos, neurotoxina, ribonuclease, catepsina, peroxidase	Histamina, heparina, fator quimiotático de eosinófilos, fator quimiotático de neutrófilos, peroxidase, proteases neutras, sulfato de condroitina	Nenhum	Nenhum
Marcadores de superfície	Receptores Fc, receptor do fator de ativação plaquetária, receptor do leucotrieno B_4, molécula de adesão celular leucocitária de número 1	Receptores de IgE, receptor do fator quimiotático de eosinófilos	Receptores de IgE	Linfócitos T: receptores de linfócitos T, moléculas CD, receptores de IL Linfócitos B: imunoglobulinas de superfície	HLA de classe II, receptores de Fc
Tempo de vida	< 1 semana	< 2 semanas	1 a 2 anos (em camundongos)	Alguns meses a muitos anos	Alguns dias no sangue, muitos meses no tecido conjuntivo
Função	Fagocitose e destruição de bactérias	Fagocitose de complexo antígeno-anticorpo, destruição de parasitas	Similar aos mastócitos para mediar as respostas inflamatórias	Linfócitos T: resposta imune mediada por células Linfócitos B: resposta imune humoral	Diferenciam-se em macrófagos: fagocitose, apresentação de antígenos

[a]Por meio do emprego das colorações do tipo Romanovsky (ou suas modificações). CD, grupamento de diferenciação (do inglês, *cluster of differentiation*); HLA, antígeno leucocitário humano (do inglês, *human leukocyte antigen*); IgE, imunoglobulina E; IL, interleucina.

Correlações clínicas

1. Crianças com deficiência hereditária de NADPH oxidase estão sujeitas a infecções bacterianas persistentes porque seus neutrófilos não podem formar uma explosão respiratória em resposta ao desafio bacteriano. Seus neutrófilos não podem gerar superóxido, peróxido de hidrogênio ou ácido hipocloroso durante a fagocitose de bactérias.
2. Indivíduos que sofrem de neutropenia, baixos níveis de neutrófilos no sangue circulante, têm problemas para combater infecções bacterianas. Essa condição pode ser aguda, com duração inferior a 3 meses, ou crônica, que dura mais de 3 meses. A neutropenia pode ser leve (1.000 a 1.500 neutrófilos por mm³ de sangue), moderada (500 a 1.000 neutrófilos por mm³ de sangue) ou grave (menos de 500 neutrófilos por mm³ de sangue). As causas da neutropenia podem ser a diminuição da produção de neutrófilos pela medula óssea ou o excesso de destruição de neutrófilos fora da medula óssea.
6. Frequentemente, o conteúdo dos grânulos azurófilos é liberado na matriz extracelular, o que produz dano tecidual, mas geralmente a catalase e a glutationa peroxidase limitam a lesão do tecido por meio da degradação do peróxido de hidrogênio.
7. Uma vez que os neutrófilos desempenham sua função de matar microrganismos, eles também morrem, o que resulta na formação de pus (o acúmulo de leucócitos mortos, bactérias e líquido extracelular).
8. Os neutrófilos não apenas destroem as bactérias, mas também sintetizam leucotrienos a partir dos ácidos araquidônicos em suas membranas celulares. Esses leucotrienos neoformados auxiliam no início do processo inflamatório.

Eosinófilos

Os eosinófilos fagocitam complexos antígeno-anticorpo e matam parasitas invasores.

Os **eosinófilos** são granulócitos que constituem menos de 4% da população total de leucócitos. São células redondas em suspensão e no esfregaço sanguíneo (10 a 14 μm de diâmetro), mas podem ser pleomórficas durante sua migração através do tecido conjuntivo. Eles têm um núcleo bilobulado em formato de salsicha, no qual os dois lobos estão ligados por uma faixa estreita de conexão (ver Figuras 10.2 e 10.3) e

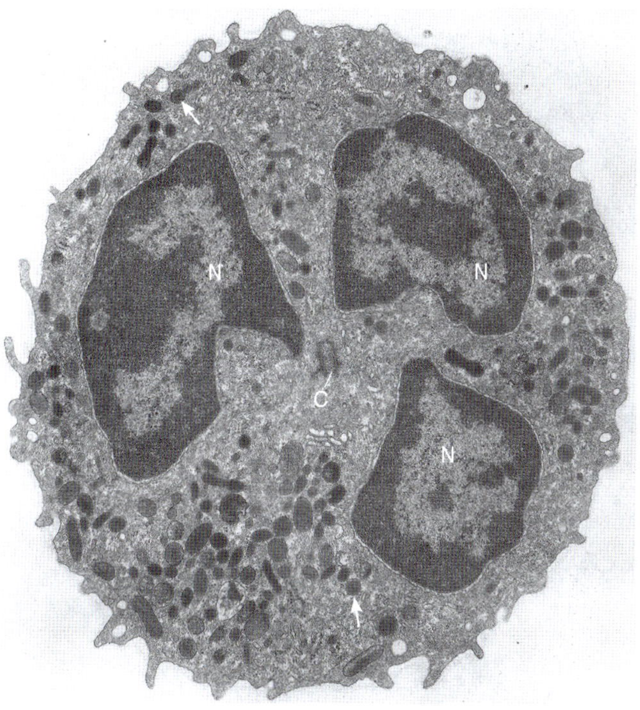

Figura 10.7 Eletromicrografia de um neutrófilo humano. Observe os três lobos do núcleo (*N*), a presença de grânulos (*setas*) em todo o citoplasma e o centríolo localizado centralmente (*C*). Embora pareça haver três núcleos distintos nesta imagem, são, na verdade, lóbulos do mesmo núcleo e as conexões estão meramente fora do campo de visão da imagem. (Fonte: Zucker-Franklin D, Greaves M.F., Grossi C.E. *et al.*, eds. *Atlas of Blood Cells*. Vol 1. Milan: Edi Ermes; 1981.)

a membrana celular tem receptores para IgG, IgE e complemento. Eletromicrografias exibem um pequeno aparelho de Golgi localizado centralmente, uma quantidade limitada de retículo endoplasmático rugoso (RER) e apenas algumas mitocôndrias que geralmente estão localizadas nas proximidades dos centríolos próximos ao centro celular. Os eosinófilos são produzidos na medula óssea, e a **interleucina-5** (**IL-5**) causa a proliferação de seus precursores e sua diferenciação em células maduras. Na ausência de IL-5, há desenvolvimento de basófilos em vez de eosinófilos.

> ***Grânulos de eosinófilos***
> *Os grânulos específicos de eosinófilos apresentam um* externum *e um* internum.

Os eosinófilos têm grânulos específicos e grânulos azurófilos. Os grânulos específicos são oblongos (1,0 a 1,5 μm de comprimento, < 1,0 μm de largura) e são corados de rosa intenso com as colorações Giemsa e Wright. Em eletromicrografias, é possível demonstrar que os *grânulos específicos* apresentam um centro eletrodenso semelhante a um cristal, o ***internum***, rodeado por um ***externum*** menos eletrodenso (Figura 10.10). O *internum* abriga a **proteína básica principal**, a **proteína catiônica eosinofílica** e a **neurotoxina derivada de eosinófilos**. As duas primeiras proteínas são agentes altamente eficazes no combate a parasitas. O *externum* abriga as enzimas listadas na Tabela 10.3.

Os grânulos azurófilos não específicos são lisossomos (0,5 μm de diâmetro) que contêm enzimas hidrolíticas semelhantes às encontradas nos neutrófilos. Essas enzimas atuam tanto na destruição de vermes parasitas como na hidrólise dos complexos antígeno-anticorpo internalizados pelos eosinófilos.

> ***Funções dos eosinófilos***
> *Os eosinófilos auxiliam na eliminação dos complexos antígeno-anticorpo e na destruição dos vermes parasitas.*

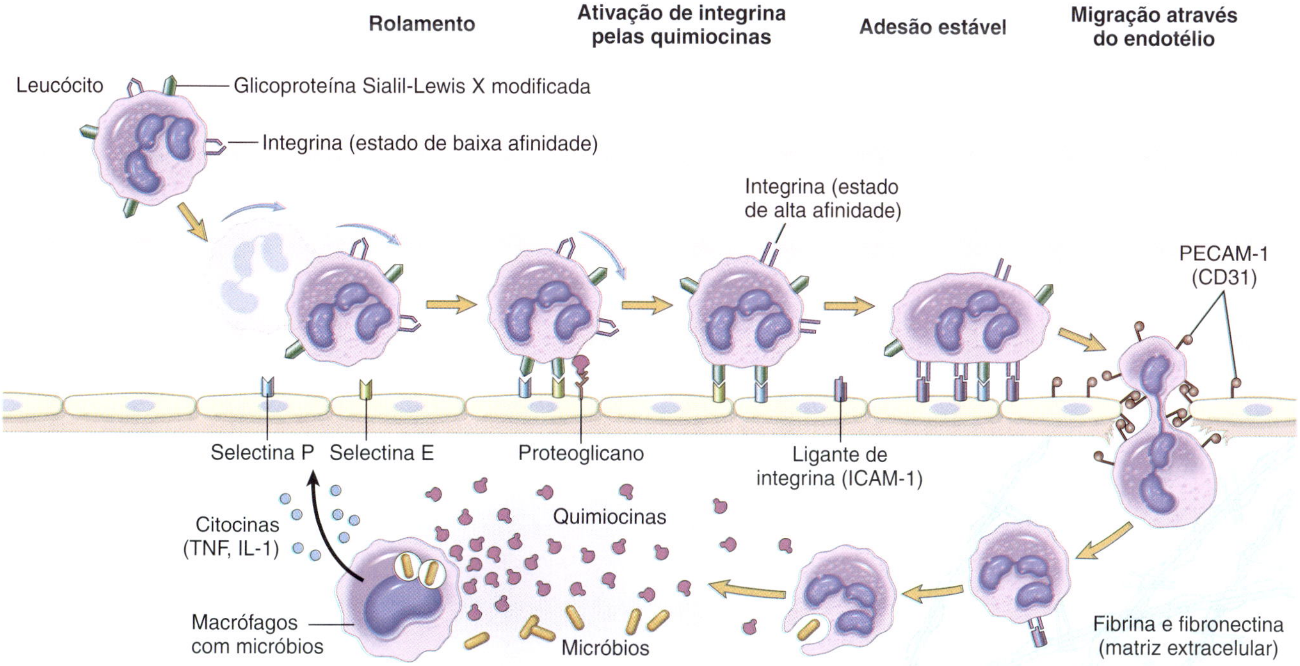

Figura 10.8 Diagrama que demonstra o processo em múltiplas etapas da migração de neutrófilos através do revestimento endotelial dos vasos sanguíneos. (Fonte: Kumar, V, Abbas, A.K. e Aster, J.C.: Robbins and Cotran Pathologic Basis of Disease, 9th ed. Figure 3-4 P. 75, Elsevier 2015.)

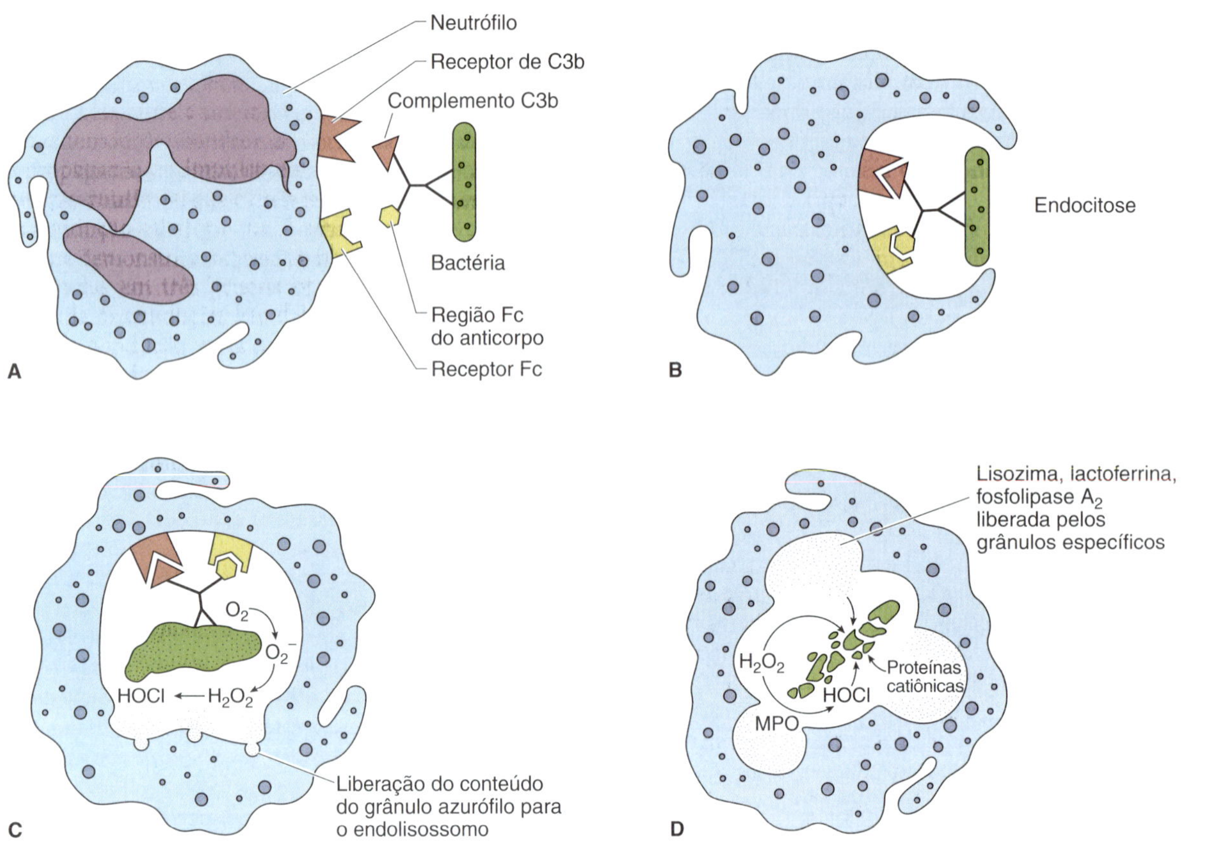

Figura 10.9 Fagocitose e destruição bacteriana por um neutrófilo. Essas ações dependem da capacidade do neutrófilo de reconhecer a bactéria por meio da presença de complemento e/ou anticorpo ligado ao microrganismo. H_2O_2, peróxido de hidrogênio; HOCl, ácido hipocloroso; MPO, mieloperoxidase; O_2^-, superóxido.

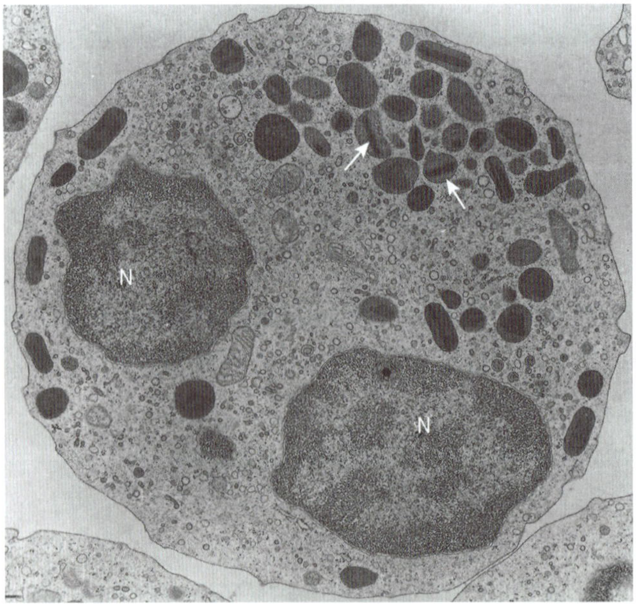

Figura 10.10 Eletromicrografia de um eosinófilo humano. Observe o *internum* eletrodenso (*setas*) dos grânulos eosinofílicos e os dois lobos do núcleo (*N*). (Fonte: Zucker-Franklin D. Eosinophil function and disorders. *Adv Intern Med.* 1974;19:1-25.)

A ligação de histamina, leucotrienos e do fator quimiotático de eosinófilos (secretado por mastócitos, basófilos e neutrófilos) a receptores de membrana de eosinófilos induz a migração dessas células para o local da reação alérgica, reação inflamatória ou invasão de vermes parasitas. Os eosinófilos desgranulam (por exocitose) sua proteína básica principal ou proteína catiônica eosinofílica na superfície dos vermes parasitas e os mata pela formação de poros em suas películas, o que facilita o acesso de agentes como superóxidos e peróxido de hidrogênio à membrana celular do parasita e ao citoplasma.

Os eosinófilos também secretam substâncias que inativam os iniciadores farmacológicos da resposta inflamatória, como histamina e leucotrieno C. Além disso, eles endocitam complexos antígeno-anticorpo que passam para o compartimento endossômico do eosinófilo para degradação final. As ribonucleases nos grânulos azurófilos dos eosinófilos combatem os patógenos virais. Além disso, os eosinófilos participam da degradação da fibrina.

Correlações clínicas

As células do tecido conjuntivo próximas aos complexos antígeno-anticorpo secretam os agentes farmacológicos histamina e IL-5, o que provoca aumento da formação e liberação de eosinófilos da medula óssea. Em contrapartida, a elevação dos níveis de corticosteroides no sangue reduz o número de eosinófilos em circulação.

Basófilos

Basófilos têm função semelhante à dos mastócitos, mas se originam de diferentes precursores na medula óssea.

Os **basófilos** são granulócitos que constituem menos de 1% da população total de leucócitos. São células redondas em suspensão, mas podem ser pleomórficas durante a migração através do tecido conjuntivo. Têm de 8 a 10 μm de diâmetro (em esfregaços sanguíneos) e um núcleo em formato de S, que é comumente mascarado pelos grandes grânulos específicos presentes no citoplasma (ver Figuras 10.2 e 10.3). Eletromicrografias demonstram a presença do pequeno aparelho de Golgi, poucas mitocôndrias, extenso RER e depósitos ocasionais de glicogênio. Os basófilos apresentam vários receptores de superfície em sua membrana celular; entre eles estão os **receptores de imunoglobulina E (IgE) (FcεRI)**. Os basófilos se originam na medula óssea, mas podem ser formados apenas na ausência de IL-5.

Grânulos de basófilos

Os basófilos apresentam grânulos específicos e azurófilos.

Os **grânulos específicos** de basófilos coram de azul-escuro a preto com as colorações Giemsa e Wright. Têm aproximadamente 0,5 μm de diâmetro e geralmente pressionam contra a periferia da célula, o que cria o perímetro "rugoso" característico do basófilo, como pode ser observado por microscopia óptica. Esses grânulos contêm heparina, histamina, fator quimiotático de eosinófilos, FQN, proteases neutras, sulfato de condroitina e peroxidase (ver Tabela 10.3). Os **grânulos azurófilos** não específicos são lisossomos, que contêm enzimas semelhantes às dos neutrófilos.

Funções dos basófilos

Os basófilos funcionam como iniciadores do processo inflamatório.

Em resposta à presença de alguns antígenos em determinados indivíduos, os plasmócitos sintetizam e secretam uma classe particular de imunoglobulina, a IgE. As porções Fc das moléculas de IgE ficam ligadas aos receptores **FcεRI** de basófilos e mastócitos sem qualquer efeito aparente. No entanto, em uma entrada subsequente dos mesmos antígenos no corpo, esses antígenos se ligarão às moléculas de IgE previamente ligadas à superfície dessas células. Embora os mastócitos e basófilos pareçam ter funções semelhantes (ver Capítulo 6), eles são células diferentes e se originam de diferentes precursores na medula óssea.

Correlações clínicas

Em certos indivíduos hiperalérgicos, uma segunda exposição ao mesmo alergênio pode resultar em resposta generalizada intensa. Um grande número de basófilos (e mastócitos) sofrem desgranulação, o que resulta em vasodilatação generalizada e redução do volume sanguíneo (por causa do extravasamento vascular). Assim, a pessoa entra em choque circulatório. A musculatura lisa da árvore brônquica se contrai, causando insuficiência respiratória. O efeito combinado é uma condição potencialmente fatal conhecida como choque anafilático.

Monócitos

Monócitos, as maiores células sanguíneas circulantes, são agranulócitos; eles entram nos espaços do tecido conjuntivo, onde são conhecidos como macrófagos.

Os **monócitos**, a maior dentre as células sanguíneas circulantes (12 a 15 μm de diâmetro em esfregaços sanguíneos), são agranulócitos e constituem de 3 a 8% da população de leucócitos. Essas células apresentam grande núcleo excêntrico, em formato de rim, que frequentemente tem aparência de espuma de sabão, de algo "roído por traças", e suas extensões em forma de lóbulos parecem se sobrepor umas às outras. A cromatina é irregular, mas não muito densa, e há normalmente dois nucléolos presentes, embora nem sempre sejam evidentes em esfregaços. O citoplasma é cinza-azulado e tem inúmeros grânulos azurófilos (lisossomos) e ocasionais espaços semelhantes a vacúolos (ver Figuras 10.2 e 10.3).

As eletromicrografias mostram heterocromatina e eucromatina no núcleo reniforme, bem como os dois nucléolos. O aparelho de Golgi geralmente fica próximo à indentação do núcleo. O citoplasma contém depósitos de grânulos de glicogênio, alguns perfis de RER, algumas mitocôndrias, ribossomos livres e vários lisossomos. A periferia da célula exibe microtúbulos, microfilamentos, vesículas pinocitóticas e filopódios.

Os monócitos permanecem em circulação por apenas alguns dias; então migram através do endotélio de vênulas e capilares para o tecido conjuntivo, onde se diferenciam em **macrófagos** ou em **células dendríticas**. Uma introdução às propriedades e funções dos macrófagos é descrita em outro capítulo deste livro (ver Capítulo 12).

Função dos macrófagos

Os macrófagos fagocitam material particulado indesejado, produzem citocinas que são necessárias para as respostas inflamatórias e imunes e apresentam epítopos para os linfócitos T.

Os macrófagos são fagócitos ávidos e, como membros do sistema fagocitário mononuclear, fagocitam e destroem células mortas ou não funcionais (p. ex., eritrócitos senescentes), bem como antígenos e material particulado estranho (p. ex., bactérias). A destruição ocorre dentro dos fagossomos por meio da digestão enzimática e da formação de superóxido, peróxido de hidrogênio e ácido hipocloroso. Essas células produzem citocinas que ativam a resposta inflamatória, bem como a proliferação e a maturação de outras células.

Além disso, certos macrófagos e células dendríticas são células apresentadoras de antígenos que fagocitam antígenos e apresentam os fragmentos mais antigênicos dessas macromoléculas, conhecidas como epítopos, em conjunto com as proteínas integrais, antígenos leucocitários humanos (**HLA**; do inglês, *human leukocyte antigen*) de classe II, também conhecidos como antígenos do *complexo principal de histocompatibilidade II* (MHC II; do inglês, *major histocompatibility complex*), para linfócitos T imunocompetentes.

Em resposta a grandes partículas estranhas, os macrófagos podem se fundir uns com os outros para formar células gigantes de corpo estranho que são grandes o suficiente para fagocitar a partícula estranha grande.

Linfócitos

Os linfócitos são agranulócitos que formam a segunda maior população de leucócitos.

Os linfócitos são agranulócitos que constituem de 20 a 25% da população total de leucócitos circulantes. Em esfregaços sanguíneos, mostram-se como células redondas, mas podem ser pleomórficos à medida que migram pelo tecido conjuntivo. Os linfócitos são um pouco maiores que os eritrócitos, tendo de 8 a 10 μm de diâmetro (em esfregaços sanguíneos), e apresentam um núcleo redondo ligeiramente indentado[1] que ocupa a maior parte da célula. O núcleo é denso, rico em heterocromatina e localizado em posição ligeiramente excêntrica. O citoplasma situado na periferia se cora em azul-claro e abriga grânulos azurófilos. Com base no tamanho, os linfócitos podem ser descritos como pequenos (8 a 10 μm de diâmetro), médios (12 a 15 μm de diâmetro) ou grandes (15 a 18 μm de diâmetro), embora os dois últimos sejam muito menos numerosos (ver Figuras 10.2 e 10.3).

Eletromicrografias de linfócitos exibem quantidade escassa de citoplasma periférico, algumas mitocôndrias, um pequeno aparelho de Golgi e alguns perfis de RER. Também é possível observar um pequeno número de lisossomos, que representam os grânulos azurófilos (0,5 μm de diâmetro) e um suprimento abundante de ribossomos (Figura 10.11).

Os linfócitos são discutidos com mais detalhes no Capítulo 12; segue aqui uma introdução às suas propriedades e funções.

Tipos de linfócitos

Existem três tipos de linfócitos: linfócitos T, linfócitos B e células nulas.

Os linfócitos são subdivididos em três categorias funcionais: **linfócitos B (células B)**, **linfócitos T (células T)** e **linfócitos nulos**. Embora sejam indistinguíveis entre si morfologicamente, podem ser reconhecidos imunocitoquimicamente pelas diferenças em seus marcadores de superfície da membrana celular (ver Tabela 10.3). Aproximadamente 80% dos linfócitos circulantes são linfócitos T, cerca de 15% são linfócitos B e o restante são células nulas. Sua expectativa de vida também difere amplamente: alguns linfócitos T podem viver por anos, enquanto alguns linfócitos B podem morrer em poucos meses.

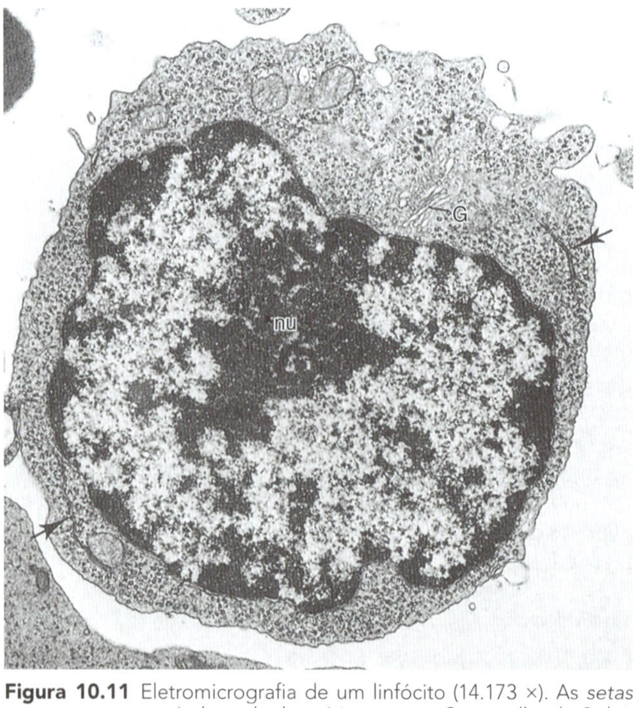

Figura 10.11 Eletromicrografia de um linfócito (14.173 ×). As *setas* apontam para o retículo endoplasmático rugoso. G, aparelho de Golgi; nu, núcleo. (Fonte: Hopkins CR. *Structure and Function of Cells*. Philadelphia: WB Saunders; 1978.)

Funções dos linfócitos B e T

Em termos muito gerais, os linfócitos B são responsáveis pelo sistema imune humoral, enquanto os linfócitos T são responsáveis pelo sistema imune mediado por células.

Os linfócitos não têm função na corrente sanguínea, mas, no tecido conjuntivo, essas células são responsáveis pelo funcionamento adequado do sistema imunológico. Para serem imunologicamente competentes, os linfócitos imaturos migram para compartimentos corporais específicos para maturar e expressar marcadores e receptores de superfície específicos. Os linfócitos em desenvolvimento destinados a serem linfócitos B entram em regiões ainda não identificadas da **medula óssea**, enquanto os linfócitos em desenvolvimento destinados a serem linfócitos T migram para o córtex do **timo**. Depois de se tornarem imunologicamente competentes, os linfócitos deixam seus respectivos locais de maturação, entram no sistema linfoide e sofrem mitose. Cada um desses linfócitos forma um grupo de células idênticas, conhecidas como ***clone***. Todos os membros de determinado clone podem reconhecer e responder ao mesmo antígeno.

Após a estimulação por um antígeno específico, os linfócitos B e T proliferam e se diferenciam em duas subpopulações:

- As células de memória (sejam linfócitos B de memória ou linfócitos T de memória) não participam da resposta imune, mas permanecem como parte do clone como uma "memória imunológica", prontas para se submeterem à divisão celular e para sua progênie montar uma resposta contra a exposição subsequente a determinado antígeno ou substância estranha
- As células efetoras são classificadas como linfócitos B e linfócitos T (e seus subtipos) e são detalhadas na seção a seguir.

Células efetoras

As células efetoras são linfócitos imunocompetentes que podem desempenhar suas funções imunológicas, ou seja, eliminar antígenos, células estranhas e células alteradas por vírus.

Os linfócitos B são responsáveis pelo **sistema imune humoral**; isto é, eles se diferenciam em **plasmócitos**, que produzem **anticorpos** contra **antígenos**. Os linfócitos T são responsáveis pelo **sistema imune celular**. Alguns se diferenciam em **linfócitos T citotóxicos** (**linfócitos T *killer***) e **linfócitos T *natural killer*** (**células NK**), que fazem contato físico com **células estranhas** ou **alteradas por vírus** e as matam. Além disso, certos linfócitos T são responsáveis pela iniciação e pelo desenvolvimento (linfócitos **T auxiliares**) ou pela supressão (linfócitos **T reguladoras** [**células T reg**], anteriormente conhecidas como *linfócitos T supressoras*), da maioria das respostas imunes humorais e celulares. Essa ação é alcançada por meio da secreção de moléculas de sinalização conhecidas como ***citocinas*** (***linfocinas***), que induzem respostas específicas de outras células do sistema imunológico (ver Capítulo 12).

Linfócitos nulos. Os **linfócitos nulos (células nulas)** são compostos de duas populações distintas:

- Células-tronco circulantes, que dão origem a todos os elementos figurados do sangue
- Células *natural killer* (NK), que podem, sozinhas, matar algumas células estranhas e alteradas por vírus, sem a influência do timo ou dos linfócitos T.

[1]N.R.T.: O termo "indentação" refere-se a uma reentrância, ou recorte, na periferia do núcleo, frequentemente visível à microscopia de luz em alguns tipos celulares.

Correlações clínicas

Os linfomas são cânceres de linfócitos (embora alguns autores também considerem os tumores não cancerosos de linfócitos sob o mesmo título). Existem diversas subcategorias de linfomas, mas, historicamente, eles foram subdivididos em dois tipos principais, doença de Hodgkin (linfoma de Hodgkin) e doença não Hodgkin (linfoma não Hodgkin). O primeiro é responsável por 25% de todos os linfomas e os restantes 75% pertencem ao último tipo. Os sintomas gerais incluem linfonodos inchados sem acompanhamento de dor, cansaço, prurido, sudorese noturna, temperatura elevada, mal-estar generalizado e perda de peso não explicada.

1. A doença de Hodgkin ocorre em duas faixas etárias: indivíduos no fim da adolescência até o início dos 30 anos e pessoas entre 50 e 60 anos. Em ambos os grupos, geralmente se origina e se dissemina de um linfonodo para outro. À medida que a doença progride, ela se espalha para o fígado, o baço, a medula óssea e os intestinos. A histopatologia dos órgãos afetados apresenta linfócitos B modificados, caracteristicamente grandes (30 a 60 μm de diâmetro), conhecidos como células de Reed-Sternberg, com dois núcleos distintos que são imagens espelhadas um do outro.
2. A doença não Hodgkin ocorre principalmente em indivíduos de meia-idade e idosos. O câncer deriva principalmente de linfócitos B, embora em aproximadamente 10% dos casos, a origem da malignidade seja de linfócitos T. O câncer se origina nos linfonodos em 75% dos casos, enquanto, em 25%, a doença se origine em outras regiões do corpo, como cérebro, intestinos, estômago e até mesmo a glândula tireoide. Classicamente, a doença não Hodgkin pode ser de malignidade de baixo grau, que requer anos para se desenvolver, ou de malignidade de alto grau, que se desenvolve em um período de semanas ou meses.

Plaquetas

As plaquetas (trombócitos) são pequenos fragmentos de células, em formato de disco, anucleados, derivados de megacariócitos na medula óssea.

As **plaquetas** têm aproximadamente de 2 a 4 μm de diâmetro em esfregaços sanguíneos (ver Figuras 10.2 e 10.3). Em micrografias, exibem uma região periférica clara, o **hialômero**, e uma região central mais escura, o **granulômero**. A membrana plasmática da plaqueta apresenta inúmeras moléculas receptoras, bem como um glicocálice relativamente espesso (15 a 20 nm) composto de glicoproteínas, glicosaminoglicanos, fatores de coagulação e a porção extracelular da glicoproteína transmembranar Ib. Existem entre 250.000 e 400.000 plaquetas por mm^3 de sangue, cada uma com uma vida útil inferior a 14 dias.

Túbulos e grânulos das plaquetas

As plaquetas têm três tipos de grânulos (alfa, delta e lambda) e dois sistemas tubulares (denso e de abertura superficial).

As eletromicrografias de plaquetas demonstram 10 a 15 microtúbulos dispostos paralelamente uns aos outros para formar um anel dentro do hialômero. Os microtúbulos auxiliam as plaquetas na manutenção de sua morfologia discoide. Associados a esse feixe de microtúbulos estão os monômeros de actina e miosina, que podem se reunir rapidamente para formar um aparelho contrátil.

Existem dois sistemas tubulares no hialômero, o sistema canalicular aberto e o sistema tubular denso (Figuras 10.12 e 10.13). O sistema canalicular aberto é enovelado e forma um complexo labiríntico dentro da plaqueta. Como tal sistema se comunica com o exterior, a face luminal desse sistema tubular é uma continuação da superfície externa da plaqueta, o que faz com que a área da superfície plaquetária seja aumentada sete ou oito vezes.

A microscopia eletrônica mostra, no granulômero, a presença de um pequeno número de mitocôndrias, depósitos de glicogênio, peroxissomos e três tipos de grânulos: **grânulos alfa** (**grânulos** α), **grânulos delta** (**grânulos** δ) e **grânulos lambda** (**grânulos** λ, lisossomos). Os túbulos e grânulos, bem como seus conteúdos e funções, estão listados na Tabela 10.4. O granulômero também abriga um sistema de enzimas que permite que as plaquetas catabolizem o glicogênio, consumam oxigênio e gerem ATP.

Função das plaquetas

As plaquetas funcionam na limitação da hemorragia no revestimento endotelial do vaso sanguíneo em caso de lesão.

Se o revestimento endotelial de um vaso sanguíneo é rompido e as plaquetas entram em contato com as fibras de colágeno

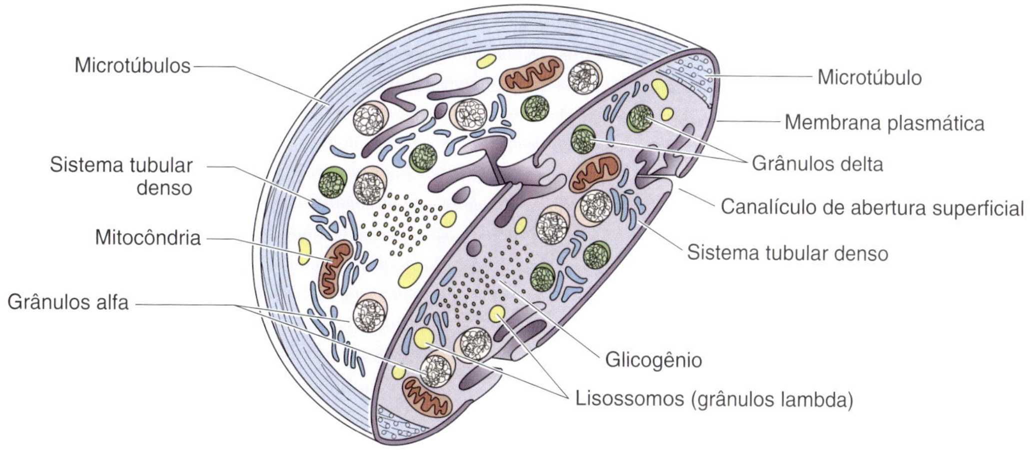

Figura 10.12 Diagrama da ultraestrutura das plaquetas. Observe que a periferia da plaqueta é ocupada por microtúbulos que circundam a plaqueta e mantêm a morfologia discoide dessa estrutura.

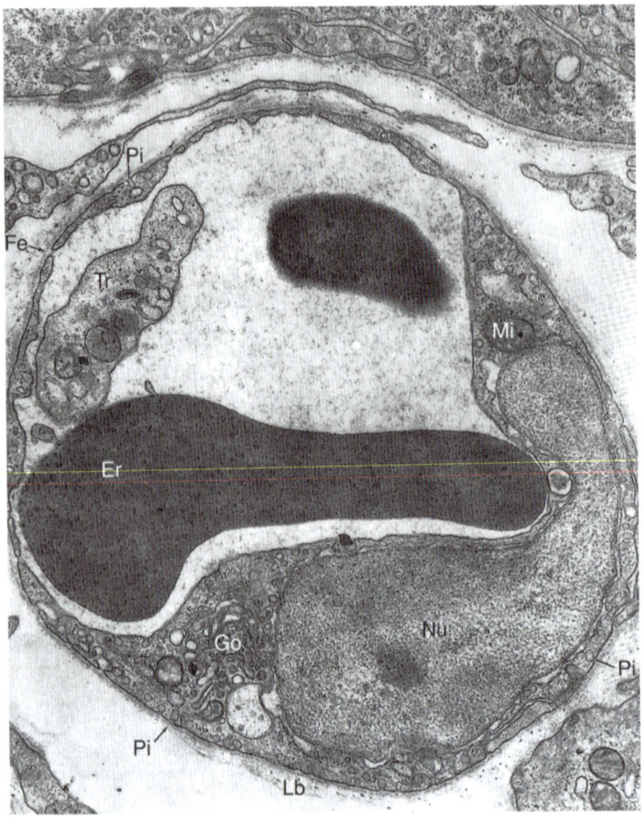

Figura 10.13 Eletromicrografia de uma plaqueta e dois eritrócitos em um capilar da mucosa gástrica (22.100 ×). Lb, lâmina basal; Er, eritrócito; Fe, fenestra; Go, aparelho de Golgi; Mi, mitocôndria; Nu, núcleo da célula endotelial; Pi, vesículas pinocitóticas; Tr, plaqueta (trombócito). (Fonte: Rhodin JAG. *An Atlas of Ultrastructure*. Philadelphia: WB Saunders; 1963.)

subendotelial, elas se tornam **ativadas**, liberam o conteúdo de seus grânulos, aderem à região danificada da parede do vaso (**adesão plaquetária**) e aderem umas às outras (**agregação plaquetária**). Também participam da **retração e remoção do coágulo**. As interações de fatores teciduais, fatores derivados do plasma e fatores derivados das plaquetas formam um coágulo sanguíneo (Figuras 10.14 e 10.15). Embora o mecanismo de agregação plaquetária, adesão plaquetária e coagulação sanguínea esteja além do escopo da histologia, algumas de suas características importantes são:

1. O endotélio intacto produz, normalmente, prostaciclinas e óxido nítrico (NO), que inibem a agregação plaquetária. O bloqueio da coagulação também ocorre por meio de duas moléculas associadas à membrana, a trombomodulina e as moléculas semelhantes à heparina, que inativam fatores de coagulação específicos.
2. As células endoteliais danificadas não produzem ou expressam inibidores da coagulação e da agregação plaquetária; além disso, elas liberam o fator de von Willebrand (FvW), o fator tecidual (também conhecido como *tromboplastina*) e a endotelina, um potente vasoconstritor que reduz a perda de sangue.
3. As moléculas de glicoproteína Ib das membranas das plaquetas aderem avidamente ao FvW, que, então, adere às fibras de colágeno expostas da parede do vaso. Tal contato entre o FvW e a glicoproteína Ib induz a liberação do conteúdo dos grânulos das plaquetas e a agregação plaquetária. Esses três eventos são coletivamente chamados de *ativação plaquetária*.
4. A liberação de alguns de seus conteúdos granulares – especialmente íons de cálcio, difosfato de adenosina e trombospondina – faz com que o glicocálice das plaquetas se torne "adesivo", o que promove a adesão das plaquetas circulantes às plaquetas ligadas ao colágeno e liberem o conteúdo de seus grânulos.
5. O ácido araquidônico, formado na membrana plaquetária ativada, é convertido em tromboxano A_2, um potente vasoconstritor e ativador plaquetário.
6. As plaquetas agregadas agem como um tampão para bloquear a hemorragia, e as plaquetas mantêm seu contato umas com as outras por meio da exposição de moléculas adicionais de integrina, glicoproteínas IIb/IIIa, cujas porções extracelulares fazem ligações firmes com as de plaquetas adjacentes para formar, por fim, o tampão hemostático primário bastante fraco. Menos de meia hora após sua formação, uma quantidade suficiente de fibrinogênio, um constituinte normal do sangue, interage com o tampão hemostático primário, de modo que suas plaquetas aderentes sejam induzidas a se contrair para formar um tampão hemostático secundário denso e estável que é fixado ao local da lesão pelos filamentos de fibrina resultantes do processo de coagulação. Para prevenir a formação de um tampão hemostático secundário excessivamente grande, as células endoteliais secretam prostaciclinas e NO. À medida que isso ocorre, as plaquetas aderidas expressam o fator plaquetário 3 em sua membrana para proporcionar a superfície fosfolipídica necessária para a montagem adequada dos fatores de coagulação (especialmente da trombina).

TABELA 10.4 Túbulos e grânulos das plaquetas.

Estrutura (tamanho)	Localização	Conteúdo	Função
Sistema canalicular aberto	Hialômero		Viabiliza a rápida captação e liberação de moléculas das plaquetas ativadas
Sistema tubular denso	Hialômero		Provavelmente sequestra os íons de cálcio para evitar a "adesividade" das plaquetas
Grânulos α (300 a 500 nm)	Granulômero	Fibrinogênio, fator de crescimento derivado de plaquetas, tromboplastina plaquetária, trombospondina, fatores de coagulação	Os fatores contidos facilitam a reparação dos vasos, a agregação plaquetária e a coagulação do sangue
Grânulos δ (corpúsculos densos; 250 a 300 nm)	Granulômero	Cálcio, ADP, ATP, serotonina, histamina, pirofosfatase	Os fatores contidos facilitam a agregação e adesão plaquetária, bem como a vasoconstrição
Grânulos λ (lisossomos; 200 a 250 nm)	Granulômero	Enzimas hidrolíticas	As enzimas contidas auxiliam na reabsorção do coágulo

ADP, difosfato de adenosina; ATP, trifosfato de adenosina.

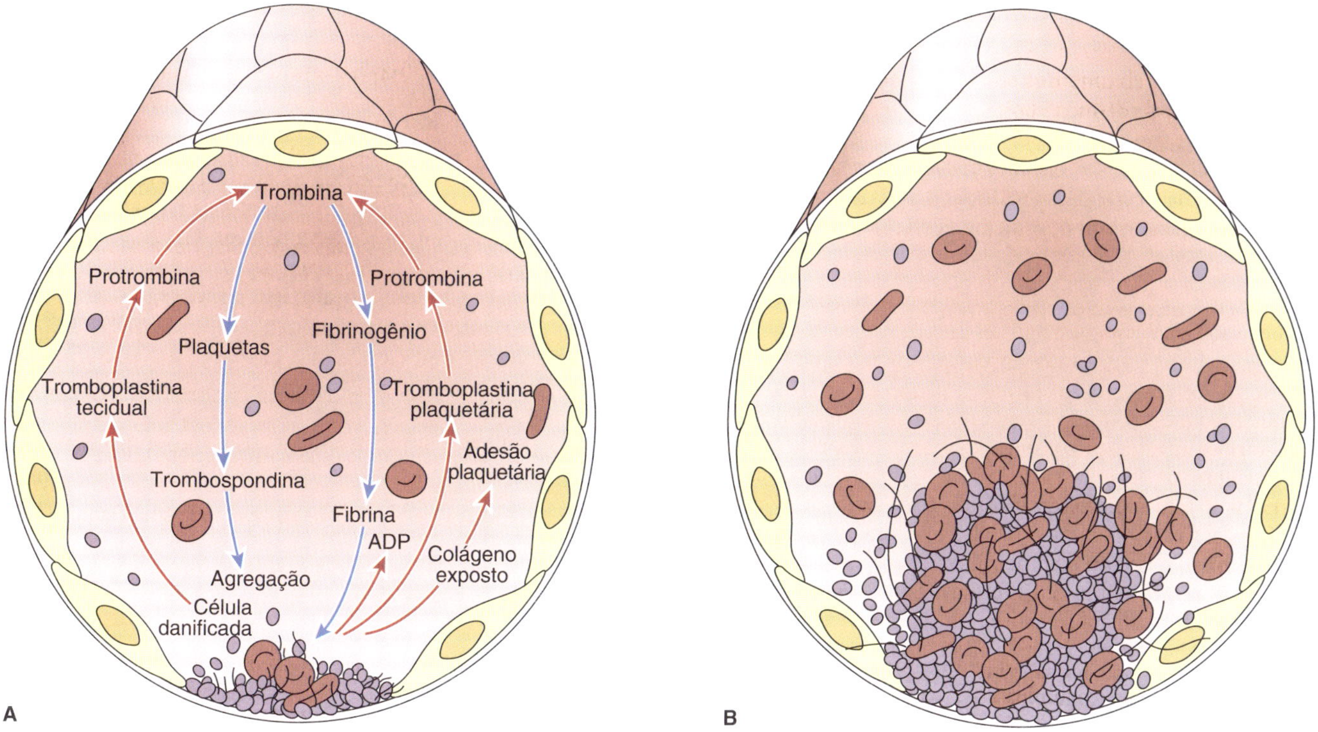

Figura 10.14 Diagrama esquemático da formação de um coágulo. **A.** A lesão ao revestimento endotelial libera vários fatores de coagulação e interrompe a liberação de inibidores da coagulação. **B.** O aumento no tamanho do coágulo obstrui o defeito na parede do vaso e impede a perda de sangue. ADP, difosfato de adenosina. (Fonte: Fawcett DW. *Bloom and Fawcett's A Textbook of Histology*. 12th ed. New York: Chapman and Hall; 1994.)

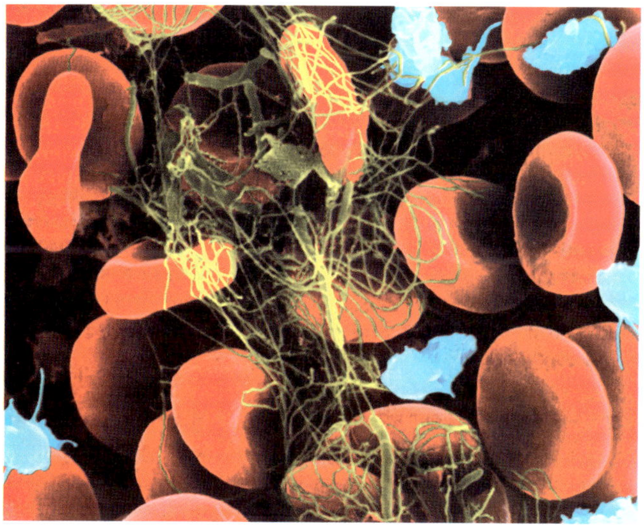

Figura 10.15 Essa imagem aumentada da formação de um coágulo no sangue humano mostra, de maneira elegante, como os diferentes componentes do sangue se aglomeram a partir do plasma. (A eletromicrografia de varredura foi colorizada para realçar as diferentes estruturas.) As hemácias (*em vermelho*) estão emaranhadas com a fibrina (*em amarelo*), o que constitui o arcabouço do coágulo. As plaquetas (*em azul*), que iniciam a coagulação, são fragmentos de células maiores (megacariócitos). (Cortesia de Dennis Kunkel, PhD.)

7. Como parte da complexa cascata de reações que envolvem os diversos fatores de coagulação, o fator tecidual e a tromboplastina plaquetária atuam sobre a protrombina circulante e a converte em trombina. A trombina é uma enzima que facilita a agregação plaquetária. Em presença de cálcio (Ca^{2+}), também converte o fibrinogênio em fibrina. O mecanismo de coagulação do sangue será descrito em seção adiante.
8. Os monômeros de fibrina assim produzidos se polimerizam e formam um retículo de fibrina que se liga ao tampão hemostático secundário para estabelecer um retículo de coágulo, que emaranha plaquetas adicionais, eritrócitos e leucócitos em um coágulo de sangue gelatinoso estável (trombo). Os eritrócitos facilitam a ativação plaquetária, enquanto os neutrófilos e as células endoteliais limitam a ativação plaquetária e o tamanho do trombo.
9. Aproximadamente 1 hora após a formação do coágulo, os monômeros de actina e miosina formam filamentos finos e grossos, que interagem entre si e utilizam ATP como sua fonte de energia. Como resultado, o coágulo se contrai até aproximadamente metade de seu tamanho anterior e puxa as bordas do corte do vaso danificado para deixá-las mais próximas, minimizando a perda de sangue.
10. Quando o vaso é reparado, as células endoteliais liberam os ativadores do plasminogênio tecidual e o ativador do plasminogênio do tipo uroquinase, que convertem o plasminogênio circulante em plasmina, a enzima que inicia a lise do trombo, um processo que é assistido pelas enzimas hidrolíticas de grânulos λ.

Correlações clínicas

1. Em um paciente com **tromboembolismo**, o tipo mais comum de embolia, os coágulos se desprendem e circulam na corrente sanguínea até atingirem um vaso cujo lúmen é muito pequeno para acomodá-los. Se um coágulo for grande o suficiente para obstruir a bifurcação da artéria pulmonar (êmbolo em sela), isso pode resultar em morte súbita e inesperada. Se um coágulo obstruir ramos da artéria coronária, pode ocorrer um infarto do miocárdio.

Correlações clínicas (*continuação*)

2. Vários tipos de **distúrbios de coagulação** que resultam em sangramento excessivo foram identificados. O distúrbio pode ser adquirido (como ocorre na deficiência de vitamina K), hereditário (como a hemofilia) ou pode ser causado por níveis baixos de plaquetas no sangue (trombocitopenia). A vitamina K atua como cofator imprescindível na síntese dos fatores de coagulação VII, IX e X e da protrombina pelo fígado. A ausência ou redução dos níveis desses fatores resulta em disfunção parcial ou completa do processo de coagulação.
3. Em pacientes com **trombocitopenia**, o nível de plaquetas no sangue se encontra reduzido. A condição se torna grave quando o nível de plaquetas fica inferior a 50.000 por mm^3. Embora o sangramento seja comum nesses pacientes, é generalizado e ocorre em pequenos vasos, o que leva à formação de manchas arroxeadas na pele. Acredita-se que essa condição seja uma doença autoimune, na qual há geração de anticorpos contra as próprias plaquetas e esses anticorpos as destroem.

Correlações clínicas

1. Em um paciente com **tromboembolismo**, o tipo mais comum de embolia, os coágulos se desprendem e circulam na corrente sanguínea até atingirem um vaso cujo lúmen é muito pequeno para acomodá-los. Se um coágulo for grande o suficiente para obstruir a bifurcação da artéria pulmonar (êmbolo em sela), isso pode resultar em morte súbita e inesperada. Se um coágulo obstruir ramos da artéria coronária, pode ocorrer um infarto do miocárdio.
2. Vários tipos de **distúrbios de coagulação** que resultam em sangramento excessivo foram identificados. O distúrbio pode ser adquirido (como ocorre na deficiência de vitamina K), hereditário (como a hemofilia) ou pode ser causado por níveis baixos de plaquetas no sangue (trombocitopenia). A vitamina K atua como cofator imprescindível na síntese dos fatores de coagulação VII, IX e X e da protrombina pelo fígado. A ausência ou redução dos níveis desses fatores resulta em disfunção parcial ou completa do processo de coagulação.
3. Em pacientes com **trombocitopenia**, o nível de plaquetas no sangue se encontra reduzido. A condição se torna grave quando o nível de plaquetas fica inferior a 50.000 por mm^3. Embora o sangramento seja comum nesses pacientes, é generalizado e ocorre em pequenos vasos, o que leva à formação de manchas arroxeadas na pele. Acredita-se que essa condição seja uma doença autoimune, na qual há geração de anticorpos contra as próprias plaquetas e esses anticorpos as destroem.

Cascata de coagulação sanguínea. A **coagulação sanguínea** envolve a interação de uma série de fatores que circulam no sangue, mas também requer a presença de complexos de fosfolipídios nas membranas plasmáticas de plaquetas ativadas e íons de cálcio (fator IV). A coagulação ocorre por meio de duas vias (Tabela 10.5), a **via do fator tecidual (via extrínseca)** e a **via de ativação por contato (via intrínseca)**. As poucas etapas finais das duas vias são idênticas e, por essa razão, são chamadas de ***via comum***. É importante notar que a via do fator tecidual é a *principal via de coagulação* e que a via de ativação por contato tem importância secundária.

- A **via do fator tecidual** (**extrínseca**) é uma via de início rápido que ocorre segundos após a lesão de um vaso sanguíneo se, *além do* endotélio, a parede do vaso estiver danificada. As células do tecido conjuntivo expostas ao sangue e as células endoteliais liberam **fator tecidual** (**fator III**, também conhecido como ***tromboplastina tecidual***)
- A **via de ativação por contato** (**intrínseca**) é uma via de **início lento** que ocorre minutos após a lesão do endotélio (*mas não da parede do vaso*). Como o endotélio está danificado, os colágenos da parede vascular são contatados pelo **fator XII** (**fator de Hageman**), que inicia a coagulação do sangue
- A **via comum** é onde as duas outras vias convergem e os **monômeros de fibrina** se formam. Esses monômeros se unem para produzir o retículo de fibrina que se liga ao tampão hemostático secundário e formam o retículo do coágulo.

Correlações clínicas

1. O tipo mais comum de hemofilia é causado pela **deficiência do fator VIII** (**hemofilia clássica**), um traço hereditário recessivo transmitido pelas mães aos filhos do sexo masculino. Como a característica é carregada nos cromossomos X, as meninas não seriam afetadas, a menos que ambos os pais tivessem cromossomos X deficientes. As pessoas afetadas são mais propensas a sangrar após o trauma e isso geralmente envolve danos a vasos maiores.
2. A **síndrome das plaquetas cinza** (também conhecida como **deficiência de grânulos alfa**) é causada por falta ou deficiência no número de grânulos α nas plaquetas. Essa mutação autossômica recessiva resulta em trombocitopenia com plaquetas aumentadas com granulômeros reduzidos. Os indivíduos com essa síndrome apresentam aumento de distúrbios hemorrágicos e mielofibrose (aumento dos depósitos de colágeno na medula óssea que reduz o espaço disponível para hemocitopoese) devido à liberação de enzimas do grânulo α na medula óssea durante a formação de plaquetas pelos megacariócitos.

Medula óssea

A medula óssea, um tecido conjuntivo intensamente vascularizado, gelatinoso, localizado na cavidade medular, é ricamente dotada de células responsáveis pela hemocitopoese.

A cavidade medular dos ossos longos e os interstícios entre as trabéculas dos ossos esponjosos abrigam o tecido mole, gelatinoso, altamente vascularizado e celularizado conhecido como ***medula óssea***, que constitui quase 5% do peso corporal total e é isolado do osso pelo endósteo. É responsável pela formação das células sanguíneas (**hemocitopoese**) e seu lançamento no sistema circulatório, função desempenhada desde o quinto mês de vida pré-natal até o óbito da pessoa. A medula óssea também proporciona um microambiente para grande parte do processo de maturação dos linfócitos B e para a maturação inicial dos linfócitos T.

TABELA 10.5 **Diagrama das vias de coagulação sanguínea.**

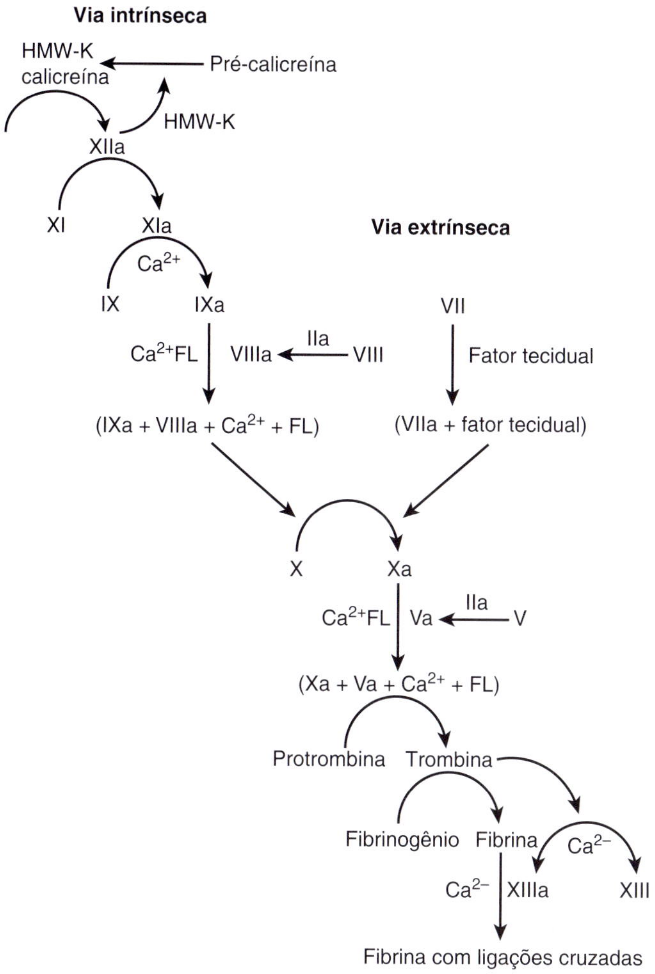

Coagulação

Número	Nome comum
I	Fibrinogênio
Ia	Fibrina
II	Protrombina
IIa	Trombina
III	Fator tecidual
IV	Íons Ca^{2+}
V	Proacelerina (fator lábil)
Va	Acelerina
VII	Proconvertina (fator estável)
VIIa	Convertina
VIII	Fator anti-hemofílico A
IX	Fator de Christmas
X	Fator de Stuart-Prower
XI	Antecedente de tromboplastina plasmática
XIa	Tromboplastina plasmática
XII	Fator de Hageman
XIII	Fator de estabilização de fibrina (HMW-K)

Via de ativação por contato (via intrínseca)

1. O cininogênio de alto peso molecular (HMW-K; do inglês, *high-molecular-weight kininogen*), em conjunto com o fator XII, ativa a pré-calicreína para formar a calicreína

2. A calicreína e a HMW-K ativam o fator XII para formar o fator XIIa

3. O fator XIIa converte o fator XI em fator XIa

4. O fator XIa, na presença de íons Ca^{2+}, converte o fator IX em fator IXa

5. O fator IXa, na presença de íons Ca^{2+} e de fosfolipídios plaquetários (FL), ativa o fator X para torná-lo fator Xa

Via do fator tecidual (via extrínseca)

6. Quando a via extrínseca é ativada, as células endoteliais e algumas células do tecido conjuntivo liberam o fator tecidual, que ativa o fator VII para se tornar fator VIIa

7. O fator VIIa, em conjunto com o fator tecidual e em presença de íons Ca^{2+}, ativa o fator X para se tornar fator Xa

Via comum

8. A via comum começa com a ativação do fator X em fator Xa

9. O fator Xa, em conjunto com o fator Va, na presença de íons Ca^{2+} e de fosfolipídios da membrana das plaquetas, formam um complexo de protrombinase que converte a protrombina (fator II) em trombina (fator IIa)

10. A trombina converte o fibrinogênio (fator I) em monômeros de fibrina (fator Ia)

11. O fator XIIIa, na presença de íons Ca^{2+}, facilita a ligação cruzada dos monômeros de fibrina para formar um tampão de fibrina

A medula do neonato é chamada de ***medula vermelha*** devido ao grande número de eritrócitos ali produzidos. Por volta dos 20 anos, entretanto, a diáfise dos ossos longos aloja apenas a **medula amarela**, devido ao acúmulo de grandes quantidades de células adiposas e à ausência de hemocitopoese nas diáfises desses ossos. No entanto, ossos chatos, curtos e irregulares e as epífises de ossos longos do adulto continuam a abrigar a medula vermelha.

O suprimento vascular da medula óssea em ossos longos é derivado das artérias nutritivas que perfuram a diáfise através do forame nutrício, túneis que fazem a condução desde a superfície externa do osso para a cavidade medular. Essas artérias entram na cavidade medular e dão origem a uma série de pequenos vasos localizados perifericamente e que fornecem numerosas ramificações tanto centralmente, para a medula, como perifericamente, para o osso cortical. Os ramos da medula óssea direcionados centralmente conduzem seu sangue à extensa rede de grandes espaços venosos conhecidos como ***sinusoides*** (de 45 a 80 μm de diâmetro). Os sinusoides drenam para uma **veia longitudinal central**, que é drenada pelas veias que deixam o osso através do forame nutrício.

É interessante que as veias da medula óssea são *menores* que as das artérias, o que estabelece alta pressão hidrostática dentro dos sinusoides, e esse aumento de pressão mantém sua patência. As veias, artérias e sinusoides formam o **compartimento vascular** e os espaços intermediários são preenchidos por aglomerados pleomórficos de células hemocitopoéticas que se fundem para formar o **compartimento hemopoético** (Figuras 10.16 e 10.17).

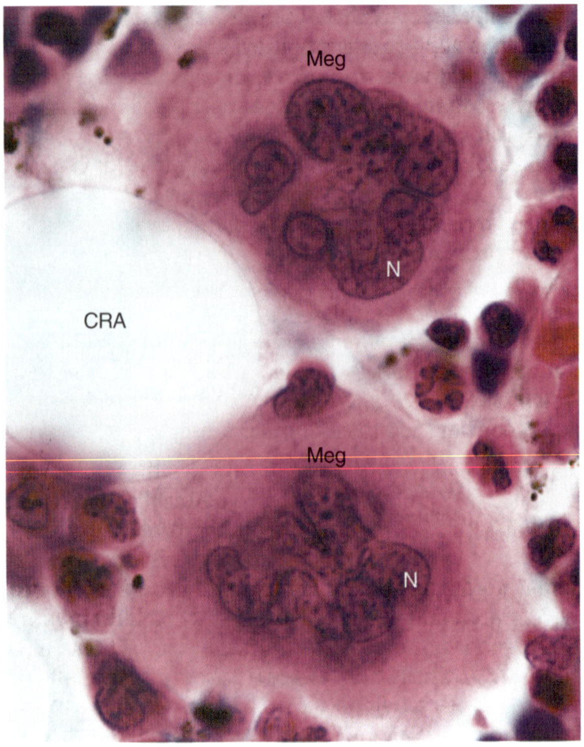

Figura 10.17 Fotomicrografia em aumento muito grande de dois megacariócitos (*Meg*), na qual é possível visualizar seus grandes núcleos (*N*), que sofreram endomitose. Observe que a célula reticular adventícia (*CRA*) se assemelha a uma célula de gordura. As pequenas células na periferia são precursoras de leucócitos e eritrócitos (1.325 ×).

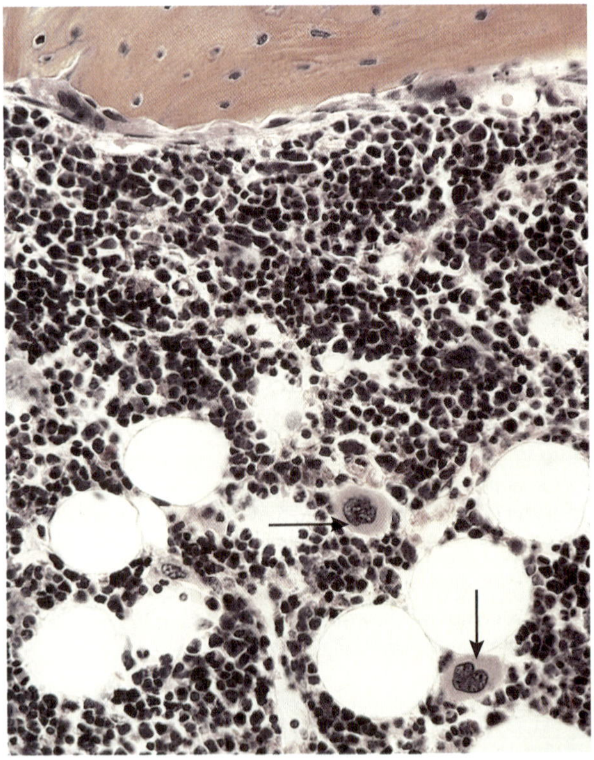

Figura 10.16 Fotomicrografia da medula óssea humana que mostra dois megacariócitos (*setas*). Observe que a medula óssea tem uma população muito maior de células nucleadas do que o sangue periférico. Observe também a presença de células reticulares adventícias que se assemelham a adipócitos. Na parte superior da fotomicrografia, é possível notar o osso descalcificado com osteócitos localizados nas lacunas (270 ×).

Os sinusoides são revestidos de células endoteliais e circundados por delgadas **fibras reticulares** e um grande número de **células reticulares adventícias**. Os prolongamentos das células reticulares adventícias tocam a esparsa membrana basal das células endoteliais, que cobrem grande parte da superfície sinusoidal. Outros prolongamentos dessas células são direcionados para longe dos sinusoides e estão em contato com processos semelhantes de outras células reticulares adventícias para formar uma rede tridimensional em torno de agrupamentos discretos de células hemocitopoéticas conhecidas como ***cordões hemopoéticos*** (***ilhas hemopoéticas ou hemocitopoéticas***, que são compostas de células sanguíneas em vários estágios de maturação e por **macrófagos**). Essas células não apenas destroem os núcleos extrusados de precursores de eritrócitos, células malformadas e excesso de citoplasma, mas também regulam a diferenciação e a maturação das células hemocitopoéticas. Além disso, fornecem ferro aos eritroblastos em desenvolvimento, para uso desse elemento na síntese da porção heme da hemoglobina. Frequentemente, os prolongamentos dos macrófagos penetram nos espaços entre as células endoteliais para entrar no lúmen sinusoidal.

Correlações clínicas

Em certas leucemias ou sangramentos graves, as células reticulares adventícias podem perder seus lipídios e diminuir de tamanho, o que faz com que a medula amarela se transforme em medula vermelha para liberar mais espaço para a hemocitopoese.

À medida que as células reticulares adventícias acumulam gordura em seu citoplasma, começam a se assemelhar às células adiposas. O volume ocupado por essas células muito grandes reduz o tamanho do compartimento hemopoético e transforma a medula vermelha em medula amarela.

HEMOCITOPOESE PRÉ-NATAL

No período pré-natal, a hemocitopoese é subdividida em quatro fases: mesoblástica, hepática, esplênica e mieloide.

A formação das células sanguíneas começa 2 semanas após a concepção (**fase mesoblástica**) na mesoderme do saco vitelino, onde as células mesenquimais se agregam para formar grupos conhecidos como ***ilhotas sanguíneas***. As células periféricas dessas ilhotas formam a parede vascular e as células restantes se convertem em **eritroblastos**, que se diferenciam em **eritrócitos** nucleados que contêm HbF. Somente na época do nascimento os eritrócitos contêm HbA_1 e HbA_2, bem como uma quantidade muito pequena de HbF.

A fase mesoblástica começa a ser substituída pela **fase hepática** por volta da sexta semana de gestação. Os eritrócitos circulantes ainda apresentam núcleos e os progenitores não eritroides aparecem na oitava semana de gestação. A **fase esplênica** começa durante o segundo trimestre; as fases hepática e esplênica continuam até o fim da gestação.

A hemocitopoese na medula óssea (**fase mieloide**) começa no fim do segundo trimestre. À medida que o sistema esquelético continua a se desenvolver, a medula óssea assume um papel cada vez mais importante na formação das células sanguíneas. Ainda que o fígado e o baço não sejam ativos na hemocitopoese pós-natal, esses órgãos podem reverter sua condição para formar novas células sanguíneas, se necessário.

HEMOCITOPOESE PÓS-NATAL

A hemocitopoese pós-natal ocorre quase exclusivamente na medula óssea.

Como todas as células sanguíneas têm vida útil finita, elas devem ser substituídas continuamente. Essa substituição é realizada por hemocitopoese, a partir de uma população comum de células-tronco na medula óssea (Figura 10.18). Diariamente, mais de 10^{11} células sanguíneas são produzidas na medula para substituir aquelas que deixam a corrente sanguínea, morrem ou são destruídas. Durante a hemocitopoese, as células-tronco passam por múltiplas divisões e se diferenciam em diversos estágios intermediários e, por fim, dão origem às células sanguíneas maduras. A Tabela 10.6 descreve as várias células intermediárias na formação de cada tipo de célula sanguínea madura. Todo o processo é regulado por múltiplos fatores de crescimento e citocinas que atuam em diferentes etapas para controlar o tipo de células formadas e sua taxa de formação.

Células-tronco, células progenitoras e células precursoras

As células menos diferenciadas dentre as responsáveis pela formação dos elementos figurados do sangue são as células-tronco, as quais dão origem a células progenitoras que se diferenciam em células precursoras.

Todas as células sanguíneas se originam de **células-tronco hemocitopoéticas pluripotentes** (**CTHP**; também conhecidas como ***células-tronco hemopoéticas*** [***CTH***]), que representam cerca de 0,01% da população de células nucleadas da medula óssea. Essas células são, geralmente, amitóticas, mas podem sofrer períodos de intensa divisão celular, o que dá origem a mais CTHPs, bem como a dois tipos de **células-tronco hemocitopoéticas multipotentes** (**CTHMs**), também conhecidas como ***progenitores multipotentes***. As duas populações de CTHMs são a **unidade formadora de colônias de linfócitos** (**UFC-L**), também conhecida como ***progenitores linfoides comuns*** (***PLC***), e a **unidade formadora de colônia-granulócito, eritrócito, monócito, megacariócito** (**UFC-GEMM**), também conhecida como ***progenitores mieloides comuns*** (***PMC***). Essas duas populações de CTHMs são responsáveis pela formação de uma série de **células progenitoras** (também conhecidas como ***precursores comprometidos***). Cada uma dessas células progenitoras dá origem a um tipo específico dentre os diversos tipos de células sanguíneas e plaquetas:

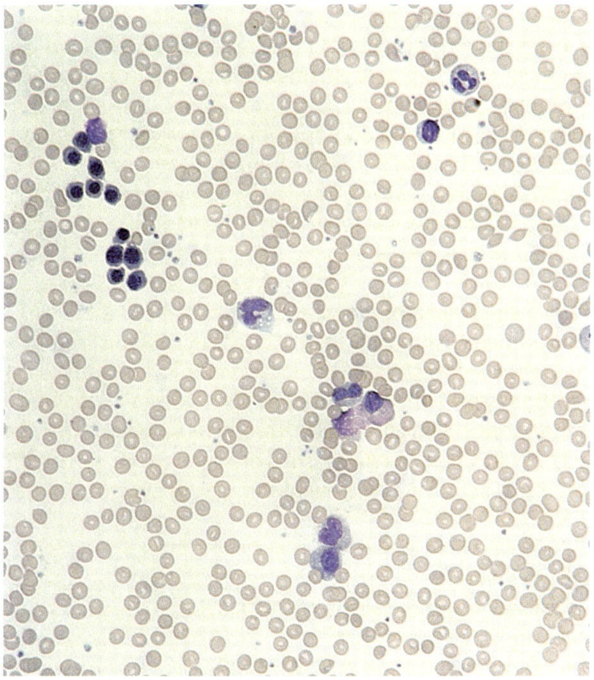

Figura 10.18 Fotomicrografia de um esfregaço da medula óssea humana (270 ×).

- As células UFC-GEMM (PMC) são predecessoras das linhagens celulares mieloides (eritrócitos, granulócitos, monócitos, células dendríticas, mastócitos e plaquetas)
- UFC-L são predecessores das linhagens de células linfoides (linfócitos T, linfócitos B, células NK e, talvez, células dendríticas).

Tanto as CTHPs como as CTHMs se assemelham aos linfócitos e constituem uma pequena fração da população de células nulas do sangue circulante.

As células-tronco estão comumente no estágio G_0 do ciclo celular, mas podem ser conduzidas para o estágio G_1 por vários fatores de crescimento e citocinas. As células-tronco iniciais podem ser reconhecidas porque expressam as moléculas marcadoras específicas CD34, CD59, CD133, Thy1 e *c-kit* em suas membranas plasmáticas. Os **genes homeobox** podem ser ativos na diferenciação dos estágios iniciais das células hemopoéticas, especificamente *Hox1* nas linhagens celulares mieloides (*mas não* na linhagem megacariocítica-eritroide) e certos membros

TABELA 10.6 Células da hemocitopoese.[a]

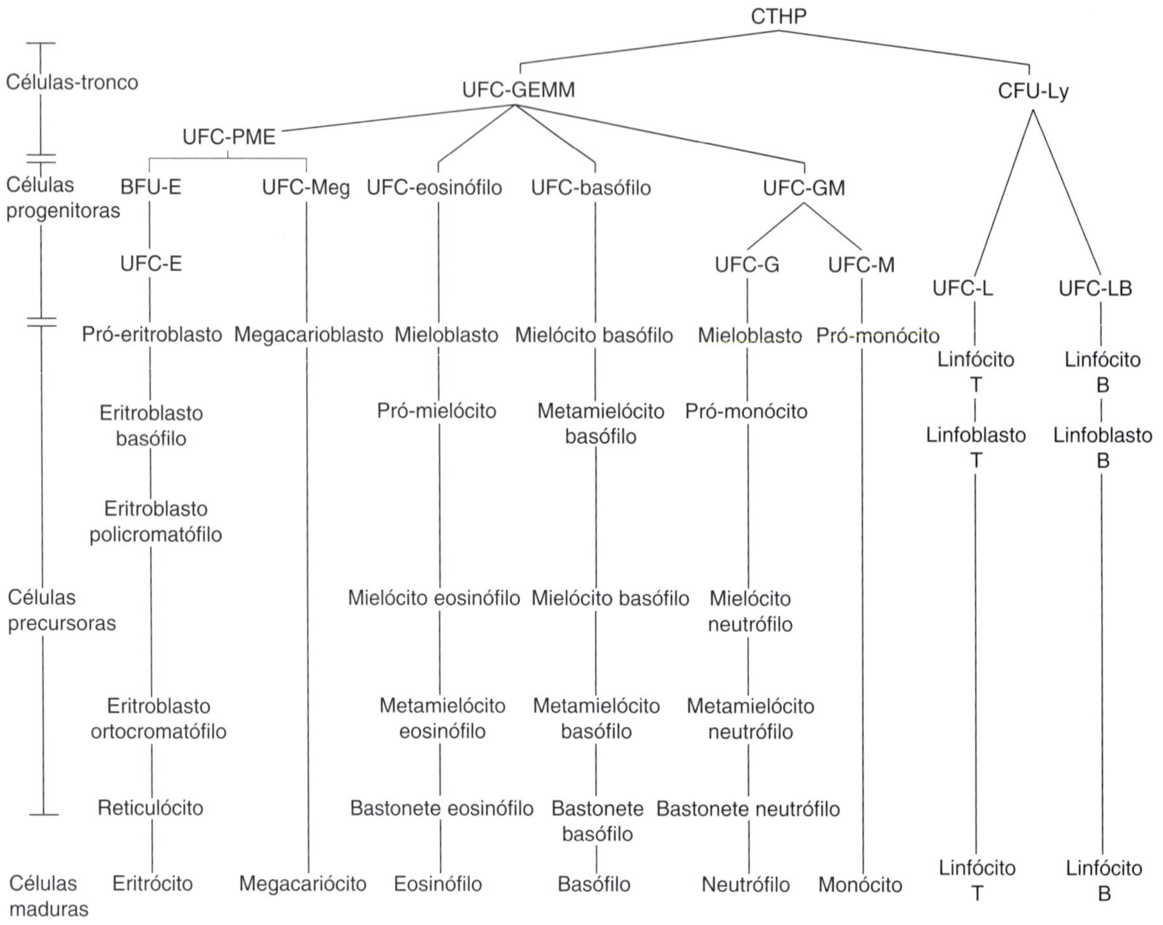

[a]Observe que a linhagem de células NK, mastócitos e células dendríticas não está incluída nesta tabela. Ba., basófilo; BFU, unidade formadora de "explosão" eritroide (do inglês, *burst-forming unit*) (E, eritroide); UFC, unidade formadora de colônia (E, eritrócito); Eo., eosinófilo; G, granulócito; GEMM, granulócito, eritrócito, monócito, megacariócito; GM, granulócito-monócito; L, linfócito; Meg, megacarioblastos; PME, progenitor megacariocítico-eritroide; neutro., neutrófilo; CTHP, célula-tronco hemocitopoética pluripotente. (Adaptada de Gartner LP, Hiatt JL, Strum J. *Histology*. Baltimore: Williams & Wilkins; 1988.)

do grupo *Hox2* nas linhagens celulares megacariocítica-eritroide (mas não granulocíticas ou de monócitos):

- A CD34 auxilia na fixação da célula à matriz extracelular, bem como às células do estroma da medula óssea
- A CD59 inibe o complemento de formar o complexo de ataque à membrana (ver Capítulo 12)
- A CD133 parece auxiliar na organização da morfologia tridimensional da membrana celular; dessa forma, pode auxiliar o funcionamento do CD59
- A Thy1 também parece auxiliar o CD34 em sua função de ligar a célula à matriz extracelular, bem como às células do estroma da medula óssea
- A c-kit é o receptor ligado à membrana para o fator de células-tronco (também conhecido como *fator steel* ou *ligante de c-kit*, discutido a seguir).

As **células progenitoras** também se assemelham a pequenos linfócitos, mas são **unipotentes** (ou seja, comprometidas com a formação de uma única linhagem celular, como os eosinófilos). Sua atividade mitótica e a diferenciação são controladas por fatores hemocitopoéticos específicos. Essas células têm apenas uma capacidade limitada de autorrenovação.

As **células precursoras** se originam de células progenitoras, são incapazes de se autorrenovar e *apresentam características morfológicas específicas que permitem que sejam reconhecidas como a primeira célula de determinada linhagem celular*. As células precursoras sofrem divisão e diferenciação celular e, por fim, dão origem a um clone de células maduras. À medida que a maturação e a diferenciação celular prosseguem, as células subsequentes se tornam menores, seus nucléolos desaparecem, sua cromatina fica mais densa e as características morfológicas de seu citoplasma se aproximam das características das células maduras (Figura 10.19).

Correlações clínicas

1. Pacientes que precisam receber transplantes de medula óssea após procedimentos terapêuticos (p. ex., radioterapia ou quimioterapia) devem apresentar compatibilidade em relação ao MHC (ver Capítulo 12) com o doador. Exceto quando o transplante ocorre entre gêmeos idênticos, o insucesso do processo de enxerto é comum. Isso pode ser contornado por meio do congelamento da própria medula óssea do paciente em nitrogênio líquido

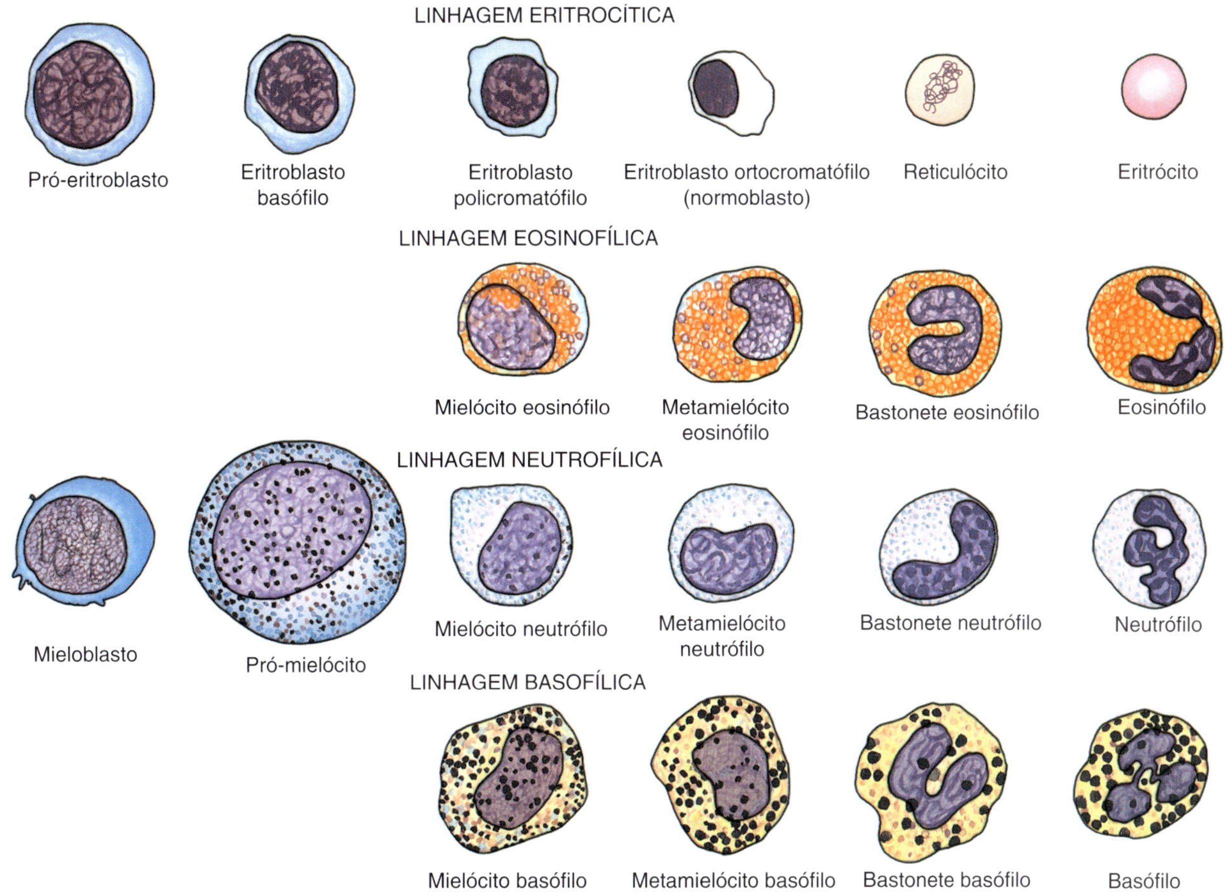

Figura 10.19 Diagrama esquemático das células precursoras na formação de eritrócitos e granulócitos. Os mieloblastos e pró-mielócitos intermediários na formação de eosinófilos, neutrófilos e basófilos são indistinguíveis para os três tipos de células.

Correlações clínicas (*continuação*)

e posterior reintrodução (em um transplante autólogo) para o paciente após o tratamento com radioterapia ou quimioterapia. Como o número de células-tronco por unidade de volume da medula óssea é relativamente pequeno, é preciso coletar grandes volumes de medula do paciente. Procedimentos mais recentes que permitem o isolamento de CTHPs pelo uso de anticorpos monoclonais contra a molécula CD34, que é expressa somente por essas células, possibilitam o uso de pequenos volumes de medula óssea enriquecida em CTHPs. Esses procedimentos estão sob investigação clínica, com envolvimento de pacientes portadores de vários tipos de doenças malignas.

2. Talvez, em um futuro relativamente próximo, pessoas com distúrbios hereditários das células sanguíneas (p. ex., anemia falciforme) possam ser tratadas pelo uso de células-tronco geneticamente modificadas pelo emprego do sistema CRISPR/Cas 9. As CTHPs isoladas do paciente podem ser transfectadas com o gene normal (p. ex., para hemoglobina) e reintroduzidas como um transplante autólogo. Essas células geneticamente modificadas com o gene normal proliferariam e sua progênie produziria células sanguíneas normais. Apesar de o paciente ainda ser capaz de produzir algumas células defeituosas, a expectativa é que sejam produzidas células normais em quantidade suficiente para minimizar o defeito hereditário.

Fatores de crescimento hemocitopoético (fatores estimuladores de colônias)

A hemocitopoese é regulada por uma série de citocinas e fatores de crescimento, como ILs, fatores estimuladores de colônias (CSF; do inglês, colony-stimulating factors), proteína-α inibidora de macrófagos e fator *steel.*

A **hemocitopoese** é regulada por diversos fatores de crescimento, principalmente glicoproteínas, produzidas por vários tipos de células. Cada fator atua em células-tronco específicas, células progenitoras e células precursoras, geralmente por meio da indução de mitose rápida, da diferenciação ou de ambas (Tabela 10.7). Alguns desses fatores de crescimento também promovem o funcionamento de células sanguíneas maduras.

O fornecimento de fatores de crescimento para suas células-alvo ocorre por três rotas: (1) transporte através da corrente sanguínea (como hormônios endócrinos); (2) secreção por células estromais da medula óssea situadas nas proximidades das células hemocitopoéticas (como hormônios parácrinos); e (3) contato direto célula a célula (como moléculas de sinalização de superfície).

Determinados fatores de crescimento – principalmente fator de células-tronco (também conhecido como *fator steel* ou *ligante de c-kit*), GM-CSF, fator de transcrição PU.1, IL-1, IL-3, IL-6 e IL-7 – estimulam a proliferação de células-tronco pluripotentes e multipotentes para manter, assim, suas populações. Acredita-se que outras citocinas – fator estimulador de colônias de granulócitos (G-CSF), fator estimulador de

TABELA 10.7 Fatores de crescimento hemocitopoético.

Fatores	Ação principal	Local de origem
Fator de células-tronco (fator *steel*, ligante de c-kit)	Estimula a proliferação de células-tronco pluripotentes e multipotentes e a formação de mastócitos	Células estromais da medula óssea
GM-CSF	Promove a mitose e a diferenciação de UFC-GM; facilita a atividade de granulócitos	Linfócitos T; células endoteliais
G-CSF	Promove a mitose e a diferenciação de UFC-G; facilita a atividade de neutrófilos	Macrófagos; células endoteliais
M-CSF	Promove a mitose e a diferenciação de UFC-M	Macrófagos; células endoteliais
IL-1	Em conjunto com IL-3 e IL-6, promove a proliferação de CTHP, UFC-GEMM e UFC-L; suprime os precursores eritroides	Monócitos; macrófagos; células endoteliais
IL-2	Estimula a mitose de linfócitos T e B ativados; induz a diferenciação de células NK	Linfócitos T ativados
IL-3	Em conjunto com IL-1 e IL-6, promove a proliferação de CTHP, UFC-GEMM e UFC-L, bem como de todos os precursores unipotentes (exceto linfócitos B e linfócitos T); também promove a formação de BFU-E	Linfócitos T e B ativados
IL-4	Estimula a ativação de linfócitos T e B e o desenvolvimento de mastócitos e basófilos; também promove a formação de BFU-E	Linfócitos T ativados
IL-5	Promove a mitose de UFC-Eo e ativa os eosinófilos	Linfócitos T
IL-6	Em conjunto com IL-1 e IL-3, promove a proliferação de CTHP, UFC-GEMM e UFC-L; também facilita a diferenciação de LTC e linfócitos B	Monócitos e fibroblastos
IL-7	Promove a diferenciação de UFC-LB e UFC-LT; também aumenta a diferenciação de células NK	Células estromais
IL-8	Induz a migração e a desgranulação de neutrófilos	Leucócitos, células endoteliais e células musculares lisas
IL-9	Induz a ativação e a proliferação de mastócitos; modula a produção de IgE; promove a proliferação de linfócitos T auxiliares	Linfócitos T auxiliares
IL-10	Inibe a produção de citocinas por macrófagos, linfócitos T e células NK; facilita a diferenciação dos LTCs e a proliferação de linfócitos B e mastócitos	Macrófagos e linfócitos T
IL-12	Estimula as células NK; incrementa a função do LTC e da célula NK	Macrófagos
IL-15	Estimula a maturação da célula NK	Macrófagos
Interferons γ	Ativam os linfócitos B e os monócitos; incrementam a diferenciação dos LTCs; aumentam a expressão de HLA de classe II	Linfócitos T e células NK
Eritropoetina	Induz a diferenciação de UFC-E; mitose de BFU-E	Células endoteliais da rede capilar peritubular renal; hepatócitos
Trombopoetina	Proliferação e diferenciação de UFC-Meg e megacarioblastos	Hepatócitos e células de revestimento de sinusoides hepáticos; células dos túbulos proximais renais e células estromais da medula óssea
Fator de transcrição GATA3	Diferenciação de linfócitos B e T	Expresso nas células relevantes
Família de fatores de transcrição Ikaros	Diferenciação de linfócitos B e T	Expresso nas células relevantes
Fator de transcrição Pax5	Maturação do linfócito B	Expresso nas células relevantes
Fator de transcrição PU.1	Desenvolvimento de granulócitos, macrófago e linfócitos B	Expresso nas células relevantes

BFU-E, unidade formadora de explosão eritroide; UFC-E, unidade formadora de colônia de eritrócitos; CSF, fator estimulador de colônias; LTC, linfócito T citotóxico; Eo, eosinófilo; G, granulócito; GEMM, granulócito, eritrócito, monócito, megacariócito; GM, granulócito-monócito; HLA, antígeno leucocitário humano; IL, interleucina; L, linfócito; M, monócito; NK, natural-killer; CTHP, célula-tronco hemopoética pluripotente.

colônias de monócitos (M-CSF), IL-2, IL-5, IL-6, IL-11, IL-12, proteína inibidora de macrófagos-α (MIP-α), trombopoetina e eritropoetina – sejam responsáveis pela mobilização e diferenciação dessas células em células progenitoras unipotentes.

Os **CSFs** também são responsáveis pela estimulação da divisão celular e pela diferenciação de células unipotentes das séries granulocítica e monocítica. A **eritropoetina** ativa as células da série eritrocítica, enquanto a **trombopoetina** estimula a produção de plaquetas.

O **fator *steel*** (**fator de células-tronco**), que atua nas células-tronco pluripotentes, multipotentes e unipotentes, é produzido pelas células estromais da medula óssea e é inserido em suas próprias membranas celulares. As células-tronco devem entrar em contato com essas células do estroma antes que possam se tornar mitoticamente ativas. Acredita-se que a hemocitopoese não pode ocorrer sem a presença de células que expressam fatores de células-tronco, razão pela qual a formação de células sanguíneas pós-natal é restrita à medula óssea (além de fígado e baço, se necessário).

As células hemocitopoéticas são programadas para sofrer **apoptose**, a menos que entrem em contato com fatores de crescimento. Essas células pré-apoptóticas exibem compactação de cromatina em seus núcleos contraídos e um citoplasma denso de aparência granulosa. Em sua superfície celular, expressam macromoléculas específicas que são reconhecidas por receptores da membrana plasmática dos macrófagos, os quais englobam e destroem as células apoptóticas.

Tem-se sugerido que existam fatores responsáveis pela liberação de células sanguíneas maduras (e quase maduras) da medula. Esses fatores propostos ainda não foram completamente caracterizados, mas provavelmente incluem ILs, CSF e fator *steel*.

Eritropoese

A eritropoese, a formação de eritrócitos, ocorre sob o controle de diversas citocinas: fator steel*, IL-3, IL-4 e eritropoetina.*

A **eritropoese**, processo de formação de hemácias, gera $2{,}5 \times 10^{11}$ eritrócitos todos os dias. Para produzir um número tão grande de células, dois tipos de células progenitoras unipotentes se originam da **unidade formadora de colônia do progenitor megacariocítico-eritroide** (**UFC-PME**): as **unidades formadoras de explosão eritroide** (**BFU-E**) e as **unidades formadoras de colônia de eritrócitos** (**UFC-E**).

Se o nível de hemácias circulantes estiver baixo, o rim produz alta concentração de **eritropoetina**, que, na presença de IL-3, IL-4 e do fator de células-tronco, induz UFC-PME a se diferenciar em BFU-E. Essas células sofrem uma "explosão" de atividade mitótica para formar um grande número de UFC-E. Curiosamente, tal transformação requer a perda de receptores para IL-3.

A UFC-E requer baixa concentração de eritropoetina não apenas para sobreviver, mas também para formar o primeiro precursor eritrocitário reconhecível, o **pró-eritroblasto** (Figura 10.20; ver também Figura 10.19). Os pró-eritroblastos e sua progênie (Figuras 10.21 a 10.23) formam aglomerados esféricos ao redor de macrófagos (**células nutridoras** [*nurse cells*]), que fagocitam núcleos expelidos e eritrócitos em excesso ou deformados. As células nutridoras também podem fornecer fatores de crescimento para auxiliar a eritropoese. As propriedades das células na série eritropoética são apresentadas na Tabela 10.8.

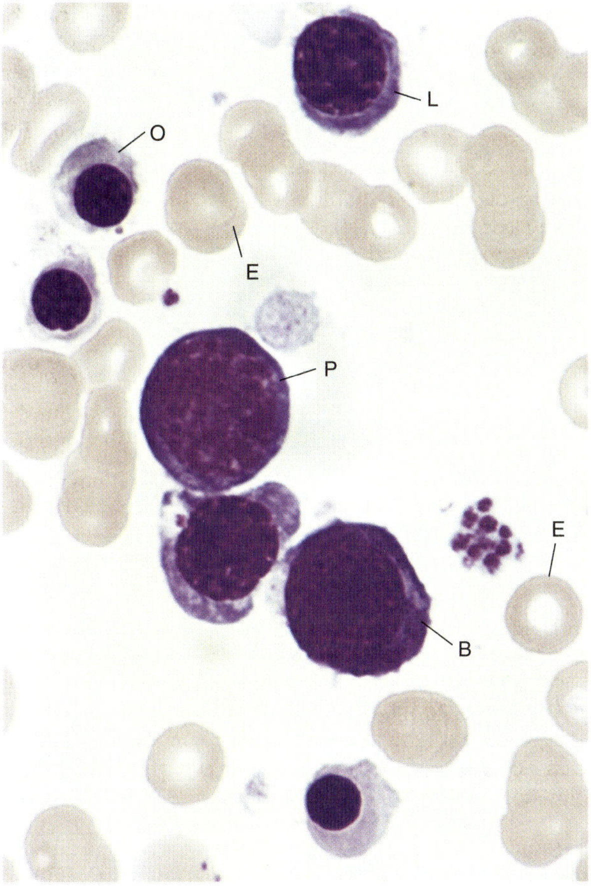

Figura 10.20 Fotomicrografia da medula óssea que ilustra todas as etapas da formação de hemácias, exceto reticulócitos. B, eritroblasto basófilo; E, eritrócito; L, eritroblasto policromatófilo; O, eritroblasto ortocromatófilo; P, pró-eritroblasto (1.325 ×).

TABELA 10.8 Células da linhagem eritropoética.

Célula	Tamanho (μm)	Núcleo[a] e mitose	Nucléolos	Citoplasma[a]	Eletromicrografias
Pró-eritroblasto	14 a 19	Redondo, vermelho-vinho; cromatina: frouxa; mitose	3 a 5	Agregação periférica, cinza-azulado	RER escasso; muitos polissomos, poucas mitocôndrias; ferritina
Eritroblasto basófilo	12 a 17	O mesmo que acima, mas a cromatina é mais densa; mitose	1 a 2?	Semelhante ao anterior, mas com um fundo ligeiramente rosado	Semelhante ao anterior, mas com alguma hemoglobina presente
Eritroblasto policromatófilo	12 a 15	Redondo e densamente corado; cromatina muito densa; mitose	Nenhum	Rosa-amarelado em fundo azulado	Semelhante ao anterior, mas mais hemoglobina está presente
Eritroblasto ortocromatófilo	8 a 12	Pequeno, redondo, denso; excêntrico ou em processo de extrusão; sem mitose	Nenhum	Rosa em um fundo levemente azulado	Poucas mitocôndrias e polissomos; muita hemoglobina
Reticulócito	7 a 8	Nenhum	Nenhum	Semelhante ao eritrócito maduro, mas, quando corado com azul de cresil, exibe retículo azulado em citoplasma rosa	Aglomerados de ribossomos; a célula está cheia de hemoglobina
Eritrócito	7,5	Nenhum	Nenhum	Citoplasma rosa	Somente hemoglobina

[a]Cores da aparência obtida pela utilização das colorações do tipo Romanovsky (ou suas modificações). RER, retículo endoplasmático rugoso.

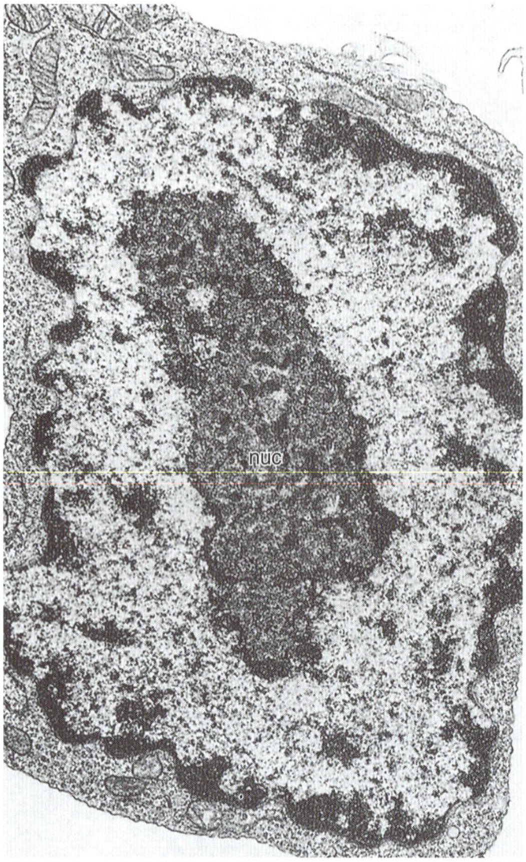

Figura 10.21 Eletromicrografia de um pró-eritroblasto, onde se vê seu núcleo e o citoplasma perinuclear. Observe que o nucleoplasma tem aparência relativamente eucromática e que o citoplasma é rico em mitocôndrias e ribossomos livres, o que indica que a célula é ativa no processo de síntese de proteínas (14.000 ×). nuc, nucléolo. (Fonte: Hopkins CR. *Structure and Function of Cells*. Philadelphia: WB Saunders; 1978.)

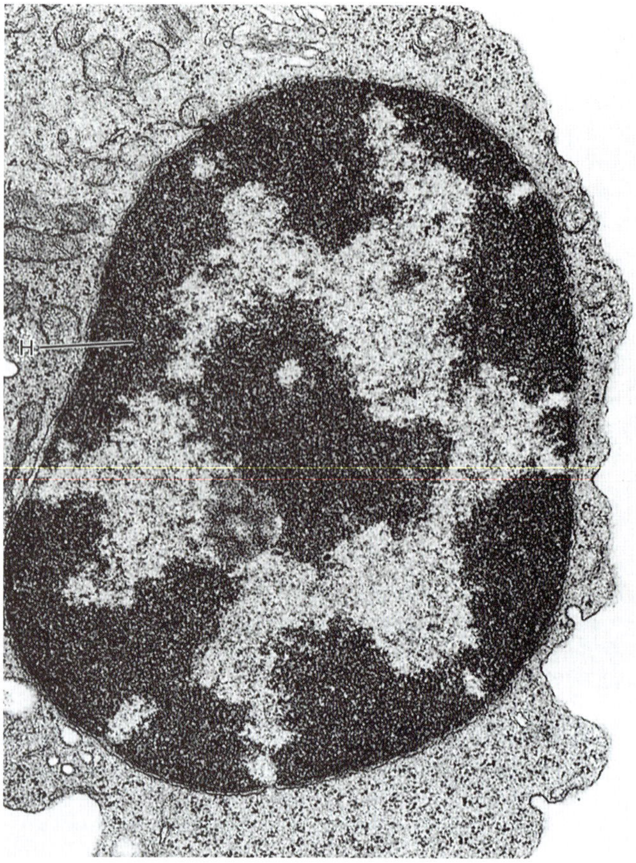

Figura 10.22 Eletromicrografia de um eritroblasto ortocromatófilo. Observe que o núcleo tem muita heterocromatina (*H*) (21.300 ×). (Fonte: Hopkins CR. *Structure and Function of Cells*. Philadelphia: WB Saunders; 1978.)

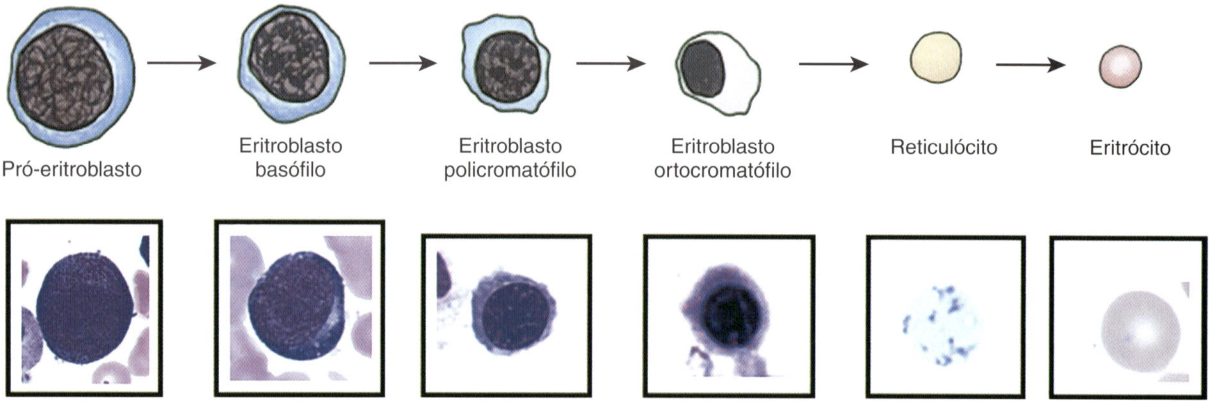

Figura 10.23 Diagrama e fotomicrografias da série eritrocítica.

Correlações clínicas

1. A **anemia por deficiência de ferro**, a forma mais comum de anemia resultante de deficiência nutricional, afeta aproximadamente 10% da população dos EUA. Embora a baixa ingestão de ferro na dieta possa ser a causa de tal condição, esse geralmente não é o caso nesse país; em vez disso, as causas mais comuns são má absorção ou perda crônica de sangue. Os eritrócitos de um indivíduo com deficiência de ferro são menores do que o normal; o paciente apresenta palidez esbranquiçada e as unhas têm formato de colher com cristas longitudinais acentuadas. Esse paciente se queixa de fraqueza generalizada, cansaço constante e falta de energia.
2. A **policitemia vera (PCV) ou eritremia** é um tipo raro de neoplasia que resulta na superprodução de eritrócitos na

Correlações clínicas (*continuação*)

medula óssea. A doença afeta mais homens do que mulheres e a maioria dos pacientes tem idade superior a 60 anos. O aumento do número de eritrócitos causa redução da fluidez do sangue com consequente diminuição do fluxo sanguíneo, formação de trombos, acidente vascular cerebral, infarto do miocárdio, aumento do fígado e trombose venosa profunda. Com maior frequência, pode ocorrer eritromelalgia (presença de coágulos sanguíneos esporádicos que bloqueiam preferencialmente os pequenos vasos sanguíneos, com resultante inchaço das mãos e dos pés acompanhado de sensação de queimação). Além disso, quase metade dos pacientes apresenta coceira generalizada e menos de um quarto deles apresenta artrite inflamatória do dedão do pé (gota). Quase todos os pacientes com PCV Add têm mutação em seu gene da quinase JAK2 que aumenta muito a sensibilidade da UFC-PME à eritropoetina, o que resulta na superprodução de BFU-E e UFC-E. Ao mesmo tempo, a produção de eritropoetina pelo rim é reduzida e uma baixa concentração de eritropoetina é necessária não apenas para a sobrevivência das células UFC-E, mas também para sua transformação em pró-eritroblastos, o primeiro precursor eritrocitário reconhecido. Se não for tratada, a PCV pode se tornar terminal; entretanto, há uma variedade de tratamentos disponíveis para aliviar os sintomas e aumentar bastante a expectativa e a qualidade de vida do paciente. Essas modalidades de tratamento incluem a flebotomia, técnica pela qual o sangue é removido do paciente em intervalos regulares para reduzir o hematócrito a níveis normais, acompanhada da administração de ácido acetilsalicílico em baixa dosagem (81 mg) para reduzir problemas com coágulos sanguíneos. Tratamentos mais agressivos incluem quimioterapia, como hidroxiureia, bussulfano e ruxolitinibe.

Granulocitopoese

A granulocitopoese – formação dos granulócitos neutrófilos, eosinófilos e basófilos e também dos mastócitos – é influenciada por diversas citocinas, como o fator de células-tronco, G-CSF e GM-CSF, o fator de transcrição PU.1, bem como IL- 3, IL-5, IL-6, IL-8 e TNF-α.

Embora a série granulocítica seja geralmente discutida como um único tópico, como descrito aqui, os três tipos de granulócitos são, na verdade, derivados de suas próprias células-tronco unipotentes (ou bipotentes, como ocorre com os neutrófilos) (ver Tabela 10.6). Cada uma dessas células-tronco é descendente da célula-tronco pluripotente UFC-GEMM. Assim, a UFC-Eo, da linhagem dos eosinófilos, e a UFC-Ba, da linhagem dos basófilos, sofrem divisão celular e cada uma dá origem à célula precursora, ou **mieloblasto**. Os neutrófilos se originam da célula-tronco bipotente, a **UFC-GM**, cuja mitose produz duas células-tronco unipotentes, a **UFC-G** (da linhagem dos neutrófilos) e a **UFC-M**, responsável pela linhagem dos monócitos. Semelhantemente à UFC-Ba e à UFC-Eo, a UFC-G se divide para dar origem a mieloblastos.

A proliferação e diferenciação dessas células-tronco estão sob a influência de G-CSF, IL-3 e GM-CSF. Assim, esses três fatores facilitam o desenvolvimento de neutrófilos, basófilos e eosinófilos. Por sua vez, o fator de transcrição PU.1 e as citocinas TNF-α, IL-3, IL-6 e IL-8 são cofatores necessários para a síntese e liberação de G-CSF e GM-CSF. Além disso, se a IL-5 estiver presente, ela direciona a diferenciação para a formação de eosinófilos. Na ausência de IL-5, há formação de basófilos. Os **mieloblastos** (Figura 10.24; ver também Figura 10.19) são precursores de todos os três tipos de granulócitos e, histologicamente, não podem ser diferenciados um do outro. Não se sabe se um único mieloblasto pode produzir os três tipos de granulócitos ou se existe um mieloblasto específico para cada tipo de granulócito. Os mieloblastos sofrem mitose para dar origem aos pró-mielócitos, que, por sua vez, se dividem para formar os mielócitos. É na etapa de mielócitos que a distinção se inicia, com a presença dos grânulos específicos e a possibilidade de se reconhecer histologicamente as três linhagens de granulócitos. Diariamente, um adulto médio produz aproximadamente 800.000 neutrófilos, 170.000 eosinófilos e 60.000 basófilos.

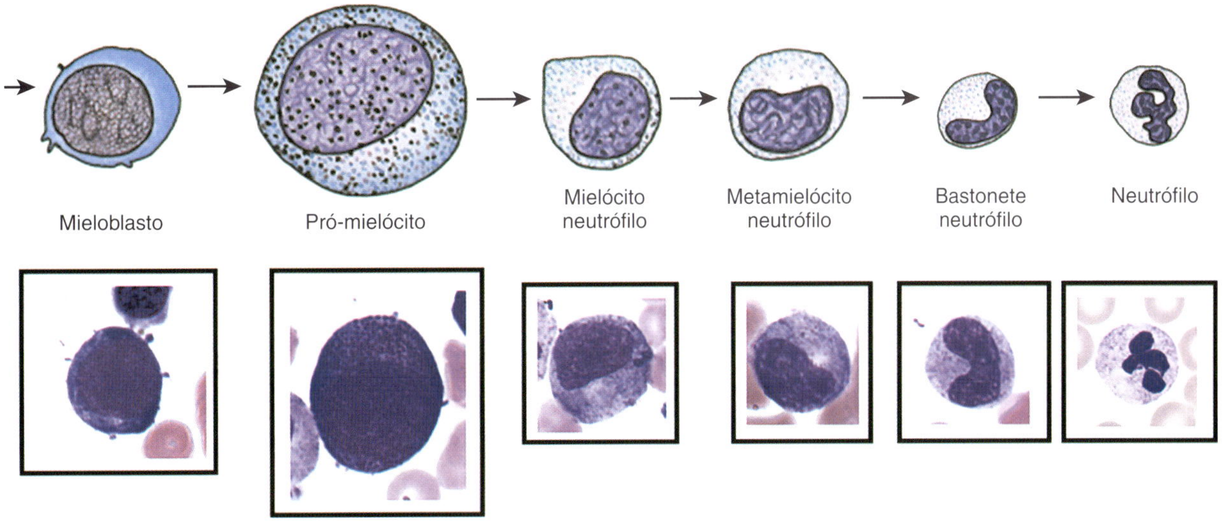

Figura 10.24 Diagrama e fotomicrografias da série neutrofílica.

A Tabela 10.9 detalha a linhagem de neutrófilos. As linhagens de eosinófilos e basófilos parecem ser idênticas à linhagem de neutrófilos, exceto pelas diferenças em seus grânulos específicos (Figuras 10.25 a 10.27; ver também Figura 10.24). Os **mastócitos** também se originam de mieloblastos, mas requerem o **fator de células-tronco** para sua diferenciação.

Os neutrófilos recém-formados deixam os cordões hemocitopoéticos por meio da *perfuração* do revestimento de células endoteliais que revestem os sinusoides, em vez de *migrar* por entre elas. Uma vez que os neutrófilos entram no sistema circulatório, eles permanecem em estado de **marginação**; ou seja, aderem às células endoteliais dos vasos sanguíneos e lá permanecem até que sejam necessários. O processo de marginação requer a expressão sequencial de várias moléculas transmembranares de adesão e integrinas pelos neutrófilos, bem como moléculas receptoras de superfície específicas pelas células endoteliais, cuja descrição está além do escopo deste livro. Por causa do processo de marginação, sempre há muito mais neutrófilos no sistema circulatório do que no sangue circulante.

TABELA 10.9 Células da linhagem neutrofílica.

Célula	Tamanho (μm)	Núcleo[a] e mitose	Nucléolos	Citoplasma[a]	Grânulos	Eletromicrografias
Mieloblasto	12 a 14	Redondo, azul-avermelhado; cromatina: frouxa; mitose	2 a 3	Agregados azuis em um fundo azul-claro; bolhas citoplasmáticas na periferia da célula	Nenhum	RER, aparelho de Golgi pequeno, muitas mitocôndrias e polirribossomos
Pró-mielócito	16 a 24	Redondo, azul-avermelhado; cromatina: mais densa; mitose	1 a2	Citoplasma azulado; sem bolhas citoplasmáticas na periferia da célula	Grânulos azurófilos	RER, aparelho de Golgi grande, muitas mitocôndrias, vários lisossomos (0,5 μm de diâmetro)
Mielócito neutrófilo	10 a 12	Chanfrado ou indentado, excêntrico; cromatina ainda mais densa; mitose	0 a 1	Citoplasma azul-claro	Grânulos azurófilos e específicos	RER, aparelho de Golgi grande, numerosas mitocôndrias, lisossomos (0,5 μm) e grânulos específicos (0,1 μm)
Metamielócito neutrófilo	10 a 12	Reniforme; cromatina densa; sem mitose	Nenhum	Citoplasma azul-claro	Grânulos azurófilos e específicos	A população de organelas é reduzida, mas os grânulos são semelhantes ao anterior
Bastonete neutrófilo	9 a 12	Formato de ferradura; cromatina densa; sem mitose	Nenhum	Citoplasma azul-claro	Grânulos azurófilos e específicos	Semelhante ao anterior
Neutrófilo	9 a 12	Multilobulado; cromatina muito densa; sem mitose	Nenhum	Citoplasma rosa-azulado	Grânulos azurófilos e específicos	Semelhante ao anterior

[a]Cores da aparência obtida pela utilização das colorações do tipo Romanovsky (ou suas modificações). RER, retículo endoplasmático rugoso.

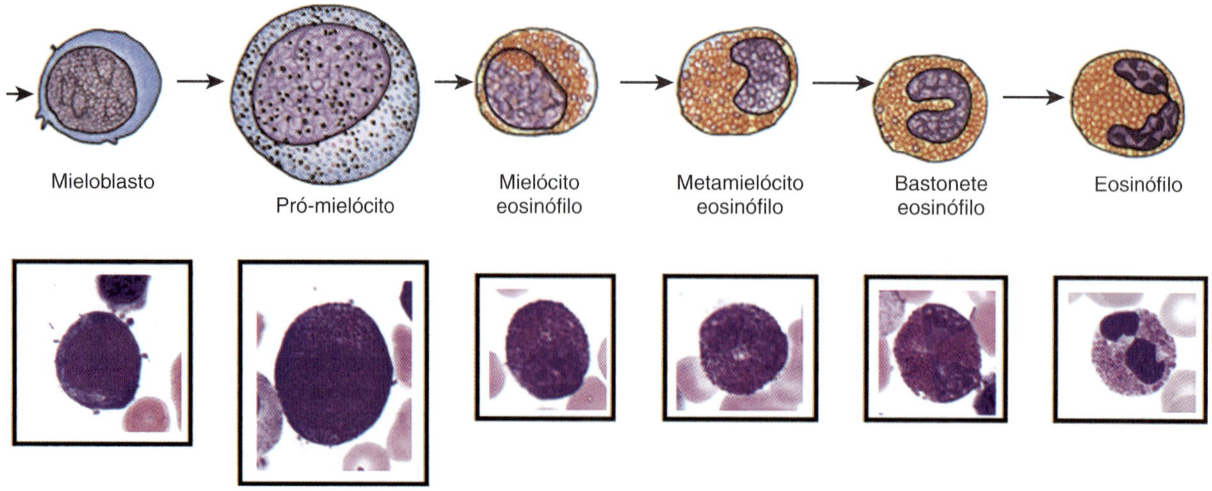

Figura 10.25 Diagrama e fotomicrografias da série eosinofílica.

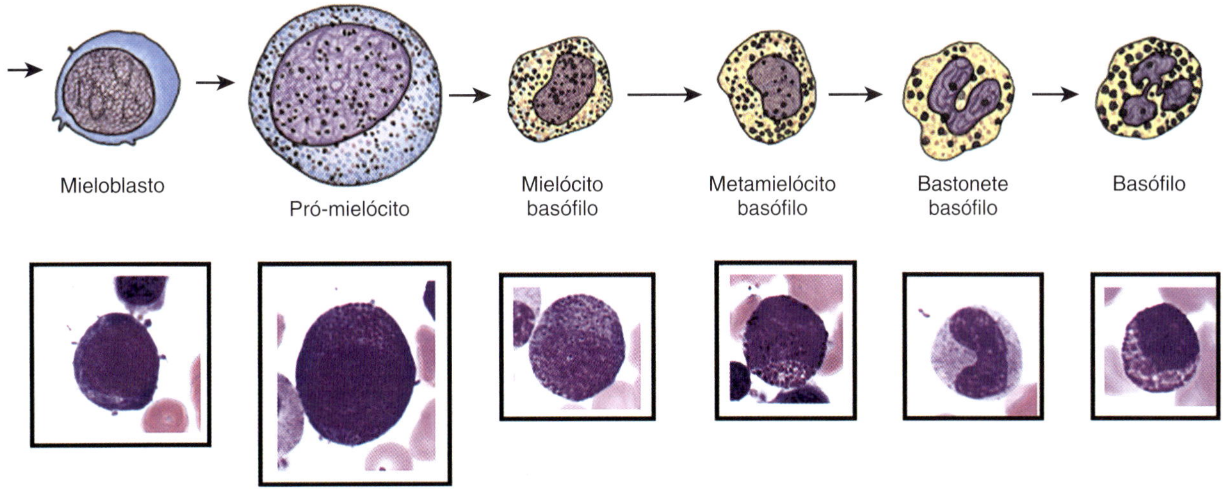

Figura 10.26 Diagrama e fotomicrografias da série basofílica.

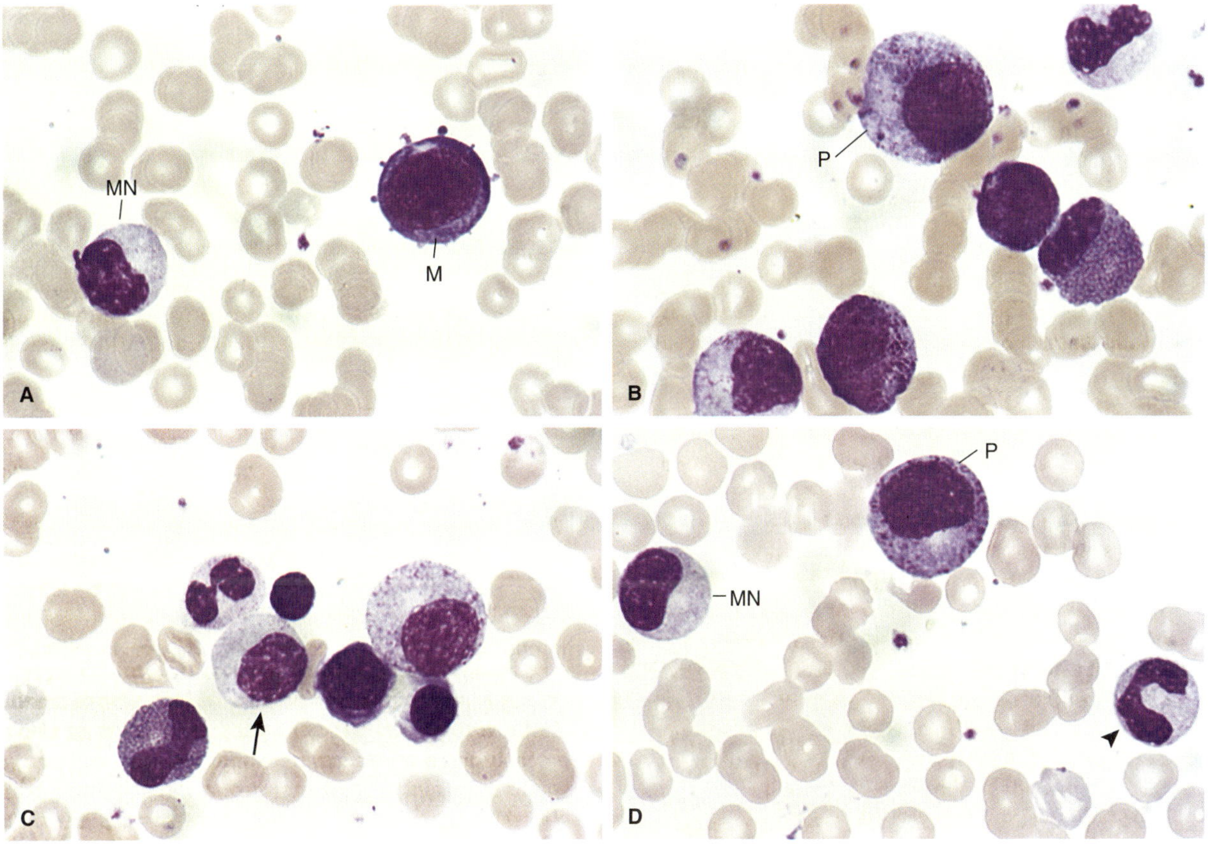

Figura 10.27 Fotomicrografias de granulocitopoese, nas quais é possível visualizar os diversos tipos de células intermediárias. **A.** Mieloblasto (*M*), metamielócito neutrófilo (*MN*). **B.** Pró-mielócito (*P*). **C.** Mielócito neutrófilo (*seta*). **D.** Metamielócito neutrófilo (*MN*), bastonete neutrófilo (*ponta de seta*), pró-mielócito (*P*) (1.234 ×).

Correlações clínicas

A **leucemia mieloblástica aguda** resulta da mitose descontrolada de uma célula-tronco transformada cuja progênie não se diferencia na célula madura. As células envolvidas podem ser UFC-GM, UFC-Eo ou UFC-Ba, cuja diferenciação é interrompida no estágio de mieloblasto. A doença afeta adultos jovens entre 15 e 40 anos. O tratamento inclui quimioterapia intensiva e, mais recentemente, transplante de medula óssea.

Monocitopoese

Os monócitos compartilham suas células bipotentes com os neutrófilos. A UFC-GM sofre mitose e dá origem a UFC-G e **UFC-M (monoblastos)**. A progênie de UFC-M são **pró-monócitos**, células grandes (16 a 18 μm de diâmetro) que têm um núcleo em formato de rim, localizado excentricamente. O citoplasma dos pró-monócitos é azulado e contém inúmeros grânulos azurófilos.

As eletromicrografias de pró-monócitos revelam um aparelho de Golgi bem desenvolvido, RER abundante e muitas mitocôndrias. Os grânulos azurófilos são lisossomos, com aproximadamente 0,5 μm de diâmetro. Todos os dias, um adulto médio forma mais de 10^{10} monócitos, a maioria dos quais entra na circulação. Em 1 ou 2 dias, os monócitos recém-formados entram nos espaços do tecido conjuntivo do corpo e se diferenciam em **macrófagos**, **células dendríticas derivadas de monócitos** e **osteoclastos**.

Formação de plaquetas

A formação das plaquetas é controlada pela trombopoetina, que induz o desenvolvimento e a proliferação de células gigantes, conhecidas como megacarioblastos.

A UFC-PME dá origem ao progenitor plaquetário unipotencial, **UFC-Meg**, que forma uma célula muito grande, o **megacarioblasto** (25 a 40 μm de diâmetro), cujo único núcleo apresenta vários lóbulos. Essas células sofrem **endomitose**, processo no qual a célula não se divide. Em vez disso, a célula torna-se maior e o núcleo torna-se poliploide e sua ploidia pode chegar a 64 N. O citoplasma azulado acumula grânulos azurófilos. Essas células são estimuladas a se diferenciar e proliferar pela ação da trombopoetina.

Os megacarioblastos se diferenciam em **megacariócitos** (ver Figuras 10.16 e 10.17), que são células grandes (40 a 100 μm de diâmetro), cada uma com um único núcleo lobulado. As eletromicrografias de megacariócitos mostram um aparelho de Golgi bem desenvolvido, numerosas mitocôndrias, RER abundante e muitos lisossomos (Figura 10.28).

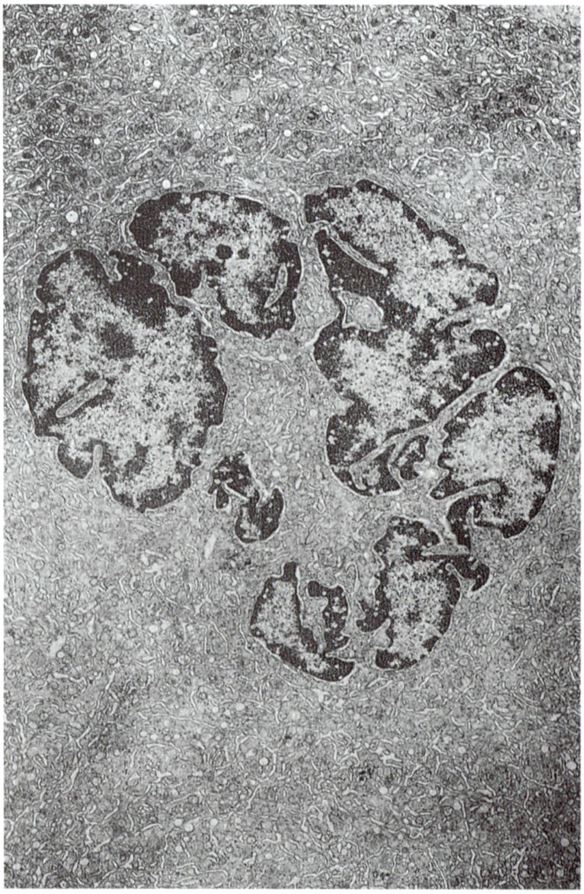

Figura 10.28 Eletromicrografia de um megacariócito, que mostra a segmentação na formação de plaquetas. Embora essa célula apresente um único núcleo, ela é lobulada, o que lhe dá a aparência de uma célula que tem múltiplos núcleos (3.166 ×). (Fonte: Hopkins CR. *Structure and Function of Cells*. Philadelphia: WB Saunders; 1978.)

Os megacariócitos estão localizados próximos aos sinusoides, nos quais projetam seus prolongamentos citoplasmáticos. Esses prolongamentos citoplasmáticos se fragmentam ao longo de invaginações estreitas e complexas da membrana plasmática, conhecidas como ***canais de demarcação***, em aglomerados de **pró-plaquetas**. Logo após a liberação das pró-plaquetas, elas se dispersam em plaquetas individuais. Cada megacariócito pode formar vários milhares de plaquetas. O citoplasma remanescente e o núcleo do megacariócito se degeneram e são fagocitados pelos macrófagos.

Linfopoese

As CTHPs dão origem à série de células mieloides por meio da UFC-GEMM, bem como à série de células linfoides via UFC-L.

A célula-tronco multipotente **UFC-L** se divide na medula óssea para formar as duas células progenitoras unipotentes, UFC-LB e UFC-LT, bem como as células da UFC-NK; nenhuma delas é imunocompetente. A diferenciação de UFC-L em UFC-LB e UFC-LT requer a expressão de **proteínas com domínios "dedo de zinco"**: a **família Ikaros de fatores de transcrição**, bem como a expressão de um nível moderado de **fator de transcrição PU.1**.

Nas aves, o **UFC-LB** migra para um divertículo preso ao intestino, conhecido como ***bursa de Fabricius*** (daí o nome de linfócito B). Nesse local, a UFC-LB se divide várias vezes e dá origem a ***linfócitos B imunocompetentes***, que expressam marcadores de superfície específicos, incluindo anticorpos. Um evento semelhante ocorre em mamíferos; entretanto, na ausência de uma bursa, esse desenvolvimento de imunocompetência ocorre em um local equivalente à bursa na medula óssea. O processo de maturação dos linfócitos B é parcialmente controlado pela **IL-7** e pelo **fator de transcrição Pax5**.

As células **UFC-LT** sofrem mitose para formar ***linfócitos T imunoincompetentes***, que transitam para o córtex do timo, onde se proliferam, maturam e começam a expressar marcadores de superfície celular. À medida que esses marcadores de superfície aparecem na membrana plasmática de linfócitos T (p. ex., receptores de linfócitos T e grupos de marcadores de diferenciação), as células se tornam ***linfócitos T imunocompetentes***. A maioria desses linfócitos T recém-formados é destruída no timo e fagocitada por macrófagos residentes. O processo de maturação dos linfócitos T é parcialmente controlado pela **IL-7** e pelo **fator de transcrição GATA3**.

Tanto os linfócitos B como os linfócitos T seguem para os órgãos linfoides (p. ex., o baço e os linfonodos), onde formam clones de linfócitos T e B imunocompetentes em regiões bem definidas desses órgãos. Também foi demonstrado que a diferenciação de linfócitos B e de linfócitos T, bem como sua ativação, dependem da presença de microácidos ribonucleicos específicos (microRNAs).

As células NK também migram para uma região ainda desconhecida da medula óssea, onde se tornam imunocompetentes. O processo de maturação das células NK é parcialmente controlado por IL-12 e **IL-15**.

A série linfocítica é discutida com mais detalhes no Capítulo 12.

Considerações patológicas

Ver Figuras 10.29 a 10.31.

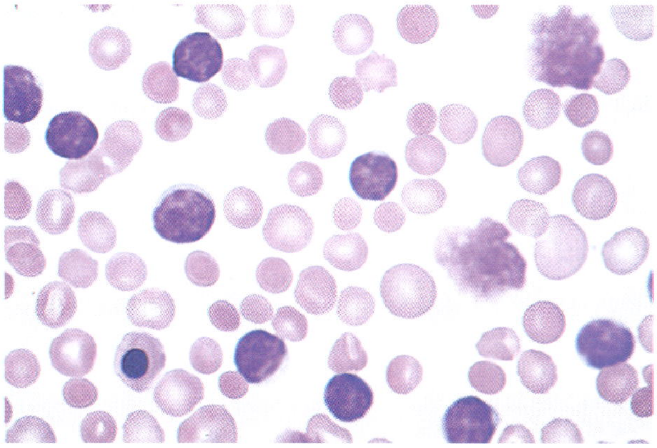

Figura 10.29 Fotomicrografia de sangue periférico de um indivíduo com leucemia linfocítica crônica. Observe a presença de muitos linfócitos, bem como as características "sombras nucleares" (ou células/manchas de Gumprecht), que são células tumorais mortas no canto *superior direito* e no *centro à direita* do campo. (Fonte: Reproduzida, com autorização, de Kumar V, Abbas AK, Aster JC. *Robbins and Cotran Pathologic Basis of Disease*. 9th ed. Philadelphia: Elsevier; 2015:594.)

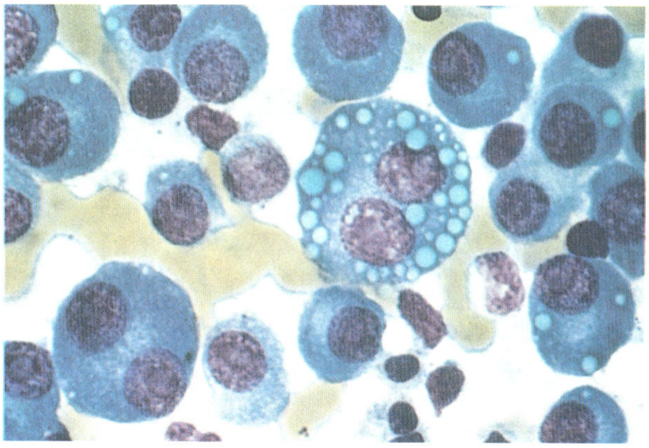

Figura 10.30 Fotomicrografia de um aspirado de medula óssea de um indivíduo com mieloma múltiplo. Observe a presença de numerosos mastócitos, alguns com mais de um núcleo que abriga nucléolos muito grandes. Os grânulos citoplasmáticos estão cheios de imunoglobulinas. (Fonte: Reproduzida, com autorização, de Kumar V, Abbas AK, Aster JC. *Robbins and Cotran Pathologic Basis of Disease*. 9th ed. Philadelphia: Elsevier; 2015:600.)

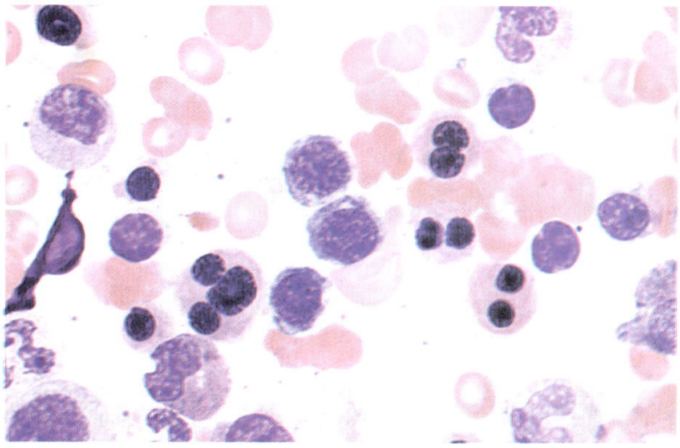

Figura 10.31 Fotomicrografia de aspirado de medula óssea com forma de mielodisplasia em um indivíduo. Observe que alguns dos precursores eritrocitários têm dois ou mais núcleos, alguns dos quais multilobulados. (Fonte: Reproduzida, com autorização, de Kumar V, Abbas AK, Aster JC *Robbins and Cotran Pathologic Basis of Disease*. 9th ed. Philadelphia: Elsevier; 2015:615.)

Instruções do laboratório de histologia

Elementos figurados do sangue

A melhor maneira de identificar as células do sangue é por meio da visualização de um esfregaço de sangue corado com a modificação de Wright ou Giemsa da coloração do tipo Romanovsky. Todas as seguintes células (e plaquetas) são claramente identificadas na Figura 10.3 A a E.

Os ***eritrócitos*** são pequenos discos bicôncavos cujo diâmetro é de aproximadamente 7 μm. Essas são as células mais numerosas na lâmina de microscópio; elas não têm núcleos e são rosa-salmão. Como o centro é mais fino do que a periferia, pode parecer um buraco.

Os ***linfócitos*** são um pouco maiores em diâmetro do que os eritrócitos; eles têm aproximadamente de 8 a 10 μm de diâmetro. A maior parte da célula é ocupada pelo núcleo excêntrico, azul-escuro com uma cromatina densa. O citoplasma estreito e azul-claro posicionado perifericamente é mais largo em um polo do núcleo. Os grânulos azurófilos podem estar visíveis no citoplasma.

Os ***monócitos*** são as maiores células sanguíneas, tendo de 12 a 15 μm de diâmetro. O núcleo em formato de rim, localizado excentricamente, parece "comido por traças", com uma cromatina espessa. Os lóbulos do núcleo parecem se sobrepor. O citoplasma é cinza-azulado e apresenta numerosos grânulos azurófilos.

Os ***neutrófilos*** são maiores do que os linfócitos, mas menores do que os monócitos; eles têm de 9 a 12 μm de diâmetro. Apresentam um núcleo multilobulado azul-escuro com densa cromatina. O citoplasma é rosa e tem aparência ligeiramente granular devido aos seus três tipos de grânulos: específico, terciário e azurófilo.

Os ***eosinófilos*** são um pouco maiores do que os neutrófilos (10 a 14 μm de diâmetro) e têm um núcleo bilobulado azul-escuro com cromatina densa. Essas células têm grânulos específicos muito proeminentes, numerosos, grandes, redondos e rosa-escuro que são facilmente reconhecíveis. Seus grânulos azurófilos não são fáceis de encontrar porque o citoplasma está repleto de grânulos específicos.

Os ***basófilos*** são as células sanguíneas menos numerosas; por essa razão, podem não ser encontrados facilmente. Têm um diâmetro de 8 a 10 μm; seus grandes grânulos específicos são azul-escuros e pressionam a membrana celular, o que confere aparência rugosa e angular a essas células. O núcleo em formato de S pode estar oculto pelo grande número de grânulos específicos.

As ***plaquetas*** são pequenos fragmentos de células. Elas têm aproximadamente de 2 a 4 μm de diâmetro e são relativamente fáceis de detectar porque são bastante numerosas. Elas parecem ter um núcleo, mas essa área mais escura é, na verdade, o **granulômero**

(continua)

Instruções do laboratório de histologia (*continuação*)

que abriga seus três tipos de grânulos circundados por uma área mais clara, conhecida como ***hialômero***, que contém seus dois sistemas tubulares e seus microtúbulos localizados na periferia.

Células da medula óssea vermelha

A melhor maneira de identificar as células da medula óssea vermelha se dá por meio da visualização de um esfregaço de medula óssea corado com a modificação de Wright ou Giemsa da coloração do tipo Romanovsky. Procure as células que possam ser reconhecidas histologicamente (ou seja, não tente identificar qualquer uma das células de UFC, linfócitos T ou linfócitos B). Além disso, observe que os nucléolos não são corados em tom escuro, como nos cortes de H&E, mas, sim, em um cinza-claro que é inicialmente difícil de distinguir.

Série eritrocítica (ver Figuras 10.20 e 10.23)

Os ***pró-eritroblastos*** são células grandes e redondas com um núcleo vermelho-vinho que contém uma fina rede de cromatina com três a quatro nucléolos cinza-claros. O núcleo centralmente localizado ocupa a maior parte da célula com uma borda de aglomerados azul-escuros em um citoplasma de cor acinzentada.

Os **eritroblastos basófilos** são semelhantes aos pró-eritroblastos, mas são um pouco menores. A rede de cromatina dos núcleos redondos dessas células tem a aparência um tanto grosseira e apresenta apenas um ou dois nucléolos claros. O núcleo é muito menor e ocupa um espaço menor do citoplasma, que, por sua vez, apresenta uma quantidade menor de aglomerados azulados em um fundo cinza-claro.

Os ***eritroblastos policromatófilos*** são menores do que os eritroblastos basófilos; seus núcleos têm aparência escura, com uma densa rede de cromatina condensada, e não apresentam nucléolos. O citoplasma é rosa-claro com um toque de azul.

Os ***eritroblastos ortocromatófilos*** são aproximadamente do mesmo tamanho que os eritroblastos policromatófilos, mas seus núcleos são escuros e muito condensados. São frequentemente vistos extrudados da célula. Seu citoplasma é semelhante ao dos eritrócitos maduros, mas com toque de azul.

Os ***reticulócitos*** devem ser corados com corantes supravitais para serem reconhecidos. Eles têm um retículo verde-azulado localizado centralmente; fora isso, apresentam as mesmas características dos eritrócitos maduros e não têm núcleos.

Série granulocítica

Apenas a série dos neutrófilos será descrita, porque as séries dos eosinófilos e dos basófilos são idênticas, com exceção de seus grânulos específicos e do formato de seus núcleos (ver Figura 10.24. A série eosinofílica é mostrada na Figura 10.25, e a série basofílica, na Figura 10.26).

Os ***mieloblastos*** são muito semelhantes aos pró-eritroblastos, mas os núcleos dos mieloblastos são um pouco menores e apresentam uma coloração um pouco menos vermelho-vinho; eles têm dois ou três nucléolos cinza-claros. Seu citoplasma é semelhante ao dos pró-eritroblastos; no entanto, frequentemente apresentam bolhas citoplasmáticas que se projetam a partir de sua periferia.

Os ***pró-mielócitos*** são muito maiores do que os mieloblastos e seus núcleos azul-avermelhados apresentam uma cromatina um pouco mais densa. Um ou dois nucléolos ocasionais também estão presentes. O citoplasma dessas células apresenta coloração azulada e há múltiplos grânulos azurófilos.

Os ***mielócitos neutrófilos*** são menores que os pró-mielócitos e podem ser reconhecidos como pertencentes à linhagem dos neutrófilos devido à presença de seus grânulos específicos e de seus grânulos azurófilos. O núcleo está localizado excentricamente, lembra uma meia-lua na aparência e tem uma trama de cromatina um tanto grosseira. Uma região clara, que representa o complexo de Golgi, encontra-se aninhada perto da região achatada do núcleo.

Um ***metamielócito neutrófilo*** tem aproximadamente o mesmo tamanho de um neutrófilo. Seu núcleo denso e escuro não tem nucléolos, mas é indentado (recortado) e lembra o formato de um rim. A indentação abriga o complexo de Golgi, que é reconhecível como uma área clara no citoplasma.

Um ***bastonete neutrófilo*** se assemelha a um neutrófilo maduro, exceto pelo núcleo, que não tem lobos, é menos denso e cuja cromatina tem aparência menos densa.

Formação de plaquetas

A formação de plaquetas é mais bem observada em um corte histológico da medula óssea vermelha corada com H&E, porque os megacariócitos são muito grandes para sobreviver à técnica de preparação de um esfregaço de medula óssea.

Os ***megacarioblastos*** estão entre as maiores células da medula óssea. Essas células sofrem endomitose de modo que seus núcleos são poliploides e podem ter ploidia até 64 N. Os megacarioblastos apresentam um citoplasma azulado com muitos grânulos azurófilos.

Os ***megacariócitos*** podem ser consideravelmente maiores do que os megacarioblastos, e seus núcleos são mais lobulados. Normalmente, os megacariócitos estão localizados próximos aos sinusoides da medula óssea; em um corte ao acaso, um observador persistente pode visualizar os prolongamentos citoplasmáticos do megacariócito com extensões para o interior do sinusoide. Esses prolongamentos citoplasmáticos se fragmentam ao longo dos canais de demarcação em aglomerados de pró-plaquetas que, por fim, se dispersam em plaquetas individuais.

11

Sistema Circulatório

O sistema circulatório é composto de dois componentes distintos, mas relacionados: o sistema cardiovascular e o sistema vascular linfático. A função do **sistema cardiovascular** é transportar sangue entre o coração e os tecidos, em ambas as direções. A função do **sistema vascular linfático** é coletar a **linfa**, o excesso de líquido extracelular (líquido tecidual), e devolvê-la ao sistema cardiovascular. Desse modo, ele faz o transporte em apenas uma direção, ao passo que o sistema cardiovascular fornece circulação bidirecional.

Sistema cardiovascular

O sistema cardiovascular é composto de dois circuitos: o circuito pulmonar, que transporta sangue para os pulmões, e o circuito sistêmico, que faz esse transporte para os tecidos do corpo.

O **sistema cardiovascular** é composto do **coração**, um órgão muscular que bombeia o sangue em dois circuitos distintos: o **circuito pulmonar**, que carreia sangue para os pulmões e o transporta de volta ao coração; e o **circuito sistêmico**, que distribui sangue para todos os órgãos e tecidos do resto do corpo e o traz de volta ao coração. Os vasos do sistema cardiovascular são compostos de três componentes principais: **artérias**, que transportam o sangue a partir do coração e se ramificam em vasos de diâmetros cada vez menores até se tornarem capilares, para fornecer sangue a todas as regiões do corpo; **capilares**, que são vasos de paredes finas e diâmetro diminuto e formam leitos capilares, onde gases, nutrientes, resíduos metabólicos, hormônios e substâncias de sinalização são trocados ou passados entre o sangue e os tecidos corporais para sustentar as atividades metabólicas normais; e **veias**, que drenam os leitos capilares e formam vasos cada vez maiores para levar o sangue de volta ao coração.

ESTRUTURA GERAL DOS VASOS SANGUÍNEOS

As artérias geralmente têm paredes mais espessas e diâmetro menor do que suas equivalentes venosas.

A maioria dos vasos sanguíneos apresenta muitas características estruturalmente semelhantes, contudo são as diferenças que formam as bases para classificar os vasos em diferentes grupos identificáveis. De modo geral, as artérias têm paredes mais espessas e são menores em diâmetro do que as veias correspondentes. Além disso, em cortes histológicos, as artérias se mostram arredondadas e geralmente não têm sangue em seu lúmen, ao passo que as veias apresentam contorno mais irregular e, frequentemente, contêm sangue em seu lúmen.

Túnicas vasculares

As paredes dos vasos sanguíneos são compostas de três camadas: a túnica íntima, a túnica média e a túnica adventícia.

Três camadas concêntricas distintas de tecidos, ou **túnicas**, constituem a parede do vaso sanguíneo normal (Figura 11.1). A camada mais interna, a **túnica íntima**, é composta de uma única camada de células endoteliais pavimentosas achatadas, que formam um tubo que reveste o lúmen do vaso e o tecido conjuntivo subendotelial subjacente. A camada intermediária, a **túnica média**, é composta, principalmente, de células musculares lisas helicoidalmente orientadas ao redor do lúmen. A camada mais externa, a **túnica adventícia**, é composta principalmente de tecido conjuntivo fibroelástico, cujas fibras estão dispostas longitudinalmente.

Túnica íntima

A túnica íntima é composta de um epitélio simples pavimentoso, conhecido como endotélio, e do tecido conjuntivo subendotelial, que inclui a lâmina elástica interna.

As células endoteliais (epitélio simples pavimentoso) que revestem o lúmen do vaso sanguíneo repousam sobre uma lâmina basal. Essas células achatadas são alongadas em uma lâmina de tal modo que seu eixo longo fica mais ou menos paralelo ao eixo longo do vaso, o que quase permite que cada célula endotelial circunde o lúmen de um vaso de pequeno calibre. Em vasos de maior calibre, são necessárias muitas células endoteliais individuais para revestir a circunferência do lúmen. As células endoteliais não apenas fornecem uma superfície excepcionalmente lisa para reduzir as forças de atrito que atuam no fluxo de sangue, mas também exercem funções adicionais (Tabela 11.1), tais como:

- Secreção de colágeno (tipos II, IV e V), laminina, endotelina, óxido nítrico (NO), fator de von Willebrand (FvW), fator tecidual e P-selectina
- Clivagem da **angiotensina I** para gerar **angiotensina II** (ver discussão mais adiante neste capítulo sobre a regulação da

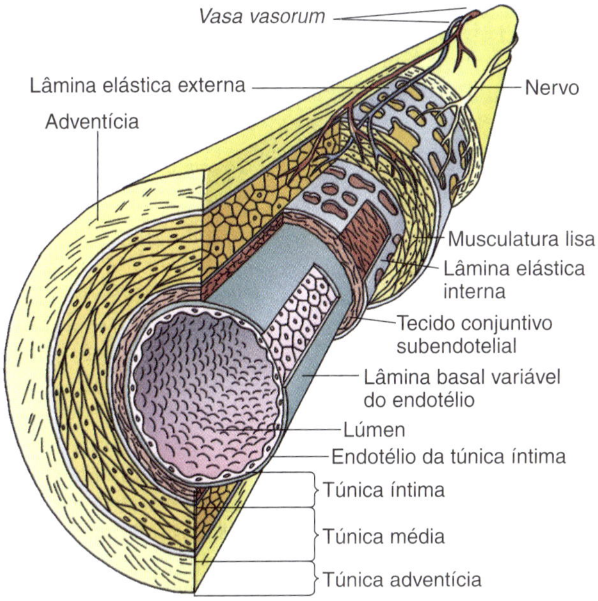

Figura 11.1 Diagrama de uma artéria normal.

TABELA 11.1 Funções das células endoteliais.

Função	Regiões da árvore vascular	Miscelânea
Permeabilidade seletiva	Capilares e vênulas pós-capilares	Barreira semipermeável que permite o movimento de determinadas pequenas moléculas através da membrana celular e tem o transporte mediado por receptor para outras moléculas
Migração de leucócitos	Vênulas de endotélio alto (pós-capilares)	Moléculas receptoras facilitam a migração dos leucócitos para os espaços do tecido conjuntivo
Inibição da formação de coágulos	Por todo o sistema vascular	Anticoagulantes são produzidos pelas células endoteliais intactas que mantêm o sangue em estado fluido
Promoção da formação de coágulo	Por todo o sistema vascular	Células endoteliais danificadas liberam o fator de von Willebrand e o fator tecidual para facilitar a formação de coágulos sanguíneos e reduzir a perda de sangue do vaso
Regulação local da pressão sanguínea	Por todo o sistema vascular	Células endoteliais danificadas liberam vasoconstritores poderosos, como endotelinas, prostaglandinas e tromboxano A2 para reduzir a perda de sangue do vaso
Regulação sistêmica da pressão sanguínea	Apesar de todos os vasos sanguíneos serem afetados, a vasoconstrição de arteríolas é a que exerce o maior efeito sobre a pressão arterial	A angiotensina I, um vasoconstritor leve, é convertida em angiotensina II pela ECA (enzima conversora de angiotensina), localizada nas membranas plasmáticas luminais do endotélio capilar. A angiotensina II é um vasoconstritor potente que reduz o diâmetro dos vasos sanguíneos, o que resulta em aumento da pressão arterial
Formação de novos vasos sanguíneos	Ocorre em todo o sistema vascular	Vasos sanguíneos danificados são reparados durante a cicatrização de feridas; também são formados novos vasos sanguíneos que invadem e fornecem nutrientes aos tumores em crescimento

pressão arterial) por meio de sua enzima ligada à membrana, a **enzima conversora de angiotensina** (ECA); inativação de bradicinina, serotonina, prostaglandinas, trombina e norepinefrina por enzimas ligadas à membrana adicionais; e ligação à **lipase lipoproteica**, a enzima que degrada triglicerídeos em glicerol e ácidos graxos.

Um tecido conjuntivo frouxo, a **camada subendotelial**, encontra-se logo abaixo das células endoteliais. O componente mais profundo da camada de tecido conjuntivo subendotelial é a **lâmina elástica interna**, que é especialmente bem desenvolvida nas artérias musculares. A lâmina elástica interna é composta de uma lâmina fenestrada de **elastina**, cujas fenestrações permitem a difusão de substâncias do lúmen para as regiões mais profundas da parede arterial para nutrir as células ali presentes.

Túnica média

A túnica média, geralmente a camada mais espessa da parede do vaso, é composta de camadas helicoidalmente dispostas de músculo liso e lâmina elástica externa, quando presente.

A túnica média é a camada mais espessa do vaso, composta principalmente de células musculares lisas dispostas em um arranjo helicoidal. Algumas fibras elásticas, colágeno tipo III e proteoglicanos se encontram intercalados entre as camadas de células musculares lisas. Os elementos fibrosos formam lamelas no interior da substância fundamental e são secretados pelas células musculares lisas. As artérias musculares maiores têm uma **lâmina elástica externa**, que é mais delicada do que a lâmina elástica interna e separa a túnica média da túnica adventícia. Pequenos vasos, como capilares e vênulas pós-capilares, não têm uma túnica média; ela é substituída por **pericitos** (ver a discussão sobre capilares, mais adiante neste capítulo).

Túnica adventícia

A túnica adventícia, a camada mais externa da parede vascular, funde-se com o tecido conjuntivo circundante.

A **túnica adventícia** cobre a superfície externa dos vasos. É composta de um tecido conjuntivo denso não modelado e rico em fibras colágenas, que consiste principalmente de fibroblastos, fibras colágenas dos tipos I e III e fibras elásticas orientadas longitudinalmente. Essa camada se torna contínua com os elementos do tecido conjuntivo que circundam o vaso.

Vasa vasorum

Os vasa vasorum *(vasos do vaso) fornecem um suprimento de sangue às paredes musculares dos vasos sanguíneos.*

A espessura e a musculatura dos vasos maiores impedem que as células que compõem as túnicas sejam nutridas por difusão desde o lúmen do vaso. As células mais profundas da túnica média e da túnica adventícia são nutridas pelos ***vasa vasorum*** (**vasos do vaso**), pequenas artérias que adentram as paredes dos vasos e se ramificam profusamente para servir às células localizadas principalmente na túnica média e na túnica adventícia. Em comparação às artérias, as veias apresentam mais células que não podem ser supridas com oxigênio e nutrientes por difusão porque o sangue venoso contém menos oxigênio e nutrientes do que o sangue arterial. Por essa razão, os *vasa vasorum* são mais prevalentes nas paredes das veias do que nas paredes das artérias.

Suprimento nervoso para os vasos

Os nervos simpáticos fornecem inervação vasomotora aos músculos lisos da túnica média.

Uma rede de **nervos vasomotores** do componente simpático do sistema nervoso autônomo supre as células musculares lisas dos vasos sanguíneos. Esses nervos simpáticos pós-ganglionares amielínicos são responsáveis pela **vasoconstrição** das paredes vasculares. Como raramente entram na túnica média do vaso, esses nervos não fazem sinapses diretamente nas células musculares lisas. Em vez disso, liberam o neurotransmissor **norepinefrina**, que se difunde na túnica média e atua nas células musculares lisas próximas. Esses impulsos são propagados por todas as células musculares lisas por meio de suas junções comunicantes para orquestrar as contrações de toda a camada de células da musculatura lisa e, assim, reduzir o diâmetro do lúmen do vaso.

As artérias são mais intensamente inervadas por nervos vasomotores do que as veias, mas as veias também recebem terminações nervosas vasomotoras na túnica adventícia. As artérias que irrigam os músculos esqueléticos do corpo recebem nervos colinérgicos (parassimpáticos) para promover a vasodilatação que reduz a velocidade do fluxo sanguíneo para permitir maior troca de gases.

ARTÉRIAS

As artérias são vasos sanguíneos que transportam sangue para longe do coração.

As artérias são vasos eferentes que transportam o sangue do coração para os leitos capilares. As duas principais artérias que se originam dos ventrículos direito e esquerdo do coração são o **tronco pulmonar**, que, logo após sair do ventrículo direito do coração, ramifica-se nas artérias pulmonares direita e esquerda que entram nos pulmões para distribuição (ver Capítulo 15); e a **aorta**, que sai do ventrículo esquerdo do coração e dá origem às artérias coronárias que irrigam o músculo cardíaco. A aorta segue, então, em um arco obliquamente posterior para descer na cavidade torácica, onde envia ramos para a parede corporal e as vísceras; em seguida, entra na cavidade abdominal, onde também envia ramos para a parede do corpo e as vísceras. A aorta abdominal termina com a bifurcação em artéria ilíaca comum direita e artéria ilíaca comum esquerda da pelve. Os ramos principais da aorta continuam a se arborizar para formar um grande número de artérias cada vez menores, o que continua até que as paredes dos vasos contenham uma única camada de células endoteliais. Os vasos resultantes, chamados ***capilares***, são os menores elementos vasculares funcionais do sistema cardiovascular.

Classificação das artérias

As artérias são de três tipos: artérias elásticas (artérias condutoras), artérias musculares (artérias distribuidoras) e arteríolas.

As artérias são classificadas em três tipos principais com base em seu tamanho relativo, em suas características morfológicas ou em ambos (Tabela 11.2): as maiores são as artérias elásticas (condutoras), seguidas das artérias musculares (distribuidoras); as menores são as arteríolas.

Como os vasos diminuem de diâmetro continuamente, ocorrem mudanças graduais nas características morfológicas ao passarem de um tipo para outro. Assim, alguns vasos com características de duas categorias não podem ser atribuídos com segurança a uma categoria específica.

Artérias elásticas

Camadas concêntricas de lâminas elásticas, conhecidas como lâminas elásticas fenestradas, ocupam grande parte da túnica média.

A aorta e os ramos originados do arco aórtico (a artéria carótida comum e a artéria subclávia), as artérias ilíacas comuns e o tronco pulmonar são **artérias elásticas** (**artérias de grande calibre**, ou **condutoras**) (Figura 11.2). As paredes desses vasos podem ser amarelas no estado fresco por causa da abundância de elastina.

A **túnica íntima** das artérias elásticas é composta de um endotélio que é sustentado por uma camada estreita de tecido conjuntivo subendotelial subjacente que contém alguns fibroblastos, células musculares lisas ocasionais e fibras de colágeno. Lâminas finas de fibras elásticas, a **lâmina elástica interna**, também estão presentes (Figura 11.3).

[1]N.R.T.: há histologistas que consideram um quarto tipo de artéria, as artérias de pequeno calibre, intermediárias entre as arteríolas e as artérias musculares.

TABELA 11.2 Características dos diversos tipos de artérias.

Artéria	Túnica íntima	Túnica média	Túnica adventícia
Artérias elásticas (condutoras; por exemplo, aorta) Diâmetro: superior a 10 mm	Endotélio com corpúsculos de Weibel-Palade, lâmina basal, camada subendotelial, lâmina elástica interna incompleta	De 40 a 70 lâminas elásticas fenestradas, células musculares lisas intercaladas entre as lâminas elásticas, lâmina elástica externa fina, *vasa vasorum* na metade externa	Fina camada de tecido conjuntivo fibroelástico, *vasa vasorum*, vasos linfáticos, fibras nervosas
Artérias musculares (distribuidoras; por exemplo, artéria femoral) Diâmetro: 1 a 10 mm	Endotélio com corpúsculos de Weibel-Palade, lâmina basal, camada subendotelial, lâmina elástica interna espessa	Até 40 camadas de células musculares lisas, lâmina elástica externa espessa	Fina camada de tecido conjuntivo fibroelástico; *vasa vasorum* não muito proeminentes; vasos linfáticos, fibras nervosas
Arteríolas (não são nomeadas) Diâmetro: 10 a 100 μm	Endotélio com corpúsculos de Weibel-Palade; lâmina basal, camada subendotelial não muito proeminente; algumas fibras elásticas em vez de uma lâmina elástica interna definida	Uma ou duas camadas de células musculares lisas	Tecido conjuntivo frouxo, fibras nervosas
Metarteríolas (não são nomeadas) Diâmetro: cerca de 8 μm	Endotélio, lâmina basal	Células musculares lisas formam o esfíncter pré-capilar	Tecido conjuntivo esparso e frouxo

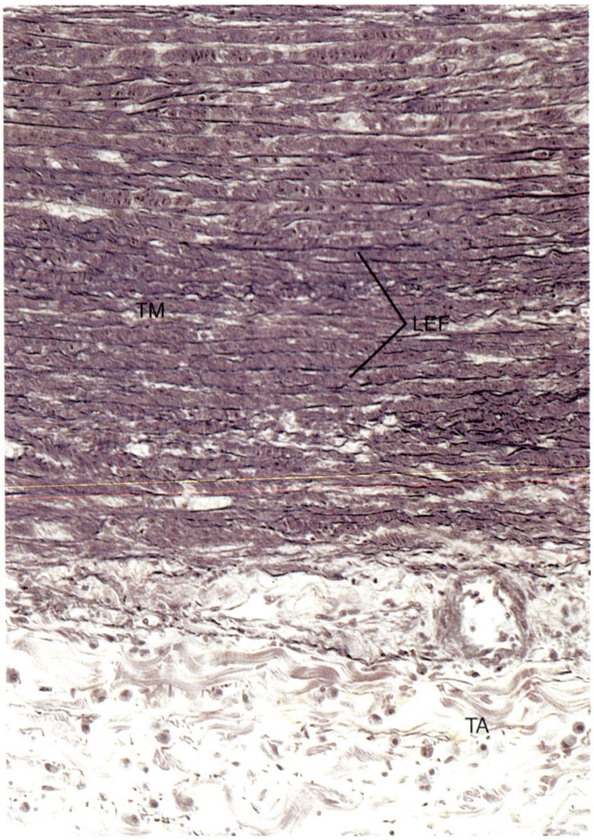

Figura 11.2 Fotomicrografia de uma artéria elástica (132 ×). Observe as lâminas elásticas fenestradas (*LEF*), a túnica média (*TM*) e a túnica adventícia (*TA*). A túnica íntima não é mostrada.

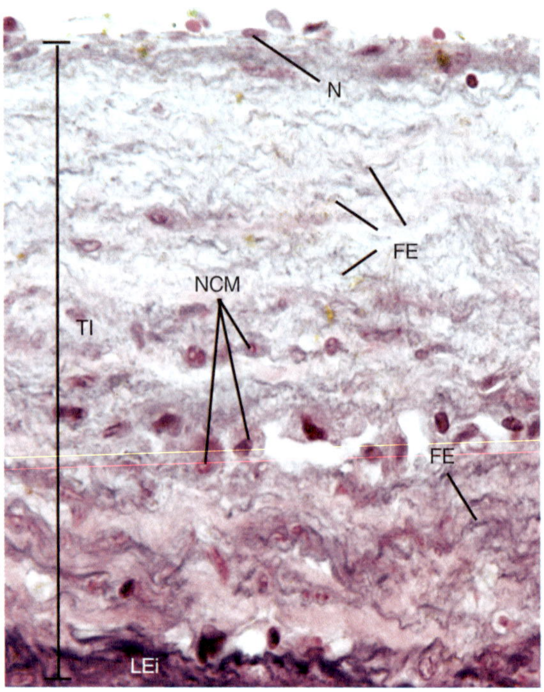

Figura 11.3 Fotomicrografia da túnica íntima (*TI*) da aorta humana. Observe os núcleos (*N*) das células endoteliais, bem como das células musculares lisas ocasionais (*NCM*). Embora não haja uma lâmina elástica interna (*LEi*) claramente definida, há muitas fibras elásticas (*FE*) espalhadas por todo o tecido conjuntivo subepitelial (540 ×).

As células endoteliais das artérias elásticas têm de 10 a 15 μm de largura e de 25 a 50 μm de comprimento; seus eixos longos são orientados paralelamente ao eixo longitudinal do vaso. Essas células são conectadas principalmente por junções oclusivas. Suas membranas plasmáticas formam pequenas vesículas endocíticas e exocitóticas, que provavelmente transportam água, macromoléculas e eletrólitos. Prolongamentos ocasionais podem se estender da membrana plasmática através da lâmina elástica interna para formar junções comunicantes com células musculares lisas localizadas no tecido conjuntivo subendotelial. As células endoteliais abrigam os **corpúsculos de Weibel-Palade** (**corpúsculos W-P**), grânulos delimitados por membranas, com 0,1 μm de diâmetro e 3 μm de comprimento. Os corpúsculos W-P apresentam matriz densa na qual elementos tubulares estão incorporados. Esses elementos tubulares contêm a glicoproteína denominada **FvW**, o **fator tecidual** e **P-selectina**. O FvW facilita a coagulação das plaquetas durante a formação do coágulo e é produzido pela maioria das células endoteliais, mas é armazenado apenas nas artérias. O fator tecidual intensifica o processo de coagulação e a P-selectina induz os leucócitos a deixarem a corrente sanguínea, entrarem nos espaços do tecido conjuntivo e atuarem no processo imunológico.

Correlações clínicas

Pacientes com doença de von Willebrand, um distúrbio hereditário que resulta em adesão prejudicada de plaquetas, apresentam tempos de coagulação prolongados e sangramento excessivo no local da lesão.

A **túnica média** das artérias elásticas consiste em muitas lamelas fenestradas de elastina, conhecidas como ***lâminas elásticas fenestradas***, alternadas com camadas de células musculares lisas orientadas circularmente. Existem aproximadamente 40 lamelas elásticas fenestradas em neonatos e 70 em adultos. Essas lamelas fenestradas também aumentam de espessura devido à deposição contínua de elastina em suas superfícies; as células de músculo liso são menos abundantes nas artérias elásticas do que na maioria das artérias musculares. A matriz extracelular, secretada pelas células musculares lisas, é composta principalmente de sulfato de condroitina, colágeno e fibras reticulares e elásticas (Figura 11.4; ver também Figura 11.2). Uma **lâmina elástica externa** também está presente na túnica média.

A **túnica adventícia** das artérias elásticas é relativamente fina e composta de tecido conjuntivo frouxo fibroelástico que abriga alguns fibroblastos (ver Figura 11.2). Os *vasa vasorum* também são abundantes em toda a adventícia. Os leitos capilares se originam desses vasos e se estendem para os tecidos da túnica média, onde fornecem oxigênio e nutrientes para o tecido conjuntivo e as células musculares lisas. As fenestrações nas lâminas elásticas permitem alguma difusão de oxigênio e nutrientes do sangue que flui através do lúmen para as células na túnica média, embora a maior parte da nutrição seja derivada de ramos dos *vasa vasorum*.

Artérias musculares

As artérias musculares são caracterizadas por uma túnica média espessa que é composta principalmente de células musculares lisas.

As **artérias musculares** (**artérias de calibre médio**, ou **distribuidoras**) incluem a maioria dos vasos originários da aorta, exceto os troncos principais, que têm origem no arco da aorta,

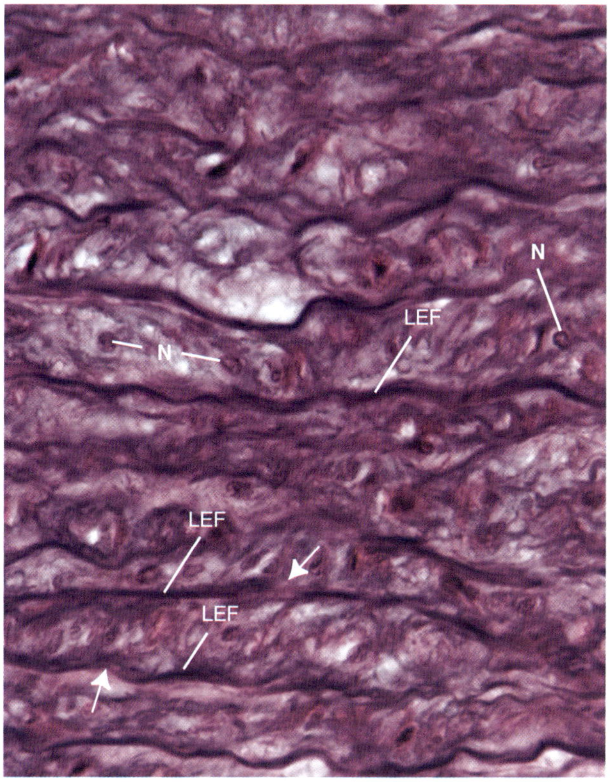

Figura 11.4 Fotomicrografia de grande aumento da túnica média da aorta. Observe os núcleos das células musculares lisas em toda essa camada da parede da aorta. As espessas lâminas elásticas fenestradas (*LEF*) têm aberturas, conhecidas como fenestras (*setas*), que permitem a difusão de líquido extracelular que transporta oxigênio, dióxido de carbono, nutrientes e produtos residuais celulares (450 ×).

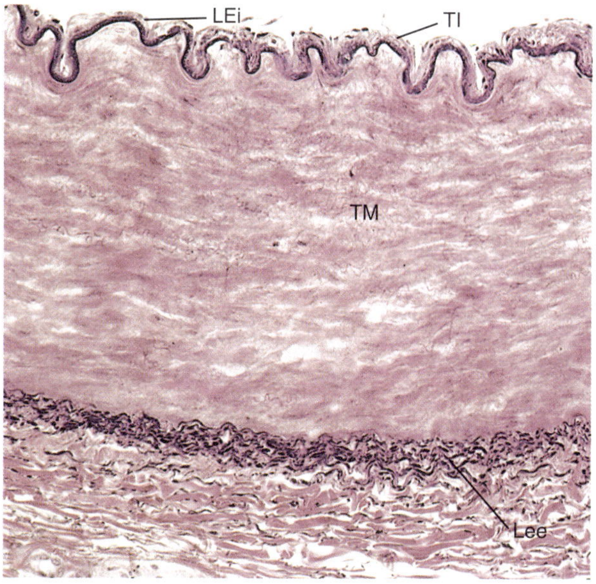

Figura 11.5 Fotomicrografia de uma artéria muscular (132 ×). Observe a túnica adventícia, a lâmina elástica interna (*LEi*) e a lâmina elástica externa (*LEe*) dentro da espessa túnica média (*TM*). TI, túnica íntima.

e a bifurcação terminal da aorta abdominal, identificada como artéria elástica. Na verdade, a maioria das artérias nomeadas, mesmo aquelas com diâmetro apenas ligeiramente superior a um milímetro, são classificadas como artérias musculares. A característica que identifica as artérias musculares é uma túnica média relativamente espessa composta principalmente de camadas de células musculares lisas (Figura 11.5).

A **túnica íntima** nas artérias musculares é mais fina do que nas artérias elásticas, mas a camada subendotelial contém algumas células musculares lisas. Além disso, ao contrário das artérias elásticas, a **lâmina elástica interna** das artérias musculares é proeminente e exibe uma superfície ondulada, à qual o endotélio se molda (Figuras 11.5 a 11.7). Ocasionalmente, a lâmina elástica interna é duplicada, sendo chamada de ***lâmina elástica interna bífida***. As células endoteliais têm prolongamentos que passam por fenestrações dentro da lâmina elástica interna e fazem junções comunicantes com células musculares lisas da túnica média que se encontram próximas à interface com a camada íntima. Acredita-se que essas junções comunicantes possam acoplar metabolicamente o endotélio e as células de músculo liso.

A **túnica média** das artérias musculares é composta predominantemente de células musculares lisas que são helicoidalmente orientadas na região onde a túnica média faz interface com a íntima (Figura 11.8). No entanto, alguns feixes de fibras musculares lisas são dispostos longitudinalmente na região de interface com a túnica adventícia. As grandes artérias musculares podem ter até 40 camadas de células musculares lisas dispostas em um arranjo helicoidal; o número de camadas celulares é reduzido à medida que o diâmetro da artéria diminui, de modo

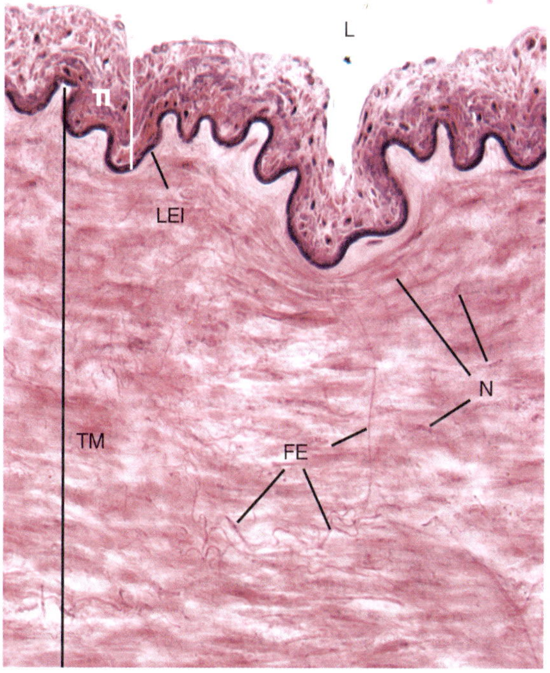

Figura 11.6 Fotomicrografia de aumento médio da túnica íntima (*TI*) e da túnica média (*TM*) de uma artéria muscular. O lúmen (*L*) é revestido de células endoteliais e a lâmina elástica interna (*LEI*) está localizada mais profundamente no tecido conjuntivo subendotelial. Os núcleos (*N*) das células musculares lisas estão evidentes na túnica média, assim como feixes ondulados de fibras elásticas (*FE*). (270 ×).

que pequenas artérias musculares apresentam apenas três ou quatro camadas de células musculares lisas em sua túnica média.

Cada célula de músculo liso é envolvida por uma **lâmina externa** (semelhante a uma **lâmina basal**), embora os prolongamentos das células musculares lisas se estendam ao longo de intervalos através da lâmina externa para formar junções comunicantes com outras células do músculo liso, o que assegura que as contrações no interior da túnica média sejam coordenadas.

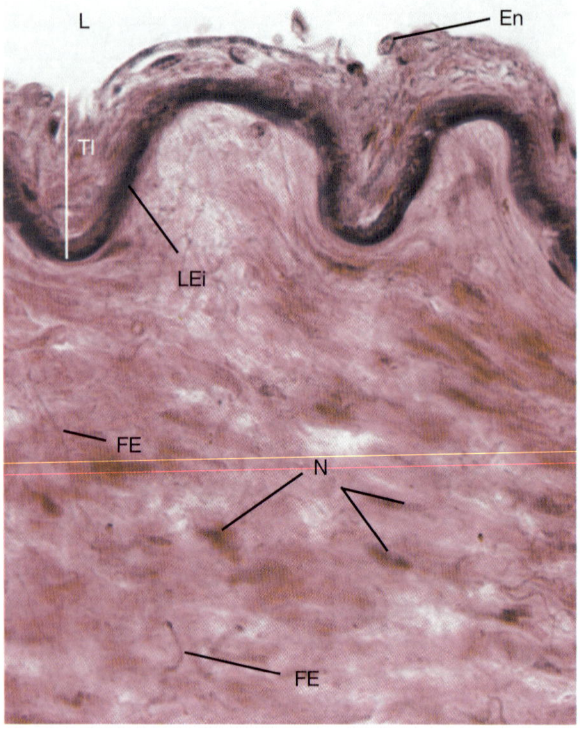

Figura 11.7 Fotomicrografia de grande aumento da túnica íntima (*TI*) e de uma porção da túnica média (*TM*) de uma artéria muscular. O lúmen (*L*) é revestido de células endoteliais (*En*) e a lâmina elástica interna (*LEi*) está localizada abaixo do tecido conjuntivo subendotelial. Os núcleos (*N*) das células musculares lisas estão evidentes na túnica média, assim como as fibras elásticas onduladas (*FE*) (540 ×).

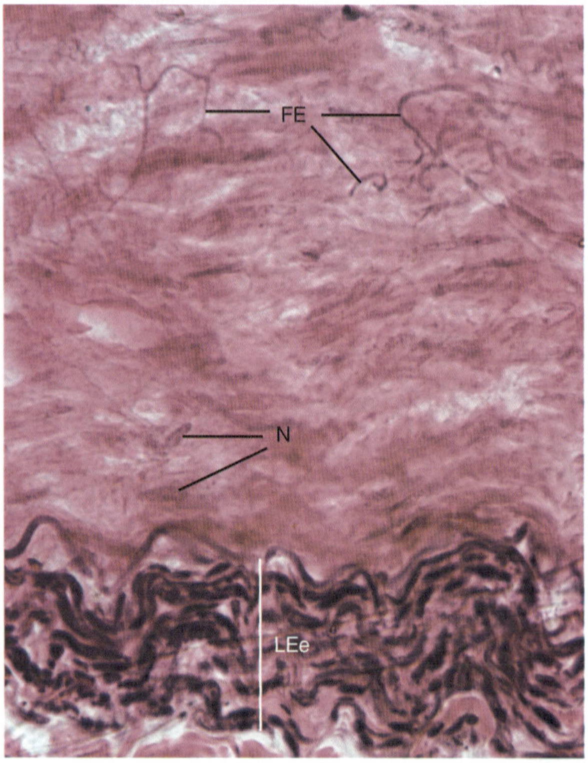

Figura 11.8 Fotomicrografia de grande aumento da túnica média de uma artéria muscular. Observe os núcleos (*N*) das células musculares lisas, bem como as fibras elásticas (*FE*) onduladas distribuídas pela túnica média. A lâmina elástica externa (*LEe*) da túnica média encontra-se vizinha à túnica adventícia (450 ×).

Fibras elásticas, fibras de colágeno do tipo III e sulfato de condroitina estão entremeados nas camadas de células musculares lisas e são todos secretados por essas células. As fibras de colágeno do tipo III (30 nm de diâmetro) estão localizadas em feixes dentro dos espaços extracelulares.

Uma **lâmina elástica externa** é identificável em cortes histológicos de artérias musculares maiores como múltiplas camadas de finas lâminas elásticas; em eletromicrografias, essas lâminas exibem fenestrações.

A **túnica adventícia** das artérias musculares consiste em fibras elásticas, fibras de colágeno (60 a 100 nm de diâmetro) e substância fundamental composta, principalmente, de dermatan sulfato e heparan sulfato. Essa matriz extracelular é produzida por fibroblastos na adventícia. As fibras de colágeno e elásticas são orientadas longitudinalmente e se misturam aos tecidos conjuntivos ao seu redor. Os *vasa vasorum* e as terminações nervosas amielínicas estão localizados nas regiões mais externas da adventícia. O neurotransmissor liberado nas terminações nervosas se difunde por fenestrações na lâmina elástica externa para a túnica média para despolarizar algumas das células musculares lisas superficiais. A despolarização se propaga para todas as células musculares da túnica média por meio de junções comunicantes.

Correlações clínicas

1. O **aneurisma**, uma dilatação sacular da parede de uma artéria (ou menos frequentemente de uma veia), resulta de fraqueza na parede do vaso e geralmente está relacionado à idade. Ocorre em regiões da parede do vaso onde – frequentemente como resultado de aterosclerose, síndrome de Marfan, sífilis e síndrome de Ehlers-Danlos – as fibras elásticas são deslocadas pelas fibras de colágeno. A aorta abdominal é o vaso mais comum com esse tipo de aneurisma. Quando descoberta, a área abaulada pode ser reparada, mas, se não for descoberta e se romper, ocorre uma rápida e massiva perda de sangue que pode resultar na morte do indivíduo.
2. A localização da artéria determina a espessura das várias túnicas. Por exemplo, a espessura da túnica média nas artérias da perna é maior do que nas artérias da extremidade superior. Isso ocorre em resposta à pressão contínua da coluna de sangue do vaso, resultante das forças gravitacionais. Além disso, as artérias coronárias, que irrigam o coração, são artérias de alta pressão e, dessa forma, têm uma espessa túnica média. Por outro lado, as artérias da circulação pulmonar estão sob baixa pressão; assim, a túnica média nesses vasos é mais fina.

Arteríolas

Artérias com diâmetro inferior a 0,1 mm são consideradas arteríolas.

As **arteríolas**, os ramos terminais das artérias, regulam o fluxo sanguíneo nas metarteríolas e nos leitos capilares. Em cortes histológicos, a largura da parede de uma arteríola é aproximadamente igual ao diâmetro de seu lúmen (Figura 11.9). Abaixo do endotélio da **túnica íntima**, observa-se uma fina camada de tecido conjuntivo que consiste em colágeno do tipo III e uma quantidade esparsa de fibras elásticas integradas à substância fundamental. As arteríolas maiores também exibem uma **lâmina elástica interna** fina e fenestrada, que está ausente nas arteríolas pequenas e terminais (Figura 11.10). Nas grandes arteríolas, a

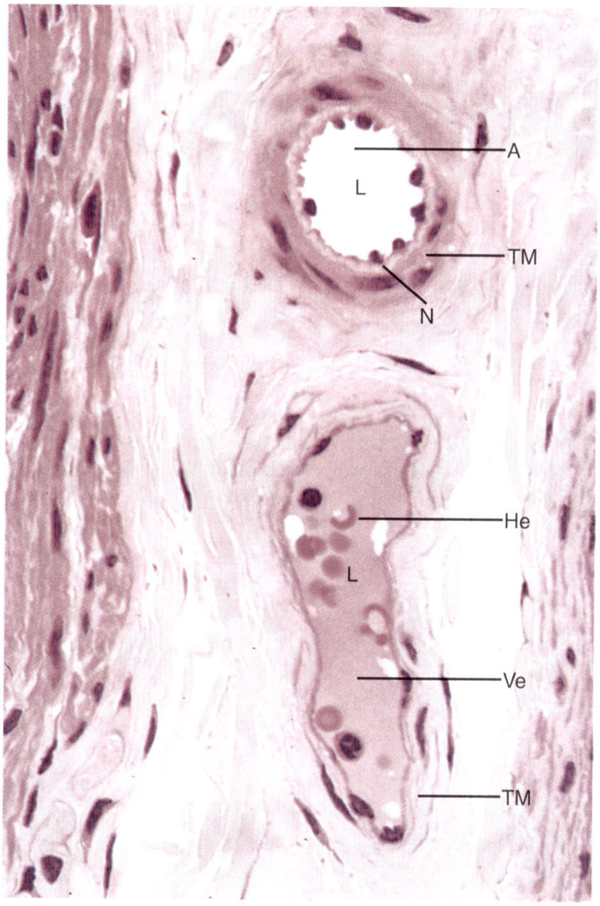

Figura 11.9 Fotomicrografia de uma arteríola e de uma vênula, sendo que esta contém hemácias (540 ×). A arteríola (*A*) está bem definida, com uma túnica média (*TM*) espessa. Os núcleos (*N*) das células endoteliais se projetam no lúmen (*L*). A vênula (*Ve*) apresenta suas túnicas pouco definidas, e seu grande lúmen irregular contém hemácias (*He*) e outros componentes do sangue. A túnica média da vênula não é tão robusta como a da arteríola.

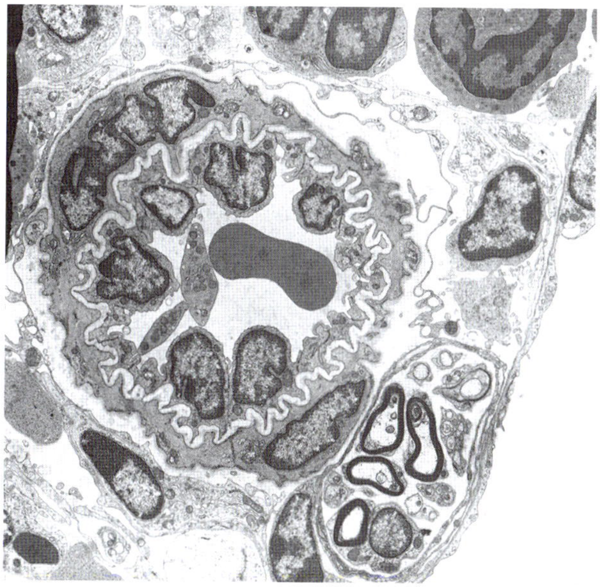

Figura 11.10 Eletromicrografia de uma arteríola. (Fonte: Yamazaki K, Allen TD. Ultrastructural morphometric study of efferent nerve terminals on murine bone marrow stromal cells, and the recognition of a novel anatomical unit: the "neuro-reticularreticul complex." *Am J Anat.* 1990;187:261-276. Reproduzida, com autorização, de Wiley-Liss, Inc., uma subsidiária da John Wiley & Sons, Inc.)

túnica média é composta de duas ou três camadas de células musculares lisas, enquanto, nas pequenas arteríolas, há apenas uma única camada de células musculares lisas que circunda completamente as células endoteliais (Figura 11.11). As arteríolas não têm lâmina elástica externa. A **túnica adventícia** das arteríolas é escassa e é representada por tecido conjuntivo fibroelástico que abriga alguns fibroblastos.

As artérias que levam sangue aos leitos capilares são chamadas de ***metarteríolas***. Elas têm aproximadamente 8 μm de diâmetro e diferem estruturalmente das arteríolas pelo fato de sua camada de músculo liso não ser contínua. Em vez disso, as células musculares individuais (conhecidas como **esfíncteres pré-capilares**) são espaçadas e cada uma circunda o endotélio de um capilar que se origina da metarteríola. Acredita-se que esse arranjo permite que tais células musculares lisas funcionem como um esfíncter, por meio de sua contração, a fim de controlar, desse modo, o fluxo sanguíneo para o leito capilar.

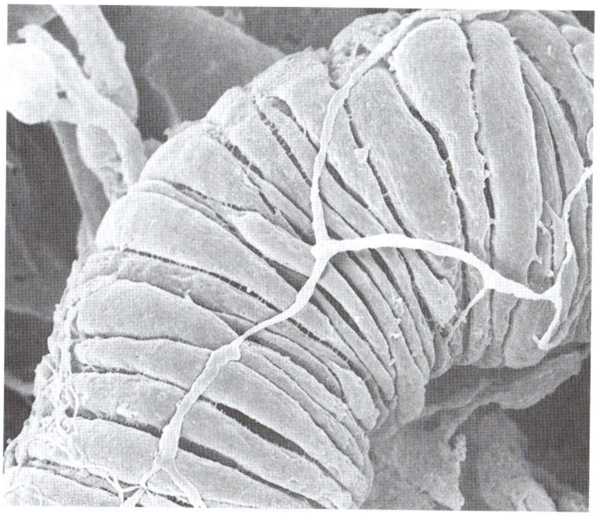

Figura 11.11 Eletromicrografia de varredura de uma arteríola que ilustra sua camada compacta de músculo liso e suas fibras nervosas associadas (4.200 ×). (Fonte: Fujiwara T, Uehara Y. The cytoarchitecture of the wall and innervation pattern of the microvessels in the rat mammary gland: a scanning electron microscopic observation. *Am J Anat.* 1984;170: 39 a 54. Reproduzida, com autorização, de Wiley-Liss, Inc., uma subsidiária da John Wiley & Sons, Inc.)

Correlações clínicas

Quase 10% dos adultos norte-americanos sofrem de refluxo gastresofágico e recebem prescrição de inibidores da bomba de prótons (IBP), que inibem a capacidade das células parietais do estômago de produzir ácido clorídrico. Infelizmente, o uso crônico e a longo prazo desses fármacos – alguns dos quais estão disponíveis sem necessidade de prescrição por receita médica – mostrou-se capaz, *in vitro*, de causar danos às células endoteliais. Aparentemente, os IBPs não apenas inibem a produção de HCl pelas células parietais, mas também interferem na acidez dos lisossomos das células endoteliais, o que resulta na incapacidade dessas organelas citoplasmáticas de destruir os detritos intracelulares; com isso, a uniformidade da superfície luminal das células endoteliais é reduzida. Sugere-se que o revestimento rugoso dos vasos sanguíneos faz com que as plaquetas e as células sanguíneas adiram ao endotélio, fator importante para o início da arteriosclerose. Como esse trabalho foi um estudo realizado *in vitro*, é preciso desenvolver mais pesquisas para verificar se ele pode ser reproduzido *in vivo*.

Estruturas sensoriais especializadas em artérias

Estruturas sensoriais especializadas nas artérias incluem o seio carotídeo, o corpo carotídeo e os corpos aórticos.

Três tipos de estruturas sensoriais especializadas estão localizadas nas principais artérias do corpo: **seios carotídeos**, **corpos carotídeos** e **corpos aórticos**. As terminações nervosas nessas estruturas monitoram a pressão sanguínea e a composição sanguínea para fornecer dados essenciais ao cérebro para controlar os batimentos cardíacos, a respiração e a pressão sanguínea.

Seio carotídeo

O seio carotídeo é um barorreceptor localizado na parede da artéria carótida interna imediatamente distal à bifurcação da artéria carótida comum.

O seio carotídeo, localizado dentro da parede da artéria carótida interna, é um barorreceptor – ou seja, percebe alterações na pressão arterial. Nesse local, a adventícia desse vaso é relativamente mais espessa e ricamente dotada de terminações nervosas sensoriais provenientes do nervo glossofaríngeo (nervo craniano IX). Em contraste, a túnica média é

Correlações clínicas

O Comitê Nacional Conjunto de Prevenção, Detecção, Avaliação e Tratamento da Hipertensão Arterial, ao divulgar suas abrangentes diretrizes acerca dos riscos de doenças cardiovasculares relacionados à pressão arterial em 2017, modificou suas diretrizes anteriores sobre as categorias de pressão arterial.

Categoria de pressão sanguínea	Sistólica (mmHg)	Diastólica (mmHg)
Normal	< 120	< 80
Elevada	120 a 129	< 80
Hipertensão Estágio 1	130 a 139	80 a 89
Hipertensão Estágio 2	> 140 =	> 90 =

De acordo com a diretriz anterior, quando 140/80 era considerado hipertensão, havia 74 milhões de adultos hipertensos nos EUA; sob a diretriz atual, existem 105 milhões de adultos hipertensos. Estima-se que, se os pacientes aderirem às diretrizes atuais, a vida de aproximadamente 330.000 pessoas será salva anualmente. Além disso, aproximadamente 600.000 pacientes evitarão acidente vascular encefálico (AVE), infartos do miocárdio, fibrilação atrial, doença renal e outras consequências de doenças cardiovasculares. Para cumprir as novas diretrizes, mais 11 milhões de adultos norte-americanos terão que receber medicamentos anti-hipertensivos, mas as novas diretrizes também enfatizam que os pacientes devem considerar mudanças no estilo de vida. Isso inclui perda de peso, redução do consumo de álcool e de sal, aumento da ingestão de potássio, aumento da quantidade de exercícios e adoção de uma dieta DASH (do inglês, *dietary approaches to stop hypertension*; em tradução livre, abordagens dietéticas para interromper a hipertensão). A DASH sugere uma redução do consumo de carne, gorduras saturadas e trans e o aumento da ingestão de peixes, aves, frutas, vegetais e alimentos integrais.

relativamente fina, o que permite que seja distendida durante o aumento da pressão arterial para estimular as terminações nervosas. Os impulsos aferentes, recebidos no centro vasomotor do cérebro, desencadeiam ajustes na vasoconstrição, que resultam na manutenção de uma pressão arterial adequada. Pequenos barorreceptores adicionais estão localizados na aorta e em alguns dos vasos maiores.

Corpo carotídeo

O corpo carotídeo funciona como um quimiorreceptor que monitora as alterações nos níveis de oxigênio e dióxido de carbono, bem como a concentração de íons de hidrogênio.

O ***corpo carotídeo***, localizado na bifurcação da artéria carótida comum, é uma pequena estrutura oval que tem terminações nervosas quimiorreceptoras especializadas responsáveis pelo monitoramento da concentração de H^+ no sangue, bem como alterações nos níveis de oxigênio e dióxido de carbono. Essa estrutura, que tem de 3 a 5 mm de diâmetro, é composta de múltiplos grupos de células de coloração pálida entremeadas no tecido conjuntivo. Por meio do emprego da microscopia eletrônica, foi possível identificar dois tipos de células parenquimatosas no corpo carotídeo: as **células glômicas** (**tipo I**) e as **células da bainha** (**tipo II**).

As **células glômicas** se distinguem pela presença de vesículas de núcleo denso, de 60 a 200 nm de diâmetro, que se assemelham a vesículas localizadas nas células cromafins da medula suprarrenal. Os prolongamentos celulares também contêm microtúbulos orientados longitudinalmente, vesículas de núcleos mais elétron-densos e algumas pequenas vesículas eletron-lúcidas. Esses processos entram em contato com outras células glômicas e células endoteliais capilares.

As **células da bainha** são mais complexas e apresentam processos celulares longos que envolvem quase completamente os processos das células glômicas. Os núcleos dessas células são irregulares e contêm mais heterocromatina em comparação aos núcleos redondos das células glômicas; além disso, as células da bainha não contêm vesículas de núcleo elétron-denso. À medida que as terminações nervosas entram nos aglomerados de células glômicas, elas perdem suas células de Schwann e ficam cobertas pelas células da bainha, da mesma forma que as células gliais embainham as fibras no sistema nervoso central (SNC).

Os corpos carotídeos contêm catecolaminas (assim como as células da medula suprarrenal e as células paraganglionares), mas não está claro se produzem hormônios. Os nervos glossofaríngeo e vago suprem o corpo carotídeo com muitas fibras aferentes. Em algumas das sinapses, as células glômicas parecem funcionar como corpos celulares pré-sinápticos, mas as relações específicas ainda não foram completamente elucidadas.

Corpos aórticos

Os **corpos aórticos**, localizados no arco da aorta e entre a artéria carótida comum esquerda e a artéria subclávia esquerda, assemelham-se aos corpos carotídeos. Por essa razão, são considerados quimiorreceptores.

Regulação da pressão sanguínea arterial

A pressão sanguínea arterial é regulada pelo centro vasomotor do cérebro.

O coração, que funciona como bomba cardiovascular, entra em repouso entre cada batimento e impulsiona uma golfada pressurizada de sangue que entra nas artérias elásticas e, em seguida, move-se para as artérias musculares e arteríolas e, por fim, para os capilares. O **centro vasomotor** do cérebro controla o estado de contração das paredes dos vasos (**tônus vasomotor**) por uma combinação de vasoconstrição e vasodilatação. A **vasodilatação** é uma função do sistema nervoso parassimpático. A **vasoconstrição** é realizada por meio dos nervos vasomotores do sistema nervoso simpático, bem como pelas endotelinas 1, 2 e 3; angiotensina II; e, em casos de grande perda sanguínea, hormônio antidiurético (vasopressina).

A **vasodilatação** ocorre quando a acetilcolina liberada pelas terminações nervosas parassimpáticas nas paredes dos vasos inicia a liberação de **óxido nítrico** (**NO**) proveniente do endotélio. O NO se difunde nas células musculares lisas, onde promove a produção do segundo mensageiro monofosfato de guanosina cíclico, que resulta no relaxamento das células musculares para provocar a dilatação do lúmen vascular.

A **vasoconstrição** induzida pelo centro vasomotor ocorre quando as fibras simpáticas liberam norepinefrina, que atinge algumas das células musculares lisas da túnica média e causa sua contração. Como nem toda célula de músculo liso tem sua própria inervação, o estímulo de contração é transmitido entre essas células, de uma para a outra, por meio de junções comunicantes.

Correlações clínicas

A vasoconstrição localizada ocorre quando o revestimento epitelial dos vasos sanguíneos é danificado. As células endoteliais lesadas liberam **endotelina**, um grande peptídeo composto de 21 aminoácidos que se liga a seus receptores nas células musculares lisas e faz com que sofram contração e reduzam a perda de sangue do vaso prejudicado. As células endoteliais danificadas liberam outras substâncias vasoconstritoras, como prostaglandinas e tromboxano A_2.

A desidratação e a hemorragia grave induzem a hipófise posterior a liberar o **hormônio antidiurético** (**vasopressina**), outro vasoconstritor poderoso.

Quando a *pressão arterial sistêmica* está baixa, os rins secretam a enzima **renina**, que cliva o **angiotensinogênio** circulante no sangue para formar a **angiotensina I**. Esse vasoconstritor leve é convertido em **angiotensina II** pela **ECA**, que está localizada na membrana plasmática luminal de endotélio capilar (especialmente nos capilares dos pulmões). A angiotensina II é um vasoconstritor potente que inicia a contração de músculos lisos para reduzir, assim, o diâmetro do lúmen vascular, o que resulta em aumento da pressão arterial (ver Capítulo 19).

Correlações clínicas

Alterações vasculares normais e patológicas

As maiores artérias continuam a crescer até cerca de 25 anos, ocorrendo espessamento progressivo de suas paredes e aumento do número de lâminas elásticas. Nas artérias musculares, a partir da meia-idade, aumentam os depósitos de colágeno e proteoglicanos nas paredes, o que reduz sua flexibilidade. Os vasos coronários são os primeiros a exibir os efeitos do envelhecimento, e a túnica íntima exibe as maiores alterações relacionadas à idade. Essas alterações naturais não são diferentes das alterações regressivas observadas na arteriosclerose.

Arteriosclerose

As pequenas artérias e arteríolas, especialmente as dos rins, são propensas à arteriosclerose (endurecimento das artérias), em que apresentam um espessamento hialino ou concêntrico que é frequentemente associado a hipertensão e diabetes.

Aterosclerose

A **aterosclerose**, uma condição precursora de ataques cardíacos e AVEs, é uma forma muito comum de arteriosclerose. Os vasos mais suscetíveis a essa condição são as artérias coronárias, as artérias carótidas e as principais artérias do cérebro. No entanto, as artérias renais, as artérias dos membros inferiores e as artérias que irrigam o canal alimentar também podem ser afetadas. A aterosclerose é caracterizada por infiltrações de material lipídico macio e não celular (ateromas) na túnica íntima; essas infiltrações podem reduzir o diâmetro luminal consideravelmente, mesmo aos 25 anos de idade. Não está claro se tais condições em um jovem são fisiológicas ou uma manifestação de um processo de doença. As placas fibrosas que se formam na túnica íntima das pessoas idosas, entretanto, são patológicas.

A camada de células musculares lisas na túnica média de uma pessoa saudável sofre renovação, mas, quando o endotélio é lesado, as plaquetas que se acumulam no local da lesão liberam o fator de crescimento derivado das plaquetas (PDGF; do inglês, *platelet-derived growth factor*), que estimulam a proliferação das células de músculo liso. Como consequência, essas células começam a ficar repletas de gotículas lipídicas ricas em colesterol, que estimulam as células musculares a produzir colágeno e proteoglicanos adicionais, os quais promovem o estabelecimento de um ciclo que torna a camada íntima mais espessa. Assim, com o passar do tempo, o endotélio é danificado ainda mais, o que leva à necrose. Isso atrai mais plaquetas e, por fim, ocorre a coagulação, que forma um trombo que pode ocluir o vaso naquele local. Alternativamente, se o trombo for liberado na circulação geral, um vaso mais vulnerável pode ser obstruído (p. ex., um vaso coronário ou um vaso cerebral).

A patogênese ainda não está clara, embora as teorias de pesquisas atuais apontem para o papel do colesterol, das lipoproteínas e de certos mitógenos. Foi demonstrada uma correlação entre os níveis de colesterol no sangue e doenças cardíacas, e notou-se que a **proteína C reativa** (**PCR**), sintetizada pelo fígado, pode ser usada como um marcador inflamatório e parece ser um indicador muito mais preciso do risco de doença cardiovascular. As estatinas, que têm sido amplamente utilizadas para reduzir os níveis de colesterol no sangue e, assim, reduzir o risco de doenças cardíacas, também mostraram promover a diminuição dos níveis de PCR. Esse fato é importante porque há dados que sustentam que a resposta à inflamação é tão importante para as doenças cardíacas quanto os níveis elevados de colesterol. Assim, parece haver uma semelhança entre inflamação e doença cardiovascular.

CAPILARES

Os **capilares** surgem das extremidades terminais das arteríolas e das metarteríolas (Figura 11.12). Por ramificação e anastomose, os capilares formam leitos capilares (redes capilares) entre as arteríolas e as vênulas.

Estrutura geral dos capilares

Os capilares, compostos de uma única camada de células endoteliais, são os menores vasos sanguíneos.

Os capilares são os menores canais vasculares, com aproximadamente 50 μm de comprimento, em média, e um diâmetro de 8 a 10 μm, que permite que células sanguíneas individuais percorram todo o seu comprimento. Esses vasos delgados e pequenos são formados por uma única camada de células endoteliais pavimentosas enroladas em um tubo, com o longo eixo das células disposto paralelamente ao fluxo sanguíneo. Tais células endoteliais são achatadas, com as extremidades afiladas que diminuem para uma espessura de 0,2 μm ou menos, embora um núcleo elíptico se projete para o lúmen do capilar. O citoplasma contém um complexo de Golgi, algumas mitocôndrias, algum retículo endoplasmático rugoso (RER) e ribossomos livres (Figuras 11.13 e 11.14). Os filamentos intermediários (9 a 11 nm), localizados próximos da zona perinuclear, são compostos de **desmina** e/ou **vimentina** e propiciam suporte estrutural às células endoteliais.

O grande número de vesículas pinocitóticas associadas à membrana plasmática da célula endotelial é uma característica identificadora dos capilares. Essas vesículas podem se apresentar em um arranjo singular, como duas ou mais vesículas simples que podem ser fundidas para formar um canal transitório através da espessura da célula. Nas porções citoplasmáticas onde as células endoteliais são as mais finas, um arranjo simples de vesículas fundidas pode se estender através do citoplasma desde a membrana plasmática adluminal até a membrana plasmática abluminal da célula endotelial.

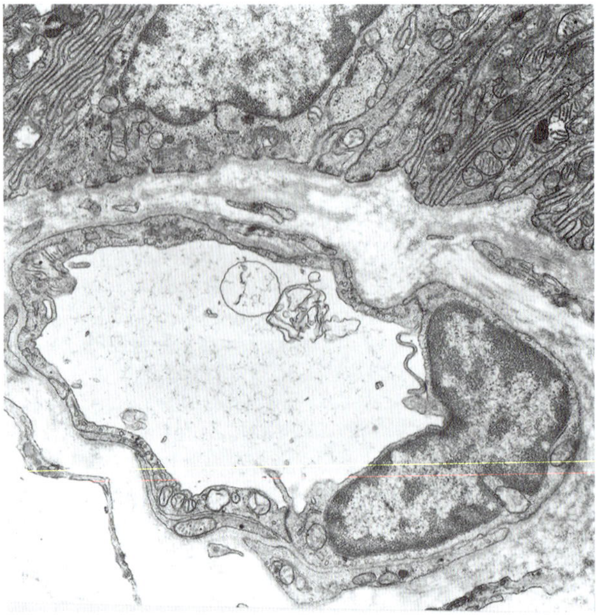

Figura 11.13 Eletromicrografia de um capilar contínuo da glândula submandibular de um rato (13.000 ×). O pericito compartilha a lâmina basal da célula endotelial. (Fonte: Sato A, Miyoshi S. Morphometric study of the microvasculature of the main excretory duct subepithelia of the rat parotid, submandibular, and sublingual salivary glands. *Anat Rec.* 1990;226:288-294. Reproduzida, com autorização, de Wiley-Liss, Inc., uma subsidiária da John Wiley & Sons, Inc.)

Os capilares formam plexos, conhecidos como leitos capilares, e vários leitos capilares são suspensos por metarteríolas. Nem todos os leitos capilares estão abertos ao mesmo tempo; entretanto, o aumento da demanda do tecido ou órgão suprido pelos leitos capilares inicia a abertura de mais leitos e aumenta o fluxo sanguíneo para atender às necessidades fisiológicas. As superfícies externas das células endoteliais são circundadas por uma lâmina basal secretada pelas células endoteliais (ver Figura 11.14). Quando vista em corte transversal, é evidente que a circunferência dos pequenos capilares é formada por

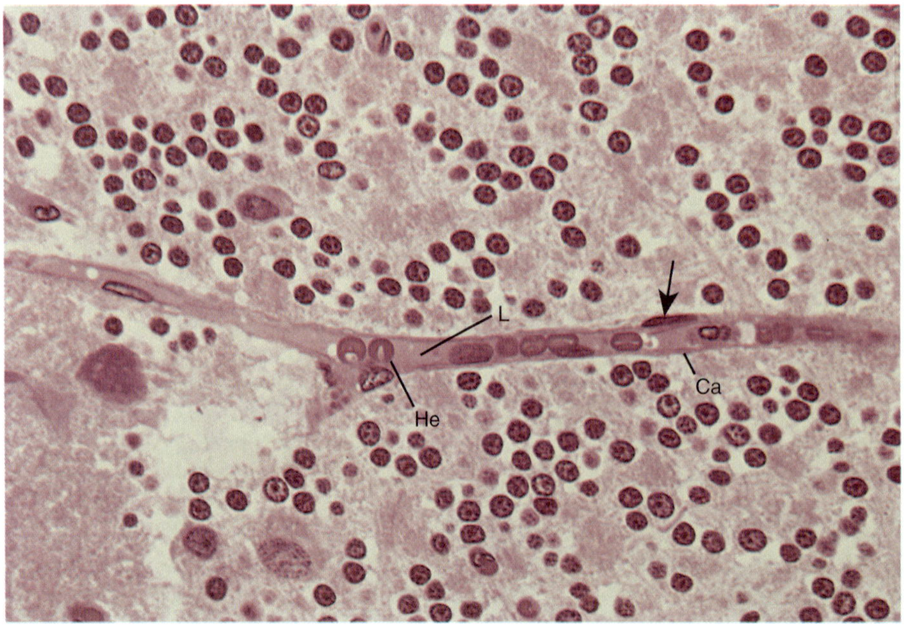

Figura 11.12 Fotomicrografia de um capilar em um cerebelo de macaco (270 ×). Um capilar (*Ca*) está presente no campo de visão e há uma hemácia (*He*) visível em seu lúmen (*L*). Observe o núcleo (*seta*) de uma célula endotelial que se projeta para o lúmen.

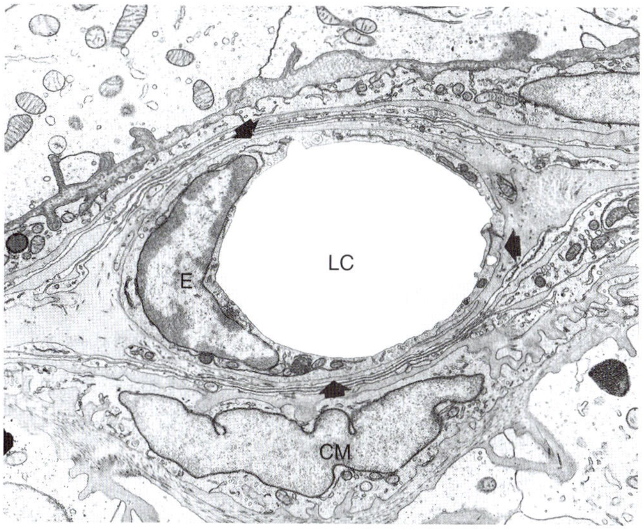

Figura 11.14 Eletromicrografia de um capilar testicular. LC, lúmen capilar; E, núcleo da célula endotelial; CM, célula mioide. As *setas* indicam a lâmina basal. (Fonte: Meyerhofer A, Hikim APS, Bartke A, Russell LD. Changes in the testicular microvasculature during photoperiod-related seasonal transition from reproductive quiescence to reproductive activity in the adult golden hamster. *Anat Rec.* 1989;224:495-507. Reproduzida, com autorização, de Wiley-Liss, Inc., uma subsidiária da John Wiley & Sons, Inc.)

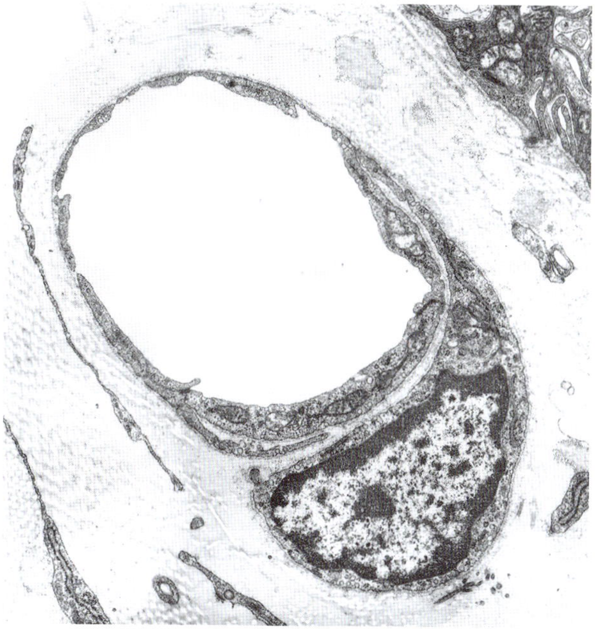

Figura 11.16 Eletromicrografia de um capilar fenestrado e seu pericito em uma seção transversal. Observe que as células endoteliais capilares e o pericito compartilham a mesma lâmina basal. (Fonte: Sato A, Miyoshi S. Morphometric study of the microvasculature of the main excretory duct subepithelia of the rat parotid, submandibular, and sublingual salivary glands. *Anat Rec.* 1990;226:288-294. Reproduzida, com autorização, de from Wiley-Liss, Inc., uma subsidiária da John Wiley & Sons, Inc.)

uma única célula endotelial, enquanto porções de duas ou três células endoteliais contribuem para formar a circunferência dos capilares maiores. Nessas junções celulares, as células endoteliais tendem a se sobrepor para formar uma **dobra marginal** que se projeta para o lúmen. As células endoteliais são unidas por **fáscias de oclusão**, ou **junções oclusivas**, mas também ocorrem junções comunicantes e desmossomos.

Os **pericitos**, localizados ao longo da parte externa dos capilares e de pequenas vênulas, parecem envolvê-los e compartilham as lâminas basais das células endoteliais (Figuras 11.15 e 11.16). Essas células apresentam processos primários longos, localizados ao longo do eixo longo do capilar e dos quais surgem processos secundários que envolvem o capilar e formam algumas **junções comunicantes** com as células endoteliais. Os pericitos têm um pequeno complexo de Golgi, mitocôndrias, RER, microtúbulos e filamentos que se estendem para os processos. Essas células também contêm tropomiosina, isomiosina e proteinoquinase, todas relacionadas ao processo contrátil que

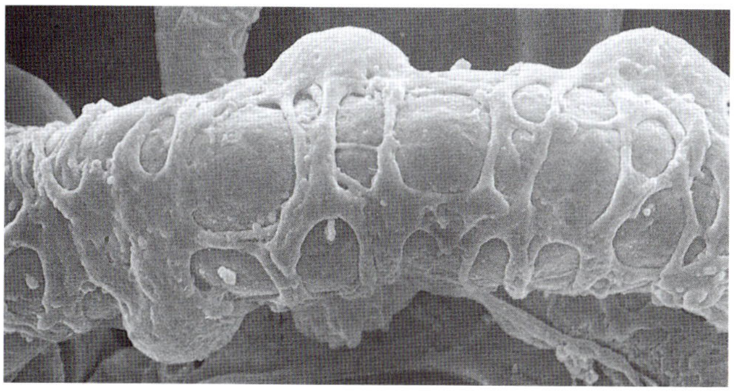

Figura 11.15 Eletromicrografia de varredura de um capilar que mostra pericitos em sua superfície (5.000 ×). (Fonte: Fujiwara T, Uehara Y. The cytoarchitecture of the wall and innervation pattern of the microvessels in the rat mammary gland: a scanning electron microscopic observation. *Am J Anat.* 1984;170: 39-54. Reproduzida, com autorização, de Wiley-Liss, Inc., uma subsidiária da John Wiley & Sons, Inc.)

regula o fluxo sanguíneo pelos capilares. Além disso, como discutido no Capítulo 6, após uma lesão, os pericitos podem sofrer diferenciação para se tornarem células musculares lisas e células endoteliais nas paredes das arteríolas e vênulas.

Classificação dos capilares

Os capilares são classificados em três tipos: contínuos, fenestrados e sinusoidais (Figura 11.17). Esses tipos diferem em sua localização e estrutura.

Capilares contínuos (capilares somáticos)

Os capilares contínuos (capilares somáticos) não têm poros ou fenestras em suas paredes.

Os **capilares contínuos** (também conhecidos como ***capilares somáticos***) estão presentes nos tecidos musculares, nervosos e conjuntivos, bem como nos pulmões e nas glândulas exócrinas. As junções intercelulares entre suas células endoteliais são **fáscias de oclusão**, que impedem a passagem de muitas moléculas. Substâncias como aminoácidos, glicose, nucleosídios e purinas se movem através da parede capilar por meio de transporte mediado por carreadores, como evidenciado pelas numerosas vesículas pinocitóticas associadas a esses tipos de capilares. As células apresentam polaridade com os sistemas de transporte, de modo que a Na^+-K^+-adenosina trifosfatase (ATPase ou ATPase trocadora de sódio-potássio) está localizada apenas na membrana da célula adluminal. No SNC, a regulação da barreira hematencefálica reside nas células endoteliais, mas é influenciada por moléculas sinalizadoras produzidas pelos astrócitos associados aos capilares. Os capilares contínuos do SNC têm número muito reduzido de vesículas pinocitóticas.

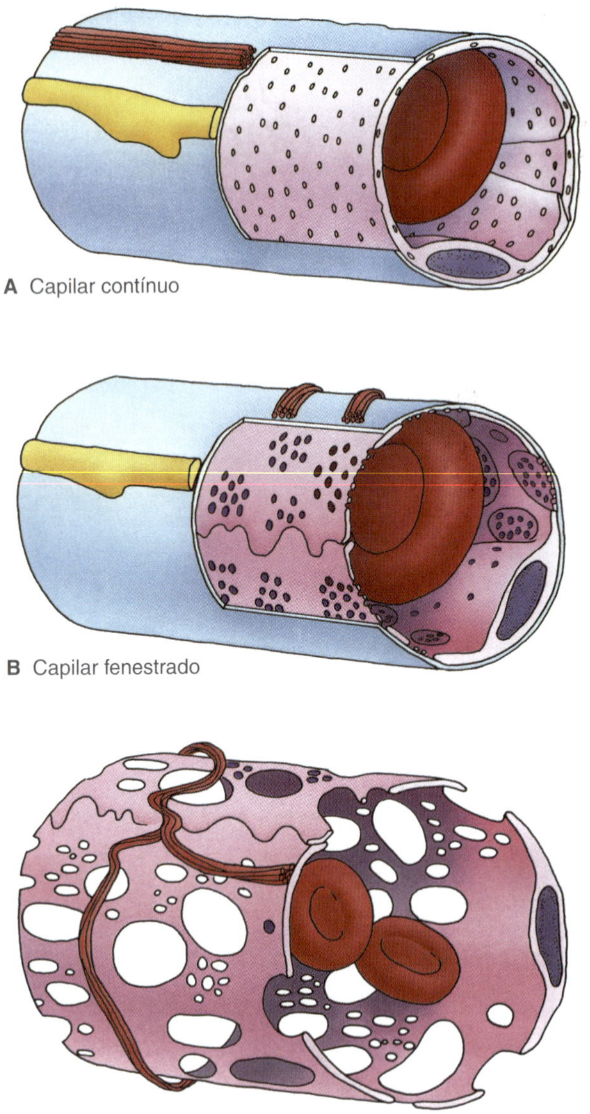

Figura 11.17 Diagrama dos três tipos de capilares. **A.** Contínuo. **B.** Fenestrado. **C.** Sinusoidal.

Capilares fenestrados (capilares viscerais)

Os capilares fenestrados (capilares viscerais) têm poros (fenestras) em suas paredes, que são cobertas por diafragmas.

Os **capilares fenestrados** (também conhecidos como ***capilares viscerais***) estão localizados no pâncreas, nos intestinos, nas glândulas endócrinas e nos rins. Apresentam **poros** (**fenestras**) em suas paredes com 60 a 80 nm de diâmetro, que têm um **diafragma** ultrafino (embora o **glomérulo renal** seja composto de capilares fenestrados cujas fenestras não têm diafragma). Quando visto em microscopia eletrônica após preparação por sombreamento com platina-carbono, o diafragma exibe oito fibrilas que se irradiam de uma área central e compõem canais em formato de cunha, cada um com uma abertura de aproximadamente 5,5 nm. Esses complexos de fenestras-diafragmas estão regularmente espaçados com intervalos de 50 nm, mas localizados em aglomerados; assim, a maior parte da parede endotelial do capilar fenestrado não apresenta fenestras (ver Figura 11.17 B).

Capilares sinusoidais

Os capilares sinusoidais podem apresentar células endoteliais e lâmina basal descontínuas e contêm muitas fenestras grandes sem diafragma, o que aumenta a troca entre sangue e tecido.

Alguns tecidos apresentam regiões irregulares preenchidas por sangue ou canais tortuosos que se moldam ao formato da estrutura em que estão localizados, os vasos adaptados a esses espaços irregulares são chamados de ***capilares sinusoidais (sinusoides, ou descontínuos)***; estão localizados em determinados órgãos do corpo, inclusive a medula óssea, o fígado, o baço, os órgãos linfoides e algumas glândulas endócrinas.

Devido à sua localização, os capilares sinusoidais têm diâmetro aumentado de 30 a 40 μm (ver Figura 11.17 C). Não apenas suas células endoteliais apresentam muitas fenestras grandes sem diafragma, mas o revestimento endotelial e sua lâmina basal podem ser descontínuos, o que facilita um maior extravasamento de líquidos (mas não de células sanguíneas ou plaquetas) entre o sangue e os tecidos. Em certos órgãos, o endotélio é fino e contínuo (como em alguns órgãos linfoides); em outros, pode ter áreas contínuas mescladas com áreas fenestradas (como nas glândulas endócrinas). Os macrófagos podem estar localizados dentro ou ao longo do lado externo da parede sinusoide.

Regulação do fluxo sanguíneo em um leito capilar/Anastomoses arteriovenosas (shunts arteriovenosos)

*As anastomoses arteriovenosas (*shunts *arteriovenosos) são conexões vasculares diretas entre as arteríolas e as vênulas que contornam o leito capilar.*

As terminações da maioria das arteríolas (**arteríolas terminais**) se encerram em leitos capilares, que levam seu sangue às vênulas para o retorno pelo lado venoso do sistema cardiovascular. Em muitas partes do corpo, entretanto, a arteríola está conectada a um canal venoso por um vaso que forma uma **anastomose arteriovenosa** (**AVA,** ***shunt*** **arteriovenoso ou derivação arteriovenosa**). As estruturas das extremidades arterial e venosa da anastomose são semelhantes às de uma artéria e de uma veia, respectivamente, enquanto o segmento intermediário apresenta uma túnica média espessada e sua camada subendotelial é composta de células musculares lisas modificadas e dispostas longitudinalmente.

Quando as AVAs estão fechadas, o sangue passa pelo leito capilar; quando estão abertas, uma grande quantidade de sangue se desvia do leito capilar e flui pela AVA. Esses desvios arteriovenosos são úteis na termorregulação e são abundantes na pele. Os segmentos intermediários das AVAs são ricamente inervados com nervos adrenérgicos e colinérgicos. Enquanto a maioria dos nervos periféricos é controlada de alguma forma por estímulos ambientais locais, os nervos dos AVAs são controlados pelo sistema termorregulador no cérebro.

Glomos (*glomera*)

O leito ungueal e as pontas dos dedos das mãos e dos pés são vascularizados por glomos (***glomera***; no singular, ***glomus***). O glomo é um pequeno órgão que recebe uma arteríola desprovida de lâmina elástica e adquire uma camada de células musculares lisas ricamente inervadas, que circundam o lúmen do vaso e controlam diretamente o fluxo sanguíneo para a região antes de desembocar em um plexo venoso. O complexo glomera ainda é pouco compreendido.

Canal central

As metarteríolas formam a porção proximal de um canal central e os canais de passagem formam a porção distal de um canal central.

O fluxo sanguíneo do sistema arterial é controlado diretamente pelas **arteríolas terminais** ou por **metarteríolas** (com esfíncteres pré-capilares). As **metarteríolas**, a primeira parte de um **canal central**, passam pelos leitos capilares para levar sangue das arteríolas às vênulas. A porção distal da metarteríola drena para um **canal preferencial** que termina em uma **pequena vênula** (**vênula pós-capilar**). As metarteríolas apresentam esfíncteres pré-capilares, ao passo que os canais preferenciais, não. Se os esfíncteres pré-capilares estão abertos, o sangue das metarteríolas passa para o leito capilar. Os capilares transportam seu sangue para o canal preferencial e, em seguida, para uma pequena vênula. Se os esfíncteres pré-capilares não estiverem abertos, o sangue desvia do leito capilar e vai diretamente da metarteríola para o canal central e, daí, para o canal preferencial; a partir desse ponto, passa para uma pequena vênula (vênula pós-capilar) do sistema venoso (Figura 11.18).

Histofisiologia dos capilares

Capilares são regiões onde o fluxo sanguíneo é muito lento, o que possibilita a troca de material entre o sangue circulante e o tecido conjuntivo extravascular.

As células endoteliais dos capilares podem conter dois sistemas de poros distintos: **poros pequenos** (~9 a 11 nm de diâmetro) e **poros grandes** (50 a 70 nm de diâmetro). Acredita-se que os pequenos poros sejam descontinuidades entre as junções das células endoteliais. Os grandes poros são representados por fenestras e vesículas de transporte. Oxigênio, dióxido de carbono e glicose podem se difundir ou ser transportados através da membrana plasmática para, em seguida, difundirem-se pela extensão do citoplasma e, por fim, seguirem seu caminho pela membrana plasmática abluminal para o espaço extravascular. Água e moléculas hidrofílicas (~1,5 nm) simplesmente se difundem através das junções intercelulares.

As moléculas hidrossolúveis com diâmetro superior a 11 nm são transportadas da membrana plasmática *adluminal* para a membrana plasmática *abluminal* por meio das inúmeras vesículas pinocitóticas adjacentes à membrana celular. Esse processo é chamado de ***transcitose*** (Figura 11.19) porque o material atravessa toda a célula em vez de permanecer dentro dela. Em capilares contínuos, as substâncias são captadas por vesículas abertas localizadas na membrana plasmática *adluminal*. As vesículas são, então, transportadas através do citoplasma até a membrana plasmática *abluminal*, onde se fundem com a membrana celular para liberar seu conteúdo no espaço extravascular. Tal processo é eficiente porque o número de vesículas nessas células endoteliais pode passar de mil por micrômetro quadrado. Parece que essas vesículas são membros de uma população estável de vesículas originadas do complexo de Golgi por meio de um mecanismo de renovação por fusão-fissão.

Os leucócitos deixam a corrente sanguínea para entrar no espaço extravascular e atravessam as junções por meio de um mecanismo chamado ***diapedese*** (ver Capítulo 10, Figura 10.8). A **histamina** e a **bradicinina**, cujos níveis ficam elevados durante o processo inflamatório, aumentam a permeabilidade capilar e fazem com que os líquidos passem de forma excessiva para os espaços extravasculares. Esse excesso de líquido extravascular produz um inchaço nos tecidos, efeito conhecido como ***edema***.

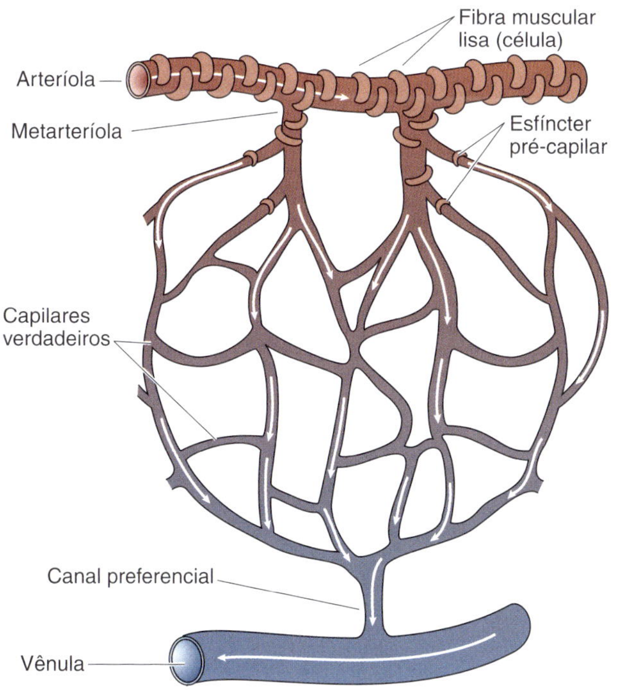

Figura 11.18 Diagrama do controle do fluxo sanguíneo em um leito capilar. O canal central, composto da metarteríola no lado arterial e do canal preferencial no lado venoso, pode desviar o fluxo do leito capilar pelo fechamento dos esfíncteres pré-capilares.

Correlações clínicas

Os capilares desempenham papel de manutenção na conversão de substâncias como serotonina, norepinefrina, bradicinina, prostaglandinas e trombina em compostos inativos. Além disso, as enzimas da superfície luminal das células endoteliais dos capilares do tecido adiposo degradam as lipoproteínas em monoglicerídeos e ácidos graxos para armazenamento nos adipócitos.

VEIAS

As veias são vasos que conduzem o sangue de volta ao coração.

Pequenas vênulas estão localizadas nas extremidades de saída dos capilares e são elas que iniciam o retorno venoso para conduzir o sangue que advém de órgãos e tecidos de volta ao coração. Essas vênulas drenam seu conteúdo em veias maiores; o processo continua à medida que os vasos se tornam ainda maiores, e esses são os maiores que desembocam no coração. As veias não apenas superam as artérias em números, como também costumam ter diâmetros luminais maiores. Portanto, em qualquer momento que se tome por base, quase 70% do volume total de sangue se encontram nas veias. Em cortes histológicos, as veias estão dispostas paralelas às artérias. Como o retorno venoso é um sistema de baixa pressão, as paredes

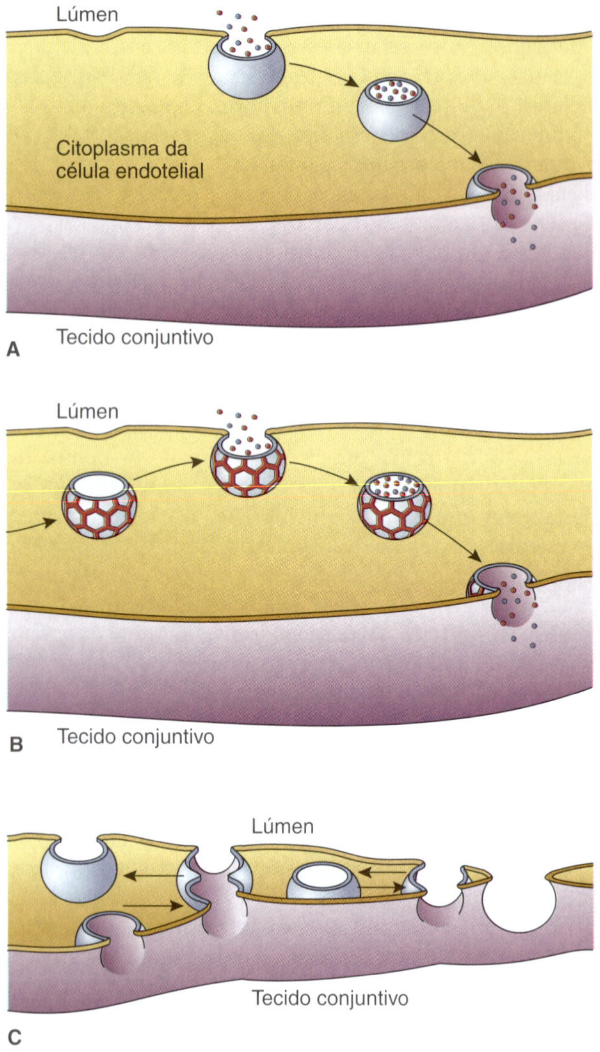

Figura 11.19 Diagrama dos diversos métodos de transporte através do endotélio capilar. **A.** Vesículas pinocitóticas, que se formam na superfície luminal, atravessam a célula endotelial e seu conteúdo é liberado na superfície oposta, nos espaços de tecido conjuntivo. **B.** Vesículas derivadas da rede *trans*-Golgi, que têm clatrina e moléculas receptoras em sua superfície, fundem-se com a superfície luminal das células endoteliais e captam ligantes específicos do lúmen capilar. Após essa captação, destacam-se da membrana e atravessam todo o citoplasma da célula endotelial para, então, fundirem-se com a membrana da superfície oposta e liberar seu conteúdo nos espaços de tecido conjuntivo. **C.** Em regiões onde as células endoteliais são extremamente afiladas, as vesículas pinocitóticas (ou derivadas da rede trans-Golgi) podem se fundir umas com as outras para formar fenestrações transitórias em toda a espessura da célula endotelial, que permite que o material viaje entre o lúmen e o espaço de tecido conjuntivo. (Adaptada de Simionescu N, Simionescu M. In: Ussing H, Bindslev N, Sten-Knudsen O, eds. *Water Transport Across Epithelia*. Copenhagen: Munksgaard International Publishers Ltd; 1981.)

das veias geralmente são mais finas e menos elásticas do que as paredes arteriais. Das três camadas, a túnica adventícia é geralmente a mais espessa nas veias e as veias são mais ricamente irrigadas pelos *vasa vasorum* do que as artérias. Em cortes histológicos, as veias geralmente aparecem colapsadas e seus lúmens contêm sangue.

Classificação das veias

As veias são classificadas em três grupos com base em seu diâmetro e na espessura de parede, podendo ser de calibre pequeno, médio e grande.

A estrutura das veias não é necessariamente uniforme, mesmo para veias do mesmo tamanho ou para todo o comprimento de uma mesma veia. As veias apresentam as mesmas três camadas (ou seja, túnica íntima, média e adventícia) que as artérias (Tabela 11.3). Embora as camadas musculares e elásticas não sejam tão desenvolvidas, os componentes colágenos do tecido conjuntivo nas veias são mais pronunciados do que nas artérias. Em certas áreas do corpo, onde as estruturas que abrigam as veias também as protegem da pressão (p. ex., retina, meninges, placenta, pênis), as veias têm pouco ou nenhum músculo liso em suas paredes; além disso, os limites entre a túnica íntima e a túnica média da maioria das veias não são claramente distinguíveis.

Vênulas e veias de pequeno calibre

As vênulas são semelhantes aos capilares, mas são maiores; as vênulas maiores têm células musculares lisas em vez de pericitos.

À medida que o sangue se acumula do leito capilar, ele é descarregado em **pequenas vênulas** (**vênulas pós-capilares**), que têm de 15 a 20 μm de diâmetro. Suas paredes são semelhantes às dos capilares, com um endotélio delgado rodeado de fibras reticulares e pericitos (ver Figura 11.9). Os pericitos das vênulas pós-capilares formam uma rede intrincada e frouxa ao redor do endotélio. Os pericitos são substituídos por células musculares lisas nas vênulas maiores (diâmetro superior a 1 mm), primeiro como células musculares lisas dispersas. Então, à medida que o diâmetro da vênula aumenta, as células musculares lisas tornam-se mais estreitamente espaçadas para formar uma camada contínua nas vênulas maiores e nas pequenas veias. Substâncias são trocadas entre os espaços de tecido conjuntivo e a luz dos vasos, não apenas nos capilares, mas também nas vênulas pós-capilares, cujas paredes são ainda mais permeáveis. Na verdade, esse é o local preferido para a emigração dos leucócitos da corrente sanguínea para os tecidos (Figura 11.20). Esses vasos respondem a agentes farmacológicos, como histamina e serotonina.

TABELA 11.3 Características das veias.

Tipo	Túnica íntima	Túnica média	Túnica adventícia
Veias de grande calibre	Endotélio; lâmina basal, algumas com válvulas; tecido conjuntivo subendotelial	Tecido conjuntivo, células musculares lisas	Células musculares lisas orientadas em feixes longitudinais; células musculares cardíacas próximas à entrada do coração; camadas de colágeno com fibroblastos
Veias de calibre médio e pequeno	Endotélio; lâmina basal, algumas com válvulas; tecido conjuntivo subendotelial	Fibras reticulares e elásticas, algumas células musculares lisas	Camadas de colágeno com fibroblastos
Vênulas	Endotélio; lâmina basal (pericitos, vênulas pós-capilares)	Tecido conjuntivo esparso e algumas células musculares lisas	Algum colágeno e alguns fibroblastos

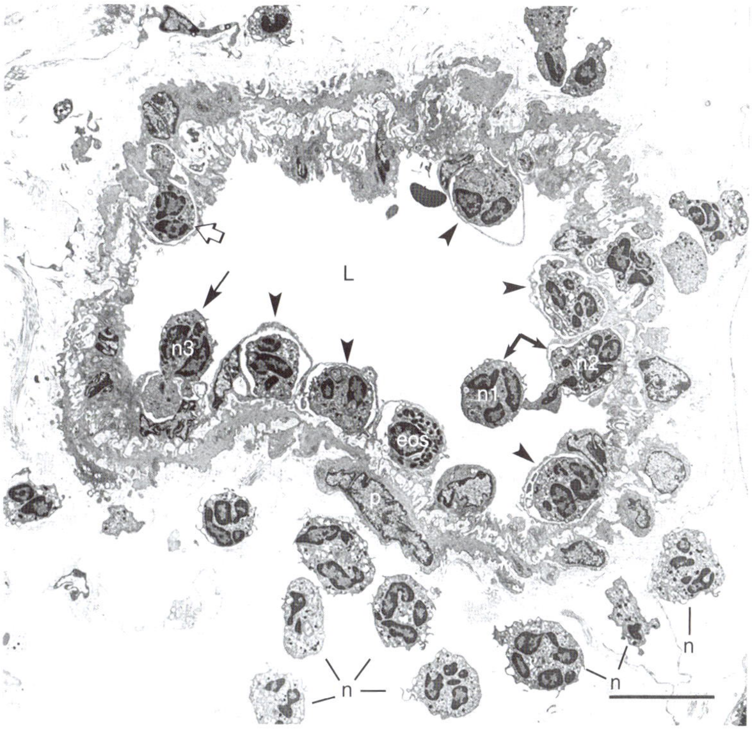

Figura 11.20 Vênula grande na pele de porquinho-da-índia coletada 60 minutos após a injeção intradérmica de *N-formil-metionil-leucil-fenilalanina* (*F*-MLP, ou peptídeo quimiotático) 10^{-5} M. Muitos neutrófilos e um único eosinófilo (*eos*) são capturados em vários estágios de adesão ao endotélio e extravasamento através do endotélio vascular e dos pericitos (*p*) subjacentes. Dois neutrófilos (*duas setas unidas*), um no lúmen e outro que atravessa o endotélio, estão ligados um ao outro. Um terceiro neutrófilo (*seta longa*) apresenta projeção de um processo citoplasmático em uma célula endotelial (*CE*) subjacente. Outros neutrófilos (*pontas de seta*) e eosinófilos cruzaram a barreira de CE, mas permanecem superficiais aos pericitos e formam estruturas em formato de cúpula que se projetam para o lúmen vascular. Ainda, outro neutrófilo (*seta vazada*) que já cruzou o endotélio estendeu um prolongamento para a lâmina basal e recuou um pericito subjacente. Outros neutrófilos (alguns indicados por *n*) cruzaram as barreiras *CE* e de pericito e entraram nos tecidos conjuntivos circundantes. L, lúmen; barra, 10 μm. (Adaptada de Feng D, Nagy JA, Pyne K *et al*. Neutrophils emigrate from venules by a transendothelial cell pathway in response to FMLP. *J Exp Med*. 1998;187:903-915.)

As células endoteliais das vênulas localizadas em certos órgãos linfoides são cuboides, em vez de pavimentosas, e são chamadas de ***vênulas de endotélio alto***. Elas exercem função no reconhecimento dos linfócitos e na segregação pelo tipo de receptores específicos em sua superfície luminal, o que garante que linfócitos específicos migrem para as regiões adequadas do parênquima linfoide (ver Capítulo 12).

Veias de calibre médio

As veias de calibre médio têm diâmetro inferior a 1 cm.

As **veias de calibre médio** são as que drenam a maior parte do corpo, o que inclui a maioria das regiões dos membros (Figura 11.21). Sua túnica íntima inclui o endotélio, sua lâmina basal e fibras reticulares. Eventualmente, há uma rede de fibras elásticas que envolve o endotélio, mas essas fibras não formam as lâminas características de uma lâmina elástica interna. As células musculares lisas da túnica média se localizam em uma camada frouxamente organizada entrelaçada com fibras de colágeno e fibroblastos. A túnica adventícia, a mais espessa das túnicas, é composta de feixes de colágeno dispostos longitudinalmente e de fibras elásticas junto com algumas células musculares lisas e dispersas. As veias pequenas e médias apresentam um diâmetro que varia entre 1 e 9 mm.

Veias de grande calibre

As grandes veias devolvem diretamente ao coração o sangue venoso, proveniente dos membros, da cabeça, do fígado e da parede corporal.

As **veias de grande calibre** incluem as veias cavas superior e inferior e as veias pulmonares, porta, renal, jugular interna, ilíaca e ázigos. A túnica íntima das grandes veias é semelhante à das veias médias, exceto que as veias grandes têm uma espessa camada de tecido conjuntivo subendotelial que contém fibroblastos e uma rede de fibras elásticas. Embora apenas alguns vasos principais (p. ex., as veias pulmonares) tenham uma camada de músculo liso bem desenvolvida, a maioria das veias grandes não apresenta uma túnica média; em seu lugar, há uma túnica adventícia bem desenvolvida. Uma exceção são as veias superficiais das pernas, que têm parede muscular bem definida, talvez para resistir à distensão causada pela gravidade.

A túnica adventícia das grandes veias contém muitas fibras elásticas, abundantes fibras de colágeno e *vasa vasorum*. A veia cava inferior é incomum por apresentar células musculares lisas dispostas longitudinalmente em sua adventícia (Figuras 11.22 e 11.23). À medida que as veias pulmonares e a veia cava se aproximam do coração, sua adventícia passa a conter algumas células de músculo cardíaco.

Válvulas das veias

Uma válvula venosa é composta de dois folhetos, cada um com uma dobra fina da túnica íntima, que se projeta da parede para o lúmen.

Muitas veias de calibre médio têm **válvulas** que funcionam para impedir o refluxo de sangue. Essas válvulas são especialmente abundantes nas veias das pernas, onde atuam contra a força da

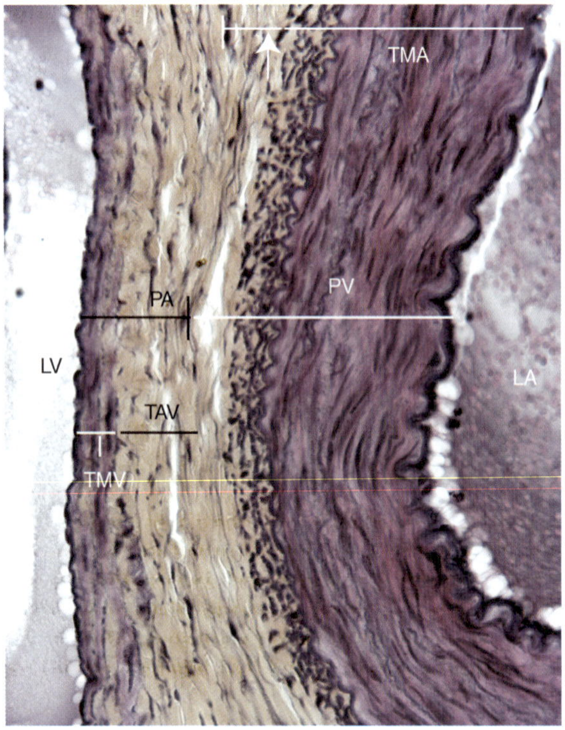

Figura 11.21 Esta é uma fotomicrografia de uma veia de tamanho médio e sua artéria correspondente. Observe que o lúmen da veia (*LV*) está à esquerda e o lúmen da artéria (*LA*) está à direita. A parede da veia (*PV*) é muito mais fina do que a parede da artéria (*PA*). A divisão entre a túnica média da artéria (*TMA*) e a túnica adventícia da artéria é indicada pela *seta*. A túnica adventícia da veia (*TAV*) é muito mais espessa do que a túnica média da veia (*TMV*) (132 ×).

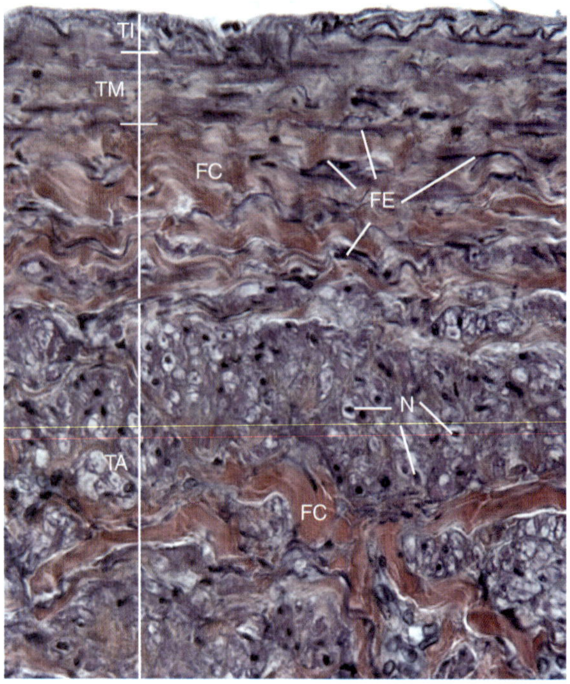

Figura 11.23 Imagem em aumento médio da túnica íntima (*TI*), túnica média (*TM*) e parte da túnica adventícia (*TA*) de um corte transversal da veia cava inferior humana. Observe as finas túnicas íntima e média. Observe também a espessa túnica adventícia, onde os feixes de fibras de colágeno (*FC*) dispostos em espiral são intercalados com finas fibras elásticas (*FE*). Os núcleos (*N*) das células musculares lisas orientadas longitudinalmente são compartimentados em fascículos por feixes de fibras de colágeno (270 ×).

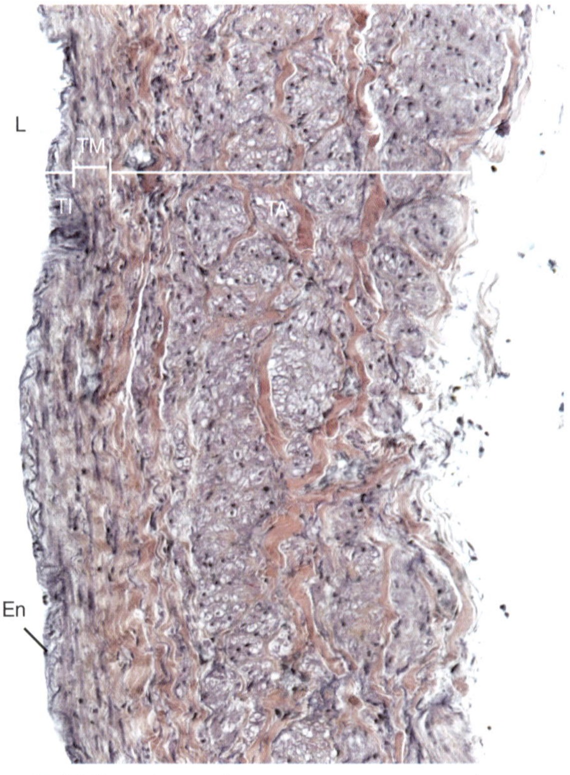

Figura 11.22 Fotomicrografia em pequeno aumento de um corte transversal da veia cava inferior humana. Note que o lúmen (*L*) é revestido de células endoteliais (*En*) da túnica íntima (*TI*). Observe que a túnica média (*TM*) é muito mais estreita do que a túnica adventícia (*TA*) (132 ×).

gravidade. As válvulas venosas são compostas de dois folhetos, cada um com uma fina dobra da túnica íntima, que se projeta da parede para o lúmen. Os finos folhetos são estruturalmente reforçados por fibras colágenas e elásticas que são contínuas com as da parede do vaso. À medida que o sangue flui para o coração, as cúspides das válvulas são defletidas na direção do fluxo sanguíneo que corre em direção ao coração. O fluxo sanguíneo de retorno força as cúspides a se aproximarem umas das outras para, assim, bloquear o refluxo.

Correlações clínicas

As varizes são veias tortuosas e anormalmente aumentadas que geralmente afetam as veias superficiais nas pernas de pessoas idosas. Essa condição resulta da perda do tônus muscular, da degeneração das paredes dos vasos e da incompetência valvular. As veias varicosas também podem ocorrer na extremidade inferior do esôfago (**varizes esofágicas**) ou na extremidade do canal anal (**hemorroidas**).

CORAÇÃO

O coração é uma bomba de quatro câmaras do sistema cardiovascular.

A parede muscular (**miocárdio**) do coração é composta do músculo estriado cardíaco (ver Capítulo 8). O coração consiste em quatro câmaras: dois **átrios**, que recebem sangue, e dois **ventrículos**, que impulsionam sangue a partir do coração

(Figura 11.24). As **veias cavas superior** e **inferior** conduzem o sangue venoso sistêmico de volta para o **átrio direito** do coração. Desse ponto, o sangue passa pela **válvula atrioventricular direita** (**valva tricúspide**) para o ventrículo direito. À medida que os ventrículos se contraem, o sangue do ventrículo direito é bombeado para o **tronco pulmonar**, um grande vaso que se bifurca em **artéria pulmonar direita** e **artéria pulmonar esquerda** para conduzir sangue desoxigenado aos pulmões para a troca gasosa. O sangue oxigenado dos pulmões retorna ao coração pelas **veias pulmonares**, que desembocam no **átrio esquerdo**. Desse ponto em diante, o sangue passa pela **válvula atrioventricular esquerda** (também conhecida como **valva bicúspide** ou **valva mitral**) para entrar no **ventrículo esquerdo**. Novamente, a contração ventricular expele o sangue do ventrículo esquerdo para a aorta, de onde emanam muitos ramos para levar sangue aos tecidos do corpo. Em uma base diária, o coração bombeia aproximadamente 7.500 ℓ de sangue, o que se traduz em quase 200 milhões de litros de sangue em uma expectativa de vida média.

As valvas atrioventriculares evitam o retorno do sangue ventricular para os átrios, enquanto as **valvas semilunares**, localizadas no tronco pulmonar e na aorta perto de suas origens, impedem o refluxo desses vasos para o coração.

Camadas da parede cardíaca

As três camadas que constituem a parede cardíaca são **endocárdio**, **miocárdio** e **epicárdio**, em homologia à túnica íntima, à túnica média e à túnica adventícia, respectivamente, dos vasos sanguíneos.

Endocárdio

O endocárdio, composto de um epitélio simples pavimentoso e de tecido conjuntivo subendotelial subjacente, reveste o lúmen do coração.

O **endocárdio** é contínuo com a túnica íntima dos vasos sanguíneos que entram e saem do coração. É composto de um **endotélio**, que consiste em um epitélio simples pavimentoso e uma camada subjacente de tecido conjuntivo fibroelástico com fibroblastos dispersos. Há, mais profundamente, uma camada de tecido conjuntivo denso, dotado de muitas fibras elásticas intercaladas com células musculares lisas. Abaixo do endocárdio, existe uma **camada subendocárdica** de tecido conjuntivo frouxo que contém pequenos vasos sanguíneos, nervos e fibras de Purkinje (ou ramos subendocárdicos) do sistema de condução do coração. A camada subendocárdica forma o limite do endocárdio à medida que se liga ao endomísio do músculo cardíaco.

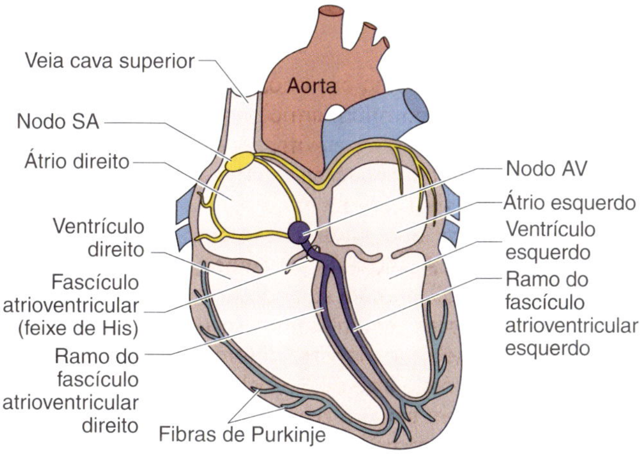

Figura 11.24 Localização do nodo sinoatrial (*SA*) e do nodo atrioventricular (*AV*), das fibras de Purkinje e do fascículo atrioventricular (feixe de His) do coração.

> **Correlações clínicas**
>
> 1. Crianças que tiveram **febre reumática** podem, posteriormente, desenvolver **doença valvar reumática** como resultado de cicatrizes nas valvas decorrentes do episódio de febre reumática. Essa condição se desenvolve por causa da incapacidade que as valvas passam a ter para fechar (incompetência) ou abrir (estenose) corretamente devido à elasticidade reduzida que resultou da febre reumática. A **valva bicúspide (mitral)**, seguida das valvas aórticas, é a válvula mais frequentemente afetada.
> 2. Foi demonstrado que a administração *in vivo* de dois pequenos ácidos ribonucleicos não codificantes (microRNAs), hsa-miR-590 e hsa-miR-199ª, foi capaz de produzir regeneração de células do músculo estriado cardíaco subsequente ao infarto do miocárdio em camundongos na medida em que esses animais apresentaram recuperação quase completa e tiveram função cardíaca estável.
>
> Espera-se que tal descoberta possa ser aplicada em humanos em um futuro próximo.

Miocárdio

A espessa camada intermediária do coração (o miocárdio) é composta de células do músculo cardíaco.

O **miocárdio**, a camada intermediária e a mais espessa dentre as três camadas do coração, contém células musculares estriadas cardíacas, dispostas em espirais complexas ao redor dos orifícios das câmaras cardíacas. Determinadas células do músculo cardíaco prendem o miocárdio ao esqueleto fibroso cardíaco, outras são especializadas em secreções endócrinas e outras, ainda, são especializadas na geração ou condução de impulsos.

A frequência cardíaca (~70 a 80 bpm) é controlada pelo **nodo sinoatrial (SA) (marca-passo)** localizado na junção da veia cava superior com o átrio direito (ver Figura 11.24). Essas células musculares cardíacas nodais especializadas podem despolarizar espontaneamente de 70 a 80 vezes por minuto, o que cria um impulso que se espalha pelas paredes da câmara atrial por vias internodais até o **nodo atrioventricular**, localizado na parede septal logo acima da válvula tricúspide. As células musculares cardíacas modificadas do nodo atrioventricular, reguladas por impulsos provenientes do nodo SA, transmitem sinais ao miocárdio dos átrios através do **fascículo atrioventricular (feixe de His)**. As fibras do fascículo atrioventricular passam pelo septo interventricular para conduzir o impulso ao músculo cardíaco, que produz uma contração rítmica (ver Figura 11.24). O fascículo atrioventricular corre pelo tecido conjuntivo subendocárdico como grandes células do músculo cardíaco modificadas que formam as **fibras de Purkinje** (ou ramos subendocárdicos) (Figura 11.25), que, por sua vez, transmitem impulsos às células do músculo estriado cardíaco localizadas no ápice do coração (as fibras de Purkinje não devem ser confundidas com as *células de Purkinje* no córtex cerebelar). Deve-se observar que, embora o sistema nervoso autônomo não inicie os batimentos cardíacos, ele modula a frequência e o volume sistólico dos batimentos cardíacos. A estimulação

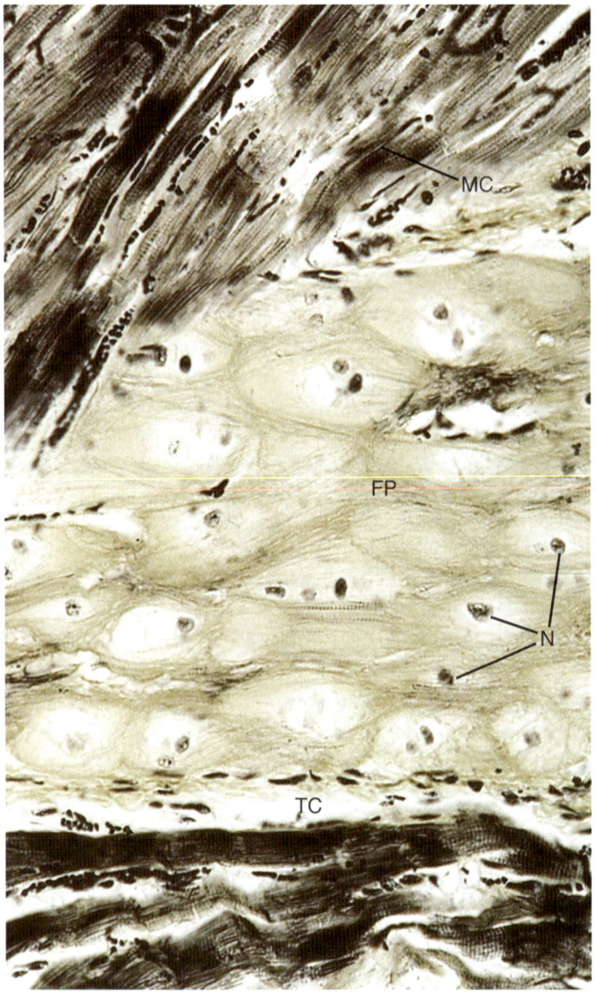

Figura 11.25 Fotomicrografia de fibras de Purkinje. O músculo cardíaco (*MC*) parece muito escuro, enquanto as fibras de Purkinje (*FP*) com seus núcleos solitários (*N*) parecem claras com essa coloração. Elementos delgados de tecido conjuntivo (*TC*) circundam as fibras de Purkinje (270 ×).

dos nervos simpáticos acelera a frequência cardíaca, enquanto a estimulação dos nervos parassimpáticos que servem ao coração desacelera a frequência cardíaca.

Células musculares cardíacas especializadas, localizadas principalmente na parede atrial e no septo interventricular, produzem **peptídeo natriurético atrial (ANP; do inglês, *atrial natriuretic peptide*), que é liberado para os capilares circundantes.** As células do músculo cardíaco do ventrículo produzem **peptídeo natriurético do tipo B**, que também é liberado nos capilares circundantes (Figura 11.26). Esses peptídeos auxiliam na manutenção de líquidos e no equilíbrio eletrolítico, e diminuem a pressão arterial por meio da redução do volume sanguíneo.

Correlações clínicas

A liberação de **peptídeo natriurético tipo B** (**BNP**, do inglês B-type natriuretic peptide) pelas células musculares cardíacas especializadas dos ventrículos foi correlacionada à **insuficiência cardíaca congestiva**. De fato, quanto mais grave a condição, mais BNP é liberado.

Epicárdio

O epicárdio representa o homólogo da túnica adventícia nos vasos sanguíneos.

O **epicárdio**, a camada mais externa da parede do coração, também é chamado de ***camada visceral do pericárdio*** (composta de um epitélio simples pavimentoso conhecido como ***mesotélio*** e do tecido conjuntivo frouxo subjacente, o **subepicárdio**). O subepicárdio abriga os vasos coronários, nervos e gânglios. É também a região onde a gordura é armazenada na superfície do coração em forma de tecido adiposo. Na raiz dos vasos que entram e saem do coração, o pericárdio visceral torna-se contínuo com a camada serosa do pericárdio parietal. Essas duas camadas do pericárdio envolvem a cavidade pericárdica, um espaço que contém pequena quantidade de líquido seroso

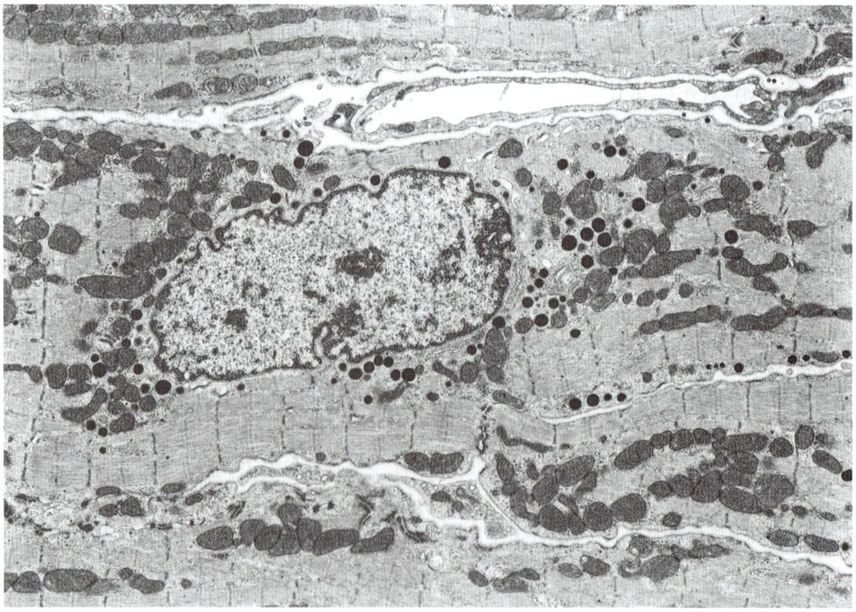

Figura 11.26 Eletromicrografia de uma célula de músculo estriado cardíaco com aglomerados de vesículas com peptídeo natriurético atrial (ANP, do inglês *atrial natriuretic peptide*). (Fonte: Mifune H, Suzuki S, Honda J *et al.* Atrial natriuretic peptide (ANP): a study of ANP and its mRNA in cardiocytes, and of plasma ANP levels in non-obese diabetic mice. *Cell Tissue Res.* 1992;267:267-272.)

para lubrificação da camada serosa do pericárdio e do pericárdio visceral, a fim de proporcionar condições quase livres de fricção para o movimento contrátil do coração.

Correlações clínicas

A infecção na cavidade pericárdica, chamada **pericardite**, restringe severamente o coração, o que dificulta o batimento adequado, porque o espaço é obliterado por aderências entre o epicárdio e a camada serosa do pericárdio.

Esqueleto fibroso cardíaco

O esqueleto cardíaco, composto de tecido conjuntivo denso rico em colágeno, inclui três componentes principais:

- **Anéis fibrosos**, formados ao redor da base da aorta, da artéria pulmonar e dos orifícios atrioventriculares
- **Trígono fibroso**, formado principalmente na vizinhança da área cuspidal da válvula aórtica
- **Septo membranoso**, que constitui a porção superior do septo interventricular.

Além de fornecer um arcabouço estrutural para o coração e os locais de fixação para o músculo cardíaco, o esqueleto cardíaco proporciona uma descontinuidade entre o miocárdio dos átrios e o miocárdio dos ventrículos, o que assegura um batimento rítmico e cíclico do coração, controlado exclusivamente pelo mecanismo de condução dos fascículos atrioventriculares.

Correlações clínicas

1. A **doença isquêmica cardíaca** (doença **coronariana**), especialmente prevalente em pessoas idosas, está relacionada à **aterosclerose dos vasos coronários** que irrigam o miocárdio. Como as placas ateroscleróticas reduzem o lúmen dos vasos coronários, o paciente pode sentir dor referida e pressão no tórax, quadro conhecido como **angina** (ou **angina de peito**), por falta de oxigênio na região afetada do miocárdio. O estreitamento contínuo resulta em isquemia da parede do coração, que pode ser fatal se não for tratada. A angioplastia é o modo atual de tratamento invasivo inicial para artérias parcialmente obstruídas.
2. **Angina de Prinzmetal** (**espasmo dos vasos coronários**) é uma condição rara que afeta cerca de 4 em cada 100.000 pessoas. Nessa condição, as artérias coronárias sofrem espasmos e restringem o fluxo sanguíneo para o coração. Esses espasmos podem ocorrer aleatoriamente (embora geralmente ocorram quando o paciente está em repouso) e causar dores no peito semelhantes à angina. A condição não está relacionada à doença arterial coronariana ou à aterosclerose e é mais comum em mulheres do que em homens. Dentre as poucas condições agravantes conhecidas que causam os espasmos estão o tabagismo, o uso de cocaína e o estresse. Os bloqueadores dos canais de cálcio e nitratos administrados por via oral parecem impedir a ocorrência de espasmos. Sem tratamento, aumenta a possibilidade de parada cardíaca.
3. A **fibrilação atrial** é uma condição de batimento cardíaco arrítmico que envolve somente os átrios. O batimento cardíaco atrial irregular interrompe o fluxo sanguíneo normal e pode provocar a formação de pequenos coágulos sanguíneos. Se esses pequenos coágulos entrarem na circulação, podem obstruir vasos menores, inclusive vasos cerebrais. Foi demonstrado que até 15% das vítimas de AVE apresentam fibrilação atrial, que pode ter sido responsável pelo problema nesses pacientes.

Sistema vascular linfático

O sistema vascular linfático consiste em vasos que coletam o excesso de líquido extracelular (líquido intersticial) e o devolvem ao sistema cardiovascular.

O **sistema vascular linfático** é composto de uma série de vasos que removem o excesso de líquido extracelular dos espaços extracelulares do tecido e o devolvem ao sistema cardiovascular. Os vasos linfáticos estão presentes em todo o corpo, exceto no SNC (embora haja pesquisadores que sugerem o contrário), nas órbitas, na orelha interna, na epiderme, na cartilagem e nos ossos. Ao contrário do sistema cardiovascular, que contém uma bomba (o coração) e circula o sangue em um sistema *fechado*, o sistema vascular linfático é um sistema aberto em que não há bomba nem circulação de líquido.

O sistema vascular linfático começa nos tecidos do corpo como **capilares linfáticos** com extremidades em fundo cego (Figura 11.27), que simplesmente atuam como locais de drenagem para o excesso de líquido extracelular. Os capilares linfáticos despejam seu conteúdo, conhecido como ***linfa***, em **vasos linfáticos**, que desembocam em vasos sucessivamente maiores até alcançarem um dos dois **ductos linfáticos**. De qualquer um desses ductos, a linfa é drenada para a porção venosa do sistema cardiovascular nas junções da veia jugular interna e da veia subclávia.

Os **linfonodos** ficam interpostos ao longo das vias dos vasos linfáticos e a linfa deve passar por eles para ser filtrada. Os **vasos linfáticos aferentes** conduzem a linfa para os linfonodos, onde é distribuída em canais labirínticos (seios medulares) revestidos de um endotélio e macrófagos abundantes. Nesse local, a linfa é filtrada e eliminada de partículas. Os linfócitos são adicionados à linfa à medida que ela deixa o linfonodo por meio de **vasos linfáticos eferentes** até chegar, por fim, a um ducto linfático. Os linfonodos são discutidos no Capítulo 12.

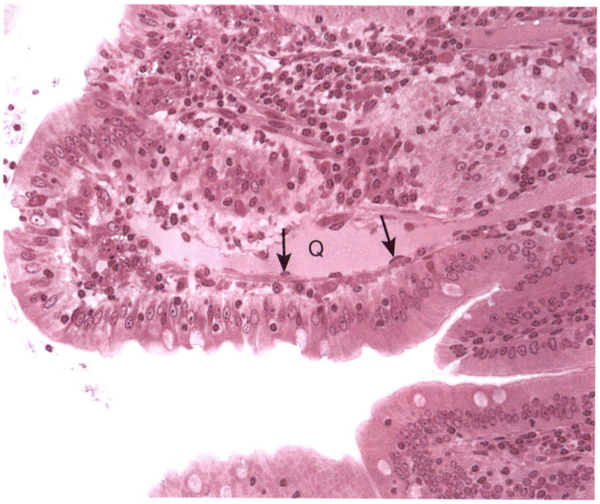

Figura 11.27 O vaso linfático no centro das vilosidades do intestino delgado é conhecido como quilífero (Q). Observe seu revestimento endotelial (*setas*). Essa fotomicrografia foi obtida de duodeno de macaco (270 ×).

CAPILARES LINFÁTICOS E VASOS LINFÁTICOS

Os capilares linfáticos são compostos de uma única camada de células endoteliais achatadas com lâmina basal incompleta.

Os **capilares linfáticos** com extremidades em fundo cego e paredes finas são compostos de uma única camada de células endoteliais achatadas com uma lâmina basal incompleta (Figura 11.28). As células endoteliais se sobrepõem em alguns lugares, mas apresentam fendas intercelulares amplas que permitem fácil acesso ao lúmen do vaso. Essas células não apresentam fenestrações e não fazem junções oclusivas umas com as outras. Feixes de **filamentos de ancoragem** (5 a 10 nm de diâmetro) fixam-se à membrana plasmática abluminal. Acredita-se que esses filamentos possam desempenhar um papel na manutenção da patência luminal desses frágeis vasos.

Os vasos linfáticos pequenos e médios são caracterizados por válvulas pouco distanciadas umas das outras. Os grandes vasos linfáticos se assemelham estruturalmente a pequenas veias, à exceção de seus lúmens, que são maiores, e de suas paredes, que são mais finas. Os grandes vasos linfáticos apresentam fina camada de fibras elásticas abaixo de seu endotélio e uma camada esparsa de células musculares lisas. Essa camada de músculo liso é então recoberta por fibras elásticas e de colágeno que se misturam ao tecido conjuntivo circundante, de maneira semelhante a uma túnica adventícia. Embora alguns histologistas descrevam túnicas semelhantes às dos vasos sanguíneos, a maioria dos pesquisadores não concorda com isso porque não existem limites claros entre as camadas e porque as paredes dos vasos linfáticos são muito variadas.

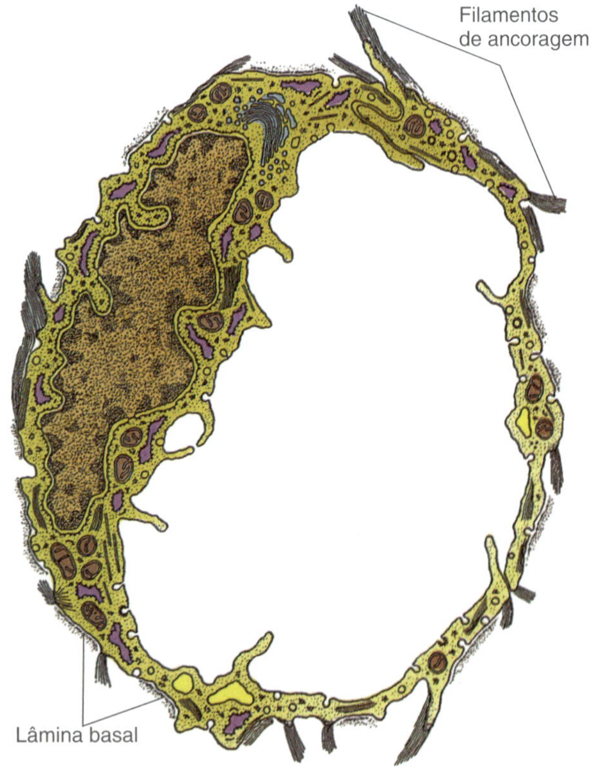

Figura 11.28 Diagrama da ultraestrutura de um capilar linfático. (Fonte: Lentz TL. *Cell Fine Structure: An Atlas of Drawings of Whole-Cell Structure*. Philadelphia: WB Saunders; 1971.)

DUCTOS LINFÁTICOS

Os ductos linfáticos são similares às grandes veias; eles despejam seu conteúdo em grandes veias do pescoço.

Correlações clínicas

As células tumorais malignas (especialmente carcinomas) se espalham por todo o corpo pelos vasos linfáticos. Quando as células malignas alcançam um linfonodo, elas são retidas e se multiplicam nesse local, até eventualmente se deslocarem para outros locais secundários, onde originarão metástases. Por tal razão, o exame dos linfonodos é essencial durante a remoção cirúrgica de um tumor cancerígeno. Uma vez identificados linfonodos aumentados, é preciso remover tanto os linfonodos aumentados na via como os vasos linfáticos associados a fim de prevenir o crescimento secundário do tumor.

Os **ductos linfáticos**, que são estruturalmente semelhantes às grandes veias, são os dois vasos coletores finais do sistema vascular linfático. O **ducto linfático direito** é o mais curto e despeja seu conteúdo no sistema venoso, na junção da veia jugular interna direita com a veia subclávia direita. O maior, o **ducto torácico**, despeja seu conteúdo na junção da veia jugular interna esquerda com a veia subclávia esquerda. O ducto linfático direito coleta a linfa do quadrante superior direito do corpo, enquanto o ducto torácico coleta a linfa do restante do corpo.

A túnica íntima dos ductos linfáticos é composta de um endotélio e várias camadas de fibras elásticas e de colágeno. Na interface com a túnica média, uma camada de fibras elásticas condensadas se assemelha a uma lâmina elástica interna. Tanto a camada longitudinal como a circular de músculo liso estão presentes na túnica média. A túnica adventícia contém células musculares lisas orientadas longitudinalmente e fibras de colágeno que se misturam ao tecido conjuntivo circunjacente. Pequenos vasos homólogos aos *vasa vasorum* das artérias atravessam as paredes do ducto torácico.

Considerações patológicas

Ver Figuras 11.29 a 11.32.

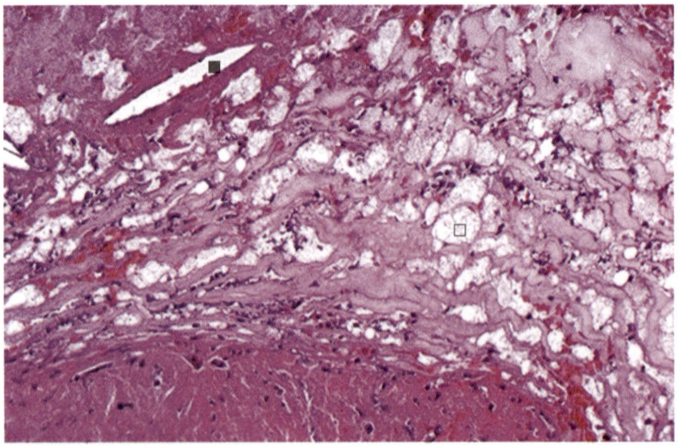

Figura 11.29 Fotomicrografia de uma artéria coronária com aterosclerose. Observe que há células musculares lisas residuais na túnica média e no ateroma que a recobre. Observe também a presença de depósitos de gordura (*quadrado vazado*) e fendas de colesterol (*quadrado preenchido*). (Utilizada, com autorização, de Klatt EC. *Robbins and Cotran: Pathological Basis of Disease*. 2nd ed. Philadelphia: Elsevier; 2010:5.)

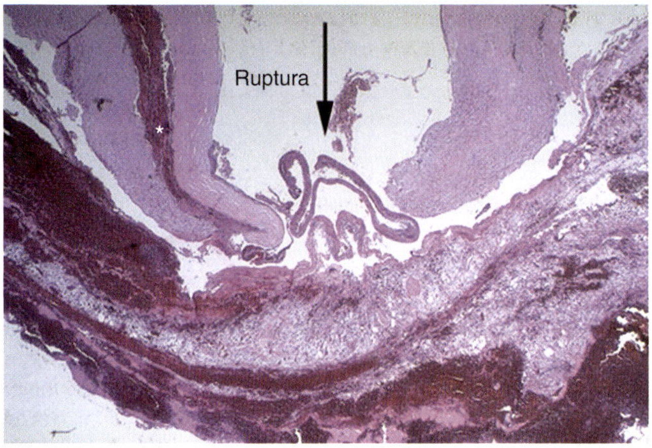

Figura 11.30 Fotomicrografia da aorta exibindo uma ruptura, bem como a dissecção da aorta ao longo da túnica média causada pela pressão do sangue extravasado (*asterisco*). (Utilizada, com autorização, de Klatt EC. *Robbins and Cotran: Pathological Basis of Disease*. 2nd ed. Philadelphia: Elsevier; 2010:11.)

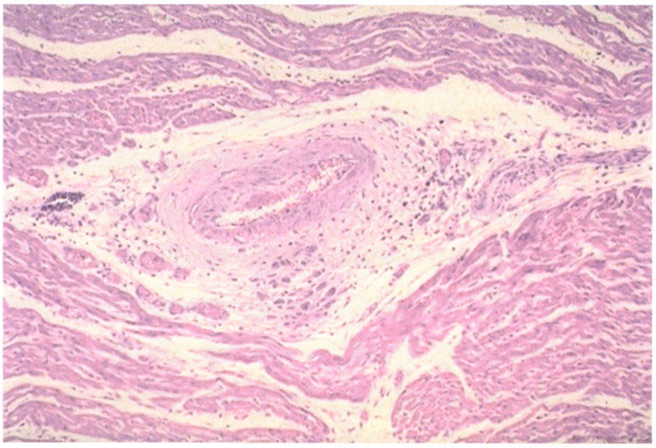

Figura 11.31 Fotomicrografia de cardiopatia reumática. Observe a presença do nódulo de Aschoff característico na porção média inferior do campo, composto principalmente de células inflamatórias mononucleares. (Utilizada, com autorização, de Klatt EC. *Robbins and Cotran: Pathological Basis of Disease*. 2nd ed. Philadelphia: Elsevier; 2010:46.)

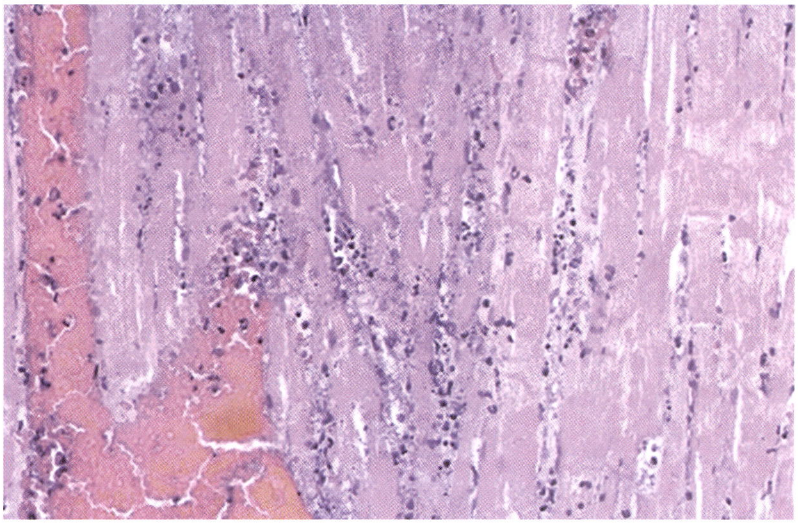

Figura 11.32 Fotomicrografia de um infarto do miocárdio aproximadamente 3 a 4 dias após o dano. Observe as células musculares cardíacas necróticas, bem como a infiltração aguda de células inflamatórias. (Utilizada, com autorização, de Klatt EC. *Robbins and Cotran: Pathological Basis of Disease*. 2nd ed. Philadelphia: Elsevier; 2010:41.)

Instruções do laboratório de histologia

As três túnicas de um vaso sanguíneo

Antes de estudar os diversos tipos de artérias e veias, é aconselhável compreender as ***três túnicas*** (três camadas) que constituem a parede de um vaso. A melhor maneira de se ver essa característica é a observação microscópica da imagem de uma seção transversal de uma artéria muscular em baixo aumento. Devem-se identificar o lúmen e a túnica íntima muito fina (composta de endotélio, tecido conjuntivo subendotelial e lâmina elástica interna) que o reveste. A túnica média – a região espessa e muscular da parede do vaso que inclui a lâmina elástica externa – fica um pouco afastada do lúmen. A região mais externa da parede do vaso é a túnica adventícia, composta de tecido conjuntivo rico em colágeno, por onde se ramificam finas fibras elásticas. A túnica adventícia é mais espessa que a túnica íntima, mas mais delgada que a túnica média e, em vasos maiores, aloja *vasa vasorum* e fibras nervosas (ver Figura 11.5, *TI*, *LEi*, *TM*, *LEe*). Essas três túnicas e suas partes componentes são diferentes nos muitos tipos de artérias e veias, mas o conceito das três camadas permanece constante.

Artérias

Artérias elásticas, como a aorta, exibem as três túnicas. A túnica íntima tem três componentes, o revestimento endotelial, o tecido conjuntivo subendotelial espesso com suas células musculares lisas, com fibras elásticas e a esparsa lâmina elástica interna (ver Figura 11.3, *TI*, *N*, *NCM*, *FE*, *LEi*). A túnica média tem muitas camadas de lamelas fenestradas de elastina – conhecidas como lâminas elásticas fenestradas –, onde as lacunas, fenestras, são claramente evidentes. Entre as lâminas elásticas fenestradas, os núcleos das numerosas células musculares lisas são visíveis (ver Figura 11.4, *LEF*, *N*; as *setas* indicam fenestras). A interface entre a túnica média e a túnica adventícia é evidente. As lâminas elásticas fenestradas dominam a túnica média, enquanto a túnica adventícia tem apenas um número limitado de fibras elásticas delgadas em seu tecido conjuntivo rico em colágeno. Um *vasa vasorum* (sem identificação) está presente como uma estrutura redonda, quase totalmente vazia na parte inferior direita perto da interface da túnica média e da túnica adventícia (ver Figura 11.2, *TM*, *TA*, *LEF*).

(continua)

Instruções do laboratório de histologia (*continuação*)

As ***artérias musculares*** parecem bastante diferentes das artérias elásticas. Sua túnica íntima é muito delgada e sua lâmina elástica interna a separa da túnica média mais muscular. A lâmina elástica externa da túnica média a separa do tecido conjuntivo rico em fibras colágenas da túnica adventícia (ver Figura 11.5, *TI, LEi, TM, LEe*). Visto em aumento médio, o lúmen de uma artéria muscular é revestido de endotélio, tecido conjuntivo subendotelial e lâmina elástica interna, os três componentes da túnica íntima. As fibras musculares lisas da túnica média são vistas como permeadas por finas fibras elásticas (ver Figura 11.6, *L, LEI, TI, N, TM, FE*). Em grande aumento, é fácil observar o revestimento endotelial da túnica íntima, a lâmina elástica interna e o tecido conjuntivo colagenoso intermediário que compõe o tecido conjuntivo subendotelial. Observe as finas fibras elásticas e os núcleos das células musculares lisas (ver Figura 11.7, *En, TI, LEI, FE, N*). As finas fibras elásticas, os núcleos das células musculares lisas e a lâmina elástica externa da túnica média estão bem representados nessa fotomicrografia de grande aumento (ver Figura 11.8, *FE, N, LEE*).

As ***arteríolas*** apresentam diâmetro inferior a 0,1 mm, e a largura de suas paredes se aproxima do diâmetro de seu lúmen. Sua túnica média é muito musculosa em comparação ao tamanho do vaso. Normalmente, o lúmen de uma arteríola está vazio de sangue, ao contrário do lúmen de sua vênula correspondente (Figura 11.9, *A, TM, L, Ve*).

Os ***capilares*** são os menores dentre os canais vasculares, tendo de 8 a 10 μm de diâmetro. Estão presentes na maior parte do corpo, mas são mais bem observados em seções longitudinais do cerebelo. Observe que os capilares são simplesmente tubos de células endoteliais e seus núcleos se projetam para o lúmen, que pode ou não abrigar células sanguíneas (ver Figura 11.12, *Ca, seta, L, He*).

Veias

As ***vênulas*** são maiores do que suas arteríolas correspondentes e seu lúmen geralmente contém células sanguíneas. Sua túnica média é reduzida em espessura e tem uma túnica adventícia relativamente espessa (ver Figura 11.9, *Ve, L, He, TM*).

As ***veias de calibre médio*** apresentam uma parede muito mais fina do que suas artérias musculares correspondentes e sua túnica média é relativamente mais delgada, com poucas células musculares lisas. O componente mais espesso da veia média é sua túnica adventícia (ver Figura 11.21, *PV, TMV, TAV*).

As ***veias de grande calibre***, como a veia cava humana, também apresentam as três túnicas, com uma túnica íntima mais fina, cujas células endoteliais revestem o lúmen, uma fina túnica média e a espessa túnica adventícia (ver Figura 11.22, *TI, En, L, TM, TA*). A visualização da veia cava humana em um aumento médio mostra a estreita túnica íntima que reveste o lúmen do vaso. A túnica média contém células de músculo liso esparsas, circularmente dispostas, e algumas fibras elásticas finas entremeadas em um tecido conjuntivo rico em fibras colágenas. A mais espessa das três túnicas é a túnica adventícia, com seus feixes mais externos de fibras de colágeno dispostos em espiral e seu grande número de células musculares lisas dispostas longitudinalmente, que são divididas em fascículos por espessas bainhas de fibras de colágeno. Apesar de não estar mostrada, a túnica adventícia é composta de três camadas concêntricas (ver Figura 11.23, *TI, L, TM, FE, FC, TA*).

Coração

O ***coração*** é um vaso sanguíneo espesso modificado, composto de três camadas que são, do lúmen para fora, o endocárdio, o miocárdio e a camada visceral do epicárdio. O endocárdio consiste em um endotélio que reveste os ventrículos e átrios do coração. Abaixo do endocárdio, existe uma camada subendocárdica de tecido conjuntivo frouxo que contém pequenos vasos sanguíneos, fibras nervosas e fibras de Purkinje, cujas ramificações menores penetram no miocárdio, a camada espessa do coração composta principalmente de células musculares estriadas cardíacas. As fibras de Purkinje e seus ramos são células do músculo cardíaco modificadas, com um núcleo localizado centralmente, entre as células do músculo cardíaco do miocárdio, que são circundadas por uma quantidade escassa de tecido conjuntivo (ver Figura 11.25, *FP, N, MC, TC*).

Vasos linfáticos

O melhor local para se observar os vasos linfáticos é a cápsula dos linfonodos, que será descrita no Capítulo 12, assim como os sinusoides linfáticos. Os capilares linfáticos são vasos com terminações em fundo cego, compostos de uma única camada de células endoteliais achatadas com uma lâmina basal incompleta. O melhor local para vê-los é o centro das vilosidades do intestino delgado, onde são conhecidos como quilíferos. O endotélio que reveste seu lúmen é composto de células muito achatadas. Seu lúmen não contém células sanguíneas (ver Figura 11.27, *Q, setas*).

12

Sistema Linfoide (Imunológico)

O sistema linfoide é responsável pela defesa imunológica do corpo. Alguns dos órgãos que o compõem – **medula óssea**, **linfonodos**, **timo** e **baço** – são circundados por cápsulas de tecido conjuntivo, enquanto seus outros componentes, membros do **sistema linfoide difuso**, não são encapsulados. As células do sistema linfoide protegem o corpo contra macromoléculas estranhas, vírus, bactérias e outros microrganismos invasores, além de eliminar células próprias do indivíduo que foram transformadas por vírus.

Existem duas categorias de órgãos linfoides: primários e secundários. **Órgãos linfoides primários** (medula óssea e timo) participam do desenvolvimento de linfócitos imunocompetentes. **Órgãos linfoides secundários** (linfonodos, baço, tonsilas e tecido linfoide difuso) operam na captura de antígenos e proporcionam locais para a interação entre células apresentadoras de antígenos (APCs) e linfócitos imunocompetentes, onde eles podem montar uma resposta imune e, assim, remover a agressão antigênica.

Visão geral do sistema imunológico

O sistema imunológico tem dois componentes: sistema imune inato e sistema imune adaptativo.

A primeira linha de defesa contra patógenos invasores é uma barreira física: pele e mucosas, estruturas que cobrem e revestem completamente as superfícies externa e interna do corpo. A ruptura da pele e das mucosas possibilita a entrada de substâncias estranhas que tentam continuamente penetrar, e às vezes realmente conseguem, a barreira intacta. Essa invasão ativa o sistema imune em seus dois componentes, inato e adaptativo – a segunda e terceira linhas de defesa, respectivamente.

A complexidade do sistema imune impede uma abordagem completa do tópico aqui. Para facilitar a leitura deste material para o estudante, repetiremos determinadas informações em várias seções da apresentação a fim de evitar a necessidade de referências cruzadas.

O **sistema imune inato** (sistema imune natural) é *inespecífico* e composto por (1) um sistema de macromoléculas carreadas pela circulação sanguínea (C1 a C9) conhecido como ***sistema complemento***; (2) anticorpos naturais (polirreativos) presentes na corrente sanguínea; (3) **receptores Toll-like** (**TLRs**; do inglês, *Toll-like receptors*), uma família de proteínas integrais localizadas na membrana plasmática ou endossomal (e do retículo endoplasmático rugoso [RER]) das células; (4) grupos de células conhecidas como ***macrófagos*** e ***neutrófilos***, que fagocitam invasores; e (5) outro grupo de células, **células *natural killer*** (**NK**; ou linfócitos *natural killer* ou *células assassinas naturais*), que matam células tumorais, células infectadas por vírus, bactérias e parasitas.

O **sistema imune adaptativo** (**sistema imune adquirido**) é responsável por eliminar ameaças de invasores *específicos*. Enquanto um macrófago é capaz de fagocitar a maioria das bactérias, o sistema imune adaptativo não apenas reage contra um componente antigênico específico de um patógeno, como também aperfeiçoa sua capacidade de reagir contra esse componente, em particular com os confrontos subsequentes nos quais ele está presente.

Embora os dois sistemas difiram em seus modos de resposta, estão intimamente relacionados um com o outro e, da mesma maneira, um afeta as atividades do outro.

SISTEMA IMUNE INATO

O sistema imune inato responde rapidamente, não tem memória imunológica e depende do complemento e dos TLRs para iniciar as respostas inflamatórias e/ou imunes.

Embora o **sistema imune inato** seja muito mais antigo que o sistema imunológico adaptativo, ele responde rapidamente, em geral em poucas horas, a uma invasão antigênica – responde de maneira inespecífica e não tem memória imunológica. Os componentes fundamentais do sistema imune inato são sistema complemento, peptídeos antimicrobianos, citocinas, macrófagos, neutrófilos, células NK e TLRs. A Tabela 12.1 apresenta acrônimos e abreviaturas utilizadas neste capítulo.

O **complemento** é constituído de uma série de proteínas carreadas pelo sangue que atacam os micróbios que encontraram em seu caminho até a corrente sanguínea. À medida que as proteínas do complemento precipitam sobre a superfície desses patógenos invasores, elas formam um **complexo de ataque à membrana** (**MAC**) que danifica a membrana celular do micróbio. As células fagocitárias do hospedeiro, como neutrófilos e macrófagos, exibem receptores para uma porção específica do complemento (**C3b**) e a presença de C3b na superfície microbiana facilita a fagocitose de micróbios por essas células de defesa do hospedeiro.

Anticorpos naturais (**polirreativos**) são formados antes do nascimento, mesmo em camundongos livres de germes, por linfócitos B inatos que ainda não foram expostos a antígenos e são capazes de se ligar a muitos antígenos diferentes. Esses anticorpos são capazes de reconhecer e reagir contra lipídios oxidados em células que entraram em apoptose, bem como contra lipídios de membrana presentes em microrganismos invasores. Ao contrário dos anticorpos do sistema imune adaptativo, os anticorpos polirreativos se ligam com baixa afinidade de ligação.

Peptídeos antimicrobianos, como as **defensinas**, são sintetizados e secretados pelas células epiteliais. Esses peptídeos não apenas defendem o corpo contra bactérias gram-negativas, mas também são quimioatraentes para células dendríticas imaturas e linfócitos T.

Citocinas são moléculas sinalizadoras secretadas por diversas células do sistema imune inato e do adaptativo para efetuar as respostas com base em suas células-alvo. Citocinas secretadas pelos linfócitos são conhecidas como **linfocinas**, geralmente chamadas de **interleucinas**, ao passo que citocinas que têm capacidades quimioatraentes são normalmente chamadas de **quimiocinas**. Citocinas que estimulam a diferenciação e a atividade mitótica das células hemocitopoéticas são conhecidas como **fatores estimuladores de colônias** (**CSFs**), enquanto

TABELA 12.1 Acrônimos e abreviaturas.

Acrônimo/ abreviatura	Significado
ADDC	Citotoxicidade celular dependente de anticorpo (do inglês, *antibody-dependent cellular cytotoxicity*)
AIDS	Síndrome da imunodeficiência adquirida (do inglês, *acquired immunodeficiency syndrome*)
APC	Célula apresentadora de antígenos (do inglês, *antigen-presenting cell*)
BALT	Tecido linfoide associado aos brônquios (do inglês, *bronchus-associated lymphoid tissue*)
C3b	Componente C3b do complemento
CD	Moléculas do grupamento de diferenciação (em inglês, *cluster of differentiation* – seguido por um numeral arábico)
Célula M	Célula com microprega ou microfenestrada (M, de *microfold*, em tradução do inglês, microprega)
Células NK	Células *natural killer*
CLIP	Proteína invariante associada ao complexo principal de histocompatibilidade de classe II (do inglês, *class II-associated invariant protein*)
CSF	Fator estimulador de colônias (do inglês, *colony-stimulating factor*)
Fab	Fragmento de um anticorpo que se liga ao antígeno (do inglês, *antigen binding fragment of na antibody*)
Fas	Proteína CD95 (induz apoptose)
Fc	Fragmento cristalizável de um anticorpo (fragmento constante de um anticorpo)
GALT	Tecido linfoide associado ao tubo digestório (do inglês, *gut-associated lymphoid tissue*)
G-CSF	Fator estimulador de colônias de granulócitos
GM-CSF	Fator estimulador de colônias de granulócitos e macrófagos
HEV	Vênula de endotélio alto (do inglês, *high endothelial venules*)
HIV	Vírus da imunodeficiência humana (do inglês, *human immunodeficiency vírus*)
IFN-γ	Interferona-gama
Ig	Imunoglobulina (seguido por uma letra maiúscula: A, D, E, G ou M)
IL	Interleucina (seguido por um numeral arábico)
Linfócito B	Linfócito derivado de bursa de Fabricius (em aves) ou linfócito derivado da medula óssea (mamíferos) (em inglês, *bursa-derived ou bone marrow-derived*)
Linfócito T	Linfócito derivado do timo
Linfócito T reg	Linfócito T regulador
Linfócito T_h	Linfócito T auxiliar (do inglês, *T helper*) (seguido por um numeral arábico)
LTC	Linfócito T citotóxico (célula T assassina ou T *killer*)
MAC	Complexo de ataque à membrana (do inglês, *membrane attack complex*)
MALT	Tecido linfoide associado à mucosa (do inglês, *mucosa-associated lymphoid tissue*)
MHC I e MHC II	Moléculas do complexo principal de histocompatibilidade de classe I e de classe II (do inglês, *major histocompatibility class I and II*)
MIIC (vesícula)	Compartimento enriquecido com moléculas de MHC classe II (do inglês, *major histocompatibility complex class II-enriched compartment*)
PALS	Bainha linfática periarterial (do inglês, *periarterial lymphatic sheath*)
sIgs	Imunoglobulinas de superfície
TAP	Proteína transportadora (do inglês, *transporter protein*) (1 e 2)
TCM	Linfócito T de memória central (do inglês, *central memory T cell*)
TCR	Receptor de superfície de linfócito T (do inglês, *T-cell receptor*)
TEM	Linfócito T de memória efetor (do inglês, *effector T memory cell*)
TLRs	Receptores semelhantes a Toll (do inglês, *Toll-like receptors*)
TNF-α	Fator de necrose tumoral alfa (do inglês, *tumor necrosis factor-alpha*)

citocinas que exibem propriedades antivirais são conhecidas como **interferonas**.

Macrófagos exibem: (1) receptores para os fragmentos constantes dos anticorpos (receptores Fc); (2) receptores do complemento; e (3) receptores que reconhecem carboidratos, os quais, em geral, não estão presentes na superfície das células de vertebrados. Macrófagos também são APCs porque são capazes de apresentar antígenos para os linfócitos T e B. Também secretam CSFs e outras moléculas de sinalização que induzem a formação de neutrófilos e sua liberação no sangue circulante.

Neutrófilos deixam o sistema vascular na região da inflamação e entram no compartimento de tecido conjuntivo que está repleto de bactérias, onde dão início à fagocitose e à destruição desses agentes microbianos. O extermínio bacteriano é efetuado de maneira dependente de oxigênio, pela formação de peróxido de hidrogênio, radicais hidroxila e oxigênio singlete nos fagolisossomos/endossomos, ou por meio de digestão enzimática, com o emprego de proteínas catiônicas, mieloperoxidase e lisozimas.

Células NK são semelhantes a linfócitos T citotóxicos do sistema imune adaptativo. Contudo, diferentemente dos linfócitos T, não precisam passar pelo timo para se tornarem células assassinas maduras. Células NK usam marcadores inespecíficos para reconhecer suas células-alvo por meio de dois diferentes métodos.

1. Células NK têm receptores Fc, que reconhecem a porção constante do anticorpo imunoglobulina G (IgG), o qual atua como um sinal para matar a célula-alvo. Isso é conhecido como ***citotoxicidade celular dependente de anticorpo*** (***ADDC***; do inglês, *antibody-dependent cellular cytotoxicity*).
2. A superfície da célula NK também exibe proteínas transmembranares conhecidas como ***receptores de ativação de células assassinas naturais***, que se ligam a determinados marcadores na superfície das células nucleadas. Para controlar esse processo de morte, células NK também têm **receptores de inibição de células assassinas naturais** (KIRs; do inglês, *killer inhibitory receptors*), que reconhecem moléculas do complexo principal de histocompatibilidade (MHC) do tipo I localizadas nas membranas plasmáticas de todas as células. A presença da molécula MHC I ativa os KIRs, que impedem as células NK de matar células saudáveis. A ausência de moléculas MHC I da membrana celular ou a presença de moléculas MHC I defeituosas ou alteradas na membrana celular indica às células NK que essas são células estranhas ou células próprias alteradas por vírus (células-alvo) e que devem ser destruídas.

A presença de diversas citocinas – como as interleucinas 12, 15 e 18 (IL-12, IL-15 e IL-18) e interferons do tipo I – aumenta as atividades citotóxicas das células NK e faz com que essas células se tornem **células NK efetoras**. IL-12 e IL-15 também induzem células NK a entrar no ciclo celular para, assim, aumentar o número de células NK efetoras.

Células NK efetoras liberam moléculas de perforina que se ligam às membranas plasmáticas das células-alvo, onde se organizam para formar poros. Também liberam granzimas, que passam por esses poros e entram no citoplasma da célula-alvo para forçá-las a sofrer apoptose. Células NK efetoras também secretam interferona-gama (IFN-γ), que recruta e ativa macrófagos para a área da resposta. Macrófagos ativados destroem microrganismos invasores e ganham tempo até que o sistema imune adaptativo controle a infecção.

Correlações clínicas

As moléculas do MHC I, discutidas mais adiante, devem estar presentes nas membranas celulares de quase todas as células nucleadas para que os linfócitos T citotóxicos (LTCs) as reconheçam como alvos de destruição. Células tumorais e células infectadas por vírus, no entanto, suprimem a produção de moléculas MHC I para evitar seu reconhecimento como alvos para os LTCs. Essa manobra evasiva permite que elas se tornem alvos das células NK porque seus receptores de inibição de células assassinas naturais não são ativados. Além das moléculas de MHC I, moléculas de MHC II estão localizadas na superfície das APCs.

TLRs são proteínas integrais altamente conservadas presentes no plasma e nas membranas endossômicas de macrófagos e de células dendríticas do sistema imune inato. Foi demonstrado que seres humanos têm, pelo menos, 10 TLRs diferentes (Tabela 12.2), cada um com funções diferentes. TLRs funcionam em pares para que as duas subunidades de TLR formem um único receptor ativo. Essas subunidades podem ser do mesmo tipo de TLRs (p. ex., TLR4-TLR4; homodímeros) ou diferentes TLRs (TLR1-TLR2; heterodímeros). Alguns dos TLRs estão presentes nas membranas celulares, de modo que exibem *porções intracelulares* e *extracelulares*, enquanto outros TLRs estão localizados apenas *intracelularmente* nas membranas dos endossomos e do RER, e não têm porções extracelulares.

As subunidades pareadas de TLR identificam diversos patógenos pelas assinaturas moleculares específicas e recorrentes, conhecidas como ***padrões moleculares associados a patógenos*** (***PAMPs***; do inglês *pathogen-associated molecular patterns*). TLRs localizados na superfície da membrana celular distinguem PAMPs pertencentes a bactérias, fungos e protozoários, enquanto TLRs intracelulares reconhecem PAMPs de patógenos capazes de entrar no citoplasma. Todos os TLRs (com

TABELA 12.2 Receptores do tipo *Toll-like* (TLRs): localização e supostas funções.

Domínios	Par de receptores do tipo *Toll-like*	Localização na célula	Funções
Intracelular e extracelular (na membrana celular)	TLR1-TLR2	Monócitos, macrófagos, células dendríticas, linfócitos B, mastócitos	Ligam-se a lipoproteínas bacterianas; também se ligam a certas proteínas de parasitas
	TLR2-TLR2	Monócitos, macrófagos, células dendríticas, linfócitos B, mastócitos	Ligam-se a peptidoglicanos de bactérias
	TLR2-TLR6	Monócitos, macrófagos, células dendríticas, linfócitos B, mastócitos	Ligam-se ao ácido lipoteicoico da parede de bactérias gram-positivas; também se ligam a zimosan, um polissacarídeo derivado de fungos
	TLR4-TLR4	Monócitos, macrófagos, mastócitos, células de revestimento do sistema digestório	Ligam-se ao lipopolissacarídeo (LPS) de bactérias gram-negativas
	TLR5-??[a]	Monócitos, macrófagos, células dendríticas, mastócitos, células de revestimento do sistema digestório	Ligam-se à flagelina do flagelo bacteriano
Intracelular apenas	TLR3-??[a]	Células dendríticas e linfócitos B	Ligam-se ao RNA viral de fita dupla (dsRNA)
	TLR7-??[a]	Monócitos, macrófagos, células dendríticas, linfócitos B	Ligam-se ao RNA viral de fita simples (ssRNA)
	TLR8-??[a]	Monócitos, macrófagos, células dendríticas, mastócitos	Ligam-se ao RNA viral de fita simples (ssRNA)
	TLR9-??[a]	Monócitos, macrófagos, células dendríticas, linfócitos B	Ligam-se ao DNA bacteriano e viral
	TLR10-??[a]	Monócitos, macrófagos, linfócitos B	Desconhecidas

[a]TLR de pareamento desconhecido até o momento.

exceção do TLR3) se associam à via do **NF-κB** (**fator nuclear intensificador de cadeia leve kappa de células B ativadas, ou fator nuclear kappa B**), ativando-o, o qual atua por meio de diversas proteínas citosólicas, como a MyD88, para induzir uma cascata intracelular de respostas específicas de TLR. Essa sequência de eventos resulta não apenas na liberação de citocinas que induzem a inflamação sistêmica (**IL-1**, **IL-12** e **fator de necrose tumoral alfa** [**TNF-α**]), mas também na ativação de linfócitos B e T para montar uma *resposta imune adaptativa* específica.

O **NF-κB** é mantido no estado inativo pelo **IκB**. No entanto, a ligação do TLR aos seus ligantes ativa uma quinase que fosforila o IκB e, por sua vez, permite a ativação de NF-κB. O NF-κB ativado entra no núcleo, onde ele e um fator coativador induzem a transcrição de um gene alvo, o que resulta em reação inflamatória, início de uma **resposta imune inata** e recrutamento de células NK para começar também uma **resposta imune adaptativa** (ver a próxima seção). Dessa maneira, TLRs têm a capacidade de modular a resposta imune, o que sugere que o sistema imune inato não é um tipo de resposta estática e única para qualquer agressão, mas é de natureza dinâmica e capaz de regular, igualmente, respostas inflamatórias e imunes.

Correlações clínicas

1. A **hipoatividade** dos TLRs pode resultar em maior suscetibilidade a patógenos, ao passo que a **hiperatividade** pode ser responsável por algumas doenças autoimunes, como lúpus eritematoso sistêmico, doenças cardiovasculares e artrite reumatoide
2. Camundongos que foram privados de sono expressaram altos níveis de TLR4. Quando esses animais receberam injeções com células malignas, desenvolveram tumores maiores, mais agressivos e com taxa de crescimento mais rápida do que os camundongos que puderam dormir normalmente. Além disso, em vez de eliminar as células tumorais, os macrófagos que os animais privados de sono recrutaram para o local do tumor desencadearam o desenvolvimento de um suprimento vascular que estimulou o crescimento do tumor.

SISTEMA IMUNE ADAPTATIVO

O sistema imune adaptativo responde mais lentamente do que o sistema imune inato, tem memória imunológica e depende dos linfócitos B e T para montar uma resposta imune.

A **resposta imune adaptativa** exibe quatro propriedades distintas: **especificidade**, **diversidade**, **memória** e **reconhecimento de próprio/não próprio**, ou seja, a capacidade de distinguir entre estruturas que pertencem ao organismo, **próprias**, e aquelas que são estranhas, **não próprias**. Características adicionais do sistema imune adaptativo incluem **expansão clonal**, a capacidade de aumentar o número de células que podem reagir a um desafio antigênico reapresentado; e **contração e homeostase**, a capacidade do sistema imune de responder simultaneamente a múltiplos desafios antigênicos.

Linfócitos T, **linfócitos B** e macrófagos especializados, conhecidos como **APCs**, não apenas funcionam na resposta imune (adaptativa), mas também se comunicam com membros do sistema imune inato. Essa comunicação ocorre por meio da secreção de moléculas de sinalização (**citocinas**) em resposta a encontros com substâncias estranhas chamadas **antígenos** (**geradores de anticorpos**; do inglês, *antibody generators*) e também por marcadores de superfície em suas membranas celulares, como as moléculas do grupamento de diferenciação (moléculas CD), os TLRs e as imunoglobulinas de superfície (sIgs).

O reconhecimento de uma substância como estranha pelo sistema imunológico estimula uma sequência complexa de reações que resultam tanto na produção de **imunoglobulinas** (também conhecidas como **anticorpos**), que se ligam ao antígeno, como na indução de um **grupo de células** especializadas em matar células estranhas, patógenos invasores ou células próprias alteradas (p. ex., células tumorais). A resposta imune que depende da formação de anticorpos é chamada de **resposta imune humoral**, uma função dos linfócitos B, enquanto a resposta citotóxica é conhecida como **resposta imune mediada por células**, uma função dos linfócitos T.

As células que constituem os componentes funcionais dos sistemas imunes inato e adaptativo (linfócitos T, linfócitos B, macrófagos e sua subcategoria, APCs) são todas formadas na medula óssea. As células B tornam-se imunocompetentes na medula óssea, enquanto os linfócitos T migram para o timo a fim de se tornarem imunocompetentes lá. Por essa razão, a medula óssea e o timo são chamados de **órgãos linfoides primários** (**centrais**). Depois que os linfócitos se tornam imunocompetentes na medula óssea ou no timo, eles migram para os **órgãos linfoides secundários** (**periféricos**) – tecido linfoide difuso (tecido linfoide associado à mucosa; MALT), linfonodos, baço e tonsilas –, onde entram em contato com os antígenos.

IMUNÓGENOS E ANTÍGENOS

Imunógenos são moléculas que sempre provocam uma resposta imune; antígenos são moléculas que se ligam aos anticorpos, mas não necessariamente induzem uma resposta imune.

O termo **imunógeno** refere-se a uma estrutura estranha que pode desencadear uma resposta imune em determinado hospedeiro; **antígeno** é uma molécula que pode reagir com um anticorpo independentemente de sua capacidade de induzir uma resposta imune. Apesar de nem todos os antígenos serem imunógenos, neste livro, os dois termos são considerados sinônimos, sendo utilizado apenas o termo *antígeno*.

A região do antígeno que reage com um **anticorpo**, ou **TLR**, é chamada de **epítopo** ou determinante antigênico. Cada epítopo é uma pequena porção da molécula do antígeno e consiste em apenas 8 a 12 ou 15 a 22 resíduos de aminoácidos hidrofílicos ou de açúcares que são acessíveis ao aparato imunológico. Grandes invasores estranhos, como bactérias, exibem múltiplos epítopos, cada um capaz de se ligar a um anticorpo

Correlações clínicas

A complexidade de uma substância estranha também é importante na determinação de sua antigenicidade. Assim, grandes moléculas poliméricas que apresentam composições químicas relativamente simples, como certos plásticos sintéticos, têm imunogenicidade mínima. Portanto, essas substâncias são utilizadas na fabricação de implantes artificiais (p. ex., artroplastia de quadril).

diferente. Embora o termo não seja usado com frequência, deve-se mencionar que a porção de um anticorpo que tem afinidade por epítopos é chamada de **paratopo**.

SELEÇÃO CLONAL E EXPANSÃO

Durante o desenvolvimento embrionário, forma-se uma grande quantidade de pequenos grupos (clones) de linfócitos; cada clone pode reconhecer um antígeno estranho específico (epítopo).

O sistema imune é capaz de reconhecer e combater um número surpreendente de antígenos diferentes porque, durante o desenvolvimento embrionário, uma grande quantidade (~10^{15}) de **clones** de linfócitos é formada por meio do rearranjo dos cerca de 400 genes que codificam imunoglobulinas ou TCRs. Todas as células de determinado clone têm marcadores de superfície idênticos e podem reagir com um antígeno específico, mesmo sem nenhuma exposição prévia a esse antígeno. As proteínas da superfície celular que permitem que os linfócitos interajam com os antígenos são os **anticorpos associados à membrana** (**TLRs** *ou* **sIgs**), no caso das células B; e os TLRs, no caso dos linfócitos T. Ainda que as estruturas moleculares de anticorpos e de TLRs sejam diferentes, elas são funcionalmente equivalentes em sua capacidade de reconhecer e interagir com epítopos específicos.

Na primeira vez que um organismo encontra um antígeno, a resposta imunológica adaptativa é lenta para começar e não muito robusta; essa resposta é chamada de **resposta imunológica primária**. Exposições subsequentes ao mesmo antígeno desencadeiam a **resposta imunológica secundária** (**resposta anamnéstica**), que se inicia rapidamente e é muito mais intensa do que a resposta primária. O aumento da potência da reação secundária se deve ao processo de **memória imunológica**, inerente ao sistema imune adaptativo. Os linfócitos B e T são considerados **células virgens** (ou **células ingênuas/imaturas**; ***naïve cells***) antes da exposição aos antígenos. Depois que uma célula virgem entra em contato com um antígeno, ela se prolifera para formar células ativadas e células de memória.

Células ativadas, também conhecidas como **células efetoras**, são responsáveis por realizar uma resposta imune. Células efetoras derivadas dos linfócitos B são chamadas de **plasmócitos**, que produzem e liberam anticorpos. Linfócitos efetores derivados de linfócitos T secretam citocinas ou destroem células estranhas ou células próprias alteradas.

Células de memória, da mesma maneira que linfócitos virgens, expressam receptores de linfócitos B (sIgs) ou TLRs, que podem interagir com antígenos específicos. Células de memória não estão diretamente envolvidas na resposta imune durante a qual são geradas. No entanto, vivem por meses ou anos e têm uma afinidade muito maior por antígenos do que os linfócitos virgens. Além disso, a formação de células de memória após a primeira exposição a um antígeno aumenta o tamanho do clone original, um processo denominado **expansão clonal**. Devido à presença de uma população expandida de células de memória com afinidade aumentada para o antígeno, a exposição subsequente ao mesmo antígeno induz uma resposta imune secundária.

Tolerância imunológica

Macromoléculas próprias não são vistas como antígenos e, portanto, não induzem uma resposta imune.

O sistema imune pode reconhecer macromoléculas que pertencem ao próprio corpo e não tenta montar uma resposta imune contra elas (**tolerância imunológica**). O mecanismo de tolerância imunológica depende da destruição ou inativação das células que reagiriam contra as estruturas próprias (*self*). Durante o desenvolvimento embrionário, se um linfócito encontra a substância à qual foi destinado a reagir, esse linfócito morre (**deleção clonal**) para que esse determinado clone não se forme; ou, então, o linfócito é desativado (**anergia clonal**) e não pode montar uma resposta imune, ainda que ela esteja presente.

Correlações clínicas

Doenças autoimunes envolvem um mau funcionamento do sistema imune, o que resulta na perda da tolerância imunológica. Um exemplo é a doença de Graves, na qual receptores do hormônio estimulante da tireoide (TSH) nas células foliculares da glândula tireoide são percebidos como antígenos. Os anticorpos formados contra os receptores de TSH ligam-se a esses receptores e estimulam as células a liberar uma quantidade excessiva de hormônio tireóideo. Pacientes com doença de Graves apresentam glândula tireoide aumentada e exoftalmia (globos oculares protuberantes).

Imunoglobulinas

Imunoglobulinas são anticorpos (também conhecidos como gamaglobulinas) produzidos por plasmócitos; uma imunoglobulina típica exibe um par de cadeias pesadas e um par de cadeias leves ligadas entre si por pontes dissulfeto.

Imunoglobulinas (**anticorpos**, **gamaglobulinas**) são glicoproteínas que inativam antígenos (inclusive vírus) e induzem uma resposta extracelular contra microrganismos invasores. A resposta pode envolver fagocitose nos espaços do tecido conjuntivo por macrófagos (ou neutrófilos), ou ativação do **sistema complemento** presente no sangue.

Correlações clínicas

O sistema complemento é composto de 20 proteínas plasmáticas que se agrupam em sequência e maneira específicas sobre a superfície de microrganismos invasores para formar um **complexo de ataque à membrana** (**MAC**) que lisa a célula estranha. O principal componente do sistema complemento é a proteína C3; a deficiência dessa proteína predispõe o indivíduo a infecções bacterianas recorrentes.

Imunoglobulinas são produzidas em grande quantidade pelos plasmócitos, que as liberam na linfa ou no sistema vascular sanguíneo. Existem cinco classes de anticorpos (IgA, IgD, IgE, IgG e IgM) cujos membros compartilham certas características, e como IgG é o anticorpo típico, será descrito como um modelo para todas as classes de imunoglobulinas (Tabela 12.3). Cada IgG é uma molécula com formato da letra Y, composta por dois longos polipeptídeos idênticos, conhecidos como **cadeias pesadas** (55 a 70 kD), e dois polipeptídeos idênticos mais curtos de 25 kD, as **cadeias leves**. As quatro cadeias estão ligadas entre si por várias pontes dissulfeto e ligações não covalentes, de tal modo que a haste do Y é composta apenas por cadeias pesadas e os braços divergentes consistem em cadeias leves e pesadas (Figura 12.1).

TABELA 12.3 Propriedades das imunoglobulinas humanas.

Classe	Citocinas[a]	Nº de unidades[b]	Ig no sangue (%)	Atravessa a placenta	Ligação a células	Características biológicas
IgA	TGF-β	1 ou 2	10 a 15	Não	Temporariamente a células epiteliais durante a secreção	Também conhecida como *anticorpo de secreção*, porque é secretado nas lágrimas, na saliva, no lúmen intestinal e nas cavidades nasais como dímeros; subunidades do dímero se mantêm unidas pela proteína J, que é sintetizada pelos plasmócitos e protegida da degradação enzimática por um componente de secreção sintetizado pelas células epiteliais; combate antígenos e microrganismos no lúmen do intestino, na cavidade nasal, na vagina e no saco conjuntival; secretado no leite, protege neonatos com imunidade passiva; forma monomérica na corrente sanguínea; auxilia eosinófilos a reconhecer e matar parasitas
IgD		1	< 1	Não	Membrana plasmática de linfócitos B	Imunoglobulina de superfície; auxilia linfócitos B no reconhecimento de antígenos para os quais são específicos; atua na ativação de linfócitos B subsequentes ao desafio antigênico para se diferenciarem em plasmócitos
IgE	IL-4, IL-5	1	< 1	Não	Mastócitos e basófilos	Anticorpo reagínico (reaginas); quando diversos anticorpos ligados à membrana se ligam de modo cruzado a antígenos, as IgEs facilitam a degranulação de basófilos e mastócitos, com subsequente liberação de agentes farmacológicos, como heparina, histamina, fatores quimiotáticos de eosinófilos e neutrófilos, e leucotrienos; provoca reações de hipersensibilidade imediatas; auxilia eosinófilos a reconhecer e matar parasitas
IgG	IFN-γ, IL-4, IL-6	1	80	Sim	Macrófagos e neutrófilos	Atravessa a placenta e, assim, protege fetos com imunidade passiva; secretada no leite, protege neonatos com imunidade passiva; fixa a cascata do complemento; funciona como opsoninas, ou seja, ao revestir microrganismos, facilita sua fagocitose por macrófagos e neutrófilos, células que têm receptores Fc para a região Fc desses anticorpos; também participa da citotoxicidade mediada por células dependentes de anticorpos por meio da ativação de células NK; produzida em grandes quantidades durante as respostas imunes secundárias
IgM		1 ou 5	5 a 10	Não	Linfócitos B (na forma monomérica)	A forma pentamérica é mantida por ligações da proteína J, que conectam as regiões Fc de cada unidade; ativa a cascata do sistema complemento; é o primeiro isótipo a ser formado na resposta imune primária

[a]Citocinas responsáveis pela troca para esse isótipo. [b]Uma unidade equivale a uma única imunoglobulina composta de duas cadeias pesadas e duas cadeias leves; assim, IgA existe na forma monomérica e na forma de um dímero. Fc, fragmento cristalizável; IFN, interferona; Ig, imunoglobulina; IL, interleucina; NK, *natural killer*; TGF, fator de crescimento tumoral.

A região próxima às pontes dissulfeto entre as duas cadeias pesadas, a **área da dobradiça**, é flexível e permite que os braços se afastem ou se aproximem um do outro. As regiões distais nas pontas dos braços (segmentos amino-terminais) são responsáveis pela ligação ao epítopo; portanto, cada molécula de anticorpo pode se ligar a dois epítopos *idênticos*.

A enzima papaína cliva a molécula de anticorpo em suas áreas de dobradiça (Figura 12.1) para formar três fragmentos: um **fragmento Fc** composto da haste do Y, que contém partes iguais das duas cadeias pesadas, e dois **fragmentos Fab**, cada um constituído pela parte remanescente de uma cadeia pesada e por uma cadeia leve inteira. Fragmentos Fc são facilmente cristalizados (de onde vem a designação *c*), ao passo que o fragmento Fab é a região do anticorpo que se liga ao antígeno (razão da designação *ab*; do inglês, *antigen-binding*).

A sequência de aminoácidos do fragmento Fc é constante principalmente em sua classe; assim, a haste de um anticorpo tem a capacidade de se ligar a receptores Fc de muitas células diferentes. A sequência de aminoácidos da região Fab é variável; alterações dessa sequência determinam a **especificidade** da molécula de anticorpo para seu antígeno particular.

Cada anticorpo é específico contra determinado epítopo; assim, as regiões Fab de todos os anticorpos contra esse epítopo são idênticas. Acredita-se que existam 10^6 a 10^9 tipos diferentes de anticorpos em uma pessoa, cada um específico contra um antígeno particular. Cada tipo de anticorpo é sintetizado por membros do mesmo **clone**. Desse modo, existem 10^6 a 10^9 clones cujos membros discernem certo epítopo e reagem a ele (ou a um pequeno número de epítopos muito semelhantes).

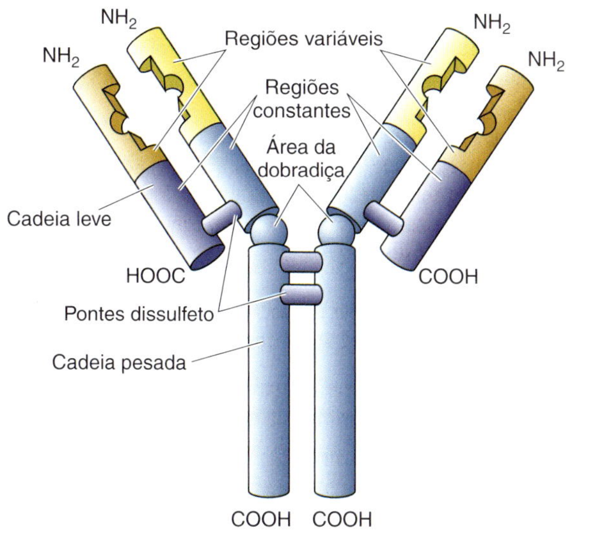

Figura 12.1 Diagrama esquemático de um anticorpo com a indicação de suas regiões.

Como observado anteriormente, pequenas quantidades de imunoglobulinas são produzidas pelas células B e inseridas em suas membranas plasmáticas; essas moléculas são conhecidas como **sIgs** ou **TLRs**, e funcionam como moléculas receptoras de antígeno. Tais imunoglobulinas são ligeiramente diferentes dos anticorpos solúveis por apresentarem um componente de ligação à membrana composto por dois pares de cadeias que atravessam a membrana, **Igβ** e **Igα**, que ligam as cadeias pesadas da molécula de anticorpo à membrana celular.

Classes de imunoglobulinas

Existem cinco classes (isótipos) de imunoglobulinas em humanos: IgG, IgM, IgA, IgD e IgE.

Seres humanos têm cinco **isótipos** (classes) de imunoglobulinas: **IgG**, forma monomérica de imunoglobulina descrita anteriormente; **IgM**, que se assemelha a cinco moléculas de IgG ligadas entre si (forma pentamérica de imunoglobulina); **IgA**, que se assemelha a duas moléculas de IgG ligadas entre si (forma dimérica da imunoglobulina); **IgD**, presente em concentração muito baixa no sangue, mas encontrada na superfície das células B como uma forma monomérica de imunoglobulina conhecida como IgD de superfície (sIgD); e **IgE**, forma monomérica de imunoglobulina presente na superfície de basófilos e mastócitos.

As classes de imunoglobulinas também são determinadas pelas sequências de aminoácidos de suas cadeias pesadas. As várias cadeias pesadas são designadas pelas letras gregas α, δ, γ, ε e μ, e estão associadas à IgA, IgD, IgG, IgE e IgM, respectivamente. As características dos cinco isótipos de imunoglobulinas foram detalhadas na Tabela 12.3.

CÉLULAS DO SISTEMA IMUNE ADAPTATIVO

As células do sistema imune adaptativo são linfócitos B (e plasmócitos), linfócitos T e APCs (macrófagos e células dendríticas).

Linfócitos B

Linfócitos B se originam e se tornam imunocompetentes na medula óssea; são responsáveis pelo sistema imune humoral.

Linfócitos B, também conhecidos como **células B**, são pequenos linfócitos (ver Capítulo 10) que se originam e se tornam **imunocompetentes** na medula óssea. Porém, nas aves, nas quais os linfócitos B foram identificados pela primeira vez, o local onde elas se tornam imunocompetentes é um divertículo da cloaca conhecido como ***bursa de Fabricius*** (de onde vem a designação células "B"). Durante o processo de se tornar imunocompetente, cada célula evolui de um estágio de célula pré-B imatura para uma **célula B de transição**, que sintetiza uma série de cadeias de imunoglobulinas identificadoras. As células B de transição migram até o baço para serem mortas ou para terem a possibilidade de se desenvolverem em **linfócitos B maduros**. Cada linfócito B maduro sintetiza 50 mil a 100 mil imunoglobulinas **IgM** e **IgD**, e as insere em sua membrana plasmática, de modo que os sítios de ligação ao epítopo dos anticorpos fiquem expostos no espaço extracelular. A região Fc do anticorpo fica embutida na bicamada fosfolipídica com o auxílio de dois pares de proteínas transmembrana, Igβ e Igα, cujas terminações carboxila estão em contato com determinados complexos intracelulares de proteínas. Cada membro de determinado clone de linfócito B exibe anticorpos que se ligam ao mesmo epítopo. Quando a imunoglobulina de superfície reage com seu epítopo, Igβ e Igα transduzem (retransmitem) a informação para o complexo intracelular de proteína com o qual estão em contato, para iniciar uma cadeia de eventos que resulta na **ativação** daquele linfócito B em particular.

Tipos de linfócito B

Existem muitos tipos diferentes de linfócitos B: células B-1, células B-2, células B de memória, células B foliculares esplênicas e células B da zona marginal do baço.

Durante a apresentação a seguir sobre os tipos de linfócitos B, diversos tipos de linfócitos T precisam ser mencionados, embora eles e suas funções ainda não tenham sido discutidos. Células B são consideradas membros da população APC porque são capazes de complexar epítopos com moléculas de MHC de classe II e apresentá-los às células T_H1. Acredita-se que elas apresentam epítopos apenas durante uma resposta anamnéstica, e não na resposta imune primária. Quando atuam como APCs, não apenas sintetizam e secretam IL-12, uma citocina que faz com que as células T_H1 se proliferem e induzam as células NK a se tornarem ativas, mas também se diferenciam em plasmócitos e aumentam sua população de células B de memória

- **Células B-1** são derivadas de células-tronco hemocitopoéticas que se desenvolvem no fígado fetal. Surgem no início do desenvolvimento do indivíduo e povoam as mucosas dos sistemas respiratório e gastrintestinal e do peritônio. Sintetizam moléculas de IgM e as posicionam em suas membranas plasmáticas, têm capacidade limitada de produzir diversidade de anticorpos e respondem principalmente aos carboidratos dos microrganismos mais comuns, sem necessidade de interagir com linfócitos T. Constituem aproximadamente 50% das células B da mucosa, mas não formam células B-1 de memória. Não têm moléculas de CD40 em suas membranas celulares
- As **células B-2** (*chamadas simplesmente de **células B** ou **linfócitos B** neste livro*) são as mais numerosas da população de linfócitos B. Exibem moléculas de CD40 em sua membrana celular e, por meio delas, fazem contato e sinalizam para linfócitos T_H2. Em resposta, linfócitos T_H2 liberam moléculas de sinalização que inibem linfócitos T_H1 de entrar

no ciclo celular e levam as células B a formar plasmócitos e linfócitos B de memória. Linfócitos T_H2 secretam citocinas adicionais que induzem a célula B a sintetizar uma classe diferente de imunoglobulina, um processo conhecido como ***troca de classe*** (***troca de isótipo***). As citocinas secretadas pelas células T auxiliares dependem do tipo de patógeno presente:

  - Durante a invasão de um verme parasitário, linfócitos T secretam IL-4 e IL-5; linfócitos B se diferenciam em plasmócitos e, após a troca de classe, formam IgE para induzir a degranulação dos mastócitos na superfície dos parasitas
  - No decorrer das invasões bacterianas e virais, linfócitos T secretam IFN-γ e IL-6; linfócitos B passam a formar IgG, que opsoniza as bactérias, fixa o complemento e estimula as células NK a matar as células alteradas por vírus (ADDC)
  - Durante a invasão viral ou bacteriana da superfície da mucosa, linfócitos T secretam o fator de crescimento tumoral-β (TGF-β) e linfócitos B mudam para a formação de IgA, que é secretada na superfície da mucosa
- **Células B de memória** são células de vida longa que não apenas aumentam o tamanho do clone, que é específico contra determinado antígeno, mas também reagem de maneira mais rápida e vigorosa do que as células que compõem o clone original
- **Células B esplênicas** são de dois tipos, células B foliculares e células B da zona marginal:
  - **Células B foliculares** são as células B mais populosas dos folículos primários e secundários do baço. São quase maduras e expressam moléculas de IgM, IgD e CD21 em suas membranas celulares; também são dependentes de linfócitos T e migram para dentro e para fora dos diversos órgãos linfoides, onde estão sempre localizadas nos folículos de células B. Como têm a capacidade de migrar, são também conhecidas como ***células B de recirculação***
  - **Células B da zona marginal** têm uma gama limitada de diversidade de anticorpos, são independentes de linfócitos T e estão localizadas muito próximas aos seios marginais do baço. Em humanos, podem migrar para os linfonodos e têm a capacidade de reagir a antígenos próprios, bem como a antígenos polissacárideos bacterianos. Exibem moléculas de IgM, CD1, CD9 e CD21 em suas membranas celulares; durante um desafio antigênico, se diferenciam em plasmócitos que secretam IgM
- **Plasmócitos** são linfócitos B que sofreram diferenciação em células produtoras de anticorpos e não têm anticorpos de superfície. Todos os anticorpos produzidos por plasmócitos que são derivados de um único clone de linfócitos B sintetizam anticorpos idênticos específicos contra determinado antígeno (ou para antígenos que são muito semelhantes a esse antígeno específico). Como os plasmócitos liberam anticorpos que produzem no tecido conjuntivo, por onde os anticorpos entram nos vasos sanguíneos ou linfáticos, as células B são responsáveis pela **resposta imune humoral**.

Quando as células B virgens são ativadas pela primeira vez, elas produzem IgM, que, quando ligada à superfície de um patógeno invasor, é capaz de ativar o sistema do complemento (**fixação do complemento**). Moléculas de IgM também podem se ligar a vírus a fim de impedi-los de entrar em contato com a superfície celular para, desse modo, proteger as células da invasão viral.

Certos antígenos (p. ex., polissacarídeos de cápsulas microbianas) podem desencadear uma resposta imune humoral sem a intermediação de linfócitos T. Esses antígenos são conhecidos como ***antígenos timo-independentes***. Eles não podem induzir a formação de linfócitos B de memória e só podem induzir a formação de anticorpos IgM. Contudo, a maioria dos antígenos requer a participação de linfócitos T para intermediar a capacidade de induzir uma resposta imune humoral (consulte a seção sobre resposta imune humoral).

Linfócitos T

Linfócitos T se originam na medula óssea e migram para o timo a fim de se tornarem imunocompetentes; são responsáveis pela resposta imune mediada por células.

Linfócitos T (**células T**) também são formados na medula óssea, mas migram para o córtex tímico, onde se tornam imunocompetentes ao expressar moléculas específicas em suas membranas celulares que lhes permitem desempenhar suas funções. O processo pelo qual os linfócitos T se tornam imunocompetentes é discutido mais adiante.

Embora os linfócitos T pareçam histologicamente idênticos aos linfócitos B, existem diferenças importantes entre eles:

- Linfócitos T têm TLRs, em vez de sIgs, em sua superfície celular
- Ainda que os TLRs pertençam à superfamília das imunoglobulinas, eles nunca são secretados
- Linfócitos T, exceto células T *natural killer* (NKT), respondem apenas a antígenos proteicos
- Para que as células T respondam aos antígenos, os epítopos precisam ser apresentados ligados às moléculas de MHC presentes na superfície das APCs
- Por causa da limitação de interações com moléculas do MHC, linfócitos T são considerados restritos ao MHC (consultar a última seção sobre restrição do MHC e linfócitos T)
- Células T realizam suas funções apenas em curtas distâncias.

Células T expressam **proteínas do CD** em suas membranas plasmáticas. Essas proteínas acessórias se conectam a ligantes específicos nas células-alvo. Embora existam quase 300 moléculas CD conhecidas, a Tabela 12.4 lista apenas aquelas que são imediatamente pertinentes à discussão subsequente das interações celulares no processo imunológico. A porção do **TLR** ligada à membrana associa-se às proteínas de membrana, **CD3** e **CD4** ou **CD8**, para formar o **complexo TCR**. Diversas outras proteínas de membrana desempenham papéis na transdução de sinal e no fortalecimento da interação entre o TCR e um epítopo para facilitar, assim, a ativação do linfócito T estimulado pelo antígeno.

Semelhante às sIgs nas células B, TLRs na membrana plasmática dos linfócitos T funcionam como receptores de antígenos. **Regiões constantes** do TCR são ligadas à membrana, enquanto **regiões aminoterminais** variáveis que contêm os sítios de ligação ao antígeno se estendem a partir da superfície celular. De acordo com a composição das cadeias proteicas, existem dois tipos de TCRs: **gama** e **delta** (γ e δ), presentes nos **linfócitos T** γ/δ; e **alfa** e **beta** (α e β), presentes nos **linfócitos T** α/β. Existe ainda outra categoria de linfócitos T, conhecida como **células TNK**

- Os **linfócitos T** γ/δ formam uma pequena população. Eles residem principalmente na mucosa do trato gastrintestinal, reagem tipicamente à invasão patogênica microbiana e têm

TABELA 12.4 Marcadores de superfície selecionados envolvidos no processo imunológico.

Proteína	Superfície celular	Ligante e célula-alvo	Função
CD3	Todos os linfócitos T	Nenhum	Transduz a ligação do complexo epítopo-MHC em um sinal intracelular, para ativar os linfócitos T
CD4	Linfócitos T auxiliares	MHC II nas APCs	Correceptor para ligação do TLR ao complexo epítopo-MHC II, a fim de ativar o linfócito T auxiliar
CD8	Linfócitos T citotóxicos e linfócitos T reg	MHC I na maioria das células nucleadas	Correceptor para ligação de TLR ao complexo epítopo-MHC I; ativação de linfócitos T citotóxicos
CD28	Linfócitos T auxiliares	B7 nas APCs	Colabora na ativação de células T auxiliares
CD40	Linfócitos B	Receptor de CD40 expressa em linfócitos T auxiliares ativados	A ligação de CD40 ao receptor de CD40 permite que o linfócito T auxiliar ative os linfócitos B para proliferar em linfócitos B de memória e em plasmócitos

APC, célula apresentadora de antígenos; MHC, complexo principal de histocompatibilidade; TLR, receptor do linfócito T.

um tempo de reação muito rápido. Ao contrário de suas contrapartes α/β, eles não formam linfócitos T de memória e não são restritos ao MHC. Acredita-se que os linfócitos T γ/δ reconheçam antígenos microbianos não proteicos e esses antígenos não requerem APCs para apresentá-los. Embora tais células se tornem "educadas" no córtex do timo para se tornarem imunocompetentes, elas passam consideravelmente menos tempo nessa localização do que suas contrapartes de linfócitos T α/β

- **Células NKT** passam muito pouco tempo no timo e exibem alguns TCRs α/β em sua superfície designada para reconhecer antígenos lipídicos ligados a moléculas CD1 (semelhantes às moléculas do MHC classe I) apresentados a eles pelas APCs. Dessa maneira, células NKT são consideradas restritas ao CD1 (em vez de restritas ao MHC). Células NKT secretam IL-4, IL-10 e IFN-γ. Acredita-se que essas células matam bactérias cujas paredes celulares são ricas em lipídios
- A maioria dos linfócitos T são **linfócitos T** α/β e têm capacidade de formar linfócitos T de memória. Embora reajam muito mais lentamente do que suas contrapartes γ/δ, são os linfócitos T mais comuns para responder aos desafios antigênicos. A maturação dessas células é descrita na seção seguinte.

Maturação de linfócitos T α/β

Como os **linfócitos T** α/β passam uma quantidade considerável de tempo no timo, apenas sua maturação é apresentada neste livro. Durante o período no timo, os linfócitos T α/β são expostos a múltiplas moléculas de sinalização e fatores de crescimento produzidos por células epiteliais reticulares do timo que controlam seu desenvolvimento em linfócitos T imunocompetentes.

1. **Linfócitos T progenitores**, formados na medula óssea, são *imunoincompetentes* (ou seja, são incapazes de participar de uma resposta imune). Da medula óssea, essas células se deslocam para a medula do timo, onde deixam a vênula pós-capilar na junção corticomedular e entram no córtex tímico, onde são conhecidas como **timócitos**, os quais migram para a região externa do córtex. Timócitos exibem **receptores Notch-1** em sua superfície; no entanto, como não têm moléculas CD4 nem CD8, são chamados de **células T duplo-negativas**. O timo tem diversos tipos de células reticulares epiteliais (consultar a seção sobre o timo), algumas das quais liberam **moléculas de sinalização** que são reconhecidas pelos receptores Notch-1. *Células T duplo-negativas não expressam moléculas de CD3 ou TCR em suas membranas celulares.*
2. **Moléculas de sinalização** ativam Notch-1 na superfície das células duplo-negativas, o que as induz a sintetizar moléculas CD4 e CD8 e posicioná-las em suas membranas plasmáticas. Como agora as moléculas CD4 e CD8 estão presentes nessas células, elas passam a ser chamadas de **células T duplo-positivas**, que começam a expressar TLRs e moléculas CD3 em sua superfície. À medida que as células duplo-positivas proliferam, elas sofrem um **rearranjo gênico** para formar uma grande quantidade de células, cada uma delas capaz de expressar uma *região variável diferente* em suas moléculas de TCR α/β.
3. Diversos *complexos de epítopos próprios-MHC* são apresentados às células T duplo-positivas por células reticulares epiteliais do córtex tímico. As células T duplo-positivas que se ligam muito fracamente a peptídeos próprios apresentados por moléculas próprias do MHC são preservadas, enquanto aquelas que fazem uma ligação forte com elas são mortas. Portanto, essa é uma *seleção positiva de timócitos* porque as células T têm que demonstrar apenas um reconhecimento fraco para os complexos de epítopos próprios-molécula de MHC. Incríveis 90% das células T duplo-positivas são mortas no córtex tímico. A razão pela qual a morte dessas células é essencial é que *as células T autorizadas a sobreviver reconhecem somente epítopos estranhos apresentados por moléculas de MHC próprias.*
4. Existem dois tipos de moléculas de MHC: MHC I e MHC II. Células reticulares epiteliais apresentam *complexos de epítopos próprios-MHC I* ou *complexos de epítopos próprios-MHC II* para as células T duplo-positivas. Células T duplo-positivas expostas às moléculas MHC I param de expressar moléculas CD4 em sua superfície, mas continuam a expressar moléculas CD8 e são referidas como **células T CD8 simples-positivas** (também conhecidas como **linfócitos CD8$^+$**). Da mesma maneira, células T duplo-positivas expostas a moléculas de MHC II param de expressar moléculas CD8 em sua superfície, mas continuam a expressar moléculas CD4, e são referidas como **células T CD4 simples-positivas** (também conhecidas como **linfócitos CD4$^+$**).
5. **Células T simples-positivas** (**células T I**) não forçadas à apoptose são imunocompetentes; elas deixam o córtex tímico e migram para a medula do timo. Essas células T I também exibem moléculas CD45RA em suas membranas celulares.
6. Uma vez na medula, as células reticulares epiteliais medulares apresentam **complexos de epítopos próprios-MHC II** para essas células T I. Células T I que demonstram forte resposta a esses complexos também são forçadas à apoptose para evitar a montagem de uma resposta imune

por essas células aos componentes do próprio organismo (*i. e.*, para prevenir uma resposta autoimune). Assim, essa seleção é negativa de timócitos porque eles não reconhecem o complexo epítopo-MHC como próprio. Mas nem todas as células T I que mostram uma forte resposta ao complexo próprio epítopo-MHC são forçadas à apoptose. De maneira desconhecida, algumas dessas células T I escapam da "sentença de morte" e se diferenciam em **linfócitos T reguladores (linfócitos T reg)** que suprimem uma resposta imune (consultar a seção sobre linfócitos T efetores).

7. Células reticulares epiteliais da medula têm capacidade de forçar à apoptose as células T I que gerariam uma resposta imunológica contra **antígenos teciduais específicos**, como a insulina. Células reticulares epiteliais são capazes de fazer isso porque liberam o **regulador autoimune (AIRE**; do inglês, *autoimmune regulator*), um fator de transcrição que permite que esses antígenos específicos de tecido sejam expressos no timo e, assim, sejam apresentados às células T.
8. Células T I que permanecem vivas usam o sistema vascular para deixar a medula do timo e entrar nos diversos órgãos linfoides localizados por todo o corpo. Depois de deixarem a medula tímica, essas células são chamadas de **células T virgens**.

Correlações clínicas

Mutações no gene AIRE são responsáveis pela **síndrome poliendócrina autoimune tipo 1** (ou poliendocrinopatia autoimune-candidíase-distrofia ectodérmica), que danifica múltiplas glândulas endócrinas, além de neutralizar a função dos linfócitos T_H17 como resultado da intolerância imunológica. Como o timo não foi capaz de excluir (*i. e.*, matar) células T I que iriam montar uma resposta imune **contra antígenos teciduais específicos** – como insulina, paratormônio, IL-17 e IL-22 –, os pacientes afetados podem sofrer de paratireoidismo autoimune, hipogonadismo, adrenalite e candidíase mucocutânea crônica. A candidíase do paciente é causada pelos autoanticorpos formados contra IL-17 e IL-22, as interleucinas produzidas pelas células T_H17, a principal defesa do corpo contra infecções fúngicas.

Um TCR só pode reconhecer um epítopo se ele for um polipeptídeo (composto de aminoácidos) e se o epítopo estiver ligado a uma **molécula do MHC**, como as que estão presentes na membrana plasmática de uma APC. Existem duas classes dessas glicoproteínas: moléculas MHC classe I e MHC classe II (embora em humanos sejam conhecidas como moléculas do antígeno leucocitário humano [HLA; do inglês, *human leukocyte antigen*] classes I e II, esses termos são usados com pouca frequência). A maioria das células nucleadas expressa moléculas MHC I em sua superfície, enquanto APCs podem expressar MHC I e MHC II em suas membranas plasmáticas. Moléculas de MHC são únicas em cada indivíduo (exceto para gêmeos idênticos); para ser ativados, linfócitos T devem não apenas reconhecer o epítopo estranho, mas também identificar a molécula de MHC como própria (*self*). Se um linfócito T reconhecer o epítopo, mas não reconhecer a molécula de MHC, ele não se torna estimulado; portanto, a capacidade da célula T de agir contra um epítopo é considerada **restrita ao MHC**.

Existem três tipos de linfócitos T, alguns com dois ou mais subtipos:

- Linfócitos T virgens
- Linfócitos T de memória
- Linfócitos T efetores.

Linfócitos T virgens

Linfócitos T virgens (*naïve T cells*) exibem moléculas CD45RA em sua superfície celular e saem do timo programados como células imunologicamente competentes, mas precisam se tornar **linfócitos T ativados** para poderem funcionar. Para isso, *células T virgens precisam entrar em contato com seu antígeno específico após deixarem a medula tímica*. Quando um linfócito T é ativado, ele passa por divisão celular e forma linfócitos T de memória e linfócitos T efetores.

Linfócitos T de memória

Os linfócitos T de memória são de dois tipos: linfócitos T de memória central e linfócitos T de memória efetora. São responsáveis pela memória imunológica do sistema imune adaptativo.

Linfócitos T de memória expressam moléculas CD45R0 em suas membranas celulares; formam a memória imunológica do sistema imune adaptativo porque criam um clone cujos membros são idênticos e têm a capacidade de combater determinado antígeno. Essas células de memória podem ser ativadas e expressar capacidades efetoras. Existem dois tipos de linfócitos T de memória: aqueles que *expressam* moléculas **CR7** em sua superfície e são conhecidos como **linfócitos T de memória central (TCM; células CR7$^+$)**, e aqueles que *não expressam* moléculas CR7 em sua superfície e são conhecidos como **linfócitos T efetores de memória (TEM; células CR7$^-$)**. Os **TCMs** povoam e permanecem nas zonas ricas em linfócitos T dos linfonodos (no paracórtex). São incapazes de apresentar função efetora imediata; no entanto, quando reconhecem o epítopo apresentado pelas APCs, eles estimulam as APCs a secretar IL-12. Essa molécula de sinalização se liga aos receptores de IL-12 de TCMs e os estimula a se diferenciarem em **TEMs**, que, por sua vez, expressam receptores que permitem que essas células migrem para regiões de inflamação, onde exercem função efetora imediata com proliferação e diferenciação em **linfócitos T efetores**.

Linfócitos T efetores

Linfócitos T efetores são capazes de responder a um desafio imunológico e são de três tipos: linfócitos T auxiliares, LTCs e linfócitos T reguladores.

Linfócitos T efetores derivam de TEMs; são células imunologicamente competentes capazes de responder e montar uma resposta imune. Existem três tipos de linfócitos T efetores: linfócitos T auxiliares, linfócitos T assassinos (LTCs) e linfócitos T reg. Linfócitos T auxiliares e T reg têm os próprios subtipos celulares.

Linfócitos T auxiliares

Existem vários subtipos de linfócitos T auxiliares e todos eles exibem moléculas CD4 em suas membranas celulares. São responsáveis pelo reconhecimento de antígenos estranhos e por montar uma resposta imune contra eles.

Linfócitos T auxiliares exibem **moléculas CD4** (além de CD3 e TCR) como marcadores de membrana celular. Essas células interagem com outras células do sistema imune inato e do sistema imune adaptativo, sintetizam e liberam diversas citocinas e têm capacidade de ativar células do sistema imune mediado por células para montar uma resposta contra patógenos invasores e eliminá-los. Linfócitos T auxiliares também desempenham um papel importante na estimulação do sistema imune humoral ao interagir com linfócitos B e estimulá-los a se diferenciarem em plasmócitos produtores de anticorpos. Existem muitos subtipos de células T auxiliares: T_H0, T_H1, T_H2, T_H17 e $T_H\alpha\beta$. Um subtipo adicional, a célula T_H3, foi reclassificada como célula T reg induzível (ver discussão adiante).

Linfócitos T_H0. São células precursoras que têm a capacidade de sintetizar e liberar grande quantidade de citocinas. Podem se diferenciar em células T_H1, T_H2, T_H17 ou $T_H\alpha\beta$, de acordo com as moléculas de sinalização que recebem das APCs. Dessa maneira, seu repertório de liberação de citocinas fica limitado.

Linfócitos T_H1. São fundamentais para o controle da resposta a patógenos intracelulares e também são responsáveis pela indução da resposta imune mediada por células, como acontece na rejeição aguda ao aloenxerto e nos casos de esclerose múltipla. Essas células secretam IFN-γ, TNF-α e IL-2:

- IL-2 estimula a proliferação de linfócitos T ativados e linfócitos B, bem como a citotoxicidade de linfócitos T $CD8^+$ (LTCs)
- IFN-γ estimula a ativação de macrófagos para que possam fagocitar patógenos, como micobactérias, protozoários e fungos. Essa citocina também ativa linfócitos T citotóxicos para matar células alteradas ou estranhas ao organismo
- TNF-α estimula macrófagos ativados a produzir radicais de oxigênio para matar patógenos fagocitados dentro de seus endossomos
  - **Macrófagos** liberam IL-12, que *induz a proliferação* de células T_H1 e *inibe a proliferação* de células T_H2; também ativa células NK
  - Macrófagos que fagocitam bactérias expressam moléculas de CD40 em sua superfície, e células T_H1 expressam ligante de CD40, cuja interação não só aumenta a capacidade fagocítica do macrófago, mas também induz o macrófago a liberar TNFα, IL-1 e IL-12.

Linfócitos T_H2. Provocam uma resposta contra infecção parasitária (IgE) ou em mucosas (IgA). Secretam IL-4, IL-5, IL-6, IL-9, IL-10 e IL-13, e muitas dessas interleucinas facilitam a produção de anticorpos pelos plasmócitos:

- IL-4 estimula a proliferação de linfócitos B e sua diferenciação em plasmócitos, além de induzir a troca de classes de anticorpos sintetizados, de IgM para IgG e IgE. Dessa maneira, tal citocina desempenha um papel importante nas reações alérgicas
- IL-5 estimula proliferação dos linfócitos B e sua diferenciação em plasmócitos, e a mudar da produção de IgM para síntese de IgE
- IL-6 estimula a proliferação dos linfócitos B e sua diferenciação em plasmócitos, além de induzir a troca da produção de IgM para a síntese de IgG
- IL-9 estimula a proliferação dos linfócitos T_H2 e aumenta a atividade dos mastócitos
- IL-10, em conjunto com IL-4, atua na supressão da diferenciação de células T_H0 em células T_H1
- IL-13 suprime a diferenciação de células T_H0 em células T_H1, e aumenta as funções de IL-4.

Linfócitos T_H17. Secretam IL-17, uma citocina que além de atrair neutrófilos para o local do ataque antigênico, também aumenta a capacidade fagocitária dos neutrófilos para destruir patógenos bacterianos. Adicionalmente, células T_H17 secretam IL-21 e IL-22:

- IL-21 estimula as atividades dos linfócitos B, dos linfócitos T e das células NK
- IL-22 facilita a resposta inflamatória e aumenta a integridade da barreira epitelial.

Linfócitos $T_H\alpha\beta$. Secretam IL-10 e IFN-β para proporcionar imunidade contra vírus. Quando excessivamente exuberantes no combate a autoantígenos, essas células são responsáveis pelo início de uma hipersensibilidade do tipo 2.

- IL-10 ativa células NK que forçam células infectadas por vírus à apoptose.

Linfócitos T citotóxicos

LTCs, células T assassinas, exibem moléculas CD8 em suas membranas celulares e são responsáveis por matar células estranhas, células tumorais e células alteradas por vírus.

LTCs têm **moléculas CD8** (além de CD3 e TCRs) em suas membranas celulares. Reconhecem epítopos que estão dispostos sobre as membranas celulares de células estranhas, células tumorais e células que foram alteradas por vírus (e exibem epítopos virais em suas membranas plasmáticas); e então matam essas células. Epítopos na superfície da célula-alvo devem ser apresentados ao LTC por **moléculas do MHC de classe I.** A morte dessas células é realizada de duas maneiras: por meio da via das perforinas/granzimas ou da via Fas/FasL.

Na via das perforinas/granzimas:

- LTCs colocam perforinas nas membranas celulares da célula alterada por vírus
- Perforinas promovem a formação de poros nessas membranas celulares
- LTCs transferem granzimas através dos poros para o citoplasma da célula alterada por vírus
- Granzimas estimulam caspases a induzir a apoptose para, assim, matar a célula alterada por vírus.

Na via Fas/FasL:

- LTCs expressam FasL, também conhecido como *ligante de morte* (CD95L), em suas membranas celulares
- É ativada a molécula Fas, também conhecida como CD95 (*receptor de morte*), na superfície da célula-alvo
- A ativação da molécula Fas dá início a uma cascata apoptótica que resulta na morte da célula-alvo.

Após matar a célula-alvo, o LTC pode se separar dela e encontrar novas células-alvo para matar da mesma maneira já descrita.

Linfócitos T reguladores

Linfócitos T reguladores (células T reg) exibem moléculas CD4 em suas membranas celulares e atuam na supressão da resposta imune.

Linfócitos T reg exibem moléculas CD4 em suas membranas celulares e atuam na supressão da resposta imune.

Correlações clínicas

O tratamento do câncer nos últimos anos tem se concentrado cada vez mais em modificar e usar o próprio sistema imune do paciente para combater a doença. Em 2017, a US Food and Drug Administration (FDA) aprovou o uso de linfócitos T com **receptor de antígeno quimérico** (**CAR-T**; do inglês, *chimeric antigen receptor T cells*) em **linfomas difusos de grandes linfócitos B** (**LDGLB**) e em **leucemias linfoblásticas agudas** (**LLAs**) em crianças e adultos jovens cuja malignidade não responde ao tratamento convencional. Os linfócitos T do paciente são coletados de seu sangue, estimulados por citocinas em laboratório para proliferar e são geneticamente modificados para sintetizar **CARs** específicos que reconhecem células cancerosas específicas do paciente. Os linfócitos T dispõem esses CARs em suas membranas celulares e são, assim, conhecidos como **linfócitos CAR-T**. Antes de reintroduzir os linfócitos CAR-T no sistema vascular do paciente, este é exposto à quimioterapia com o intuito de reduzir os leucócitos circulantes. A linfodepleção subsequente faz com que o paciente produza grandes quantidades de fatores que aumentam a produção de leucócitos, bem como a proliferação dos linfócitos CAR-T infundidos no paciente. Apesar do sucesso excepcional dessa terapia com células CAR-T na eliminação de LLA e LDGCB, há efeitos colaterais graves que precisam ser resolvidos. Um grande número de ensaios clínicos está em andamento para amenizar os problemas.

Historicamente, o papel de suprimir a resposta imune foi atribuído a um linfócito T supressor teórico. No entanto, foi demonstrado que existem células específicas que suprimem a função imunológica, denominadas **linfócitos T reguladores** (**células T reg**). Existem dois tipos de linfócitos T reg: linfócitos T reg naturais (constitutivos) e linfócitos T reg induzíveis (adaptativos). Ambos expressam **moléculas CD4** em suas membranas plasmáticas:

- **Linfócitos T reg naturais** (**células nT reg**) se desenvolvem no timo sob a influência indireta de células reticulares epiteliais (mais provavelmente aquelas dos corpúsculos de Hassall) que liberam **linfopoietina estromal tímica**, uma citocina que faz com que as células dendríticas próximas estimulem células T virgens a expressar moléculas CD25 e FoxP3 (fator de transcrição da família *forkhead*) em sua membrana plasmática, e converte, assim, *células T virgens* em **linfócitos nT reg**. Esses linfócitos T reg naturais deixam o timo e, quando seus TCRs se ligam a uma *APC* ou a um *linfócito T efetor*, eles suprimem a resposta imune por meio da secreção de IL-10 e TGF-β. Normalmente, células nT reg desempenham suas funções após a eliminação do patógeno ou se a resposta for contra o próprio organismo (resposta autoimune)
- **Linfócitos T reg induzíveis** (também conhecidos como **linfócitos T_H3**) se originam fora do timo e também são derivados de linfócitos T virgens. Da mesma maneira, exibem CD4, CD25 e FoxP3 em suas membranas celulares e secretam citocinas, como IL-10 e TGF-β, que inibem a formação de linfócitos T_H1, o que suprime a resposta imune.

É possível que os dois tipos de células T reg tenham funções sobrepostas e que atuem em conjunto para suprimir a resposta autoimune às moléculas próprias do organismo.

Células NKT. São linfócitos T efetores que se assemelham às células NK, mas devem entrar no córtex tímico para se tornarem células efetoras imunocompetentes. Essas células liberam as seguintes citocinas: IFN-γ, IL-4 e IL-10. São semelhantes às células NK, pois podem ser ativadas quase imediatamente. Também são muito incomuns porque são capazes de reconhecer *antígenos lipídicos* que lhes são apresentados pelo contato com a superfície das células dendríticas imaturas. Para que células NKT reconheçam antígenos lipídicos, eles devem ser coapresentados com **moléculas CD1** e, assim, as células NKT reconhecem o complexo antígeno-CD1 por meio de seus TLRs (como indicado anteriormente, as moléculas CD1 se assemelham às moléculas do MHC de classe I). Existem quatro isoformas de moléculas CD1 que estão localizadas na superfície celular ou monitoram os compartimentos lisossomal e endossomal tardios.

Moléculas do complexo principal de histocompatibilidade

Moléculas do complexo principal de histocompatibilidade apresentam epítopos de patógenos para linfócitos T. Existem duas classes de moléculas do MHC: MHC I e MHC II.

A importância primordial das **moléculas do MHC** é permitir que APCs e células sob ataque viral (ou células já transformadas por vírus) apresentem os epítopos do patógeno invasor aos **linfócitos T**. Esses epítopos são polipeptídeos curtos que se encaixam em uma fenda na superfície da molécula do MHC. Como observado anteriormente, em humanos, as moléculas do MHC também são chamadas de moléculas de **HLA**. Assim, existem moléculas de HLA de classe I e HLA de classe II que correspondem às moléculas do MHC de classe I e classe II.

Embora existam três classes de moléculas do MHC, apenas a classe I e a classe II são discutidas neste livro porque as moléculas do MHC de classe III não participam da apresentação de epítopos

- Moléculas do MHC I (moléculas do MHC de classe I) participam da apresentação de fragmentos polipeptídicos curtos (8 a 12 aminoácidos de comprimento) derivados de **proteínas endógenas** (ou seja, proteínas sintetizadas pela célula)
- Moléculas do MHC II (moléculas do MHC de classe II) participam da apresentação de fragmentos polipeptídicos mais longos (13 a 25 aminoácidos de comprimento) derivados de **proteínas exógenas** (ou seja, proteínas do espaço extracelular que foram fagocitadas por essas células).

Como já foi mencionado, quase todas as células nucleadas sintetizam e exibem moléculas do MHC I, mas apenas as APCs sintetizam e exibem moléculas do MHC II, além de suas moléculas do MHC I.

Em humanos, as moléculas do MHC são únicas em cada indivíduo (exceto para gêmeos idênticos). Para serem ativados, os linfócitos T devem reconhecer não apenas o epítopo estranho, mas também precisam identificar que a molécula do MHC pertence àquele indivíduo em particular, ou seja, que a molécula do MHC é "própria" (*self*). Se um linfócito T reconhece o epítopo como estranho, mas não identifica a molécula do MHC como própria, ela não se torna estimulada. Portanto, a capacidade do linfócito T de agir contra um epítopo é **restrita ao MHC**.

Acoplamento de epítopos nas moléculas do MHC I

Epítopos derivados de proteínas endógenas são transportados por proteínas transportadoras especializadas para as cisternas do RER.

Proteínas sintetizadas por uma célula, sejam elas pertencentes à célula ou a um vírus ou parasita que dominou a maquinaria de síntese proteica da célula, são conhecidas como ***proteínas endógenas***. A qualidade das proteínas que a célula sintetiza é controlada por **proteassomos**, que são modificados para picar e unir proteínas defeituosas ou estranhas em fragmentos polipeptídicos de tamanho adequado (8 a 12 aminoácidos de comprimento) que se encaixam na fenda de uma molécula do MHC I. Esses fragmentos, conhecidos como ***epítopos***, são transportados por **proteínas transportadoras** especializadas (**TAP1** e **TAP2**) para as cisternas do RER, onde são complexados com moléculas do MHC I que foram sintetizadas na superfície do RER. O **complexo CHP I-epítopo** é transportado para o aparelho de Golgi e é empacotado, dentro da rede *trans*-Golgi, em vesículas revestidas de clatrina para transporte e inserção na membrana celular. Dessa maneira, **LTCs** podem "olhar" para a superfície da célula e "ver" se há síntese celular de proteínas próprias ou não próprias ao organismo.

Acoplamento de epítopos nas moléculas do MHC II

Epítopos derivados de proteínas endocitadas por macrófagos e APCs são acoplados em moléculas do MHC II dentro de compartimentos intracelulares especializados conhecidos como compartimento enriquecido com moléculas de MHC classe II (MIIC).

Macrófagos e outras APCs endocitam proteínas de seu meio extracelular pela formação de vesículas pinocitóticas ou fagossomos. O conteúdo dessas vesículas, conhecidas como **proteínas exógenas**, é enviado aos endossomos iniciais, onde é clivado enzimaticamente em fragmentos polipeptídicos. Fragmentos polipeptídicos são transportados para endossomos tardios, onde são posteriormente clivados para terem o tamanho adequado (13 a 25 aminoácidos de comprimento) a fim de se encaixarem na fenda da molécula do MHC II.

Moléculas do MHC II são sintetizadas no RER, e à medida que são montadas nas cisternas do RER, uma proteína conhecida como **CLIP** (proteína invariante associada ao MHC classe II; do inglês, *class II–associated invariant protein*) é carregada na fenda da molécula do MHC II a fim de evitar o acoplamento acidental da molécula com um epítopo endógeno. O **complexo MHC II-CLIP** é transportado para o aparelho de Golgi e é disposto em vesículas revestidas de clatrina dentro da rede *trans*-Golgi para envio aos compartimentos enriquecidos do MHC classe II (**vesícula MIIC**), vesículas exclusivamente especializadas em carregar epítopos na molécula do MHC II.

A vesícula MIIC recebe não apenas o MHC II-CLIP, mas também os epítopos dos antígenos processados dos endossomos tardios. Dentro da vesícula MIIC, o CLIP é enzimaticamente dissociado da molécula do MHC II e substituído por um epítopo. O **complexo MHC II-epítopo** é, então, transportado e inserido na membrana celular. Desse modo, **linfócitos T auxiliares** podem "olhar" para a superfície da célula e "ver" se a célula encontra proteínas não próprias (*nonself*).

Restrição a MHC e linfócitos T

Como já observado, para que os linfócitos T desempenhem sua função imunológica, eles precisam ser apresentados a epítopos complexados com moléculas do MHC.

- Moléculas do MHC I são reconhecidas por linfócitos T citotóxicos (células CD8+)
- Moléculas do MHC II são reconhecidas pelos linfócitos T_H1 e T_H2 (células CD4+)
- Moléculas do MHC I e moléculas do MHC II são ambas reconhecidas pelos linfócitos T de memória (células CD45R0).

Células apresentadoras de antígeno

APCs expressam moléculas do MHC I e do MHC II em suas membranas plasmáticas, e fagocitam, catabolizam, processam e apresentam antígenos.

APCs fagocitam, catabolizam e processam antígenos; anexam seus epítopos às moléculas do MHC II; e apresentam esse complexo aos linfócitos T. A maioria das APCs deriva de monócitos e, portanto, pertencem ao sistema mononuclear fagocitário. APCs incluem **macrófagos**, **células dendríticas** (p. ex., células de Langerhans da epiderme e mucosa oral) e dois tipos de **APCs não derivadas de monócitos** (linfócitos B e células reticulares epiteliais da medula tímica que são responsáveis pela eliminação de linfócitos T virgens que reconheceriam estruturas próprias, bem como aquelas que são responsáveis pelo desenvolvimento dos linfócitos nT reg).

Semelhantes aos linfócitos T auxiliares, as APCs sintetizam e secretam **citocinas**. Essas moléculas sinalizadoras são necessárias na ativação de células-alvo para desempenhar suas funções específicas, não apenas na resposta imune, mas também em outros processos. A Tabela 12.5 lista algumas dessas citocinas, mas inclui apenas propriedades que se relacionam especificamente com a resposta imune.

INTERAÇÃO ENTRE AS CÉLULAS LINFOIDES

As células do sistema linfoide interagem umas com as outras para efetuar uma resposta imune. O processo de interação é regulado pelo reconhecimento de moléculas de superfície; se as moléculas não forem reconhecidas, a célula é eliminada para evitar resposta incorreta. Se as moléculas de superfície forem reconhecidas, linfócitos se proliferam e se diferenciam. O início dessas duas respostas é chamado de ***ativação***. São necessários pelo menos dois sinais para ativação:

- Reconhecimento do antígeno (ou epítopo)
- Reconhecimento de um segundo sinal coestimulatório, que pode ser mediado por uma citocina ou por uma molécula de sinalização ligada à membrana.

Resposta imune humoral mediada por linfócitos T-auxiliares (linfócitos T_H2)

Exceto para antígenos timo-independentes, linfócitos B só podem responder a um antígeno após orientação por linfócitos T auxiliares do subtipo T_H2 (Figura 12.2). Quando o linfócito B se liga a antígenos por meio de suas sIgs, ele internaliza o complexo antígeno-anticorpo, remove o epítopo, anexa-o às moléculas do MHC II, coloca o complexo epítopo-MHC II em sua superfície e o apresenta a uma célula T_H2.

No sinal 1, o linfócito T_H2 não só deve reconhecer o epítopo com seu TCR, mas também precisa reconhecer a molécula do MHC II com sua molécula CD4.

TABELA 12.5 Origem e funções selecionadas de algumas citocinas.

Citocina	Origem celular	Célula-alvo	Função
IL-1ª e IL-1b	Macrófagos e células epiteliais	Linfócitos T e macrófagos	Ativam linfócitos T e macrófagos
IL-2	Linfócitos T_H1	Linfócitos T ativados e linfócitos B ativados	Promove a proliferação de linfócitos T ativados e linfócitos B
IL-4	Linfócitos T_H2	Linfócitos B	Promove a proliferação de linfócitos B e sua maturação a plasmócitos; também facilita a troca de produção de IgM para IgG e IgE
IL-5	Linfócitos T_H2	Linfócitos B	Promove a proliferação e a maturação dos linfócitos B; também facilita a troca da produção de IgM para IgE
IL-6	Células apresentadoras de antígeno e linfócitos T_H2	Linfócitos T e linfócitos B ativados	Ativa linfócitos T; promove a maturação dos linfócitos B a plasmócitos produtores de IgG
IL-10	Linfócitos T_H2	Linfócitos T_H1	Inibe o desenvolvimento de linfócitos T_H1 e inibe sua secreção de citocinas
IL-12	Linfócitos B e macrófagos	Células NK e linfócitos T	Ativa células NK e induz a formação de células semelhantes a linfócitos T_H1
IL-18	Macrófagos	Linfócitos T_H1 e células NK	Induz os linfócitos T_H1 a formar e secretar IFN-γ; ativa células NK
IL-21	T_H17	Linfócitos B, linfócitos T, células NK	Estimula as atividades dos linfócitos B, T e células NK
IL-22	T_H17	Células inflamatórias; células epiteliais	Facilita a resposta inflamatória e aumenta a integridade da barreira epitelial
IL-23	Macrófagos	Linfócitos $CD8^+$	Diminui a motilidade dos linfócitos $CD8^+$
TNF-α	Macrófago	Macrófagos	Autoativa macrófagos para secretar IL-12
	Células T_H1	Macrófagos hiperativos	Estimula macrófagos hiperativos a produzir radicais de oxigênio para facilitar a eliminação bacteriana
IFN-α	Células sob ataque viral	Células NK e macrófagos	Ativa macrófagos e células NK
IFN-β	Células sob ataque viral	Células NK e macrófagos	Ativa macrófagos e células NK
IFN-γ	Células T_H1	Macrófagos e linfócitos T	Promove a morte celular por linfócitos T citotóxicos e fagocitose por macrófagos

Ig, imunoglobulina; IL, interleucina; INF, interferona; NK, natural killer; TH, linfócito T auxiliar; TNF, fator de necrose tumoral.

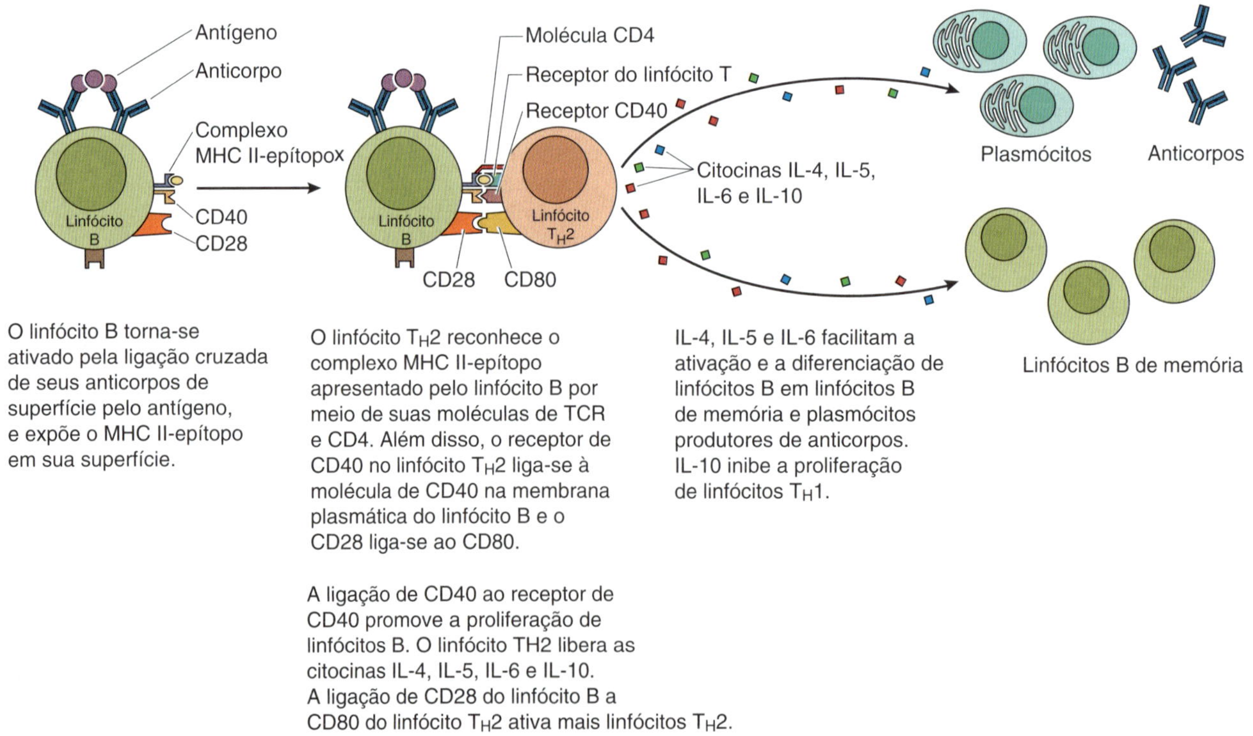

Figura 12.2 Diagrama esquemático da interação entre linfócitos B e linfócitos T-auxiliares (T_H2) na formação de linfócitos B de memória e plasmócitos, induzida por antígenos timo-dependentes. CD, grupamento de diferenciação (em inglês, *cluster of differentiation*); IL, interleucina; MHC, complexo principal de histocompatibilidade; TCR, receptor do linfócito T (do inglês, *T-cell receptor*).

No sinal 2, o receptor de CD40 do linfócito T_H2 deve se ligar à molécula de CD40 do linfócito B e o CD28 do linfócito T_H2 deve interagir com a molécula de CD80 do linfócito B.

Se os dois eventos de sinalização forem executados adequadamente, o linfócito B se torna ativado e se prolifera rapidamente. Durante a proliferação, o linfócito T_H2 secreta IL-4, IL-5, IL-6 e IL-10. As três primeiras citocinas facilitam a diferenciação dos linfócitos B recém-formados em **linfócitos B de memória** e **plasmócitos** secretores de anticorpos, enquanto IL-10 inibe a proliferação de linfócitos T_H1. A interação de CD40 com o ligante de CD40 facilita a troca de isótipo de IgM para IgG, e IL-4 facilita a troca de isótipo para IgE.

Eliminação de células transformadas por vírus mediada por linfócitos T auxiliares (T_H1)

Na maioria dos casos, LTCs precisam receber um sinal de um linfócito T_H1 para serem capazes de matar células transformadas por vírus. Entretanto, antes de poder fornecer esse sinal, o linfócito T_H1 precisa ser ativado por uma APC que apresente o epítopo apropriado (Figura 12.3).

No sinal 1, o TLR e a molécula CD4 de um linfócito T_H1 devem reconhecer o complexo MHC II-epítopo na superfície de uma APC. Se isso ocorrer, a APC expressa uma molécula chamada **B7** em sua superfície.

No sinal 2, a molécula CD28 do linfócito T_H1 se liga à molécula B7 da APC.

O linfócito T_H1 agora está ativado e secreta IL-2, IFN-γ e TNF. O **IFN**-γ causa ativação e proliferação do LTC, mas esse LTC ***precisa*** estar ligado à mesma APC e há outras condições que ***também precisam*** ser atendidas:

- Sinal 1: o TLR e a molécula CD8 do LTC devem reconhecer o complexo epítopo-MHC I da APC. Além disso, a molécula CD28 do LTC deve se ligar à molécula B7 da APC
- Sinal 2: a IL-2 liberada pelo linfócito T_H1 liga-se aos receptores de IL-2 do LTC.

O LTC agora está ativado e se prolifera rapidamente. LTCs recém-formados procuram células transformadas por vírus e conectam seus TLRs e CD8 ao complexo epítopo-MHC I da célula transformada. A eliminação das células-alvo pode ocorrer de uma das seguintes maneiras:

1. A ligação (em presença de cálcio) das moléculas de superfície provoca a liberação de perforinas, um grupo de glicoproteínas intimamente relacionadas à fração C9 do complexo de ataque à membrana do complemento. As perforinas se incorporam às membranas celulares das células transformadas e, por agregação, formam poros hidrofílicos. Esses poros podem se tornar tão grandes e abundantes que a célula-alvo não consegue manter a integridade citoplasmática, e as células sofrem necrose. Deve-se notar que o LTC é protegido da autodestruição pela perforina de duas maneiras:
   a. O LTC se afasta da célula-alvo à medida que o processo de liberação de perforina ocorre
   b. A catepsina B, uma enzima proteolítica, é coliberada pela vesícula que liberou a perforina. Essa enzima permanece na membrana celular do LTC e degrada as moléculas de perforina que tentam se incorporar na membrana do LTC.
2. A ligação (na presença de cálcio) também causa a liberação de perforinas e granzimas, estas são liberadas dos grânulos de armazenamento do LTC. Tais enzimas entram nas células transformadas através dos poros formados pelas perforinas, e levam as células à apoptose, o que as mata em poucos minutos.
3. A ligação pode, ainda, colocar o ligante de Fas do LTC (proteína transmembranar; um membro da família do TNF, também conhecido como *CD95L*) em contato com o "receptor de morte" da membrana da célula-alvo, conhecido como *receptor Fas* (*CD95*). Quando um número limite desses ligantes de Fas e proteínas Fas se ligam, o agrupamento das proteínas Fas induz a cascata intracelular de proteínas, que leva à apoptose.

Observe que certas APCs altamente vigorosas podem atuar como o primeiro sinal. Nesse caso, o LTC não requer um linfócito T auxiliar como intermediário, mas pode secretar IL-2 e se autoativar.

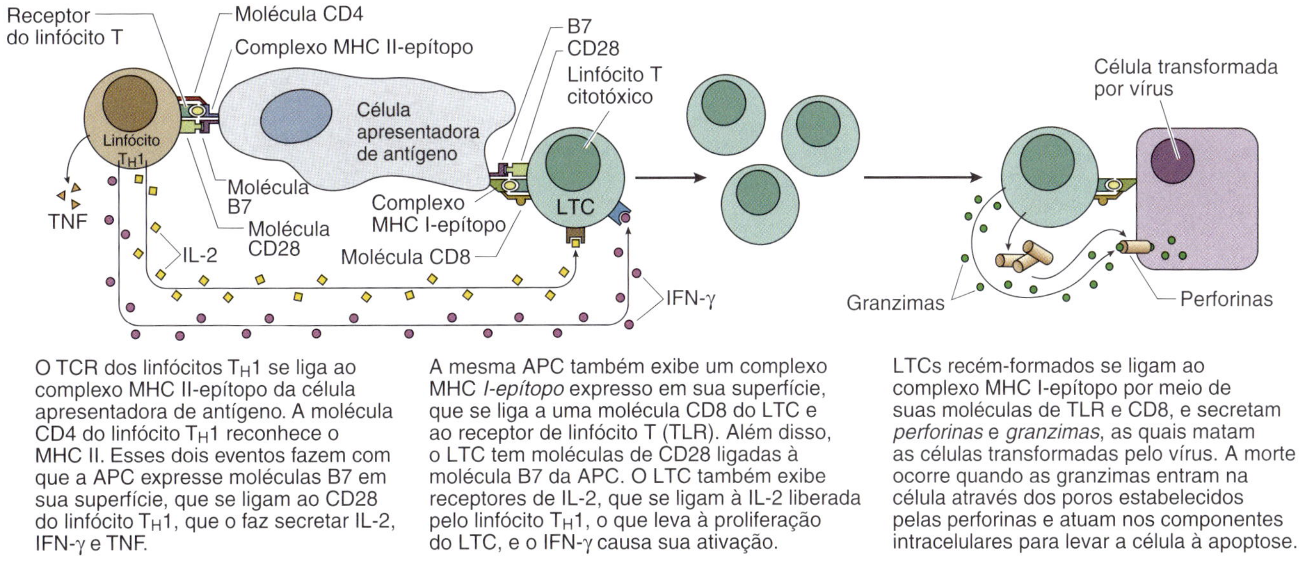

Figura 12.3 Diagrama esquemático da ativação de linfócitos T citotóxicos por linfócitos T auxiliares (linfócitos T_H1), tornando-os capazes de eliminar células transformadas por vírus. APC, célula apresentadora de antígeno; CD, grupamento de diferenciação (em inglês, *cluster of differentiation*); LTC, linfócito T citotóxico; IFN-γ, interferona-gama; MHC, complexo principal de histocompatibilidade; TCR, receptor do linfócito T; TNF, fator de necrose tumoral.

Correlações clínicas

Células usam pontos de checagem para assegurar que copiaram seu DNA corretamente e, caso não o tenham feito, que tenham corrigido erros durante a mitose. Mutações que impedem as células de reparo de pareamento incorreto de DNA têm efeitos benéficos na **imunoterapia de bloqueio de PD-L1 e PD-L2 (ligante-1 de morte celular programada e ligante-2 de morte celular programada; do inglês, *programmed cell death ligand-1 and programmed cell death ligand-2*)** contra certos tipos de câncer. Essas imunoterapias foram capazes de combater vários tipos de tumores sólidos de diversas origens, como os de origem pancreática e do trato gastrintestinal. Células tumorais tiram vantagem do fato de que quando a molécula PD-L1 de células cancerosas se ligam aos receptores PD-1 nas membranas celulares dos LTCs, isso inativa os linfócitos T citotóxicos e os torna incapazes de matar células tumorais. O pembrolizumabe foi desenvolvido para bloquear receptores PD-1 dos LTCs com o intuito de evitar que o PD-L1 das células tumorais entre em contato e se ligue aos receptores PD-1. Assim, linfócitos T citotóxicos são capazes de executar sua função de matar células tumorais, mesmo que o tumor tenha originado metástases. Em alguns pacientes do estudo clínico, o câncer desapareceu. Em outros, os tumores foram reduzidos, as células cancerosas desapareceram e o tumor parecia consistir em células do sistema imune. O tratamento não funcionou em alguns pacientes porque eles desenvolveram mutações adicionais que afetaram as células imunológicas. Existem alguns efeitos colaterais da terapia imunológica – dentre eles, problemas de tireoide, diarreia e erupções cutâneas – porque alguns dos LTCs atacaram outros tecidos. Em 2017, a FDA aprovou o medicamento para uso em pacientes com câncer com mutações de reparo de pareamento incorreto de bases devido à eficácia do pembrolizumabe, apesar de ainda haver estudos atuais em andamento para tentar mitigar e eliminar os efeitos colaterais verificados.

Linfócitos T_H1 auxiliam macrófagos na eliminação de bactérias

As bactérias que são fagocitadas por macrófagos podem proliferar prontamente dentro do fagossomo (o que torna o macrófago infectado) porque os macrófagos não podem destruir esses microrganismos a menos que sejam ativados por linfócitos T_H1 (Figura 12.4).

No sinal 1, as moléculas de TCR e CD4 do linfócito T_H1 devem reconhecer o complexo epítopo-MHC II do macrófago que fagocitou a bactéria.

No sinal 2, o linfócito T_H1 expressa receptores de IL-2 em sua superfície e secreta IL-2, que se liga aos receptores, para se autoativar.

O linfócito T_H1 ativado prolifera rapidamente e os linfócitos T_H1 recém-formados entram em contato com macrófagos infectados com bactérias.

No sinal 1, as moléculas de TCR e CD4 da célula T_H1 devem reconhecer o complexo epítopo-MHC II do macrófago infectado, e o linfócito T secreta IFN-γ.

Correlações clínicas

O vírus da imunodeficiência humana (HIV), a causa da síndrome da imunodeficiência adquirida (AIDS), liga-se às moléculas CD4 dos linfócitos T auxiliares e injeta seu conteúdo na célula. O vírus incapacita a célula e, à medida que se espalha, infecta outros linfócitos T auxiliares e reduz quantitativamente a população dessas células. Como resultado, os indivíduos infectados se tornam, por fim, incapazes de desenvolver uma resposta imune contra infecções bacterianas ou virais. As vítimas sucumbem a infecções secundárias, devido a microrganismos oportunistas ou a doenças malignas. Numerosas estratégias de tratamento melhoraram os efeitos letais do vírus; nos países desenvolvidos, a maioria dos pacientes com HIV tem uma expectativa de vida normal. Uma combinação de dois ou mais anticorpos amplamente neutralizantes, com capacidade de se ligar a uma série de *loci* de várias cepas de HIV, pode superar a facilidade do vírus de sofrer mutação prontamente e evitar que ele se espalhe, e talvez até proporcione resultados terapêuticos.

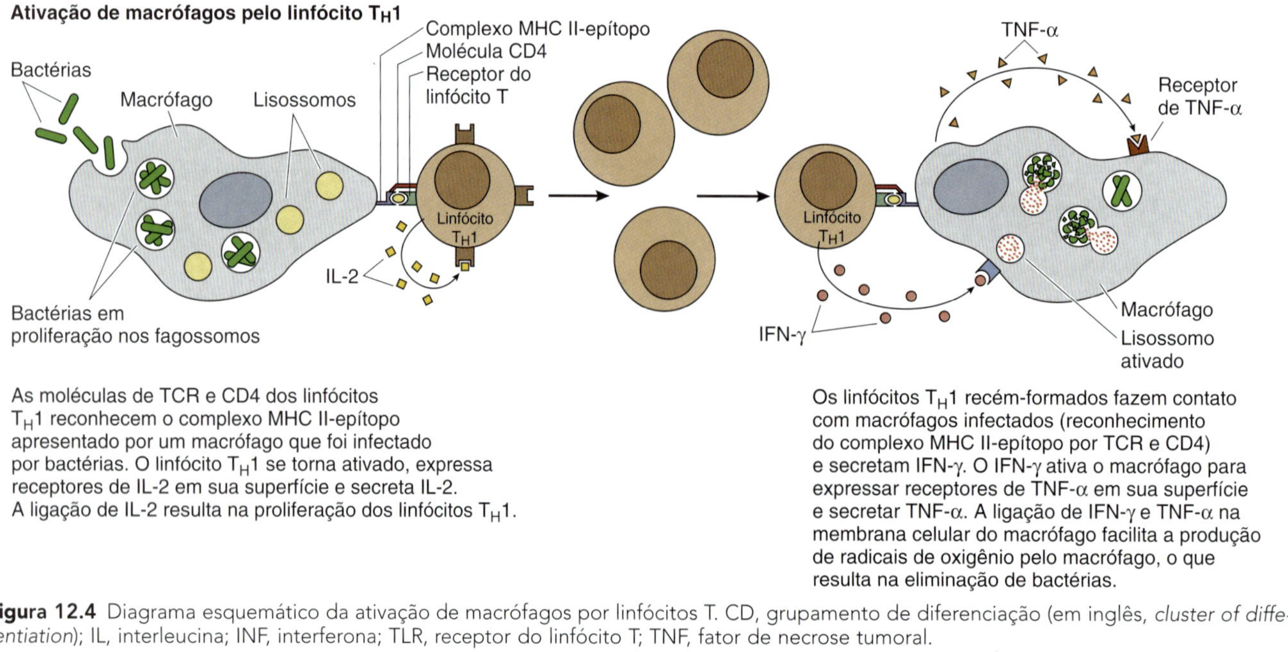

Figura 12.4 Diagrama esquemático da ativação de macrófagos por linfócitos T. CD, grupamento de diferenciação (em inglês, *cluster of differentiation*); IL, interleucina; INF, interferona; TLR, receptor do linfócito T; TNF, fator de necrose tumoral.

No sinal 2, o IFN-γ ativa o macrófago, que então expressa os receptores de TNF-α em sua superfície e libera a citocina TNF-α.

Quando esses dois fatores, IFN-γ e TNF-α, se ligam a seus receptores nos macrófagos, facilitam a produção de radicais de espécies radicalares de oxigênio pelo macrófago, o que resulta na morte de bactérias.

Órgãos linfoides

Órgãos linfoides são classificados em duas categorias:

1. **Órgãos linfoides primários** (**centrais**) são responsáveis pelo desenvolvimento e pela maturação dos linfócitos em células maduras e imunocompetentes.
2. **Órgãos linfoides secundários** (**periféricos**) são responsáveis por oferecer um ambiente adequado no qual células imunocompetentes podem interagir entre si, bem como com antígenos e com outras células, para montar um desafio imunológico contra antígenos invasores ou patógenos.

Em humanos, fígado fetal, medula óssea pré-natal e pós-natal, e timo constituem os órgãos linfoides primários; linfonodos, baço, MALT e medula óssea pós-natal, os órgãos linfoides secundários.

TIMO

O timo é um órgão linfoide primário que é o local de maturação dos linfócitos T.

O timo, situado no mediastino superior e com extensão sobre os grandes vasos do coração, é um pequeno órgão encapsulado composto de dois **lobos**, cada um deles se origina separadamente no terceiro par (e possivelmente no quarto) de bolsas faríngeas do embrião. Linfócitos T que entram no timo para serem instruídos a atingir a competência imunológica surgem da mesoderme e, após o nascimento, da medula óssea.

O timo se origina no início do embrião e continua a crescer até a puberdade, quando pode pesar de 35 a 40 g. Após os primeiros anos de vida, o timo começa a *involuir* (atrofia) e sofre infiltração por células adiposas. No entanto, pode continuar a funcionar, mesmo em adultos mais velhos.

A cápsula do timo, composta de tecido conjuntivo denso não modelado rico em fibras colágenas, envia septos para os lobos e os subdivide em **lóbulos** incompletos (Figura 12.5). Cada lóbulo é composto por um córtex e uma medula, embora as medulas dos lóbulos adjacentes sejam confluentes.

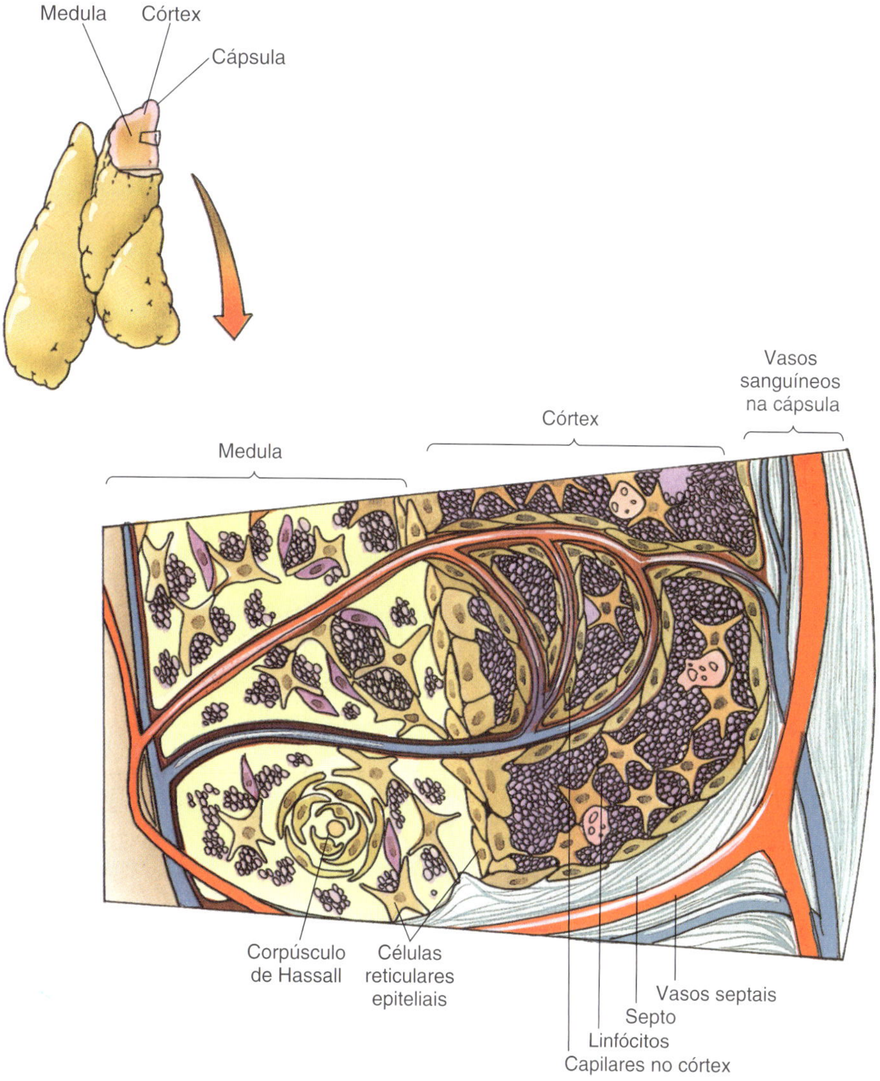

Figura 12.5 Diagrama do timo onde são demonstrados o suprimento sanguíneo e o arranjo histológico.

Córtex

A competência imunológica das células T, a eliminação dos linfócitos T autointolerantes e o reconhecimento do MHC ocorrem no córtex tímico.

O **córtex** do timo parece muito mais intensamente corado do que a medula devido à presença de uma grande quantidade de **linfócitos T** (**timócitos**; Figuras 12.6 a 12.8; ver também Figura 12.5). Células T imunologicamente incompetentes deixam a medula óssea e migram para a periferia do córtex tímico, onde sofrem extensa proliferação e recebem instruções para se tornarem linfócitos T imunocompetentes (ver discussão anterior). Além dos timócitos, o córtex abriga macrófagos, células dendríticas e **células reticulares epiteliais** (**células epiteliais tímicas**) (Tabela 12.6). Acredita-se que, em humanos, as células reticulares epiteliais são derivadas da endoderme do terceiro (e possivelmente do quarto) par de bolsas faríngeas. Há três tipos de células reticulares epiteliais no córtex tímico.

Células do tipo I separam o córtex da cápsula de tecido conjuntivo e das trabéculas, além de circundar elementos vasculares no córtex. Essas células formam junções de oclusão entre elas para isolar completamente o córtex tímico do restante do corpo. Os núcleos das células do tipo I são polimórficos e têm nucléolos bem definidos.

As **células do tipo II** estão localizadas no córtex intermediário, apresentam processos citoplasmáticos longos e largos, semelhantes a uma bainha, que são unidos uns com os outros

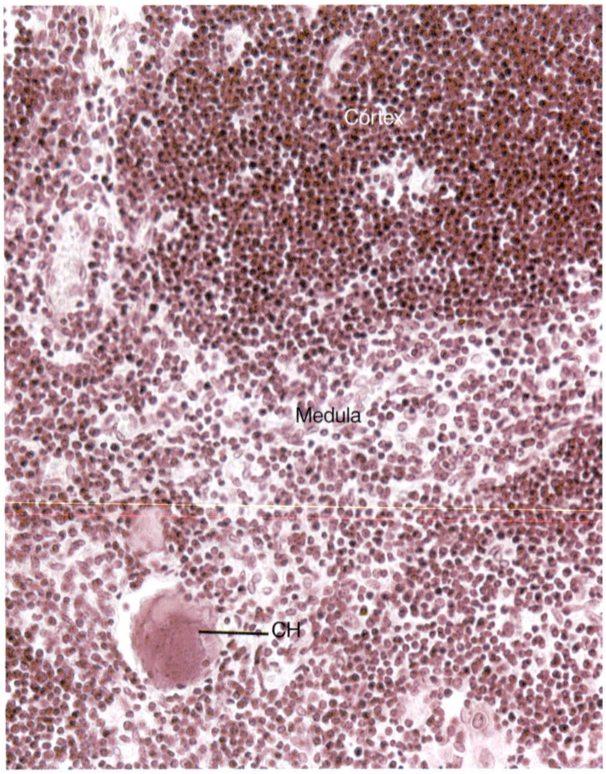

Figura 12.7 Fotomicrografia do córtex e da medula de um lóbulo tímico. Observe que o córtex é muito mais escuro do que a medula por causa de suas pequenas células dispostas densamente próximas e com grandes núcleos, tornando a região intensamente corada. A medula é mais clara porque suas células estão mais distantes umas das outras. Observe a presença de um corpúsculo de Hassall (*CH*) na medula (270×).

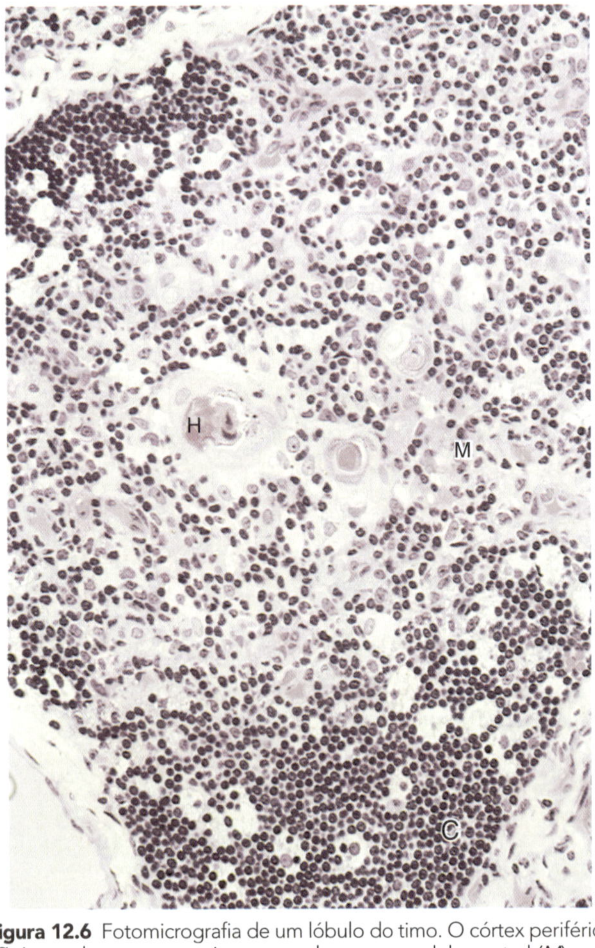

Figura 12.6 Fotomicrografia de um lóbulo do timo. O córtex periférico (*C*) é corado em tons mais escuros do que a medula central (*M*), que se distingue pela presença de corpúsculos de Hassall (*H*) (124×).

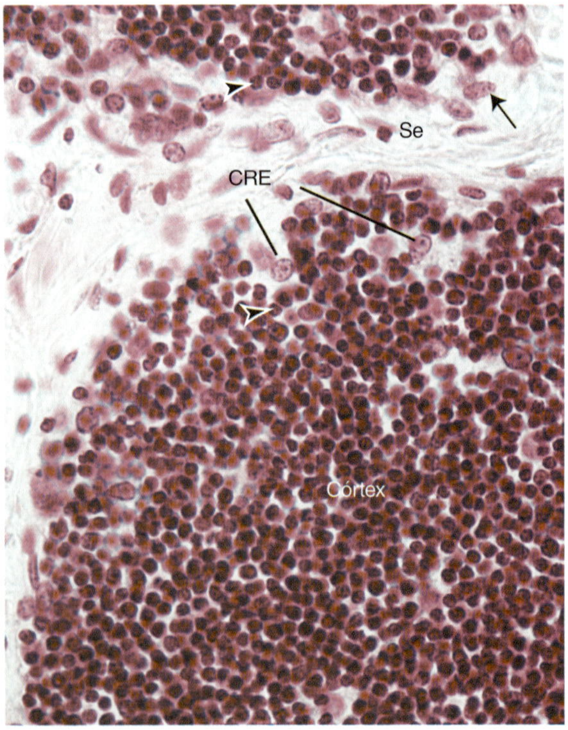

Figura 12.8 Fotomicrografia do córtex tímico de dois lóbulos vizinhos separados um do outro por um septo (*Se*). Observe a presença de células reticulares epiteliais (*seta*), que são mais provavelmente células reticulares epiteliais tipo I. Dentro do córtex, observe mais células reticulares epiteliais (*CRE*), que são células reticulares epiteliais do tipo II. A população de células mais proeminente do córtex é composta de timócitos (*pontas de seta*), que são linfócitos T imunoincompetentes (540×).

TABELA 12.6 Células reticulares epiteliais do timo e suas funções.

Tipo celular	Localização	Função
I	Córtex	Separam o córtex da cápsula de tecido conjuntivo e das trabéculas, e envolvem os elementos vasculares no córtex. Essas células formam junções de oclusão umas com as outras para isolar completamente o córtex tímico do restante do corpo e participam da formação da barreira hematotímica
II	Córtex intermediário	Seus processos formam um citorretículo que subdivide o córtex tímico em pequenos compartimentos cheios de linfócitos. Expressam moléculas do MHC I e do MHC II complexadas com epítopos próprios (*self*) e testam linfócitos T em desenvolvimento para o autorreconhecimento
III	Face cortical da junção corticomedular	Participam da formação de junções oclusivas umas com as outras e com as células reticulares epiteliais do tipo IV da medula, o que isola o córtex da medula. Expressam moléculas do MHC I e do MHC II complexadas com epítopos próprios (*self*) e testam células T em desenvolvimento para o autorreconhecimento
IV	Face medular da junção corticomedular	Participam da formação de junções de oclusão entre elas e com células reticulares epiteliais tipo III do córtex, o que isola o córtex da medula
V	Medula	Formam o citorretículo da medula e fornecem compartimentos para linfócitos T
VI	Medula	Formam corpúsculos tímicos em formato espiralado (corpúsculos de Hassall) onde, talvez, os linfócitos T são eliminados; também sintetizam e secretam linfopoietina estromal tímica, molécula sinalizadora que participa do desenvolvimento dos linfócitos T reguladores

MHC, complexo principal de histocompatibilidade.

por desmossomos. Seus processos formam um citorretículo que subdivide o córtex tímico em pequenos compartimentos cheios de linfócitos. Os núcleos das células do tipo II são estruturas grandes e de coloração pálida, com pouca heterocromatina. O citoplasma também é pálido e ricamente dotado de tonofilamentos.

As **células do tipo III** estão localizadas no córtex profundo e na junção corticomedular. O citoplasma e os núcleos dessas células são mais densos que os das células reticulares epiteliais do tipo I e do tipo II. O RER das células do tipo III apresenta cisternas dilatadas, o que é indicativo de síntese proteica. Células reticulares epiteliais do tipo III também exibem processos amplos, semelhantes a bainhas, que formam compartimentos preenchidos por linfócitos. Essas células participam da formação das junções oclusivas umas com as outras e com as células reticulares epiteliais da medula; isso isola o córtex da medula.

Esses três tipos de células reticulares epiteliais isolam completamente o córtex tímico e, assim, evitam que linfócitos T em desenvolvimento entrem em contato com antígenos estranhos (não próprios). Células dos tipos II e III, bem como **células interdigitantes** derivadas da medula óssea (**APCs**), apresentam **autoantígenos**, moléculas do **MHC I** e do **MHC II** para os linfócitos T em desenvolvimento. Os linfócitos T em desenvolvimento, cujos TCRs reconhecem proteínas próprias ou cujas moléculas CD4 ou CD8 não podem reconhecer as moléculas do MHC I ou do MHC II, são forçados à apoptose antes de poderem deixar o córtex. É interessante que 98% das células T em desenvolvimento morrem no córtex e são fagocitadas por macrófagos residentes, denominados ***macrófagos de corpo tingível***. Os timócitos sobreviventes entram na medula do timo como linfócitos T I (*células T simples-positivas*). Nesse ponto (ou na junção corticomedular), eles são distribuídos aos órgãos linfoides secundários por meio do sistema vascular.

Medula

A medula é caracterizada pela presença de corpúsculos de Hassall; todos os timócitos da medula são linfócitos T imunocompetentes.

A **medula** tímica tem coloração muito mais clara do que o córtex porque sua população de linfócitos não é tão abundante e porque abriga macrófagos, células dendríticas, uma pequena população de linfócitos B e uma grande quantidade de células reticulares epiteliais derivadas do endotélio (Figura 12.9; ver também Figuras 12.5 e 12.6). Existem três tipos de células reticulares epiteliais na medula (ver Tabela 12.6).

Células do tipo IV são encontradas em estreita associação com as células do tipo III do córtex, e auxiliam na formação da junção corticomedular. Os núcleos dessas células exibem uma rede de cromatina grosseira e seu citoplasma é intensamente corado e contém diversos tonofilamentos.

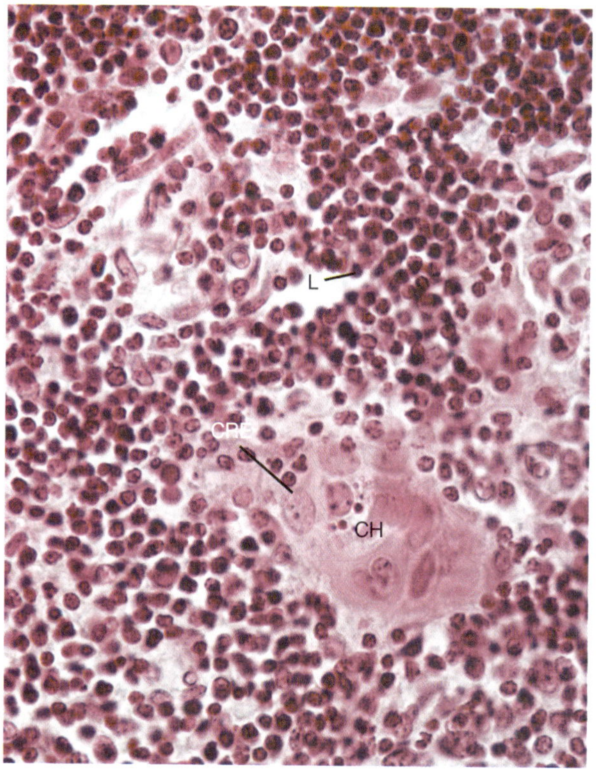

Figura 12.9 Fotomicrografia de grande aumento de um corpúsculo de Hassall (*CH*) da medula tímica. Corpúsculos de Hassall são compostos de células reticulares epiteliais do tipo VI (*CRE*). Observe os numerosos linfócitos (*L*) na medula (540×).

Células do tipo V formam o citorretículo da medula. Os núcleos dessas células são polimórficos, com rede de cromatina perinuclear bem definida e nucléolo evidente.

Células do tipo VI constituem o aspecto mais característico da medula tímica. Essas células grandes e de coloração clara se aglutinam em torno umas das outras e formam **corpúsculos tímicos** espiralados (**corpúsculos de Hassall**), cuja quantidade aumenta com o passar da idade do indivíduo (ver Figuras 12.5, 12.6 e 12.9). Células do tipo VI podem se tornar altamente queratinizadas e até mesmo calcificadas. Ainda não se conhece completamente a função dos corpúsculos tímicos, embora possam ser o local de morte das células T na medula, e há estudos que demonstram que são essas células reticulares epiteliais do tipo VI dos corpúsculos de Hassall que fabricam a linfopoietina estromal tímica, uma molécula de sinalização que atua no desenvolvimento de linfócitos T reguladores. Também foi sugerido que, uma vez que as células reticulares epiteliais medulares param de expressar o fator de transcrição AIRE, elas se tornam células do tipo VI e formam corpúsculos de Hassall.

Suprimento vascular

O suprimento vascular cortical forma uma barreira hematotímica muito poderosa que evita que linfócitos T em desenvolvimento entrem em contato com macromoléculas presentes no sangue.

O timo é irrigado por numerosas pequenas artérias, que entram na cápsula e são distribuídas por todo o órgão por meio das trabéculas entre os lóbulos adjacentes. Ramos desses vasos não obtêm acesso ao córtex diretamente; em vez disso, com base nas trabéculas, eles entram na junção corticomedular, onde formam leitos capilares que penetram no córtex.

Os capilares do córtex são do tipo **contínuo**, têm uma lâmina basal espessa e são revestidos por uma bainha de células reticulares epiteliais do tipo I que formam uma barreira hematotímica. Assim, as células T em desenvolvimento do córtex são protegidas do contato com macromoléculas transportadas pelo sangue. No entanto, macromoléculas próprias podem cruzar a **barreira hematotímica** (provavelmente controlada pelas células reticulares epiteliais), em geral para eliminar linfócitos T que são programados contra antígenos próprios. A rede capilar cortical drena para pequenas vênulas na medula.

Células T recém-formadas e imunologicamente incompetentes que chegam da medula óssea deixam o suprimento vascular na junção corticomedular e migram para a periferia do córtex. À medida que essas células amadurecem, elas se movem mais profundamente no córtex e entram na medula como **células T simples-positivas** (**linfócitos T I**) que são células imunocompetentes inativas. Conforme deixam a medula tímica por meio de veias que drenam o timo, passam a ser chamadas de **linfócitos T virgens**.

Histofisiologia do timo

A função primária do timo é instruir linfócitos T imunocompetentes a alcançarem a imunocompetência.

À medida que os linfócitos T em desenvolvimento se proliferam extensivamente no córtex, eles começam a expressar seus marcadores de superfície e são testados quanto à capacidade de reconhecer **moléculas do MHC próprias** e **epítopos próprios** (*autoepitopos*). Linfócitos T que são incapazes de reconhecer moléculas do MHC I e do MHC II próprias são destruídos por indução da apoptose. Além disso, linfócitos T cujos TCRs são programados contra macromoléculas próprias também são destruídos.

As células reticulares epiteliais do timo produzem o fator de transcrição conhecido como **AIRE** e a citocina **linfopoietina estromal tímica**. Esses fatores facilitam a ativação de células dendríticas, bem como a proliferação e a maturação de células T, como a expressão de seus marcadores de superfície e a diferenciação em subtipos de células T. Além disso, hormônios de fontes extratímicas – especialmente das gônadas, da hipófise e das glândulas tireoide e suprarrenais – influenciam a maturação das células T. Os efeitos mais potentes se devem a (1) **corticosteroides**, que diminuem o número de linfócitos T no córtex tímico; (2) **tiroxina**, que estimula células reticulares epiteliais corticais a facilitar a atividade dos linfócitos T e das células NK; e (3) **somatotropina**, que promove o desenvolvimento de linfócitos T no córtex tímico.

Correlações clínicas

A falha congênita de desenvolvimento do timo é chamada de **síndrome de DiGeorge**. Essa síndrome ocorre por causa da deleção de uma pequena porção do cromossomo 22, que resulta na perda de aproximadamente três dezenas de genes localizados próximo ao centro desse cromossomo. Pacientes com essa doença apresentam diversas condições, dentre elas: atraso no desenvolvimento, defeitos cardíacos (como a tetralogia de Fallot), perda de audição e rins anormais. Esses pacientes também demonstram distúrbios imunológicos porque não podem produzir linfócitos T, o que torna sua resposta imune mediada por células inviável. Consequentemente, esses pacientes morrem muito jovens devido a infecções. Como não têm glândulas paratireoides, a morte também pode ser causada por tetania.

LINFONODOS

Linfonodos são pequenas estruturas ovais encapsuladas que se interpõem no trajeto dos vasos linfáticos para servir como filtros para remoção de bactérias e outras substâncias estranhas da linfa.

Os **linfonodos** estão localizados em diversas regiões do corpo, mas são mais prevalentes no pescoço, na axila, na virilha, ao longo dos vasos principais e nas cavidades corporais. Seu parênquima é composto por coleções de linfócitos T e B, APCs, macrófagos, células dendríticas, células dendríticas foliculares e células estromais. Essas células linfoides reagem à presença de antígenos ao montar uma resposta imune na qual macrófagos fagocitam bactérias e outros microrganismos que entram no linfonodo por meio da linfa.

Cada linfonodo é uma estrutura relativamente pequena e macia com diâmetro inferior a 3 cm; têm uma cápsula de tecido conjuntivo fibroso, em geral circundada por tecido adiposo (Figuras 12.10 e 12.11). Exibem uma superfície convexa que é perfurada por **vasos linfáticos aferentes** com **válvulas**, o que assegura que a linfa flua somente em uma direção e adentre a estrutura do linfonodo. A superfície côncava do linfonodo, o **hilo**, é o local onde artérias e veias entram e saem do linfonodo. Além disso, a linfa deixa o linfonodo por meio dos **vasos linfáticos eferentes**, também localizados no hilo. Vasos linfáticos eferentes exibem válvulas que impedem o retorno do fluxo da linfa para o linfonodo.

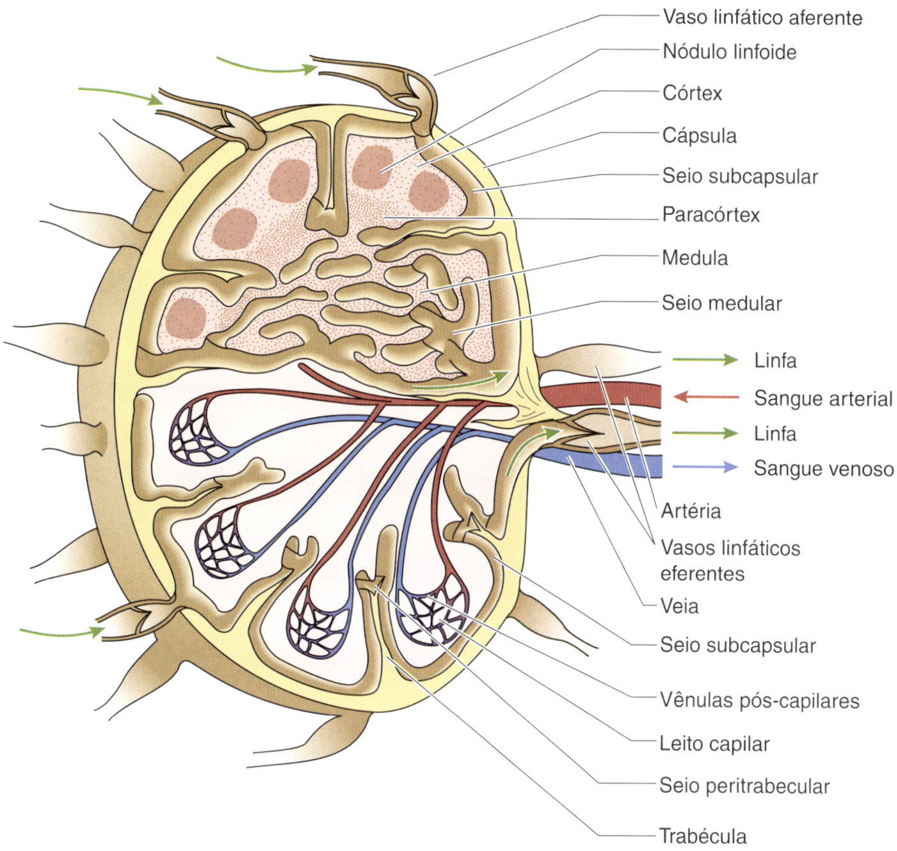

Figura 12.10 Diagrama esquemático de um linfonodo típico.

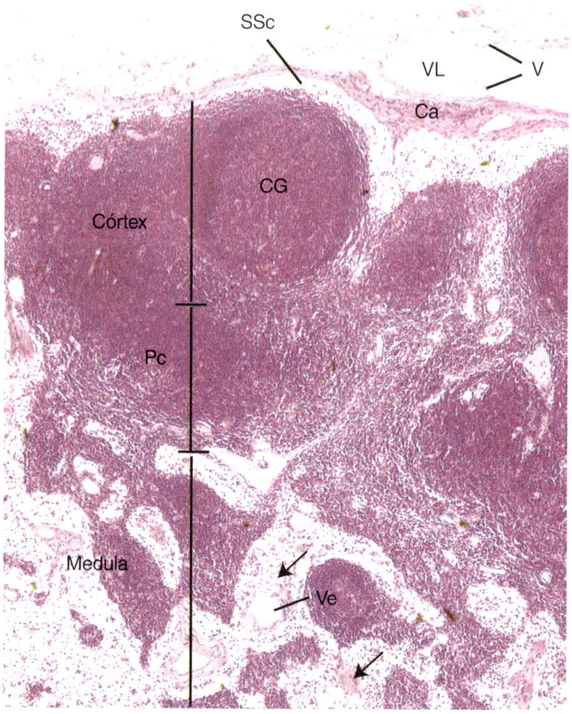

Figura 12.11 Essa fotomicrografia de um linfonodo em aumento muito pequeno mostra a cápsula, o córtex, o paracórtex (*Pc*) e uma porção da medula. Observe a cápsula (*Ca*) de tecido conjuntivo denso rico em colágeno com um vaso linfático (*VL*) cujas válvulas (*V*) asseguram que a linfa entre no seio subcapsular (*SSc*) do linfonodo e não reflua para o vaso. Note também que o nódulo linfático tem um centro germinativo (*CG*) muito grande. A medula é ricamente dotada de veias (*Ve*) e arteríolas (*setas*) (14×).

Histologicamente, um linfonodo é subdividido em três regiões: córtex, paracórtex e medula; todas apresentam um rico suprimento de sinusoides, espaços endoteliais aumentados, através dos quais a linfa se infiltra.

Córtex

O córtex do linfonodo é subdividido em compartimentos incompletos que abrigam nódulos linfoides primários e secundários ricos em linfócitos B.

A **cápsula** de tecido conjuntivo denso não modelado e rico em colágeno emite **trabéculas** para a substância do linfonodo e subdivide a região externa do **córtex** em compartimentos incompletos. Essas regiões particionadas estendem-se ao longo de toda a periferia do linfonodo (Figuras 12.12 e 12.13; ver também Figura 12.10) até as proximidades do hilo. A cápsula é espessada no hilo; à medida que os vasos entram na substância do linfonodo, eles são envolvidos por uma bainha de tecido conjuntivo derivada da cápsula. A estrutura de todo o linfonodo é formada por uma rede tridimensional de **tecido conjuntivo reticular**, que é suspenso pela cápsula e pelas trabéculas.

Os **vasos linfáticos aferentes** atravessam a cápsula na superfície convexa do linfonodo e drenam sua linfa para o

Correlações clínicas

Na presença de antígenos ou bactérias, os linfócitos do linfonodo proliferam rapidamente e o linfonodo pode aumentar muito seu tamanho normal, tornando-se, às vezes, endurecido, palpável e dolorido ao toque.

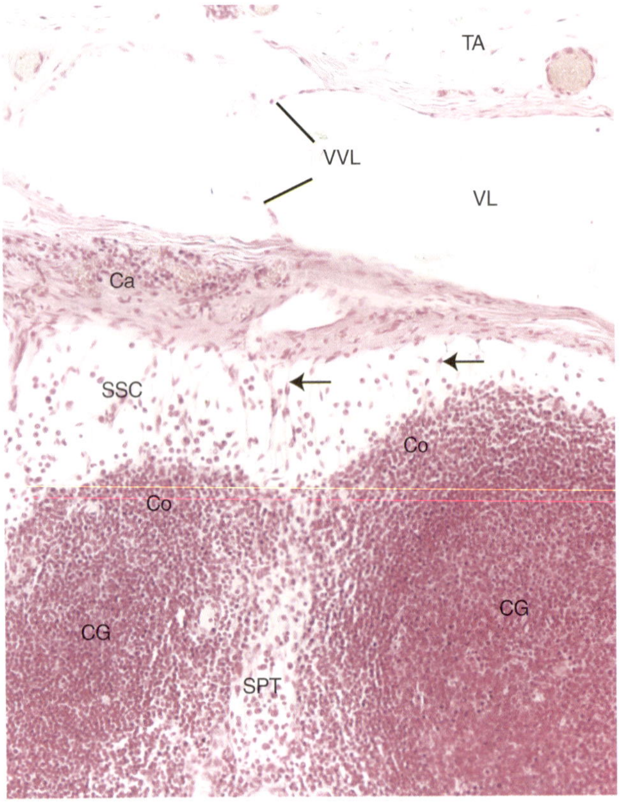

Figura 12.12 Esta fotomicrografia de maior aumento da Figura 12.11 mostra que a cápsula (*Ca*) é circundada por tecido adiposo (*TA*). As válvulas (*VVL*) dos vasos linfáticos (*VL*) atuam na retenção do refluxo da linfa. Observe que as células reticulares estreladas (*setas*) no seio subcapsular (*SSC*) atravessam o seio para reduzir o fluxo da linfa. Os seios peritrabeculares (*SPT*) recebem linfa do seio subcapsular. A coroa (*Co*) e o centro germinativo (*CG*) dos nódulos linfáticos estão bem diferenciados (132×).

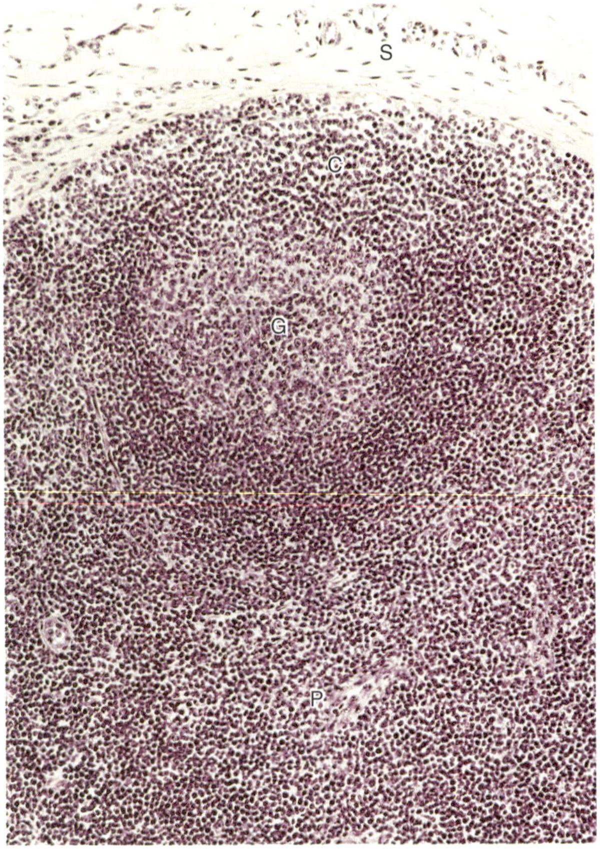

Figura 12.13 Fotomicrografia do córtex do linfonodo, que exibe o seio subcapsular (*S*), um nódulo linfoide secundário com sua coroa (*C*), o centro germinativo (*G*) e o paracórtex (*P*) (132×).

seio subcapsular, que está localizado logo abaixo da cápsula. Esse espaço é contínuo com os **seios peritrabeculares** (**seios corticais**) que estão situados paralelamente às trabéculas e conduzem a linfa para os **seios medulares** a fim de entrar, por fim, nos **vasos linfáticos eferentes**. Esses seios exibem uma rede de **células reticulares estreladas**, cujos processos entram em contato com os de outras células e com o epitélio simples pavimentoso semelhante ao endotélio. As fibras de colágeno, revestidas por processos de células reticulares, formam uma trama frouxa na luz desses seios, que reduz a velocidade do fluxo da linfa e cria turbulência. Isso faz com que os **macrófagos** ligados às células reticulares estreladas tenham a oportunidade de fagocitar matéria particulada estranha. Canais adicionais que estão presentes permitem que a linfa flua do seio subcapsular, bem como dos seios peritrabeculares, para os canais perivenulares que circundam as **vênulas de endotélio alto** (**HEVs**; do inglês, *high endothelial venules*) do paracórtex. Esses canais são conhecidos como ***condutos de células reticulares fibroblásticas*** porque são formados por **células reticulares fibroblásticas**. Eles permitem o movimento rápido do material através do linfonodo. Tais condutos são circundados por células dendríticas e por uma população densamente disposta de **linfócitos T virgens** que entram no paracórtex através das HEVs. As células T virgens são principalmente **linfócitos** $\mathbf{T_H}$, embora **LTCs** também estejam presentes. A população de LTCs aumenta muito durante uma patogenia viral.

Nódulos linfoides

Existem dois tipos de nódulos linfoides: primários e secundários. Os nódulos linfoides secundários têm um centro germinativo.

Compartimentos incompletos dentro do córtex abrigam **nódulos linfoides primários** (*ou folículos linfoides primários*), que são agregados esféricos de *linfócitos B* (**linfócitos B** virgens e linfócitos B de memória) agrupados em torno de **células dendríticas foliculares** (**FDCs;** do inglês, *follicular dendritic cells*) cujos processos fazem contato com aqueles de suas FDCs vizinhas para formar um sistema tridimensional semelhante a uma rede. Esses linfócitos B estão em processo de entrar ou de sair do linfonodo (ver Figuras 12.10 a 12.13). Além das células B, alguns linfócitos T também estão presentes. Frequentemente, centros dos nódulos linfoides são corados de maneira mais pálida e abrigam **centros germinativos**; esses nódulos linfoides são, assim, conhecidos como ***nódulos linfoides secundários*** (*folículos linfoides secundários*). Nódulos linfoides secundários se formam apenas em resposta a um desafio antigênico; acredita-se que sejam os locais de geração dos **linfócitos B de memória** e dos **plasmócitos**.

A região do nódulo linfoide periférico ao centro germinativo é composta por um denso aglomerado de pequenos linfócitos que estão em migração de seu local de origem dentro do centro germinativo. Essa região periférica é chamada de **coroa** (**manto**).

Centros germinativos exibem três zonas: zona escura, zona basal clara e zona apical clara. A **zona escura** é o local de intensa proliferação de células B densamente arranjadas (que não têm sIgs). Essas células, conhecidas como **centroblastos**, migram para a **zona basal clara**, expressam sIgs, fazem a troca de classe de imunoglobulinas e se desenvolvem em centrócitos, os quais são expostos a **células dendríticas foliculares** apresentadoras de antígenos e sofrem hipermutação para se tornarem mais proficientes na formação de anticorpos contra antígenos. Células que não sintetizam as sIgs adequadas são forçadas à apoptose, e seus remanescentes são destruídos pelos macrófagos. Centrócitos recém-formados que são permitidos sobreviver entram na **zona apical clara**, onde se tornam **linfócitos B de memória** ou **plasmócitos** e, subsequentemente, deixam o folículo secundário.

Paracórtex

A região do linfonodo entre o córtex e a medula é o paracórtex. Abriga principalmente linfócitos T e células reticulares fibroblásticas, e é a zona dependente do timo do linfonodo.

O **paracórtex** é uma região rica em linfócitos T, localizada entre a medula e a região rica em folículos do córtex (Figura 12.14; ver também Figuras 12.11 e 12.13). As APCs (p. ex., células de Langerhans da pele ou células dendríticas da mucosa) migram para a região do **paracórtex** do linfonodo a fim de apresentar seu complexo epítopo-MHC II aos linfócitos T auxiliares. Se as células T auxiliares forem ativadas, elas proliferam, o que aumenta a largura do paracórtex a tal ponto que podem penetrar profundamente na medula. Células T recém-formadas migram, então, para os seios medulares, deixam o linfonodo e seguem para a área de atividade antigênica.

As **HEVs** estão localizadas no paracórtex. Linfócitos deixam o suprimento vascular por meio da migração entre as células cuboidais desse endotélio incomum e entram na substância do linfonodo. Linfócitos B migram para o córtex externo, enquanto a maioria dos linfócitos T permanece no paracórtex.

A membrana plasmática dos linfócitos expressa moléculas de superfície, conhecidas como **selectinas**, que ajudam a célula a reconhecer as células endoteliais das HEVs, fazendo com que ela role ao longo da superfície dessas células. Quando o linfócito entra em contato com moléculas de sinalização adicionais localizadas na membrana plasmática das células endoteliais, as selectinas se tornam ativadas, se ligam firmemente à célula endotelial e interrompem a ação de rolamento do linfócito. Então, via **diapedese**, o linfócito migra por entre as células endoteliais cuboidais para deixar o lúmen da vênula pós-capilar e entrar no parênquima do linfonodo (ver Capítulo 10, Figura 10.8).

Medula

A medula é composta de seios linfáticos grandes e tortuosos, circundados por células linfoides organizadas em agrupamentos conhecidos como cordões medulares.

As células dos **cordões medulares** (linfócitos, plasmócitos e macrófagos) estão emaranhadas em uma rede de fibras reticulares e células reticulares (Figuras 12.15 e 12.16; ver também Figura 12.10). Linfócitos migram do córtex para entrar nos seios medulares, e então entram nos vasos linfáticos eferentes para deixar o linfonodo. Cortes histológicos da medula também mostram a presença de trabéculas, que se originam da cápsula espessada no hilo e conduzem os vasos sanguíneos para dentro e para fora do linfonodo.

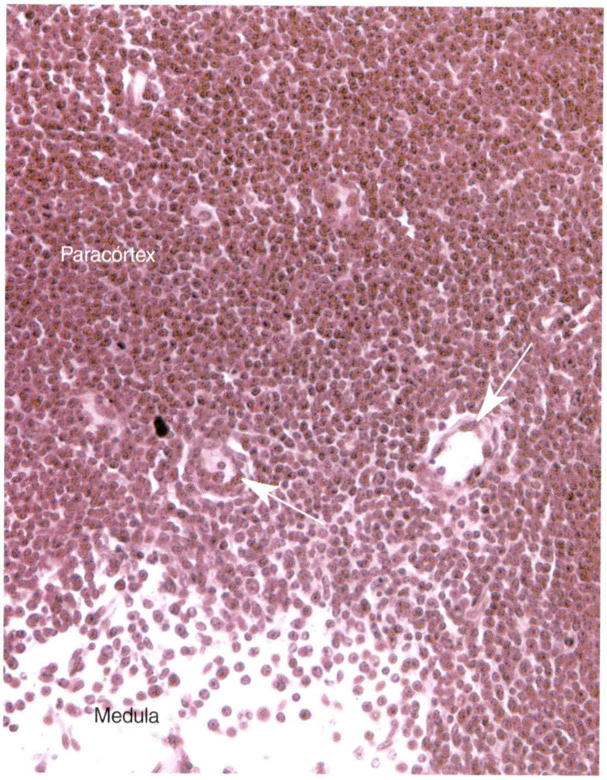

Figura 12.14 Esta imagem mostra o paracórtex de um linfonodo em grande aumento. Observe os vasos de endotélio alto (*setas*), onde linfócitos deixam o sistema circulatório para entrar no linfonodo. Note como o paracórtex exibe muito mais células do que a medula (270×).

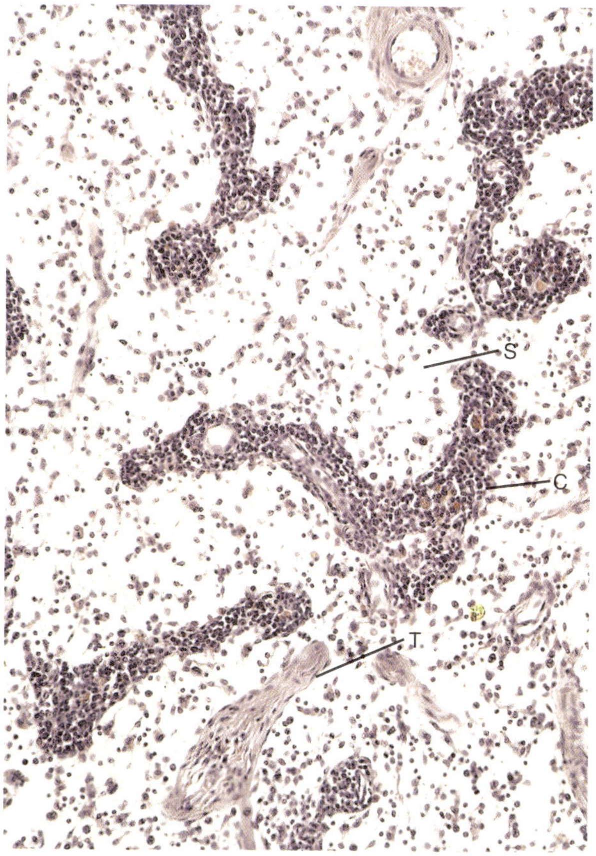

Figura 12.15 Fotomicrografia da medula do linfonodo com seus sinusoides (*S*) medulares, cordões (*C*) medulares e trabéculas (*T*) (132×).

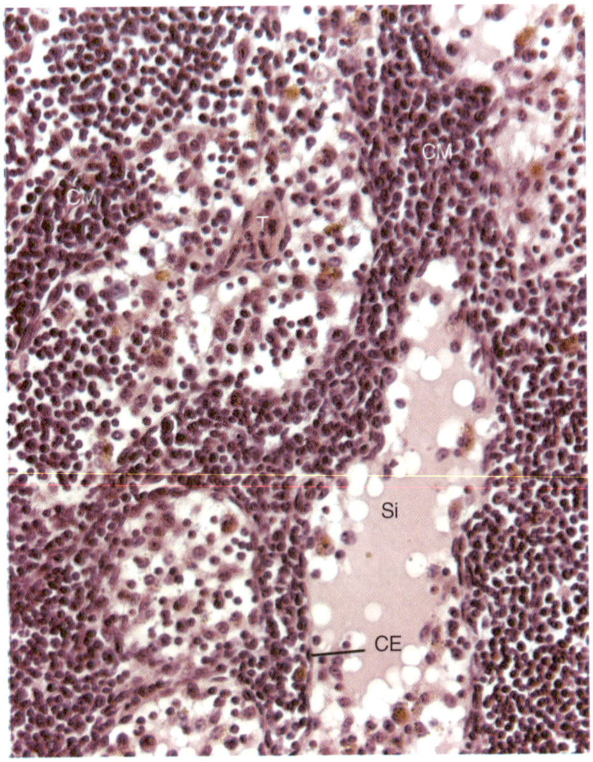

Figura 12.16 Esta fotomicrografia de grande aumento mostra a medula de um linfonodo. Observe que os cordões medulares (*CM*) são compostos por uma grande quantidade de linfócitos compactados, plasmócitos e macrófagos. Células endoteliais (*CE*) alinham sinusoides (*SI*), e trabéculas (*T*) conduzem vasos sanguíneos para dentro e para fora do linfonodo (540×).

Vascularização do linfonodo

O suprimento arterial entra na substância dos linfonodos pelo hilo. Os vasos percorrem a medula dentro das trabéculas e tornam-se menores à medida que se ramificam repetidamente. Por fim, perdem sua bainha de tecido conjuntivo, passam por dentro da substância dos cordões medulares e contribuem para a formação dos leitos capilares medulares. Os pequenos ramos das artérias continuam nos cordões medulares até alcançarem o córtex. Nesse ponto, formam um leito capilar cortical, que é drenado pelas **vênulas pós-capilares**. O sangue das vênulas pós-capilares drena para as veias maiores, que saem do linfonodo no hilo.

Histofisiologia dos linfonodos

Linfonodos filtram a linfa, segregam linfócitos T e B uns dos outros e atuam como locais para o reconhecimento de antígenos.

Linfonodos atraem linfócitos B e T para seu local de residência adequado no córtex a fim de proporcionar um local para combater antígenos e remover partículas estranhas da linfa que entra no nódulo.

Para atrair linfócitos B e T à sua localização adequada no córtex, células estromais secretam fatores conhecidos como **quimiocinas quimiotáticas para linfócitos** (**CCLs**; do inglês, *chemotactic chemokines for lymphocytes*), que são específicos para atrair **linfócitos B** e **células dendríticas foliculares**, bem como **CCLs** específicas para atrair **linfócitos T** *e* **células dendríticas**. Ambos os tipos de quimiocinas são liberados por essas células estromais, e as quimiocinas se fixam na superfície luminal das células endoteliais das **vênulas pós-capilares** (**vênulas de endotélio alto** [**HEVs**]). À medida que os linfócitos T e as células dendríticas, bem como os linfócitos B e as células dendríticas foliculares, alcançam essas células endoteliais revestidas de quimiocinas, elas se ligam às células endoteliais, penetram nos espaços intercelulares, deixam o lúmen do vaso sanguíneo, entram no estroma do córtex do linfonodo e seguem suas quimiocinas designadas para o paracórtex (no caso de linfócitos T e células dendríticas) e para os nódulos linfáticos (no caso de linfócitos B e células dendríticas foliculares). No paracórtex, certas células dendríticas e certas células estromais expressam **AIRE**, um fator de transcrição que atua sobre os linfócitos T que foram capazes de escapar do timo, apesar de serem responsivos a antígenos próprios, e os força a iniciar o processo de **apoptose**.

À medida que a linfa entra no linfonodo, a velocidade do fluxo é reduzida, o que propicia mais tempo aos macrófagos que residem nos seios (ou que têm seus processos que se projetam para esses seios) para fagocitar partículas estranhas. Assim, 99% das substâncias indesejáveis presentes na linfa são removidas.

Linfonodos também funcionam como locais de reconhecimento de antígenos, porque as APCs que entram em contato com antígenos migram para o linfonodo mais próximo e apresentam seu complexo epítopo-MHC aos linfócitos. Além disso, os antígenos que penetram no linfonodo são capturados por **células dendríticas foliculares** e **linfócitos B** que estão no nódulo linfoide ou migram para o nódulo linfoide e reconhecem o antígeno.

Se um antígeno é reconhecido e um linfócito B é ativado, essa célula B migra para um **nódulo linfoide primário** e se prolifera para formar um centro germinativo, o que converte o nódulo linfoide primário em um **nódulo linfoide secundário**. As células recém-formadas se diferenciam em linfócitos B de memória e em plasmócitos e deixam o córtex para entrar na medula e formar cordões medulares. Aproximadamente 10% dos plasmócitos recém-formados permanecem na medula e liberam anticorpos nos seios medulares. O restante entra nos seios e vai para a medula óssea, onde continuam a sintetizar anticorpos até morrer. Alguns linfócitos B de memória permanecem nos nódulos linfoides primários do córtex, mas a maioria deixa o linfonodo para residir em outros órgãos linfáticos secundários do corpo. Portanto, se houver uma segunda exposição ao mesmo antígeno, um grande número de células de memória estará disponível para que o corpo possa montar uma resposta secundária rápida e potente.

A maioria das respostas imunes de linfócitos T depende de células dendríticas que carregam epítopos e que migram para os nódulos linfáticos a fim de progredirem, em seguida, para o paracórtex, onde apresentam seu complexo epítopo-MHC aos linfócitos T. Linfócitos T que reconhecem o complexo epítopo-MHC se tornam ativados e iniciam uma resposta imune celular.

Correlações clínicas

Os linfonodos estão localizados ao longo dos cursos dos vasos linfáticos e formam uma cadeia de nódulos linfáticos para que a linfa flua de um nódulo para o seguinte. Por essa razão, uma infecção pode se espalhar e as células malignas podem metastatizar através de uma cadeia de nódulos para regiões remotas do corpo.

BAÇO

O baço, maior órgão linfoide do corpo, é revestido por uma cápsula de tecido conjuntivo rico em fibras colágenas. Apresenta uma superfície convexa e uma face côncava, conhecida como hilo.

O **baço**, maior órgão linfoide do corpo, pesa aproximadamente 150 g em um adulto e está localizado no quadrante superior esquerdo da cavidade abdominal. Sua cápsula de tecido conjuntivo denso não modelado e fibroelástico, que ocasionalmente abriga **células musculares lisas**, é completamente circundada por peritônio visceral, o que faz com que apresente uma superfície muito lisa. Não tem apenas a capacidade imunológica de formar anticorpos e proliferar linfócitos T e B, mas também funciona como filtro do sangue, e atua na destruição de eritrócitos e de plaquetas velhas. Durante o desenvolvimento fetal, o baço é um órgão hemocitopoético; se necessário, pode retomar essa função em um adulto. Além disso, em alguns animais (mas não em humanos), também atua como um reservatório de eritrócitos, que podem ser liberados para a circulação conforme a necessidade.

O baço apresenta uma superfície convexa e também uma superfície côncava, conhecida como ***hilo***. A cápsula do baço é mais espessa no hilo – é nesse local que as artérias e as fibras nervosas que as acompanham entram, e veias e vasos linfáticos saem, do baço.

Correlações clínicas

Uma anomalia congênita relativamente comum é a presença de **baços acessórios** (***splenculi***), na qual há múltiplos baços pequenos presentes além do baço grande. Eles têm cerca de 1 cm de diâmetro (mas podem exceder 2 a 3 vezes essa medida), têm histologia idêntica à do baço, não apresentam problemas em indivíduos saudáveis e ocorrem em 10 a 15% da população. O único problema que essas estruturas acessórias podem apresentar é quando o baço precisa ser removido para fins médicos – como em pacientes com púrpura trombocitopênica idiopática ou esferocitose hereditária. Se a esplenectomia não incluir baços acessórios, a cirurgia não curará a condição médica porque os baços acessórios assumirão as funções do baço removido.

As trabéculas, que se originam da cápsula, transportam vasos sanguíneos para dentro e para fora do parênquima do baço (Figura 12.17). Histologicamente, o baço exibe uma rede tridimensional de **fibras reticulares** e células reticulares associadas. A rede de fibras reticulares está ligada à cápsula e às trabéculas, que formam a estrutura desse órgão (Figura 12.18).

Os interstícios da rede de tecido reticular são ocupados por **seios venosos**, trabéculas que transportam vasos sanguíneos e parênquima esplênico. A superfície de corte de um baço a fresco mostra áreas cinzentas rodeadas por áreas vermelhas; as primeiras são chamadas de ***polpa branca*** e as últimas são conhecidas como ***polpa vermelha***. A polpa branca é composta principalmente de linfócitos e a polpa vermelha é composta, majoritariamente, de seios venosos, cordões esplênicos e tecido conjuntivo frouxo reticular. Ao contrário dos linfonodos, o baço não apresenta córtex, medula ou vasos linfáticos aferentes que o servem. O ponto central para a apreciação da organização e da função do baço é a compreensão de seu suprimento sanguíneo.

Suprimento vascular do baço

O baço é suprido pela artéria esplênica e drenado pela veia esplênica; ambos os vasos entram e saem do baço pelo hilo.

A artéria esplênica se ramifica repetidamente à medida que penetra a cápsula de tecido conjuntivo no hilo. Os ramos desses vasos, as **artérias trabeculares**, são transportados para o interior da estrutura do baço por trabéculas de tamanhos decrescentes (ver Figura 12.17). Quando as artérias trabeculares são reduzidas para cerca de 0,2 mm de diâmetro, elas deixam as trabéculas. A túnica adventícia desses vasos se torna fracamente organizada e é infiltrada por uma bainha de linfócitos, a **bainha linfática periarterial** (**PALS**; do inglês, *periarterial lymphatic sheath*). Como o vaso ocupa o centro da PALS, é chamado de ***artéria central***. Ramos da artéria central, conhecidos como ***arteríolas centrais*** (*arteríolas foliculares*), atendem os nódulos linfoides do baço.

A artéria central perde sua bainha linfática na extremidade e se subdivide em múltiplos ramos curtos e paralelos, conhecidos como ***artérias peniciladas*** (*penicilares*), que entram na polpa vermelha. As artérias peniciladas têm três regiões: (1) **arteríola pulpar**, (2) **arteríola embainhada** (região espessada do vaso, que é circundada por uma bainha de macrófagos, a bainha de Schweigger-Seidel) e (3) **capilares arteriais terminais**.

Embora admita-se que os capilares arteriais terminais conduzam seu sangue para os seios esplênicos, o método de transporte não é completamente compreendido, o que leva à formulação de três teorias de circulação no baço: (1) circulação fechada, (2) circulação aberta e (3) uma combinação das duas teorias.

Proponentes da **teoria da circulação fechada** acreditam que o revestimento endotelial dos capilares arteriais terminais é contínuo com o endotélio dos sinusoides (Figuras 12.19 e 12.20). Pesquisadores que subscrevem a **teoria da circulação aberta** acreditam que os capilares arteriais terminais acabam antes de alcançar os sinusoides, e o sangue desses vasos se infiltra através da polpa vermelha para os seios. Os que acreditam que alguns vasos se conectam aos sinusoides, enquanto outros terminam como canais abertos na polpa vermelha, sugerem que o baço tem um **sistema de circulação** simultaneamente **aberto** e **fechado**.

Seios esplênicos são drenados por pequenas **veias da polpa**, as quais são tributárias de veias cada vez maiores que se fundem para formar a **veia esplênica**, tributária da **veia porta**.

Polpa branca e zona marginal

A polpa branca é composta pela bainha linfática periarterial que abriga linfócitos T e nódulos linfoides que abrigam linfócitos B. A zona marginal também comporta linfócitos B especializados em reconhecer antígenos timo-independentes.

A estrutura da **polpa branca** está intimamente associada à artéria central. A PALS que circunda a artéria central é composta de linfócitos T. Com frequência, **nódulos linfoides** (**folículos linfoides**) ficam dentro da PALS e são compostos de linfócitos B que deslocam a artéria central para uma posição periférica. Como indicado anteriormente, arteríolas foliculares (arteríolas centrais) se ramificam desde a artéria central para irrigar nódulos linfoides, os quais podem exibir **centros germinativos**, indicativos de desafio antigênico (Figuras 12.21 e 12.22). PALS e nódulos linfoides constituem a polpa branca e, como no linfonodo, linfócitos T e B residem em locais específicos. Entre a polpa branca e a vermelha

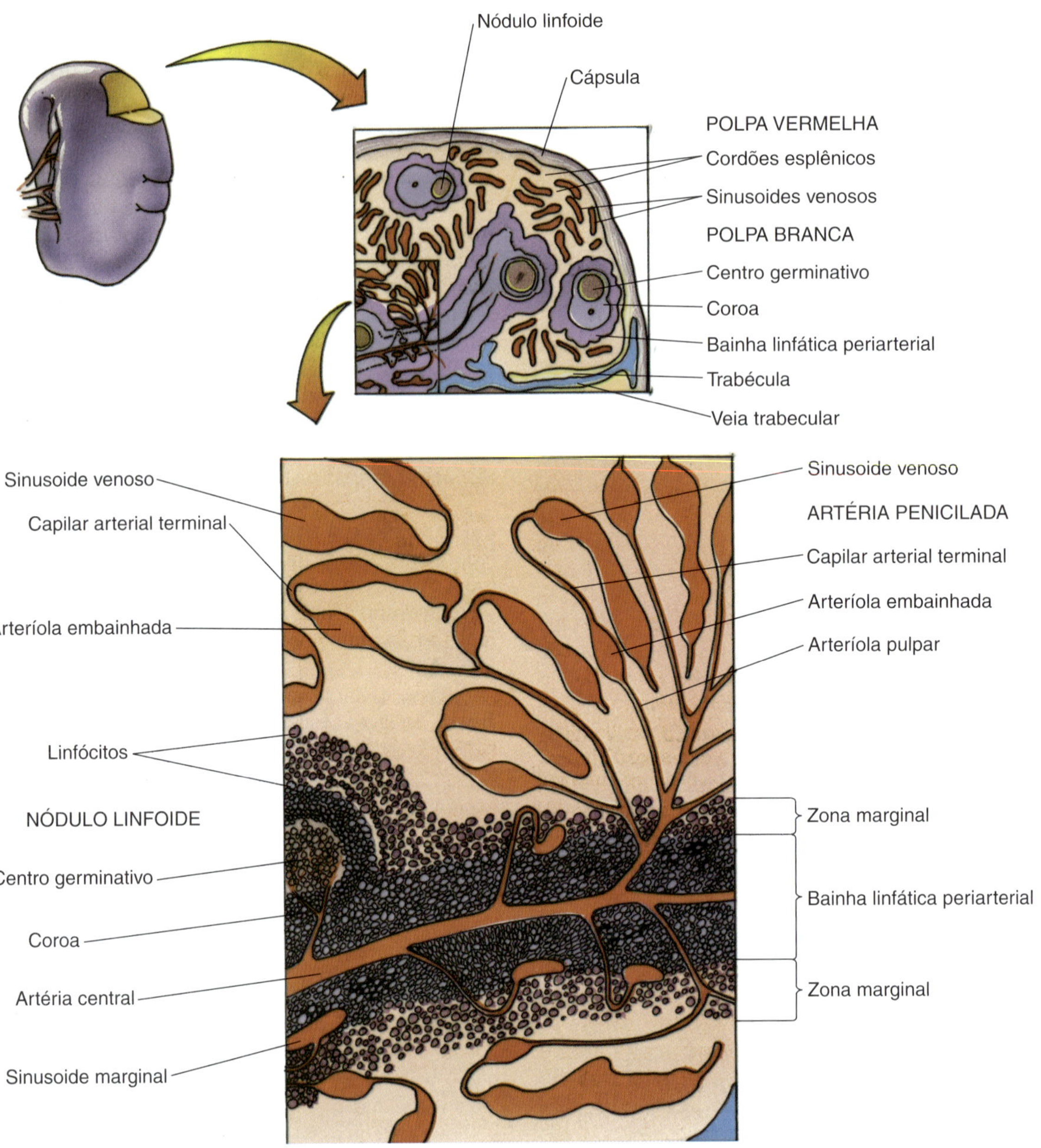

Figura 12.17 Diagrama esquemático do baço. *Em cima*: vista da polpa branca e da polpa vermelha em pequeno aumento. *Embaixo*: vista ampliada da arteríola central e suas ramificações.

existe uma zona intermediária, conhecida como *zona marginal*, onde linfócitos T e B estão presentes, mas ocupam locais prescritos (ver discussão a seguir). Para assegurar que linfócitos B e T migrem para seus locais apropriados no baço, as células estromais esplênicas secretam **quimiocinas quimiotáticas para linfócitos** (**CCLs**) específicas para linfócitos B e T. CCLs específicas para linfócitos T atraem essas células para a PALS e para regiões ricas em linfócitos T da zona marginal, ao passo que *PALS* específicas para linfócitos B os atraem para os nódulos linfoides e para as regiões ricas em linfócitos B da zona marginal.

A polpa branca é circundada por uma **zona marginal**, de aproximadamente 100 μm de largura, que a separa da polpa vermelha (Figura 12.23; ver também Figura 12.22). Essa zona é composta de plasmócitos, linfócitos T e B, dois tipos de macrófagos (macrófagos MZM – zona marginal – e macrófagos metalofílicos) e células dendríticas interdigitantes. Além disso, inúmeros pequenos canais vasculares, **seios marginais**, estão presentes na zona marginal, especialmente ao redor dos nódulos linfoides. Vasos sanguíneos delgados, que irradiam da arteríola central, passam para a polpa vermelha, retornam e transportam seu sangue para os seios marginais.

Como os espaços entre as células endoteliais desses seios podem ter até 2 a 3 μm de largura, é nesse local que células, antígenos e material particulado, transportados pelo sangue, têm seu primeiro acesso livre ao parênquima do baço. Assim, os seguintes eventos ocorrem na ZM:

1. APCs coletam amostras do material transportado pelo sangue em busca de antígenos.
2. Macrófagos ZM atacam microrganismos presentes no sangue e interagem com linfócitos B da zona marginal para ativá-los a apresentar epítopos aos linfócitos T da ZM.

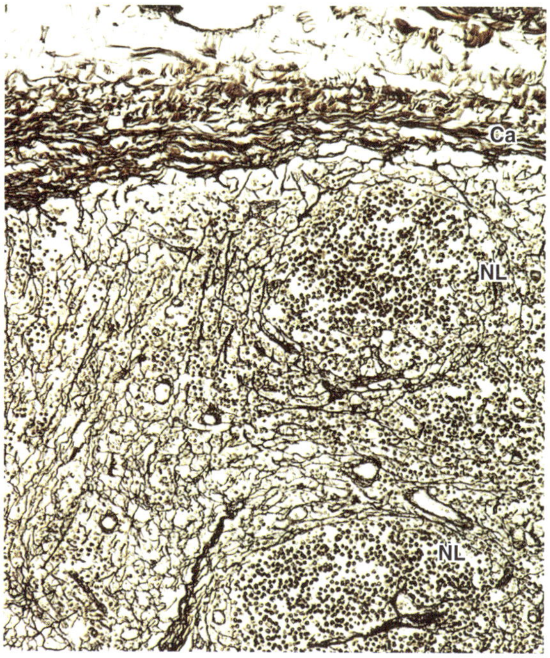

Figura 12.18 Fotomicrografia do arcabouço de fibras reticulares do estroma do baço. Observe a cápsula (*Ca*) e o nódulo linfoide (*NL*). Coloração por prata (132×).

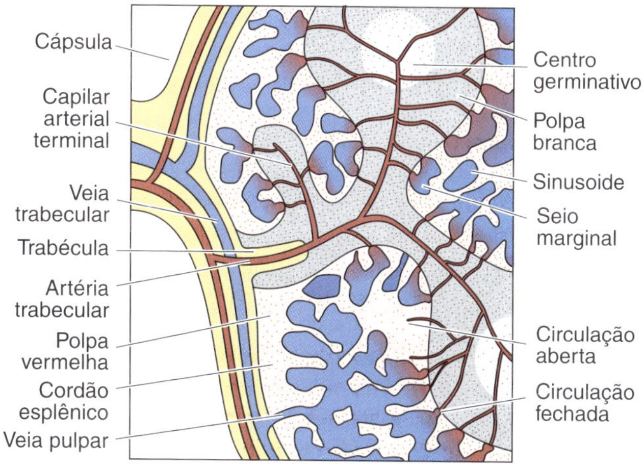

Figura 12.19 Diagrama das circulações aberta e fechada no baço.

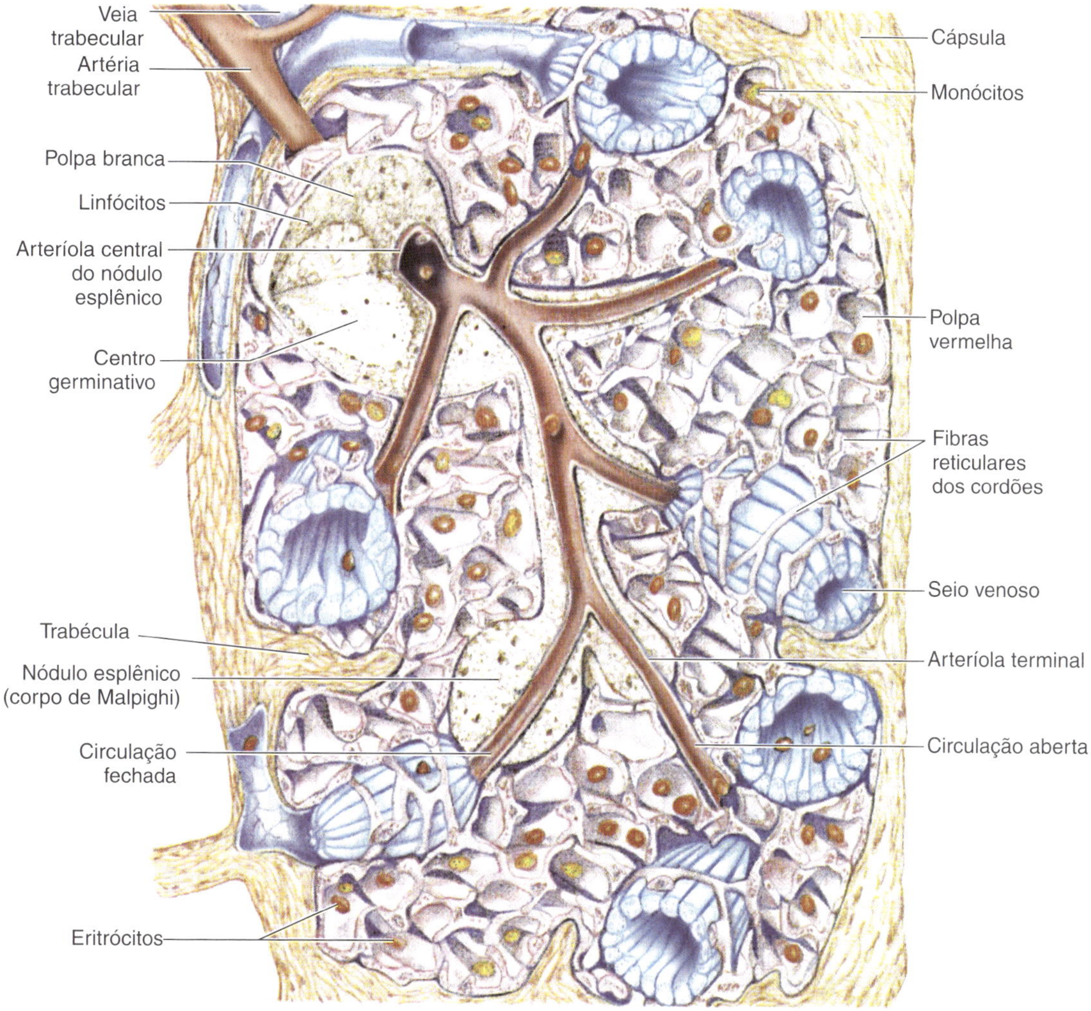

Figura 12.20 Representação diagramática de um lóbulo esplênico. A polpa branca consiste em nódulos e aglomerados de linfócitos, que circundam e seguem os vasos sanguíneos arteriais. A polpa vermelha é uma malha aberta com sinusoides. (Fonte: Leeson TS, Leeson CR, Paparo AA. *Text-Atlas of Histology*. Philadelphia: WB Saunders; 1988.)

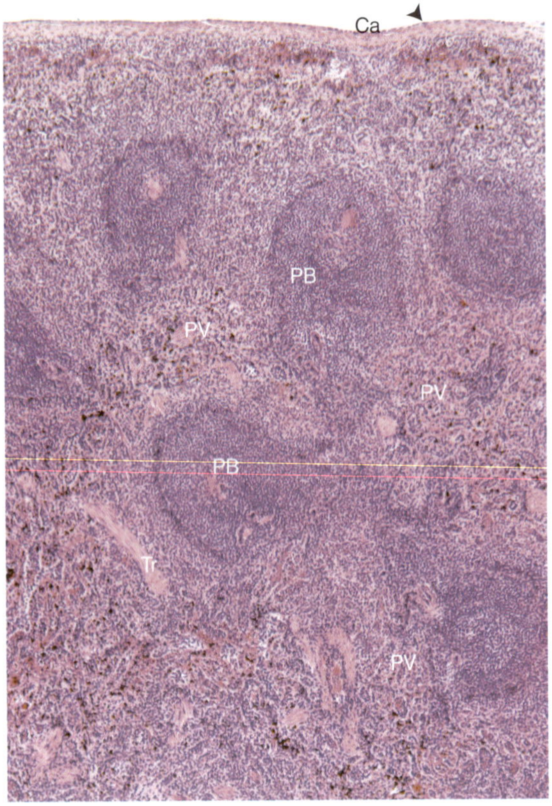

Figura 12.21 Fotomicrografia do baço em aumento muito pequeno, onde se mostra a cápsula (*Ca*) de tecido conjuntivo denso não modelado rico em fibras colágenas, que é coberta pelo peritônio visceral (*ponta de seta*). Observe a polpa branca (*PB*) e a polpa vermelha (*PV*), bem como as trabéculas (*Tr*) de tecido conjuntivo rico em colágeno que conduzem os vasos sanguíneos para dentro e para fora do baço (14×).

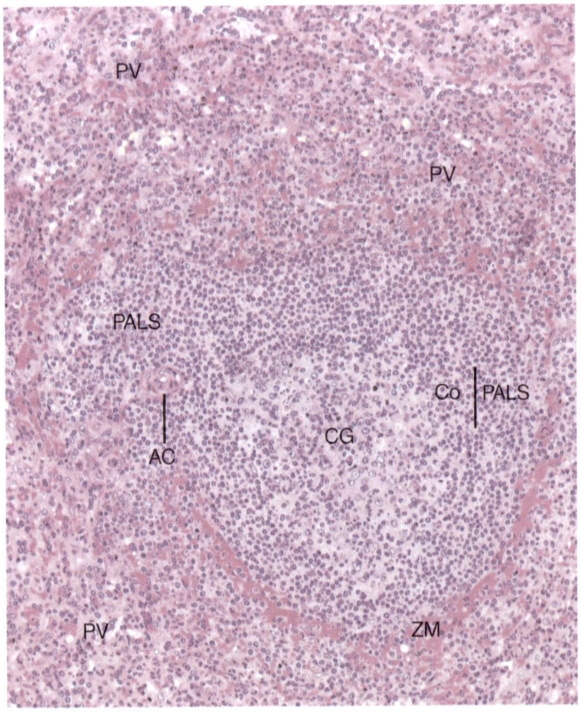

Figura 12.22 Fotomicrografia de baixo aumento da polpa branca e da polpa vermelha (*PV*) do baço. Observe que a polpa branca é composta pela bainha linfática periarterial (*PALS*) que envolve um nódulo linfoide secundário cuja coroa (*Co*) e o centro germinativo (*CG*) são claramente distinguíveis. A PALS também exibe sua arteríola central (*AC*) e toda a polpa branca é rodeada pela zona marginal (*ZM*) (132×).

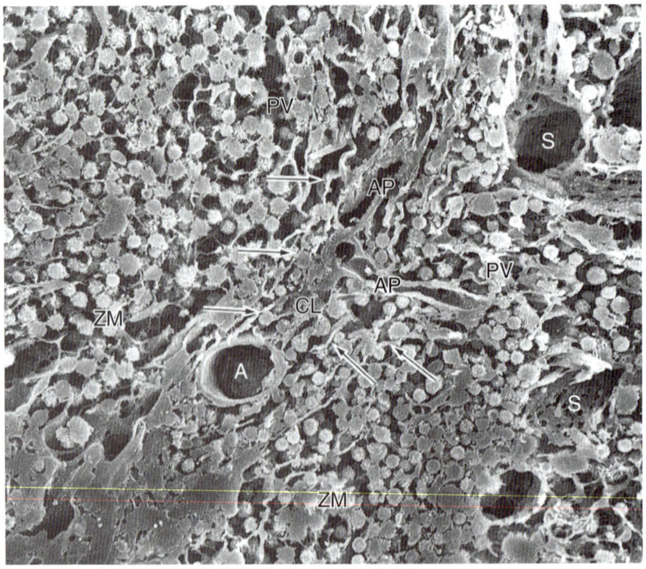

Figura 12.23 Eletromicrografia de varredura da zona marginal e da polpa vermelha adjacente do baço (680×). As *setas* apontam para células reticulares achatadas periarteriais. A, artéria central; CL, canal de ligação da zona marginal; ZM, zona marginal; AP, arteríola penicilada; PV, polpa vermelha; S, seio venoso. (Fonte: Sasou S, Sugai T. Periarterial lymphoid sheath in the rat spleen: a light, transmission, and scanning electron microscopic study. *Anat Rec.* 1992;232:15-24. Reimpressa com permissão de Wiley-Liss, Inc., subsidiária de John Wiley & Sons, Inc.)

3. Macrófagos metalofílicos da ZM reconhecem ligantes oligossacarídeos ligados à membrana e interagem com linfócitos B da zona marginal, o que os ativa para apresentar epítopos aos linfócitos T localizados na ZM, bem como para linfócitos T localizados na bainha linfática periarterial.
4. O conjunto circulante de linfócitos T e B deixa a corrente sanguínea para entrar em seus locais preferenciais na polpa branca.
5. Linfócitos também podem entrar em contato com células dendríticas interdigitantes; se eles reconhecerem o complexo epítopo-MHC carregado por essas células, iniciam uma resposta imune dentro da polpa branca.
6. Linfócitos B reconhecem e reagem aos antígenos timo-independentes (p. ex., polissacarídeos das paredes das células bacterianas) e são capazes de agir por conta própria sem a assistência de linfócitos T auxiliares.

Polpa vermelha

A polpa vermelha do baço é composta de seios esplênicos e cordões esplênicos (cordões de Billroth).

A **polpa vermelha** se assemelha a uma esponja na qual os espaços dentro dela representam os seios, e o material esponjoso entre os espaços denota os cordões esplênicos (Figura 12.24; ver também Figuras 12.17 e 12.23).

O revestimento endotelial dos **seios esplênicos** é incomum, pois suas células apresentam formato fusiforme, que lembra tábuas (aduelas) de um barril (Figura 12.25), geralmente com espaços de 2 a 3 μm de largura entre células adjacentes. Os seios são circundados por fibras reticulares (contínuas com as dos cordões esplênicos) que os envolvem como finos fios individuais. As fibras reticulares são dispostas perpendicularmente ao eixo longitudinal dos seios e são revestidas por **lâmina basal**. Assim, os seios esplênicos apresentam lâmina basal descontínua.

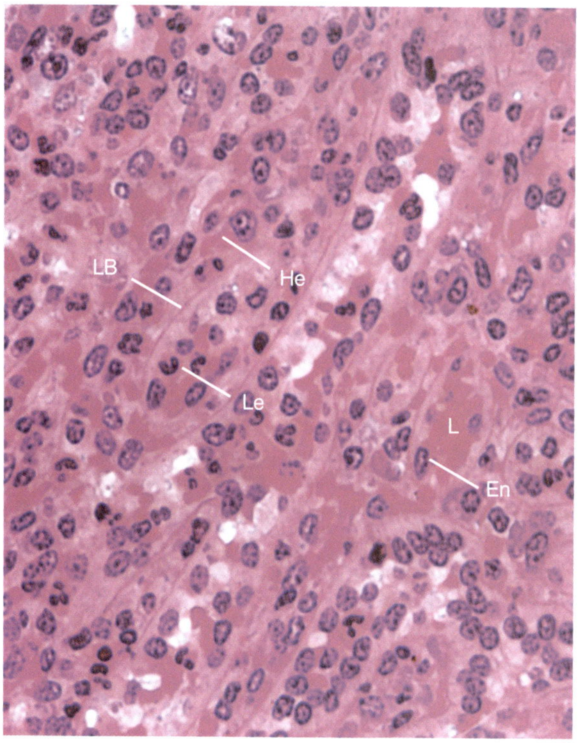

Figura 12.24 Fotomicrografia em grande aumento da polpa vermelha do baço. Observe a presença de hemácias (*He*) e leucócitos (*Le*) no lúmen (*L*) dos sinusoides revestidos por células endoteliais (*En*) e pela lâmina basal descontínua (LB) ao redor das células endoteliais (540×).

Cordões esplênicos (ou cordões de Billroth) são compostos por uma rede frouxa de fibras reticulares cujos interstícios são permeados por sangue extravasado. As fibrilas reticulares são envolvidas por **células reticulares estreladas**, como uma bainha isolando as fibras de colágeno tipo III dos componentes do sangue, a fim de evitar a ocorrência de coagulação. **Macrófagos** são particularmente numerosos nas regiões próximas aos sinusoides.

Histofisiologia do baço

O baço filtra o sangue; forma células linfoides; elimina ou inativa antígenos presentes no sangue; destrói plaquetas e eritrócitos envelhecidos; e participa da hemocitopoese.

À medida que o sangue entra nos seios marginais da zona marginal, ele flui por uma área rica em macrófagos. Essas células fagocitam antígenos presentes na corrente sanguínea, bactérias e outros materiais particulados estranhos. O material que não é eliminado na ZM é depurado na polpa vermelha na periferia dos seios esplênicos.

Células linfoides são formadas na polpa branca em resposta a um desafio antigênico. Linfócitos B de memória e plasmócitos são formados nos nódulos linfoides, enquanto linfócitos T de várias subcategorias são formados nas bainhas linfáticas periarteriais. Linfócitos B e T recém-formados entram nos seios marginais e migram para o local do desafio antigênico ou se tornam parte da população circulante de linfócitos. Alguns plasmócitos podem permanecer na ZM, sintetizar anticorpos e secretar as imunoglobulinas nos seios marginais. A maioria dos plasmócitos, entretanto, migra para a medula óssea a fim de sintetizar e secretar seus anticorpos nos seios da medula óssea.

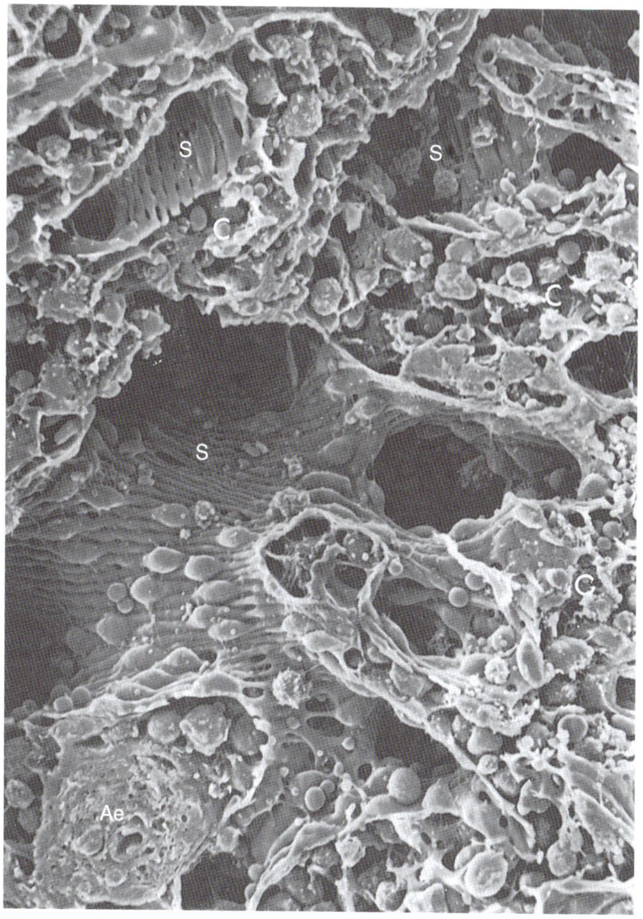

Figura 12.25 Eletromicrografia de varredura de células de revestimento sinusoidal delimitadas por cordões esplênicos (500×). C, cordões esplênicos; S, seios venosos; Ae, arteríola embainhada. (Fonte: Leeson TS, Leeson CR, Paparo AA. *Text-Atlas of Histology*. Philadelphia: WB Saunders; 1988.)

Antígenos solúveis transportados pelo sangue são inativados pelos anticorpos formados contra eles, enquanto bactérias se tornam **opsonizadas** e são eliminadas por macrófagos ou neutrófilos. Células transformadas por vírus são mortas por LTCs formados na PALS da polpa branca.

Macrófagos fagocitam plaquetas envelhecidas e monitoram eritrócitos à medida que migram dos cordões esplênicos entre as células endoteliais para os seios (Figura 12.26). Como os eritrócitos mais velhos perdem a flexibilidade (assim como os eritrócitos infectados pelo parasita da malária), eles não conseguem penetrar nos espaços entre as células endoteliais e são fagocitados pelos macrófagos. Fagócitos também monitoram a cobertura da superfície das hemácias (glicocálice), que são destruídas das seguintes maneiras:

1. Eritrócitos velhos perdem resíduos de ácido siálico de suas macromoléculas de superfície e expõem frações de galactose.
2. Porções de galactose expostas nas membranas dos eritrócitos induzem sua fagocitose.
3. Eritrócitos fagocitados por macrófagos são destruídos dentro dos fagossomos.
4. A hemoglobina é catabolizada em suas porções heme e globina.
5. A porção globina é desmontada em seus aminoácidos constituintes, que se tornam parte da reserva de aminoácidos circulantes do sangue.

6. Moléculas de ferro são transportadas para a medula óssea pela transferrina e são usadas na formação de novos eritrócitos.
7. O heme é convertido em bilirrubina e excretado pelo fígado na bile.
8. Macrófagos também fagocitam plaquetas e neutrófilos danificados ou inutilizados.

Durante o segundo trimestre da gestação, o baço participa ativamente da **hemocitopoese**; após o nascimento, entretanto, a formação de células sanguíneas ocorre apenas na medula óssea. Se necessário, o baço pode retomar sua função hemocitopoética.

Correlações clínicas

Como o baço é um órgão friável (frágil), um grande trauma no quadrante abdominal superior esquerdo pode causar sua ruptura. Em casos graves, o baço pode ser removido cirurgicamente sem comprometer a vida do indivíduo. Eritrócitos velhos passam a ser, então, fagocitados por macrófagos do fígado e da medula óssea.

TECIDO LINFOIDE ASSOCIADO À MUCOSA

O **MALT** é composto por infiltrações linfocitárias localizadas e nódulos linfoides, ambos não encapsulados, na mucosa dos tratos gastrintestinal, respiratório e urinário. Os melhores exemplos desses aglomerados são aqueles associados à mucosa visceral: **tecido linfoide associado ao tubo digestório** (**GALT**), **tecido linfoide associado aos brônquios** (**BALT**) e **tonsilas**.

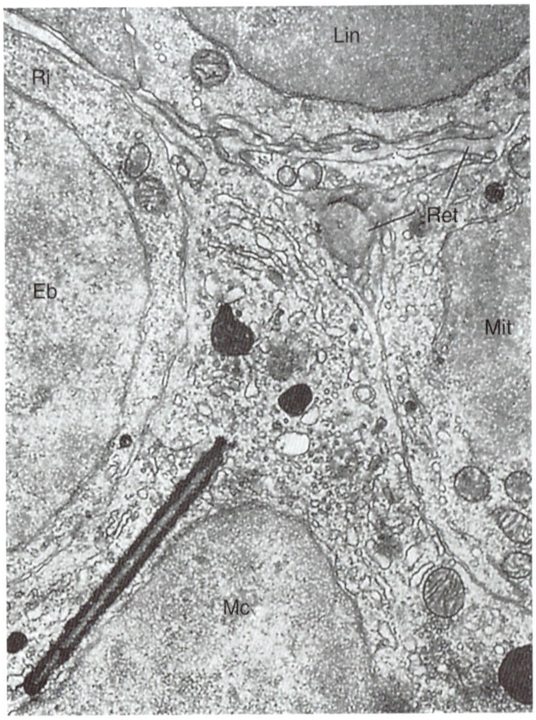

Figura 12.26 Eletromicrografia de um macrófago que contém materiais fagocitados, inclusive um corpo cristaloide. Mc, macrófago; Mit, célula em mitose; Lin, linfócito; Eb, eritroblasto; Ret, fibras reticulares nos espaços intersticiais; Rl, ribossomos. (Fonte: Rhodin JAG. *An Atlas of Ultrastructure*. Philadelphia: WB Saunders; 1963.)

Tecido linfoide associado ao tubo digestório

O aglomerado mais proeminente de GALT está localizado no íleo e é conhecido como placas de Peyer.

O **GALT** é composto de folículos linfoides ao longo do trato gastrintestinal. A maioria dos folículos linfoides apresenta-se em isolamento uns dos outros; no íleo, entretanto, formam agregados linfoides, conhecidos como ***placas de Peyer*** (Figuras 12.27 e 12.28). Os folículos linfoides das placas de Peyer são compostos de linfócitos B rodeados por uma região de linfócitos T mais dispersos e numerosas APCs.

Embora o íleo seja revestido por um epitélio simples colunar, as regiões imediatamente adjacentes aos folículos linfoides são revestidas por células semelhantes a pavimentosas, conhecidas como ***células M*** (***células com microprega ou microfenestradas***). Acredita-se que as células M capturam antígenos e os transferem (sem antes processá-los em epítopos) para macrófagos localizados nas placas de Peyer (ver Capítulo 17 para obter mais informações sobre a imunidade no trato gastrintestinal).

Placas de Peyer não têm vasos linfáticos aferentes, mas apresentam drenagem linfática eferente. Recebem pequenas arteríolas que formam um leito capilar, drenado por HEVs. Linfócitos destinados a entrar nas placas de Peyer têm receptores de localização (*homing*) que são específicos para as HEVs do GALT.

Tecido linfoide associado ao brônquio

O **BALT** (do inglês, *bronchus-associated lymphoid tissue*) é semelhante às placas de Peyer, exceto por estar localizado nas paredes dos brônquios, especialmente nas regiões onde brônquios

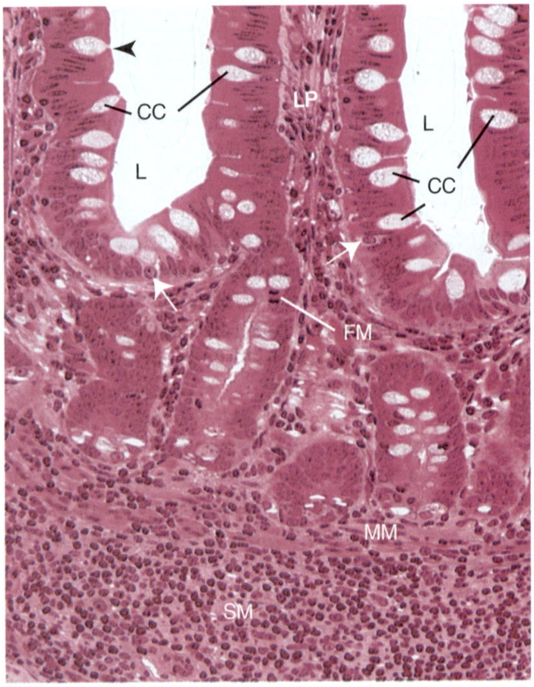

Figura 12.27 Fotomicrografia de médio aumento de um íleo exibindo seu lúmen (*L*) revestido por um epitélio que abriga células caliciformes (*CC*), as quais liberam seu mucinogênio pelos domínios apicais (*ponta de seta*). Figuras mitóticas (*FM*) são frequentemente observadas no revestimento epitelial das criptas de Lieberkühn. As *setas* indicam a presença de células enteroendócrinas. Observe que a muscular da mucosa (*MM*) separa a lâmina própria (*LP*) da submucosa (*SM*) ocupada por grande número de células linfoides que constituem o tecido linfoide associado ao tubo digestório, uma parte do sistema linfoide difuso, que no caso do íleo é conhecido como placas de Peyer (270×).

e bronquíolos bifurcam. Como no GALT, a cobertura epitelial sobre esses nódulos linfoides muda de um epitélio pseudoestratificado colunar ciliado com células caliciformes para um revestimento de **células M**.

Vasos linfáticos aferentes estão ausentes, embora haja drenagem linfática. O rico suprimento vascular do BALT indica seu possível papel sistêmico e localizado no processo imunológico. A maioria das células presentes são linfócitos B, embora também haja APCs e linfócitos T. Os linfócitos destinados a entrar no BALT apresentam receptores do tipo *homing* específicos para as HEVs desse tecido linfoide (consultar o Capítulo 15 para obter mais informações sobre a imunidade no sistema respiratório).

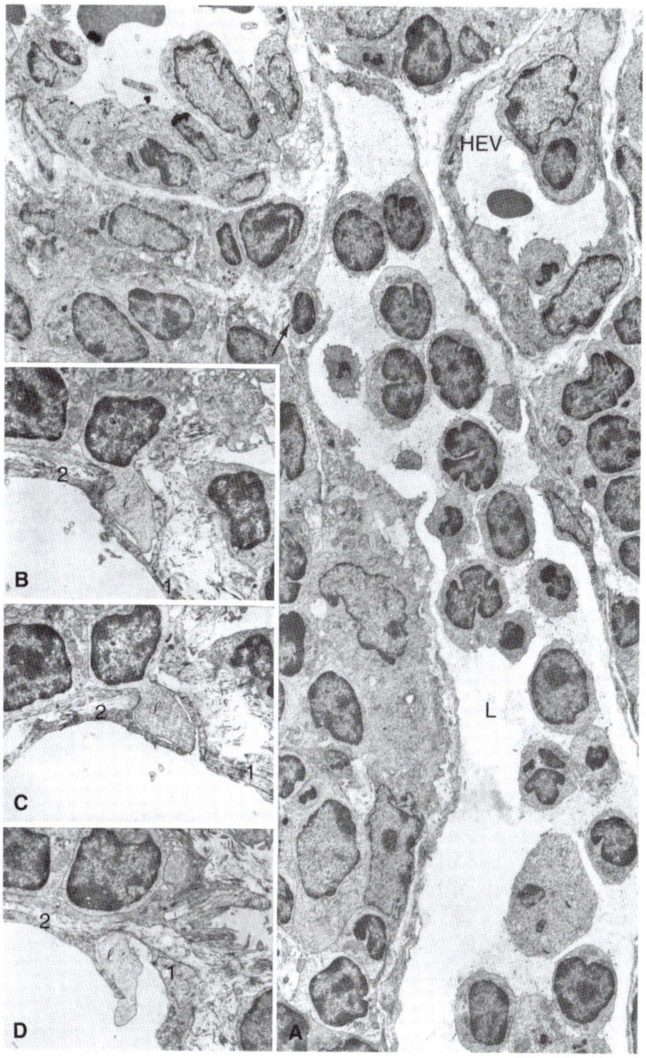

Figura 12.28 A. Eletromicrografia de transmissão (*MET*) de placas de Peyer de um coelho, que mostra um vaso linfático periférico de absorção (ALPA; do inglês, *apparatus lymphaticus periphericus absorvens*) (designado pela letra L) da área interfolicular repleta de linfócitos. Essa área exibe um canal transendotelial que inclui um linfócito (*seta*) na parede endotelial (HEV, vênula de endotélio alto pós-capilar; 3.000×). **B** a **D.** Micrografias MET de cortes seriais ultrafinos que documentam diversos estágios da migração de linfócitos através de um canal transendotelial composto pelas células endoteliais 1 e 2 (9.000×). (Fonte: Azzali G, Arcari MA. Ultrastructural and three-dimensional aspects of the lymphatic vessels of the absorbing peripheral lymphatic apparatus in Peyer patches of the rabbit. *Anat Rec*. 2000;258:76. Reimpressa com permissão de Wiley-Liss, Inc., subsidiária da John Wiley & Sons, Inc.)

Tonsilas

As **tonsilas** (palatinas, faríngeas e linguais) formam coletivamente o anel de Waldeyer. Elas são agregados incompletamente encapsulados de nódulos linfoides, muitos com centros germinativos, que protegem a entrada da faringe oral. Devido à sua localização, são interpostas no caminho dos antígenos ingeridos e transportados pelo ar. Eles reagem a esses antígenos formando linfócitos e montando uma resposta imune. Os linfócitos B e T são distribuídos de maneira diferente em cada tonsila e suas localizações específicas são sinalizadas por **CCLs** específicas para essas células e **secretadas por células estromais**. Coletivamente, as tonsilas respondem às infecções bacterianas e virais por meio do aumento de tamanho e pela formação de anticorpos IgA contra patógenos invasores.

Tonsilas palatinas

As **tonsilas palatinas** bilaterais localizam-se no limite da cavidade oral e da faringe oral, entre as pregas palatoglossais e palatofaríngeas. A porção profunda de cada tonsila palatina é isolada do tecido conjuntivo circundante por uma **cápsula** fibrosa densa. A porção superficial das tonsilas é coberta por um epitélio estratificado pavimentoso não queratinizado que mergulha nas 10 a 12 **criptas** profundas que se invaginam no parênquima tonsilar. Criptas frequentemente contêm restos de comida, células epiteliais descamadas, leucócitos mortos, bactérias e outras substâncias antigênicas. O parênquima da tonsila é composto de múltiplos nódulos linfoides, muitos dos quais com centros germinativos, o que é indicativo de formação de linfócitos B (Figura 12.29).

Tonsila faríngea

A **tonsila faríngea** única está localizada no teto da faringe nasal. É semelhante à tonsila palatina, mas sua cápsula incompleta é mais fina. Em vez de criptas, a tonsila faríngea apresenta

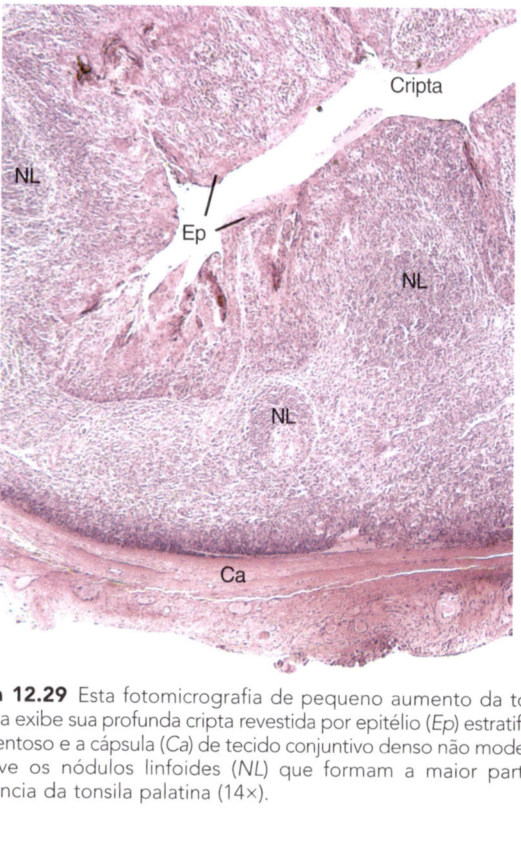

Figura 12.29 Esta fotomicrografia de pequeno aumento da tonsila palatina exibe sua profunda cripta revestida por epitélio (*Ep*) estratificado pavimentoso e a cápsula (*Ca*) de tecido conjuntivo denso não modelado. Observe os nódulos linfoides (*NL*) que formam a maior parte da substância da tonsila palatina (14×).

invaginações longitudinais e superficiais, chamadas de **pregas**, cujas bases recebem os ductos das glândulas seromucosas. Sua superfície é revestida por um epitélio colunar pseudoestratificado ciliado que é intercalado com placas de epitélio estratificado pavimentoso (Figura 12.30). O parênquima da tonsila faríngea é composto por nódulos linfoides, alguns dos quais com centros germinativos. Quando essa tonsila fica inflamada, é chamada de **adenoide**.

Tonsila lingual

A **tonsila lingual** está localizada na superfície dorsal do terço posterior da língua, e é coberta em sua face superficial por um epitélio estratificado pavimentoso não queratinizado. A face profunda da tonsila lingual exibe uma cápsula frágil que a separa do tecido conjuntivo subjacente. Apresenta numerosas criptas cujas bases recebem os ductos das glândulas salivares mucosas menores. O parênquima da tonsila lingual é composto por nódulos linfoides, que frequentemente apresentam centros germinativos.

Considerações patológicas

Ver Figuras 12.31 a 12.33.

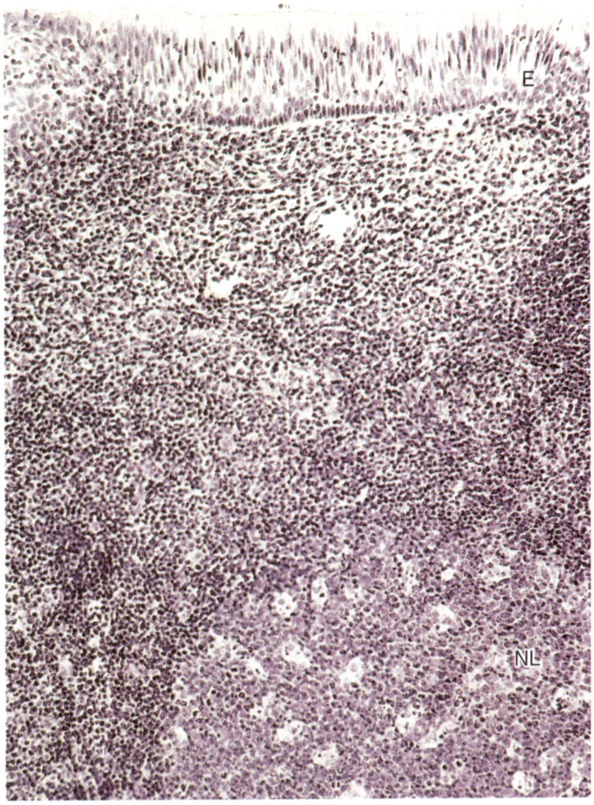

Figura 12.30 Fotomicrografia de nódulo linfoide da tonsila faríngea com seu epitélio pseudoestratificado colunar ciliado (*E*) e um centro germinativo do nódulo secundário (*NL*) (132×).

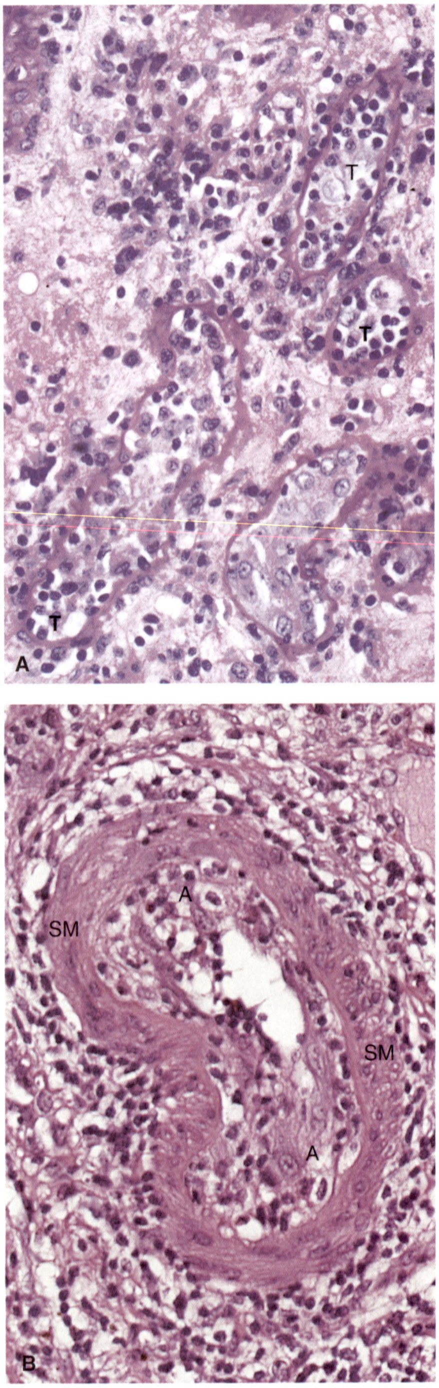

Figura 12.31 Estas duas fotomicrografias mostram a rejeição de um transplante de rim mediada por linfócitos T. **A.** A rejeição mediada por linfócitos T de Banff do tipo I é uma rejeição aguda, caracterizada pela presença de linfócitos que se infiltram tanto no interstício renal quanto no epitélio tubular. **B.** A rejeição mediada por linfócitos T de Banff do tipo II é caracterizada pela infiltração do endotélio dos vasos sanguíneos, bem como pelo aumento e pela propagação intensa das células endoteliais. (Reimpressa, com autorização, de Young B, Stewart W, O'Dowd G. *Wheater's Basic Pathology: A Text, Atlas and Review of Histopathology.* 5th ed. Oxford: Churchill Livingstone/Elsevier Limited; 2011:190.)

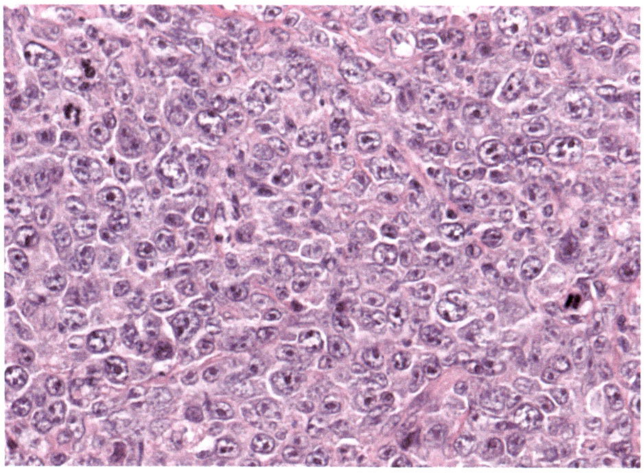

Figura 12.32 Fotomicrografia de um linfoma difuso de grandes células B. Os linfócitos B são grandes e pleomórficos, e estão amplamente distribuídos por todo o tecido. (Reimpressa, com autorização, de Young B, Stewart W, O'Dowd G. *Wheater's Basic Pathology: A Text, Atlas and Review of Histopathology.* 5th ed. Oxford: Churchill Livingstone/Elsevier Limited; 2011:206.)

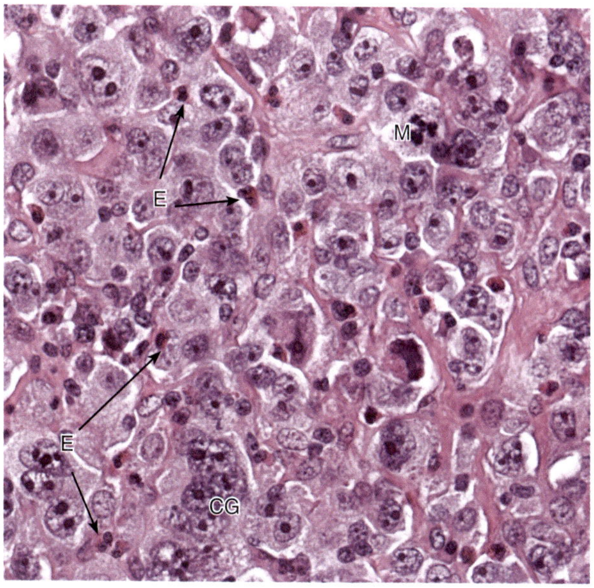

Figura 12.33 Fotomicrografia de um linfoma anaplásico de células grandes, caracterizado por células grandes e atípicas cujos núcleos são altamente irregulares em sua morfologia. A presença de figuras mitóticas aberrantes (*M*) e numerosos eosinófilos (*E*) é comum. Ocasionalmente, células gigantes (*CG*) também são evidentes. (Reimpressa, com autorização, de Young B, Stewart W, O'Dowd G. *Wheater's Basic Pathology: A Text, Atlas and Review of Histopathology.* 5th ed. Oxford: Churchill Livingstone/Elsevier Limited; 2011:207.)

Instruções do laboratório de histologia

Esta seção não discutirá o sistema imune. Em vez disso, lidará apenas com os órgãos linfoides.

Timo

O timo é revestido por uma cápsula de tecido conjuntivo denso e não modelado rico em colágeno que envia septos de tecido conjuntivo para o interior de cada lobo, o que divide o timo em lóbulos. Cada lóbulo é composto por um córtex e uma medula. O córtex é mais intensamente corado do que a medula, que exibe um ou mais corpúsculos de Hassall (ver Figura 12.6, *C, M, H*; e Figura 12.7, *CH*). Uma imagem em maior aumento do córtex exibe um septo de tecido conjuntivo colagenoso que separa os córtices vizinhos uns dos outros. Com a finalidade de fornecer um ambiente livre de antígenos, a cápsula é revestida por células reticulares epiteliais tipo I. O córtex abriga timócitos, suportados e testados por células reticulares epiteliais do tipo II (ver Figura 12.8, *Se, seta, ponta de seta, CRE*). A medula cora-se menos intensamente e exibe uma densidade celular menor do que o córtex, e suas células reticulares epiteliais do tipo VI se reúnem para formar os corpúsculos de Hassall. A medula também mostra a presença de muitos linfócitos (ver Figura 12.9, *CRE, CH, L*).

Linfonodo

Grande parte da morfologia do linfonodo é evidente mesmo sob um aumento muito baixo. A cápsula de tecido conjuntivo denso não modelado rico em colágeno do linfonodo demonstra vasos linfáticos aferentes com válvulas que direcionam a linfa para o seio subcapsular. O córtex do linfonodo está incompletamente dividido em compartimentos por trabéculas de tecido conjuntivo rico em fibras colágenas derivadas da cápsula. Seios peritrabeculares recebem a linfa do seio subcapsular e a levam para os sinusoides corticais, então ela entra nos sinusoides medulares para ser drenada no hilo pelos vasos linfáticos eferentes, cujas válvulas impedem o refluxo para os sinusoides medulares. O córtex abriga nódulos linfoides primários e secundários (ou folículos linfoides primários e secundários), com centros germinativos, local onde ficam os linfócitos B que, quando necessário, proliferam para formar mais células B e plasmócitos. O paracórtex, rico em linfócitos T, situa-se mais profundamente no córtex, e se torna a região que separa o córtex da medula. Essa região rica em linfócitos T é o local onde as HEVs permitem que os linfócitos T e B circulantes entrem no parênquima do paracórtex. A maioria dos linfócitos T permanece no paracórtex, e alguns, junto com os linfócitos B, migram para o córtex. A medula do linfonodo exibe abundante suprimento de veias e arteríolas (ver Figura 12.11, *Ca, VL, V, SSc, CG, Pc, Ve, setas*). Em um aumento maior da região cortical, as válvulas do vaso linfático aferente da cápsula ficam mais evidentes, assim como o tecido adiposo que reveste as cápsulas da maioria dos linfonodos. O seio subcapsular e suas células reticulares estão bem definidos, assim como os seios peritrabeculares. A coroa e o centro germinativo dos nódulos linfáticos secundários estão bem delineados (ver Figura 12.12, *VVL, VL, TA, Ca, SSC, setas, SPT, Co, CG*).

Uma vista diferente da região externa do linfonodo mostra o seio subcapsular, o nódulo linfoide secundário com a coroa e o centro germinativo, e o paracórtex mais profundo (ver Figura 12.13, *S, C, G, P*). Um aumento maior do paracórtex exibe o denso acúmulo de linfócitos T e as HEVs. É fácil distinguir a medula por causa de sua baixa densidade celular (ver Figura 12.14, *setas*). Um pequeno aumento da medula do linfonodo exibe seus sinusoides medulares e os cordões medulares densamente povoados. Trabéculas de tecido conjuntivo denso, irregular e colagenoso conduzem vasos sanguíneos para dentro e para fora da medula (ver Figura 12.15, *S, C, T*). Em um grande aumento, células endoteliais dos sinusoides medulares ficam claramente visíveis, e a ausência de eritrócitos é um indicativo de que esses sinusoides contêm linfa em vez de sangue. Trabéculas conduzem vasos sanguíneos para dentro e para fora do linfonodo. Cordões medulares são compostos de uma rede de fibras reticulares na qual células reticulares, plasmócitos, macrófagos e linfócitos estão emaranhados (ver Figura 12.16, *CE, Si, T, CM*).

(continua)

Instruções do laboratório de histologia (*continuação*)

Baço

A visualização de seção de um baço corada por impregnação de prata mostra a cápsula, bem como a arquitetura de fibras reticulares e como as células estão presas na malha de fibras reticulares que formam os nódulos linfoides da polpa branca (ver Figura 12.18, *Ca, NL*). Em um corte histológico do baço corado com hematoxilina e eosina (H&E), em ampliação muito baixa, é possível visualizar que a cápsula de tecido conjuntivo colagenoso denso não modelado é coberta por uma camada de epitélio simples pavimentoso, conhecido como peritônio visceral. Observe que o parênquima do baço é composto por polpa branca e polpa vermelha. Projeções do tecido conjuntivo da cápsula, as trabéculas, conduzem vasos sanguíneos para dentro e para fora da polpa (ver Figura 12.21, *Ca, ponta de seta, PB, PV, Tr*). Sob pequeno aumento, é possível visualizar a bainha linfática periarterial da polpa branca, uma vez que ela envolve um nódulo linfoide secundário com a coroa e o centro germinativo bem distintos. A artéria central da PALS é bem definida, assim como a ZM que separa a polpa branca da polpa vermelha (ver Figura 12.22, *PALS, Co, CG, AC, ZM, PV*). Uma grande ampliação de seção corada com H&E da polpa vermelha mostra que o lúmen dos sinusoides da polpa é revestido por células endoteliais e que os sinusoides são preenchidos com eritrócitos e leucócitos. Observe que uma lâmina basal descontínua recobre as células endoteliais dos sinusoides (ver Figura 12.24, *L, En, He, Le, LB*).

Tecido linfoide associado a mucosas

O íleo é um bom exemplo de MALT, nesse caso conhecido como GALT. Observe que a lâmina própria, localizada entre o revestimento epitelial do íleo e sua muscular da mucosa, exibe grande quantidade de células linfoides. A submucosa do íleo também abriga grandes grupos de elementos linfoides, conhecidos como placas de Peyer (ver Figura 12.27, *LP, MM, SM*).

Tonsilas

Tonsilas são agregados de nódulos linfoides primários e secundários incompletamente encapsulados. Uma **tonsila palatina**, visualizada sob aumento muito pequeno, exibe sua cripta revestida com epitélio estratificado pavimentoso e a cápsula de tecido conjuntivo denso não modelado e rico em colágeno. Observe os nódulos linfoides que formam a maior parte da substância da tonsila palatina (ver Figura 12.29, *Ep, Ca, NL*). Uma baixa ampliação de uma **tonsila faríngea** mostra que suas pregas rasas são revestidas por um epitélio pseudoestratificado colunar ciliado intercalado com um epitélio estratificado pavimentoso não queratinizado. Um nódulo linfático secundário com a coroa e o centro germinativo são evidentes (ver Figura 12.30, *E, NL*).

13

Sistema Endócrino

O **sistema endócrino** consiste em **glândulas sem ductos**, que são **agrupamentos** distintos **de células** em determinados órgãos do corpo, e em **células endócrinas** *individuais* (conhecidas como ***sistema neuroendócrino difuso*** [*SNED, ou DNES*; do inglês, *diffuse neuroendocrine system*]), situadas no revestimento epitelial do sistema respiratório e do trato digestivo. (Essas células endócrinas individuais são discutidas nos Capítulos 15 e 17, respectivamente.) As **glândulas endócrinas**, assunto deste capítulo, são ricamente vascularizadas de modo que seu produto de secreção consegue ser liberado em espaços intersticiais de tecido conjuntivo entre as células e os leitos capilares. A partir daí, os produtos de secreção se difundem através da corrente sanguínea. As glândulas endócrinas incluem a **glândula hipófise**, a **glândula tireoide**, as **glândulas paratireoides**, as **glândulas suprarrenais** e a **glândula pineal (ou corpo pineal)**. Outras glândulas endócrinas, como as *ilhotas de Langerhans*, no pâncreas, são discutidas nos capítulos pertinentes.

O sistema endócrino e o sistema nervoso autônomo (ver Capítulo 9) interagem para modular e coordenar as atividades metabólicas do corpo e, assim, ajudar a manter a homeostase. Ao contrário do sistema nervoso, que atua muito rapidamente, o sistema endócrino produz um efeito lento e difuso por meio de substâncias químicas, chamadas ***hormônios***, que são liberadas na corrente sanguínea dos leitos capilares para influenciar as células-alvo em locais remotos.

Hormônios

Hormônios são mensageiros químicos produzidos pelas glândulas endócrinas e carreados pela corrente sanguínea para as células-alvo ou órgãos-alvo sobre os quais geralmente exercem efeitos reguladores.

A natureza química de um hormônio dita seu mecanismo de ação. A maioria dos hormônios induz múltiplos efeitos em suas células-alvo (p. ex., efeitos de curto e longo prazo). A Tabela 13.1 apresenta uma lista dos hormônios, suas fontes e suas funções.

Apesar de existirem diversas maneiras de categorizar os hormônios, uma das classificações mais simples consiste em dividi-los em dois tipos, de acordo com sua solubilidade em água (hidrossolúvel ou lipossolúvel), ou em três tipos, com base em sua estrutura química:

- Proteínas e polipeptídeos – essencialmente hidrossolúveis (p. ex., insulina, glucagon, hormônio foliculoestimulante [FSH])
- Derivados de aminoácidos – essencialmente hidrossolúveis (p. ex., tiroxina, epinefrina)
- Esteroides e derivados de ácidos graxos – essencialmente lipossolúveis (p. ex., progesterona, estradiol, testosterona).

Quando um hormônio entra na corrente sanguínea e se aproxima de suas células-alvo, ele primeiro se liga a receptores específicos sobre a (ou dentro da) célula-alvo. Os receptores para determinados hormônios (principalmente hormônios proteicos e peptídicos, ou seja, hormônios hidrossolúveis) estão localizados na membrana plasmática (**receptores de superfície celular**) da célula-alvo, enquanto outros estão localizados no citoplasma e se ligam apenas aos hormônios que se difundiram através da membrana plasmática (ou seja, hormônios lipossolúveis). A ligação de um hormônio ao seu receptor comunica uma mensagem para a célula-alvo, o que inicia a **transdução do sinal**, ou a tradução do sinal em uma reação bioquímica pela célula-alvo.

HORMÔNIOS QUE SÃO TRANSLOCADOS PARA O NÚCLEO

Os hormônios esteroides passam através da membrana celular, onde se ligam aos receptores hormonais intracelulares (Figura 13.1). Os hormônios tireóideos, por exemplo, ligam-se aos transportadores de iodotironina ligados à membrana que, por meio de um mecanismo que requer energia, levam-nos para o citoplasma, onde são transferidos para um receptor intracelular. O *complexo hormônio-receptor intracelular* resultante se transloca para o núcleo, onde se liga diretamente ao ácido desoxirribonucleico (DNA) próximo a um sítio promotor, o que estimula a transcrição do gene. Contudo, há hormônios esteroides, pelo menos alguns, que se ligam a receptores localizados na membrana plasmática da célula-alvo. Assim, as ações do hormônio podem ser mediadas diretamente sem a transcrição gênica ou a síntese de proteínas. Nem o hormônio, nem o receptor podem, isoladamente, iniciar a resposta da célula-alvo.

HORMÔNIOS QUE SE LIGAM AOS RECEPTORES DE SUPERFÍCIE CELULAR

Hormônios que se ligam aos receptores de superfície celular localizados na membrana plasmática podem usar um dos múltiplos mecanismos diferentes para induzir uma resposta em suas células-alvo (ver Figura 13.1). Em cada caso, acredita-se que o complexo hormônio-receptor induz a fosforilação de determinadas proteínas reguladoras por uma proteinoquinase, o que gera uma resposta biológica ao hormônio. Por exemplo, alguns complexos hormônio-receptor estimulam a adenilil ciclase a sintetizar monofosfato de adenosina cíclico (AMPc), que estimula a proteinoquinase A no citosol. Nesse caso, o AMPc atua como um **segundo mensageiro**. Há muitos outros segundos mensageiros que já foram identificados, como o **3',5'-monofosfato de guanosina cíclico**; **metabólitos de fosfatidilinositol**; **íons de cálcio**; e, em neurônios, **íons de sódio**.

Certos complexos de receptor de hormônio estão associados a **proteínas de ligação de trifosfato de guanosina** (**proteínas G**), que acoplam o receptor às respostas induzidas por hormônio das células-alvo. Os receptores de epinefrina, do hormônio estimulante da tireoide (TSH) e de serotonina, por exemplo, usam proteínas G para ativar um segundo mensageiro, que induz a resposta metabólica. Outros hormônios, como a insulina e o hormônio do crescimento, usam **receptores catalíticos** que ativam as proteínas quinases para fosforilar as proteínas-alvo.

TABELA 13.1 Uma lista selecionada de hormônios produzidos por glândulas endócrinas.[a]

Hormônio	Glândula de origem	Função principal
Aldosterona (e desoxicorticosterona)	Células da zona glomerulosa do córtex suprarrenal	Estimula o rim a aumentar a secreção de H^+ e K^+ e a reabsorção de Na^+
Andrógenos (androstenediona)	Células da zona reticulada do córtex suprarrenal	Produz características masculinizantes fracas
Calcitonina	Células parafoliculares da tireoide	Diminui os níveis séricos de cálcio
Dopamina (fator de inibição da prolactina [PIF])	Hipotálamo	Inibe a liberação de prolactina
Epinefrina	Células cromafins da medula suprarrenal	Prepara o corpo para o estresse (resposta "fuga, luta, paralisa"); libera glicose do fígado; aumenta a frequência e o débito cardíacos
Glicocorticoides (cortisol e corticosterona)	Células da zona fasciculada do córtex suprarrenal	Suprime as reações imunológicas e a inflamação; estimula a gliconeogênese; diminui a síntese de proteínas; libera ácidos graxos e glicerol
Hormônio adrenocorticotrófico (ACTH)	Células basófilas da hipófise anterior	Estimula a síntese e a liberação de hormônios do córtex suprarrenal
Hormônio antidiurético (ADH; vasopressina)	Principalmente o núcleo supraótico do hipotálamo	Estimula a reabsorção de água pelos rins e a contração do músculo liso nas arteríolas
Hormônio do crescimento (GH; somatotropina)	Células acidófilas da hipófise anterior	Estimula, por meio de fatores de crescimento semelhantes à insulina, o crescimento ósseo, a hiperglicemia nos músculos e a liberação de ácidos graxos livres pelas células adiposas
Hormônio estimulador de melanócitos (MSH)	Células basófilas da hipófise anterior	Estimula a síntese de melanina pelos melanócitos
Hormônio estimulante da tireoide (TSH)	Células basófilas da hipófise anterior	Estimula a secreção dos hormônios tireóideos
Hormônio foliculoestimulante (FSH)	Células basófilas da hipófise anterior	Estimula o crescimento dos folículos ovarianos, a secreção de estrogênios; estimula a espermatogênese nos testículos
Hormônio liberador de corticotrofina (CRH)	Hipotálamo	Estimula a liberação de ACTH pelas células basófilas da hipófise anterior
Hormônio liberador de gonadotrofina (GnRH)	Hipotálamo	Estimula a liberação de LH e FSH pelas células basófilas da hipófise anterior
Hormônio liberador de hormônio do crescimento (GHRH)	Hipotálamo	Estimula a liberação do hormônio do crescimento por células acidófilas da hipófise anterior
Hormônio liberador de tireotrofina (TRH)	Hipotálamo	Estimula a secreção de TSH e prolactina
Hormônio luteinizante (LH)	Células basófilas da hipófise anterior	Estimula a ovulação, a secreção de estrogênios e progesterona e a formação do corpo lúteo; estimula a secreção de testosterona pelos testículos
Melatonina	Pinealócitos da glândula pineal	Pode influenciar a atividade gonadal cíclica
Norepinefrina	Células cromafins da medula suprarrenal	Promove vasoconstrição, com consequente elevação da pressão arterial
Ocitocina	Principalmente, o núcleo paraventricular do hipotálamo	Estimula o reflexo de ejeção do leite e a contração da musculatura lisa do útero
Hormônio paratireóideo (PTH)	Células principais da glândula paratireoide	Eleva a concentração plasmática de cálcio
Prolactina	Células acidófilas da hipófise anterior	Promove o desenvolvimento da glândula mamária durante a gestação e estimula a secreção de leite
Somatostatina (SRIF)	Hipotálamo	Inibe a liberação do hormônio do crescimento
Tiroxina (T_4) e tri-iodotironina (T_3)	Células foliculares da tireoide	Aumenta o metabolismo celular, a taxa de crescimento, a síntese de ácidos graxos, a frequência cardíaca, a respiração e a atividade muscular. Diminui o colesterol, os fosfolipídios, os triglicerídeos e o peso corporal. Melhora o desenvolvimento do sistema nervoso no período perinatal

[a]Hormônios produzidos por outras glândulas, como o pâncreas ou as células do sistema neuroendócrino difuso, são discutidos em capítulos relevantes.

Correlações clínicas

Indivíduos com **síndrome de Laron**, uma condição autossômica recessiva, são baixos, têm mandíbulas truncadas, testas superestendidas, ossos nasais achatados e excesso de gordura na região abdominal. Os indivíduos do sexo masculino frequentemente apresentam um pênis pequeno e os adultos do sexo feminino geralmente têm mamas de tamanho normal que parecem muito grandes para o tamanho de seu corpo. Indivíduos com síndrome de Laron apresentam mutações dos genes dos receptores do hormônio do crescimento (GHRs) que os tornam incapazes de se ligar ao hormônio do crescimento (GH). Esses pacientes têm níveis sanguíneos de GH anormalmente elevados, mas seu nível de fator de crescimento semelhante à insulina-1 (IGF-1) é muito baixo. Pacientes com síndrome de Laron podem ser tratados com IGF-1 sintético enquanto ainda têm idade inferior a 13 anos de idade. Curiosamente, os pacientes com essa síndrome apresentam baixa incidência de câncer e diabetes melito tipo 2.

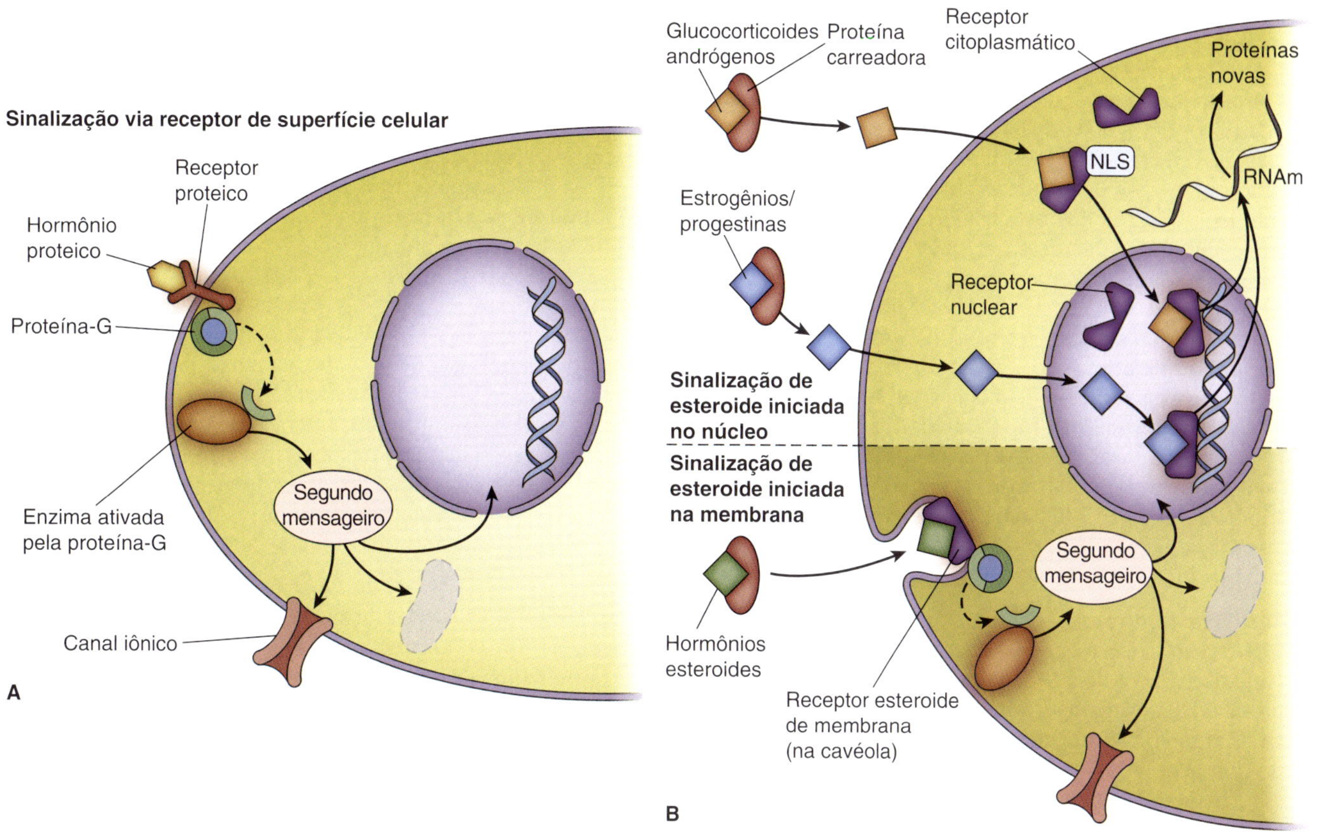

Figura 13.1 A. Os hormônios que se ligam aos receptores da superfície celular localizados na membrana plasmática estão associados à proteína G, a qual acopla o receptor às respostas das células-alvo induzidas pelos hormônios. Os receptores de epinefrina, hormônio estimulante da tireoide (TSH) e serotonina, por exemplo, usam proteínas G para ativar um segundo mensageiro, que desencadeia uma resposta metabólica. Outros hormônios, como a insulina e o hormônio do crescimento, usam receptores catalíticos que ativam as proteínas quinases para fosforilar as proteínas-alvo. **B.** *Parte superior:* os hormônios esteroides atravessam a membrana celular, onde se ligam a receptores intracelulares de hormônios. O *complexo hormônio-receptor intracelular* resultante se transloca para o núcleo, onde se liga diretamente ao ácido desoxirribonucleico (DNA) próximo a um sítio promotor, e estimula, assim, a transcrição do gene. *Parte inferior:* pelo menos alguns hormônios esteroides se ligam a receptores que estão localizados na membrana plasmática da célula-alvo e ativam um segundo mensageiro. Assim, as ações do hormônio podem ser mediadas diretamente sem a transcrição de genes ou a síntese de proteínas. Nem o hormônio, nem o receptor podem, isoladamente, iniciar a resposta da célula-alvo. (Adaptada de Hall, J.E. Guyton and Hall: *Guyton and Hall Textbook of Medical Physiology*, 12th ed. Figs. 74-5 and 74-6. Saunders/Elsevier, Philadelphia, 2011.)

MECANISMO DE RETROALIMENTAÇÃO E INATIVAÇÃO

Assim que um hormônio ativa sua célula-alvo, um sinal inibidor é gerado e enviado de volta à glândula endócrina (**mecanismo de retroalimentação – *feedback***), direta ou indiretamente, para interromper a secreção do hormônio. O mecanismo de retroalimentação também opera de outra maneira: quando o nível de hormônio não é adequado para provocar uma resposta metabólica suficiente no alvo, ocorre a liberação de um sinal de retroalimentação positivo que é enviado para a glândula endócrina e inicia um aumento na secreção do hormônio. Por meio do mecanismo de retroalimentação, portanto, a regulação das glândulas endócrinas mantém a homeostase.

Muitos dos hormônios que circulam na corrente sanguínea estão além do necessário. Geralmente, estão ligados às proteínas plasmáticas, o que os torna biologicamente inativos, mas podem ser liberados dessa condição rapidamente e se tornar ativos. Os hormônios ficam permanentemente inativados em seu tecido-alvo; além disso, podem ser degradados e destruídos no fígado e nos rins.

Hipófise

A hipófise é uma glândula composta de porções derivadas da ectoderme oral e da neuroectoderme e produz hormônios que regulam o crescimento, o metabolismo e a reprodução.

A **hipófise**, ou **glândula pituitária**, produz vários hormônios que são responsáveis por regular o crescimento, a reprodução e o metabolismo. Essa glândula tem duas partes principais que se desenvolvem a partir de duas diferentes fontes embrionárias: (1) a **adeno-hipófise** (**hipófise anterior**) se desenvolve a partir de uma evaginação da **ectoderme oral** (**bolsa de Rathke**) que reveste a cavidade oral primitiva (estomodeu), e (2) a **neuro-hipófise** (**hipófise posterior**) se desenvolve a partir da neuroectoderme como um crescimento em direção caudal do diencéfalo em desenvolvimento. Posteriormente, as duas partes são unidas e encapsuladas em uma única glândula. A evaginação da bolsa Rathke ocorre aproximadamente entre a 4ª e a 5ª semana de embriogênese. Uma vez estabelecida a bolsa, o desenvolvimento da neuro-hipófise depende de diversos fatores produzidos pelas células da bolsa de Rathke e pelo diencéfalo.

A hipófise se localiza abaixo do hipotálamo, ao qual está conectada, e se estende inferiormente a partir do diencéfalo. Fica abrigada na fossa hipofisária, uma depressão óssea na sela túrcica do osso esfenoidal que é revestida da dura-máter e recoberta por outra porção da dura-máter chamada ***diafragma da sela***. As dimensões da glândula são aproximadamente 1 cm por 1 a 1,5 cm, com 0,5 cm de espessura, e pesa cerca de 0,6 g em homens, cerca de 0,8 g em mulheres que nunca engravidaram e aproximadamente 1,2 g em gestantes e em mulheres que já gestaram duas ou mais vezes.

A hipófise está conectada ao **hipotálamo** por vias neurais; também tem rico suprimento vascular de vasos que irrigam o cérebro, o que atesta a coordenação dos dois sistemas na manutenção do equilíbrio fisiológico. As vias neurais consistem no **trato hipotálamo-hipofisário**, um grupo de axônios cujo soma reside nos **núcleos paraventriculares** e **supraópticos** do hipotálamo. Os axônios entram na pars nervosa da hipófise e formam dilatações que armazenam e, quando necessário, liberam os hormônios produzidos no corpo de cada neurônio.

- O **suprimento vascular** do hipotálamo, via **sistema porta hipofisário**, drena para os leitos capilares da hipófise anterior (ver discussão adiante) e carrega hormônios de liberação produzidos nos **núcleos dorsal**, **paraventricular**, **paraventricular medial**, **arqueado**, **ventromedial** e **periventricular** do hipotálamo
- Um **fluxo sanguíneo retrógrado** da hipófise para o hipotálamo garante uma comunicação bidirecional entre esses sistemas inter-relacionados.

Além de controlar a hipófise, o hipotálamo também recebe estímulos de várias áreas do sistema nervoso central (ou seja, informações sobre os níveis plasmáticos circulantes de eletrólitos e de hormônios) e controla o sistema nervoso autônomo. Assim, o hipotálamo é o centro do cérebro para a manutenção da homeostase.

Dentro de cada subdivisão da hipófise, existem diversas regiões com células especializadas que liberam diferentes hormônios. A hipófise é subdividida em duas regiões (Figuras 13.2 e 13.3): (1) a **adeno-hipófise** (**hipófise anterior**), com suas três partes componentes, *pars distalis* (*pars anterior*), *pars intermedia* e *pars tuberalis*; e (2) a **neuro-hipófise** (**hipófise posterior**), com suas três partes componentes, *eminência mediana*, *infundíbulo* e *pars nervosa* (Figuras 13.4 e 13.5).

SUPRIMENTO SANGUÍNEO E CONTROLE DE SECREÇÃO

O sistema porta hipofisário de veias distribui hormônios neurossecretores do plexo capilar primário da eminência mediana para o plexo capilar secundário da pars distalis.

O suprimento sanguíneo para a hipófise é fornecido por dois pares de artérias que se originam da artéria carótida interna (ver Figura 13.3). As **artérias hipofisárias superiores** suprem a *pars tuberalis* e o infundíbulo. Elas também formam uma extensa rede capilar, o **plexo capilar primário**, na eminência mediana da neuro-hipófise. As **artérias hipofisárias inferiores** suprem principalmente o lobo posterior, embora também enviem alguns ramos para o lobo anterior.

As **veias porta hipofisárias** drenam o **plexo capilar primário** da eminência mediana e distribuem seu sangue no **plexo capilar secundário**, localizado na *pars distalis* (ver Figura 13.3). Os capilares de ambos os plexos são **fenestrados**.

Os axônios dos neurônios que se originam em diversas porções do hipotálamo terminam próximo ao plexo capilar primário da eminência mediana. As terminações desses axônios diferem de outros axônios do corpo porque, em vez de enviar um sinal para outra célula, liberam **hormônios hipotalâmicos** (**hormônios** [**fatores**] **de liberação** ou **de inibição**) diretamente no tecido conjuntivo que circunda o plexo capilar primário. Esses **hormônios hipotalâmicos** são transportados pelo sangue do sistema porta hipofisário e levados para o plexo capilar secundário da *pars distalis*, onde deixam os capilares para regular a secreção de vários **hormônios da hipófise anterior**. Por causa desse arranjo do fluxo vascular, os hormônios liberadores não precisam entrar na circulação sistêmica; dessa forma, não são diluídos pelo maior volume de sangue e podem atuar em tempo hábil na regulação da liberação dos hormônios da hipófise anterior. Os principais hormônios (fatores) liberadores e inibidores são descritos a seguir:

- O hormônio liberador de tireotrofina (TRH; do inglês, *thyrotropin-releasing hormone*) (hormônio liberador do hormônio estimulador da tireoide) estimula a liberação do hormônio estimulante da tireoide (TSH)
- O hormônio liberador de corticotrofina (CRH; do inglês, *corticotropin-releasing hormone*) estimula a liberação de hormônio adrenocorticotrófico (adrenocorticotrofina)
- O hormônio liberador de somatotrofina (SRH; do inglês, *somatotropin-releasing hormone*) estimula a liberação de somatotropina (hormônio do crescimento)
- O hormônio liberador de gonadotropina (GnRH ou hormônio liberador do hormônio luteinizante [LHRH; do inglês, *luteinizing hormone-releasing hormone*]) estimula a liberação do hormônio luteinizante (LH) e de FSH
- O hormônio liberador de prolactina (PRH; do inglês, *prolactin-releasing hormone*) estimula a liberação de prolactina
- O fator inibidor da prolactina (PIF; do inglês, *prolactin inhibitory factor*) inibe a secreção de prolactina.

Os efeitos fisiológicos dos hormônios hipofisários estão resumidos na Tabela 13.2.

ADENO-HIPÓFISE

A **adeno-hipófise** (**hipófise anterior ou *pars anterior***) se desenvolve a partir da bolsa de Rathke e consiste em três regiões: *pars distalis*, *pars intermedia* e *pars tuberalis*.

Pars distalis

As células parenquimatosas da pars distalis *consistem em células cromófilas e cromófobas.*

Uma cápsula fibrosa colágena densa e irregular reveste a ***pars distalis*** (lobo anterior). O parênquima da *pars distalis*, circundado por fibras reticulares, é composto de cordões de células, conhecidas como **cromófilas** e **cromófobas**. As células cromófilas, as células secretoras primárias da *pars distalis*, têm afinidade por corantes, enquanto as células cromófobas não têm. As células cromófilas são subdivididas em células **acidófilas**, que se coram com corantes ácidos, e células **basófilas**, que se coram com corantes básicos. No entanto, é importante notar que estas últimas designações se referem

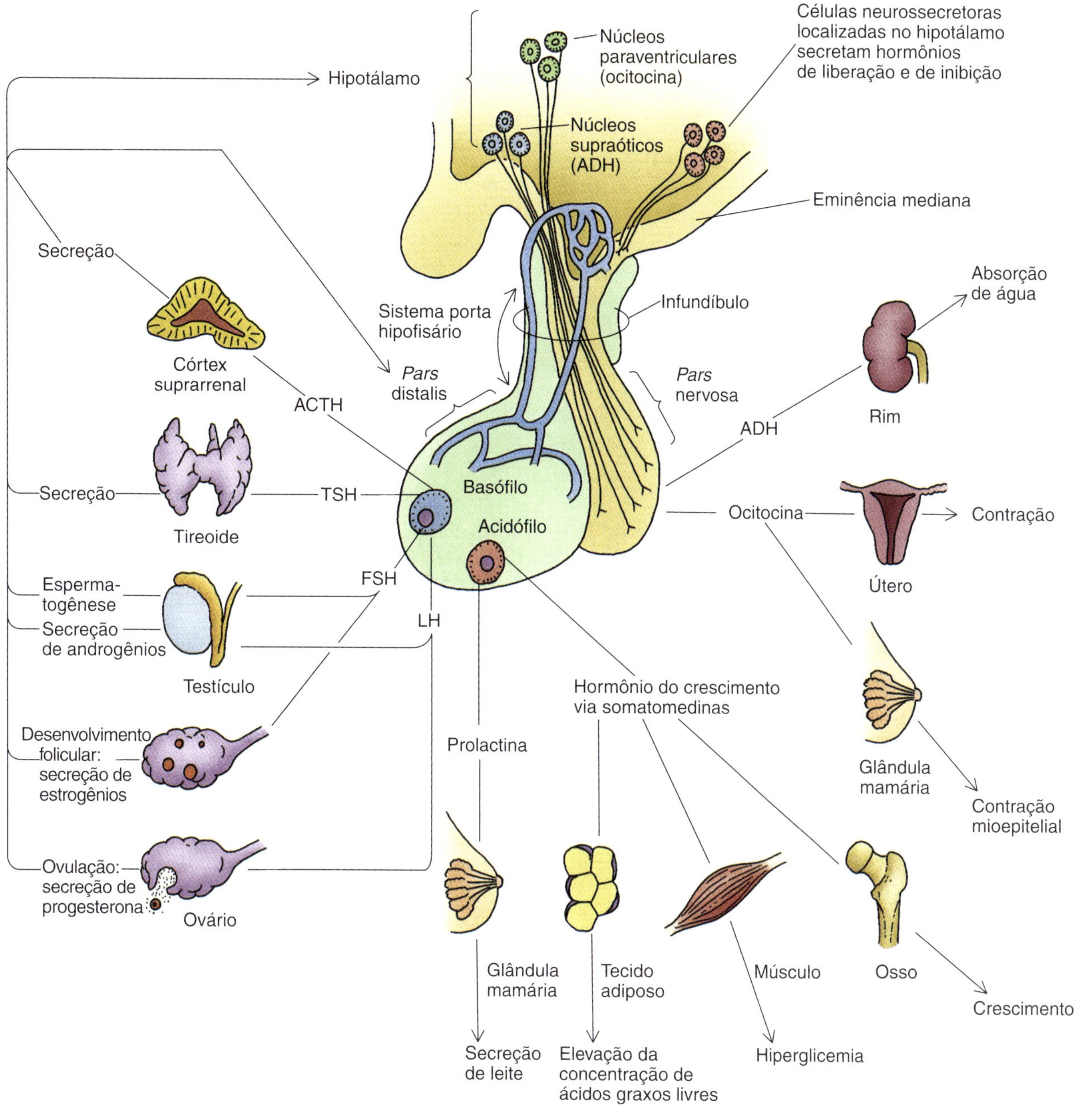

Figura 13.2 Diagrama esquemático da hipófise e seus órgãos-alvo. ADH, hormônio antidiurético; FSH, hormônio foliculoestimulante; LH, hormônio luteinizante; TSH, hormônio estimulante da tireoide.

à afinidade dos grânulos de secreção dentro das células para os corantes, não ao citoplasma das células parenquimatosas. A liberação ou o armazenamento contínuo dos hormônios alojados nos grânulos de secreção das células cromófilas são controlados pelos **hormônios de liberação** (**estimuladores**) ou **inibição**, respectivamente. Como indicado anteriormente, esses hormônios estimuladores e inibidores são produzidos por neurônios localizados no hipotálamo e liberados pelo sistema porta hipofisário no plexo capilar secundário da *pars distalis*. O revestimento endotelial do leito capilar secundário é fenestrado, o que facilita a difusão dos fatores de liberação/inibição para as células do parênquima e proporciona pontos de entrada para as secreções liberadas pelas células do parênquima.

Células cromófilas

Os grânulos de secreção das células cromófilas apresentam afinidade por corantes histológicos: as que se coram de vermelho-alaranjado com corantes *ácidos* e aquelas que se coram de azul com corantes *básicos*.

Acidófilos

Os acidófilos, cujos grânulos se coram de vermelho-alaranjado com eosina, são de duas variedades: somatotropos e lactotropos.

As células mais abundantes na *pars distalis* são **acidófilas**, cujos grânulos são grandes o suficiente para serem vistos ao microscópio ótico e são corados de laranja a vermelho com eosina (Figuras 13.6 a 13.8). Existem dois tipos de acidófilos, **somatotropos** e **lactotropos**.

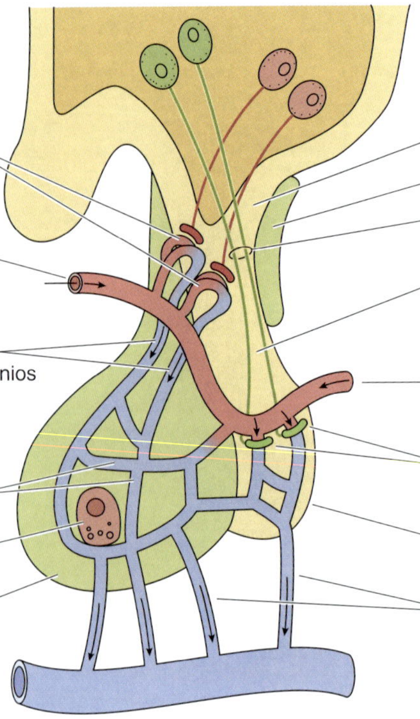

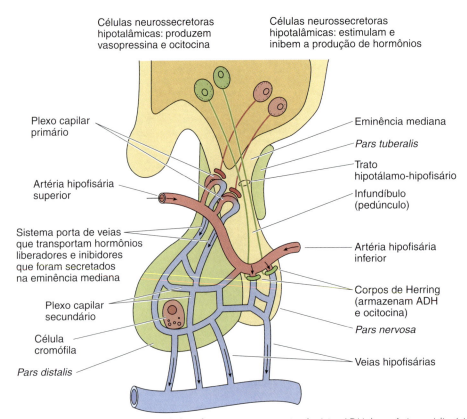

Figura 13.3 Diagrama esquemático da hipófise e seu sistema circulatório. ADH, hormônio antidiurético.

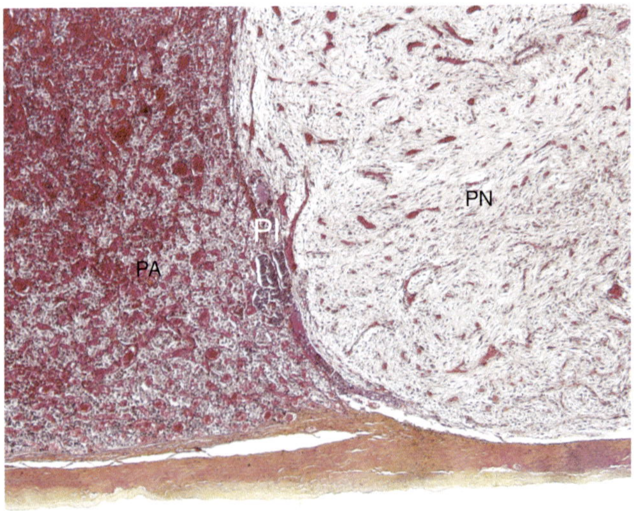

Figura 13.4 Essa fotomicrografia da hipófise em aumento muito pequeno apresenta a *pars anterior* (*PA*), a *pars intermedia* (*PI*) e a *pars nervosa* (*PN*). A cápsula de tecido conjuntivo rico em fibras colágenas (não identificada na imagem) está presente na parte inferior da imagem (14 ×).

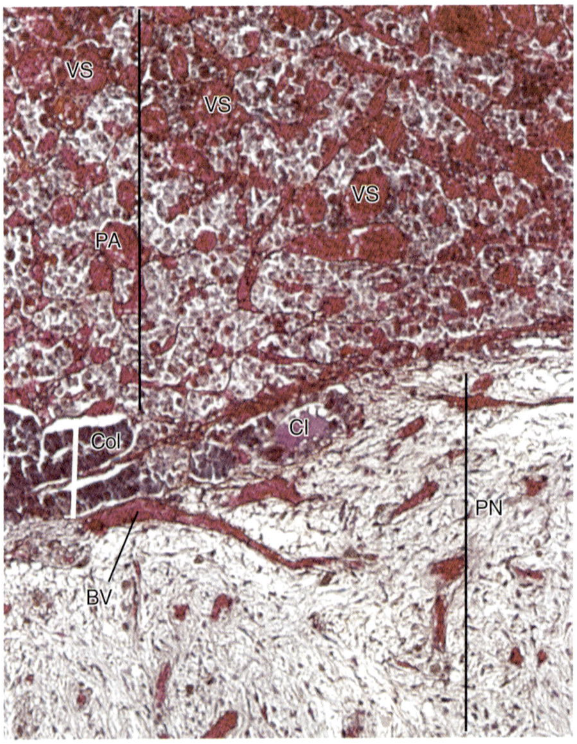

Figura 13.5 Essa fotomicrografia em pequeno aumento apresenta a mesma área da glândula pituitária mostrada na Figura 13.4, mas posicionada a 90° em relação a ela. Observe o rico suprimento sanguíneo (*VS*) da *pars anterior* (*PA*) e da *pars nervosa* (*PN*). Uma pequena ilha de coloide (*Col*) está visível na *pars intermedia* (*PI*) (132 ×).

TABELA 13.2 **Efeitos fisiológicos dos hormônios hipofisários.**

Hormônio	Liberação/inibição	Função
Pars distalis		
Somatotropina (hormônio do crescimento)	*Liberação*: SRH (GHRH) *Inibição*: somatostatina	O efeito generalizado na maioria das células consiste em elevar as taxas metabólicas, estimular as células hepáticas a liberar fatores de crescimento semelhantes à insulina I e II, o que aumenta a proliferação da cartilagem e auxilia no crescimento dos ossos longos
Prolactina	*Liberação*: PRH *Inibição*: PIF	Promove o desenvolvimento das glândulas mamárias durante a gestação; estimula a produção de leite após o parto (a secreção de prolactina é estimulada pela sucção durante a amamentação)
Hormônio adrenocorticotrófico (ACTH; corticotropina ou adrenocorticotropina)	*Liberação*: CRH	Estimula a síntese e a liberação de hormônios (cortisol e corticosterona) do córtex suprarrenal
Hormônio foliculoestimulante (FSH)	*Liberação*: GnRH e leptina *Inibição*: inibina (em homens)	Estimula o crescimento do folículo ovariano secundário e a secreção de estrogênios; estimula as células de Sertoli nos túbulos seminíferos a produzirem proteínas de ligação a androgênios (ABP)
Hormônio luteinizante (LH) em mulheres	*Liberação*: GnRH	Auxilia o FSH na promoção da ovulação, formação do corpo lúteo e secreção de progesterona e estrogênios, o que produz um mecanismo de retroalimentação negativo para o hipotálamo a fim de inibir o LHRH nas mulheres
Hormônio luteinizante (LH) em homens		Estimula as células de Leydig a secretar e liberar testosterona, que forma um mecanismo de retroalimentação negativo para o hipotálamo para inibir o LHRH nos homens
Hormônio estimulante da tireoide (TSH; tireotropina)	*Liberação*: TRH *Inibição*: a retroalimentação negativa suprime através do SNC	Estimula a síntese e liberação dos hormônios tireóideos, o que aumenta a taxa metabólica
Pars nervosa		
Ocitocina		Estimula as contrações da musculatura lisa do útero durante o orgasmo; promove contrações do útero gravídico no parto (a estimulação do colo do útero envia um sinal ao hipotálamo para secretar mais ocitocina); a amamentação envia sinais ao hipotálamo, o que resulta em mais ocitocina e maior promoção de contrações das células mioepiteliais das glândulas mamárias, o que auxilia na ejeção do leite
Vasopressina (hormônio antidiurético [ADH])		Conserva a água corporal por meio do aumento da reabsorção de água pelos rins; acredita-se que seja regulado por pressão osmótica; causa a contração dos músculos lisos nas artérias e, assim, eleva a pressão arterial; pode restaurar a pressão arterial normal após hemorragia grave

SNC, sistema nervoso central; CRH, hormônio liberador de corticotropina; FSH, hormônio foliculoestimulante; GHRH, hormônio liberador do hormônio do crescimento; GnRH, hormônio liberador de gonadotropina; LHRH, hormônio liberador do hormônio luteinizante; PIF, fator inibidor da prolactina; PRH, hormônio liberador de prolactina; SRH, hormônio liberador de somatotropina; TRH, hormônio liberador de tireotropina.

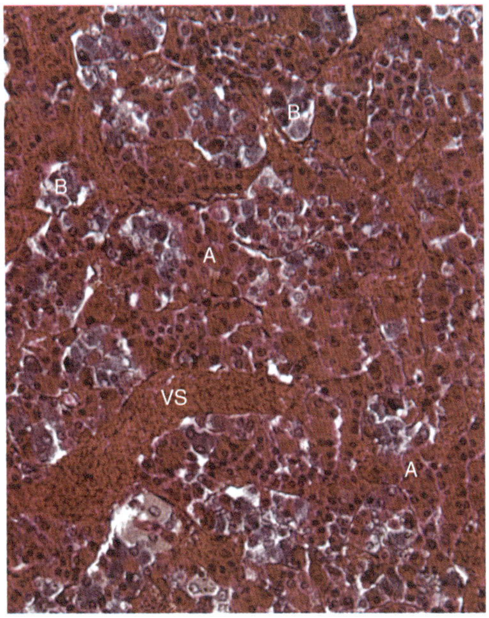

Figura 13.6 Esta fotomicrografia em pequeno aumento da *pars anterior* demonstra a vascularização (*VS*) dessa região e também exibe os dois tipos de células cromófilas: as células acidófilas vermelho-alaranjadas (*A*) e as células basófilas de cor azul (*B*) (132 ×).

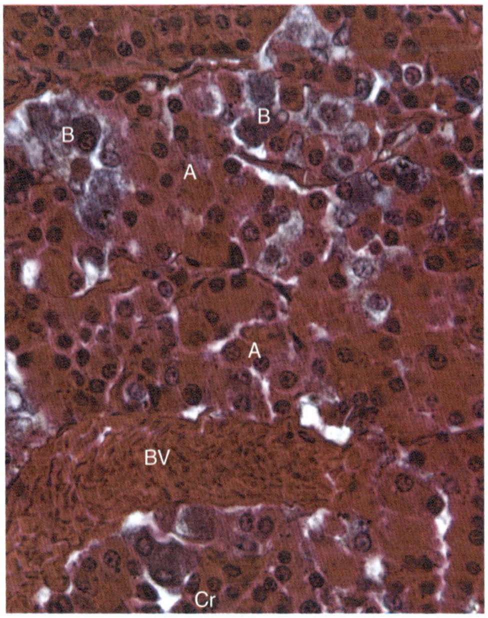

Figura 13.7 Esta imagem é uma ampliação da Figura 13.6, onde se observa a vascularização (*VS*) da *pars anterior* e suas células cromófilas, as acidófilas (*A*) e as basófilas (*B*), bem como as células cromófobas (*Cr*).

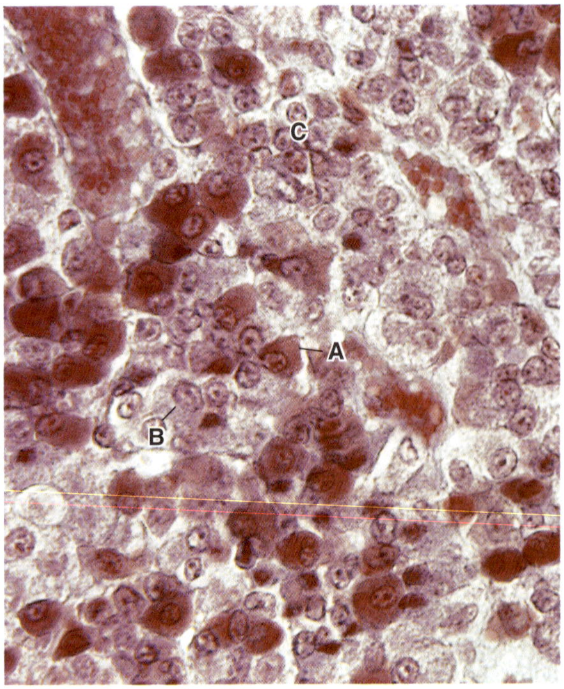

Figura 13.8 Fotomicrografia da hipófise onde se observam células cromófobas (*C*), acidófilas (*A*) e basófilas (*B*) (470 ×).

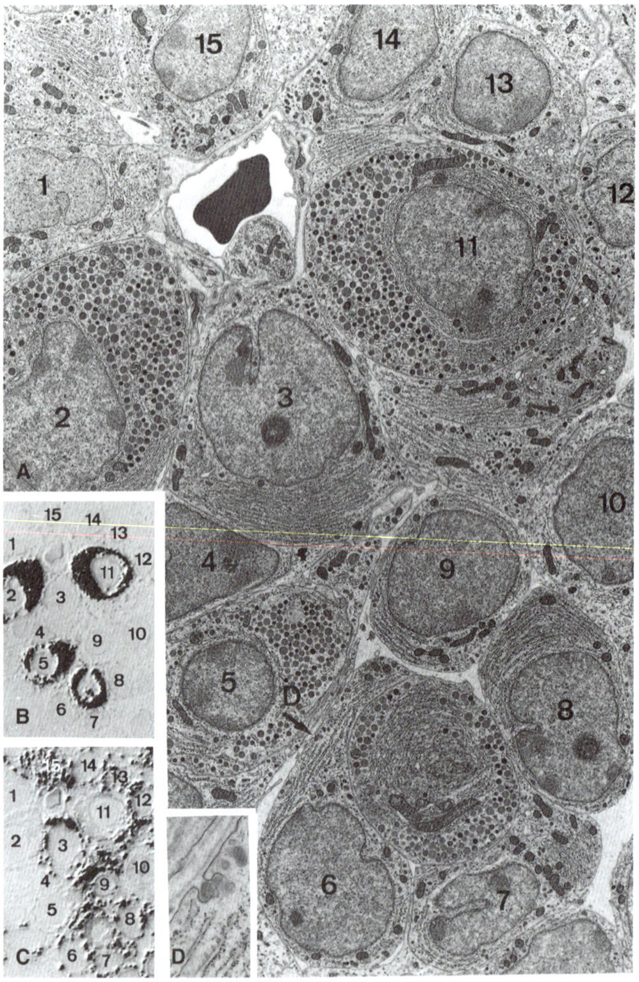

Figura 13.9 Eletromicrografia e micrografia ótica da adeno-hipófise de um camundongo (4.000 ×). Observe os lactotropos (células 3, 6 a 9 e 12 a 15) e os somatotropos (células 2, 5 e 11) e note os grânulos de secreção dessas células. (Fonte: Yamaji A, Sasaki F, Iwama Y, Yamauchi S. Mammotropes and somatotropes in the adeno-hypophysis of androgenized female mice: morphological and immunohistochemical studies by light microscopy correlated with routine electron microscopy. *Anat Rec.* 1992;233:103-110. Reimpresso com permissão de Wiley-Liss, Inc., uma subsidiária de John Wiley & Sons, Inc.)

Os **somatotropos** têm um núcleo centralmente localizado, um complexo de Golgi moderado, pequenas mitocôndrias em formato de bastonete, um retículo endoplasmático rugoso (RER) abundante e numerosos grânulos de secreção de 300 a 400 nm de diâmetro (Figura 13.9). Essas células secretam somatotropina (hormônio do crescimento) e são estimuladas pelo SRH, também conhecido como *hormônio liberador do hormônio do crescimento* (GRHR), e são inibidas pela somatostatina. A somatotropina tem um efeito generalizado de aumento das taxas metabólicas celulares. Esse hormônio também induz as células hepáticas a produzirem o fator de crescimento semelhante à insulina I e o fator de crescimento semelhante à insulina II, que aumentam as taxas mitóticas dos condrócitos da placa epifisária para promover o alongamento dos ossos longos e, assim, estimular o crescimento. Aproximadamente 50% de todas as células cromófilas são somatotropos e residem principalmente na face lateral da hipófise anterior.

Lactotropos (**mamotropos**), a outra variedade de células acidófilas, são organizados como células individuais, em vez de aglomerados celulares. Essas pequenas acidófilas poligonais têm as organelas comuns, normalmente encontradas em outras células. No entanto, durante a lactação, as organelas aumentam de tamanho e o complexo de Golgi pode se tornar tão grande quanto o núcleo. Os grandes grânulos de secreção dessas células são formados pela fusão de grânulos menores, que são liberados pela rede *trans*-Golgi (ver Figura 13.9), ajudam na distinção dessas células. Esses grânulos fundidos, que podem alcançar 600 nm de diâmetro, contêm o hormônio **prolactina**, que promove o desenvolvimento da glândula mamária durante a gestação e a lactação após o nascimento. A liberação de prolactina pelos lactotropos é *estimulada* pelo **hormônio liberador de prolactina** (e, até certo ponto, também pelo **hormônio liberador de tireotropina**, especialmente durante a amamentação) e *inibida* pela **dopamina**.

Correlações clínicas

Aproximadamente 10% de todas as células cromófilas em mulheres que nunca engravidaram e em homens são lactotropos. No entanto, em mulheres que tiveram duas ou mais gestações, os lactotropos podem constituir até 30% da população de células cromófilas. Como a população de lactotropos flutua, acredita-se que existam células-tronco presentes na adeno-hipófise que podem se diferenciar em lactotropos e, provavelmente, em outras células acidófilas e basófilas. Alguns autores sugerem que as células-tronco são membros da população de células cromófobas da hipófise anterior, enquanto outros sugerem que são membros da população de células foliculoestreladas.

Durante a gestação, os estrogênios e a progesterona circulantes inibem a secreção de prolactina. Ao nascimento, os níveis de estrogênio e de progesterona diminuem; dessa forma, seu efeito inibidor é perdido. O número de lactotropos também aumenta após o nascimento. Na conclusão da amamentação, os grânulos estão degradados e o excesso de lactotropos regride.

Células basófilas

As células basófilas apresentam grânulos que se coram de azul com corantes básicos e abrangem três variedades: corticotropos, tireotropos e gonadotropos.

Os grânulos das células basófilas (ver Figuras 13.6 a 13.8) são corados em azul com corantes básicos. Existem três tipos de células basófilas: **corticotropos**, **tireotropos** e **gonadotropos**.

1. Os **corticotropos** são células redondas a ovoides que constituem aproximadamente 10% das células cromófilas. Apresentam um núcleo excêntrico, relativamente poucas organelas e grânulos de secreção com aproximadamente 250 a 400 nm de diâmetro. Os corticotropos sintetizam a **pró-opiomelanocortina** (**POMC**), uma grande proteína que é clivada dentro dos corticotropos para produzir o **hormônio adrenocorticotrófico** (**ACTH**), o **hormônio estimulador dos melanócitos** (**MSH**), o **hormônio β-lipotrópico** (**β-LPH**) e a **β-endorfina**
   - O ACTH atua no receptor de melanocortina tipo 2 no córtex da glândula suprarrenal e estimula a liberação de glucocorticoides pelas células da zona fasciculada (ver seção posterior sobre zona fasciculada)
   - O MSH atua nos melanócitos da pele para produzir melanina
   - O β-LPH induz a lipólise e a síntese de esteroides; também estimula os melanócitos a sintetizar pigmentos de melanina
   - As β-endorfinas são analgésicos naturais que se ligam aos receptores opioides.
2. Os **tireotrofos** constituem cerca de 5% da população de células cromófilas e podem ser reconhecidos por seus pequenos grânulos de secreção (aproximadamente 150 nm de diâmetro), que contêm **TSH**. A secreção é estimulada pelo **TRH** e inibida pela presença dos hormônios tireóideos tiroxina (T_4) e tri-iodotironina (T_3) no sangue. O TSH atua por meio da estimulação das células foliculares da glândula tireoide para que secretem tiroxina e tri-iodotironina.
3. Os **gonadotropos** constituem aproximadamente 10% da população de células cromófilas; são células redondas que têm complexos de Golgi bem desenvolvidos e abundantes mitocôndrias e RER. Seus grânulos de secreção variam em diâmetro, entre 300 e 400 nm. Os gonadotropos secretam **FSH** e **LH**; nos homens, alguns autores chamam o LH de ***hormônio estimulador de células intersticiais*** (***ICSH***; do inglês, ***interstitial cell stimulating hormone***), pois estimula a produção de hormônio esteroide nas células intersticiais dos testículos. Ainda não está claro se existem duas subpopulações de gonadotropos, uma que secreta FSH e a outra, LH, ou se ambos os hormônios são produzidos por uma célula em diferentes fases do ciclo secretor. A secreção é estimulada pelo **hormônio liberador de gonadotrofinas** (**GnRH**) e pelo hormônio **leptina** e é inibida por diversos hormônios que são produzidos pelos ovários e testículos.

Correlações clínicas

Indivíduos com **síndrome de Kallman** apresentam níveis muito baixos de hormônios sexuais. Como consequência, as pacientes do sexo feminino apresentam falta de desenvolvimento sexual secundário (ou seja, não desenvolvem mamas e pelos pubianos e a menstruação não começa). Os homens apresentam micropênis e retardo no início da puberdade. Essa síndrome é causada por um **distúrbio recessivo ligado ao X**, que também se apresenta com distúrbios de desenvolvimento adicionais, como atrofia do nervo óptico, fenda palatina, discromatopsia, criptorquidia e surdez (entre outros). A mutação ocorre no gene no qual o produto proteico (conhecido como anosmina-1) facilita a migração das células GnRH a partir de sua localização original nos placódios olfatórios para o hipotálamo em desenvolvimento durante a embriogênese.

Células cromófobas

As células cromófobas têm muito pouco citoplasma; assim, não absorvem facilmente a coloração.

As células **cromófobas** são agrupamentos de células pequenas e com coloração fraca (ver Figuras 13.7 e 13.8). Essas células geralmente apresentam muito menos citoplasma do que as cromófilas e podem representar cromófilas parcialmente desgranuladas, embora algumas retenham uma pequena quantidade de grânulos de secreção. É possível que algumas das células cromófobas sejam células-tronco inespecíficas que podem reabastecer a população de cromófilas.

Células foliculostreladas

As **células foliculostreladas** constituem uma grande população de células não endócrinas nas regiões ocupadas pela *pars distalis*, entre as células cromófobas e os cromófilas. Apesar de sua função não ser clara, apresentam longos processos que formam junções comunicantes com as de outras células foliculostreladas e com cromófilas. Tem-se sugerido que essas células podem ter múltiplas funções. Dentre tais supostas funções, estão: a liberação de peptídeos que estimulam as células cromófilas a secretar seus hormônios; o fornecimento de suporte físico para células cromófilas e cromófobas; a fagocitose; e, de acordo com alguns, a atuação como células-tronco para regenerar as células do parênquima da hipófise anterior.

Pars intermedia

A pars intermedia fica entre a pars distalis e a pars nervosa e contém cistos que são remanescentes da bolsa de Rathke.

A ***pars intermedia*** é caracterizada por muitos cistos revestidos de células cúbicas, que contêm coloides (cistos de Rathke), os quais são remanescentes da ectoderme da bolsa de Rathke. Ela também abriga cordões de basófilos ao longo das redes de capilares. Esses basófilos sintetizam o pró-hormônio **POMC**, uma grande proteína que, como indicado anteriormente, é clivada dentro das células basófilas para produzir **ACTH**, **β-LPH**, **MSH** e **β-endorfina**.

Pars tuberalis

A pars tuberalis circunda o pedúnculo hipofisário e é composta de células basofílicas cúbicas a colunares baixas.

A ***pars tuberalis*** circunda o pedúnculo hipofisário (infundíbulo), mas frequentemente está ausente em sua porção posterior. Finas camadas de tecido conjuntivo semelhante à pia-máter e aracnoide separam a *pars tuberalis* da haste infundibular. A *pars tuberalis* é altamente vascularizada por artérias e pelo sistema porta hipofisário, ao longo do qual se estendem cordões longitudinais de células epiteliais cúbicas a colunares baixas. O citoplasma dessas células basofílicas contém grânulos pequenos e densos; gotículas lipídicas; gotículas coloidais intercaladas; e glicogênio. Embora nenhum hormônio específico seja secretado pela *pars tuberalis*, algumas células apresentam grânulos de secreção que podem conter **FSH** e **LH**.

NEURO-HIPÓFISE

A **hipófise posterior** (**neuro-hipófise**) é dividida em eminência mediana, infundíbulo (continuação do hipotálamo) e *pars nervosa* (ver **Figuras 13.2** e **13.3**).

Eminência mediana

A **eminência mediana** é a região da hipófise posterior que abriga o **plexo capilar primário** e onde terminam os axônios de vários neurônios que sintetizam hormônios estimuladores e inibidores. Assim, esse é o local de liberação indireta desses hormônios no plexo capilar primário. A eminência mediana, junto com a *pars nervosa*, a glândula pineal e três outras pequenas regiões do encéfalo (o órgão subfornical, a área postrema e o órgão vascular da lâmina terminal), embora pertençam ao sistema nervoso central, **não têm uma barreira hematencefálica**. Essas estruturas são chamadas de **órgãos circunventriculares** (**OCVs**). Os três primeiros são considerados **componentes secretores** porque liberam hormônios, e os três últimos são **componentes sensoriais** dos OCVs porque são receptores sensoriais que reconhecem alterações de temperatura; pressão osmótica; concentrações sanguíneas de hormônios, peptídeos e outros parâmetros bioquímicos do sangue; e composição química do líquido cefalorraquidiano. Os OCVs são capazes de realizar suas funções porque a falta de uma barreira hematencefálica permite que as substâncias presentes na corrente sanguínea entrem nos espaços extracelulares nas proximidades das células receptoras e que os hormônios liberados pelos componentes dos OCVs entrem nos leitos capilares.

Trato hipotálamo-hipofisário

> *Os axônios das células neurossecretoras dos núcleos supraóticos e paraventriculares se estendem para a hipófise posterior como trato hipotálamo-hipofisário.*

Axônios não mielinizados, cujos corpos celulares se encontram nos núcleos supraóticos e paraventriculares e se projetam para a hipófise posterior a fim de terminar nas proximidades dos capilares, formam o **trato hipotálamo-hipofisário** e constituem a maior parte da hipófise posterior. Os somas dessas células sintetizam **ocitocina** e **vasopressina** (**hormônio antidiurético** [**ADH**]), além de trifosfato de adenosina (ATP) e acetilcolina. As proteínas transportadoras, **neurofisina I** e **neurofisina II**, também produzidas pelas células desses núcleos, ligam-se à ocitocina e à vasopressina, respectivamente, à medida que correm pelos axônios até a hipófise posterior, onde são liberadas na corrente sanguínea a partir das extremidades terminais dos axônios.

Pars nervosa

As terminações distais dos axônios do **trato hipotálamo-hipofisário** terminam na ***pars nervosa*** e armazenam as neurossecreções que são produzidas por seus corpos celulares no hipotálamo (Figura 13.10). Como foi indicado anteriormente, os corpos celulares dos neurônios que secretam vasopressina estão localizados principalmente no núcleo supraótico do hipotálamo, enquanto os corpos celulares dos neurônios que secretam ocitocina estão localizados principalmente no núcleo

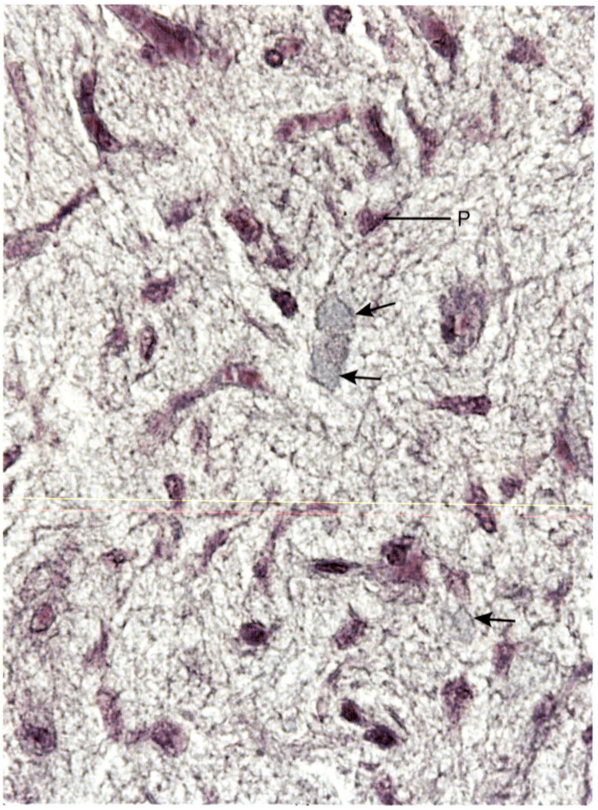

Figura 13.10 Fotomicrografia da *pars nervosa* da hipófise que mostra pituicitos (*P*) e corpos de Herring (*setas*). Os corpos de Herring são as terminações expandidas das fibras nervosas onde os produtos de neurossecreção (vasopressina [hormônio antidiurético] e ocitocina) são armazenados (132 ×).

paraventricular do hipotálamo. Cada um desses hormônios peptídicos trafega pelos axônios de seus respectivos neurônios em associação com uma proteína precursora conhecida como *neurofisina I* ou *neurofisina II*. No momento em que alcançam a *pars nervosa* da hipófise, os hormônios maturam e se separam de seus precursores. A coloração de hematoxilina com alúmen de cromo (ou sulfato de cromo (III) e potássio – $KCr(SO_4)_2$) revela distensões preto-azuladas dos axônios por microscopia ótica; estes são chamados de ***corpos de Herring***, que representam acúmulos de grânulos de neurossecreção (ver Figura 13.5), não apenas nas terminações, mas também ao longo do comprimento dos axônios. Em resposta à estimulação nervosa, os hormônios são liberados dos corpos de Herring no espaço perivascular próximo aos capilares fenestrados do plexo capilar.

O alvo da vasopressina (ADH) são os ductos coletores do rim, onde esse hormônio modula a permeabilidade da membrana plasmática, que tem o efeito de diminuir o volume da urina, mas aumentar sua concentração (ver Capítulo 19). O alvo da ocitocina é o miométrio do útero, onde é liberada nas fases finais da gestação. Acredita-se que, durante o trabalho de parto, a ocitocina desempenhe um papel no parto por meio da estimulação da contração da musculatura lisa do útero. Além disso, a ocitocina atua na ejeção de leite da glândula mamária, pela estimulação da contração das células mioepiteliais que circundam os alvéolos glandulares e os ductos da glândula mamária (ver Capítulo 20).

Os **pituicitos** constituem cerca de 25% do volume da *pars nervosa*. São semelhantes às células neurogliais e ajudam a sustentar os axônios da *pars nervosa* ao envolvê-los e suas dilatações. Os pituicitos contêm gotículas lipídicas, pigmento de lipocromo e filamentos intermediários; apresentam numerosos processos citoplasmáticos que entram em contato e formam junções comunicantes entre si. As funções adicionais dos pituicitos além da de sustentar os elementos neurais na *pars nervosa* não foram elucidadas. No entanto, acredita-se que eles podem contribuir com uma função trófica para o funcionamento normal das terminações dos axônios neurossecretores e da neuro-hipófise.

Correlações clínicas

1. Os **adenomas hipofisários** são tumores comuns da hipófise anterior. Seu crescimento e aumento podem suprimir a produção hormonal em outras células secretoras da *pars distalis*. Quando deixados sem tratamento, esses adenomas podem erodir o osso circundante e outros tecidos neurais.
2. O **diabetes insípido** pode ser causado por lesões no hipotálamo ou na *pars nervosa* que reduzem a produção de ADH pelas células neurossecretoras, cujas terminações dos axônios estão localizadas na neuro-hipófise. Tal condição nada tem a ver com o hormônio insulina, mas resulta em disfunção renal, que leva à reabsorção inadequada de água pelos rins, com consequente poliúria (alto débito urinário) e desidratação. Ao contrário do diabetes melito, em que a urina apresenta um gosto doce (*mellitus* = mel) devido ao seu alto teor de açúcar, a urina do diabetes insípido é insípida (*insipidus* = insípido).
3. O **pituicitoma** é um tumor muito raro, de crescimento lento, originado dos pituicitos da *pars nervosa*. Os indivíduos com esse tumor benigno apresentam distúrbios do campo visual, hipopituitarismo, bem como dores de cabeça e tonturas prolongadas. O tumor geralmente aparece dentro e acima da sela túrcica; os sintomas que o paciente apresenta dependem dos efeitos de compressão da lesão. O tratamento de escolha é a ressecção cirúrgica do tumor, pois resulta em mínima recorrência do quadro.

Glândula tireoide

A glândula tireoide, localizada na parte anterior do pescoço, secreta os hormônios tiroxina, tri-iodotironina e calcitonina.

A **glândula tireoide** está localizada logo abaixo da laringe, anterior à junção das cartilagens tireoide e cricoide (Figura 13.11). É composta de um **lobo direito** e um **lobo esquerdo**, que são conectados na linha média por um **istmo**. Em alguns indivíduos, a glândula apresenta um **lobo piramidal** adicional que ascende do lado esquerdo do istmo. Esse lobo adicional é um vestígio do ducto tireoglosso, indicativo da descida do primórdio da tireoide através da língua em formação.

A glândula tireoide é circundada por uma delgada cápsula de tecido conjuntivo denso não modelado, rico em fibras colágenas, derivado da fáscia cervical profunda. As glândulas paratireoides encontram-se embutidas na cápsula, na face posterior da glândula. Os septos de tecido conjuntivo derivados da cápsula invadem o parênquima e fornecem um conduto para os vasos sanguíneos, os vasos linfáticos e as fibras nervosas. Esses septos de tecido conjuntivo circundam de 20 a 40 folículos, cada um formando um lóbulo que é servido por uma

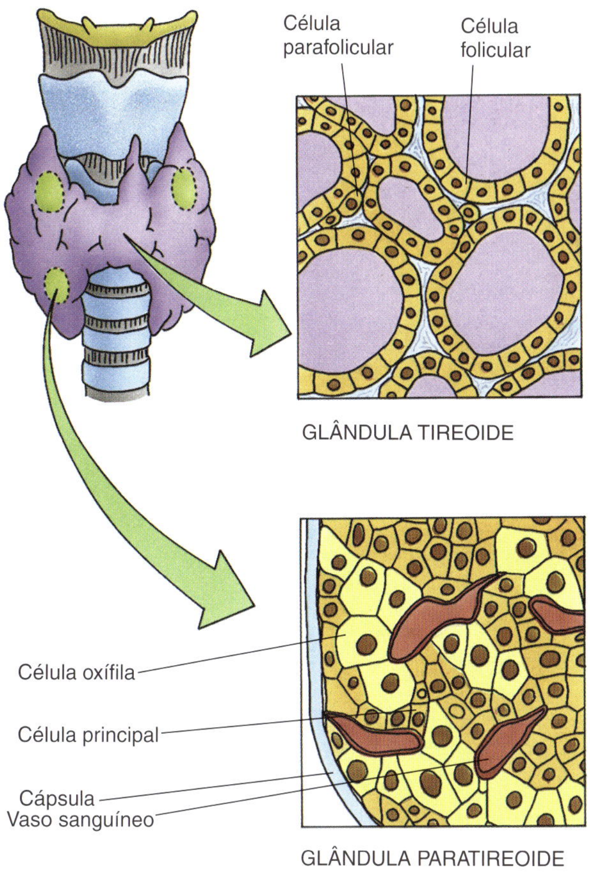

Figura 13.11 Diagrama esquemático das glândulas tireoide e paratireoide.

única arteríola, e cada lóbulo atua independentemente dos outros. Elementos delgados do tecido conjuntivo, compostos principalmente de fibras reticulares e alojando um rico plexo capilar, surgem dos limites do tecido conjuntivo dos lóbulos para envolver cada folículo, mas são separados das células foliculares e parafoliculares por uma **lâmina basal** delgada. Ocasionalmente, as células foliculares de folículos vizinhos podem entrar em contato umas com as outras e interrompem a continuidade da lâmina basal.

A glândula tireoide produz os hormônios **tiroxina** e **tri-iodotironina** (T_4 e T_3), que estimulam a taxa de metabolismo, e a calcitonina, que atua na diminuição dos níveis de cálcio no sangue e facilita o armazenamento de cálcio nos ossos (Tabela 13.3).

ORGANIZAÇÃO CELULAR

O folículo tireoidiano é a unidade estrutural e funcional da glândula tireoide.

Ao contrário da maioria das glândulas endócrinas, que armazenam suas substâncias de secreção nas células do parênquima, a glândula tireoide armazena suas substâncias de secreção no lúmen dos **folículos** (Figuras 13.12 e 13.13). Essas estruturas semelhantes a cistos, que variam de 0,2 a 0,9 mm de diâmetro, têm um epitélio simples cúbico composto de **células foliculares** ao redor de um lúmen central **preenchido de coloide** e em contato com o coloide, bem como **células parafoliculares** maiores (**células C**) que estão localizadas na periferia do folículo e não entram em contato com o coloide.

TABELA 13.3 Hormônios e funções das glândulas tireoide, paratireoide, suprarrenais e pineal.

Hormônio	Célula de origem	Hormônio regulador	Função
Glândula tireoide			
Tiroxina (T_4) e tri-iodotironina (T_3)	Células foliculares	Hormônio estimulante da tireoide (TSH)	Facilita a transcrição nuclear de genes responsáveis pela síntese proteica; aumenta o metabolismo celular e as taxas de crescimento; facilita processos mentais; aumenta a atividade das glândulas endócrinas; estimula o metabolismo de carboidratos e gorduras; diminui o colesterol, fosfolipídios e triglicerídeos; aumenta os ácidos graxos; diminui o peso corporal; aumenta a frequência cardíaca, a respiração e a ação muscular
Calcitonina (tireocalcitonina)	Células parafoliculares	Mecanismo de retroalimentação com o hormônio paratireóideo	Reduz a concentração plasmática de cálcio e suprime a reabsorção óssea
Glândula paratireoide			
Hormônio paratireóideo (PTH)	Células principais	Mecanismo de retroalimentação com calcitonina	Aumenta a concentração de cálcio nos líquidos corporais
Glândulas suprarrenais (adrenais)			
Córtex suprarrenal			
Mineralocorticoides: aldosterona e desoxicorticosterona	Células da zona glomerulosa	Angiotensina II e hormônio adrenocorticotrófico (ACTH)	Controla o volume de líquido corporal e as concentrações de eletrólitos por meio da ação sobre os túbulos distais do rim e causa a excreção de potássio e a reabsorção de sódio
Glicocorticoides: cortisol e corticosterona	Células da zona fasciculada (espongiócitos)	ACTH	Regulam o metabolismo de carboidratos, gorduras e proteínas; diminuem a síntese de proteínas, por meio do aumento dos aminoácidos no sangue; estimulam a gliconeogênese pela ativação do fígado para converter aminoácidos em glicose; liberam ácido graxo e glicerol; atuam como agentes anti-inflamatórios; reduzem a permeabilidade capilar; suprimem a resposta imunológica
Androgênios: desidroepiandrosterona e androstenediona	Células da zona reticulada	ACTH	Fornece características masculinizantes fracas
Medula suprarrenal			
Catecolaminas: epinefrina e norepinefrina	Células cromafins	Nervos pré-ganglionares, simpáticos e esplâncnicos	*Epinefrina* Opera o mecanismo de "luta, fuga ou paralisa" e prepara o corpo para o medo ou estresse grave; aumenta a frequência cardíaca e o débito cardíaco, aumentando o fluxo sanguíneo para os órgãos e a liberação de glicose do fígado para obtenção de energia *Norepinefrina* Provoca elevação da pressão arterial por vasoconstrição
Glândula pineal			
Melatonina	Pinealócitos	Norepinefrina	Pode influenciar a atividade gonadal cíclica

Células foliculares

As células foliculares podem ser de formato cúbico baixo a colunar baixo.

As **células foliculares** (células principais) variam de formato cúbico baixo a colunar baixo e são mais altas quando estão ativas. Essas células têm receptores de TSH em suas membranas plasmáticas basais, um núcleo em formato de redondo a ovoide com dois nucléolos e citoplasma basofílico. Frequentemente, seu RER está distendido e exibe zonas que são livres de ribossomos. Essas células também têm numerosos lisossomos localizados apicalmente, mitocôndrias em formato de bastonete, um complexo supranuclear de Golgi e numerosas microvilosidades curtas que se estendem para o coloide (Figura 13.14). Acredita-se que numerosas vesículas pequenas, dispersas por todo o citoplasma, contenham **tireoglobulina**, uma grande (660 kDa) glicoproteína de secreção. *A presença de TSH é necessária tanto para a síntese como para a secreção dos hormônios tireóideos.*

SÍNTESE DOS HORMÔNIOS TIREÓIDEOS

A síntese dos hormônios tireóideos é regulada pelos níveis de iodeto e pela ligação do TSH aos seus receptores nas células foliculares.

A síntese dos hormônios tireóideos (T_3 e T_4) é regulada pelos níveis de iodeto na célula folicular, bem como pela ligação do TSH aos seus receptores nas células foliculares. A ocupação dos receptores de TSH desencadeia a produção de cAMP, o que resulta na atividade da proteinoquinase A e na síntese de T_3 e T_4.

A Figura 13.15 descreve a via para a síntese e liberação dos hormônios tireóideos. A tireoglobulina é sintetizada no RER e, subsequentemente, glicosilada tanto no RER como no

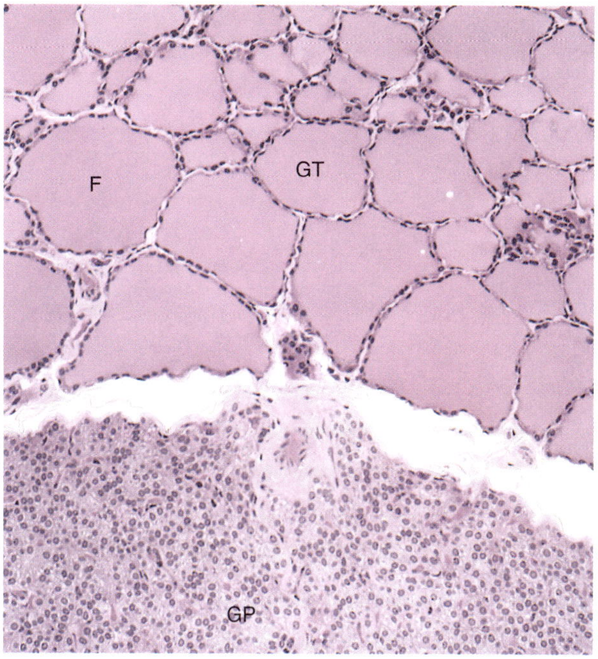

Figura 13.12 Fotomicrografia das glândulas tireoide e paratireoide. Observe os folículos (*F*) repletos de coloide da glândula tireoide (*GT*) na parte superior da figura. A porção inferior dessa figura é a glândula paratireoide (*GP*), como evidenciado pela presença de células principais e oxífilas (132 ×).

aparelho de Golgi. A proteína modificada é empacotada na rede *trans*-Golgi. As vesículas que contêm tireoglobulina são transportadas para a membrana celular apical, onde seu conteúdo é liberado para o coloide e armazenado no lúmen do folículo.

O iodo é reduzido a iodeto (I^-) dentro do canal alimentar e é transportado pela corrente sanguínea para a glândula tireoide, onde é preferencialmente absorvido. O iodeto é endocitado por meio de simportadores sódio/iodeto dependentes de energia, localizados na membrana plasmática basal das células foliculares, de modo que a concentração de iodeto intracelular é de 20 a 30 vezes superior à plasmática. Uma vez no citosol, o iodeto é transferido para fora da célula folicular para a interface da membrana da célula com o coloide por meio de um transportador de iodeto/cloreto, conhecido como ***pendrina***. Enquanto o iodeto é transferido, a **tireoglobulina** não iodada, junto à **peroxidase tireoidiana (iodeto peroxidase)**, também deixa a célula folicular para entrar no coloide. Na interface coloide-célula folicular, o iodeto é oxidado pela peroxidase tireoidiana, um processo que requer a presença de peróxido de hidrogênio (H_2O_2). O iodeto ativado permanece na interface coloide-célula folicular. Enquanto está lá, interage com resíduos de tirosina da tireoglobulina para formar a **monoiodotirosina** (**MIT**) e **di-iodotirosina** (**DIT**). As **tirosinas tri-iodadas** e **tetraiodadas** são, então, formadas pelo acoplamento de um MIT e DIT ou pelo acoplamento de dois DITs, respectivamente. Cada molécula de tireoglobulina tem menos de quatro moléculas de T_4 e menos de 0,3 resíduo de T_3. A tireoglobulina iodada é liberada a partir da interface célula folicular-coloide pelas células foliculares e é armazenada no coloide.

LIBERAÇÃO DE HORMÔNIOS TIREÓIDEOS (T_3 E T_4)

O hormônio estimulante da tireoide estimula as células foliculares da glândula tireoide a liberar T_3 e T_4 na corrente sanguínea.

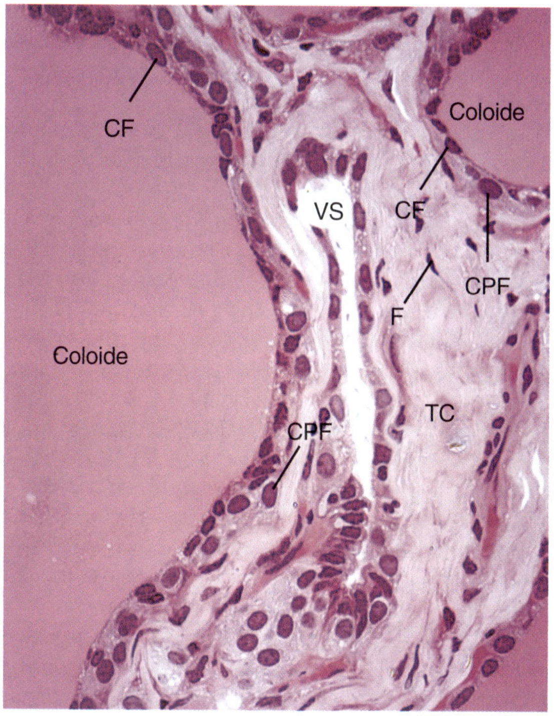

Figura 13.13 Esta imagem apresenta uma grande ampliação de um folículo tireóideo, preenchido com o coloide, e de seu tecido conjuntivo circundante. Observe as células foliculares (*CF*) que sintetizam o coloide, bem como os hormônios tireóideos presentes no coloide. Além disso, observe as células parafoliculares (*CPF*), maiores e de coloração mais clara, que sintetizam o hormônio calcitonina. O tecido conjuntivo (*TC*) da glândula tireoide exibe a presença de vasos sanguíneos (*VS*) e fibroblastos (*F*) (540 ×).

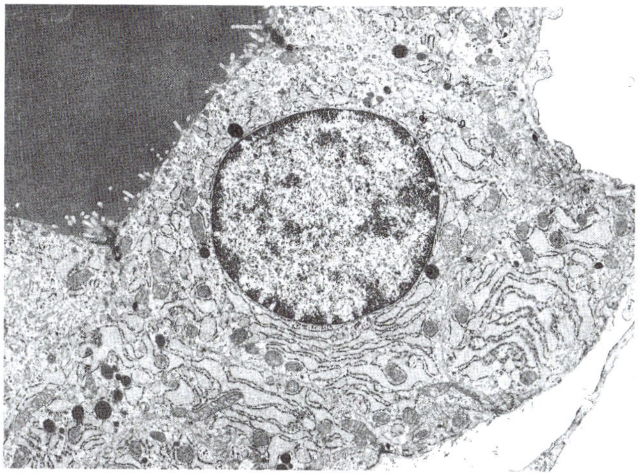

Figura 13.14 Eletromicrografia de uma célula folicular da tireoide no limite com o coloide (*área escura, canto superior esquerdo*) (10.700 ×). (Fonte: Mestdagh C, Many MC, Haalpern S *et al.* Correlated autoradiographic and ion-microscopic study of the role of iodine in the formation of "cold" follicles in young and old mice. *Cell Tissue Res.* 1990;260:449-457.)

A ligação do **TSH** a seus **receptores** na membrana plasmática basal estimula as células cúbicas baixas a se tornarem células colunares baixas (ver Figura 13.15). Além disso, tais células formam filopódios em sua membrana celular apical e endocitam alíquotas do coloide. As vesículas citoplasmáticas que contêm coloide se fundem com endossomos iniciais (ou tardios). Dentro dos endossomos, os resíduos iodados são clivados da

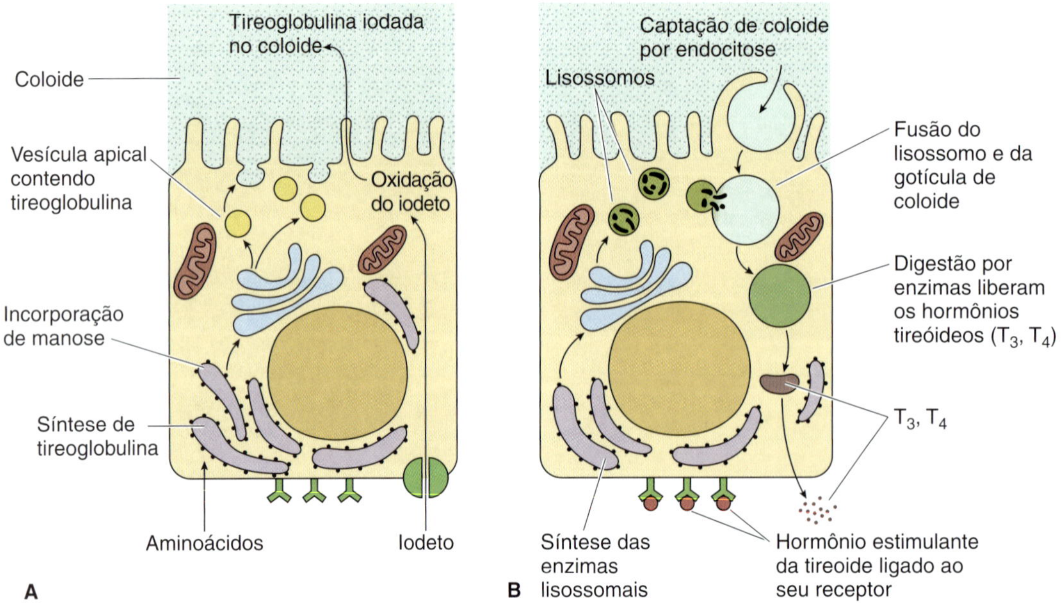

Figura 13.15 Diagrama esquemático de (**A**), síntese e iodação da tireoglobulina. **B.** Liberação do hormônio tireóideo.

tireoglobulina por proteases e são transferidos para o citosol como monoiodotirosina, di-iodotirosina, T_3 e T_4 livres.

O iodo é removido da monoiodotirosina e da di-iodotirosina pela enzima **iodotirosina desalogenase**, e tanto o iodo como o aminoácido tirosina tornam-se parte de suas respectivas reservas dentro do citosol para uso posterior.

O T_3 e o T_4 são liberados na membrana plasmática basal das células foliculares e entram nos espaços do tecido conjuntivo da tireoide para distribuição pela corrente sanguínea. Uma vez na corrente sanguínea, tanto o T_3 quanto o T_4 se ligam à proteína carreadora **globulina de ligação a tiroxina** para serem transportados para suas células-alvo. Deve-se observar que tanto T_3 quanto T_4 podem se ligar a outras proteínas carreadoras – **transeritrina**, **albumina** e algumas **lipoproteínas**. A transeritrina é responsável pelo transporte de T_3 e de T_4 para o líquido cefalorraquidiano; a albumina se liga a aproximadamente 10% dos hormônios da tireoide e as lipoproteínas se ligam a aproximadamente 5% dos hormônios da tireoide para transportá-los às células-alvo. O T_4 constitui cerca de 90% do hormônio liberado e, embora tenha meia-vida de cerca de 6 dias, possui apenas 20% da eficiência de T_3, que tem meia-vida de apenas um dia. Aproximadamente um terço do T_4 entra no fígado, coração ou rim, onde é convertido pela enzima **5'-iodinase** na forma mais eficaz do hormônio, T_3, também conhecido como **T_3 reverso** (**rT_3; tri-iodotironina reversa**).

EFEITOS FISIOLÓGICOS DE TRI-IODOTIRONINA E TIROXINA

Assim que o **T_3** e o **T_4** entram na corrente sanguínea, eles se ligam às proteínas de ligação plasmática. Na circulação, são lentamente liberados para os tecidos a fim de entrar em contato com suas células-alvo e atravessar as membranas dessas células. O transporte através da membrana da célula-alvo é

Correlações clínicas

1. A **doença de Graves** (bócio exoftálmico) é caracterizada por hiperplasia das células foliculares, que aumenta o tamanho da glândula tireoide 2 a 3 vezes acima do normal. A produção do hormônio tireóideo também fica bastante aumentada, de 5 a 15 vezes o normal (**hipertireoidismo**). Outros sintomas incluem **exoftalmia**, ou protrusão do globo ocular. Embora a doença de Graves possa se desenvolver por diversas causas, o agente mais comum é a ligação de anticorpos autoimunes do tipo imunoglobulina G (IgG) aos receptores de TSH, que estimulam as células foliculares da tireoide.
2. A ingestão insuficiente de iodo na dieta faz com que a glândula tireoide aumente, uma condição chamada **bócio simples**. O bócio geralmente não está associado a hipertireoidismo ou hipotireoidismo. Essa condição pode ser tratada com a adição de iodo na dieta.
3. O **hipotireoidismo** é caracterizado por condições como fadiga, sono por até 14 a 16 horas por dia, lentidão muscular, redução da frequência cardíaca, diminuição do débito cardíaco e do volume sanguíneo, lentidão mental, falha das funções corporais, constipação intestinal e ausência de crescimento capilar. Pacientes com hipotireoidismo grave podem desenvolver **mixedema**, que é caracterizado por flacidez sob os olhos e inchaço da face, devido ao edema não depressível da pele e à infiltração de glicosaminoglicanos e proteoglicanos em excesso na matriz extracelular. O **cretinismo** é uma forma extrema de hipotireoidismo que se inicia na vida fetal e permanece durante a infância. Essa condição é caracterizada por falha de crescimento e deficiência intelectual resultantes da ausência congênita da glândula tireoide.
4. Os **nervos laríngeos externos** e os **nervos laríngeos recorrentes** que suprem a musculatura laríngea se encontram intimamente associados à glândula tireoide e devem ser isolados e protegidos durante a **tireoidectomia**. Danos a qualquer um desses dois nervos resultam em rouquidão e, possivelmente, perda da fala.

efetuado por uma série de proteínas transportadoras, como o **transportador de monocarboxilato 8** (**MTC8**) no corpo e o **polipeptídeo transportador de ânion orgânico 1C1** (**OATP1C1**) no cérebro. À medida que entram no citoplasma da célula-alvo, são ligados a proteínas intracelulares e lentamente usados por um período que vai de vários dias a semanas. Como apenas o hormônio livre tem a capacidade de entrar na célula e como o T_3 se liga menos avidamente à transeritrina do que o T_4, ocorre maior entrada de T_3 no citoplasma do que de T_4. Uma vez na célula-alvo, tanto o T_3 quanto o T_4 se ligam às **proteínas nucleares receptoras do hormônio tireóideo**, mas o T_3 se liga com uma afinidade muito maior do que o T_4, o que também é responsável pela maior atividade biológica do T_3. O T_3 e o T_4 ligados entram no núcleo, onde estimulam a transcrição de muitos genes que codificam diversos tipos de proteínas (ver Tabela 13.3), o que resulta em um aumento generalizado no metabolismo celular que pode chegar a duas vezes a taxa de repouso. O T_3 e o T_4 também aumentam a taxa de crescimento nos jovens, facilitam os processos mentais e estimulam a atividade de glândulas endócrinas.

Geralmente, os hormônios da tireoide estimulam o metabolismo de carboidratos. Eles reduzem a síntese de colesterol, fosfolipídios e triglicerídeos, mas aumentam a síntese de ácidos graxos e a absorção de várias vitaminas. O aumento da produção dos hormônios tireóideos também diminui o peso corporal e aumenta a frequência cardíaca, o metabolismo, a respiração, a função muscular e o apetite. Quantidades excessivas de hormônios tireóideos provocam tremor muscular, cansaço, impotência sexual masculina e redução ou ausência de menstruação em mulheres.

Células parafoliculares

As células parafoliculares secretam calcitonina; são encontradas individualmente ou podem formar pequenos agrupamentos de células na periferia do folículo.

As **células parafoliculares** (**células C**) de coloração pálida, consideradas parte do SNED, são derivadas de células da crista neural que migram para as quintas bolsas faríngeas direita e esquerda e, a partir desse local, continuam a entrar na glândula tireoide em desenvolvimento. Essas células ficam isoladas ou em grupos entre as células foliculares, mas não alcançam o lúmen do folículo (ver Figura 13.13). Embora as células parafoliculares sejam de duas a três vezes maiores que as células foliculares, elas representam apenas cerca de 0,1% do epitélio folicular. Eletromicrografias mostram um núcleo redondo a oval; RER moderado; mitocôndrias alongadas; um complexo de Golgi bem desenvolvido; e grânulos de secreção pequenos e densos (de 0,1 a 0,4 μm de diâmetro) localizados no citoplasma basal. Esses grânulos de secreção contêm **calcitonina** (**tireocalcitonina**), um hormônio peptídico que inibe a reabsorção óssea pelos osteoclastos para diminuir, assim, as concentrações de cálcio no sangue. Quando o nível circulante de cálcio está alto, há estimulação para a liberação de calcitonina (ver Capítulo 7).

> **Correlações clínicas**
>
> Os indivíduos que apresentam uma forma mutada do transportador de monocarboxilato 8 (MTC8) apresentam uma condição hereditária ligada ao X conhecida como **síndrome de Allen-Herndon-Dudley**. Essa condição rara, que afeta quase exclusivamente indivíduos do sexo masculino, é caracterizada por altos níveis séricos de T_3 e várias doenças neurológicas causadas pelo desenvolvimento alterado, como deficiência intelectual grave, movimento espástico, tônus muscular fraco, malformações articulares e deficiência da fala.

Glândulas paratireoides

A ausência de glândulas paratireoides é incompatível com a vida, porque o hormônio paratireóideo (PTH) regula os níveis de cálcio no sangue.

As **glândulas paratireoides**, geralmente em arranjo de quatro glândulas (duas superiores e duas inferiores), estão localizadas na superfície posterior de ambos os polos (superior e inferior) dos lobos direito e esquerdo da glândula tireoide. Cada glândula é envolvida em sua própria cápsula fina de tecido conjuntivo rico em colágeno (ver Figura 13.11).

Por causa de sua origem embrionária (terceira e quarta bolsas faríngeas) e da descida no pescoço com o primórdio do timo e dos tecidos tireoidianos, as glândulas paratireoides podem estar localizadas em qualquer lugar ao longo dessa via; também pode haver glândulas paratireoides supranumerárias. Assim que atingem sua localização final, as glândulas crescem lentamente e alcançam o tamanho adulto por volta dos 20 anos de idade. As glândulas atuam na produção de **PTH**, que atua nos ossos, rins e intestinos para aumentar os níveis de cálcio no sangue.

ORGANIZAÇÃO CELULAR DA PARATIREOIDE

O parênquima das glândulas paratireoides consiste em dois tipos de células: células principais e células oxífilas.

Cada glândula paratireoide é uma pequena estrutura ovoide com aproximadamente 5 mm de comprimento, 4 mm de largura e 2 mm de espessura e pesa cerca de 25 a 50 mg. Extensões da cápsula de tecido conjuntivo entram na glândula como septos, acompanhadas por vasos sanguíneos, vasos linfáticos e nervos. Os septos servem principalmente para dar sustentação ao parênquima, assim como sustentam uma rica rede capilar para as células do parênquima que estão dispostas em cordões ou em aglomerados. O estroma de tecido conjuntivo em idosos geralmente contém células adiposas, que podem ocupar até 60% da glândula. O parênquima das glândulas paratireoides é composto de dois tipos de células: **células principais** e **células oxífilas** (Figuras 13.12 e 13.16).

Células principais

As células principais sintetizam o PTH.

As células parenquimatosas funcionais predominantes das glândulas paratireoides são as denominadas **células principais**, que têm de 5 a 8 μm de diâmetro, apresentam coloração levemente eosinofílica e grânulos de pigmento de lipofuscina espalhados por todo o citoplasma. Grânulos menores e densos, de 200 a 400 nm de diâmetro, que se originam do complexo de Golgi e se movem para a periferia da célula, representam os grânulos de secreção contendo o **PTH**. Eletromicrografias

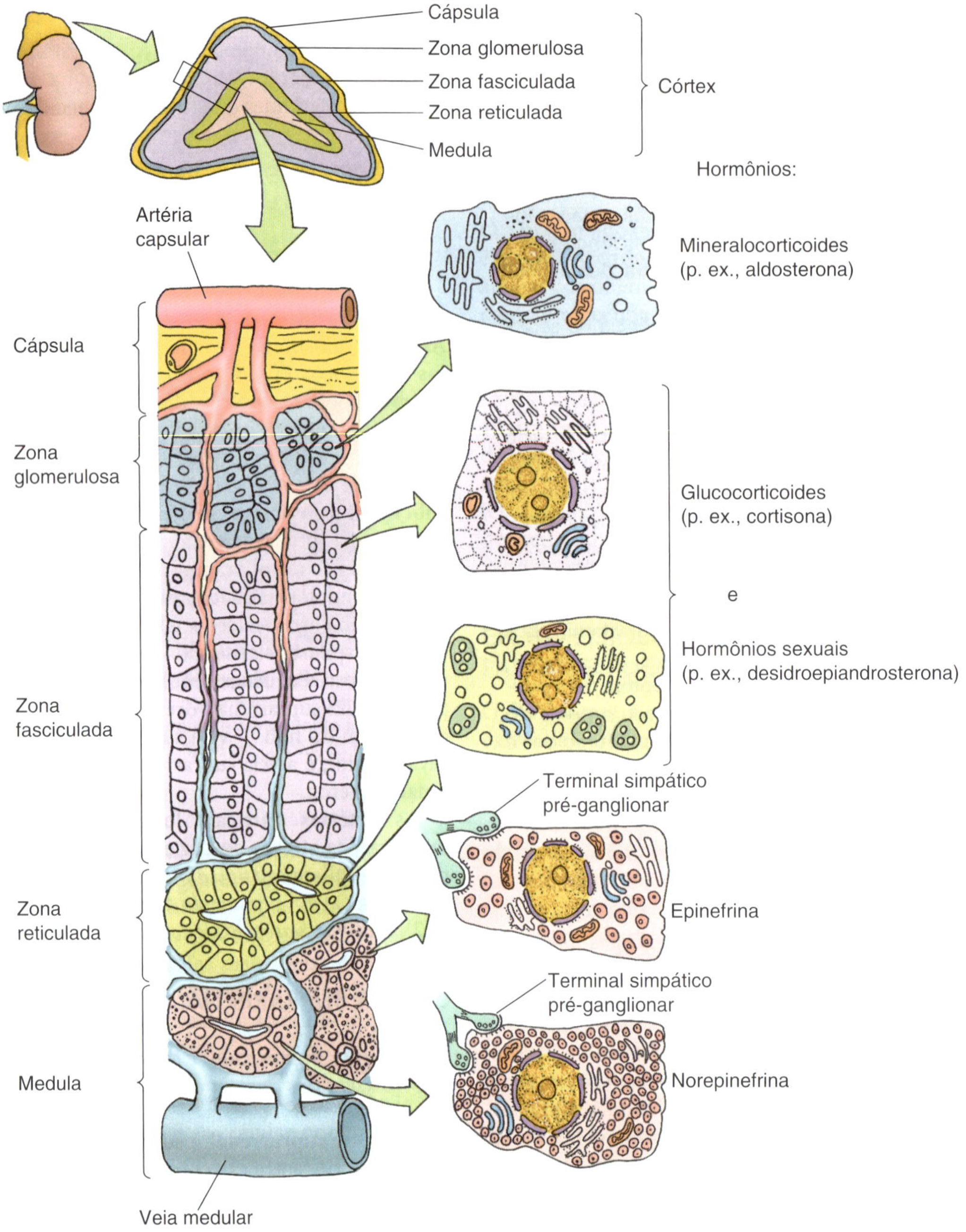

Figura 13.17 Diagrama esquemático da glândula suprarrenal e seus tipos celulares.

síntese são transferidos entre o REL e a mitocôndria até que o hormônio final seja produzido. De tal forma, a síntese desses hormônios depende da capacidade do colesterol e dos produtos intermediários de entrar na mitocôndria, processo regulado por **proteínas reguladoras agudas esteroidogênicas**.

Zona glomerulosa

As células parenquimatosas da zona glomerulosa, quando estimuladas pela angiotensina II e pelo ACTH, sintetizam e liberam os hormônios aldosterona e desoxicorticosterona.

O anel concêntrico externo das células parenquimatosas, localizado logo abaixo da cápsula suprarrenal, é a **zona glomerulosa**, que constitui aproximadamente 13% do volume total da suprarrenal (ver Figura 13.17). As pequenas células colunares que compõem essa zona são organizadas em cordões e aglomerados. Seus pequenos núcleos com coloração escura contêm um ou dois nucléolos, e seu citoplasma acidofílico contém um REL abundante e extenso, **mitocôndrias** curtas com **cristas semelhantes a prateleiras**, um complexo de Golgi bem desenvolvido, RER abundante e ribossomos livres. Algumas gotículas lipídicas também aparecem dispersas no citoplasma. Desmossomos ocasionais e pequenas junções comunicantes unem as células umas às outras, e algumas células apresentam microvilosidades curtas.

As células parenquimatosas da zona glomerulosa sintetizam e secretam **hormônios mineralocorticoides**, principalmente **aldosterona** e alguma **desoxicorticosterona**. A síntese desses hormônios

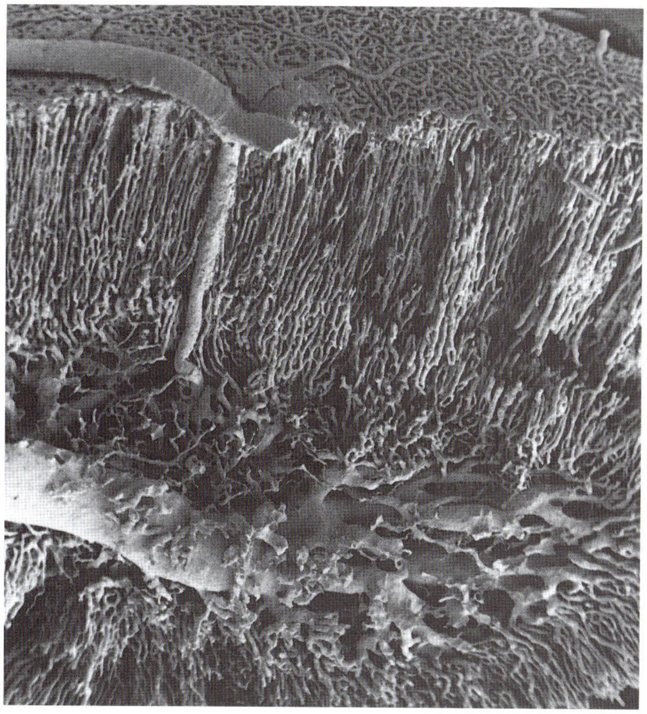

Figura 13.18 Eletromicrografia de varredura da glândula suprarrenal de rato, demonstrando a microcirculação no córtex e medula (80 ×). (Fonte: Kikuta A, Murakami T. Microcirculation of the rat adrenal gland: a scanning electron microscope study of vascular casts. *Am J Anat.* 1982;164:19-28. Reimpresso com permissão de Wiley-Liss, Inc., uma subsidiária de John Wiley & Sons, Inc.)

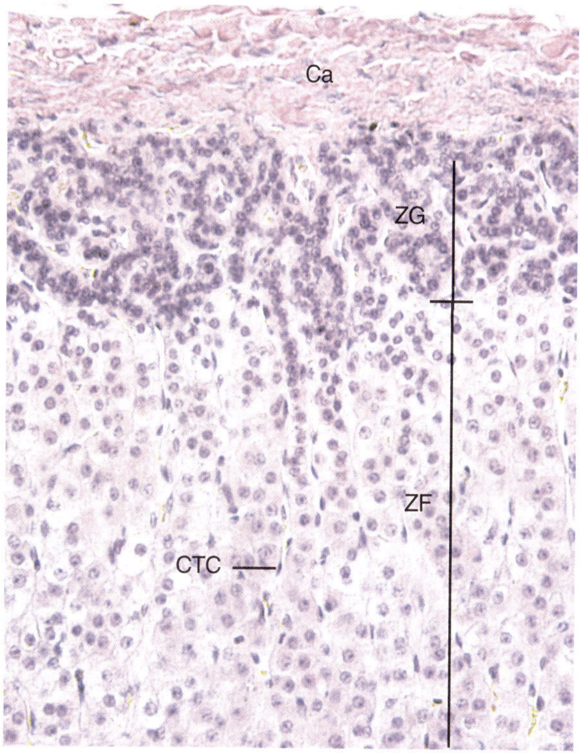

Figura 13.20 Esta fotomicrografia em aumento médio do córtex da glândula suprarrenal exibe sua cápsula (*Ca*) e a zona glomerulosa (*ZG*), junto à porção externa da zona fasciculada (*ZF*) com sua pequena quantidade de tecido conjuntivo e ocasional célula de tecido conjuntivo (*CTC*) (270 ×).

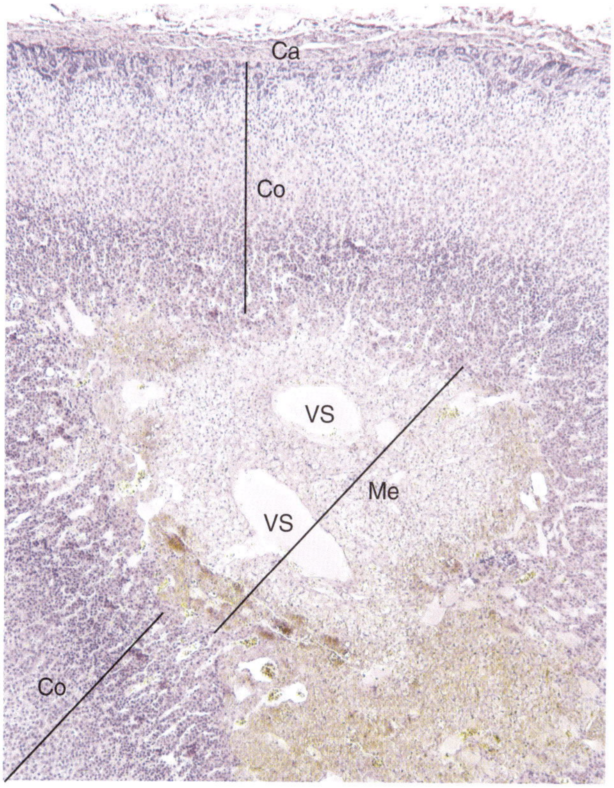

Figura 13.19 Fotomicrogafia em pequeno aumento da glândula suprarrenal que exibe sua cápsula (*Ca*) conjuntiva densa, não modelada e rica em fibras colágenas, o córtex (Co) que envolve a medula (*Me*) e os vasos sanguíneos da medula (*VS*) (56 ×).

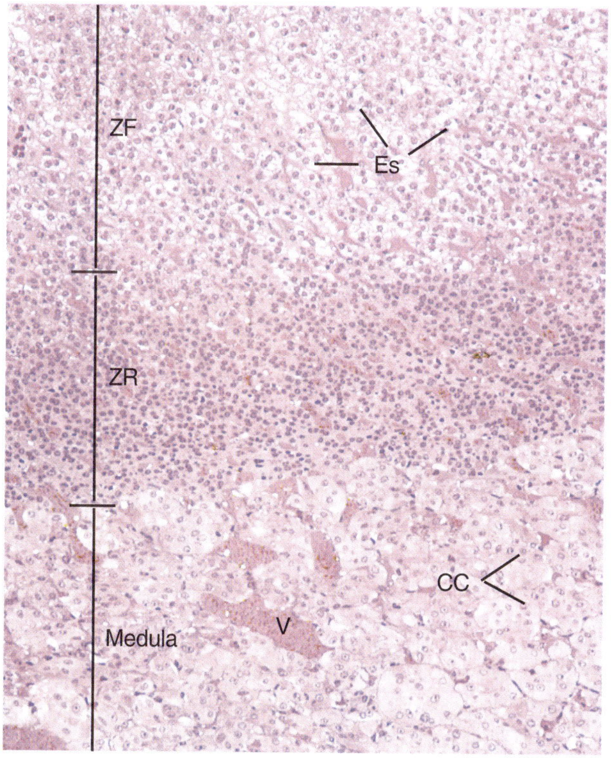

Figura 13.21 Esta fotomicrografia de pequeno aumento exibe as camadas internas do córtex suprarrenal. Observe que, na parte interna da zona fasciculada (*ZF*), as células parenquimatosas são denominadas espongiócitos (*Es*) devido aos espaços vazios deixados pelos lipídios extraídos após o preparo histológico. A região mais interna do córtex é ocupada pela zona reticulada (*ZR*) que faz limite com a medula suprarrenal, cujas células cromafins (*CC*) e células ganglionares simpáticas (não mostradas) são supridas por um rico suprimento vascular (*V*) (132 ×).

é estimulada pela **angiotensina II** e pelo **ACTH**, ambos necessários para a existência normal das células da glomerulosa. Os hormônios mineralocorticoides atuam no controle do equilíbrio hidreletrolítico corporal e afetam a função dos túbulos renais, especificamente os túbulos contorcidos distais (ver Capítulo 19).

As **células progenitoras** localizadas na interface da zona glomerulosa e da zona fasciculada sustentam a população de células do córtex suprarrenal e iniciam o ciclo celular para produzir mais células do parênquima adrenocortical.

Zona fasciculada

As células parenquimatosas da zona fasciculada (espongiócitos), quando estimuladas pelo ACTH, sintetizam e liberam os hormônios cortisol e corticosterona.

A camada concêntrica intermediária de células no córtex suprarrenal é a **zona fasciculada**, a maior dentre as camadas corticais, que representa até 70% do volume total da glândula. Essa zona abriga capilares sinusoides dispostos longitudinalmente entre as colunas de células parenquimatosas. As células poliédricas nessa camada são maiores do que as células da zona glomerulosa e são arranjadas em colunas radiais, com uma a duas camadas de espessura e reagem a corantes levemente acidofílicos. Por terem muitas gotículas lipídicas em seu citoplasma, que são extraídas durante o processamento histológico, essas células parecem ter muitos vacúolos em seu citoplasma e são chamadas de ***espongiócitos***. Ademais, apresentam **mitocôndrias esféricas** com **cristas tubulares** e **vesiculares**, extensas redes de REL, algum RER, lisossomos e grânulos de pigmento lipofuscina.

Quando estimuladas pelo ACTH, as células da zona fasciculada sintetizam e secretam os **hormônios glucocorticoides**, **cortisol** e **corticosterona**. Os glucocorticoides atuam no controle do metabolismo de carboidratos, gorduras e proteínas.

Zona reticulada

As células da zona reticulada, quando estimuladas pelo ACTH, sintetizam e liberam desidroepiandrosterona, androstenediona e alguns glucocorticoides.

A camada mais interna do córtex suprarrenal é a **zona reticulada**, que constitui aproximadamente 7% do volume da glândula. As células acidofílicas de coloração escura nessa camada estão arranjadas em cordões anastomosados. São semelhantes aos espongiócitos da zona fasciculada, mas são menores e apresentam menos gotículas lipídicas. Com frequência, essas células contêm grandes quantidades de grânulos de pigmento lipofuscina. Diversas células próximas à medula suprarrenal são escuras, com citoplasma eletrodenso e núcleos picnóticos, o que sugere que essa zona contém células parenquimatosas em degeneração.

As células da zona reticulada sintetizam e secretam **androgênios**, principalmente **desidroepiandrosterona (DHEA)** e um pouco de **androstenediona**. Além disso, as células da zona reticulada podem sintetizar e secretar pequenas quantidades de glucocorticoides. A secreção desses hormônios é estimulada pelo ACTH. Tanto o DHEA como a androstenediona são hormônios masculinizantes fracos com efeitos desprezíveis em condições normais.

HISTOFISIOLOGIA DO CÓRTEX SUPRARRENAL

As três classes de hormônios esteroides que são secretados pelo córtex suprarrenal são (1) mineralocorticoides, (2) glucocorticoides e (3) androgênios fracos. O ACTH estimula a secreção de hormônios do córtex suprarrenal com a angiotensina II para a secreção de mineralocorticoides.

Mineralocorticoides

Os **mineralocorticoides**, secretados pela zona glomerulosa, incluem, predominantemente, **aldosterona** e, algumas vezes, desoxicorticosterona. Os alvos desses hormônios incluem a mucosa gástrica, as glândulas salivares e as glândulas sudoríparas, onde estimulam a absorção de sódio. No entanto, o principal alvo são as células dos túbulos contorcidos distais do rim, onde funcionam como estimuladores da regulação do equilíbrio hídrico e a homeostase de sódio e potássio, por meio da absorção de sódio e a excreção de potássio, uma função regulada principalmente pela angiotensina II (ver Capítulo 19).

Glucocorticoides

Os **glucocorticoides**, secretados pela zona fasciculada, incluem **hidrocortisona (cortisol)** e **corticosterona**. Esses hormônios esteroides apresentam ampla gama de funções que afetam a maioria dos tecidos do corpo e controlam o metabolismo geral. Eles exercem um efeito **anabólico** no fígado que promove a absorção de ácidos graxos, aminoácidos e carboidratos para a síntese de glicose e polimerização de glicogênio; em outros tecidos, contudo, o efeito é **catabólico**. Por exemplo, nos adipócitos, os glucocorticoides estimulam a **lipólise** e, no músculo, esses hormônios estimulam a **proteólise**. Os glucocorticoides, quando circulam em níveis acima do normal, também influenciam as respostas anti-inflamatórias por meio da inibição da infiltração de macrófagos e de leucócitos nos locais de inflamação. Esses hormônios também suprimem a resposta imune e induzem a atrofia do sistema linfático para reduzir, assim, a população de linfócitos circulantes. A Tabela 13.4 lista alguns dos efeitos deletérios de níveis excessivos de glucocorticoides no sangue.

TABELA 13.4 Efeitos deletérios de níveis excessivos de glucocorticoides no sangue.

Corpo/sistema/órgão/tecido/atividade	Efeito
Cérebro	Psicose e depressão
Sistema imune	Supressão do sistema imune; resposta anti-inflamatória
Estatura	Redução da altura
Sistema endócrino	Níveis deprimidos de hormônio luteinizante, hormônio foliculoestimulante, hormônio do crescimento e hormônio estimulante da tireoide
Trato gastrintestinal	Formação de úlceras pépticas
Tecido adiposo	Induz a deposição de gordura nas vísceras
Olho	Induz glaucoma
Metabolismo de cálcio	Diminui a formação óssea e a massa óssea
Pele e músculos	Induz proteólise de colágeno da pele; induz atrofia muscular
Cardiovascular	Hipertensão
Rim	Induz a preservação de sais e água
Metabolismo de carboidratos	Aumenta a gliconeogênese no fígado; aumenta a resistência periférica à insulina e, assim, promove a ocorrência de diabetes

Correlações clínicas

Os **glucocorticoides** têm uma relação interessante com o **ritmo circadiano**. Indivíduos que dormem durante o dia têm seus níveis mais altos de cortisol à noite e mais baixos pela manhã, ao passo que aqueles que dormem à noite apresentam a condição inversa, ou seja, níveis mais altos pela manhã e mais baixos à noite.

O mecanismo de **retroalimentação negativo** para os glucocorticoides é parcialmente controlado por sua concentração plasmática. Quando os níveis de glucocorticoides no sangue estão elevados, as células produtoras de **hormônio liberador de corticotropina (CRH)** do hipotálamo são inibidas, o que, por sua vez, inibe os **corticotropos** da *pars distalis* da hipófise a liberarem ACTH.

Correlações clínicas

1. A **doença de Addison** é caracterizada pela diminuição da secreção dos hormônios adrenocorticais como resultado da destruição do córtex suprarrenal. Essa doença é mais frequentemente causada por um processo autoimune; também pode se desenvolver como sequela da tuberculose ou de outra doença infecciosa. A morte sobrevém com a ausência de tratamento com esteroides.
2. A **doença de Cushing (hiperadrenocorticismo)** é causada por pequenos tumores nas células basófilas da hipófise anterior que levam a um aumento na produção de **ACTH**. O excesso de ACTH provoca aumento das glândulas suprarrenais e hipertrofia do córtex suprarrenal, o que resulta em superprodução de cortisol. Os pacientes são obesos, predominantemente na face, no pescoço e no tronco, e apresentam osteoporose e perda de massa muscular. Os homens ficam impotentes e as mulheres apresentam amenorreia.
3. O carcinoma suprarrenal primário, uma doença muito rara, afeta duas vezes mais mulheres do que homens. Normalmente, o câncer surge em indivíduos com pelo menos 40 anos de idade, e as células cancerosas são produtoras de hormônios: cerca de 45% sintetizam apenas glucocorticoides, 45% produzem glucocorticoides e androgênios e 10% secretam apenas androgênios. Apenas aproximadamente 1% das células cancerosas secreta aldosterona. Infelizmente, quando o câncer é reconhecido, já houve formação de metástase. Mesmo com cirurgia e quimioterapia subsequente, a taxa de mortalidade em 5 anos é de 80%.

Androgênios fracos

Os androgênios secretados pela zona reticulada incluem a **desidroepiandrosterona** e a **androstenediona**, ambos hormônios sexuais masculinizantes e fracos, que têm apenas uma pequena fração da efetividade dos androgênios produzidos nos testículos. Em condições normais, a influência desses hormônios é insignificante nos homens, mas pode ter efeito masculinizante nas mulheres.

MEDULA SUPRARRENAL

As células cromafins da medula suprarrenal são neurônios pós-ganglionares modificados, sem dendritos ou axônios, que têm função secretora.

A porção central da glândula suprarrenal, a **medula suprarrenal**, é completamente revestida do córtex suprarrenal e forma apenas 10% do volume da glândula suprarrenal. A medula suprarrenal, que se desenvolve a partir de células da crista neural, compreende duas populações de células parenquimatosas: **células cromafins**, que produzem as **catecolaminas** (**epinefrina** e **norepinefrina**), e **células ganglionares simpáticas**, que estão espalhadas por todo o tecido conjuntivo (ver Tabela 13.3).

Células cromafins

A medula suprarrenal funciona como um gânglio simpático modificado, que abriga células simpáticas pós-ganglionares, conhecidas como células cromafins, que não apresentam dendritos e axônios. A medula também apresenta um pequeno número de células ganglionares simpáticas.

As **células cromafins** da medula suprarrenal são grandes células epitelioides dispostas em grupos ou cordões curtos; elas contêm grânulos que se coram intensamente com sais de cromo (ver Figuras 13.19, 13.21 e 13.22). A reação dos grânulos, que se tornam castanho-escuros quando expostos aos sais de cromo, indica que as células contêm **catecolaminas**, neurotransmissores produzidos pelas células pós-ganglionares do sistema nervoso simpático. Assim, a medula suprarrenal funciona como um gânglio simpático modificado, que aloja células simpáticas pós-ganglionares que não têm neuritos (dendritos e axônios). No entanto, quando cultivadas *in vitro*, essas células geram neuritos; a adição de glucocorticoides ao meio de cultura inibe a formação dos neuritos. As catecolaminas sintetizadas pelas células cromafins são os neurotransmissores simpáticos **epinefrina (adrenalina)** e **norepinefrina (noradrenalina)**. Aproximadamente 80% das células cromafins produzem epinefrina e 20% sintetizam norepinefrina. Esses neurotransmissores são secretados pelas células cromafins em resposta à estimulação pelos **nervos esplâncnicos pré-ganglionares simpáticos (colinérgicos)** que fazem sinapses com essas células.

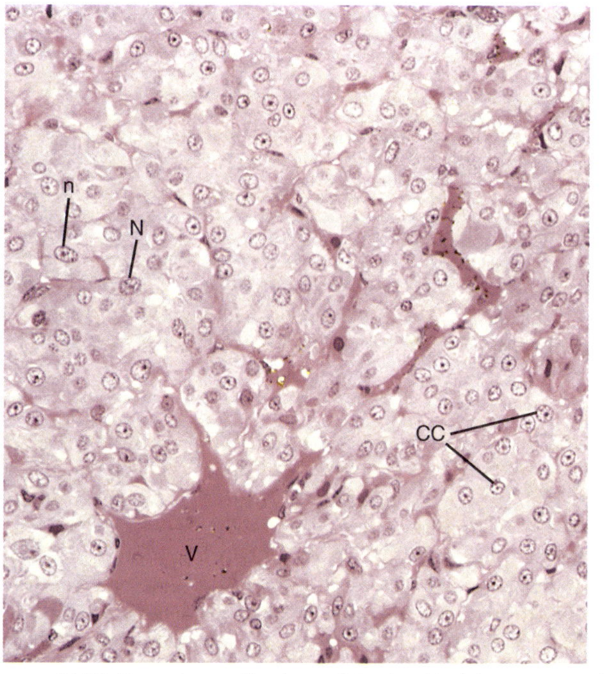

Figura 13.22 Fotomicrografia da medula da glândula suprarrenal. Observe as células cromafins (*CC*) cujos núcleos (*N*) abrigam um único nucléolo (*n*). Observe o rico suprimento arterial e a drenagem venosa (*V*) da medula suprarrenal (270 ×).

As células cromafins têm um complexo de Golgi justanuclear bem desenvolvido, algum RER e numerosas mitocôndrias. A característica identificadora das células cromafins são os cerca de 30.000 pequenos grânulos de secreção citoplasmáticos densos delimitados por membrana; aproximadamente 20% desses grânulos contêm epinefrina ou norepinefrina (ver Figura 13.23). Os grânulos restantes são compostos de **ATP**, **encefalinas** e proteínas solúveis chamadas **cromograninas**, que provavelmente se ligam à epinefrina e à norepinefrina.

Correlações clínicas

Por meio de coloração histoquímica, foram identificados dois tipos de células cromafins em alguns animais, mas não em primatas (ou humanos): as que produzem e armazenam **norepinefrina** e as que produzem e armazenam **epinefrina**. Os grânulos das células que armazenam norepinefrina têm um cerne excêntrico e eletrodenso dentro da membrana limitante do grânulo, enquanto os grânulos das células cromafins que armazenam epinefrina são mais homogêneos e menos densos.

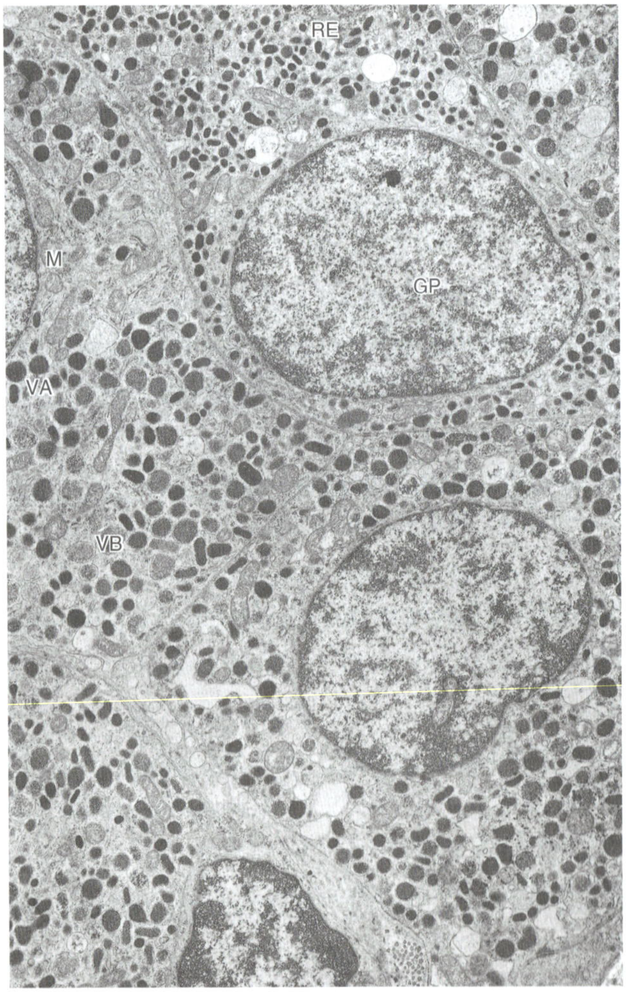

Figura 13.23 Eletromicrografia da medula suprarrenal de um babuíno (14.000 ×). As diferentes eletrodensidades das vesículas podem ser um reflexo de suas fases de maturação. RE, retículo endoplasmático; VA, vesícula de alta eletrodensidade; VB, vesícula de baixa eletrodensidade; M, mitocôndria; GP, célula de pequenos granulos. (Fonte: Al-Lami F, Carmichael SW. Microscopic anatomy of the baboon [Papio hamadryas] adrenal medulla. *J Anat.* 1991;178:213-221. Reproduzida com autorização de Cambridge University Press.)

HISTOFISIOLOGIA DA MEDULA SUPRARRENAL

A atividade secretora da medula suprarrenal é controlada pelos nervos esplâncnicos. A liberação das **catecolaminas** agregadas a partir das **células cromafins** é induzida pela estimulação das células ganglionares simpáticas na medula suprarrenal. A liberação de **acetilcolina** dessas terminações nervosas simpáticas pré-ganglionares despolariza as membranas celulares das células cromafins, levando a um influxo de íons de cálcio. O aumento do cálcio intracelular induz, então, a liberação de **epinefrina** ou **norepinefrina** via exocitose.

Quando o estímulo é derivado de uma fonte emocional, a secreção de norepinefrina predomina; quando o estímulo é fisiológico (p. ex., dor), predomina a secreção de epinefrina. As catecolaminas liberadas pela medula suprarrenal exibem efeito total mais generalizado do que as catecolaminas liberadas pelos neurônios simpáticos. No entanto, esses efeitos não são uniformes para todos os tecidos. Por exemplo, eles aumentam o consumo de oxigênio, aumentam a produção de calor e mobilizam gordura para a obtenção de energia; no sistema cardiovascular, atuam no controle da frequência cardíaca e da musculatura lisa das artérias, que aumentam a pressão arterial. Além disso, as catecolaminas regulam as contrações musculares em alguns tecidos (p. ex., esfíncteres da bexiga); em outros órgãos, influenciam o relaxamento muscular (p. ex., musculatura lisa intestinal).

Em casos de medo ou estresse graves, o aumento da epinefrina é liberado para preparar o corpo para "lutar, fugir ou paralisar". Os níveis plasmáticos resultantes de epinefrina, até 300 vezes o nível normal, aumentam o estado de alerta, o débito cardíaco e a frequência cardíaca, bem como aumentam a liberação de glicose do fígado.

Correlações clínicas

O tumor mais comum da medula suprarrenal é o **feocromocitoma**, que pode envolver as células cromafins de uma ou de ambas as glândulas suprarrenais. No entanto, ocasionalmente, o tumor reside em paragânglios localizados em diversas regiões do corpo, como parede abdominal posterior, coração, pescoço e bexiga urinária (nesses casos, a condição é chamada de paraganglioma). O feocromocitoma é não maligno em 90% dos casos; se maligno, o tumor pode metastatizar para o fígado, pulmões, linfonodos e ossos. Mais comumente, a doença afeta pessoas entre 20 e 50 anos de idade; o principal sintoma é a hipertensão arterial flutuante ou persistente, resistente a ser controlada. Outros sintomas incluem taquicardia (batimentos cardíacos rápidos), dispneia (falta de ar), palidez, cefaleia e sudorese abundante. Esses sintomas podem ocorrer repentinamente ou podem ser desencadeados por exercícios extenuantes, tensão nervosa e até mesmo certos alimentos que contêm grandes quantidades de tiramina, como chocolate, queijo, carne defumada e bebidas fermentadas. Os testes de diagnóstico incluem exames de urina e sangue para procurar níveis elevados de epinefrina e norepinefrina e estudos de imagem para procurar tumores das glândulas suprarrenais (ou locais de possíveis metástases). O protocolo de tratamento chave, após a estabilização da pressão arterial do paciente, é a cirurgia para remover a glândula suprarrenal com o tumor. Se ambas as glândulas estiverem envolvidas, apenas o tumor será removido. Se o tumor for maligno, o procedimento cirúrgico geralmente é seguido de quimioterapia e/ou radioterapia.

A epinefrina é mais eficaz no controle do débito cardíaco e da frequência cardíaca e no aumento do fluxo sanguíneo através dos órgãos. A norepinefrina tem pouco efeito sobre essas funções, mas provoca uma elevação da pressão arterial por vasoconstrição.

A norepinefrina também é produzida no cérebro e nos nervos periféricos, e funciona como um neurotransmissor. No entanto, a norepinefrina produzida na medula suprarrenal tem meia-vida curta porque é destruída no fígado logo após sua liberação.

Glândula pineal

A glândula pineal, um dos OCVs, responde aos períodos diários de luz e escuridão e acredita-se que influencia a atividade gonadal.

A **glândula pineal** (ou **corpo pineal**), um dos OCVs, é uma glândula endócrina cujas secreções são influenciadas pelos períodos de claro e escuro do dia. É uma projeção em formato de cone na linha média do teto do diencéfalo, dentro de um recesso do terceiro ventrículo e que se estende até o pedículo ligada a ele. Tem um comprimento de 5 a 8 mm, com 3 a 5 mm de largura; pesa aproximadamente 120 mg. A glândula é recoberta pela pia-máter, que forma uma cápsula da qual se estendem septos que dividem a glândula pineal em lóbulos incompletos. Os vasos sanguíneos entram na glândula através dos septos do tecido conjuntivo. As células parenquimatosas da glândula são compostas principalmente de **pinealócitos** e **células intersticiais** (Figuras 13.24 e 13.25). A glândula pineal produz **melatonina**, o hormônio que controla os múltiplos ritmos circadianos do indivíduo.

PINEALÓCITOS

Os pinealócitos são as células do parênquima da glândula pineal responsáveis pela secreção de melatonina.

Os **pinealócitos** constituem aproximadamente 95% da população de células da glândula pineal. São células ligeiramente basofílicas com um ou dois processos longos cujas dilatações terminais se aproximam dos capilares e, ocasionalmente, de outras células parenquimatosas.

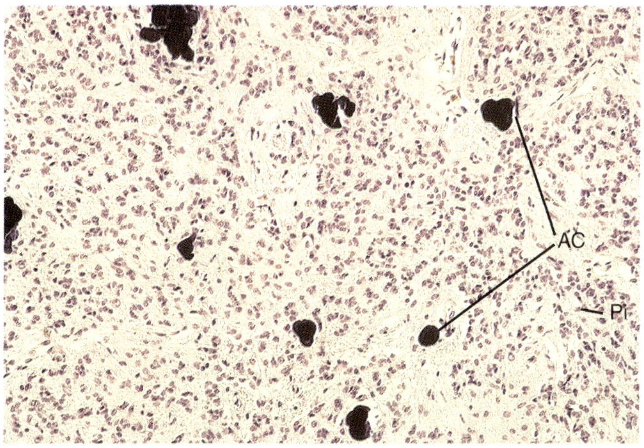

Figura 13.24 Glândula pineal. As grandes estruturas de coloração escura são areia cerebral (*AC*) espalhada entre os pinealócitos (*Pi*). As células neurogliais estão presentes, mas são difíceis de distinguir com este aumento (132 ×).

Seus núcleos esféricos têm um único nucléolo proeminente. O citoplasma contém REL e RER; um pequeno aparelho de Golgi; inúmeras mitocôndrias; e pequenas vesículas de secreção, algumas com cernes eletrodensos. Os pinealócitos também contêm um citoesqueleto bem desenvolvido composto de microtúbulos, microfilamentos e estruturas tubulares densas revestidas de elementos vesiculares esféricos. Essas estruturas incomuns, conhecidas como ***fitas sinápticas*** (do inglês, ***synaptic ribbons*** – também observadas na retina e na orelha interna), aumentam em número durante o período escuro do ciclo diurno, mas sua função não é compreendida.

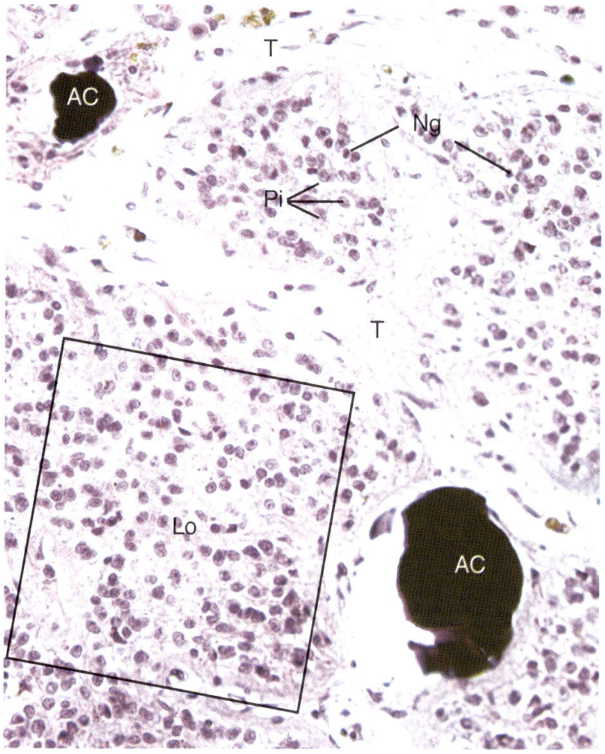

Figura 13.25 Um aumento médio da glândula pineal exibe as trabéculas de tecido conjuntivo (*T*) que subdividem a glândula em lóbulos (*Lo*) e conduzem o suprimento vascular e nervoso aos pinealócitos (*Pi*). Observe que os núcleos da neuroglia (*Ng*) são menores e mais escuros do que os dos pinealócitos. Observe a presença de areia cerebral (*AC*) na substância da glândula (270 ×).

Correlações clínicas

1. A **melatonina** induz a sensação de sonolência; por essa razão, alguns indivíduos a utilizam como suplemento para combater distúrbios do sono, transtornos do humor e depressão, bem como para superar os efeitos do *jet lag*.
2. Foi sugerido que a melatonina pode agir para proteger o sistema nervoso central por sua capacidade de limpar e eliminar os radicais livres que são produzidos durante o estresse oxidativo. Sugestões adicionais incluem que a melatonina pode alterar o humor humano, o que causa depressão durante as horas do dia encurtadas nos meses de inverno. Foi relatado que a exposição à luz artificial brilhante pode reduzir a secreção de melatonina e resultar no alívio da depressão.
3. Há algumas evidências de que a melatonina pode reduzir a incidência de azia porque facilita uma contração mais forte do esfíncter esofágico inferior e, assim, evita o refluxo do conteúdo gástrico para o esôfago.

O hormônio **melatonina** é sintetizado a partir do triptofano, por meio da via da serotonina, que é catalisada pela enzima ***arilalquilamina N-acetiltransferase*** (AANAT), passo limitante da via. Sendo sintetizado pelos pinealócitos, é liberado quase exclusivamente à noite. A melatonina não é armazenada nos pinealócitos, mas é liberada quase imediatamente após ser sintetizada. Esse hormônio inibe a liberação do hormônio do crescimento e da gonadotrofina pela hipófise e hipotálamo, respectivamente. Deve-se notar que a melatonina não é sintetizada ou liberada durante o dia porque a ação da enzima AANAT é inibida nesse período.

CÉLULAS INTERSTICIAIS

Acredita-se que as células intersticiais da glândula pineal sejam neurogliais semelhantes a astrócitos.

As **células intersticiais**, que se acredita serem células da neuroglia semelhantes a astrócitos, estão espalhadas por toda a glândula pineal e são particularmente abundantes no pedículo da pineal que leva ao diencéfalo. Essas células constituem aproximadamente 5% da população de células da glândula pineal e apresentam núcleos alongados e intensamente corados, e RER bem desenvolvido; algumas têm depósitos de glicogênio. Seus longos processos celulares são ricos em filamentos intermediários, microtúbulos e microfilamentos.

CORPORA ARENACEA ("AREIA CEREBRAL")

A glândula pineal também contém concreções de fosfatos e carbonatos de cálcio, que são depositados em anéis concêntricos ao redor de uma matriz orgânica. Essas estruturas, chamadas ***corpora arenacea*** ("***areia cerebral***" ou corpos arenáceos), aparecem na primeira infância e aumentam de tamanho ao longo da vida. Embora não esteja claro como são formadas ou como funcionam, elas aumentam durante os fotoperíodos curtos e são reduzidas à medida que a glândula pineal secreta ativamente.

HISTOFISIOLOGIA DA GLÂNDULA PINEAL

Há muito tempo, sabe-se que a glândula pineal controla os vários ciclos circadianos, mas sua localização, até então distante do acesso à luz do dia, intrigou os pesquisadores. Recentemente, foi descoberto que aproximadamente 5% das **células ganglionares da retina** de vertebrados superiores, mesmo aqueles totalmente cegos, reagem à luz e, *indiretamente*, retransmitem essa informação para a glândula pineal. Os axônios dessas células ganglionares especializadas se unem ao trato retino-hipotalâmico para fazer sinapses com neurônios localizados no **núcleo supraquiasmático** (**NSQ**) do hipotálamo. Os neurônios localizados no NSQ atingem indiretamente os neurônios simpáticos pré-ganglionares da coluna celular intermediolateral. Os axônios desses neurônios pré-ganglionares fazem sinapses com neurônios simpáticos pós-ganglionares nos gânglios da cadeia cervical, cujos axônios pós-ganglionares alcançam a glândula pineal e induzem os pinealócitos a sintetizarem e liberarem melatonina.

A melatonina não apenas regula os ritmos circadianos diários, mas também controla o **eixo reprodutivo**, provavelmente pela inibição da liberação de FSH, e agem de alguma forma na liberação de GnRH do hipotálamo. O papel da melatonina na reprodução humana não é compreendido, mas, em animais com estratégias reprodutivas sazonais, a melatonina inibe o ciclo reprodutivo até que a duração do período gestacional coincida com o momento mais favorável para o nascimento.

Considerações patológicas

Ver Figuras 13.26 a 13.28.

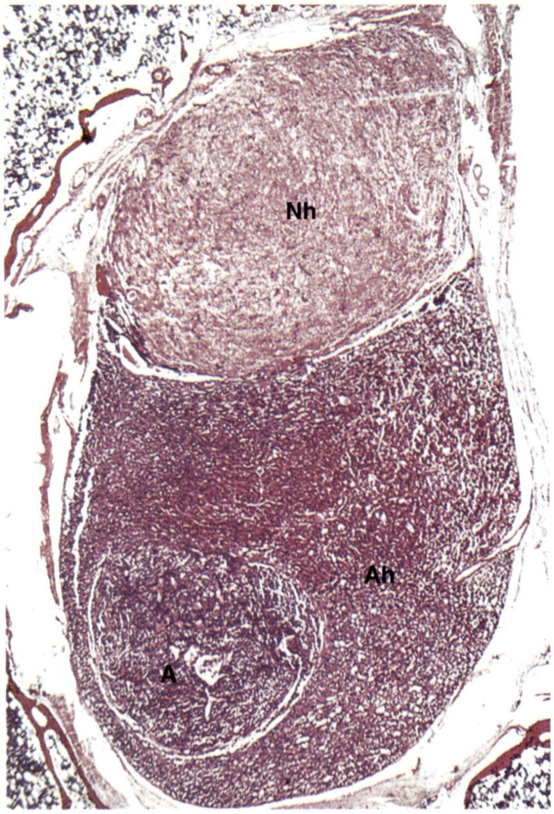

Figura 13.26 Fotomicrografia da hipófise de um paciente com adenoma (*A*) hipofisário benigno presente na adeno-hipófise (*AP*). O fato de o tumor ser bem definido e circunscrito por uma cápsula de tecido conjuntivo indica sua natureza não maligna. Infelizmente, o paciente morreu logo após a descoberta do tumor. As células do tumor produziram tanto hormônio adrenocorticotrófico que o paciente desenvolveu uma forma muito agressiva da doença de Cushing, que produziu complicações metabólicas e cardíacas muito extenuantes. (Reproduzida, com autorização, de Young B, Stewart W, O'Dowd G. *Wheater's Basic Pathology: A Text, Atlas and Review of Histopathology*. 5th ed. Oxford: Churchill Livingstone/Elsevier Limited; 2011:254.)

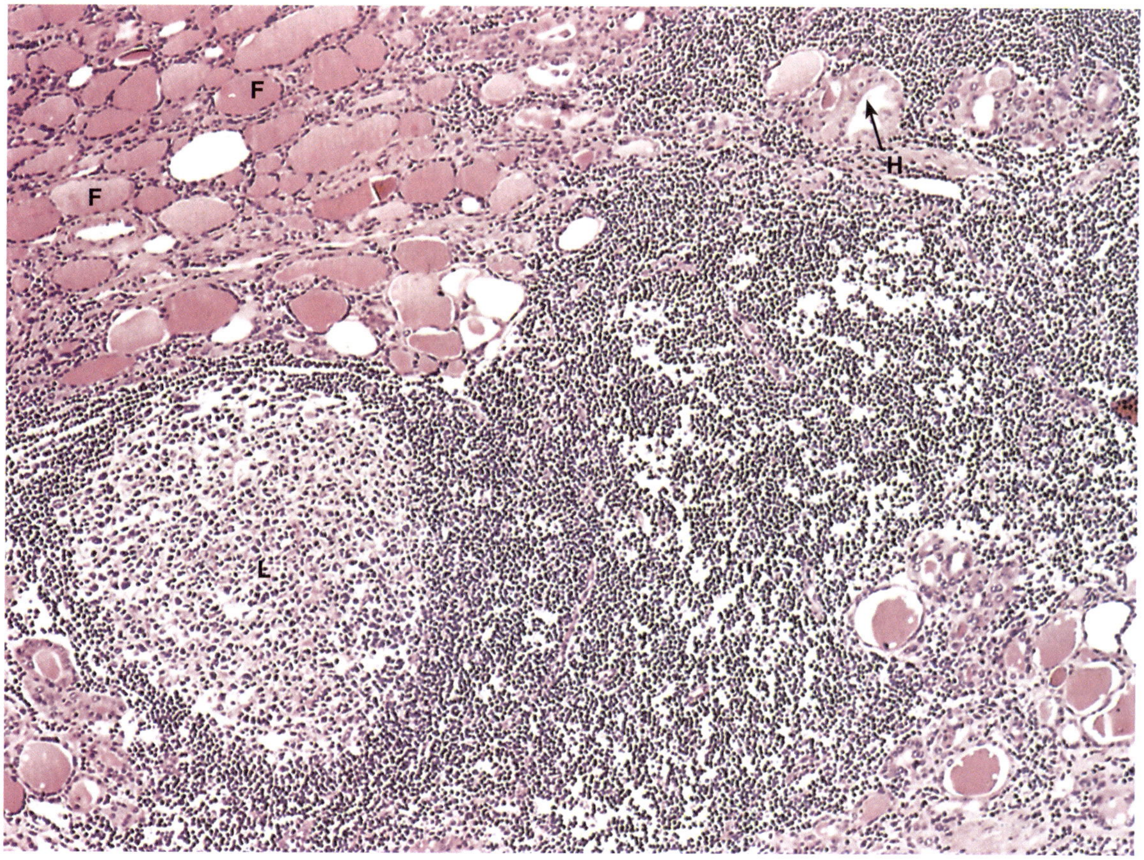

Figura 13.27 Fotomicrografia da glândula tireoide de um paciente com doença de Hashimoto, uma doença autoimune na qual o indivíduo desenvolve autoanticorpos contra a própria glândula tireoide, os quais destroem os folículos tireóideos (*F*). A glândula sofre infiltração de linfócitos, que chegam a formar nódulos linfoides (*L*). À medida que a doença progride, as células foliculares da tireoide se transformam em células de Hurthle (H), que têm um citoplasma granular eosinofílico, mas não são funcionais na produção de hormônios tireóideos. (Reproduzida, com autorização, de Young B, Stewart W, O'Dowd G. *Wheater's Basic Pathology: A Text, Atlas and Review of Histopathology*. 5th ed. Oxford: Churchill Livingstone/Elsevier Limited; 2011:256.)

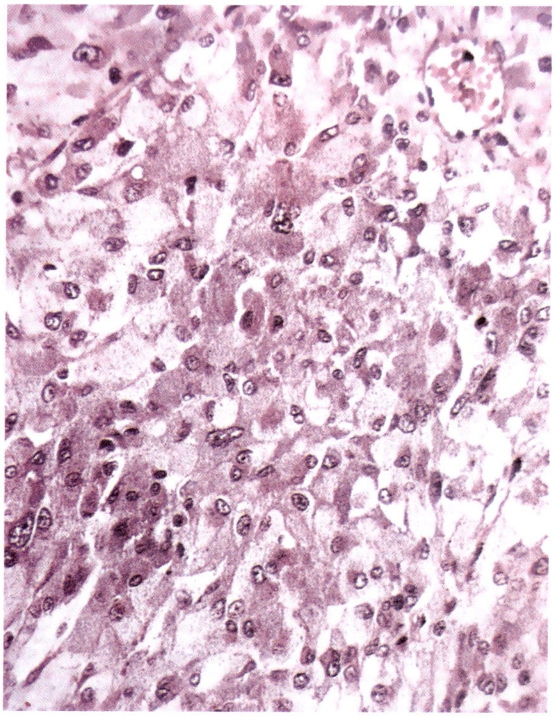

Figura 13.28 Fotomicrografia de uma suprarrenal que apresenta feocromocitoma, um tumor das células cromafins da medula suprarrenal. Embora o tumor seja benigno, o paciente pode apresentar sintomas causados pela produção excessiva de catecolaminas, a saber, palpitações cardíacas, sudorese profusa e doença hipertensiva grave que pode levar à morte. (Reproduzida, com autorização, de Young B, Stewart W, O'Dowd G. *Wheater's Basic Pathology: A Text, Atlas and Review of Histopathology*. 5th ed. Oxford: Churchill Livingstone/Elsevier Limited; 2011:263.)

Instruções do laboratório de histologia

Hipófise

Antes de estudar a histologia da hipófise, o estudante deve revisar as regiões da glândula que geralmente são examinadas em um laboratório de histologia: a adeno-hipófise (hipófise anterior) e a neuro-hipófise (hipófise posterior). A adeno-hipófise tem três regiões: a *pars anterior* (*pars distalis*), a *pars intermedia* e a *pars tuberalis*. A neuro-hipófise também tem três regiões: a eminência mediana, o infundíbulo e a *pars nervosa*. Dessas seis regiões, geralmente se espera que o estudante reconheça a *pars anterior* e a *pars intermedia* da adeno-hipófise e a *pars nervosa* da neuro-hipófise (é claro, isso depende inteiramente do instrutor do curso, cuja opinião prevalece à declaração deste autor).

Ao se visualizar a hipófise em um aumento muito baixo, é fácil reconhecer a *pars anterior* por causa das células cromófilas vividamente coradas; e a *pars nervosa*, que tem aparência geralmente uniforme e acinzentada. Na interface das duas estruturas, observa-se a *pars intermedia* muito estreita que geralmente tem cistos preenchidos por coloides (Figura 13.4, *PA*, *PN*, *PI*). Em um aumento baixo das três regiões, a *pars anterior* exibe um rico suprimento vascular, assim como a *pars nervosa*, mas as células cromófilas da *pars anterior* fornecem uma "paisagem" mais vívida. Os cistos preenchidos com coloides da *pars intermedia* tornam-na relativamente fáceis de identificar (**Figura 13.5**, *PA*, *VS*, *PN*, *Col*, *PI*). Outra fotomicrografia de baixa ampliação da *pars anterior* demonstra não apenas seus numerosos vasos sanguíneos, mas também as células acidófilas com coloração vermelho-alaranjada e as células basófilas com coloração azulada (Figura 13.6, *VS*, *A*, *B*). Uma ampliação um pouco maior da mesma região fornece melhor diferenciação entre os acidófilos e os basófilos. Além disso, as células cromófobas também são fáceis de ver – seus núcleos estão agrupados em um aglomerado compacto porque a maioria dos hormônios foi liberada por essas células; por tal razão, eles têm apenas uma quantidade escassa de citoplasma. O suprimento vascular da *pars anterior* também é evidente (Figura 13.7, *A*, *B*, *Cr*, *VS*). Um grande aumento da *pars anterior* permite uma diferenciação clara entre as células acidófilas e os basófilas. Também demonstra quão pouco citoplasma permanece nas células cromófobas (Figura 13.8, *A*, *B*, *C*). Mesmo uma fotomicrografia de baixo aumento permite fácil identificação da *pars nervosa*. Os corpos de Herring são relativamente fáceis de serem reconhecidos e a maioria dos núcleos pertence aos pequenos pituicitos (Figura 13.10, *setas*, *P*).

Glândula tireoide

A glândula tireoide é muito fácil de ser reconhecida, mesmo em uma baixa ampliação, por causa de seus grandes folículos cheios de coloide (sejam vistos ao microscópio do estudante ou com microscopia virtual). Em algumas lâminas de microscópio, ambas as glândulas, tireoide e paratireoide, estão presentes, e o contraste entre as duas também fornece excelente pista para reconhecê-las distintamente (Figura 13.12, *GT*, *F*, *GP*). Em grandes aumentos, o revestimento da célula folicular do coloide pode ser reconhecido por sua coloração mais escura, núcleos ovais menores, em contraste com os núcleos ovais maiores e mais claros da célula parafolicular. Observe também que as células foliculares estão em contato direto com o coloide, enquanto as células parafoliculares estão localizadas mais afastadas do coloide. O tecido conjuntivo da glândula tireoide exibe a presença de vasos sanguíneos e fibroblastos (Figura 13.13, *CF*, *CPF*, *TC*, *VS*, *F*).

Glândula paratireoide

A glândula paratireoide é composta de pequenas células principais que apresentam leve semelhança com linfócitos agrupados. Um tipo de célula adicional, as células oxífilas, são maiores do que as células principais e formam pequenos agrupamentos de células com um citoplasma rosa-claro; observe os delgados elementos do tecido conjuntivo com seu rico suprimento de vasos sanguíneos (Figura 13.12, *GP*; Figura 13.16 *CP*, *CO*, *VS*).

Glândula suprarrenal (adrenal)

Uma ampliação muito baixa da glândula suprarrenal exibe sua cápsula de tecido conjuntivo denso não modelado e rico em colágeno, o córtex de três camadas e a medula posicionada centralmente, com seus grandes vasos sanguíneos. Observe que o córtex envolve completamente a medula, semelhante à clara do ovo que envolve a gema de um ovo cozido (Figura 13.19, *Ca*, *Co*, *Me*, *VS*). Um aumento médio do córtex suprarrenal demonstra a cápsula, bem como duas das três camadas do córtex, a zona glomerulosa de perfil redondo e a disposição em colunas das células da zona fasciculada. Os delgados elementos de tecido conjuntivo entre as colunas da zona fasciculada alojam células de tecido conjuntivo, bem como capilares dispostos longitudinalmente (Figura 13.20, *Ca*, *ZG*, *ZF*, *CTC*). Um pequeno aumento da região interna do córtex suprarrenal e da medula adjacente apresenta os espongiócitos da zona fasciculada e as células parenquimatosas da zona reticulada. A medula vascular é óbvia devido às suas grandes células cromafins densamente agrupadas (Figura 13.21, *Es*, *ZF*, *ZR*, *V*, *CC*). O aumento médio da medula suprarrenal demonstra seu rico suprimento vascular, bem como suas células cromafins em arranjo compacto, cujos núcleos apresentam um único nucléolo localizado centralmente (Figura 13.22, *V*, *CC*, *N*, *n*).

Glândula pineal

A glândula pineal é facilmente reconhecível se a imagem exibir os *corpora arenácea* ("areia cerebral") escuros e de aparência densa, espalhados entre os pinealócitos com coloração clara (Figura 13.24, *AC*). A pia-máter, que envolve a glândula pineal e forma sua cápsula, envia trabéculas em sua substância para dividi-la em lóbulos. Além de seus pinealócitos produtores de melatonina, existem células neurogliais cujos núcleos menores e mais escuros facilitam sua distinção dos pinealócitos. A presença de *corpora arenacea* fornece excelente pista para o reconhecimento da glândula pineal (Figura 13.25, *T*, *Lo*, *Pi*, *Ng*, *AC*).

14 Tegumento

O **tegumento** é composto da **pele** e de seus apêndices: **glândulas sudoríparas**, **glândulas sebáceas**, **pelos** e **unhas**. É o maior órgão do corpo e constitui 16% do peso corporal. A pele reveste todo o corpo e apresenta continuidade com as membranas mucosas do sistema digestivo, nos lábios e no ânus, e com as membranas mucosas do sistema respiratório, no nariz. Nos sistemas urogenitais, essa continuidade acontece nos pontos em que as mucosas emergem. Além disso, a pele das pálpebras torna-se contínua com a conjuntiva que reveste a parte anterior do olho. A pele também reveste o meato acústico externo e recobre a superfície externa da membrana timpânica. As glândulas mamárias também são derivadas da epiderme, mas sua histologia é discutida no Capítulo 20.

Pele

A pele, o maior órgão do corpo, é composta de uma epiderme e da derme subjacente.

A pele desempenha muitas funções, como **proteção** contra lesões, invasão bacteriana e dessecação; **regulação da temperatura corporal**; **recepção** de sensações contínuas do ambiente (p. ex., toque, temperatura e dor); **excreção** das glândulas sebáceas e das glândulas sudoríparas apócrinas e écrinas; e **absorção** da radiação ultravioleta (UV) proveniente do sol, um requisito para a síntese de vitamina D.

A pele é composta de uma epiderme externa e uma camada mais profunda de tecido conjuntivo, conhecida como derme (Figura 14.1). A **epiderme** é um epitélio estratificado pavimentoso queratinizado, derivado da **ectoderme**. A **derme** segue logo abaixo, derivada da **mesoderme** e composta de camadas de tecido conjuntivo frouxo e de tecido conjuntivo denso não modelado e rico em fibras colágenas. A interface entre a epiderme e a derme é formada por cristas elevadas da derme, as **cristas dérmicas** (**papilas dérmicas**), que se interdigitam com invaginações da epiderme, chamadas **cristas epidérmicas**. Com frequência, uma crista dérmica é subdividida em duas por uma projeção para baixo da epiderme, conhecida como **prega interpapilar**. As cristas dérmicas e epidérmicas são conhecidas, coletivamente, como **aparelho em rede** (ou rede de cristas, do inglês *rete ridges*). Outras projeções dos derivados epidérmicos (*i. e.*, folículos pilosos, glândulas sudoríparas e glândulas sebáceas) para a derme também fazem com que a interface tenha contorno irregular.

A **hipoderme**, um tecido conjuntivo frouxo que contém quantidades variáveis de gordura logo abaixo da derme, não faz parte da pele. Ela é a **fáscia superficial** que se observa em uma dissecção anatômica macroscópica; em indivíduos sobrenutridos ou que vivem em climas frios, há grande quantidade de gordura depositada nessa camada, que é, então, denominada **panículo adiposo**.

Correlações clínicas

A pele exibe diferentes texturas e espessuras em distintas regiões do corpo. Por exemplo, a pele da pálpebra é macia, delicada e fina e apresenta pelos finos, ao passo que a pele da sobrancelha é mais espessa e tem pelos grossos. A pele da testa produz secreções oleosas; a pele do queixo carece de secreções oleosas, mas desenvolve muitos pelos. As palmas das mãos e as solas dos pés são grossas e não apresentam pelos, mas contêm muitas glândulas sudoríparas. Além disso, as superfícies das almofadas dos dedos das mãos e dos pés apresentam sulcos e saliências bem definidos, que se alternam e formam padrões de voltas, curvas, arcos e espirais chamados **dermatóglifos** (impressões digitais), que se desenvolvem no feto e permanecem inalterados ao longo da vida. Os dermatóglifos são tão individualizados que são usados para fins de identificação em medicina legal e em investigações criminais. Embora as impressões digitais sejam determinadas geneticamente, talvez por múltiplos genes, outros sulcos e linhas de flexão em joelhos, cotovelos e mãos estão, em sua maior parte, relacionados ao uso habitual e às tensões físicas no ambiente.

EPIDERME

A epiderme, a camada superficial da pele, é derivada da ectoderme e é composta de epitélio estratificado pavimentoso queratinizado.

A **epiderme** tem de 0,07 a 0,12 mm de espessura na maior parte do corpo, mas é muito mais espessa nas palmas das mãos e na planta dos pés (até 0,8 e 1,4 mm de espessura, respectivamente). A pele mais espessa nas palmas das mãos e plantas dos pés é evidente mesmo em fetos, mas o uso, a pressão aplicada e a fricção resultam em aumentos contínuos na espessura cutânea dessas áreas ao longo do tempo.

O epitélio estratificado pavimentoso queratinizado da pele é composto de quatro populações de células: queratinócitos, melanócitos, células de Langerhans e células de Merkel.

Queratinócitos da epiderme

Os **queratinócitos** formam a maior população de células da pele e estão dispostos em cinco camadas identificáveis, devido à migração em direção à superfície de células recém-formadas derivadas da atividade mitótica dos queratinócitos nas camadas basais da epiderme. A mitose ocorre à noite; à medida que as novas células chegam à superfície, elas sofrem diferenciação em um processo conhecido como **citomorfose**, e começam a acumular **filamentos de queratina** em seu citoplasma. Por fim, à medida que se aproximam da superfície, as células morrem e são descamadas, uma progressão que leva aproximadamente 30 dias de acordo com a espessura da epiderme.

Por causa da citomorfose contínua dos queratinócitos durante sua migração da camada basal da epiderme para sua superfície, é possível identificar cinco zonas morfologicamente distintas da epiderme. Da camada mais interna para a externa, essas camadas são: (1) **estrato basal** (**estrato germinativo**); (2) **estrato espinhoso**; (3) **estrato granuloso**; (4) **estrato lúcido**; e (5) **estrato córneo**.

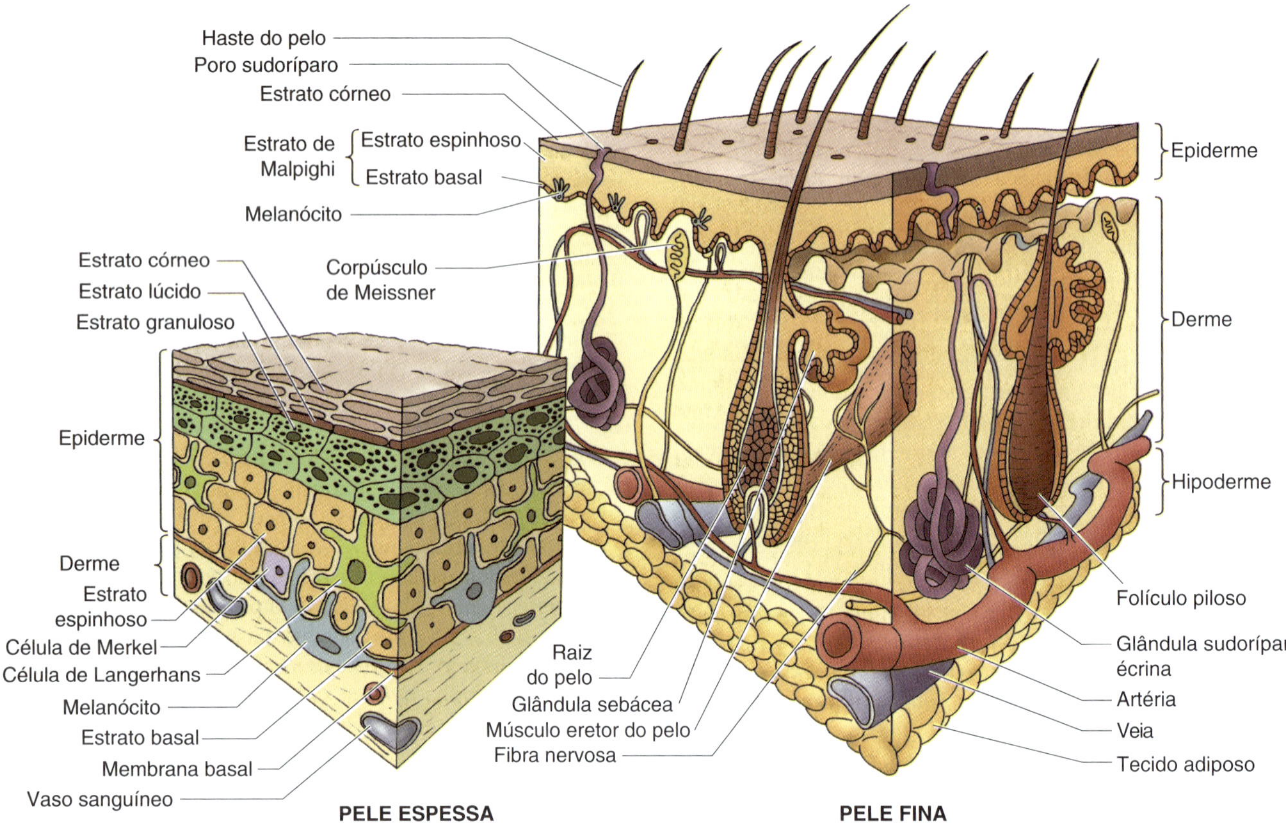

Figura 14.1 Comparação entre a pele espessa e a pele fina.

Correlações clínicas

Os queratinócitos sintetizam e secretam moléculas de sinalização, como fator de necrose tumoral, interleucinas (ILs), fatores estimuladores de colônias e interferons. Todas essas moléculas contribuem para o funcionamento do sistema imunológico.

CLASSIFICAÇÃO DA PELE

A pele é classificada em pele espessa ou pele fina de acordo com a espessura da epiderme e, em certa medida, também com a espessura da derme.

A **pele espessa** cobre as palmas das mãos e as plantas dos pés (Tabela 14.1). A epiderme de pele espessa, que tem de 400 a 600 μm de espessura, é caracterizada pela presença de todas as cinco camadas. A pele espessa não apresenta folículos capilares, músculos eretores do pelo e glândulas sebáceas, mas tem glândulas sudoríparas (Figura 14.2).

A **pele fina** cobre a maior parte do restante do corpo. A epiderme de pele fina, que varia de 75 a 150 μm de espessura, tem um delgado estrato córneo, estrato espinhoso e estrato basal; não apresenta um estrato lúcido nem um estrato granuloso definidos, embora células individuais dessas duas camadas estejam presentes em seus locais adequados. A pele fina apresenta **folículos pilosos**, **músculos eretores de pelos**, **glândulas sebáceas** e **glândulas sudoríparas**.

EPIDERME

A epiderme da pele espessa é composta de cinco camadas; a mais profunda delas, o estrato basal, apoia-se na membrana basal que separa a epiderme da derme. As quatro camadas seguintes, que se movem em direção à superfície livre, são o estrato espinhoso, o estrato granuloso, o estrato lúcido e o estrato córneo.

Estrato basal

O estrato basal, a camada germinativa que sofre mitose, forma interdigitações com a derme e é separada dela por uma membrana basal.

O **estrato basal** é a camada mais profunda da epiderme, sustentada por uma **membrana basal** que a separa da derme. Essa camada consiste em uma única camada de células mitoticamente ativas, cúbicas a colunares baixas, que contêm citoplasma basofílico e um grande núcleo (Figura 14.3). Muitos desmossomos estão localizados em suas membranas celulares e ligam as células do estrato basal umas às outras e às células do estrato espinhoso. Os hemidesmossomos localizados na porção basal fixam as células à lâmina basal. Eletromicrografias revelam poucas mitocôndrias, um pequeno complexo de Golgi, alguns perfis de retículo endoplasmático rugoso (RER) e abundantes ribossomos livres. Numerosos feixes e filamentos únicos de 10 nm, **filamentos intermediários** (**tonofilamentos**), compostos de **queratina-5** e **queratina-14**, percorrem as placas dos desmossomos que se posicionam lateralmente e terminam em placas de hemidesmossomos.

TABELA 14.1 **Estratos e características histológicas da pele espessa.**

Camada	Características histológicas
Epiderme	Derivada da ectoderme; composta de epitélio estratificado pavimentoso queratinizado (queratinócitos)
Estrato córneo	Várias camadas de células achatadas queratinizadas e mortas, sem núcleos ou organelas (células em escamas ou córneas) que sofrerão descamação
Estrato lúcido[a]	Fina camada levemente corada de queratinócitos sem núcleos ou organelas; as células contêm filamentos de queratina densamente compactados e eleidina
Estrato granuloso[a]	Esse estrato tem de três a cinco camadas de células de espessura. Esses queratinócitos ainda apresentam núcleos; as células contêm grandes e grossos grânulos de querato-hialina e grânulos de revestidos de membrana (corpos lamelares)
Estrato espinhoso	Camada mais espessa da epiderme, cujos queratinócitos, conhecidos como células espinhosas, se interdigitam para formar pontes intercelulares e um grande número de desmossomos; as células espinhosas têm inúmeros tonofilamentos e corpos lamelares e são mitoticamente ativas; essa camada também aloja células de Langerhans
Estrato basal (germinativo)	Essa camada única de células cúbicas a colunares baixas, mitoticamente ativas, é separada da camada papilar da derme por uma membrana basal bem desenvolvida; células de Merkel e melanócitos também estão presentes nessa camada
Derme	Derivada da mesoderme; composta principalmente de colágeno tipo I e fibras elásticas, a derme é subdividida em duas regiões: a camada papilar e a camada reticular, um tecido conjuntivo denso não modelado
Camada papilar	Faz interdigitações com a epiderme e forma o componente papilar dérmico do aparelho em rede; colágeno tipo III e fibras elásticas em arranjo frouxo e fibrilas de ancoragem (colágeno tipo VII); nessa camada localizam-se abundantes leitos capilares, células do tecido conjuntivo e mecanorreceptores; ocasionalmente, os melanócitos também estão presentes na camada papilar
Camada reticular	Camada mais profunda da pele; colágeno tipo I, fibras elásticas espessas e células do tecido conjuntivo; contém glândulas sudoríparas e seus ductos, folículos pilosos, músculos eretores do pelo e glândulas sebáceas, bem como mecanorreceptores (p. ex., corpúsculos de Pacini)

[a] Presente apenas na pele espessa. Todas as camadas são normalmente mais estreitas na pele fina.

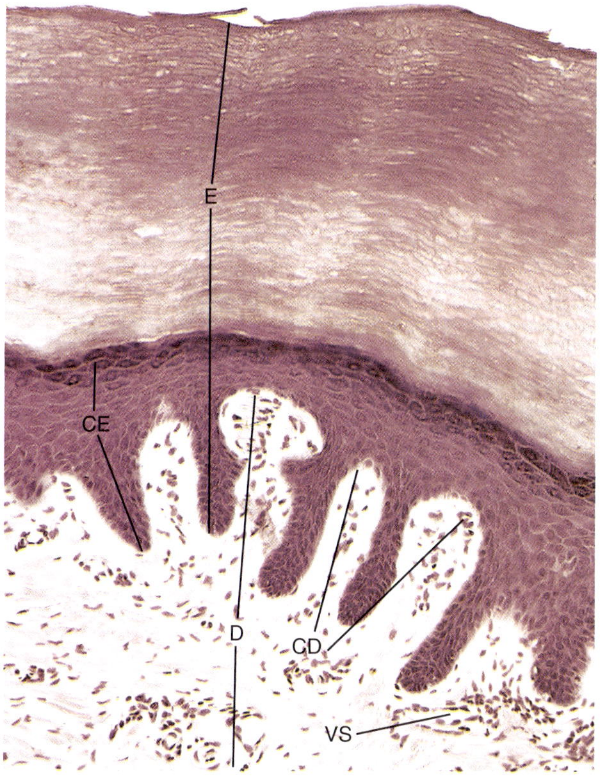

Figura 14.2 Fotomicrografia de um corte de pele espessa (132 ×). Observe a epiderme (*E*) e a derme (*D*), bem como as cristas dérmicas (*CD*) que se interdigitam com as cristas epidérmicas (*CE*). Há muitos vasos sanguíneos (VS) presentes.

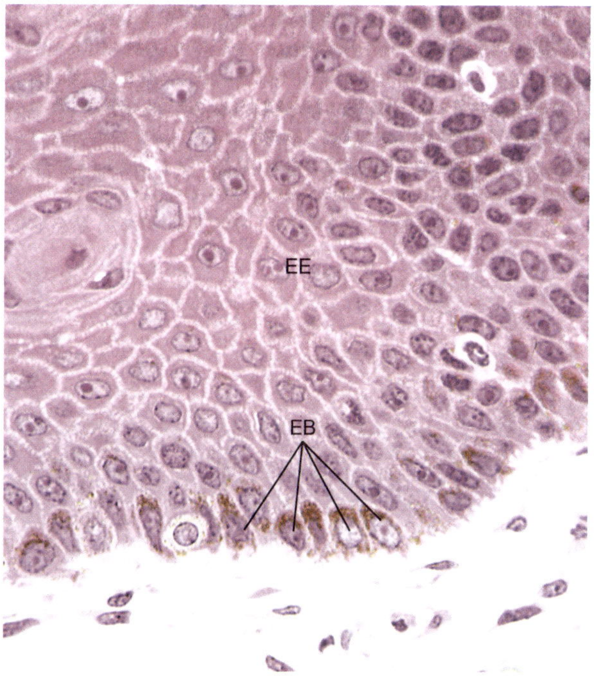

Figura 14.3 Fotomicrografia de corte de pele espessa mostrando o estrato basal (*EB*) e o estrato espinhoso (*EE*) (540 ×).

Como o estrato basal é parcialmente responsável pela renovação celular no epitélio, há uma expectativa natural de que haja muitas **figuras mitóticas** nessa camada. No entanto, a mitose ocorre principalmente durante a noite e as amostras histológicas são geralmente obtidas durante o dia. Assim, tais figuras raramente são vistas em lâminas histológicas de pele. Quando novas células são formadas por meio da mitose, a camada anterior de células é empurrada em direção à superfície para se juntar à camada seguinte da epiderme, o estrato espinhoso. Os melanócitos e as células de Merkel se encontram dispersos entre os queratinócitos do estrato basal.

Estrato espinhoso

O estrato espinhoso é composto de várias camadas de células polimórficas mitoticamente ativas cujos múltiplos processos lhe dão aparência espinhosa.

A camada mais espessa da epiderme, o **estrato espinhoso**, é composta de células poliédricas a achatadas. Os queratinócitos localizados basalmente no estrato espinhoso também são mitoticamente ativos; com frequência, os estratos basal e espinhoso são conjuntamente chamados de ***estrato de Malpighi*** e são responsáveis pela renovação dos queratinócitos epidérmicos. A proliferação celular na camada de Malpighi requer a presença de **fator de crescimento epidérmico** (EGF; do inglês, *epidermal growth factor*) e **interleucina-1** (**IL-1**), enquanto o **fator de crescimento transformador** (TGF; do inglês, *transforming growth factor*) inibe a atividade mitótica. Os queratinócitos do estrato espinhoso têm a mesma população de organelas descrita para o estrato basal. No entanto, as células do estrato espinhoso são mais ricas em finos feixes de filamentos intermediários (chamados de ***tonofilamentos***) (**queratina**) do que as células do estrato basal. Além disso, em vez de queratinas 5 e 14, essas células sintetizam **queratina-1** e **queratina-10**. Esses feixes de tonofilamento irradiam a partir da região perinuclear das células do estrato espinhoso em direção aos processos celulares altamente interdigitados, conhecidos como **pontes intercelulares**, que fixam células adjacentes umas às outras por desmossomos, o que dá às células do estrato espinhoso uma aparência "espinhosa" (ver Figura 14.3). À medida que os queratinócitos se movem em direção à superfície através do estrato espinhoso, continuam a produzir tonofilamentos, que são envolvidos pela **querato-hialina**, uma substância cujos principais constituintes são a **trico-hialina** e a **filagrina**. A combinação de querato-hialina e tonofilamentos cria grupos de feixes espessados chamados **tonofibrilas** (Figura 14.4), o que faz com que o citoplasma se torne eosinofílico. As células do estrato espinhoso também contêm grânulos de secreção achatados (de 0,1 a 0,4 μm de diâmetro) chamados **corpos lamelares** (**grânulos de revestimento de membrana, corpos de Odland**). Essas vesículas alojam substâncias lipídicas – compostas principalmente de fosfolipídios, glicoesfingolipídios e ceramidas – dispostas em uma configuração lamelar compacta. Alguns desses grânulos liberam seu conteúdo no espaço extracelular para formar uma barreira impermeável às substâncias aquosas.

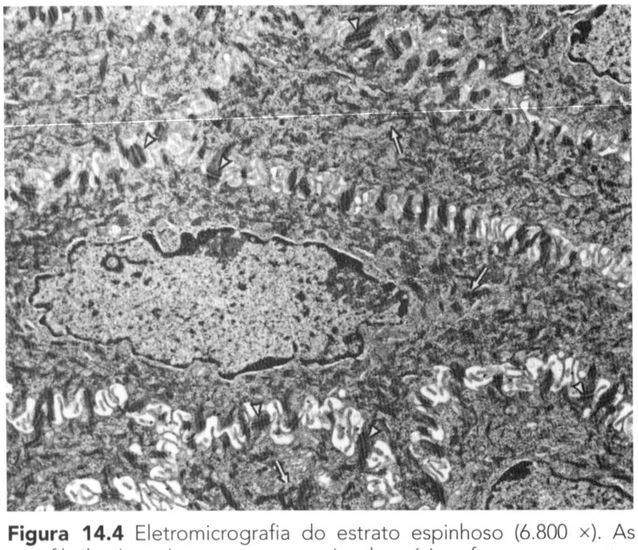

Figura 14.4 Eletromicrografia do estrato espinhoso (6.800 ×). As tonofibrilas (*setas*) e os processos citoplasmáticos formam as pontes celulares nos espaços intercelulares. (Fonte: Leeson TS, Leeson CR, Paparo AA. *Text/Atlas of Histology*. Philadelphia: WB Saunders; 1988.)

Estrato granuloso

O estrato granuloso é composto de três a cinco camadas de células que alojam grânulos de querato-hialina.

O **estrato granuloso** é composto de três a cinco camadas de queratinócitos achatados; essa é a camada mais superficial da epiderme cujas células ainda têm núcleos (ver Figura 14.2). O citoplasma desses queratinócitos contém grandes **grânulos de querato-hialina**, de formato irregular, grosseiros e basofílicos. Feixes de filamentos de queratina passam por esses grânulos *não revestidos de membrana*.

As células do estrato granuloso também contêm **corpos lamelares**. O conteúdo desses grânulos é liberado por exocitose no espaço extracelular para formar lâminas de uma substância rica em lipídios que atua como **impermeabilizante**, promovendo, assim, uma das funções da pele. Essa camada impermeável evita que as células que ficam na superfície dessa região sejam banhadas pelo líquido extracelular aquoso rico em nutrientes. Consequentemente, as células entram na via de apoptose, suas organelas se autodestroem e as células são preenchidas com **complexo de tonofibrila à base de queratina, com querato-hialina entremeada**. O lado citoplasmático de sua membrana celular torna-se revestido de uma camada de reforço de material denso de 10 a 12 nm de espessura e as células do estrato granuloso fazem contato intercelular por meio de múltiplas junções oclusivas **ricas em claudina**.

Estrato lúcido

Presentes apenas na pele espessa, as células do estrato lúcido são desprovidas de núcleos e organelas, mas contêm eleidina.

A camada fina, clara, homogênea e levemente corada de células imediatamente superficial ao estrato granuloso é o **estrato lúcido**. Essa camada só existe na pele espessa (ou seja, nas palmas das mãos e nas solas dos pés). Embora as células achatadas do estrato lúcido não tenham organelas e núcleos, elas são preenchidas com um **complexo de tonofibrila à base de queratina com querato-hialina**, densamente empacotado e conhecido como ***eleidina***. A face citoplasmática da membrana plasmática dessas células tem uma aparência espessada resultante da deposição de uma proteína não relacionada à queratina, conhecida como ***involucrina***, que fornece suporte para a membrana celular.

Estrato córneo

O estrato córneo é composto de várias camadas de células mortas achatadas, que contêm queratina, conhecidas como células corneificadas.

A camada mais superficial da pele, o **estrato córneo**, é composta de até 20 camadas de células achatadas e queratinizadas com uma membrana plasmática espessa (Figuras 14.2 e 14.5 a 14.7). Essas células também carecem de núcleos e organelas, mas são preenchidas com **complexos de tonofibrila à base de queratina e querato-hialina entremeada**. As células mais distantes da superfície cutânea exibem desmossomos e junções oclusivas, assumem o formato de polígonos de 14 lados altamente achatados e são chamadas de ***escamas córneas*** ou

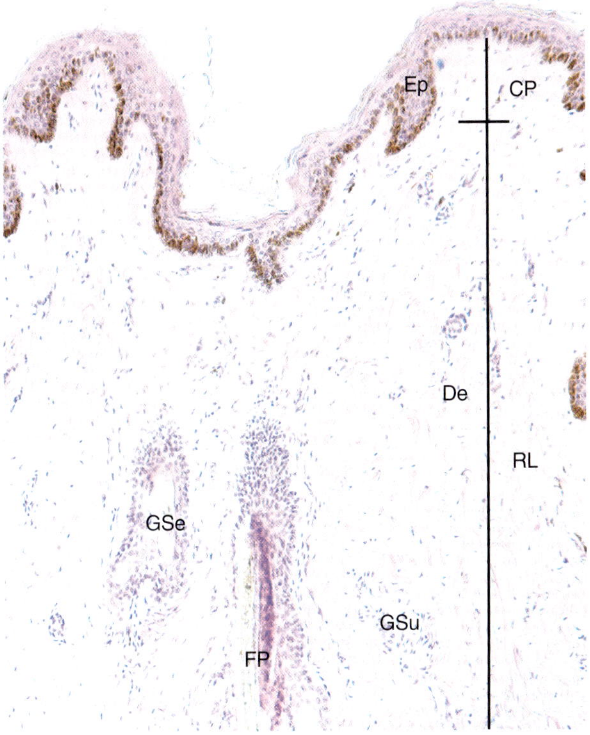

Figura 14.5 Esta fotomicrografia de pele fina em pequeno aumento mostra a fina epiderme (*Ep*), a camada papilar (*CP*) e a camada reticular (*CR*) da derme, bem como uma glândula sudorípara (*GSu*) e um folículo piloso (*FP*) com sua glândula sebácea (*GSe*) associada (132 ×).

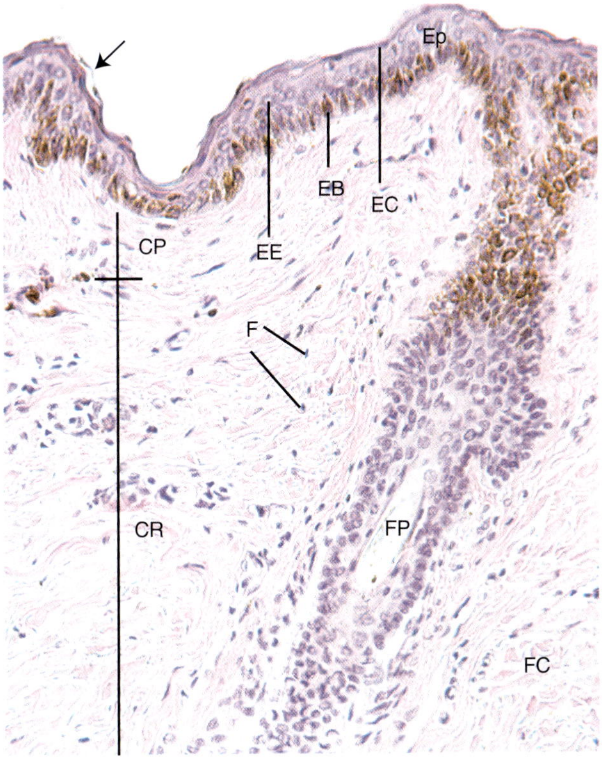

Figura 14.6 Esta imagem de pele fina em ampliação média mostra que o estrato córneo (*EC*) da epiderme (*Ep*) está em processo de descamação (*seta*) e que tanto o estrato córneo como o estrato espinhoso (*EE*) são muito mais finos do que aqueles observados na pele espessa. Observe que a camada papilar (*CP*) da derme tem consistência mais frouxa do que a camada reticular (*CR*), cujas fibras de colágeno (*FC*) formam feixes mais espessos e cujos fibroblastos (*F*) apresentam núcleos mais densos e escuros. Observe a presença de um folículo piloso (*FP*) (270 ×).

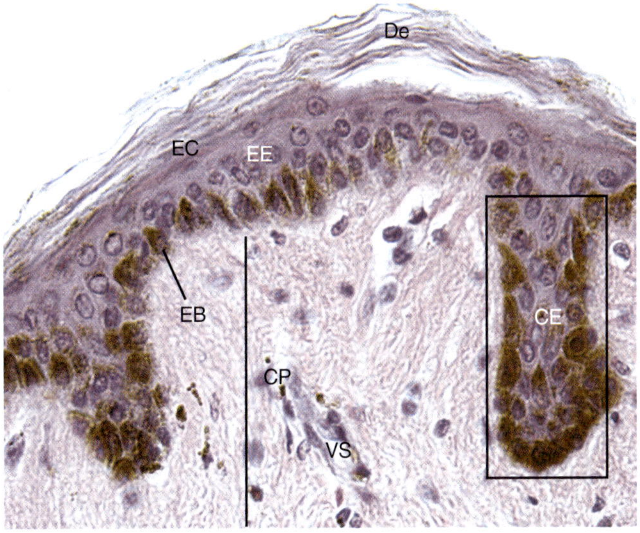

Figura 14.7 Fotomicrografia de pele fina em grande aumento, que mostra as três camadas discerníveis da epiderme – estrato basal (*EB*), estrato espinhoso (*EE*) e estrato córneo (*EC*) –, cujas camadas superficiais são vistas em descamação (*De*). A área destacada envolve uma crista epitelial (*CE*) que se estende até a interface da camada papilar (*CP*) com a camada reticular (não mostrada). Observe os vasos sanguíneos (*VS*) da camada papilar (540 ×).

células corneificadas. O lado citoplasmático das membranas plasmáticas dessas células é revestido de um material denso e espesso composto de três proteínas que reforçam a membrana celular: **proteína rica em prolina do estrato córneo**, **involucrina** e **loricrina**. Essa membrana celular reforçada internamente é chamada de ***envelope celular corneificado***. A superfície extracelular da membrana celular no estrato córneo está inserida no revestimento de **material lipídico** liberado a partir dos corpos lamelares nos estratos espinhosos e granulosos. A combinação do revestimento lipídico e do envelope celular corneificado forma uma barreira impermeável muito forte conhecida como o ***envoltório celular corneificado composto***. As células mais externas perdem o contato entre si e sofrem **descamação** (são esfoliadas). O ritmo com que as células são desprendidas do estrato córneo é igual à taxa de formação de novas células na camada de Malpighi; portanto, a epiderme retém sua espessura característica.

Outros tipos celulares na epiderme

A epiderme contém três outros tipos de células dispersas entre os queratinócitos: células de Langerhans, células de Merkel e melanócitos (Tabela 14.2).

TABELA 14.2 População de células diferentes de queratinócitos da epiderme.

Célula	Origem	Estrato onde está localizada	Função
Célula de Langerhans	Medula óssea	Espinhoso	Apresentação de antígenos para as células T
Célula de Merkel	Crista neural (epitélio?)	Basal	Mecanorrecepção e liberação de substâncias neuroendócrinas
Melanócito	Crista neural	Basal	Síntese de melanina

Células de Langerhans

As células de Langerhans são células apresentadoras de antígenos (APCs; do inglês, antigen-presenting cells) localizadas entre as células do estrato espinhoso.

Embora estejam espalhadas por toda a epiderme, onde normalmente representam de 2 a 4% da população de células epidérmicas, as **células de Langerhans**, às vezes chamadas de ***células dendríticas*** por causa de suas numerosas e longas projeções celulares, estão localizadas principalmente no estrato espinhoso. Essas células também podem ser encontradas na derme, bem como no epitélio estratificado pavimentoso da cavidade oral, do esôfago e da vagina. No entanto, são mais prevalentes na epiderme, onde seu número pode chegar a 800 por milímetro quadrado.

As células de Langerhans exibem núcleo denso, citoplasma claro e prolongamentos citoplasmáticos longos e delgados que se irradiam do corpo celular para os espaços intercelulares entre os queratinócitos. Eletromicrografias revelam que o núcleo é polimorfo; o citoplasma elétron-lúcido abriga RER esparso, poucas mitocôndrias, lisossomos, corpos multivesiculares e pequenas vesículas, mas nenhum filamento intermediário. Uma das formas de se diferenciar as células de Langerhans dos queratinócitos ao seu redor é o núcleo com contornos irregulares e a ausência de tonofilamentos. No entanto, a característica mais exclusiva das células de Langerhans são os **grânulos de Birbeck** (**grânulos vermiformes**), delimitados por membrana e, em cortes histológicos, semelhantes a raquetes de pingue-pongue (de 15 a 50 nm de comprimento e 4 nm de espessura).

As células de Langerhans se originam de precursores na medula óssea e fazem parte do sistema fagocitário mononuclear. Elas raramente se dividem; em vez disso, são continuamente substituídas por células precursoras que migram para a epiderme e se diferenciam em células de Langerhans. Essas células atuam na resposta imune e apresentam, em sua superfície celular, receptores para Fc (anticorpo) e C3b (complemento), além das proteínas MHC I, MHC II e CD1a (complexo principal de histocompatibilidade I e II e grupamento de diferenciação 1a). Os grânulos de Birbeck das células de Langerhans contêm **langerina**, uma proteína integral e receptora de lectina, que auxilia na captura de antígenos pelos grânulos de Birbeck para que eles possam degradá-los em epítopos. Uma vez que os antígenos são processados nos grânulos de Birbeck, as células de Langerhans migram para os linfonodos mais próximos, onde apresentam os epítopos dos antígenos estranhos processados para os linfócitos T. Assim, as células de Langerhans são as **APCs** responsáveis por desencadear reações de hipersensibilidade do tipo tardio.

Correlações clínicas

Existe uma condição conhecida como **histiocitose de células de Langerhans (HCL)**, também conhecida como doença de Hashimoto-Pritzker, na qual as células de Langerhans estão em excesso. Embora alguns considerem a HCL um tipo de câncer, outros a consideram um granuloma, um tipo de tumor inflamatório que consiste principalmente em macrófagos que circundam substâncias estranhas para isolá-las do corpo. De fato, 8 em cada 10 pacientes com diagnóstico de HCL formam granulomas nos ossos longos e/ou nos ossos chatos do crânio. À medida que esses granulomas aumentam de tamanho, predispõem os pacientes a fraturas nos ossos em que estão presentes. Outros locais em que os granulomas podem se formar são a pele, onde formam bolhas avermelhadas, e a hipófise, onde podem causar disfunções endócrinas, como diabetes insípido ou anormalidades da tireoide. Dois em cada 10 pacientes podem ter HCL que afeta: os pulmões, provocando problemas respiratórios; a medula óssea, o que resulta em hemocitopoese reduzida com consequente anemia, leucopenia e trombocitopenia; o fígado, o que leva a icterícia, coceira intensa e uma sensação de exaustão, bem como condições neurológicas variadas, como perda de memória, problemas visuais, perda de equilíbrio e dificuldades na fala. Embora a HCL seja uma doença que acomete pessoas muito jovens, pode afetar indivíduos de qualquer idade. Felizmente, a incidência de HCL é inferior a 2 por 100.000 indivíduos. Sua causa não é totalmente compreendida, mas quase 50% dos indivíduos afetados apresentam uma mutação no gene BRAF. Esses indivíduos produzem uma forma defeituosa da **proteinoquinase serina/treonina B-Raf de transdução de sinal**, uma proteína mensageira intracelular que controla a divisão celular. O tratamento depende da localização dos tumores e da gravidade dos casos, mas pode incluir excisão cirúrgica, quimioterapia, radioterapia, imunoterapia, terapia medicamentosa e, em casos leves, observação e monitoramento do paciente.

Células de Merkel

As células de Merkel, espalhadas entre as células do estrato basal, funcionam como mecanorreceptores.

As **células de Merkel** se originam da crista neural (mas podem ter origem epitelial), estão intercaladas entre os queratinócitos do estrato basal da epiderme e são especialmente abundantes nas pontas dos dedos, na base dos folículos pilosos e na mucosa oral. Geralmente, estão presentes como células únicas

Correlações clínicas

Um vírus recentemente descoberto, o vírus polioma de células de Merkel, é responsável por pelo menos 8 em cada 10 casos de câncer agressivo de pele conhecido como **carcinoma de células de Merkel (CCM)**. A causa dos outros 20% de casos de MCC é desconhecida. Esses tumores são geralmente pequenos nódulos com menos de 2 cm de diâmetro ou protuberâncias com pelo menos 5 cm de diâmetro que exibem rápido aumento de tamanho. A maioria dos pacientes tem idade inferior a 50 anos e pele clara e as lesões se localizam em regiões do corpo que ficam expostas à luz do Sol ou a câmaras de bronzeamento. Esse carcinoma agressivo metastatiza rapidamente para os linfonodos regionais, mas também pode se espalhar através dos vasos sanguíneos para os ossos, o fígado, o pulmão e o cérebro. A taxa de sobrevivência depende de quão cedo o tratamento começa; no estágio Ia, a taxa de sobrevida em 5 anos é de 80%, mas, no estágio IV, essa taxa cai para apenas 20%. Felizmente, a incidência é rara, menos de 1 pessoa por 100.000. O tratamento inclui cirurgia, radioterapia, quimioterapia e uma terapia medicamentosa relativamente nova que visa à via da proteína 1 de morte celular programada/ligante de proteína 1 de morte celular programada (via PD-1/PD-L1).

orientadas paralelamente à lâmina basal. No entanto, podem estender seus processos entre os queratinócitos, aos quais estão ligadas por desmossomos (Figura 14.8). Os núcleos das células de Merkel são profundamente indentados (recortados). Grânulos de núcleo denso estão localizados na zona perinuclear e nos prolongamentos; esses grânulos são considerados a característica distintiva das células de Merkel.

Os nervos sensoriais mielinizados atravessam a lâmina basal a fim de se aproximar das células de Merkel para formar, assim, os **complexos neurito-célula de Merkel**. Tais complexos podem funcionar como **mecanorreceptores**. Essas células exibem uma imunorreatividade semelhante à da sinaptofisina, o que indica que as células de Merkel podem liberar substâncias semelhantes a mediadores neurócrinos e isso sugere que as células de Merkel apresentam atividade relacionada ao sistema neuroendócrino difuso.

Melanócitos

Os melanócitos, derivados de células da crista neural, produzem o pigmento melanina, que confere uma coloração marrom à pele.

Os **melanoblastos**, derivados da crista neural, migram para a epiderme, onde se diferenciam em **pré-melanócitos**, que continuam sua migração para o estrato basal, onde passam a residir, embora alguns melanoblastos possam continuar a entrar nas porções superficiais da derme e permanecer nesse local (Figura 14.9). Os pré-melanócitos formam hemidesmossomos com a lâmina basal, mas não formam junções aderentes com os queratinócitos adjacentes. O **fator de células-tronco**, que permeia toda a derme e os espaços extracelulares do estrato basal e do estrato espinhoso, liga-se aos **receptores do fator de células-tronco** nos pré-melanócitos e induz essas células a se diferenciarem em **melanócitos**, células que formam processos conhecidos como ***dendritos***. Esses prolongamentos se estendem até o estrato espinhoso e fazem contato com vários queratinócitos. Cada melanócito e os queratinócitos com os quais seus processos entram em contato são chamados de ***unidade epidérmico-melânica***.

A **tirosinase**, produzida pelo RER do melanócito, é empacotada por seu aparelho de Golgi em grânulos ovais, conhecidos como ***melanossomos*** (nos indivíduos de cabelos ruivos; no entanto, os melanossomos são esféricos, em vez de ovais). O aminoácido tirosina é preferencialmente transportado para os melanossomos. Sob a influência do **hormônio estimulador de melanócitos**, essas células expressam o **fator de transcrição associado à microftalmia**. Esse fator aciona a **tirosinase** sensível à luz UV para converter a **tirosina** dentro dos **melanossomos** em **melanina** por meio de uma série de reações que progridem através de 3,4-di-hidroxifenilalanina (dopa, metildopa) e dopaquinona.

Considera-se a quantidade de melanina uma medida direta do grau de maturação do melanossomo. Assim, quanto maior a quantidade de melanina em seu conteúdo, mais maduro é o melanossomo. Uma vez maduros, são transportados ao longo de microtúbulos para os dendritos dos melanócitos e são liberados nos espaços extracelulares do estrato espinhoso para serem fagocitados pelos queratinócitos do estrato espinhoso. Dentro dos queratinócitos, os melanossomos são transportados para

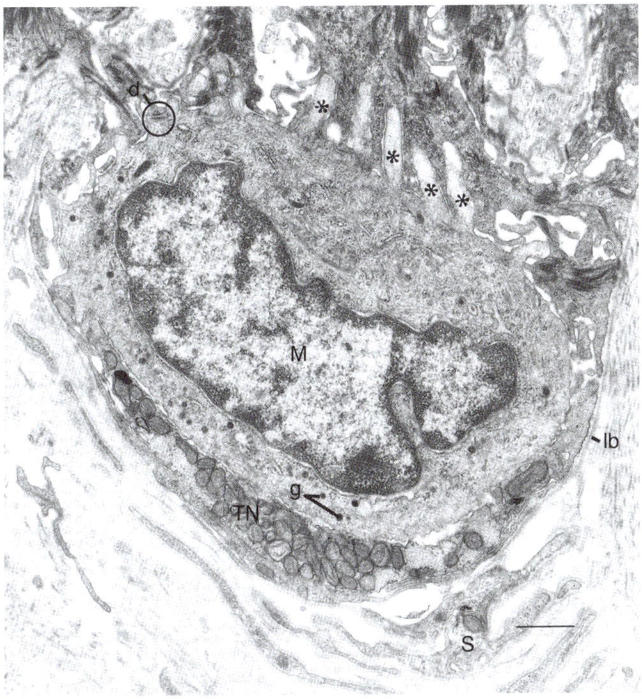

Figura 14.8 Eletromicrografia de uma célula de Merkel (*M*) e sua terminação nervosa (*TN*) de um rato adulto (barra de escala = 0,5 μm). Note os processos semelhantes a espinhos (*asteriscos*) que se projetam nos espaços intercelulares do estrato espinhoso. As células de Merkel formam desmossomos (*d*) com células do estrato espinhoso e compartilham a lâmina basal (*lb*) das células do estrato basal. (Fonte: English KB, Wang ZZ, Stayner N *et al*. Serotonin-like immunoreactivity in Merkel cells and their afferent neurons in touch domes from hairy skin of rats. *Anat Rec*. 1991;232:112-120. Reproduzida, com autorização, de Wiley-Liss, Inc., uma subsidiária de John Wiley & Sons, Inc.)

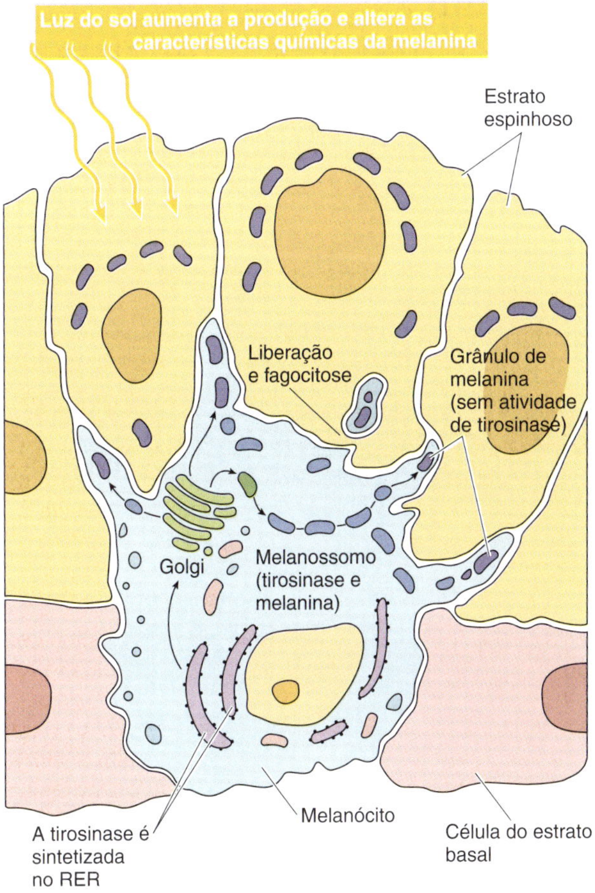

Figura 14.9 Diagrama de um melanócito e suas funções. RER, retículo endoplasmático rugoso.

Correlações clínicas

Existem três tipos de melanina: eumelanina marrom, eumelanina preta e feomelanina. A **melanina marrom** e a **melanina preta** são ambas escuras (é comum retirar a sílaba "eu" de "eumelanina" e se referir a elas simplesmente como "melanina"); à medida que o indivíduo envelhece, a melanina marrom não é mais produzida. Esses tipos de melanina são empacotados em melanossomos de formato oval e dão à pele uma tonalidade mais escura. A **feomelanina** é amarela a vermelha, presente apenas em indivíduos ruivos, e é empacotada em melanossomos redondos. Indivíduos com feomelanina têm tendência a se queimar, em vez de se bronzear, quando expostos à luz solar forte por um longo período de tempo.

A luz ultravioleta escurece a melanina e acelera a síntese da tirosinase, o que faz aumentar, assim, a produção de melanina. Além disso, o hormônio adrenocorticotrófico (ACTH) hipofisário influencia a pigmentação. Na **doença de Addison**, há produção insuficiente de cortisol pelo córtex adrenal; dessa forma, há produção excessiva de ACTH, o que leva à hiperpigmentação.

O **albinismo** é a ausência de produção de melanina, resultante de um defeito genético na síntese da tirosinase. Os melanossomos estão presentes, mas os melanócitos não conseguem produzir tirosinase.

a região nuclear, onde se acumulam entre o núcleo e a membrana celular mais próxima da superfície livre da epiderme. À medida que a radiação ultravioleta do sol atinge a pele, a melanina nos melanossomos protege os cromossomos do queratinócito de lesões induzidas pela radiação UV. Por fim, os melanossomos são atacados e degradados pelos lisossomos do queratinócito. Esse processo ocorre por vários dias.

Os melanócitos constituem aproximadamente 3% da população de células epidérmicas. O número de melanócitos por milímetro quadrado é diferente nas diversas regiões da pele de um indivíduo e varia de 800 a 2.300 por milímetro quadrado. Por exemplo, há significativamente menos melanócitos na parte interna dos braços e das coxas do que na face. A diferença na pigmentação da pele está mais relacionada à localização da melanina do que ao número total de melanócitos na pele, que é quase o mesmo para todas as raças. Por exemplo, há mais melanócitos na pele do dorso do que na superfície palmar da mão; no entanto, esses números são muito semelhantes entre as diversas raças. A razão para a pigmentação mais escura não se deve ao número efetivo de melanócitos, mas ao aumento de atividade de sua tirosinase.

Correlações clínicas

1. Existem três tipos de **raios ultravioleta (UV)**. O tipo UVC é o comprimento de onda mais curto e é absorvido pela camada de ozônio da atmosfera. O UVB, um comprimento de onda intermediário, é o componente da luz solar que é bloqueado pelo vidro, mas ainda penetra na epiderme e derme e produz queimaduras solares. O UVA é o comprimento de onda mais longo, não é bloqueado por vidro e é responsável pela maioria dos danos à pele, o que inclui todas as formas de câncer de pele. Até recentemente, acreditava-se que o UVB era relativamente seguro, mas parece que também causa danos às camadas superficiais da pele e pode resultar em câncer de pele.
2. O **xeroderma pigmentoso** (**XP**) é um defeito genético autossômico recessivo incomum que afeta 1 em 1 milhão de indivíduos nos EUA e na Europa, mas está presente com maior frequência no Marrocos, em países do Oriente Médio e no Japão. Indivíduos com XP são muito sensíveis à radiação UV e podem ter queimadura solar grave após serem expostos por apenas alguns minutos à luz do Sol. A condição se expressa muito precocemente na infância; as crianças afetadas apresentam câncer de pele, geralmente na face e no couro cabeludo, na primeira década de vida. Em algumas regiões do mundo, a expectativa de vida média de pacientes com XP é inferior a 30 anos. Além de apresentarem córneas turvas e câncer ocular, aproximadamente um terço dos pacientes com XP também apresenta condições neurológicas que envolvem distúrbios de equilíbrio e movimento, convulsões e distúrbios da função cognitiva. Existem múltiplas formas diferentes de XP – felizmente, nem todas levam a problemas neurológicos.

DERME

A derme, a camada da pele imediatamente abaixo da epiderme, deriva da mesoderme e é composta de uma camada papilar frouxa e uma camada reticular mais densa e mais profunda.

A região da pele que é separada da epiderme pela membrana basal é chamada de **derme** (cório ou *corium*). É derivada da mesoderme e é dividida em duas camadas: a **camada papilar** – superficial e frouxamente entrelaçada – e a **camada reticular** – mais profunda e muito mais densa. A camada reticular da derme é composta de tecido conjuntivo denso não modelado e rico em fibras colágenas, formado principalmente por **fibras de colágeno tipo I**, algumas **fibras de colágeno tipo III** e faixas largas de **fibras elásticas**. Todas essas fibras sustentam a epiderme e ligam a pele à **hipoderme** (fáscia superficial) subjacente. A espessura da derme varia de 0,6 mm nas pálpebras a 3 mm ou mais na palma da mão e na sola do pé. No entanto, não há uma linha nítida de demarcação em sua interface com o tecido conjuntivo subjacente da fáscia superficial. Normalmente, a derme é mais espessa nos homens do que nas mulheres e na parte dorsal do que nas superfícies ventrais do corpo.

Camada papilar da derme

A camada superficial da derme, a camada papilar, faz interdigitações diretamente com a epiderme, mas é separada dela pela membrana basal.

A camada papilar superficial da derme é irregular onde se interdigita com a epiderme, e isso forma as cristas dérmicas (**papilas dérmicas**; ver Figura 14.2). Essa camada é composta de um tecido conjuntivo frouxo cujas finas **fibras de colágeno tipo III** (fibras reticulares) e **fibras elásticas** delgadas estão dispostas em redes frouxas. **Fibras de ancoragem**, compostas de colágeno tipo VII, estendem-se da lâmina basal à camada papilar e ligam a epiderme à derme (ver Capítulo 4, Figuras 4.13 e 4.14). A camada papilar contém fibroblastos, macrófagos, plasmócitos, mastócitos e outras células comuns ao tecido conjuntivo.

A camada papilar também tem muitas alças capilares, que se estendem até a interface epiderme-derme. Esses capilares regulam a temperatura corporal e nutrem as células da epiderme avascular. Os **corpúsculos de Meissner**, localizados em algumas papilas dérmicas, encontram-se encapsulados e em formato que varia de oval a piriforme e são mecanorreceptores especializados em responder a leves deformações da epiderme (Figura 14.10). Esses receptores são mais comuns em áreas da pele que são especialmente sensíveis à estimulação tátil (p. ex., lábios, genitália externa e mamilos). Outro mecanorreceptor encapsulado presente na camada papilar é o **bulbo terminal de Krause**. No passado, acreditava-se que a função desse receptor fosse responder ao frio. No entanto, atualmente, sua função não está clara. Além disso, fibras amielínicas também passam pela camada papilar para entrar na epiderme, onde permanecem como terminações nervosas livres que respondem às sensações de dor.

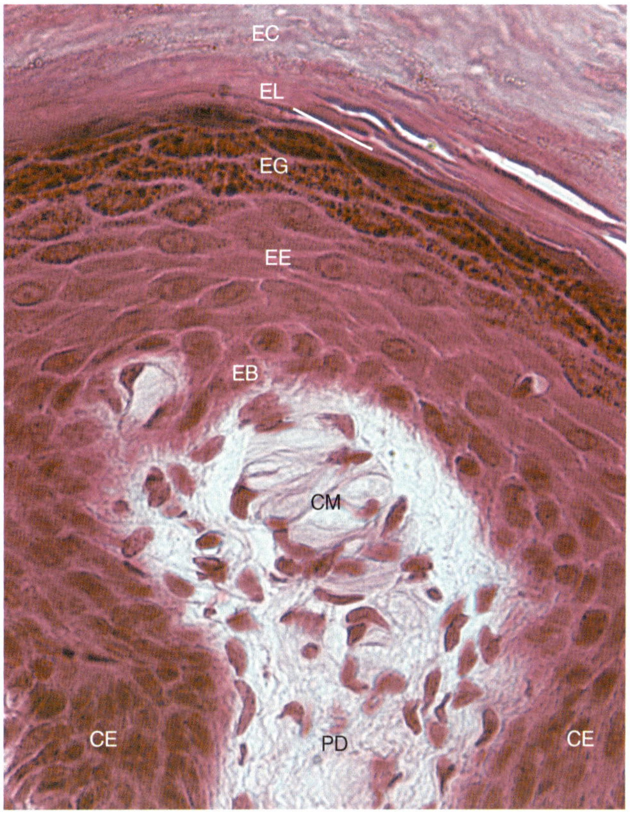

Figura 14.10 Fotomicrografia em grande aumento do corpúsculo de Meissner (*CM*) da ponta de um dedo que mostra sua estrutura oval e os núcleos achatados proeminentes de suas células de Schwann modificadas. Esse mecanorreceptor encapsulado está localizado na papila dérmica (*PD*). Note a epiderme espessa com suas cinco camadas: o estrato basal (*EB*), o estrato espinhoso (*EE*), o estrato granuloso (*EG*), o estrato lúcido (*EL*) e o estrato córneo (*EC*). Observe as cristas epidérmicas (*CE*) em cada lado da papila dérmica (540 ×).

Correlações clínicas

Coceira ou prurido (**prurícepção**) é uma sensação somática que pode ter causas locais, como o andar de um minúsculo inseto sobre o braço do indivíduo, ou causas generalizadas e sistêmicas, como uma forma de dermatite ou até mesmo câncer e falência de órgãos. O mecanismo da coceira é mais conhecido em camundongos do que em humanos, mas presume-se que pode haver uma estreita correlação entre as duas espécies. Foi demonstrado em camundongos que a sensação de coceira é transmitida pelas fibras C para a medula espinal murina, onde residem neurônios secundários capazes de expressar receptores para o peptídeo liberador de gastrina (GRPR; do inglês, *gastrin-releasing peptide receptors*). Aparentemente, existem múltiplos tipos de neurônios GRPR ativados por diversos tipos de receptores associados à proteína G que respondem a uma causa específica da sensação de coceira. Além disso, parece haver uma relação entre as sensações de dor e coceira porque elas compartilham vias semelhantes, mas não idênticas; ambas têm receptores na pele, na medula espinal e no cérebro.

Camada reticular da derme

A camada reticular da derme também contém estruturas derivadas da epiderme, como glândulas sudoríparas, folículos pilosos e glândulas sebáceas.

A interface entre a camada papilar e a **camada reticular** da derme é indistinguível porque as duas camadas são contínuas uma com a outra. Caracteristicamente, a camada reticular é composta de tecido conjuntivo denso não modelado rico em colágeno, que exibe espessas **fibras de colágeno tipo I**, que parecem estar dispostas em grandes feixes compactos; estes em sua maioria, se estendem paralelamente à superfície da pele. De fato, foi recentemente demonstrado que espaços microscópicos de tecido previamente não reconhecidos foram descobertos no tecido conjuntivo denso não modelado e rico em fibras colágenas. Esses **espaços intersticiais** cheios de líquido, sustentados por feixes de fibras de colágeno, parecem ser revestidos de células delgadas que contêm moléculas de CD34 em suas membranas celulares. Acredita-se que o líquido contido nesses espaços seja o líquido pré-linfático que provavelmente segue para os linfonodos. Postula-se que a razão para esse compartimento de tecido não ter sido observado é que o líquido é drenado dos tecidos durante a excisão e o tecido colapsa sobre si mesmo durante a preparação histológica de rotina. No organismo vivo, esses espaços intersticiais preenchidos com líquido pré-linfático agem como "amortecedores" que neutralizam as forças de compressão (ver Capítulo 6). Redes de **fibras elásticas espessas** estão entremeadas às fibras de colágeno, que aparecem em abundância, especialmente próximo a glândulas sebáceas e sudoríparas. Os proteoglicanos, ricos em **dermatan sulfato**, estão localizados nos interstícios da camada reticular da derme. As células são mais esparsas nessa camada do que na camada papilar; e são fibroblastos, mastócitos, linfócitos, macrófagos e, frequentemente, adipócitos nos aspectos mais profundos da camada reticular.

As **glândulas sudoríparas**, as **glândulas sebáceas** e os **folículos pilosos** são derivados epidérmicos que invadem a derme e a hipoderme durante a embriogênese e ali ficam localizados permanentemente (ver Figura 14.1). Grupos de **células musculares lisas** estão localizados nas regiões mais profundas da camada reticular em locais específicos, como na pele do pênis e do escroto e na aréola ao redor dos mamilos; as contrações desses grupos de músculos enrugam a pele nessas regiões. Outras fibras musculares lisas, chamadas **músculos eretores do pelo**, estão inseridas nos folículos pilosos. Quando o indivíduo é repentinamente exposto a um ambiente frio, essas células musculares se contraem e elevam os pelos, o que confere à pele a aparência "arrepiada". Além disso, um grupo particular de músculos estriados localizados na face, em partes da região anterior do pescoço e no couro cabeludo (**músculos de expressão facial**) se origina na fáscia superficial e se insere na derme.

Pelo menos três tipos de mecanorreceptores encapsulados estão localizados nas porções mais profundas da derme: (1) **corpúsculos de Pacini**, que respondem a pressões e vibrações profundas; (2) os **corpúsculos de Ruffini**, que respondem a forças de tração e torque e são mais abundantes na derme da planta dos pés; e (3) os **bulbos terminais de Krause** (**corpúsculos bulboides**), cuja função não é conhecida, mas presume-se que sejam mecanorreceptores, em vez de receptores de frio, como se acreditava anteriormente.

HISTOFISIOLOGIA DA PELE

Os queratinócitos sintetizam filamentos intermediários de 10 nm de largura, conhecidos como **queratina**, proteínas estruturais localizadas dentro de seu citoplasma. Há aproximadamente 20 espécies diferentes de queratina identificadas, classificadas como ácidas ou básicas/neutras, e quatro delas estão presentes na epiderme. As células do estrato basal sintetizam dois tipos de queratina que formam feixes de filamentos finamente entremeados, enquanto as células do estrato espinhoso sintetizam os outros dois tipos, que tendem a formar feixes de filamentos mais grossos. As células do estrato espinhoso também produzem e depositam a proteína **involucrina** na face citoplasmática de sua membrana celular. Além disso, as células do estrato espinhoso também formam os **corpos lamelares**, que liberam seu conteúdo rico em lipídios nos espaços intercelulares para formar uma barreira de permeabilidade.

A maquinaria de síntese de queratina é desligada depois que os queratinócitos entram no estrato granuloso. As células dessa camada produzem **filagrina**, uma proteína que supostamente ajuda a montar os filamentos de queratina em feixes ainda mais grossos. Uma vez que os queratinócitos atingem esse estrato, também se tornam permeáveis aos íons de cálcio, que auxiliam na ligação cruzada da involucrina com outras proteínas, para formar, assim, uma camada resistente abaixo da membrana celular. À medida que os queratinócitos se movem através do estrato granuloso para o estrato lúcido, as enzimas liberadas dos lisossomos digerem as organelas e o núcleo. Quando as células finalmente entram no estrato córneo, são cascas endurecidas, inanimadas, sem organelas, cheias de feixes de filamentos de queratina.

GLÂNDULAS DA PELE

As glândulas da pele incluem glândulas sudoríparas écrinas, glândulas sudoríparas apócrinas, glândulas sebáceas e a glândula mamária (um tipo modificado e altamente especializado de glândula sudorípara). A glândula mamária é descrita no Capítulo 20.

Glândulas sudoríparas écrinas

As glândulas sudoríparas écrinas são abundantes em toda a pele. Elas liberam seu produto de secreção, o suor, por meio de secreção do tipo merócrina.

As **glândulas sudoríparas écrinas** têm cerca de 0,4 mm de diâmetro e estão localizadas na pele em quase todo o corpo. São órgãos importantes de termorregulação e bastante numerosas, com algo entre 3 e 4 milhões de glândulas no corpo. As glândulas sudoríparas écrinas se desenvolvem como invaginações do epitélio da crista dérmica que desce para a derme, e sua porção profunda se torna a porção glandular da glândula sudorípara. Essas glândulas, que começam a funcionar logo após o nascimento, secretam cerca de 1 ℓ de suor diariamente, mas podem formar até 10 ℓ de suor por dia em condições extremas em pessoas altamente ativas e engajadas em exercícios vigorosos em clima quente. Ademais, essas glândulas são inervadas pelo sistema nervoso simpático, mas as fibras nervosas que inervam as unidades secretoras são principalmente **colinérgicas**, ou seja, elas liberam **acetilcolina**, e apenas algumas das fibras nervosas são adrenérgicas.

As glândulas sudoríparas écrinas são glândulas tubulares enoveladas simples localizadas profundamente na derme ou na hipoderme subjacente (Figuras 14.11 a 14.14). Após a porção secretora de cada glândula, há um ducto delgado e enovelado que atravessa a derme e a epiderme para se abrir na superfície da pele em um poro sudoríparo. Pela forma de liberação de seu produto de secreção, essas glândulas são classificadas como merócrinas. Elas são inervadas por fibras pós-ganglionares do sistema nervoso simpático.

Unidade secretora

A porção secretora da glândula apresenta um epitélio simples cúbico a colunar baixo, composto de células escuras e claras. Além disso, a porção secretora das glândulas sudoríparas écrinas tem células mioepiteliais. Alguns pesquisadores consideram a porção secretora pseudoestratificada; neste livro, essa porção é considerada simples cúbica.

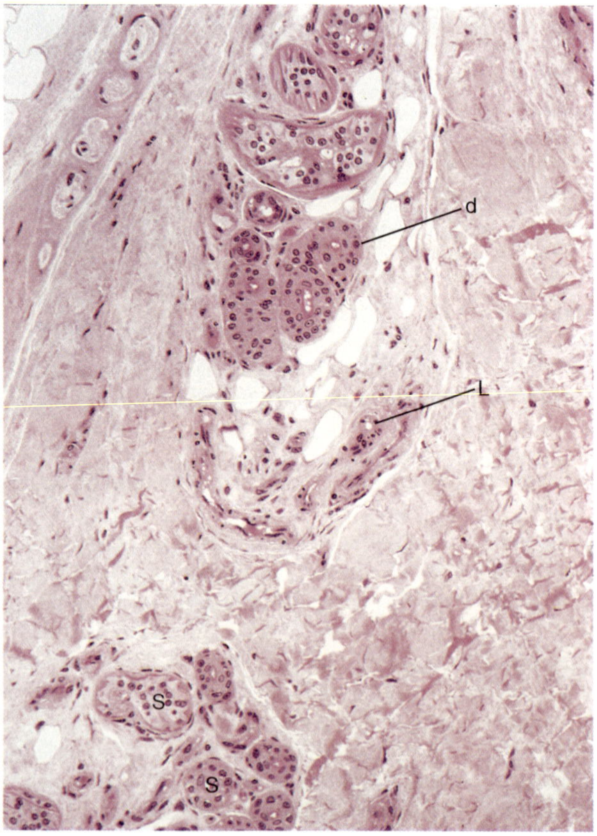

Figura 14.11 Fotomicrografia de uma glândula sudorípara écrina exibindo as unidades secretoras (*S*) e ductos (*d*); o lúmen de alguns ductos também é mostrado (*L*) (132 ×).

Correlações clínicas

As **sardas** são manchas hiperpigmentadas localizadas em áreas da pele expostas ao sol, especialmente em indivíduos de pele clara que se queimam facilmente. As sardas geralmente aparecem aos 3 anos de idade e são o resultado do aumento da produção e do acúmulo de melanina na área basal da epiderme, sem aumento dos melanócitos. Elas tendem a desbotar no inverno e a escurecer com a exposição à luz ultravioleta.

A **psoríase** é uma doença caracterizada por lesões irregulares causadas por maior proliferação de queratinócitos no estrato basal e no estrato espinhoso e um ciclo celular acelerado (a renovação celular é aumentada em até sete vezes), resultando em acúmulos de queratinócitos no estrato córneo. As lesões são comuns no couro cabeludo, nos cotovelos e nos joelhos, mas podem ocorrer em quase qualquer parte do corpo. Em alguns casos, as unhas também podem estar envolvidas. A psoríase é uma condição crônica incurável, mas controlável, cujos sintomas aumentam periodicamente e depois regridem sem causa aparente.

As **verrugas** são crescimentos epidérmicos benignos causados pela infecção dos queratinócitos com **papilomavírus**. A hiperplasia epidérmica resultante engrossa a epiderme por meio da descamação. O crescimento mais profundo da derme traz os capilares para mais perto da superfície. As verrugas são comuns em crianças, adultos jovens e pacientes imunossuprimidos.

O **carcinoma basocelular**, a malignidade humana mais comum, surge nas **células do estrato basal** da epiderme e geralmente é causado pela exposição à radiação ultravioleta. Embora os carcinomas basocelulares geralmente não originem metástases, eles são destrutivos para o tecido local. Dos vários tipos de lesões que ocorrem, a mais comum é a variedade nodular, caracterizada por uma pápula ou um nódulo com uma "cratera" central deprimida que, por fim, forma ulcerações e crostas. Essas lesões são mais comuns na face, especialmente no nariz. A cirurgia é o tratamento usual e até 90% dos pacientes se recuperam sem sequelas adicionais.

O **carcinoma de células escamosas**, o segundo câncer de pele mais comum, surge nos queratinócitos da epiderme. É localmente invasivo e pode originar metástases. É caracterizado por uma placa ou nódulo escamoso hiperqueratótico que costuma sangrar ou ulcerar. Ele invade profundamente, o que resulta na fixação aos tecidos subjacentes. Múltiplos fatores podem causar essa doença, tais como radiação ultravioleta, radiação X, fuligem, carcinógenos químicos e arsênico. As lesões são mais comuns na cabeça e no pescoço. A cirurgia é o tratamento de escolha usual.

O **melanoma maligno**, um câncer de pele, apresenta incidência crescente e é mais prevalente em indivíduos de pele clara. As células malignas se originam de melanócitos transformados e geralmente estão associadas à exposição excessiva ao sol. O melanoma maligno é muito invasivo porque os melanócitos penetram na derme e entram nos vasos linfáticos, bem como na corrente sanguínea, para ganhar ampla distribuição por todo o corpo. Curiosamente, embora a incidência de melanoma seja muito maior em brancos do que em indivíduos de descendência afro-americana e hispânica, a metástase ocorre em uma porcentagem muito maior de pacientes hispânicos (18%) e afro-americanos (26%) do que em pacientes brancos (12%). Acredita-se que essa discrepância ocorra por causa da diferença no nível de atendimento médico dessas populações.

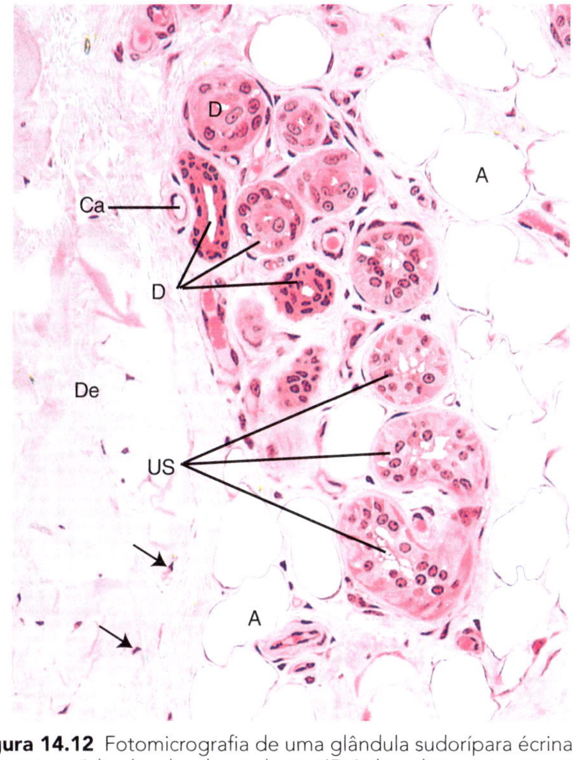

Figura 14.12 Fotomicrografia de uma glândula sudorípara écrina em aumento médio, localizada na derme (*De*) da pele, mostra o epitélio simples cúbico nas seções transversais da unidade secretora (*US*) e o epitélio estratificado cúbico em seu ducto (*D*). Observe o rico suprimento de sangue da glândula (*Ca*) e os adipócitos (*A*) que flanqueiam a glândula. Núcleos de fibroblastos (*setas*) espalhados por toda a derme são claramente evidentes (270 ×).

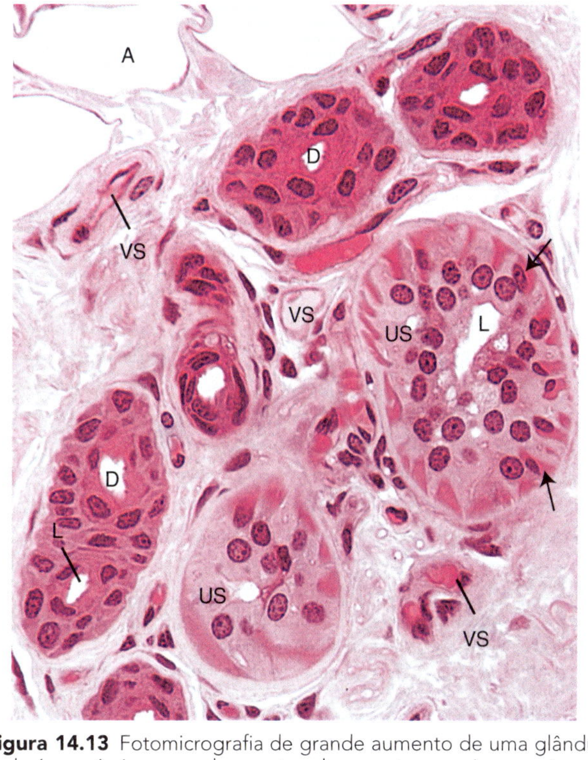

Figura 14.13 Fotomicrografia de grande aumento de uma glândula sudorípara écrina que demonstra claramente seu rico suprimento vascular (*VS*), bem como o epitélio simples cúbico que constitui a unidade secretora (*US*) e o epitélio estratificado cúbico que forma o ducto (*D*) da glândula. Observe os lúmens (*L*) centralmente localizados nas unidades secretoras e nos ductos. Observe os adipócitos (*A*) adjacentes à glândula (540 ×).

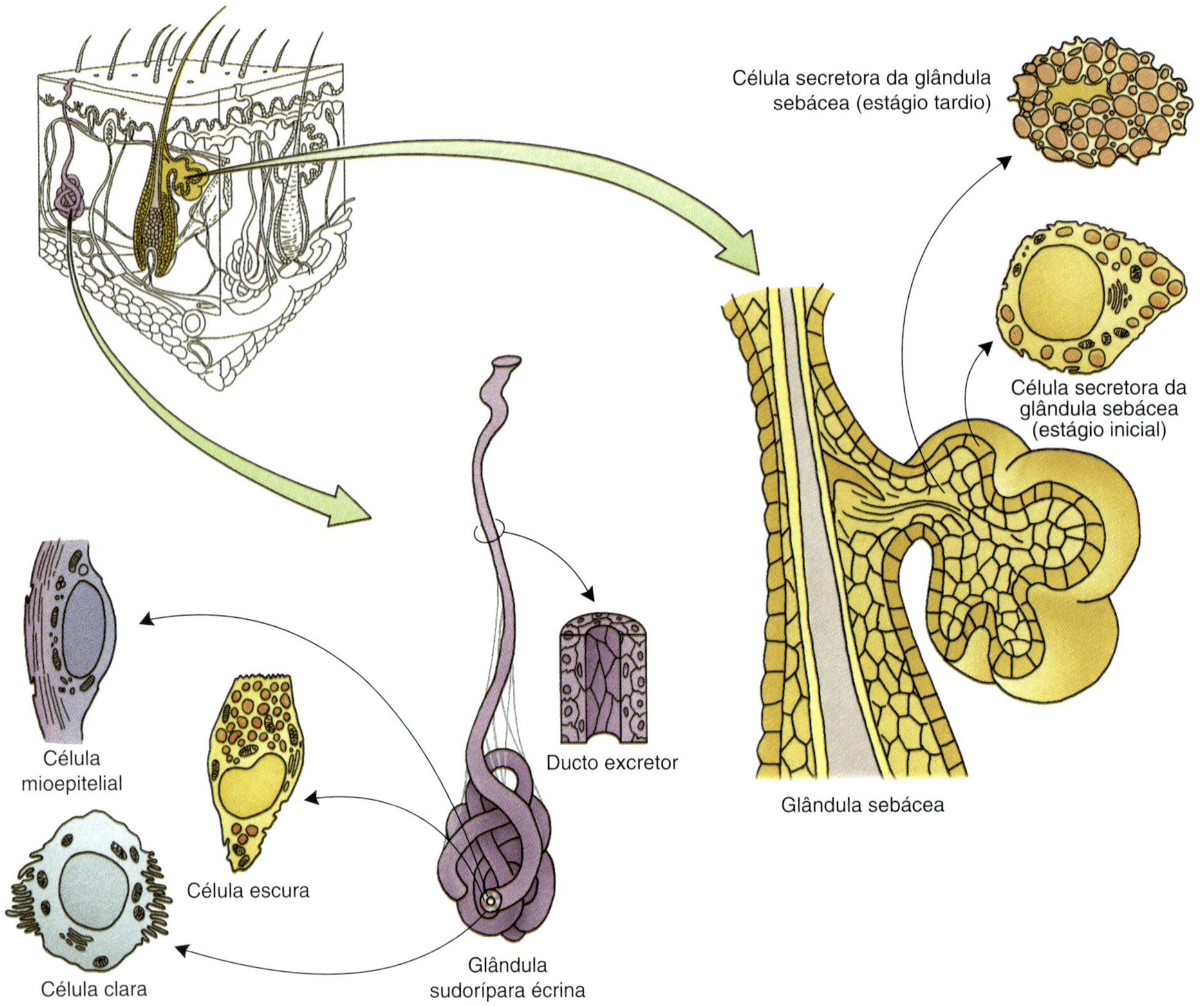

Figura 14.14 Diagrama de uma glândula sudorípara écrina, uma glândula sebácea e suas células constituintes.

Células escuras (células mucoides)

As células escuras revestem o lúmen da unidade secretora e secretam uma substância rica em muco.

As **células escuras** se assemelham a um cone invertido, com o lúmen revestido da extremidade larga. As extremidades estreitas, que raramente alcançam a lâmina basal, adaptam-se para caberem entre as células claras adjacentes. Eletromicrografias revelam algum RER, numerosos ribossomos livres, mitocôndrias alongadas e um complexo de Golgi bem desenvolvido. Os grânulos secretores que contêm glicoproteína moderadamente eletron-densa estão localizados no citoplasma apical das células escuras e a secreção liberada por essas células é de natureza **mucosa**.

Células claras

As células claras não têm grânulos secretores; elas liberam uma secreção aquosa.

As **células claras** têm uma área apical estreita e uma base mais ampla que se estende até a lâmina basal. Ao contrário das células escuras, as claras não contêm grânulos de secreção, mas contêm acúmulos de **glicogênio**; suas organelas são semelhantes às das células escuras, exceto pelo fato de terem pouco RER. As bases das células claras são tortuosamente pregueadas, semelhantes às de outros tipos de células envolvidas no transporte transepitelial. As células claras têm acesso limitado ao lúmen da glândula por causa das células escuras. Assim, sua **secreção aquosa rica em eletrólitos** entra nos **canalículos intercelulares** interpostos entre as células claras adjacentes, onde se mistura com a secreção mucosa das células escuras.

Células mioepiteliais

As células mioepiteliais que circundam a porção secretora da glândula contêm actina e miosina, que confere uma capacidade de contração a essas células.

As **células mioepiteliais** que circundam a porção secretora das glândulas sudoríparas écrinas são envolvidas pela lâmina basal das células secretoras. O citoplasma das células mioepiteliais tem **filamentos de miosina**, bem como muitos filamentos de **actina** com profunda acidofilia, que dão à célula capacidade de contração e um citoplasma eosinófilo. As contrações das células mioepiteliais auxiliam na eliminação do líquido da porção secretora da glândula.

Ducto

O ducto das glândulas sudoríparas écrinas, composto de células basais e luminais, é altamente enovelado e atravessa a derme e a epiderme em seu caminho para se abrir na superfície da pele.

O **ducto** de uma glândula sudorípara écrina é contínuo com a unidade secretora em sua base, mas se estreita à medida que passa pela derme em seu caminho para a superfície epidérmica. É composto de um epitélio estratificado cúbico que contém duas camadas (ver Figuras 14.11 a 14.14). As **células da camada basal** têm um grande núcleo heterocromático e mitocôndrias abundantes. As **células da camada luminal** têm um núcleo de formato irregular, pouco citoplasma, apenas algumas organelas e uma trama terminal imediatamente abaixo da membrana plasmática apical.

Os ductos seguem um caminho helicoidal através da derme. Quando um ducto atinge a epiderme, os queratinócitos o envolvem em seu caminho em direção ao poro sudoríparo. O líquido secretado pela porção secretora da glândula é semelhante ao plasma sanguíneo em relação ao balanço eletrolítico, incluindo as concentrações de potássio e cloreto de sódio, além de amônia e ureia. No entanto, a maior parte dos íons potássio, sódio e cloreto é reabsorvida pelas células do ducto à medida que a secreção trafega pelo lúmen. As células do ducto excretam íons, ureia, ácido láctico e determinados medicamentos para o lúmen. Portanto, o suor produzido pela unidade secretora é modificado pelo ducto da glândula sudorípara, de forma que, quando liberado na superfície da pele, assemelha-se a uma urina muito diluída.

Glândulas sudoríparas apócrinas

As glândulas sudoríparas apócrinas estão presentes somente na axila, na aréola do mamilo e na região anal e podem representar glândulas odoríferas vestigiais.

As **glândulas sudoríparas apócrinas** só estão presentes em alguns locais do corpo: axila, aréola do mamilo e região anal. Glândulas sudoríparas apócrinas modificadas constituem as **glândulas ceruminosas** (**cera**) do meato acústico externo e as **glândulas de Moll** nas pálpebras (ver Capítulo 22). As glândulas sudoríparas apócrinas são muito maiores do que as glândulas sudoríparas écrinas; de fato, podem ter até 3 mm de diâmetro. Essas glândulas estão inseridas nas porções mais profundas da derme e da hipoderme. Ao contrário dos ductos das glândulas sudoríparas écrinas, que se abrem na superfície da pele, os ductos das glândulas sudoríparas apócrinas se abrem em canais dos folículos pilosos superficialmente à entrada dos ductos das glândulas sebáceas.

As células secretoras das glândulas apócrinas são de perfil simples cúbico a colunar baixo. Quando o lúmen da glândula é preenchido com produto de secreção, tais células podem se tornar pavimentosas. O lúmen dessas glândulas é muito maior do que o das glândulas écrinas, e as células secretoras contêm grânulos que são isolados da membrana apical pela presença de uma trama terminal proeminente. O produto de secreção viscoso secretado pelas glândulas apócrinas é inodoro durante a secreção, mas apresenta um odor característico após a metabolização por bactérias. As células mioepiteliais circundam a porção secretora das glândulas sudoríparas apócrinas e auxiliam na eliminação do produto de secreção no ducto da glândula.

Uma glândula sudorípara apócrina surge do epitélio dos folículos pilosos como um botão epitelial que se desenvolve. A secreção pelas glândulas apócrinas está sob a influência de hormônios e não se inicia até a puberdade. Sua inervação é proporcionada por fibras do sistema nervoso simpático pós-ganglionar. Por causa da semelhança de sua localização, da histologia e do fato de que o odor é mais provavelmente devido ao metabolismo bacteriano do ácido 3-metil-2-hexenoico (um ácido volátil semelhante aos sinais de feromônio), especula-se que as glândulas sudoríparas apócrinas evoluíram de glândulas que secretam atrativos sexuais em animais inferiores. Como uma observação interessante, as glândulas sudoríparas apócrinas nas mulheres sofrem mudanças cíclicas que parecem estar relacionadas ao ciclo menstrual, de modo que as células secretoras e o lúmen aumentam antes do período pré-menstrual e diminuem durante a menstruação.

O nome dado a essas glândulas sudoríparas especiais – glândulas sudoríparas apócrinas – indica que a secreção contém uma porção do citoplasma das células secretoras. Embora alguns pesquisadores sugiram que essas células liberam sua secreção por meio do modo apócrino, a maioria dos pesquisadores relata que, apesar do nome, as glândulas sudoríparas apócrinas liberam seu produto de secreção pelo modo merócrino.

Correlações clínicas

O **gene ABCC11** é responsável pela expressão de uma proteína conhecida como cassete de ligação de ATP subfamília C membro 11. Esse gene tem dois alelos que diferem entre si pela presença de um único nucleotídio – guanina em um caso e adenina no outro –, o que resulta na codificação de glicina ou arginina. A herança dominante é GG ou GA, enquanto o genótipo recessivo é AA. O **genótipo AA** produz cera de ouvido seca, uma produção de suor quase inodoro pelas glândulas sudoríparas apócrinas e talvez menos suscetibilidade ao câncer de mama. Há uma distribuição demográfica muito específica de indivíduos com o alelo AA: uma grande porcentagem de coreanos, mongóis, japoneses ocidentais e chineses carrega esse alelo. Consequentemente, apresentam cera de ouvido seca e suor praticamente inodoro das glândulas sudoríparas apócrinas. Além do possível efeito benéfico sobre o câncer de mama, parece não haver nenhum outro efeito vantajoso ou deletério conhecido da presença do alelo AA nessas populações.

Glândulas sebáceas

As glândulas sebáceas secretam uma substância oleosa conhecida como sebo, que mantém a flexibilidade da pele.

Exceto nas palmas das mãos, solas dos pés e laterais dos pés abaixo da linha pilosa, as **glândulas sebáceas** estão presentes em todo o corpo, embutidas na derme e na hipoderme. Essas glândulas são mais abundantes na face, no couro cabeludo e na testa. O produto secretado das glândulas sebáceas, o **sebo**, é uma mistura oleosa e semelhante à cera constituída de colesterol, triglicerídeos e detritos de células secretoras. Acredita-se que o sebo facilite a manutenção da textura adequada da pele e da flexibilidade do pelo. Além disso, tem propriedades antimicrobianas e auxilia na prevenção da entrada ou saída de líquidos aquosos através da pele.

Da mesma forma que as glândulas sudoríparas apócrinas, as glândulas sebáceas são apêndices dos folículos capilares. Os ductos das glândulas sebáceas se abrem no terço superior do canal folicular, onde despejam seu produto de secreção para revestir a haste do pelo e, por fim, a superfície da pele (ver Figura 14.14). Os ductos das glândulas sebáceas em determinadas regiões do corpo não se abrem em folículos pilosos (p. ex., lábios, glande do pênis, aréola dos mamilos, pequenos lábios e superfície mucosa do prepúcio), mas sim na superfície da pele, para esvaziar suas secreções. Essas glândulas estão sob a influência dos hormônios sexuais e aumentam muito sua atividade após a puberdade.

As glândulas sebáceas são lobulares, com grupos de ácinos que se abrem em ductos curtos únicos. Cada ácino é composto de pequenas células basais localizadas perifericamente (e que repousam na lâmina basal), que circundam células arredondadas maiores que preenchem o restante do ácino (Figuras 14.15 e 14.16). As células basais têm núcleo esférico, retículo endoplasmático

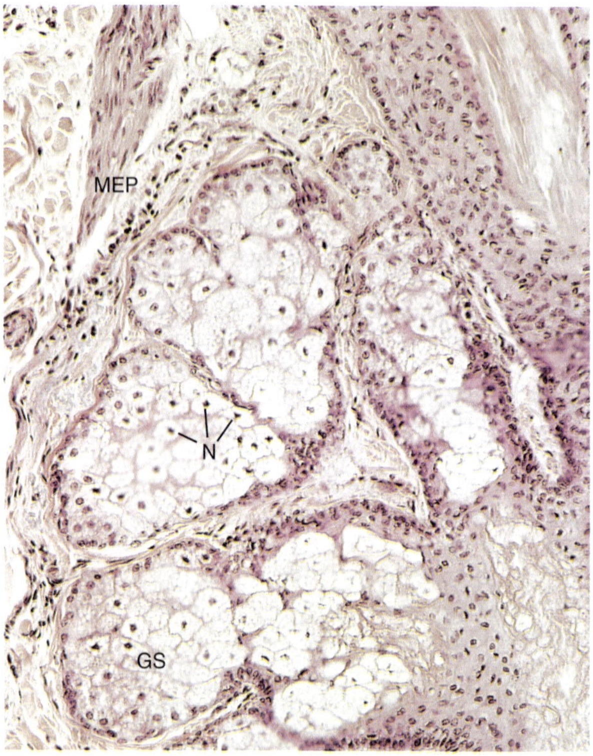

Figura 14.15 Fotomicrografia de um corte de uma glândula sebácea humana (*GS*) cujas células exibem núcleos (*N*) e o músculo eretor do pelo (*MEP*) (132 ×).

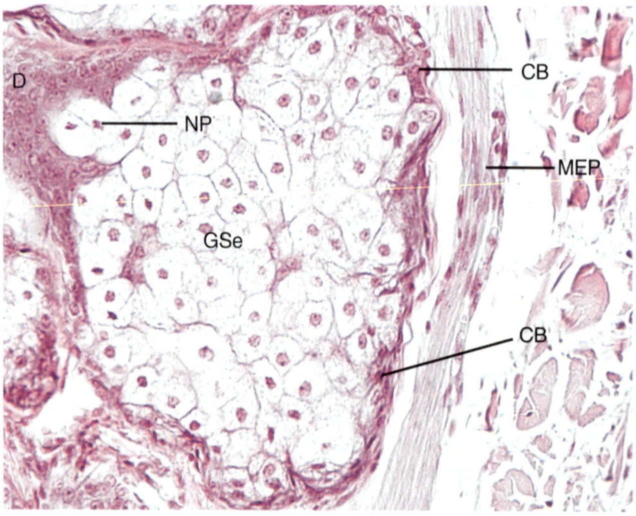

Figura 14.16 Fotomicrografia de uma glândula sebácea (*GSe*) em grande aumento que mostra os núcleos picnóticos (*NP*) de suas células em processo de morte que se tornam o sebo conduzido ao ducto (*D*) da glândula sebácea. As células basais (*CB*) da glândula têm uma função regenerativa na medida em que sofrem atividade mitótica para formar novas células. Um músculo eretor do pelo (*MEP*) está presente adjacentemente à glândula sebácea (270 ×).

liso e rugoso, glicogênio e gotículas lipídicas. Essas células sofrem divisão celular para formar mais células basais e células arredondadas maiores. As células maiores têm retículo endoplasmático liso abundante e citoplasma preenchido com gotículas lipídicas. A região central do ácino é preenchida por células em diferentes estágios de degeneração. Essas células palidamente coradas exibem apenas faixas de citoplasma, núcleos picnóticos de coloração intensa, membranas plasmáticas rompidas e gotículas lipídicas coalescentes. A síntese de lipídios continua por um curto período, seguida de necrose das células e da liberação final de lipídios e detritos celulares, que formam o produto de secreção (*i. e.*, **secreção holócrina**). O produto secretado é liberado em um ducto revestido de um epitélio pavimentoso estratificado que é contínuo com o canal folicular no folículo piloso.

Correlações clínicas

A **acne** é uma doença inflamatória crônica que envolve as glândulas sebáceas e os folículos pilosos, sendo a mais comum observada por dermatologistas. Obstruções resultantes da impactação de sebo e detritos queratinosos dentro dos folículos pilosos são uma das causas das lesões da acne. Bactérias anaeróbias próximas a essas obstruções podem contribuir para o seu desenvolvimento, embora o papel das bactérias não seja claro. No entanto, a eficácia do tratamento com antibióticos para acne sustenta a ideia do envolvimento bacteriano em sua patogenia. A doença é mais grave em meninos, com início comum entre os 9 e os 11 anos de idade, quando os níveis crescentes de hormônios sexuais começam a estimular as glândulas sebáceas. A acne geralmente desaparece ao longo da adolescência, mas pode não se resolver até a quarta década de vida. Em algumas pessoas, não começa antes da idade adulta.

PELO

Os **pelos** são estruturas filamentosas queratinizadas que se projetam da superfície epidérmica da pele (ver Figura 14.1). O pelo cresce na maior parte do corpo, exceto na zona vermelha dos lábios, nas palmas e laterais das palmas, nas solas e laterais dos pés, no dorso das falanges distais dos dedos das mãos e dos pés, na glande do pênis e do clitóris, nos pequenos lábios e na face vestibular dos grandes lábios.

Há dois tipos de pelos presentes no corpo humano. Os pelos macios, finos, curtos e claros (p. ex., aqueles que cobrem as pálpebras) são chamados de ***velos***; os pelos duros, grandes, ásperos, longos e escuros (p. ex., os do couro cabeludo e das sobrancelhas) são chamados de ***pelos terminais***. Além desses, pelos muito finos, chamados de ***lanugem***, estão presentes nos fetos.

O número de pelos em humanos é essencialmente o mesmo encontrado em outros primatas, mas a maioria dos pelos humanos é do tipo velo, enquanto os pelos terminais predominam em outros primatas. O pelo humano não proporciona isolamento térmico como a pelagem dos animais. Em vez disso, servem para a sensação tátil, de forma que qualquer estímulo que deforme um fio de pelo é traduzido pela haste até os nervos sensoriais que circundam o folículo piloso.

O crescimento do cabelo alcança sua melhor *performance* entre os 16 e 46 anos de idade; após os 50 anos, esse crescimento começa a diminuir. Durante a gravidez, o crescimento do cabelo é normal; após o parto, seu ciclo diminui e a queda de cabelo aumenta temporariamente.

Folículos pilosos

Os folículos pilosos se desenvolvem a partir da epiderme e invadem a derme e a hipoderme.

Os **folículos pilosos**, órgãos dos quais os pelos se desenvolvem, surgem das invaginações da epiderme que invadem a derme, a hipoderme ou ambas. São circundados por densos acúmulos de tecido conjuntivo fibroso pertencentes à derme. Uma membrana basal espessada, a **membrana vítrea**, separa a derme do epitélio do folículo piloso. A extremidade expandida do folículo piloso, a **raiz do pelo**, é invaginada e a concavidade se adapta ao formato da **papila dérmica** que a ocupa. Juntas, a raiz do pelo e a papila dérmica são conhecidas como ***bulbo piloso***. A papila dérmica contém um rico suprimento de capilares que fornecem nutrientes e oxigênio para as células do folículo piloso. Além disso, atua como uma força indutiva que controla as atividades fisiológicas do folículo piloso (Figuras 14.17 e 14.18).

A maior parte das células que compõem a raiz do pelo é chamada de ***matriz***. A proliferação dessas células da matriz (**células-tronco**) é responsável pelo crescimento do pelo; assim, elas são homólogas ao estrato basal da epiderme. Essas células-tronco estão presentes até mesmo em indivíduos calvos, mas as células do folículo piloso produzem prostaglandina D2, que, ao atuar por meio dos receptores acoplados à proteína G, impede que as células-tronco entrem no ciclo celular para formar um novo folículo piloso. As camadas externas do epitélio folicular formam a **bainha radicular externa**, que é composta de uma única camada de células no bulbo piloso e de várias camadas de células próximas à superfície da pele (Figuras 14.19 a 14.21).

A bainha radicular externa envolve várias camadas de células derivadas da epiderme e a **bainha radicular interna**, que consiste em três componentes: (1) uma única fileira externa de células cúbicas, a **camada de Henle**, que faz contato com a camada mais interna de células da bainha radicular externa;

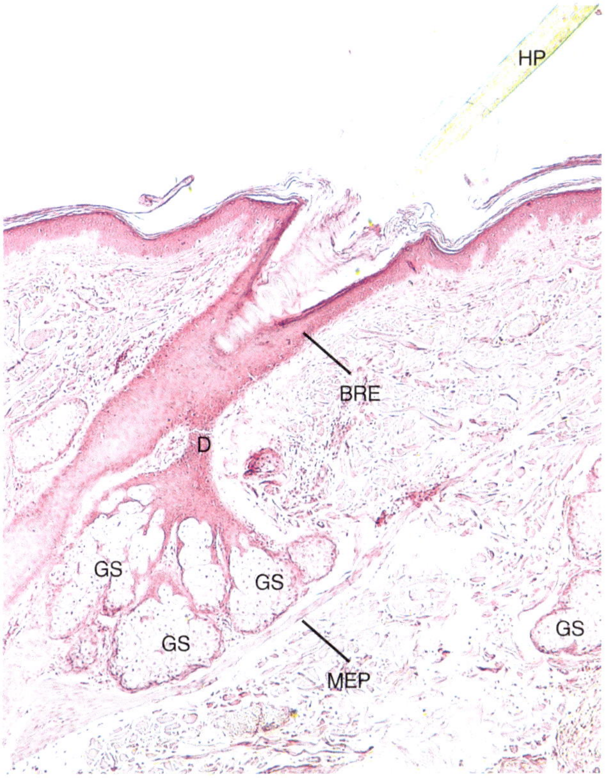

Figura 14.17 Essa fotomicrografia de muito baixa ampliação de pele fina exibe uma haste do pelo (*HP*) à medida que ela surge do folículo piloso; sua bainha radicular externa (*BRE*) está identificada na imagem. Observe que o ducto (*D*) da glândula sebácea (*GS*) entra no folículo piloso ainda dentro da camada reticular da derme. Um músculo eretor do pelo (*MEP*) recobre a glândula e, quando as fibras musculares lisas se contraem, esse músculo não apenas eleva a haste pilosa, como também auxilia na liberação do sebo da glândula sebácea (56 ×).

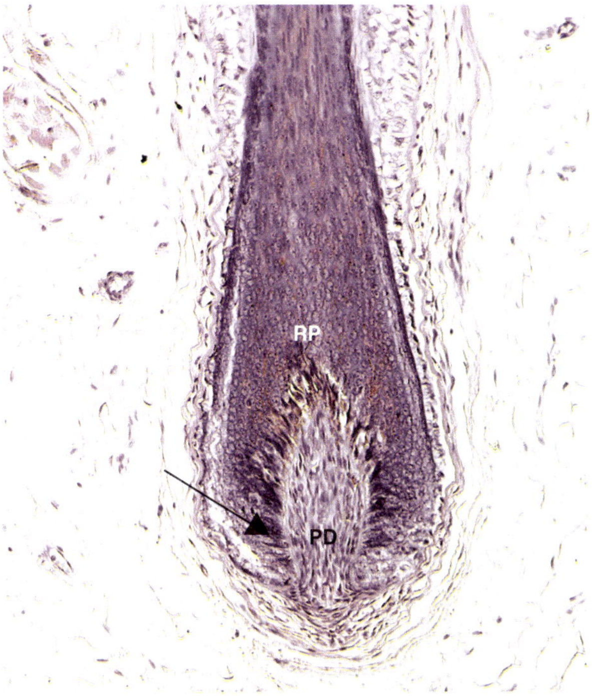

Figura 14.18 Fotomicrografia de um corte longitudinal de um folículo piloso com sua raiz do pelo (*RP*) e a papila dérmica (*PD*). A estrutura escura na ponta da seta é o pigmento (122 ×).

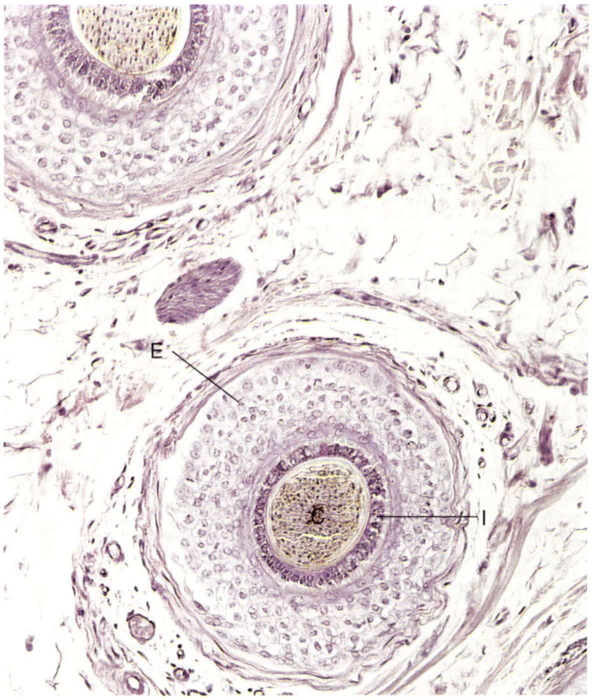

Figura 14.19 Fotomicrografia de folículos pilosos em corte transversal (132 ×). Observe a bainha da raiz externa (*E*), a bainha da raiz interna (*I*) e o córtex (*C*).

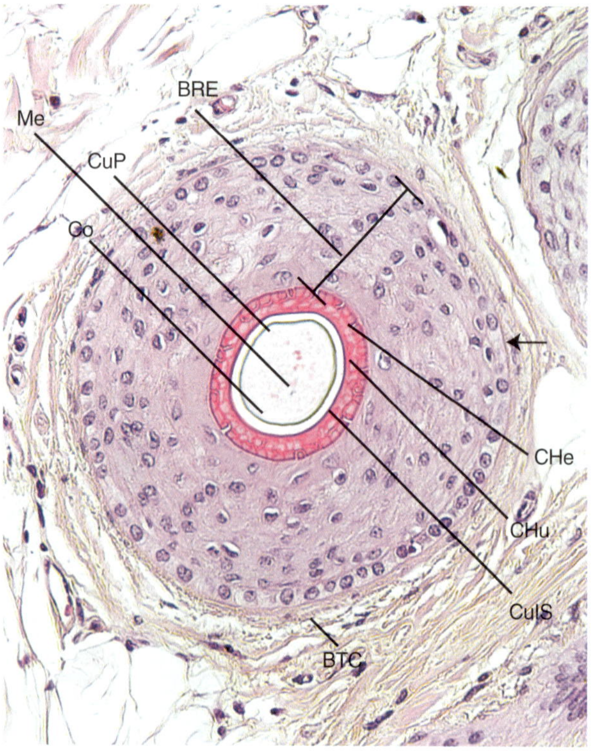

Figura 14.20 Corte transversal de um folículo piloso em aumento médio que mostra seus diversos componentes. Observe a bainha de tecido conjuntivo externa (*BTC*), que é separada dos componentes derivados do epitélio pela membrana vítrea, uma membrana basal espessada (*seta*). A maior parte do folículo piloso nesse nível consiste na bainha radicular externa (*BRE*) que se estende da membrana basal à bainha radicular interna. A bainha radicular interna, composta de três camadas – a camada de Henle (*CHe*), a camada de Huxley (*CHu*) e a cutícula da bainha radicular interna (*CuBI*) – circunda a cutícula do pelo (*CuP*), o córtex (*Co*) e a medula (*Me*) (270 ×).

(2) uma ou duas camadas de células achatadas que formam a **camada de Huxley**; e (3) a **cutícula da bainha radicular interna**, formada por células semelhantes a escamas sobrepostas, cujas extremidades livres se projetam em direção à base do folículo piloso. A bainha radicular interna termina onde o ducto da glândula sebácea se liga ao folículo piloso (ver Figura 14.21).

A haste do pelo é o filamento longo e delgado que se estende até a superfície da epiderme, atravessando-a (Figura 14.22). Consiste em três regiões: **medula**, **córtex** e **cutícula do pelo**. À medida que as células da matriz dentro da raiz do pelo se proliferam e se diferenciam, elas se movem em direção à superfície da pele e se desenvolvem, por fim, na haste do pelo (ver Figuras 14.20 e 14.21). As células no centro da matriz estão mais próximas da papila dérmica subjacente e, portanto, são mais influenciadas por ela. Aquelas que se encontram progressivamente mais periféricas ao centro da matriz são cada vez menos influenciadas pela papila dérmica. As camadas distintas do folículo se desenvolvem a partir de diferentes células da matriz. Essas células da matriz se originam de uma dilatação da bainha radicular externa um pouco acima da fixação do músculo eretor do pelo, conhecido como **saliência folicular**, que abriga um grupo de **células-tronco epidérmicas** de ciclo lento. Essas células-tronco migram dentro da bainha radicular externa em direção ao bulbo do folículo piloso e se unem às células da matriz pilosa. Células-tronco epidérmicas adicionais migram em direção à superfície para entrar nos lóbulos da glândula sebácea, onde reabastecem a população de células basais. Essas células-tronco epidérmicas têm a capacidade de se reprogramar e substituir as células da epiderme, mas apenas se a pele tiver sofrido um grande trauma.

As camadas distintas do folículo se desenvolvem a partir de diferentes células da matriz da seguinte forma:

- As células *mais centrais* da matriz dão origem a grandes células vacuolizadas que formam o núcleo da haste do pelo (a **medula**). Essa camada está presente apenas em pelos grossos
- As células da matriz *ligeiramente periféricas* em relação ao centro tornam-se o **córtex** da haste do pelo
- As células *ainda mais periféricas* da matriz (mas ainda intermediárias) se tornam a **cutícula** do pelo
- As células *mais periféricas* da matriz desenvolvem-se nas células dos três componentes da **bainha radicular interna**: a cutícula da bainha radicular interna, a camada de Huxley e a camada de Henle.

À medida que as células do córtex são deslocadas em direção à superfície, elas sintetizam **filamentos de queratina** abundantes e **grânulos de trico-hialina** (semelhantes aos grânulos de querato-hialina da epiderme). Esses grânulos coalescem e formam uma substância amorfa na qual os filamentos de queratina se inserem. Espalhados entre as células da matriz mais próximas à papila dérmica estão grandes **melanócitos**, com longos processos dendríticos que transferem **melanossomos** para as células do córtex. Os melanossomos permanecem nessas células e conferem ao pelo uma cor baseada na quantidade de melanina presente. Com o envelhecimento, os melanócitos perdem gradativamente a capacidade de produzir **tirosinase**, que é essencial para a produção de melanina. Além disso, a produção da enzima catalase também diminui, o que aumenta os níveis de peróxido de hidrogênio nessas células, descorando os fios. Consequentemente, a redução na quantidade dessas duas enzimas tem como resultado o cabelo grisalho.

Correlações clínicas

À medida que o indivíduo envelhece, a cor dos pelos se torna cinza, prateada ou branca e é mais perceptível no couro cabeludo. No entanto, essa mudança de cor geralmente afeta as outras partes do corpo e até os pelos pubianos. Existem alguns casos em que apenas os pelos pubianos ficam brancos, o que pode ocorrer em uma idade jovem. Se o cabelo ficar quebradiço e se romper facilmente, a condição, conhecida como **piedra branca (tinea blanca)**, pode ter como causa uma infecção fúngica por Piedria horti e Trichosporon ashaii (e outras espécies de Trichosporon spp.), que formam nódulos moles que revestem o cabelo e o tornam branco. Os indivíduos afetados por essa condição são mulheres jovens que geralmente vivem em climas temperados em todo o mundo. O tratamento normal é a raspagem do cabelo ou o uso de cremes antifúngicos, como uma pomada de mercúrio amoniacal. Se o problema persistir, medicamentos antifúngicos orais podem ser necessários para aliviar a condição.

Músculos eretores do pelo

Os músculos eretores de pelo são células musculares lisas que se estendem da porção média do folículo piloso até a camada papilar da derme.

Ligados à bainha de tecido conjuntivo que envolve os folículos pilosos e à camada papilar da derme, estão os **músculos eretores**

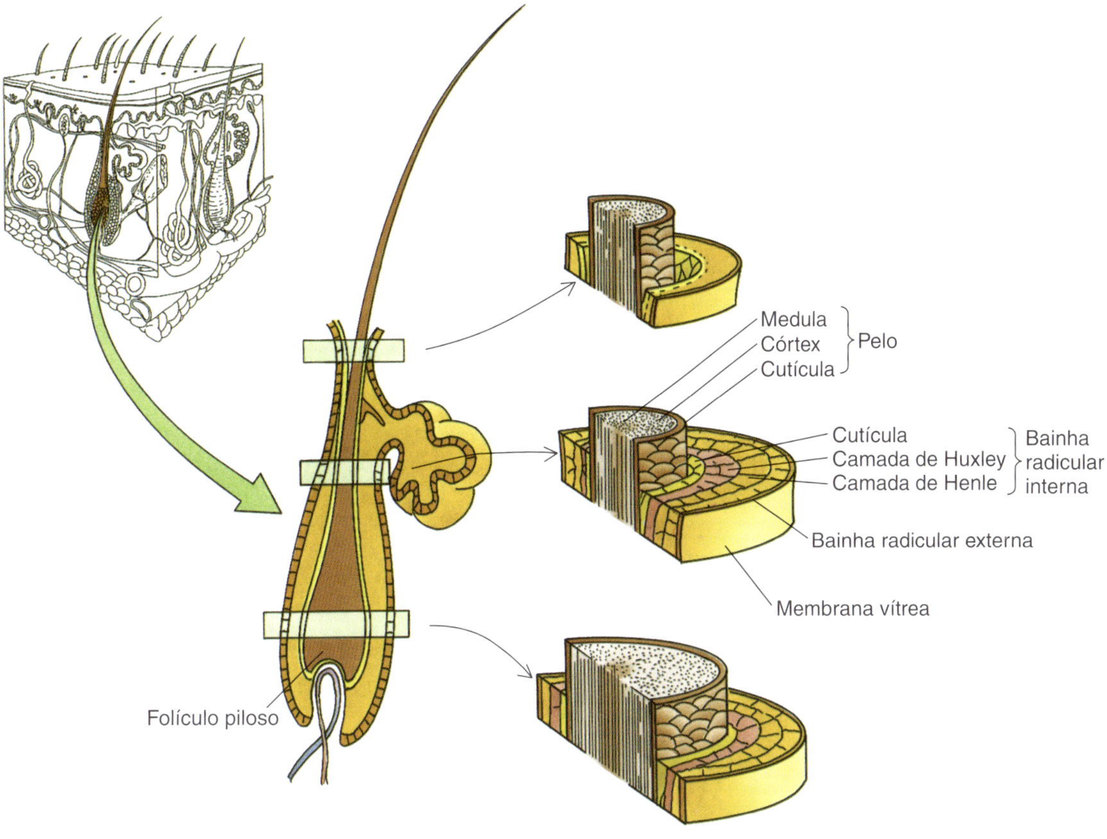

Figura 14.21 Diagrama esquemático do folículo piloso.

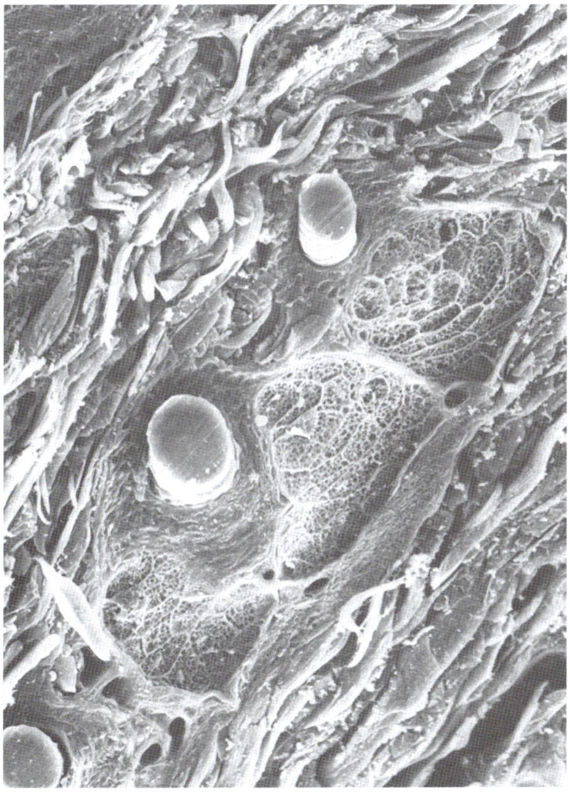

Figura 14.22 Eletromicrografia de varredura do couro cabeludo de macaco que mostra três hastes do pelo e suas glândulas sebáceas circundadas pelo tecido conjuntivo denso não modelado e rico em fibras colágenas da derme. (235 ×). (Fonte: Leeson TS, Leeson CR, Paparo AA. *Text/Atlas of Histology*. Philadelphia: WB Saunders; 1998.)

do pelo (ver Figuras 14.1, 14.16 e 14.17). Esses músculos lisos se prendem ao folículo piloso acima de sua porção mediana em um ângulo oblíquo. As contrações desses músculos *deprimem* a pele sobre sua área de fixação na camada papilar da derme e *elevam* a haste do pelo e a pele ao redor dessa haste, o que forma minúsculas regiões elevadas ("arrepios") em sua superfície. Esses arrepios são facilmente observados quando alguém está com frio ou sofre um susto.

Histofisiologia do cabelo

Embora o cabelo cresça a uma taxa média de cerca de 1 a 1,3 cm por mês, o crescimento não é contínuo. O ciclo de crescimento do cabelo consiste em três fases sucessivas: (1) o período de crescimento, a **fase anágena**; (2) um breve período de involução, a **fase catágena**; e (3) a fase final de repouso, a **fase telógena**, na qual o cabelo maduro e envelhecido é desprendido (cai ou é arrancado ao ser penteado ou lavado). Os cabelos perdidos dessa forma são chamados de ***fios em forma de clava*** (do inglês, ***club hair***) ou, ainda, **cabelos telógenos**, porque retêm sua raiz em formato de clava. Logo em seguida, um novo fio é formado pelo folículo piloso e o ciclo de crescimento do cabelo recomeça.

A duração do ciclo de crescimento do cabelo varia em diferentes áreas do corpo. Por exemplo, a expectativa de vida de um pelo axilar é de aproximadamente 4 meses, enquanto o cabelo do couro cabeludo pode permanecer na fase anágena por até 7 anos e na fase telógena por 4 meses.

Os folículos pilosos em certas regiões do corpo respondem aos hormônios sexuais masculinos. Por essa razão, os homens começam a desenvolver mais pelos terminais com pigmentação escura no queixo, nas bochechas e no lábio superior na puberdade. Embora as mulheres tenham o mesmo número de folículos capilares nessas regiões, os fios permanecem do tipo velo, finos e pálidos. Na puberdade, contudo, pelos terminais grossos e fortemente pigmentados começam a crescer nas regiões axilar e púbica de ambos os sexos.

Os processos de queratinização dos pelos e da pele, embora geralmente semelhantes, diferem em alguns aspectos. As camadas de células superficiais da epiderme da pele formam uma **queratina mole**, que consiste em filamentos de queratina entremeados com querato-hialina e filagrina; as células queratinizadas são descamadas continuamente. Em contraposição, não apenas a queratinização do cabelo e dos pelos forma uma **queratina dura** – que consiste em filamentos de queratina entremeados apenas com trico-hialina, não com filagrina – como as células queratinizantes não são desprendidas. Em vez disso, acumulam-se e tornam-se comprimidas e duras.

O arranjo das células que compõem a cutícula do cabelo e a cutícula da bainha radicular interna interliga as bordas livres opostas dessas células e dificulta a retirada da haste capilar de seu folículo (Figura 14.23).

UNHAS

As unhas representam células epiteliais queratinizadas dispostas em placas de queratina dura.

As **unhas**, localizadas na falange distal de cada dedo da mão e do pé, são compostas de placas de células epiteliais fortemente compactadas e altamente queratinizadas que formam a **lâmina ungueal**, situada na epiderme, em uma região conhecida como ***leito ungueal*** (Figuras 14.24 a 14.26). As unhas se desenvolvem a partir de células da **matriz ungueal** que se proliferam e se tornam queratinizadas. A matriz ungueal, uma região da **raiz ungueal**, está localizada abaixo da **prega ungueal proximal**. O estrato córneo da prega ungueal proximal forma o **eponíquio** (**cutícula**), que se estende da extremidade proximal até a unha por cerca de 0,5 a 1 mm. Lateralmente, a pele se volta para baixo como **pregas ungueais laterais** e forma os **sulcos ungueais laterais**. A epiderme continua abaixo da lâmina ungueal como **leito ungueal**, e a lâmina ungueal ocupa a posição (e função) do estrato córneo.

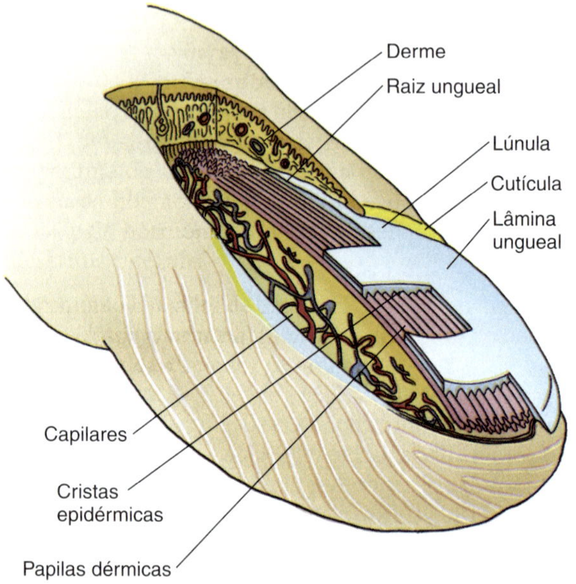

Figura 14.24 Diagrama da estrutura de uma unha.

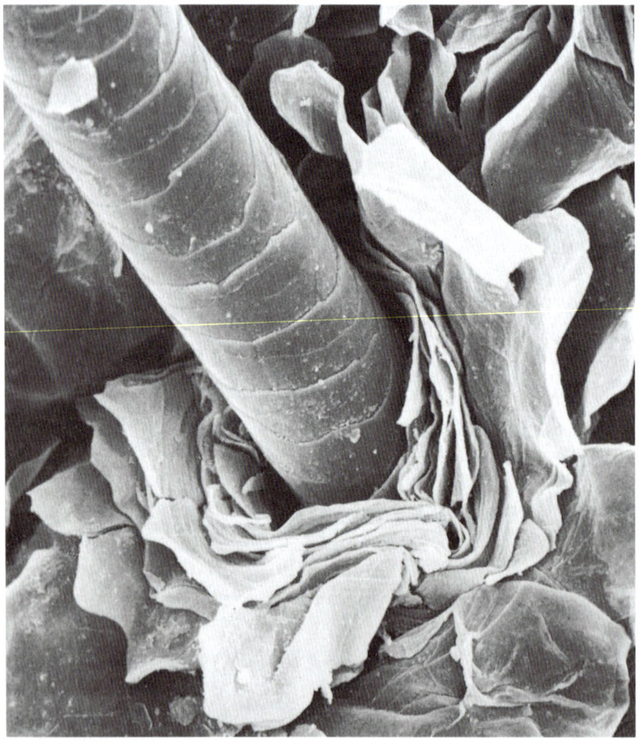

Figura 14.23 Eletromicrografia de varredura de um pelo da cabeça de um macaco (1.115 ×). (Fonte: Leeson TS, Leeson CR, Paparo AA. *Text/Atlas of Histology*. Philadelphia: WB Saunders; 1988.)

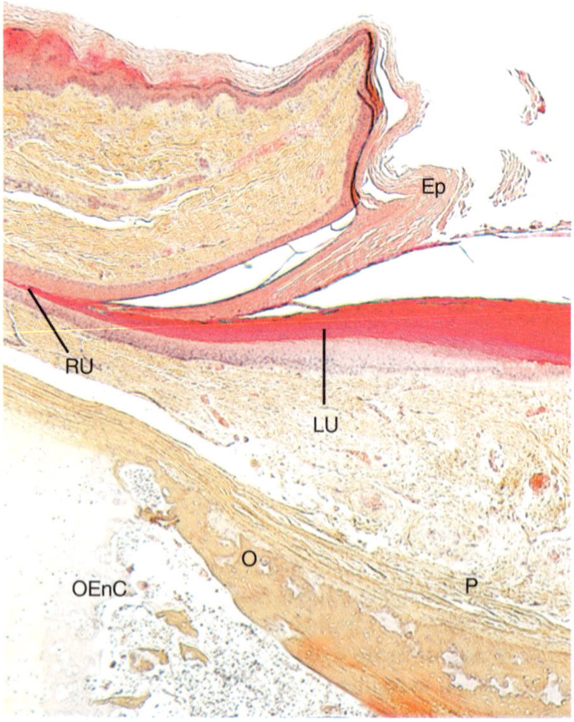

Figura 14.25 Fotomicrografia de ampliação muito baixa da raiz ungueal (*RU*), da lâmina ungueal (*LU*) e do eponíquio (*Ep*). Também exibe a ossificação endocondral (OEnC) da falange distal com seu colar ósseo subperiósteo (*O*) e seu periósteo (*P*). A região rosa-claro logo abaixo do vermelho intenso da lâmina ungueal é o leito ungueal (14 ×).

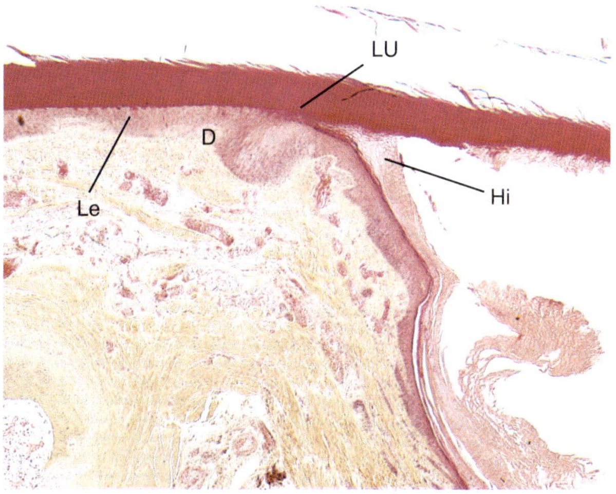

Figura 14.26 Corte longitudinal de uma unha. Observe a derme (*D*), o hiponíquio (*Hi*), o leito ungueal (*Le*) e a lâmina ungueal (*LU*), cuja continuação no hiponíquio, e além, é a unha (14 ×).

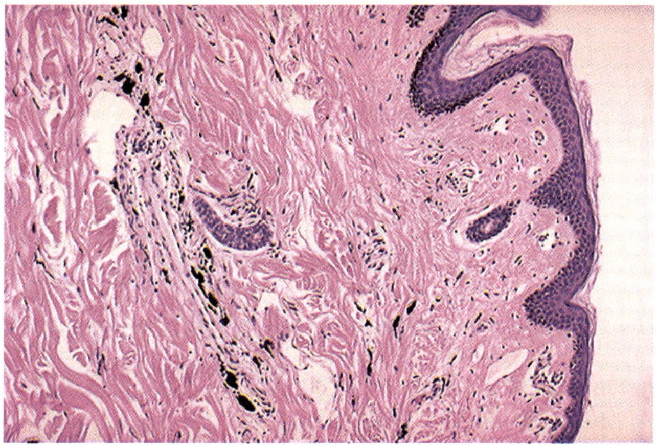

Figura 14.27 Fotomicrografia de uma superfície lateral de uma mão com uma tatuagem. Observe que existem pigmentos de tatuagem na derme. Como o pigmento se deposita profundamente, é muito difícil removê-lo posteriormente. Além disso, a menos que as condições da tatuagem sejam muito higiênicas, pode ocorrer introdução de infecções durante o procedimento de tatuagem. (Reproduzida, com autorização, de Klatt EC. *Robbins and Cotran: Pathological Basis of Disease.* 2nd ed. Philadelphia: Elsevier; 2010:5.)

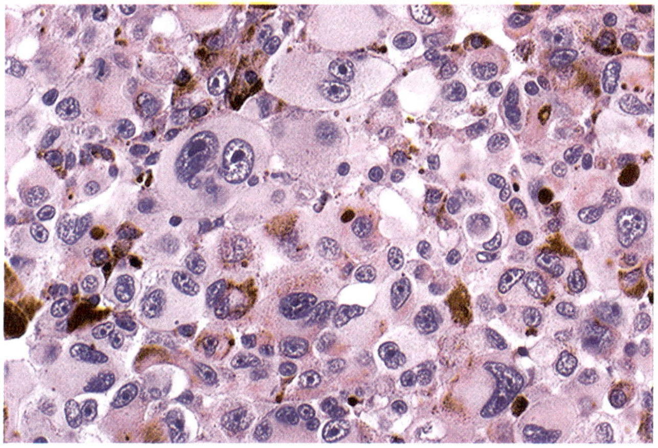

Figura 14.28 Fotomicrografia de um melanoma maligno. Observe as grandes células poligonais com núcleos pleomórficos e nucléolos claramente evidentes. A quantidade de pigmento nas células do melanoma é inconstante; essa variabilidade na formação do pigmento permite a diferenciação do melanoma de um nevo benigno. (Reproduzida, com autorização, de Klatt EC. *Robbins and Cotran: Pathological Basis of Disease.* 2nd ed. Philadelphia: Elsevier; 2010:406.)

A **lúnula**, o crescente branco, é observada na extremidade proximal da unha. A extremidade distal da lâmina ungueal não está presa ao leito ungueal e se torna contínua com a pele da ponta do dedo (da mão ou do pé). Próximo a essa junção existe um acúmulo de estrato córneo denominado **hiponíquio**. As unhas crescem continuamente a uma taxa de aproximadamente 0,5 mm por semana; as unhas dos pés crescem de maneira um pouco mais lenta. A translucidez das unhas fornece uma indicação rápida da saúde de um indivíduo; rosa indica um suprimento de sangue bem oxigenado.

Considerações patológicas

Ver Figuras 14.27 a 14.30.

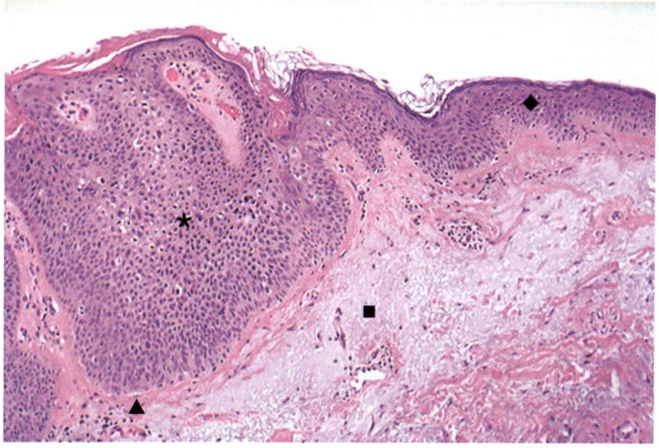

Figura 14.29 Fotomicrografia de carcinoma de células escamosas *in situ*. A razão do emprego do termo *in situ* é que a lesão não passou pela membrana basal (*triângulo*). O lado direito da fotomicrografia apresenta pele normal e saudável (*quadrado*), enquanto a epiderme cancerosa é muito espessa (*asterisco*). Observe a derme danificada pelos raios ultravioleta, em que as fibras de colágeno são pálidas, quadro denominado elastose solar. (Reproduzida, com autorização, de Klatt EC. *Robbins and Cotran: Pathological Basis of Disease.* 2nd ed. Philadelphia: Elsevier; 2010:412.)

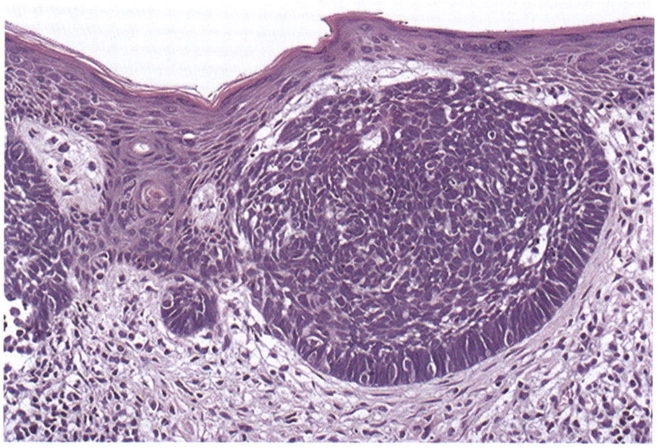

Figura 14.30 Fotomicrografia de um carcinoma basocelular. As células malignas azul-escuras são mais ou menos elípticas, com muito pouco citoplasma. A maioria das células é semelhante às células do estrato basal da epiderme normal. As células tumorais são compactadas em ilhas ou penínsulas que se infiltram na derme e são circundadas por um estroma fibroso que exibe vários graus de células inflamatórias. Pacientes com exposição crônica ao sol e imunossuprimidos com xeroderma pigmentoso frequentemente desenvolvem carcinoma basocelular. (Reproduzida, com autorização, de Klatt EC. *Robbins and Cotran: Pathological Basis of Disease.* 2nd ed. Philadelphia: Elsevier; 2010:413.)

Instruções do laboratório de histologia

Pele espessa

Uma pequena ampliação da pele espessa demonstra que a epiderme e a derme se interdigitam e formam cristas epidérmicas e cristas dérmicas, respectivamente. A camada espessa do estrato córneo mostra que sua camada mais superficial está em processo de descamação. O rico suprimento vascular da derme é evidente (ver Figura 14.2, E, D, CE, CD, VS). Em maior aumento, nota-se que a única camada de células do estrato basal está separada da derme por uma membrana basal. O estrato espinhoso é composto de uma espessa camada de células que formam pontes intercelulares entre si (ver Figura 14.3, EB, EE).

Pele fina

Vista em pequeno aumento, a epiderme da pele fina é muito mais fina do que a da pele espessa e a interface entre a epiderme e a camada papilar da derme não é tão complexa quanto a da pele espessa. A camada reticular da derme é consideravelmente mais grossa do que a camada papilar. Observe a presença de folículos pilosos, glândulas sebáceas e glândulas sudoríparas écrinas na camada reticular da derme (ver Figura 14.5, *Ep, CP, De, CR, FP, GSe, GSu*). Com uma ampliação média, as três camadas da epiderme – o estrato basal, o estrato espinhoso e o estrato córneo, cuja superfície está em descamação em sua maior parte – são facilmente identificadas. As fibras de colágeno das camadas reticulares são muito mais grossas do que as da camada papilar e os núcleos dos fibroblastos são mais escuros e densos na camada reticular. Um folículo piloso é seccionado longitudinalmente à medida que sobe na derme e encontra a epiderme (ver Figura 14.6, *EP, EB, EE, EC, seta, FC, CR, CP, F, FP*). Em grande aumento, as três camadas da epiderme – o estrato basal, o estrato espinhoso e o estrato córneo, com suas camadas superficiais em descamação – estão bem representadas. As cristas epiteliais se interdigitam com as cristas dérmicas formadas pela camada papilar da derme, com seu rico suprimento sanguíneo (ver Figura 14.7, *EB, EE, EC, De, detalhe em destaque, CP, VS*).

Corpúsculo de Meissner

Em grande ampliação, a pele da ponta do dedo exibe um corpúsculo de Meissner, cujo formato oval a piriforme é composto de três ou quatro terminações nervosas e de suas células de Schwann associadas, todas rodeadas por elementos de tecido conjuntivo da crista dérmica e flanqueados por cristas epidérmicas. As cinco camadas da epiderme da pele espessa – o estrato basal, estrato espinhoso, estrato granuloso, estrato lúcido e a camada inicial do estrato córneo – estão bem representadas (ver Figura 14.10, *CM, PD, CE, EB, EE, EG, EL, EC*).

Glândula sudorípara écrina

Em pequeno aumento, o corte histológico de uma glândula sudorípara écrina demonstra como as glândulas sudoríparas são intensamente enoveladas. A porção secretora da glândula é composta de um epitélio simples cúbico com seu lúmen estreito. O ducto da glândula é composto de um epitélio estratificado cúbico que consiste em duas camadas de células. A porção do ducto é corada em tom mais escuro do que a porção secretora porque suas células são mais baixas e têm núcleos menores e mais densos (ver Figura 14.11, *S, d*). Em ampliação média, as diferenças entre o ducto e a porção secretora de uma glândula sudorípara écrina são muito evidentes. Os núcleos dos fibroblastos da derme, bem como o tecido adiposo que flanqueia a glândula sudorípara, são fáceis de visualizar (ver Figura 14.12, *D, US, setas, De, A*). Em grande aumento, a rica vascularização da glândula sudorípara écrina é bastante evidente. O epitélio simples cúbico que compõe a porção secretora, bem como o epitélio cúbico estratificado da porção do ducto, estão bem demonstrados, assim como os núcleos das células mioepiteliais do componente secretor (ver Figura 14.13, *VS, US, D, setas*).

Glândula sebácea

Os lóbulos de uma glândula sebácea se abrem em um único ducto que desemboca no lúmen de um folículo piloso. Observa-se que os núcleos das células da glândula sebácea variam de saudáveis a picnóticos, o que pode indicar o estado da célula. Os músculos eretores do pelo são capazes de espremer o sebo para dentro do ducto por meio da contração (ver Figura 14.15, *GS, N, MEP*). A ampliação média de um lóbulo de glândula sebácea exibe as células basais que sofrem mitose para aumentar o número de células formadoras de sebo. Os núcleos das novas células passam de uma aparência normal e saudável para picnótica, pois o acúmulo de sebo destrói a célula, que se torna o produto de secreção dessa glândula holócrina. Os músculos eretores do pelo estão sempre em estreita associação com as glândulas sebáceas. Eles comprimem o sebo no ducto da glândula e, desse ponto, para o lúmen do folículo piloso (ver Figura 14.16, *GSe, CB, NP, D, MEP*)

Pelo

Em uma ampliação muito baixa da pele fina, a haste do pelo, a bainha radicular externa do folículo piloso, sua glândula sebácea e seu ducto associados, bem como o músculo eretor do pelo, são todos evidentes (ver Figura 14.17, *HP, BRE, GS, D, MEP*). Em baixa ampliação da raiz do pelo, a papila dérmica e os melanócitos que contêm o pigmento melanina são facilmente identificados (ver Figura 14.18, *RP, PD, seta*). Um corte transversal de baixa ampliação de um folículo capilar do couro cabeludo exibe a espessa bainha radicular externa e a bainha radicular interna estreita, porém mais colorida, bem como o córtex posicionado centralmente (ver Figura 14.19, *E, I, C*). Com a ampliação média de um folículo piloso em corte transversal, todas as camadas podem ser identificadas. A bainha de tecido conjuntivo mais externa é derivada da derme e é separada da bainha radicular externa por uma membrana basal espessada, conhecida como membrana vítrea. A bainha radicular externa varia em espessura, apresentando apenas uma única camada de espessura no bulbo capilar até várias camadas de células de espessura logo abaixo de onde o ducto da glândula sebácea se liga ao folículo piloso. A bainha radicular externa envolve a bainha radicular interna, que é composta de três camadas: a camada de Henle, que contata a bainha radicular externa; a camada de Huxley, mais profunda; e a cutícula, ainda mais profunda, da bainha radicular interna. A porção central do folículo piloso é a haste pilosa, composta de três camadas: a cutícula pilosa, o córtex e a medula. A medula está presente apenas em pelos grossos (ver Figura 14.20, *BTC, BRE, seta, CHe, CHu, CuBI, CuP, Co, Me*).

Unha

Em um aumento muito baixo, a porção proximal da unha apresenta o eponíquio (cutícula), bem como a raiz ungueal e o resultado de seu crescimento, a lâmina ungueal, que se encontra em uma estrutura epidérmica, conhecida como leito ungueal. A derme do dedo está localizada mais profundamente e sua região inferior se funde com o periósteo da falange distal. Em um indivíduo jovem, a formação do osso endocondral alonga o dedo (ver Figura 14.25, *Ep, RU, LU, P, O, OEnC*). Uma fotomicrografia de muito baixo aumento da porção distal da unha apresenta o hiponíquio, localizado na região onde a porção distal da lâmina ungueal não está mais apoiada sobre o leito ungueal. Nesse ponto, o leito ungueal é contínuo com a epiderme sob a borda livre da lâmina ungueal e recobre a derme (ver Figura 14.26, *Hi, Le, D*).

15

Sistema Respiratório

Os pulmões e as vias respiratórias que os conectam ao meio externo constituem o **sistema respiratório**, cuja função é fornecer oxigênio (O_2) para as células do corpo e eliminar o dióxido de carbono (CO_2) dessas células. Quatro eventos, conhecidos coletivamente como **respiração**, e descritos a seguir, são necessários para a realização dessa função:

- O ar precisa entrar e sair dos pulmões (**respiração** ou **ventilação**)
- O_2 presente no ar inspirado deve ser trocado por CO_2 no sangue (**respiração externa**)
- O_2 deve ser transportado para as células e CO_2 deve ser transportado a partir delas (**transporte de gases**)
- CO_2 deve ser trocado por O_2 nas proximidades das células (**respiração interna**).

Apenas a ventilação e a respiração externa ocorrem dentro dos limites do sistema respiratório; o transporte dos gases é realizado pelo sistema circulatório e a respiração interna ocorre nas células de todo o corpo.

O sistema respiratório apresenta dois componentes principais: porção condutora e porção respiratória. A **porção condutora** transporta o ar do ambiente externo para os pulmões; por essa razão, está localizada dentro e fora deles. A **porção respiratória** atua na troca real de oxigênio por dióxido de carbono (respiração externa) e está localizada exclusivamente dentro dos pulmões. As características dessas duas partes estão listadas na Tabela 15.1.

Porção condutora do sistema respiratório

A porção condutora do sistema respiratório transporta ar para a porção respiratória, e dessa porção para o ambiente.

A **porção condutora** do sistema respiratório, ordenadamente listada do exterior para o interior do pulmão, é composta por cavidade nasal, boca, nasofaringe, faringe, laringe, traqueia, brônquios primários, brônquios secundários (brônquios lobares), brônquios terciários (brônquios segmentares), bronquíolos e bronquíolos terminais. Essas estruturas não apenas transportam, mas também filtram, umedecem e aquecem o ar inspirado antes que ele alcance a parte respiratória dos pulmões.

Uma combinação de osso, cartilagem e elementos fibrosos é responsável por manter aberta a porção condutora das vias respiratórias. À medida que o ar progride ao longo das vias respiratórias durante a inspiração, ele encontra um sistema ramificado de túbulos. Embora o diâmetro luminal de cada túbulo sucessivo continue a diminuir, o diâmetro da seção transversal total dos vários ramos aumenta em cada nível de ramificação. Como resultado, a velocidade do fluxo de ar para determinado volume de ar inspirado diminui à medida que o ar segue em direção à porção respiratória.

CAVIDADE NASAL

A **cavidade nasal** é dividida em duas metades, direita e esquerda, pelo **septo nasal** cartilaginoso e ósseo (Figuras 15.1 e 15.2). Cada metade é delimitada lateralmente por uma parede óssea e uma **asa** cartilaginosa do nariz; comunica-se anteriormente com o exterior por meio da **narina** (cavidade nasal) e com a nasofaringe por meio do **cóano**. Existem três finas prateleiras ósseas em formato de rolo, situadas uma acima da outra, e que se projetam da parede lateral óssea: **conchas nasais** (ou ossos turbinados nasais) superior, média e inferior.

Porção anterior da cavidade nasal (vestíbulo)

A porção anterior da cavidade nasal, próxima às narinas, é dilatada e conhecida como ***vestíbulo***. Essa região é revestida por uma pele fina e exibe **vibrissas** – pelos curtos e rígidos que impedem que partículas maiores de poeira entrem na cavidade nasal. A derme do vestíbulo, a qual abriga inúmeras glândulas sebáceas e sudoríparas, é ancorada por uma abundância de feixes de fibras de colágeno tipo I que aderem ao pericôndrio dos segmentos de cartilagem hialina formadores do esqueleto de suporte da asa nasal.

Correlações clínicas

1. O sangramento nasal geralmente ocorre na **área de Kiesselbach**, região anteroinferior do septo nasal, local de anastomose do suprimento arterial da mucosa nasal. Pode ser interrompido por meio da aplicação de pressão na região ou pelo tamponamento da cavidade nasal com algodão
2. Pessoas que abusam de drogas por inalação intranasal apresentam, com frequência, necrose dos tecidos nasal e palatino. Embora as drogas de escolha sejam mais frequentemente cocaína, ou outros narcóticos e analgésicos de prescrição, há relatos de diversos casos de perfuração da nasofaringe, do septo nasal posterior e do palato induzida por inalação de combinações de opioides com paracetamol.

Aspecto posterior da cavidade nasal

Com exceção do vestíbulo e da região olfatória, a cavidade nasal é revestida por **epitélio respiratório** (**epitélio pseudoestratificado colunar ciliado**), que é bem suprido de células caliciformes nas regiões mais posteriores da cavidade nasal. O tecido conjuntivo subepitelial (**lâmina própria**) é ricamente vascularizado, principalmente na região das conchas e na face anterior do septo nasal, que abriga grandes plexos arteriais e seios venosos. A lâmina própria exibe muitas glândulas seromucosas e abundantes elementos linfoides, como nódulos linfoides ocasionais, mastócitos e plasmócitos. Os anticorpos produzidos pelos plasmócitos (imunoglobulinas IgA, IgE e IgG) protegem a mucosa nasal contra antígenos inalados, bem como contra invasão microbiana.

TABELA 15.1 Características histológicas do sistema respiratório.

Divisão	Região	Suporte	Glândulas	Epitélio	Tipos celulares	Características adicionais
Porção condutora extrapulmonar	Vestíbulo nasal	Cartilagem hialina	Glândulas sebáceas e sudoríparas	Estratificado pavimentoso queratinizado	Epidérmicas	Vibrissas
	Cavidade nasal: respiratória	Cartilagem hialina e tecido ósseo	Glândulas seromucosas	Respiratório	Basais, caliciformes, ciliadas, em escova e do SNED	Semelhante ao tecido erétil
	Cavidade nasal: olfatória	Tecido ósseo	Glândulas de Bowman (serosas)	Olfatório	Olfatórias, de sustentação e basais	Vesícula olfatória
Porção condutora extrapulmonar	Nasofaringe	Musculatura esquelética	Glândulas seromucosas	Respiratório	Basais, caliciformes, ciliadas, em escova e do SNED	Tonsilas faríngeas e tubas auditivas
	Laringe	Cartilagens hialinas e elásticas	Glândulas mucosas e seromucosas	Respiratório e estratificado pavimentoso não queratinizado	Basais, caliciformes, ciliadas, em escova e do SNED	Epiglote, pregas vocais e pregas vestibulares
	Traqueia e brônquios primários	Cartilagem hialina e tecido conjuntivo denso não modelado rico em fibras colágenas	Glândulas mucosas e seromucosas	Respiratório	Basais, caliciformes, ciliadas, em escova e do SNED	Anéis cartilaginosos em C e músculo traqueal na adventícia (musculatura lisa)
Porção condutora intrapulmonar	Brônquios secundários (intrapulmonares)	Cartilagem hialina e musculatura lisa	Glândulas seromucosas	Respiratório	Basais, caliciformes, ciliadas, em escova e do SNED	Placas de cartilagem hialina e duas faixas de músculos lisos orientadas de maneira helicoidal
	Bronquíolos (primários)	Musculatura lisa	Nenhuma glândula	Simples colunar a simples cúbico	Células ciliadas e células em clava (e células caliciformes ocasionais nos bronquíolos maiores)	Diâmetro inferior a 1 mm; fornecimento de ar para os lóbulos; duas faixas de músculos lisos helicoidalmente orientadas
	Bronquíolos terminais	Musculatura lisa	Nenhuma glândula	Simples cúbico	Algumas células ciliadas e muitas células em clava (nenhuma caliciforme)	Diâmetro inferior a 0,5 mm; fornecimento de ar para os ácinos pulmonares; poucos feixes de músculos lisos
Respiratória	Bronquíolos respiratórios	Alguns feixes de músculos lisos e fibras colágenas	Nenhuma glândula	Simples cúbico e simples pavimentoso intensamente atenuado	Algumas células cúbicas ciliadas, células em clava e pneumócitos tipos I e II	Alvéolos em suas paredes; alvéolos com esfíncteres de musculatura lisa em sua abertura
	Ductos alveolares	Fibras de colágeno tipo III (reticulares) e esfíncteres de músculo liso dos alvéolos	Nenhuma glândula	Simples pavimentoso intensamente atenuado	Pneumócitos tipos I e II dos alvéolos	Sem paredes próprias, apenas uma sequência linear de alvéolos
	Sacos alveolares	Fibras de colágeno tipo III e fibras elásticas	Nenhuma glândula	Simples pavimentoso intensamente atenuado	Pneumócitos tipos I e II	Aglomerados de alvéolos
	Alvéolos	Fibras de colágeno tipo III e fibras elásticas	Nenhuma glândula	Simples pavimentoso intensamente atenuado	Pneumócitos tipos I e II	200 μm de diâmetro; apresenta macrófagos alveolares

SNED, sistema neuroendócrino difuso.

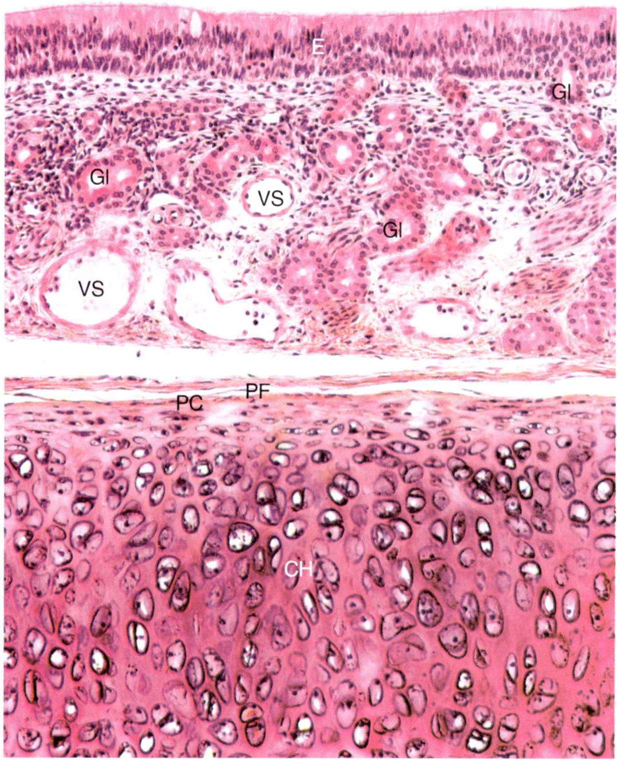

Figura 15.1 Fotomicrografia da porção cartilaginosa do septo nasal em pequeno aumento. Observe a cartilagem hialina (*CH*) com seu pericôndrio celular (*PC*) e fibroso (*PF*). Observe também o rico suprimento vascular (*VS*) e as glândulas seromucosas (*Gl*) da lâmina própria, cujos ductos atravessam o epitélio pseudoestratificado colunar ciliado (*E*) que reveste a cavidade nasal (132×).

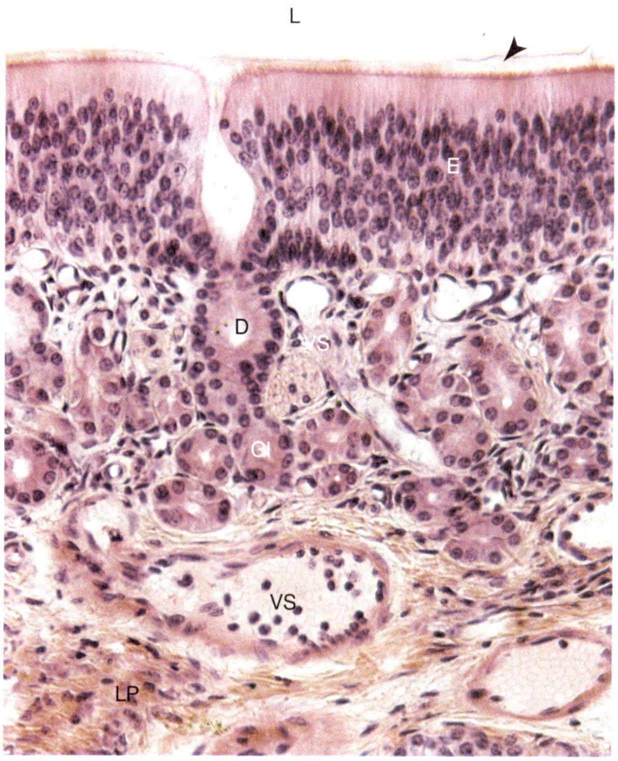

Figura 15.2 Esta fotomicrografia de aumento médio do septo nasal destaca a vascularização (*VS*) da lâmina própria (*LP*). Observe que o ducto (*D*) de uma glândula seromucosa (*Gl*) atravessa o epitélio pseudoestratificado colunar ciliado (*E*) que reveste a cavidade nasal (*L*). Os cílios (*ponta de seta*) das células epiteliais colunares estão bem delineados (270×).

Correlações clínicas

Existem aproximadamente 50 espécies de bactérias que habitam as vias nasais humanas. Uma dessas espécies está presente em 30% dos humanos – *Staphylococcus aureus* –, cuja cepa, resistente à meticilina, MRSA (do inglês, *methicillin-resistant Staphylococcus aureus*), causa infecções graves, frequentemente letais. Curiosamente, dos pacientes que tinham *Staphylococcus lugdunensis* em suas passagens nasais, menos de 6% eram portadores de *S. aureus*, enquanto mais de 30% que não tinham *S. lugdunensis* eram portadores de *S. aureus*. Parece que *S. lugdunensis* produz um antibiótico, *lugdunina*, que mata não apenas MRSA, mas também *E. coli* resistente à vancomicina.

Região olfatória da cavidade nasal

A região olfatória compreende o epitélio olfatório e a lâmina própria subjacente que abriga as glândulas de Bowman e um rico plexo vascular.

O teto da cavidade nasal, a face superior do septo nasal e a concha superior são revestidos por um epitélio olfatório de 60 μm de espessura. A lâmina própria subjacente aloja glândulas de Bowman secretoras de líquido seroso, um rico plexo vascular e coleções de axônios que surgem das células olfatórias do epitélio olfatório. O **epitélio olfatório**, de cor amarela em uma pessoa viva, é composto de três tipos de células: olfatórias, células de sustentação (sustentaculares) e basais (Figura 15.3).

Células olfatórias

Células olfatórias são neurônios bipolares cuja porção distal (periférica) é modificada para formar a vesícula olfatória e os cílios olfatórios, enquanto sua porção proximal forma um axônio que se junta a outros axônios para fazer sinapse no bulbo olfatório.

Células olfatórias são neurônios bipolares cuja região apical, a extremidade distal de seu fino dendrito, é modificada para formar um bulbo, a **vesícula olfatória**, que se projeta acima da superfície das células de sustentação (Figuras 15.4 e 15.5). O núcleo da célula olfatória é esférico e está ligeiramente mais próximo da lâmina basal do que da vesícula olfatória. A maioria das organelas da célula está localizada perto do núcleo.

Eletromicrografias de varredura demonstram que seis a oito cílios olfatórios longos e imóveis se estendem da vesícula olfatória e repousam na superfície livre do epitélio. Eletromicrografias de transmissão desses cílios exibem um padrão de axonema incomum que começa como um típico anel periférico de nove microtúbulos **duplos** que circundam dois microtúbulos centrais **singletos** (configuração 9 + 2), mas sem os braços de dineína característicos. O axonema muda distalmente de modo a ser composto de nove microtúbulos **singletos** que circundam os dois singletos centrais; perto do final do cílio, apenas os microtúbulos singletos centrais estão presentes.

A região basal da célula olfatória é seu **axônio**, que penetra na lâmina basal e se une a axônios semelhantes para formar feixes de fibras nervosas. Cada axônio, embora não mielinizado, tem uma bainha composta de células de embainhamento olfatório (gliais) (células embainhantes olfatórias ou glia embainhante olfatória) semelhantes às células de Schwann. Fibras nervosas passam através dos forames da placa cribriforme no teto da cavidade nasal para fazer sinapses com neurônios secundários no bulbo olfatório.

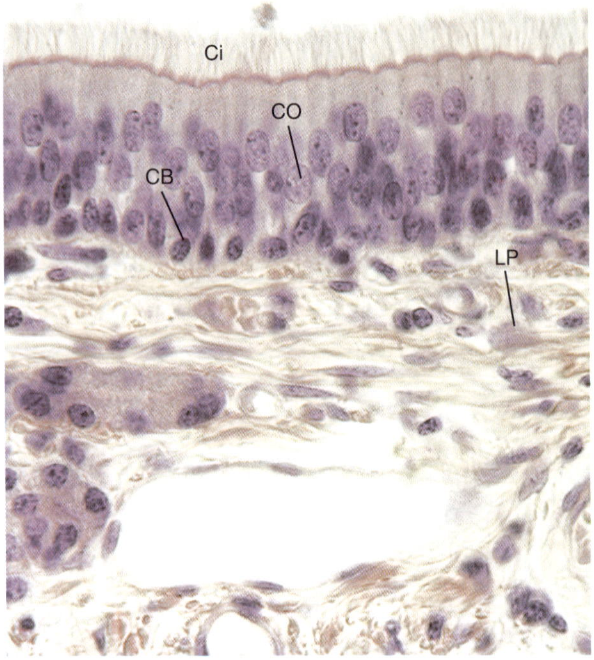

Figura 15.3 Fotomicrografia da mucosa olfatória humana. Observe que os cílios olfatórios (*Ci*) estão bem representados e que o tecido conjuntivo mostra a presença de glândulas de Bowman (540×). CB, célula basal; LP, lâmina própria; CO, célula olfatória.

Correlações clínicas

O herpes-vírus humano 6 (HHV-6) é responsável por uma infecção leve muito comum, conhecida como *roséola infantil* (exantema súbito), em bebês e crianças pequenas. De fato, a maioria dos adultos tem o HHV-6 adquirido quando criança. Durante uma infecção pelo HHV-6, o vírus às vezes pode invadir a cavidade nasal e permanecer fixo no muco. Desse ponto, o vírus segue para os nervos olfatórios através da placa cribriforme e infecta o bulbo olfatório do cérebro.

Células de sustentação e basais. São células colunares de 50 a 60 μm de altura, cujos aspectos apicais apresentam uma borda estriada composta de microvilosidades. Seus núcleos ovais estão no terço apical da célula, um tanto superficiais em relação à localização dos núcleos das células olfatórias. O citoplasma apical dessas células exibe a presença de grânulos secretores que albergam um pigmento amarelo que confere a cor característica da mucosa olfatória. Eletromicrografias de células de sustentação demonstram que elas formam complexos juncionais com as regiões da vesícula olfatória das células olfatórias, bem como com outras células sustentaculares contíguas. A morfologia das células de sustentação não é incomum, embora exibam uma trama terminal proeminente composta de microfilamentos de actina. Acredita-se que essas células proporcionam suporte físico, nutrição e isolamento elétrico para as células olfatórias.

Células basais são de dois tipos: horizontais e globosas. Células horizontais são planas e se situam junto à membrana basal, enquanto as globosas são curtas, basofílicas e em formato de pirâmide. As porções apicais das células basais não alcançam a superfície epitelial livre. Seus núcleos estão localizados centralmente, mas por serem células curtas, os núcleos ocupam

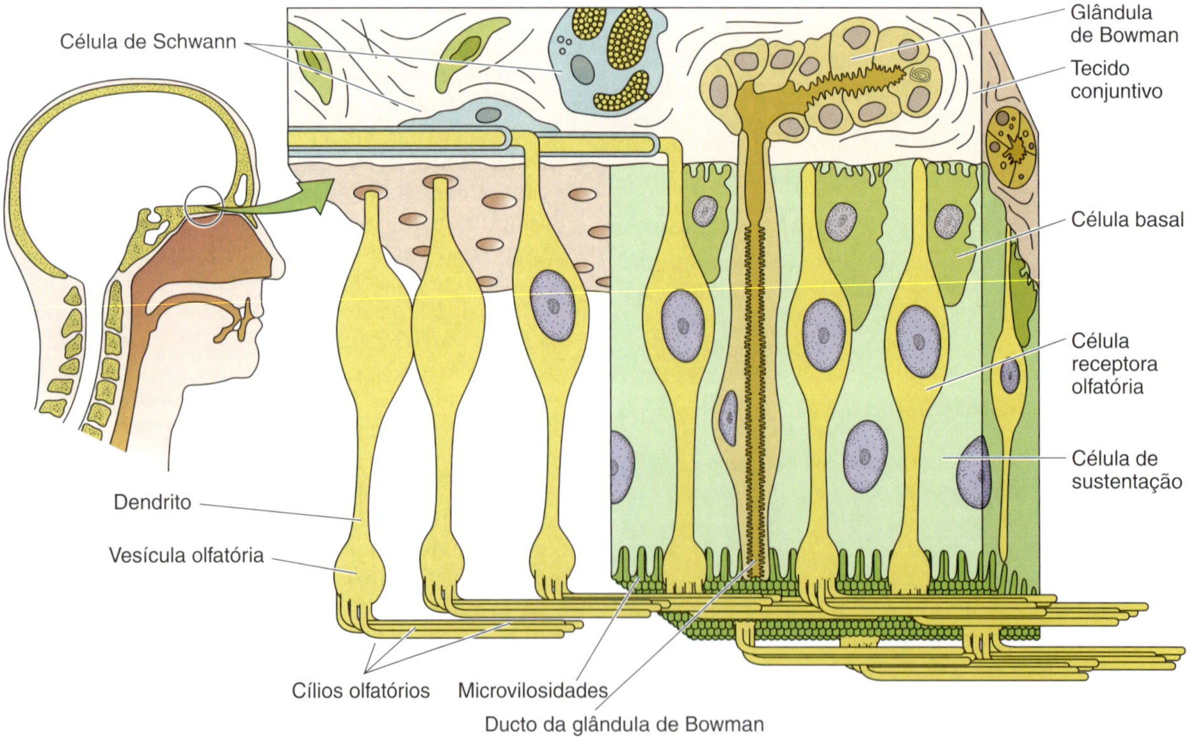

Figura 15.4 Diagrama esquemático do epitélio olfatório que mostra células basais, olfatórias e de sustentação. Compare esse diagrama com a fotomicrografia real da mucosa olfatória apresentada na Figura 15.3.

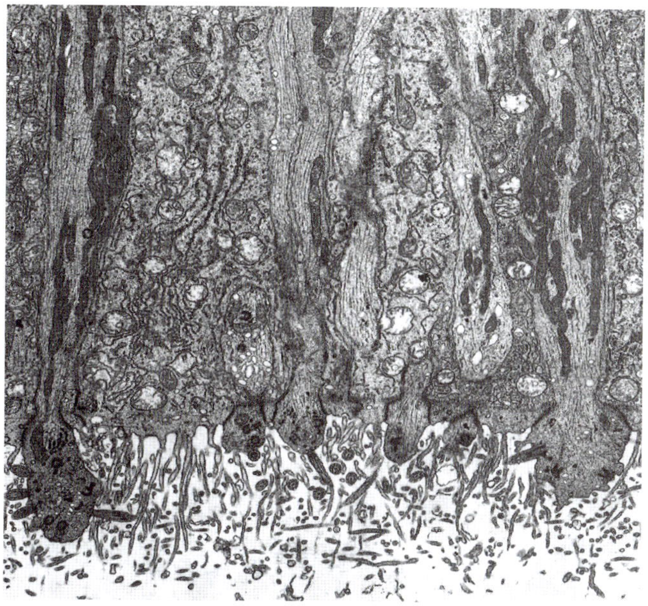

Figura 15.5 Eletromicrografia de transmissão da região apical do epitélio olfatório de rato. Observe vesículas olfatórias e cílios que se projetam desse epitélio. Compare essa eletromicrografia com as Figuras 15.3 e 15.4 (8.260×). (De Mendoza AS, Kühnel W. Postnatal changes in the ultrastructure of the rat olfactory epithelium: the supranuclear region of supporting cells. *Cell Tissue Res.* 1991;265:193-196. Copyright Springer-Verlag.)

o terço basal do epitélio. O tipo globoso de células basais tem considerável capacidade proliferativa e pode substituir células de sustentação e olfatórias. Em um indivíduo saudável, células olfatórias vivem por menos de 3 meses, e células de sustentação têm uma vida inferior a 1 ano. Células basais horizontais se replicam para substituir células basais globosas.

Lâmina própria. A lâmina própria da mucosa olfatória é composta por um tecido conjuntivo que varia de frouxo a denso não modelado, ricamente vascularizado e firmemente aderido ao periósteo subjacente. Aloja numerosos elementos linfoides, bem como a coleção de axônios das células olfatórias, que formam fascículos de fibras nervosas amielínicas. **Glândulas de Bowman (glândulas olfatórias)**, que secretam um produto *seroso*, também estão presentes e são componentes característicos da mucosa olfatória. Elas liberam IgA, lactoferrina, lisozima e proteína de ligação a odorantes (OBP; do inglês, *odorant-binding protein*), molécula que impede que o odorante deixe a região do epitélio olfatório, aumentando a capacidade do indivíduo de detectar odores.

Histofisiologia da cavidade nasal

A mucosa nasal filtra, aquece e umidifica o ar inspirado e também é responsável pela percepção de odores.

A úmida mucosa nasal filtra o ar inalado. O material particulado, como a poeira, é capturado pelo muco produzido pelas células caliciformes do epitélio e pelas glândulas seromucosas da lâmina própria. O líquido seroso, produzido pelas glândulas seromucosas, está situado entre o muco e as membranas plasmáticas apicais das células epiteliais respiratórias. Como os cílios das células colunares ciliadas não alcançam a camada mucosa, seu movimento é restrito à camada líquida serosa. Devido ao movimento ciliar dentro desse líquido aquoso, o muco é arrastado (*hidroplanado*) na interface dos dois líquidos. Em seguida, o material particulado preso no muco é conduzido, por meio da ação ciliar, à faringe para ser engolido ou expectorado.

Além de ser filtrado, o ar também é aquecido e umidificado ao passar pela mucosa, que é mantida aquecida e úmida por seu rico suprimento sanguíneo. O aquecimento do ar inspirado é facilitado pela presença de uma extensa rede de fileiras de vasos arqueados agrupados em uma disposição anteroposterior. Os leitos capilares que se originam desses vasos ficam logo abaixo do epitélio, e o fluxo de sangue para essa rede vascular é levado da região posterior para a anterior, em direção oposta ao fluxo de ar; assim, o calor é continuamente transferido para o ar inspirado por um mecanismo de contracorrente.

Antígenos e alergênios transportados pelo ar são combatidos por elementos linfoides da lâmina própria. A imunoglobulina A (IgA) de secreção, produzida pelos plasmócitos, é transportada através do epitélio para a cavidade nasal pelas células colunares ciliadas e pelas células acinares das glândulas seromucosas. A IgE, que também é produzida por plasmócitos, liga-se a receptores de IgE (receptores FcεRI) das membranas plasmáticas de mastócitos e de basófilos. A ligação subsequente de um antígeno ou alergênio específico à IgE faz com que mastócitos (e basófilos) liberem vários mediadores de inflamação. Esses, por sua vez, atuam na mucosa nasal, onde induzem sintomas associados a resfriados e rinite alérgica (febre do feno).

Correlações clínicas

1. A mucosa nasal é protegida da desidratação pela alternância do fluxo sanguíneo para os seios venosos da lâmina própria que reveste as conchas das cavidades nasais direita e esquerda. A região de tecido semelhante ao tecido erétil (**corpos eréteis**) de um lado se expande quando seus seios venosos se tornam cheios de sangue, o que reduz o fluxo de ar por esse lado. A infiltração de plasma proveniente dos seios e das secreções seromucosas das glândulas reidratam a mucosa aproximadamente a cada meia hora
2. Irritantes químicos e material particulado são removidos da cavidade nasal pelo **reflexo do espirro**. A expulsão repentina e explosiva de ar geralmente limpa a passagem nasal do irritante.

O epitélio olfatório é responsável pela percepção dos odores, o que também dá importante contribuição para a discriminação do sentido do paladar. A membrana celular dos cílios olfatórios de determinada célula olfatória apresenta múltiplas cópias de uma **molécula receptora de odor**. As moléculas de uma substância odorífera dissolvidas no líquido seroso se ligam ao seu receptor específico. Quando um número limite de receptores de odor é ocupado, a célula olfatória se torna estimulada, ocorre geração de um potencial de ação e a informação é transmitida por meio de seu axônio ao bulbo olfatório, uma projeção do sistema nervoso central, para processamento. Os axônios das células olfatórias fazem sinapse com os dendritos de uma entre 30 células mitrais dentro de pequenas regiões esféricas do bulbo olfatório, conhecidas como ***glomérulos***. Se um nível limite de impulsos atinge uma célula mitral, ela se torna despolarizada e retransmite o sinal ao córtex olfatório para processamento posterior.

Cada glomérulo recebe entrada (informação) de aproximadamente 2 mil neurônios olfatórios, sendo específico para a mesma substância odorífera. Semelhantes aos antígenos, que podem ter vários epítopos, cada um dos quais com capacidade de se ligar a um anticorpo específico, as substâncias odoríferas exibem múltiplas pequenas regiões com capacidade de se ligar, cada uma, a uma molécula receptora de odor específica. Assim, determinada substância odorífera pode se ligar a diversas moléculas receptoras de odores, que ativam vários neurônios olfatórios e fornecem estímulos a muitos glomérulos. Para assegurar que um único estímulo não produza respostas repetidas, o fluxo contínuo de líquido seroso das **glândulas de Bowman** fornece uma renovação constante dos odorantes que afetam os cílios olfatórios.

Correlações clínicas

1. Embora existam apenas cerca de mil glomérulos e cada um receba informações sobre uma única molécula receptora de odor, o córtex olfatório humano tem a capacidade de distinguir cerca de 1 trilhão de aromas diferentes. Isso ocorre pelo reconhecimento das informações que surgem de uma combinação particular de glomérulos como um único perfume. Assim, dado glomérulo pode ser ativo no reconhecimento de vários odores
2. Parece que os indivíduos que sentem medo expressam essa sensação com um odor específico em seu suor. Certos indivíduos têm a capacidade de perceber esse medo, podem reagir a ele e viver a mesma experiência do medo, o que sugere que determinadas emoções, como o medo, podem ser transmitidas de uma pessoa para outra pela secreção e pelo reconhecimento olfatório de sinais químicos.

SEIOS PARANASAIS

Os ossos etmoide, esfenoidal, frontal e maxila do crânio abrigam grandes espaços revestidos por mucoperiósteo, os **seios paranasais** (nomeados por sua localização), que se comunicam com a cavidade nasal. A mucosa de cada seio é composta por uma lâmina própria de tecido conjuntivo vascularizado, fundida com o periósteo. A fina lâmina própria assemelha-se à da cavidade nasal por alojar as glândulas seromucosas e também os elementos linfoides. O revestimento epitelial respiratório dos seios paranasais, semelhante ao da cavidade nasal, apresenta numerosas células colunares ciliadas cujos cílios varrem a camada de muco em direção à cavidade nasal.

Correlações clínicas

As aberturas dos seios paranasais que se comunicam com a cavidade nasal são bem pequenas. Assim, durante uma **sinusite (infecção nos seios paranasais)**, quando a mucosa fica inflamada e inchada, o tamanho da abertura é reduzido ainda mais e o líquido produzido pelas glândulas da mucosa não consegue ser drenado para a cavidade nasal. Isso causa um aumento da pressão dentro do seio, que coloca pressão excessiva no periósteo do osso, o que resulta em uma "dor de cabeça sinusal" (cefaleia sinusal).

NASOFARINGE

A faringe começa no cóano e se estende até a abertura da laringe. Essa cavidade contínua é subdividida em três regiões: (1) **nasofaringe**, porção superior; (2) **orofaringe**, porção média; e (3) **laringofaringe**, porção inferior. A nasofaringe é revestida por um epitélio respiratório, enquanto a orofaringe e a laringofaringe são revestidas por um epitélio estratificado pavimentoso. A lâmina própria é composta por um tipo de tecido conjuntivo que varia de frouxo a denso não modelado, bastante vascularizado, que abriga glândulas seromucosas e elementos linfoides. Ela se funde com o epimísio dos componentes do músculo estriado esquelético da faringe. A lâmina própria da porção posterior da nasofaringe aloja a **tonsila faríngea**, uma coleção não encapsulada de tecido linfoide, descrita no Capítulo 12.

Correlações clínicas

As paredes laterais da nasofaringe direita e esquerda exibem as aberturas das **tubas auditivas (trompas de Eustáquio)**, que conectam as cavidades da orelha média respectivas à nasofaringe. Ocasionalmente, a abertura na nasofaringe fica obstruída com muco; quando ocorrem diferenças de pressão atmosférica entre a orelha média e a nasofaringe, como durante a aterrissagem ou a decolagem de um avião ou um elevador em movimento rápido em um arranha-céu, o indivíduo sente uma dor de ouvido que pode ser aliviada pela deglutição da própria saliva ou do ato de soprar pelo nariz. Isso pode desalojar o muco que obstrui a abertura da tuba auditiva.

LARINGE

A laringe é responsável pela fonação e por evitar a entrada de alimentos e líquidos no sistema respiratório.

A **laringe**, situada entre a faringe e a traqueia, é um tubo rígido, curto e cilíndrico com 4 cm de comprimento e aproximadamente 4 cm de diâmetro. É responsável pela fonação e evita a entrada de sólidos ou líquidos no sistema respiratório durante a deglutição. A parede da laringe é reforçada por muitas cartilagens hialinas e elásticas que são conectadas por ligamentos; os movimentos dessas cartilagens são controlados por **músculos esqueléticos intrínsecos** e **extrínsecos**.

As cartilagens tireóidea e cricoide formam o suporte cilíndrico da laringe, enquanto a epiglote fornece uma cobertura sobre o **ádito** (**abertura**) laríngeo. Durante a respiração, a epiglote fica na posição vertical, para permitir o fluxo de ar. Durante a deglutição de alimentos, líquidos ou saliva, entretanto, ela se posiciona horizontalmente, para fechar o ádito laríngeo. Normalmente, contudo, mesmo na ausência de epiglote, o material deglutido contorna a abertura laríngea. As cartilagens aritenoide e corniculada ocasionalmente se fundem uma com a outra, e a maioria dos músculos intrínsecos da laringe move as duas aritenoides, uma em relação à outra e em relação à cartilagem cricoide.

O lúmen da laringe é caracterizado por dois pares de pregas em formato de prateleira: as pregas vestibulares posicionadas superiormente e as pregas vocais posicionadas inferiormente (Figura 15.6). As **pregas vestibulares** são imóveis. Sua lâmina própria, composta de tecido conjuntivo frouxo, abriga glândulas seromucosas, células adiposas e elementos linfoides. A borda livre de cada **prega vocal** é reforçada por tecido conjuntivo denso modelado, rico em fibras elásticas, denominado ***ligamento vocal***. O músculo vocal, ligado ao ligamento vocal, auxilia os demais músculos intrínsecos da laringe na alteração da tensão nas pregas vocais. Esses músculos também regulam

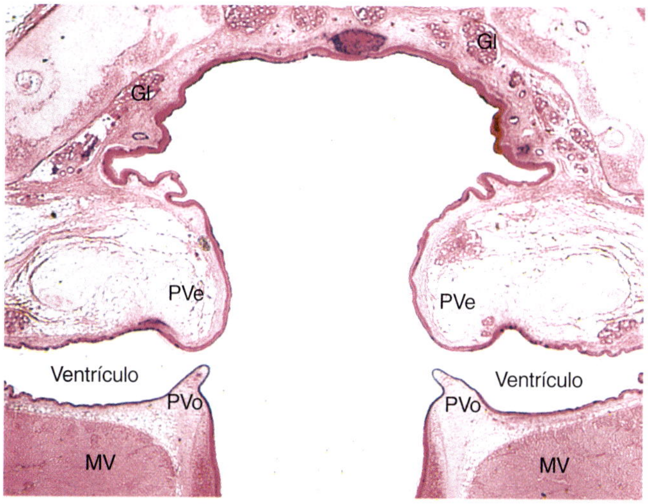

Figura 15.6 Fotomicrografia de ampliação muito baixa de um corte histológico frontal da laringe que mostra suas três cavidades: o ventrículo posicionado centralmente, o vestíbulo posicionado superiormente e a cavidade infraglótica localizada inferiormente. A prega ventricular (*PVe*), também conhecida como falsa prega vocal, é o limite inferior do vestíbulo; e a prega vocal (*PVo*), que abriga a corda vocal, é o limite superior da cavidade infraglótica. O músculo vocal (*MV*) controla a tensão colocada nas pregas vocais. A mucosa da parede da laringe abriga as glândulas seromucosas (*Gl*) (14×).

a largura do espaço entre as pregas vocais (**rima da glote**), o que permite vibrações precisamente reguladas de suas bordas livres pelo ar exalado.

Durante a respiração silenciosa, as pregas vocais são parcialmente *abduzidas* (separadas); durante a inspiração forçada, elas são totalmente abduzidas. Durante a fonação, entretanto, as pregas vocais estão fortemente *aduzidas* (próximas), formando um intervalo estreito entre elas. O movimento do ar contra as bordas das pregas vocais fortemente aduzidas produz e modula o som (mas não a fala, que é formada por movimentos da faringe, do palato mole, da língua e dos lábios). Quanto mais

Correlações clínicas

1. A **laringite**, inflamação dos tecidos da laringe, inclusive das pregas vocais, impede que as pregas vocais vibrem livremente. Pessoas com laringite soam roucas ou apenas sussurram
2. A presença de irritantes químicos ou de material particulado nas vias respiratórias superiores, como traqueia ou brônquios, provoca o **reflexo de tosse**, o que produz um jato explosivo de ar que remove o irritante. O reflexo de tosse se inicia com a inalação de grande volume de ar e fechamento da epiglote e da glote (adução das pregas vocais), seguido de uma contração muito forte dos músculos responsáveis pela expiração forçada (músculos intercostais e abdominais). A abertura repentina da glote e da epiglote gera um jato de ar cuja velocidade pode ultrapassar 160 km por hora, para remover o irritante com enorme força
3. Alguns pacientes que receberam prescrição de inibidores da enzima conversora de angiotensina (ECA) para controlar a pressão arterial desenvolvem tosse seca, um dos efeitos colaterais desses medicamentos. Postula-se que os inibidores da ECA catabolizam peptídeos inflamatórios, como a bradicinina; o acúmulo desses agentes inicia o reflexo da tosse.

longas e relaxadas forem as pregas vocais, mais profundo será o **tom** do som. Como a laringe de um homem pós-púbere é maior do que a de uma mulher, os homens tendem a ter vozes mais graves do que as mulheres.

A laringe é revestida pelo **epitélio pseudoestratificado colunar ciliado**, exceto nas superfícies superiores da epiglote e nas pregas vocais, que são revestidas por epitélio estratificado pavimentoso não queratinizado. Os cílios da laringe batem em direção à faringe para transportar muco e material particulado preso em direção à boca para ser expectorado ou engolido.

TRAQUEIA

A traqueia exibe três camadas: mucosa, submucosa e adventícia. O suporte cartilaginoso hialino da traqueia é obtido com aproximadamente uma dúzia de estruturas em formato da letra C, conhecidas como anéis em C, que estão localizadas na adventícia.

A **traqueia** é um tubo de 12 cm de comprimento e 2 cm de diâmetro que começa na cartilagem cricoide da laringe e termina quando se bifurca para formar os brônquios primários. A parede da traqueia é reforçada por 10 a 12 anéis de cartilagem hialina em formato de ferradura (**anéis em C**). As extremidades abertas desses anéis estão voltadas para a porção posterior e são conectadas entre si por um músculo liso: o músculo traqueal. Devido a esse arranjo dos anéis em C, a traqueia é arredondada anteriormente, mas achatada posteriormente. O pericôndrio de cada anel em C está conectado ao pericôndrio de outros anéis em C situados diretamente acima e abaixo dele por tecido conjuntivo fibroelástico, que fornece flexibilidade à traqueia e permite seu alongamento durante a inspiração. A contração do músculo traqueal diminui o diâmetro do lúmen traqueal, que resulta em um fluxo de ar mais rápido, o qual auxilia no deslocamento de material estranho (ou muco ou outros irritantes) da laringe pela tosse.

A traqueia tem três camadas: mucosa, submucosa e adventícia (Figuras 15.7 e 15.8).

Mucosa

O **revestimento da mucosa** traqueal é composto de **epitélio respiratório** (epitélio pseudoestratificado colunar ciliado),

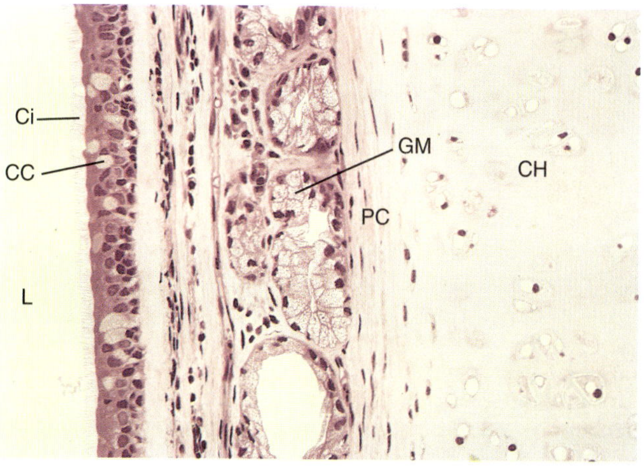

Figura 15.7 Fotomicrografia da traqueia de um macaco. Existem numerosos cílios (*Ci*), bem como células caliciformes (*CC*) no epitélio. Além disso, observe as glândulas mucosas (*GM*) no tecido conjuntivo subepitelial, bem como a presença do anel em C da cartilagem hialina (*CH*) na adventícia (270×). L, lúmen; PC, pericôndrio.

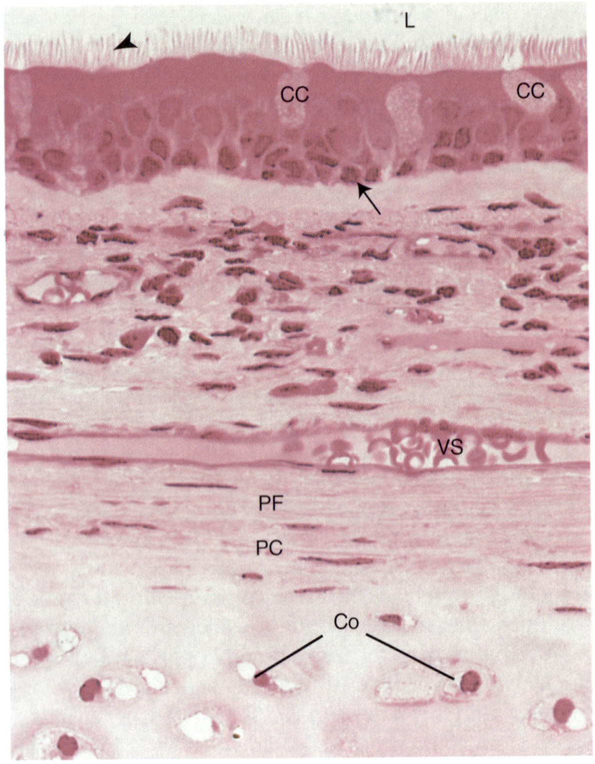

Figura 15.8 Fotomicrografia da traqueia de um macaco em grande ampliação mostrando os cílios (*ponta de seta*) que se projetam para o lúmen (*L*) da traqueia. Células caliciformes (*CC*) e células basais (*seta*), assim como os tipos de células adicionais do epitélio respiratório, entram em contato com a membrana basal, localizada na ponta da seta que aponta para a célula basal. O tecido conjuntivo subepitelial é uma combinação da lâmina própria (que entra em contato com a membrana basal) e a submucosa posicionada mais profundamente. O vaso sanguíneo (*VS*) está localizado na submucosa ou na adventícia. Observe o pericôndrio fibroso (*PF*) e celular (*PC*) da cartilagem hialina cujos condrócitos (*Co*) ocupam lacunas na matriz da cartilagem (540×).

tecido conjuntivo subepitelial (lâmina própria) e um feixe relativamente espesso de fibras elásticas que separam a mucosa da submucosa.

Epitélio respiratório

O epitélio respiratório é um epitélio pseudoestratificado colunar ciliado composto por cinco tipos de células. Três delas – caliciformes, colunares ciliadas e basais – constituem 90% da população de células.

O **epitélio respiratório**, epitélio pseudoestratificado colunar ciliado, é separado da lâmina própria por uma **espessa membrana basal**. É composto de cinco tipos de células: células caliciformes, células colunares ciliadas, células basais, células em escova e células do sistema neuroendócrino difuso (SNED). Todas elas entram em contato com a membrana basal, mas nem todas alcançam o lúmen (Figura 15.9 e Tabela 15.2).

As **células caliciformes** constituem aproximadamente 30% da população total de células do epitélio respiratório. Produzem **mucinogênio**, que se torna hidratado e é conhecido como ***mucina*** quando liberado em um ambiente aquoso. Uma vez que a mucina é misturada com outro material em ambiente aquoso, ela é conhecida como ***muco***. Assim como as células caliciformes em outros lugares, as do epitélio respiratório têm porção citoplasmática estreita (**haste**), posicionada basalmente, e porção citoplasmática expandida (**teca**) apical, que contém grânulos de secreção. A eletromicrografia demonstra que o núcleo e a maioria das organelas estão localizados na haste. Essa região exibe uma rica rede de retículo endoplasmático rugoso (RER), um aparelho de Golgi bem desenvolvido, múltiplas mitocôndrias e abundância de ribossomos. A teca é preenchida com muitos grânulos de secreção de diâmetros variados que contêm mucinogênio. A membrana plasmática apical exibe algumas microvilosidades curtas e de extremidades abauladas (ver Figura 15.9).

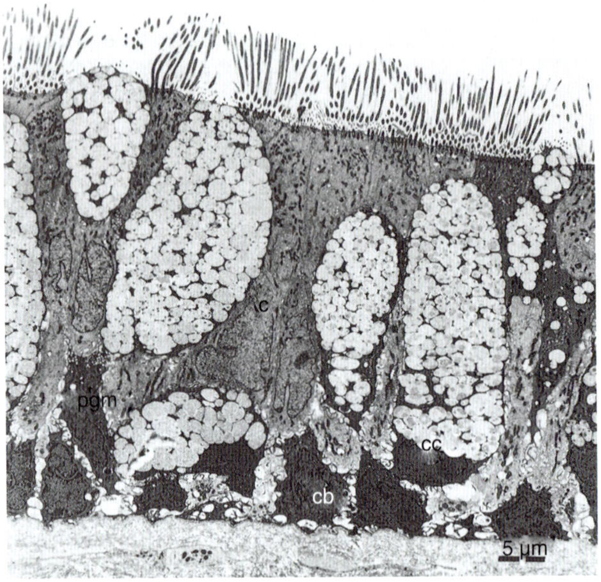

Figura 15.9 Eletromicrografia de transmissão do epitélio respiratório do septo nasal anterior de macaco. Observe a presença de células caliciformes (*cc*), células ciliadas (*c*), células basais (*cb*) e células de pequenos grânulos mucosos (pgm). (De Harkema JR, Plopper CG, Hyde DM *et al*. Nonol-factory surface epithelium of the nasal cavity of the bonnet monkey: a morphologic and morphometric study of the transitional and respiratory epithelium. *Am J Anat*. 1987;180:266-279. Reproduzida com autorização da Wiley-Liss, Inc., subsidiária da John Wiley & Sons, Inc.)

TABELA 15.2 Células que compõem o epitélio respiratório.

Células	Percentual de células (%)	Função	Outras informações
Caliciformes	30	Produzem mucinogênio	A teca aloja grânulos de secreção
Ciliadas	30	Movimentam o muco em direção à nasofaringe	Também têm microvilosidades
Basais	30	Repõem as células do epitélio	São as menores células do epitélio respiratório
Em escova	4 a 5	Podem ter um papel quimiossensorial	Associadas a terminações nervosas
SNED	4 a 5	Produzem hormônios	Podem apresentar estreitos processos citoplasmáticos que vão até o lúmen

SNED, sistema neuroendócrino difuso.

As **células colunares ciliadas** constituem aproximadamente 30% da população total de células epiteliais respiratórias. Essas células altas e delgadas apresentam um núcleo localizado na base e têm cílios e microvilosidades em sua membrana celular apical (Figura 15.10). O citoplasma logo abaixo dessas estruturas é rico em mitocôndrias e conta com um aparelho de Golgi. O restante do citoplasma exibe algum RER e poucos ribossomos. Por meio da atividade ciliar, tais células movem o muco e seu material particulado aprisionado em direção à nasofaringe para sua eliminação.

Células basais são células baixas que compõem cerca de 30% da população total de células epiteliais respiratórias. Elas se localizam na membrana basal, mas suas superfícies apicais não alcançam o lúmen (ver Figuras 15.8 e 15.9). Essas células relativamente indiferenciadas são consideradas células-tronco que proliferam para substituir células caliciformes, colunares ciliadas e células em escova mortas.

As **células em escova** (**células de pequenos grânulos mucosos**) constituem aproximadamente 4 a 5% da população total de células epiteliais respiratórias. São células colunares estreitas com microvilosidades altas. Sua função é desconhecida, mas foram associadas a terminações nervosas. Assim, alguns pesquisadores sugerem que podem ter uma função sensorial semelhante às células gustativas da língua. Outros acreditam que são meramente células caliciformes que liberaram seu mucinogênio.

As **células do SNED**, também conhecidas como ***células de pequenos grânulos*** ou ***células de Kulchitsky***, constituem cerca de 4 a 5% da população total de células. Muitas delas têm processos longos e delgados que se estendem até o lúmen. Acredita-se que eles tenham a capacidade de monitorar os níveis de oxigênio e dióxido de carbono no lúmen das vias respiratórias. Essas células estão intimamente associadas às terminações nervosas sensoriais nuas com as quais fazem contato sináptico; junto com essas fibras nervosas, são chamadas de ***corpos neuroepiteliais pulmonares***. As células do SNED contêm numerosos grânulos em seu citoplasma basal que abrigam agentes farmacológicos como aminas, polipeptídeos, acetilcolina, serotonina e trifosfato de adenosina. Em condições de hipoxia, esses agentes são liberados não apenas nas fendas sinápticas, mas também nos espaços do tecido conjuntivo da lâmina própria, onde atuam como hormônios parácrinos ou podem entrar no suprimento vascular para atuar como hormônios. Acredita-se, assim, que esses corpos neuroepiteliais pulmonares podem exercer efeitos locais para aliviar as condições hipóxicas localizadas, ao regular a perfusão e a ventilação nas proximidades, ou podem ter efeitos generalizados através das fibras nervosas eferentes que transmitem informações sobre as condições hipóxicas para os **centros reguladores da respiração** localizados no bulbo do tronco encefálico.

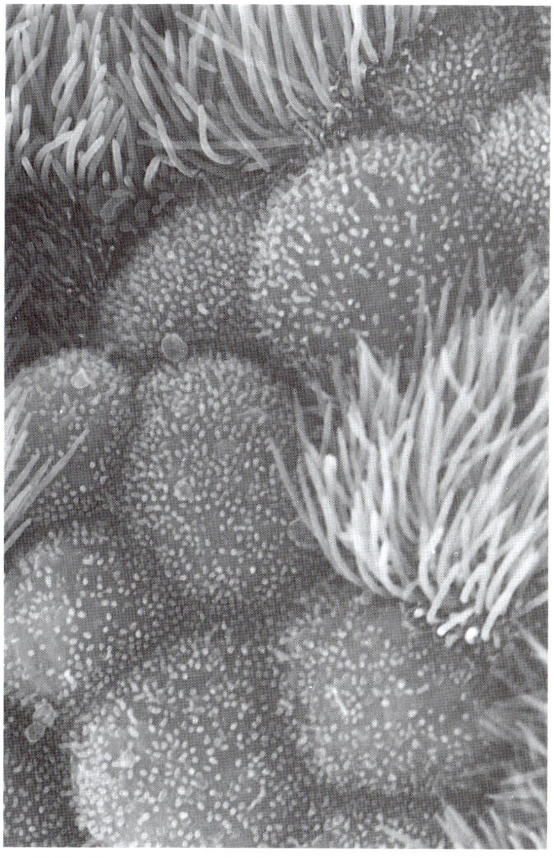

Figura 15.10 Eletromicrografia de varredura da traqueia fetal humana que mostra células ciliadas e não ciliadas (5.500×). (De Montgomery PQ, Stafford ND, Stolinski C. Ultrastructure of the human fetal trachea: a morphologic study of the luminal and glandular epithelia at the midtrimester. *J Anat.* 1990;173:43-59. Reimpressa com permissão de Cambridge University Press.)

Lâmina própria e fibras elásticas

A **lâmina própria** da traqueia é composta por um tecido conjuntivo frouxo fibroelástico. Ele contém elementos linfoides (p. ex., nódulos linfoides, linfócitos e neutrófilos), bem como glândulas mucosas e seromucosas, cujos ductos se abrem na superfície epitelial. Uma densa camada de fibras elásticas, a **lâmina elástica**, separa a lâmina própria da submucosa subjacente (ver Figuras 15.7 e 15.8).

Submucosa

A **submucosa** traqueal é composta por um tecido conjuntivo denso não modelado, com abundantes fibras elásticas, que abriga muitas **glândulas mucosas** e **seromucosas**. Os ductos curtos dessas glândulas atravessam a lâmina elástica e a lâmina própria para se abrirem na superfície epitelial. Elementos linfoides também estão presentes na submucosa. Além disso, essa região tem um rico suprimento de sangue e linfa, cujos ramos menores alcançam a lâmina própria.

Adventícia

A adventícia da traqueia abriga anéis em C de cartilagem hialina.

A **adventícia** da traqueia é composta por um tecido conjuntivo fibroelástico (ver Figuras 15.7 e 15.8). As características mais notáveis da adventícia são os anéis em C da cartilagem hialina

Correlações clínicas

O epitélio respiratório de pessoas cronicamente expostas a irritantes, como fumaça de cigarro e pó de carvão, sofre alterações reversíveis, conhecidas como **metaplasia**, associadas ao aumento do número de células caliciformes em relação às células ciliadas. O aumento do número de células caliciformes produz uma camada mais espessa de muco para remover os irritantes, mas o número reduzido de cílios retarda a taxa de eliminação do muco, o que resulta em congestão. Além disso, as glândulas seromucosas da lâmina própria e submucosa aumentam de tamanho e formam uma secreção mais abundante. Poucos meses após a eliminação dos poluentes, a proporção celular volta ao normal (1:1) e as glândulas seromucosas voltam ao tamanho anterior.

e o tecido conjuntivo fibroso interposto. Também é responsável por ancorar a traqueia às estruturas adjacentes (ou seja, o esôfago e os tecidos conjuntivos do pescoço).

ÁRVORE BRÔNQUICA

A **árvore brônquica** começa na bifurcação da traqueia, com os **brônquios primários direito** e **esquerdo**, que se *arborizam* (formam ramos que diminuem gradativamente de tamanho). É composta de vias respiratórias localizadas fora dos pulmões (os brônquios primários e os extrapulmonares) e de vias respiratórias localizadas dentro dos pulmões: brônquios intrapulmonares (brônquios lobares – secundários – e segmentares – terciários), bronquíolos, bronquíolos terminais e bronquíolos respiratórios (Figura 15.11). A árvore brônquica se divide 15 a 20 vezes antes de atingir o nível dos bronquíolos terminais. À medida que as vias respiratórias diminuem progressivamente de tamanho, várias tendências são observadas em algumas características histológicas, incluindo uma *diminuição* na quantidade de cartilagem, e no número de glândulas e de células caliciformes, além da diminuição da altura das células epiteliais. Também há um *aumento* da musculatura lisa e do tecido elástico (mas apenas em relação à espessura da parede).

Brônquios primários (extrapulmonares)

A estrutura dos **brônquios primários** é idêntica à da traqueia, exceto que os brônquios são menores em diâmetro e suas paredes são mais finas. Cada brônquio primário – acompanhado por artérias pulmonares, veias e vasos linfáticos – perfura a **raiz** (**hilo**) do pulmão. O brônquio direito é mais retilíneo que o esquerdo e se trifurca para chegar aos três lobos do pulmão direito; o brônquio esquerdo se bifurca e envia ramos para os dois lobos do pulmão esquerdo. Esses ramos, então, entram na estrutura dos pulmões como brônquios intrapulmonares.

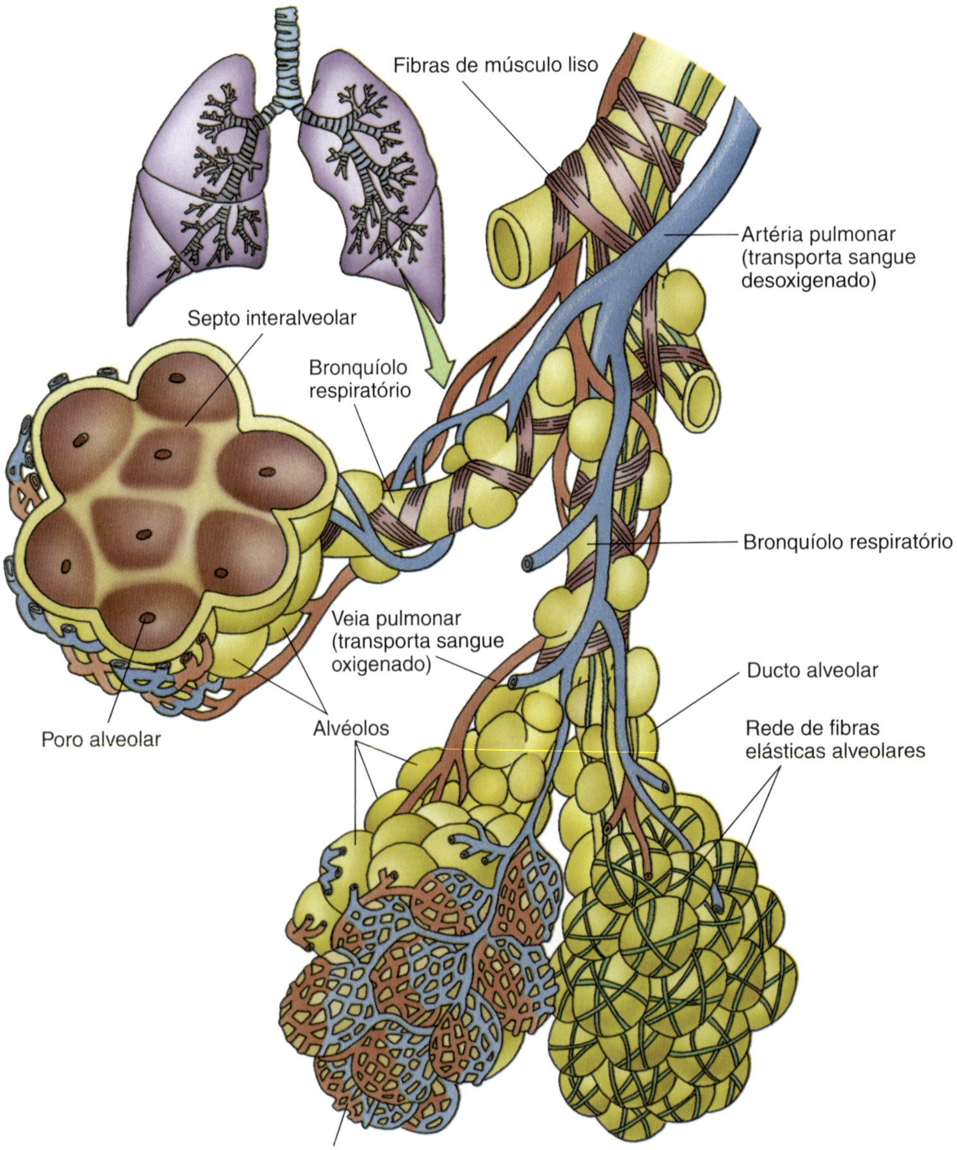

Figura 15.11 Diagrama esquemático do sistema respiratório, mostrando bronquíolos, bronquíolos terminais, bronquíolos respiratórios, ductos alveolares, sacos alveolares e alvéolos.

Correlações clínicas

Partes da porção condutora do sistema respiratório sintetizam mucinogênio, que, quando hidratado, transforma-se em mucina. Uma vez que as substâncias adicionais se misturam à mucina, ela é conhecida como **muco** e é transportada para a orofaringe a fim de ser engolida. O muco normal é claro e tem textura fina e aquosa. Se o indivíduo adoece, principalmente com resfriado ou gripe, o muco muda de cor e textura, pois acumula vários componentes adicionais, o que dificulta sua expulsão para a orofaringe. Após esse ponto, passa a ser chamado de **catarro** e, uma vez expectorado, é conhecido como **escarro**. É importante ressaltar que o catarro não se origina na cavidade nasal; é formado nas regiões inferiores da porção condutora do sistema respiratório – nos bronquíolos maiores, nos brônquios e na traqueia. Um indivíduo congestionado terá uma expectoração (escarro) opaca a branca, de consistência um pouco mais espessa do que o muco normal. À medida que o sistema imune do paciente começa a lutar contra a infecção, neutrófilos mortos e microrganismos invasores se acumulam no escarro e lhe conferem uma cor amarelada. Conforme a resposta imune se acelera, e mais leucócitos e microrganismos mortos, além de proteínas, povoam o esputo, ele assume uma cor esverdeada. Com a tosse extenuante, pequenos capilares se rompem e liberam sangue no catarro que, então, se torna rosa ou vermelho, de acordo com a quantidade de sangue que é liberado. No entanto, se o sangue presente no catarro sofrer coagulação, ele muda para marrom-claro a marrom-escuro. Se o escarro for preto, o paciente pode ter uma infecção fúngica, situação que deve ser investigada o mais rápido possível. Se o paciente for trabalhador de minas de carvão ou estiver exposto a condições de trabalho muito empoeiradas, o escarro preto pode ser explicado pela presença de partículas de poeira escura. Duas considerações importantes devem ser mantidas em mente: (1) a presença de escarro esbranquiçado e espumoso pode ser indicativa de doença pulmonar obstrutiva crônica; e (2) uma condição ainda mais séria, quando o escarro é rosado e espumoso, e o paciente manifesta dor no peito, falta de ar ou suor abundante. Pacientes que apresentam esses sintomas podem, na verdade, sofrer de insuficiência cardíaca esquerda e precisar de intervenção médica o mais rápido possível.

Brônquios intrapulmonares secundários (lobares) e terciários (segmentares)

Cada brônquio intrapulmonar secundário atende a um lobo do pulmão; os brônquios terciários servem aos segmentos broncopulmonares.

Cada ***brônquio secundário*** (**lobar**) é a via respiratória para um lobo do pulmão. O pulmão esquerdo exibe dois lobos, portanto dois brônquios secundários. O pulmão direito tem três lobos e, consequentemente, três brônquios secundários. Essas vias respiratórias são semelhantes aos brônquios primários, com as exceções expostas a seguir. Os anéis em C são substituídos por placas irregulares de cartilagem hialina que circundam completamente o lúmen do brônquio secundário. Assim, ao contrário da traqueia, essas vias respiratórias são completamente arredondadas e não exibem uma região achatada. O músculo liso está localizado na interface entre a lâmina própria fibroelástica e a submucosa, como duas camadas distintas de músculo liso que se espiralam em direções opostas. As fibras elásticas, que se irradiam da adventícia, conectam-se às fibras elásticas originadas da adventícia de outras partes da árvore brônquica (Figura 15.12).

Como acontece nos brônquios primários e na traqueia, as glândulas seromucosas e os elementos linfoides estão presentes na lâmina própria e na submucosa dos brônquios secundários. Os ductos dessas glândulas liberam seus produtos secretores na superfície do revestimento epitelial pseudoestratificado ciliado do lúmen.

À medida que os brônquios secundários entram nos lobos do pulmão, eles se subdividem em ramos menores, os **brônquios terciários** (**segmentares**). Cada brônquio terciário se arboriza, mas leva a uma seção discreta de tecido pulmonar conhecida como ***segmento broncopulmonar***. Cada pulmão exibe 10 segmentos broncopulmonares que estão completamente separados um do outro por elementos de tecido conjuntivo e são clinicamente importantes em procedimentos cirúrgicos que envolvem os pulmões. Conforme os ramos arborizados dos brônquios intrapulmonares diminuem de diâmetro, tornam-se, por fim, bronquíolos. Nódulos linfoides são particularmente evidentes onde essas vias respiratórias se ramificam para formar brônquios intrapulmonares cada vez menores. Brônquios intrapulmonares menores têm paredes mais finas, quantidades decrescentes de placas de cartilagem hialina e células de revestimento epitelial mais baixas.

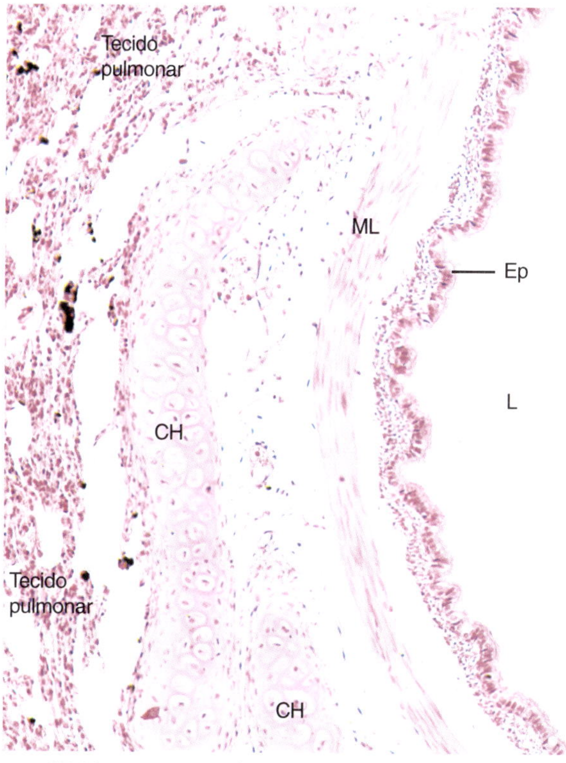

Figura 15.12 Fotomicrografia de baixa ampliação de um brônquio intrapulmonar. Observe que o lúmen (*L*) é revestido por um epitélio respiratório e que a interface da lâmina própria com a submucosa é ocupada por feixes de músculos lisos (*ML*) em espiral que controlam o diâmetro do lúmen. A submucosa abriga placas de cartilagem hialina (*CH*) que circundam completamente o lúmen do brônquio intrapulmonar e toda a estrutura está embutida no tecido pulmonar (132×).

Correlações clínicas

Fibrose cística, que atualmente afeta por volta de 30 mil pacientes apenas nos EUA, é uma doença hereditária recessiva causada por uma das várias mutações no gene que codifica a proteína conhecida como **regulador da condutância transmembranar da fibrose cística** (**CFTR**; do inglês, *cystic fibrosis transmembrane conductance regulator*). Essa proteína é inserida nas membranas celulares do parênquima das glândulas como um ***canal de cloreto*** e regula o transporte de íons Cl^- através da membrana celular. Embora a doença afete a maioria dos componentes do sistema digestório e da porção condutora do sistema respiratório, os efeitos nos bronquíolos do sistema respiratório são os mais problemáticos, e podem causar infecções bronquiolares que evoluem para a incapacidade de respirar. O mecanismo da patologia envolve problemas com o transporte de íons Cl^- para fora da célula. As glândulas mucosas dos brônquios e bronquíolos liberam mucinogênio no lúmen de seus ductos. Normalmente, à medida que os íons Cl^- deixam as células secretoras do ácino através do canal CFTR para entrar na porção do ducto do ácino, as moléculas de H_2O também deixam a célula para, assim, hidratar e diluir o mucinogênio e formar mucina, que é suficientemente fina para fluir através nos ductos para longe do local de produção de mucina. No entanto, em indivíduos com CFTR mutado, íons Cl^- e moléculas de água são incapazes de deixar a célula. O mucinogênio anormalmente espesso que é liberado não consegue fluir para fora do ducto e fica preso não apenas no lúmen dos ácinos, mas também nos ductos das glândulas mucosas. Essa mucina rica e espessa é invadida por bactérias, em geral *Pseudomonas aeruginosa*, que prosperam nesse ambiente carregado de nutrientes. Por fim, o sistema de condução bloqueado do aparelho respiratório torna-se muito ineficiente e não consegue mais conduzir ar suficiente para os alvéolos dos pulmões, então o indivíduo morre. Antes do advento dos antibióticos, pacientes com fibrose cística morriam muito jovens; atualmente, eles podem viver até cerca de 40 anos de idade. Quase todas as glândulas do sistema digestivo, como o pâncreas, são afetadas por essa doença, mas são os efeitos respiratórios da fibrose cística os responsáveis pela morte do indivíduo. Dois ensaios clínicos recentes demonstraram que um regime de três medicamentos – tezakaftor, ivakaftor e um dos dois medicamentos experimentais ainda sem nome – melhorou consideravelmente as funções pulmonares dos pacientes, com apenas efeitos colaterais leves que incluíram dor de cabeça, tosse e aumento da quantidade de muco. Espera-se que estudos clínicos maiores e de mais duração possam manter a função pulmonar melhorada nesses pacientes. Infelizmente, a melhora na respiração não significa que os pacientes estão curados, apenas que sua condição foi melhorada.

Bronquíolos

Bronquíolos não apresentam cartilagem em suas paredes, têm diâmetro inferior a 1 mm e têm células em clava (células de Clara) em seu revestimento epitelial.

Cada **bronquíolo** (ou **bronquíolo primário**) fornece ar para um *lóbulo* pulmonar. Considera-se que os bronquíolos estão entre a 10ª e a 15ª geração de ramificações dicotômicas da árvore brônquica. Seu diâmetro é comumente descrito como inferior a 1 mm, embora esse número varie, entre autores, de 5 a 0,3 mm. Essa discordância quanto ao diâmetro dos bronquíolos pode levar a confusão nas descrições de sua estrutura (mas não deve ser considerada como uma tentativa proposital de complicar a vida do estudante).

O revestimento epitelial dos bronquíolos varia de epitélio simples colunar ciliado com células caliciformes ocasionais em bronquíolos maiores até epitélio simples cúbico (muitos com cílios), com células em clava eventuais e sem células caliciformes em bronquíolos menores.

As **células em clava**[1] (ou ***club cells***, anteriormente conhecidas como células de Clara) são colunares com ápices em forma de cúpula que exibem microvilos curtos e abaulados (Figura 15.13). Seu citoplasma apical abriga numerosos grânulos de secreção que contêm glicoproteínas sintetizadas em seu abundante RER. Acredita-se que as células em clava protegem o epitélio bronquiolar ao revesti-lo com seu produto de secreção, conhecido como **proteína de secreção da célula em clava**. Além disso, essas células degradam as toxinas do ar inalado por meio das **enzimas do citocromo P-450** em seu retículo endoplasmático liso (REL). Alguns pesquisadores também sugerem que as células em clava produzem um **material semelhante ao surfactante pulmonar** que reduz a tensão superficial dos bronquíolos e facilita a manutenção da patência. Além disso, as células em clava se dividem para regenerar o epitélio bronquiolar.

A lâmina própria dos bronquíolos não exibe glândulas; é circundada por uma malha frouxa de camadas de músculos lisos em um arranjo helicoidal (Figuras 15.14 e 15.15). As paredes dos bronquíolos e seus ramos não têm cartilagem. Fibras elásticas irradiam do tecido conjuntivo fibroelástico que envolve as camadas musculares lisas dos bronquíolos. Essas fibras elásticas se conectam a fibras elásticas que se ramificam de outros ramos da árvore brônquica. Durante a inalação, conforme o

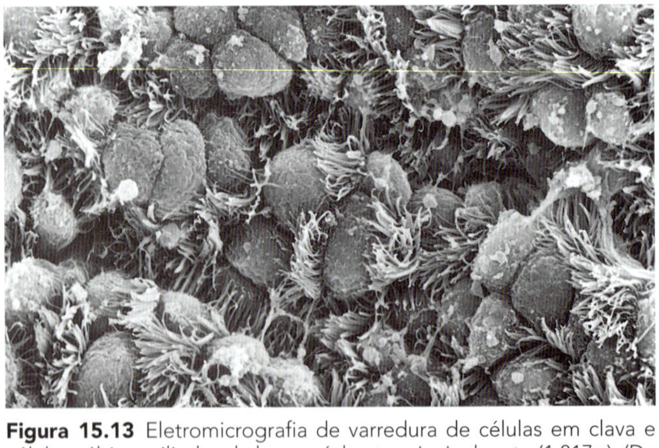

Figura 15.13 Eletromicrografia de varredura de células em clava e células cúbicas ciliadas de bronquíolos terminais de rato (1.817×). (De Peao MND, Aguas AP, De Sa CM, Grande NR. Anatomy of Clara cell secretion: surface changes observed by scanning electron microscopy. *J Anat.* 1993;183:377-388. Reimpressa com permissão da Cambridge University Press.)

[1]N.R.T.: A denominação atual dessa célula reflete seu formato; em inglês, *club cells* (células em forma de clava, ou claviformes, em tradução livre). Devido a aspectos funcionais, também são referidas como células exócrinas bronquiolares (terminologia histológica: *Exocrinocytus bronchiolaris*).

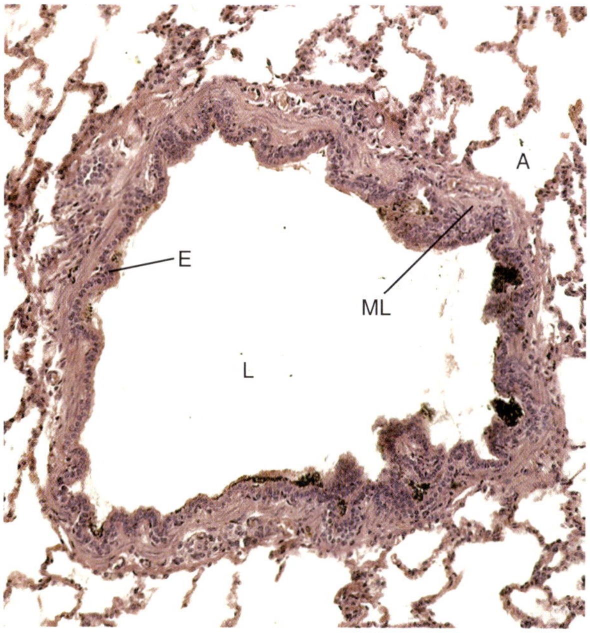

Figura 15.14 Fotomicrografia de um bronquíolo de tamanho maior. Observe a presença de músculo liso (*ML*) e a ausência de cartilagem em sua parede. Note que toda a estrutura é intrapulmonar e é circundada por tecido pulmonar. A, alvéolo; E, epitélio; L, lúmen (117×).

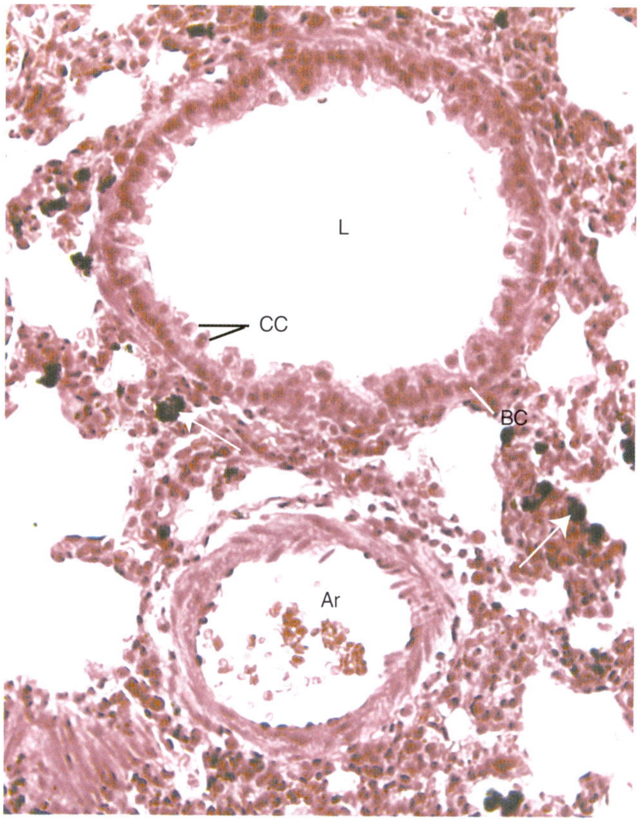

Figura 15.15 Fotomicrografia de médio aumento de um pequeno bronquíolo cujo lúmen (*L*) é revestido por um epitélio simples cúbico (*CB*) cujas células cúbicas são intercaladas com células em clava (*CC*). Uma pequena arteríola (*Ar*) acompanha os bronquíolos, e escuras células de poeira (*setas*) são facilmente identificadas no tecido pulmonar (270×).

pulmão se expande em volume, as fibras elásticas exercem tensão nas paredes bronquiolares; ao tracionar uniformemente em todas as direções, essas fibras ajudam a manter a patência dos bronquíolos.

Correlações clínicas

1. Camadas de músculo liso dos bronquíolos são controladas pelo sistema nervoso parassimpático. Normalmente, os revestimentos do músculo liso se contraem no final da expiração e relaxam durante a inspiração. Em pacientes com **asma**, a camada de músculo liso sofre contração prolongada durante a expiração; assim, eles têm dificuldade em expelir o ar de seus pulmões. Esteroides e β_2-agonistas relaxam o músculo liso bronquiolar e são frequentemente usados para aliviar crises asmáticas
2. O risco de contrair asma em crianças é reduzido pelo consumo de leite e frutas, bem como por uma dieta rica em ovos, vegetais e cereais. No entanto, o consumo de *fast food* e *junk food* – especialmente lanches ricos em gorduras trans, gorduras saturadas, carboidratos e açúcar – aumenta a incidência de asma em crianças
3. Foi relatado recentemente que as células do músculo liso bronquiolar exibem receptores gustativos em seus sarcolemas que reconhecem sabores amargos. Quando expostas ao sabor amargo, essas células musculares lisas relaxam e permitem que os bronquíolos se abram a 90% de seu diâmetro mais largo. Pesquisas atuais tentam tirar vantagem dessa situação para desenvolver inalantes que incorporam substâncias de sabor amargo em sua composição, a fim de ajudar pacientes asmáticos a aliviar os problemas respiratórios sem precisar recorrer a esteroides e β_2-agonistas.

Bronquíolos terminais

Bronquíolos terminais formam a menor e mais distal região da porção condutora do sistema respiratório.

Cada bronquíolo se subdivide para formar vários **bronquíolos terminais** menores, os quais têm menos de 0,5 mm de diâmetro e constituem a extremidade da porção condutora do sistema respiratório. O epitélio dos bronquíolos terminais é composto de células em clava e células cúbicas, algumas com cílios. A estreita lâmina própria consiste em tecido conjuntivo fibroelástico e é circundada por uma ou duas camadas de células musculares lisas. Fibras elásticas irradiam da adventícia e, como acontece com os bronquíolos, ligam-se às fibras elásticas que se irradiam de outros membros da árvore brônquica. Os bronquíolos terminais se ramificam para dar origem aos bronquíolos respiratórios.

Porção respiratória do sistema respiratório

A porção respiratória do sistema respiratório é composta de bronquíolos respiratórios, ductos alveolares, sacos alveolares e alvéolos.

BRONQUÍOLOS RESPIRATÓRIOS

Os bronquíolos respiratórios são a primeira região do sistema respiratório onde pode ocorrer a troca de gases.

Bronquíolos respiratórios são semelhantes em estrutura aos bronquíolos terminais, pois seu epitélio é um epitélio simples cúbico, rico em células em clava e algumas células ciliadas. Entretanto, esse epitélio é fragmentado pela presença de estruturas semelhantes a sacos de paredes finas e conhecidas como **alvéolos**, compostas por um epitélio simples pavimentoso atenuado, onde pode ocorrer a troca gasosa (O_2 por CO_2). À medida que os bronquíolos respiratórios se ramificam, eles se tornam mais estreitos em diâmetro e sua população de alvéolos aumenta. Após várias ramificações, cada bronquíolo respiratório termina em um ducto alveolar (Figura 15.16).

DUCTO ALVEOLAR, ÁTRIO E SACO ALVEOLAR

Ductos alveolares, átrios e alvéolos são irrigados por uma rica rede capilar.

Ductos alveolares não têm paredes próprias; são meramente uma sequência contínua de alvéolos (Figuras 15.17 e 15.18). Um ducto alveolar que surge de um bronquíolo respiratório forma ramos. Cada um dos ductos alveolares resultantes geralmente termina como uma porção dilatada de fundo cego, composta por dois ou mais agrupamentos pequenos de alvéolos; e cada agrupamento é conhecido como **saco alveolar**. Esses sacos alveolares se abrem em um espaço comum, que alguns pesquisadores chamam de átrio. As células que revestem os ductos alveolares são de dois tipos: pneumócitos tipo I e tipo II (descritos em seções posteriores sobre pneumócitos).

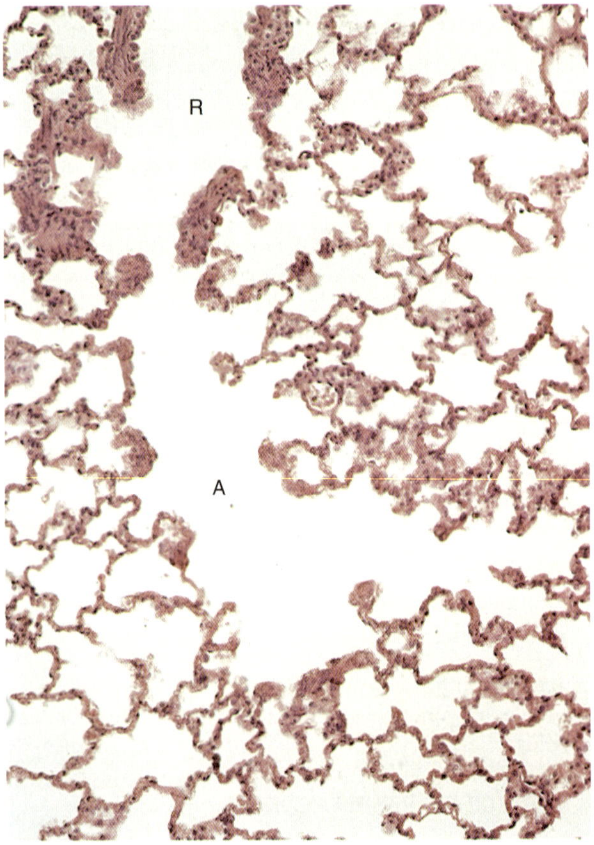

Figura 15.16 Fotomicrografia de um bronquíolo respiratório (*BR*) humano que dá origem a um ducto alveolar (*DA*). O bronquíolo respiratório tem uma parede definida com alvéolos inseridos ao longo dela, enquanto o ducto alveolar não tem parede própria; em vez disso, é composto por alvéolos.

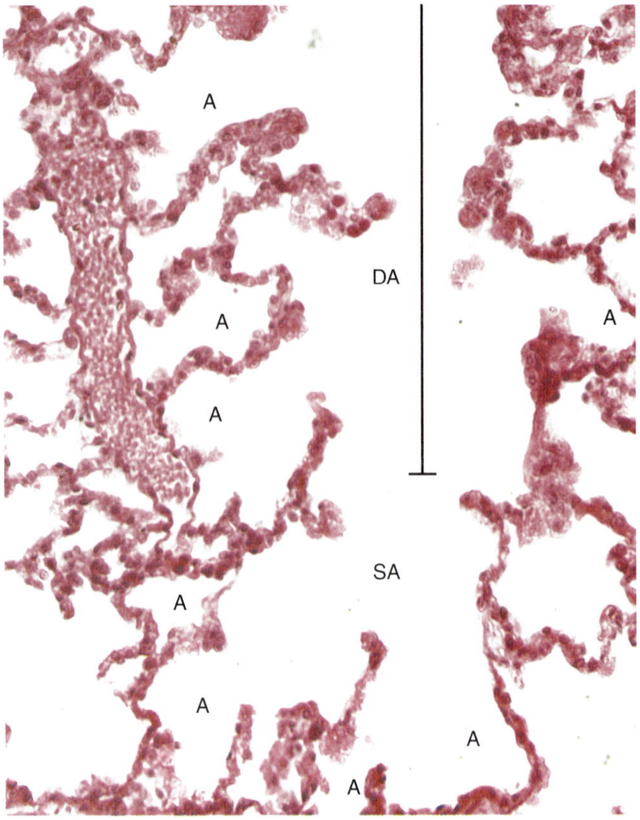

Figura 15.17 Fotomicrografia de alvéolos (*A*) que se projetam a partir de um ducto alveolar (*DA*) que, por sua vez, se abre em um saco alveolar (*SA*) composto de múltiplos alvéolos (270×).

Elementos delgados de tecido conjuntivo entre os alvéolos, os **septos interalveolares**, reforçam o ducto alveolar, de certa maneira estabilizando-o. Além disso, a abertura de cada alvéolo para o ducto alveolar é controlada por uma única célula de músculo liso (quando vista ao microscópio óptico, essa célula de músculo liso tem aparência de botão – ou maçaneta arredondada), a qual forma um delicado esfíncter que regula o diâmetro da abertura.

Fibras elásticas finas se ramificam da periferia dos ductos e sacos alveolares para se misturarem às fibras elásticas que irradiam de outros elementos intrapulmonares. Essa rede de fibras elásticas não apenas mantém a patência dessas delicadas estruturas no decorrer da inspiração, mas também as protege contra danos durante a distensão, e é responsável pela expiração não forçada.

ALVÉOLO

Alvéolos são pequenos sacos aéreos compostos por pneumócitos tipo I altamente atenuados e pneumócitos tipo II maiores.

Cada **alvéolo** é uma pequena evaginação sacular, com cerca de 200 μm de diâmetro, que se estendem de bronquíolos respiratórios, ductos alveolares e sacos alveolares (Figura 15.19; ver também Figuras 15.17 e 15.18). Formam a unidade estrutural e funcional primária do sistema respiratório, uma vez que suas paredes finas permitem a troca de CO_2 por O_2 entre o ar em seu lúmen e o sangue em capilares adjacentes. Apesar de cada alvéolo ser uma estrutura pequena, cerca de 0,002 mm^3, seu número total se aproxima de 300 milhões, o que confere ao

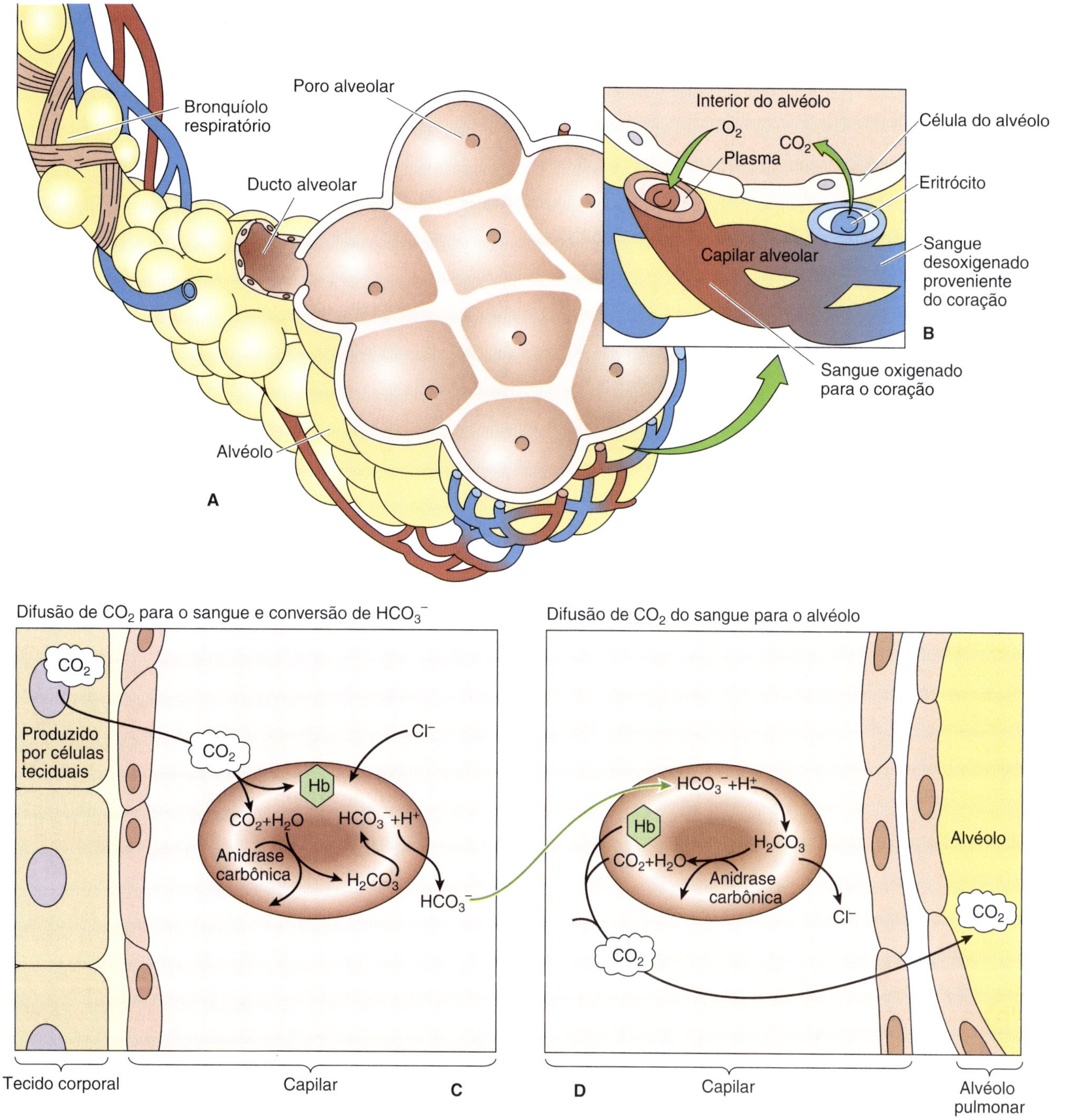

Figura 15.18 Diagrama esquemático. **A.** Bronquíolo respiratório, saco alveolar, poro alveolar e alvéolos. **B.** Septo interalveolar. **C.** Captação de dióxido de carbono dos tecidos corporais por eritrócitos e plasma. **D.** Liberação de dióxido de carbono por eritrócitos e plasma no pulmão. Compare A com as Figuras 15.16 e 15.17 que representam uma fotomicrografia do ducto alveolar.

pulmão a consistência esponjosa. Foi estimado que a superfície total de todos os alvéolos disponíveis para troca gasosa excede 140 m^2 (a área aproximada de um apartamento de dois quartos de tamanho médio ou o tamanho de uma quadra de tênis individual).

Alvéolos são separados por **septos interalveolares** de várias larguras, que contêm diversas quantidades de elementos de tecido conjuntivo (Figura 15.20). Na verdade, devido ao seu grande número, os alvéolos são frequentemente pressionados uns contra os outros e o interstício do tecido conjuntivo do septo interalveolar é eliminado entre eles. Em tais áreas de contato, espaços aéreos entre dois alvéolos podem se comunicar entre si através de um **poro alveolar (de Kohn)**, cujo diâmetro varia de 8 a 60 μm (Figura 15.21; ver também Figura 15.19).

Esses poros provavelmente atuam no equilíbrio da pressão do ar no interior dos segmentos pulmonares. Na região entre os alvéolos adjacentes, onde os alvéolos não estão pressionados uns contra os outros, o septo interalveolar é mais largo e ocupado por um extenso leito capilar composto de **capilares contínuos** irrigados por ramos da artéria pulmonar e drenados por tributárias da veia pulmonar. O tecido conjuntivo desse septo interalveolar é rico em fibras elásticas e fibras de colágeno tipo III (reticulares).

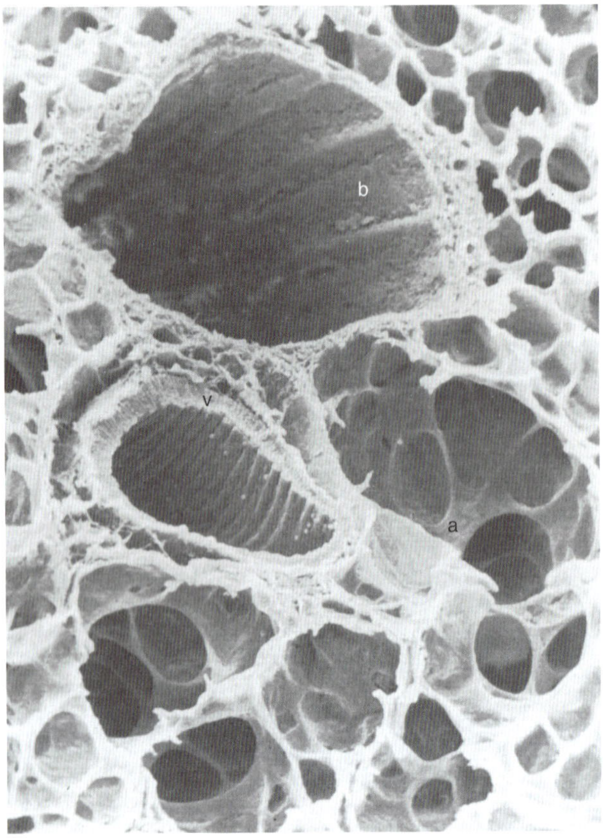

Figura 15.19 Eletromicrografia de varredura de um pulmão de rato mostrando um bronquíolo (*b*), uma pequena artéria (*v*) e alvéolos (*a*), alguns dos quais apresentam poros alveolares. (De Leeson TS, Leeson CR, Paparo AA. *Text/Atlas of Histology*. Philadelphia: WB Saunders; 1988.)

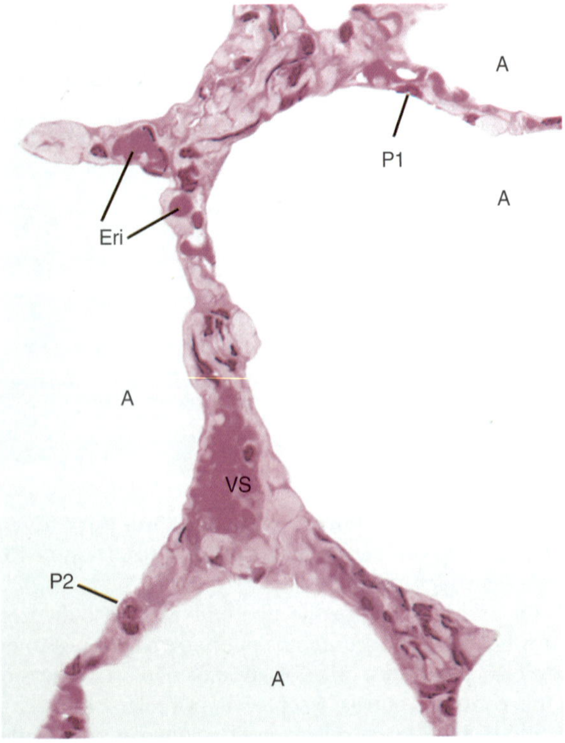

Figura 15.20 Fotomicrografia de vários alvéolos (*A*) compostos por pneumócitos tipo 1 (*P1*) e tipo 2 (*P2*). O septo interalveolar é ocupado por vasos sanguíneos muito pequenos (*VS*), capilares contínuos que abrigam eritrócitos (*Eri*) e uma pequena quantidade de tecido conjuntivo fibroelástico (540×).

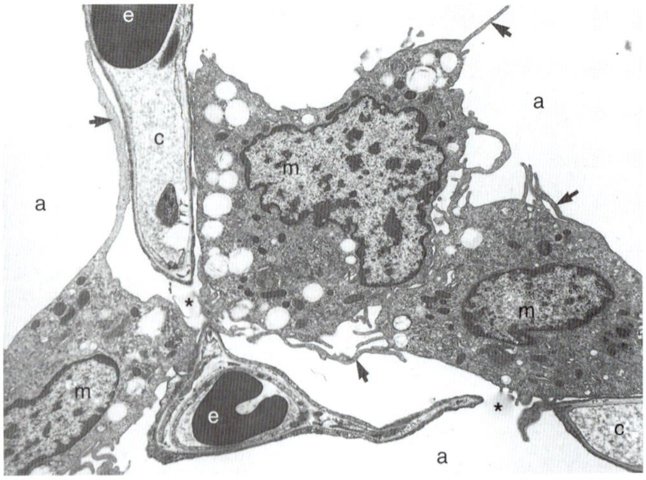

Figura 15.21 Eletromicrografia de transmissão do septo interalveolar em um pulmão de macaco. Observe a presença de alvéolos (*a*), eritrócitos (*e*) dentro dos capilares (*c*) e macrófagos alveolares (*m*). Filopódios (*setas*) estão evidentes. *Asteriscos* indicam a presença de poros alveolares. (De Maina JN. Morphology and morphometry of the normal lung of the adult vervet monkey [*Cercopithecus aethiops*]. *Am J Anat*. 1988;183:258-267. Reproduzida com autorização de Wiley-Liss, Inc., subsidiária de John Wiley & Sons, Inc.)

Como os alvéolos e capilares são compostos de células epiteliais, eles estão apoiados sobre uma lâmina basal proeminente. As aberturas dos alvéolos associados aos sacos alveolares, ao contrário dos bronquíolos respiratórios e dos ductos alveolares, são *desprovidas de células musculares lisas*. Em vez disso, seus orifícios são circunscritos por fibras elásticas e, especialmente, por fibras reticulares. As paredes dos alvéolos são compostas principalmente por dois tipos de células: pneumócitos tipo I e pneumócitos tipo II, embora macrófagos (células de poeira) também estejam associados às paredes alveolares.

Pneumócitos tipo I

Aproximadamente 95% da superfície alveolar é composta por epitélio simples pavimentoso, cujas células são conhecidas como **pneumócitos tipo I** (também chamadas de **células alveolares do tipo I** ou **células alveolares pavimentosas**). Como as células desse epitélio são altamente atenuadas, seu citoplasma pode ser bastante fino, até 80 nm de largura (Figura 15.22). Como esperado, a região do núcleo é mais larga e abriga grande parte da população de organelas da célula, constituída por um pequeno número de mitocôndrias, alguns perfis de RER e um modesto aparelho de Golgi.

Pneumócitos tipo I formam junções de oclusão para evitar o extravasamento de líquido extracelular no lúmen alveolar. Essas células estão apoiadas sobre uma lâmina basal bem desenvolvida, que se estende quase até a borda dos poros alveolares (de Kohn). A borda de cada poro alveolar é formada pela fusão das membranas celulares de dois pneumócitos tipo I justapostos que pertencem a dois alvéolos distintos. A face luminal dos pneumócitos tipo I é revestida por surfactante, como é detalhado na discussão a seguir.

Pneumócitos tipo II

Embora **pneumócitos tipo II** (também conhecidos como **grandes células alveolares**, **células septais** ou **células alveolares do tipo II**) sejam mais numerosos do que os pneumócitos tipo I, eles ocupam apenas cerca de 5% da superfície alveolar. Essas células de formato cuboide estão intercaladas entre os

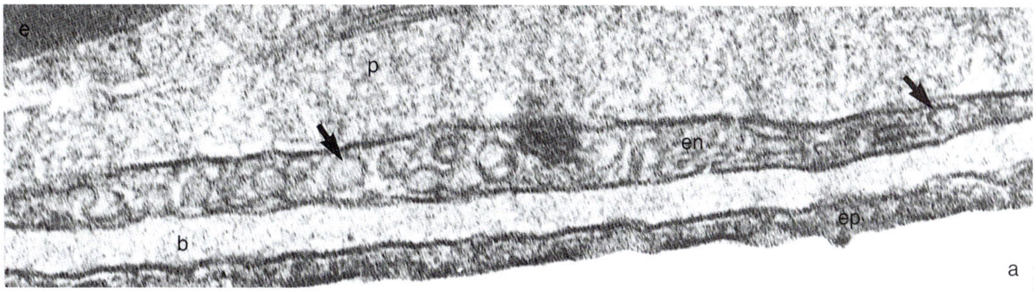

Figura 15.22 Eletromicrografia de transmissão da barreira hematoaérea (71.250×). Observe a presença do alvéolo (*a*), pneumócitos tipo I atenuados (*ep*), lâminas basais fundidas (*b*), células endoteliais atenuadas do capilar (*en*) com vesículas pinocitóticas (*setas*), plasma (*p*) e eritrócitos (*e*) dentro do lúmen capilar. (De Maina JN. Morphology and morphometry of the normal lung of the adult vervet monkey [*Cercopithecus aethiops*]. *Am J Anat.* 1988;183:258-267. Reimpressa com permissão de Wiley-Liss, Inc., subsidiária de John Wiley & Sons, Inc.)

pneumócitos tipo I e formam junções de oclusão com eles. Sua superfície apical em formato de cúpula se projeta para o lúmen do alvéolo (Figura 15.23). Pneumócitos tipo II geralmente estão localizados em regiões onde alvéolos adjacentes são separados por um septo (daí o nome de *células septais*) e estão apoiados na lâmina basal subjacente.

Eletromicrografias de pneumócitos tipo II mostram microvilosidades apicais curtas. Essas células apresentam um núcleo localizado centralmente, uma abundância de perfis RER, um aparelho de Golgi bem desenvolvido e mitocôndrias. A característica mais marcante dessas células é a presença de **corpos lamelares** delimitados por membrana que contêm **surfactante pulmonar**, o produto de secreção delas.

O surfactante pulmonar, sintetizado no RER de pneumócitos tipo II, é composto principalmente por dois fosfolipídios

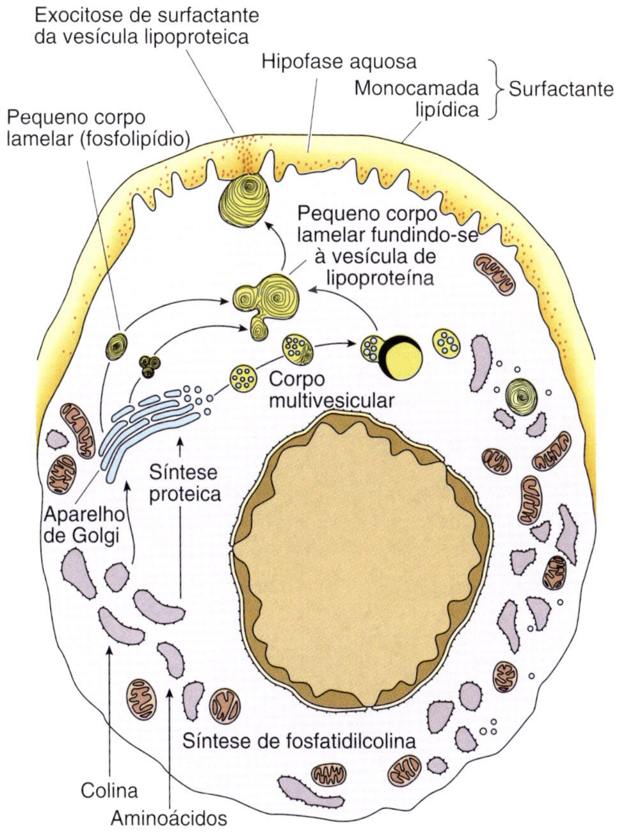

Figura 15.23 Diagrama esquemático de um pneumócito tipo II. Compare essa imagem com a eletromicrografia de transmissão do pneumócito tipo II na Figura 15.24.

– **dipalmitoil fosfatidilcolina** e **fosfatidilglicerol** –, além de **lipídio neutro** e **colesterol**, e quatro proteínas únicas, **apoproteínas de surfactante SP-A**, **SP-B**, **SP-C** e **SP-D**. O surfactante é modificado no aparelho de Golgi e, então, liberado da rede *trans*-Golgi em vesículas de secreção, conhecidas como **corpos compostos**, os precursores imediatos dos **corpos lamelares** (Figura 15.24).

O surfactante é liberado por exocitose no lúmen do alvéolo, onde forma uma ampla rede semelhante a uma grade, conhecida como **mielina tubular**, que se torna uma monocamada

Correlações clínicas

No nascimento, os pulmões de um bebê se expandem com a primeira inspiração, e a presença de surfactante pulmonar permite que os alvéolos permaneçam patentes (não colabados). Bebês prematuros (aqueles nascidos antes dos 7 meses de gestação) que ainda não são capazes de produzir surfactante (ou que produziram um suprimento inadequado de surfactante) apresentam **síndrome do desconforto respiratório do recém-nascido**. Esses neonatos são tratados com uma combinação de surfactante sintético e terapia com glicocorticoides. O surfactante sintético atua imediatamente para reduzir a tensão superficial e os glicocorticoides estimulam os pneumócitos tipo II a produzir surfactante.

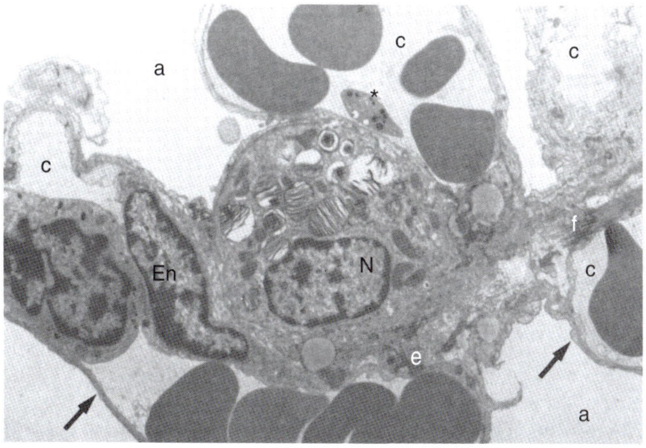

Figura 15.24 Eletromicrografia de transmissão de um pneumócito tipo II. Observe o núcleo posicionado centralmente (*N*) flanqueado por vários corpos lamelares. a, alvéolo; c, capilares; e, fibras elásticas; En, núcleo da célula endotelial; f, fibras de colágeno. *Setas* representam a barreira hematoaérea; o *asterisco* representa uma plaqueta. (De Leeson TS, Leeson CR, Paparo AA. *Text/Atlas of Histology*. Philadelphia: WB Saunders; 1988.)

separada em porções de lipídios e proteínas. O lipídio é inserido em um filme de fosfolipídio monomolecular que forma uma interface com o ar (a **fase lipídica superficial**); e a proteína entra em uma camada aquosa, a **hipofase aquosa**, entre os pneumócitos e o filme de fosfolipídio. O surfactante não apenas diminui a tensão superficial, o que evita a atelectasia (o colapso do alvéolo), mas também resiste (*mas não impede*) a entrada de líquido no espaço aéreo alveolar. É continuamente sintetizado por pneumócitos tipo II. Além disso, também é fagocitado e reciclado por pneumócitos tipo II e, menos frequentemente, por macrófagos alveolares (células de poeira). As apoproteínas SP-A e SP-D atuam como **opsoninas** que, ao se ligarem a microrganismos, tornam esses agentes mais atrativos para a fagocitose por macrófagos alveolares (células de poeira). Além disso, a SP-A controla a formação de surfactante pelos pneumócitos tipo II. SP-B e SP-C funcionam em conjunto para organizar a estrutura do surfactante de modo que ele se espalhe rapidamente ao longo da superfície alveolar.

Além de produzir e fagocitar o surfactante, os pneumócitos tipo II sofrem mitose para regenerar sua população, assim como a população de pneumócitos tipo I.

Macrófagos alveolares (células de poeira)

Macrófagos alveolares fagocitam o material particulado no lúmen do alvéolo, bem como nos espaços interalveolares.

Monócitos ganham acesso ao interstício pulmonar, tornam-se **macrófagos alveolares** (**células de poeira**), migram entre os pneumócitos tipo I e entram no lúmen do alvéolo. Essas células fagocitam matéria particulada – como poeira, outras partículas inaladas e microrganismos –, mantendo um ambiente estéril dentro dos pulmões. No entanto, elas não são fagócitos tão ávidos como a maioria dos outros macrófagos (Figura 15.25; ver também Figura 15.21). Células de poeira também auxiliam pneumócitos tipo II na captação de surfactante. Curiosamente, essas células são incomuns, porque, ao contrário dos macrófagos em outras regiões do corpo, elas são programadas para serem anti-inflamatórias. Aproximadamente 100 milhões de macrófagos migram dos pulmões para os brônquios a cada dia, e são transportados de lá, junto com o muco, por ação ciliar para a faringe, para serem eliminados por ingestão ou expectoração. Alguns macrófagos alveolares, entretanto, reentram no interstício pulmonar e migram para os vasos linfáticos para sair dos pulmões.

Correlações clínicas

1. Os macrófagos alveolares de pacientes com congestão pulmonar e insuficiência cardíaca congestiva contêm hemácias extravasadas e fagocitadas. São frequentemente chamados de **células de insuficiência cardíaca**.
2. **Enfisema** é uma doença geralmente associada às sequelas da exposição prolongada à fumaça do cigarro e/ou outros inibidores da proteína α1-antitripsina. Essa proteína protege os pulmões contra a destruição das fibras elásticas pela elastase sintetizada pelas células de poeira. Nesses pacientes, a elasticidade do tecido pulmonar é reduzida e grandes sacos cheios de líquido estão presentes, o que diminui a capacidade de troca gasosa da parte respiratória do sistema respiratório.

Septo interalveolar

Como indicado anteriormente, a região entre dois alvéolos adjacentes é conhecida como ***septo interalveolar***, que é revestido em ambos os lados por epitélio alveolar (ver Figura 15.21). O septo interalveolar pode ser extremamente estreito, e não abrigar nada ou apenas um **capilar contínuo** e sua lâmina basal; ou pode ser um pouco mais largo e incluir elementos do tecido conjuntivo, como fibras de colágeno tipo III, fibras elásticas, macrófagos, fibroblastos (e miofibroblastos), mastócitos e elementos linfoides.

Barreira hematoaérea

Barreira hematoaérea é a região do septo interalveolar atravessada por O_2 e CO_2. Esses gases vão do lúmen do vaso sanguíneo para o lúmen do alvéolo e vice-versa.

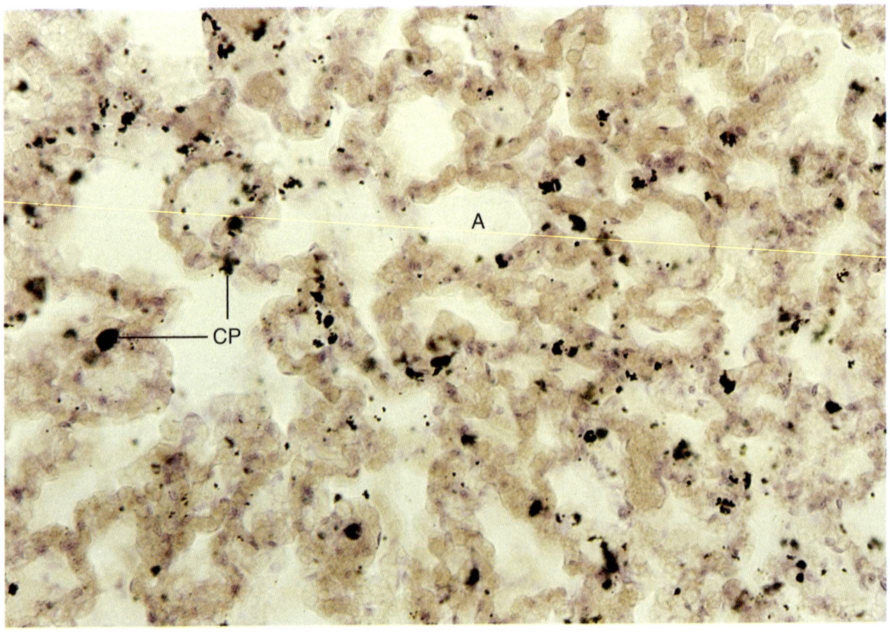

Figura 15.25 Macrófagos alveolares (células de poeira) de um pulmão humano. As células de poeira (*CP*) aparecem como pontos pretos na imagem porque fagocitaram partículas de poeira que estavam presentes nos espaços aéreos do pulmão. A, alvéolo (270×).

As regiões mais finas do septo interalveolar, onde os gases podem ser trocados, são chamadas de ***barreiras hematoaéreas*** (ver Figura 15.22). A barreira hematoaérea mais estreita, onde o pneumócito tipo I está em contato íntimo com o revestimento endotelial do capilar e as lâminas basais dos dois epitélios se fundem, é o local mais eficiente para a troca de O_2 (no lúmen alveolar) pelo CO_2 (no sangue). Essas regiões são constituídas por três estruturas:

- Surfactante e pneumócitos tipo I
- Lâminas basais fundidas de pneumócitos tipo I e de células endoteliais do capilar contínuo
- Células endoteliais do capilar contínuo.

Troca de gases entre tecidos e pulmões

Nos pulmões, o O_2 é trocado pelo CO_2 transportado pelo sangue. Nos tecidos do corpo, o CO_2 é trocado pelo O_2 transportado pelo sangue.

Durante a inspiração, o ar que contém oxigênio entra nos espaços alveolares do pulmão. Como a área de superfície total de todos os alvéolos ultrapassa 140 m^2 e o volume total de sangue em todos os capilares nos pulmões em qualquer momento não é superior a 140 mℓ, o espaço disponível para difusão de gases é enorme. Além disso, o diâmetro dos capilares é pequeno o suficiente para que as hemácias possam passar em uma fila única, de modo que o oxigênio pode chegar a cada eritrócito de todos os lados, utilizando toda a superfície da célula disponível para a troca gasosa. O oxigênio se difunde através da barreira hematoaérea para entrar no lúmen dos capilares e se liga à porção **heme** da hemoglobina dos eritrócitos, formando a **oxi-hemoglobina**. O CO_2 deixa o sangue, se difunde através da barreira hematoaérea para o lúmen do alvéolo e sai dos espaços alveolares quando o ar rico em CO_2 é exalado. A passagem de O_2 e CO_2 através da barreira hematoaérea se deve à difusão passiva em resposta às pressões parciais desses gases no sangue e no lúmen alveolar (ver também Capítulo 10, seção sobre hemoglobina). A Figura 15.18 ilustra a captação de dióxido de carbono dos tecidos corporais por eritrócitos e plasma, e a liberação de dióxido de carbono por eritrócitos e plasma no pulmão.

Correlações clínicas

A hemoglobina também exibe dois tipos de sítios de ligação para o **óxido nítrico** (**NO**), uma substância neurotransmissora que, quando liberada pelas células endoteliais dos vasos sanguíneos, produz relaxamento das células musculares lisas vasculares, com consequente dilatação dos vasos sanguíneos. A hemoglobina, S-nitrosilada (sítio de ligação 1) pelo NO produzido pelos vasos sanguíneos do pulmão, transporta o NO ligado às arteríolas e metarteríolas dos tecidos, onde o NO é liberado e causa vasodilatação. Dessa maneira, a hemoglobina não apenas contribui para a modulação da pressão sanguínea, mas também facilita a troca mais eficiente de O_2 por CO_2. Além disso, uma vez que o O_2 deixa a porção heme da hemoglobina para oxigenar os tecidos, NO assume seu lugar nos átomos de ferro (sítio de ligação 2) e é transportado para os pulmões, onde é liberado nos alvéolos para ser exalado junto com CO_2.

CAVIDADE PLEURAL E MECANISMO DE VENTILAÇÃO

A alteração do volume das cavidades pleurais pela ação muscular é responsável pelo movimento dos gases para dentro e para fora do sistema respiratório.

A caixa torácica é separada em três regiões: as cavidades torácicas esquerda e direita e o mediastino localizado centralmente. Cada cavidade torácica é revestida por uma membrana serosa, a **pleura**, composta por epitélio simples pavimentoso e tecido conjuntivo subseroso. A pleura pode ser imaginada como um balão inflado; à medida que o pulmão se desenvolve, ele empurra essa membrana serosa, como se um punho empurrasse a superfície externa de um balão. Assim, uma parte da pleura, a **pleura visceral**, cobre o pulmão e adere a ele; o restante da pleura, a **pleura parietal**, reveste as paredes da cavidade torácica e adere a elas.

O espaço entre a pleura visceral e parietal (dentro do balão) é conhecido como ***cavidade pleural***. Esse espaço contém pequena quantidade de fluido seroso (produzido pelas membranas serosas) que permite um movimento quase sem fricção dos pulmões durante a **ventilação** (respiração), que envolve o ar entrando (inalação) e saindo (exalação) dos pulmões.

A **inalação** é um processo que requer energia porque envolve a contração do diafragma, dos músculos intercostais, do escaleno e de outros músculos respiratórios acessórios. À medida que esses músculos se contraem, o volume da caixa torácica se expande. Como a pleura parietal está firmemente aderida às paredes da caixa torácica, as cavidades pleurais também aumentam de volume; em resultado, a pressão dentro das cavidades pleurais diminui. O diferencial de pressão entre a pressão atmosférica fora do corpo e a pressão dentro das cavidades pleurais leva o ar para os pulmões. Com o influxo de ar, os pulmões se expandem – com consequente alongamento da rede de fibras elásticas do interstício pleural –, e a pleura visceral é aproximada da pleura parietal, reduzindo o volume das cavidades pleurais e, assim, aumentando a pressão dentro das cavidades pleurais.

Para que a **expiração** ocorra, os músculos respiratórios (e respiratórios acessórios) relaxam, o que diminui o volume das cavidades pleurais, com consequente aumento da pressão dentro das cavidades pleurais. Além disso, as fibras elásticas esticadas retornam ao seu comprimento de repouso, o que expulsa o ar dos pulmões. Dessa maneira, a expiração normal não requer energia. Na expiração forçada, músculos intercostais internos e abdominais também se contraem ainda mais, o que diminui o volume da cavidade pleural e força a saída do ar adicional dos pulmões.

Correlações clínicas

Em pacientes afetados por **poliomielite**, os músculos da respiração podem ficar tão enfraquecidos que os músculos acessórios hipertrofiam porque se tornam responsáveis pela elevação da caixa torácica. Em outras doenças, como a **miastenia *gravis*** e a **síndrome de Guillain-Barré**, a fraqueza dos músculos respiratórios e acessórios pode levar à insuficiência respiratória e consequente morte, embora os pulmões funcionem normalmente.

ESTRUTURA ANATÔMICA DOS PULMÕES

O pulmão esquerdo tem dois lobos e o pulmão direito tem três lobos.

O pulmão esquerdo é subdividido em dois lobos e o pulmão direito é subdividido em três lobos. Cada pulmão tem uma reentrância medial, o **hilo**, onde brônquios primários, artérias bronquiolares e artérias pulmonares entram e veias bronquiolares, veias pulmonares e vasos linfáticos saem do pulmão. Esse grupo de vasos e as vias respiratórias que entram no hilo constituem a *raiz* do pulmão.

Cada lobo é subdividido em vários **segmentos broncopulmonares** supridos por um brônquio intrapulmonar terciário (segmentar). Por sua vez, os segmentos broncopulmonares são subdivididos em muitos **lóbulos**, cada um servido por um bronquíolo. Os lóbulos são separados por septos de tecido conjuntivo, nos quais cursam vasos linfáticos e tributárias das veias pulmonares. Ramos das artérias brônquicas e pulmonares seguem os bronquíolos em sua passagem pelo centro do lóbulo.

Suprimento vascular pulmonar e linfático

As artérias pulmonares fornecem sangue desoxigenado aos pulmões do lado direito do coração a uma taxa de 5 ℓ por minuto. Ramos desses vasos seguem os tubos brônquicos até os lóbulos do pulmão (ver Figura 15.11). Ao atingir os bronquíolos respiratórios, esses vasos formam uma extensa rede capilar pulmonar composta estritamente por **capilares contínuos**. Como esses capilares têm apenas 8 μm de diâmetro, os eritrócitos, como mencionado previamente, seguem uns aos outros em fila única ao longo deles, o que reduz o espaço que os gases têm para percorrer e expõe ao máximo os eritrócitos ao oxigênio.

O sangue no leito capilar se torna oxigenado e, então, é drenado para veias de diâmetro crescente. Essas tributárias da veia pulmonar transportam sangue oxigenado e passam pelos septos entre os lóbulos do pulmão. Assim, as veias seguem um caminho diferente do das artérias até atingirem o ápice do lóbulo, onde acompanham os brônquios até o hilo do pulmão para levar sangue oxigenado ao lado esquerdo do coração.

Artérias brônquicas, ramos da aorta torácica, levam sangue carregado de nutrientes e oxigênio para a árvore brônquica, os septos interlobulares e a pleura pulmonar. Muitos dos pequenos ramos se anastomosam com os do sistema pulmonar. Outros são drenados por tributárias das **veias brônquicas**, que devolvem o sangue ao sistema ázigo de veias.

O pulmão tem uma drenagem linfática dupla, um sistema superficial de vasos na pleura visceral e uma rede profunda de vasos no interstício pulmonar, mas tais sistemas têm numerosas interconexões. O sistema superficial dos vasos linfáticos forma múltiplos vasos maiores, que drenam para os linfonodos hilares (broncopulmonares) na raiz de cada pulmão. A rede profunda é organizada em três grupos que seguem as artérias pulmonares, as veias pulmonares e a árvore brônquica até os níveis dos bronquíolos respiratórios. Todas essas redes drenam para os linfonodos hilares na raiz de cada pulmão. Vasos linfáticos eferentes desses linfonodos conduzem sua linfa para o ducto torácico ou ducto linfático direito, que devolve a linfa para a junção entre as veias jugular interna e subclávia dos lados esquerdo e direito, respectivamente.

Defesa imunológica da mucosa do sistema respiratório

O sistema respiratório tem o próprio sistema imune regional, **tecido linfoide associado aos brônquios** (**BALT**; do inglês, *bronchus-associated lymphoid tissue*), que cria uma barreira à invasão de vários patógenos em seu meio imediato enquanto mantém um equilíbrio entre a montagem de uma defesa contra invasão de patógenos e o "ignorar" a presença de vários organismos comensais e simbióticos. A barreira que é estabelecida pelo sistema respiratório envolve tanto o sistema imune inato quanto o adaptativo. Os componentes desses sistemas incluem tonsila faríngea; linfonodos e nódulos linfáticos bronquiolares; epitélio nasal/faríngeo/traqueal/brônquico/bronquiolar e o muco com o **peptídeo antimicrobiano** que reveste sua superfície luminal; tecido linfoide subepitelial e células linfoides (incluindo células dendríticas); anticorpos humorais (IgA, IgG, IgE); e proteínas surfactantes SP-A e SP-D.

Embora esse aspecto particular do sistema imune regional seja referido como *bronquiolar*, ele também inclui alvéolos onde as **respostas imunes inatas** estão presentes, mas são finamente moduladas para garantir que não ocorra inflamação, um processo que interfere na troca de gases. Como não há produção de muco na porção respiratória do sistema respiratório, algumas proteínas presentes no surfactante atuam como componentes do processo imune inato. Alguns desses componentes do surfactante se ligam a moléculas de carboidratos, especificamente aos padrões moleculares associados a patógenos que são expressos nas superfícies de muitos patógenos, opsonizando-os para que sejam marcados para fagocitose por macrófagos (células de poeira). Outros, como a SP-A, evitam que os receptores do tipo Toll de macrófagos ativem as células de poeira, enquanto a SP-D diminui a atividade fagocitária das células de poeira.

A **imunidade adaptativa** do BALT depende de plasmócitos e linfócitos T. **Plasmócitos** são recrutados para o tecido conjuntivo subepitelial por quimiocinas liberadas pelo epitélio respiratório. Plasmócitos secretam IgA, que passa pelo epitélio até o lúmen da porção condutora do sistema respiratório, onde se liga aos antígenos e os inativa. Plasmócitos também sintetizam e secretam alguma IgE, que permanece no tecido conjuntivo, onde se liga aos mastócitos e provoca respostas inflamatórias. As respostas dos linfócitos T se devem às atividades das **células dendríticas** que projetam seus processos para o lúmen do sistema bronquiolar das vias respiratórias e sequestram antígenos. Essas células dendríticas migram, então, para a tonsila faríngea, os linfonodos bronquiolares e os nódulos, e apresentam seus epítopos aos linfócitos T que residem nessas estruturas para induzir uma resposta imune mediada por células.

Suprimento nervoso pulmonar

Os gânglios da cadeia simpática torácica fornecem fibras simpáticas e o nervo vago fornece fibras parassimpáticas para os músculos lisos da árvore brônquica. **Fibras simpáticas** (beta-adrenérgicas) causam *relaxamento* da musculatura lisa brônquica e, portanto, broncodilatação (enquanto acarretam constrição dos vasos sanguíneos pulmonares, o que é conhecido como "resposta paradoxal"). **Fibras parassimpáticas** são colinérgicas; provocam a *contração* da musculatura lisa brônquica, causando broncoconstrição. Fibras não adrenérgicas e não colinérgicas também correm com o nervo vago, e causam broncodilatação ao liberar NO próximo ao músculo liso brônquico, o que produz seu relaxamento.

Observações ocasionais de sinapses com pneumócitos tipo II sugerem a possibilidade de haver algum controle neural sobre a produção de surfactante pulmonar.

Correlações clínicas

Foi demonstrado, pelo menos em camundongos, que canais de cátions sensíveis ao estiramento, formados pela proteína transmembranar de multipassagem **Piezo2**, estão presentes nas terminações nervosas das fibras nervosas pulmonares. Esses canais se abrem quando os pulmões se estiram durante a inspiração e evitam que fiquem superinflados. Pessoas com mutações no gene que codifica para Piezo2 apresentam não apenas distúrbios respiratórios, mas também defeitos em suas sensações de toque e propriocepção.

Considerações patológicas

Ver Figuras 15.26 a 15.29.

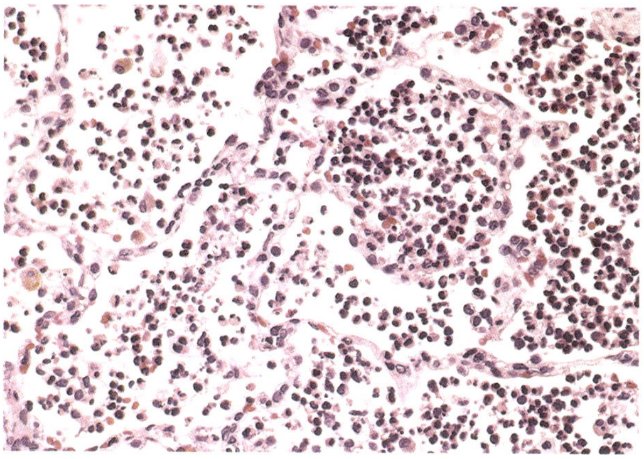

Figura 15.26 Fotomicrografia do pulmão de um indivíduo com pneumonia bacteriana aguda. Observe os capilares congestionados dos septos interalveolares, bem como o grande número de neutrófilos que ocupam os espaços aéreos alveolares. (Reproduzida, com autorização, de Kumar V, Abbas AK, Aster JC. *Robbins and Cotran Pathologic Basis of Disease*. 9th ed. Philadelphia: Elsevier; 2015:705.)

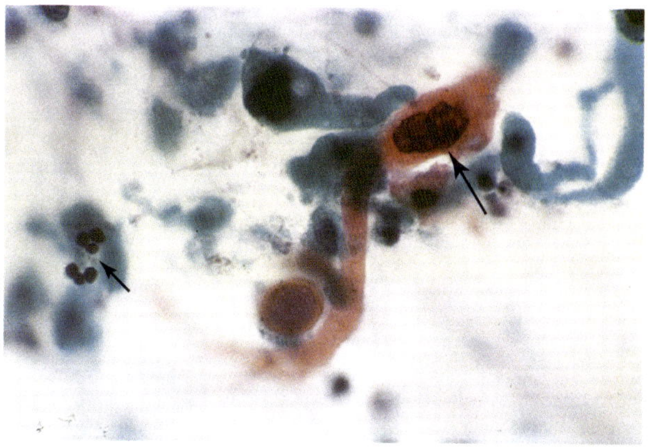

Figura 15.28 Fotomicrografia de escarro característico de um indivíduo com câncer de pulmão. Observe o grande núcleo densamente corado característico da célula de carcinoma escamoso queratinizado (*seta grande*). O tamanho da célula cancerosa é evidente em comparação com o tamanho de um neutrófilo normal (*seta pequena*). (Reproduzida, com autorização, de Kumar V, Abbas AK, Aster JC. *Robbins and Cotran Pathologic Basis of Disease*. 9th ed. Philadelphia: Elsevier; 2015:717.)

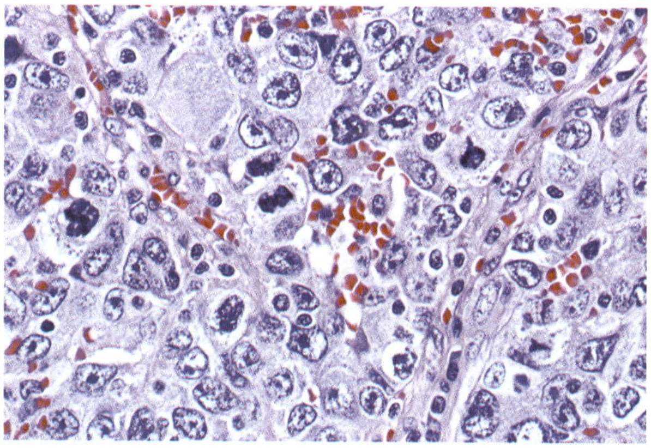

Figura 15.27 Fotomicrografia do pulmão de um indivíduo com carcinoma de células grandes. Observe as células tumorais pleomórficas grandes e a ausência de diferenciação glandular. (Reproduzida, com autorização, de Kumar V, Abbas AK, Aster JC. *Robbins and Cotran Pathologic Basis of Disease*. 9th ed. Philadelphia: Elsevier; 2015:715.)

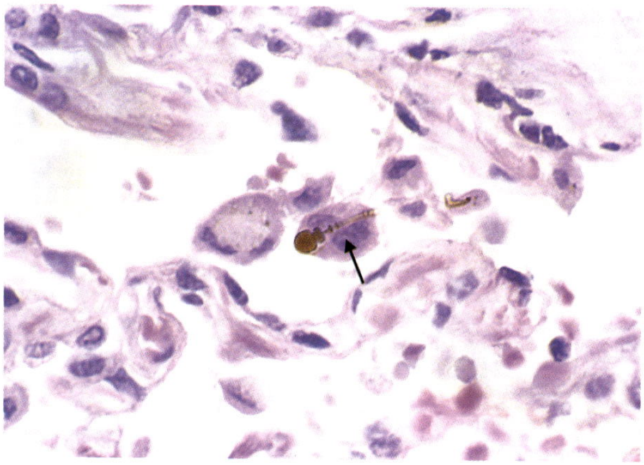

Figura 15.29 Fotomicrografia do pulmão de um indivíduo com asbestose. Observe o corpo de amianto (*seta*) caracterizado pelo aspecto frisado com extremidades em formato de botão. (Reproduzida, com autorização, de Kumar V, Abbas AK, Aster JC. *Robbins and Cotran Pathologic Basis of Disease*. 9th ed. Philadelphia: Elsevier; 2015:691.)

Instruções do laboratório de histologia

Cavidade nasal

Uma fotomicrografia de baixa ampliação da porção cartilaginosa do septo nasal mostra o esqueleto de cartilagem hialina com seu pericôndrio celular e fibroso. A lâmina própria é um tecido conjuntivo altamente vascularizado que aloja glândulas seromucosas. O epitélio pseudoestratificado colunar ciliado (E) cobre a lâmina própria (ver Figura 15.1, *CH, PC, PF, VS, Gl, E*). Uma imagem em maior aumento de uma região semelhante do septo nasal mostra os cílios que se projetam para a cavidade nasal. Os ductos das glândulas seromucosas da lâmina própria perfuram o epitélio pseudoestratificado colunar ciliado para liberar seu produto de secreção na cavidade nasal. O componente de tecido conjuntivo da lâmina própria é ricamente vascularizado (ver Figura 15.2, *ponta de seta, L, D, Gl, E, LP, VS*).

A região olfatória da cavidade nasal é revestida por um epitélio olfatório cujos cílios olfatórios se projetam para a cavidade nasal. Células basais e células olfatórias do epitélio são fáceis de identificar porque seus núcleos estão localizados na porção basal e no nível médio do epitélio, respectivamente. A lâmina própria tem um rico suprimento vascular e exibe muitas glândulas de Bowman (ver Figura 15.3, *Ci, CB, CO, LP*).

Laringe

Em uma ampliação muito baixa de um corte histológico, é possível observar um pouco da anatomia macroscópica da laringe, bem como sua aparência histológica. As três cavidades da laringe – ventrículo central, vestíbulo superior e cavidade infraglótica localizada na porção inferior – são facilmente reconhecidas. O ventrículo é um recesso profundo entre a prega ventricular posicionada superiormente (também conhecida como prega vocal falsa) e a prega vocal posicionada inferiormente. Os músculos vocais que regulam a tensão colocada nas cordas vocais são as fibras mediais dos músculos tireoaritenóideos direito e esquerdo. A mucosa da laringe abriga glândulas seromucosas (ver Figura 15.6, *ventrículo, PVe, PVo, MV, Gl*).

Traqueia

Uma pequena ampliação da traqueia exibe os cílios de seu epitélio pseudoestratificado colunar que se projetam para o lúmen. As numerosas células caliciformes do epitélio, junto com as glândulas seromucosas e mucosas da submucosa, produzem grande quantidade de mucinogênio – que é conhecido como mucina após sua hidratação – e muco, quando substâncias adicionais se tornam emaranhadas nele. Anéis em C da traqueia consistem em cartilagem hialina com seu pericôndrio (ver Figura 15.7, *Ci, L, CC, GM, CH, PC*). Com uma ampliação maior, tornam-se claramente evidentes os cílios, as células caliciformes e as células basais do epitélio pseudoestratificado colunar. Observe que essa seção específica da traqueia não exibe glândulas, e a lâmina própria e a submucosa estão reduzidas em espessura. A localização de vasos sanguíneos não pode ser claramente delineada; podem, portanto, estar na submucosa ou na adventícia. Os condrócitos do anel em C, assim como seus pericôndrios celulares e fibrosos, estão localizados na adventícia da traqueia (ver Figura 15.8, *ponta de seta, CC, seta, VS, Co, PC, PF*).

Brônquio intrapulmonar (secundário)

Em uma pequena ampliação, as diversas camadas do brônquio intrapulmonar são fáceis de identificar. Seu lúmen é revestido por um epitélio respiratório e a interface da lâmina própria e submucosa apresenta feixes de músculos lisos que se espiralam e substituem o músculo traqueal localizado posteriormente, nas duas extremidades dos anéis em C. A cartilagem hialina do brônquio intrapulmonar é composta por placas de cartilagem hialina que circundam completamente essa estrutura. Observe que ela está entremeada no tecido pulmonar, que é a razão de seu nome, brônquio secundário (ver Figura 15.12, *L, Ep, ML, CH, tecido pulmonar*).

Bronquíolo

Um bronquíolo de tamanho maior visto em uma ampliação baixa mostra que o epitélio que reveste seu lúmen não contém células caliciformes, o que indica que não é um bronquíolo primário. Exibe uma fina camada de músculo liso em sua parede coberta por uma fina camada de tecido conjuntivo. Toda a estrutura é circundada por tecido pulmonar cujos alvéolos são claramente evidentes (ver Figura 15.14, *E, L, ML, A*). Um bronquíolo de tamanho menor visto em ampliação média, mostra que seu lúmen é revestido por um epitélio simples cúbico composto de células cuboides e células em clava. Observe que o bronquíolo é acompanhado por uma arteríola e que o tecido pulmonar exibe muitos macrófagos (células de poeira) que envolvem material particulado escuro (ver Figura 15.15, *L, CB, CC, Ar, setas brancas*).

Bronquíolo respiratório, ducto alveolar, saco alveolar e alvéolo

Uma fotomicrografia de baixa ampliação de um bronquíolo respiratório mostra alvéolos ocasionais que interrompem sua parede. Cada bronquíolo respiratório termina em múltiplos ductos alveolares, estruturas que não têm parede. Em vez disso, têm evaginações de alvéolos ao longo de todo o comprimento (ver Figura 15.16, *BR, DA*). Uma ampliação maior mostra um ducto alveolar que exibe seus bolsões externos de alvéolos ao longo de seu comprimento; e demonstra que o ducto alveolar termina em um ou mais sacos alveolares compostos de vários alvéolos (ver Figura 15.17, *DA, A, SA*). Os alvéolos são constituídos por pneumócitos tipo I e tipo II. Alvéolos vizinhos são separados por septos interalveolares de espessuras variadas que abrigam pequenos vasos sanguíneos e capilares, bem como macrófagos alveolares (células de poeira) e elementos de tecido conjuntivo (ver Figura 15.20, *A, P1, P2, VS*). Dependendo da qualidade do ar, muitos macrófagos alveolares podem exibir a presença de partículas de poeira fagocitadas em torno dos alvéolos (ver Figura 15.25, *CP, A*).

16

Sistema Digestório: Cavidade Oral

O sistema digestório – composto pela cavidade oral, pelo trato alimentar e pelas glândulas associadas – atua na ingestão, mastigação, deglutição, digestão e absorção de alimentos, bem como na eliminação de seus restos não digeríveis. Há regiões do sistema digestório que são modificadas e exibem estruturas especializadas para conseguir realizar essas variadas tarefas.

Este e os dois capítulos seguintes detalham a histologia e as funções das partes que compõem o sistema digestório. Este capítulo examina a cavidade oral e seu conteúdo; o Capítulo 17 descreve o canal alimentar, incluindo suas glândulas intramurais (esôfago, estômago, intestinos delgado e grosso, reto e ânus); e o Capítulo 18 discute as glândulas do sistema digestório externas ao canal alimentar (glândulas salivares maiores, pâncreas, fígado e vesícula biliar).

Mucosa oral: visão geral

A mucosa oral é constituída por um epitélio estratificado pavimentoso úmido e um tecido conjuntivo denso não modelado subjacente, rico em fibras colágenas. Existem três categorias de mucosa oral: a mucosa de revestimento, a mucosa mastigatória e a mucosa especializada.

A **mucosa oral** reveste a cavidade oral e é composta por um **epitélio estratificado pavimentoso úmido** (**queratinizado, não queratinizado** ou **paraqueratinizado**) e um tecido conjuntivo subjacente. As regiões da cavidade oral que são expostas a forças consideráveis de fricção e cisalhamento (gengiva, superfície dorsal da língua e palato duro) são revestidas ou cobertas por uma **mucosa mastigatória** composta de epitélio estratificado pavimentoso, paraqueratinizado a completamente queratinizado, com um tecido conjuntivo denso não modelado subjacente, rico em fibras colágenas. O restante da cavidade oral é revestido ou coberto por uma **mucosa de revestimento**, constituída de um epitélio estratificado pavimentoso não queratinizado sobreposto a um tipo mais frouxo de tecido conjuntivo denso não modelado (Tabela 16.1). Considera-se que as regiões da mucosa oral que abrigam os botões gustativos em seu epitélio (superfície dorsal da língua e porções do palato mole e faringe) são recobertas por **mucosa especializada**, ou seja, especializadas em perceber o paladar.

Os ductos dos três pares de glândulas salivares maiores (parótida, submandibular e sublingual) se abrem na cavidade oral e liberam saliva para umedecer a boca. Essas glândulas salivares maiores (ver Capítulo 18) também sintetizam e secretam a enzima **amilase salivar** para degradar carboidratos; **lactoferrina** e **lisozimas**, agentes antibacterianos; e **imunoglobulina de secreção** (*IgA*). Além disso, **glândulas salivares menores**, localizadas nos elementos do tecido conjuntivo da mucosa oral, contribuem para o fluxo de saliva para a cavidade oral. É na cavidade oral que o alimento é umedecido com saliva, mastigado e moldado pela língua, em massas esféricas com cerca de 2 cm de diâmetro. Essas massas esféricas, conhecidas como ***bolo alimentar***, são forçadas pela língua para a faringe oral a fim de serem deglutidas.

Os lábios formam o limite anterior e os arcos palatoglossos formam o limite posterior da cavidade oral. As estruturas de interesse na cavidade oral, e também sobre ela, são lábios, dentes e suas estruturas associadas, palato e língua.

Correlações clínicas

Ocasionalmente, em especial quando a boca do indivíduo está seca, ocorre mau hálito (**halitose**) em quase todas as pessoas. No entanto, em aproximadamente um quarto de todos os adultos, a halitose é um fenômeno constante. Essa condição crônica é causada principalmente por bactérias anaeróbias que residem nas fendas da face posterior da língua e no sulco gengival (o sulco raso entre os dentes e a gengiva). Essas bactérias emitem gases nocivos – como mercaptanos, sulfeto de hidrogênio e sulfetos de metila e de dimetila – e, à medida que digerem restos de comida em decomposição, formam compostos malcheirosos, como indóis e escatóis. Na maioria dos casos, a escovação suave da superfície da língua, a higiene dental meticulosa e o uso de enxaguantes bucais que contêm zinco e certos íons podem aliviar o mau hálito por algumas horas. Infelizmente, ainda não existe uma solução permanente para o problema do mau hálito crônico. Em menos de 10% dos indivíduos com halitose crônica, pode haver envolvimento de outros fatores, como cáries profundas nos dentes, acúmulos nas cavidades das criptas tonsilares, dos seios da face, da cavidade nasal e problemas no estômago.

LÁBIO

O lábio apresenta três regiões: cutânea, vermelha e mucosa (interna).

A entrada na cavidade oral é protegida pelos **lábios** superior e inferior. O cerne dos lábios é composto por fibras musculares esqueléticas que são responsáveis pela mobilidade labial. Cada lábio pode ser subdividido em três regiões: a região cutânea (externa), a região vermelha e a região mucosa (interna, úmida) (Figura 16.1).

A **região cutânea** (**face externa**) do lábio é coberta por pele fina e está associada a glândulas sudoríparas, folículos pilosos e glândulas sebáceas. Essa região é contínua com a **região vermelha**, que também é coberta por pele fina. No entanto, a região vermelha não exibe glândulas sudoríparas nem folículos pilosos, mas pode conter glândulas sebáceas não funcionais ocasionais em sua derme. Interdigitação entre a epiderme e a derme (**aparelho em rede**) é altamente desenvolvida, de modo que as alças capilares das papilas dérmicas ficam próximas à superfície da pele, o que confere uma coloração rosada à região vermelha. A ausência de glândulas funcionais nesse local exige o umedecimento ocasional da região vermelha pela língua.

A **região mucosa** (**face interna**) do lábio está sempre úmida e é revestida por epitélio estratificado pavimentoso não queratinizado. O tecido conjuntivo subepitelial é do tipo denso não modelado rico em fibras colágenas e abriga muitas glândulas salivares menores, principalmente mucosas.

TABELA 16.1 Resumo das características histológicas da mucosa oral.

Região mucosa	Tipo de epitélio/mucosa	Altura da papila do TC	Comentários especiais
Lábio			
Região cutânea	Estratificado pavimentoso queratinizado	Média	Folículos pilosos, glândulas sebáceas e sudoríparas
Região vermelha	Estratificado pavimentoso queratinizado	Alta	Poucas glândulas sebáceas (?)
Região mucosa	Estratificado pavimentoso não queratinizado	Média	Glândulas salivares mucosas menores (mistas) e grânulos de Fordyce
Bochechas			
Face cutânea	Estratificado pavimentoso queratinizado	Média	Folículos pilosos, glândulas sebáceas e sudoríparas
Face mucosa	Estratificado pavimentoso não queratinizado	Média	Glândulas salivares mucosas menores (mistas?) e grânulos de Fordyce
Gengiva			
Livre e inserida	Mucosa mastigatória	Alta	Firmemente ligado ao periósteo
Sulcular	Mucosa de revestimento	Baixa	Reveste o sulco gengival
Epitélio juncional	Estratificado pavimentoso não queratinizado	Nenhuma	Ligado à superfície do dente e ao TC gengival por hemidesmossomos
Mucosa alveolar	Mucosa de revestimento	Baixa	Algumas glândulas salivares mucosas menores
Palato duro (superfície oral)	Mucosa mastigatória	Alta	Tecido adiposo no TC
Porção lateral anterior	Mucosa mastigatória	Alta	Glândulas salivares mucosas menores no TC
Porção lateral posterior	Mucosa mastigatória	Alta	Fortemente ligada ao periósteo
Rafe	Mucosa mastigatória	Alta	Fortemente ligada ao periósteo
Palato duro (superfície nasal)	Epitélio respiratório	NA	Glândulas mucosas no TC
Palato mole (superfície oral)	Mucosa de revestimento	Baixa	Lâmina elástica, glândulas salivares mucosas menores
Úvula	Mucosa de revestimento	Baixa	Glândulas salivares mucosas menores no TC
Palato mole (superfície nasal)	Epitélio respiratório	NA	Glândulas mucosas no TC
Úvula	Mucosa de revestimento	Baixa	Glândulas mucosas no TC
Assoalho da boca	Mucosa de revestimento	Baixa	Glândulas salivares mucosas menores no TC
Língua			
Superfície dorsal	Mucosa especializada embutida na mucosa mastigatória	Alta	Botões gustativos; papilas linguais; glândulas salivares menores serosas, mucosas e mistas
Superfície ventral	Mucosa de revestimento	Baixa	

TC, tecido conjuntivo; NA, não aplicável. (Adaptada, com autorização, de Gartner LP. Oral Histology and Embryology, 3rd ed. Baltimore: Jen House Publishing; 2014 [Tabela 8.9].)

O **cerne do lábio** é constituído pelo tecido conjuntivo denso não modelado rico em colágeno, que envolve feixes de músculo esquelético, o orbicular da boca e outros músculos da expressão facial que controlam os movimentos dos lábios superior e inferior.

Correlações clínicas

O herpes-vírus simples tipo 1 (HSV tipo 1) inativo habita os gânglios do V nervo craniano (gânglio trigêmeo). Ocasionalmente, o vírus migra do gânglio ao longo das fibras nervosas e infecta a cavidade oral e os lábios, com subsequente formação de pequenas bolhas que se rompem. Essas bolhas liberam um líquido claro rico em vírus que torna essa condição, conhecida como *estomatite herpética*, especialmente contagiosa. Depois que o líquido é liberado, as bolhas geralmente ficam ulceradas e extremamente doloridas. A estomatite herpética afeta principalmente crianças, mas quando afeta adultos, torna-se uma condição mais grave.

DENTES

Cada dente, seja decíduo ou permanente, tem coroa, colo e raiz.

Os seres humanos têm dois conjuntos de dentes: 20 **dentes decíduos** (**de leite**), que são substituídos por 32 dentes permanentes (adultos) compostos por 20 **dentes sucedâneos** (*i. e.*, dentes que sucedem seus precursores decíduos) e 12 **molares** que não têm equivalentes decíduos. Tanto a dentição decídua quanto a permanente são uniformemente distribuídas entre os arcos maxilar e mandibular.

Os vários dentes têm características morfológicas, números de raízes e funções diferentes. Eles auxiliam na captura de presas, cortam pedaços grandes em fragmentos menores e maceram o alimento para formar o bolo alimentar. Apenas a estrutura geral dos dentes é discutida aqui.

Cada dente está suspenso em sua cavidade óssea, o **alvéolo**, por um tecido conjuntivo denso não modelado rico em fibras colágenas, o **ligamento periodontal** (**LPD**). A gengiva também sustenta o dente e seu epitélio sela a cavidade oral dos espaços de tecido conjuntivo subepitelial (Figura 16.2).

A porção do dente que é visível na cavidade oral é chamada de ***coroa clínica***, e a região alojada dentro do alvéolo é conhecida como ***raiz***. A porção entre a coroa e a raiz é o **colo**. Todo o dente é composto por três substâncias calcificadas que envolvem um tecido conjuntivo mole e gelatinoso, a **polpa**, localizada em um espaço contínuo subdividido em câmara pulpar e canal radicular. O canal radicular se comunica com o espaço do **LPD** por meio de uma pequena abertura, o forame apical, na ponta de cada raiz. É por essa abertura que vasos sanguíneos e linfáticos, bem como nervos, entram e saem da polpa (Figuras 16.3 e 16.4).

Esmalte, dentina e cemento

Esmalte, dentina e cemento são componentes mineralizados do dente.

Esmalte, dentina e cemento são estruturas mineralizadas do dente. O esmalte cobre a dentina da coroa que circunda a câmara pulpar, e o cemento cobre a dentina da raiz que circunda o canal radicular. Assim, a dentina está localizada tanto na coroa quanto na raiz e corresponde à maior parte dos componentes mineralizados do dente. As regiões cobertas pelo esmalte e pelo cemento encontram-se no colo do dente (junção amelocementária).

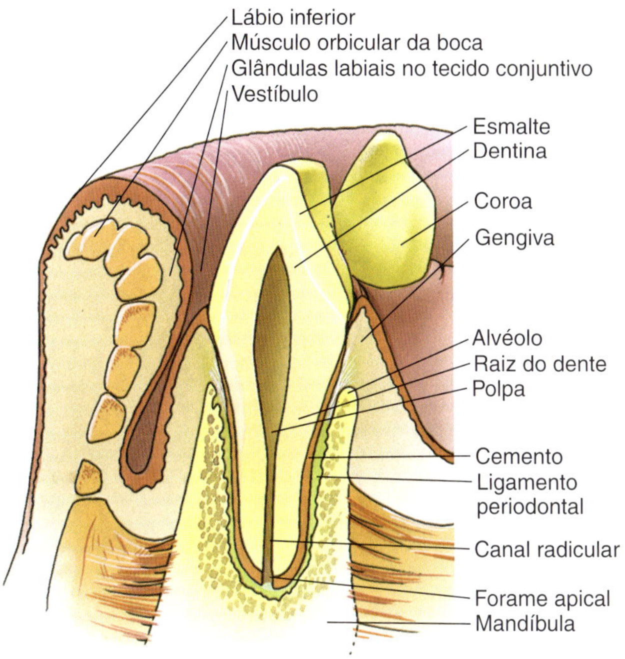

Figura 16.2 Diagrama esquemático de um dente na cavidade oral. Observe a localização do vestíbulo entre lábio e face labial do esmalte do dente e da gengiva, bem como a cavidade oral na face vestibular dos dentes e da gengiva.

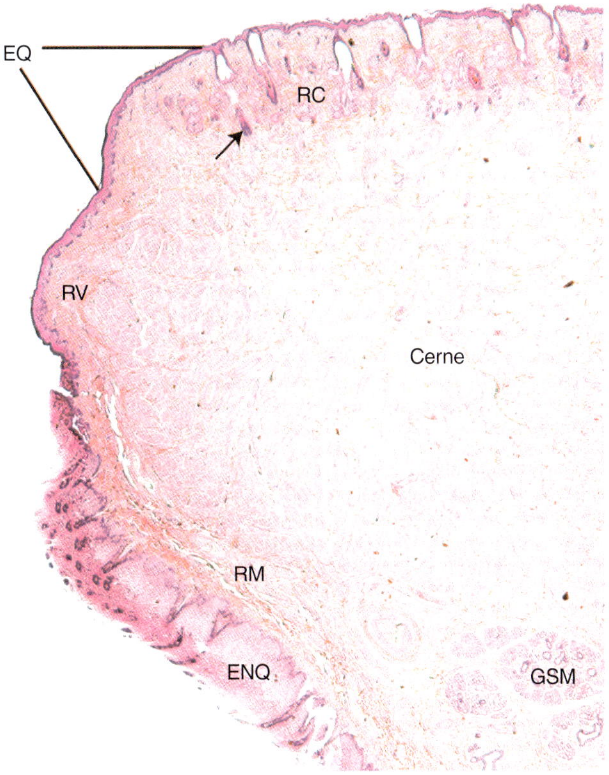

Figura 16.1 Fotomicrografia de ampliação muito baixa do lábio mostrando suas três regiões e seu cerne. Observe que a região cutânea (*RC*) e a região vermelha (*RV*) são ambas cobertas por um epitélio estratificado pavimentoso queratinizado (*EQ*), e a região cutânea apresenta folículos pilosos (*seta*). A região mucosa (*RM*) é revestida por um epitélio estratificado pavimentoso não queratinizado (*ENQ*), e exibe glândulas salivares menores (*GSM*) em seu tecido conjuntivo. O cerne do lábio abriga músculos esqueléticos envolvidos por um tecido conjuntivo denso não modelado rico em fibras colágenas (14×).

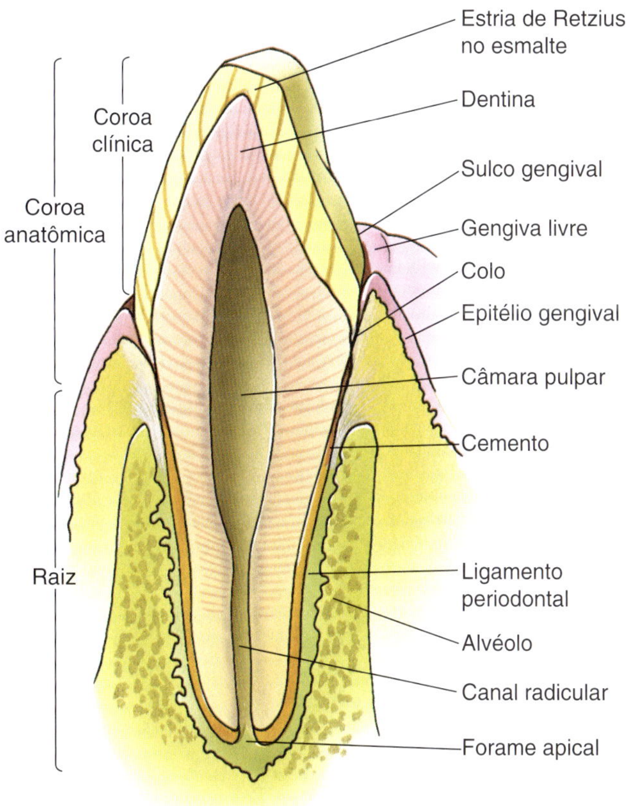

Figura 16.3 Diagrama esquemático de um dente e suas estruturas adjacentes. Observe que a coroa clínica é a porção da coroa que é visível na cavidade oral e a coroa anatômica se estende da junção cemento-esmalte até a superfície oclusal do dente.

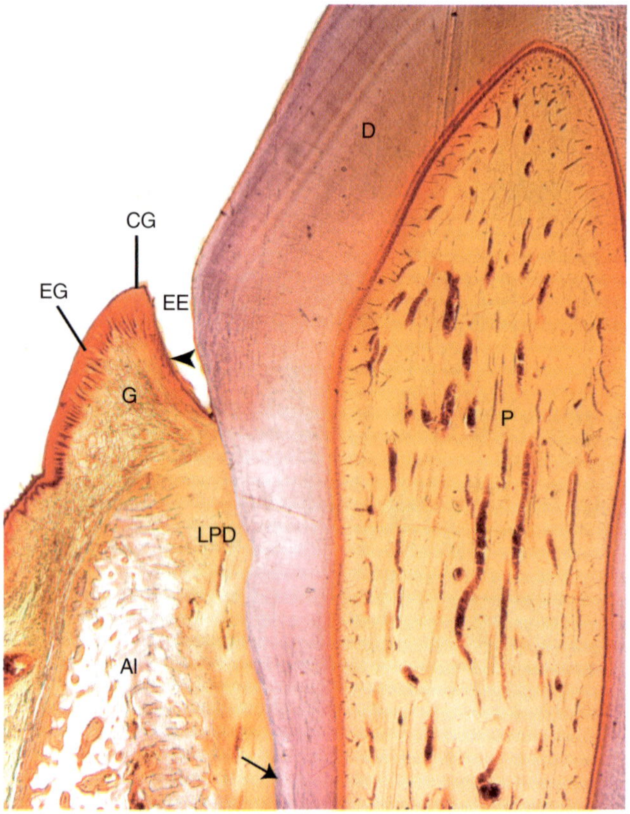

Figura 16.4 Esta fotomicrografia de baixa ampliação de um dente incisivo descalcificado e suas estruturas circundantes mostra a polpa (*P*), a dentina (*D*) e o cemento (*seta*). Observe que o esmalte dentário não está mais presente porque foi removido durante o processo de descalcificação. O ligamento periodontal (*LPD*) suspende o dente em sua cavidade por meio da fixação deste no cemento e no alvéolo ósseo (*Al*). A gengiva (*G*) está aderida à superfície do esmalte, representada pelo espaço do esmalte (*EE*), local onde o esmalte estava antes da descalcificação, pelo colar epitelial estratificado pavimentoso não queratinizado, conhecido como epitélio juncional (*ponta de seta*). O epitélio da região mais coronal da gengiva, a crista gengival (*CG*), é coberto por um epitélio estratificado pavimentoso paraqueratinizado, assim como a superfície oral da gengiva (*EG*) (14×).

Esmalte

O esmalte recobre a dentina da coroa; é composto por 96% de cristais de hidroxiapatita de cálcio e é a substância mais dura do corpo.

O **esmalte**, substância mais dura do corpo, consiste em 96% de hidroxiapatita de cálcio e 4% de matéria orgânica e água. É translúcido; sua coloração se deve à cor da dentina subjacente. Consiste em grandes cristais, cada um deles revestido com uma fina camada de glicoproteínas de alto peso molecular semelhantes à queratina e ricas em tirosina, **enamelinas**, **amelogeninas** e **ameloblastina**.

As células conhecidas como **ameloblastos** sintetizam esmalte diariamente em segmentos de 4 a 8 μm, conhecidos como **segmentos de bastão**, que se aderem uns aos outros para formar ***bastões de esmalte*** (**prismas de esmalte**) cilíndricos, que se estendem da junção amelodentinária (JAD) até a superfície do esmalte. A orientação dos cristais dentro dos bastões varia, de modo que o bastão de esmalte tem uma cabeça cilíndrica à qual se fixa uma cauda com formato de um sólido retangular (esmalte entre bastões ou região interprismática). Como os ameloblastos morrem antes de o dente irromper na cavidade oral, o esmalte não pode ser reparado pelo corpo.

Como o esmalte é elaborado em segmentos diários durante sua formação, a qualidade do esmalte produzido varia de acordo com a saúde da mãe durante estágios pré-natais. Porém, no esmalte formado após o nascimento, a qualidade depende da saúde do indivíduo. O **bastão de esmalte**, portanto, reflete o estado metabólico da mãe ou do indivíduo durante o tempo de formação do esmalte, resultando em sucessivas sequências de segmentos de bastões de esmalte hipocalcificado e normalmente calcificado. Essas sequências alternadas, análogas aos anéis de crescimento em um tronco de árvore, são evidentes histologicamente e são chamadas de ***estrias de Retzius***.

A superfície livre de um dente recém-erupcionado é coberta por uma substância semelhante a uma lâmina basal, a **cutícula primária do esmalte**, sintetizada pelos mesmos ameloblastos que elaboraram o esmalte. Essa cutícula é desgastada brevemente após a erupção do dente na cavidade oral.

Correlações clínicas

As **cáries** (**cavidades**) geralmente resultam do acúmulo de microrganismos dentro e sobre pequenos defeitos da superfície do esmalte. À medida que essas bactérias metabolizam nutrientes na saliva e na superfície do dente, elas produzem ácidos que começam a descalcificar o esmalte. Como as bactérias se proliferam na cavidade que "escavaram", essa proliferação e as toxinas liberadas aumentam a cárie.

O **flúor** endurece o esmalte, principalmente em indivíduos jovens, e assim torna o esmalte mais resistente a cáries. A incidência de cáries foi bastante reduzida pela adição de flúor à rede pública de abastecimento de água e a cremes dentais, bem como por sua aplicação tópica em consultório odontológico. À medida que o indivíduo envelhece, os cristais do esmalte aumentam e há menos espaço disponível para a troca de íons hidroxila por íons de flúor. Por essa razão, tratamentos com flúor em adultos não é tão eficaz quanto em crianças pequenas.

Dentina

A dentina forma a maior parte do dente; é composta por 70% de hidroxiapatita de cálcio e é a segunda substância mais dura do corpo.

A **dentina**, segundo tecido mais duro do corpo (Figura 16.5; ver também Figura 16.4), tem natureza um tanto elástica, a qual protege o esmalte quebradiço que não deixa que ela sofra fraturas. É amarela e composta de 65 a 70% de hidroxiapatita de cálcio, 20 a 25% de compostos orgânicos (especificamente, **colágeno tipo I**, proteoglicanos e glicoproteínas) e 10% de água associada ao conteúdo orgânico e inorgânico.

Células conhecidas como **odontoblastos** sintetizam dentina e mantêm sua associação com ela por toda a vida do dente. Odontoblastos estão localizados na periferia da polpa; suas extensões citoplasmáticas, **processos odontoblásticos**, ocupam espaços em forma de túnel dentro da dentina. Esses espaços preenchidos com líquido extracelular, conhecidos como **túbulos dentinários**, estendem-se da polpa até a JAD na coroa ou junção dentinocementária na raiz. Ao contrário dos ameloblastos, odontoblastos permanecem funcionais por toda a vida do dente. Portanto, a dentina tem a capacidade de se autorreparar;

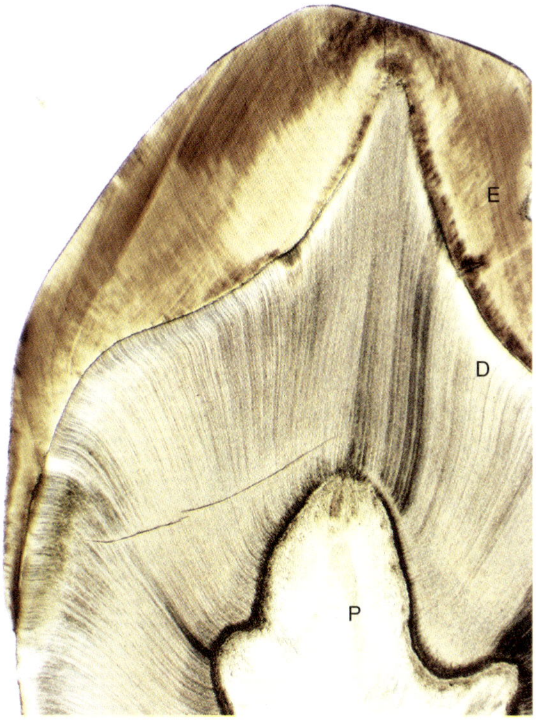

Figura 16.5 Fotomicrografia da coroa e do colo de um dente. Observe que se trata de um corte por desgaste (não descalcificado) e que o esmalte (*E*) aparece marrom e a dentina (*D*) acinzentada neste preparo. A cavidade da polpa (*P*) ocupa o centro do dente (14×).

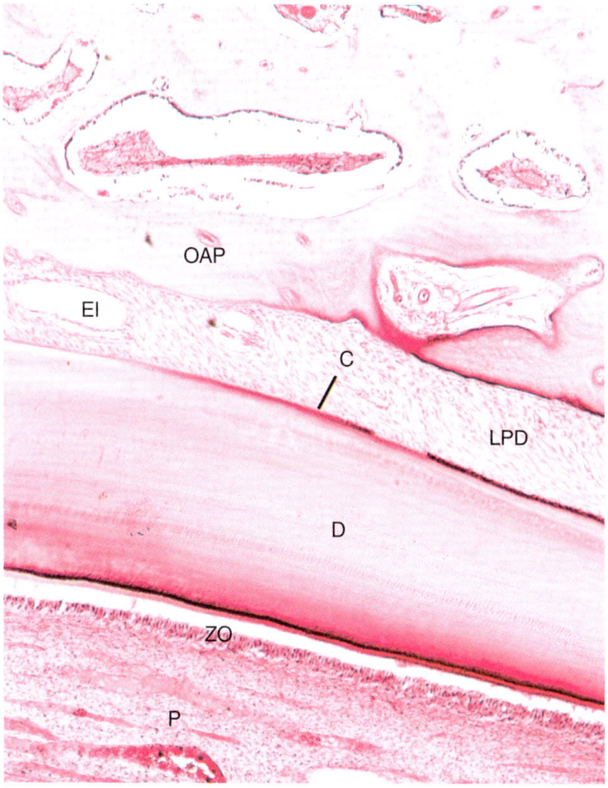

Figura 16.6 Fotomicrografia em aumento muito baixo da raiz de um dente descalcificado em sua cavidade, que exibe o alvéolo, sua esponjosa e o osso alveolar propriamente dito (*OAP*); o ligamento periodontal (*LPD*) com seus espaços intersticiais (*EI*), que geralmente abrigam vasos sanguíneos e fibras nervosas; a camada muito fina de cemento (*C*) aderida à dentina (*D*); e a polpa (*P*), com sua zona odontoblástica (*ZO*). Observe que o forame apical está à direita e a coroa do dente, à esquerda (56×).

a **dentina reparadora** é elaborada na superfície da dentina preexistente dentro da cavidade pulpar, que reduz o tamanho da cavidade pulpar com a idade.

Durante a dentinogênese, odontoblastos sintetizam cerca de 4 a 8 μm de dentina todos os dias. A qualidade da dentina, assim como do esmalte, varia com a saúde da mãe no período pré-natal ou do indivíduo no período pós-natal. Assim, ao longo do comprimento do túbulo dentinário, a dentina exibe regiões alternadas de calcificação normal e hipocalcificação. Essas regiões são histologicamente reconhecidas como **linhas de Owen**, que são análogas às estrias de Retzius no esmalte.

Correlações clínicas

A sensibilidade da dentina é mediada por fibras nervosas sensoriais que estão intimamente associadas aos odontoblastos e seus processos e aos túbulos dentinários. Acredita-se que a perturbação do líquido do tecido dentro dos túbulos dentinários despolariza as fibras nervosas, que enviam um sinal ao cérebro, onde o sinal é interpretado como dor.

Cemento

O cemento recobre a dentina das raízes; é composto por cerca de 50% de hidroxiapatita de cálcio e aproximadamente 50% de matriz orgânica e água associada. Portanto, é quase tão duro quanto um osso.

O terceiro tecido mineralizado do dente é o cemento, uma substância restrita à raiz (Figuras 16.6 e 16.7; ver também Figuras 16.3 e 16.4). É constituído por 45 a 50% de hidroxiapatita de cálcio, e por 50 a 55% de material orgânico e água. A maior parte da matéria orgânica é composta de colágeno dos tipos I, III e XII, com glicosaminoglicanos, proteoglicanos e glicoproteínas associados.

A região apical do cemento é semelhante ao osso, pois abriga células chamadas **cementócitos** dentro de espaços lenticulares, conhecidos como **lacunas**. Os processos de cementócitos se estendem das lacunas dentro de estreitos **canalículos** que se estendem em direção ao LPD vascular. Devido à presença de cementócitos, esse tipo de cemento é denominado **cemento celular**. A região coronal do cemento é muito fina e, como não tem cementócitos, é chamada de **cemento acelular**. Tanto o cemento celular quanto o acelular têm **cementoblastos**, células responsáveis pela formação do cemento. Essas células se encontram em uma fina camada de cemento não calcificado, conhecida como **matriz de cemento**, que cobre o cemento e é contígua com o LPD. Cementoblastos continuam a sintetizar cemento durante toda a vida do dente.

Fibras de colágeno tipo I do LPD, conhecidas como **fibras de Sharpey**, estão incorporadas no cemento e no alvéolo. Assim, o LPD suspende o dente dentro de sua cavidade óssea. **Odontoclastos** (**cementoclastos**) são células grandes e multinucleadas que se assemelham aos osteoclastos e são capazes de reabsorver tanto o cemento quanto a dentina. Durante a esfoliação dentária – substituição dos dentes decíduos por seus equivalentes sucedâneos –, odontoclastos reabsorvem cemento (e dentina) da raiz.

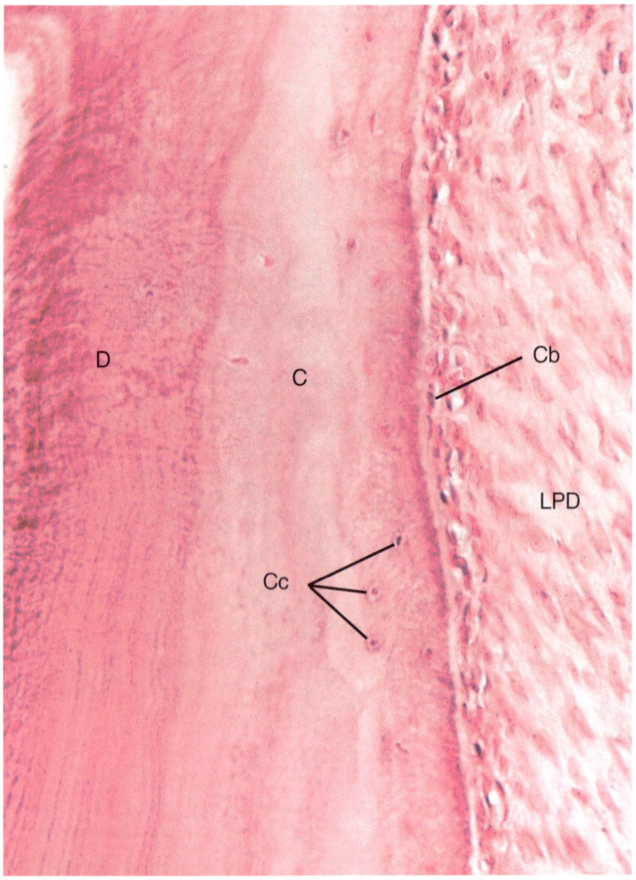

Figura 16.7 Essa fotomicrografia em aumento médio da raiz de um dente incisivo descalcificado próximo ao seu forame apical mostra a região espessa do cemento celular (*C*) com seus cementócitos (*Cc*) nas lacunas. Observe que à esquerda do cemento está a dentina (*D*) da raiz, e à direita do cemento está o ligamento periodontal (*LPD*). Cementoblastos (*Cb*), células que fabricam o cemento, estão alinhados contra a matriz do cemento não calcificado que separa os cementoblastos do cemento calcificado. Observe que a coroa da raiz está acima (270×).

Correlações clínicas

1. O **cemento** não é reabsorvido tão prontamente quanto o osso, uma propriedade que os ortodontistas usam a seu favor para movimentar dentes mal posicionados. Ao aplicar uma força apropriada em um dente, o ortodontista remodela a cavidade óssea, o que faz com que o dente seja movido para a posição adequada
2. O **cemento** é continuamente elaborado, principalmente na região apical da raiz. Isso compensa o processo contínuo de erupção do dente, que ocorre em resposta à abrasão da superfície oclusal devido à ação mecânica da mastigação. Para manter os dentes opostos das arcadas superior e inferior em oclusão, os dentes devem irromper continuamente, embora em um ritmo muito lento. Como eles se movem na direção oclusal, a largura constante do LPD também deve ser mantida. Todos esses requisitos são atendidos pela adição de cemento na superfície da raiz, especialmente na região do ápice da raiz. Devido à aposição do cemento, o diâmetro do forame apical torna-se constrito e, ocasionalmente, até mesmo sua localização pode ser alterada com a idade.

Polpa

A polpa, tecido conjuntivo frouxo, ricamente vascularizado e inervado, é circundada por dentina e se comunica com o LPD através do forame apical.

A **polpa** do dente, localizada na cavidade pulpar, é um tecido conjuntivo frouxo, de consistência gelatinosa e rico em proteoglicanos e glicosaminoglicanos, com alguns elementos linfáticos e um suprimento vascular e nervoso muito rico. Exibe duas regiões anatômicas contínuas: **polpa coronal**, localizada na câmara pulpar da coroa, e **polpa radicular**, localizada nos canais radiculares. Vasos sanguíneos, vasos linfáticos e fibras nervosas entram e saem na polpa do LPD por meio de uma pequena abertura, o **forame apical**, na ponta de cada raiz. Assim, dentes com raízes múltiplas apresentam um forame apical na ponta de cada raiz.

É costume subdividir a polpa histologicamente em três zonas concêntricas ao redor de um **núcleo da polpa**: a **zona odontoblástica** é composta de uma única camada de **odontoblastos** cujos processos, chamados de **processo odontoblástico**, se estendem para os túbulos dentinários adjacentes; a **zona livre de células** forma a camada abaixo da zona odontoblástica e, como seu nome indica, é quase totalmente desprovida de células; e a **zona rica em células**, que consiste em fibroblastos e células mesenquimais, é a zona mais profunda da polpa, adjacente ao **núcleo da polpa** (Figuras 16.8 e 16.9).

O núcleo da polpa se assemelha à maioria dos outros tecidos conjuntivos frouxos, mas não exibe células adiposas. Outra diferença notável é que o núcleo pulpar é bem vascularizado e, ocasionalmente, a polpa coronária abriga elementos calcificados chamados **cálculos pulpares** (**dentículos**).

As fibras nervosas da polpa são de dois tipos: (1) fibras **simpáticas** (vasomotoras), que controlam diâmetros luminais dos vasos sanguíneos; e (2) fibras **sensoriais**, responsáveis pela transmissão da sensação de dor. A maioria dessas

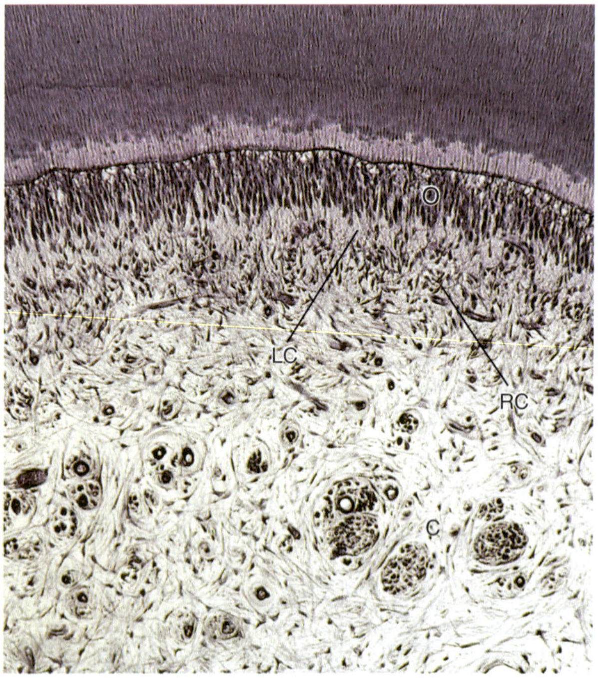

Figura 16.8 Fotomicrografia da polpa de um dente. Observe as três camadas – zona odontoblástica (*O*), zona livre de células (*LC*) e zona rica em células (RC) – e o centro da polpa (*C*) (132×).

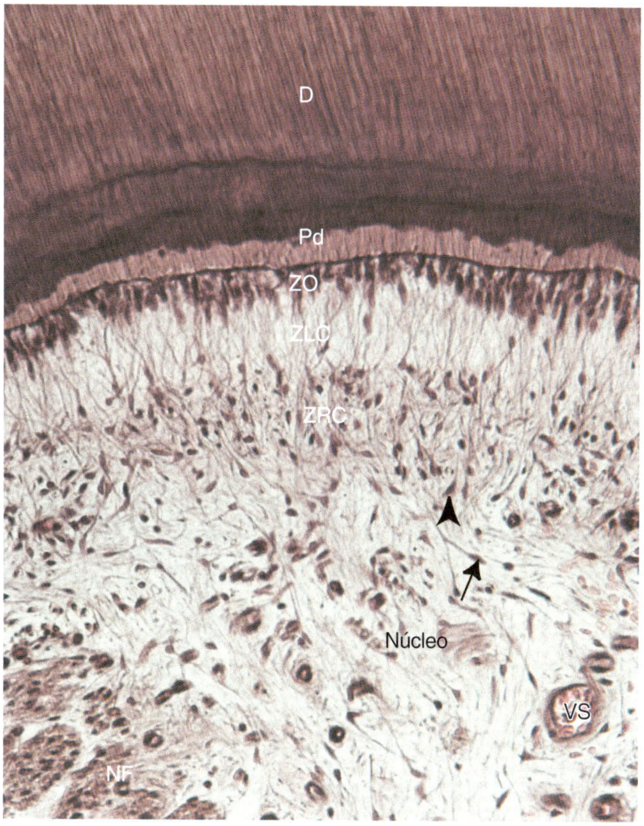

Figura 16.9 As fibras nervosas (*FN*) e os vasos sanguíneos (*VS*) do núcleo pulpar são fáceis de reconhecer. As três zonas da polpa – zona rica em células (*ZRC*), zona livre de células (*ZLC*) e zona odontoblástica (*ZO*) – estão bem definidas nessa fotomicrografia de um dente descalcificado. Observe que os odontoblastos são contíguos com a pré-dentina (*Pd*), que os separa da dentina (*D*) calcificada no dente vivo. A *seta* indica um fibroblasto, enquanto a *ponta de seta* mostra células mesenquimais (270×).

fibras de dor representa fibras finas mielinizadas que formam o **plexo de Raschkow**, logo abaixo da zona rica em células, e acredita-se que as fibras Aδ são as que conduzem a dor aguda. Além disso, algumas fibras C não mielinizadas também entram no plexo de Raschkow e são responsáveis pela transmissão da dor surda (contínua e de localização imprecisa). À medida que as fibras nervosas continuam através desse plexo, as fibras Aδ perdem sua bainha de mielina, passam pela zona livre de células e penetram no espaço entre odontoblastos para entrar no túbulo dentinário. Algumas fibras nervosas fazem sinapses nos odontoblastos ou em seus processos, em vez de entrar nos túbulos dentinários. Outras entram no túbulo dentinário, onde podem ou não fazer sinapse com o processo odontoblástico.

Correlações clínicas

A hemorragia da polpa é clinicamente evidente como uma descoloração escura do dente. Como a polpa pode se recuperar, a hemorragia não deve ser o único indicador de extirpação da polpa. Se for determinado que a polpa está doente, é preciso realizar procedimentos endodônticos. Caso contrário, pode se tornar necrótico e a infecção pode se espalhar para os tecidos periapicais adjacentes do LPD através do forame apical (ou forame acessório).

Odontogênese

A odontogênese começa com o aparecimento da lâmina dentária.

O primeiro sinal de **odontogênese** (desenvolvimento dentário) ocorre entre a sexta e a sétima semana gestacional, quando o **epitélio oral**, derivado da ectoderme e dos arcos maxilar e mandibular, sofre atividade mitótica (Figura 16.10) e forma uma faixa em formato de ferradura de células epiteliais conhecidas como **lâmina dentária**. O tecido conjuntivo que envolve a lâmina dentária é chamado de **ectomesênquima**, pois deriva do material da **crista neural**. A lâmina dentária e o ectomesênquima são separados um do outro por uma **membrana basal** bem definida.

O processo de desenvolvimento do dente depende da **interação epitelial-mesenquimal**, realizada pela liberação sincronizada de uma série de moléculas de sinalização e produtos gênicos pelo epitélio oral e pelo ectomesênquima (Tabela 16.2).

Estágio de botão

Logo após o aparecimento da lâmina dentária, a atividade mitótica aumenta em dez regiões da face inferior dessa faixa epitelial dos arcos maxilar e mandibular. Essa atividade é responsável pela formação de 10 estruturas epiteliais distintas conhecidas como ***botões***, que iniciam o **estágio de botão** do desenvolvimento do dente em ambas as arcadas (Figura 16.11).

Esses botões pressagiam os 10 dentes decíduos dos arcos maxilar e mandibular e são separados do ectomesênquima por uma membrana basal. Na ponta inferior de cada botão, células ectomesenquimais se reúnem para formar a presumível *papila dentária*. O desenvolvimento posterior, embora semelhante para todos os botões, é assíncrono e corresponde à ordem de erupção na cavidade oral dos vários dentes da criança.

Estágio de capuz

O estágio de capuz do desenvolvimento do dente é reconhecido pelo órgão de esmalte de três camadas, composto por epitélio externo do esmalte, retículo estrelado (RE) e epitélio interno do esmalte.

À medida que as células do botão proliferam, este aumenta de tamanho e muda sua morfologia para se tornar uma estrutura de três camadas, conhecida como **capuz**, e inicia o **estágio de capuz** do desenvolvimento do dente. A camada externa, **epitélio simples pavimentoso externo convexo do esmalte** (**EEE**), e a camada interna, **epitélio simples pavimentoso interno côncavo do esmalte** (**EIE**), permanecem contínuas entre si em uma região semelhante a um anel, conhecida como **alça cervical**. Essas camadas se entrelaçam com a terceira camada, conhecida como **retículo estrelado** (**RE**), cujas células exibem múltiplos processos que estão em contato entre si. Essas três camadas derivadas do epitélio formam o **órgão do esmalte** e são separadas do ectomesênquima circundante por uma membrana basal. A concavidade do capuz é ocupada por um agregado de células ectomesenquimais, a **papila dentária**, que se torna vascularizada e inervada durante o estágio de capuz do desenvolvimento do dente e ocupa a concavidade do epitélio interno do esmalte. A papila dentária e o órgão do esmalte, juntos, são conhecidos como **germe do dente**. Visto em três dimensões, o órgão do esmalte se assemelha a uma xícara na qual a alça é a lâmina dentária conectada ao epitélio oral; a superfície externa é o EEE, e a interna, o EIE; a borda da xícara,

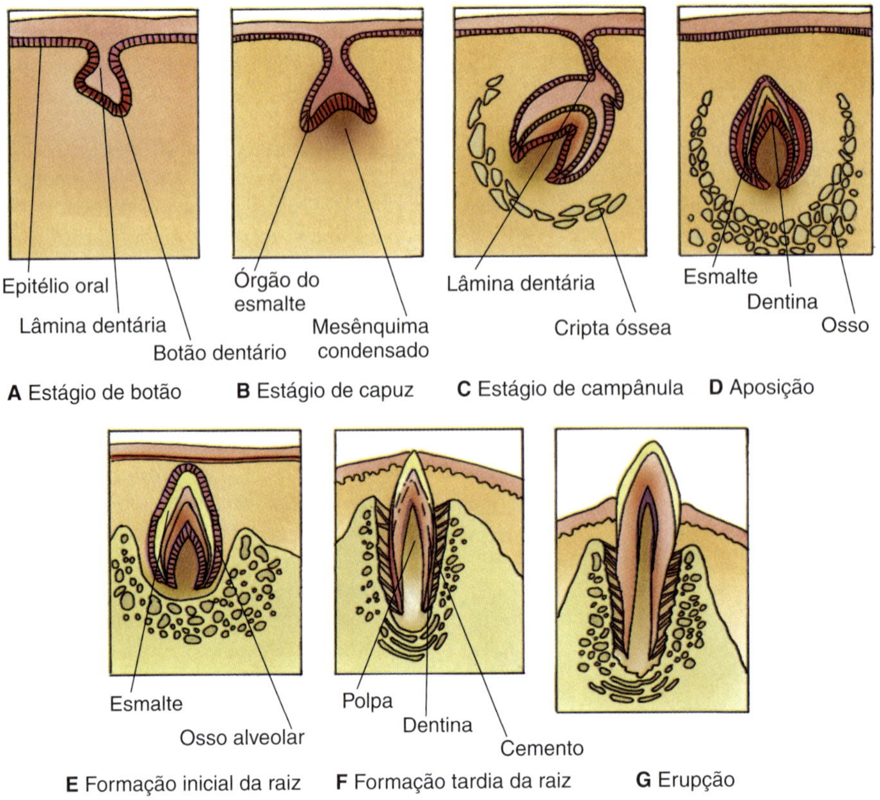

Figura 16.10 Diagrama esquemático da odontogênese.

TABELA 16.2 Moléculas de sinalização e produtos gênicos durante a odontogênese.

Tecido	Moléculas de sinalização	Produtos gênicos
Epitélio oral	Fator de crescimento de fibroblastos 8 Fator de crescimento transformador-β	*Wnt sonic hedgehog*
Ectomesênquima	Activina βA Proteína morfogenética óssea 4	MSX-1 e MSX-2 ou DLX-1 e DLX-2

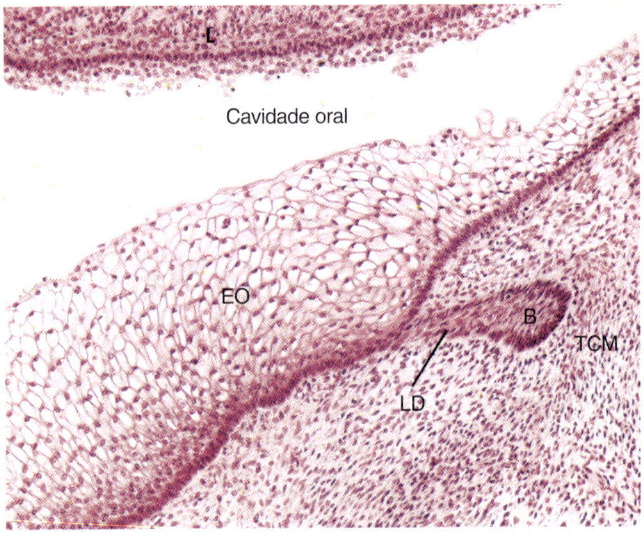

Figura 16.11 Fotomicrografia do estágio de botão do desenvolvimento do dente que mostra a língua (*L*) situada na cavidade oral acima do epitélio oral (*EO*) do arco mandibular. Observe a lâmina dentária (*LD*) e o botão (*B*) conectado a ela, circundado pelo tecido conjuntivo ectomesenquimal (*TCM*), cujas células estão apenas no início da aglomeração em torno do botão em formação (132×).

onde as superfícies interna e externa se encontram, é a alça cervical. O isolamento localizado entre as superfícies interna e externa é o RE, e a xícara é preenchida com a papila dentária; a cobertura sobre ela é a membrana basal.

O processo de morfodiferenciação é responsável pelo estabelecimento do molde do dente presuntivo, ou seja, o órgão do esmalte assume o formato incisivo (incisiforme), canino (caniniforme) ou molar (molariforme). Esse evento é controlado pelo **nó primário do esmalte**, um aglomerado denso de células localizado entre o RE e o EIE dentro da substância do órgão do esmalte. Parece que as células ectomesenquimais da papila dentária induzem as células do nó do esmalte a começarem a expressar moléculas de sinalização e transforma o nó do esmalte em um dos principais centros de sinalização da morfogênese dentária.

As células do nó do esmalte primário sintetizam **proteínas morfogenéticas ósseas 2 e 4** (**BMP**; do inglês, *bone morphogenetic protein 2* e **BMP-4**), ***sonic hedgehog***, **fator de crescimento de fibroblastos 4** (**FGF-4**) e proteínas codificadas pelos **genes *Wnt*** em uma relação sequencial particular que resulta na formação de cúspides no dente em desenvolvimento. Para serem capazes de estabelecer essa relação específica de tempo, as células ectomesenquimais da papila dentária liberam **fator de crescimento epidérmico** (**EGF**) e **FGF-4**. Sem EGF e FGF-4, as células do nó do esmalte primárias são levadas à apoptose, e as cúspides não se desenvolvem; é exatamente o que acontece nos focos germinativos dentais incisiformes e caniniformes. Portanto, a formação da cúspide é de responsabilidade do nó do esmalte primário. À medida que as cúspides são formadas, as células do nó primário do esmalte migram para regiões de formação das cúspides, e assim semeiam a formação dos **nós secundários do esmalte** que controlam o desenvolvimento das futuras cúspides. Uma vez que os nós primários e secundários do esmalte tenham realizado suas funções, células ectomesenquimais cessam sua liberação de EGF e FGF-4, e a presença de BMP-4 leva as células dos nós primários e secundários do esmalte à apoptose.

A papila dentária, cuja camada mais periférica de células é separada do EIE pela membrana basal, é responsável pela formação da polpa e da dentina. As células ectomesenquimais que envolvem o germe dentário formam uma cápsula membranosa vascularizada, o **saco dentário** (**folículo dentário**), que dá origem ao cemento, ao LPD e ao alvéolo. Células do EIE se diferenciam em pré-ameloblastos, que amadurecem em ameloblastos para formar o esmalte. Portanto, com exceção do esmalte, o dente e suas estruturas associadas derivam de células originadas na crista neural.

Durante o estágio de capuz do desenvolvimento do dente, um cordão sólido de células epiteliais, a **lâmina sucedânea**, procede da lâmina dentária e cresce profundamente no ectomesênquima. Células na ponta da lâmina sucessória proliferam para formar um botão, o precursor do **dente sucedâneo** que, por fim, substitui o **dente decíduo** em desenvolvimento. Como existem apenas 20 dentes decíduos, formam-se apenas 20 dentes sucedâneos. Os 12 dentes permanentes restantes são conhecidos como **dentes não sucedâneos** (três molares permanentes em cada quadrante) porque não substituem a dentição decídua existente. Em vez disso, surgem das extensões posteriores das lâminas dentais maxilares e mandibulares. A formação da extensão posteriormente direcionada das lâminas dentárias originais começa no quinto mês de gestação.

Estágio de campânula e estágio aposicional

O estágio de campânula é reconhecido pelo órgão de esmalte de quatro camadas, composto por epitélio externo do esmalte, RE, estrato intermediário e epitélio interno do esmalte.

A proliferação das células do germe dentário eleva seu tamanho, e o acúmulo de líquido dentro do órgão do esmalte aumenta sua aparência arredondada. Além disso, sua concavidade se aprofunda e outra camada de células se desenvolve entre o EIE e o RE do órgão do esmalte. Essa nova camada de células é o **estrato intermediário**; sua aparência caracteriza o **estágio de campânula** do desenvolvimento do dente (Figura 16.12). Devido às mudanças na morfologia do órgão do esmalte e às alterações no formato de certas células do germe dentário, essa fase da odontogênese também é chamada de **estágio de morfodiferenciação e histodiferenciação**.

Como a maior parte do líquido dentro do órgão do esmalte é reabsorvida, grande parte do EEE colapsa sobre o estrato intermediário e traz o saco dentário vascularizado para perto dessa nova camada. A proximidade dos vasos sanguíneos aparentemente faz com que o estrato intermediário induza as células pavimentosas simples do EIE a se diferenciarem em pré-ameloblastos que amadurecerão em células colunares produtoras de esmalte, conhecidas como **ameloblastos** (Figura 16.13). Em resposta à histodiferenciação das células epiteliais internas do esmalte, células mais periféricas da papila dentária (aquelas em contato com a lâmina basal) também se diferenciam para se tornarem pré-odontoblastos que amadurecem em células

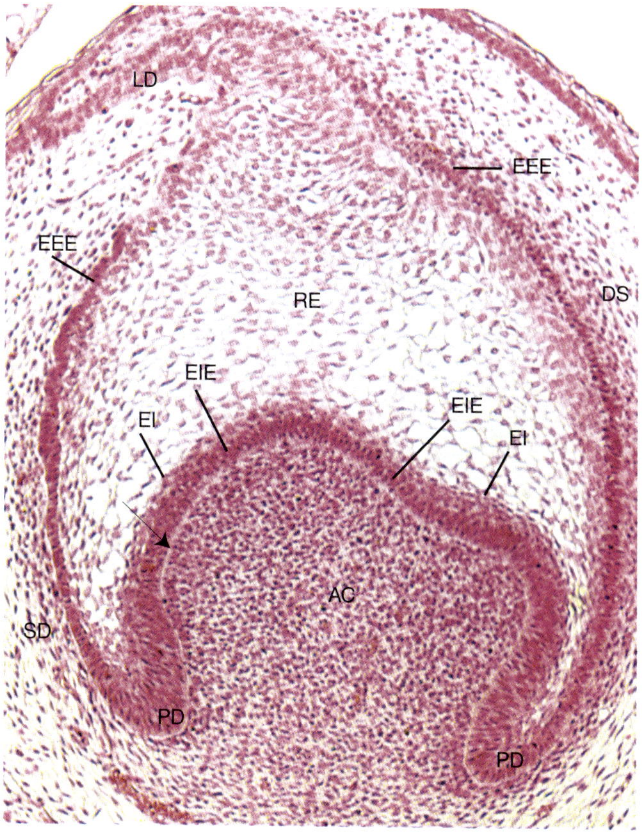

Figura 16.12 Fotomicrografia do estágio de campânula do desenvolvimento do dente que mostra a lâmina dentária (*LD*) à qual a campânula está conectada. As quatro camadas do órgão do esmalte – epitélio externo do esmalte (*EEE*), epitélio interno do esmalte (*EIE*), retículo estrelado (*RE*) e estrato intermediário (*EI*), que é adjacente ao epitélio interno do esmalte e segue seu contorno – estão bem representadas. EEE e EIE unem-se na alça cervical (*AC*), e todo o órgão do esmalte é separado dos componentes ectomesenquimais do germe dentário pela membrana basal (*seta*). A papila dentária (*PD*) ocupa a concavidade formada pelo EIE e o saco dentário (*SD*) envolve o germe dentário (132×).

colunares produtoras de dentina conhecidas como **odontoblastos** (Figuras 16.13 e 16.14).

Logo após os odontoblastos começarem a elaborar matriz de dentina (um material não calcificado) na lâmina basal, os ameloblastos também começam a sintetizar matriz de esmalte (um material também não calcificado). As matrizes da dentina e do esmalte são adjacentes e a junção entre elas é a **JAD** (ver Figura 16.5). Considera-se, então, que o germe dentário está no estágio aposicional de desenvolvimento dentário (Figuras 16.15 e 16.16). O processo de formação da dentina e do esmalte depende da presença de diversas moléculas sinalizadoras, como FGF-8, proteína morfogenética óssea-2, fator de crescimento transformador-β e fatores de crescimento semelhantes à insulina I e II.

Durante a formação da dentina, à medida que os odontoblastos se afastam da JAD, a ponta distal de seus processos permanece nessa junção e o processo continua a se alongar. Essa extensão citoplasmática, conhecida como **processo odontoblástico**, é circundada por dentina. O espaço ocupado pelo processo odontoblástico é o túbulo dentinário.

Como os ameloblastos secretam a matriz do esmalte, sua região apical se torna comprimida pela matriz e forma o **processo de Tomes**. Os ameloblastos, então, se afastam do esmalte recém-elaborado e a região contraída se expande ao tamanho anterior. A natureza cíclica da formação do processo

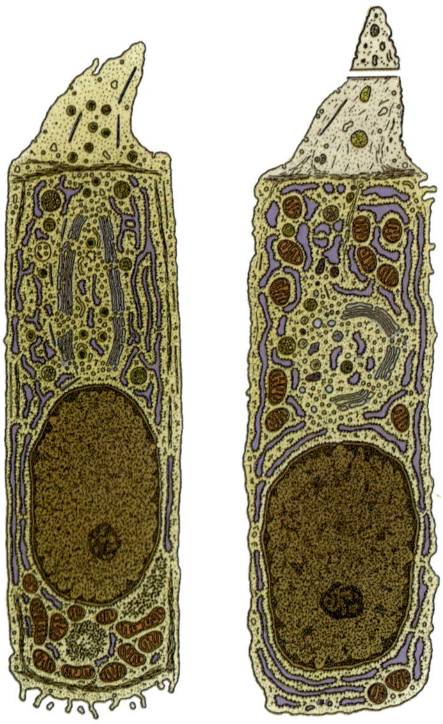

Figura 16.13 Diagrama de uma eletromicrografia de um ameloblasto e um odontoblasto. Observe que o processo odontoblástico é muito longo e uma grande parte dele foi cortada – espaço em branco. (Fonte: Lentz TL. *Cell Fine Structure: An Atlas of Drawings of Whole-Cell Structure*. Philadelphia: WB Saunders; 1971.)

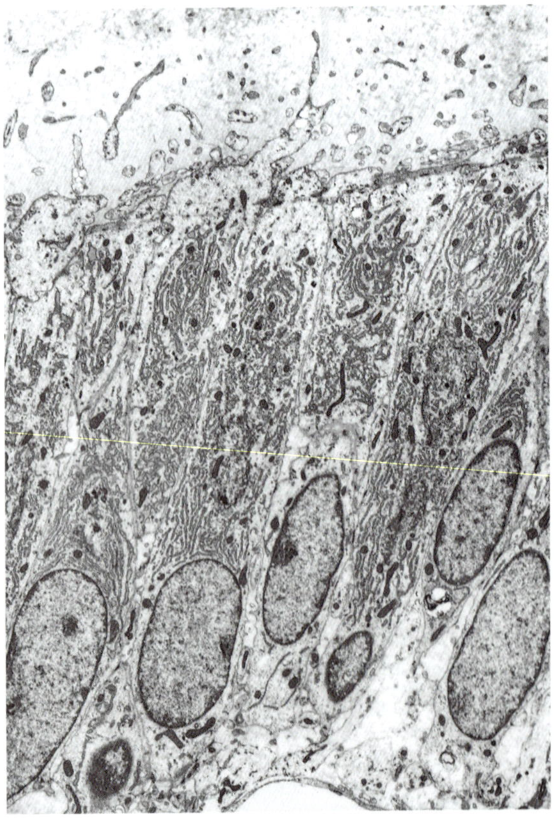

Figura 16.14 Eletromicrografia de odontoblastos do incisivo de um rato (×3.416). (Fonte: Ohshima H, Yoshida S. The relationship between odontoblasts and pulp capillaries in the process of enamel-related cementum-related dentin formation in rat incisors. *Cell Tissue Res*. 1992;268:51-63.)

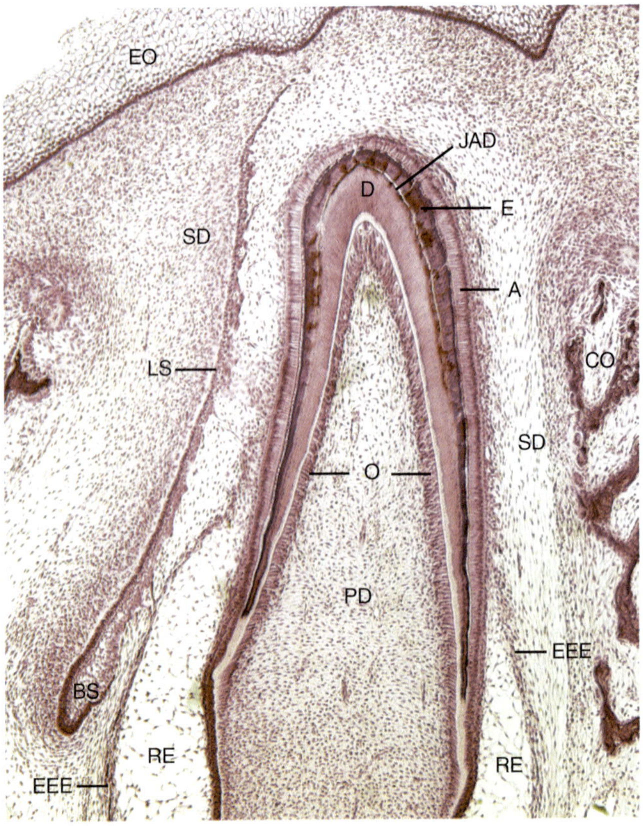

Figura 16.15 Fotomicrografia de muito baixa ampliação que exibe epitélio oral (*EO*) e lâmina sucedânea (*LS*) com o botão sucedâneo (*BS*) que está em formação enquanto o dente decíduo está em seu estágio inicial de aposição de desenvolvimento dentário. Observe que o epitélio externo do esmalte (*EEE*) e o retículo estrelado (*RE*) estão claramente representados na metade radicular da coroa em formação desse incisivo decíduo. Odontoblastos (*O*) da papila dentária (*PD*) formam ativamente a dentina (*D*), enquanto ameloblastos (*A*) do órgão do esmalte sintetizam a matriz do esmalte (*E*), e a junção amelodentinária (*JAD*) já foi estabelecida. O germe dentário é circundado pelo saco dentário (*SD*), que é envolvido pela cápsula óssea (*CO*) (56×).

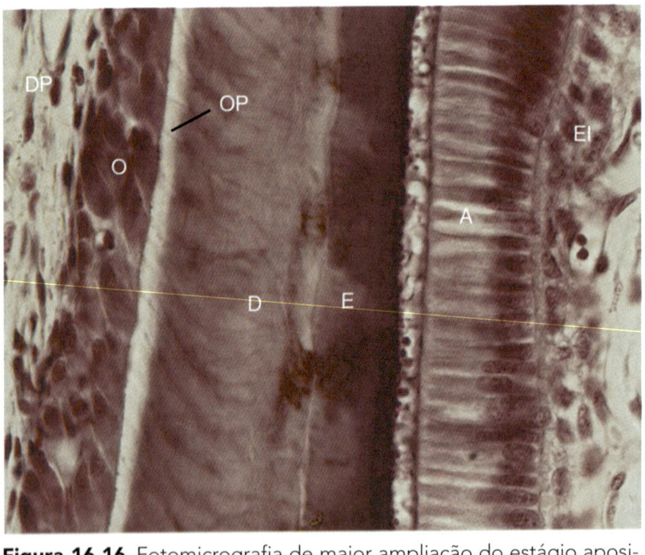

Figura 16.16 Fotomicrografia de maior ampliação do estágio aposicional do desenvolvimento dentário da Figura 16.15, onde se observa a papila dentária (*PD*) e seus odontoblastos (*O*), cujos processos odontoblásticos (*PO*) podem ser visualizados ao entrar e ocupar o túbulo dentinário da dentina em formação (*D*). O esmalte (*E*) é formado pelos ameloblastos colunares altos (*A*) cujas superfícies basais são unidas por células do estrato intermediário (*EI*) (540×).

de Tomes continua até o desenvolvimento do esmalte cessar. À medida que a matriz da dentina se calcifica para formar **dentina**, o processo de calcificação se espalha para a matriz do esmalte, que também calcifica e passa a ser conhecida como esmalte.

Formação de raiz

A formação da raiz começa após a conclusão da coroa e é organizada pela bainha da raiz epitelial de Hertwig.

Quando todo o esmalte é fabricado, o germe dentário entra no estágio seguinte da odontogênese, conhecido como **formação de raízes**. O epitélio externo e o interno do esmalte da alça cervical alongada formam uma estrutura de duas camadas (EEE e EIE) semelhante a uma manga, conhecida como **bainha epitelial radicular de Hertwig** (**BERH**), que abrange células ectomesenquimais localizadas abaixo da coroa em desenvolvimento, para formar um alongamento da papila dentária.

A ausência do estrato intermediário impede que as células do EIE se diferenciem em ameloblastos, assim o esmalte não é formado na superfície da raiz em desenvolvimento. No entanto, as células mais periféricas da papila dentária radicular se diferenciam em pré-odontoblastos, que liberam o **fator nuclear Ic**, um fator de transcrição que desencadeia o início da formação da dentina e a diferenciação dessas células em odontoblastos, as células que continuam a produzir dentina radicular. À medida que a BERH se alonga, a raiz continua a ser sintetizada, e a região da BERH mais próxima da alça cervical começa a se desintegrar e forma perfurações nessa estrutura em formato de manga. À medida que uma quantidade crescente de espaços se desenvolve na BERH, a estrutura começa a perder a continuidade e forma aglomerados de células epiteliais conhecidos como *restos epiteliais de Malassez* (REMs), que são circundados por uma membrana basal. Células ectomesenquimais **do saco dentário** migram através das aberturas na BERH, aproximam-se da dentina recém-formada e se diferenciam em **cementoblastos**. Essas células recém-diferenciadas fabricam a matriz do cemento, que subsequentemente calcifica e passa a ser chamada de ***cemento***. Alguns autores têm sugerido que, além das células ectomesenquimais, os cementoblastos também podem se formar a partir das células da BERH.

O alongamento da raiz é uma consequência do alongamento da BERH. Conforme a raiz se torna mais longa, a coroa se aproxima do epitélio oral e, por fim, irrompe na cavidade oral. No entanto, o alongamento da raiz não é responsável pela erupção do dente; em vez disso, os dois processos simplesmente ocorrem simultaneamente.

Correlações clínicas

Por muito tempo, os REMs, remanescentes da BERH, foram considerados ilhas de células que permaneciam presentes no LPD, mas não tinham funções. Pesquisas nos últimos anos sugeriram que os REMs podem funcionar na manutenção da homeostasia do LPD, ao garantir que o espaço do LPD não seja diminuído, evitando a possibilidade de anquilose do dente com o alvéolo ósseo. Além disso, as células de REM podem apresentar propriedades semelhantes às de células-tronco e podem se tornar cementoblastos para o reparo do cemento e fibroblastos para o reparo do LPD.

Estruturas associadas aos dentes

As estruturas associadas aos dentes são LPDs, alvéolo e gengiva.

Ligamento periodontal

LPD é um tecido conjuntivo denso não modelado e rico em fibras colágenas, cujos principais grupos de fibras, compostas de colágeno tipo I, suspendem o dente em seu alvéolo.

O **LPD**, tecido conjuntivo ricamente vascularizado, ocupa o seu espaço, que é definido como a região entre o cemento da raiz do dente e o alvéolo ósseo, um espaço com menos de 0,5 mm de largura em uma boca saudável (Figura 16.17; ver também Figura 16.7). Ainda que o LPD seja classificado como tecido conjuntivo denso não modelado e rico em fibras colágenas, ele tem **grupos de fibras principais**, compostas principalmente por **fibras de colágeno do tipo I**, que são organizadas em padrões específicos e predeterminados, especializados em absorver e neutralizar forças mastigatórias. As extremidades dos principais grupos de fibras são incorporadas ao alvéolo e ao cemento como **fibras de Sharpey**, que auxiliam o LPD na suspensão do dente em seu alvéolo.

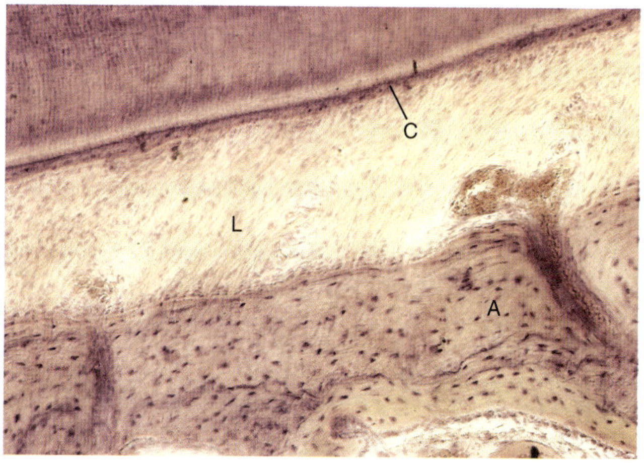

Figura 16.17 O ligamento periodontal (*L*) é um tecido conjuntivo denso não modelado e rico em fibras de colágeno localizado entre o cemento (*C*) da raiz e o alvéolo ósseo (*A*) (132×).

Correlações clínicas

1. Fibras proprioceptivas no LPD são responsáveis pelo **reflexo mandibular**, uma abertura involuntária da mandíbula quando alguém inesperadamente morde algo duro. Esse reflexo provoca relaxamento dos músculos da mastigação e contração dos músculos responsáveis pela abertura da mandíbula, conferindo proteção aos dentes contra fratura.
2. A **periodontite** é uma doença inflamatória do LPD que demonstrou ter consequências mais sérias do que apenas a saúde da dentição do indivíduo. Foi demonstrado que pacientes em diálise que receberam tratamento periodontal tiveram aproximadamente 30% menos incidência de pneumonia e infecção com fins de hospitalização. Além disso, pacientes em diálise que apresentavam periodontite tiveram uma taxa de mortalidade 10% maior em um período de 10 anos em comparação com os pacientes em diálise sem periodontite.

Como em qualquer tecido conjuntivo denso, as células mais abundantes do LPD são os **fibroblastos**, que não apenas produzem o colágeno e os componentes intercelulares amorfos do LPD, mas também **reabsorvem** as fibras de colágeno e são, portanto, responsáveis pela *alta renovação do colágeno* no LPD. Além disso, mastócitos, macrófagos, plasmócitos e leucócitos também estão presentes no LPD.

Os nervos do LPD incluem (1) **fibras autônomas**, que regulam o diâmetro luminal das arteríolas; (2) **fibras de dor**, que medeiam a sensação de dor; e (3) **fibras proprioceptivas**, que são responsáveis pela percepção da orientação espacial.

Alvéolo

Alvéolo é a cavidade óssea na qual o dente está suspenso por fibras do LPD.

O processo alveolar, uma continuação óssea da mandíbula e da maxila, é dividido em compartimentos, cada um deles conhecido como **alvéolo**, que abriga a raiz ou, no caso de dentes multirradiculares, as raízes de um dente. Alvéolos adjacentes são separados por um septo interalveolar ósseo. O alvéolo tem três regiões: (1) **placas corticais**, localizadas vestibular e lingualmente, são compostas por osso compacto espesso; (2) **esponjosa**, que é localizada entre as placas corticais e se constitui de osso esponjoso; e (3) **osso alveolar propriamente dito**, fina camada de osso compacto circundado pela esponjosa, cujo formato espelha o da raiz suspensa nela (ver Figuras 16.2 a 16.4).

As **artérias nutridoras**, que percorrem **canais nutrícios** dentro da esponjosa, irrigam o alvéolo ósseo. O osso alveolar propriamente dito, sustentado pela placa cortical e pela esponjosa, exibe inúmeras perfurações por onde ramos da artéria nutridora, denominados **artérias perfurantes**, passam da esponjosa para o LPD e contribuem para sua vascularização.

Gengiva

A gengiva é aderida à superfície do esmalte por um epitélio estratificado pavimentoso não queratinizado, em formato de cunha, conhecido como epitélio juncional.

Como a **gengiva** é exposta a forças de fricção extenuantes, seu epitélio estratificado pavimentoso é totalmente queratinizado (**ortoqueratinizado**) ou parcialmente queratinizado (paraqueratinizado; ver Figuras 16.2 a 16.4). Abaixo do epitélio existe um tecido conjuntivo denso não modelado e rico em colágeno, cujas fibras de colágeno tipo I formam os principais grupos de fibras, que se assemelham às do LPD.

À medida que o epitélio da gengiva se aproxima do dente, ele forma uma curva em formato de grampo de cabelo, prossegue apicalmente (em direção à ponta da raiz) por aproximadamente um milímetro em uma boca saudável e, em seguida, se fixa à superfície do esmalte pela formação de hemidesmossomos. O espaço de um milímetro de profundidade entre a gengiva e o dente é o **sulco gengival**, o qual é revestido por um epitélio estratificado pavimentoso não queratinizado, conhecido como **epitélio sulcular**.

A região do epitélio gengival que se fixa à superfície do esmalte é conhecida como ***epitélio juncional***, que forma um colar ao redor do colo do dente. O epitélio juncional cria uma barreira robusta entre a cavidade oral repleta de bactérias e o ambiente estéril do tecido conjuntivo gengival. Os principais grupos de fibras da gengiva auxiliam na aderência do epitélio juncional à superfície dentária a fim de manter a integridade da barreira epitelial. Essa barreira tem cerca de 1 mm de comprimento e apresenta uma espessura coronal equivalente a apenas cerca de 35 a 50 células, e 5 a 7 células de espessura apicalmente.

Palato

O palato – formado pelo palato duro, pelo palato mole e pela úvula – separa a cavidade oral da cavidade nasal.

As cavidades oral e nasal são separadas pelo **palato duro** e pelo **palato mole**. O palato duro, posicionado anteriormente, é imóvel e recebe o nome da placa óssea que o contém. Em contraste, o palato mole é móvel e seu cerne é ocupado pelo músculo esquelético, que é responsável por seus movimentos.

A **mucosa mastigatória** no aspecto oral do **palato duro** é composta por um epitélio estratificado pavimentoso queratinizado (ou paraqueratinizado) úmido e por um tecido conjuntivo denso não modelado e rico em colágeno (Figura 16.18). O tecido conjuntivo da região anterior lateral do palato duro exibe aglomerados de tecido adiposo, enquanto seu aspecto posterior lateral exibe ácinos de glândulas salivares mucosas menores. Esse tecido conjuntivo é fundido com o periósteo do palato duro, e não se distingue dele. Assim, o epitélio palatino e o tecido conjuntivo subjacente são chamados conjuntamente de **mucoperiósteo**. A face nasal do palato duro é coberta por epitélio respiratório, com placas ocasionais de epitélio estratificado pavimentoso não queratinizado.

A superfície oral do **palato mole** é coberta por um **revestimento mucoso**, formado por um epitélio estratificado pavimentoso não queratinizado úmido e um subjacente tecido conjuntivo denso não modelado rico em colágeno, o qual abriga as glândulas salivares mucosas menores, que são contínuas com as glândulas do palato duro. O epitélio de sua face nasal, semelhante ao do palato duro, é do tipo colunar ciliado pseudoestratificado. O cerne do palato mole é composto por feixes de músculos esqueléticos que controlam seus movimentos. A extensão mais posterior do palato mole é a **úvula**, cuja aparência histológica é semelhante à do palato mole, mas seu

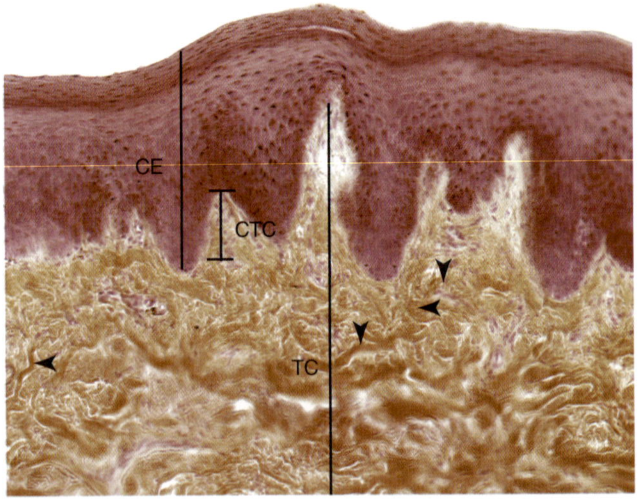

Figura 16.18 Fotomicrografia do palato duro que mostra sua mucosa mastigatória, composta por um epitélio estratificado pavimentoso paraqueratinizado e o tecido conjuntivo (*TC*) denso não modelado rico em colágeno. Observe que as cristas epiteliais (*CE*) são altamente desenvolvidas e que elas se interdigitam com as cristas do tecido conjuntivo (*CTC*). As *pontas de seta* demonstram a disposição irregular dos feixes de fibras de colágeno (132×).

epitélio é constituído por um epitélio estratificado pavimentoso não queratinizado ao redor da úvula. O tecido conjuntivo da úvula também é um tipo denso não modelado rico em colágenos, que exibe glândulas salivares mucosas menores, e seu cerne é composto de músculo esquelético, responsável por seus movimentos.

Correlações clínicas

A **cicatrização de feridas** na cavidade oral ocorre aproximadamente três vezes mais rápido que a cicatrização de feridas na parte superior do braço. Quando voluntários foram submetidos à criação de feridas circulares na cavidade oral e na face anterior dos braços, as feridas orais cicatrizaram a uma taxa de 0,3 mm/dia, enquanto as no braço cicatrizaram a uma taxa de 0,1 mm/dia. Parece que os produtos dos genes reguladores SOX2, PAX9, PITX1 e PITX2 foram responsáveis por encurtar o tempo necessário para cicatrizar as feridas na cavidade oral. Além disso, esses produtos gênicos foram responsáveis por inibir a inflamação que normalmente acompanha a cicatrização de feridas na pele. Assim, as feridas na cavidade oral são fechadas sem a formação de cicatrizes.

Língua

A língua tem três regiões: os dois terços anteriores, o terço posterior e uma raiz.

A **língua** é a maior estrutura da cavidade oral. Sua extrema mobilidade se deve à grande massa entrelaçada de fibras musculares esqueléticas que compõem seu volume (Figura 16.19). Fibras musculares podem ser classificadas em dois grupos: aquelas que se originam fora da língua e se inserem nela, conhecidas como **músculos extrínsecos da língua**; e aquelas que se originam dentro da língua e se inserem nela, os **músculos intrínsecos da língua**. Os músculos extrínsecos são responsáveis por mover a língua para dentro e para fora da boca, bem como de um lado para o outro e para cima e para baixo, enquanto os músculos intrínsecos alteram o formato da língua. Os músculos intrínsecos são organizados em quatro grupos: longitudinal superior, longitudinal inferior, vertical e transverso.

Intercaladas entre os músculos intrínsecos da língua estão as glândulas salivares menores:

- Glândulas linguais anteriores (glândulas de Blandin-Nuhn), perto da ponta da língua
- Glândulas mucosas posteriores, no centro do terço posterior da língua
- Glândulas de von Ebner, localizadas na face posterior do terço anterior da língua, cujos ductos conduzem sua saliva serosa para o sulco das papilas circunvaladas revestido por epitélio e para os sulcos das papilas foliares.

A língua tem uma superfície dorsal, uma superfície ventral e duas superfícies laterais. Observa-se que a superfície dorsal tem duas regiões desiguais, a maior (constituída de **dois terços anteriores** da língua); e a menor (referente ao **terço posterior**). As duas regiões são separadas por um sulco raso em

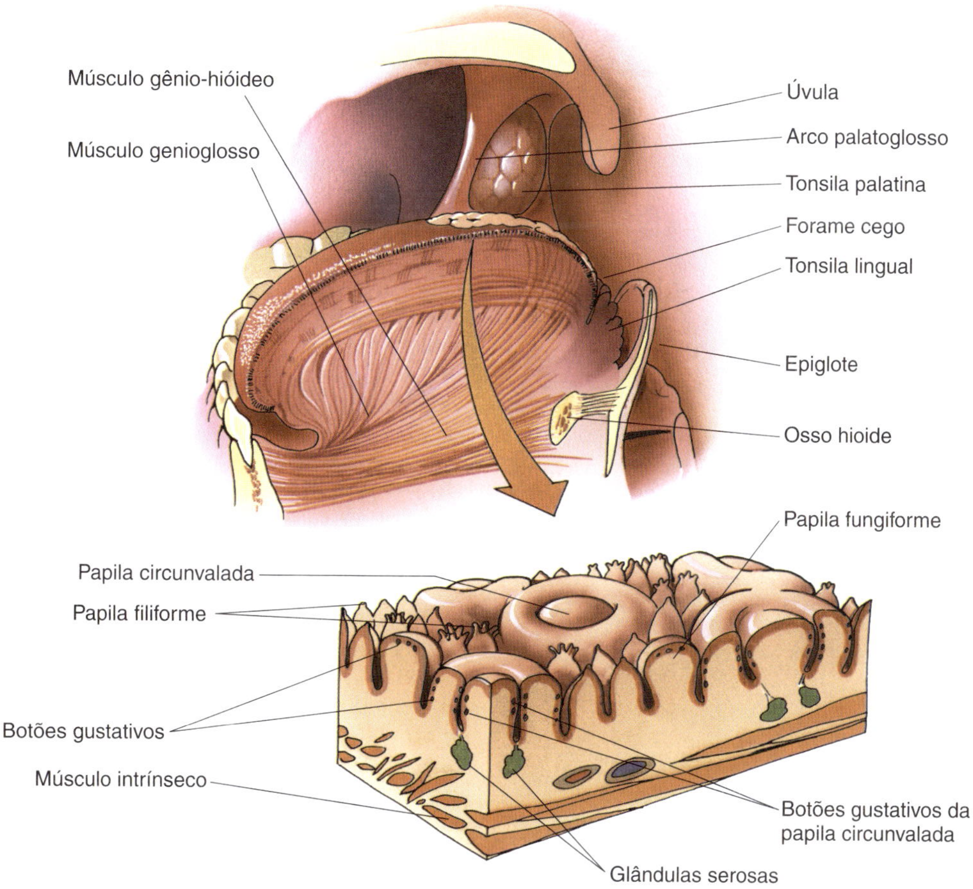

Figura 16.19 Diagrama esquemático da língua e suas papilas linguais.

formato de V, o **sulco terminal**, cujo ápice aponta posteriormente e contém uma concavidade profunda, o **forame cego**.

A superfície dorsal do terço posterior da língua é irregular devido à presença das **tonsilas linguais** (ver Capítulo 12). A porção mais posterior da língua é conhecida como ***raiz da língua***.

Papilas linguais, a maioria das quais se projetam acima da superfície, cobrem os dois terços anteriores da superfície dorsal da língua.

Papilas linguais

Existem quatro tipos de papilas linguais: filiformes, fungiformes, foliares e circunvaladas.

Com base em sua estrutura e função, as papilas linguais são de quatro tipos: filiformes, fungiformes, foliares e circunvaladas (Figura 16.20; ver também Figura 16.19). Estão localizadas anteriormente ao sulco terminal nas faces dorsal ou lateral da língua.

As inúmeras **papilas filiformes** são estruturas delgadas que conferem aparência aveludada à superfície dorsal (ver Figuras 16.19 e 16.20). São cobertas por epitélio estratificado pavimentoso queratinizado e ajudam a raspar o alimento da superfície. O alto grau de queratinização é especialmente aparente na qualidade, semelhante a uma lixa da língua de um gato. As papilas filiformes não apresentam botões gustativos.

Cada papila fungiforme se assemelha a um cogumelo cujo caule delgado se conecta a uma porção superior ampla na superfície da língua (Figura 16.21; ver também Figuras 16.19 e 16.20). A cobertura epitelial dessas papilas é estratificada pavimentosa não queratinizada; assim, o sangue que corre através das alças capilares subepiteliais é evidente como pontos vermelhos distribuídos aleatoriamente entre as papilas filiformes no dorso da língua. Papilas fungiformes têm papilas gustativas na face dorsal de sua porção superior.

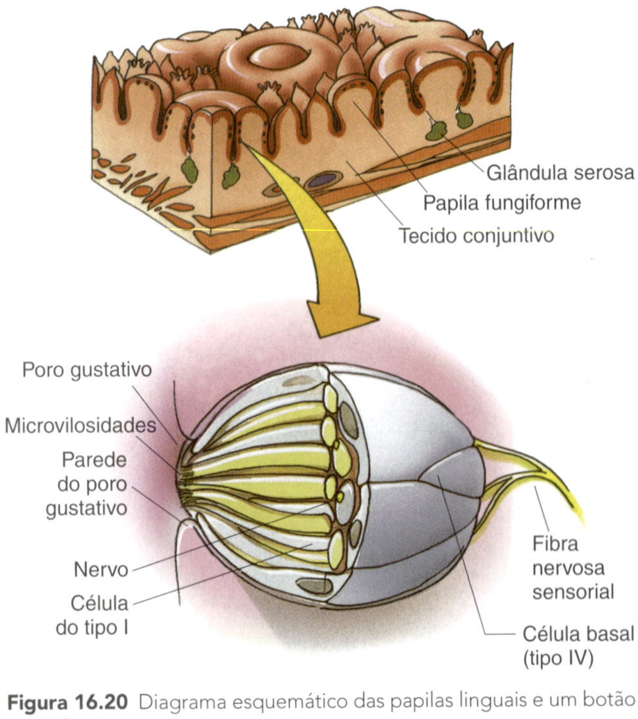

Figura 16.20 Diagrama esquemático das papilas linguais e um botão gustativo.

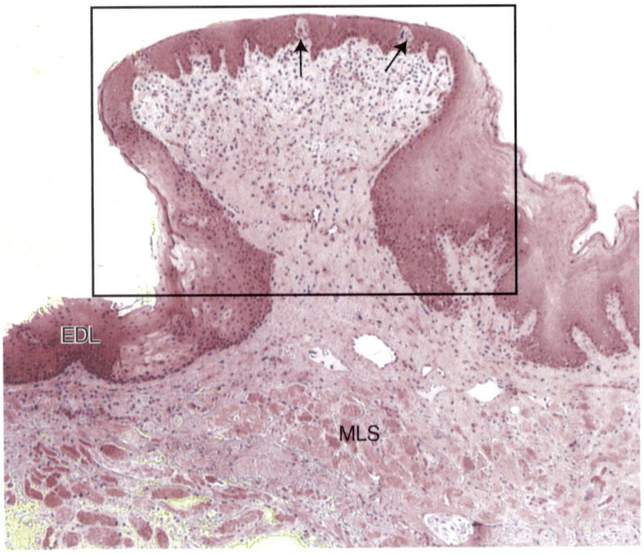

Figura 16.21 Fotomicrografia de ampliação muito baixa de uma papila fungiforme (dentro do retângulo destacado) que mostra sua localização acima do epitélio dorsal da língua (*EDL*). *Setas* indicam os botões gustativos na superfície dorsal da papila fungiforme. Fibras de músculo esquelético do músculo longitudinal superior (*MLS*) estão seccionadas em seção transversal (56×).

Papilas foliares estão localizadas ao longo da face posterolateral da língua e aparecem como sulcos verticais, que lembram as páginas de um livro. Exibem botões gustativos funcionais no neonato, os quais se degeneram por volta do segundo ou terceiro ano de vida. Ductos delgados de **glândulas salivares serosas menores de von Ebner**, localizados no centro da língua, desembocam na base desses sulcos.

Papilas circunvaladas se apresentam em número de 8 a 12, e são arranjadas em uma configuração em formato de V imediatamente anterior ao sulco terminal. Ficam submersas na superfície da língua, de modo que são circundadas por um sulco revestido por epitélio, cuja base é perfurada por delgados ductos de glândulas de von Ebner (Figuras 16.22 e 16.23). A cobertura epitelial das papilas circunvaladas (mas não do dorso) apresenta diversos botões gustativos.

Botões gustativos. Existem aproximadamente 2 mil a 8 mil **botões gustativos**, órgãos sensoriais intraepiteliais que atuam na percepção do paladar, sobre a superfície da língua e na região posterior da cavidade oral. Cada botão gustativo, distintamente mais pálido do que o epitélio ao seu redor, é uma estrutura oval, de 70 a 80 μm de comprimento, e 30 a 40 μm de largura, formada por 60 a 80 células fusiformes (Figuras 16.22 e 16.23; ver também Figura 16.20). A extremidade estreita do botão gustativo, localizado na superfície livre do epitélio, se projeta em uma abertura, o *poro gustativo*, formado pelas células epiteliais estratificadas pavimentosas que recobrem o botão gustativo (Figuras 16.23 e 16.24).

Um botão gustativo é composto de quatro tipos de células: células escuras (células do tipo I); células claras (células do tipo II); células intermediárias (células do tipo III); e células basais.

A relação entre os vários tipos de células não é clara, embora pesquisadores concordem que as células basais funcionam como células de reserva e regeneram as células do botão gustativo, que apresentam uma vida média de 10 dias. A maioria dos pesquisadores acredita na seguinte progressão: células basais

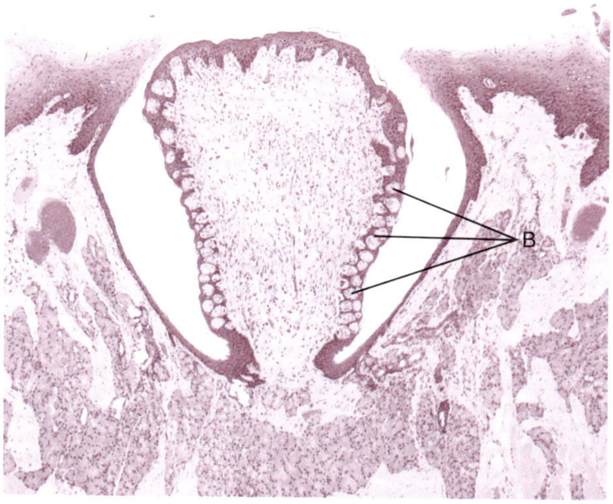

Figura 16.22 Fotomicrografia de uma papila circunvalada de macaco em pequeno aumento (58×).

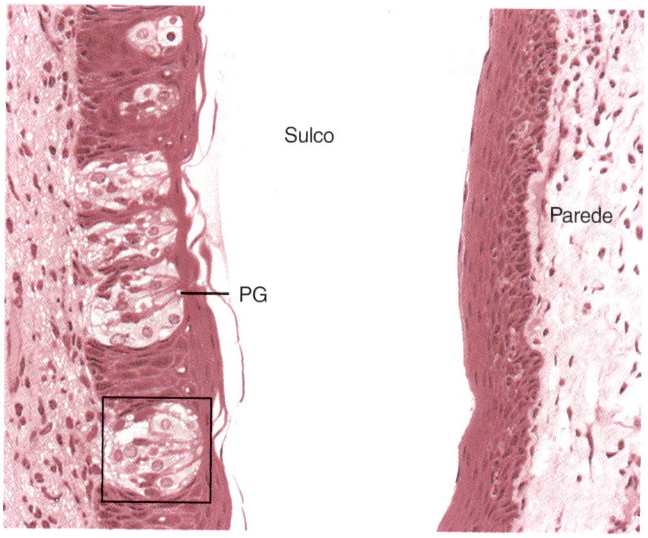

Figura 16.23 A cobertura epitelial da papila circunvalada apresenta numerosos botões gustativos (quadro destacado). Cada botão gustativo tem um poro gustativo (*PG*) através do qual microvilosidades de células gustativas se projetam para o sulco que contém saliva e está localizado entre a papila circunvalada e a parede do sulco semelhante a um fosso (270×).

dão origem a células escuras, que amadurecem e se tornam células claras, que, por sua vez, tornam-se células intermediárias e morrem.

As fibras nervosas entram no botão gustativo e formam junções sinápticas com células do tipo I, do tipo II e do tipo III, o que indica que os três tipos de células provavelmente atuam no discernimento do paladar e são conhecidos como *células neuroepiteliais*. Cada um desses tipos celulares apresenta microvilosidades longas e delgadas que se projetam do poro gustativo. No passado, essas microvilosidades eram observadas com microscópios ópticos e eram chamadas de *pelos gustativos*.

Gustantes, substâncias químicas dos alimentos que se dissolvem na saliva, interagem com canais iônicos ou com receptores localizados nas microvilosidades das células gustativas. A ligação provoca alterações elétricas nos potenciais de repouso dessas células, o que resulta na despolarização da célula e no início de um potencial de ação que é transmitido ao cérebro, onde os sinais são interpretados como sensações

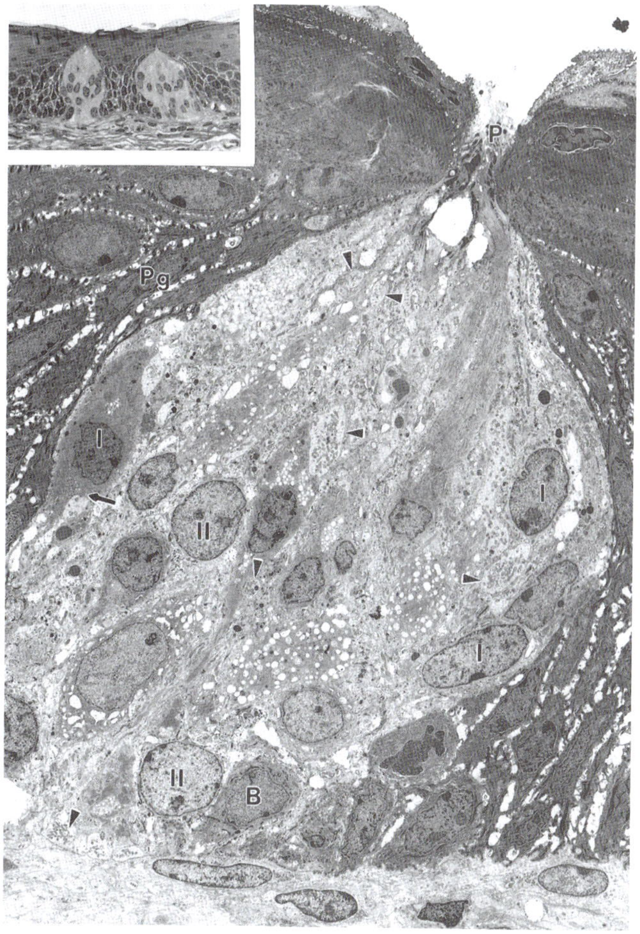

Figura 16.24 Eletromicrografia de baixa ampliação de uma papila gustativa da epiglote de um cordeiro (2.353×). B, Célula basal; I, célula do tipo I; II, célula do tipo II; P, poro gustativo; Pg, célula perigemal. As *pontas de seta* representam fibras nervosas; a *seta* representa a estrutura semelhante a uma sinapse entre uma célula do tipo I e uma fibra nervosa. (Fonte: Sweazy RD, Edwards CA, Kapp BM. Fine structure of taste buds located on the lamb epiglottis. *Anat Rec*. 1994;238:517-527. Reimpressa com permissão de Wiley-Liss, Inc., subsidiária de John Wiley & Sons, Inc.)

Correlações clínicas

Alguns pesquisadores sugerem, como segue, considerações sobre os diferentes tipos de células: as células do tipo I constituem cerca de metade das células de um botão gustativo e atuam como células da glia; as do tipo II, que representam cerca de um terço das células de um botão gustativo e se comunicam com as fibras nervosas aferentes próximas (sem formar sinapses), são responsáveis por reagir às sensações gustativas; as do tipo III, menos de 20% das células do botão gustativo, também reagem às sensações gustativas e as retransmitem por meio do contato sináptico com as fibras nervosas sensoriais aferentes. Esses pesquisadores sugerem que as células do tipo I removem neurotransmissores dos espaços extracelulares dos botões gustativos e também monitoram e modificam níveis extracelulares de íons potássio. Células do tipo II se diferenciam de acordo com sua capacidade de detectar sabores doce e umami ou amargo e umami. Pode haver dois grupos de células do tipo III capazes de detectar sabores salgados ou azedos.

gustativas específicas. Existem cinco sensações primárias de sabor: salgado, doce, azedo, amargo e umami (sensação saborosa detectada por meio de receptores de glutamato). Acredita-se que, embora todas as papilas gustativas possam discernir as cinco sensações, cada uma delas é especializada em dois dos quatro sabores. A reação a essas modalidades de sabor se deve à presença de canais iônicos específicos (para sabores salgados e azedos) e receptores de membrana ligados à proteína G (para sabores amargo, doce e umami) na membrana plasmática das células do botão gustativo. Recentemente, outro receptor foi localizado nos botões gustativos, o CD36, um transportador de ácido graxo, que tem a capacidade de detectar gordura. Indivíduos com esses receptores preferem alimentos gordurosos.

Sabe-se agora que três das cinco sensações gustativas – amargo, doce e umami – dependem da presença de **receptores de membrana ligados à proteína G** nas membranas das microvilosidades que se projetam através dos poros gustativos. Receptores de sabor para doce e umami são codificados por três genes: ***T1R1***, ***T1R2*** e ***T1R3***. Cada receptor é codificado por dois desses três genes. Receptores para amargo são codificados por pelo menos 43 genes diferentes, conhecidos como ***T2R#***; o mais popular deles é o ***T2R38***, cujo produto proteico reconhece um grande número de diferentes sabores que são registrados como amargos. Receptores para sabores ácidos e salgados dependem da presença de canais de íons hidrogênio e sódio, respectivamente; o sabor azedo também depende da expressão do **gene *PKD2 L1*** (que codifica a **proteína 1 semelhante à da doença renal policística 2**). O sabor dos lipídios depende da presença de moléculas do conjunto de diferenciação (**CD36**) na membrana celular das microvilosidades que se projetam do poro gustativo (Tabela 16.3).

Essas cinco (seis, se incluir lipídios) sensações gustativas são apenas parte do que se considera ser o sabor dos alimentos. A percepção do sabor também envolve o olfato, a temperatura e a consistência do alimento que é consumido. O processo de percepção gustativa complexa se deve mais ao aparelho olfatório do que aos botões gustativos, conforme evidenciado pela diminuição da capacidade gustativa das pessoas com congestão nasal durante resfriados. Curiosamente, as sugestões visuais também desempenham um papel no paladar – quando *connoisseurs* (conhecedores) de vinho foram solicitados a criticar um vinho branco que, sem eles saberem, fora tingido de vermelho, eles usaram uma terminologia específica para vinhos tintos a fim de descrever suas características.

TABELA 16.3 Propriedades dos botões gustativos.

Sensação de sabor	Receptor ou proteína expressa	Proteína G ou canal iônico
Amargo	T2R38	Ligado à proteína G
Doce	T1R2-T1R3	Ligado à proteína G
Umami	T1R1-T1R3	Ligado à proteína G (receptores para glutamato)
Azedo	PKD2L1	Canais iônicos de hidrogênio
Salgado	?	Canais iônicos de sódio
Gordura	CD36	

CD36, conjunto de diferenciação-36 (receptor); PKD2 L1, proteína 1 semelhante à da doença renal policística 2; T2R, T1R, produtos gênicos para receptores gustativos.

Correlações clínicas

Investigações recentes com camundongos colocados em uma dieta rica em gordura demonstraram que, à medida que os animais ganharam peso, eles perderam até um quarto de suas papilas gustativas 8 semanas após o início do experimento, quando comparados com aqueles em uma dieta normal, que não ganharam peso. Os botões gustativos dos camundongos experimentais degeneraram em um ritmo mais rápido e suas células foram repostas em um ritmo mais lento do que as dos camundongos do grupo controle. Os botões gustativos de camundongos obesos tinham um nível mais alto de fator de necrose tumoral alfa (TNF-α); essa citocina tem efeito deletério nos botões gustativos.

Considerações patológicas

Ver Figuras 16.25 e 16.26.

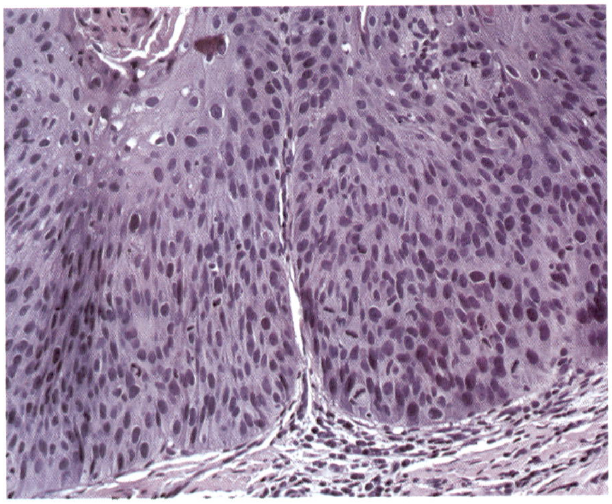

Figura 16.25 Fotomicrografia de leucoplasia na cavidade oral. A leucoplasia apresenta-se como uma mancha branca que é pré-maligna em menos de 25% dos casos e não pode ser removida por raspagem suave. Observe que o epitélio exibe uma displasia grave, com grande população de células epiteliais imaturas e uma incidência de atividade mitótica superior ao normal. (Reimpressa com permissão de Kumar V, Abbas AK, Aster JC. *Robbins and Cotran Pathologic Basis of Disease*. 9th ed. Philadelphia: Elsevier; 2015:732.)

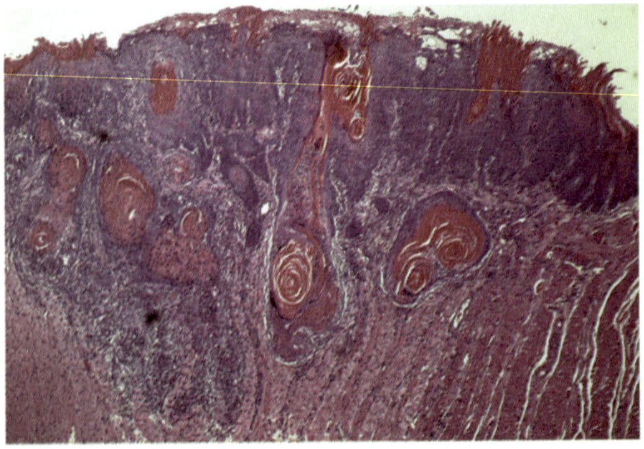

Figura 16.26 Fotomicrografia de carcinoma de células escamosas (carcinoma espinocelular) na cavidade oral. Observe as ilhas de queratinócitos que invadiram o tecido conjuntivo subepitelial e o músculo esquelético. (Reimpressa com permissão de Kumar V, Abbas AK, Aster JC. *Robbins and Cotran Pathologic Basis of Disease*. 9th ed. Philadelphia: Elsevier; 2015:733.)

Instruções do laboratório de histologia

Lábio

Em uma fotomicrografia de ampliação muito baixa do lábio, o epitélio estratificado pavimentoso queratinizado está presente na RC e na RV. A mucosa é revestida por epitélio estratificado pavimentoso não queratinizado. Folículos pilosos estão presentes na superfície da pele, e glândulas salivares mucosas menores (a mistas) estão localizadas no tecido conjuntivo da face mucosa do lábio. A porção central do lábio exibe músculos esqueléticos circundados por um tecido conjuntivo denso não modelado, rico em colágeno (ver Figura 16.1, *EQ, ACRC, ZVRV, ENQ, seta, GSM*).

Dente

A visualização de um dente incisivo descalcificado *in situ* em uma ampliação muito baixa exibe a polpa coronal e a polpa radicular do dente, circundadas pela dentina coronal e radicular. Como 96% do esmalte é material calcificado, a descalcificação o remove quase totalmente, deixando apenas um espaço onde estaria o esmalte. O cemento recobre a dentina radicular, e o espaço entre o cemento e o alvéolo, conhecido como espaço do LPD, é ocupado pelo LPD. A crista gengival separa o epitélio sulcular do epitélio da gengiva aderida. A gengiva adere à superfície do esmalte por uma faixa estreita de epitélio estratificado pavimentoso não queratinizado, conhecido como epitélio juncional, uma continuação apical do epitélio sulcular (ver Figura 16.4, *P*, D, *EE, seta, Al, LPD, CG, EG, ponta de seta*). Um corte preparado por desgaste de um dente não descalcificado exibe esmalte que cobre a dentina, que circunda a cavidade pulpar (ver Figura 16.5, *E, D, P*). Uma seção descalcificada com ampliação muito baixa do aspecto coronal da raiz de um dente exibe a zona odontoblástica da polpa e sua dentina circundante. Uma fina camada de cemento acelular cobre a dentina, e as fibras de colágeno do LPD se estendem do cemento ao osso alveolar do alvéolo. Espaços intersticiais do LPD são ocupados por vasos sanguíneos e fibras nervosas rodeadas por tecido indefinido (ver Figura 16.6, *ZO, P, D, C, LPD, OAP, EI*). Os feixes de fibras do LPD são compostos principalmente de colágeno tipo I, e se estendem do alvéolo ósseo ao cemento da raiz (ver Figura 16.17, *L, A, C*). Uma imagem de ampliação média da raiz descalcificada próxima ao forame apical apresenta os cementócitos nas lacunas de uma espessa camada de cemento celular que cobre a dentina. Cementoblastos, localizados no espaço do LPD, encontram-se sobre a fina camada de cementoide (cemento não calcificado) que cobre a superfície do cemento. Observe que as fibras de colágeno do LPD estão entremeadas no cemento (ver Figura 16.7, *Cc, C, D, Cb, LPD*). Em menor aumento, a polpa do dente descalcificado exibe seu núcleo central. As três zonas da polpa também estão claramente identificáveis: a zona rica em células, adjacente ao núcleo, a zona livre de células e a zona odontoblástica (ver Figura 16.8, *RC, LC, O*). Em aumento médio, o núcleo da polpa do dente descalcificado exibe células mesenquimais, assim como vasos sanguíneos e fibras nervosas, e várias células do tecido conjuntivo, como fibroblastos. A zona da polpa rica em células, adjacente ao núcleo, está bem representada, assim como as outras duas zonas – zona livre de células e zona odontoblástica. Observe que os odontoblastos estão adjacentes à pré-dentina não calcificada, que os separa da dentina calcificada (ver Figura 16.9, *ponta de seta, VS, FN, seta, ZRC, ZLC, ZO, Pd, D*).

Odontogênese

A lâmina dentária, derivada do epitélio oral, fornece células que formam um agrupamento celular no aspecto inferior da lâmina dentária. Esse aglomerado de células, conhecido como botão, indica o estágio de botão do desenvolvimento do dente. O tecido conjuntivo mesenquimal, proveniente do material da crista neural, começa a se reunir na parte inferior do botão. A localização da língua e da cavidade oral indica que esse botão se encontra no arco mandibular (ver Figura 16.11, *LD, EO, B, TCM, L*). As células do botão proliferam e formam o capuz e, depois, o estágio de campânula do desenvolvimento do dente. O órgão do esmalte do estágio de campânula, ainda preso à lâmina dentária, é constituído de quatro camadas: epitélio externo do esmalte, RE, estrato intermediário e epitélio interno do esmalte. A papila dentária preenche a concavidade formada pelo epitélio interno do esmalte, e é separada do saco dentário em seu aspecto inferior pela alça cervical. A seta indica a membrana basal que isola os componentes derivados do epitélio oral dos componentes derivados do ectomesênquima da campânula (ver Figura 16.12, *LD, EEE, RE, EI, EIE, PD, AC, seta*). Uma fotomicrografia de ampliação muito baixa de um germe dentário de dente incisivo decíduo não descalcificado no estágio aposicional do desenvolvimento do dente mostra a lâmina sucedânea muito longa, cujo aspecto inferior exibe o botão sucedâneo em desenvolvimento. O germe do dente decíduo ainda tem seu epitélio de esmalte externo e seu RE. A papila dentária e o saco dentário estão bem desenvolvidos, e os odontoblastos da coroa produzem dentina ativamente. Os ameloblastos sustentam a síntese de esmalte na coroa e a JAD é bastante evidente. Todo o germe dentário está parcialmente envolvido em uma cápsula óssea (ver Figura 16.15, *LS, BS, EEE, RE, PD, SD, O, A, E, JAD, CO*). Uma grande ampliação do estágio aposicional da papila dentária e seus odontoblastos, cada um com seu processo odontoblástico, são facilmente distinguíveis. Dentina e esmalte se encontram na JAD. Os ameloblastos colunares altos e a camada adjacente do estrato intermediário são claramente evidentes (ver Figura 16.16, *PD, O, PO, D, E, A, EI*).

Palato duro

O epitélio estratificado pavimentoso paraqueratinizado do palato duro forma cristas epiteliais que se interdigitam com as cristas de tecido conjuntivo do tecido conjuntivo subepitelial denso não modelado rico em colágeno. Observe que os feixes de fibras de colágeno são orientados de maneira quase aleatória (ver Figura 16.18, *CE, CTC, TC, pontas de seta*).

Língua

Fotomicrografia de ampliação muito baixa de uma papila fungiforme demonstra que ela se projeta acima da superfície dorsal da língua, a qual é coberta por um epitélio estratificado pavimentoso queratinizado. No entanto, a superfície dorsal da papila fungiforme é coberta por um epitélio estratificado pavimentoso não queratinizado que abriga alguns botões gustativos. O centro da língua exibe músculos esqueléticos intrínsecos e extrínsecos. Um dos músculos intrínsecos, o músculo longitudinal superior, é evidente (ver Figura 16.21, *área no retângulo destacado, EDL, setas, MLS*). A papila circunvalada está localizada principalmente abaixo da superfície dorsal da língua, e é circundada por um sulco semelhante a um fosso, como fica evidente nessa fotomicrografia de ampliação muito baixa. O revestimento estratificado pavimentoso não queratinizado, mas não a superfície dorsal, da papila circunvalada tem botões gustativos (ver Figura 16.22, *B*). Sob um aumento médio de uma papila circunvalada, os botões gustativos são claramente evidentes, assim como o poro gustativo. O sulco separa a papila circunvalada de sua parede, que é revestida por um epitélio estratificado pavimentoso não queratinizado (ver Figura 16.23, *área no quadro destacado, PG, sulco, parede*).

17 Sistema Digestório: Canal Alimentar

O **canal alimentar** – porção tubular do trato digestório – estende-se da cavidade oral até o ânus. As porções de alimentos são engolidas no nível da cavidade oral, entram no canal alimentar para serem agitadas, liquefeitas e digeridas para que seus elementos nutritivos e a água possam ser absorvidos e seus componentes indigeríveis sejam eliminados. O canal alimentar, que tem aproximadamente 9 m de comprimento, é subdividido em várias regiões morfologicamente reconhecíveis: esôfago, estômago, intestino delgado (duodeno, jejuno e íleo) e intestino grosso (ceco, colo, reto, canal anal e apêndice). O tempo que o alimento ingerido passa nas diversas regiões do canal alimentar depende de muitos fatores, entre eles a composição química. No entanto, uma refeição "padrão" passa 5 segundos no esôfago, 3 a 5 horas no estômago, 6 a 12 horas no intestino delgado e 30 a 40 horas no intestino grosso.

O canal alimentar tem um plano geral que será apresentado a seguir. Uma vez que o desenho conceitual do canal alimentar seja compreendido, as variações sobre o tema são mais fáceis de assimilar.

Plano geral do canal alimentar

O canal alimentar é composto pelas seguintes camadas concêntricas: mucosa, submucosa, muscular externa e serosa (adventícia).

O canal alimentar é composto de várias camadas histológicas, que estão esquematicamente ilustradas na Figura 17.1. Essas camadas são inervadas pelo sistema nervoso entérico e moduladas por fibras parassimpáticas e simpáticas; também são inervadas por fibras sensoriais.

CAMADAS HISTOLÓGICAS

A histologia do canal alimentar apresenta quatro camadas: **mucosa**, **submucosa**, **muscular externa** e **serosa** (ou **adventícia**). Embora essas camadas sejam semelhantes ao longo de todo o trato digestório, elas exibem modificações e especializações regionais.

Mucosa

O lúmen do canal alimentar é revestido da mucosa, composta de um **epitélio**; de um tecido conjuntivo frouxo subepitelial, conhecido como **lâmina própria**, um tecido conjuntivo ricamente vascularizado que abriga as glândulas, bem como os vasos linfáticos e ocasionais nódulos linfoides; e da **camada muscular da mucosa**, sempre composta de musculatura lisa, que geralmente tem duas camadas – uma camada circular interna e uma camada longitudinal externa.

Submucosa

A mucosa é circundada por uma camada fibroelástica de tecido conjuntivo denso não modelado, a **submucosa** (Figura 17.1), que abriga glândulas em apenas duas regiões do canal alimentar – o esôfago e o duodeno. A submucosa também contém vasos sanguíneos e linfáticos, bem como um componente do **sistema nervoso entérico** conhecido como **plexo submucoso de Meissner** (**plexo de Meissner**). Esse plexo, que também abriga corpos celulares de neurônios parassimpáticos pós-ganglionares, controla a motilidade da mucosa (e, até certo ponto, a motilidade da submucosa) e as atividades secretoras de suas glândulas.

Muscular externa

A muscular externa é composta de camadas de musculatura lisa com fibras circulares dispostas internamente e fibras longitudinais na parte externa.

Uma espessa camada muscular, a **muscular externa** (ou túnica muscular externa), envolve a submucosa e é responsável pela **atividade peristáltica**: o movimento do conteúdo no lúmen ao longo do trato alimentar. A muscular externa, composta de músculo liso (exceto no esôfago), costuma estar disposta em duas camadas: a circular interna e a longitudinal externa. Certas células modificadas da musculatura lisa, as **células intersticiais de Cajal**, sofrem contrações rítmicas. Portanto, são consideradas marca-passos da contração da musculatura externa. Um segundo componente do sistema nervoso entérico, conhecido como **plexo mioentérico de Auerbach** (**plexo de Auerbach**), está situado entre essas duas camadas musculares e regula a atividade da muscular externa (e, até certo ponto, a atividade da mucosa). O plexo de Auerbach também abriga corpos celulares de neurônios parassimpáticos pós-ganglionares.

As camadas circular interna e longitudinal externa são dispostas em uma configuração helicoidal. No entanto, o passo das hélices difere: a camada circular interna exibe uma hélice compacta (com muitas voltas ao longo de sua extensão), enquanto a camada longitudinal externa apresenta uma hélice aberta (com poucas voltas ao longo de sua extensão).

Serosa ou adventícia

A muscular externa é envolvida por uma fina camada de tecido conjuntivo que pode ou não ser circundada pelo epitélio simples pavimentoso do peritônio visceral. Caso a região do canal alimentar seja intraperitoneal, é revestida de peritônio e a cobertura epitelial simples pavimentosa é conhecida como **serosa**. Caso o órgão seja retroperitoneal, ele adere ao tecido conjuntivo da parede do corpo por seu componente de tecido conjuntivo denso não modelado, conhecido como **adventícia**.

INERVAÇÃO DO TRATO DIGESTÓRIO

O sistema nervoso entérico, que inerva o canal alimentar, é modulado pelos sistemas nervosos simpático e parassimpático.

O canal alimentar é inervado por dois componentes nervosos: um elemento intrínseco, o **sistema nervoso entérico**, e os constituintes extrínsecos, os **sistemas nervosos simpático** e **parassimpático**. O sistema nervoso entérico é completamente autossuficiente; entretanto, suas funções podem ser modificadas

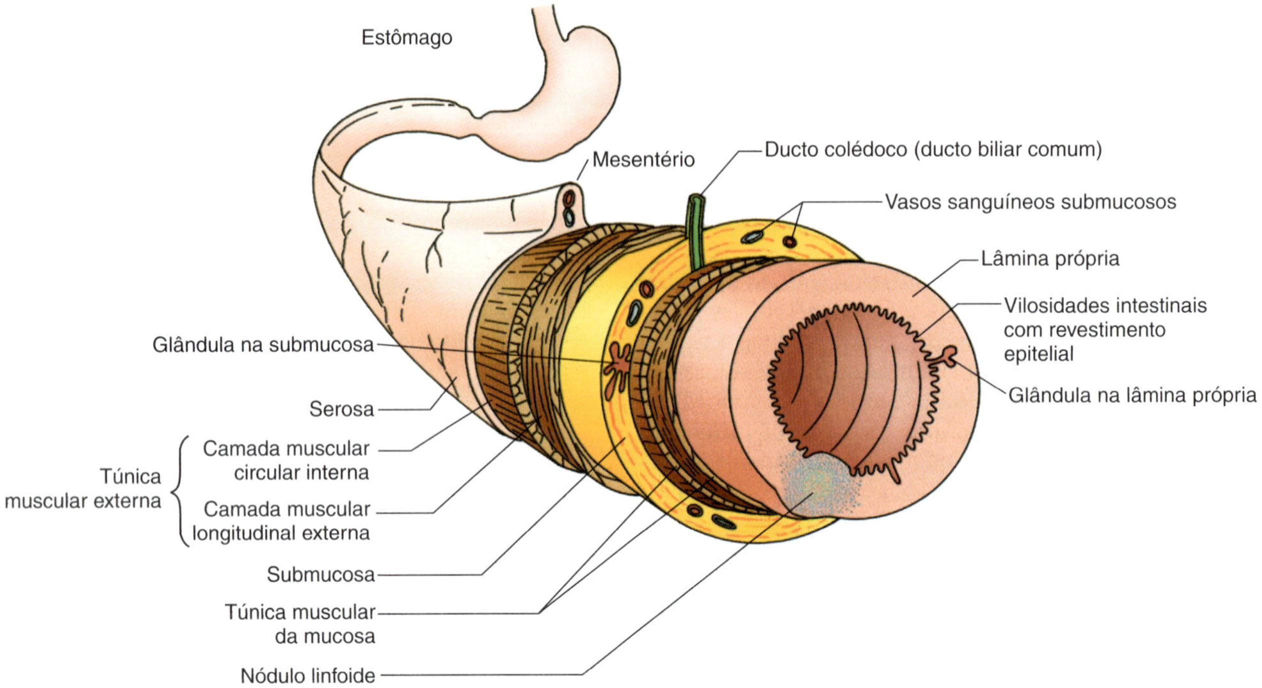

Figura 17.1 Diagrama esquemático do trato alimentar exibindo suas várias camadas e o conteúdo genérico de cada uma.

pelos componentes simpático e parassimpático. Na verdade, cortar as conexões simpáticas e parassimpáticas em todo o intestino não interfere nas funções do canal alimentar.

Sistema nervoso entérico

O sistema nervoso entérico é um sistema nervoso independente composto de numerosos gânglios conhecidos como plexo submucoso de Meissner e plexo mioentérico de Auerbach.

O **sistema nervoso entérico**, considerado o terceiro componente do sistema nervoso autônomo, estende-se por todo o canal alimentar, do esôfago ao ânus, e é responsável pelo controle das funções de secreção e motilidade. Os cerca de 500 milhões de neurônios do sistema nervoso entérico são distribuídos em um grande número de pequenos agrupamentos de corpos celulares de neurônios (gânglios) e fibras nervosas associadas no **plexo mioentérico de Auerbach** e no **plexo submucoso de Meissner**. O número de neurônios associados ao sistema nervoso entérico excede em um fator de 5 o número total de neurônios contidos na medula espinal, sugerindo que o sistema nervoso entérico é uma entidade excepcionalmente importante.

De modo geral, a motilidade peristáltica do trato digestório é controlada pelo plexo mioentérico, enquanto sua função secretora e o movimento da mucosa, bem como a regulação do fluxo sanguíneo local, são controlados pelo plexo submucoso. Além disso, o plexo mioentérico está relacionado não apenas às condições locais, mas também às condições ao longo de grande parte do trato digestório. Já o plexo submucoso está relacionado, principalmente, às condições locais nas proximidades do agrupamento específico de células nervosas em questão. Como acontece com todas as generalizações, há exceções a essas regras. Portanto, deve-se reconhecer que existe uma grande interação entre os dois conjuntos de plexos e que já foi sugerida a possibilidade de controles cruzados.

Os **componentes sensoriais** localizados na parede do canal alimentar transmitem informações sobre o conteúdo luminal, estado muscular e estado secretor do intestino para os plexos na vizinhança da informação, bem como para os plexos a distâncias consideráveis da fonte de informação. Na verdade, algumas das informações são transmitidas aos gânglios sensoriais, bem como ao sistema nervoso central (SNC), por fibras nervosas que acompanham as fibras de inervação simpática e parassimpática do trato digestório.

Inervação parassimpática e simpática do intestino

A inervação parassimpática estimula o peristaltismo, inibe esfíncteres musculares e desencadeia a atividade secretora. Os nervos simpáticos inibem o peristaltismo e ativam músculos esfincterianos.

Grande parte do trato digestório recebe seu **suprimento nervoso parassimpático** por meio do nervo vago (nervo craniano [NC] X). No entanto, o colo descendente e o reto são inervados pelos **nervos espinais sacrais** (**emissão espinal**). A maioria das fibras do nervo vago é sensorial e fornece informações de receptores na mucosa e em camadas musculares do canal alimentar para o SNC. Frequentemente, as respostas às informações são então transmitidas pelas fibras vagais eferentes do SNC para o trato digestório. As fibras parassimpáticas fazem sinapses com corpos celulares de neurônios parassimpáticos pós-ganglionares, bem como com corpos celulares de neurônios do sistema nervoso entérico em ambos os plexos. A inervação parassimpática é responsável pela indução de secreções das glândulas do trato digestório e pela contração da musculatura lisa.

A **inervação simpática**, que controla o fluxo sanguíneo para o canal alimentar, é derivada dos nervos esplâncnicos. Genericamente, pode-se afirmar que a inervação parassimpática estimula o peristaltismo (ou peristalse), inibe os músculos esfincterianos e desencadeia a atividade secretora, enquanto a inervação simpática inibe o peristaltismo e ativa os músculos esfincterianos.

O restante deste capítulo discute as diferentes áreas do canal alimentar, destacando como diferem do plano geral.

Esôfago

O esôfago é um tubo muscular, com aproximadamente 25 cm de comprimento, que conecta a faringe oral ao estômago. Sua **mucosa** apresenta muitas dobras longitudinais, que fazem com que o lúmen pareça estar obstruído. No entanto, quando o bolo alimentar desce pelo esôfago até o estômago, as dobras desaparecem, o esôfago se distende e o lúmen torna-se patente.

HISTOLOGIA ESOFÁGICA

Mucosa

A mucosa esofágica é composta de um epitélio estratificado pavimentoso, uma lâmina própria fibroelástica e uma camada de músculo liso que é composta apenas da muscular da mucosa disposta longitudinalmente.

A mucosa do esôfago é formada por três camadas: o epitélio, a lâmina própria e a muscular da mucosa (Figuras 17.2 e 17.3).

O **epitélio estratificado pavimentoso não queratinizado** de 0,5 mm de espessura que reveste o lúmen do esôfago tem interdigitações com a lâmina própria, formando uma rede bem desenvolvida de papilas conjuntivas. O epitélio se regenera a uma taxa muito mais lenta do que o restante do trato gastrintestinal (GI); a célula recém-formada na camada basal do epitélio alcança a superfície livre aproximadamente 3 semanas após sua formação. Intercaladas nos queratinócitos do epitélio estão as **células apresentadoras de antígenos**, conhecidas como **células de Langerhans**, que fagocitam e degradam os antígenos em pequenos polipeptídeos, conhecidos como **epítopos** (as células de Langerhans são discutidas no Capítulo 14, *Tegumento*).

A **lâmina própria** abriga as **glândulas cárdicas esofágicas** localizadas em apenas duas regiões do esôfago, um agrupamento próximo à faringe e o outro próximo à sua junção com o estômago. Também abriga nódulos linfoides ocasionais, membros do sistema linfoide associado ao tubo digestório (GALT; do inglês, *gut-associated lymphoid system*). A **muscular da mucosa** é incomum, pois consiste em apenas uma *única camada* de fibras musculares lisas, orientadas longitudinalmente, que se espessam nas proximidades do estômago.

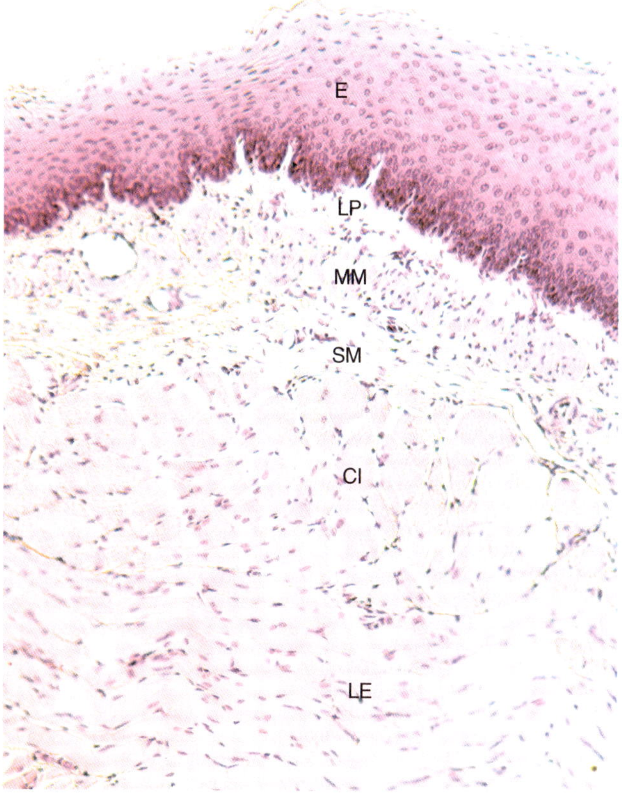

Figura 17.3 Esta fotomicrografia de baixa ampliação do esôfago exibe o epitélio estratificado pavimentoso não queratinizado (*E*), a lâmina própria estreita (*LP*) e a muscular da mucosa (*MM*), bem como a submucosa (*SM*). Observe que as camadas musculares circular interna (*CI*) e longitudinal externa (*LE*) da túnica muscular externa são compostas de fibras musculares esqueléticas, indicando que essa seção foi retirada do terço superior do esôfago (132 ×).

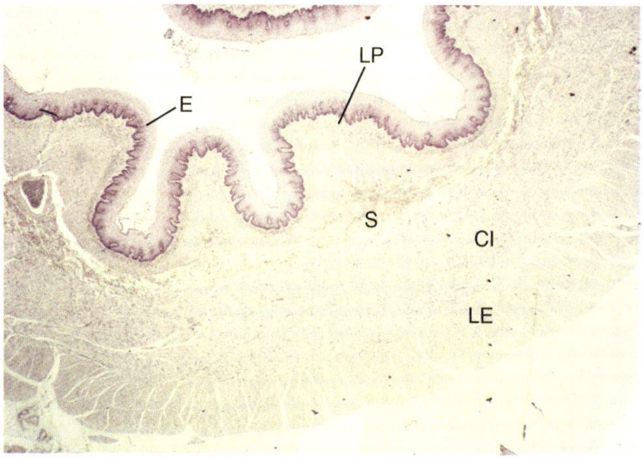

Figura 17.2 Esôfago. Observe que o lúmen é revestido de um epitélio estratificado pavimentoso relativamente espesso (*E*) que forma uma rede bem desenvolvida de papilas com a lâmina própria (*LP*) subjacente. A submucosa (*S*) é circundada por uma espessa túnica muscular externa, composta de uma camada muscular circular interna (*CI*) e uma longitudinal externa (*LE*) (17 ×).

As **glândulas cárdicas esofágicas** secretam o muco que reveste o esôfago, lubrificando-o para proteger o epitélio e facilitar o transporte do bolo alimentar até o estômago.

Submucosa

A submucosa do esôfago abriga as glândulas mucosas conhecidas como glândulas esofágicas propriamente ditas.

Um tecido conjuntivo denso e fibroelástico forma a **submucosa** do esôfago, que abriga as **glândulas esofágicas propriamente ditas**. O esôfago e o duodeno são as duas únicas regiões do canal alimentar com glândulas na submucosa.

Micrografias eletrônicas dessas glândulas tubuloacinosas indicam que suas unidades secretoras são compostas de células mucosas e células serosas. As **células mucosas** têm núcleos achatados localizados na região basal e acúmulos apicais de grânulos secretores cheios de mucinogênio. As **células serosas** apresentam núcleos redondos centralmente localizados e numerosos grânulos de secreção citoplasmáticos que abrigam a proenzima **pepsinogênio** e o agente antibacteriano **lisozima**. Os ductos dessas glândulas liberam suas secreções no lúmen esofágico.

O **plexo submucoso** está em sua localização habitual dentro da submucosa, nas proximidades da camada circular interna da túnica muscular externa.

Camadas musculares externa e adventícia

A túnica muscular externa do esôfago é composta de células de musculatura lisa e esquelética.

A túnica esofágica **muscular externa** está disposta em suas duas camadas habituais, circular interna e longitudinal externa. No entanto, essas camadas musculares são especiais por serem compostas de fibras musculares esqueléticas e lisas. A musculatura externa do terço superior do esôfago é composta principalmente de músculo esquelético e recebe inervação do nervo vago (NC X), o terço médio é composto de musculatura lisa e esquelética, e o terço inferior tem apenas fibras musculares lisas que são inervadas por fibras do sistema nervoso entérico. O **plexo de Auerbach** ocupa sua posição usual entre as camadas de músculos lisos circular interna e longitudinal externa da túnica muscular externa.

O esôfago é coberto por uma túnica **adventícia** até atravessar o diafragma; depois é coberto por uma túnica **serosa**.

HISTOFISIOLOGIA DO ESÔFAGO

O bolo alimentar que entra no esôfago é conduzido, por ação peristáltica da camada muscular externa, para o estômago a uma velocidade de aproximadamente 50 mm/seg. O esôfago tem esfíncteres fisiológicos em dois níveis, o *esfíncter esofágico superior* (*esfíncter faringoesofágico*), capaz de prevenir o refluxo do esôfago para a faringe; e os dois *esfíncteres esofágicos inferiores* (*esfíncteres gastresofágicos*), formados pelo **esfíncter interno** (composto de musculatura lisa) e pelo **esfíncter externo** (composto do músculo esquelético do diafragma). Esses dois esfíncteres esofágicos inferiores normalmente impedem o refluxo do estômago para o esôfago. O esfíncter gastresofágico interno está localizado na região onde o esôfago passa pelo diafragma e se une ao estômago. As fibras musculares desse esfíncter estão sempre em tônus, exceto quando o bolo alimentar está prestes a passar para o estômago ou quando o indivíduo está vomitando. O esfíncter esofágico externo circunda o esôfago para fechar seu lúmen durante a inspiração e durante a elevação da pressão intra-abdominal (como durante a defecação).

Correlações clínicas

1. À medida que o esôfago passa pelo diafragma, é reforçado por fibras dessa estrutura muscular. Em algumas pessoas, o desenvolvimento é anormal, causando uma abertura no diafragma ao redor da parede do esôfago, que permite a herniação do estômago para a caixa torácica. Essa condição, conhecida como **hérnia de hiato**, enfraquece o esfíncter gastresofágico, permitindo o refluxo do conteúdo gástrico para o esôfago.
2. Esfíncteres gastresofágicos enfraquecidos ou com mau funcionamento permitem que o conteúdo do estômago retorne para o esôfago, uma condição conhecida como **doença do refluxo gastresofágico (DRGE)**. Quando o conteúdo ácido do estômago entra no lúmen do esôfago, geralmente cria uma sensação de queimação (azia) na região esternal mediana do tórax, ocasionalmente acompanhada de regurgitação. A DRGE afeta aproximadamente 15 a 20% da população nos países "desenvolvidos". Na maioria dos casos, pode ser tratada com mudanças no estilo de vida do paciente, como perda de peso; exercícios moderados; elevação da cabeça à noite; e eliminação de alimentos ácidos, condimentados, gordurosos, café, álcool e outros alimentos que o paciente percebe que agravam a condição. Se as mudanças no estilo de vida não forem suficientes, podem ser necessários o uso de medicamentos, como **inibidores da bomba de prótons (IBPs)**, e até mesmo cirurgia. Foi relatado que pacientes que tomam IBP têm uma incidência maior de deficiência de vitamina B_{12} do que aqueles que não tomam esses medicamentos. Além disso, os indivíduos que tomam IBP têm um risco 33% maior de doença renal crônica ou doença renal em estágio terminal do que os pacientes tratados com outro tipo de medicamento contra a DRGE, a saber, antagonistas do receptor da histamina-2.

Correlações clínicas

3. Acredita-se que o **esôfago de Barrett** (ou **síndrome de Barrett**) seja uma condição pré-maligna causada inicialmente pela DRGE. Parte do epitélio estratificado pavimentoso não queratinizado do esôfago, geralmente na porção inferior, é substituída por um epitélio simples cilíndrico, que se assemelha ao revestimento do estômago. Ao exame endoscópico, essa área metaplásica tem coloração avermelhada; para ser classificada como esôfago de Barrett, deve haver comprometimento de pelo menos 3 cm do esôfago. Se houver manchas vermelhas na parte inferior do esôfago, pode ser necessária uma ressecção esofágica.

Estômago

O estômago é responsável pelo processamento dos alimentos ingeridos e pela formação de um fluido ácido espesso conhecido como quimo.

O estômago é uma estrutura sacular que, em estado de repouso no adulto médio, tem um volume de apenas 50 mℓ. Quando completamente distendido, entretanto, pode conter até 1.500 mℓ de alimento e suco gástrico. Porém, conforme o estômago se expande, sua pressão intraluminal permanece relativamente constante devido à grelina e ao reflexo vagovagal. O hormônio **grelina**, liberado pelas células do sistema neuroendócrino difuso (SNED), não apenas induz a sensação de fome, mas também modula o relaxamento receptivo das fibras musculares lisas da túnica muscular externa. No **reflexo vagovagal**, o nervo vago, ao fornecer informações de *feedback* à túnica muscular externa do estômago, mantém a musculatura relaxada. O nervo vago também induz três efeitos adicionais: (1) estimulação da produção de **ácido clorídrico (HCl)** pelas células parietais; (2) liberação de histamina por células semelhantes à enterocromafim (ECL; do inglês, *enterochromaffin-like*); e (3) inibição das células delta, cuja função é impedir a liberação de gastrina pelas células G (ver seção posterior sobre a produção de HCl).

Anatomicamente, o estômago tem uma curvatura menor côncava e uma curvatura maior convexa. Observações macroscópicas revelam que o estômago tem quatro regiões:

- **Cárdia**: região estreita na junção gastresofágica, com 2 a 3 cm de largura
- **Fundo**: região em forma de cúpula à esquerda do esôfago, frequentemente preenchida por gases

- **Corpo**: é a maior porção, responsável pela formação do quimo
- **Piloro** (**antro pilórico**): porção em forma de funil, contraída, equipada com um esfíncter pilórico espesso, que controla a liberação intermitente de quimo para o duodeno.

HISTOLOGIA GÁSTRICA

Histologicamente, o estômago tem três regiões: cárdica, fúndica e pilórica. Como o fundo e o corpo são idênticos, os dois juntos são chamados de **região fúndica**. As três regiões apresentam **rugas**, pregas longitudinais da mucosa e da submucosa (mas transversais no antro pilórico), que desaparecem no estômago distendido. As rugas permitem a expansão do estômago à medida que se enche de alimentos e suco gástrico. Além disso, o revestimento epitelial do estômago invagina para a mucosa, formando as **fossetas gástricas** (**fovéolas**), que são mais rasas na região cárdica e mais profundas na região pilórica. As fossetas gástricas aumentam a área de superfície do revestimento gástrico. De cinco a sete **glândulas gástricas** da lâmina própria desembocam no fundo de cada fosseta gástrica.

A discussão subsequente sobre o estômago detalha a região fúndica, porque a anatomia microscópica de cada uma das regiões restantes é uma variação da região fúndica. A Figura 17.4 representa esquematicamente os principais elementos histológicos dessa região.

Mucosa fúndica

A mucosa da região fúndica do estômago é formada pelos três componentes usuais: (1) epitélio que reveste o lúmen; (2) tecido conjuntivo subjacente, a lâmina própria; e (3) camadas de músculo liso formando a muscular da mucosa.

Epitélio

O revestimento epitelial do estômago secreta um muco visível, que adere a ele e o protege.

O lúmen da região fúndica do estômago é revestido de um epitélio simples cilíndrico, composto de células mucosas de revestimento superficial (ou células mucosas superficiais), células regenerativas e algumas células gustativas (células sensoriais). As **células mucosas de revestimento superficial** produzem

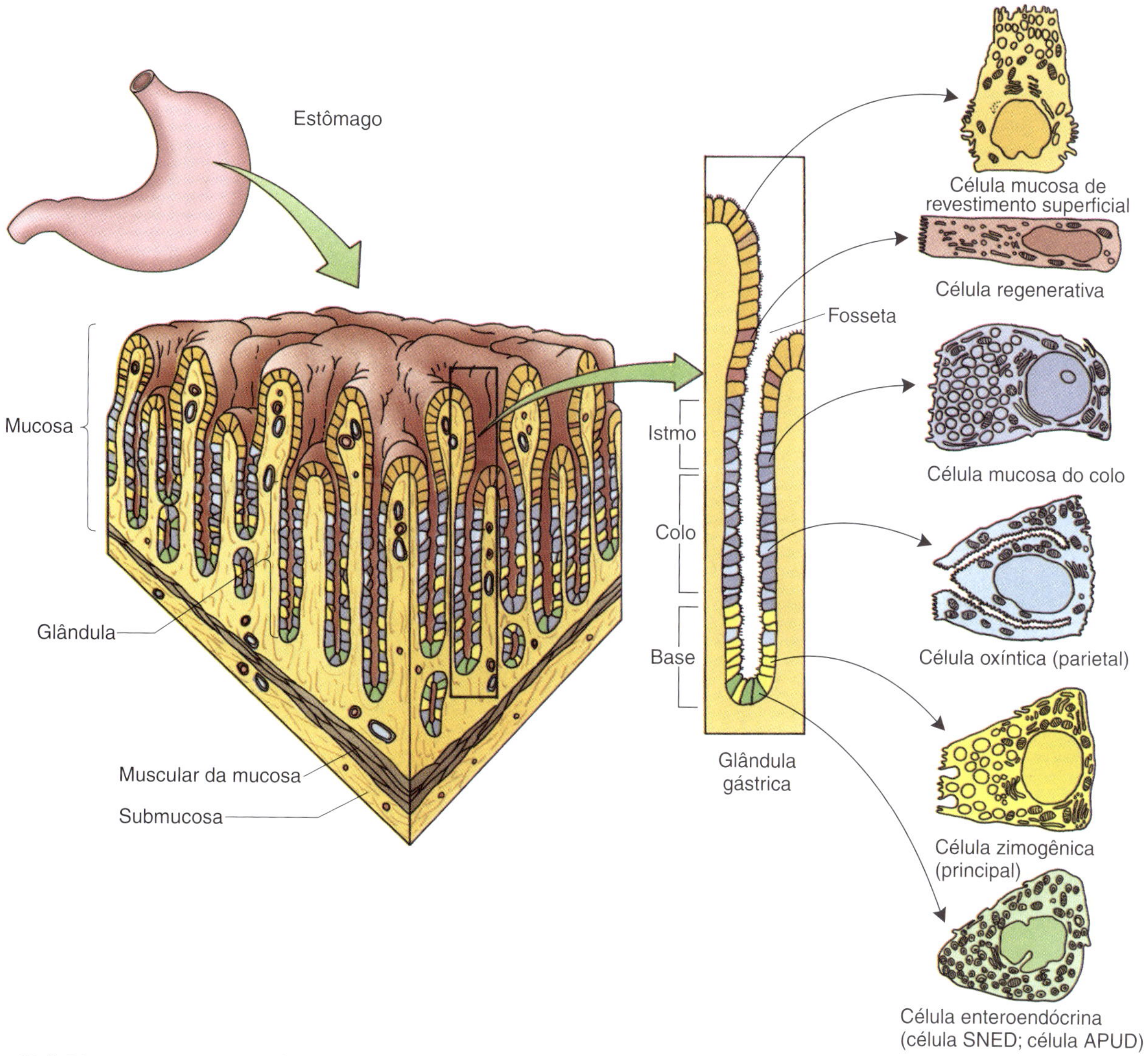

Figura 17.4 Diagrama esquemático da região fúndica do estômago e da glândula fúndica e sua composição celular. As glândulas fúndicas se abrem na parte inferior das fossetas gástricas. Cada glândula é subdividida em istmo, colo e base (ou fundo). APUD, *amine precursor uptake and decarboxilation*; SNED, sistema neuroendócrino difuso.

uma espessa camada de muco semelhante a um gel, conhecida como **muco visível** (Figura 17.5), que adere ao revestimento do estômago e o protege da autodigestão. Além disso, íons bicarbonato, que ficam presos nessa camada de muco, auxiliam na manutenção de um pH relativamente neutro na interface com as membranas das células mucosas de revestimento superficial, apesar do baixo pH (ácido) do conteúdo luminal. As células do revestimento superficial continuam nas fossas gástricas, contribuindo para a formação de seu revestimento epitelial. As **células regenerativas** também estão presentes na base dessas fossetas, mas, por serem mais numerosas no colo das glândulas gástricas, são discutidas com elas. Um pequeno número de células gustativas que reconhecem as sensações de sabor doce, amargo e umami também está presente no epitélio fúndico (consulte a seção posterior sobre o intestino delgado, e, no Capítulo 16, a seção sobre papilas gustativas).

As superfícies apicais das células mucosas de revestimento têm microvilosidades curtas cobertas por glicocálice, e seu citoplasma apical exibe a presença de grânulos secretores que contêm um precursor do muco visível (Figura 17.6). Essas células formam intricadas zônulas de oclusão e zônulas de adesão com as células vizinhas, e seu citoplasma basal é ocupado pelo núcleo, pelas mitocôndrias e pelas organelas para síntese proteica.

Lâmina própria

O tecido altamente vascularizado da **lâmina própria** tem uma população de fibroblastos, plasmócitos, linfócitos, mastócitos e componentes adicionais do **GALT**, bem como células musculares lisas ocasionais. No entanto, grande parte da lâmina própria é ocupada por aproximadamente 15 milhões de glândulas gástricas densamente compactadas, conhecidas como ***glândulas fúndicas (oxínticas)*** na região fúndica (Figura 17.7; ver também Figura 17.5).

Glândulas fúndicas. As **glândulas fúndicas** são compostas de seis tipos de células: células mucosas de revestimento superficial, células parietais (oxínticas), células regenerativas (tronco), células mucosas do colo, células principais (zimogênicas) e células SNED. Cada glândula se estende da base da fosseta gástrica até a muscular da mucosa e é subdividida em três regiões: (1) istmo, (2) colo e (3) base, sendo a base a mais longa (ver Figura 17.4) A distribuição dessas células nas três regiões da glândula é apresentada na Tabela 17.1.

As **células mucosas de revestimento superficial** na região do istmo foram descritas anteriormente. A estrutura e a função dos outros cinco tipos celulares são discutidas nas seções a seguir.

Células mucosas do colo

As células mucosas do colo produzem um muco solúvel que se mistura e lubrifica o quimo, reduzindo o atrito à medida que se desloca ao longo do trato digestório.

As **células mucosas do colo** são cilíndricas e têm microvilosidades curtas, núcleo e mitocôndrias localizados na região basal, um aparelho de Golgi bem desenvolvido e retículo endoplasmático rugoso (RER; Figura 17.8). Seu citoplasma apical é preenchido com grânulos de secreção que contêm **muco solúvel**

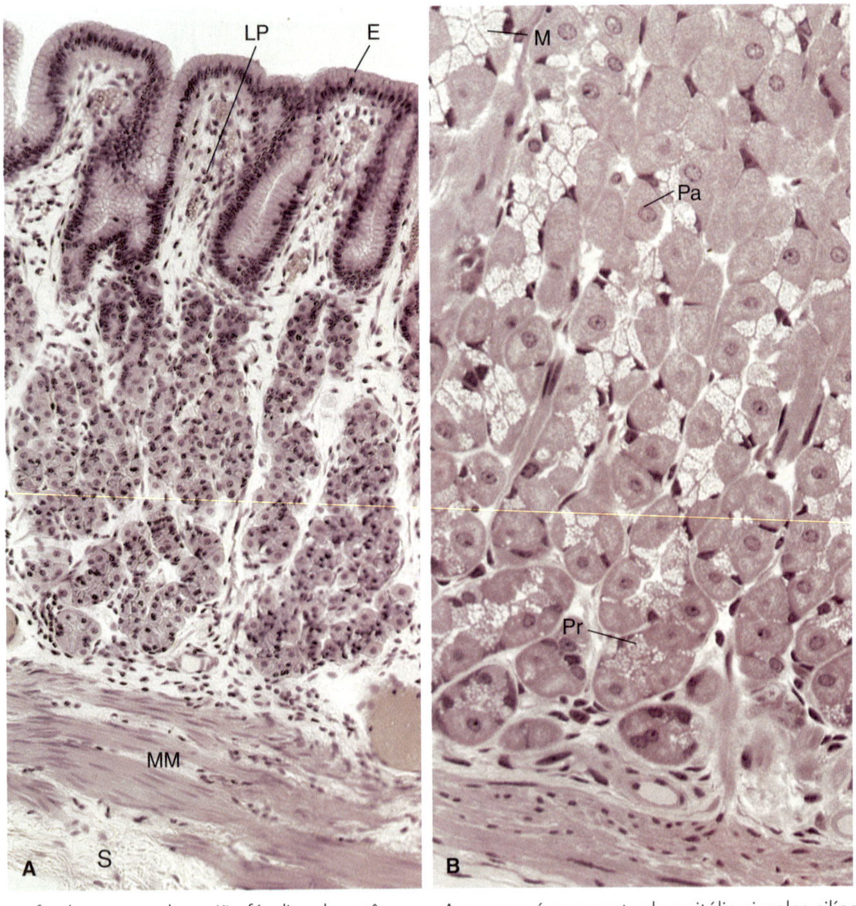

Figura 17.5 A. Fotomicrografia da mucosa da região fúndica do estômago. A mucosa é composta do epitélio simples cilíndrico (*E*), da lâmina própria de tecido conjuntivo (*LP*) e da muscular da mucosa (*MM*). Uma pequena seção da submucosa (*S*) é evidente no canto inferior esquerdo da fotomicrografia (132 ×). **B.** Fotomicrografia das glândulas fúndicas. Observe que as glândulas estão muito compactadas e grande parte do tecido conjuntivo está comprimida em finas faixas ocupadas por capilares (270 ×). Pr, célula principal; M, célula mucosa do colo; Pa, célula parietal.

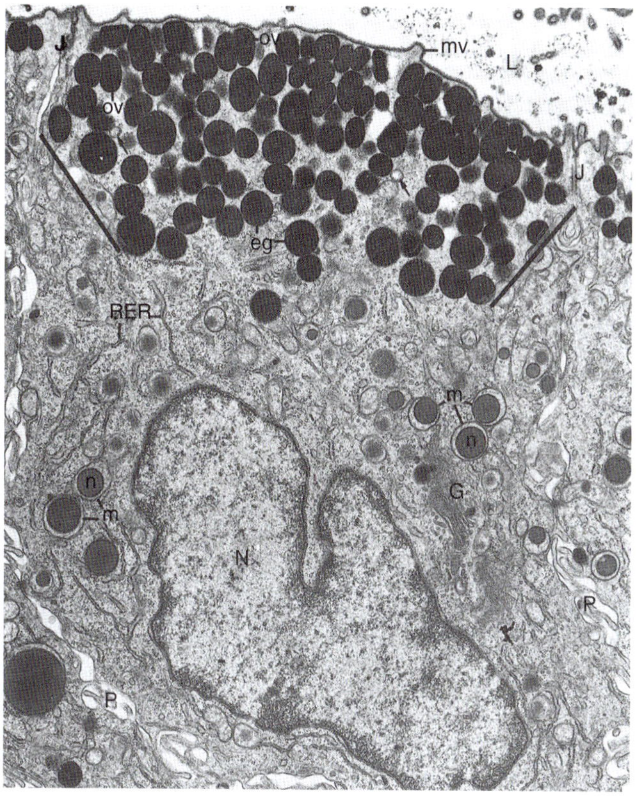

Figura 17.6 Micrografia eletrônica de uma célula de revestimento superficial do corpo do estômago de camundongo (11.632 ×). G, aparelho de Golgi; J, complexo juncional; L, lúmen; m, mitocôndrias exibindo grandes densidades esféricas conhecidas como *nódulos* (*n*); mv, microvilosidades; N, núcleo; ov, grânulos secretores ovais; P, projeções intercelulares; RER, retículo endoplasmático rugoso; eg, grânulos esféricos. (Fonte: Karam SF, Leblond CP. Identifying and counting epithelial cell types in the "corpus" of the mouse stomach. *Anat Rec*. 1992;232:231-246. Reprinted with permission from Wiley-Liss, Inc., a subsidiary of John Wiley & Sons, Inc.)

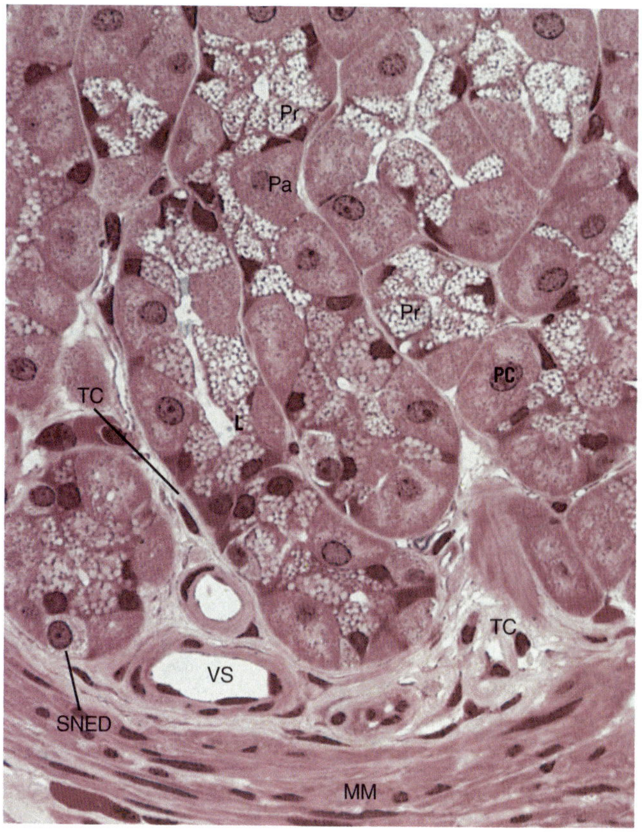

Figura 17.7 Esta fotomicrografia de grande ampliação da região fúndica do estômago exibe células principais (*Pr*), células parietais (*Pa*), (células SNED (*SNED*), o lúmen estreito (*L*) das glândulas fúndicas, a quantidade escassa de tecido conjuntivo (*TC*), vasos sanguíneos (*VS*) e muscular da mucosa (*MM*). (540 ×).

(não o muco visível sintetizado pelas células superficiais), que lubrifica o revestimento do estômago, reduzindo as forças de fricção à medida que o conteúdo gástrico é agitado. As membranas laterais das células mucosas do colo formam zônulas de oclusão e as zônulas de adesão com as células adjacentes.

Células regenerativas (células-tronco)

Relativamente poucas **células regenerativas** delgadas se intercalam com as células mucosas do colo das glândulas fúndicas (ver Figura 17.4). Essas células não têm muitas organelas, mas contam com um rico suprimento de ribossomos; seus núcleos estão situados na porção basal, têm pouca heterocromatina e exibem um grande nucléolo. As membranas celulares laterais dessas células também formam zônulas de oclusão e zônulas de adesão com as células adjacentes.

TABELA 17.1 Distribuição dos tipos celulares nas glândulas fúndicas.

Região	Tipo celular
Istmo	Células mucosas de revestimento superficial e algumas células SNED
Colo	Células mucosas do colo, células regenerativas, células parietais e algumas células SNED
Base	Células principais, células parietais ocasionais e algumas células SNED

SNED, sistema neuroendócrino difuso.

As células regenerativas proliferam para substituir todos os tipos celulares especializados que revestem as glândulas fúndicas e fossetas gástricas e a superfície luminal. As células recém-formadas migram para sua nova localização, tanto para áreas profundas na glândula como para cima, para a fosseta gástrica e o revestimento gástrico. As células de revestimento superficial, células SNED e células mucosas do colo são substituídas a cada 5 a 7 dias; desse modo, as células regenerativas têm alta taxa de proliferação.

Células parietais (oxínticas)

As células parietais produzem ácido clorídrico e fator intrínseco; ambos são liberados no lúmen do estômago.

As células parietais, grandes e de formato arredondado a piramidal, estão localizadas principalmente na metade superior das glândulas fúndicas e apenas ocasionalmente na base (ver Figuras 17.4, 17.5 e 17.7). Elas têm cerca de 20 a 25 μm de diâmetro e estão situadas na região periférica da glândula. Essas células fabricam **HCl** e **fator intrínseco**.

As células parietais têm núcleos arredondados, localizados na região basal, e seu citoplasma é eosinofílico. Suas características mais marcantes são as invaginações da membrana plasmática apical, que formam profundos **canalículos intracelulares**, revestidos de microvilosidades (Figuras 17.9 e 17.10). O citoplasma que margeia os canalículos intracelulares é ricamente dotado de vesículas arredondadas e tubulares, o denominado **sistema tubulovesicular**. As células parietais são ricas em mitocôndrias,

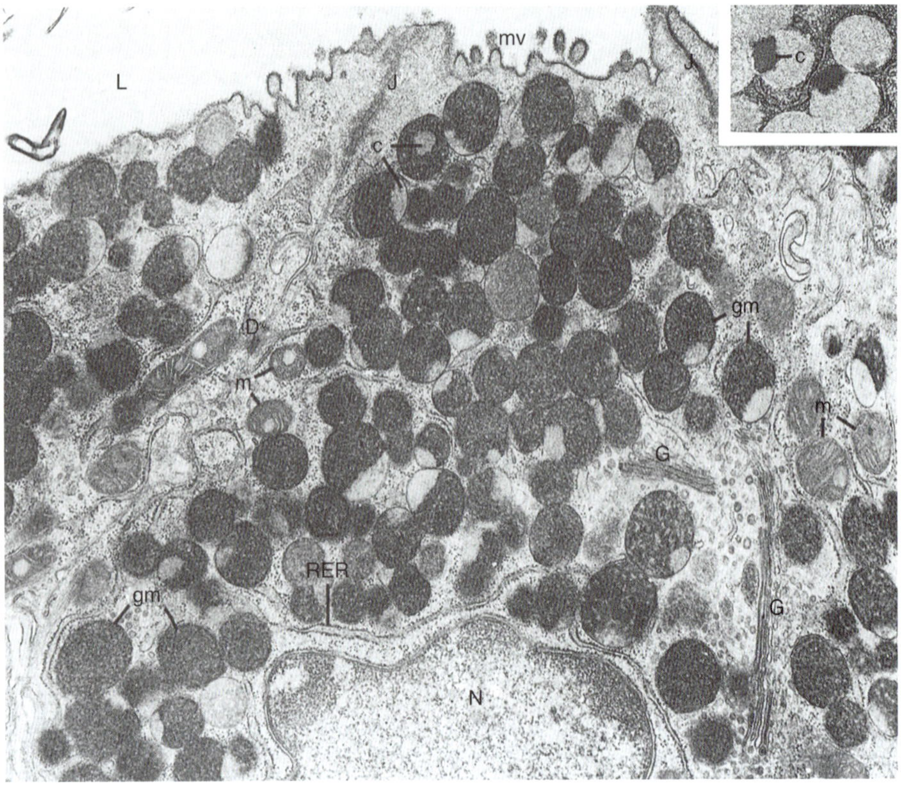

Figura 17.8 Micrografia eletrônica de uma célula mucosa do colo da região do corpo de estômago de camundongo. *Detalhe*: grânulo secretor. c, grânulo com cerne elétron-denso; D, desmossomo; G, aparelho de Golgi; J, complexo juncional; L, lúmen; m, mitocôndrias; gm, grânulos mucosos; mv, microvilosidades; N, núcleo; RER, retículo endoplasmático rugoso. (Fonte: Karam SF, Leblond CP. Identifying and counting epithelial cell types in the "corpus" of the mouse stomach. *Anat Rec*. 1992;232:231-246. Reprinted with permission from Wiley-Liss, Inc., a subsidiary of John Wiley & Sons, Inc.)

cujo volume combinado constitui quase metade do citoplasma. Apenas uma pequena quantidade de RER e aparelho de Golgi está presente.

Correlações clínicas

O fator intrínseco, uma glicoproteína secretada no lúmen do estômago, é necessário para a absorção de vitamina B_{12} pelo íleo. A ausência desse fator resulta em deficiência dessa vitamina, com consequente desenvolvimento de **anemia perniciosa**. Como o fígado armazena grandes quantidades de vitamina B_{12}, a deficiência pode levar vários meses para se desenvolver depois de interrompida a produção do fator intrínseco.

A abundância de vesículas do sistema tubulovesicular e o número de microvilosidades têm relação indireta entre si e variam de acordo com a atividade secretora de HCl da célula. Durante a produção ativa de HCl, o número de vesículas do sistema tubulovesicular diminui e o número de microvilosidades aumenta, indicando que a membrana armazenada como túbulos e vesículas é provavelmente utilizada para a formação de microvilos, aumentando a área de superfície celular de quatro a cinco vezes durante os preparativos para a produção de HCl.

O processo de formação de microvilosidades requer gasto de energia e envolve a polimerização de formas solúveis de actina e miosina em filamentos, que então interagem para transportar as membranas do sistema tubulovesicular para as membranas dos canalículos intracelulares. As membranas armazenadas têm alto teor de **H^+, K^+-ATPase** (uma proteína que bombeia prótons do citoplasma para o canalículo intracelular).

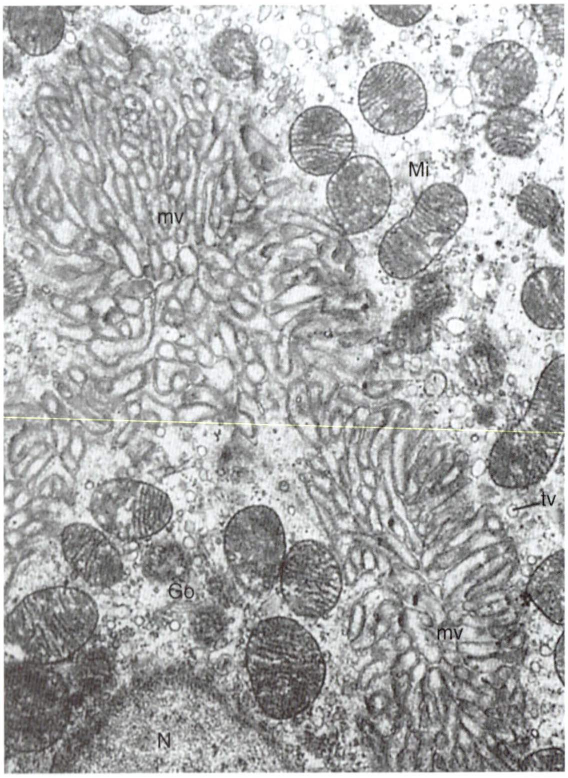

Figura 17.9 Micrografia eletrônica de uma célula parietal da região do corpo de estômago de camundongo (14.000 ×). Go, aparelho de Golgi; Mi, mitocôndrias; N, núcleo da célula parietal; tv, aparelho tubulovesicular; mv, microvilosidades. (Fonte: Rhodin JAG. *An Atlas of Ultrastructure*. Philadelphia: WB Saunders; 1963.)

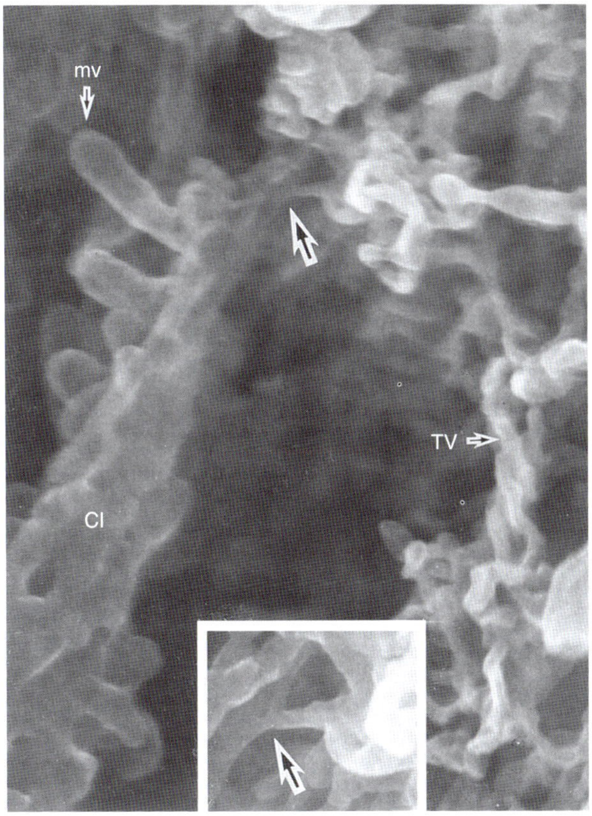

Figura 17.10 Microscopia eletrônica de varredura da superfície fraturada de uma célula parietal em repouso. A matriz citoplasmática foi removida pelo método aldeído-ósmio-DMSO-ósmio (ou método A-ODO), expondo as membranas citoplasmáticas. A rede tubulovesicular (*TV*) é conectada ao canalículo intracelular (*CI*) revestido de microvilosidades (*mv*, *seta*) (50.000 ×). *Detalhe*: ampliação maior da área indicada pela *seta* no painel (100.000 ×). (Fonte: Ogata T, Yamasaki Y. Scanning EM of the resting gastric parietal cells reveals a network of cytoplasmic tubules and cisternae connected to the intracellular canaliculus. *Anat Rec*. 2000;258:15-24. Reprinted with permission from Wiley-Liss, Inc., a subsidiary of John Wiley & Sons, Inc.)

Células principais (zimogênicas)

As células principais produzem as enzimas pepsinogênio, renina e lipase gástrica e as liberam no lúmen do estômago.

A maioria das células na base das glândulas fúndicas são **células principais**, cujas curtas microvilosidades cobertas por glicocálice se projetam da superfície apical da célula para o lúmen da glândula (ver Figuras 17.4, 17.5 e 17.7). Essas células cilíndricas têm um citoplasma basofílico, núcleo basal e lisossomos ocasionais e são fartamente dotadas de RER, aparelho de Golgi e grânulos secretores apicais, que abrigam as proenzimas **pepsinogênio**, **renina** e **lipase gástrica** (Figura 17.11). A exocitose do pepsinogênio das células principais é induzida por uma estimulação neural do nervo vago e pela ligação do hormônio secretina a receptores da membrana plasmática basal.

As células principais também sintetizam o hormônio **leptina**, que atua no núcleo arqueado do hipotálamo para inibir a sensação de fome. Assim, é antagonista do hormônio grelina.

Células do sistema neuroendócrino difuso (células enteroendócrinas; células APUD)

As células SNED podem ser do tipo aberto ou fechado; elas sintetizam hormônios endócrinos, parácrinos e neurócrinos.

Existem dois tipos de células SNED, **tipo aberto** e **tipo fechado**. As células SNED de tipo aberto alcançam o lúmen por meio de processos apicais longos e finos com microvilosidades, que podem servir para monitorar o conteúdo do lúmen gástrico. As células SNED de tipo fechado não têm esses processos; portanto, não têm acesso ao lúmen gástrico. O citoplasma das células SNED tem um RER e um aparelho de Golgi bem desenvolvidos e numerosas mitocôndrias. Além disso, são evidentes pequenos grânulos secretores, dispostos na **porção basal** na maioria das células (Figura 17.12). Todas as células SNED liberam o conteúdo de seus grânulos de secreção pela superfície basal na lâmina própria. Os hormônios que essas células liberam viajam curtas distâncias no tecido intersticial para atuar nas células-alvo na vizinhança imediata da célula sinalizadora (efeito parácrino) ou entram na circulação e percorrem uma distância maior para alcançar sua célula-alvo (efeito endócrino). Além disso, a substância liberada pode ser idêntica às neurossecreções. Por causa dessas três possibilidades, alguns pesquisadores empregam os termos **endócrino**, **parácrino** e **neurócrino** para diferenciar as substâncias secretadas.

Algumas células SNED são designadas individualmente, de acordo com a substância que sintetizam. Geralmente, um único tipo de célula SNED secreta apenas um hormônio, embora ocasionalmente outros tipos de células possam secretar dois hormônios diferentes. Existem pelo menos 13 tipos de células SNED, e apenas alguns estão localizados na mucosa do estômago. A Tabela 17.2 lista a maioria das células mais conhecidas, sua localização, o tamanho do grânulo e a substância secretada e a ação dessas substâncias. As células SNED foram localizadas não apenas no trato digestório, mas também no sistema respiratório e no pâncreas endócrino. Além disso, alguns dos produtos de secreção sintetizados e liberados por essas células SNED são idênticos às neurossecreções localizadas no SNC. O significado de sua localização diversa e das substâncias que sintetizam ainda não é totalmente compreendido.

MUSCULAR DA MUCOSA DO ESTÔMAGO

As células musculares lisas que compõem a **muscular da mucosa** estão dispostas em três camadas. As camadas circular interna e longitudinal externa são bem definidas. Uma eventual terceira camada, cujas fibras estão dispostas circularmente (circular mais externa), nem sempre é evidente.

Correlações clínicas

As **células do SNED** estão distribuídas pelo sistema respiratório, trato digestório e pâncreas. Essas células sintetizam diversos hormônios e são conhecidas por vários nomes, como **células argentafins** e **células argirofílicas**, porque são coradas com sais de prata; **células enterocromafins** porque são coradas com sais de cromo; **células APUD** (*amine precursor uptake and decardoxylation*) porque algumas delas podem captar e descarboxilar precursores de aminas; e **células enteroendócrinas** porque estão localizadas no epitélio do trato digestório e são responsáveis pela síntese e liberação de hormônios. Com exceção das células APUD, que são derivadas de células da crista neural, as células SNED são derivadas de células regenerativas (células-tronco) do epitélio do canal alimentar.

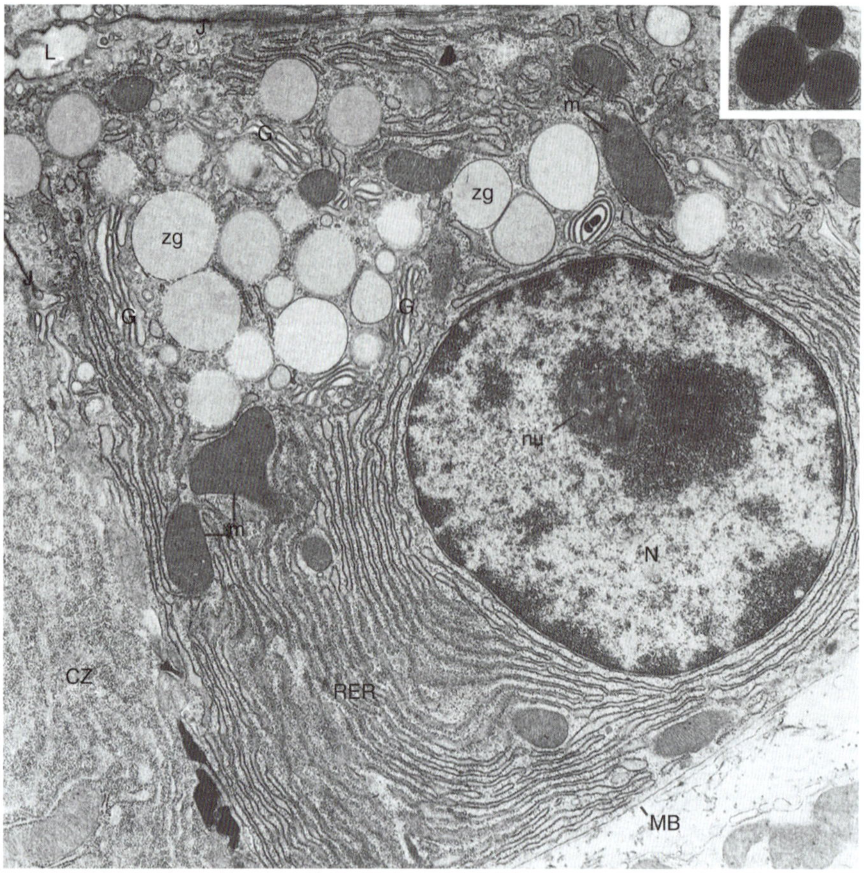

Figura 17.11 Micrografia eletrônica de uma célula principal da região fúndica de estômago de camundongo (11.837 ×). MB, membrana basal; G, aparelho de Golgi; L, lúmen; m, mitocôndrias; N, núcleo; nu, nucléolo; RER, retículo endoplasmático rugoso; CZ, célula zimogênica (principal); gz, grânulos de zimogênio. (Fonte: Karam SF, Leblond CP. Identifying and counting epithelial cell types in the "corpus" of the mouse stomach. *Anat Rec.* 1992;232:231-246. Reprinted with permission from Wiley-Liss, Inc., a subsidiary of John Wiley & Sons, Inc.)

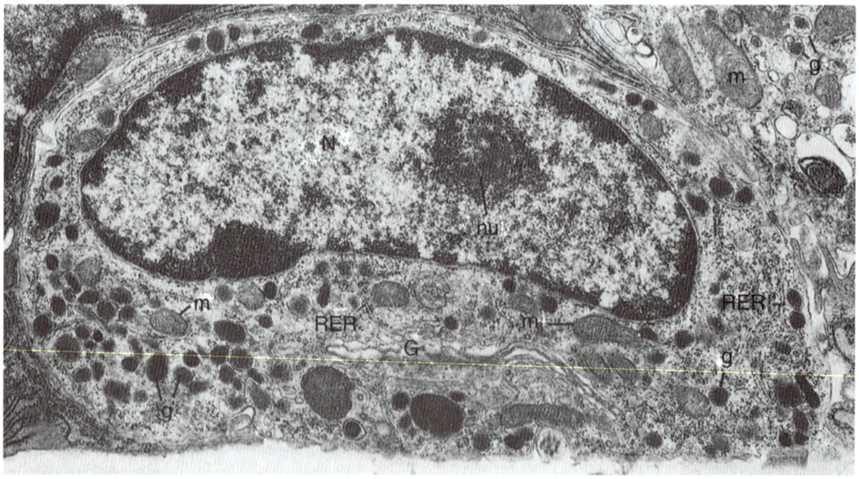

Figura 17.12 Micrografia eletrônica de uma célula do sistema neuroendócrino difuso da região do corpo do estômago de um camundongo. g, grânulos secretores; G, aparelho de Golgi; N, núcleo; nu, nucléolo; m, mitocôndrias; RER, retículo endoplasmático rugoso. (Fonte: Karam SF, Leblond CP. Identifying and counting epithelial cell types in the "corpus" of the mouse stomach. *Anat Rec.* 1992;232:231-246. Reprinted with permission from Wiley-Liss, Inc., a subsidiary of John Wiley & Sons, Inc.)

Diferenças entre as mucosas das regiões cárdica e pilórica

A mucosa da **região cárdica** do estômago é diferente da região fúndica porque as fossetas gástricas são mais rasas e a base de suas glândulas é muito convoluta. A população celular das glândulas cárdicas é composta principalmente de células do revestimento superficial, algumas células mucosas do colo, algumas células SNED e células parietais e *nenhuma célula principal* (Figuras 17.13 e 17.14).

As glândulas da **região pilórica** contêm os mesmos tipos celulares da região cárdica, mas o tipo de célula predominante no piloro é a célula mucosa do colo. Além de produzir muco solúvel, essas células secretam **lisozima**, uma enzima bactericida. As glândulas pilóricas são muito retorcidas e tendem a

TABELA 17.2 **Células do sistema neuroendócrino difuso e hormônios do trato gastrintestinal.**

Célula	Localização	Hormônio produzido	Tamanho dos grânulos (nm)	Ação hormonal
A	Estômago e intestino delgado	Glucagon (enteroglucagon)	250	Estimula a glicogenólise pelos hepatócitos, elevando os níveis de glicose no sangue
D	Estômago e intestino grosso e delgado	Somatostatina	350	Inibe a liberação de hormônios pelas células SNED em sua vizinhança
EC	Estômago e intestino grosso e delgado	Serotonina, substância P	300	Aumenta o movimento peristáltico
ECL	Estômago	Histamina	450	Estimula a secreção de HCl
G	Estômago e intestino delgado	Gastrina	300	Estimula a secreção de HCl, a motilidade gástrica (especialmente a contração da região pilórica e o relaxamento do esfíncter pilórico para regular o esvaziamento do estômago) e a proliferação de células regenerativas (tronco) no corpo do estômago
GL	Estômago e intestino grosso e delgado	Glicentina	400	Estimula a glicogenólise dos hepatócitos, elevando os níveis de glicose no sangue
Gr (célula P/D1)	Estômago e intestino delgado, bem como nas células Gr das ilhotas de Langerhans no pâncreas (leptina secretada principalmente pelos adipócitos)	Grelina *e também* Leptina	?	A grelina induz a sensação de fome e modula o relaxamento receptivo das fibras musculares lisas da camada muscular externa. A leptina inibe a sensação de fome
I	Intestino delgado	Colecistocinina	250	Estimula a liberação de enzimas pancreáticas e a contração da vesícula biliar; também reduz a ingestão de alimentos e neutraliza os efeitos da gastrina
K	Intestino delgado	Peptídeo inibidor gástrico (GIP, do inglês *gastric inhibitory peptide*)	350	Inibe a secreção de HCl
L	Intestino grosso e delgado	PYY GLP-1 GLP-2 OXM	?	Reduz o apetite, diminui a motilidade gástrica; aumenta a função do colo. Estimula a secreção de insulina e inibe a de glucagon; reduz o apetite. Estimula a atividade mitótica nas criptas de Lieberkühn. Reduz o apetite e aumenta o gasto energético
Mo	Intestino delgado	Motilina		Aumenta o peristaltismo intestinal
N	Intestino delgado	Neurotensina	300	Aumenta o fluxo sanguíneo para o íleo e diminui a ação peristáltica dos intestinos delgado e grosso
PP (F)	Estômago e intestino grosso (principalmente pelas ilhotas de Langerhans)	Polipeptídeo pancreático	180	Reduz o apetite
S	Intestino delgado	Secretina	200	Estimula a liberação pelo pâncreas de um líquido rico em bicarbonato
VIP	Estômago e intestino grosso e delgado	Peptídeo intestinal vasoativo		Aumenta a ação peristáltica dos intestinos delgado e grosso e estimula a eliminação de água e íons pelo trato gastrintestinal

SNED, sistema neuroendócrino difuso; EC, célula enterocromafim; ECL, célula semelhante à enterocromafim (enterochromaffin-like cell); G, célula produtora de gastrina; GL, célula produtora de glicentina; GLP-1, peptídeo 1 semelhante ao glucagon (glucagon-like peptide); Gr, células produtoras de grelina; HCl, ácido clorídrico; MO, célula produtora de motilina; N, célula produtora de neurotensina; OXM, oxintomodulina; PP, célula produtora de polipeptídeo pancreático; PYY, peptídeo YY; VIP, célula produtora de peptídeo intestinal vasoativo.

se ramificar. Além disso, as fossetas gástricas da região pilórica são mais profundas do que nas regiões cárdica e fúndica, estendendo-se aproximadamente até a metade da lâmina própria (Figura 17.15 e Tabela 17.3).

Submucosa do estômago

O tecido conjuntivo denso não modelado e rico em fibras colágenas da **submucosa** gástrica tem uma grande rede vascular e linfática que supre e drena os vasos da lâmina própria. A população de células da submucosa assemelha-se à de qualquer tecido conjuntivo propriamente dito. O **plexo submucoso de Meissner** está em sua localização habitual, no interior da submucosa, nas proximidades da túnica muscular externa.

Túnica muscular externa

A túnica muscular externa do estômago é composta de três camadas de músculo liso: a camada oblíqua mais interna, a camada circular média e a camada longitudinal externa.

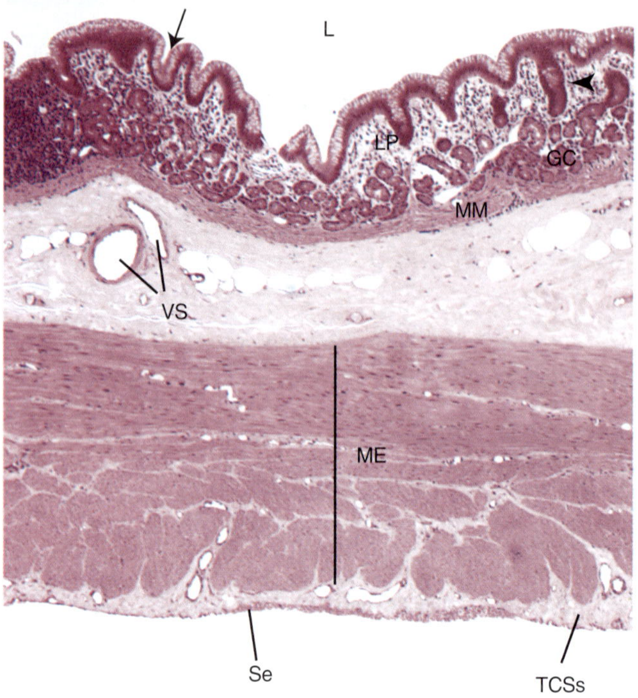

Figura 17.13 Esta fotomicrografia de ampliação muito baixa exibe a fosseta gástrica (*seta*) abrindo-se no lúmen (*L*) da região cárdica do estômago. A lâmina própria (*LP*), suas glândulas cárdicas (*GC*) e a muscular da mucosa (*MM*) são claramente evidentes. Os vasos sanguíneos (*VS*) da submucosa e da túnica muscular externa (*ME*) são facilmente identificáveis. Observe a presença da camada serosa (*Se*) e do tecido conjuntivo subseroso (*TCSs*) (56 ×).

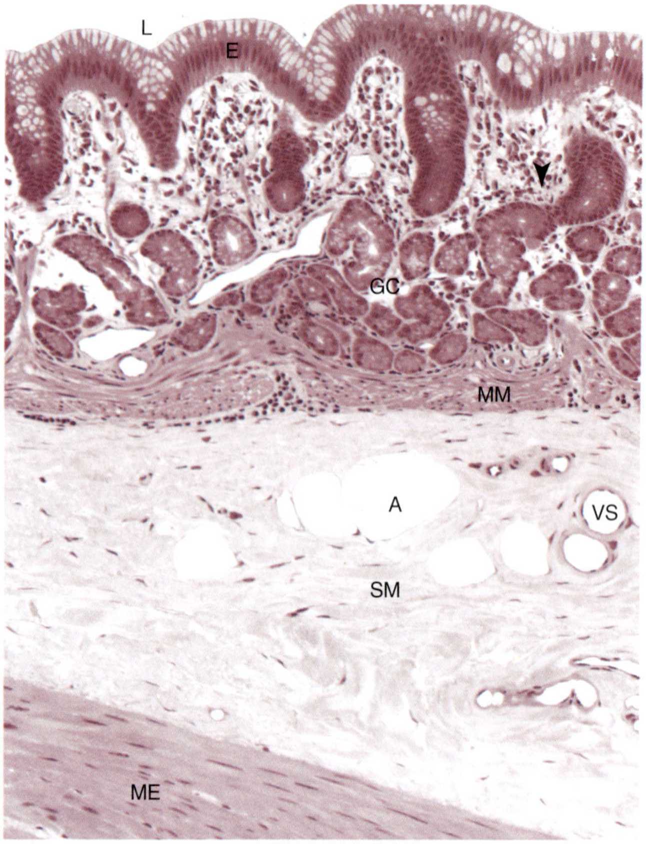

Figura 17.14 Esta fotomicrografia de baixa ampliação exibe o revestimento epitelial (*E*) do lúmen (*L*) da região cárdica do estômago. As células do tecido conjuntivo (*ponta de seta*) da lâmina própria, suas glândulas cárdicas (*GC*) e a muscular da mucosa (*MM*) são claramente evidentes. Os vasos sanguíneos (*VS*) e as células adiposas (*A*) da submucosa (*SM*) são facilmente reconhecidos. Observe uma pequena seção da túnica muscular externa (*ME*) na parte inferior esquerda (132 ×).

A **túnica muscular externa** é organizada em três camadas, uma **camada oblíqua interna** mal definida; uma **camada circular média** bem desenvolvida, que é especialmente pronunciada na região pilórica, onde forma o **esfíncter pilórico**; e a **camada muscular longitudinal externa**, que é mais evidente na região cárdica e no corpo do estômago, mas é pouco desenvolvida no piloro. Localizado entre as camadas circular média e longitudinal externa do músculo liso está o **plexo mioentérico de Auerbach**.

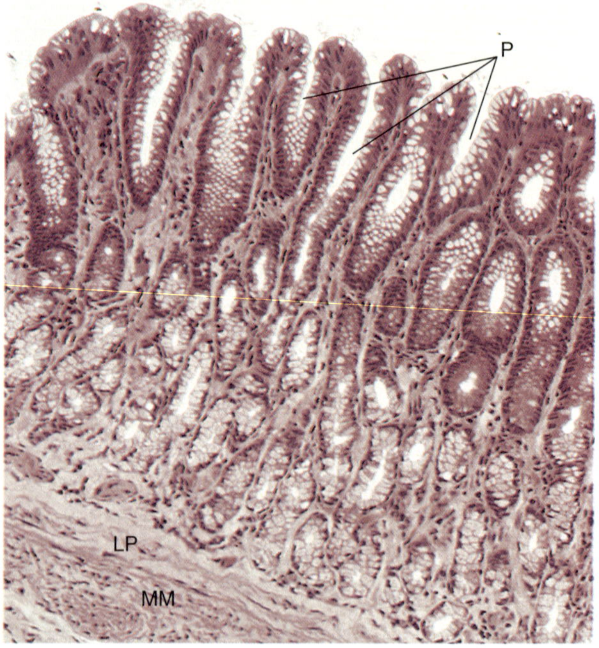

Figura 17.15 Fotomicrografia da região pilórica do estômago. As fossetas gástricas são muito mais profundas aqui do que nas regiões da cárdia e do fundo do estômago (132 ×). F, fossetas gástricas; LP, lâmina própria; MM, muscular da mucosa.

Correlações clínicas

Raramente, uma das artérias que atendem à curvatura menor do estômago, em vez de se ramificar ao entrar na submucosa em capilares de 0,1 a 0,5 mm de diâmetro, permanece como uma arteríola com diâmetro entre 1 e 5 mm. A pulsatilidade dessa arteríola aberrante pode corroer lentamente a submucosa; assim, o vaso se aproxima do revestimento epitelial da mucosa gástrica. Esse defeito de desenvolvimento pode resultar em uma complicação muito séria conhecida como **lesão de Dieulafoy**, caracterizada por erosão da parede arterial e sangramento na lâmina própria, que eventualmente sangra no lúmen do estômago. Os sintomas apresentados são **hematêmese** (vômito de sangue) e **melena** (fezes pretas). Se a condição não for diagnosticada precocemente e se a arteríola agressora for grande o suficiente, o paciente pode morrer devido à perda súbita de sangue.

TABELA 17.3 Histologia do canal alimentar.

Órgão	Epitélio	Tipo(s) celular(es) do epitélio	Lâmina própria	Células glandulares	Muscular da mucosa	Submucosa	Muscular externa	Serosa ou adventícia
Esôfago	Estratificado pavimentoso não queratinizado		Glândulas cárdicas esofágicas	Secretoras de muco	Camada longitudinal apenas	Glândulas esofágicas propriamente ditas	Circular interna e longitudinal externa	Adventícia (exceto na cavidade abdominal, onde há serosa)
Estômago (cárdia)	Simples cilíndrico	Células mucosas de revestimento superficial (sem células caliciformes)	Glândulas cárdicas; fossetas gástricas rasas	Células mucosas de revestimento superficial, células mucosas do colo, células regenerativas, células SNED, células parietais	Circular interna, longitudinal externa e, em alguns lugares, uma circular mais externa	Sem glândulas	Oblíqua interna, circular média, longitudinal externa	Serosa
Estômago (fundo)	Simples cilíndrico	Células mucosas de revestimento superficial (sem células caliciformes)	Glândulas fúndicas	Células mucosas de revestimento superficial, células mucosas do colo, células parietais, células regenerativas, células principais, células SNED	Circular interna, longitudinal externa e, em alguns lugares, uma circular mais externa	Sem glândulas	Oblíqua interna, circular média, longitudinal externa	Serosa
Estômago (piloro)	Simples cilíndrico	Células mucosas de revestimento superficial (sem células caliciformes)	Glândulas pilóricas; fossetas gástricas profundas	Células mucosas do colo, células mucosas do revestimento superficial, células parietais, células regenerativas, células SNED	Circular interna, longitudinal externa e, em alguns lugares, uma circular mais externa	Sem glândulas	Oblíqua interna, circular média (bem desenvolvida para formar o esfíncter pilórico), longitudinal externa	Serosa
Duodeno	Simples cilíndrico (com células caliciformes)	Células absortivas superficiais, células caliciformes, células SNED, células M ocasionais	Criptas de Lieberkühn	Células absortivas superficiais, células caliciformes, células regenerativas, células SNED, células de Paneth	Circular interna, longitudinal externa	Glândulas de Brunner	Circular interna, longitudinal externa	Serosa e adventícia
Jejuno	Simples cilíndrico (com células caliciformes)	Células absortivas superficiais, células caliciformes, células SNED, células M ocasionais	Criptas de Lieberkühn	Células absortivas superficiais, células caliciformes, células regenerativas, células SNED, células de Paneth	Circular interna, longitudinal externa	Sem glândulas	Circular interna, longitudinal externa	Serosa
Íleo	Simples cilíndrico (com células caliciformes)	Células absortivas superficiais, células caliciformes, células SNED, células M ocasionais	Criptas de Lieberkühn; placas de Peyer	Células absortivas superficiais, células caliciformes, células regenerativas, células SNED, células de Paneth	Circular interna, longitudinal externa	Sem glândulas (placas de Peyer podem se estender para esta camada)	Circular interna, longitudinal externa	Serosa
Intestino grosso (colo)[a]	Simples cilíndrico (com células caliciformes)	Células absortivas superficiais, células caliciformes, células SNED	Criptas de Lieberkühn	Células absortivas superficiais, células caliciformes, células regenerativas, células SNED	Circular interna, longitudinal externa	Sem glândulas	Circular interna, longitudinal externa modificada para formar as tênias do colo	Serosa e adventícia
Reto	Simples cilíndrico (com células caliciformes)	Células absortivas superficiais, células caliciformes, células SNED	Criptas rasas de Lieberkühn	Células absortivas superficiais, células caliciformes, células regenerativas, células SNED, células de Paneth	Circular interna, longitudinal externa	Sem glândulas	Circular interna, longitudinal externa	Adventícia
Canal anal	Simples cúbico; estratificado pavimentoso não queratinizado; estratificado pavimentoso queratinizado		Colunas retais; glândulas circum-anais; no ânus: folículos pilosos e glândulas sebáceas		Circular interna, longitudinal externa	Sem glândulas; plexos hemorroidais internos e externos	Circular interna (forma o esfíncter anal), longitudinal externa (torna-se uma camada fibroelástica)	Adventícia
Apêndice	Simples cilíndrico (com células caliciformes)	Células absortivas superficiais, células caliciformes, células SNED, células M ocasionais	Criptas rasas de Lieberkühn; nódulos linfoides	Células absortivas superficiais, células caliciformes, células regenerativas, células SNED, células de Paneth	Circular interna, longitudinal externa	Sem glândulas; nódulos linfoides ocasionais; possível infiltração adiposa	Circular interna, longitudinal externa	Serosa

[a]Inclui o ceco. SNED, sistema neuroendócrino difuso.

Serosa do estômago. Uma camada **serosa**, composta de tecido conjuntivo frouxo subseroso e coberto por um epitélio simples pavimentoso úmido e liso (mesotélio), reveste toda a superfície externa do estômago. Essa cobertura externa fornece um ambiente praticamente livre de fricção durante os movimentos de agitação do estômago.

Correlações clínicas

Três organismos familiares – *Pseudomonas*, *Legionella* e *Cryptosporidium* – que conseguem resistir aos efeitos letais de desinfetantes comumente empregados para desinfetar piscinas, banheiras de hidromassagem e fontes de água em parques aquáticos, mostraram ser os responsáveis pela maioria das infecções relacionadas à água nos EUA. Aproximadamente um terço das 27 mil doenças causadas por esses três organismos entre 2000 e 2014 ocorreram em piscinas e banheiras de hidromassagem de hotéis; aproximadamente 25% ocorreram em piscinas públicas e outros 25% ocorreram em clubes e parques aquáticos. Os 20% restantes provavelmente foram causados por piscinas privadas. A melhor maneira de limitar a exposição, evidentemente, é não entrar na água de piscinas e banheiras; no entanto, as pessoas que o fizerem devem se certificar de não engolir essa água.

HISTOFISIOLOGIA DO ESTÔMAGO

O revestimento e as glândulas do estômago produzem e liberam secreções no lúmen; essas secreções são compostas de água, ácido clorídrico, fator intrínseco, pepsinogênio, renina, lipase gástrica, muco visível e muco solúvel.

Depois que o bolo alimentar ultrapassa o esôfago através da junção gastresofágica até o estômago, é transformado em um fluido viscoso conhecido como **quimo**. Intermitentemente, o estômago libera pequenas quantidades de seu conteúdo pela **válvula pilórica** para o duodeno. O estômago liquefaz o alimento, continuando sua digestão por meio da produção de **HCl** e das enzimas **pepsina**, **renina** e **lipase gástrica** e pela produção de hormônios parácrinos.

Diariamente, são produzidos entre 2 e 3 ℓ de suco gástrico pelas glândulas estomacais. Esse suco gástrico é muito ácido (pH 2,0) e é composto de (1) **água** (derivada do fluido extracelular presente no tecido conectivo intersticial e liberada no lúmen do estômago pelas células parietais); (2) enzimas **pepsinogênio**, **renina** e **lipase gástrica** (sintetizadas pelas células principais); (3) **HCl** e **fator intrínseco**, produzidos pelas células parietais, onde o HCl torna o suco gástrico muito ácido (o que facilita a conversão do pepsinogênio inativo em sua forma ativa de pepsina); (4) **muco visível** (produzido por células de revestimento superficial), glicoproteínas que formam a camada mucosa que reveste e protege o epitélio do estômago da acidez do quimo e funciona como um ambiente de pH relativamente neutro que favorece o desenvolvimento da bactéria *Helicobacter pylori*; e (5) **muco solúvel**, que se torna parte do conteúdo gástrico (produzido pelas células mucosas do colo). No estômago, a absorção alimentos é pequena, embora algumas substâncias, como o álcool, possam ser absorvidas pela mucosa gástrica.

As três camadas musculares da túnica muscular externa interagem de tal maneira que, durante a contração, o conteúdo do estômago é agitado e o alimento ingerido é liquefeito para formar o **quimo**, um fluido viscoso com consistência de sopa de ervilha. A contração independente da camada muscular da mucosa expõe o quimo à totalidade da área de superfície da mucosa gástrica.

Esvaziamento do conteúdo gástrico

Graças à interação entre os neurônios dos plexos mioentérico e submucoso, bem como ao efeito do hormônio **grelina**, pode ser mantida uma pressão intraluminal relativamente constante, independentemente do grau de distensão estomacal. Com o estômago vazio, o piloro está sempre aberto; no entanto, durante o peristaltismo, o esfíncter pilórico está fechado. A contração coordenada da túnica muscular externa e o relaxamento momentâneo do esfíncter pilórico permitem o esvaziamento do estômago por meio da liberação intermitente de pequenas alíquotas do quimo no duodeno. A frequência de liberação de quimo no duodeno é relacionada com a acidez, o conteúdo calórico e lipídico e a osmolalidade do quimo. A produção das ondas peristálticas ocorre de forma rítmica e é gerada pelo marca-passo gástrico a uma frequência de aproximadamente três por minuto. Em resposta à chegada do quimo, os receptores no duodeno provocam o fechamento repentino do esfíncter pilórico e a contração da túnica muscular externa do antro pilórico, fazendo o quimo retornar ao corpo do estômago para continuar a se misturar com as enzimas digestivas.

Os fatores que facilitam o esvaziamento do estômago são o grau de distensão e a ação da **gastrina**, hormônio que estimula a contração da túnica muscular externa da região pilórica e o relaxamento do esfíncter pilórico. Os fatores que inibem o esvaziamento gástrico incluem distensão do duodeno; superabundância de gordura, proteínas ou carboidratos no quimo; e aumento da osmolaridade ou acidez excessiva do quimo entregue no duodeno. Esses fatores ativam um mecanismo de *feedback* neural, estimulando a liberação de colecistocinina, que neutraliza a gastrina, e liberando peptídeo inibitório gástrico, que também inibe as contrações gástricas.

Correlações clínicas

Pacientes que se sentem saciados depois de ingerir apenas uma pequena quantidade de comida e que apresentam inchaço, náuseas, vômito e dor frequente na região do estômago podem ter dificuldade em esvaziar o conteúdo estomacal. Se esse problema não for causado pelo bloqueio do orifício pilórico ou por obstrução do intestino delgado, é possível que o paciente esteja sofrendo de **gastroparesia** (**estase gástrica**). Em muitos casos, a causa dessa condição é idiopática (desconhecida), embora indivíduos que sofrem com diabetes tipo I por 5 anos ou mais tenham predisposição maior para a gastroparesia. Além disso, também foram indicados como possíveis fatores causais uma lesão do NC X (nervo vago); doença de Parkinson; hiperglicemia; infecção viral; distúrbios autoimunes e determinados medicamentos – como opioides, psicotrópicos e agentes quimioterápicos. As modalidades de tratamento devem abordar as condições subjacentes conhecidas, os efeitos colaterais dos medicamentos e, se for de causa idiopática, a administração cuidadosa de medicamentos que induzem o esvaziamento do estômago.

Produção gástrica de ácido clorídrico

São três as fases de produção de ácido clorídrico: cefálica, gástrica e intestinal.

O ácido clorídrico ativa a proenzima **pepsinogênio**, transformando-a em uma enzima proteolítica ativa, a **pepsina**, que auxilia na degradação do conteúdo alimentar pelo estômago. Como a pepsina requer um pH baixo para sua atividade, a presença de HCl fornece as condições necessárias de acidez **pH 2** ou menos.

Existem três fases para a produção de ácido clorídrico:

- **Cefálica**: a secreção provocada por fatores psicológicos (p. ex., o pensamento, o cheiro ou a visão do alimento, bem como o estresse) desencadeia impulsos parassimpáticos através do nervo vago, resultando na liberação do neurotransmissor **acetilcolina**
- **Gástrica**: secreção dos hormônios parácrinos: **gastrina** (pelas células G), **histamina** (pelas ECL) e acetilcolina (pelo nervo vago) devido à presença de certo tipo de alimento no estômago, bem como ao estiramento da parede estomacal
- **Intestinal**: a secreção decorrente da presença de alimentos no intestino delgado é induzida pelo hormônio endócrino **gastrina**, liberado pelas células G do intestino delgado.

Mecanismo de produção de ácido clorídrico pelo estômago

A produção de HCl é iniciada quando gastrina, histamina e acetilcolina se ligam à membrana plasmática basal das células parietais.

As células parietais têm receptores para gastrina, histamina-2 e acetilcolina em sua membrana plasmática basal. A ligação dessas moléculas de sinalização aos receptores apropriados faz com que as células produzam e liberem HCl no canalículo intracelular. O processo ocorre da seguinte maneira (Figura 17.16):

1. A enzima **anidrase carbônica** facilita a produção de ácido carbônico (H_2CO_3) a partir da água (H_2O) e do dióxido de carbono (CO_2), que, então, se dissocia em íons hidrogênio (H^+) e bicarbonato (HCO_3-) dentro do citoplasma da célula parietal.
2. A enzima **H^+, K^+-ATPase**, usando trifosfato de adenosina (ATP) como fonte de energia, bombeia para fora da célula íons H^+ intracelulares até os canalículos intracelulares e transfere íons de potássio extracelular (K^+) para a célula.
3. Proteínas carreadoras, usando ATP como fonte de energia, bombeiam K^+ e íon cloreto (Cl^-) para fora da célula e para dentro dos canalículos intracelulares. Assim, os íons Cl^- e H^+ entram no lúmen dos canalículos intracelulares separadamente, para então se combinarem em HCl.
4. O íon K^+ é transportado ativamente para dentro da célula através da membrana plasmática basal, bem como das microvilosidades que se projetam para os canalículos intracelulares, aumentando o nível intracelular de K^+. A alta concentração intracelular força o K^+ a deixar a célula por meio de canais iônicos localizados na membrana plasmática basal e na membrana plasmática das microvilosidades. Assim, o K^+ circula constantemente para dentro e para fora da célula parietal.
5. A água, derivada do líquido extracelular, entra na célula parietal e então deixa o citoplasma para entrar no canalículo intracelular como consequência das forças osmóticas geradas pela movimentação iônica que acabamos de descrever. Como o canalículo intracelular é contínuo com o lúmen do estômago, o HCl, produzido pelas células parietais, entra no lúmen gástrico.

Correlações clínicas

O revestimento do estômago é protegido do pH ácido pela atividade de tamponamento do HCO_3^- presente na camada de muco produzida pelas células mucosas de revestimento superficial e, até certo ponto, pelas células mucosas do colo. Além disso, as zônulas de oclusão das células epiteliais impedem o influxo de HCl na lâmina própria, protegendo a mucosa de danos. Ademais, as evidências sugerem que as **prostaglandinas**, liberadas pelas células SNED, protegem as células que revestem o lúmen gástrico e aumentam a circulação local, especialmente se houver comprometimento da integridade da barreira epitelial. Esse aumento do fluxo sanguíneo remove os íons H^+ que escaparam acidentalmente da lâmina própria.

Inibição da liberação de ácido clorídrico

Os hormônios **somatostatina** (produzidos pelas células D), **prostaglandina** (PGE_2) e **peptídeo inibitório gástrico** (**GIP**, *gastric inhibitory peptide*, produzido pelas células K) inibem a produção gástrica de HCl. A somatostatina atua nas células G e ECL, inibindo a liberação de gastrina e histamina, respectivamente. As prostaglandinas e o GIP atuam diretamente nas células parietais e inibem sua capacidade de produzir HCl.

Além disso, a **urogastrona** (**fator de crescimento epidérmico**), produzida pelas glândulas de Brunner do duodeno, atua diretamente nas células parietais para inibir a produção de HCl.

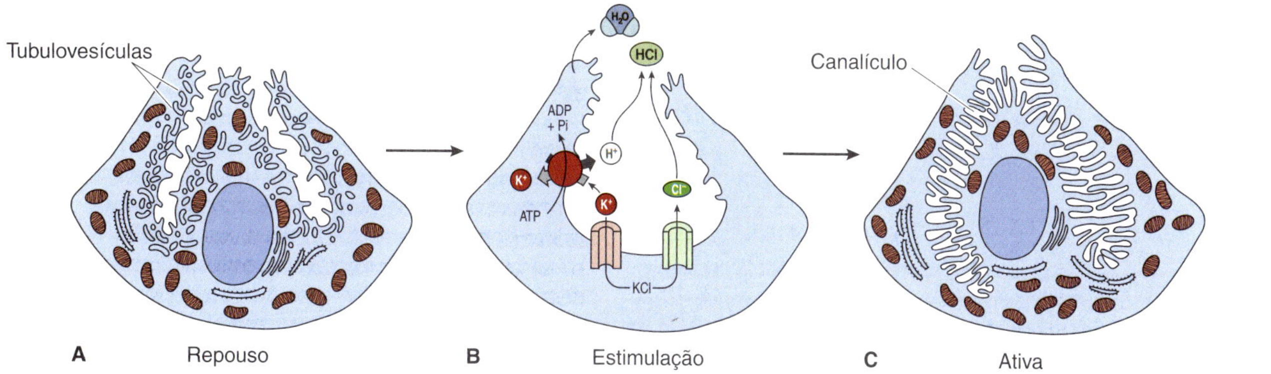

Figura 17.16 Diagrama esquemático de uma célula parietal. Observe o aparato tubulovesicular bem desenvolvido na célula em repouso (**A**) e o mecanismo de liberação do ácido clorídrico (**B**). **C.** Numerosas microvilosidades na célula ativa.

Correlações clínicas

1. Possivelmente, a causa mais comum de úlceras nos EUA é o uso prevalente dos anti-inflamatórios não esteroidais (AINEs) **ibuprofeno** e **ácido acetilsalicílico**. Esses dois fármacos inibem a produção de prostaglandinas, impedindo seus efeitos protetores sobre o revestimento do estômago.
2. A bactéria ***Helicobacter pylori***, localizada na camada de muco que protege o epitélio gástrico, também foi apontada como um possível fator na formação de úlceras.
3. Praticamente 12% das mortes relacionadas a câncer resultam de **carcinoma gástrico**, uma das patologias gastrintestinais malignas mais comuns. Embora o câncer possa estar localizado em qualquer região do estômago, geralmente a região da curvatura menor e o antro pilórico são os locais mais envolvidos.
4. Muitos indivíduos portadores de diabetes tipo 2, devido à obesidade ou outras condições, que foram submetidos à cirurgia de redução do estômago, experimentaram rápida redução em seus níveis de glicose no sangue. Até agora, não há explicação para esse resultado inesperado, embora tenha sido sugerido que os hormônios liberados pelas células SNED possam desempenhar papel importante.

Intestino delgado

O intestino delgado tem três regiões: duodeno, jejuno e íleo.

O **intestino delgado**, com 7 m de comprimento, é a região mais longa do trato alimentar. É dividido em três regiões: duodeno, jejuno e íleo. Ele não apenas continua o processo de digestão do conteúdo alimentar que começou na cavidade oral e no estômago, mas também absorve os produtos finais desse processo. Para realizar suas funções digestivas, o duodeno recebe enzimas e um tampão alcalino do pâncreas e a bile do fígado. Além disso, as células epiteliais e as glândulas da mucosa duodenal contribuem com tampões e enzimas que facilitam a digestão.

CARACTERÍSTICAS HISTOLÓGICAS COMUNS

Como as três regiões do intestino delgado são histologicamente semelhantes, vamos descrever, primeiramente, as características comuns. Após essa discussão, descreveremos as variações desse plano para cada segmento (ver Tabela 17.3). Em seguida, são considerados os aspectos funcionais.

Modificações da superfície luminal

A área da superfície do lúmen intestinal é ampliada pela formação de pregas circulares (plicas circulares), vilosidades, microvilosidades e, até certo ponto, criptas de Lieberkühn.

A superfície luminal do intestino delgado é modificada para aumentar a área. São descritos três tipos de modificações:

- **Pregas circulares** (***Plicas circulares*** ou **valvas de Kerckring**), que são dobras transversais da submucosa e da mucosa que formam elevações semicirculares ou helicoidais, algumas com até 8 mm de altura e 5 cm de comprimento. Ao contrário das pregas estomacais (rugas ou *rugae*), essas são estruturas permanentes do duodeno e do jejuno e terminam na metade proximal do íleo. Elas não apenas aumentam a área de superfície em duas ou três vezes, mas também servem para diminuir a velocidade de movimentação do quimo ao longo do canal alimentar
- As **vilosidades** (ou vilos), que são protrusões digitiformes ou foliáceas de tecido conjuntivo frouxo rico em células linfoides, conhecido como **lâmina própria**, recobertas por epitélio absortivo. O centro de cada vilosidade contém alças capilares, um canal linfático que termina em fundo cego (**quilífero**) e algumas fibras musculares lisas. As vilosidades são estruturas permanentes que variam em número, de 10 a 40 por mm^2 (Figuras 17.17 a 17.20). São mais numerosas no duodeno do que no jejuno ou íleo, e sua altura diminui de 1,5 mm no duodeno para cerca de 0,5 mm no íleo. Essas estruturas delicadas conferem uma aparência aveludada ao revestimento do órgão vivo. As vilosidades aumentam a área de superfície do intestino delgado em até 10 vezes
- **Microvilosidades**, que são modificações da membrana plasmática apical das células epiteliais que recobrem as vilosidades intestinais e aumentam a área de superfície do intestino delgado em até 20 vezes.

Assim, esses três tipos de modificações da superfície intestinal aumentam em 400 a 600 vezes a área de superfície disponível para absorção de nutrientes.

Invaginações no epitélio da lâmina própria entre as vilosidades formam as glândulas intestinais, ou **criptas de Lieberkühn**, que também ampliam a área de superfície do intestino delgado.

Mucosa intestinal

A mucosa do intestino delgado é composta pelas três camadas usuais: um epitélio simples cilíndrico, a lâmina própria e a muscular da mucosa.

Epitélio

O epitélio simples cilíndrico, que recobre as vilosidades e a superfície dos espaços entre os vilos, é composto de células absortivas superficiais (ou enterócitos), células caliciformes, células SNED, células M (células com micropregas) e, ocasionalmente, células tufo.

Células absortivas superficiais (enterócitos)

As células absortivas superficiais são células cilíndricas altas que participam no fim da digestão e na absorção de água e nutrientes.

As **células absortivas superficiais (ou enterócitos)**, que são as mais numerosas do epitélio, são células altas, com cerca de 25 μm de comprimento, com núcleos ovais localizados na porção basal e uma **borda estriada** na região apical (Figura 17.21; ver também Figura 17.19). As principais funções dessas células são a digestão terminal e a absorção de nutrientes e água. Além disso, essas células reesterificam ácidos graxos em triglicerídeos, formam quilomícrons e os transportam, bem como a maior parte dos nutrientes absorvidos, para a lâmina própria para que sejam distribuídos no organismo (ver discussão posterior).

Com o uso de microscopia eletrônica, observam-se até 3 mil **microvilosidades** na borda estriada de cada célula absortiva superficial, cada microvilosidade com aproximadamente 1 μm de comprimento, cujas pontas são cobertas por uma espessa camada de **glicocálice**. O revestimento de glicocálice não apenas protege as microvilosidades da autodigestão, mas seus componentes enzimáticos também atuam para a digestão final de dipeptídeos e dissacarídeos em seus monômeros componentes.

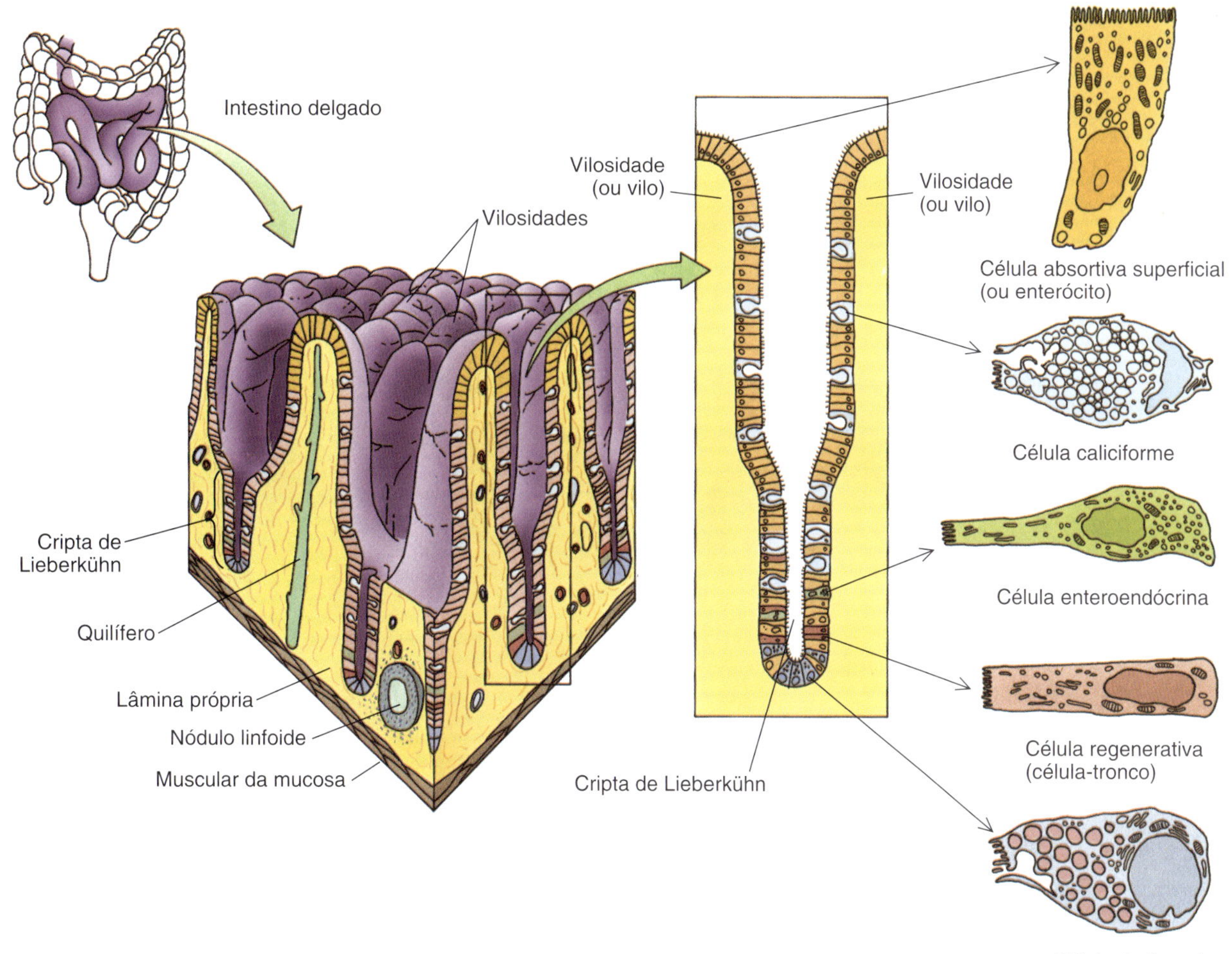

Figura 17.17 Diagrama esquemático da mucosa, das vilosidades, das criptas de Lieberkühn e das células componentes do intestino delgado. Observe que as criptas de Lieberkühn se abrem nos espaços entre as vilosidades; um nódulo linfoide solitário é mostrado na lâmina própria.

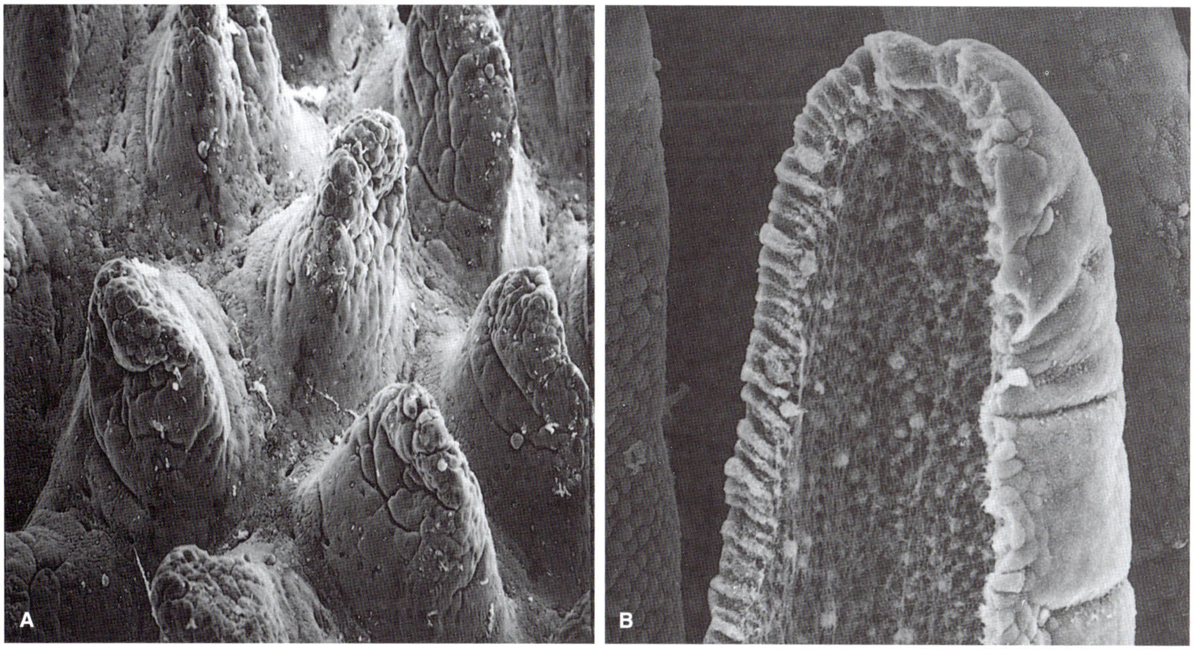

Figura 17.18 Micrografias eletrônicas de varredura de vilosidades do íleo de camundongo. **A.** Observe as vilosidades e as aberturas das criptas de Lieberkühn nos espaços entre os vilos (160 ×). **B.** Observe que a vilosidade está fraturada, revelando seu cerne de tecido conjuntivo e células migratórias (500 ×). (Fonte: Magney JE, Erlandsen SL, Bjerknes ML, Cheng H. Scanning electron microscopy of isolated epithelium of the murine gastrintestinal tract: morphology of the basal surface and evidence for paracrine-like cells. *Am J Anat.* 1986;177:43-53. Reprinted with permission from Wiley-Liss, Inc., a subsidiary of John Wiley & Sons, Inc.)

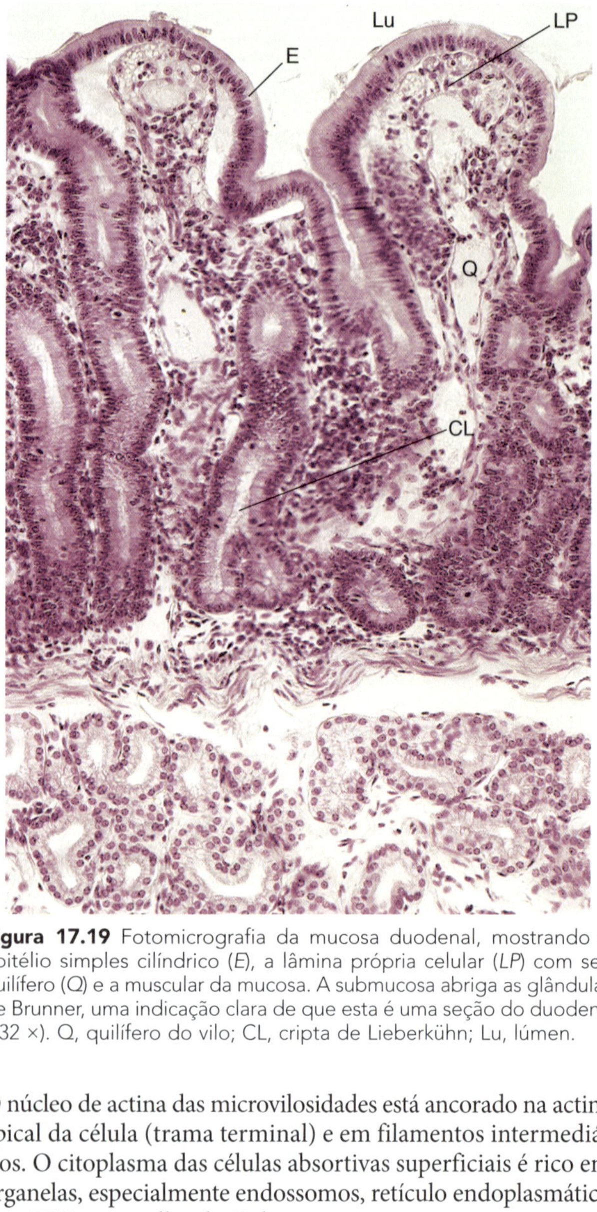

Figura 17.19 Fotomicrografia da mucosa duodenal, mostrando o epitélio simples cilíndrico (*E*), a lâmina própria celular (*LP*) com seu quilífero (*Q*) e a muscular da mucosa. A submucosa abriga as glândulas de Brunner, uma indicação clara de que esta é uma seção do duodeno (132 ×). Q, quilífero do vilo; CL, cripta de Lieberkühn; Lu, lúmen.

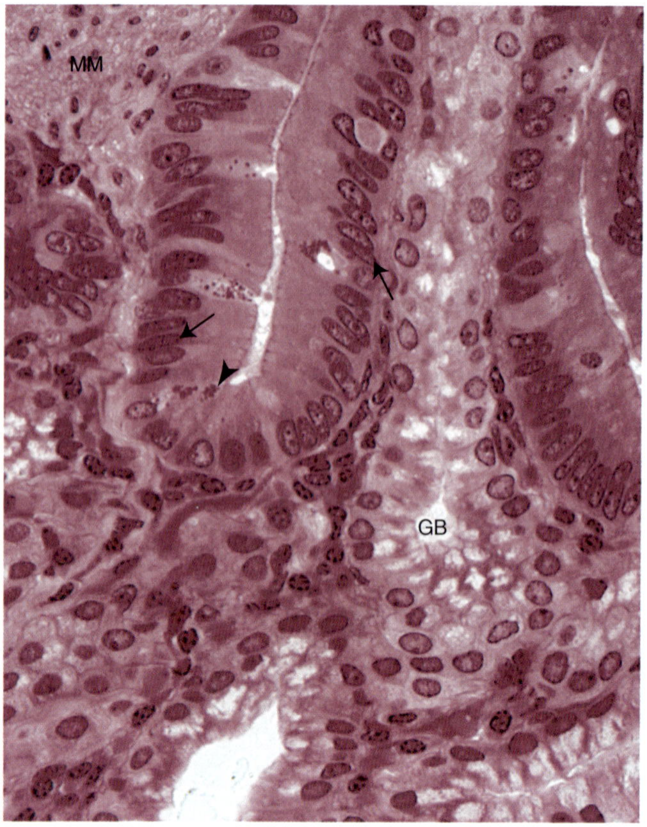

Figura 17.20 Esta ampliação média do duodeno exibe a muscular da mucosa (*MM*), as glândulas de Brunner (*GB*) e, entre elas, a base de uma cripta de Lieberkühn. Observe que as setas apontam para células regenerativas e intermediárias estreitas e que a ponta da seta indica grandes grânulos eosinofílicos das células de Paneth, os três tipos de células que compõem as criptas de Lieberkühn (270 ×).

O núcleo de actina das microvilosidades está ancorado na actina apical da célula (trama terminal) e em filamentos intermediários. O citoplasma das células absortivas superficiais é rico em organelas, especialmente endossomos, retículo endoplasmático liso, RER e aparelho de Golgi.

As membranas plasmáticas laterais dessas células formam zônulas de oclusão, zônulas de adesão, desmossomos e junções comunicantes com células adjacentes. As junções oclusivas impedem a passagem de material através da rota paracelular para o lúmen intestinal ou proveniente dele.

Células caliciformes. As células caliciformes são glândulas unicelulares (ver Figuras 17.17 e 17.19; ver também Capítulo 5) que produzem mucinogênio, cuja forma hidratada, a **mucina**, é um componente do **muco**, uma camada protetora que reveste o lúmen. A quantidade de células caliciformes aumenta a partir do duodeno, sendo maior no íleo.

Células SNED. Aproximadamente 1% das células que cobrem as vilosidades e a superfície entre os vilos do intestino delgado é composto de células SNED, tanto do tipo aberto como fechado, que produzem hormônios parácrinos e endócrinos (ver Tabela 17.2). Uma pequena porcentagem da forma aberta das células SNED expressa proteínas receptoras de sabor, produtos dos genes *T2R38*, *T1R1*, *T1R2* e *T1R3*, agindo como "células gustativas" no intestino delgado, que reconhecem os sabores amargo, doce e umami. Quando componentes doces do conteúdo intestinal são detectados, essas células SNED sinalizam às células β das ilhotas de Langerhans para liberar o hormônio insulina na corrente sanguínea.

Células M (células com micropregas)

As células M fagocitam e transportam antígenos do lúmen para a lâmina própria.

O revestimento epitelial simples cilíndrico do intestino delgado é substituído por **células M**, semelhantes a células pavimentosas, nas regiões onde os nódulos linfoides entram em contato com o epitélio. Essas células M – que se acredita pertencerem ao sistema de células fagocitárias mononucleares – coletam, fagocitam e transportam antígenos presentes no lúmen intestinal.

Células tufo (células em escova). As **células tufo** (também conhecidas como **células em escova**) foram descobertas no epitélio do trato respiratório, estômago, intestino delgado e intestino grosso. São células altas em formato de pera, cuja extensão apical apresenta um tufo de microvilosidades que se projetam para o lúmen. Uma característica interessante das células tufo do tubo digestório é a presença de α-gustaducina, que indica sua capacidade de reagir a determinadas sensações gustativas. As células tufo podem reconhecer e reagir à presença de helmintos, que são grandes vermes parasitas, no tubo digestório. Essas células liberam interleucina 25 (IL-25) na lâmina própria, ativando as **células linfoides inatas do tipo 2 (ILC2 s)** para proliferar e liberar IL-13, uma citocina que estimula as células regenerativas a se diferenciarem em mais

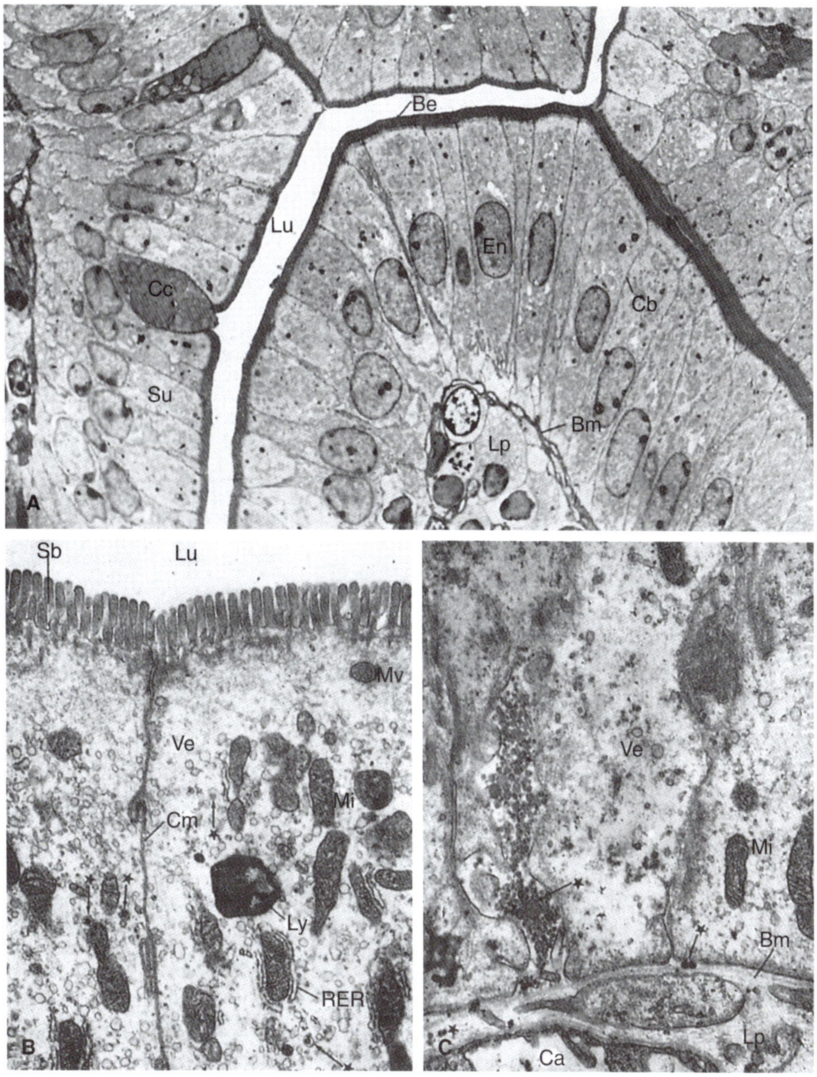

Figura 17.21 Células absortivas superficiais de uma vilosidade do jejuno de camundongo. **A.** Micrografia eletrônica de baixa ampliação exibindo duas células caliciformes (*Cc*) e numerosas células absortivas superficiais ou enterócitos (*En*) (1744 ×). Observe a borda estriada (*Be*) voltada para o lúmen (*Lu*). Os núcleos (*Nu*) e os limites celulares (*Lc*) são claramente evidentes. Observe também que o epitélio é separado da lâmina própria por uma membrana basal bem definida (*Mb*). **B.** Micrografia eletrônica de maior ampliação de duas células absortivas superficiais adjacentes (10.500 ×). A borda estriada (*Be*) é claramente composta de numerosas microvilosidades que se projetam no lúmen (*Lu*). As membranas celulares adjacentes (mc) estão próximas umas das outras. **C.** Micrografia eletrônica do aspecto basal das células absortivas superficiais (11.200 ×); o *asterisco* indica quilomícrons. Li, lisossomos; Mi, mitocôndrias; RER, retículo endoplasmático rugoso; Ve, vesículas; o asterisco indica gotículas de lipídios ligadas à membrana; Mb, membrana basal; Lp, lâmina própria. (Fonte: Rhodin JAG. *An Atlas of Ultrastructure*. Philadelphia: WB Saunders; 1963.)

células tufo para ativar os **linfócitos T auxiliares** (células T_H2). As células ILC2 s e T_H2 funcionam na regulação da resposta imune contra invasores parasitas.

Lâmina própria

O tecido conjuntivo frouxo da **lâmina própria** forma o núcleo das vilosidades, que, assim como as árvores de uma floresta, elevam-se acima da superfície luminal do intestino delgado. O restante da lâmina própria, que se estende até a muscular da mucosa, é comprimido em finas lâminas de tecido conjuntivo altamente vascularizado por numerosas glândulas intestinais tubulares, as **criptas de Lieberkühn**. A lâmina própria também é rica em células linfoides e contém nódulos linfoides ocasionais, que ajudam a proteger o revestimento intestinal da invasão de microrganismos (ver Figuras 17.18 a 17.20). Essas células linfoides e os nódulos linfoides pertencem ao GALT.

Criptas de Lieberkühn

As criptas de Lieberkühn aumentam a área de superfície do revestimento intestinal. São compostas de células SNED, células cilíndricas semelhantes a células absortivas superficiais, células caliciformes, células regenerativas, células M, células intermediárias e células de Paneth.

As **criptas de Lieberkühn** são glândulas tubulares simples (ou tubulares ramificadas) (ver Figura 17.17) que se abrem nos espaços entre os vilos como perfurações do revestimento epitelial. Micrografias eletrônicas de varredura indicam que a base de cada vilo é cercada pelas aberturas de várias criptas (ver Figura 17.18). Essas glândulas tubulares são compostas de células cilíndricas semelhantes a células absortivas superficiais, células caliciformes, células SNED, células M, células regenerativas, células intermediárias e células de Paneth.

As células cilíndricas semelhantes a células absortivas superficiais e a células caliciformes ocupam a metade superior da glândula. As células caliciformes têm vida curta; acredita-se que, depois de liberar o mucinogênio, morrem e se descamam. A metade basal da glândula não tem células cilíndricas absortivas superficiais e apenas algumas células caliciformes; em vez disso, a maioria da população é composta de células intermediárias e regenerativas. O epitélio da cripta também abriga células SNED, algumas células M e células de Paneth. Apenas células regenerativas, células intermediárias e células de Paneth são descritas aqui; os outros tipos foram discutidos anteriormente.

Células regenerativas

As **células regenerativas** do intestino delgado são células-tronco que sofrem extensa proliferação para repovoar o epitélio das criptas, a superfície da mucosa e as vilosidades. Essas células estreitas parecem estar encaixadas em espaços limitados entre as células recém-formadas (Figura 17.22; ver também Figura 17.20). Sua taxa de divisão celular é alta, com um ciclo relativamente curto de 24 horas. Foi sugerido que de 5 a 7 dias após o aparecimento, a nova célula já tenha progredido até a ponta da vilosidade e tenha sido esfoliada. Micrografias eletrônicas dessas células indiferenciadas exibem poucas organelas, mas muitos ribossomos livres. Seus núcleos ovais únicos, localizados na base, são elétron-lúcidos, indicando a presença de grande quantidade de eucromatina.

Células intermediárias

As células intermediárias constituem a maior população celular do revestimento das criptas de Lieberkühn; elas se assemelham e são a progênie de células regenerativas. Embora sua função seja substituir células mortas do revestimento epitelial do lúmen intestinal, ainda não mostraram preferência por uma linha celular específica para diferenciação.

Células de Paneth

As células Paneth produzem a lisozima, um agente antibacteriano.

As **células de Paneth** são facilmente distinguíveis devido à presença de grandes grânulos de secreção eosinofílica no citoplasma apical (ver Figura 17.20). Essas células de formato piramidal ocupam a parte inferior das criptas de Lieberkühn e produzem o agente antibacteriano **lisozima**, as proteínas defensivas (**defensinas**) e o **fator de necrose tumoral**-α. Diferentemente das outras células do epitélio intestinal, as células de Paneth têm uma vida útil comparativamente longa de aproximadamente 20 dias e secretam lisozima continuamente. Micrografias eletrônicas dessas células exibem um aparelho de Golgi bem desenvolvido, um grande complemento de RER, numerosas mitocôndrias e grandes grânulos de secreção apicais que abrigam um produto de secreção homogêneo (Figura 17.23).

Muscular da mucosa

A **muscular da mucosa** do intestino delgado é composta de uma camada circular interna e uma camada longitudinal externa

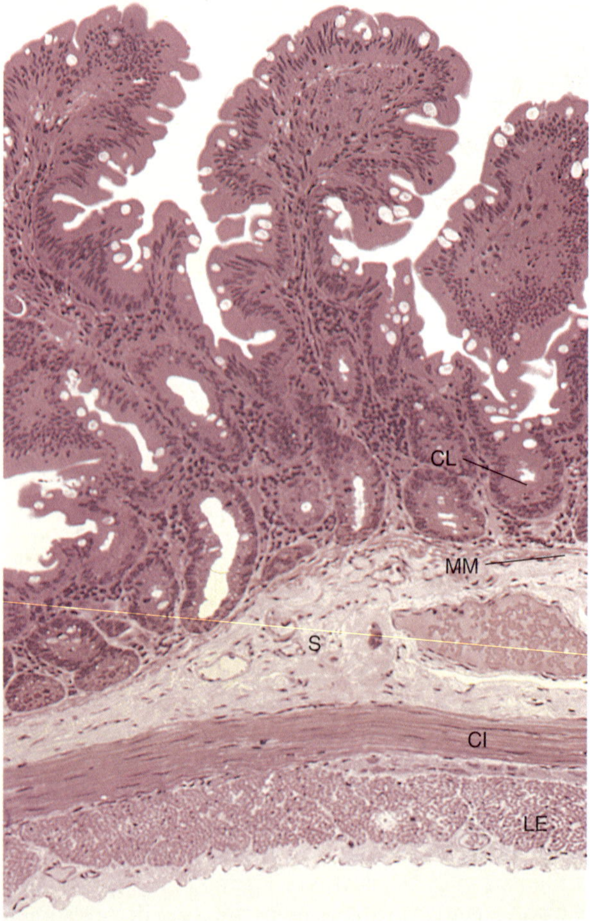

Figura 17.22 Fotomicrografia da mucosa do jejuno de um macaco. Observe as vilosidades bem desenvolvidas e note que não há placas de Peyer na lâmina própria ou quaisquer glândulas de Brunner na submucosa; portanto, deve ser uma seção do jejuno (132 ×). CL, Criptas de Lieberkühn; CI, camada muscular circular interna da muscular externa; MM, muscular da mucosa; LE, camada longitudinal externa da túnica muscular externa; S, submucosa.

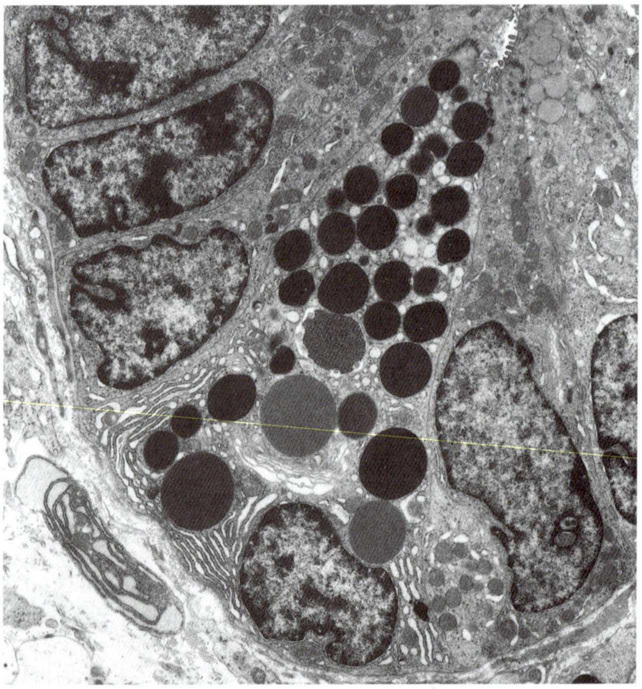

Figura 17.23 Micrografia eletrônica de uma célula de Paneth do íleo de coelho (5900 ×). Observe os grânulos grandes e arredondados no citoplasma da célula de Paneth. (Fonte: Satoh Y, Yamano M, Matsuda M, Ono K. Ultrastructure of Paneth cell in the intestine of various mammals. *J Electron Microsc Tech*. 1990;16:69-80. Reprinted with permission from Wiley-Liss, Inc., a subsidiary of John Wiley & Sons, Inc.)

de células musculares lisas. As fibras musculares da camada circular interna penetram na vilosidade e se estendem através de seu eixo até a ponta do tecido conjuntivo, alcançando a membrana basal. Durante a digestão, essas fibras musculares se contraem ritmicamente, encurtando as vilosidades várias vezes por minuto.

Submucosa

A **submucosa** do intestino delgado é composta de tecido conjuntivo denso não modelado, com um rico suprimento linfático, neural e vascular. A inervação intrínseca da submucosa vem do **plexo submucoso (Meissner)**. A submucosa do **duodeno** é diferente porque contém estruturas conhecidas como ***glândulas de Brunner (glândulas duodenais)***.

Glândulas de Brunner

As glândulas de Brunner produzem um fluido mucoso rico em bicarbonato, além da urogastrona (fator de crescimento epidérmico humano).

As **glândulas de Brunner** são estruturas tubuloalveolares ramificadas, cujas porções secretoras se assemelham a ácinos mucosos e cujos ductos penetram a muscular da mucosa e perfuram a base das criptas de Lieberkühn (ou ocasionalmente os espaços entre os vilos) para lançar as secreções no lúmen do duodeno (ver Figuras 17.19 e 17.20). Micrografias eletrônicas das células acinosas exibem um RER e aparelho de Golgi bem desenvolvidos, numerosas mitocôndrias e um núcleo que pode ser achatado ou arredondado.

As glândulas de Brunner secretam um líquido mucoso alcalino em resposta à estimulação parassimpática. Esse líquido ajuda a neutralizar a acidez do quimo que entra no duodeno vindo da região pilórica do estômago. As glândulas também produzem o hormônio polipeptídico **urogastrona** (também conhecido como ***fator de crescimento epidérmico humano***), que inibe a produção de HCl (por inibição direta das células parietais) e amplifica a taxa de atividade mitótica das células regenerativas e intermediárias.

Camadas muscular externa e serosa/adventícia

A túnica **muscular externa** do intestino delgado é composta de uma camada circular interna e uma camada longitudinal externa de músculo liso. O **plexo mioentérico de Auerbach**, localizado entre as duas camadas musculares, é o suprimento nervoso intrínseco da túnica muscular externa. A camada muscular externa é responsável pela atividade peristáltica do intestino delgado.

Excetuando a segunda e a terceira partes do duodeno, que têm uma camada **adventícia**, todo o intestino delgado é revestido de uma camada **serosa**.

Suprimento linfático e vascular do intestino delgado

A drenagem linfática do intestino delgado começa como vasos linfáticos em fundo cego, conhecidos como quilíferos.

O intestino delgado tem suprimentos linfático e vascular bem desenvolvidos. Os capilares linfáticos com terminação cega chamados **quilíferos** (ver Figura 17.19), que estão localizados no centro das vilosidades, liberam seu conteúdo no **plexo linfático submucoso**. A partir desse ponto, a linfa passa por uma série de nódulos linfáticos para chegar ao ducto torácico, o maior vaso linfático do corpo. O ducto torácico esvazia seu conteúdo no sistema circulatório na junção das veias jugular interna esquerda e subclávia.

As alças capilares adjacentes aos quilíferos são drenadas por vasos sanguíneos tributários do **plexo vascular submucoso**. A partir desse ponto, o sangue é levado até a veia porta hepática para ser processado no fígado.

DIFERENÇAS REGIONAIS

O **duodeno** é o segmento mais curto do intestino delgado, com apenas 25 cm de comprimento. Ele recebe bile do fígado e sucos digestivos do pâncreas através do ducto biliar comum e do ducto pancreático, respectivamente. Esses ductos se abrem no lúmen do duodeno, na **papila duodenal maior** (**ampola de Vater**). O duodeno difere do jejuno e do íleo porque suas vilosidades são mais largas, altas e numerosas por unidade de área. Tem menos células caliciformes por unidade de área do que os outros segmentos, e a submucosa abriga **glândulas de Brunner** (ver Figuras 17.19 e 17.20).

As vilosidades do **jejuno** são mais estreitas, curtas e esparsas do que as do duodeno. O número de células caliciformes por unidade de área é maior no jejuno do que no duodeno (Figura 17.24; ver também Figura 17.22).

As vilosidades do **íleo** são as mais esparsas, mais curtas e mais estreitas das três regiões do intestino delgado. A lâmina própria do íleo abriga agrupamentos permanentes de nódulos

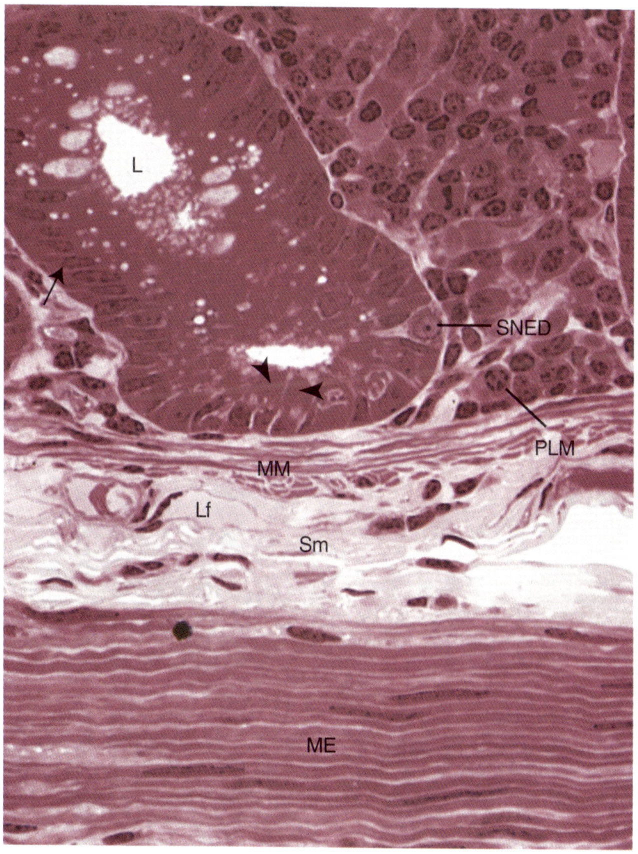

Figura 17.24 Esta fotomicrografia de alta ampliação da metade inferior da cripta de Lieberkühn do jejuno exibe três dos tipos celulares da cripta: células regenerativas/intermediárias (*seta*), célula SNED (*SNED*) e células de Paneth (*ponta de seta*). A lâmina própria tem numerosas células linfoides, como o plasmócito (*PLM*). A muscular da mucosa é bem definida (*MM*), assim como o vaso linfático (*Lf*) na submucosa (*Sm*). A camada circular interna da túnica muscular externa (*ME*) é facilmente distinguida. Lúmen da cripta de Lieberkühn (*L*) (540 ×).

linfoides, conhecidos como ***placas de Peyer***. Essas estruturas estão localizadas na parede do íleo oposta à região de fixação do mesentério. Na região das placas de Peyer, as vilosidades têm altura menor e podem até estar ausentes (Figuras 17.25 e 17.26).

Correlações clínicas

O **divertículo de Meckel** é uma anomalia congênita muito comum, ocorrendo em cerca de 2% da população caucasiana. O divertículo, um remanescente do ducto vitelino – que é uma conexão embrionária entre o intestino médio e o saco vitelino – é um prolongamento curto e largo do aspecto distal do íleo, a cerca de 100 cm do ceco. A maioria dos divertículos de Meckel é assintomática, mas alguns podem apresentar sangramento e obstrução intestinal. A obstrução geralmente é causada por intussuscepção, que é o prolapso do íleo para dentro do divertículo.

HISTOFISIOLOGIA DO INTESTINO DELGADO

Além de suas funções na digestão e absorção, o intestino delgado desempenha atividades imunológicas e secretoras. Essas atividades serão consideradas primeiro, seguidas da discussão sobre a digestão e a absorção no intestino delgado.

Atividade imunológica da lâmina própria

A imunoglobulina A produzida pelos plasmócitos na lâmina própria é recirculada através do fígado e pela vesícula biliar.

Plasmócitos, linfócitos, mastócitos, leucócitos extravasados e fibroblastos constituem uma grande população de células na lâmina própria do intestino delgado. Além disso, nódulos linfoides solitários estão frequentemente presentes na lâmina própria adjacente ao revestimento epitelial da mucosa, e o íleo tem aglomerados permanentes de nódulos linfoides; esses grupos de nódulos linfoides são chamados de **placas de Peyer**.

As células epiteliais cilíndricas que revestem o intestino delgado são substituídas por **células M**, nas quais um nódulo linfoide entra em contato com o epitélio. As células M fagocitam antígenos, vírus e bactérias do lúmen intestinal (Figuras 17.27 e 17.28). Os materiais endocitados entram no sistema endossômico das células M, onde são acondicionados (*sem serem processados*) em vesículas revestidas de clatrina, transportados para a região basal da célula e liberados na lâmina própria por exocitose. As células apresentadoras de antígenos e as células dendríticas do nódulo linfoide presentes na vizinhança imediata das células M endocitam o material transferido, processam-no e apresentam os epítopos aos linfócitos, ativando-os para iniciar uma resposta imunológica.

Uma vez ativados, os linfócitos migram para os linfonodos mesentéricos, onde formam nódulos linfoides secundários com

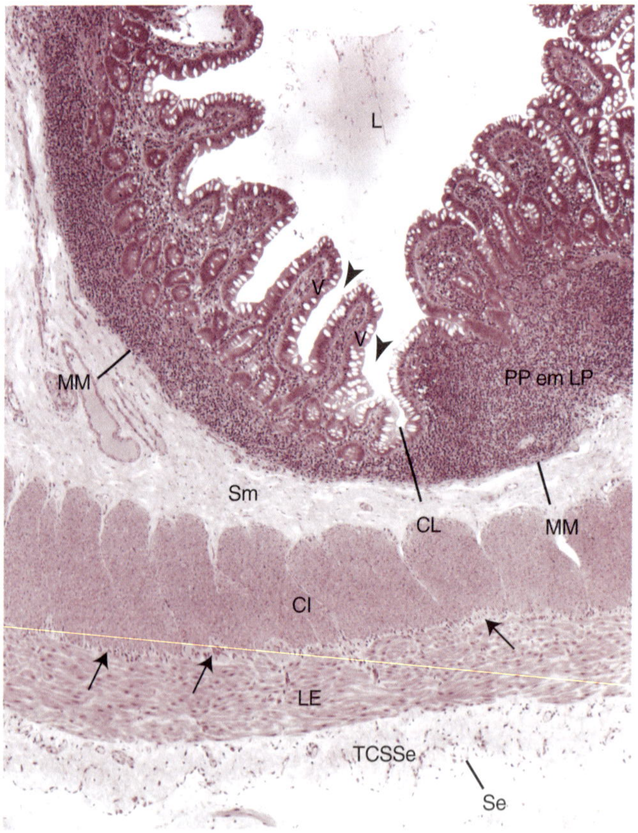

Figura 17.25 Esta fotomicrografia de muito baixa ampliação exibe as vilosidades curtas (*V*) projetando-se para o lúmen (*L*) do íleo e as criptas de Lieberkühn (*CL*) se abrindo no espaço entre os vilos. Observe o denso acúmulo de elementos linfoides, placas de Peyer (*PP*), na lâmina própria (*LP*). Observe que a submucosa (*Sm*) é separada da mucosa pela muscular da mucosa (*MM*). As camadas circular interna (*Cl*) e longitudinal externa (*LE*) da túnica muscular externa mostram a presença do plexo mioentérico de Auerbach (*setas*) entre elas. O íleo, bem como o jejuno e grande parte do duodeno, é coberto por uma camada serosa (*Se*). Observe o tecido conjuntivo subseroso (*TCSSe*) entre a serosa e a camada longitudinal externa da túnica muscular externa (56 ×).

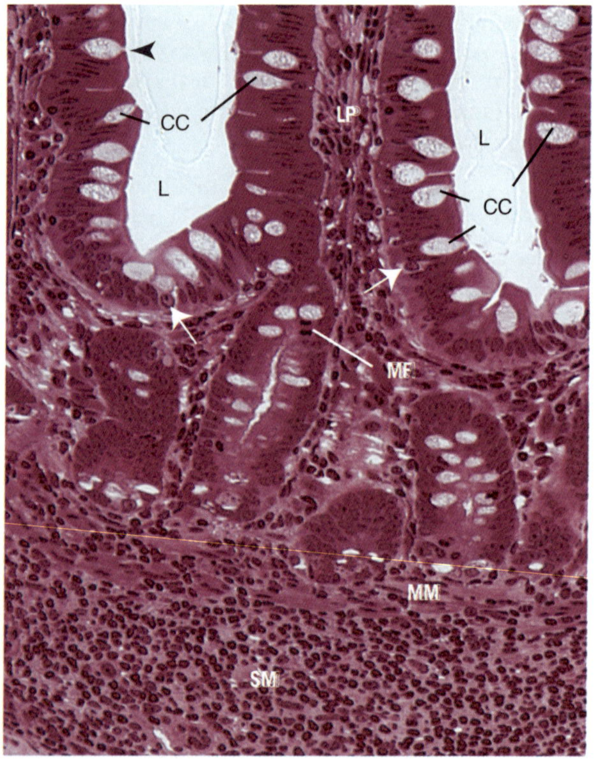

Figura 17.26 Esta é uma ampliação média do íleo exibindo as porções inferiores das vilosidades. Observe as numerosas células caliciformes (*CC*) e suas aberturas apicais (*ponta de seta*) que liberam o mucinogênio nos espaços entre os vilos (*L*). Observe também as células SNED (*setas brancas*) e a figura mitótica (*FM*) à medida que as células regenerativas dão origem às células intermediárias. A lâmina própria (*LP*) é inundada com elementos linfoides que pressionam a muscular da mucosa (*MM*) para entrar e infiltrar a submucosa (*SM*) (270 ×).

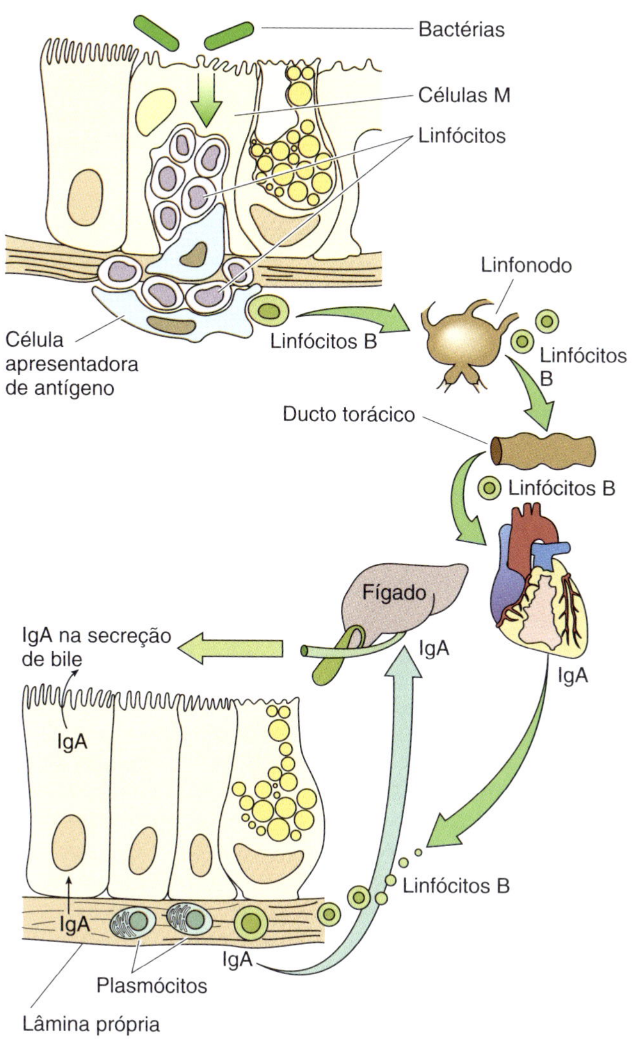

Figura 17.27 Diagrama esquemático de uma célula M e sua relação imunológica com o canal alimentar. Observe que a imunoglobulina A (*IgA*) é produzida pelos plasmócitos na lâmina própria. A partir daí, parte dela entra no lúmen do duodeno diretamente através das células absortivas superficiais, enquanto a maior parte da IgA entra no sistema porta hepático. Os hepatócitos do fígado complexam-na com proteínas de secreção e a transportam para a vesícula biliar, onde é armazenada com a bile. Conforme a bile é liberada no duodeno, torna-se rica em IgA. Portanto, a maior parte da IgA entra no lúmen do duodeno por meio da bile.

centros germinativos, regiões de proliferação dos linfócitos B. Os linfócitos B recém-formados deixam os nódulos linfoides secundários, diferenciando-se em **plasmócitos** que produzem **imunoglobulina A monomérica (IgA)**. Ainda dentro do citoplasma, duas IgAs monoméricas são complexadas pela **proteína J**, também sintetizada pelo plasmócito, para formar dímeros de IgA, que são então liberados na lâmina própria. Os dímeros de IgA se ligam às **moléculas receptoras de imunoglobulina polimérica (pIgR**, *polymeric immunoglobulin receptor molecules*) da célula absortiva superficial que endocitam o complexo IgA-pIgR e o transportam para os endossomos iniciais. Dentro do endossomo inicial, a molécula pIgR é modificada para se tornar o *componente secretor* do dímero IgA, agora chamada de **IgA secretora (sIgA)**, e é liberada por **transcitose** no lúmen intestinal, onde combate antígenos, vírus e bactérias patogênicas. Uma grande parte das moléculas sIgA é reabsorvida pelas células absortivas superficiais para ser liberada na lâmina própria e entrar nos vasos sanguíneos, que a transportam para o

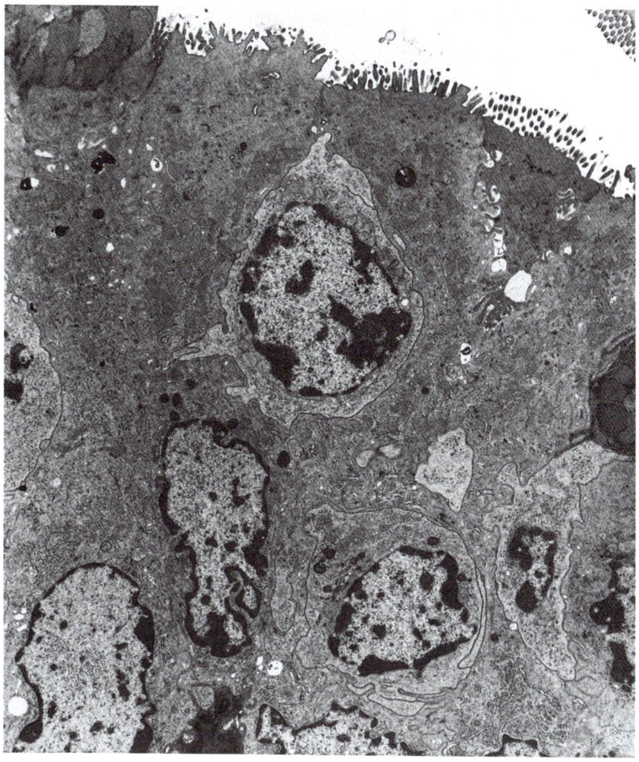

Figura 17.28 Micrografia eletrônica de células M do colo de camundongo (6.665 ×). Observe as células M elétron-densas ao redor dos linfócitos elétron-lúcidos. (Fonte: Owen RL, Piazza AJ, Ermak TH. Ultrastructural and cytoarchitectural features of lymphoreticular organs in the colon and rectum of adult BALB/c mice. *Am J Anat.* 1991;190:10-18. Reprinted with permission from Wiley-Liss, Inc., a subsidiary of John Wiley & Sons, Inc.)

fígado. Os hepatócitos endocitam a sIgA e ela se torna um componente da bile, sendo transportada para a vesícula biliar a fim de ser liberada como bile no duodeno conforme a necessidade, uma via conhecida como **circulação êntero-hepática**, e defender o organismo contra ataques de patógenos. Assim, grande parte da IgA luminal entra no intestino pelo ducto biliar comum como constituinte da bile.

Atividade secretora do intestino delgado

As glândulas intramurais do intestino delgado secretam muco e um líquido aquoso em resposta à estimulação nervosa e hormonal. A estimulação nervosa, originada no plexo submucoso, é o principal gatilho, mas os hormônios **secretina** e **colecistocinina** também desempenham um papel na regulação das atividades secretoras das glândulas de Brunner no duodeno, bem como das criptas de Lieberkühn, que, coletivamente, produzem quase 2 ℓ de um líquido ligeiramente alcalino por dia.

As células SNED do intestino delgado produzem vários hormônios que afetam o movimento do intestino delgado e ajudam a regular a secreção gástrica de HCl e a liberação de secreções pancreáticas (ver Tabela 17.2).

Correlações clínicas

A taxa de secreção de líquidos para o intestino delgado aumenta muito em resposta à **toxina da cólera (colerágeno)**. A quantidade de líquido perdido na diarreia pode chegar a até 10 ℓ/dia e, se não for reposto, pode causar choque circulatório e morte em poucas horas. A perda de líquido é acompanhada por desequilíbrio eletrolítico, um fator que contribui para o efeito letal da cólera.

Contrações do intestino delgado

O intestino delgado participa de dois tipos de contração: para mistura e para propulsão.

As contrações do intestino delgado podem ser subdivididas em duas fases inter-relacionadas:

- As **contrações de mistura** são mais localizadas e redistribuem sequencialmente o quimo para aumentar a exposição aos sucos digestivos
- As **contrações propulsivas** ocorrem como **ondas peristálticas** que facilitam o movimento do quimo ao longo do intestino delgado. Como o quimo se move a uma média de 1 a 2 cm/min, passa de 6 a 12 horas no intestino delgado. A taxa de peristaltismo é controlada por impulsos nervosos e fatores hormonais. Em resposta à distensão gástrica, um **reflexo gastroentérico** mediado pelo **plexo mioentérico** fornece o impulso nervoso para o peristaltismo no intestino delgado (Figura 17.29). Os hormônios **colecistocinina**, **gastrina**, **motilina**, **substância P** e **serotonina** *aumentam* a motilidade intestinal, enquanto a **secretina** e o **glucagon** *diminuem*.

Digestão

A digestão do quimo que entra no duodeno pela região pilórica do estômago é intensificada pela presença de enzimas produzidas pelo pâncreas exócrino. Proteínas e carboidratos que foram

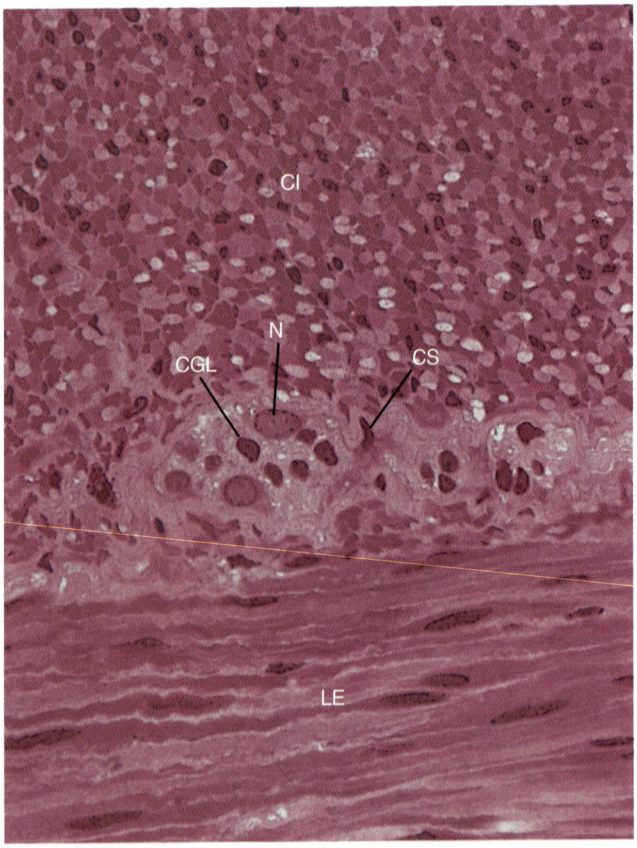

Figura 17.29 Esta fotomicrografia de alta ampliação apresenta o plexo mioentérico de Auerbach, localizado entre as camadas circular interna (*CI*) e longitudinal externa (*LE*) da túnica muscular externa. Observe o núcleo de uma célula de Schwann (*CS*) ao redor da fibra nervosa que modifica a atividade dos neurônios (N) do sistema nervoso entérico. Existem muitas células gliais entéricas (*CGL*) que agem de forma semelhante à neuroglia do sistema nervoso central (540 ×).

Correlações clínicas

A exposição da mucosa intestinal à irritação profunda por substâncias estranhas, como parasitas, vírus, bactérias ou toxinas, resulta em uma condição conhecida como **gastrenterite**. Com essa condição, um grande volume de líquido aquoso é liberado pelo revestimento intestinal, fazendo com que a túnica muscular externa sofra contrações rápidas e intensas de longa duração, conhecidas como **crise peristáltica (*peristaltic rush*)**. Essas fortes contrações impelem o conteúdo gástrico e intestinal altamente diluído para o colo em minutos, para a eliminação de fezes muito aquosas. A gastrenterite geralmente é causada pela ingestão de alimentos ou água contaminados por matéria fecal, pode durar 2 ou 3 dias e, em decorrência da perda de um grande volume de água pelas fezes, conhecida como **diarreia**, pode causar desidratação. A cultura das fezes pode determinar se a diarreia é decorrente de infecção ou de uma das causas não infecciosas, como certos medicamentos, síndrome do intestino irritável, doença celíaca e doença de Crohn, entre outras.

quebrados no lúmen do duodeno em dipeptídeos e dissacarídeos sofrem digestão final nas microvilosidades das células absortivas superficiais, onde **dipeptidases** e **dissacaridases**, aderidas ao glicocálice, liberam aminoácidos e monossacarídeos individuais (principalmente **glicose**, **frutose** e **galactose**). Esses monômeros são transportados para as células absortivas de superfície por proteínas transportadoras específicas; no entanto, dipeptídeos e tripeptídeos também são endocitados por essas células. Os lipídios são **emulsificados** pelos sais biliares em pequenos glóbulos de gordura que são clivados em monoglicerídeos e ácidos graxos livres pela lipase pancreática. Os sais biliares segregam os monoglicerídeos e os ácidos graxos livres em **micelas**, de 2 nm de diâmetro, que se difundem para o interior dos enterócitos através de sua membrana plasmática.

Absorção

A cada dia, as células absortivas superficiais do intestino delgado absorvem aproximadamente de 6 a 7 ℓ de água, 30 a 35 g de sódio, 0,5 kg de carboidratos e proteínas e 1 kg de gordura. **Água**, **aminoácidos**, **dipeptídeos**, **tripeptídeos**, **íons** e **monossacarídeos** entram nas células absortivas superficiais em suas regiões apicais e são liberados na lâmina própria pela membrana basolateral. Os processos de absorção e liberação de nutrientes usam moléculas transportadoras específicas, canais iônicos e aquaporinas, tanto nos pontos de entrada localizados no lúmen como nos pontos de saída localizados basolateralmente. Uma vez na lâmina própria, esses nutrientes penetram nos leitos capilares das vilosidades e são transportados ao fígado para processamento.

Ácidos graxos de cadeia longa e **monoglicerídeos** entram no retículo endoplasmático liso das células absortivas superficiais, onde são **reesterificados** em triglicerídeos, que são transferidos para o aparelho de Golgi. Ali, são combinados com um revestimento de β-lipoproteína, produzido no RER, e formam grandes gotas de lipoproteína, conhecidas como **quilomícrons**. Esses quilomícrons, após serem acondicionados e liberados do aparelho de Golgi em vesículas, são transportados para a membrana celular basolateral para serem liberados na lâmina própria (Figura 17.30). Os quilomícrons entram nos vasos linfáticos de fundo cego, conhecidos como vasos quilíferos, onde essa

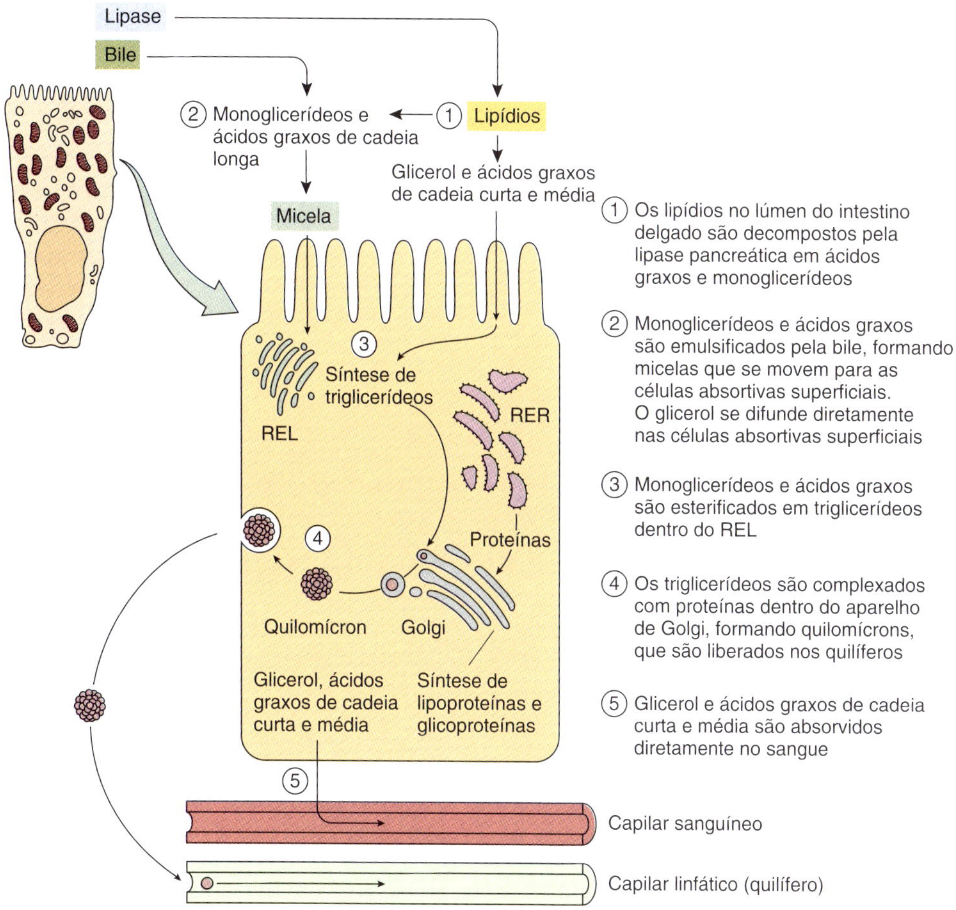

Figura 17.30 Diagrama esquemático da absorção e processamento de lipídios e liberação de quilomícrons pelas células absortivas superficiais. RER, retículo endoplasmático rugoso; REL, retículo endoplasmático liso.

substância rica em lipídios passa a ser conhecida como ***quilo***. As contrações rítmicas das células musculares lisas localizadas no interior das vilosidades, derivadas da túnica muscular da mucosa, provocam o encurtamento de cada vilo e, agindo como uma seringa, injetam o conteúdo dos quilíferos no **plexo submucoso dos vasos linfáticos**. Esses vasos linfáticos drenam para vasos linfáticos cada vez maiores e, por fim, para o maior vaso linfático do organismo, conhecido como *ducto torácico*, que leva sua linfa rica em quilo para a circulação sistêmica, de onde é transportada até o fígado. Portanto, ao contrário dos produtos da digestão de carboidratos e proteínas, os ácidos graxos de cadeia longa não vão *diretamente* para o fígado, mas entram na circulação sistêmica e, só então, indiretamente seguem para o fígado para serem processados.

Os ácidos graxos de cadeia curta (< 12 carbonos de comprimento) não entram no retículo endoplasmático liso para reesterificação. Esses ácidos graxos livres, que são pequenos o suficiente para serem parcialmente hidrossolúveis, seguem para a membrana basolateral da célula absortiva superficial, difundem-se na lâmina própria e entram nas alças capilares para serem entregues *diretamente* ao fígado para processamento.

Correlações clínicas

A **má absorção** no intestino delgado pode ocorrer mesmo que o pâncreas libere seu complemento normal de enzimas. As diferentes patologias que resultam em má absorção são chamadas genericamente de **espru**. Uma forma interessante de espru, a **enteropatia do glúten** (**espru não tropical ou doença celíaca**), é causada pelo **glúten**, uma substância presente no centeio e no trigo que, provavelmente como resultado de uma resposta alérgica ao glúten, destrói as microvilosidades e até mesmo vilosidades de indivíduos suscetíveis. Em pacientes com esse distúrbio, a destruição de microvilosidades e vilosidades causa redução da área de superfície disponível para absorção de nutrientes. O tratamento envolve a eliminação de grãos contendo glúten da dieta.

Intestino grosso

O intestino grosso é subdividido em ceco, colo, reto e ânus; o apêndice é uma pequena evaginação em fundo cego do ceco.

O **intestino grosso** mede aproximadamente 1,5 m de comprimento e tem várias regiões distintas: ceco, colo (ascendente, transverso, descendente e sigmoide), reto e ânus (ver Tabela 17.3). Ele absorve a maior parte da água e dos íons do quimo que recebe do intestino delgado, bem como grande parte dos gases presentes em seu conteúdo luminal. Além disso, compacta o quimo em fezes para eliminação. O ceco e o colo são indistinguíveis histologicamente e são discutidos como uma entidade única chamada **colo**. O **apêndice**, uma evaginação em fundo cego do ceco, é descrito separadamente.

COLO

O **colo** representa quase todo o comprimento do intestino grosso. Recebe o quimo do íleo na altura da **valva ileocecal**, um esfíncter anatômico e fisiológico que evita o refluxo do conteúdo do ceco para o íleo.

Histologia do colo

O colo não tem vilosidades, mas sua lâmina própria é ricamente dotada de criptas de Lieberkühn, que são semelhantes em composição às do intestino delgado, exceto que não existem células de Paneth no colo (Figuras 17.31 a 17.35). O número de células caliciformes do epitélio simples cilíndrico aumenta do ceco para o colo sigmoide, mas, na maior parte do colo, as células absortivas superficiais são o tipo de célula mais numeroso. As células **SNED**, incluindo as células L que secretam o hormônio redutor do apetite, o **peptídeo YY** (**PYY**), também estão presentes, embora em pequeno número. A rápida atividade mitótica das células regenerativas substitui o revestimento epitelial das criptas e da superfície da mucosa a cada 6 ou 7 dias.

Existem dois tipos de **fibroblasto** na lâmina própria: um é o fibroblasto normal de qualquer tecido conjuntivo, que está espalhado por toda a lâmina própria, e o outro está localizado na base das criptas de Lieberkühn, fibroblastos pericriptais, que migram ao longo das criptas na mesma velocidade que as células epiteliais. Ao atingirem as proximidades da abertura das criptas, esses fibroblastos se diferenciam em células semelhantes a macrófagos e funcionam como se fossem macrófagos derivados de monócitos. A lâmina própria também é ricamente dotada de componentes do **GALT**: células linfoides e nódulos linfoides. No entanto, a drenagem linfática no colo é escassa, e por isso a incidência limitada de metástases nos casos de câncer de colo.

A **muscular da mucosa** e a **submucosa** do colo assemelham-se às do intestino delgado. A túnica muscul**ar externa** é incomum porque a camada longitudinal externa não tem espessura contínua ao longo da superfície; em vez disso, a maior parte é reunida em três fitas estreitas de fascículos musculares, conhecidos como ***tênias do colo*** (*taeniae coli*). O tônus constante mantido pelas tênias do colo enruga o intestino grosso em saculações, chamadas **haustrações** (*haustra coli*, ou saculações do colo). A **serosa** apresenta numerosas bolsas cheias de lipídios, chamadas ***apêndices epiploicos***.

Histofisiologia do colo

> *O colo atua na absorção de água, eletrólitos e gases, bem como na compactação e eliminação das fezes.*

O colo absorve quase 1,5 ℓ de água e eletrólitos diariamente e compacta e elimina cerca de 100 mℓ de fezes por dia.

As fezes são compostas de água (75%), bactérias mortas (7%), fibras (7%), gordura (5%), substâncias inorgânicas (5%) e proteínas não digeridas, células mortas e pigmento biliar (1%). O odor das fezes varia de acordo com o indivíduo, em função da dieta e da flora bacteriana, que produzem quantidades

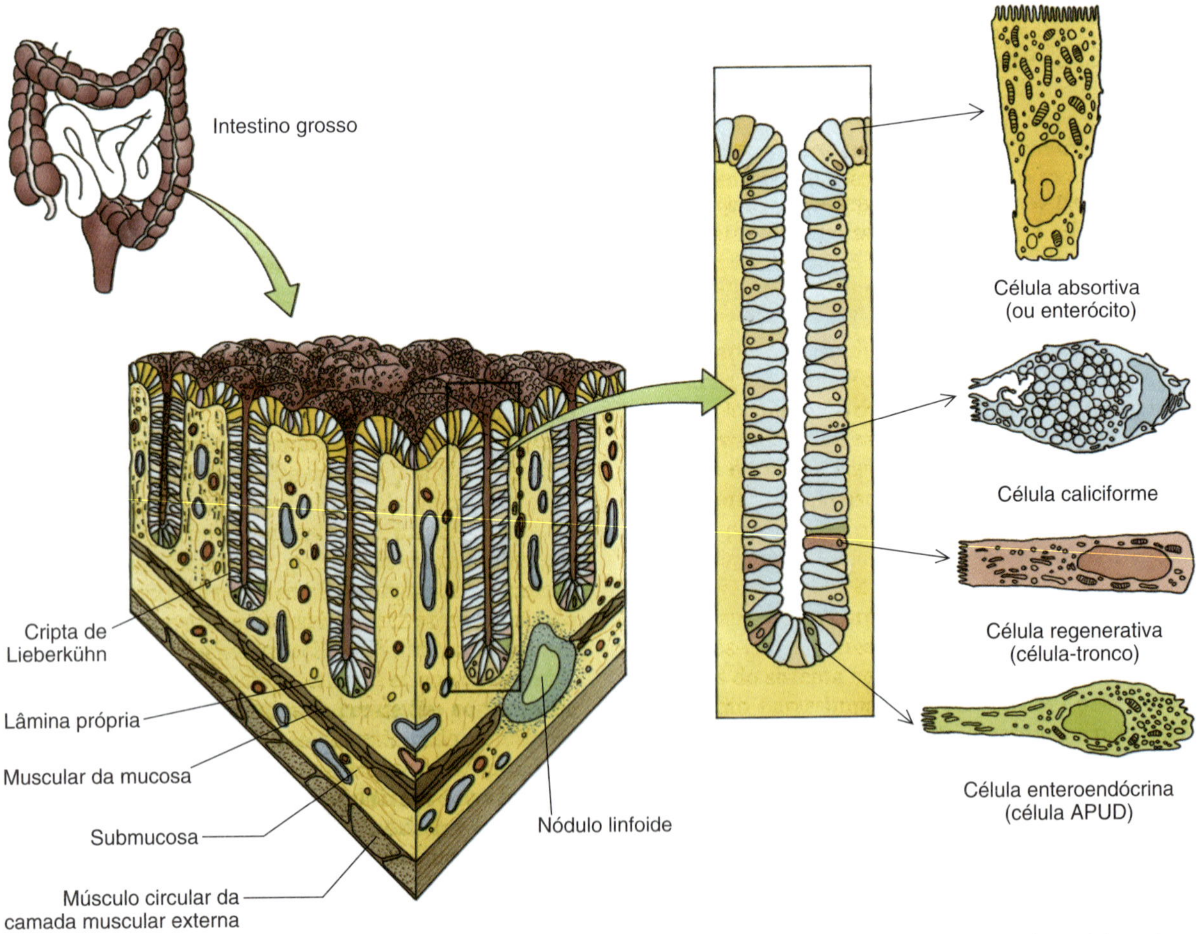

Figura 17.31 Diagrama esquemático do colo, criptas de Lieberkühn e células associadas. APUD, *amine precursor uptake and descarboxylation* (células capazes de captar e descarboxilar precursores de aminas).

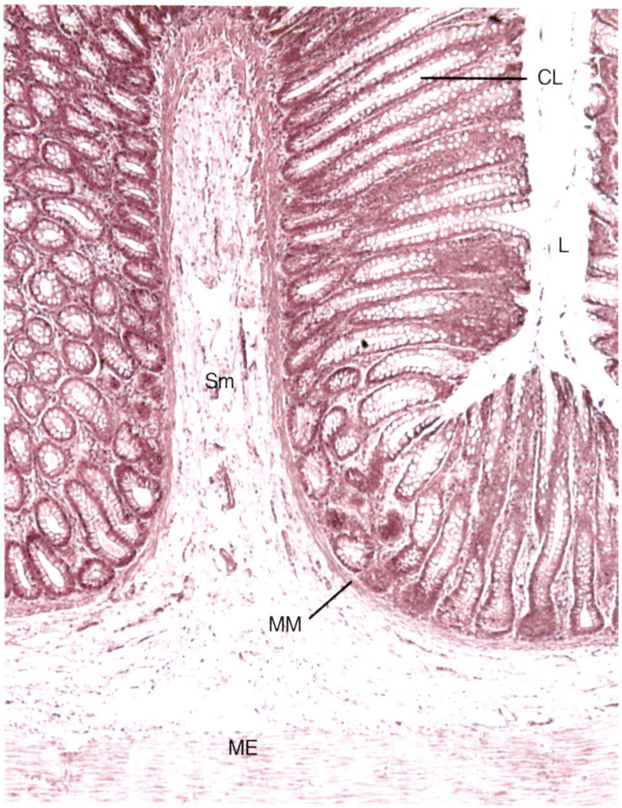

Figura 17.32 Esta fotomicrografia de ampliação muito baixa do colo exibe as pregas em forma de meia-lua da submucosa (*Sm*) causadas pela contração das faixas estreitas das tênias do colo (*taeniae coli*). O lúmen (*L*) do colo é revestido de um epitélio simples cilíndrico, composto principalmente de células absortivas superficiais e células caliciformes que continuam nas criptas de Lieberkühn (*CL*). Observe que há apenas uma pequena quantidade de tecido conjuntivo separando as criptas de Lieberkühn. A lâmina própria é separada da submucosa pela muscular da mucosa (*MM*) e a camada circular interna da túnica muscular externa (*ME*) margeia a submucosa (56 ×).

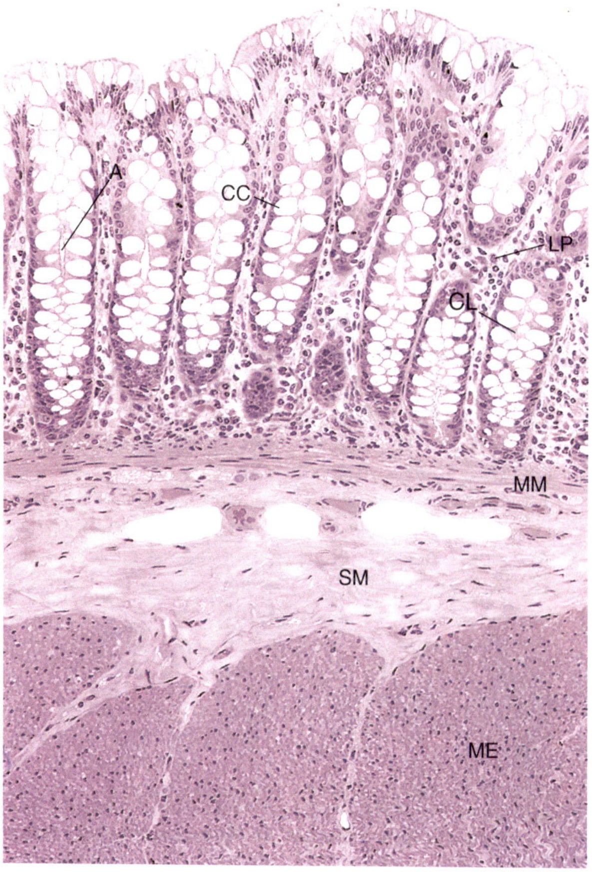

Figura 17.33 Fotomicrografia do colo de macaco. Observe que parece que a maior parte do revestimento epitelial é composta de células caliciformes. No entanto, de fato, as células absortivas superficiais constituem a maior população desse epitélio (132 ×). CC, células caliciformes; CL, criptas de Lieberkühn; LP, lâmina própria; ME, muscular externa; MM, muscular da mucosa; A, lúmen aberto de criptas de Lieberkühn; SM, submucosa.

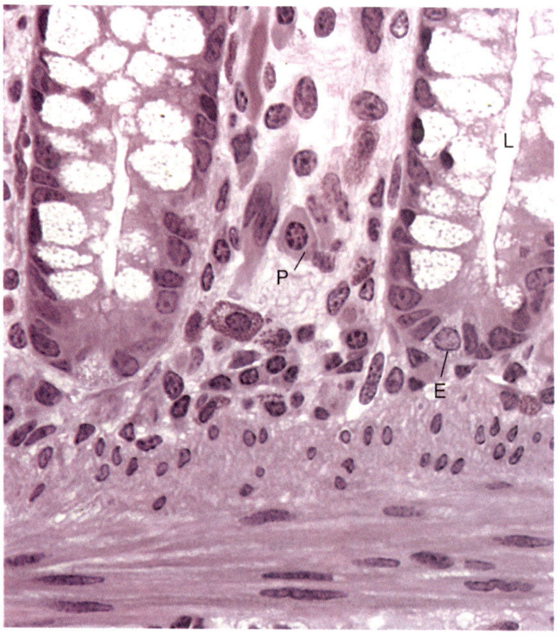

Figura 17.34 Fotomicrografia das criptas de Lieberkühn do colo de macaco. Observe que a base da cripta exibe células do sistema neuroendócrino difuso (SNED) cujos grânulos estão orientados basalmente (270 ×). E, célula do sistema neuroendócrino difuso; L, lúmen da cripta; P, plasmócito.

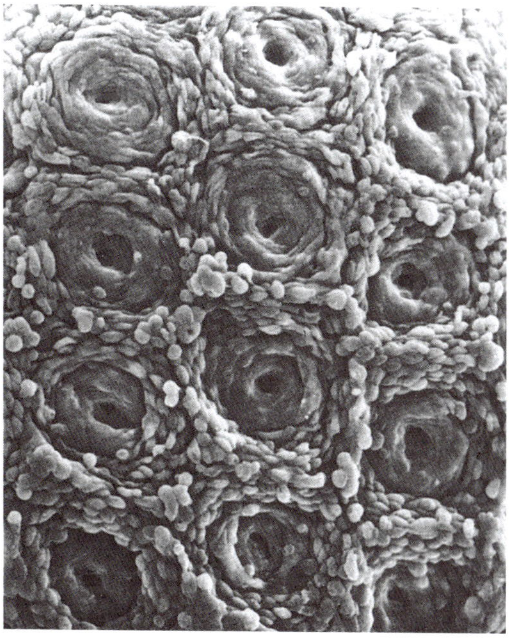

Figura 17.35 Micrografia eletrônica de varredura de colo de macaco (516 ×). Observe a abertura das criptas. (Fonte: Specian RD, Neutra MR. The surface topography of the colonic crypt in rabbit and monkey. *Am J Anat.* 1981;160:461-472. Reprinted with permission from Wiley-Liss, Inc., a subsidiary of John Wiley & Sons, Inc.)

não queratinizado da linha pectinada ao orifício anal externo e *estratificado pavimentoso queratinizado* (epiderme) no ânus. A **lâmina própria**, um tecido conjuntivo fibroelástico, abriga as **glândulas anais** na junção retoanal e as **glândulas circum-anais** na extremidade distal do canal anal. Também estão presentes no ânus folículos pilosos e glândulas sebáceas. A túnica **muscular da mucosa** é composta de uma camada circular interna e uma camada longitudinal externa de músculo liso. Essas camadas musculares não se estendem além da linha pectinada.

Submucosa e camada muscular externa do canal anal

A **submucosa** do canal anal é composta de tecido conjuntivo fibroelástico. Abriga dois plexos venosos, o **plexo hemorroidal interno**, situado acima da linha pectinada, e o **plexo hemorroidal externo**, localizado na junção do canal anal com o orifício externo, o **ânus**.

A **túnica muscular externa** consiste em uma camada circular interna e uma longitudinal externa de músculo liso. A camada circular interna fica mais espessa à medida que circunda a região da linha pectinada, para formar o **músculo do esfíncter anal interno**. As células musculares lisas da camada longitudinal externa continuam como uma lâmina fibroelástica que envolve o esfíncter anal interno.

Os músculos esqueléticos do assoalho pélvico formam a **musculatura do esfíncter anal externo**, que envolve a lâmina fibroelástica e o esfíncter anal interno. O esfíncter externo tem controle voluntário, exibe um tônus constante e é o músculo que impede a defecação espontânea.

APÊNDICE

A aparência histológica do apêndice se assemelha à do colo, exceto pelo fato de ter um diâmetro muito menor, um suprimento mais rico em elementos linfoides e por conter uma quantidade muito maior de células SNED em suas criptas de Lieberkühn.

O **apêndice (ou apêndice vermiforme)** é um divertículo do ceco com 5 a 6 cm de comprimento, com um lúmen em forma de estrela que geralmente é ocupado por detritos. A mucosa do apêndice é composta de um epitélio simples cilíndrico, consistindo em células absortivas superficiais, células caliciformes ocasionais e células M, em que os nódulos linfoides se unem ao epitélio (ver Tabela 17.3). A lâmina própria é um tecido conjuntivo frouxo com numerosos nódulos linfoides e criptas rasas de Lieberkühn. As células que compõem essas criptas são células absortivas superficiais, células caliciformes, células regenerativas, células intermediárias, numerosas células SNED e raras células de Paneth. As camadas muscular da mucosa, submucosa e muscular externa não se desviam do plano geral do canal alimentar, embora nódulos linfoides e infiltração gordurosa ocasional estejam presentes na submucosa, especialmente em indivíduos mais velhos. O apêndice é totalmente revestido de uma túnica serosa (Figuras 17.36 e 17.37).

Correlações clínicas

1. Um aumento no tamanho dos vasos dos plexos venosos submucosos do canal anal resulta na formação de **hemorroidas**, uma condição comum na gravidez e em pessoas com mais de 50 anos. Essa condição pode se manifestar como defecação dolorosa, aparecimento de sangue fresco com a defecação e prurido anal.
2. Quando um **exame retal** é realizado pela inserção do dedo indicador através do orifício anal externo, o esfíncter anal externo se contrai ao redor do dedo. A penetração contínua resulta na ativação do esfíncter anal interno, que também se contrai ao redor do dedo. Nos homens, as estruturas que podem ser palpadas através do canal anal incluem o bulbo do pênis, a próstata, as vesículas seminais aumentadas, o aspecto inferior da bexiga distendida e os linfonodos ilíacos aumentados; nas mulheres, as estruturas palpáveis incluem o colo do útero e, em condições patológicas, os ovários e o ligamento largo.

Função do apêndice

Até recentemente, acreditava-se que o apêndice era um órgão vestigial sem funções conhecidas, mas estudos recentes sugerem o contrário. Acredita-se, agora, que o lúmen dessa estrutura delgada abriga um biofilme bacteriano de colônias que representam a flora intestinal normal e, quando ocorre uma invasão patogênica que aniquila grande parte das bactérias intestinais do indivíduo, essas colônias sequestradas no apêndice podem ter a capacidade de restaurar a flora normal, reparando, assim, os danos biológicos.

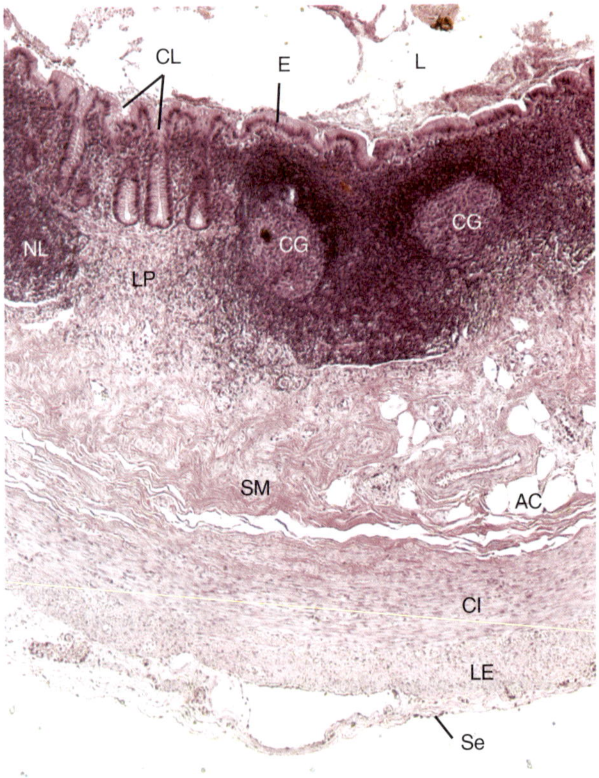

Figura 17.36 Esta fotomicrografia de ampliação muito baixa do apêndice demonstra toda a espessura da parede. Observe que o lúmen (*ℓ*) é revestido de um epitélio simples cilíndrico (*E*) e que a lâmina própria (*LP*) apresenta criptas rasas de Lieberkühn (*CL*), bem como nódulos linfoides (*NL*), alguns com centros germinativos (*CG*). Observe que a submucosa (SM) é composta de tecido conjuntivo denso não modelado rico em colágeno com poucos adipócitos (*AC*). As camadas circular interna (*CI*) e longitudinal externa (*LE*) da túnica muscular externa estão bem representadas, assim como a serosa (*Se*) (56 ×).

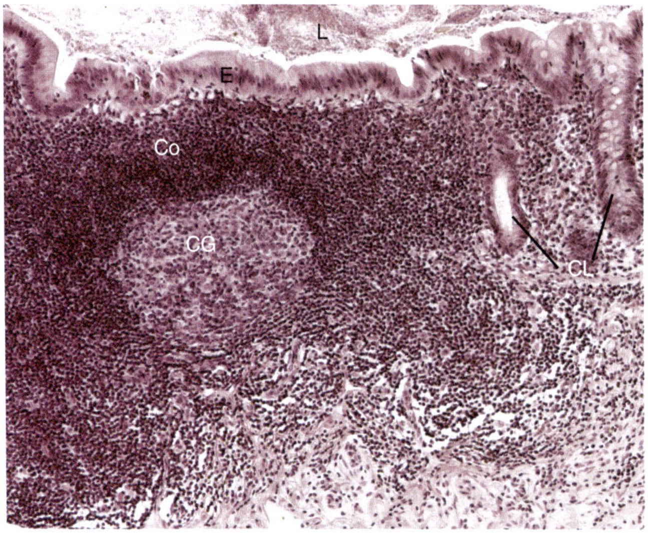

Figura 17.37 Esta fotomicrografia de baixa ampliação do apêndice exibe os detritos em seu lúmen (*L*) e o epitélio simples cilíndrico (*E*) que reveste o lúmen. Observe as criptas de Lieberkühn (*CL*), bem como a coroa (*Co*) e o centro germinativo (*CG*) do nódulo linfoide e os numerosos elementos linfoides na lâmina própria (132 ×).

Considerações patológicas

Ver Figuras 17.38 a 17.41.

Correlações clínicas

A incidência de inflamação do apêndice, a **apendicite**, é maior em adolescentes e adultos jovens do que em pessoas mais velhas; também ocorre com mais frequência em homens do que em mulheres. A apendicite geralmente é causada pela obstrução do lúmen, que resulta em inflamação, acompanhada de inchaço e dor intensa e persistente no quadrante inferior direito do abdome. Os sinais clínicos adicionais são náuseas e vômitos, febre (geralmente abaixo de 38,9°C), abdome tenso e contagem elevada de leucócitos. Se a condição não for tratada no intervalo de 1 a 2 dias, o apêndice pode romper, levando ao aparecimento de peritonite, que pode resultar em morte se não for tratada. No entanto, pesquisas recentes da Finlândia demonstraram que, se uma tomografia computadorizada mostrar que o apêndice não está em um estágio crítico de possível ruptura, um regime de antibióticos pode ser uma boa alternativa para a cirurgia. Quinhentas pessoas foram selecionadas para o experimento; 250 receberam um regime de antibióticos e 250 foram submetidas a cirurgia. Cem pacientes em esquema antibiótico tiveram que ser operados nos primeiros 5 anos, indicando que 60% deles conseguiram evitar a cirurgia sem complicações. Atualmente, existem vários estudos clínicos nos EUA que estão avaliando a eficácia da administração de antibióticos em comparação com a cirurgia.

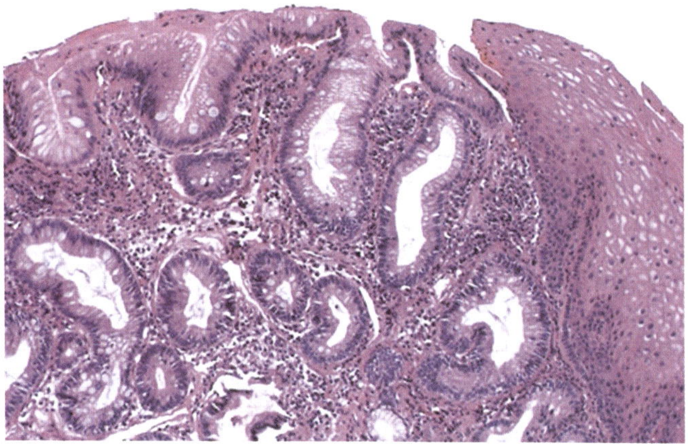

Figura 17.38 Fotomicrografia de um esôfago de Barrett, uma condição causada por refluxo gastresofágico a longo prazo em que o epitélio esofágico muda de epitélio estratificado pavimentoso normal (*lado direito da imagem*) para um epitélio cilíndrico anormal (*lado esquerdo da imagem*). O epitélio desse paciente mostra a presença de células caliciformes, lembrando as do epitélio intestinal. (Cortesia de Klatt EC. *Robbins e Cotran: Pathological Basis of Disease.* 2nd ed. Philadelphia: Elsevier; 2010: 173.)

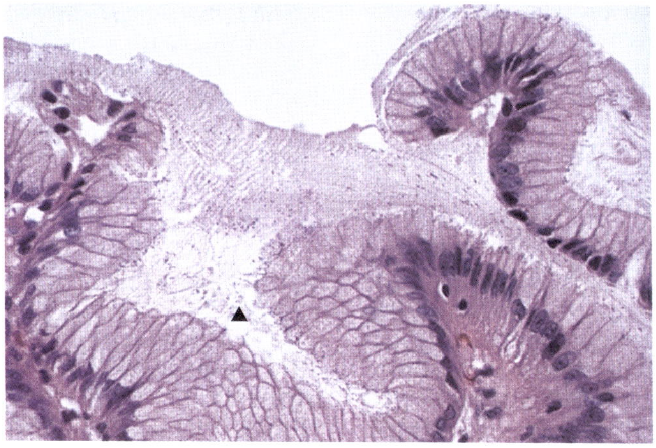

Figura 17.39 Fotomicrografia de um estômago cuja mucosa visível contém *Helicobacter pylori*, pequenos bastonetes gram-negativos espiralados. (Cortesia de Klatt EC. *Robbins e Cotran: Pathological Basis of Disease.* 2nd ed. Philadelphia: Elsevier; 2010: 179.)

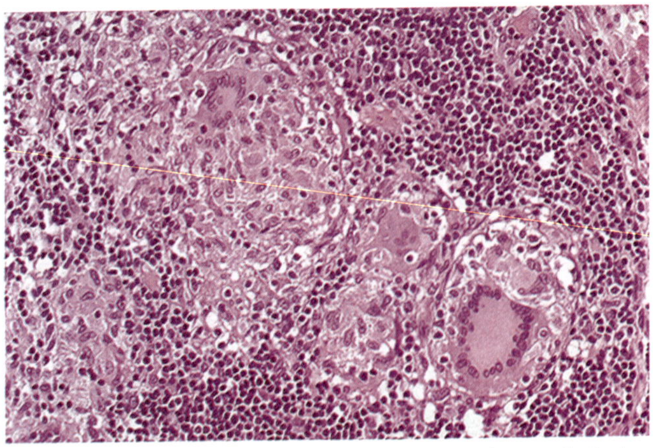

Figura 17.40 Fotomicrografia de um paciente com doença de Crohn. Observe que a inflamação tem características granulomatosas, com a presença de muitos linfócitos além de células gigantes e epitelioides. (Cortesia de Klatt EC. *Robbins e Cotran: Pathological Basis of Disease.* 2nd ed. Philadelphia: Elsevier; 2010: 192.)

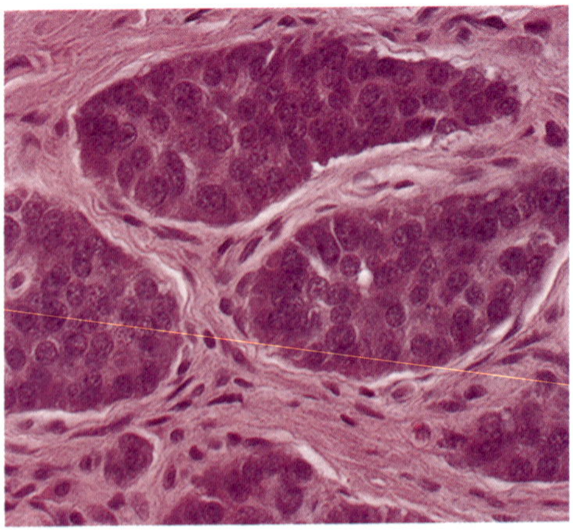

Figura 17.41 Fotomicrografia de um paciente com tumor carcinoide do intestino delgado. Observe que o tumor é composto de aglomerados de células pequenas e arredondadas, que se assemelham a células endócrinas, com núcleos redondos. (Cortesia de Klatt EC. *Robbins e Cotran: Pathological Basis of Disease.* 2nd ed. Philadelphia: Elsevier; 2010: 208.)

Instruções do laboratório de histologia

Esôfago

Uma fotomicrografia de ampliação muito baixa do esôfago demonstra como seu espesso epitélio estratificado pavimentoso forma uma rede bem desenvolvida de papilas com sua lâmina própria. A submucosa fica interposta entre a muscular da mucosa e a camada circular interna da muscular externa. A camada longitudinal externa é facilmente distinguida (ver Figura 17.2 *E, LP, S, CI, LE*). Uma fotomicrografia de baixa ampliação tirada do terço superior do esôfago também exibe a rede de papilas bem desenvolvida, formada pelo epitélio estratificado pavimentoso e pela lâmina própria subjacente. A lâmina própria, a muscular da mucosa e a submucosa são facilmente distinguíveis. Observe que a muscular da mucosa é composta apenas de uma camada longitudinal de células musculares lisas. Nesse nível, a submucosa é muito estreita; as camadas circular interna e longitudinal externa da túnica muscular externa são facilmente reconhecidas (ver Figura 17.3 *E, LP, MM, SM, CI, LE*).

Estômago

Uma fotomicrografia de baixa ampliação mostra que o epitélio simples cilíndrico que reveste o estômago fúndico mergulha na lâmina própria para formar fossetas gástricas, e a parte inferior de cada fosseta recebe uma série de glândulas fúndicas que se estendem até a muscular da mucosa, que entra em contato com a submucosa (ver Figura 17.5A, *E, LP, MM, S*). Em ampliação média, podem ser reconhecidos pelo menos três tipos de células como componentes das glândulas fúndicas: células mucosas do colo, células parietais e células principais (ver Figura 17.5B, *M, Pa, Pr*). Em grande ampliação, as células que compõem a porção mais profunda das glândulas fúndicas (colo e base) são claramente representadas: células principais, células parietais e células SNED. O lúmen das glândulas fúndicas, bem como os elementos do tecido conjuntivo, vasos sanguíneos e a túnica muscular da mucosa também são facilmente identificáveis (ver Figura 17.7 *Pr, Pa, SNED, L, TC, VS, MM*).

Uma fotomicrografia de ampliação muito baixa da região cárdica do estômago exibe as fossetas gástricas muito rasas se abrindo para o lúmen. A lâmina própria tem glândulas cárdicas que se estendem desde as fossetas gástricas até a muscular da mucosa. A submucosa tem vasos sanguíneos maiores e entra em contato com a túnica muscular externa. Observe também a camada serosa e o tecido conjuntivo subseroso entre a serosa e a muscular externa (ver Figura 17.13, *seta, L, LP, GC, MM, SM, VS, ME, Se, TCSs*). Com uma ampliação baixa, as células do revestimento superficial são bem demonstradas; elas revestem o lúmen do estômago na região da cárdia. A lâmina própria é ocupada por glândulas cárdicas e numerosas células de tecido conjuntivo. A muscular da mucosa entra em contato com a submucosa, que tem células adiposas ocasionais e é ricamente suprida por vasos sanguíneos. A submucosa é circundada pela camada muscular externa (ver Figura 17.14, *E, GC, ponta de seta, MM, SM, A, VS, ME*).

Uma pequena ampliação da região pilórica do estômago exibe as fossetas gástricas que se estendem profundamente na lâmina própria. As glândulas pilóricas da lâmina própria estendem-se até a muscular da mucosa (ver Figura 17.15 *F, LP, MM*).

Intestino delgado

Duodeno

O epitélio simples cilíndrico que reveste o lúmen do duodeno mergulha nas criptas de Lieberkühn, que se estendem até a muscular da mucosa. Observe na fotomicrografia de baixa ampliação que a lâmina própria das vilosidades aloja grandes vasos linfáticos com fundo cego, conhecidos como quilíferos. Note as glândulas de Brunner na submucosa (ver Figura 17.19 *E, Lu, CL, LP, Q*). Essa fotomicrografia de ampliação média do duodeno apresenta a base das criptas de Lieberkühn com células de Paneth e células regenerativas (ou intermediárias). As glândulas de Brunner se abrem na base das criptas de Lieberkühn e, ocasionalmente, nos espaços entre os vilos (ver Figura 17.20, *ponta de seta, setas, GB*).

Jejuno

Uma fotomicrografia de baixa ampliação do jejuno exibe as vilosidades bem desenvolvidas e as criptas de Lieberkühn alcançando a túnica muscular da mucosa. Observe a ausência de glândulas de Brunner na submucosa, bem como a ausência de placas de Peyer na lâmina própria. As camadas circular interna e longitudinal externa da túnica muscular externa são bem diferenciadas, assim como o plexo mioentérico de Auerbach entre as duas camadas de músculo liso. Observe o tecido conjuntivo subseroso e a camada serosa que cobre a túnica muscular externa (ver Figura 17.22 *CL, MM, S, CI, LE*). Em grande ampliação, os lúmens das criptas de Lieberkühn são bem demonstrados, assim como as células de Paneth, células

(*continua*)

Instruções do laboratório de histologia (*continuação*)

regenerativas ou intermediárias, bem como as células SNED. Um plasmócito da lâmina própria também pode ser identificado. Observe a muscular da mucosa que faz fronteira com a submucosa, na qual abundam os vasos sanguíneos e os vasos linfáticos. A camada circular interna da túnica muscular externa também pode ser identificada (ver Figura 17.24 *L, pontas de seta, seta, SNED, PLM, MM, Sm, Lf, ME*).

Íleo

Com uma ampliação muito baixa, toda a parede do íleo – do lúmen à serosa – e o tecido conjuntivo subseroso são evidentes. Observe as vilosidades curtas e as criptas de Lieberkühn conforme elas se abrem nos espaços entre os vilos. A lâmina própria apresenta grande infiltração linfoide, incluindo aglomerados de nódulos linfoides, conhecidos como placas de Peyer que, frequentemente, mas não nesse espécime, estendem-se até a submucosa. A muscular da mucosa é claramente visível, assim como os elementos do plexo mioentérico de Auerbach, localizado entre as camadas de músculo liso circular interna e longitudinal externa da túnica muscular externa (ver Figura 17.25 *L, Se, TCSSe, V, CL, PP* na *LP, Sm, MM, setas, CI, LE*). Com uma ampliação média da porção inferior das vilosidades do íleo, as células caliciformes componentes do epitélio viloso são muito óbvias, tal como a liberação de mucinogênio nos espaços entre os vilos. As células SNED também são evidentes, da mesma maneira que a figura mitótica de uma célula regenerativa de uma cripta de Lieberkühn. Observe que a lâmina própria é separada da submucosa pela muscular da mucosa. Nesse espécime, as placas de Peyer se estendem da lâmina própria até a submucosa (ver Figura 17.26 *CG, ponta de seta, setas brancas, FM, MM, SM*). Uma fotomicrografia de alta ampliação do plexo mioentérico de Auerbach, localizado entre as camadas de músculo liso circular interna e longitudinal externa da túnica muscular externa, exibe suas células ganglionares e gliais entéricas associadas. Além disso, note a bainha de mielina da célula de Schwann que envolve o axônio de um neurônio que modifica a atividade dos neurônios do sistema nervoso entérico (ver Figura 17.29 *CI, LE, N, CGl, CS*).

Intestino grosso

Colo

Olhando para uma ampliação muito baixa do colo, a primeira coisa que se observa é a ausência de vilosidades projetando-se para o lúmen, mas as criptas de Lieberkühn estão presentes e seu revestimento epitelial simples cilíndrico exibe várias células caliciformes. A submucosa, localizada entre a muscular da mucosa e a muscular externa, projeta-se em pregas com formato de meia-lua (ver Figura 17.32 *L, CL, Sm, MM, ME*). Uma fotomicrografia de baixa ampliação do colo mostra a presença de células absortivas superficiais e células caliciformes que revestem o lúmen das criptas de Lieberkühn, bem como o revestimento do lúmen do colo. Uma observação cuidadosa demonstra a ausência de células de Paneth na parte inferior das criptas de Lieberkühn, que entram em contato com a muscular da mucosa. A submucosa e a camada circular interna da túnica muscular externa são facilmente reconhecidas (ver Figura 17.33 *CC, A, CL, MM, SM, ME*). A ampliação média das porções inferiores das criptas de Lieberkühn exibe células caliciformes, células absortivas superficiais, células regenerativas/células intermediárias e células SNED. A lâmina própria é rica em células linfoides, especialmente plasmócitos (ver Figura 17.34 *E, P*).

Apêndice

Uma fotomicrografia de ampliação muito baixa do apêndice mostra que seu lúmen, frequentemente ocupado por detritos, é revestido de um epitélio simples cilíndrico que mergulha nas criptas rasas de Lieberkühn. A lâmina própria é altamente infiltrada por elementos linfoides, incluindo numerosos nódulos linfoides primários e secundários (exibindo centros germinativos). A submucosa tem uma quantidade esparsa de células adiposas. A túnica muscular externa, circundada por uma túnica serosa, tem uma camada de músculo liso circular interna e outra longitudinal externa (ver Figura 17.36 *L, E, CL, LP, NL, CG, SM, AC, Se, CI, LE*). Uma fotomicrografia de baixa ampliação do apêndice exibe seu lúmen, revestido de um epitélio simples cilíndrico. As criptas de Lieberkühn são esparsamente distribuídas e a lâmina própria e a submucosa são ocupadas por um grande nódulo linfoide secundário, cuja coroa e cujo centro germinativo estão bem diferenciados. Grande parte do campo é densamente povoada por células linfoides (ver Figura 17.37 *L, CL, Co, CG*).

18 Sistema Digestório: Glândulas

As glândulas salivares maiores associadas à cavidade oral, o pâncreas e o fígado são considerados **glândulas extramurais** do sistema digestório. Cada uma dessas glândulas tem numerosas funções e auxiliam o processo digestivo; os produtos de secreção são liberados no lúmen do trato alimentar por meio de um sistema de ductos.

Glândulas salivares maiores

Existem três pares de glândulas salivares maiores: parótidas, sublinguais e submandibulares.

Os pares de glândulas parótidas, sublinguais e submandibulares, que constituem as glândulas salivares maiores, são **glândulas tubuloacinosas compostas** (**ramificadas**), cuja cápsula, composta de tecido conjuntivo denso não modelado e rico em colágeno, emite septos, também de tecido conjuntivo, que subdividem as glândulas em lobos e lóbulos. Os componentes vasculares e nervosos das glândulas alcançam as unidades secretoras por meio de seus elementos de tecido conjuntivo. Ácinos individuais também são revestidos de finos elementos de tecido conjuntivo. Cada uma das glândulas salivares maiores tem uma porção secretora e uma porção condutora (ducto) (Figura 18.1); a porção secretora produz e libera saliva, conhecida como **saliva primária**, para o sistema de ductos, cujas células são impermeáveis à água. As células dos ductos estriados utilizam mecanismos de transporte ativo e passivo para remover íons sódio e cloreto e adicionar íons bicarbonato e potássio à saliva primária. Consequentemente, a saliva primária isotônica perde eletrólitos, ficando hipotônica. Essa saliva mais diluída é conhecida como **saliva secundária** e é liberada na cavidade oral. O fluxo da saliva tem relação indireta com sua tonicidade; quanto mais rápido a saliva flui ao longo do ducto estriado, menos tempo as células ductais têm para alterar a composição salivar e mais próxima é a tonicidade da saliva secundária daquela da saliva primária. A única exceção é a concentração de íon bicarbonato, cuja secreção é estimulada em conjunto com a estimulação da secreção de saliva primária.

PORÇÃO SECRETORA

A porção secretora das glândulas salivares é composta de células secretoras serosas e/ou mucosas dispostas em ácinos ou túbulos que são revestidos de células mioepiteliais.

A **porção secretora**, disposta em túbulos e ácinos, é composta de células serosas, células mucosas e células mioepiteliais.

Células serosas

As **células serosas** (Figura 18.2) se assemelham a pirâmides truncadas contendo um único núcleo arredondado, localizado na porção basal da célula, retículo endoplasmático rugoso (RER) e complexo de Golgi bem desenvolvidos e numerosas mitocôndrias basais. Essas células também apresentam uma abundância de grânulos de secreção apicais, ricos em **amilase salivar** (**ptialina**), uma enzima que inicia a digestão de carboidratos complexos em açúcares, que secretam, com o **componente de secreção** (da molécula de imunoglobulina A de secreção [IgA]), **lactoferrina, lisozima** e **tiocianato** (os três últimos controlam os níveis microbianos da cavidade oral). As membranas plasmáticas laterais formam, em sua região mais basal, muitas projeções que se interdigitam e formam junções oclusivas com as células vizinhas.

A superfície basal das células serosas apresenta **moléculas receptoras de dímeros de IgA**, que se ligam a dímeros de IgA produzidos por plasmócitos localizados no tecido conjuntivo. O **complexo de dímero de IgA-molécula receptora de dímeros de IgA** torna-se internalizado na célula serosa e é transferido para os endossomos iniciais, onde uma porção da molécula do receptor é clivada. O restante da molécula receptora, conhecido como ***componente de secreção***, permanece ligado ao dímero de IgA, que passa a ser conhecido como ***IgA de secreção*** (**sIgA**). O sIgA é liberado na saliva, onde o componente de secreção o protege da digestão enzimática, enquanto a imunoglobulina ainda é capaz de combater os antígenos.

Células mucosas

As **células mucosas** têm formato semelhante ao das células serosas. Seus núcleos também estão localizados na região basal da célula, mas são achatados, em vez de arredondados (Figura 18.2). A população de organelas dessas células difere

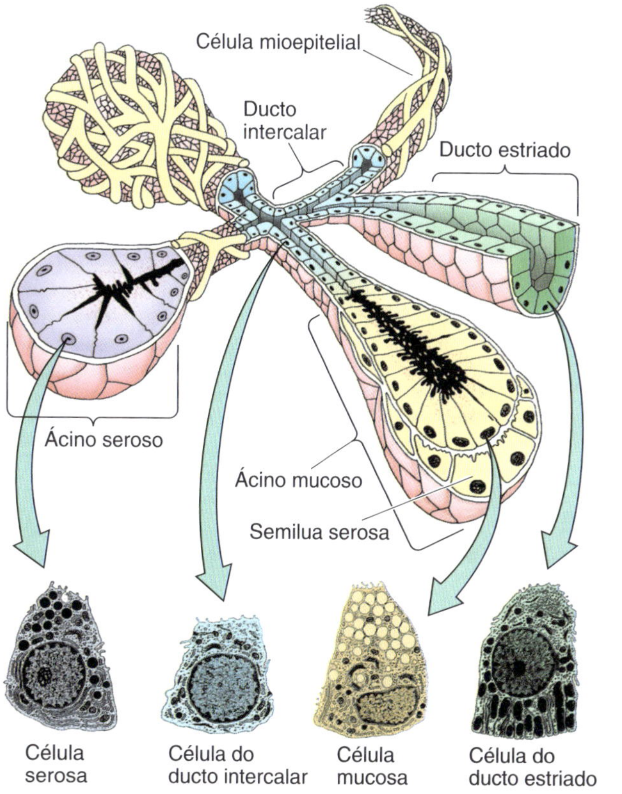

Figura 18.1 Diagrama esquemático dos ácinos, ductos e tipos celulares das glândulas salivares.

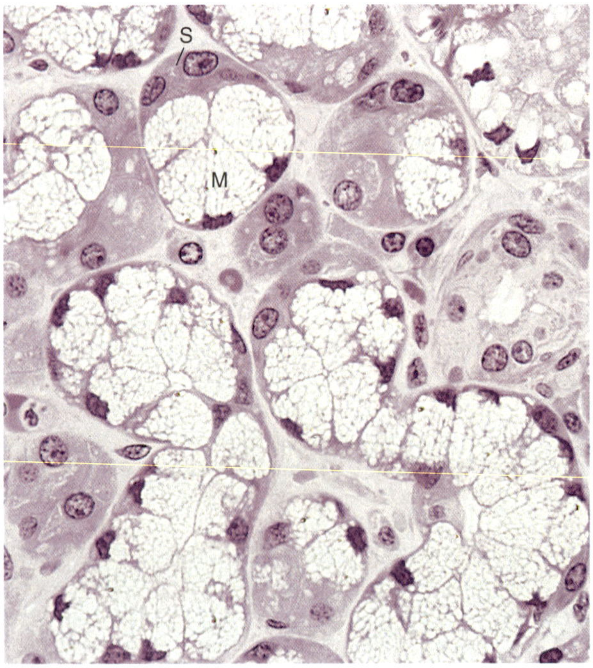

Figura 18.2 Fotomicrografia de uma glândula salivar sublingual de macaco exibindo ácinos mucosos (*M*) com semiluas serosas (*S*). Observe que as semiluas serosas podem ser artefatos de fixação (540 ×).

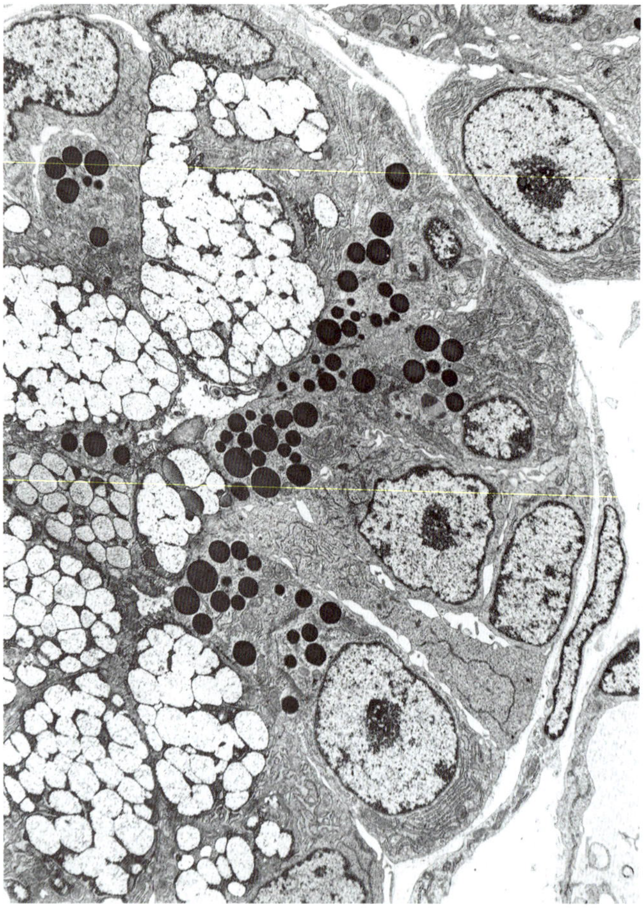

Figura 18.3 Eletromicrografia de uma glândula salivar sublingual de rato, exibindo grânulos serosos e mucosos no citoplasma de suas células acinosas. Observe que os núcleos das células serosas são arredondados, enquanto os das células mucosas são achatados. Observe também que os produtos de secreção serosos estão presentes como estruturas redondas, densas e escuras, e os produtos de secreção mucosos estão, em sua maioria, dissolvidos e têm cor clara e aparência esponjosa (5.400 ×). (Fonte: Redman RS, Ball WD. Cytodifferentiation of secretory cells in the sublingual glands of the prenatal rat: a histological, histochemical, and ultrastructural study. *Am J Anat*. 1978;153:367-390. Reproduzida com autorização de Wiley-Liss, Inc., uma subsidiária de John Wiley & Sons, Inc.)

daquela das células serosas pelo fato de que as células secretoras mucosas têm quantidade menor de mitocôndrias, RER menos extenso e aparelho de Golgi consideravelmente maior, indicativo de uma parcela maior de carboidratos em seu produto de secreção (Figura 18.3). A região apical do citoplasma é ocupada por abundantes grânulos de secreção que abrigam o **mucinogênio**, que, ao ser liberado nos ductos da glândula, hidrata-se e passa a ser conhecido como ***mucina***, uma substância lubrificante e viscosa. Quando a mucina entra em contato e se mistura com substâncias presentes na cavidade oral, passa a ser chamada de ***muco***. Os canalículos intercelulares e as projeções basais das membranas das células são muito menos extensos do que os das células serosas.

Células mioepiteliais

As **células mioepiteliais** (**células em cesto**) compartilham as lâminas basais das células acinosas. Elas têm um corpo celular e vários prolongamentos longos que envolvem o ácino secretor e os ductos intercalares (ver Figura 18.1). O corpo celular abriga, além do núcleo, um pequeno complemento de organelas e adere à lâmina basal por meio de hemidesmossomos. Os processos citoplasmáticos, que formam contatos por meio de desmossomos com as células acinosas e ductais, são ricos em actina e miosina; nas eletromicrografias, esses processos se assemelham a células musculares lisas. À medida que os processos das células mioepiteliais se contraem, comprimem o ácino, facilitando a liberação do produto de secreção para o ducto da glândula.

DUCTOS

Os ductos das glândulas salivares maiores são altamente ramificados e variam de ductos intercalares muito pequenos a ductos principais (terminais) muito grandes.

Os ductos das glândulas salivares maiores são estruturas altamente ramificadas. Os menores ramos do sistema são os **ductos intercalares**, onde estão fixados os ácinos (e túbulos) secretores. Esses pequenos ductos são compostos de uma camada única de células cuboides baixas e apresentam algumas células mioepiteliais. Vários ductos intercalares se fundem para formar os **ductos estriados**, compostos de uma camada única de células cuboides a cilíndricas baixas (ver Figura 18.1). Grandes pregas nas membranas celulares basolaterais subdividem a porção basal do citoplasma em compartimentos longitudinais que são ocupados por mitocôndrias alongadas.

Os ductos estriados se unem para formar os **ductos intralobulares**, de calibre crescente, que são circundados por elementos mais abundantes de tecido conjuntivo. Os ductos originados dos lóbulos se unem para formar os **ductos interlobulares**, que, por sua vez, formam os ductos **intralobares** e **interlobares**. O **ducto terminal** (**principal**) da glândula libera a saliva na cavidade oral.

SALIVON

O ácino, o ducto intercalado e o ducto estriado, juntos, segundo alguns autores, constituem o salivon, a unidade funcional de uma glândula salivar.

HISTOFISIOLOGIA DAS GLÂNDULAS SALIVARES

As células secretoras dos ácinos produzem a saliva primária, que é modificada pelos ductos estriados para formar a saliva secundária.

As glândulas salivares maiores produzem aproximadamente de 700 a 1.100 mℓ de saliva por dia. As glândulas salivares menores estão localizadas na mucosa e na submucosa da cavidade oral, mas contribuem com apenas de 3 a 5 mℓ para a produção salivar diária total. Para poder fornecer uma produção salivar tão grande, as glândulas salivares maiores têm suprimento vascular extraordinariamente rico. Na verdade, estima-se que o fluxo sanguíneo basal para as glândulas salivares é 20 vezes maior do que o fluxo para a musculatura esquelética. Durante a secreção máxima, o fluxo sanguíneo aumenta de maneira correspondente.

A **saliva** tem diversas funções, incluindo a lubrificação e a limpeza da cavidade oral, atividade antibacteriana, participação na sensação do paladar por meio da dissolução do material alimentar, digestão inicial pela ação da amilase salivar (ptialina) e lipase salivar, auxiliando na deglutição, umedecendo os alimentos e permitindo a formação do bolo alimentar, além da participação no processo de coagulação e cicatrização de feridas devido aos fatores de coagulação e ao fator de crescimento epidérmico presentes na saliva.

As células acinosas e as células ductais também sintetizam o componente de secreção necessário para transferir a IgA do tecido conjuntivo para o lúmen do ácino ou ducto secretor (ver seção sobre ductos). A **IgA de secreção** forma complexos com antígenos na saliva, atenuando seus efeitos deletérios. A saliva também contém lactoferrina, lisozima e íons tiocianato. A **lactoferrina** se liga ao ferro, um elemento essencial para o metabolismo bacteriano; a **lisozima** decompõe as cápsulas bacterianas, permitindo a entrada na célula de **íons tiocianato**, um agente bactericida.

As células dos ductos estriados da glândula salivar secretam a enzima **calicreína** no tecido conjuntivo. A calicreína entra na corrente sanguínea, onde converte os cininogênios, uma família de proteínas plasmáticas, em **bradicinina**, um vasodilatador que dilata os vasos sanguíneos e aumenta o fluxo de sangue para a região.

PAPEL DA INERVAÇÃO AUTÔNOMA NA SECREÇÃO SALIVAR

As glândulas salivares maiores não secretam continuamente. A atividade secretora é estimulada pela **inervação parassimpática e simpática**. A inervação pode ser intraepitelial (ou seja, a formação de um contato sináptico entre a extremidade nervosa e a célula acinosa) ou subepitelial. Na inervação subepitelial, as extremidades dos axônios não fazem contato sináptico com as células acinosas. Em vez disso, liberam a acetilcolina na vizinhança da célula secretora, a uma distância de aproximadamente 100 a 200 nm de sua membrana plasmática basal. A célula, depois de ativada, estimula as células vizinhas, por meio de **junções comunicantes**, a liberarem seu produto de secreção seroso no lúmen do ácino.

A **inervação parassimpática** é o principal iniciador da salivação e é responsável pela formação da saliva serosa. A acetilcolina, liberada pelas fibras nervosas parassimpáticas pós-ganglionares, liga-se aos receptores colinérgicos muscarínicos, com consequente liberação de trifosfato de inositol, que resulta na liberação de íons cálcio, um segundo mensageiro, para o citosol, o que facilita a secreção de saliva serosa das células acinosas.

Inicialmente, a **inervação simpática** reduz o fluxo sanguíneo para os salivons, mas essa redução é revertida em pouco tempo. A norepinefrina, liberada pelas fibras simpáticas pós-ganglionares, liga-se aos receptores beta-adrenérgicos, resultando na formação de **monofosfato de adenosina cíclico (cAMP)**. Esse mensageiro secundário ativa uma cascata de quinases que resulta na secreção dos componentes mucosos e enzimáticos da saliva pelas células acinosas. O elemento mucoso é responsável pela adesão das partículas de alimentos umas às outras no bolo alimentar, bem como pela criação de uma superfície escorregadia, facilitando a deglutição.

A produção de saliva é aumentada com o sabor e o aroma dos alimentos, bem como pelo processo de mastigação. Os inibidores da salivação incluem fadiga, medo e desidratação; além disso, o fluxo salivar é bastante reduzido durante o sono.

Propriedades individuais das glândulas salivares maiores

GLÂNDULAS PARÓTIDAS

Embora, fisicamente, sejam as maiores entre as glândulas salivares, as duas glândulas parótidas produzem apenas cerca de 30% da saliva total; a saliva que elas produzem é serosa.

Sendo as maiores entre as glândulas salivares, as duas **glândulas parótidas** pesam cada uma cerca de 20 a 30 g, mas são responsáveis por apenas cerca de 30% da produção salivar total. Embora seja dito que a glândula parótida produz uma **secreção puramente serosa** (Figuras 18.4 e 18.5), o produto de secreção tem uma pequena quantidade de componente mucoso. Eletromicrografias das regiões apicais das células serosas exibem numerosos grânulos de secreção preenchidos com um produto elétron-denso que tem um cerne ainda mais elétron-denso de composição desconhecida.

A saliva produzida pela glândula parótida apresenta níveis elevados da enzima **amilase salivar** (**ptialina**), responsável pela digestão da maior parte do amido presente nos alimentos, e de IgA de secreção, que inativa antígenos localizados na cavidade oral.

A cápsula de tecido conjuntivo da glândula parótida é bem desenvolvida e forma numerosos septos, que subdividem a glândula em lobos e lóbulos. Na quinta década de vida, a glândula é invadida por tecido adiposo, que se espalha do tecido conjuntivo para o parênquima glandular.

GLÂNDULAS SUBLINGUAIS

As glândulas sublinguais são muito pequenas, compostas principalmente de ácinos mucosos com semiluas serosas, e produzem saliva mista.

O menor dos três pares de glândulas salivares maiores, as **glândulas sublinguais**, tem formato de amêndoa. Cada glândula pesa apenas de 2 a 3 g e é responsável por apenas cerca de 5% da produção salivar total, sendo composta de unidades secretoras tubulares mucosas. Muitas dessas mucosas apresentam, na extremidade, um pequeno agrupamento de células serosas, conhecidos como semiluas serosas (Figuras 18.6 e 18.7;

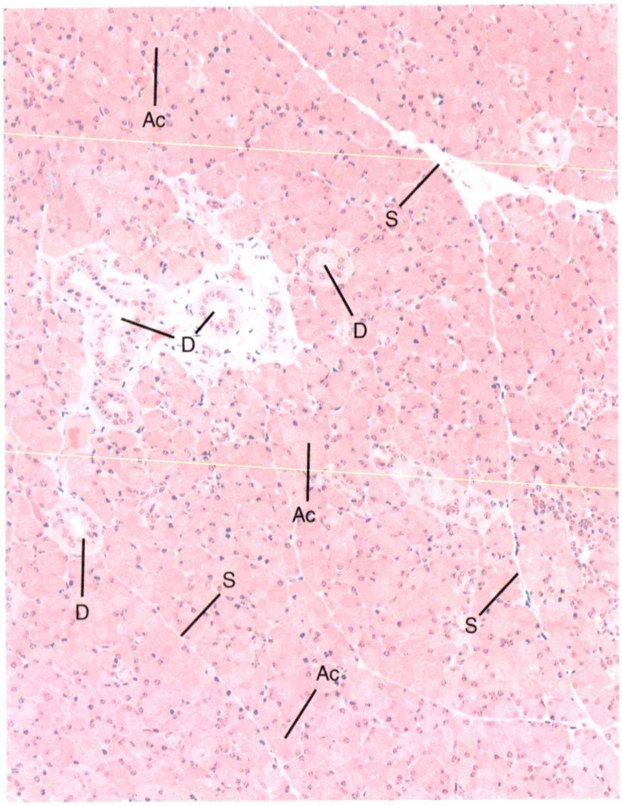

Figura 18.4 Esta fotomicrografia de baixa ampliação do lobo da glândula parótida mostra como os septos (*S*) subdividem a glândula em lóbulos. Observe que os ácinos (*Ac*) são compostos de células serosas com núcleos arredondados. Os numerosos ductos (*D*) conduzem a saliva até a cavidade oral (132 ×).

ver também Figura 18.2). Embora a microscopia ótica de rotina demonstre a presença de semiluas serosas, se esse tecido for congelado rapidamente, elas não são mais observadas, indicando que podem ser artefatos de fixação e são meramente pequenos agrupamentos de células serosas que liberam sua secreção em um lúmen comum às unidades tubulares secretoras de muco. Sob condições normais de fixação à temperatura ambiente, o mucinogênio presente nas células mucosas incha e aumenta tanto o tamanho das células que elas empurram a maioria das células serosas para fora do lúmen do ácino; assim, as células serosas formam uma capa entre as células mucosas inchadas e a membrana basal. Se o tecido é congelado rapidamente, o mucinogênio não incha e as células serosas permanecem em sua posição normal, adjacentes às células mucosas. Foi demonstrado que essas células serosas secretam lisozima. A glândula sublingual produz uma saliva mista, mas, principalmente, mucosa. Os canalículos intercelulares são bem desenvolvidos entre as células mucosas das unidades secretoras. Eletromicrografias das células das semiluas serosas mostram acúmulos apicais de vesículas de secreção. No entanto, ao contrário das células das glândulas parótidas e submandibulares, essas vesículas não têm uma porção central elétron-densa (ver Figura 18.3).

A glândula sublingual tem uma cápsula de tecido conjuntivo delgada e seu sistema de ductos não forma um ducto terminal. Em vez disso, vários ductos se abrem no assoalho da boca e no ducto da glândula submandibular. Devido à organização dos ductos, alguns autores consideram a glândula sublingual composta de várias subunidades glandulares menores.

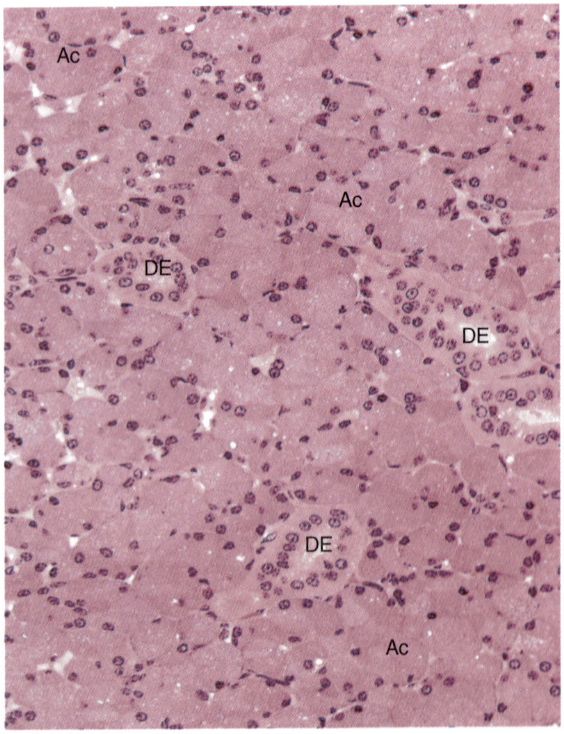

Figura 18.5 Esta é uma ampliação média de um lóbulo da glândula parótida mostrando que as células dos ácinos (*Ac*) têm núcleos arredondados localizados na porção basal. Os ductos estriados (*DE*) são caracterizados por núcleos arredondados localizados próximos ao centro das células que compõem o ducto e pela escassa quantidade de tecido conjuntivo ao seu redor (270 ×).

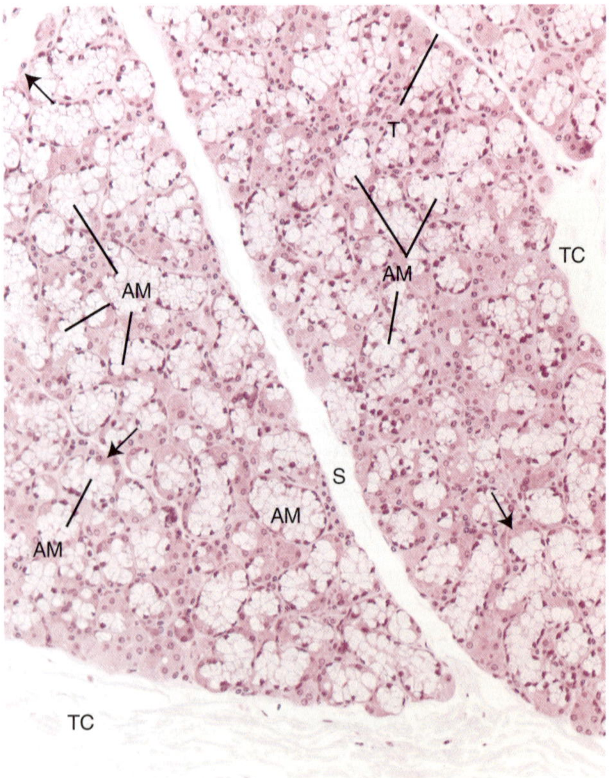

Figura 18.6 Esta fotomicrografia de baixa ampliação da glândula sublingual exibe tecido conjuntivo (*TC*) organizado em septos (*S*) de várias espessuras que subdividem a glândula em lobos e lóbulos. Observe a preponderância de ácinos mucosos (*AM*) com suas semiluas serosas (*setas*) (132 ×).

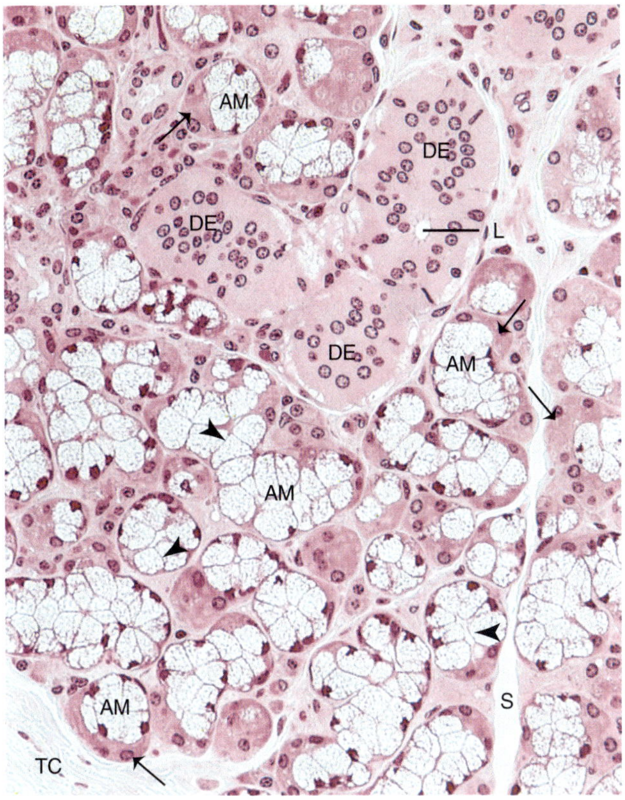

Figura 18.7 Esta fotomicrografia de ampliação média de uma glândula sublingual exibe seções de um dos ductos mais estriados (*DE*) com um lúmen central (*L*). Observe que os núcleos são dispostos mais ou menos centralmente dentro das células que compõem o ducto. Os ácinos mucosos (*AM*) são compostos de várias células cujas membranas celulares são indicadas por pontas de seta e são preenchidas por vesículas de secreção cujo conteúdo foi extraído durante o preparo da lâmina. Observe que os núcleos das células produtoras de mucinogênio estão localizados basalmente e apresentam morfologia achatada. As semiluas serosas (*setas*) são compostas de células serosas com núcleos arredondados e localizados centralmente. Os septos de tecido conjuntivo (*S*) subdividem a glândula em lobos e lóbulos (270 ×).

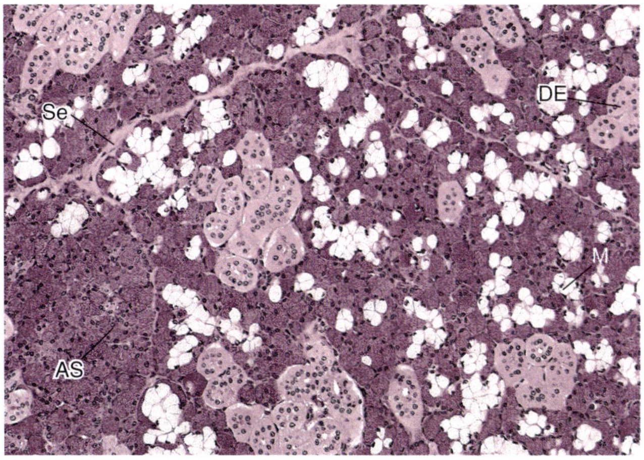

Figura 18.8 A glândula submandibular é caracterizada pelos numerosos perfis transversais de ductos estriados. Observe que os ductos aparecem corados em rosa-claro e muitos exibem um lúmen muito pequeno, mas claro. O produto mucoso tem aparência espumosa. Se, septo; AS, ácino seroso; DE, ducto estriado; M, célula mucosa do ácino (132 ×).

GLÂNDULAS SUBMANDIBULARES

O par de glândulas submandibulares é responsável por 60% da produção salivar total. Embora essas glândulas produzam uma saliva mista, a secreção é principalmente serosa.

O par de glândulas submandibulares, embora cada uma pese apenas de 12 a 15 g, é responsável por aproximadamente 60% da produção salivar total. Cerca de 90% dos ácinos produzem saliva serosa, enquanto o restante produz saliva mucosa. Eletromicrografias das porções apicais das células serosas exibem produtos de secreção elétron-densos, com um cerne mais denso, no interior de grânulos de secreção revestidos de membrana. O número de semiluas serosas é limitado. Os ductos estriados da glândula submandibular são muito mais longos do que os das glândulas parótidas ou sublinguais; portanto, os cortes histológicos dessa glândula exibem muitos perfis transversais desses ductos, uma característica da glândula submandibular (Figuras 18.8 a 18.10).

A cápsula de tecido conjuntivo da glândula submandibular é extensa e forma septos abundantes, que subdividem a glândula em lobos e lóbulos. A infiltração de gordura dos elementos do tecido conjuntivo no parênquima é evidente na meia-idade.

Correlações clínicas

1. **O adenoma pleomórfico benigno**, um tumor de glândula salivar não canceroso, geralmente afeta as glândulas parótidas e submandibulares. A remoção cirúrgica da glândula parótida deve ser realizada com cuidado, devido ao plexo do nervo facial, que passa pelo interior da glândula. Como o nervo facial fornece inervação motora aos músculos da expressão facial, os danos aos seus ramos durante uma parotidectomia podem causar paralisia temporária ou mesmo permanente dos músculos enervados pelas fibras danificadas.
2. A glândula parótida (e ocasionalmente outras glândulas salivares maiores) também pode ser afetada por infecções virais, causando **caxumba**, uma doença dolorosa em crianças, que pode resultar em esterilidade quando afeta adultos.
3. Cerca de 25% dos cânceres que envolvem a glândula parótida são considerados **carcinomas de células acinosas**, uma malignidade de crescimento lento que pode reaparecer após a remoção cirúrgica. Ocasionalmente, o carcinoma origina metástases em outros órgãos.

Pâncreas

O pâncreas funciona como glândula exócrina, que produz sucos digestivos, e como glândula endócrina que produz hormônios.

O **pâncreas**, com cerca de 25 cm de comprimento, 5 cm de largura e de 1 a 2 cm de espessura, pesando aproximadamente 150 g, está situado na parede posterior do corpo, sob o peritônio. Tem quatro regiões: processo uncinado, cabeça, corpo e cauda. Sua delicada cápsula de tecido conjuntivo forma septos, que subdividem a glândula em lóbulos e conduzem seu suprimento vascular e nervoso, bem como seu sistema de ductos. O pâncreas produz secreções exócrinas e endócrinas. Espalhados entre seus **ácinos secretores** exócrinos, estão os componentes endócrinos do pâncreas, conhecidos como **ilhotas de Langerhans** (Figuras 18.11 e 18.12).

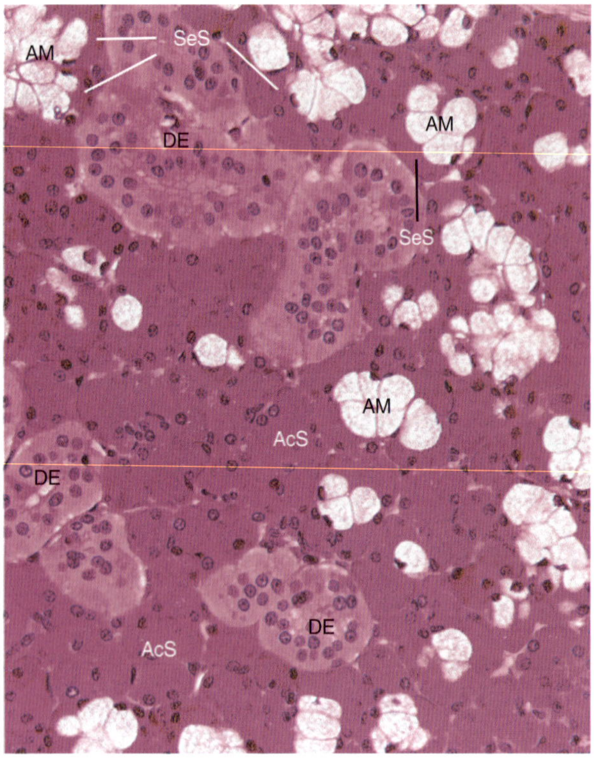

Figura 18.9 A glândula submandibular produz principalmente saliva serosa. Consequentemente, a maioria de seus ácinos são serosos (*AcS*) com alguns ácinos mucosos (*AM*) cobertos por semiluas serosas (*SeS*). Uma das características mais distintivas da glândula submandibular é a presença de grande número de perfis de ducto estriado (*DE*) (270 ×).

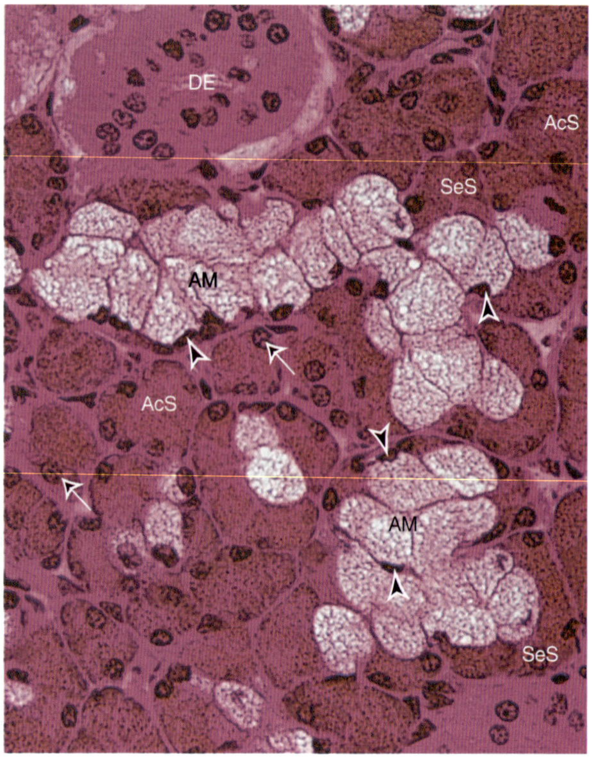

Figura 18.10 Esta fotomicrografia de alta ampliação da glândula submandibular demonstra os núcleos achatados das células mucosas (*pontas de seta*) em contraste com os núcleos redondos das células serosas (*setas*). Observe os numerosos ácinos serosos (*AcS*), bem como as semiluas serosas (*SeS*) cobrindo os ácinos mucosos (*AM*). DE, ducto estriado (270 ×).

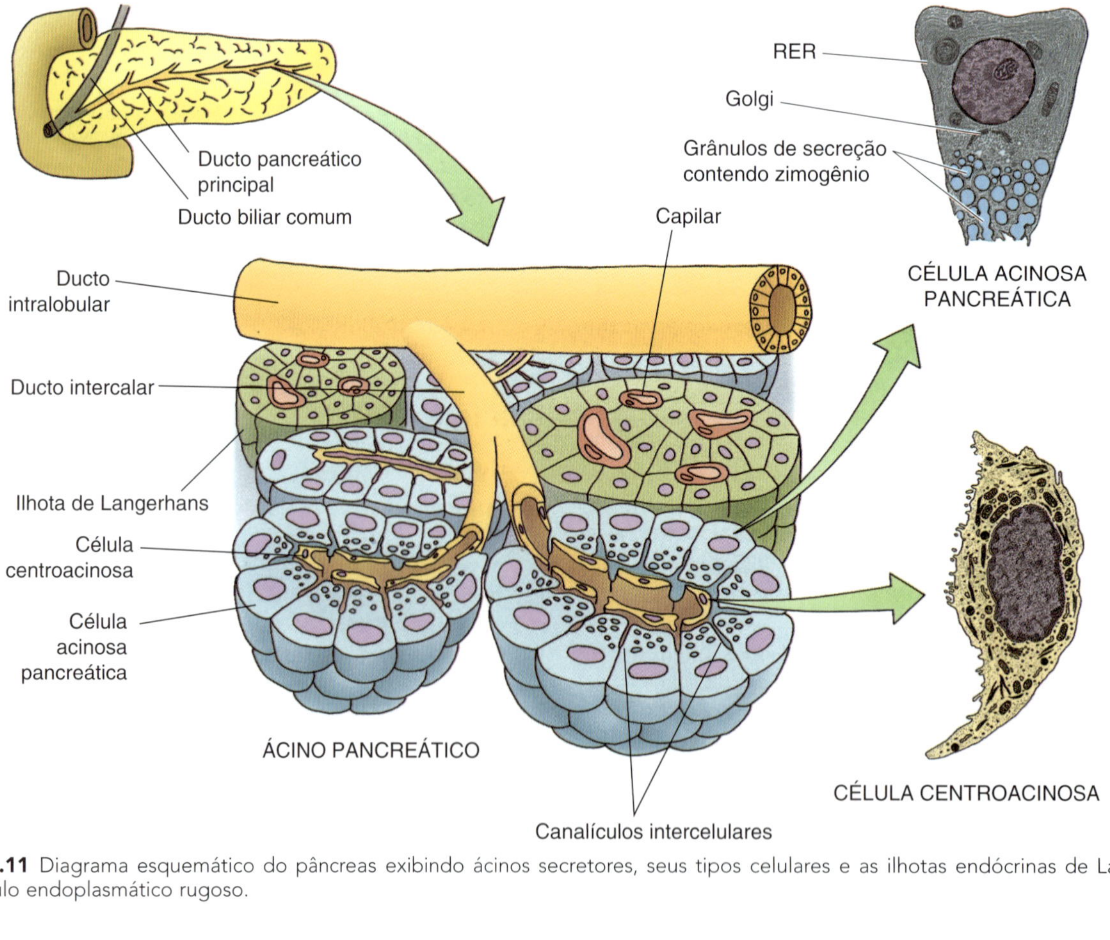

Figura 18.11 Diagrama esquemático do pâncreas exibindo ácinos secretores, seus tipos celulares e as ilhotas endócrinas de Langerhans. RER, retículo endoplasmático rugoso.

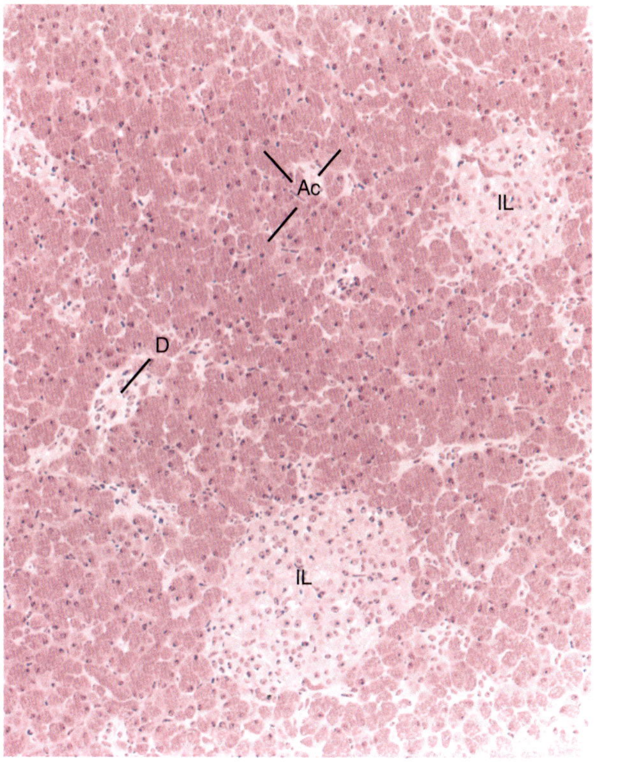

Figura 18.12 Esta fotomicrografia de baixa ampliação exibe a porção exócrina do pâncreas, os ácinos secretores (*Ac*), parte do sistema de ductos (*D*), e as ilhotas de Langerhans (*IL*), a porção endócrina (132 ×).

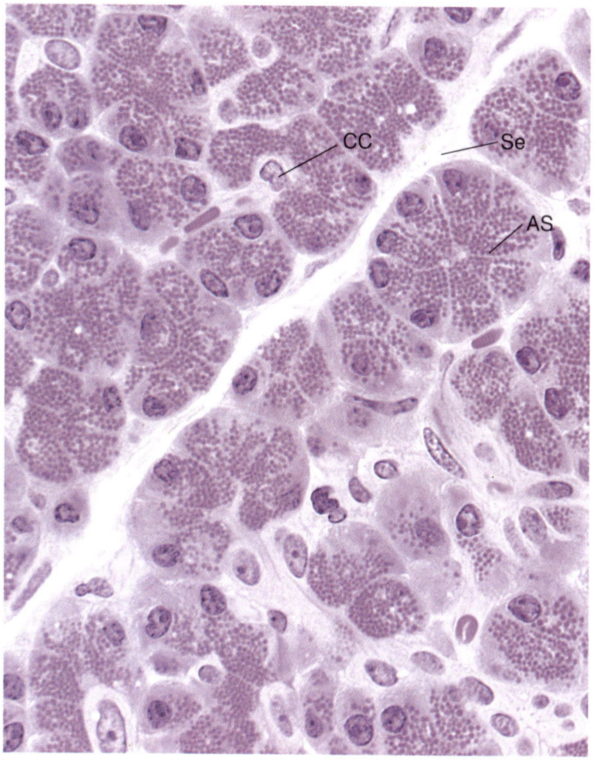

Figura 18.13 Fotomicrografia do pâncreas exócrino de macaco. Observe que os ácinos em corte transversal parecem ser estruturas arredondadas, e muitas das células acinosas têm muitos grânulos de secreção, conhecidos como grânulos de zimogênio. CC, célula centroacinosa; Se, septo; AS, ácino seroso (540 ×).

PÂNCREAS EXÓCRINO

O pâncreas exócrino é uma glândula tubuloacinosa composta que produz, diariamente, cerca de 1.200 mℓ de um líquido rico em bicarbonato que contém proenzimas digestivas. Cerca de 40 a 50 células acinosas formam um **ácino** arredondado ou oval, cujo lúmen é ocupado por três ou quatro **células centroacinosas**, que representam o início do sistema de ductos do pâncreas. A presença de **células centroacinosas** no centro do ácino é uma característica distintiva da porção exócrina dessa glândula.

Porções secretoras e ductos

As células acinosas do pâncreas têm receptores para o hormônio ***colecistoquinina (CCK)*** *e para o neurotransmissor* ***acetilcolina****, enquanto as células centroacinosas e os ductos intercalares têm receptores para secretina e acetilcolina.*

Cada **célula acinosa** tem a forma de uma pirâmide truncada, com sua base posicionada na lâmina basal que separa as células acinosas do compartimento de tecido conjuntivo. O núcleo redondo da célula está localizado na região basal e é circundado por citoplasma basofílico. O ápice da célula, voltado para o lúmen do ácino, é preenchido com **grânulos de secreção** que contêm proenzimas (**grânulos contendo zimogênio**), cujo número diminui após uma refeição (Figuras 18.13 e 18.14).

Eletromicrografias de células acinosas exibem uma abundância de RER localizado no citoplasma basal, um rico suprimento de polirribossomos e numerosas mitocôndrias exibindo grânulos em sua matriz. O aparelho de Golgi é bem desenvolvido, mas tem tamanho variável, sendo menor quando os grânulos de zimogênio são numerosos e maior depois que os grânulos liberam seu conteúdo. Os grânulos de zimogênio podem liberar seu conteúdo individualmente, ou várias vesículas secretoras podem se fundir, formando um canal para o lúmen do ácino a partir do citoplasma apical.

As membranas basais das células acinosas têm receptores para o hormônio **CCK**, liberado por células do sistema neuroendócrino difuso (SNED) do intestino delgado, e para o neurotransmissor **acetilcolina**, liberado pelas fibras nervosas parassimpáticas pós-ganglionares.

O **sistema de ductos** do pâncreas se inicia no centro do ácino com a terminação dos **ductos intercalares**, compostos de **células centroacinosas** cúbicas baixas e fracamente coradas (ver Figuras 18.11 e 18.13). As células centroacinosas e os ductos intercalares apresentam, em sua membrana plasmática basal, receptores para o hormônio **secretina**, liberado pelas células SNED do intestino delgado; e **acetilcolina**, liberada pelas fibras parassimpáticas pós-ganglionares. Os ductos intercalares se unem para formar **ductos intralobulares** maiores, muitos dos quais convergem para formar os **ductos interlobulares**. Esses ductos são circundados por uma quantidade considerável de tecido conjuntivo e liberam seu conteúdo no **ducto pancreático principal,** que se junta ao **ducto biliar comum (ducto colédoco)** antes de se abrir no duodeno na altura da **papila de Vater (papila duodenal maior)**.

Histofisiologia do pâncreas exócrino

As células acinosas produzem e liberam enzimas digestivas, enquanto as células centroacinosas e as células dos ductos intercalares liberam uma solução tampão rica em bicarbonato.

As células acinosas do pâncreas exócrino produzem, armazenam e liberam grande número de enzimas: amilase pancreática; lipase pancreática; esterase de colesterol pancreático;

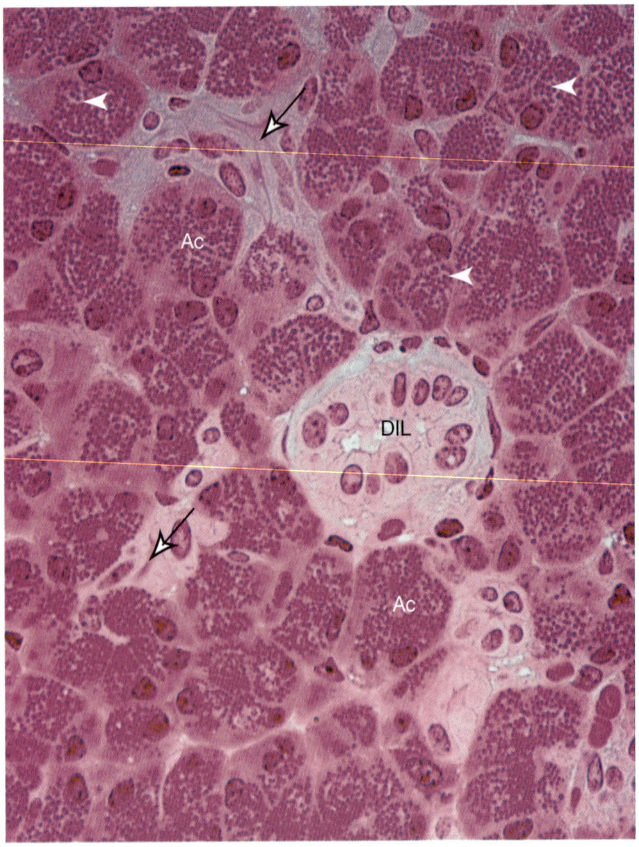

Figura 18.14 Observe que, com grande ampliação, os ductos intercalares (*setas*), que liberam seu conteúdo nos ductos interlobulares (*DIL*), são ocasionalmente evidentes. Note que as células dos ácinos (*Ac*) estão repletas de grânulos de secreção (*pontas de seta*) (540 ×).

ribonuclease (RNase); desoxirribonuclease (DNase); elastase; e as proenzimas tripsinogênio, quimotripsinogênio e procarboxipolipeptidase (Tabela 18.1). As células também fabricam um **inibidor da tripsina**, uma proteína que as protege da ativação intracelular acidental da tripsina, bem como sua ativação no ducto pancreático.

A liberação das enzimas pancreáticas é efetuada pelo hormônio **CCK**, produzido pelas células SNED do intestino delgado (especialmente do duodeno), bem como pela **acetilcolina** liberada pelas fibras nervosas parassimpáticas pós-ganglionares. Tanto a CCK como a acetilcolina precisam se ligar aos respectivos receptores localizados na membrana celular basal das células acinosas pancreáticas, antes que as enzimas e as proenzimas possam ser liberadas.

As células centroacinosas e os ductos intercalares fabricam um líquido alcalino seroso, rico em bicarbonato, que neutraliza e tampona o quimo ácido que entra no duodeno a partir do estômago pilórico. Esse líquido é pobre em enzimas e sua liberação é efetuada pelo hormônio **secretina**, produzido pelas células enteroendócrinas do intestino delgado, em conjunto com a **acetilcolina**, liberada pelas fibras nervosas parassimpáticas pós-ganglionares. Tanto a secretina como a acetilcolina precisam se ligar a seus respectivos receptores localizados na membrana celular basal das células do ducto antes que o líquido rico em bicarbonato possa ser liberado por elas. Assim, secreções ricas e secreções pobres em enzimas são reguladas separadamente, e as duas secreções podem ser liberadas em momentos diferentes ou concomitantemente.

TABELA 18.1 Enzimas digestivas e proenzimas secretadas pelo pâncreas exócrino.

Enzima/proenzima	Função
Enzimas	
Amilase pancreática	Hidrolisa amidos, carboidratos (embora não possa hidrolisar celulose ou quitina) e glicogênio em dissacarídeos
Lipase pancreática	Hidrolisa as gorduras em ácidos graxos e monoglicerídeos
Colesterol esterase pancreático	Hidrolisa os ésteres de colesterol em colesterol e ácidos graxos
DNase e RNase	Hidrolisa DNA e RNA, respectivamente, clivando ligações fosfodiéster
Elastase	Decompõe o principal componente das fibras elásticas, a saber, a elastina
Proenzimas	
Tripsinogênio	Convertida em tripsina: decompõe as proteínas em peptídeos curtos
Quimotripsinogênio	Convertida em quimotripsina: decompõe as proteínas em peptídeos curtos
Procarboxipolipeptidase	Convertida em carboxipolipeptidase: decompõe pequenos peptídeos para formar dipeptídeos e aminoácidos

O mecanismo de secreção de bicarbonato de sódio é facilitado pela enzima **anidrase carbônica**, que catalisa a formação de ácido carbônico (H_2CO_3) a partir da água (H_2O) e do dióxido de carbono (CO_2). No meio aquoso do citosol, o H_2CO_3 se dissocia para formar H^+ e HCO_3^-; o HCO_3^- é transportado *ativamente* para o lúmen do ducto, e o íon hidrogênio (H^+) é transportado *ativamente* para os elementos do tecido conjuntivo em troca de íons sódio (Na^+). O Na^+ entra passivamente no lúmen, onde se junta ao HCO_3^- para formar o bicarbonato de sódio. O movimento dos íons sódio e bicarbonato da célula para o lúmen do ducto estabelece um gradiente osmótico que é seguido (*passivamente*) pelo movimento da água do tecido conjuntivo para a célula do ducto e depois para o lúmen do ducto. Isso resulta na criação de uma solução tampão de bicarbonato de sódio, que é transportada pelo ducto pancreático até o duodeno para tamponar o quimo altamente ácido que entra no duodeno vindo do estômago pilórico.

Correlações clínicas

Ocasionalmente, as enzimas digestivas pancreáticas tornam-se ativas no citoplasma das células acinosas, resultando em **pancreatite aguda**, que geralmente é fatal. As alterações histológicas envolvem uma reação inflamatória, necrose dos vasos sanguíneos, proteólise do parênquima pancreático e destruição enzimática das células adiposas, não apenas dentro do pâncreas, mas também na região circundante da cavidade abdominal.

O **câncer de pâncreas** é a quinta causa de mortalidade entre todos os tipos de câncer, matando cerca de 25 mil pessoas por ano nos EUA. Menos de 50% dos pacientes sobrevivem por mais de 1 ano e menos de 5% sobrevivem pelo período de 5 anos. Os homens são mais suscetíveis a essa doença do que as mulheres. Os fumantes têm um risco 70% maior de desenvolver câncer de pâncreas do que os não fumantes.

PÂNCREAS ENDÓCRINO

O pâncreas endócrino é composto de agregados esféricos de células, conhecidos como ilhotas de Langerhans, que estão espalhados entre os ácinos.

Cada **ilhota de Langerhans** é um conglomerado esférico ricamente vascularizado de aproximadamente 3 mil células. Em torno de 1 a 2 milhões de ilhotas distribuídas por todo o pâncreas humano constituem o pâncreas endócrino. Um número um pouco maior de ilhotas está mais presente na cauda do que nas demais regiões. Cada ilhota tem cerca de 300 μm de diâmetro e é circundada por fibras reticulares, que também penetram a ilhota para circundar a rede de capilares que a permeia (Figuras 18.12 e 18.15).

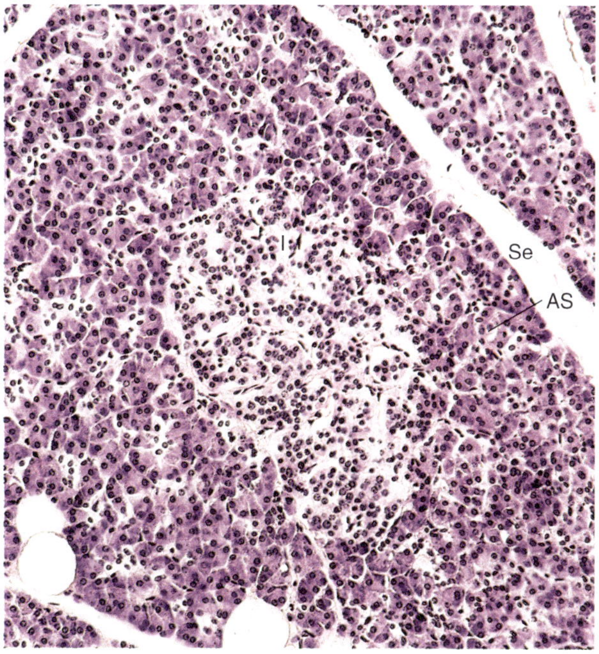

Figura 18.15 Fotomicrografia do pâncreas humano exibindo ácinos secretores e uma ilhota de Langerhans (*I*). A diferença histológica entre o pâncreas exócrino e o endócrino é muito evidente nesta fotomicrografia, porque a ilhota é muito maior do que os ácinos individuais e tem uma coloração muito mais clara. Se, septo; AS, ácino seroso (132 ×).

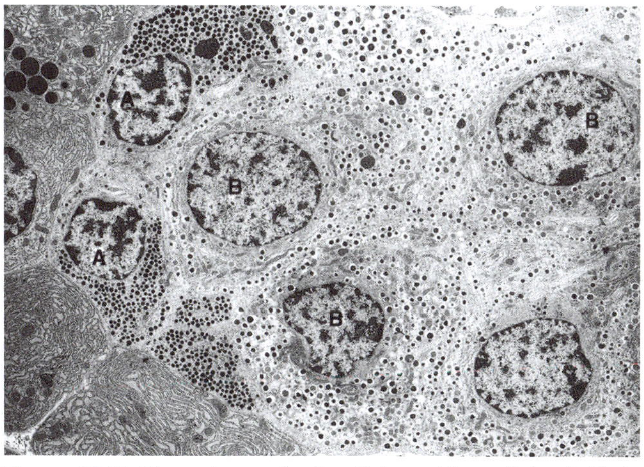

Figura 18.16 Eletromicrografia de células α (*A*) e células β (*B*) de ilhota de Langerhans de coelho. Observe que os grânulos das células α são muito mais numerosos, em arranjo mais compacto, menores e mais densos do que os das células β (5.040 ×). (Fonte: Jorns A, Grube D. The endocrine pancreas of glucagon-immunized and somatostatina-immunized rabbits. *Cell Tissue Res.* 1991;265:261-273.)

Células que compõem as ilhotas de Langerhans

Cada ilhota de Langerhans é composta de cinco tipos principais de células parenquimatosas: células beta (β), células alfa (α), células delta (δ) (células D e D1), células PP e células G. Essas células não podem ser diferenciadas por exame histológico de rotina, mas procedimentos imunocitoquímicos permitem que sejam reconhecidas. Micrografias eletrônicas também exibem as características que distinguem os diferentes tipos de células, especialmente o tamanho e a elétron-densidade de seus grânulos (Figura 18.16). De outro modo, essas células não apresentam quaisquer características morfológicas incomuns, mas são semelhantes a células que se especializam na síntese de proteínas. As características, as localizações e os hormônios sintetizados por elas são apresentados na Tabela 18.2.

Histofisiologia do pâncreas endócrino

As células das ilhotas de Langerhans produzem insulina, glucagon, somatostatina, peptídeo intestinal vasoativo, gastrina, polipeptídeo pancreático, grelina e amilina.

Os dois hormônios produzidos em maiores quantidades pelo pâncreas endócrino – insulina e glucagon – agem para diminuir e aumentar os níveis de glicose no sangue, respectivamente (Tabela 18.3).

A produção de **insulina** começa com a síntese de uma única cadeia polipeptídica, a **pré-proinsulina**, no RER das **células** β. Dentro das cisternas do RER, esse produto inicial é convertido em proinsulina, por clivagem enzimática de um fragmento de polipeptídeo. Dentro da rede trans-Golgi, a proinsulina é acondicionada em vesículas revestidas de clatrina, e um segmento da molécula de proinsulina próximo ao seu centro é removido por autoexcisão. Esse processo forma a insulina, que é liberada no espaço intercelular em resposta ao aumento dos níveis de glicose no sangue, como ocorre após o consumo de uma refeição rica em carboidratos (ver Tabela 18.3).

A insulina liberada se liga aos receptores de insulina na superfície de muitas células, especialmente nas de músculo esquelético, no fígado e nas células adiposas. A membrana plasmática dessas células também apresenta proteínas transportadoras de glicose, o **transportador de glucose tipo-4** (**GLUT-4**), que são ativadas para captar a glicose, diminuindo os níveis de glicose no sangue. Vesículas submembranares, ricas em GLUT-4, são adicionadas à membrana celular durante a estimulação com insulina e retornam à sua posição intracelular quando os níveis de insulina são reduzidos.

O **glucagon**, um hormônio peptídico produzido pelas **células α**, é liberado em resposta aos baixos níveis de glicose no sangue, bem como pelo consumo de uma refeição pobre em carboidratos e rica em proteínas. Como na produção de insulina, um pró-hormônio é produzido primeiro e sofre clivagem proteolítica para produzir o hormônio ativo. O glucagon atua principalmente nos hepatócitos, fazendo com que essas células ativem uma cascata de enzimas que, eventualmente, leva à ativação de **enzimas glicogenolíticas**. Ele faz isso ativando a enzima **adenilil ciclase** ligada à membrana celular do hepatócito que, por sua vez, responde com a formação do segundo mensageiro, **cAMP**. É o cAMP que ativa uma **proteína reguladora da proteinoquinase**, que resulta na formação da enzima **glicogênio fosforilase**, que libera moléculas de glicose-1-fosfato (G-1-P) do glicogênio. O G-1-P recém-formado é desfosforilado, formando a glicose, e é liberado na corrente sanguínea, aumentando os níveis de glicemia.

TABELA 18.2 Células e hormônios das ilhotas de Langerhans.

Célula	Percentual do total	Localização	Ultraestrutura dos grânulos	Hormônio e peso molecular	Função
Célula β	70	Espalhadas pela ilhota (mas concentradas no centro)	300 nm de diâmetro; grânulo de cerne elétron-denso cercado por um amplo halo elétron-lúcido	Insulina, 6.000 Da	Diminui os níveis de glicose no sangue
				Amilina, ~3.200 Da	Inibe o esvaziamento gástrico e a liberação de glucagon pelas células α
Célula α	20	Periferia das ilhotas	250 nm de diâmetro; grânulo de cerne elétron-denso com um estreito halo elétron-lúcido	Glucagon, 3.500 Da	Aumenta os níveis de glicose no sangue
Célula D δ	5	Espalhadas pela ilhota	350 nm de diâmetro; grânulo homogêneo elétron-lúcido	Somatostatina, 1640 Da	Parácrino: inibe a liberação de hormônio do pâncreas endócrino e enzimas do pâncreas exócrino
					Endócrino: reduz as contrações do trato alimentar e da musculatura lisa da vesícula biliar
D1				Peptídeo intestinal vasoativo, 3800 Da	Induz glicogenólise; regula o tônus da musculatura lisa do trato digestório e sua motilidade; controla a secreção de íons e água pelas células epiteliais intestinais
Célula G	1	Espalhadas pela ilhota	300 nm de diâmetro	Gastrina, 2.000 Da	Estimula a produção de ácido clorídrico pelas células parietais do estômago
Célula PP (célula F)	1	Espalhadas pela ilhota	180 nm de diâmetro	Polipeptídeo pancreático, 4.200 Da	Inibe as secreções exócrinas do pâncreas
Célula ε (célula épsilon)	1	Espalhadas pela ilhota	?	Grelina	Induz a sensação de fome e modula o relaxamento receptivo das fibras musculares lisas da túnica muscular externa do trato gastrintestinal

TABELA 18.3 Controle da liberação de insulina pelas células Beta.

Indução da liberação de insulina	Inibição da liberação de insulina
Níveis elevados de glicose no sangue	Níveis reduzidos de glicose no sangue
Níveis elevados de ácidos graxos livres no sangue	Leptina
Níveis elevados de aminoácidos no sangue	Somatostatina
Cortisol e hormônio do crescimento	Jejum
Obesidade	
Resistência à insulina	
Peptídeo inibitório gástrico, secretina, CCK e gastrina das células SNED intestinais	

CCK, colecistoquinina; SNED, sistema neuroendócrino difuso.

Uma vez esgotados os depósitos de glicogênio intracelulares nas células hepáticas, o glucagon ativa a **lipase sensível a hormônio** e a **lipase de triglicerídeos adiposa** nas células de tecido adiposo. Essas enzimas decompõem as gorduras armazenadas em ácidos graxos, que deixam os adipócitos para entrar nos vasos sanguíneos, de onde são endocitados pelos hepatócitos. Dentro das células do fígado, as enzimas hepáticas responsáveis pela **gliconeogênese** (síntese de glicose a partir de fontes que não são carboidratos) são ativadas pelo glucagon, e a glicose é produzida para restabelecer os depósitos de glicogênio intracelulares.

Os hormônios produzidos pelas células das ilhotas de Langerhans em menor quantidade incluem somatostatina, peptídeo intestinal vasoativo, gastrina, polipeptídeo pancreático, grelina e amilina (ver Tabela 18.3).

A **somatostatina**, produzida por um dos dois tipos de **células δ, as células D**, tem efeitos parácrinos e endócrinos. Os efeitos parácrinos do hormônio são inibir a liberação de hormônios endócrinos pelas células α e β próximas. Seus efeitos endócrinos são sobre as células musculares lisas do trato alimentar e da vesícula biliar, reduzindo a motilidade desses órgãos. A somatostatina é liberada em resposta ao aumento dos níveis de glicose no sangue, aminoácidos ou quilomícrons que ocorrem após uma refeição. A somatostatina também impede a liberação de enzimas sintetizadas pelas células acinosas do pâncreas e reduz a produção de ácido clorídrico (HCl) pelas células parietais do estômago.

O **peptídeo intestinal vasoativo** (VIP; do inglês, *vasoactive intestinal peptide*) é produzido pelo segundo tipo de **células** δ, conhecidas como **células D1**. Esse hormônio induz glicogenólise e hiperglicemia e regula a motilidade intestinal e o tônus das células musculares lisas da parede intestinal. O VIP também controla a secreção de íons e água pelas células epiteliais intestinais.

A **gastrina**, liberada pelas **células G**, estimula a liberação gástrica de HCl (pelas células parietais), a motilidade e o esvaziamento gástrico e a taxa de divisão celular das células regenerativas do estômago.

O **polipeptídeo pancreático**, produzido pelas **células PP**, inibe as secreções exócrinas do pâncreas e a liberação da bile pela vesícula biliar. Ele também estimula a liberação de enzimas pelas células gástricas principais enquanto deprime a liberação de HCl pelas células parietais do estômago.

A **grelina**, produzida pelas **células ε (épsilon)**, induz a sensação de fome e modula o relaxamento receptivo das fibras musculares lisas da túnica muscular externa do trato gastrintestinal.

A **amilina**, um hormônio produzido pelas **células β** e liberado com a insulina, inibe o esvaziamento do estômago. Foi sugerido que a amilina também inibe a liberação de glucagon.

Suprimento sanguíneo do pâncreas

O suprimento de sangue arterial para o pâncreas é incomum pelo fato de que o abastecimento da porção exócrina e o da porção endócrina da glândula são completamente separados. No entanto, a drenagem venosa é disposta para que o sangue venoso das ilhotas de Langerhans drene diretamente para o pâncreas exócrino, a fim de que as células acinosas tenham acesso direto ao sangue no qual as células endócrinas das ilhotas de Langerhans liberaram seus hormônios. Portanto, hormônios como a **somatostatina** liberada pelas **células δ** das ilhotas de Langerhans podem controlar a função secretora das células acinosas.

Fígado

O **fígado**, localizado no quadrante superior direito da cavidade abdominal, logo abaixo do diafragma e pesando aproximadamente 1.500 g, é a maior glândula do organismo. É subdividido em quatro lobos: direito, esquerdo, quadrado e caudado. Os dois primeiros constituem a maior parte (Figura 18.17 A).

Semelhantemente ao pâncreas, o fígado tem funções endócrinas e exócrinas. Ao contrário do pâncreas, no entanto, uma mesma célula, o **hepatócito**, é responsável pela formação da secreção exócrina do fígado, a **bile**, bem como seus numerosos produtos endócrinos. Além disso, os hepatócitos convertem substâncias nocivas em materiais não tóxicos que são excretados na bile.

ESTRUTURA GERAL E SUPRIMENTO VASCULAR HEPÁTICO

A porção côncava inferior do fígado abriga a porta do fígado (porta hepatis)*, através da qual a veia porta e a artéria hepática conduzem o sangue para o fígado e por meio da qual os ductos biliares drenam a bile do fígado.*

O fígado é quase totalmente envolvido pelo peritônio, um epitélio simples pavimentoso, logo abaixo do qual se encontra uma **cápsula** de tecido conjuntivo denso não modelado, conhecida como **cápsula de Glisson**. Essa cápsula está frouxamente presa em toda a superfície do fígado, exceto na reentrância em forma de hilo, a *porta hepatis*, onde os septos de tecido conjuntivo derivados da cápsula penetram no fígado, formando um conduto para os vasos sanguíneos e linfáticos

Correlações clínicas

1. O **diabetes melito** é um distúrbio metabólico hiperglicêmico que resulta de (1) falta de produção de insulina pelas células β das ilhotas de Langerhans ou (2) defeito nos receptores de insulina das células-alvo. Existem duas formas principais de diabetes melito: **tipo 1** e **tipo 2** (Tabela 18.4). A incidência de diabetes tipo 2 é cerca de cinco a seis vezes maior que a do tipo 1. Se não controlados, os dois tipos de diabetes podem ter sequelas debilitantes, incluindo distúrbios circulatórios, insuficiência renal, cegueira, gangrena, acidente vascular cerebral e infartos do miocárdio. O resultado laboratorial mais significativo indicativo de diabetes são os níveis elevados de glicemia após o jejum noturno.

O **diabetes tipo 1** (diabetes insulinodependente; diabetes infanto-juvenil) geralmente afeta pessoas com menos de 20 anos de idade. É caracterizado por três sinais cardinais: **polidipsia** (sede constante), **polifagia** (fome descontrolada) e **poliúria** (micção excessiva). Estudos em camundongos geneticamente suscetíveis demonstraram a formação de grande quantidade de **zonulina** – um precursor da haptoglobina-2 produzida pelas células epiteliais do intestino delgado, que abre temporariamente as junções oclusivas das células absortivas superficiais do intestino – permitindo que macromoléculas do lúmen intestinal usem a rota paracelular para entrar na lâmina própria. Uma vez ali, a reação imunológica forma anticorpos contra elas, alguns dos quais podem atacar **células** β das **ilhotas de Langerhans**, resultando em diabetes tipo 1 e outras doenças autoimunes, como a doença celíaca.

O **diabetes tipo 2** (diabetes não insulinodependente) é o mais comum e geralmente afeta pessoas obesas com mais de 40 anos de idade. A causa não é a falta de produção de insulina, como no diabetes tipo 1, mas, sim, a incapacidade da insulina de se ligar aos seus receptores em células como hepatócitos, células musculares lisas e adipócitos, que impedem essas células de adicionar transportadores GLUT-4 a sua membrana plasmática que, de outra forma, transportaria glicose para essas células. Estudos recentes em ratos e macacos *rhesus* idosos com diabetes tipo 2 revelaram que ocorre uma redução no nível da bactéria intestinal *Akkermansia muciniphila*. Esse organismo catalisa as fibras presentes na alimentação em butirato e acetato, ácidos graxos que acionam determinadas células para realizar tarefas específicas. Os baixos níveis de *A. muciniphila* resultam em inflamação, que leva à resistência à insulina. Quando esses animais idosos foram tratados com o antibiótico enrofloxacino ou com butirato, os níveis normais de *A. muciniphila* intestinal foram restabelecidos. Hepatócitos, células musculares lisas e adipócitos foram novamente capazes de responder à insulina, revertendo o diabetes tipo 2.

2. A **síndrome de Verner-Morrison** (cólera pancreática) é caracterizada por diarreia aquosa explosiva, que resulta em hipopotassemia (níveis reduzidos de potássio) e hipocloridria (níveis reduzidos de cloreto). É causada pela produção e liberação excessiva de peptídeo intestinal vasoativo pela presença de um adenoma de células D1 que produzem esse hormônio. Frequentemente, os tumores das células D1 são malignos.

TABELA 18.4 Comparação entre o diabetes melito tipo 1 e tipo 2.

Tipo	Sinônimos comuns	Características clínicas	Peso do paciente	Componente hereditário	Ilhotas de Langerhans
Tipo 1 (dependente de insulina)	Diabetes de início na juventude; diabetes juvenil; diabetes idiopática	Início abrupto dos sintomas; idade inferior a 20 anos; diminuição do nível de insulina no sangue; a cetoacidose é comum; anticorpos presentes contra células β; possível doença autoimune; reage à insulina; polifagia, polidipsia, poliúria	Normal (ou perda de peso apesar do aumento na ingestão de alimentos)	Aproximadamente 50% de concordância em gêmeos idênticos; fatores ambientais são importantes no desenvolvimento da doença	Diminuição do tamanho e do número de células β; as ilhotas estão atrofiadas e fibróticas
Tipo 2 (não dependente de insulina)	Diabetes com início na idade adulta; diabetes resistente à cetose	Início após os 40 anos de idade; discreta redução nos níveis de insulina no sangue; a cetoacidose é rara; sem anticorpos contra células β; liberação de insulina comprometida; resistente à insulina; diminuição no número de receptores de insulina; sinalização pós-receptor comprometida	80% dos indivíduos afetados são obesos	Aproximadamente 90 a 100% de concordância em gêmeos idênticos	Certa diminuição no número de células β; amilina presente no tecido que circunda as células β

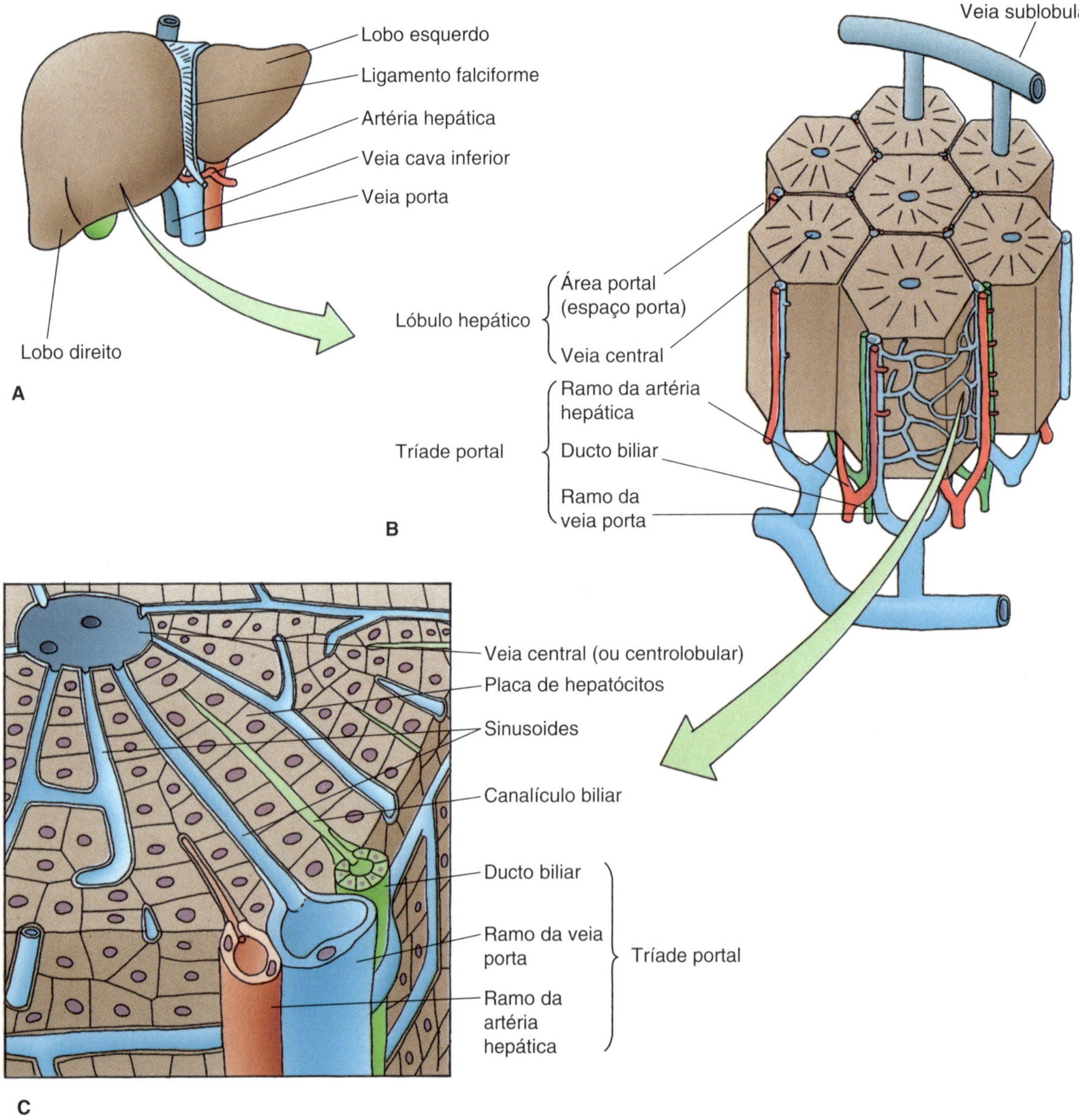

Figura 18.17 Diagrama esquemático do fígado. **A.** Anatomia macroscópica do fígado. **B.** Lóbulos hepáticos exibindo as áreas portais e a veia central. **C.** Porção do lóbulo hepático exibindo a área portal (ou espaço porta), placas do fígado, sinusoides e canalículos biliares.

e para os ductos biliares. A constituição do fígado é incomum porque os elementos de tecido conjuntivo são esparsos; assim, a maior parte do fígado é composta de células parenquimatosas uniformes, os **hepatócitos**.

O fígado tem um suprimento duplo de sangue, recebendo sangue oxigenado das **artérias hepáticas esquerda e direita** e sangue venoso rico em hemoglobina do baço, bem como sangue venoso rico em nutrientes do trato digestório através da **veia porta**. Assim, 25% do suprimento sanguíneo provêm das artérias e 75%, das veias. As artérias hepáticas e a veia porta entram para abastecer o fígado pela *porta hepatis*. O sangue deixa o fígado pela face posterior do órgão, através das veias hepáticas, que levam seu conteúdo até a veia cava inferior. A bile também deixa o fígado pela porta do fígado através dos ductos hepáticos direito e esquerdo, para ser conduzida à **vesícula biliar** para concentração e armazenamento.

Como o fígado ocupa uma posição central no metabolismo, todos os nutrientes (exceto quilomícrons) absorvidos no canal alimentar são transportados diretamente para o fígado pela veia porta. Além disso, o sangue rico em ferro do baço é encaminhado, através da veia porta, diretamente para o fígado para ser processado. Grande parte do material nutritivo entregue ao fígado é convertido pelos **hepatócitos** em produtos de armazenamento, como o glicogênio, para ser liberado como glicose quando houver necessidade.

Os hepatócitos são organizados em lóbulos hexagonais (**lóbulos clássicos**) com cerca de 2 mm de comprimento e 700 μm de diâmetro. Esses lóbulos são claramente demarcados por delgados elementos de tecido conjuntivo (conhecidos como *tratos portais)* em animais como o porco e o camelo (Figura 18.18). No entanto, devido à escassez de tecido conjuntivo e ao arranjo compacto dos lóbulos em seres humanos, os limites dos lóbulos clássicos podem ser apenas aproximados.

Nas porções em que os três lóbulos clássicos estão em contato um com o outro, a quantidade de elementos do tecido conjuntivo é maior. Essas regiões são conhecidas como **espaços porta** (**tríades portais, canais portais, áreas portais**). Além dos vasos linfáticos, os espaços porta abrigam as três estruturas a seguir; cada uma segue o eixo longitudinal de cada lóbulo (ver Figuras 18.17 a 18.19):

- Ramos delgados da artéria hepática
- Membros relativamente grandes da veia porta
- Ductos biliares interlobulares (reconhecidos por seu epitélio simples cúbico).

As áreas portais são isoladas do parênquima hepático pela **placa limitante**, um manguito de hepatócitos modificados. Um espaço estreito, o **espaço de Mall**, separa a placa limitante do tecido conjuntivo da área portal.

Embora fosse de se esperar que houvesse seis espaços porta em torno de cada lóbulo clássico, geralmente apenas *três* espaços estão igualmente distribuídos em um corte aleatório. Ao longo do comprimento de cada ramo delgado da artéria hepática dentro da área portal, surgem ramos finos, conhecidos como ***arteríolas de distribuição***. Como braços estendidos, eles alcançam suas contrapartes nas áreas portais vizinhas. Os vasos menores, conhecidos como **arteríolas de entrada**, ramificam-se das arteríolas de distribuição (ou do vaso-mãe). Além disso, os ductos biliares interlobulares são vascularizados por um **plexo capilar peribiliar**. As vênulas pertencentes à veia porta também são de dois tamanhos: as **veias de distribuição** maiores e as **vênulas de entrada** menores.

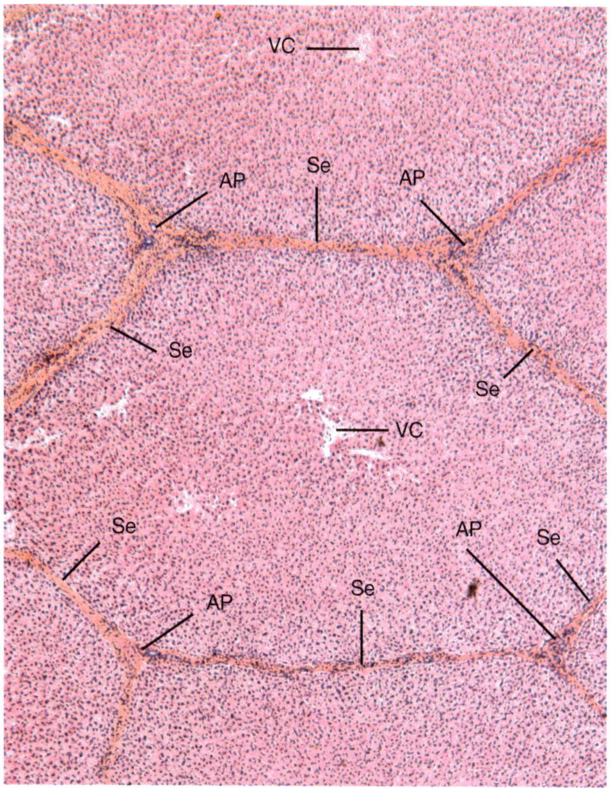

Figura 18.18 Esta fotomicrografia de muito baixa ampliação de um fígado de porco exibe o lóbulo hexagonal do fígado, lóbulo clássico, circunscrito por septos de tecido conjuntivo (*Se*). Observe que, nas regiões onde os três lóbulos clássicos entram em contato, os septos são mais largos e são conhecidos como áreas portais (*AP*). O centro do lóbulo clássico é ocupado pela veia central (*VC*) (56 ×).

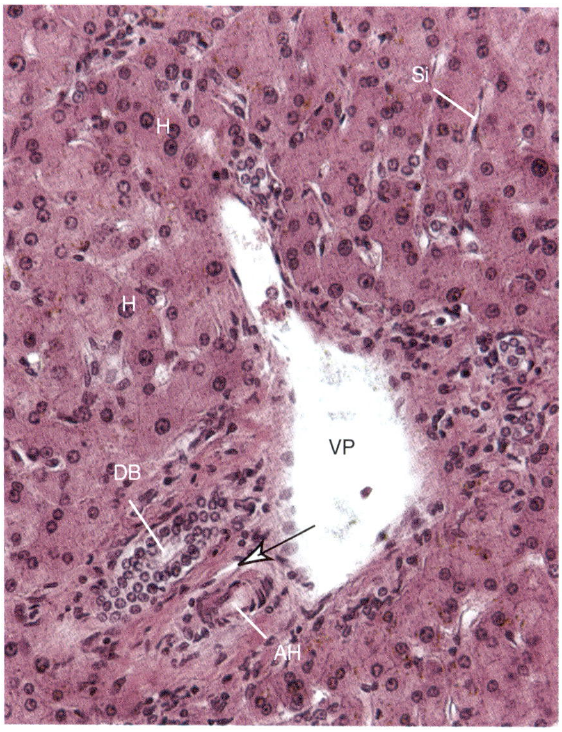

Figura 18.19 Esta é uma ampliação média da área portal exibindo a veia porta (*VP*), artéria hepática (*AH*), vaso linfático (*seta*) e o ducto biliar (*DB*). O ducto biliar se distingue por seu epitélio simples cúbico. Observe os grandes hepatócitos (*H*) e sinusoides (*Si*) entre as placas dos hepatócitos (270 ×).

O eixo longitudinal de cada lóbulo clássico é ocupado pela **veia central**, que é o ramo inicial da veia hepática. Os hepatócitos se distribuem, como os raios de uma roda, a partir da veia central, formando placas anastomosadas e fenestradas de células hepáticas, separadas umas das outras por grandes espaços vasculares conhecidos como ***sinusoides hepáticos*** (Figuras 18.20 e 18.21; ver também Figura 18.17 C). As **arteríolas de entrada**, as **vênulas de entrada** e os ramos do **plexo capilar peribiliar** perfuram a placa limitante (de hepatócitos modificados) para se juntar aos sinusoides hepáticos (Figura 18.20). À medida que o sangue entra nos sinusoides, o fluxo diminui consideravelmente e se infiltra lentamente na veia central.

Como existe apenas uma veia central em cada lóbulo clássico, ela recebe sangue de cada sinusoide desse lóbulo e seu diâmetro aumenta à medida que avança pelo do lóbulo. Quando a veia central deixa o lóbulo, ela termina na **veia sublobular**. Numerosas veias centrais conduzem o sangue para uma única veia sublobular; as veias sublobulares se unem para formar as **veias coletoras** que, por sua vez, formam as veias hepáticas direita e esquerda.

Fluxo linfático no fígado

A **linfa** formada no fígado flui para o **espaço de Mall** e entra nas delgadas tributárias do vaso linfático localizado na área portal (ver Figura 18.19). Esses vasos linfáticos se fundem para formar estruturas cada vez maiores, criando um pequeno número de grandes vasos que conduzem a linfa ao ducto torácico, para ser transportada para o sistema vascular na junção das veias jugular interna esquerda e subclávia esquerda. A linfa proveniente do fígado constitui quase 50% da linfa formada pelo organismo como um todo. Como as paredes dos sinusoides são permeáveis, a linfa formada no fígado tem uma concentração muito maior de proteínas do que a linfa formada em quase todas as outras partes do corpo.

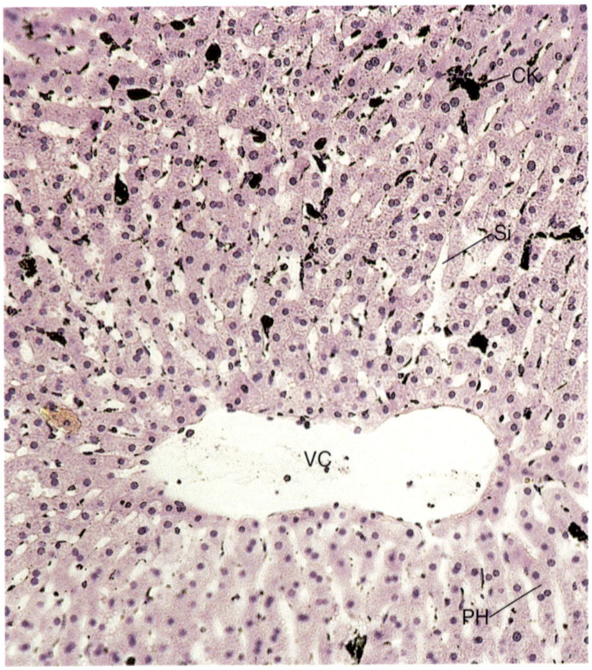

Figura 18.20 Fotomicrografia de um fígado de cachorro exibindo a veia central (*VC*), as placas de hepatócitos (*PH*) e os sinusoides (*Si*). Esse animal foi injetado com tinta nanquim, que foi fagocitada pelas células de Kupffer (*CK*), que, consequentemente, aparecem como manchas pretas (132 ×).

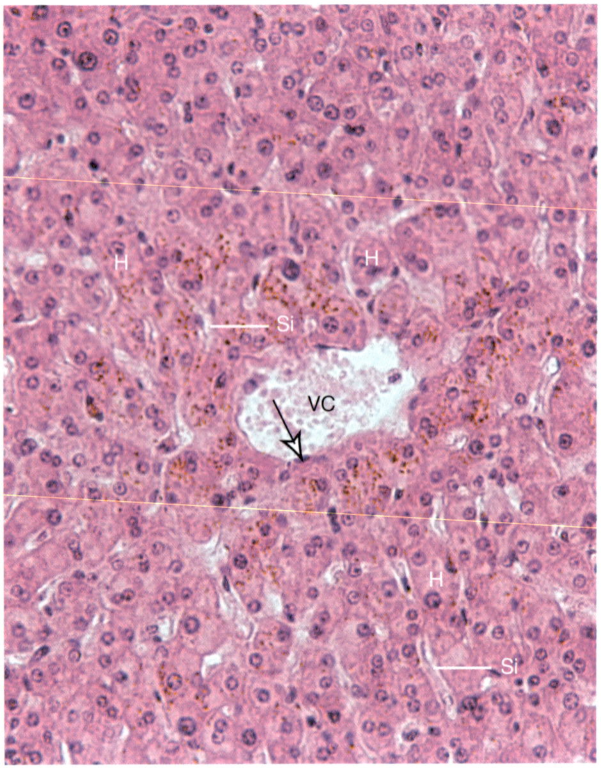

Figura 18.21 Esta fotomicrografia de ampliação média do fígado exibe a veia central (*VC*) revestida de células endoteliais (*seta*). Observe que as placas dos hepatócitos (*H*) fazem fronteira com os sinusoides (*Si*) (270 ×).

Três modelos conceituais para os lóbulos hepáticos

Os três tipos de lóbulos hepáticos são o lóbulo clássico, o lóbulo portal e o ácino hepático (ácino de Rappaport).

Existem três modelos conceituais básicos para definir os lóbulos hepáticos (Figura 18.22). O **lóbulo hepático clássico** foi o primeiro a ser definido histologicamente, porque o arranjo observado no tecido conjuntivo do fígado de porcos forneceu uma base lógica (ver Figura 18.18) que poderia ser facilmente transferida para a histologia do fígado humano. A observação de um lóbulo clássico mostra que o sangue flui da periferia do lóbulo para o *centro do lóbulo*, para a veia central. A bile, produzida pelas células do fígado, penetra os pequenos espaços intercelulares, os **canalículos biliares**, localizados entre os hepatócitos, e flui para a *periferia do lóbulo*, para os ductos biliares interlobulares das áreas portais (Figura 18.23).

O conceito de uma secreção exócrina fluindo para a periferia de um lóbulo não era consistente com a situação dos ácinos na maioria das glândulas, nas quais a secreção entra em um lúmen central de uma unidade secretora. Por isso, os histologistas sugeriram que todos os hepatócitos que lançam sua bile em um ducto biliar específico constituem um lóbulo, chamado ***lóbulo portal***. Em cortes histológicos, o lóbulo portal é definido como a região triangular cujo centro é o espaço porta e a periferia é delimitada por linhas retas imaginárias que conectam as três veias centrais circundantes, que formam os três vértices do triângulo, onde a bile flui para a área central do espaço porta. Transferindo a imagem bidimensional para três dimensões, o lóbulo se pareceria com uma pirâmide, com a bile fluindo para o centro da pirâmide.

Um terceiro modelo de lóbulos hepáticos toma como base o fluxo sanguíneo da arteríola distribuidora e, consequentemente, a ordem em que os hepatócitos degeneram após agressões tóxicas ou hipóxicas. Esse lóbulo, que pode ser ovalado ou em forma de diamante, é conhecido como ***ácino hepático*** (***ácino de Rappaport***). A visualização bidimensional mostra três regiões concêntricas mal definidas do parênquima hepático, circundando uma artéria distribuidora no centro. A camada mais externa, a **zona 3**, estende-se até a veia central e é a mais pobre em oxigênio das três zonas. A região restante é igualmente dividida em duas zonas (1 e 2). A **zona 1** é a mais rica em oxigênio e a **zona 2** tem características intermediárias. Em três dimensões, o ácino hepático se pareceria com um paralelogramo sólido.

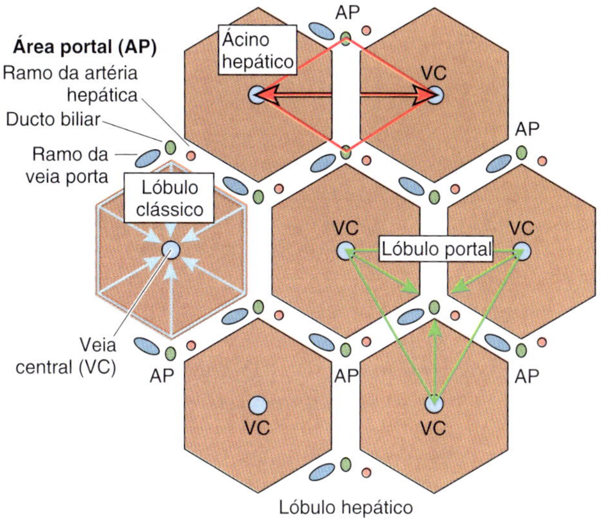

Figura 18.22 Diagrama esquemático dos três tipos de lóbulos no fígado: lóbulo clássico, lóbulo portal e ácino hepático.

Sinusoides hepáticos e placas de hepatócitos

Placas de células hepáticas delimitam os espaços vasculares entre elas, que são revestidos de células de revestimento sinusoidal; os espaços vasculares são conhecidos como sinusoides hepáticos.

Placas de hepatócitos anastomosadas, com não mais do que duas células de espessura antes dos 7 anos de idade e uma célula de espessura após essa idade, irradiam da veia central em direção à periferia do lóbulo clássico (ver Figura 18.17 C). Os espaços entre as placas de hepatócitos são ocupados pelos sinusoides hepáticos. O sangue que flui nesses vasos largos é impedido de entrar em contato com os hepatócitos pela presença de um revestimento endotelial composto de **células de endotélio sinusoidal**. Frequentemente, as células desse revestimento endotelial não entram em contato umas com as outras, deixando lacunas de até 0,5 μm entre elas. As células do endotélio sinusoidal também têm fenestras que estão presentes em grupos, conhecidos como ***placas em peneira***. Assim, o material particulado com menos de 0,5 μm de diâmetro pode deixar o lúmen do sinusoide com relativa facilidade.

Macrófagos residentes, conhecidos como *células de Kupffer*, estão associados às células endoteliais dos sinusoides (Figuras 18.24 e 18.25). Frequentemente, os fagossomos das células

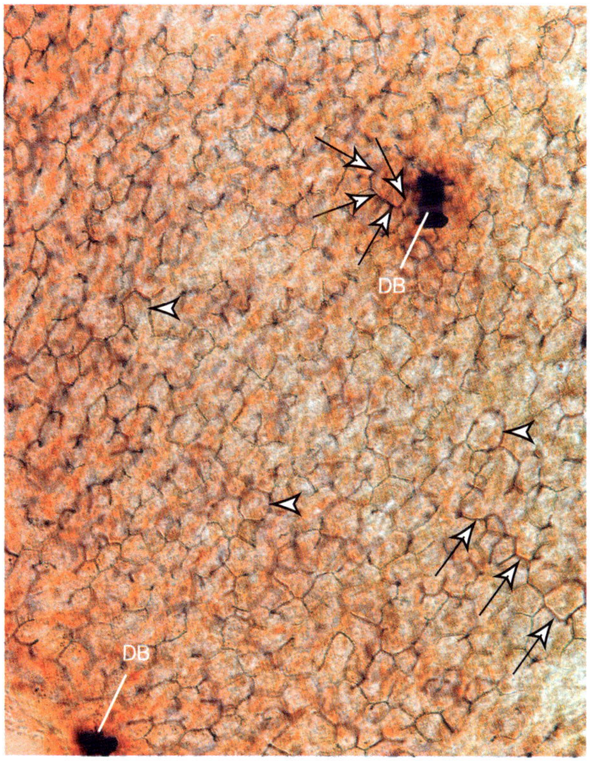

Figura 18.23 Esta fotomicrografia de ampliação média foi preparada para evidenciar os canalículos biliares (*pontas de seta*) localizados entre os hepatócitos adjacentes. Observe que os canalículos biliares formam um canal contínuo (*setas*) que conduzirá a bile até o ducto biliar (*DB*) (270 ×).

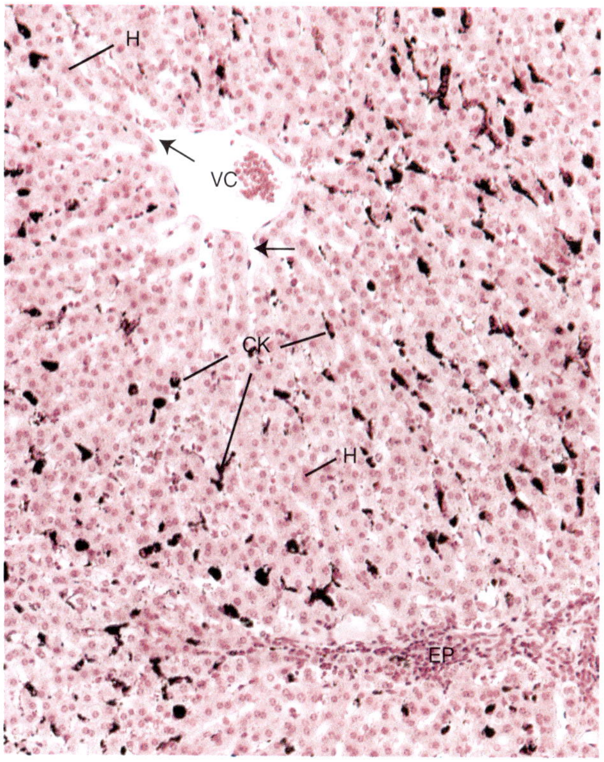

Figura 18.24 Esta fotomicrografia de baixa ampliação de um fígado injetado com tinta nanquim demonstra a presença de numerosos macrófagos residentes, conhecidos como células de Kupffer (*CK*), localizados entre as células do endotélio sinusoidal. Observe que esta imagem inclui o espaço porta (*EP*) e a veia central (*VC*). Observe que os sinusoides, localizados entre as placas dos hepatócitos (*H*), abrem-se na veia central (*setas*) (132 ×).

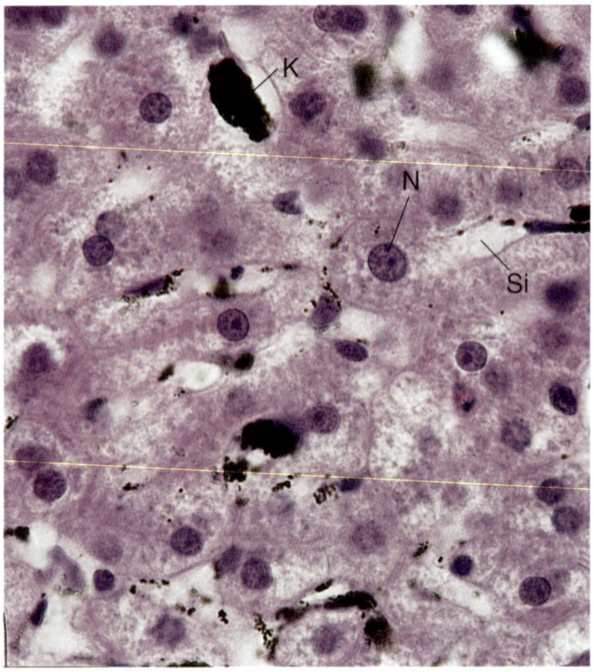

Figura 18.25 Fotomicrografia de um fígado canino demonstrando placas de hepatócitos, sinusoides (*Si*) e células de Kupffer (*K*) contendo tinta nanquim. N, Núcleo (×540).

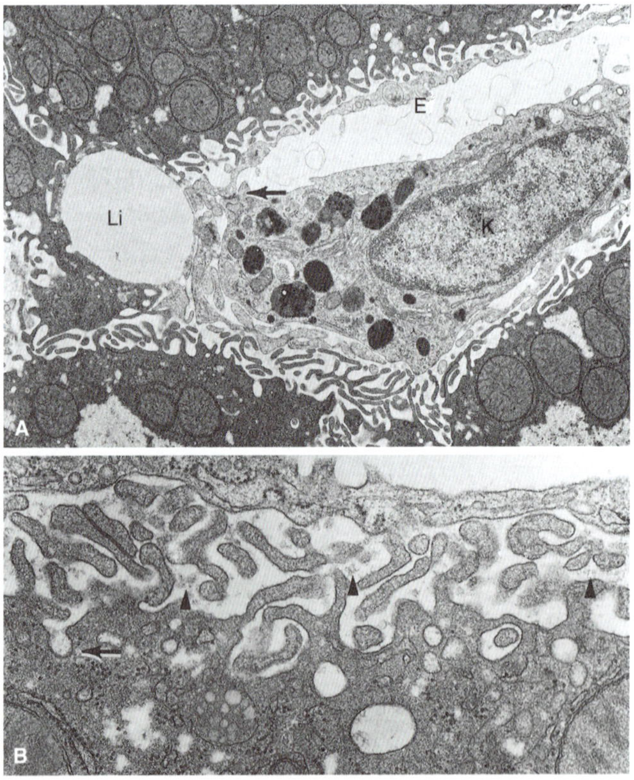

Figura 18.26 Eletromicrografias de fígado de musaranho. **A.** Observe o sinusoide, com sua célula endotelial sinusoidal (*E*), célula de Kupffer (*K*) e uma pequena região de uma célula de Ito contendo uma gotícula de lipídio (*Li*) (8.885 ×). **B.** Uma ampliação maior do hepatócito exibe suas numerosas microvilosidades (*pontas de seta*) projetando-se no espaço de Disse (29.670 ×). A seta indica o processo de pinocitose. (Fonte: Matsumoto E, Hirosawa K. Some observations on the structure of Suncus liver with special reference to the vitamin A–storing cell. *Am J Anat.* 1983;167:193-204. Reproduzida com autorização de Wiley-Liss, Inc., uma subsidiária de John Wiley & Sons, Inc.).

de Kupffer contêm material particulado endocitado e detritos celulares, especialmente eritrócitos senescentes que estão sendo destruídos por essas células. Micrografias eletrônicas de células de Kupffer exibem numerosas projeções semelhantes a filopódios, mitocôndrias, pequena quantidade de RER, um pequeno aparelho de Golgi e uma abundância de lisossomos e endossomos tardios (Figura 18.26). Como essas células não fazem junções intercelulares com as células vizinhas, foi sugerido que elas podem ser migratórias, capturando e digerindo detritos celulares e outros elementos presentes no plasma.

Espaço perissinusoidal de Disse

O espaço estreito entre uma placa de hepatócitos e células de revestimento sinusoidal é conhecido como espaço perissinusoidal de Disse.

As células de revestimento sinusoidal são separadas dos hepatócitos pelo estreito **espaço de Disse** (**espaço perissinusoidal**); o plasma que escapa dos sinusoides tem livre acesso a esse espaço (Figura 18.27; ver também Figura 18.26). As microvilosidades dos hepatócitos ocupam grande parte do espaço de Disse; a extensa área de superfície das microvilosidades facilita a troca de substâncias entre o plasma que escapa da corrente sanguínea e os hepatócitos. ***Os hepatócitos não entram em contato com a corrente sanguínea; em vez disso, o espaço de Disse atua como um compartimento intermediário entre eles.***

Embora o espaço perissinusoidal de Disse contenha fibras de colágeno tipo III (fibras reticulares) que dão suporte aos sinusoides, bem como uma quantidade limitada de fibras de colágeno tipo I e tipo IV, uma lâmina basal está ausente. Ocasionalmente, fibras nervosas amielínicas e **células estreladas perissinusoidais** (também conhecidas como ***células de Ito*** ou ***células armazenadoras de lipídios***) foram observadas nesse espaço (ver Figura 18.26). As células estreladas perissinusoidais armazenam vitamina A; produzem e liberam colágeno tipo III no espaço de Disse; secretam fatores de crescimento exigidos pelo fígado para a geração de novos hepatócitos; e, ao se diferenciarem em miofibroblastos, formam tecido conjuntivo fibroso para substituir os hepatócitos danificados. Elas fazem isso em resposta à presença do **fator de crescimento tumoral** β liberado pelos hepatócitos de um fígado comprometido. Além disso, foram observadas no espaço perissinusoidal de camundongos e ratos **células "*pit*" (*pit cells*)**, que exibem pseudópodes curtos e grânulos citoplasmáticos. Assume-se que essas células, que se acredita serem **células assassinas naturais** (**células NK**, *natural killer*), também estejam presentes no fígado humano.

Ductos hepáticos

O sistema de ductos hepáticos é composto de colangíolos, canais de Hering e ductos biliares que conduzem a ductos biliares cada vez maiores, que finalmente terminam nos ductos hepáticos direito e esquerdo.

Os canalículos biliares se anastomosam, formando túneis labirínticos entre os hepatócitos. À medida que esses canalículos biliares atingem a periferia dos lóbulos clássicos, fundem-se com os **canais de Hering**, condutos delgados que são formados por hepatócitos em combinação com células cúbicas baixas (ou ovoides) conhecidas como ***colangiócitos***. A bile dos canais de Hering flui para os **ductos biliares** (compostos de colangiócitos) localizados nas áreas portais dos lóbulos clássicos. Esses ductos

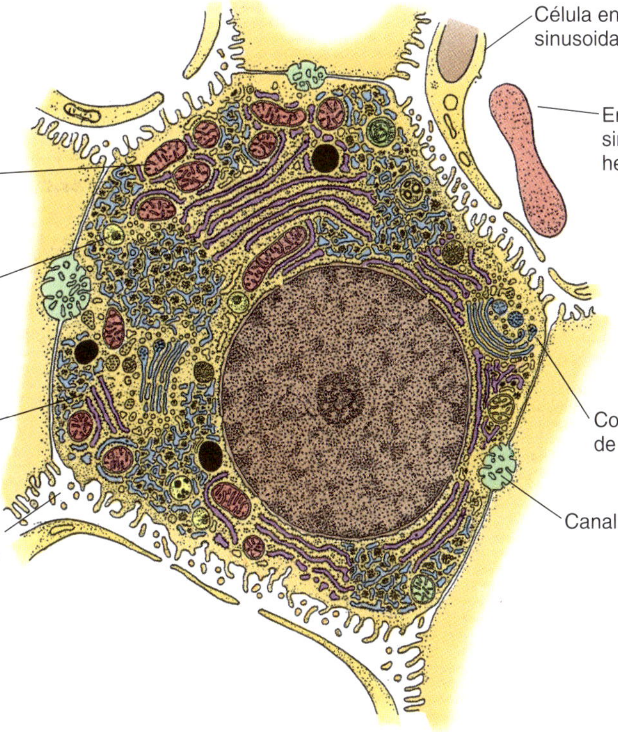

Figura 18.27 Diagrama esquemático de um hepatócito indicando seus domínios sinusoidais e laterais. RE, retículo endoplasmático. (Fonte: Lentz TL. Cell Fine Structure: An Atlas of Drawings of Whole-Cell Structure. Philadelphia: WB Saunders; 1971.)

Correlações clínicas

1. A inflamação crônica do fígado – causada por fatores como alcoolismo de longa duração, hipertensão portal, hepatite B e hepatite C – faz com que os hepatócitos comecem a morrer a uma taxa maior do que o normal. Além disso, as células perissinusoidais (células de Ito) são induzidas a se diferenciar em miofibroblastos e produzir colágeno, resultando em fibrose e, posteriormente, cirrose hepática. Felizmente, essas condições podem ser revertidas se tratadas a tempo. Frequentemente, entretanto, o paciente apresentará insuficiência hepática; e, sem um transplante de fígado, ele morrerá.
2. Embora muitos médicos considerem que a **doença hepática gordurosa** seja resultado do consumo excessivo de álcool, essa doença está mais frequentemente associada a outros fatores, dando origem ao termo **doença hepática gordurosa não alcoólica (hepatopatia gordurosa não alcoólica)**. Essa condição, em muitos casos, leva à cirrose. Os indivíduos com **síndrome metabólica** são mais comumente diagnosticados com doença hepática gordurosa não alcoólica. Esses indivíduos não consomem muito álcool, mas são obesos e têm diagnóstico de diabetes tipo 2, hipertensão e hiperlipidemia (principalmente colesterol e triglicerídeos). Devido aos altos níveis de obesidade nos EUA, um número crescente de indivíduos terá **esteato-hepatite não alcoólica**, uma forma grave de doença hepática gordurosa não alcoólica, que exigirá mais transplantes de fígado do que todas as outras formas de doença hepática combinadas. Os indivíduos que foram diagnosticados com doença hepática gordurosa não alcoólica são altamente suscetíveis a desenvolver câncer de fígado. Se a doença não for controlada e progredir, caso não se consiga um transplante de fígado a tempo, o paciente morrerá. No entanto, se diagnosticada precocemente, a condição pode ser revertida por alterações no estilo de vida, incluindo redução de peso e controle da hipertensão, dos níveis de glicemia, triglicerídeos e colesterol. Os pacientes devem ser monitorados pelo menos duas vezes por ano para câncer de fígado, bem como para hepatite A, B e C. Além disso, devem ser acompanhados para o possível desenvolvimento de varizes gástricas e esofágicas, para prevenir a possibilidade de morte devido a sangramento como resultado de hipertensão portal causada por obstrução vascular induzida por cirrose no fígado.

biliares se fundem para formar condutos cada vez maiores, que eventualmente se unem para gerar o **ducto hepático direito** e o **ducto hepático esquerdo**. O sistema extra-hepático dos ductos biliares é descrito posteriormente. As células ovoides dos canais de Hering são capazes de proliferar. A progênie dessas células ovais pode dar origem a células cúbicas do sistema de ductos biliares, bem como a hepatócitos.

As células epiteliais cúbicas dos canais de Hering e dos ductos biliares secretam um líquido rico em bicarbonato, semelhante ao produzido pelo sistema de ductos do pâncreas. A formação e a liberação desse tampão alcalino são controladas pelo hormônio **secretina**, produzido pelas células SNED do duodeno. Esse líquido atua, juntamente com o fluido do pâncreas, para neutralizar o quimo ácido que entra no duodeno.

Hepatócitos

Os hepatócitos são células de formato poligonal, que têm de 5 a 12 faces, com aproximadamente de 20 a 30 μm de diâmetro, que estão dispostas em um arranjo compacto para formar placas anastomosadas de células hepáticas, com uma célula de espessura e uma vida útil de aproximadamente 150 dias. Essas células exibem variações em suas propriedades estruturais, histoquímicas e bioquímicas, dependendo de sua localização nos lóbulos hepáticos.

Domínios da membrana plasmática dos hepatócitos

Considera-se que as membranas plasmáticas dos hepatócitos têm dois domínios, lateral e sinusoidal.

Os hepatócitos são organizados de tal maneira que cada célula não apenas entra em contato com outros hepatócitos, em seus **domínios laterais**, mas também têm lados voltados para o espaço de Disse, os seus **domínios sinusoidais**.

Domínios laterais

Os domínios laterais são responsáveis pela formação dos canalículos biliares.

Os **domínios laterais** dos hepatócitos entram em contato com hepatócitos adjacentes e formam elaborados espaços intercelulares labirínticos, de 1 a 2 μm de diâmetro, conhecidos como *canalículos biliares*, que são canais que conduzem a bile entre os hepatócitos até a periferia dos lóbulos clássicos (ver Figuras 18.17, 18.23 e 18.27). Microvilosidades curtas e abauladas projetam-se do hepatócito para os canalículos biliares, aumentando a área de superfície através da qual a bile pode ser secretada. Os cernes de actina dessas microvilosidades se misturam à rede espessada de actina e aos filamentos intermediários que reforçam a região da membrana plasmática do hepatócito que participa da formação dos canalículos biliares. As células do fígado que participam da formação dos canalículos biliares formam zônulas de oclusão para evitar o vazamento da bile para o espaço extracelular remanescente. As membranas celulares que formam as paredes dos canalículos biliares exibem altos níveis de atividade da **Na^+-K^+ ATPase (ATPase trocadora de sódio-potássio)** e da enzima **adenilil ciclase**, que provavelmente fornecem a energia para liberar a bile nos canalículos biliares. Os domínios laterais também têm junções comunicantes isoladas, por meio das quais os hepatócitos são capazes de se comunicarem entre si.

Domínios sinusoidais

Os domínios sinusoidais formam microvilosidades que se projetam no espaço perissinusoidal de Disse.

Os **domínios sinusoidais** das membranas plasmáticas dos hepatócitos também têm microvilosidades, que se projetam no espaço de Disse (ver Figuras 18.26 e 18.27). Foi calculado que tais microvilosidades aumentam a área de superfície do domínio sinusoidal em seis vezes, facilitando a troca de material entre o hepatócito e o plasma no espaço perissinusoidal (espaço de Disse). Essa membrana celular é rica em receptores de manose-6-fosfato, Na^+-K^+ ATPase e adenilil ciclase porque é nela que as secreções endócrinas do hepatócito são liberadas e entram no sangue sinusoidal e onde o material levado pela corrente sanguínea é transportado para o citoplasma do hepatócito.

Organelas e inclusões dos hepatócitos

Os hepatócitos são células grandes e ricas em organelas, que produzem a secreção exócrina da bile, bem como um grande número de secreções endócrinas; além disso, essas células podem realizar grande variedade de funções metabólicas.

Os **hepatócitos** constituem apenas 60% do número total de células hepáticas, mas representam cerca de 75% do peso do fígado. Essas células fabricam a **bile primária**, que é modificada pelas células epiteliais que revestem os ductos biliares e a vesícula biliar – tornando-se conhecida como **bile secundária**, chamada simplesmente de ***bile***. Aproximadamente 75% dos hepatócitos apresentam um único núcleo; o restante tem dois núcleos. Os núcleos variam em tamanho, sendo os menores (50% dos núcleos) diploides e os maiores poliploides, com os núcleos maiores atingindo 64 N.

Os hepatócitos sintetizam ativamente proteínas para uso próprio e também para exportação. Por isso, eles têm uma abundância de organelas, como ribossomos livres, RER e aparelho de Golgi (Figuras 18.28 e 18.29). Cada célula abriga vários conjuntos de aparelhos de Golgi, localizados preferencialmente nas proximidades dos canalículos biliares.

Os hepatócitos têm uma necessidade energética muito alta, como evidenciado pelas mais de 2 mil mitocôndrias de cada célula. As células próximas à veia central (zona 3 do ácino hepático) têm quase duas vezes mais mitocôndrias, porém consideravelmente menores, do que os hepatócitos da área periporta (zona 1 do ácino hepático). As células do fígado também contam com um rico conjunto de endossomos, lisossomos e peroxissomos.

A extensão do retículo endoplasmático liso (REL) dos hepatócitos varia não apenas de acordo com a região, mas também com a função. As células da zona 3 do ácino hepático têm uma quantidade muito maior de REL do que as da área periporta. Além disso, a presença de certas substâncias e toxinas no sangue induz um aumento no conteúdo de REL das células hepáticas, porque a desintoxicação ocorre dentro das cisternas dessa organela.

Os hepatócitos contêm quantidades variáveis de inclusões na forma de gotículas de lipídios e glicogênio (Figura 18.30).

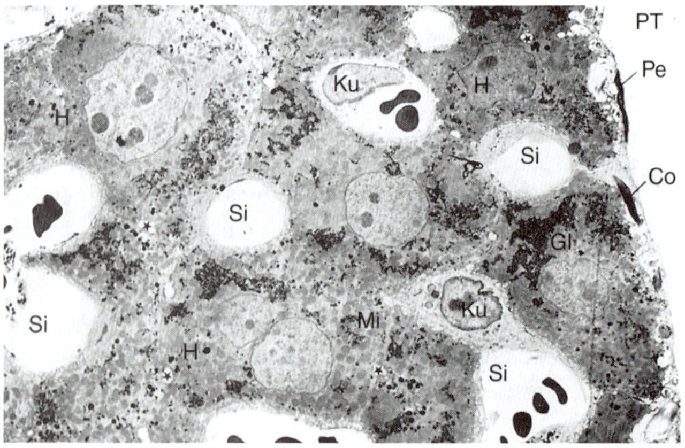

Figura 18.28 Eletromicrografia de baixa ampliação de um fígado de camundongo (2.535 ×). A maior parte da superfície do fígado é coberta pelo peritônio (*Pe*), que recobre sua cápsula colágena (*Co*). Observe os sinusoides (*Si*), as células de Kupffer (*Ku*) e os depósitos de glicogênio (*Gl*) no citoplasma dos hepatócitos (*H*). Os canalículos biliares são indicados por *asteriscos*. Mi, mitocôndria; PT, cavidade peritoneal. (Fonte: Rhodin JAG. *An Atlas of Ultrastructure*. Philadelphia: WB Saunders; 1963.)

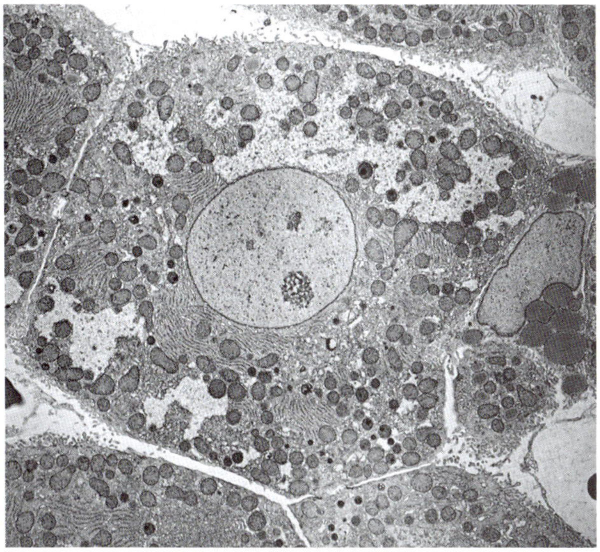

Figura 18.29 Eletromicrografia de um hepatócito de rato (2.500 ×). (Fonte: Tandler B, Krahenbuhl S, Brass EP. Unusual mitochondria in the hepatocytes of rats treated with a vitamin B12 analogue. *Anat Rec.* 1991;231:1-6. Reproduzida com autorização de Wiley-Liss, Inc., uma subsidiária de John Wiley & Sons, Inc.)

As gotículas lipídicas são principalmente **lipoproteínas de densidade muito baixa** (VLDL, do inglês *very low density lipoprotein*) e são especialmente proeminentes após o consumo de uma refeição gordurosa.

Os depósitos de **glicogênio** estão presentes como acúmulos de grânulos elétron-densos de 20 a 30 nm de tamanho, conhecidos como ***partículas β***, nas proximidades do REL. A distribuição do glicogênio varia de acordo com a localização dos hepatócitos. As células do fígado na vizinhança da área portal (zona 1 do ácino hepático) exibem grandes grupos de partículas β circundados por REL, enquanto os hepatócitos pericentrais (zona 3 do ácino hepático) exibem depósitos difusos de glicogênio (Figura 18.30). O número de partículas varia de acordo com o estado alimentar do indivíduo. Elas são abundantes após uma refeição e estão em menor número depois de um jejum.

Correlações clínicas

1. Pessoas que tenham consumido **substâncias hepatotóxicas**, como álcool, apresentam aumento no número de depósitos de lipídios em seus hepatócitos da zona 3. Além disso, aquelas que fazem uso de barbitúricos apresentam aumento no conteúdo de REL das células hepáticas da zona 3. Como essa zona tem os níveis de oxigênio mais baixos das três zonas, é a região do ácino hepático mais suscetível a necrose no caso de danos graves ao fígado.
2. A **doença de Wilson** é uma condição hereditária em que o fígado não elimina o cobre por meio da transferência para a bile. Em vez disso, o cobre se acumula nos olhos, onde aparece como anéis de tonalidade verde a dourada na córnea; no cérebro, onde interfere na função cerebral normal, causando tremores, afasia e, ocasionalmente, psicose; e no fígado, onde causa cirrose. Se não for tratada, a doença é fatal. A condição pode ser tratada com o uso de um agente quelante, como a penicilamina, que se liga ao cobre e facilita sua eliminação pelo organismo.

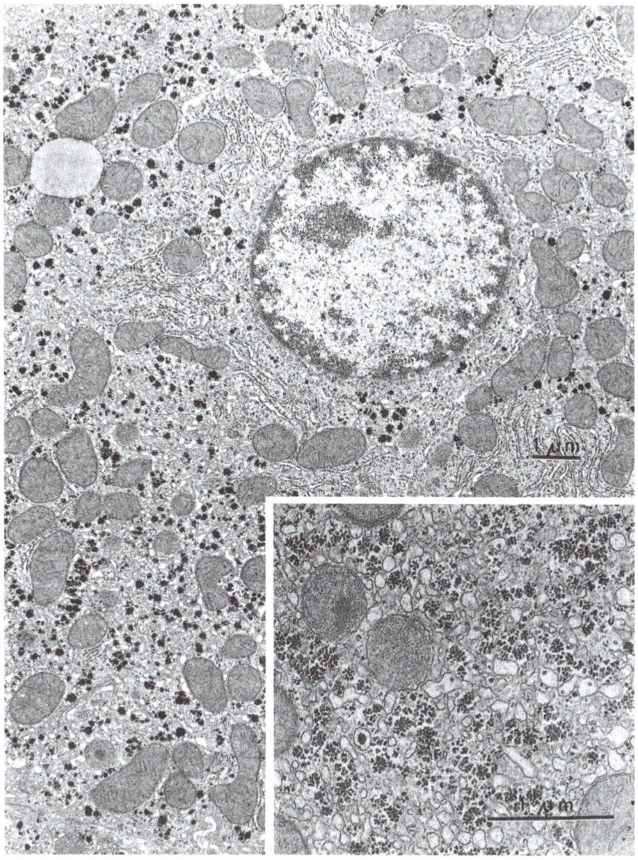

Figura 18.30 Eletromicrografia de um hepatócito pericentral de um rato exibindo depósitos de glicogênio e lipídios. O detalhe mostra a presença de partículas de glicogênio em uma ampliação maior. (Fonte: Cardell RR, Cardell EL. Heterogeneity of glycogen distribution in hepatocytes. *J Electron Microsc Tech.* 1987;14:126-139. Reproduzida com autorização de Wiley-Liss, Inc., uma subsidiária de John Wiley & Sons, Inc.)

HISTOFISIOLOGIA DO FÍGADO

O fígado tem funções exócrinas e endócrinas, bem como a função protetora de desintoxicação de toxinas e eliminação de eritrócitos senescentes.

O fígado pode exercer até 100 funções diferentes, a maioria desempenhada pelos hepatócitos. Cada hepatócito produz não apenas a secreção exócrina de bile, mas também várias secreções endócrinas. Eles metabolizam os produtos finais de absorção do canal alimentar, armazenam-nos como produtos de inclusão e os liberam em resposta a sinais hormonais e nervosos. As células do fígado também detoxificam drogas e toxinas (protegendo o corpo de seus efeitos deletérios) e transferem IgA de secreção do espaço de Disse para a bile. Além disso, as células de Kupffer fagocitam partículas estranhas ao organismo presentes no sangue, bem como eritrócitos senescentes, e as células estreladas perissinusoidais (células de Ito) armazenam vitamina A.

Produção da bile

A bile, um fluido produzido pelo fígado, é composta de água, sais biliares, fosfolipídios, colesterol, pigmentos biliares e IgA.

O fígado produz, aproximadamente, de 600 a 1.200 mℓ de bile por dia. Esse líquido, composto principalmente de água, contém **sais biliares** (**sais de sódio e potássio dos ácidos biliares conjugados**), **glucuronídeo de bilirrubina** (**pigmento biliar**), fosfolipídios, lecitina, colesterol, eletrólitos plasmáticos (especialmente sódio, bicarbonato e excesso de cálcio) e IgA. A bile emulsifica as gorduras no lúmen do intestino delgado, auxiliando as células absortivas superficiais do intestino delgado na absorção de lipídios. Elimina aproximadamente 80% do colesterol sintetizado pelo fígado e excreta produtos residuais como a bilirrubina, produto final da degradação da hemoglobina.

Os **sais biliares** constituem quase metade dos componentes orgânicos da bile. A maioria dos sais biliares é reabsorvida a partir do lúmen do intestino delgado, entra no fígado pela veia porta, é endocitada pelos hepatócitos e transportada para os canalículos biliares para subsequente liberação de volta para o duodeno (**recirculação êntero-hepática de sais biliares**). O restante dos sais biliares (aproximadamente 10%) é novamente produzido no REL dos hepatócitos, pela conjugação do ácido cólico, um subproduto metabólico do colesterol, com a taurina (ácido taurocólico) ou glicina (ácido glicocólico).

Correlações clínicas

Como os **sais biliares** são moléculas anfipáticas, suas regiões hidrofílicas são dissolvidas em meio aquoso e suas regiões hidrofóbicas (lipofílicas) circundam as gotículas de lipídios. No lúmen do duodeno, portanto, os sais biliares emulsificam as gorduras e facilitam sua digestão. A ausência de sais biliares impede a digestão e a absorção das gorduras, resultando em **fezes gordurosas**.

A **bilirrubina**, um pigmento verde-amarelado insolúvel em água, é o *produto tóxico da degradação* da hemoglobina. Como os eritrócitos senescentes são destruídos pelos macrófagos no baço e pelas células de Kupffer no fígado, a bilirrubina é liberada na corrente sanguínea e se liga à albumina plasmática. Nessa forma, conhecida como **bilirrubina livre**, é endocitada pelos hepatócitos. A enzima **glucuroniltransferase**, localizada no REL do hepatócito, catalisa a conjugação da bilirrubina com o glucuronídeo para formar uma substância atóxica e hidrossolúvel, o **glucuronídeo de bilirrubina** (**bilirrubina conjugada**). Parte do glucuronídeo de bilirrubina é liberada na corrente sanguínea, mas a maior parte é excretada pelos canalículos biliares para distribuição no canal alimentar, para subsequente eliminação pelas fezes (Figura 18.31).

Metabolismo lipídico

Os hepatócitos removem quilomícrons do espaço de Disse e os degradam em ácidos graxos e glicerol.

Os **quilomícrons** liberados pelas células absortivas superficiais do intestino delgado entram no sistema linfático e alcançam o fígado através de ramos da artéria hepática. Dentro dos hepatócitos, são degradados em **ácidos graxos** e **glicerol**. Os ácidos graxos são posteriormente dessaturados e utilizados para sintetizar fosfolipídios e colesterol ou são degradados em **acetilcoenzima A**. Duas moléculas de acetilcoenzima A se combinam para formar o **corpo cetônico** denominado **ácido acetoacético**; a maior parte do ácido acetoacético é convertida em ácido β-hidroxibutírico e o resto em acetona, dois outros corpos cetônicos. Os fosfolipídios, colesterol e corpos cetônicos são armazenados nos hepatócitos até sua liberação no espaço de Disse. Ademais, o fígado produz **lipoproteínas de densidade muito baixa (VLDL)**, que também são liberadas no

Síntese de proteínas e armazenamento de carboidratos no fígado

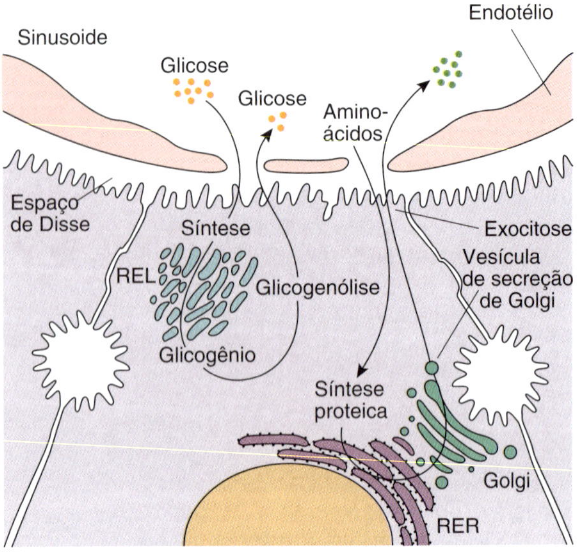

A

Secreção de ácidos biliares e bilirrubina

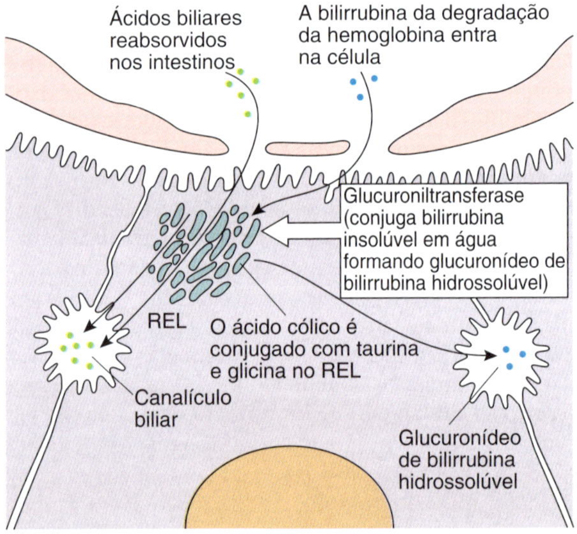

B

Figura 18.31 Diagrama esquemático do funcionamento de hepatócitos. **A.** Síntese de proteínas e armazenamento de carboidratos. **B.** Secreção de ácidos biliares e bilirrubina. REL, retículo endoplasmático liso.

espaço de Disse como gotículas de 30 a 100 nm de diâmetro. Se necessário, os hepatócitos podem sintetizar gorduras a partir de carboidratos e proteínas. As gorduras recém-produzidas são liberadas como lipoproteínas para serem transportadas pela corrente sanguínea até as células adiposas, onde são armazenadas como triglicerídeos.

Metabolismo de carboidratos e proteínas

As responsabilidades adicionais do fígado incluem a manutenção dos níveis normais de glicemia, a desaminação de aminoácidos e a síntese de muitas proteínas do sangue.

O fígado mantém os níveis normais de glicemia, transportando a glicose do sangue para os hepatócitos e armazenando-a na

Correlações clínicas

1. A coloração amarelada da pele, que é a marca registrada da icterícia, resulta de níveis excessivamente elevados de substâncias de cor verde-amarelada, a bilirrubina livre ou conjugada, na corrente sanguínea. Os dois tipos principais de icterícia têm causas diferentes. Uma diminuição na conjugação da bilirrubina – devido ao mau funcionamento dos hepatócitos (como na hepatite) ou, mais comumente, à obstrução dos ductos biliares – causa **icterícia obstrutiva**. O aumento da taxa de hemólise dos eritrócitos produz tanta bilirrubina livre que os hepatócitos, embora intactos, não conseguem eliminar com rapidez suficiente, causando **icterícia hemolítica**.
2. A **cetose** ocorre quando a concentração de corpos cetônicos no sangue se torna muito alta (como em pessoas com diabetes ou desnutridas). É reconhecível pelo hálito de acetona típico das pessoas afetadas. Se não for tratada, a cetose resulta em diminuição do pH sanguíneo (**acidose**), podendo levar à morte. O cheiro de "removedor de esmalte" (acetona) no hálito de um paciente é um indicador de que o médico deve suspeitar de que o paciente tem diabetes, e os exames diagnósticos adequados devem ser realizados.
3. Níveis excessivos de amônia no sangue, indicativos de insuficiência hepática ou redução drástica no fluxo sanguíneo para o fígado, podem levar ao **coma hepático**, uma condição incompatível com a vida.

forma de glicogênio. Se os níveis de glicose no sangue ficam abaixo do normal, os hepatócitos hidrolisam o glicogênio (**glicogenólise**) em glicose e a transportam para fora das células para o espaço de Disse (ver Figura 18.31), de onde entra na corrente sanguínea para elevar a glicose aos níveis normais. Os hepatócitos também podem sintetizar glicose a partir de outros açúcares (como frutose e galactose) ou de fontes diferentes de carboidratos (como aminoácidos), um processo conhecido como ***gliconeogênese***.

Uma das funções mais essenciais do fígado é a eliminação da amônia da corrente sanguínea, convertendo-a em **ureia**. Existem duas fontes principais de amônia no corpo, a desaminação de aminoácidos pelos hepatócitos e a síntese de amônia por ação bacteriana no canal alimentar.

Correlações clínicas

Se o fígado não converte amônia em ureia, o nível de amônia no sangue do indivíduo aumenta a tal ponto que ele entra em coma hepático, resultando na morte.

Aproximadamente 90% das proteínas sanguíneas são produzidas pelo fígado (ver Figura 18.31). Esses produtos incluem:

- Fatores necessários para a coagulação (como fibrinogênio, fator III, globulina aceleradora e protrombina)
- Proteínas necessárias para as reações do complemento
- Proteínas que funcionam no transporte de metabólitos
- Albuminas.

Todas as globulinas, exceto as gamaglobulinas (anticorpos), também são sintetizadas pelo fígado. Os hepatócitos também podem sintetizar todos os aminoácidos não essenciais de que o corpo necessita.

Armazenamento de vitaminas

A vitamina A é armazenada em maior quantidade no fígado, mas as vitaminas K, D e B12 também estão presentes em quantidades substanciais. O fígado contém uma quantidade suficiente de vitaminas armazenadas para prevenir a deficiência de vitamina A durante cerca de 10 meses, vitamina D por cerca de 4 meses e vitamina B12 por mais de 12 meses.

Degradação de hormônios e detoxificação de drogas e toxinas

O fígado endocita e degrada os hormônios das glândulas endócrinas. Os hormônios endocitados são transportados para os canalículos biliares em sua forma nativa para serem digeridos no lúmen do canal alimentar ou liberados em endossomos tardios, para degradação por enzimas lisossomais.

Medicamentos, como barbitúricos e antibióticos, e toxinas são inativados pelos hepatócitos em uma reação de duas etapas. A **primeira fase** ocorre na cisterna do REL, onde fármacos e toxinas são inativados por metilação ou oxidação por **oxidases microssomais de função mista**. A **segunda fase** ocorre quando os substratos formados na primeira fase se conjugam com diferentes cofatores intracelulares, tornando as substâncias resultantes hidrossolúveis, para que possam ser eliminadas do organismo.

Ocasionalmente, como no caso do álcool, a detoxificação ocorre nos peroxissomos, e não no REL.

Correlações clínicas

O uso contínuo e a longo prazo de determinados medicamentos, como barbitúricos, diminui sua eficácia, exigindo um aumento na dosagem prescrita. O desenvolvimento de **tolerância** ao fármaco se deve à hipertrofia do REL dos hepatócitos e a um aumento concomitante em suas oxidases de função mista. O aumento do tamanho da organela e da concentração da enzima é **induzido** pelo barbitúrico, que é detoxificado por desmetilação oxidativa. Além disso, esses hepatócitos se tornam simultaneamente mais eficientes na detoxificação de outras drogas e toxinas.

Função imunológica

Os hepatócitos formam complexos entre IgA e o componente de secreção e liberam IgA de secreção nos canalículos biliares.

A maioria dos **anticorpos IgA** formados por plasmócitos na mucosa do canal alimentar entra no sistema circulatório e é transportada para o fígado. Os hepatócitos complexam a IgA com o componente de secreção e liberam o complexo na bile, que então entra no lúmen do duodeno. Assim, grande parte da IgA luminal entra no intestino por meio da bile liberada pelo ducto biliar comum. O restante da IgA luminal é transportado da mucosa intestinal para o lúmen pelas células absortivas superficiais.

As **células de Kupffer**, derivadas de precursores de monócitos, são células de vida longa que estão localizadas em meio ao revestimento dos sinusoides hepáticos; algumas também podem aderir à superfície luminal das células endoteliais. As células de Kupffer têm **receptores Fc**, bem como **receptores para componentes do sistema complemento** e, portanto, podem fagocitar partículas estranhas. A importância dessas células é significativa, porque o sangue proveniente da veia porta contém um número considerável de microrganismos, que entram na corrente sanguínea pelo lúmen do canal alimentar. Essas bactérias são opsonizadas no lúmen ou na mucosa do intestino ou na corrente sanguínea. As células de Kupffer reconhecem e endocitam pelo menos 99% desses microrganismos e também removem resíduos celulares e eritrócitos senescentes.

Regeneração hepática

O fígado tem grande capacidade de regeneração depois de um insulto hepatotóxico ou mesmo após a excisão de três quartos do órgão.

Os hepatócitos possuem vida útil de aproximadamente 150 dias; assim, as figuras mitóticas raramente estão presentes. Se forem administradas substâncias hepatotóxicas ou se uma parte do fígado for excisada, os hepatócitos proliferarão e o fígado regenerará sua arquitetura normal e seu tamanho anterior.

A capacidade regenerativa do fígado dos roedores é tão grande que, se 75% da glândula forem extirpados, ela se regenerará ao tamanho normal em apenas 4 semanas. A capacidade regenerativa do fígado humano é muito menor do que a do fígado de camundongos e ratos. O mecanismo de regeneração é controlado pelo fator de crescimento dos hepatócitos, fator de crescimento transformador-α, fator de crescimento epidérmico e pela interleucina-6. Muitos desses fatores são liberados pelas células estreladas hepáticas (células de Ito) localizadas no espaço de Disse, embora o fator de crescimento de hepatócitos seja provavelmente formado por células mesenquimais do fígado e se ligue à heparina na escassa matriz extracelular hepática. Na maioria dos casos, a regeneração se deve à capacidade de replicação dos hepatócitos remanescentes; entretanto, se o insulto hepatotóxico for muito grande, a regeneração do fígado será realizada por atividade mitótica das células ovais dos canais de Hering. Assim que o fígado retorna ao seu tamanho normal, os hepatócitos produzem e liberam a citocina **fator de crescimento transformador-β**, que inibe a atividade mitótica no fígado, interrompendo o processo de regeneração.

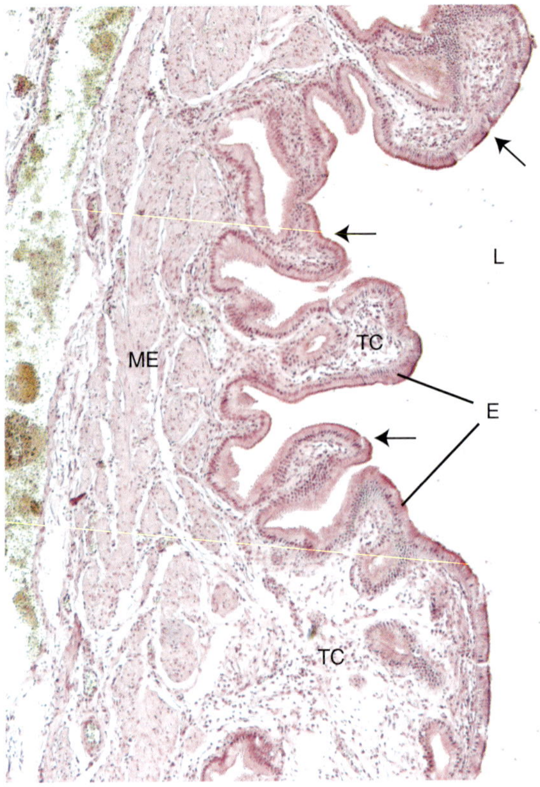

Figura 18.32 Esta fotomicrografia de ampliação muito baixa da vesícula biliar vazia exibe sua túnica muscular externa (*ME*), bem como a mucosa pregueada (*setas*). Um epitélio simples cúbico (*E*) reveste o lúmen (*L*) da vesícula biliar. O tecido conjuntivo (*TC*) da lâmina própria não apresenta distinções (56 ×).

VESÍCULA BILIAR

A **vesícula biliar** é um pequeno órgão em formato de pera, situado na face inferior do fígado. Tem cerca de 10 cm de comprimento e 4 cm de seção transversal e pode armazenar aproximadamente 70 mℓ de bile. Esse órgão lembra um saco com uma única abertura. Sua maior parte forma o **corpo**; a abertura, que é contínua com o **ducto cístico**, é chamada de ***colo***. O colo apresenta uma expansão, conhecida como **bolsa de Hartmann**, região onde os cálculos biliares frequentemente se alojam. A vesícula biliar armazena e concentra a bile que é liberada no duodeno conforme a necessidade.

Estrutura da vesícula biliar

A vesícula biliar é composta de quatro camadas: epitélio, lâmina própria, músculo liso e serosa/adventícia.

A mucosa da vesícula biliar vazia apresenta muitas pregas, com cristas altas e paralelas (Figuras 18.32 e 18.33). À medida que a vesícula biliar é distendida pela bile, o número de pregas diminui, restando poucas dobras curtas, o que torna a mucosa relativamente lisa.

O lúmen da vesícula biliar é revestido de um epitélio simples cilíndrico, composto de dois tipos celulares: as células claras, que

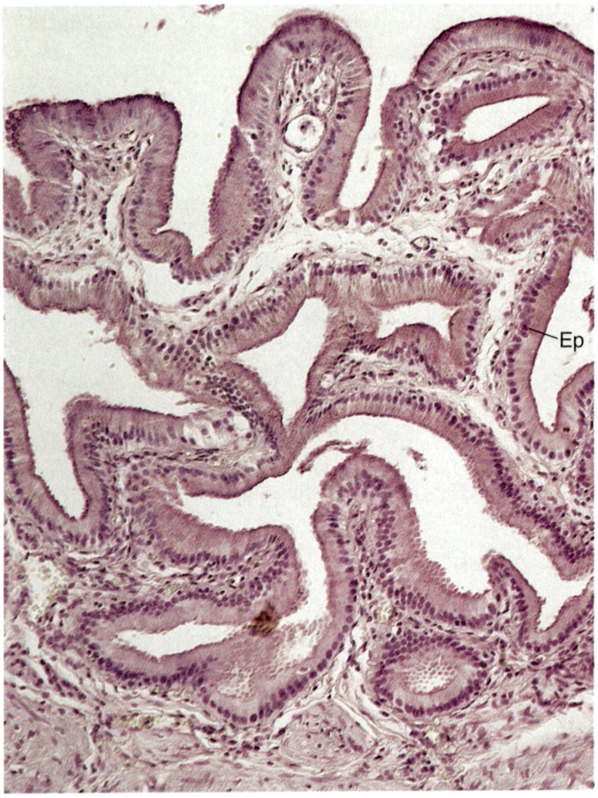

Figura 18.33 Fotomicrografia de uma vesícula biliar vazia. Observe que a mucosa da vesícula biliar apresenta muitas pregas, indicando que está vazia. Observe também que o lúmen da vesícula biliar é revestido de um epitélio simples cilíndrico (*Ep*) (270 ×).

são as mais comuns, e as células em escova, pouco frequentes (Figura 18.34). Os núcleos ovais dessas células estão posicionados no citoplasma basal, e o citoplasma supranuclear exibe ocasionais grânulos de secreção contendo mucinogênio. Em eletromicrografias, a superfície luminal exibe microvilosidades curtas, revestidas de uma fina camada de glicocálice. A região do citoplasma basal é particularmente rica em mitocôndrias, fornecendo energia abundante para a bomba Na^+-K^+ ATPase, presente na membrana celular basolateral.

A lâmina própria é constituída por um tecido conjuntivo frouxo vascularizado e rico em fibras elásticas e colágenas. No colo da vesícula biliar, a lâmina própria abriga glândulas tubuloacinosas simples, que produzem uma pequena quantidade de muco, para lubrificar o lúmen dessa região estreita. A fina camada de músculo liso da vesícula biliar é composta, principalmente, de fibras orientadas **obliquamente**, enquanto outras são orientadas longitudinalmente. Embora a camada adventícia de tecido conjuntivo esteja ligada à cápsula de Glisson do fígado, ela pode ser separada com relativa facilidade. A superfície não aderida da vesícula biliar é revestida do peritônio, que forma uma camada serosa lisa com epitélio simples pavimentoso.

Ductos extra-hepáticos

Os **ductos hepáticos** direito e esquerdo se unem para formar o **ducto hepático comum**, que se une ao **ducto cístico** da vesícula biliar. A fusão desses dois ductos forma o **ducto biliar**

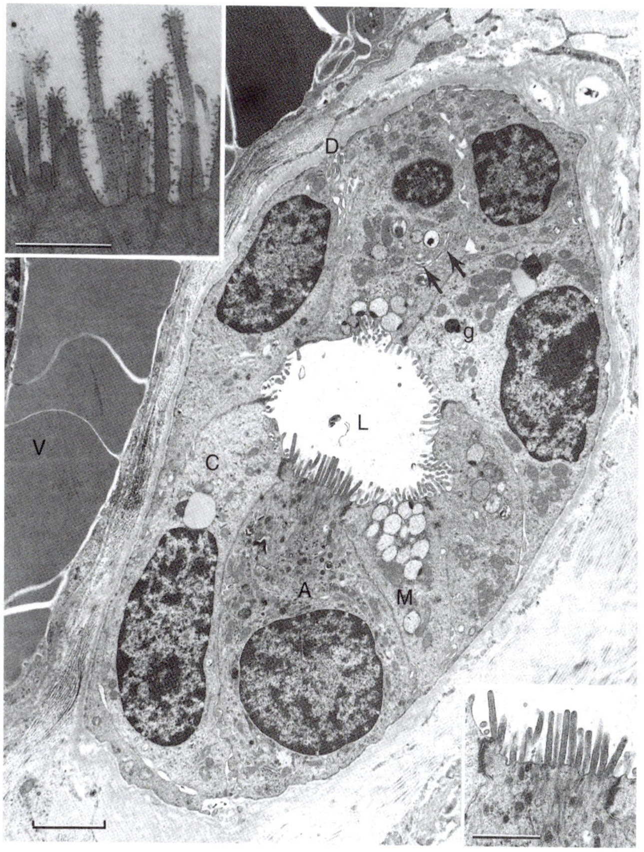

Figura 18.34 Eletromicrografia do divertículo da vesícula biliar humana exibindo células em escova (*A*) e células claras (*C*) do epitélio. D, interdigitações; g, grânulos; L, lúmen; M, células claras com grânulos mucoides. Bar = 2 μm. *Detalhe superior*: microvilosidades de células claras. Bar = 0,5 μm. *Detalhe inferior*: microvilosidades das células em escova. Bar = 1,0 μm. (Fonte: Gilloteaux J, Pomerants B, Kelly T. Human gallbladder mucosa ultrastructure: evidence of intraepithelial nerve structures. *Am J Anat*. 1989;184:321-333. Reproduzida com autorização de Wiley-Liss, Inc., uma subsidiária de John Wiley & Sons, Inc.)

comum, que tem de 7 a 8 cm de comprimento e se funde com o ducto pancreático para formar a **ampola de Vater (ampola hepatopancreática)**. A ampola se abre na papila duodenal, no lúmen do duodeno.

A abertura do ducto biliar comum e do ducto pancreático é controlada por um complexo de quatro estruturas musculares: esfíncter colédoco, esfíncter pancreático, esfíncter da ampola e fascículo longitudinal, que coletivamente são chamados de ***esfíncter de Oddi***. A localização e função desses músculos estão resumidas na Tabela 18.5.

Histofisiologia da vesícula biliar

A vesícula biliar armazena, concentra e libera a bile; a liberação de bile é desencadeada pela CCK e por estimulação vagal.

As funções mais importantes da vesícula biliar são armazenar, concentrar e liberar a bile, que é constantemente produzida pelo fígado e segue seu trajeto até chegar à vesícula biliar. Essa atividade requer a oclusão dos esfíncteres do colédoco, pancreático e da ampola, de modo que a bile retorne ao ducto biliar comum e ao ducto cístico para entrar na vesícula biliar.

O Na^+ é levado por transporte ativo da região basolateral do epitélio simples cilíndrico da vesícula biliar para o espaço extracelular e é acompanhado passivamente por íons cloreto (Cl^-) e água. Para compensar a perda de íons intracelulares, os canais de íons apicais permitem que os íons Na^+ e Cl^- entrem nas células cilíndricas simples, reduzindo a concentração de sal (NaCl) na bile. A necessidade de equilíbrio osmótico retira água da bile para as células do epitélio simples cilíndrico, concentrando-a.

A molécula de sinalização **CCK** é liberada pelas células I (células SNED) do duodeno em resposta a uma refeição rica em gorduras. Essa molécula entra em contato com os receptores CCK nas células musculares lisas da vesícula biliar e provoca uma contração intermitente. Ao mesmo tempo, o contato de CCK com seus receptores nas células musculares lisas do esfíncter de Oddi provoca o relaxamento dos músculos esfincterianos. Como resultado, as forças de contração rítmica da vesícula biliar injetam a bile no lúmen do duodeno. Além disso, a **acetilcolina**, liberada pelas fibras vagais parassimpáticas, estimula a contração da vesícula biliar.

TABELA 18.5 O esfíncter de Oddi e seus componentes.

Componente	Localização e função
Esfíncter do ducto colédoco (*sphincter choledochus*)	Envolve e controla a região terminal do ducto biliar comum interrompendo o fluxo da bile para o duodeno
Esfíncter do ducto pancreático (*sphincter pancreaticus*)	Envolve e controla a porção terminal do ducto pancreático interrompendo a entrada do suco pancreático no duodeno e impedindo a entrada de bile no ducto pancreático
Esfíncter da ampola (*sphincter ampullae*)	Envolve e controla a ampola de Vater, impedindo a entrada de bile e suco pancreático no duodeno
Fascículo longitudinal (*fasciculus longitudinalis*)	Localizado no espaço triangular delineado pela ampola de Vater, pelo ducto pancreático e pelo ducto biliar comum; facilita a entrada da bile no lúmen do duodeno

Correlações clínicas

A formação de **cálculos biliares** (**colelitíase**) é mais comum em mulheres do que em homens e ocorre com mais frequência na quarta década de vida. Aproximadamente 20% de todas as mulheres e 8% de todos os homens têm cálculos biliares. Geralmente, as pessoas não estão cientes de sua presença porque os cálculos são pequenos o suficiente para que sejam eliminados com o fluxo biliar normal ou são muito grandes para deixar a vesícula biliar. Quando entram e ficam presos no ducto cístico ou hepático comum, esses cálculos obstruem o fluxo biliar e causam uma dor muito intensa. Aproximadamente 80% dos cálculos biliares são compostos de colesterol (**cálculos de colesterol**). Do restante, a maior parte é formada a partir do sal de cálcio da bile, o bilirrubinato de cálcio (**cálculos de pigmento**) ou uma combinação de colesterol e bilirrubinato de cálcio. Os cálculos de colesterol são grandes (de 1 a 3 cm), de coloração amarelo-clara, multifacetados e pouco numerosos. Os cálculos de pigmento são menores (1 cm), escuros, com formato ovalado e ocorrem em grande número. Geralmente, os dois tipos de cálculos biliares são radiolucentes.

Considerações patológicas

Ver Figuras 18.35 a 18.37.

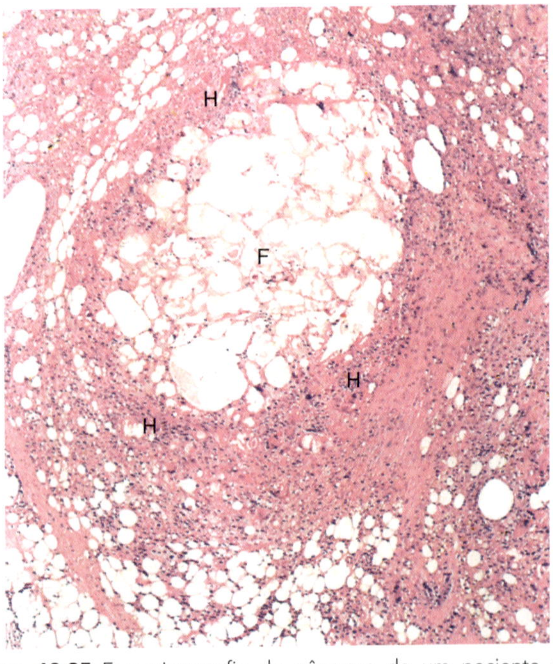

Figura 18.35 Fotomicrografia do pâncreas de um paciente com pancreatite aguda. Observe o tecido adiposo necrótico (*F*) que é envolvido por macrófagos (*H*) cujo citoplasma está carregado de gotículas lipídicas fagocitadas. (Cortesia de Young B, Stewart W, O'Dowd G. *Wheater's Basic Pathology: A Text, Atlas and Review of Histopathology*. 5th ed. Oxford: Churchill Livingstone/Elsevier Limited; 2011:174.)

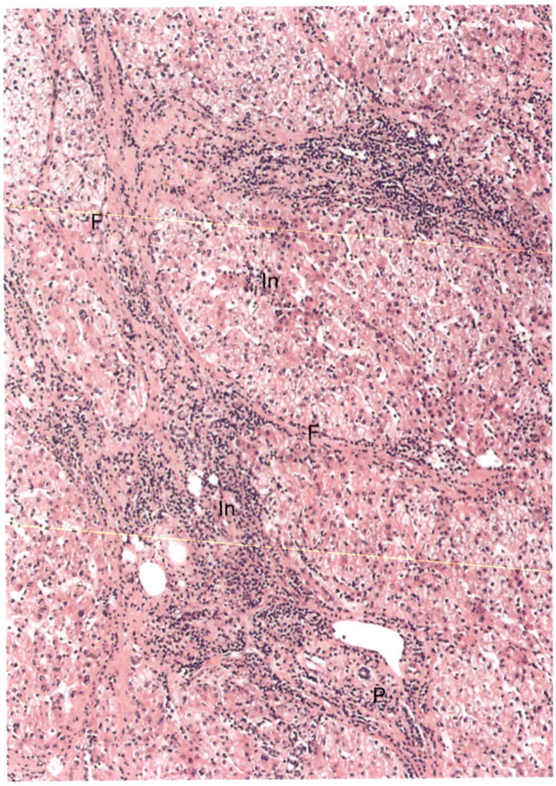

Figura 18.36 Fotomicrografia de paciente com hepatite crônica progressiva e consequente cirrose. Observe que as áreas portais (*P*) estão invadidas por células inflamatórias, resultando em áreas de inflamação focal (*In*) e fibrose (*F*), onde as áreas portais são conectadas entre si por tecido conjuntivo fibroso. (Cortesia de Young B, Stewart W, O'Dowd G. *Wheater's Basic Pathology: A Text, Atlas and Review of Histopathology*. 5th ed. Oxford: Churchill Livingstone/Elsevier Limited; 2011:170.)

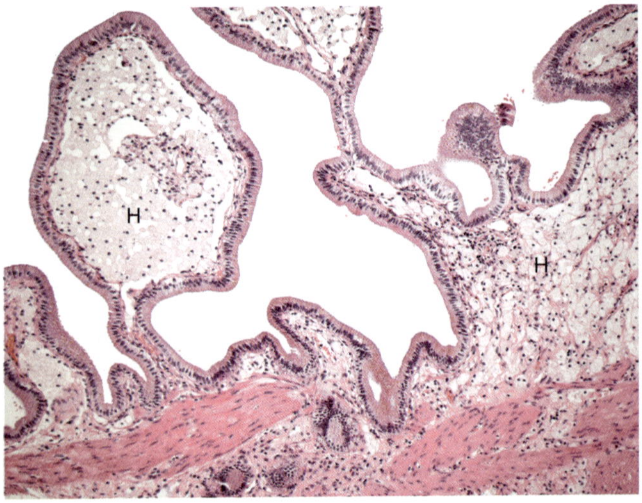

Figura 18.37 Fotomicrografia da vesícula biliar de um paciente com colesterolose, uma condição frequentemente acompanhada por cálculo biliar à base de colesterol. As características histológicas incluem a deposição de lipídios, incluindo colesterol, na lâmina própria da vesícula biliar. Observe que a lâmina própria é inundada por macrófagos carregados de lipídios (*H*). (Cortesia de Young B, Stewart W, O'Dowd G. *Wheater's Basic Pathology: A Text, Atlas and Review of Histopathology*. 5th ed. Oxford: Churchill Livingstone/Elsevier Limited; 2011:174.)

Instruções do laboratório de histologia

Glândulas salivares maiores

Glândula parótida

A parótida é uma glândula salivar serosa cuja cápsula de tecido conjuntivo emite septos de tecido conjuntivo para o interior da glândula, subdividindo-a em lóbulos. Mesmo com uma ampliação baixa, observa-se que os ácinos dessa glândula são compostos de células com núcleos arredondados e de localização basal. A parótida tem numerosos ductos, com quantidade variável de tecido conjuntivo ao seu redor (ver Figura 18.4, *S, Ac, D*). Uma ampliação média do lóbulo da glândula parótida mostra que uma seção de um ácino se assemelha a uma "pizza de pepperoni", em que cada fatia triangular é a célula acinosa e o único pepperoni é seu núcleo redondo. Os perfis transversais do ducto estriado são facilmente distinguíveis do ácino (ver Figura 18.5 *Ac, DE*).

Glândula sublingual

A glândula sublingual produz uma secreção mista, mas é semelhante à glândula parótida, pois sua cápsula forma septos de tecido conjuntivo que subdividem a glândula em lóbulos. Mesmo com baixa ampliação, fica evidente que o citoplasma das células que compõem os ácinos mucosos tem aparência espumosa, com um núcleo delgado, posicionado na região basal, de modo que a seção do ácino fica parecida com uma "pizza de anchova". Muitos dos ácinos mucosos apresentam uma semilua serosa (ver Figura 18.6, *TC, S, AM, setas*). Em uma ampliação média, os septos do tecido conjuntivo aparecem mais bem representados e as células acinosas dos ácinos mucosos exibem as vesículas de secreção vazias, que conferem a aparência espumosa de seu citoplasma. Observe também as membranas celulares que separam as células acinosas umas das outras. Os núcleos arredondados e o citoplasma homogêneo das células das semiluas serosas são claramente evidentes. Os perfis transversais dos ductos estriados são facilmente distinguíveis dos elementos de secreção (ver Figura 18.7, *TC, S, AM, pontas de seta, setas, DE*).

Glândula submandibular

A glândula submandibular produz uma secreção mista e é semelhante à glândula sublingual, pois sua cápsula emite septos de tecido conjuntivo que subdividem a glândula em lóbulos. Uma característica distintiva da glândula submandibular é que ela tem quantidade muito menor de ácinos mucosos do que ácinos serosos. O componente mais característico da glândula submandibular é que ela possui um número muito maior de perfis de ductos estriados do que as glândulas parótidas ou sublinguais. Quase todo o ácino mucoso é recoberto por uma semilua serosa (ver Figura 18.8, *Se, AS, DE, M*). Em uma ampliação média, os ductos estriados ainda representam grande porcentagem da área total. Ácinos mucosos recobertos por semiluas serosas são bem demonstrados. Além disso, existem muitos ácinos serosos (ver Figura 18.9, *DE, AM, SeS, AcS*). Com grande ampliação, os núcleos achatados das células que compõem os ácinos mucosos e os núcleos redondos das células dos ácinos serosos são claramente evidentes. Os componentes serosos da glândula submandibular, como ácinos serosos ou semiluas serosas, superam em muito os componentes mucosos dessa glândula. Observe os perfis da seção transversal de um ducto estriado (ver Figura 18.10, *pontas de seta, setas, AcS, SeS, AM, DE*).

Pâncreas

Em pouca ampliação, é fácil encontrar áreas do pâncreas que exibem seus componentes exócrinos, os ácinos serosos e seus ductos excretores, bem como seus componentes endócrinos, as ilhotas de Langerhans (ver Figura 18.12, *Ac, D, IL*). Com grande ampliação, podem ser muito evidentes células centroacinosas, as células palidamente coradas no centro do ácino seroso (ver Figura 18.13, *CC, AS*). Outra fotomicrografia de alta ampliação do pâncreas foi selecionada para exibir os ductos intercalares, formados pelas células centroacinosas, que liberam a secreção exócrina das células acinosas aos ductos intralobulares (ver Figura 18.14, *setas, Ac, DIL, pontas de seta*).

Fígado

Como o fígado dos porcos tem elementos de tecido conjuntivo que circundam completamente o lóbulo clássico, observá-los é uma boa maneira de começar a aprender a histologia do fígado humano. Observe que, nessa fotomicrografia de ampliação muito baixa, a morfologia hexagonal do lóbulo clássico é claramente delineada por septos de tecido conjuntivo. As áreas portais nas regiões onde três lóbulos clássicos entram em contato um com o outro e com a veia central no centro do lóbulo clássico são claramente distinguíveis (ver Figura 18.18, *Se, AP, VC*). Com uma ampliação média de uma área portal, podem ser facilmente reconhecidos o ramo da veia porta, o ramo da artéria hepática, o ducto biliar e o vaso linfático. Hepatócitos e sinusoides também são claramente evidentes (ver Figura 18.19, *VP, AH, DB, seta*, H, Si). Mesmo com uma pequena ampliação de um lóbulo clássico em torno de sua veia central, podem ser facilmente reconhecidos os sinusoides, situados entre as placas das células do fígado. Como o cão do qual esse tecido foi removido foi injetado com tinta nanquim antes de ser sacrificado, suas células de Kupffer são preenchidas com partículas de tinta fagocitadas, tornando essas células altamente visíveis (ver Figura 18.20, *VC, Si, PH, CK*). Com uma ampliação média, as células do revestimento endotelial da veia central são bem ilustradas, assim como os sinusoides entre as placas de hepatócitos (ver Figura 18.21, *seta, VC, Si, H*). Os canalículos biliares são canais estreitos criados pelos domínios laterais dos hepatócitos adjacentes. Esses minúsculos canais contínuos levam sua bile aos canais de Hering, a partir dos quais a bile entra nos ductos biliares (ver Figura 18.23, *pontas de seta, setas, DB*). Uma fotomicrografia de baixa ampliação do fígado tirado de um cão que foi infundido com tinta nanquim antes de ser sacrificado exibe sinusoides, localizados entre placas adjacentes de células hepáticas, esvaziando-se na veia central. Todas as manchas escuras representam células de Kupffer que fagocitaram partículas de nanquim. Observe um ducto biliar na periferia desse lóbulo clássico do fígado (ver Figura 18.24, *H, setas, VC, CK, EP*). Uma grande ampliação de um lóbulo hepático semelhante exibe os grandes núcleos de hepatócitos e sinusoides do fígado, revestidos de células de revestimento endotelial, bem como células de Kupffer que fagocitaram partículas de nanquim (ver Figura 18.25, *N, Si, K*).

Vesícula biliar

Uma fotomicrografia de ampliação muito baixa de uma vesícula biliar vazia demonstra que ela tem uma mucosa cheia de pregas, que se distende quando o lúmen é preenchido com bile. A mucosa é composta de um epitélio simples cilíndrico e tecido conjuntivo frouxo. A túnica muscular externa ou, simplesmente, a camada muscular da vesícula biliar, é disposta em feixes oblíquos e recoberta por uma camada adventícia onde adere ao fígado e por uma camada serosa em sua face livre (ver Figura 18.32, *setas, L, E, TC, ME*). Uma ampliação média da vesícula biliar vazia exibe sua mucosa com muitas pregas. O lúmen da vesícula biliar é revestido de um epitélio simples cilíndrico (ver Figura 18.33, *Ep*).

19

Sistema Urinário

Os dois rins não apenas removem da corrente sanguínea os subprodutos tóxicos do metabolismo, formando a **urina**, como também **conservam** sais, glicose, aminoácidos, proteínas, água e substâncias adicionais exigidas pelo organismo. Os rins também ajudam a regular a **pressão arterial**, a **hemodinâmica** e o **equilíbrio ácido-base** do corpo. A urina é liberada dos rins para os dois **ureteres**, de onde passa para um órgão de armazenamento, a **bexiga urinária**. Durante a micção, a bexiga urinária é esvaziada através da **uretra**, que conduz a urina para fora do corpo. Os rins também têm funções endócrinas, pois produzem **renina, eritropoetina** e **prostaglandinas**. Além disso, convertem uma forma circulante não muito ativa de **vitamina D_3 (25-OH-vitamina D_3, ou 25-hidroxicolecaciferol)** na forma ativa, conhecida como ***calcitriol*** **(1,25-[OH]$_2$ vitamina D_3, ou 1,25-di-hidroxicolecalciferol)**. Os rins também têm a capacidade de sintetizar glicose a partir de fontes diferentes de carboidratos, processo conhecido como ***gliconeogênese***. Embora o fígado seja o local usual de gliconeogênese, se necessário, os rins podem igualar sua capacidade na produção de glicose.

Ingestão e perda de água pelo organismo

A ingesta diária de água de um indivíduo é de aproximadamente 2,1 ℓ, que é obtida tanto na forma líquida como por meio dos alimentos. Mais 200 mℓ de água são formados pelas células do corpo, devido à oxidação dos carboidratos.

A água é perdida da seguinte maneira: perda insensível, perda por suor, perda pelas fezes e perda pelos rins.

- A **perda insensível de água** ocorre de duas maneiras:
  - Por meio do processo de respiração, em que o indivíduo perde aproximadamente 350 mℓ de água por dia
  - Por difusão através da pele, em que o indivíduo perde aproximadamente 350 mℓ/dia
- A **perda de água por suor** é de apenas cerca de 100 mℓ/dia, mas isso pode mudar de acordo com as condições climáticas e com o nível de atividade física. Na verdade, durante exercícios muito extenuantes, a perda pode chegar a 10 ℓ por dia
- A **perda de água nas fezes** é de aproximadamente 100 mℓ/dia
- A **perda de água pelos rins** é de aproximadamente 1.400 mℓ/dia.

Portanto, a perda de água (2,3 ℓ) é igual à quantidade de água que um indivíduo ingere (2,3 ℓ), cabendo aos rins ajustar a perda de água por meio da urina para garantir a conservação do equilíbrio hídrico. Como os rins desempenham um papel muito importante no equilíbrio hídrico do organismo, muito deste capítulo é dedicado à discussão sobre a estrutura e as funções dos rins.

Rim

Os rins têm uma região côncava, conhecida como hilo, por onde entram o ureter, a veia renal, a artéria renal e os vasos linfáticos.

Os rins são órgãos grandes, avermelhados, em forma de feijão, com cerca de 11 cm de comprimento, de 4 a 5 cm de largura e de 2 a 3 cm de espessura. Ficam embutidos na gordura perirrenal posicionada retroperitonealmente na parede abdominal posterior, com a borda convexa situada lateralmente e **o hilo** côncavo voltado medialmente. Devido à posição do fígado, o rim direito está situado aproximadamente de 1 a 2 cm abaixo do esquerdo. Ramos da artéria e veia renais, vasos linfáticos e o ureter perfuram cada rim em seu hilo. O ureter é expandido nessa região, formando a **pelve renal**; o **seio renal**, uma extensão do hilo preenchida com tecido adiposo, ocupa porções mais profundas no rim.

O rim é revestido de uma **cápsula** delgada e frouxamente aderida, composta de um tecido conjuntivo denso não modelado e rico em colágeno externo com **fibroblastos** e fibras elásticas ocasionais, e uma camada interna composta principalmente de **células mioepiteliais**.

VISÃO GERAL DA ESTRUTURA RENAL

O rim é subdividido em um córtex externo e uma medula interna.

Um corte sagital mediano do rim a olho nu mostra a presença de um **córtex** externo estreito e de uma **medula** interna muito mais larga (Figura 19.1). A região cortical aparece marrom-escura e com aspecto granular, enquanto a medula contém pelo menos 8, mas geralmente mais de doze, regiões distintas em formato piramidal, pálidas e estriadas, denominadas **pirâmides renais**. A base de cada pirâmide está orientada para o córtex, constituindo o limite corticomedular, enquanto seu ápice, conhecido como **papila renal**, aponta para o hilo. O ápice é perfurado por cerca de vinte aberturas, dos chamados **ductos de Bellini**; essa região semelhante a uma peneira na papila renal é conhecida como **área crivosa**. A papila renal é circundada por um espaço em forma de taça, o **cálice menor**, que une dois ou três cálices menores vizinhos para se abrir em um **cálice maior**. Os três ou quatro cálices maiores são espaços maiores que desembocam na **pelve renal**, a região expandida da porção proximal do ureter. As pirâmides vizinhas são separadas umas das outras por um material semelhante ao córtex, as **colunas corticais** (de Bertin).

A porção do córtex que recobre a base de cada pirâmide é conhecida como **arco cortical**. Macroscopicamente, estão presentes no córtex três tipos de estruturas: (1) grânulos vermelhos semelhantes a pontos, os **corpúsculos renais**; (2) túbulos contorcidos, formando o **labirinto cortical**; e (3) estriações longitudinais, os **raios medulares,** que são continuações corticais de estruturas localizadas nas pirâmides renais.

Cada pirâmide renal, com seu arco cortical e colunas corticais associados, representa um **lobo** do rim. Assim, o rim humano é um órgão multilobar. Cada raio medular, com parte do labirinto cortical ao redor, é considerado um **lóbulo** renal (delimitado por **artérias interlobulares**), o qual continua na medula como uma estrutura em forma de cone, mais largo no córtex e mais estreito próximo à papila renal.

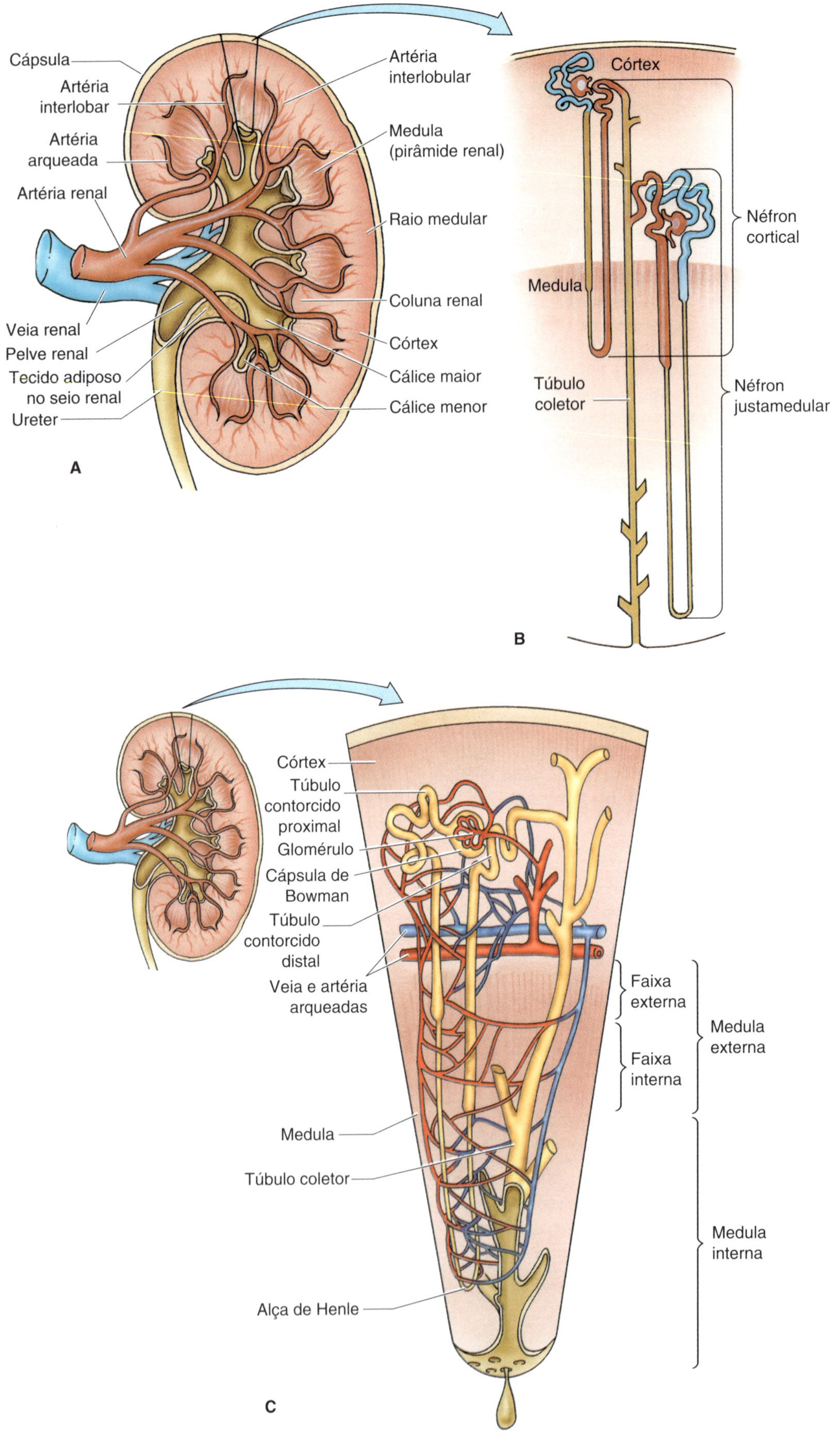

Figura 19.1 O rim. **A.** Diagrama esquemático de um rim em corte sagital mediano ilustrando sua morfologia e circulação. **B.** Disposição dos néfrons corticais e justamedulares. **C.** Túbulo urinífero e seu suprimento e drenagem vasculares. O néfron justamedular se estende muito mais profundamente na medula do que o néfron cortical.

Correlações clínicas

1. Durante o desenvolvimento fetal, os lobos do rim são acentuados por fendas profundas, mas essa característica normalmente desaparece no indivíduo adulto. Quando a condição permanece após a infância, é conhecida como **rim lobado**.
2. Outro desenvolvimento anômalo dos rins é conhecido como **doença renal policística** (**PKD**; do inglês, *polycystic kidney disease*), que apresenta características morfológicas variadas de acordo com a gravidade da afecção; envolve o aparecimento de cistos de paredes finas nos rins. De acordo com a National Kidney Foundation, dos EUA, aproximadamente 600 mil pessoas têm PKD no país, distribuída igualmente entre homens e mulheres. Em metade da população com diagnóstico de PKD, o resultado é insuficiência renal aos 60 anos de idade. Aos 70 anos, a incidência sobe para 60%, para os quais os fatores de risco são o sexo (homens têm risco maior que mulheres); a hipertensão; a presença de proteinúria ou hematúria; e o número de gestações igual ou superior a quatro em mulheres que também sofrem de hipertensão. Não há cura para PKD. Recentemente, no entanto, a Food and Drug Administration dos EUA aprovou um novo medicamento, o tolvaptana, projetado para diminuir a taxa de PKD em pacientes com a forma autossômica dominante da doença.

TÚBULOS URINÍFEROS

O túbulo urinífero é a unidade funcional do rim; é composto de um néfron e um túbulo coletor.

O **túbulo urinífero**, que é a unidade funcional do rim, é formado por uma estrutura enovelada, a qual modifica o líquido que passa em seu interior para formar a **urina** como produto final. É formado por duas partes: o **néfron** e o **túbulo coletor** (ver Figura 19.1), cada um com uma origem embriológica diferente. Cada rim tem aproximadamente 1,3 milhão de néfrons, vários deles drenados por um único túbulo coletor. Múltiplos túbulos coletores se unem na porção mais profunda da medula para formar ductos cada vez maiores. Os mais calibrosos, os **ductos de Bellini**, perfuram a papila renal na área crivosa.

Os túbulos uriníferos são dispostos de forma tão densamente compacta que deixam apenas um pequeno espaço para o **estroma** de tecido conjuntivo, do qual são separados por uma **lâmina basal** interposta. Muito do estroma é ocupado pelo rico suprimento vascular do rim. A relação funcional entre o suprimento vascular e os túbulos uriníferos é discutida posteriormente neste capítulo.

Néfrons

Existem dois tipos de néfrons, dependendo da localização de seus corpúsculos renais e do comprimento de sua alça de Henle.

No rim humano são encontrados dois tipos de néfrons: (1) **néfrons corticais** mais curtos, subdivididos em dois grupos, a saber, néfrons superficiais e néfrons médio-corticais, sendo que nenhum deles se estende profundamente na medula; e (2) os **néfrons justamedulares** mais longos, cujo corpúsculo renal está localizado no córtex – na junção corticomedular – e as partes tubulares se estendem profundamente na medula (ver Figura 19.1). A localização característica dos dois tipos de néfrons, a composição celular de suas diferentes regiões e o alinhamento específico dessas regiões, umas em relação às outras, permitem a subdivisão da medula em **medula externa** (**zona externa**) e **medula interna** (**zona interna**). A medula externa é subdividida em uma **faixa externa** e uma **faixa interna**. As regiões da medula são ilustradas na Figura 19.1 C (observe que algumas partes do rim têm mais de um nome; como isso pode ser confuso, a Tabela 19.1 lista a nomenclatura alternativa). Salvo indicação em contrário, todas as descrições neste livro referem-se a **néfrons justamedulares**, embora constituam apenas 15% de todos os néfrons.

Cada néfron justamedular tem cerca de 40 mm de comprimento e suas partes constituintes são modificadas para desempenhar funções fisiológicas específicas. A **cápsula de Bowman**, com o glomérulo que a acompanha, filtra o líquido proveniente da corrente sanguínea. As porções tubulares subsequentes do néfron (*i. e.*, o **túbulo proximal**, os **segmentos delgados da alça de Henle** e o **túbulo distal**) modificam o filtrado para formar a urina.

Correlações clínicas

Como os néfrons não podem ser regenerados conforme a pessoa envelhece, ocorre uma redução relacionada à idade. Foi relatado que, após a meia-idade (cerca de 40 anos), passa a ocorrer uma perda anual de 1% no número de néfrons, de modo que indivíduos de 75 anos têm 35% menos néfrons do que aos 40 anos. Felizmente, os néfrons restantes compensam a diminuição, adaptando-se à condição deteriorada e, desde que todas as outras condições permaneçam normais, são capazes de manter o estado fisiológico sem alteração.

TABELA 19.1 Nomenclatura alternativa das estruturas renais.

Nome comum	Nome alternativo
Medula externa	Zona externa
Medula interna	Zona interna
Coluna cortical	Coluna cortical de Bertin
Espaço de Bowman	Espaço urinário
Processo primário do podócito	Processo principal do podócito
Pedicelo	Processo secundário do podócito
Ultrafiltrado	Ultrafiltrado glomerular
Túbulo contorcido proximal	*Pars convoluta* do túbulo proximal
Segmento espesso descendente da alça de Henle	*Pars recta* do túbulo proximal
Segmento espesso ascendente da alça de Henle	*Pars recta* do túbulo distal
Túbulo contorcido distal	*Pars convoluta* do túbulo distal
Células mesangiais extraglomerulares	Células de Polkissen; células de Lacis; coxim polar
Túbulos coletores corticais	Túbulos coletores
Túbulos coletores medulares	Túbulos coletores
Ductos de Bellini	Túbulos coletores papilares
Vasos retos (*vasa recta*)	Arteríola reta e veia reta

Corpúsculo renal

O corpúsculo renal é composto de um tufo de capilares, o glomérulo, circundado pela cápsula de Bowman.

O **corpúsculo renal**, uma estrutura com formato ovalado ou arredondado medindo cerca de 200 a 250 μm de diâmetro, é composto de um tufo de capilares, o **glomérulo**, que se invagina na **cápsula de Bowman**, a extremidade proximal dilatada do néfron, em fundo cego e semelhante a uma bolsa (Figuras 19.2 a 19.5). Durante o desenvolvimento, os capilares são revestidos da extremidade cega do néfron tubular, quase como se os dedos de uma mão estivessem empurrando a extremidade de um balão expandido. Consequentemente, o espaço dentro da cápsula de Bowman, conhecido como **espaço de Bowman** (**espaço urinário**), tem seu volume diminuído. O glomérulo está em contato íntimo com a **camada visceral da cápsula de Bowman**, composta de células epiteliais modificadas chamadas **podócitos**. A parede externa ao redor do espaço de Bowman, composta de células epiteliais pavimentosas simples (circundadas por uma lâmina basal delgada), é a **camada parietal da cápsula de Bowman**[1] (Figuras 19.3 a 19.5).

A região onde os vasos que suprem e drenam o glomérulo entram e saem da cápsula de Bowman é conhecida como **polo vascular**, enquanto a região de continuação entre o corpúsculo renal e o túbulo proximal, que drena o espaço de Bowman, é chamada de **polo urinário**. O glomérulo é suprido pela **arteríola glomerular aferente**, um ramo curto e retilíneo da artéria interlobular, e drenado pela **arteríola glomerular eferente**. Embora o diâmetro externo da arteríola aferente seja maior que o da arteríola eferente, seus diâmetros luminais são aproximadamente iguais. É importante observar que o glomérulo é um leito capilar abastecido e drenado pelas arteríolas; o leitor deve ter em mente que a maioria dos leitos capilares é abastecida por arteríolas e drenada por vênulas. A arteríola glomerular eferente apresenta maior resistência ao fluxo sanguíneo do que

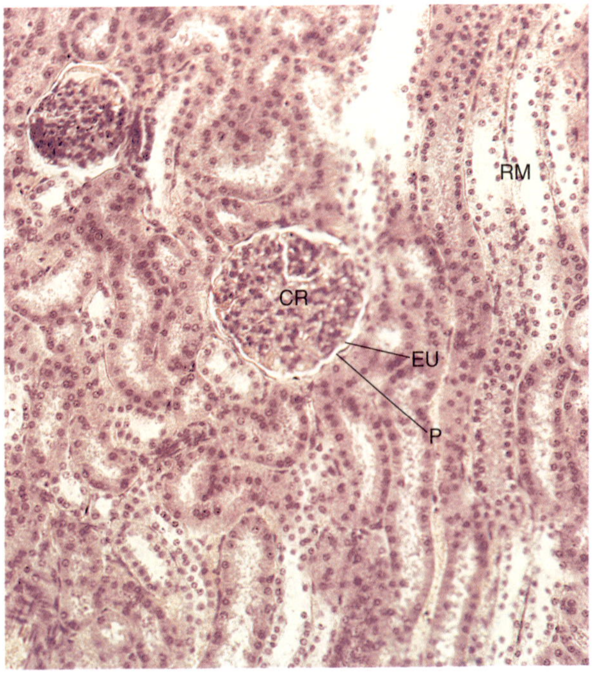

Figura 19.2 Fotomicrografia de um córtex renal de macaco exibindo corpúsculos renais (*CR*), raio medular (*RM*) e perfis transversais dos túbulos uriníferos. Uma porção do espaço urinário (*EU*) é evidente na periferia do corpúsculo renal e é delimitada pelo epitélio simples pavimentoso que compõe a camada parietal (*P*) da cápsula de Bowman (132 ×).

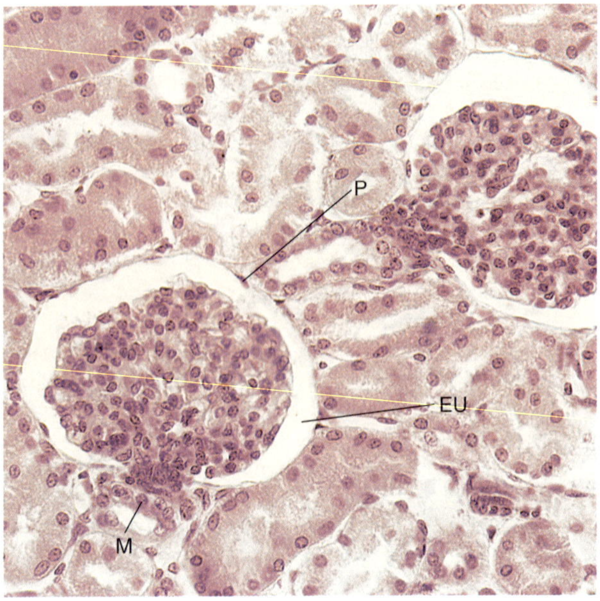

Figura 19.3 Fotomicrografia de um corpúsculo renal de macaco circundado por perfis transversais dos túbulos contorcidos proximal e distal. A mácula densa (*M*) e a camada parietal da cápsula de Bowman (*P*) são claramente evidentes, pois envolvem o espaço claro, uma parte do espaço urinário (*EU*) (270 ×).

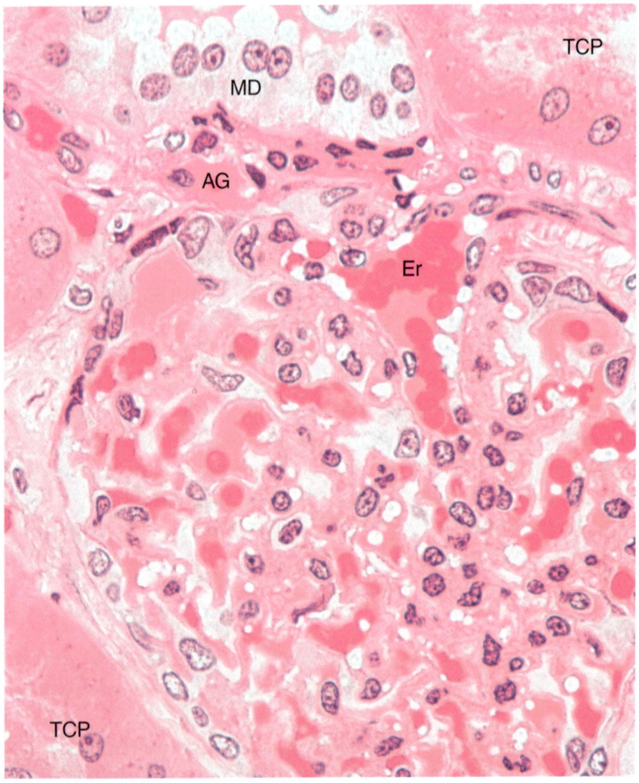

Figura 19.4 Esta fotomicrografia de grande ampliação de um corpúsculo renal exibe os eritrócitos (*Er*) no glomérulo. Também apresenta a arteríola glomerular aferente (*AG*) do polo vascular em íntima associação com a porção do túbulo distal correspondente à mácula densa (*MD*). Perfis de seção transversal do túbulo contorcido proximal também são marcados (*TCP*) (540 ×).

[1]As camadas visceral e parietal da cápsula de Bowman também podem ser referidas como folhetos visceral e parietal.

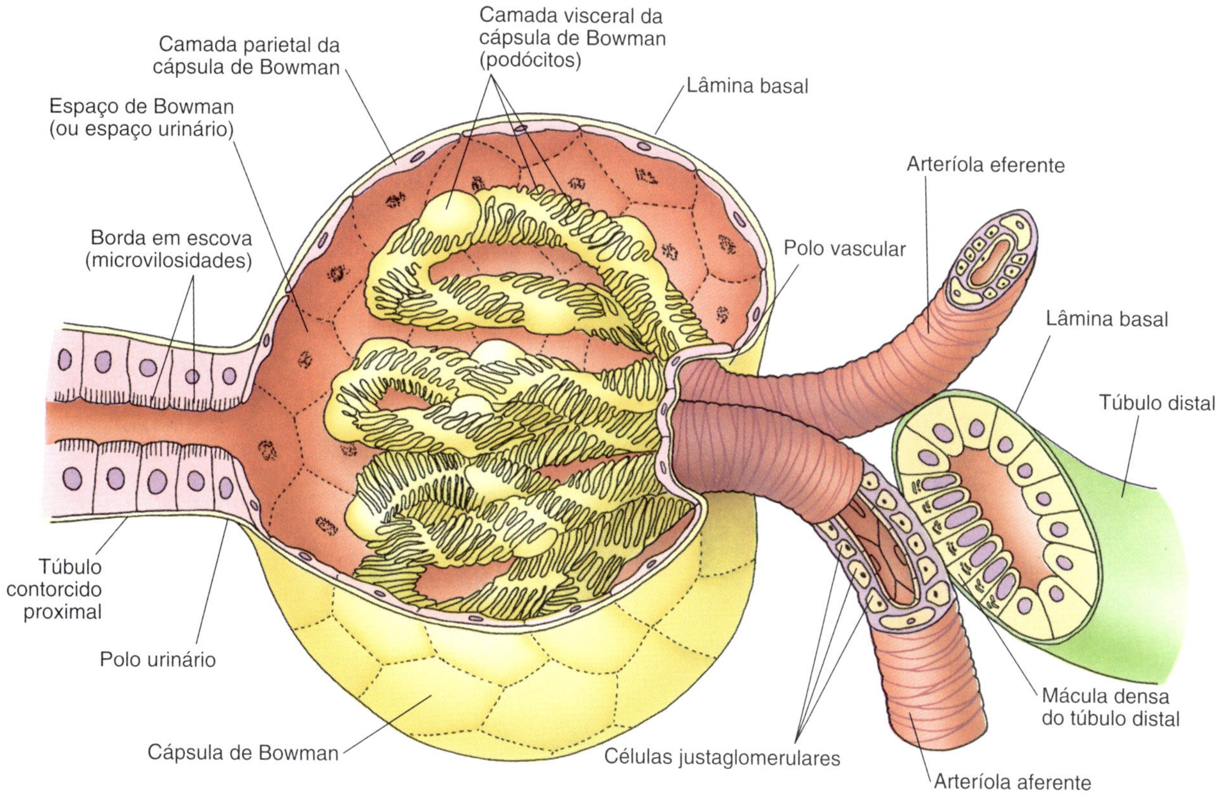

Figura 19.5 Diagrama de um corpúsculo renal e seu aparelho justaglomerular.

uma vênula; portanto, a pressão arterial no glomérulo é maior do que em outros leitos capilares. O filtrado que transpassa o glomérulo entra no espaço de Bowman através de uma complexa **barreira de filtração**, composta da parede endotelial do capilar glomerular, a lâmina basal e a camada visceral da cápsula de Bowman.

Glomérulo

O glomérulo é composto de tufos de capilares fenestrados supridos pela arteríola glomerular aferente e drenados pela arteríola glomerular eferente.

O **glomérulo** é formado por vários tufos de capilares anastomosados que surgem de ramos da arteríola glomerular aferente. O componente de tecido conjuntivo da arteríola aferente não entra na cápsula de Bowman, e as células usuais do tecido conjuntivo são substituídas por um tipo de célula especializada de origem muscular lisa, conhecidas como **células mesangiais**. Existem dois grupos de células mesangiais, sendo que ambos são originários de musculatura lisa. As células **mesangiais extraglomerulares** estão localizadas no polo vascular e as células **mesangiais intraglomerulares**, semelhantes a pericitos, estão situadas no corpúsculo renal (Figuras 19.6 e 19.7).

As células mesangiais intraglomerulares são fagocíticas e funcionam na reabsorção da lâmina basal, mas demonstram sua origem no músculo liso por serem contráteis e terem receptores para agentes vasoconstritores como a **angiotensina II** e o **peptídeo natriurético atrial**. Quando esses agentes se ligam a seus receptores, as células mesangiais reduzem o fluxo sanguíneo por meio do glomérulo. Ambos os tipos de células mesangiais também sintetizam várias citocinas, como interleucina-1, endotelinas, fator de crescimento derivado de plaquetas, prostaglandina E_2 (PGE_2) e matriz mesangial. Além disso, fornecem suporte físico aos capilares do glomérulo, juntamente com os podócitos e a membrana glomerular basal. O glomérulo é composto de capilares fenestrados (Figura 19.8; ver também Figuras 19.6 e 19.7) cujas células endoteliais são muito atenuadas, exceto na região que contém o núcleo; suas fenestras *não são cobertas de um diafragma*. As fenestrações são grandes, variando entre 70 e 90 nm de diâmetro; portanto, esses capilares atuam como uma barreira apenas para os elementos figurados do sangue e para as macromoléculas cujo diâmetro efetivo excede o tamanho das fenestras (p. ex., albumina, 69 mil daltons [Da]). Essas células endoteliais têm canais de Aquaporina-1 em suas membranas celulares e produzem citocinas, como óxido nítrico (NO) e PGE_2.

Lâmina basal. O glomérulo é revestido de uma lâmina basal glomerular (~300 nm de espessura) que consiste em três camadas (ver Figuras 19.7 e 19.8). A camada densa média, a **lâmina densa**, tem cerca de 100 nm de espessura e é constituída de colágeno do tipo IV. No entanto, não contém o tipo usual composto de cadeias α_1 e α_2, que estão presentes na lâmina densa de lâminas basais em outras regiões do corpo, mas sim as cadeias α_3, α_4 e α_5. Camadas menos elétron-densas – as **lâminas raras**, as quais contêm **laminina**, **fibronectina** e proteoglicanos polianiônicos altamente hidratados, perlacan e agrina, ricos em **heparan sulfato** – estão localizadas em ambos os lados da lâmina densa. Alguns autores referem-se a uma **lâmina rara interna**, entre as células endoteliais do capilar e a lâmina densa, e à **lâmina rara externa**, entre a lâmina densa e a camada visceral da cápsula de Bowman. A fibronectina e a laminina auxiliam os pedicelos e as células endoteliais do podócito a se manterem fixados à lâmina densa.

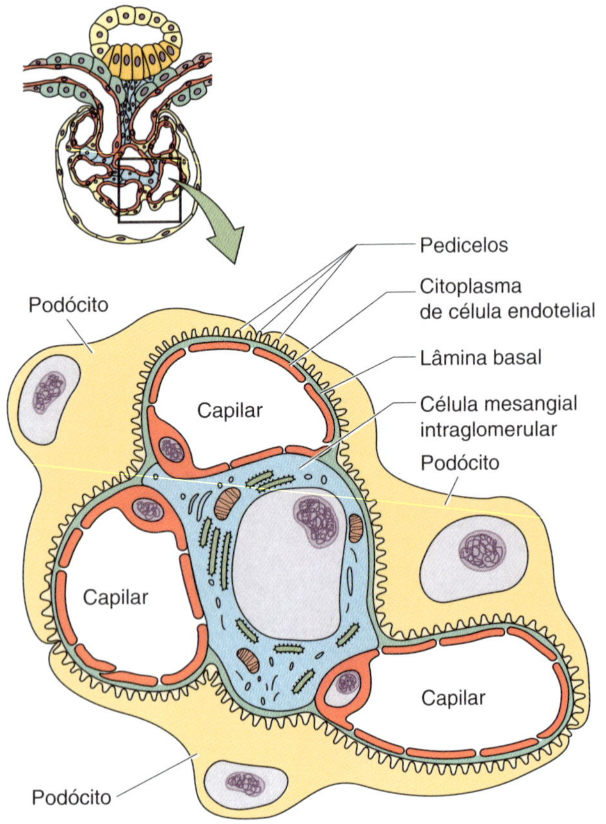

Figura 19.6 Relação entre as células mesangiais intraglomerulares, podócitos e glomérulo.

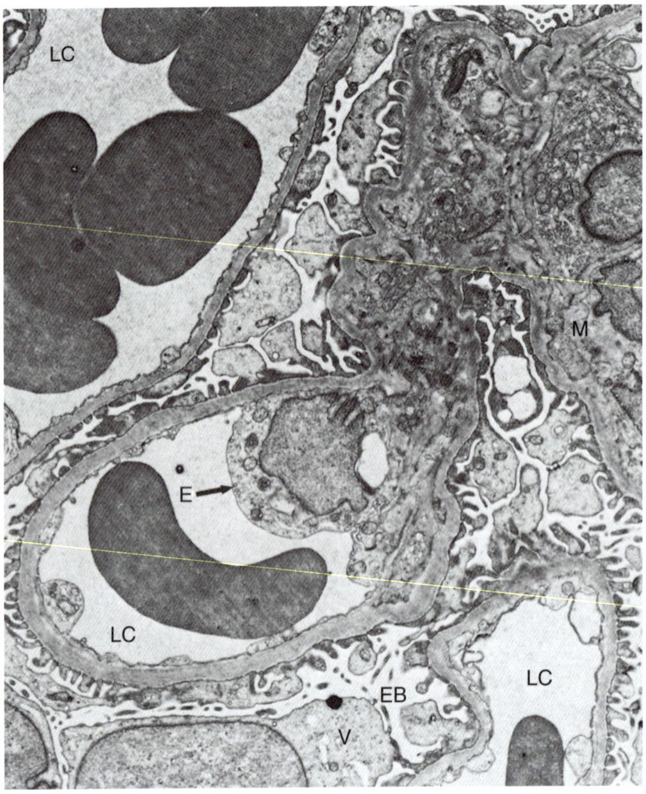

Figura 19.7 Eletromicrografia de uma região do glomérulo renal humano contendo eritrócitos (4.594 ×). Observe a associação entre a célula mesangial intraglomerular e os podócitos em torno dos capilares glomerulares. EB, espaço de Bowman; LC, lúmen capilar; E, célula endotelial; M, células mesangiais; P, podócito. (Fonte: Brenner BM, Rector FC. *The Kidney*. 4th ed. Vol 1. Philadelphia: WB Saunders; 1991.)

Correlações clínicas

Mutações nas cadeias α_3 e α_4 do colágeno tipo IV resultam na **síndrome de Alport**, que se caracteriza por perda de audição, problemas de visão e nefrite acompanhada de hematúria microscópica. Pacientes com síndrome de Alport frequentemente sofrem de insuficiência renal e podem, eventualmente, necessitar de um transplante de rim. A forma mais comum da síndrome de Alport é ligada ao X; portanto, homens são mais afetados do que mulheres, que tendem a ser apenas portadoras, mas ainda apresentam hematúria. Os homens geralmente morrem de insuficiência renal, mas as mulheres raramente, a menos que sejam portadoras das mutações em ambos os cromossomos X. A forma menos comum da síndrome de Alport é herdada como um padrão autossômico recessivo (cromossomo 2), o que torna os indivíduos portadores da síndrome. Se esses indivíduos têm as mesmas mutações nas duas cópias do cromossomo 2, então exibem a síndrome de Alport, e homens e mulheres são afetados igualmente.

Camada visceral da cápsula de Bowman

A camada visceral da cápsula de Bowman é composta de células epiteliais que se tornam modificadas, conhecidas como podócitos.

A camada visceral da cápsula de Bowman é composta de células epiteliais altamente modificadas para desempenhar a função de filtração. Essas células grandes, chamadas de **podócitos**, apresentam numerosas extensões citoplasmáticas semelhantes a tentáculos, **processos primários** (**principais**), que acompanham, mas geralmente não entram em contato próximo, os eixos longitudinais dos capilares glomerulares. Cada processo primário contém muitos **processos secundários**, também conhecidos como **pedicelos**, dispostos de maneira ordenada. Os pedicelos envolvem completamente a maioria dos capilares glomerulares, criando interdigitações com os pedicelos de processos principais vizinhos de diferentes podócitos (Figuras 19.9 a 19.11). Os podócitos também produzem **fator de crescimento endotelial glomerular**, que não apenas atua na manutenção da integridade das células endoteliais do glomérulo, mas também as estimula, quando necessário, a entrar no ciclo celular.

Os pedicelos têm um glicocálice bem desenvolvido composto da sialoproteína negativamente carregada, a **podocalixina**, e de **podoplanina** e **podoendina**. As cargas negativas são responsáveis pela repulsão eletrostática que contribui para a formação da barreira de filtração. Os pedicelos ficam apoiados na lâmina rara externa da lâmina basal e apresentam **integrinas** $\alpha_3\beta_1$ em sua membrana plasmática, que os auxilia a aderir à lâmina basal. Seu citoplasma é desprovido de organelas, mas abriga microtúbulos e microfilamentos. A interdigitação ocorre de tal forma que fendas estreitas, de 20 a 40 nm de largura, conhecidas como **fendas de filtração**, permanecem entre os pedicelos adjacentes. As fendas de filtração não estão completamente abertas; em vez disso, são cobertas do delgado **diafragma da fenda de filtração**, que se estende entre os pedicelos vizinhos e atua como parte da barreira de filtração (ver Figuras 19.8 e 19.11). O diafragma da fenda entre dois pedicelos vizinhos é composto das porções extracitoplasmáticas das proteínas transmembranares **nefrina**, de 40 nm de comprimento, e **Neph1**,

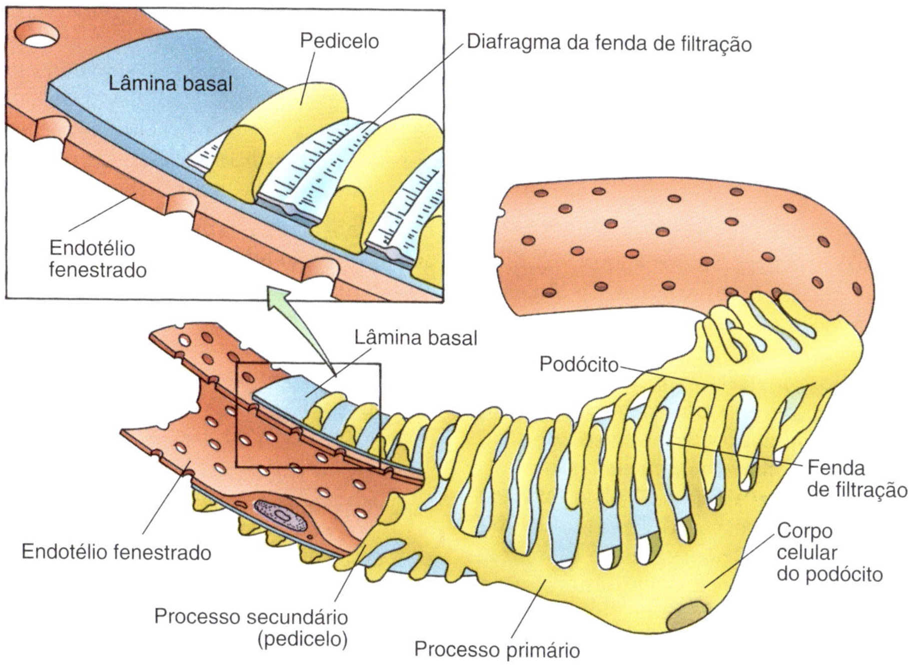

Figura 19.8 Diagrama esquemático da inter-relação entre glomérulos, podócitos, pedicelos e lâminas basais.

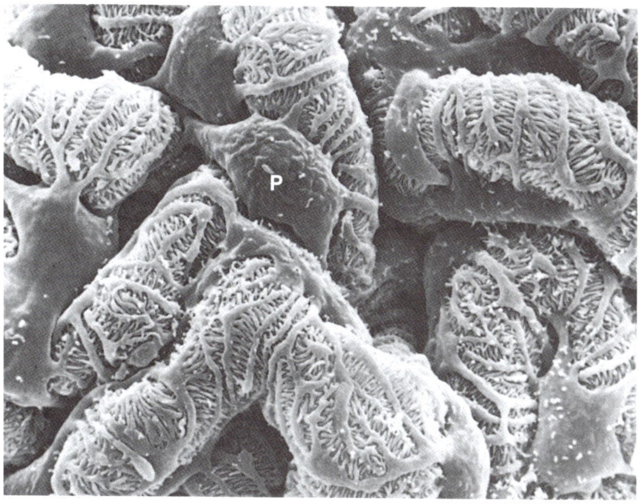

Figura 19.9 Eletromicrografia de varredura de podócitos e seus processos de um rim de rato (4.700 ×). P, podócito. (Fonte: Brenner BM, Rector FC. *The Kidney*. 4th ed. Vol 1. Philadelphia: WB Saunders; 1991.)

de 20 nm de comprimento. O componente intracitoplasmático dessas duas moléculas está conectado aos filamentos de actina por duas proteínas de interligação, a **proteína associada ao CD2** e a **podocina**. Foi demonstrado que o diafragma da fenda, ao contrário de sua imagem simples na microscopia eletrônica de transmissão convencional (ver Figura 19.11), é uma estrutura muito complexa, flexível, que apresenta múltiplas camadas, onde Neph1 está localizado basalmente, formando várias camadas mais próximas da lâmina basal glomerular, e a nefrina tem uma única camada de espessura e está localizada mais apicalmente (Figura 19.12). Como tanto a nefrina como a Neph1 são flexíveis, a distância entre as moléculas individuais de nefrina e as moléculas individuais de Neph1 pode ser modulada conforme necessário, fazendo com que esses espaços atuem como poros de tamanho variável. Portanto, a fenda do diafragma é uma barreira que pode evitar o entupimento por moléculas maiores, alterando o tamanho dos poros.

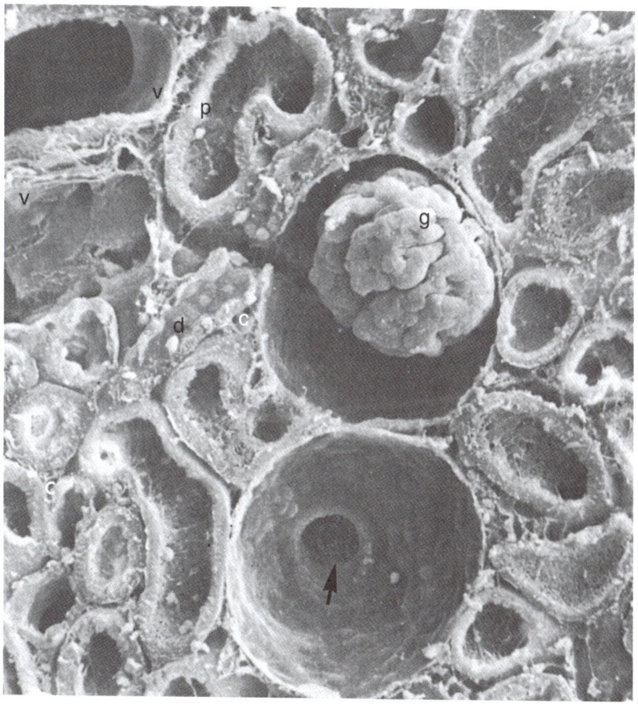

Figura 19.10 Eletromicrografia de varredura do córtex renal de um rato exibindo um corpúsculo renal com seu glomérulo (*g*) (543 ×). O corpúsculo renal abaixo dele não tem seu glomérulo; assim, torna-se bem evidente o polo urinário (*seta*). C, capilares; d, túbulo contorcido distal; P, túbulo contorcido proximal; v, vasos sanguíneos. (Fonte: Leeson TS, Leeson CR, Paparo AA. *Text/Atlas of Histology*. Philadelphia: WB Saunders; 1988.)

O corpo celular do podócito não é atípico no que diz respeito ao conteúdo de organelas. Abriga o núcleo de formato irregular, bem como o retículo endoplasmático rugoso, o complexo de Golgi e vários ribossomos livres.

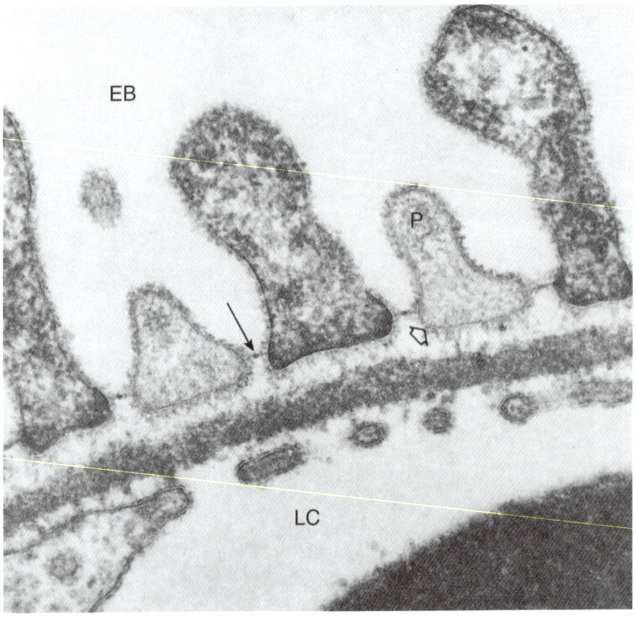

Figura 19.11 Eletromicrografia de pedicelos (*P*) e diafragmas presentes nas fendas de filtração de um glomérulo de rato (86.700 ×). EB, espaço de Bowman; LC, lúmen capilar. A *seta larga* indica a lâmina rara externa; a *seta delgada* indica o diafragma da fenda de filtração. (Fonte: Brenner BM, Rector FC. *The Kidney.* 4th ed. Vol 1. Philadelphia: WB Saunders; 1991.)

Processo de filtração. O líquido que sai dos capilares glomerulares é impulsionado pela **pressão sanguínea** no leito capilar glomerular (60 mmHg), mas a resistência é contraposta pela **pressão osmótica coloidal** do sangue no glomérulo (32 mmHg) e pela pressão hidrostática do líquido, conhecida como ***pressão oncótica***, no espaço urinário (18 mmHg). Portanto, há uma **pressão de filtração efetiva** (ou resultante, líquida) de 10 mmHg, que impele o líquido para o espaço urinário. Para que o líquido deixe os capilares glomerulares, precisa passar pelas fenestras das células endoteliais dos capilares. Esse líquido é então filtrado pela lâmina basal glomerular. A lâmina densa aprisiona moléculas maiores (> 69.000 Da), enquanto os poliânions das lâminas raras impedem a passagem de moléculas carregadas negativamente e moléculas incapazes de deformação. O líquido que penetra na lâmina densa, contendo pequenas moléculas, íons e macromoléculas, deve passar através dos poros do diafragma da fenda de filtração. Se as macromoléculas não estiverem carregadas e tiverem 1,8 nm ou menos de diâmetro, podem passar sem nenhum obstáculo pelo diafragma da fenda. Se as macromoléculas sem carga elétrica forem maiores que 4 nm de diâmetro, não conseguem passar

Correlações clínicas

1. A presença de albumina na urina (albuminúria) é resultado do aumento da permeabilidade do endotélio glomerular. Entre as causas dessa condição, estão lesão vascular, hipertensão, envenenamento por mercúrio e exposição a toxinas bacterianas
2. A lâmina basal também pode ficar comprometida devido à deposição de complexos antígeno-anticorpos que são filtrados a partir dos glomérulos, ou da reação do anticorpo antimembrana basal com a própria lâmina basal. Ambos os casos produzem tipos de glomerulonefrite
3. Em casos de nefrose lipoide, as lâminas basais não estão congestionadas com anticorpos, mas os pedicelos adjacentes parecem se fundir. Essa doença renal é uma das mais prevalentes em crianças
4. Indivíduos com doença renal diabética apresentam proteinúria, que parece ser em função de podócitos danificados ou alterados. Alguns desses problemas podem ser devidos à apoptose dos podócitos, resultando em áreas desnudadas dessas células, em que as proteínas podem vazar para o espaço urinário. Outros problemas podem ser resultantes de alterações na morfologia do diafragma da fenda, permitindo novamente o escape de proteínas para o espaço de Bowman; ou algumas condições resultam em hipertrofia de podócitos, com o descolamento resultante das células aumentadas, formando novamente regiões desnudas por onde as proteínas podem escapar para o espaço urinário

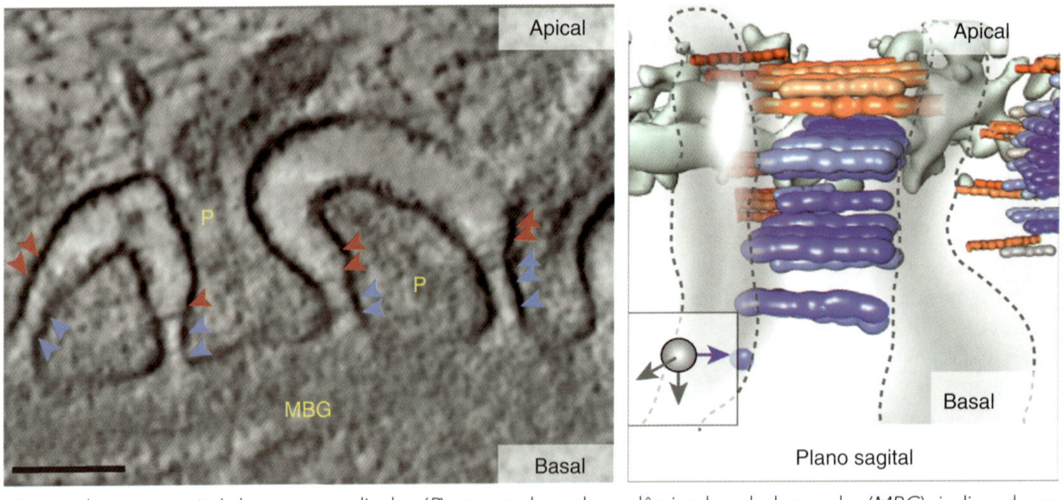

Figura 19.12 *Esquerda*: corte sagital de quatro pedicelos (*P*) assentados sobre a lâmina basal glomerular (*MBG*), indicando as regiões basal e apical dos pedicelos. Observe que o diafragma da fenda é uma estrutura de várias camadas, onde as moléculas de nefrina mais longas (*pontas de seta vermelhas*) formam uma única camada e estão localizadas apicalmente, enquanto as moléculas de Neph1 mais curtas têm várias camadas (*pontas de seta azuis*) e estão localizadas mais basalmente. *Direita*: diagrama ilustrando a micrografia eletrônica à esquerda. Observe que as moléculas de nefrina (*vermelhas*) são mais longas e estão localizadas apicalmente e as várias camadas das moléculas Neph1 mais curtas (*azuis*) estão localizadas basalmente. (Fonte: Grahammer *et al.*, "A flexible multilayered protein scaffold maintains the slit in between glomerular podocytes." https://doi.org/10.1172/jci.insight.86177.)

pelo diafragma da fenda e permanecem na lâmina basal. O líquido que entra no espaço de Bowman é chamado de **ultrafiltrado glomerular**. A taxa na qual o ultrafiltrado entra no espaço urinário por unidade de tempo (geralmente em mℓ/min) é conhecida como **taxa de filtração glomerular** (**TFG**).

Como a lâmina basal captura macromoléculas maiores, ela ficaria obstruída se não fosse continuamente fagocitada pelas **células mesangiais intraglomerulares** e recomposta por ambas as células da camada visceral da cápsula de Bowman (podócitos) e pelas células endoteliais glomerulares.

Túbulo proximal

O túbulo proximal tem duas regiões: o túbulo contorcido proximal e a parte reta do túbulo proximal.

O **espaço de Bowman** drena para o **túbulo proximal** no **polo urinário**. Nessa região juncional, às vezes chamada de colo do túbulo proximal (desprezível em humanos), o epitélio simples pavimentoso da camada parietal da cápsula de Bowman se junta ao epitélio simples cúbico do túbulo proximal (ver Figura 19.5). O túbulo proximal, que ocupa grande parte do córtex renal, tem aproximadamente 60 μm de diâmetro e cerca de 14 mm de comprimento. O túbulo consiste em uma região altamente tortuosa, a **parte contorcida do túbulo proximal** (***pars convoluta*, túbulo contorcido proximal**), localizada próximo aos corpúsculos renais, e uma porção mais reta, a **parte reta do túbulo proximal** (***pars recta*, segmento espesso descendente da alça de Henle**), que desce pelos raios medulares dentro do córtex e depois dentro da medula, para se tornar contínua com o segmento delgado descendente da alça de Henle na junção das faixas externa e interna da medula externa.

Observada sob microscopia ótica, a porção convoluta do túbulo proximal é composta de um tipo de epitélio simples cúbico, com um citoplasma eosinofílico de aparência granular (Figuras 19.13 a 19.15). Essas células têm uma borda estriada elaborada e um sistema intrincado de processos celulares laterais entrelaçados e interdigitantes. Assim, as membranas celulares laterais são geralmente indistinguíveis com o microscópio ótico.

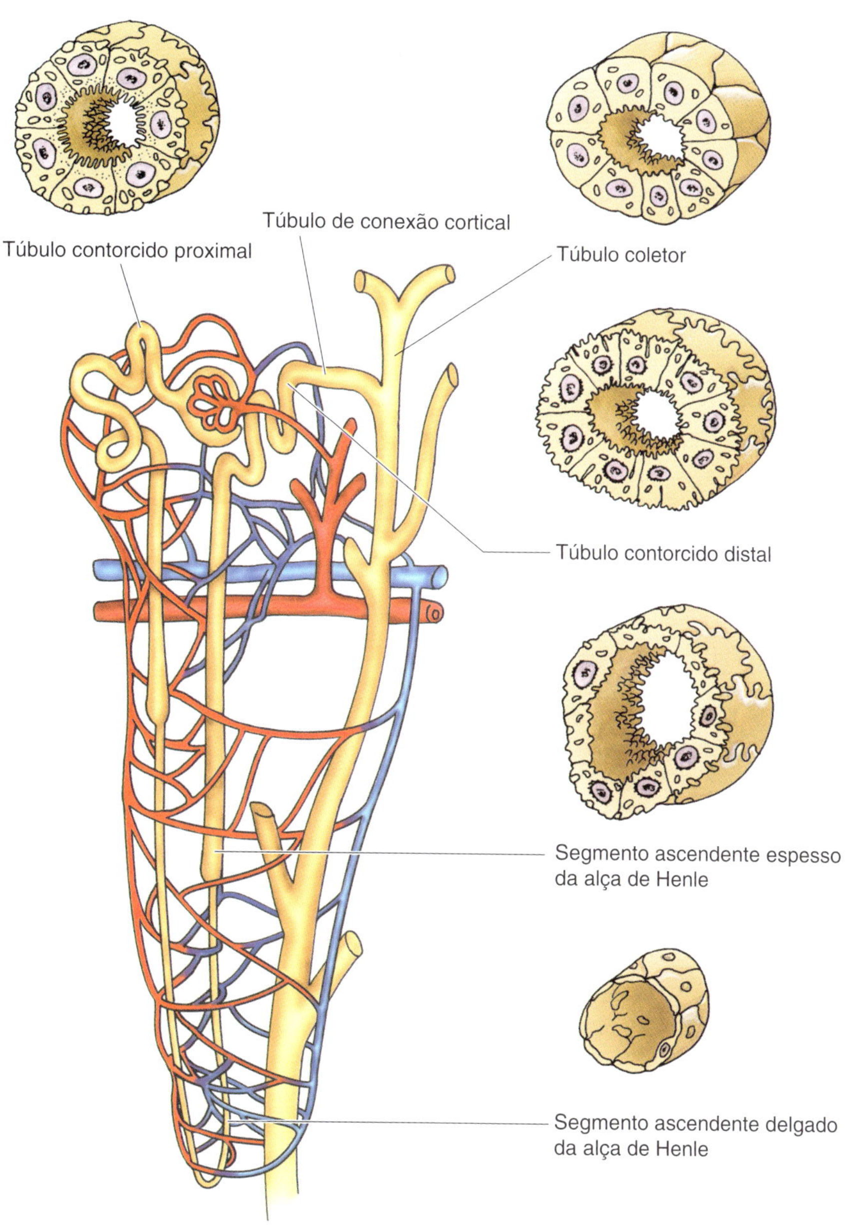

Figura 19.13 Diagrama esquemático do túbulo urinífero e sua morfologia em corte transversal observado ao microscópio ótico.

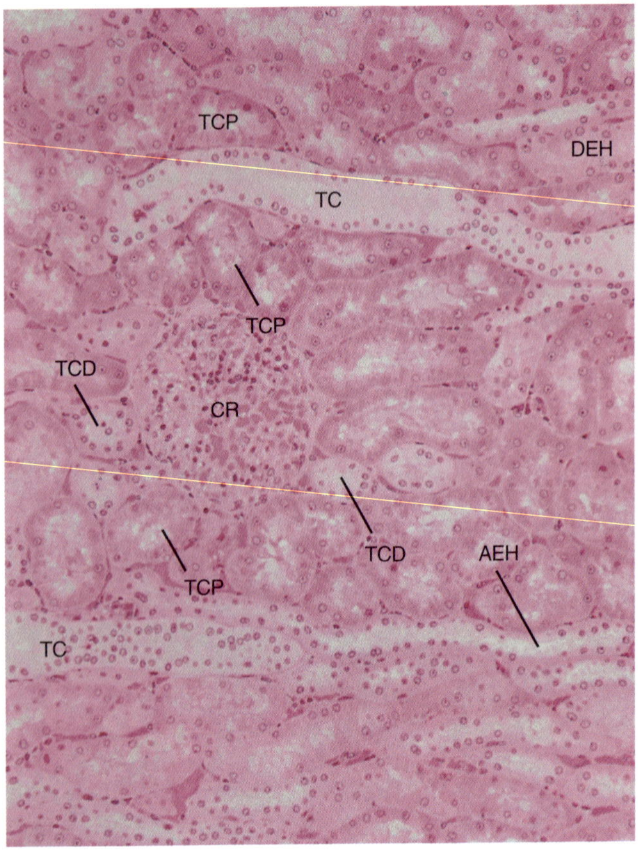

Figura 19.14 O corpúsculo renal (*CR*) no córtex do rim é circundado por perfis tanto do túbulo contorcido proximal (*TCP*) como do túbulo contorcido distal (*TCD*). Observe que o túbulo contorcido proximal, mais longo, é representado por um número consideravelmente maior de perfis de seção transversal do que o túbulo contorcido distal, mais curto. Observe a presença de túbulos coletores (*TC*) corticais e segmentos espessos ascendentes e descendentes da alça de Henle (*AEH*, *DEH*) que pertencem aos raios medulares, que formam o centro de um lóbulo renal (132 ×).

A altura das células varia de acordo com seu estado funcional – de um epitélio cuboide baixo a um epitélio cuboide quase alto.

O método e a rapidez da fixação modificam a morfologia microscópica do túbulo contorcido proximal porque seu lúmen é mantido aberto pela pressão do líquido. A fixação ideal preserva lúmens totalmente abertos e vazios e sem aglomeração da borda estriada. No entanto, cortes de parafina geralmente exibem a maioria dos lúmens ocluídos; bordas estriadas plissadas, esfiadas e de aparência irregular; poucos núcleos localizados no citoplasma basal por corte transversal do túbulo; sem distinção entre as membranas celulares laterais individuais. As células cúbicas estão apoiadas sobre uma membrana basal bem definida, facilmente demonstrada pela reação de ácido periódico/Schiff (PAS). Cada seção transversal é composta de aproximadamente 10 a 20 células, mas, como essas células são grandes, geralmente apenas de seis a oito núcleos são incluídos no plano de corte (ver Figuras 19.14 e 19.15).

Com base nas características de suas células componentes evidenciadas ao microscópio eletrônico de transmissão, o túbulo proximal pode ser subdividido em três regiões: S_1, S_2 e S_3.

As células da **região S_1**, os primeiros dois terços da *pars convoluta*, têm microvilosidades longas (de 1,3 a 1,6 μm) e densamente arranjadas, além de um sistema de cavéolas entre as microvilosidades, conhecido como ***canalículos apicais***, que se estende até o citoplasma apical (Figura 19.16). Os canalículos apicais são mais extensos durante a diurese ativa, sugerindo que funcionam na reabsorção de proteínas durante a depuração tubular do **ultrafiltrado glomerular**. Mitocôndrias, aparelho de Golgi e outros componentes celulares também estão presentes nessas células. Processos laterais e basais elaborados podem se estender por quase toda a altura da célula. Esses processos são longos e estreitos e geralmente acomodam mitocôndrias tubulares alongadas.

As células que compõem a **região S_2**, o restante da *pars convoluta* e grande porção da *pars recta* são semelhantes às da

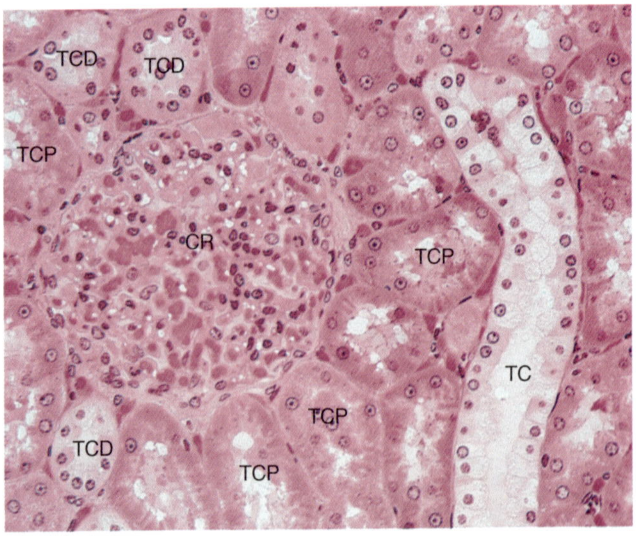

Figura 19.15 Esta fotomicrografia de ampliação média de um corpúsculo renal (*CR*) exibe os perfis transversais do túbulo contorcido proximal (*TCP*) e do túbulo contorcido distal (*TCD*). Observe que, nos cortes de amostras incluídas em parafina, as células do túbulo contorcido proximal são maiores e coradas em tons mais escuros do que as células do túbulo contorcido distal. Observe que as células do túbulo coletor cortical (*TC*) se assemelham às do túbulo contorcido distal, mas suas membranas celulares são claramente discerníveis (270 ×).

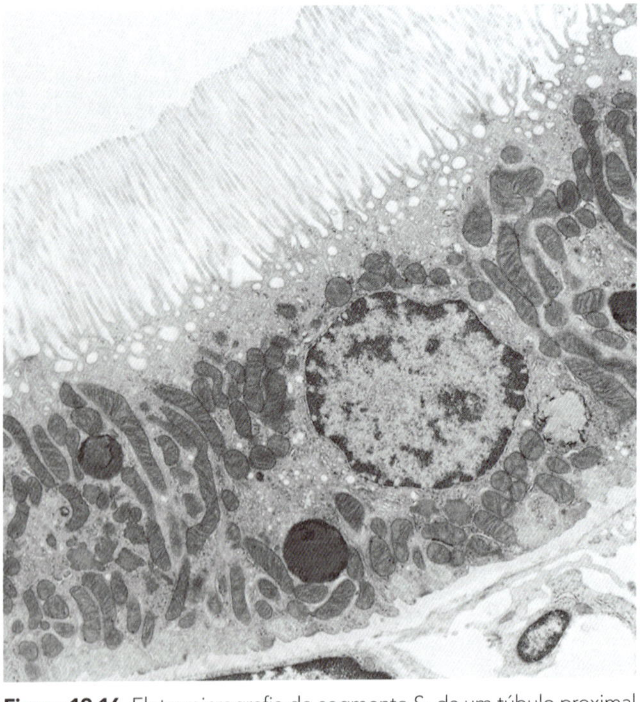

Figura 19.16 Eletromicrografia do segmento S_1 de um túbulo proximal de rato (7.128 ×). (Fonte: Brenner BM, Rector FC. *The Kidney*. 4th ed. v. 1. Philadelphia: WB Saunders; 1991.)

região S_1, mas têm menos mitocôndrias e canalículos apicais, têm processos intercelulares menos elaborados e são mais baixas.

As células da **região S_3**, o restante da *pars recta*, são cuboides baixas, com poucas mitocôndrias. Essas células têm apenas processos intercelulares raros e nenhum canalículo apical.

Cerca de 65 a talvez 80% de sódio (Na^+), cloreto (Cl^-) e água são reabsorvidos do ultrafiltrado glomerular e transportados para o estroma de tecido conjuntivo pelas células do túbulo proximal. O sódio é bombeado ativamente para fora da célula nas membranas celulares basolaterais por uma **bomba de sódio e potássio** (Na^+-K^+ ATPase). O sódio é seguido de cloreto, não apenas através das junções oclusivas entre as células cuboides (ou seja, por meio da **rota paracelular**), mas também por meio de cotransporte com íons sódio ao longo das membranas celulares laterais, para manter a neutralidade elétrica, e também é seguido de água para manter equilíbrio osmótico. A água passa pelas junções oclusivas entre as células cuboides, bem como pelos canais da Aquaporina-1 localizados na membrana celular basolateral. Além disso, toda a glicose, os aminoácidos e as proteínas presentes no ultrafiltrado glomerular são reabsorvidos pelo aparelho endocítico vacuolar das células do túbulo proximal. O túbulo proximal **excreta** uma quantidade limitada de íons H^+ para o ultrafiltrado (em troca, Na^+ deixa o ultrafiltrado e entra na célula) e também **excreta** solutos orgânicos (p. ex., catecolaminas, sais biliares e oxalato), fármacos (p. ex., penicilina) e toxinas que devem ser removidas rapidamente do organismo. As células dos túbulos proximais são capazes de monitorar o ultrafiltrado pela presença de um único **cílio primário** em sua porção luminal.

Segmentos delgados da alça de Henle

Os segmentos delgados da alça de Henle têm três regiões: o segmento delgado descendente, a alça de Henle e o segmento delgado ascendente.

A *pars recta* do túbulo proximal continua como o **segmento delgado da alça de Henle** (Figura 19.17; ver também Figura 19.13). Esse túbulo delgado, cujo diâmetro total é de cerca de 15 a 20 μm, é composto de células epiteliais pavimentosas, com altura média de 1,5 a 2,0 μm. O comprimento dos segmentos delgados varia com a localização do néfron (ver Figura 19.1). Nos néfrons corticais, o segmento delgado tem apenas de 1 a 2 mm de comprimento ou pode estar completamente ausente. Os néfrons justamedulares têm segmentos delgados muito mais longos, com 9 a 10 mm de comprimento, formando uma alça semelhante a um grampo de cabelo que se estende profundamente na medula até a papila renal. A região da alça contínua com a parte reta do túbulo proximal é chamada de **segmento delgado descendente** (**da alça de Henle**), a curva em formato de grampo de cabelo é a **alça de Henle**, e a região que conecta a alça de Henle à parte reta do túbulo distal é conhecida como **segmento delgado ascendente** (**da alça de Henle**).

Os núcleos das células que compõem os segmentos delgados se projetam para o lúmen do túbulo; portanto, em cortes em parafina, assemelham-se a capilares em seção transversal (ver Figura 19.13). Eles podem ser diferenciados dos capilares porque suas células epiteliais são ligeiramente mais espessas, seus núcleos se coram com menos intensidade e seus lúmens não contêm células sanguíneas.

A ultraestrutura das células epiteliais que constituem os segmentos delgados não é incomum. Elas apresentam algumas microvilosidades curtas e abauladas em suas superfícies luminais e poucas mitocôndrias no citoplasma ao redor do núcleo. Numerosos processos se projetam da porção basal da célula para se interdigitar com os processos de células vizinhas.

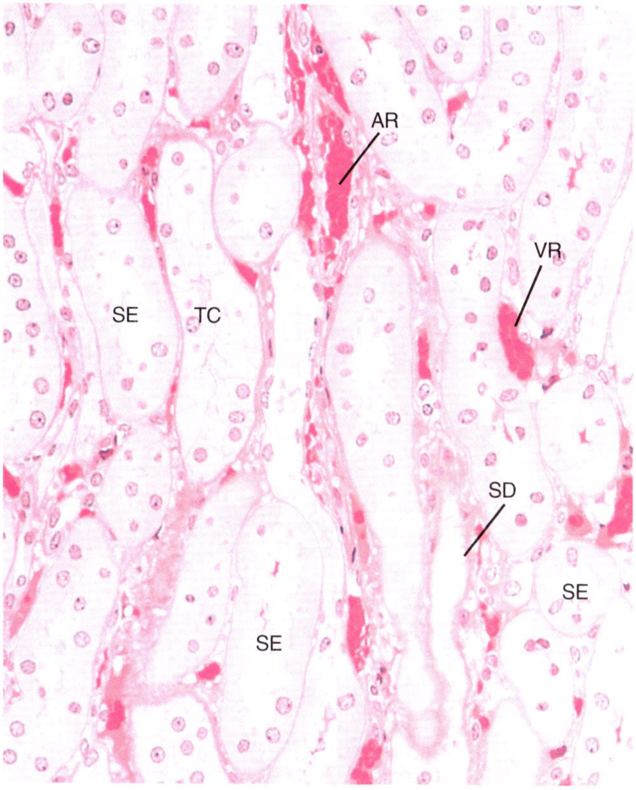

Figura 19.17 A medula renal exibe os túbulos coletores (*TC*), segmentos espessos (*SE*) e delgados (*SD*) da alça de Henle, bem como a artéria (*AR*) e a veia (*VR*) retas. Observe os escassos elementos de tecido conjuntivo da medula, grande parte dos quais ocupados pelos vasos retos (*vasa recta*) (270 ×).

É possível diferenciar quatro tipos de células epiteliais que compõem diferentes regiões da alça de Henle, de acordo com suas características estruturais em micrografias eletrônicas de transmissão, mas não podem ser diferenciadas em micrografias óticas. As localizações e características ultraestruturais dos quatro tipos de células estão listadas na Tabela 19.2.

O segmento delgado descendente é altamente permeável à água devido à presença de numerosos canais de Aquaporina-1; é moderadamente permeável à ureia e ligeiramente permeável ao sódio, cloreto e outros íons. A principal diferença entre os segmentos delgados ascendente e descendente é que o segmento delgado ascendente é apenas ligeiramente permeável (quase impermeável) à água e é altamente permeável ao sódio e ao cloreto. O significado dessa diferença na permeabilidade à água é discutido posteriormente.

Túbulo distal

O túbulo distal tem três regiões: a pars recta (o segmento espesso ascendente da alça de Henle), a mácula densa e a parte contorcida (o túbulo contorcido distal).

O **túbulo distal** é subdividido em **parte reta**, que, como a continuação do segmento delgado ascendente da alça de Henle, também é conhecida como **segmento espesso ascendente da alça de Henle** (***pars recta* do túbulo distal**) e o túbulo contorcido distal (***pars convoluta* do túbulo distal**). O segmento espesso ascendente, pouco antes de continuar como túbulo contorcido distal, tem uma região modificada chamada **mácula densa**.

TABELA 19.2 Tipos celulares que compõem os segmentos delgados da alça de Henle.

Tipo celular	Localização	Características ultraestruturais
I	Néfrons corticais	Células pavimentosas sem processos laterais e sem interdigitações
II	Néfrons justamedulares; segmento delgado descendente da zona externa da medula	Células pavimentosas com numerosos processos, longos e radiais que se interdigitam com os das células vizinhas; fáscia oclusiva entre células; invaginações da membrana plasmática basal
III	Néfrons justamedulares; segmento delgado descendente da zona interna da medula	Células pavimentosas com menos processos e interdigitações do que as do tipo II
IV	Néfrons justamedulares; segmento delgado ascendente	Células pavimentosas com numerosos processos, longos e radiais, que se interdigitam com os das células vizinhas, como nas células do tipo II; sem invaginações da membrana plasmática basal

O segmento espesso ascendente da alça de Henle, que tem de 9 a 10 mm de comprimento e de 30 a 40 μm de diâmetro, sobe direto pela medula até alcançar o córtex. As células epiteliais cúbicas baixas que compõem o segmento espesso ascendente têm núcleos de formato arredondado a ligeiramente oval dispostos centralmente e alguns microvilos curtos em forma de clava. Embora os aspectos laterais dessas células se interdigitem, as inter-relações entre as células vizinhas não são tão elaboradas como nos túbulos contorcidos proximais. Entretanto, as interdigitações basais são muito mais extensas, e o número de mitocôndrias é maior nessas células do que nas células dos túbulos contorcidos proximais. Além disso, essas células formam zônulas de oclusão muito eficientes com as células vizinhas.

O segmento ascendente espesso é quase impermeável à água ou à ureia. Suas células têm os **cotransportadores 1-sódio, 1-potássio, 2-cloreto (simportadores de cloreto de sódio-potássio)** que funcionam no transporte ativo de cloreto, sódio e potássio do lúmen do túbulo para a célula do segmento ascendente espesso (assim, cada dois íons cloreto são acompanhados por um único íon sódio e um íon potássio). Ao mesmo tempo, as bombas de sódio-potássio ATPase (Na^+-K^+ ATPase) da membrana celular basal (em contato com a lâmina basal) distribuem quantidades equimolares de íons K^+ para dentro da célula e íons Na^+ para fora da célula. Além disso, os cotransportadores Na^+-H^+ na superfície luminal liberam quantidade limitada de íons hidrogênio no lúmen (acidificando levemente o ultrafiltrado) e reabsorvem íons sódio do lúmen para a célula. Assim, à medida que o filtrado alcança o córtex renal dentro do lúmen do túbulo distal, sua concentração de sal é baixa e sua concentração de ureia permanece alta. As células do segmento ascendente espesso também produzem a **uromodulina (proteína Tamm-Horsfall)**, a qual liberam no lúmen. A uromodulina impede a formação de cálculos renais e diminui as chances de infecção do trato urinário.

À medida que o segmento espesso ascendente da alça de Henle passa próximo ao corpúsculo renal que a originou, ele se interpõe entre as arteríolas glomerulares aferente e eferente. Essa região da *pars recta* do túbulo distal abriga a **mácula densa**, um componente do **aparelho justaglomerular** (descrito na próxima seção). Como as células da mácula densa são altas e estreitas, os núcleos dessas células estão muito mais próximos uns dos outros do que os do restante do túbulo distal, parecendo escuros e densos – daí o nome *mácula densa.*

Os túbulos contorcidos distais são curtos (de 4 a 5 mm), com um diâmetro geral de 25 a 45 μm. Em cortes de amostras incluídas em parafina, o lúmen desses túbulos é bem amplo, o citoplasma granular do epitélio de revestimento cúbico baixo é mais palidamente corado do que os túbulos contorcidos proximais e, como as células são mais estreitas, mais núcleos são aparentes na seção transversal tubular. A ultraestrutura dessas células mostra um citoplasma claro e pálido, com algumas microvilosidades apicais abauladas (Figura 19.18). Os núcleos são mais ou menos arredondados e localizados na porção apical, apresentando um ou dois nucléolos densos. As mitocôndrias não são tão numerosas e as interdigitações basais não são tão extensas quanto as do ramo espesso ascendente da alça de Henle.

Como os túbulos contorcidos distais são muito mais curtos do que os túbulos contorcidos proximais, qualquer seção do córtex renal apresenta muito mais cortes transversais de túbulos contorcidos proximais do que cortes transversais de túbulos contorcidos distais. De fato, conforme indicado anteriormente, a proporção entre seções transversais de túbulos contorcidos proximais e distais envolvendo qualquer corpúsculo renal geralmente é de 7:1.

Túbulos contorcidos distais geralmente ascendem ligeiramente acima de seu corpúsculo renal de origem e drenam para a porção arqueada dos túbulos coletores.

Semelhantemente aos segmentos ascendentes espessos, o túbulo contorcido distal é quase impermeável à água e à ureia. No entanto, na membrana plasmática basolateral de suas células, a alta atividade da Na^+-K^+ ATPase potencializa as bombas de troca sódio-potássio. Assim, em resposta ao hormônio **aldosterona**, essas células podem reabsorver ativamente quase todo o sódio remanescente (e, passivamente, o cloreto) do lúmen do túbulo para o interstício renal. Além disso, os íons potássio e íons hidrogênio são secretados ativamente no lúmen, contribuindo para o controle do nível de potássio no líquido extracelular e da acidez da urina, respectivamente.

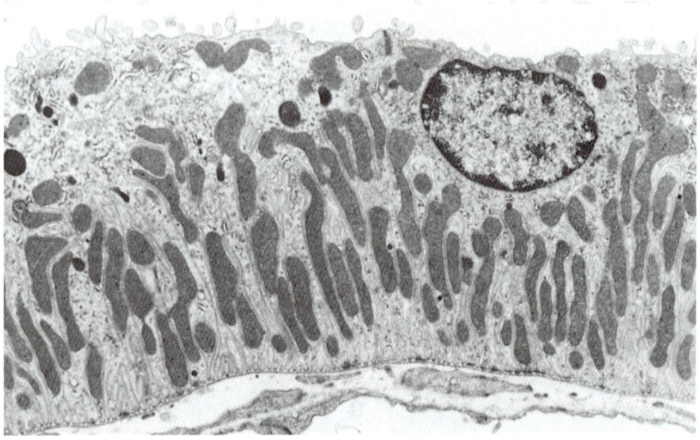

Figura 19.18 Eletromicrografia de um túbulo contorcido distal (8.100 ×). (Fonte: Brenner BM, Rector FC. *The Kidney.* 4th ed. Vol 1. Philadelphia: WB Saunders; 1991.)

Aparelho justaglomerular

O aparelho justaglomerular tem três componentes: a mácula densa do túbulo distal, as células justaglomerulares da arteríola glomerular aferente e as células mesangiais extraglomerulares. Esse aparelho ativa o sistema renina-angiotensina-aldosterona para regular a pressão arterial.

O **aparelho justaglomerular** consiste na **mácula densa** do túbulo distal, **células justaglomerulares** da arteríola glomerular aferente adjacente (e, ocasionalmente, eferente) e **células mesangiais extraglomerulares** (também conhecidas como células de Polkissen, células de Lacis e células do coxim polar). Essas estruturas são ilustradas esquematicamente na Figura 19.19. Ao monitorar a formação da urina à medida que ela entra no túbulo contorcido distal, quando necessário, a mácula densa ativa o **sistema renina-angiotensina-aldosterona** para regular a pressão sanguínea e o equilíbrio hídrico do organismo.

As células da **mácula densa** são altas, estreitas e palidamente coradas, com núcleos localizados central ou apicalmente (Figura 19.20; ver também Figura 19.19). Parecem funcionar como quimiorreceptores e mecanorreceptores que, quando as condições exigem, liberam fatores parácrinos que atuam nas células justaglomerulares e nas células mesangiais extraglomerulares. Sob o microscópio eletrônico, as células da mácula densa exibem numerosas microvilosidades; um cílio primário que monitora as condições do ultrafiltrado; pequenas mitocôndrias; um aparelho de Golgi localizado sob o núcleo; e pequenos grânulos elétron-densos delimitados por membrana, localizados na região basal, com 60 a 130 nm de diâmetro (ver Figura 19.20). As membranas basais das células da mácula densa exibem densas projeções citoplasmáticas contendo grânulos que entram em contato com as células mesangiais extraglomerulares, cuja lâmina basal se fundiu com a lâmina basal das células da mácula densa.

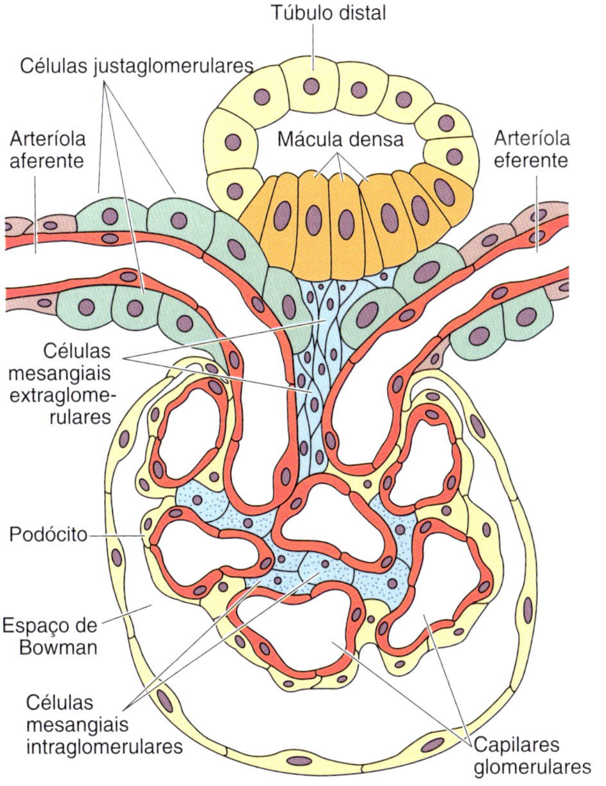

Figura 19.19 Diagrama esquemático do aparelho justaglomerular.

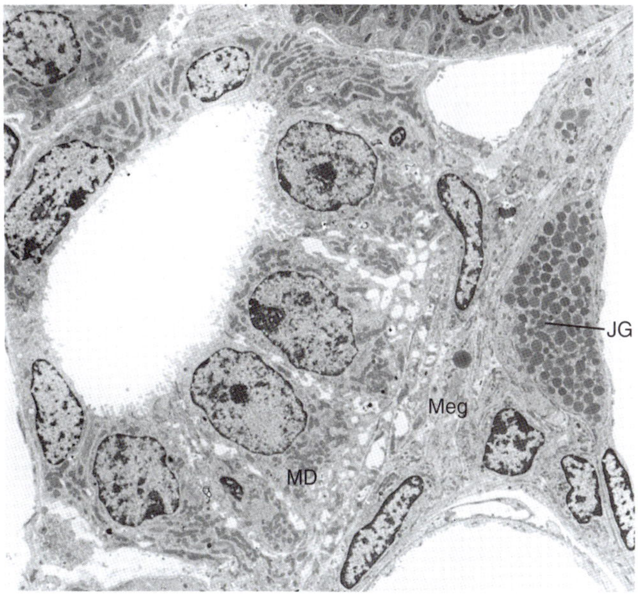

Figura 19.20 Eletromicrografia do aparelho justaglomerular de um rim de coelho. Podem ser observadas a mácula densa (*MD*), a célula justaglomerular (*JG*; contendo grânulos elétron-densos) e as células mesangiais extraglomerulares (*MEg*) (2.552 ×). (Fonte: Brenner BM, Rector FC. *The Kidney*. 4th ed. Vol 1. Philadelphia: WB Saunders; 1991.)

As **células justaglomerulares**, células musculares lisas modificadas localizadas na túnica média das arteríolas glomerulares aferentes (e, ocasionalmente, eferentes), são ricamente inervadas por fibras nervosas simpáticas. Os núcleos dessas células são redondos, e não alongados como observado nas células musculares lisas. As células justaglomerulares contêm grânulos específicos que demonstraram ser a enzima proteolítica **renina** (ver Figura 19.20). Também estão presentes nessas células pequenas quantidades de **enzima conversora de angiotensina** (**ECA**), **angiotensina I** e **angiotensina II**.

As células justaglomerulares e as células da mácula densa têm uma relação espacial específica porque a lâmina basal, normalmente presente entre o epitélio e outros tecidos, está ausente nesse ponto, permitindo o contato íntimo entre as células da mácula densa e as células justaglomerulares.

As células mesangiais extraglomerulares, o terceiro membro do aparelho justaglomerular, ocupam o espaço delimitado pela arteríola aferente, pela mácula densa, pela arteríola eferente e pelo polo vascular do corpúsculo renal. Essas células podem conter grânulos ocasionais e são provavelmente contíguas às células mesangiais intraglomerulares. O significado funcional do aparelho justaglomerular é discutido posteriormente neste capítulo.

Túbulos coletores

Os túbulos coletores, compostos por um epitélio simples cúbico, conduzem e modificam o ultrafiltrado do néfron para os cálices menores do rim.

Os **túbulos coletores** não fazem parte do néfron; têm origens embriológicas diferentes e, só em um estágio mais tardio no desenvolvimento, encontram o néfron e se juntam a ele para formar o túbulo urinífero contínuo. Os túbulos contorcidos distais de vários néfrons se unem para formar um curto **túbulo de conexão cortical,** que leva ao **túbulo coletor cortical**. O ultrafiltrado glomerular que entra no túbulo coletor cortical é modificado à medida que passa pelas diferentes áreas dos túbulos coletores para chegar às papilas medulares. Os túbulos coletores têm cerca de 20 mm de comprimento e três regiões reconhecidas:

- Cortical
- Medular
- Papilar.

Os **túbulos coletores corticais** (ver Figuras 19.14 e 19.15) estão localizados nos raios medulares e são compostos de dois tipos de células cúbicas:

- **Células principais** (**células claras**), que têm núcleos ovais localizados centralmente; algumas pequenas mitocôndrias; e microvilosidades curtas e esparsas. As membranas basais dessas células exibem numerosas invaginações. Como as membranas celulares laterais não são pregueadas, são claramente evidentes ao microscópio ótico. Essas células apresentam numerosos canais de Aquaporina-2, que são muito sensíveis ao **hormônio antidiurético** (**ADH**; do inglês, *antidiuretic hormone*) e se tornam completamente permeáveis à água, permitindo que elas reabsorvam a água do ultrafiltrado, ***concentrando a urina***
- **Células intercaladas** (**células escuras**), que exibem numerosas vesículas apicais de 50 a 200 nm de diâmetro, micropregas em sua membrana plasmática apical e abundantes mitocôndrias. Os núcleos dessas células são arredondados e estão localizados centralmente. Existem dois tipos de células intercaladas: (1) **células do tipo α**, cuja membrana luminal tem H^+-ATPase, que atua no transporte de H^+ para o lúmen do túbulo, mesmo contra gradientes de alta concentração, acidificando a urina; e (2) **células do tipo β**, cuja membrana basolateral tem H^+-ATPase e atua na reabsorção de H^+ e na secreção de $HCO3^-$, tornando a urina menos ácida.

Os **túbulos coletores medulares** (Figuras 19.21 e 19.22; ver também Figura 19.17) têm maior calibre porque são formados pela união de vários túbulos coletores corticais. Os túbulos localizados na **zona externa** da medula são semelhantes aos túbulos coletores corticais, no sentido de que exibem células principais e intercaladas, enquanto os túbulos da **zona interna** da medula têm apenas células principais. As células desses ductos também são capazes de excretar íons hidrogênio para o lúmen, acidificando a urina.

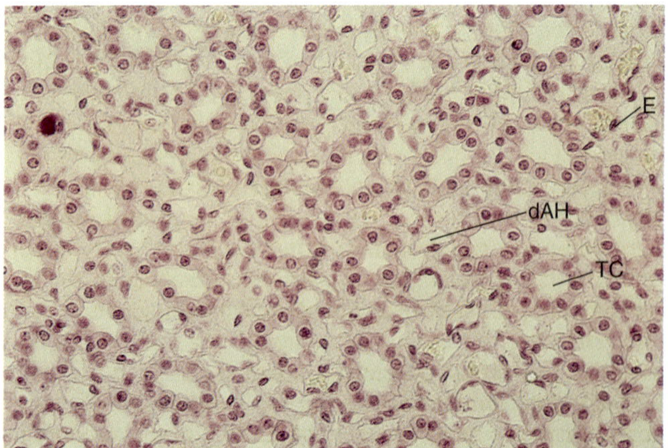

Figura 19.21 A medula renal exibe o epitélio simples cúbico dos túbulos coletores (*TC*), bem como o epitélio simples pavimentoso dos segmentos delgados da alça de Henle (*dAH*) e as células endoteliais (*E*) dos vasos retos. Observe que os componentes do tecido conjuntivo são esparsos e consistem principalmente de elementos vasculares (270 ×).

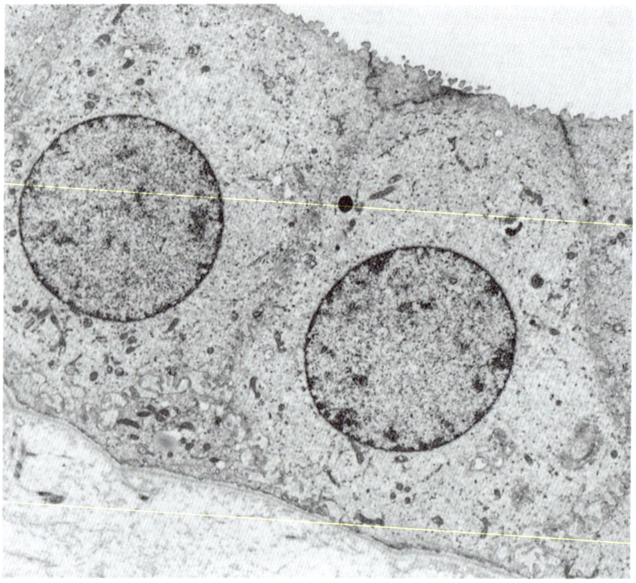

Figura 19.22 Eletromicrografia eletrônica de um túbulo coletor de rim de coelho (4.790 ×). (Fonte: Brenner BM, Rector FC. *The Kidney.* 4th ed. Vol 1. Philadelphia: WB Saunders; 1991.)

Os **túbulos coletores papilares** (**ductos de Bellini**; Figura 19.23) são formados, cada um, pela confluência de vários túbulos coletores medulares. São ductos grandes, de 200 a 300 μm de diâmetro, que se abrem na área crivosa da papila renal para liberar a urina que conduzem ao cálice menor do rim. Cada ducto de Bellini coleta urina de até 5 mil néfrons. Esses ductos são revestidos apenas de células principais cilíndricas altas; cada célula tem um cílio primário que provavelmente é responsável por monitorar a urina em seu lúmen.

Os túbulos coletores são impermeáveis à água. Porém, na presença de **ADH**, tornam-se permeáveis a esse líquido (e nos túbulos coletores medulares, à ureia). Assim, na ausência de ADH, a urina é abundante e hipotônica; na presença de ADH, o volume é baixo e a urina, concentrada.

Interstício renal

O frágil interstício renal é formado por uma quantidade escassa de tecido conjuntivo frouxo que abriga três tipos de células: fibroblastos, macrófagos e células intersticiais.

O rim é revestido de um tipo de tecido conjuntivo denso não modelado e rico em colágeno, com algumas fibras elásticas intercaladas entre os feixes de colágeno. Essa cápsula não está firmemente aderida ao córtex subjacente. À medida que os vasos sanguíneos entram no hilo, percorrem uma delgada cobertura de tecido conjuntivo, cuja maior parte é derivada da cápsula. A região do córtex tem apenas delicados elementos de tecido conjuntivo, que constituem menos de 10% do volume cortical e estão associados principalmente às membranas basais que revestem os túbulos uriníferos e seu suprimento vascular. Os dois componentes celulares do tecido conjuntivo cortical são **fibroblastos** e células que se acredita serem macrófagos, conhecidas como **células dendríticas intersticiais**.

O componente do tecido conjuntivo intersticial na medula é mais extenso do que o encontrado no córtex; de fato, ocupa mais de 20% do volume medular. Embebidos nesse tecido conjuntivo, estão os vários componentes dos túbulos uriníferos, bem como a extensa rede vascular localizada na medula.

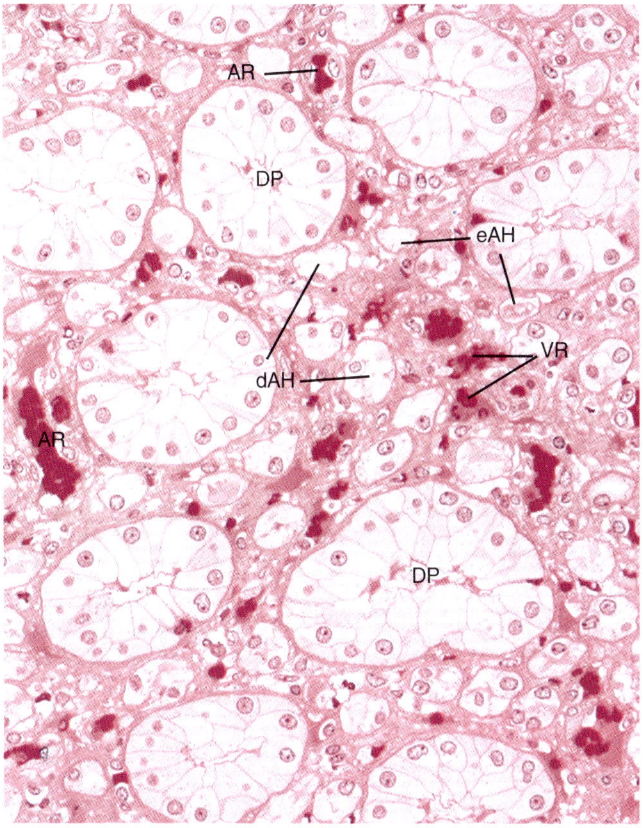

Figura 19.23 Esta fotomicrografia de ampliação média da papila renal exibe os perfis circulares de numerosos ductos papilares (*DP*) próximos à área crivosa, acompanhados por cortes transversais dos segmentos delgado (*dAH*) e espesso (*eAH*) da alça de Henle. Observe também a artéria reta (*AR*) de parede espessa abrigando muitos eritrócitos. VR, *vena recta* (270 ×).

A população de células do interstício medular consiste em fibroblastos, macrófagos (células dendríticas intersticiais), pericitos e células intersticiais. As três primeiras foram descritas no Capítulo 6; portanto, são discutidas aqui somente as células intersticiais. As **células intersticiais** parecem estar dispostas como os degraus de uma escada, uma em cima da outra, e são mais numerosas entre os túbulos coletores retos e os ductos de Bellini. Têm núcleos alongados e numerosas gotículas de lipídios no citoplasma. Acredita-se que as células intersticiais sintetizam a **medulipina I**, substância convertida, no fígado, em **medulipina II**, um potente vasodilatador que reduz a pressão arterial.

Circulação renal: suprimento arterial

Os dois rins recebem 20% do volume total de sangue por minuto (1200 mℓ) através dos grandes ramos da aorta abdominal, conhecidos como artérias renais.

Os dois rins recebem um extenso suprimento de sangue (1.200 mℓ a cada minuto) através das grandes **artérias renais**, ramos diretos da aorta abdominal (ver Figura 19.1). Antes de entrar no hilo do rim, a artéria renal se bifurca em uma divisão anterior e uma posterior, que, por sua vez, subdividem-se para formar um total de cinco **artérias segmentares**. Os ramos de qualquer artéria segmentar não formam anastomoses com os ramos de outras artérias segmentares. Portanto, se o fluxo sanguíneo for bloqueado em uma dessas artérias, a circulação para a região do rim abastecida pelo vaso afetado é interrompida. Assim, considera-se que o rim está subdividido em segmentos vasculares, sendo cada um deles irrigado por uma artéria específica.

As primeiras subdivisões das artérias segmentares são chamadas de **artérias lobares**, uma para cada lobo do rim. Estas, por sua vez, ramificam-se para formar duas ou três **artérias interlobares**, que correm entre as pirâmides renais até a junção corticomedular. Na junção corticomedular, essas artérias formam uma série de vasos (perpendiculares ao vaso que lhes deu origem) que, em grande parte, permanecem nessa junção, ocupando o mesmo plano curvo. Como essas artérias descrevem um leve arco sobre a base da pirâmide renal, são chamadas de **artérias arqueadas**.

Acreditava-se que as artérias arqueadas formassem anastomoses, porém estudos mais recentes sugerem que os ramos terminais dessas artérias não se unem. Em vez disso, como todos os outros ramos das artérias arqueadas, ascendem ao córtex, formando artérias interlobulares.

As **artérias interlobulares** ascendem no interior do labirinto cortical aproximadamente a meia distância entre raios medulares vizinhos. Consequentemente, percorrem os interstícios entre quaisquer dois lóbulos. Muitos ramos surgem das artérias interlobulares e abastecem os glomérulos dos corpúsculos renais e são conhecidos como **arteríolas glomerulares aferentes**. Algumas das artérias interlobulares ascendem pelo córtex para alcançar a cápsula renal, onde contribuem para a formação do plexo capsular. A maioria das artérias interlobulares, entretanto, termina como arteríolas glomerulares aferentes.

Cada glomérulo é drenado por outra arteríola, a **arteríola glomerular eferente**. Existem dois destinos para as arteríolas glomerulares eferentes, um para as que drenam os glomérulos dos néfrons corticais e outro para aquelas que drenam os glomérulos dos néfrons justamedulares.

As arteríolas glomerulares eferentes dos *néfrons corticais* são curtas e se ramificam para formar um sistema de capilares, a **rede capilar peritubular**. Esse leito capilar abastece todo o labirinto cortical, com a óbvia exceção dos glomérulos. Assim, o rim tem um leito capilar duplo; um responsável pela formação do ultrafiltrado, o glomérulo com alta pressão hidrostática, de cerca de 60 mmHg; e o segundo, o leito capilar peritubular, com baixa pressão hidrostática de cerca de 12 mmHg. Esse diferencial de pressão hidrostática permite a reabsorção excepcionalmente eficiente do líquido conservado pelos túbulos uriníferos.

As células endoteliais da rede capilar peritubular produzem e liberam 90% do hormônio **eritropoetina** do corpo; os 10% restantes são formados por hepatócitos.

As arteríolas glomerulares eferentes, derivadas de glomérulos de *néfrons justamedulares*, bem como de glomérulos localizados no quadrante inferior do córtex, cada uma origina de 10 a 25 longos capilares em formato de grampo de cabelo, que mergulham profundamente na medula (Figuras 19.24 e 19.25; ver também Figura 19.13). Os ramos descendentes têm um calibre estreito e são chamados de **arteríolas retas**; os ramos ascendentes têm diâmetro muito maior e são chamados de **veias retas**. Frequentemente, esses vasos são simplesmente chamados de **vasos retos (vasa recta)**. O formato de grampo de cabelo dos vasos retos, que acompanha e envolve os dois segmentos da alça de Henle e o túbulo coletor, é essencial para a fisiologia da concentração da urina (ver discussão posterior).

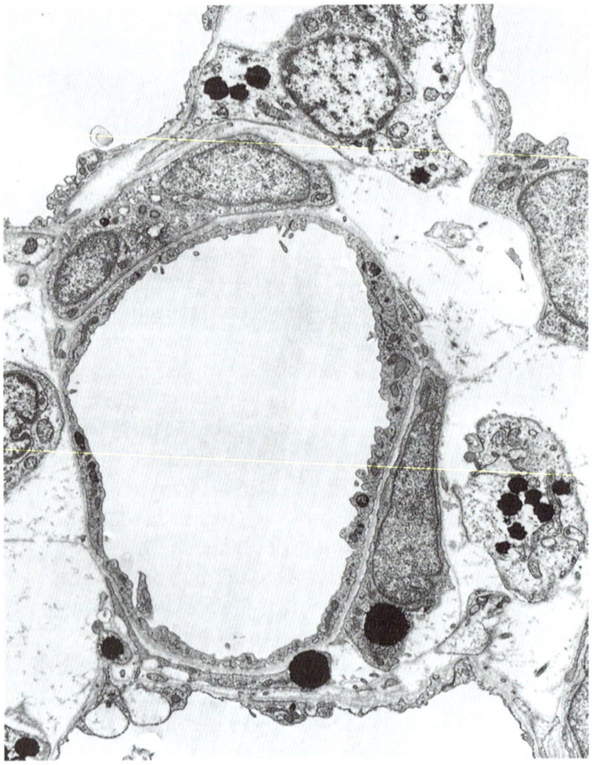

Figura 19.24 Eletromicrografia da artéria reta de um rim de rato (Fonte: Takahashi-Iwanaga H. The three-dimensional cytoarchitecture of the interstitial tissue in the rat kidney. *Cell Tissue Res.* 1991;264: 269-281.)

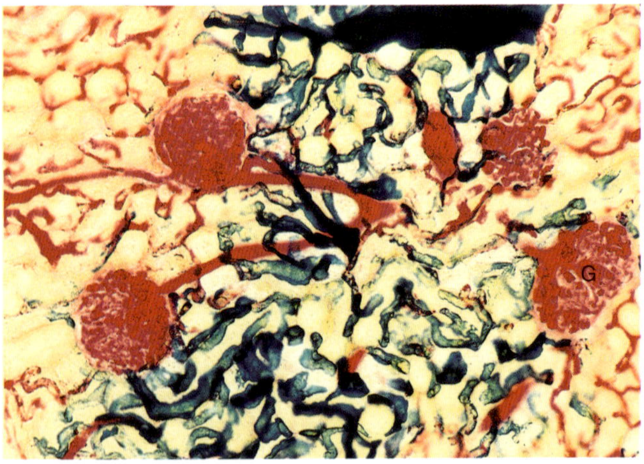

Figura 19.25 Rim injetado exibindo o rico suprimento vascular do córtex renal. Observe que os glomérulos são claramente evidentes (132 ×).

Circulação renal: drenagem venosa

As veias arqueadas recebem sangue do córtex, através das veias estreladas e das veias interlobulares, e da medula, através das veias retas; as veias arqueadas são drenadas pelas veias interlobares que conduzem o sangue até a veia renal.

As **veias retas** drenam o sangue da medula e o conduzem até as **veias arqueadas**, vasos que acompanham o trajeto das artérias com o mesmo nome. O sangue da porção superficial do córtex é coletado em um sistema de formato estrelado de veias subcapsulares chamadas **veias estreladas**; o sangue do leito capilar peritubular é drenado pelas **veias corticais profundas**. As veias estreladas e as veias corticais profundas transportam o sangue até as **veias interlobulares**, que – paralelamente às artérias de mesmo nome – conduzem o sangue até as **veias arqueadas**. Assim, as veias arqueadas drenam o sangue tanto da medula quanto do córtex. As veias arqueadas são tributárias das **veias interlobares** que se unem, próximo ao hilo, para formar a **veia renal**, que transporta o sangue para a **veia cava inferior**. Observe a ausência de veias lobares e segmentares, em contraste com a presença de artérias assim nomeadas no sistema arterial renal.

Suprimento linfático dos rins

Os vasos linfáticos renais provavelmente acompanham o trajeto de artérias maiores.

O **suprimento linfático** dos rins não é totalmente compreendido. Acredita-se que a maioria dos vasos linfáticos acompanhe o trajeto das artérias maiores. Segundo a maioria dos autores, o suprimento linfático dos rins pode ser subdividido em aspectos superficiais e profundos, localizados na região subcapsular e na medula, respectivamente. Os dois sistemas podem ou não se unir próximo ao hilo, onde formam vários grandes troncos linfáticos. Os linfonodos nas proximidades da veia cava e da aorta abdominal recebem a linfa dos rins. Existem vasos linfáticos no córtex que não acompanham o trajeto das artérias maiores, mas drenam a linfa em um plexo de vasos linfáticos no hilo.

INERVAÇÃO RENAL

A maioria das fibras nervosas que chegam ao rim são fibras simpáticas amielinínicas que formam o plexo renal, acompanhando o curso da artéria renal. Os corpos celulares dessas fibras provavelmente estão localizados nos plexos aórtico e celíaco. As fibras simpáticas são distribuídas por ramos da árvore arterial renal e esses vasos são modulados por algumas dessas fibras. Fibras simpáticas adicionais alcançam o epitélio dos túbulos renais, as células justaglomerulares e intersticiais e a cápsula renal. Também foi descrita a presença nos rins de fibras sensoriais e fibras parassimpáticas (provavelmente do nervo vago).

Recapitulação das funções renais

Os rins regulam a pressão arterial e também desempenham um papel na excreção e no controle da composição e do volume dos líquidos corporais. Especificamente, regulam os componentes solutos (p. ex., sódio, potássio, cloreto, glicose e aminoácidos) e o equilíbrio acidobásico. Assim, durante o verão, quando uma grande quantidade de líquido é perdida pela transpiração, o débito urinário é reduzido em volume e aumentado em osmolaridade. Durante os meses de inverno, quando a perda de líquidos pela transpiração é mínima, o volume urinário aumenta e a urina é diluída. Além disso, os rins excretam produtos finais detoxificados, regulam a osmolalidade da urina e secretam substâncias como medulipina I, renina, prostaglandinas e eritropoetina. Também podem atuar na gliconeogênese.

Além disso, na presença do hormônio paratireóideo, os rins facilitam a conversão de forma menos ativa da vitamina D_3 (25-OH-vitamina D_3, ou 25-hidroxicolecaciferol) em **calcitriol (1,25- $[OH]_2$-vitamina D_3, ou 1,25-di-hidroxicolecalciferol)**, sua forma mais ativa, que é responsável pelo aumento da absorção de íons cálcio e fosfato pelo sistema digestório e pelo transporte para o compartimento de líquido extracelular do corpo. Embora todas essas funções sejam aspectos importantes da histofisiologia renal, apenas o mecanismo de formação da urina é discutido neste capítulo.

Recapitulação do mecanismo de formação da urina

Os dois rins recebem cerca de um quinto do volume total de sangue (1.200 mℓ) por minuto e produzem cerca de 1 a 2 mℓ de urina por minuto.

Os dois rins recebem um grande volume de sangue circulante porque as artérias renais são grandes e são ramos diretos da aorta abdominal. A inulina, um polímero de frutose, pode ser usada para medir a taxa de filtração glomerular (TFG). Esses estudos mostraram que todo o suprimento de sangue circula pelos dois rins a cada 5 minutos, o que significa que aproximadamente 1.200 mℓ de sangue entram nos dois rins por minuto, dos quais são formados 125 mℓ/min de filtrado glomerular, que representam a TFG típica para um humano adulto. Assim, 180 ℓ de filtrado glomerular são formados a cada dia, dos quais apenas de 1,5 a 2,0 ℓ são excretados na urina. Portanto, a cada dia, pelo menos 178 ℓ do filtrado glomerular são reabsorvidos pelos dois rins, e apenas cerca de 1% do filtrado glomerular total é excretado.

A estrutura e a função das várias regiões do túbulo urinífero são apresentadas na Tabela 19.3.

Filtração no corpúsculo renal

O componente fluido do sangue passa pela barreira de filtração para se tornar o ultrafiltrado.

À medida que o sangue passa da arteríola glomerular aferente para o glomérulo, encontra uma região de pressão diferencial, onde a pressão sanguínea dentro do capilar (60 mmHg) é maior do que as duas forças opostas – a pressão osmótica coloidal do sangue (32 mmHg) e a pressão oncótica (*i. e.*, a pressão do líquido) no espaço de Bowman (18 mmHg) –, forçando o líquido do capilar para esse espaço. Portanto, a **força de filtração** resultante é de 10 mmHg. O líquido que entra no espaço de Bowman é chamado de **ultrafiltrado** (**glomerular**).

Por causa da **barreira de filtração** em três camadas (célula endotelial, lâmina basal, fenda de filtração com diafragma), o material celular e grandes macromoléculas não conseguem deixar o glomérulo; assim, o ultrafiltrado é semelhante ao plasma (sem suas macromoléculas constituintes). Moléculas maiores que 69.000 Da (p. ex., a albumina) ficam retidas pela lâmina basal. Além do peso molecular, a forma molecular e a carga elétrica de uma molécula, além do estado funcional da barreira de filtração, influenciam a capacidade de uma molécula de atravessar a barreira de filtração. Como a barreira de filtração tem componentes carregados negativamente, as macromoléculas com carga negativa têm capacidade menor de ultrapassar a barreira de filtração, em comparação a macromoléculas carregadas positivamente ou neutras.

TABELA 19.3 Estrutura e função do túbulo urinífero.

Região do túbulo urinífero	Funções principais	Comentários diversos
Corpúsculo renal: epitélio simples pavimentoso, lâminas basais fundidas, podócitos	Filtração	Barreira de filtração: célula endotelial, lâminas basais fundidas, diafragma de filtração
Túbulo proximal: epitélio simples cúbico	Reabsorção de 65 a 80% de água, sódio e cloreto (reduzindo o volume do ultrafiltrado); reabsorção de 100% de proteínas, aminoácidos, glicose e bicarbonato	Bomba de sódio na membrana basolateral; o ultrafiltrado é isotônico em relação ao sangue
Segmento delgado descendente da alça de Henle: epitélio simples pavimentoso	Completamente permeável à água e ligeiramente permeável aos sais (reduzindo o volume do ultrafiltrado)	O ultrafiltrado é hipertônico em relação ao sangue; a ureia entra no lúmen do túbulo
Segmento delgado ascendente da alça de Henle: epitélio simples pavimentoso	Impermeável à água, permeável aos sais; o sódio e o cloreto deixam os túbulos para entrar no interstício renal	O ultrafiltrado é hipertônico em relação ao sangue; a ureia deixa o interstício renal e entra no lúmen do túbulo
Segmento espesso ascendente da alça de Henle: epitélio simples cúbico	Impermeável à água; o cloreto e o sódio deixam os túbulos para entrar no interstício renal	O ultrafiltrado torna-se hipotônico em relação ao sangue; a bomba de sódio-cloreto na membrana celular basolateral é responsável pelo estabelecimento do gradiente osmótico no interstício da medula externa
Mácula densa: células cilíndricas simples	Monitora o nível de sódio e o volume do ultrafiltrado no lúmen do túbulo distal	Entra em contato e se comunica com células justaglomerulares
Células justaglomerulares: células musculares lisas modificadas	Sintetizam e liberam renina na corrente sanguínea	A renina inicia a reação para a eventual formação de angiotensina II (ver Tabela 19.4)
Túbulo contorcido distal: epitélio simples cúbico	Responde à aldosterona, reabsorvendo sódio e cloreto para o lúmen	O ultrafiltrado torna-se mais hipotônico (na presença de aldosterona); bomba de sódio na membrana basolateral; o potássio é secretado no lúmen
Túbulo coletor: epitélio simples cúbico	Na presença de ADH, água e ureia deixam o lúmen para entrar no interstício renal	A urina torna-se hipertônica na presença de ADH; a ureia no interstício é responsável pelo gradiente de concentração no interstício da medula interna

ADH, hormônio antidiurético.

Reabsorção no túbulo proximal

O túbulo proximal é o local de intensa movimentação de substâncias, onde uma enorme quantidade de eletrólitos, glicose, aminoácidos, proteínas e água é conservada.

O **ultrafiltrado** deixa o espaço de Bowman por meio do polo urinário para entrar no túbulo contorcido proximal, onde começa a modificação desse líquido. As substâncias reabsorvidas do lúmen do túbulo proximal entram nas células epiteliais tubulares, a partir das quais são exocitadas no tecido conjuntivo intersticial. A partir do interstício, as moléculas absorvidas entram na rede capilar peritubular e são devolvidas ao organismo pela corrente sanguínea.

A maior parte da reabsorção de substâncias do ultrafiltrado ocorre no túbulo proximal. Normalmente, as seguintes quantidades são absorvidas no túbulo proximal: 100% de proteínas, glicose e aminoácidos; quase 100% de íons bicarbonato; de 65 a 80% de íons sódio e cloreto; e de 65 a 80% da água.

As **bombas de sódio** Na^+-K^+ ATPase que fazem o transporte ativo na membrana plasmática basolateral da célula do túbulo proximal bombeiam sódio para fora da célula e para o interstício renal. Esse movimento de íons sódio para fora da célula pela membrana basolateral faz com que o sódio no lúmen do túbulo deixe o ultrafiltrado e entre na célula através de sua membrana celular apical, por transporte mediado por carreadores. Dessa forma, o sódio se desloca do ultrafiltrado para o tecido conjuntivo renal. Para manter a neutralidade elétrica, os íons cloreto seguem passivamente o sódio, também por transporte mediado por carreadores e canais de cloreto. Além disso, para manter o equilíbrio osmótico, a água segue passivamente o sódio (por osmose) pelos canais da Aquaporina-1.

Adicionalmente, bombas que requerem energia, localizadas na membrana plasmática apical das células do túbulo proximal, cotransportam aminoácidos e glicose com sódio para dentro da célula, para serem liberados no interstício renal. As proteínas, trazidas para dentro da célula por vesículas pinocitóticas, são degradadas por enzimas hidrolíticas nos endossomos tardios.

Por dia, cerca de 140 g de glicose, 430 g de sódio, 500 g de cloreto, 300 g de bicarbonato, 18 g de íons potássio, 54 g de proteína e aproximadamente 142 ℓ de água são conservados pelos **túbulos proximais** renais.

O túbulo proximal também libera algumas substâncias para o lúmen tubular. Isso inclui íons hidrogênio (H^+), amônia, vermelho fenol (fenolsulfonaftaleína), ácido hipúrico, ácido úrico, bases orgânicas, etilenodiaminotetracetato (EDTA, do inglês *ethylenediamine tetraacetic acid*) e certos fármacos, como a penicilina.

A alça de Henle e o sistema multiplicador contracorrente

A longa alça de Henle do néfron justamedular é responsável pelo estabelecimento do sistema multiplicador contracorrente.

A osmolaridade do ultrafiltrado glomerular é a mesma do sangue circulante. Essa osmolaridade não é alterada pelo túbulo proximal porque a água deixa seu lúmen em resposta ao movimento dos íons. No entanto, a pressão osmótica da *urina formada* é diferente da do sangue. O diferencial de pressão osmótica é estabelecido pelas demais regiões do túbulo urinífero. Conforme indicado anteriormente, a osmolaridade e o volume de urina variam, demonstrando que os rins podem modular – e de fato modulam – esses fatores.

Um gradiente de osmolaridade, que aumenta da junção corticomedular até regiões mais profundas na medula, é mantido no interstício medular renal. As longas alças de Henle de **néfrons justamedulares** ajudam não apenas na criação, mas também na manutenção desse gradiente osmótico por meio de um **sistema multiplicador contracorrente** (Figura 19.26). As células do segmento delgado descendente da alça de Henle são livremente permeáveis à água (via canais de Aquaporina-1) e moderadamente permeáveis à ureia, mas apenas ligeiramente permeáveis aos sais (incluindo sódio e cloreto). Portanto, o movimento da água reage às forças osmóticas em seu microambiente. O segmento delgado ascendente é quase completamente impermeável à água, mas é muito permeável aos sais. É importante entender, neste ponto (a ser explicado mais tarde), que a *ureia entra* no lúmen dos segmentos delgados ascendente e descendente da alça de Henle.

O segmento ascendente espesso da alça de Henle é completamente impermeável à água; entretanto, os **cotransportadores (bombas) de 1-sódio, 1-potássio, 2-cloreto** removem ativa e proporcionalmente 2 íons cloreto, 1 íon sódio e 1 íon potássio do lúmen dos túbulos; estes entram nas células do segmento espesso ascendente da alça de Henle. Ao mesmo tempo, as bombas de sódio-potássio ATPase da membrana celular basolateral (em contato com a lâmina basal) distribuem quantidades equimolares de íons K^+ na célula (a partir do interstício renal) e íon Na^+ (junto a íons cloreto por meio de um sistema com gasto de energia) para fora das células (para o interstício renal). Além disso, os cotransportadores de Na^+-H^+ na superfície luminal liberam uma quantidade limitada de íons hidrogênio no lúmen, acidificando levemente o ultrafiltrado e reabsorvendo íons sódio do lúmen para a célula. No entanto, a ureia não consegue entrar ou sair do lúmen do segmento espesso ascendente. À medida que o filtrado ascende, a quantidade de íons sódio e cloreto é cada vez menor, mas a quantidade de água é a mesma; portanto, a quantidade de sais que podem ser transferidos para o interstício diminui. Assim, é estabelecido um gradiente de concentração salina no interstício renal, de modo que a osmolaridade intersticial seja mais alta nas regiões profundas da medula e vá diminuindo em direção ao córtex.

Como a medula é um arranjo muito compacto de segmentos espessos e delgados (ascendentes e descendentes) da alça de Henle e túbulos coletores, o gradiente de osmolaridade estabelecido é generalizado e afeta todos os túbulos igualmente (ver Figura 19.26).

Portanto, tendo em vista o exposto, podemos recapitular o movimento dos íons e da água, mais uma vez começando com o ultrafiltrado, que, como o leitor deve lembrar, é isotônico em relação ao sangue quando deixa a parte reta do túbulo proximal. À medida que o ultrafiltrado desce no segmento descendente delgado da alça de Henle, ele perde água (*reduzindo o volume e aumentando a osmolaridade*), reagindo ao gradiente osmótico do interstício de modo que o filtrado intraluminal fica mais ou menos equilibrado em relação ao do tecido conjuntivo circundante. Esse líquido de alta osmolaridade agora sobe no segmento ascendente delgado da alça de Henle, que é principalmente impermeável à água, mas não aos sais. Assim, o volume do ultrafiltrado não muda (*i. e.*, o volume de saída do ultrafiltrado quando deixa o segmento delgado ascendente é o mesmo de quando entrou nele), mas a osmolaridade do ultrafiltrado dentro do túbulo se ajusta à osmolaridade do interstício.

O líquido que entra no segmento espesso ascendente da alça de Henle passa por uma região que é impermeável à água,

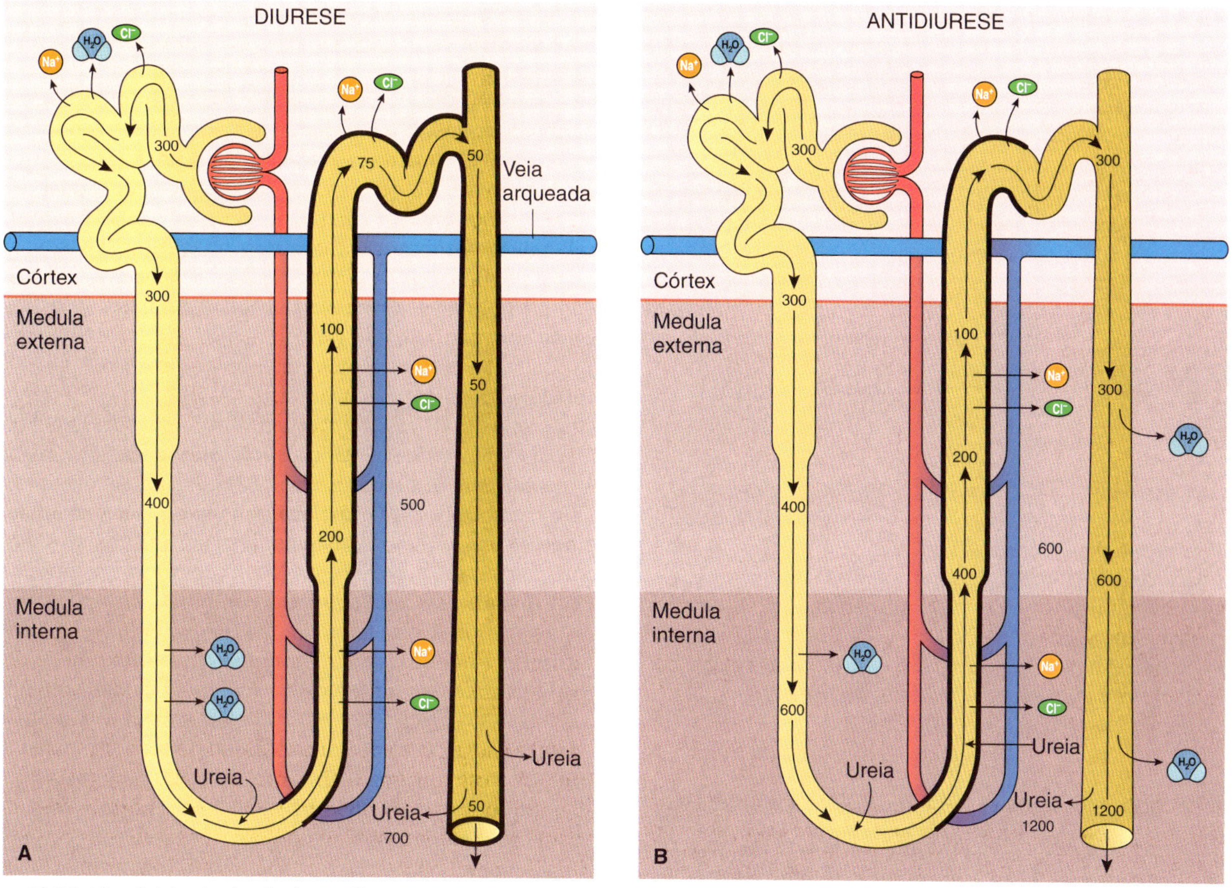

Figura 19.26 Histofisiologia do túbulo urinífero. **A.** Na ausência de hormônio antidiurético (ADH); (diurese). **B.** Na presença de ADH (antidiurese). Os números indicam miliosmoles por litro (mOsm/ℓ). As áreas delineadas por uma *linha grossa* indicam que o túbulo é impermeável à água. Na presença de ADH, o túbulo coletor sofre alteração para se tornar permeável à água, e a concentração no interstício da medula interna aumenta. Os vasos retos são simplificados neste desenho porque a imagem abrange todo o túbulo urinífero (ver Figura 19.1).

mas tem **cotransportadores (bombas) de 1-sódio, 1-potássio, 2-cloreto**, que removem íons cloreto, sódio e potássio do lúmen. Como a água não pode deixar o lúmen, o ultrafiltrado torna-se *hipotônico, mas seu volume permanece constante* à medida que ascende até o córtex no segmento espesso ascendente. O cloreto e o sódio que foram transferidos do lúmen do segmento espesso ascendente para o tecido conjuntivo são responsáveis pelo estabelecimento do gradiente de concentração no interstício renal da medula externa.

Monitoramento do filtrado no aparelho justaglomerular

Quando as células da mácula densa detectam baixa concentração de sódio no ultrafiltrado, fazem com que as células justaglomerulares liberem a enzima renina, que converte o angiotensinogênio circulante no sangue em angiotensina I.

As células da mácula densa monitoram o volume do filtrado e a concentração de sódio. Se a concentração de sódio estiver abaixo de um limite específico, as células da mácula densa fazem duas coisas:

- Provocam a dilatação das arteríolas glomerulares aferentes, aumentando o fluxo sanguíneo para o glomérulo
- Quando necessário, ativam o **sistema renina-angiotensina-aldosterona** para regular a pressão sanguínea e o equilíbrio hídrico do organismo ao induzir as células justaglomerulares a liberarem a enzima **renina** na circulação.

A renina converte o **angiotensinogênio**, uma grande proteína produzida pelos hepatócitos e liberada na corrente sanguínea, em um decapeptídeo conhecido como **angiotensina I**, um vasoconstritor moderado. Nos capilares dos pulmões, mas também em menor extensão nos rins e outros órgãos do corpo, a **enzima conversora da angiotensina** (**ECA**) converte a angiotensina I em **angiotensina II**, um hormônio com diversos efeitos biológicos (Tabela 19.4).

Sendo um potente vasoconstritor, a angiotensina II reduz o diâmetro luminal dos vasos sanguíneos, provocando a constrição

TABELA 19.4 Efeitos da angiotensina II.

Função	Resultado
Age como vasoconstritor potente	Aumento da pressão arterial
Facilita a síntese e liberação de aldosterona	Reabsorção de sódio e cloreto do lúmen do túbulo contorcido distal
Facilita a liberação de ADH	Reabsorção de água do lúmen do túbulo coletor
Aumento da sede	Aumento do volume de líquidos nos tecidos (intersticial)
Inibe a liberação de renina	Inibição por *feedback* (retroalimentação negativa)
Facilita a liberação de prostaglandinas	Vasodilatação da arteríola glomerular aferente, mantendo a taxa de filtração glomerular

ADH, hormônio antidiurético.

das *arteríolas glomerulares eferentes* e aumentando ainda mais a pressão no interior do glomérulo. O aumento da pressão, com o aumento do volume de fluxo sanguíneo, resulta no aumento da taxa de filtração glomerular (TFG) de um volume maior de sangue. A angiotensina II também influencia o córtex adrenal a liberar **aldosterona**, um hormônio que atua principalmente nas células dos túbulos contorcidos distais, aumentando a reabsorção de íons sódio e cloreto. Além disso, a angiotensina II facilita a liberação de ADH pela hipófise posterior (neuro-hipófise), o que faz com que os túbulos coletores se tornem permeáveis à água, reabsorvendo-a do lúmen e liberando-a no interstício renal (ver seção a seguir, sobre perda de água e ureia do filtrado para os túbulos coletores).

Correlações clínicas

Uma das causas que contribuem para a **hipertensão essencial crônica** é a presença de níveis elevados de angiotensina II. Antigamente, acreditava-se que os níveis sanguíneos elevados de angiotensina II resultavam da liberação excessiva de renina pelas células justaglomerulares do aparelho justaglomerular. Compreende-se agora que o aumento da atividade da enzima conversora de angiotensina, em vez da liberação renal de renina, é diretamente responsável pela elevação da concentração de angiotensina II.

Perda de água e ureia do filtrado nos túbulos coletores

O hormônio antidiurético (vasopressina) causa a conservação de água e a excreção de urina concentrada.

O filtrado que deixa o túbulo contorcido distal para entrar no túbulo de conexão é hipotônico. Conforme o túbulo coletor passa pela medula renal para alcançar a área crivosa, também está sujeito aos mesmos gradientes osmóticos que os segmentos ascendente e descendente da alça de Henle. Na ausência de **ADH**, as células do túbulo coletor e, em menor extensão, do túbulo contorcido distal, ficam completamente impermeáveis à água (ver Figura 19.26). Portanto, o filtrado, ou urina, não é modificado no túbulo coletor, e a urina permanece diluída (hipotônica).

Sob a influência do ADH, entretanto, as células do túbulo coletor (e, em animais diferentes de humanos e macacos, também os túbulos contorcidos distais) tornam-se livremente permeáveis à água e os túbulos coletores medulares também à ureia. À medida que o filtrado desce pela medula renal no túbulo coletor, está sujeito aos gradientes de pressão osmótica estabelecidos pelas alças de Henle, e a água deixa o lúmen dos túbulos coletores para entrar no interstício. Consequentemente, a urina, *na presença de ADH*, torna-se **concentrada (hipertônica)**.

Além disso, a concentração de ureia torna-se extremamente elevada no lúmen do túbulo coletor e, na presença de ADH, entra passivamente no interstício da medula interna. **Assim, grande parte do gradiente de concentração do interstício renal na *medula interna* deve-se à presença de ureia, enquanto, na *medula externa*, a presença de *sódio* e *cloreto* é responsável pelo estabelecimento do gradiente de concentração.**

Acredita-se que a ação do ADH seja dependente dos receptores V_2 (receptores da vasopressina) localizados nas membranas plasmáticas basolaterais das **células principais** dos túbulos coletores. Uma vez que o ADH se liga a um receptor V_2:

- As proteínas G são ativadas
- A adenilil ciclase forma monofosfato de adenosina cíclico (cAMP)
- Canais de aquaporina-2 (AQP2), bem como AQP3 e AQP4, são inseridos na membrana plasmática luminal (Tabela 19.5)
- A água do lúmen do túbulo coletor entra na célula
- A água deixa a célula através dos canais da Aquaporina-3 (AQP3) e Aquaporina-4 (AQP4) (que estão sempre presentes nas membranas celulares basolaterais) para entrar no interstício renal
- O aumento de volume do líquido intersticial causa elevação na pressão sanguínea, aumentando, assim, a TFG.

Correlações clínicas

O **diabetes insípido nefrogênico congênito** é um distúrbio ligado ao X evidenciado clinicamente apenas em crianças do sexo masculino, embora também possa ter certo grau de penetrância clínica nas meninas. Essa condição, nos homens afetados, manifesta-se com a formação de uma grande quantidade de urina diluída devido à malformação do receptor V_2. Os sintomas adicionais incluem febre, vômito, hipernatremia e desidratação extrema. O nível de hormônio antidiurético (ADH) no sangue é normal ou um pouco elevado; entretanto, o receptor ADH aberrante não consegue ativar as proteínas G. Consequentemente, as aquaporinas não são inseridas nas membranas plasmáticas luminais do túbulo coletor, resultando na incapacidade de concentrar a urina.

Vasos retos e o sistema de troca de contracorrente

O lúmen do ramo arterial dos vasos retos tem um diâmetro menor do que o do ramo venoso; os dois ramos são livremente permeáveis a eletrólitos e à água.

Os vasos retos ajudam a manter o gradiente osmótico na medula, porque tanto os ramos arteriais quanto os venosos são livremente permeáveis à água e aos sais (Figura 19.27). Portanto,

TABELA 19.5 Tipos de aquaporinas e localização no túbulo urinífero.

Aquaporina	Localização	Função
Aquaporina-1 (AQP1)	Túbulo proximal e segmento descendente delgado da alça de Henle	Esses segmentos são sempre permeáveis à água
Aquaporina-2 (AQP2)	Na presença de ADH, ficam na superfície luminal das células principais dos túbulos coletores. Na ausência de ADH, são armazenadas em vesículas localizadas na porção apical das células principais dos túbulos coletores	Na presença de ADH, os canais AQP2 são inseridos nas membranas luminais das células principais, e a água pode atravessar a célula para entrar no interstício renal
Aquaporina-3 e Aquaporina-4 (AQP3 e AQP4)	Sempre presente nas membranas basolaterais das células principais dos túbulos; na presença de ADH, estão inseridas na membrana plasmática luminal	As membranas basolaterais das células principais dos ductos coletores são sempre permeáveis à água

ADH, hormônio antidiurético.

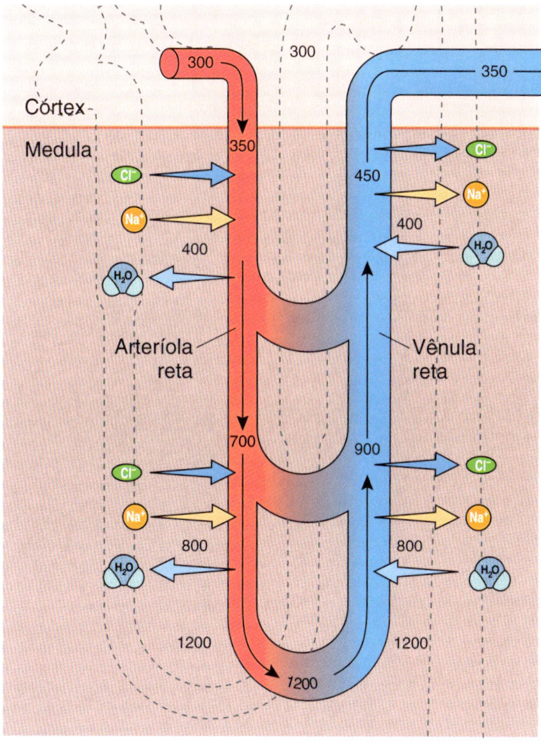

Figura 19.27 Histofisiologia dos vasos retos. Os números representam miliosmoles por litro (mOsm/ℓ). A arteríola reta é menor em diâmetro do que a vênula reta.

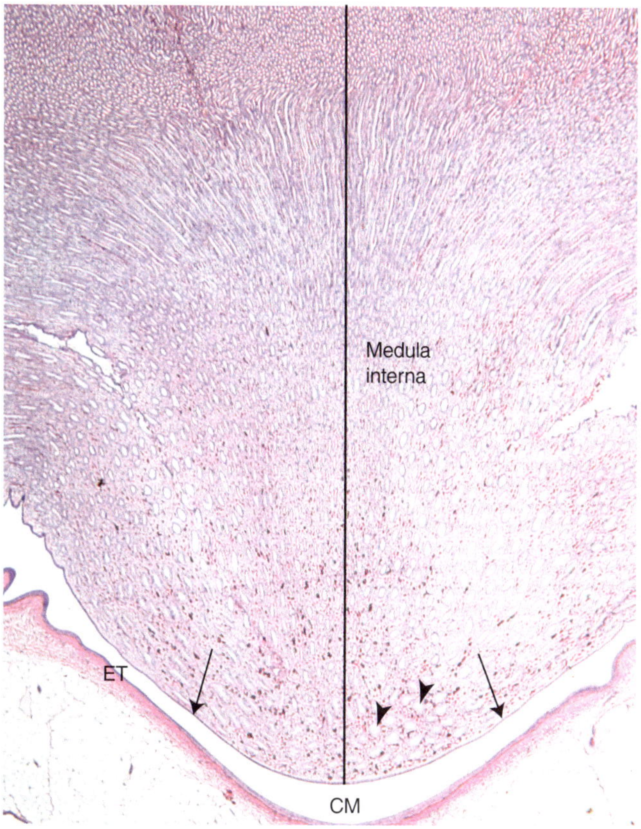

Figura 19.28 Observe que o cálice menor (*CM*) recebe urina dos ductos papilares de Bellini (*pontas de seta*) que saem da medula das pirâmides na área crivosa (*entre as duas setas*). O cálice menor é revestido de epitélio de transição (*ET*) (56 ×).

à medida que o sangue desce pelo ramo arterial, ele perde água e ganha sais e, ao retornar pelo ramo venoso, perde sais e ganha água, agindo assim como um **sistema de troca em contracorrente**.

Esse mecanismo garante que o sistema de gradientes osmóticos permaneça inalterado, porque existe um equilíbrio aproximado entre a osmolaridade do sangue nos vasos e no interstício. No entanto, conforme indicado anteriormente, o diâmetro luminal do ramo venoso é maior do que o do ramo arterial. Portanto, o volume de sais e líquido que retorna da medula para o sistema venoso pelo ramo venoso é maior do que o que é trazido para a medula pelo ramo arterial.

Vias excretoras

As vias de excreção do sistema urinário consistem nos cálices menores e maiores, na pelve renal, no ureter, na bexiga urinária única e na uretra única.

CÁLICES

Cada cálice menor aceita urina da papila renal de uma pirâmide renal; até quatro cálices menores podem lançar sua urina a um cálice maior.

A papila renal de cada pirâmide renal se encaixa em um **cálice menor**, uma câmara afunilada que recebe a urina que sai dos ductos de Bellini na área crivosa (Figura 19.28). A porção do ápice da pirâmide que se projeta no cálice menor é coberta de **epitélio de transição**, que atua como uma barreira, separando a urina do tecido conjuntivo intersticial subjacente. Abaixo da lâmina própria existe uma camada muscular delgada, composta inteiramente de músculo liso. Essa camada muscular impulsiona a urina para um **cálice maior**, uma entre as três ou quatro câmaras maiores afuniladas, cada uma coletando urina de dois a quatro **cálices menores**. Os cálices maiores têm estrutura semelhante à estrutura dos cálices menores, bem como à da região proximal expandida dos ureteres, a **pelve renal**. As paredes das vias excretoras ficam cada vez mais espessas à medida que avançam dos cálices menores até a bexiga urinária.

URETER

Os ureteres conduzem a urina dos rins até a bexiga urinária.

Cada **ureter** tem cerca de 3 a 4 mm de diâmetro, aproximadamente de 25 a 30 cm de comprimento e perfura a base da bexiga urinária. Os ureteres são tubos ocos constituídos por uma mucosa que reveste o lúmen, uma túnica muscular e uma camada externa de tecido conjuntivo fibroso (Figuras 19.29 e 19.30).

A **mucosa** do ureter apresenta várias pregas que se projetam para o lúmen quando o ureter está vazio e desaparecem quando o ureter está distendido. O **revestimento epitelial transicional**, com três a cinco camadas de células de espessura, recobre uma camada de tecido conjuntivo fibroelástico denso e irregular, que constitui a **lâmina própria**. Como sempre, o epitélio é separado da lâmina própria subjacente por uma lâmina basal.

A **túnica muscular** do ureter é composta de duas camadas predominantemente inseparáveis de células musculares lisas. A disposição das camadas é oposta àquela encontrada no sistema digestório, uma vez que a camada externa é circular e a

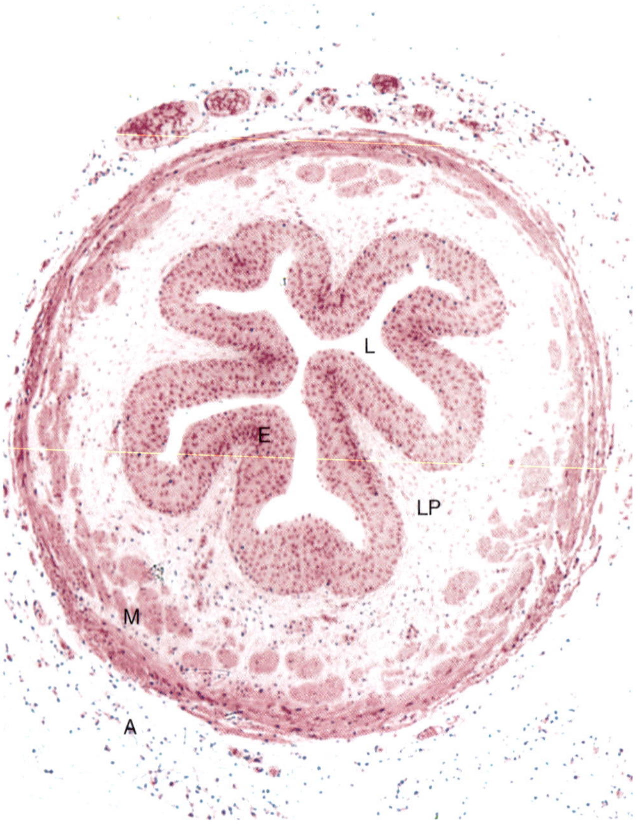

Figura 19.29 Esta fotomicrografia de ampliação muito baixa de um corte transversal de um ureter exibe o epitélio de transição (*E*) que reveste o lúmen (*L*). A lâmina própria (*LP*) é um tecido conjuntivo denso não modelado e rico em colágeno, circundado por uma camada longitudinal interna e uma camada circular externa de fibras musculares lisas (*M*). Observe que o revestimento muscular é circundado por tecido conjuntivo fibroso (chamado de adventícia [*A*]) (56 ×).

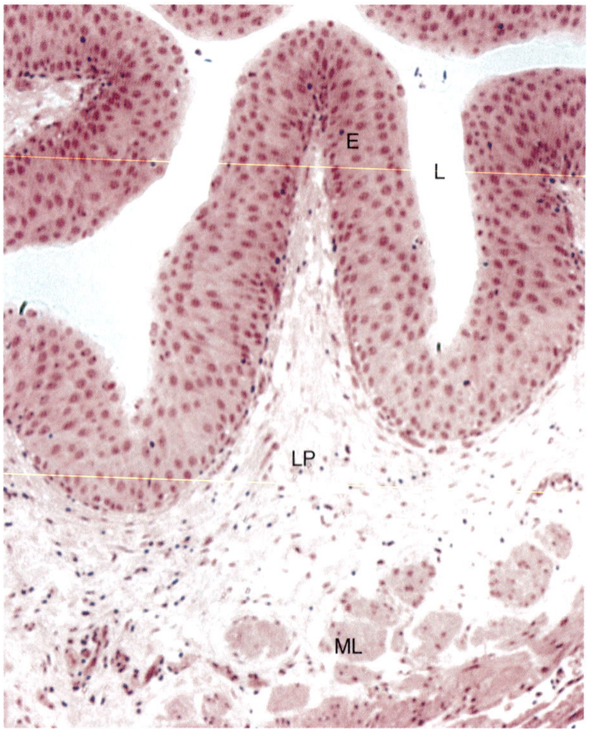

Figura 19.30 Esta fotomicrografia de baixa ampliação de um corte transversal do ureter exibe o revestimento epitelial transicional (*E*) do lúmen (*L*). A lâmina própria (*LP*) é composta de um tecido conjuntivo denso não modelado e rico em fibras colágenas, circundado pelas camadas longitudinal interna e circular externa de fibras musculares lisas (*ML*) (132 ×).

camada interna é longitudinal. Essa é a disposição das fibras que ocorre nos dois terços proximais do ureter, mas, no terço inferior, próximo à bexiga urinária, uma terceira camada muscular, cujas fibras são orientadas longitudinalmente, é formada sobre a túnica muscular preexistente. Assim, a orientação das fibras musculares no terço inferior do ureter é **longitudinal externa**, **circular média** e **longitudinal interna**. No entanto, deve ser notado que, tal como no sistema digestório, essas camadas musculares estão dispostas em uma configuração helicoidal, onde o passo das hélices varia de curto a longo, dando a aparência de orientações circulares ou longitudinais.

A **camada externa fibrosa** do ureter não apresenta características especiais. Em suas porções proximal e distal, funde-se com a cápsula do rim e com o tecido conjuntivo da parede da bexiga, respectivamente. Ao contrário do que se esperava, a urina não desce pelo ureter por causa das forças gravitacionais; em vez disso, a contração muscular da parede uretérica cria ondas semelhantes ao peristaltismo, que conduzem a urina até a bexiga urinária. Conforme os ureteres perfuram a face posterior da base da bexiga, passam obliquamente por cerca de 2 a 3 cm através da parede muscular da bexiga urinária. Como essa parede está sob tônus constante, as porções dos ureteres que passam por ela ficam comprimidas, evitando o refluxo da urina para os ureteres. À medida que os ureteres se abrem para o lúmen da bexiga, uma aba de mucosa semelhante a uma válvula cobre cada orifício uretérico, contribuindo também para impedir o refluxo da urina da bexiga para os ureteres.

BEXIGA URINÁRIA

A bexiga urinária armazena a urina até que esteja pronta para ser eliminada.

A **bexiga urinária** é essencialmente um órgão para armazenar a urina até que a pressão seja alta o suficiente para induzir o impulso de micção (esvaziar a bexiga). Tem regiões anatômicas principais: o **corpo**, região maior que se expande para armazenar a urina; e o colo, região muito menor que conecta a bexiga à uretra. Histologicamente, a bexiga tem uma **mucosa** composta de um **epitélio de transição** (**urotélio**) e uma camada de tecido conjuntivo denso não modelado subjacente, a **lâmina própria**, circundada por uma **camada espessa de músculo liso**. A camada mais externa da bexiga é uma túnica **serosa** em sua face posterior, enquanto a face anterior tem uma túnica **adventícia** que faz com que a bexiga fique aderida à parede abdominal anterior (Figuras 19.31 a 19.33). A região triangular da superfície interna da bexiga, cujos ápices são os orifícios dos dois ureteres e da uretra, é conhecida como ***trígono***. A mucosa do trígono é sempre lisa. A origem embrionária do trígono difere do restante da bexiga.

A mucosa da bexiga vazia, com exceção da região do trígono, apresenta numerosas pregas, que desaparecem quando a bexiga se distende com a urina. Durante a distensão, as grandes e arredondadas **células em forma de cúpula** do epitélio de transição se estendem e alteram sua morfologia para se tornarem achatadas.

A acomodação do formato da célula em forma de cúpula é realizada por uma característica única da **membrana plasmática das células epiteliais transicionais**, que é composta de um mosaico de **placas** especializadas, rígidas e espessas, intercaladas

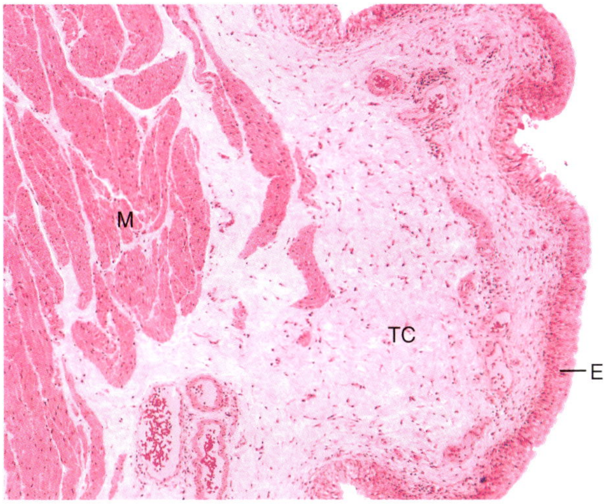

Figura 19.31 Fotomicrografia de baixa ampliação de uma bexiga urinária de macaco. Observe o epitélio (*E*), o tecido conjuntivo subepitelial (*TC*) e a camada muscular (*M*) da bexiga (58 ×).

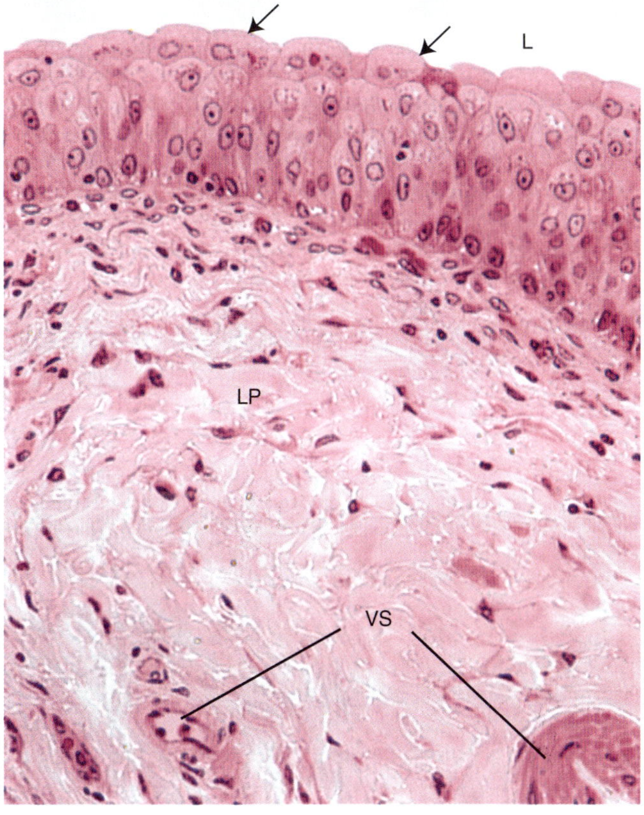

Figura 19.32 Esta fotomicrografia de ampliação média da bexiga exibe as células em forma de cúpula (*setas*) do epitélio de transição. A lâmina própria (*LP*) celular é bem vascularizada (*VS*). L, lúmen (270 ×).

por membrana celular comum, as **regiões interplacas**. Quando a bexiga está vazia, as regiões das placas dobram-se em contornos angulares irregulares, que desaparecem quando a célula é esticada. Essas regiões de placa rígida, ancoradas a filamentos intracitoplasmáticos, assemelham-se a junções comunicantes, mas essa semelhança é apenas superficial. As placas parecem ser impermeáveis à água e aos sais; assim, essas células atuam como barreiras osmóticas entre a urina e a lâmina própria subjacente. As células superficiais do epitélio de transição são mantidas unidas por desmossomos e, possivelmente, por junções de

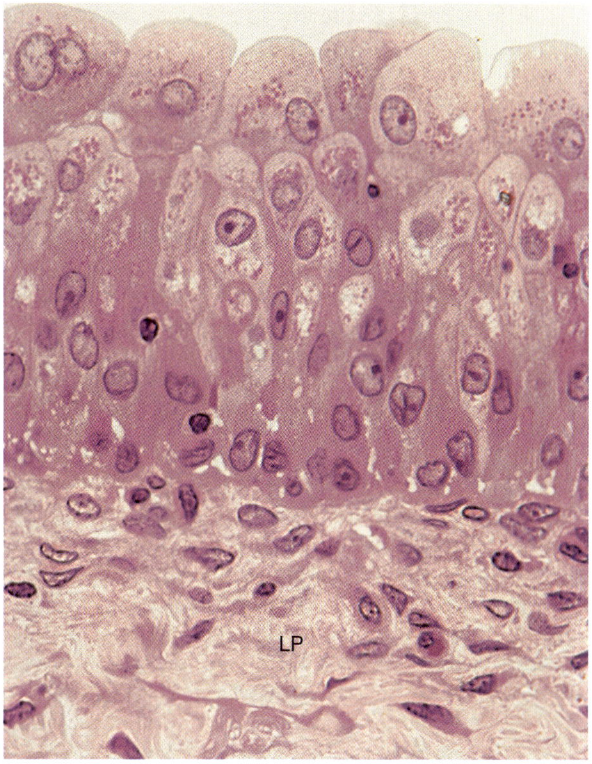

Figura 19.33 Fotomicrografia de alta ampliação do epitélio de transição de uma bexiga de macaco. Observe as células em forma de cúpula muito grandes, adjacentes ao lúmen (540 ×).

oclusão, que também auxiliam no estabelecimento da barreira osmótica, impedindo a passagem de líquido entre as células.

A **lâmina própria** da bexiga tem duas camadas, uma mais *superficial* (logo abaixo o epitélio) de tecido conjuntivo frouxo e composto de uma mistura de fibras colágenas e fibras elásticas; e uma camada mais *profunda* de tecido conjuntivo denso não modelado e rico em colágeno. A lâmina própria não contém glândulas, exceto na região em torno do orifício uretral, onde podem ser encontradas as **glândulas mucosas**. Normalmente, essas glândulas se estendem apenas até a camada superficial da lâmina própria. Elas secretam um líquido viscoso claro que aparentemente lubrifica o orifício uretral.

Toda a camada muscular da bexiga urinária, conhecida como **músculo detrusor**, é composta de três camadas entrelaçadas de fibras musculares lisas, que são evidentes apenas na região do colo da bexiga. No colo, estão dispostas como uma camada longitudinal interna fina, uma camada circular média espessa e uma camada longitudinal externa fina. A camada circular média é entrelaçada com fibras elásticas e forma o **músculo do esfíncter interno** em torno do orifício interno do colo da bexiga, imediatamente antes de se juntar à uretra. O tônus constante desse músculo evita o esvaziamento da bexiga até que a pressão do líquido seja forte o suficiente para relaxar o esfíncter interno e iniciar a micção. Felizmente, em humanos e em muitos animais domesticados, o esvaziamento pode ser voluntariamente controlado pelo sistema nervoso, devido à presença de um segundo músculo esfincteriano. Conforme a uretra passa pelo assoalho da pelve, uma região conhecida como *diafragma urogenital*, as **fibras musculares esqueléticas** formam o **esfíncter externo da bexiga**, que é, na realidade, um esfíncter da **uretra membranosa**. Esse esfíncter está sob controle voluntário; embora o músculo detrusor se contraia e o esfíncter interno da bexiga relaxe para tentar esvaziá-la, a contração voluntária do esfíncter externo impede que a urina entre na uretra. (A inervação da bexiga e o controle da micção são descritos na próxima seção.)

A **túnica adventícia** da bexiga é composta de um tipo de tecido conjuntivo denso e não modelado que contém uma quantidade generosa de fibras elásticas. Na face posterior, a adventícia é recoberta de uma reflexão do peritônio sobre a parede da bexiga, formando uma camada **serosa**.

Correlações clínicas

O câncer de bexiga é um dos tipos mais comuns. Ao todo, 50% dos casos envolvem indivíduos fumantes, embora, em 30%, a condição seja atribuída à exposição a agentes cancerígenos como naftilamina e benzidina no ambiente de trabalho. O câncer de bexiga pode ocorrer em indivíduos mais jovens, mas é mais frequente em homens mais velhos (66%) do que em mulheres mais velhas (33%) e quase sempre começa no epitélio de transição da bexiga. Os sintomas do câncer de bexiga são sangue na urina, com ou sem dor, e, posteriormente, micção dolorosa e frequente. Em geral, o câncer de bexiga é diagnosticado a tempo de ser tratado, mas pode ocorrer remissão. Assim, os pacientes devem ser monitorados pelo resto de suas vidas. Quase 200 mil pessoas morrem anualmente em todo o mundo de câncer de bexiga.

MICÇÃO

A **micção (esvaziamento da bexiga urinária)** é um processo controlado tanto pelo sistema nervoso autônomo como pelo sistema nervoso voluntário. O controle autônomo da bexiga urinária tem dois componentes: sensorial e motor. As **fibras sensoriais** se originam em receptores de estiramento e monitoram o quanto a parede da bexiga pode estar esticada pela urina acumulada. O **componente motor** está sob o controle de **nervos parassimpáticos**, cujas fibras pré-ganglionares, originadas de neurônios parassimpáticos pré-ganglionares, localizados nos segmentos S_2 e S_3 da medula espinal, fazem sinapses com neurônios parassimpáticos pós-ganglionares, localizados em pequenos gânglios parassimpáticos na parede vesical. As **fibras pós-ganglionares** desses gânglios inervam o músculo detrusor e o esfíncter interno da bexiga. Quando a bexiga é alongada até certo ponto, os sinais dos receptores de alongamento iniciam a *contração do músculo detrusor e o relaxamento do esfíncter urinário interno* para que a bexiga possa expelir a urina. No entanto, para que ocorra a micção real, as **fibras motoras somáticas** transportadas pelo nervo pudendo devem permitir o *relaxamento do esfíncter externo da bexiga*, abrindo assim o lúmen da porção membranosa da uretra. O indivíduo médio elimina cerca de 1,5 a 2,0 ℓ de urina por dia.

URETRA

A uretra transporta a urina da bexiga urinária para fora do corpo.

A bexiga urinária é drenada por uma única estrutura tubular, a **uretra**, que se comunica com o exterior, permitindo a eliminação da urina. À medida que a uretra perfura o **períneo** (**diafragma urogenital; assoalho da pelve**), as fibras musculares esqueléticas desse períneo formam o **músculo esfíncter externo** que circunda a uretra. Esse músculo permite o controle voluntário da micção (ver seção anterior). A uretra do homem é mais longa do que a da mulher e tem dupla função, atuando como via para a urina e para o sêmen.

Correlações clínicas

A perda do controle voluntário sobre o músculo esfíncter externo da uretra causa incontinência urinária, uma condição que afeta principalmente mulheres idosas.

Uretra feminina

A uretra feminina tem cerca de 4 a 5 cm de comprimento e de 5 a 6 mm de diâmetro. Ela se estende da bexiga urinária até o orifício uretral externo, logo acima e anteriormente à abertura da vagina. Normalmente, o lúmen está colabado, exceto durante a micção. É revestida de um **epitélio de transição** próximo à bexiga e por um **epitélio estratificado pavimentoso não queratinizado** no restante de seu comprimento. Intercaladas ao epitélio existem áreas de epitélio pseudoestratificado cilíndrico. A mucosa é disposta em pregas alongadas, devido à organização da **lâmina própria** fibroelástica. Ao longo de todo o comprimento da uretra existem numerosas glândulas claras secretoras de muco, as **glândulas de Littré**.

Uma camada vascular delgada e erétil envolve a mucosa, lembrando o corpo esponjoso da uretra masculina. A camada muscular da uretra é contínua com a da bexiga, mas é composta apenas de duas camadas, uma camada de músculo liso circular externa e outra longitudinal interna. Conforme discutido anteriormente, à medida que a uretra perfura o períneo, um esfíncter do músculo esquelético a envolve e permite o controle voluntário da micção.

Uretra masculina

A uretra masculina tem cerca de 20 cm de comprimento e suas três regiões são nomeadas de acordo com as estruturas por onde passam.

- **Uretra prostática**: tem de 3 a 4 cm de comprimento e encontra-se inteiramente na próstata. É revestida de um epitélio de transição e recebe as aberturas de muitos ductos minúsculos da próstata, do utrículo prostático (um homólogo rudimentar do útero) e dos ductos ejaculatórios pareados
- **Uretra membranosa**: tem de 1 a 2 cm de comprimento e recebe esse nome porque passa pelo períneo. Esse segmento é revestido de epitélio estratificado cilíndrico, intercalado com áreas de epitélio pseudoestratificado cilíndrico. Como indicado anteriormente, as fibras musculares esqueléticas do períneo formam um esfíncter em torno dessa parte da uretra, que proporciona o controle voluntário sobre a micção
- **Uretra esponjosa** (**uretra peniana**): é a porção mais longa da uretra (15 cm de comprimento) e passa por toda a extensão do pênis, terminando na ponta da glande como orifício uretral externo. Esse segmento recebe esse nome porque está localizado no corpo esponjoso. É revestido de epitélio estratificado cilíndrico, intercalado com áreas de epitélio pseudoestratificado cilíndrico e estratificado pavimentoso não queratinizado. A porção terminal dilatada da uretra na glande do pênis (a **fossa navicular**) é revestida de epitélio estratificado pavimentoso não queratinizado.

A **lâmina própria** das três regiões é composta de tecido conjuntivo frouxo fibroelástico, com um rico suprimento vascular. Abriga inúmeras **glândulas de Littré**, cuja secreção mucosa lubrifica o revestimento epitelial da uretra.

Correlações clínicas

As **infecções do trato urinário** (**ITU**) geralmente afetam a bexiga (**cistite aguda**); no entanto, em alguns casos, a infecção pode subir pelos ureteres e envolver os rins (**pielonefrite**). No caso de cistite aguda, os sintomas são micção frequente e sensação dolorosa ou de queimação durante a micção. No entanto, se essas condições forem acompanhadas de febre e dor na região lombar e, ocasionalmente, vômitos, sintomas que se desenvolvem em curto período de tempo, o médico deve suspeitar de pielonefrite. Na maioria dos casos, a infecção é causada pela invasão do trato urinário pelo microrganismo ***Escherichia coli*** (***E. coli***). Como a fonte mais comum de *E. coli* é o ânus, as ITUs são mais frequentes em mulheres do que em homens devido à proximidade da uretra com o ânus. Além disso, em mulheres que foram submetidas a histerectomia, a conexão da bexiga com a parede abdominal anterior é enfraquecida e a bexiga tende a prolapso, dificultando o esvaziamento. A urina represada tende a permitir a proliferação de *E. coli* na bexiga, aumentando as chances de cistite aguda, que, na maioria dos casos, é eliminada pelo tratamento com antibióticos. A pielonefrite é uma doença muito grave que deve ser tratada com antibióticos e, às vezes, até por intervenção cirúrgica.

Considerações patológicas

Ver Figuras 19.34 a 19.36.

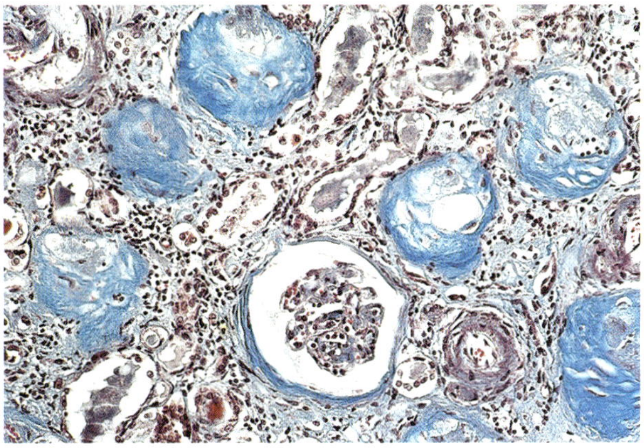

Figura 19.34 Fotomicrografia do rim de um paciente com glomerulonefrite crônica. Observe, neste tecido corado com tricrômico de Masson, que a maioria dos glomérulos foi substituída por fibras de colágeno coradas de azul. (Cortesia de Kumar V, Abbas AK, Aster JC. *Robbins and Cotran Pathologic Basis of Disease*. 9th ed. Philadelphia: Elsevier; 2015:925.)

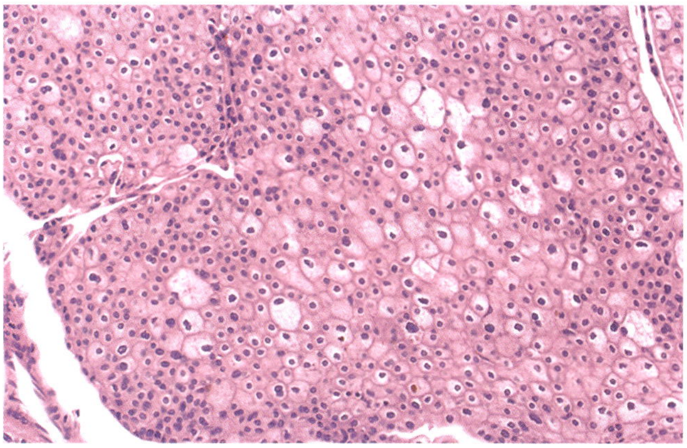

Figura 19.35 Fotomicrografia do rim de um paciente com carcinoma de células renais do tipo cromófobo, evidenciado pela presença de células cromófobas pouco coradas que exibem um halo perinuclear. (Cortesia de Kumar V, Abbas AK, Aster JC. *Robbins and Cotran Pathologic Basis of Disease*. 9th ed. Philadelphia: Elsevier; 2015:955.)

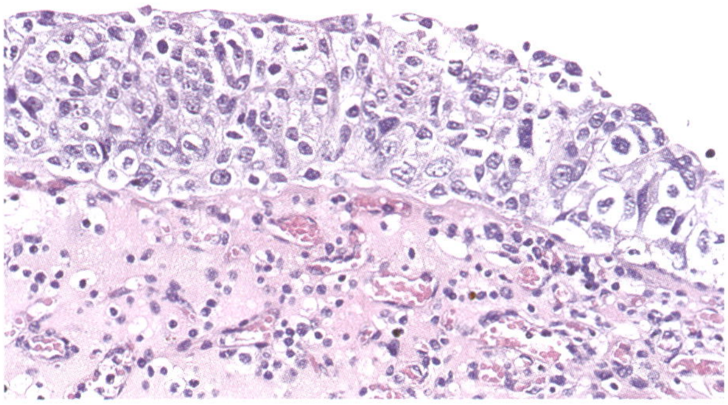

Figura 19.36 Fotomicrografia da bexiga urinária de um paciente com carcinoma plano *in situ*. Observe os característicos núcleos pleomórficos aumentados, das células epiteliais de transição. (Cortesia de Kumar V, Abbas AK, Aster JC. *Robbins and Cotran Pathologic Basis of Disease*. 9th ed. Philadelphia: Elsevier; 2015:967.)

Instruções do laboratório de histologia

Rim

Córtex

O córtex renal é caracterizado pelos corpúsculos renais que são circundados pelos túbulos contorcidos proximal e distal do labirinto cortical e raios medulares compostos por túbulos coletores corticais e a parte reta dos túbulos proximal e distal. Observe que, mesmo em baixa ampliação, a camada parietal da cápsula de Bowman e o espaço urinário são claramente evidentes (ver Figura 19.2 *CR, RM, P, EU*). Em ampliação média pode ser observado que a camada parietal da cápsula de Bowman é composta de um epitélio simples pavimentoso que circunda o espaço urinário. A porção da mácula densa presente na parte reta do túbulo distal é evidente pela presença dos núcleos densamente arranjados das células da mácula densa. Os túbulos contorcidos proximais são distinguíveis pela coloração mais escura de suas grandes células, em comparação às células menores e de coloração mais clara do túbulo contorcido distal (ver Figura 19.3 *P, EU, M*). Em grande ampliação, podem ser observados os capilares glomerulares do corpúsculo renal cheios de sangue, e fica evidente a relação entre a arteríola glomerular aferente e a mácula densa. Observe que as células grandes com coloração escura do túbulo contorcido proximal estão bem representadas (ver Figura 19.4 *Er, AG, MD, TCP*).

Outra fotomicrografia de baixa ampliação do córtex renal exibe o corpúsculo renal circundado por perfis transversais de um túbulo contorcido proximal (TCP) e um túbulo contorcido distal (DCT). Como o túbulo contorcido proximal é muito mais longo do que o túbulo contorcido distal, a relação entre os perfis TCP e TCD é de cerca de 7:1. Os túbulos contorcidos proximais têm células maiores e com coloração mais escura quando comparadas às células dos túbulos contorcidos distais. São claramente evidentes os raios medulares, que abrigam os túbulos coletores corticais, e os segmentos espessos ascendentes e descendentes da alça de Henle. Observe que as membranas celulares dos túbulos coletores são evidentes, permitindo que sejam reconhecidos com facilidade. As células dos segmentos espessos descendentes assemelham-se às dos túbulos contorcidos proximais, enquanto as células dos segmentos espessos ascendentes se assemelham às dos túbulos contorcidos distais (ver Figura 19.14, *CR, TCP, TCD, TC, AEH, DEH*). Uma fotomicrografia de média ampliação do córtex renal apresenta um corpúsculo renal rodeado por perfis de túbulos contorcidos proximais e distais que exibem diferenças numéricas e histológicas, demonstrando uma relação de aproximadamente 7:1 de perfis contorcidos proximais e distais, bem como as células maiores e mais escuras das células proximais em comparação às células menores e mais claras do túbulo contorcido distal. O ducto coletor cortical exibe as células levemente coradas com membranas celulares óbvias (ver Figura 19.15, *CR, TCP, TCD, TC*).

Medula

Uma seção longitudinal da zona externa da medula renal em ampliação média exibe os segmentos delgados e espessos da alça de Henle. Observe que as células que compõem o segmento delgado são pavimentosas, ao passo que as do segmento espesso são cúbicas baixas a cúbicas. Os túbulos coletores medulares não são diferentes de suas porções corticais, exibindo as membranas celulares caracteristicamente óbvias. A diferença entre a artéria reta e a veia reta é óbvia pelo fato de a parede arterial ser mais espessa do que a parede venosa (ver Figura 19.17, *SE, SD, TC, AR, VR*). Um corte transversal de uma região semelhante da zona externa da medula renal exibe as células cúbicas dos túbulos coletores medulares, bem como os segmentos delgados da alça de Henle e as células endoteliais dos vasos retos (ver Figura 19.21, *TC, dAH, E*).

Um corte transversal da papila renal mostra os grandes ductos papilares de Bellini, que se assemelham aos túbulos coletores pelo fato de que suas células se coram fracamente e apresentam membranas celulares óbvias entre as células adjacentes. No entanto, essas células são cilíndricas, e não cúbicas. Além disso, observe a diferença entre as células cúbicas dos segmentos espessos e as células pavimentosas dos ramos delgados da alça de Henle. Note também as paredes espessas da artéria reta (ver Figura 19.23, *DP, eAH, dAH, AR*).

Cálices (cálice menor)

A medula interna do rim termina na papila renal, onde os ductos papilares de Bellini se abrem na área crivosa para liberar a urina no cálice menor, uma estrutura afunilada que é revestida de epitélio de transição e se abre em um cálice principal (ver Figura 19.28, *pontas de seta, área entre as duas setas, CM, ET*).

Ureter

Uma fotomicrografia de ampliação muito baixa de um corte transversal de um ureter exibe o epitélio de transição que reveste o lúmen. Observe que o tecido conjuntivo denso não modelado e rico em fibras colágenas da lâmina própria é circundado por duas camadas de fibras musculares lisas, uma longitudinal interna e uma circular externa (oposto ao que se observa no sistema digestório). O revestimento muscular é circundado por um tecido conjuntivo fibroso, conhecido como túnica adventícia (ver Figura 19.29, *E, L, LP, M, A*). Uma ampliação maior do ureter exibe o revestimento de epitélio de transição do lúmen. Ele demonstra a celularidade da lâmina própria e das duas camadas de músculo liso do revestimento muscular (ver Figura 19.30, *E, L, LP, ML*).

Bexiga urinária

Uma ampliação muito baixa da bexiga urinária exibe seu epitélio de transição espesso e uma grossa camada de tecido conjuntivo, a lâmina própria, que forma pregas quando a bexiga está vazia. A espessa camada muscular também é evidente (ver Figura 19.31, *E, TC, M*). Uma ampliação média da bexiga urinária exibe o revestimento de epitélio de transição do lúmen. Observe que, nas áreas mais superficiais do epitélio de transição, as células são grandes e em formato de cúpula. A lâmina própria tem muitos elementos celulares e vasculares (ver Figura 19.32, *E, L, setas, LP, VS*). Em grande ampliação, as células em formato de cúpula são bem definidas e fica evidente que algumas células têm dois núcleos. Observe a celularidade da lâmina própria (ver Figura 19.33, *LP*).

20

Sistema Reprodutor Feminino

O sistema reprodutor feminino consiste em órgãos reprodutores internos (dois ovários, duas tubas uterinas, útero e vagina; Figura 20.1) e órgãos genitais externos (clitóris, lábios maiores e lábios menores).

Antes da puberdade, os **órgãos reprodutores femininos** estão mal desenvolvidos, e permanecem assim até que os **hormônios gonadotrópicos** secretados pela hipófise sinalizem o início da puberdade. Assim, ocorre maior diferenciação dos órgãos reprodutores, culminando na **menarca**, o primeiro fluxo menstrual. A idade média de ocorrência da menarca é de 12,7 anos, mas varia entre 9 e 15 anos. Após o primeiro fluxo menstrual, o ciclo menstrual, que envolve muitas mudanças hormonais, histológicas e psicológicas, é repetido aproximadamente a cada mês (28 dias) durante toda a vida reprodutiva feminina, a menos que seja interrompido por uma gestação. À medida que a mulher se aproxima do fim de seus anos reprodutivos, seu ciclo menstrual se torna irregular, conforme os sinais hormonais e neurológicos começam a mudar. Isso culmina na cessação completa da menstruação, conhecida como **menopausa**, quando ocorre uma involução limitada dos órgãos reprodutores. Em média, a menopausa em mulheres nos EUA ocorre aos 51 anos, mas geralmente varia entre 48 e 55 anos de idade. No entanto, pode começar ainda no início da quarta década de vida.

Embora as glândulas mamárias não sejam consideradas parte do sistema reprodutor feminino, sua fisiologia e função estão tão intimamente associadas a ele que também são discutidas neste capítulo.

Ovários

Cada ovário, coberto do epitélio germinativo, é indistintamente dividido em córtex e medula.

Cada **ovário** tem aproximadamente 3 cm de comprimento; 1,5 a 2 cm de largura e 1 cm de espessura, cada um pesando aproximadamente 14 g. Os ovários estão localizados na pelve e estão suspensos no **ligamento largo do útero** por um anexo chamado ***mesovário***, uma prega especial do peritônio através da qual os vasos sanguíneos chegam aos ovários (ver Figura 20.1).

DESENVOLVIMENTO EMBRIONÁRIO DOS OVÁRIOS

O cromossomo Y é responsável pelo desenvolvimento das gônadas masculinas; na sua ausência, ocorrerá a formação de **ovários**. Antes da quarta semana de desenvolvimento, são formadas **cristas gonadais**, cobertas de epitélio, nas faces posteriores da

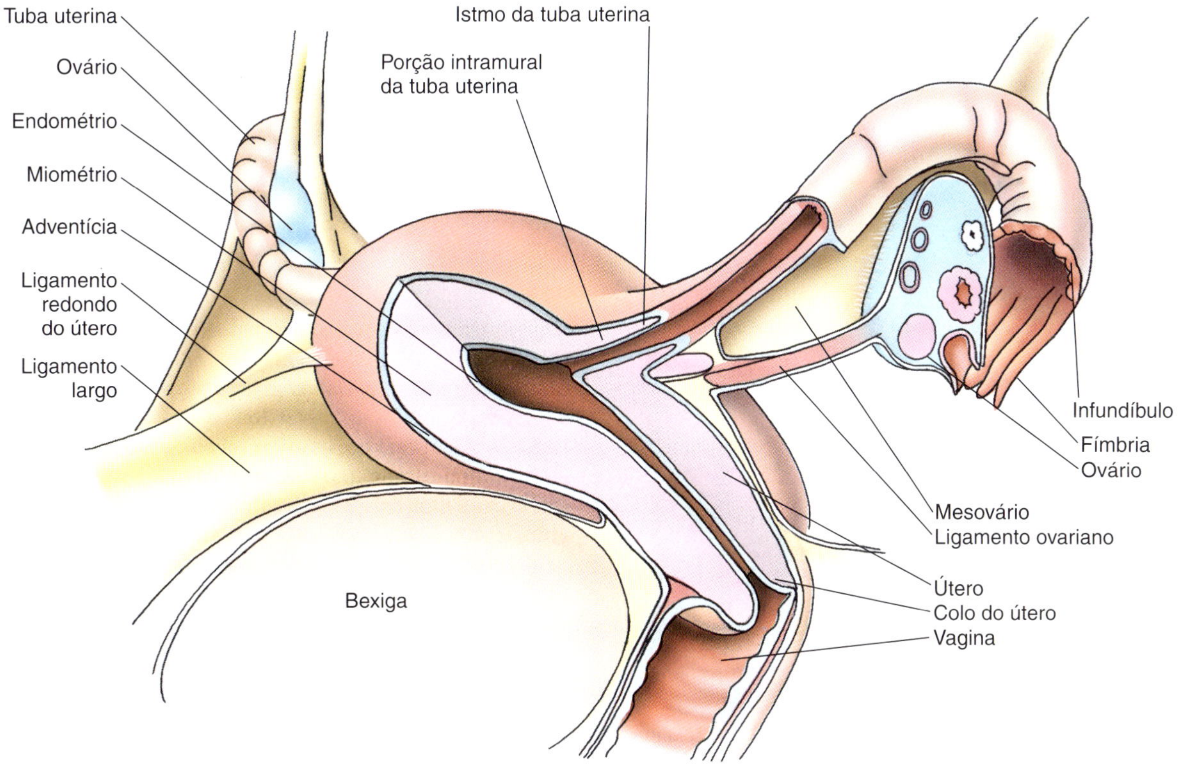

Figura 20.1 Diagrama esquemático do trato reprodutor feminino. Observe que o ovário é seccionado para mostrar os folículos em desenvolvimento e que o útero e a tuba uterina estão abertos para exibir seus respectivos lúmens.

parede abdominal. Cerca de 1 semana depois, as células derivadas da cobertura epitelial atravessam a substância das cristas gonadais para formar um grupo de células conhecido como **cordões sexuais primitivos**. Na sexta semana de desenvolvimento, essas cristas gonadais formam estruturas conhecidas como **gônadas indiferenciadas** – indiferenciadas porque ainda não exibem características masculinas ou femininas. Poucos dias após a formação dos cordões sexuais primitivos, as células do saco vitelino, conhecidas como **células germinativas primordiais**, invadem as cristas gonadais e proliferam rapidamente, aumentando assim as cristas gonadais. Essas células germinativas primordiais se diferenciam em **oogônias**, que proliferam por mitose. No entanto, algumas dessas células começam sua primeira **divisão meiótica**, entrando na **prófase I da meiose**, e passam a ser conhecidas como **oócitos primários**. Durante a sétima semana de desenvolvimento, outro grupo de células da cobertura epitelial, denominado **epitélio germinativo**, penetra na *porção cortical* das cristas gonadais para estabelecer os **cordões sexuais corticais**. Após sua formação, esses **cordões sexuais corticais** se dissociam em células pavimentosas individuais, que migram para cada oócito primário e formam uma única camada de células ao seu redor, agora conhecidas como **células foliculares**. O oócito primário e suas células foliculares pavimentosas circundantes são conhecidos coletivamente como **folículo primordial**. As células foliculares liberam uma molécula sinalizadora, o **inibidor da maturação do oócito**, impedindo a continuação da meiose, forçando o oócito primário a permanecer na **fase dictióteno** (**diplóteno prolongado**) da **prófase I** da **meiose I** até pouco antes de ser ovulado.

No quinto mês de desenvolvimento, existem cerca de 7 milhões de oogônias e oócitos primários presentes no ovário em desenvolvimento. Então, de repente, muitos desses oócitos primários e oogônias sofrem **atresia** e morrem, de modo que, ao nascimento, existem apenas de um a milhões de folículos primordiais presentes nos dois ovários. A maioria deles se torna atrésica ao longo da próxima década de vida ou depois, e na menarca uma jovem tem menos de 200 mil folículos primordiais nos dois ovários. Geralmente, a ovulação ocorre a cada 28 dias durante os próximos 30 a 40 anos, com um oócito liberado a cada mês, para um total de cerca de 450 oócitos liberados durante o período reprodutivo. Os folículos restantes degeneram e morrem no mesmo período de tempo.

> **Correlações clínicas**
>
> O desenvolvimento de uma pessoa do sexo feminino é a condição padrão que requer a ausência de um cromossomo Y. Se um cromossomo Y estiver presente, tornam-se ativados dois de seus genes, ***SRY*** (**região determinante do sexo do cromossomo Y**; do inglês, ***sex-determining region of the Y chromosome***) e ***SOX9*** (um gene que codifica um fator de transcrição conhecido pelo mesmo nome). O primeiro expressa a proteína conhecida como **fator determinante do testículo (proteína da região Y determinante do sexo)**, que inibe as regiões do cromossomo X que codificam o desenvolvimento de uma pessoa do sexo feminino. A proteína SOX9 tem várias funções, incluindo o estímulo das células de Sertoli para produzir o **hormônio antimuleriano** (**AMH, *antimullerian hormone***). O AMH impede a formação do trato reprodutor feminino (ver Capítulo 21, sobre o sistema reprodutor masculino) e ativa o **fator de crescimento de fibroblasto 9**, que estimula a proliferação das células de Sertoli e, portanto, a síntese e liberação contínuas da proteína SOX9. Isso estimula um suprimento contínuo de AMH e o desenvolvimento de um embrião do sexo masculino.

DESCRIÇÃO GERAL DOS OVÁRIOS

Os ovários são recobertos de um derivado mesotelial cúbico baixo, conhecido como **epitélio germinativo**, que originalmente se acreditava dar origem às células germinativas. Embora agora se saiba que está incorreta, essa denominação foi mantida. Abaixo do epitélio germinativo, está uma cápsula de tecido conjuntivo denso não modelado, rica em colágeno e pouco vascularizada, a **túnica albugínea**, cujas fibras de colágeno tipo I são orientadas aproximadamente em paralelo à superfície ovariana. Cada ovário é subdividido no **córtex**, altamente celularizado, e na **medula** de tecido conjuntivo frouxo ricamente vascularizada, cujos vasos sanguíneos são derivados das artérias ovarianas. Histologicamente, entretanto, a divisão entre o córtex e a medula é indistinta.

CÓRTEX OVARIANO

O córtex ovariano é composto do estroma de tecido conjuntivo que abriga os folículos ovarianos em diferentes estágios de desenvolvimento.

O **córtex ovariano** de uma mulher sexualmente madura é composto de uma estrutura de tecido conjuntivo, o **estroma** (**compartimento intersticial**), que abriga **células estromais** (**células intersticiais**), semelhantes a fibroblastos, e folículos ovarianos em diferentes estágios de desenvolvimento (Figura 20.2A).

O córtex ovariano no início da puberdade

A liberação pulsátil do hormônio liberador de gonadotropinas é a principal responsável pelo início da puberdade.

Antes de atingir a puberdade, todos os folículos do córtex ovariano estão no estágio de **folículo primordial**. O **hormônio liberador de gonadotropinas** (**GnRH**), também conhecido como **hormônio liberador do hormônio luteinizante** (**LHRH**), um polipeptídeo composto de dez aminoácidos e produzido pelos neurônios neurossecretores do núcleo arqueado e da área pré-óptica do hipotálamo, tem papel importante no início da puberdade. A liberação do LHRH é pulsátil, ocorrendo aproximadamente a cada 90 minutos, e sua meia-vida na corrente sanguínea é apenas de 2 a 4 minutos. A pulsatilidade da liberação de LHRH é um pré-requisito não apenas para a manifestação da menarca, mas também para a manutenção dos ciclos ovulatórios e menstruais normais ao longo da vida reprodutiva.

A liberação pulsátil de **GnRH** (e a liberação não pulsátil do hormônio **leptina**) resulta em uma liberação pulsátil paralela de gonadotropinas (**hormônio folículo estimulante** [**FSH**] e **hormônio luteinizante** [**LH**]) pelas células basófilas da hipófise anterior, culminando com o início do desenvolvimento folicular e do ciclo ovulatório (Tabela 20.1). O ciclo ovulatório, o desenvolvimento folicular e as relações entre os hormônios são descritos a seguir.

Folículos ovarianos

Os folículos ovarianos amadurecem em quatro estágios de desenvolvimento: primordial, primário, secundário e de Graaf.

Os **folículos ovarianos** são circundados por tecido conjuntivo estromal e consistem em um oócito primário e suas **células foliculares** associadas (**células da granulosa**) dispostas em uma

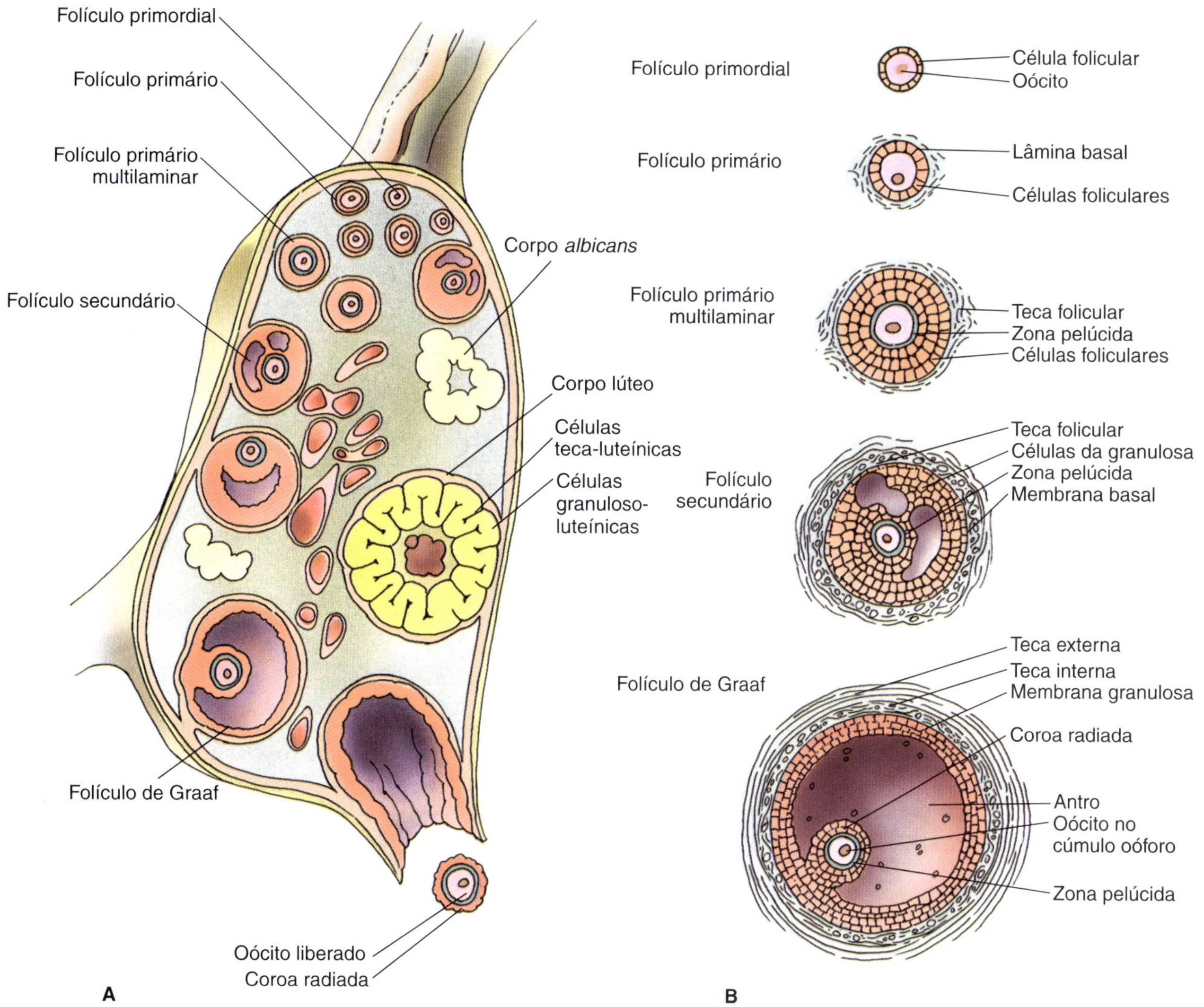

Figura 20.2 **A.** Diagrama da estrutura ovariana. **B.** Desenvolvimento folicular. Observe que um corpo lúteo e um corpo *albicans* são exibidos no ovário. Repare que são apresentados todos os estágios do desenvolvimento folicular, desde o estágio de folículo primordial até o estágio de folículo de Graaf.

TABELA 20.1 Taxa de pulsatilidade de liberação de LHRH.

Taxa de liberação	Resultados diretos	Efeitos dos resultados diretos
Menos de 60 min	Regula negativamente a síntese do receptor LHRH	Anovulação causada pela falta de responsividade à gonadotropina
Mais de 90 min	Estimulação inadequada das células basófilas da hipófise anterior	Anovulação e amenorreia
Entre 60 e 90 min	Número adequado de receptores de LHRH nas células basófilas da hipófise anterior	Ciclo ovulatório normal

LHRH, hormônio liberador do hormônio luteinizante.

única camada esférica ou em várias camadas concêntricas ao redor do oócito primário. As células foliculares, semelhantes ao epitélio germinativo, são derivadas do **epitélio mesotelial** e, possivelmente, também de uma segunda fonte, os cordões sexuais primitivos do **mesonefro**, um precursor do rim.

Existem dois estágios de desenvolvimento folicular com base no crescimento do folículo, que também são categorizados pelo desenvolvimento do oócito e das células foliculares (Tabela 20.2; ver Figura 20.2B): **folículos que não crescem** – os **folículos primordiais**; e **folículos em crescimento**, que são de três tipos – **folículos primários** (unilaminar e multilaminar), **folículos secundários** (**antrais**) e **folículos de Graaf** (**maduros**).

O *recrutamento* do folículo primordial para se tornar um folículo primário e a *ativação* dos folículos primários para se tornarem folículos secundários são *independentes* do FSH. Os folículos secundários e posteriores, entretanto, estão sob a influência do FSH. O desenvolvimento folicular geralmente culmina na liberação de um único oócito (ovulação).

Folículos primordiais

Os folículos primordiais, compostos de uma camada única de células foliculares pavimentosas que circundam o oócito primário, são separados do estroma ovariano por uma membrana basal; são considerados as unidades reprodutivas básicas do ovário.

Os **folículos primordiais** são abundantes antes do nascimento, e depois tornam-se menos numerosos; são considerados as

TABELA 20.2 Estágios do desenvolvimento folicular ovariano.

Estágio	Dependente de FSH	Oócito	Zona pelúcida	Células foliculares ou da granulosa	Líquido folicular	Teca interna	Teca externa
Folículo primordial	Não	Oócito primário	Nenhum	Camada única de células pavimentosas	Nenhum	Nenhum	Nenhum
Folículo primário unilaminar	Não	Oócito primário	Presente	Camada única de células cúbicas	Nenhum	Nenhum	Nenhum
Folículo primário multilaminar	Não	Oócito primário	Presente e as microvilosidades dos oócitos primários formam junções comunicantes com filopódios de células da coroa radiada	Várias camadas de células foliculares (agora chamadas de células da granulosa)	Nenhum	Presente	Presente
Folículo secundário	Sim	Oócito primário	Presente com junções comunicantes	Espaços se desenvolvem entre as células da granulosa	Acumula nos espaços entre as células da granulosa	Presente	Presente
Folículo de Graaf	Sim, até que se torne o folículo dominante	Oócito primário rodeado por corona radiata no cúmulo oóforo.	Presente com junções comunicantes	Forma a membrana granulosa e o cúmulo oóforo	Preenche o antro	Presente	Presente

FSH, hormônio foliculoestimulante.

unidades reprodutivas básicas do ovário. O folículo primordial é composto de um **oócito primário** cercado por uma camada única de **células foliculares** pavimentosas (Figuras 20.3 e 20.4).

O **oócito primário**, uma célula esférica com cerca de 25 μm de diâmetro, tem um grande núcleo excêntrico com um único nucléolo. O nucleoplasma parece vesicular por causa de seus cromossomos descondensados. O citoplasma tem numerosas mitocôndrias, complexos de Golgi abundantes, retículo endoplasmático rugoso (RER) com quantidade esparsa

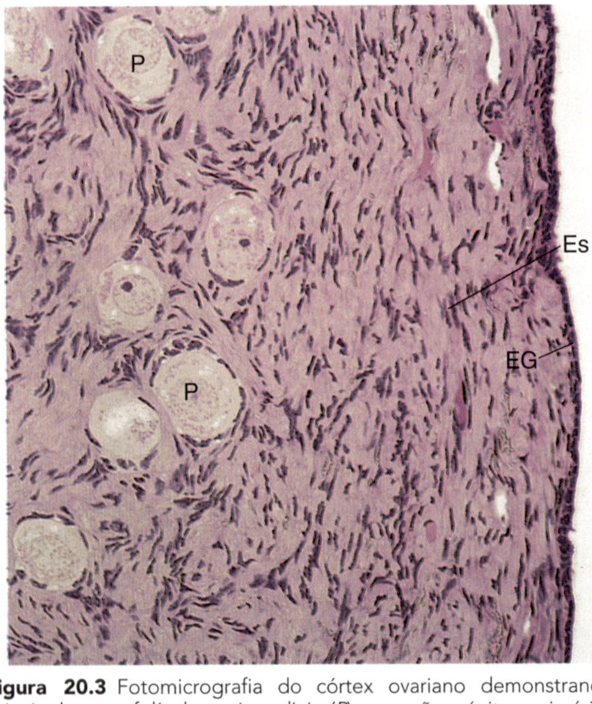

Figura 20.3 Fotomicrografia do córtex ovariano demonstrando principalmente folículos primordiais (*P*), que são oócitos primários rodeados por células foliculares. O epitélio germinativo (*EG*), bem como o estroma ovariano (*Es*) do córtex, também é evidente nesta fotomicrografia (270 ×).

de ribossomos e lamelas anulares. Além disso, os oócitos primários abrigam vesículas que ocupam a região cortical da célula, logo abaixo da membrana plasmática. Essas vesículas são conhecidas como ***grânulos corticais***, que abrigam enzimas proteolíticas que funcionarão durante o processo de fertilização (consulte a seção sobre fertilização). Os oócitos primários permanecem no **estágio dictióteno da prófase da meiose I** até a ovulação, mesmo que isso ocorra de 30 a 40 anos depois.

O oócito primário é completamente circundado por **células foliculares** pavimentosas ligadas umas às outras por desmossomos e separadas do estroma de tecido conjuntivo por uma membrana basal.

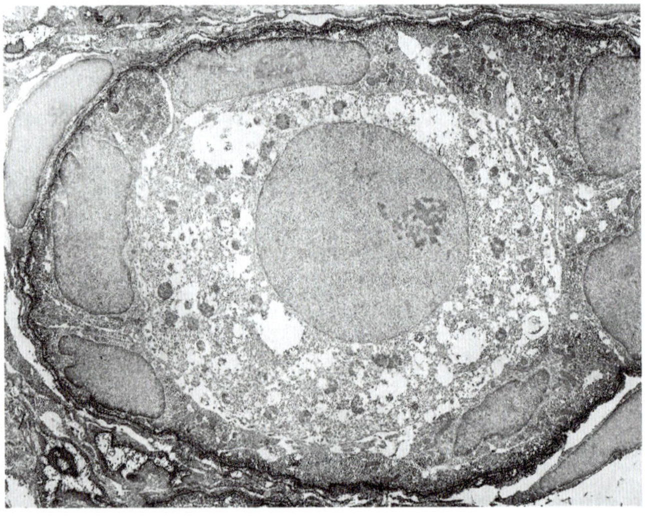

Figura 20.4 Eletromicrografia de um folículo ovariano primordial de ovário de rato (6.200 ×). Observe o oócito rodeado por células foliculares. (Fonte: Leardkamolkarn V, Abrahamson DR. Immunoelectron microscopic localization of laminin in rat ovarian follicles. *Anat Rec.* 1992; 233: 41-52. Reprinted with permission from Wiley-Liss, Inc., a subsidiary of John Wiley & Sons, Inc.)

Correlações clínicas

Durante o estágio dictióteno, os mRNAs são transcritos no núcleo do oócito primário; no entanto, não são traduzidos até que a meiose I seja retomada. Parece que as proteínas regulatórias devem poliadenilar a extremidade 3′ do mRNA, mas esse sítio está bloqueado e o mRNA permanece dormente. Uma vez liberado o sítio, proteínas como o fator de iniciação da tradução eucariótica 4E (eIF4E) e a proteína de ligação ao elemento de poliadenilação citoplasmática (CPEB) podem estimular a poliadenilação do mRNA dormente, permitindo que seja traduzido.

Folículos primários

Existem dois tipos de folículos primários, unilaminar e multilaminar, dependendo do número de camadas de células foliculares que circundam o oócito primário.

Os folículos primordiais se desenvolvem em **folículos primários**, diferenciados como resultado de alterações no oócito primário, células foliculares e tecido estromal circundante (Figura 20.5).

O **oócito primário** cresce até cerca de 100 a 150 μm de diâmetro, com um núcleo de volume aumentado (esses núcleos às vezes são chamados de ***vesículas germinativas***). Vários aparelhos de Golgi estão espalhados pela célula, o RER se torna rico em ribossomos, os ribossomos livres são abundantes e as mitocôndrias são numerosas e dispersas por toda a célula.

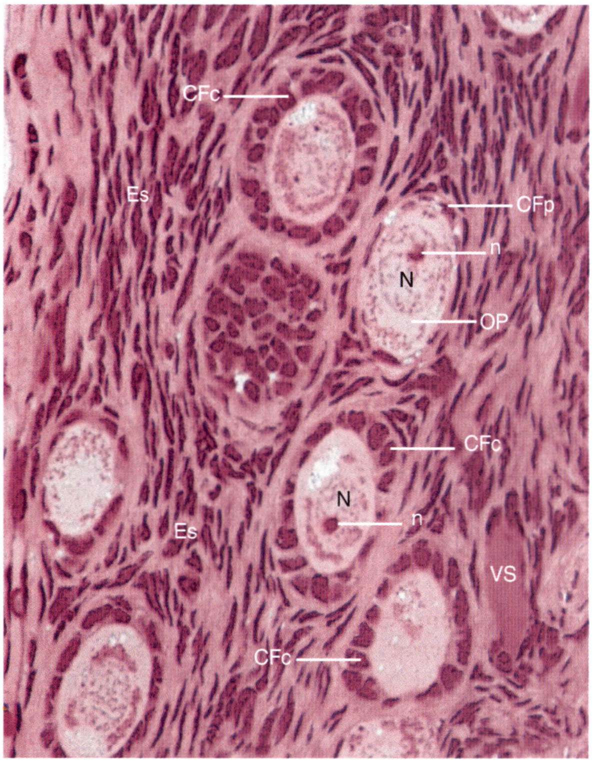

Figura 20.5 Esta fotomicrografia de grande ampliação do córtex ovariano exibe o estroma altamente celularizado (*Es*) e vários folículos primários primordiais e unilaminares. O folículo primordial tem uma única camada de células foliculares pavimentosas (*CFp*) envolvendo o oócito primário (*OP*), enquanto o folículo primário unilaminar apresenta uma única camada de células foliculares cúbicas (*CFc*) envolvendo o oócito primário. Observe os grandes núcleos com aparência vesicular (*N*) e os nucléolos densos únicos (*n*) dos oócitos primários. O estroma tem um rico suprimento vascular (VS) (540 ×).

As **células foliculares** adquirem um formato cúbico. Desde que apenas uma única camada de células foliculares envolva o oócito, o folículo é chamado de ***folículo primário unilaminar***. Uma vez que um folículo primordial é *recrutado*, tanto as células foliculares como o oócito primário participam da *transformação* do folículo primordial em folículo primário, expressando fatores de transcrição como **proteína homeobox de oogênese do recém-nascido, fatores de transcrição hélice-alça-hélice básicos específicos de espermatogênese e oogênese 1 e 2** e **proteína forkhead box L2**. Todos esses fatores, além de outras moléculas de sinalização – como **ativina, fator de crescimento epidérmico, fator de crescimento semelhante à insulina** e **íons cálcio** – atuam no nível do microambiente de um folículo primário em desenvolvimento particular, de modo que outros folículos primordiais vizinhos não sejam estimulados a se tornarem folículos primários. Na verdade, outros fatores locais – como a **proteína forkhead box O3** fosforilada, sintetizada pelo oócito primário e pelo hormônio anti-Mulleriano, secretado pelas células foliculares (células da granulosa) de folículos vizinhos em crescimento – inibem a transformação da maioria dos folículos primordiais em sua vizinhança em folículos primários.

Folículo primário multilaminar. Quando as células foliculares proliferam e se estratificam, formando várias camadas de células ao redor do oócito primário, o folículo é denominado ***folículo primário multilaminar*** e as células foliculares são mais comumente denominadas ***células da granulosa (ou membrana granulosa, ou estrato granuloso)***. A atividade proliferativa das células da granulosa se deve aos fatores de crescimento **ativina**, **proteína morfogenética óssea 15** e **fator de diferenciação de crescimento 9** produzidos pelo oócito primário. À medida que o folículo primário multilaminar continua a se desenvolver, as células da granulosa começam a expressar alguns receptores FSH em suas membranas celulares.

Durante esse estágio, uma substância amorfa (a **zona pelúcida**) aparece, separando o oócito das células foliculares circundantes. A zona pelúcida é composta de quatro glicoproteínas diferentes – ZP_1, ZP_2, ZP_3 e ZP_4 – secretadas pelo oócito (para as funções dessas glicoproteínas, consulte seção posterior sobre fertilização). Filopódios das células foliculares invadem a zona pelúcida e entram em contato com a membrana plasmática do oócito. Assim, as células foliculares formam junções comunicantes entre si (compostas da **conexina 43**), bem como junções comunicantes com as microvilosidades do oócito primário (utilizando a **conexina 37**). É por meio dessas junções comunicantes baseadas na conexina 37 que as células foliculares se comunicam com o oócito primário durante todo o desenvolvimento folicular e é por meio das junções comunicantes baseadas na conexina 43 que elas se comunicam entre si.

As **células do estroma** começam a se organizar ao redor do folículo primário multilaminar, formando uma **teca interna**, composta principalmente de uma camada celular ricamente vascularizada, e uma **teca externa**, composta principalmente de tecido conjuntivo fibroso. Esse processo de reorganização das células do estroma, assim como o crescimento do oócito primário em diâmetro, deve-se à secreção do **ligante *c-kit*** (**fator de células-tronco**) pelas células da granulosa. Conforme o ligante *c-kit* é liberado, tanto o oócito primário como as células da granulosa na vizinhança imediata dos oócitos primários expressam os **receptores do ligante *c-kit***; a ligação do ligante *c-kit* aos seus receptores afeta as alterações no oócito primário e nas células do estroma. As células que compõem a teca interna também têm **receptores de LH** em sua membrana plasmática. Essas células assumem as características ultraestruturais de células produtoras de esteroides. Seu citoplasma acumula numerosas gotículas lipídicas e tem abundante retículo endoplasmático liso (REL), e as cristas de suas mitocôndrias são tubulares. Essas células da teca interna produzem o hormônio sexual masculino **androstenediona**, que entra nas células da granulosa, onde a enzima **aromatase** o converte no estrogênio **estradiol** (hormônio sexual feminino). As células da granulosa são separadas da teca interna por uma lâmina basal espessada.

Folículos secundários (antrais)

Os folículos secundários são semelhantes aos folículos primários multilaminares, exceto pela presença de acúmulos de líquido folicular entre as células da granulosa.

O folículo primário multilaminar continua a se desenvolver e aumentar de tamanho, atingindo até 200 μm de diâmetro. Um grande folículo esférico é formado, com numerosas camadas de células da granulosa ao redor do oócito primário (cujo tamanho a partir desse ponto permanece constante, devido à liberação contínua do **inibidor da maturação do oócito** pelas células da teca interna). Vários espaços intercelulares se desenvolvem dentro da massa de células da granulosa e se tornam preenchidos com um líquido conhecido como ***líquido folicular***. Assim que o folículo primário multilaminar exibe a presença de líquido folicular, ele passa a ser conhecido como ***folículo secundário*** (embora alguns se refiram a essa fase como **folículo antral** ou folículo terciário). Essas células foliculares continuam a expressar e inserir uma quantidade crescente de receptores FSH em suas membranas celulares (Figuras 20.6 e 20.7).

A proliferação contínua das células da granulosa do folículo secundário depende do **FSH** liberado pelas células basófilas da hipófise anterior. Sob a influência do FSH, o número

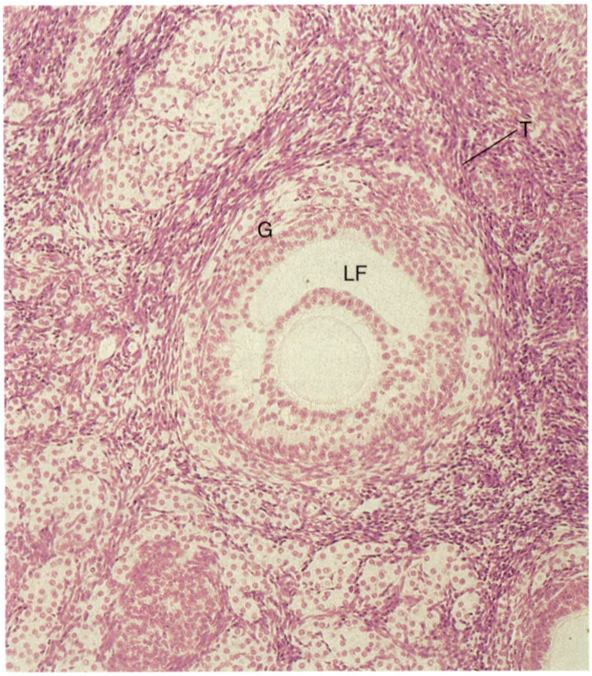

Figura 20.6 Fotomicrografia de um folículo secundário. Observe o oócito primário e o líquido folicular cercado por uma membrana granulosa. Observe também a presença da membrana basal entre as células da granulosa (*G*) e a teca interna (*T*). LF, líquido folicular (132 ×).

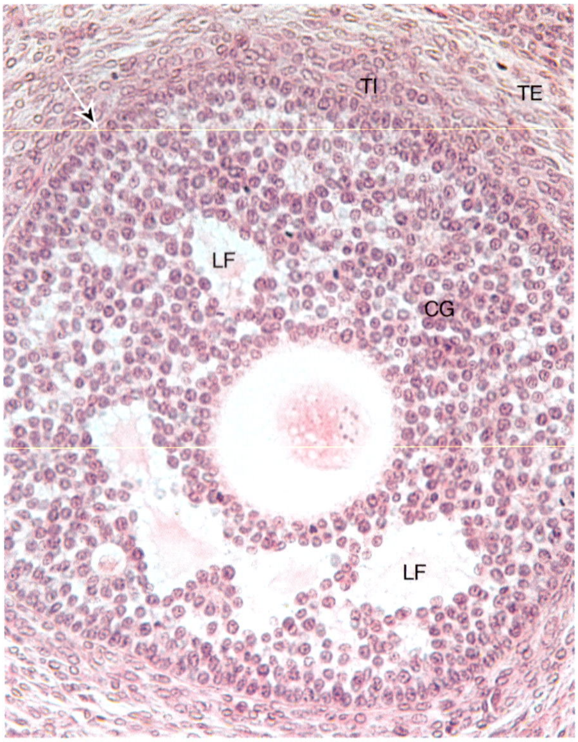

Figura 20.7 Esta ampliação média de um folículo secundário exibe as múltiplas camadas das células da granulosa (*CG*) e o acúmulo de gotículas extracelulares de líquido folicular (*LF*). Observe a presença de uma membrana basal (*seta*) entre as células da granulosa e a teca interna (*TI*), cuja natureza celular a diferencia da natureza fibrosa da teca externa (*TE*) (270 ×).

de camadas das células da granulosa aumenta, assim como o número de espaços extracelulares que contêm líquido folicular. Esse líquido, um exsudato de plasma, contém glicosaminoglicanos, proteoglicanos e proteínas de ligação a esteroides produzidas pelas células da granulosa. Além disso, contém os hormônios **progesterona, estradiol, inibina, folistatina** (**foliculostatina**) e **ativina**, que regulam a liberação de LH e FSH.

Correlações clínicas

Os **tumores de células da granulosa** são de dois tipos, juvenil e adulto, dependendo especialmente da idade do indivíduo afetado. São principalmente benignos, constituindo aproximadamente 5% dos tumores ovarianos. Assemelham-se à membrana granulosa dos folículos ovarianos; ocasionalmente, exibem a presença de pequenas estruturas semelhantes a glândulas, contendo líquidos extracelulares acidofílicos, conhecidos como corpos de Call-Exner. As células da granulosa frequentemente produzem estrogênios, que, em mulheres pré-púberes, podem provocar a menarca precoce. Em mulheres adultas, o excesso de estrogênio pode causar hiperplasia e câncer do endométrio e doença proliferativa das mamas. Às vezes, esses tumores podem produzir hormônios sexuais masculinos, causando masculinização da paciente. Os tumores da granulosa frequentemente produzem níveis elevados de inibina sérica. Pesquisas recentes revelaram a presença de mutações nos genes *FOXL2* que atuam na maturação de células da granulosa adulta. No entanto, a mesma mutação raramente está presente na forma juvenil do tumor, indicando falta de semelhança genética entre as duas formas dessa condição.

Além disso, o FSH (com o estrogênio) induz as células da granulosa a produzirem receptores para o LH, que são incorporados a sua membrana plasmática.

Folículos de Graaf (maduros)

Os folículos de Graaf, também conhecidos como folículos maduros, podem ser tão grandes quanto o ovário; são esses folículos que sofrem ovulação.

A proliferação contínua de células da granulosa e a formação contínua do líquido folicular resultam na formação de um **folículo de Graaf (maduro)** cujo diâmetro atinge 2,5 cm no momento da ovulação. O folículo de Graaf pode ser observado como uma saliência transparente na superfície do ovário, quase tão grande quanto o próprio ovário.

À medida que mais líquido é produzido, gotículas individuais de **líquido folicular** coalescem para formar uma câmara única preenchida com o líquido folicular, o **antro**. As células da granulosa são rearranjadas de modo que o oócito primário agora é cercado por um pequeno grupo de células da granulosa que se projetam da parede para o antro preenchido com líquido. Essa estrutura é chamada de **cúmulo oóforo (*cumulus oophorus*)**. As células cuboides baixas da granulosa, frouxamente dispostas e imediatamente adjacentes à zona pelúcida, movem-se ligeiramente para longe do oócito, mas seus filopódios permanecem dentro da zona pelúcida, mantendo contato com o oócito primário. Essa camada única de células da granulosa que envolve imediatamente o oócito primário é chamada de **coroa radiada (*corona radiata*)**. Nesse momento, dois tipos diferentes de células da granulosa podem ser distinguidos, as **células do cúmulo oóforo** e as **células da membrana granulosa (ou células murais da granulosa)** (Tabela 20.3), as últimas formando a parede do antro e as células do cúmulo oóforo atuando no direcionamento do desenvolvimento do oócito primário (Figuras 20.8 e 20.9).

Ao fim desse estágio, as células do estroma aumentam de tamanho e a teca interna é invadida por capilares que as nutrem, assim como as células da granulosa avascular. A maioria dos folículos em desenvolvimento que atingem esse estágio de desenvolvimento sofre atresia, mas algumas células da

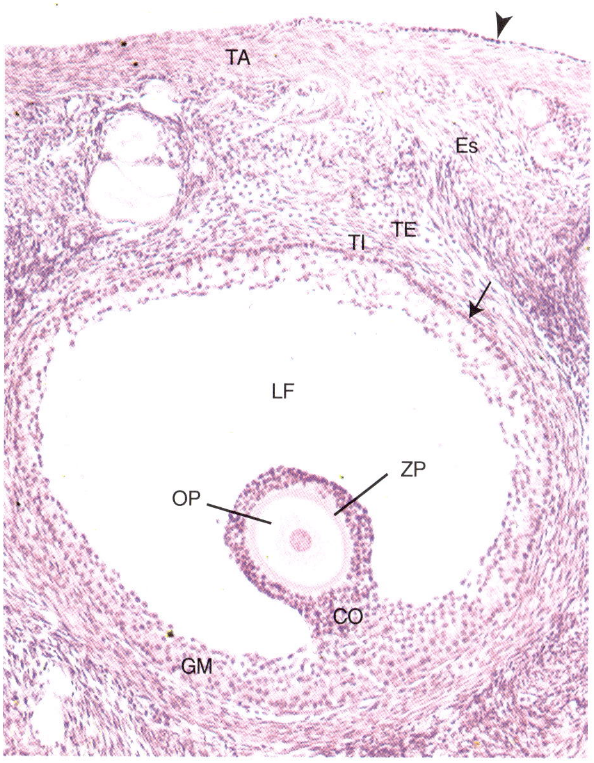

Figura 20.8 Este pequeno folículo de Graaf em desenvolvimento está no córtex do ovário, como é evidenciado por seu epitélio germinativo (*ponta de seta*) cobrindo a túnica albugínea (*TA*). Observe o grande antro preenchido com líquido folicular (*LF*) cercado pela membrana granulosa. Veja que o cúmulo oóforo (*CO*) se projeta para o antro e contém o oócito primário (*OP*), que é separado das células da coroa radiada pela zona pelúcida (*ZP*). As células da granulosa mural (*GM*) circundam o antro e são separadas da teca interna (*TI*) por uma membrana basal (*seta*). A periferia da teca externa (*TE*) se funde com o estroma cortical (*Es*) (132 ×).

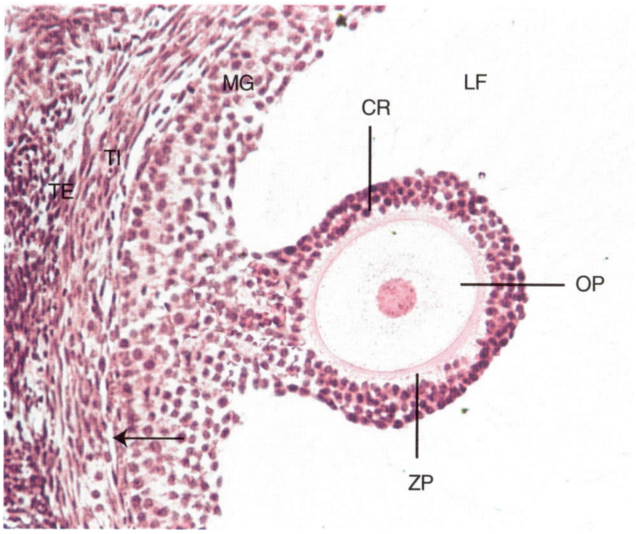

Figura 20.9 Esta fotomicrografia é uma ampliação da região do cúmulo oóforo mostrada na Figura 20.8. Observe que o oócito primário (*OP*) é circundado pela zona pelúcida (*ZP*) e pela camada mais interna das células do cúmulo oóforo, conhecida como coroa radiada (*CR*), cujos filopódios penetram na zona pelúcida. Note que a membrana granulosa (*MG*) é separada da teca interna (*TI*) por uma membrana basal bem desenvolvida (*seta*). A região mais externa da teca externa (*TE*) se mistura com o estroma do tecido conjuntivo do córtex ovariano (270 ×).

TABELA 20.3 Tipos celulares da granulosa.

Células	Características das células
Células murais da membrana granulosa	• Fazem limite com a membrana basal • Têm receptores LH e FSH • Função na esteroidogênese devido à presença da enzima aromatase (estradiol, progesterona) • Produzem os hormônios reguladores ativina, inibina, folistatina e fator de crescimento semelhante à insulina I • Formam a maior parte do corpo lúteo
Células antrais da membrana granulosa	• Revestem o antro • Não são ativas na esteroidogênese
Células da granulosa do cúmulo oóforo	• Envolvem o oócito • Entram em contato com a membrana plasmática do oócito por meio dos seus filopódios • Não têm muitos receptores de LH • Dividem-se para formar células da membrana granulosa • Acompanham o oócito na ovulação

FSH, hormônio foliculoestimulante; LH, hormônio luteinizante.

granulosa associadas aos folículos atrésicos não degeneram. Em vez disso, formam **glândulas intersticiais**, que secretam pequenas quantidades de andrógenos até que a menopausa seja concluída. Alguns folículos secundários continuam a se desenvolver em folículos maduros.

As células da teca interna continuam a exibir **receptores de LH** e, sob a influência do LH, sintetizam a **androstenediona** (**andrógeno**), o hormônio sexual masculino. Os andrógenos atravessam a membrana basal e entram nas células da membrana granulosa, onde são transformados pela enzima **aromatase** em **estradiol** (**estrogênio**).

A teca externa é composta de um tecido conjuntivo denso não modelado e rico em colágeno, que tem células musculares lisas e um rico suprimento vascular que fornece oxigênio e nutrientes para a teca interna, as células da granulosa e o oócito primário.

A pressão do líquido folicular, resultante da sua produção contínua, faz com que o cúmulo oóforo – composto do oócito primário, da coroa radiada e das células do cúmulo oóforo associadas – se desprenda de sua base para flutuar livremente dentro do líquido folicular (ver Figura 20.2B).

Ovulação

O processo de liberação do oócito secundário do folículo de Graaf é conhecido como ovulação.

Por volta do 14º dia do ciclo menstrual, os estrogênios produzidos principalmente pelo folículo de Graaf em desenvolvimento, mas também pelos folículos secundários restantes, provocam a elevação de suas concentrações no sangue em níveis altos o suficiente para ter os seguintes efeitos:

- A inibição por *feedback* negativo interrompe a liberação de FSH pela hipófise anterior
- Uma grande quantidade de LH é liberada pelas células basófilas da hipófise anterior de forma repentina.

O pico nos níveis de LH resulta em aumento do fluxo sanguíneo para os ovários, e os capilares dentro da teca externa começam a extravasar plasma, resultando em edema. Concomitantemente à formação de edema, são liberadas histamina, prostaglandinas e colagenase nas proximidades do folículo de Graaf. Além disso, os níveis do ativador de plasminogênio, a enzima que catalisa a conversão do plasminogênio em plasmina, aumentam no folículo, e a plasmina recém-formada facilita a proteólise da membrana granulosa, permitindo que a ovulação ocorra (Figura 20.10 e Tabela 20.4).

Além disso, o pico de LH é responsável pelos seguintes eventos:

1. Um fator local, o **fator promotor da maturação**, é liberado pelo oócito primário.
2. Sob a influência do **fator promotor da maturação**, composto de **ciclina B** e **quinase dependente de ciclina**, o oócito primário do folículo de Graaf retoma e completa sua primeira divisão meiótica, resultando na formação de duas células filhas, o **oócito secundário** e o **primeiro corpúsculo polar**. Devido à distribuição desigual do citoplasma, o primeiro corpúsculo polar é composto de um núcleo rodeado apenas por uma estreita faixa de citoplasma; ele sofre degeneração e morre em alguns dias.
3. O oócito secundário (óvulo) recém-formado entra na **segunda divisão meiótica**, mas é interrompido na **metáfase** e permanece nesse estágio até a fertilização.

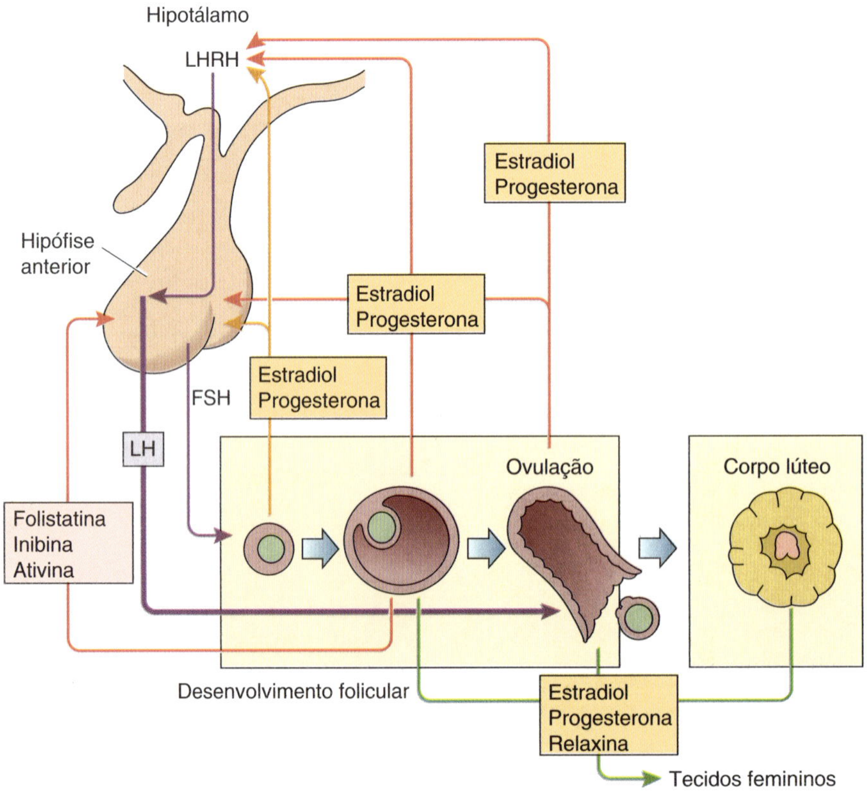

Figura 20.10 Diagrama esquemático que ilustra as interações hormonais entre o eixo hipotálamo-hipofisário e o sistema reprodutor feminino. Observe que a folistatina e a inibina suprimem a liberação do hormônio foliculoestimulante (*FSH*), enquanto a ativina facilita a liberação de FSH. LHRH, hormônio liberador do hormônio luteinizante; LH, hormônio luteinizante.

TABELA 20.4 Principais hormônios envolvidos no sistema reprodutor feminino.

Hormônio	Fonte	Função
Hormônio liberador de gonadotrofina (LHRH)	Hipotálamo	Estimula a liberação de FSH e LH pela hipófise anterior
Fator inibidor da prolactina	Hipotálamo	Inibe a liberação de prolactina por células acidófilas da hipófise anterior
Hormônio foliculoestimulante (FSH)	Células basófilas da hipófise anterior	Estimula a secreção de estrogênios e o desenvolvimento dos folículos ovarianos (do estágio de folículo secundário em diante)
Hormônio luteinizante (LH)	Células basófilas da hipófise anterior	Estimula a formação de estrogênios e progesterona; promove a ovulação e a formação do corpo lúteo
Estradiol	Células da granulosa do ovário; células granuloso-luteínicas do corpo lúteo; e a placenta	Inibe a liberação de FSH e LHRH; desencadeia aumento repentino de LH; causa proliferação e hipertrofia do miométrio do útero; provoca o desenvolvimento de características sexuais femininas, incluindo mamas e gordura corporal; estimula a produção de leite antes e durante o parto
Progesterona	Células da granulosa do ovário; teca-luteínicas e células granuloso-luteínicas do corpo lúteo; placenta	Inibe a liberação de LHRH pelo hipotálamo e de LH pelas células basófilas da hipófise anterior; provoca o desenvolvimento do endométrio uterino e regula a viscosidade do muco produzido pelas glândulas do colo uterino; provoca o desenvolvimento de características sexuais femininas, incluindo mamas; suprime a rejeição ao feto mediada por linfócitos T
Inibina	Células da granulosa do ovário; células granuloso-luteínicas do corpo lúteo	Inibe a secreção de FSH pelas células basófilas da hipófise anterior
Ativina	Oócito	Promove a proliferação das células da granulosa
Gonadotropina coriônica humana (hCG)	Placenta	Auxilia na manutenção do corpo lúteo; promove a liberação de progesterona
Lactogênio placentário humano (somatomamotropina coriônica humana)	Placenta	Promove o desenvolvimento da glândula mamária durante a gravidez; promove a lactogênese
Tireotropina coriônica	Placenta	Estimula a liberação de hormônios tireóideos
Fatores de crescimento semelhantes à insulina I e II	Placenta	Estimula o crescimento e o desenvolvimento do citotrofoblasto
Fator de crescimento endotelial	Placenta	Fornece suporte ao desenvolvimento e funcionamento do trofoblasto
Fator de crescimento de fibroblastos	Placenta	Induz a proliferação do citotrofoblasto
Fator estimulador de colônias	Placenta	Induz a proliferação do citotrofoblasto
Fator de necrose tumoral	Placenta	Inibe a proliferação do citotrofoblasto
Leptina	Placenta	Auxilia no transporte transplacentário de nutrientes; mantém o estado nutricional materno
Relaxina	Placenta	Facilita o parto ao amolecer a fibrocartilagem da sínfise púbica; amolece o colo do útero e facilita sua dilatação na preparação para o parto
Ocitocina	Hipotálamo via hipófise posterior	Estimula a contração da musculatura lisa do útero durante o orgasmo e durante o parto; estimula a contração das células mioepiteliais da glândula mamária, auxiliando na ejeção do leite

4. A presença e produção continuada de proteoglicanos e ácido hialurônico pelas células da granulosa atraem água, causando um aumento ainda maior no tamanho do folículo de Graaf e o afrouxamento da membrana granulosa.
5. Pouco antes da ovulação, a superfície do ovário, onde o folículo de Graaf está pressionando a túnica albugínea, perde o suprimento sanguíneo.
6. Essa delgada região avascular torna-se descorada e é conhecida como ***estigma***. O tecido conjuntivo no estigma degenera, assim como a parede do folículo de Graaf em contato com o estigma, formando uma abertura entre a cavidade peritoneal e o antro do folículo de Graaf.
7. Por meio dessa abertura, o oócito secundário, as células foliculares que o acompanham e um pouco do líquido folicular são suavemente liberados do ovário, resultando na **ovulação**. Embora o ciclo menstrual seja em média de 28 dias, alguns ciclos são mais longos e outros, mais curtos. No entanto, a ovulação ocorre sempre no 14º dia anterior ao início da menstruação seguinte.
8. Os restos do folículo de Graaf são convertidos no corpo hemorrágico e, em seguida, no corpo lúteo.

A partir da descrição anterior, pode parecer que todo o processo de recrutamento do folículo primordial até o folículo de Graaf e a ovulação do oócito secundário ocorre em aproximadamente 14 dias; entretanto, não é o que acontece. Em vez disso, o tempo necessário é muito maior, pois leva quase dez meses para o folículo primordial se tornar um folículo secundário e mais 2 meses subsequentes para ocorrer a ovulação. Nem todos os folículos estão no mesmo estágio de desenvolvimento; portanto, geralmente um folículo dominante estará pronto para liberar seu oócito secundário a cada 28 dias ou mais. Todas as células do oócito e da granulosa dos folículos que alcançaram o estágio folicular secundário (mas não vão ovular) sofrem atresia e degeneram, mas suas células da teca não sofrem apoptose; em vez disso, se desdiferenciam em células do estroma. Normalmente, apenas um dos folículos que atinge o estágio de folículo de Graaf ovulará, o que é conhecido como ***folículo dominante***. Todos os folículos que alcançaram o estágio de folículo de Graaf são dependentes de FSH, exceto o folículo dominante, que começa a produzir grandes quantidades do hormônio **inibina** que interrompe a liberação de FSH pela hipófise (mas não atua na liberação de GnRH pelo hipotálamo). Assim que a produção de FSH é interrompida, os folículos dependentes de FSH sofrem atresia. No entanto, os folículos primordiais, primários unilaminares e multilaminares, assim como o folículo dominante, não sofrem atresia porque são independentes do FSH. Assim, o folículo dominante é capaz de progredir para a ovulação.

A extremidade distal e fimbriada da tuba uterina, que pressiona contra o ovário, captura o oócito secundário ovulado e as células foliculares que o acompanham. Eles entram no **infundíbulo da tuba uterina** e começam sua jornada na ampola, onde o oócito secundário pode ser fertilizado (ver Figura 20.1). Se a fertilização não ocorrer em aproximadamente 24 horas, o oócito secundário degenera e seus remanescentes são fagocitados. O processo de fertilização é discutido posteriormente neste capítulo.

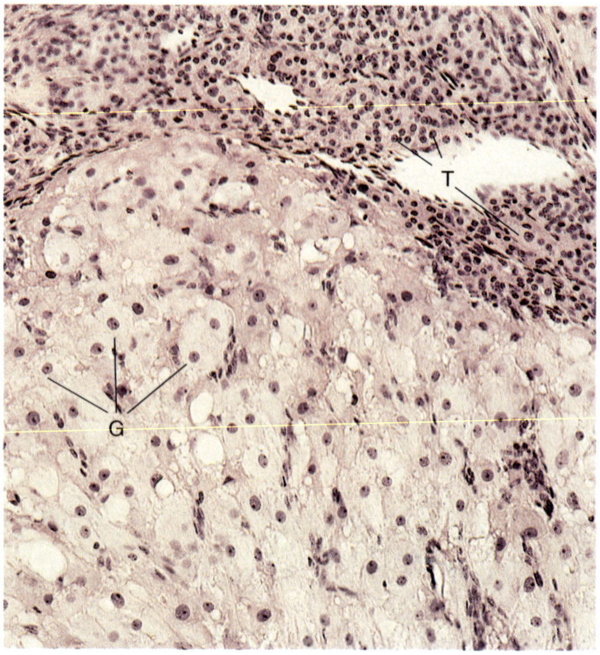

Figura 20.11 Fotomicrografia do corpo lúteo. Observe a diferença entre as grandes células granuloso-luteínicas (*G*) e as pequenas células teca-luteínicas (*T*) (132 ×).

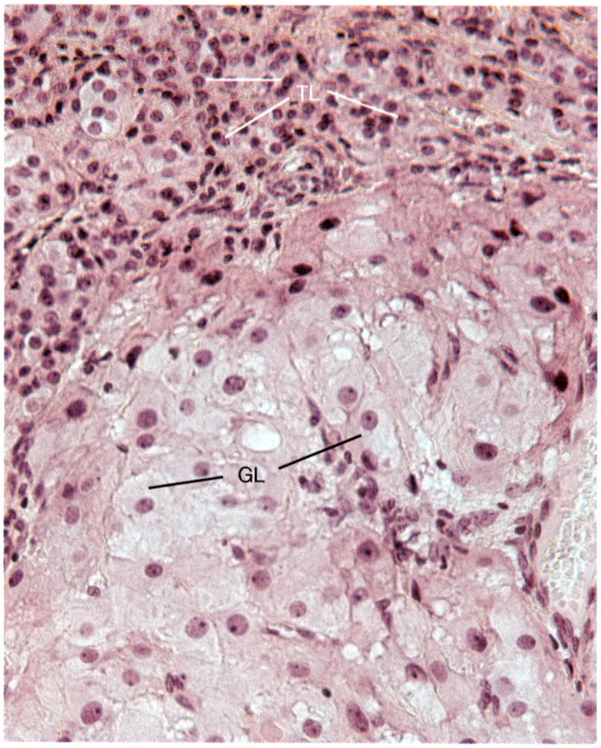

Figura 20.12 Esta fotomicrografia de ampliação média do corpo lúteo exibe as células granuloso-luteínicas (*GL*) grandes e levemente coradas e as células teca-luteínicas (*TL*) menores e de coloração mais escura (270 ×).

Corpo lúteo

O corpo lúteo, formado a partir dos restos do folículo de Graaf, é uma glândula endócrina temporária que produz e libera hormônios que suportam o endométrio uterino.

Depois que o oócito secundário e suas células foliculares associadas são ovulados, o restante do folículo de Graaf colapsa e se dobra, tornando-se pregueado. Alguns vasos sanguíneos rompidos extravasam sangue para a cavidade folicular, formando um coágulo central, resultando em uma estrutura conhecida como ***corpo hemorrágico***. À medida que o coágulo é removido por fagócitos, níveis elevados continuados de LH, em conjunto com os hormônios estradiol, fatores de crescimento semelhantes à insulina I e II, gonadotrofina coriônica humana e prolactina convertem o corpo hemorrágico em uma estrutura temporária conhecida como **corpo lúteo (*corpus luteum*)**, que funciona como uma *glândula endócrina temporária* (Figuras 20.11 e 20.12). Essa estrutura altamente vascularizada é composta de células granuloso-luteínicas (células da granulosa modificadas) e teca-luteínicas (células da teca interna modificadas). A membrana basal entre a antiga teca interna e a membrana granulosa se desintegra e os vasos sanguíneos da teca interna, em resposta aos **fatores angiogênicos, fator de crescimento de fibroblasto** e **fator de crescimento endotelial vascular**, invadem a membrana granulosa. A manutenção do corpo lúteo é **dependente de LH**.

Células granuloso-luteínicas

As células da granulosa do folículo de Graaf se diferenciam em células granuloso-luteínicas que produzem progesterona e convertem androgênios em estrogênios.

As células da granulosa que permanecem na região central do folículo são modificadas em células grandes de coloração pálida (de 30 a 50 μm de diâmetro) chamadas **células granuloso-luteínicas (ou células lúteas granulosas)**, que representam cerca de 80% da população de células parenquimatosas do corpo lúteo. Essas células exibem muitas microvilosidades longas e todas as organelas necessárias para a produção de esteroides, incluindo REL e RER abundantes, mitocôndrias abundantes, vários complexos de Golgi bem desenvolvidos e algumas gotículas de lipídios espalhadas por todo o citoplasma (Figura 20.13; ver também

Figuras 20.11 e 20.12). As células granuloso-luteínicas produzem **progesterona** e convertem os andrógenos produzidos pelas células teca-luteínicas em **estrogênios**.

- A produção de progesterona depende da presença de **receptores de colesterol – lipoproteína de baixa densidade** (**LDL**; do inglês, *low-density lipoprotein*) na membrana plasmática basal dessas células, bem como da presença de **proteínas regulatórias esteroidogênicas agudas** (**StAR**, *steroidogenic acute regulatory proteins)*. Os receptores de colesterol-LDL transferem o colesterol-LDL para as células granuloso-luteínicas e as proteínas StAR transferem o colesterol-LDL para as mitocôndrias dessas células. Na mitocôndria, o colesterol-LDL é transformado em **pregnenolona**, que, no citoplasma, é convertida em **progesterona**
- A conversão de androgênios – sintetizados nas células teca-luteínicas e transferidos para as células granuloso-luteínicas – em estrogênios depende da enzima **aromatase**.

Células teca-luteínicas

As células teca-luteínicas, derivadas das células da teca interna, secretam progesterona, androgênios e alguns estrogênios.

As **células da teca interna** são modificadas em células secretoras de hormônios, conhecidas como **células teca-luteínicas**

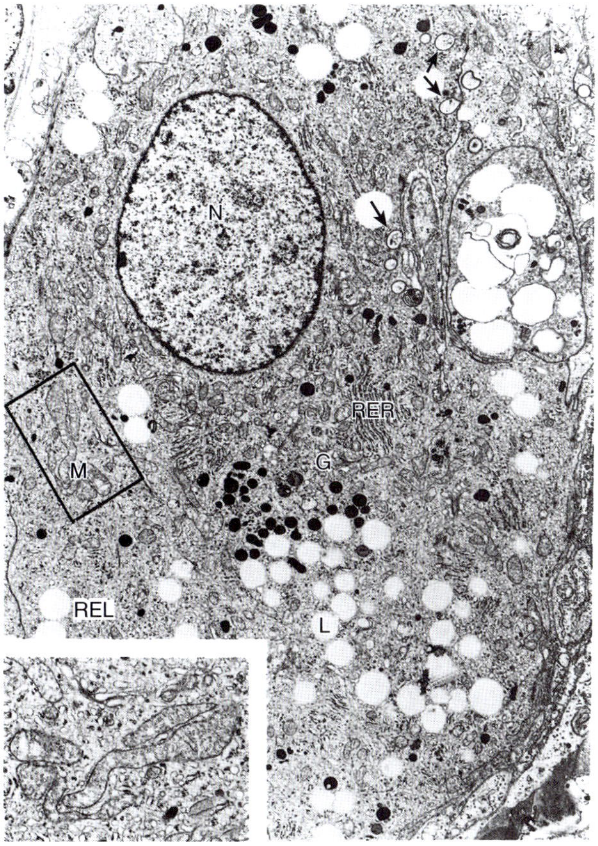

Figura 20.13 Eletromicrografia de uma célula granuloso-luteínica de macaco *rhesus* com seu grande núcleo excêntrico e numerosas organelas. G, aparelho de Golgi; L, gotícula de lipídio; M, mitocôndrias (exibida em uma ampliação maior na inserção, *canto inferior esquerdo*); N, núcleo; RER, retículo endoplasmático rugoso; REL, retículo endoplasmático liso (6.800 ×). (Fonte: Booher C, Enders AC, Hendrick X, Hess DL. Structural characteristics of the corpus luteum during implantation in the *rhesus* monkey [Macaca mulatta]. *Am J Anat.* 1981;160:1736. Reproduzida com autorização de Wiley Liss, Inc., uma subsidiária de John Wiley & Sons, Inc.)

(**células lúteas tecais**), pequenas células de coloração escura (aproximadamente 15 μm de diâmetro) que estão localizadas na periferia do corpo lúteo e representam cerca de 20% da população de células parenquimatosas do corpo lúteo. Elas se especializam na produção de **androgênios** , bem como de um pouco de **progesterona** e estrogênios.

A progesterona e os estrogênios secretados pelas células granuloso-luteínicas e teca-luteínicas continuam a inibir a secreção de LH e FSH, respectivamente. A ausência de FSH continua impedindo o desenvolvimento de novos folículos, evitando assim uma segunda ovulação. Se a gravidez não ocorrer, a ausência de LH leva à degeneração do corpo lúteo, formando o **corpo lúteo de menstruação**. Se ocorrer gravidez, a **gonadotropina coriônica humana** (**hCG**), secretada pela placenta, mantém o corpo lúteo por cerca de 3 meses. Agora chamado de **corpo lúteo de gravidez**, cresce até atingir um diâmetro de 5 cm e continua a secretar hormônios necessários para a manutenção da gravidez. Embora a placenta se torne o principal local de produção dos vários hormônios envolvidos na manutenção da gravidez durante o período de 2 a 3 meses após sua formação, o corpo lúteo de gravidez continua a fabricar esses hormônios por vários meses.

Corpo albicans

À medida que o corpo lúteo degenera e é fagocitado por macrófagos, os fibroblastos entram, produzem colágeno tipo I e formam uma estrutura fibrosa conhecida como corpo albicans.

O corpo lúteo de menstruação (ou de gravidez) é invadido por fibroblastos, torna-se fibrótico, recruta **linfócitos T** e deixa de funcionar. Seus remanescentes sofrem autólise, um processo conhecido como **luteólise**, porque os linfócitos T liberam a citocina **interferona-**γ, que recruta macrófagos. Os macrófagos recém-recrutados liberam o **fator de necrose tumoral** α (**TNF-**α), que induz a apoptose das células granuloso-luteínicas e teca-luteínicas, e os macrófagos fagocitam os remanescentes das células apoptóticas. O tecido conjuntivo fibroso que se forma no local do corpo lúteo é conhecido como **corpo *albicans*** (Figura 20.14) e permanece por algum tempo antes de ser reabsorvido. Os restos do corpo *albicans* persistem como uma cicatriz na superfície do ovário.

Folículos atrésicos

Os folículos que sofrem degeneração são conhecidos como folículos atrésicos.

Os ovários contêm muitos folículos em diferentes estágios de desenvolvimento. Muitos dos folículos degeneram antes de atingir o estágio maduro, mas vários folículos de Graaf se desenvolvem durante cada ciclo menstrual. No entanto, uma vez formado um folículo dominante, os folículos dependentes de FSH restantes sofrem atresia. Os **folículos atrésicos** resultantes são eventualmente fagocitados por macrófagos. Assim, em geral, apenas o único folículo dominante ovula durante cada ciclo menstrual. Ocasionalmente, dois folículos separados se desenvolvem até a maturidade e ovulam, levando à gestação de gêmeos fraternos se ambos os oócitos forem fertilizados. Apenas cerca de 2% de todos os folículos atingem o estágio maduro e são preparados para ovulação. De todos os folículos presentes nos ovários na menarca, apenas de 0,1 a 0,2% desenvolve-se até a maturidade e ovula.

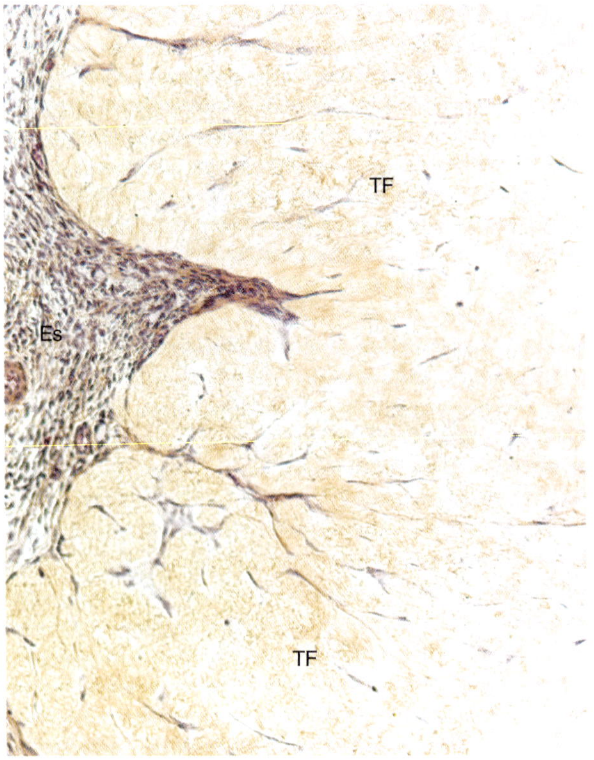

Figura 20.14 Esta fotomicrografia de baixa ampliação exibe o estroma altamente celularizado (*Es*) do ovário e a falta de celularidade do tecido fibroso (*TF*) componente do corpo *albicans* (132 ×).

MEDULA OVARIANA

A medula ovariana é um tecido conjuntivo fibroelástico ricamente vascularizado que abriga células do tecido conjuntivo, células intersticiais e células hilares.

A região central do ovário, a **medula**, é composta de fibroblastos frouxamente inseridos em uma rede rica em colágeno que contém fibras elásticas (ver Figura 20.2 A). A medula também contém grandes vasos sanguíneos, vasos linfáticos e fibras nervosas. A medula ovariana humana pré-menstrual apresenta alguns aglomerados de **células intersticiais** epitelioides que secretam estrogênios. Em mamíferos com ninhadas grandes, os ovários contêm muitos aglomerados dessas células intersticiais, que são chamadas coletivamente de **glândula intersticial**. Em humanos, a maioria dessas células intersticiais involui durante o primeiro ciclo menstrual e tem pouca ou nenhuma função.

As **células hilares** constituem outro grupo de células epitelioides na medula ovariana. Essas células têm uma configuração semelhante à de organelas, contêm as mesmas substâncias em seu citoplasma que as células de Leydig dos testículos e secretam androgênios.

TUBAS UTERINAS

As tubas uterinas atuam como um canal para os espermatozoides atingirem o oócito secundário e para o transporte do óvulo fertilizado para o útero.

As duas **tubas uterinas** (**ovidutos**, também referidas antigamente como **tubas uterinas**) são estruturas tubulares pareadas, com paredes musculares de aproximadamente 12 cm de comprimento, cada uma com uma extremidade livre aberta e uma extremidade fixa aberta (ver Figura 20.1). Cada tuba uterina se torna contínua com a parede do útero em sua extremidade fixa, onde a atravessa para se abrir em seu lúmen. A extremidade livre da tuba uterina se abre na cavidade peritoneal próxima aos ovários.

Considera-se que cada tuba uterina tem quatro regiões anatômicas:

- Começando na extremidade livre está o **infundíbulo**, cuja extremidade aberta é franjada, com projeções chamadas **fímbrias**, que ajudam a capturar o oócito secundário ovulado e as células foliculares aderidas que o acompanham
- A região mais longa é a **ampola** expandida, onde geralmente ocorre a fertilização
- O **istmo** é a porção estreita entre a ampola e o útero
- A extremidade fixa é conhecida como **região intramural** porque perfura e atravessa a parede uterina para se abrir no lúmen do útero.

A parede de cada tuba uterina é composta de três camadas (Figura 20.15): mucosa, muscular e serosa.

A camada **mucosa** é caracterizada por muitas pregas longitudinais que estão presentes nas quatro regiões das tubas uterinas, mas são mais pronunciadas na ampola, onde se ramificam. Nas demais regiões, as pregas da mucosa são reduzidas a pequenas elevações (Figuras 20.16 e 20.17). O **epitélio simples cilíndrico** que reveste o lúmen é mais alto no infundíbulo e diminui sua altura à medida que a tuba uterina se aproxima do útero. O epitélio simples cilíndrico é composto de dois tipos celulares: células intercalares não ciliadas e células cilíndricas ciliadas.

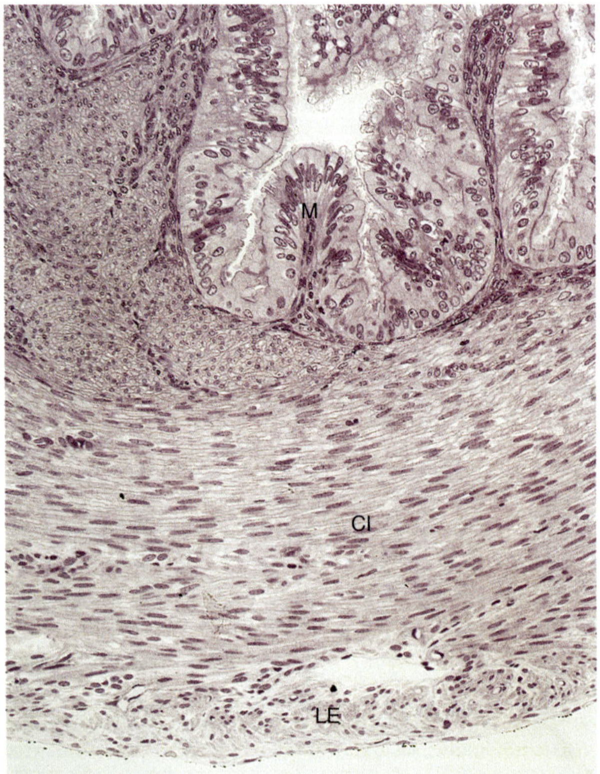

Figura 20.15 Fotomicrografia de uma tuba uterina em seção transversal. Observe as camadas musculares longitudinais externas (*LE*) e circulares internas (*CI*) e a mucosa (*M*). Observe que a mucosa é projetada em pregas que reduzem o tamanho do lúmen (132 ×).

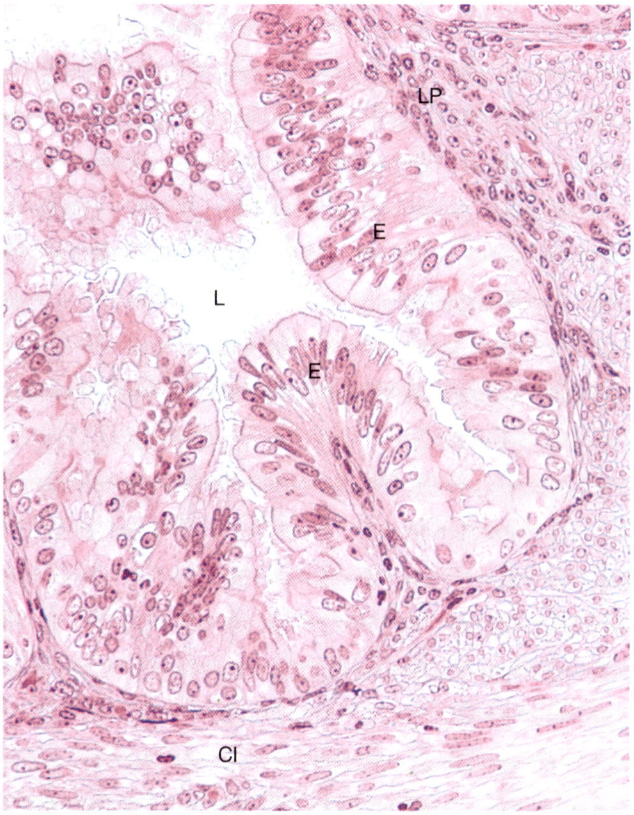

Figura 20.16 Esta fotomicrografia de ampliação média de uma tuba uterina mostra que o revestimento do lúmen (*L*) é composto de um epitélio cilíndrico simples (*E*), que é circundado por uma lâmina própria (*LP*) altamente celularizada e ricamente vascularizada. A camada de músculo liso circular interna (*Cl*) é claramente evidente (270 ×).

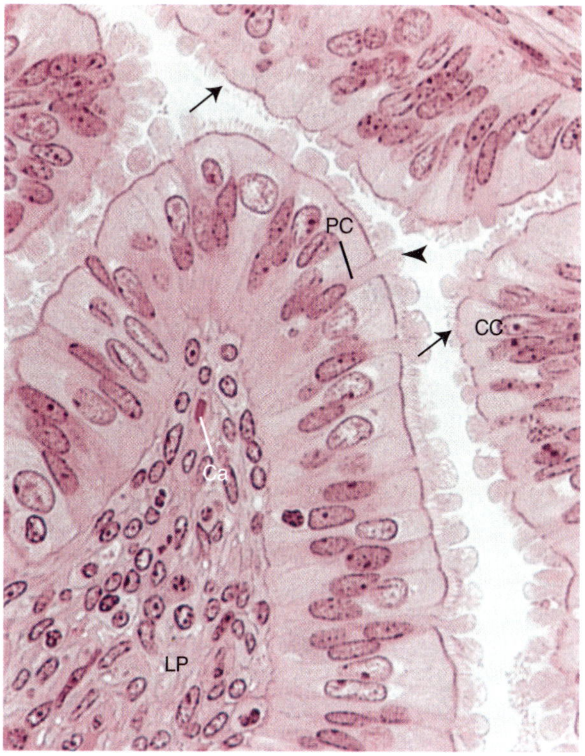

Figura 20.17 Uma grande ampliação do epitélio e da lâmina própria (*LP*) apresenta os dois tipos celulares que constituem o epitélio da tuba uterina: as células ciliadas (*CC*), cujos cílios são indicados por *setas*, e as células intercalares (*peg cells*) (*PC*) que não têm cílios, mas apresentam extensões citoplasmáticas que se projetam para o lúmen (*ponta de seta*). Observe que a lâmina própria é altamente celularizada e tem um rico suprimento vascular (Ca; capilar) (540 ×).

As **células intercalares** (*peg cells*, ou células cavilha) não são ciliadas. Elas têm função secretora, proporcionando um ambiente nutritivo e protetor para a manutenção dos espermatozoides em sua rota de migração para atingir o oócito secundário. Os produtos contidos nas secreções das células intercalares facilitam a **capacitação** dos espermatozoides, um processo pelo qual os espermatozoides se tornam totalmente maduros e capazes de fertilizar o oócito secundário. Não se sabe se os espermatozoides humanos requerem capacitação porque são capazes de fertilizar o óvulo *in vitro* sem serem expostos ao trato reprodutivo feminino. Se houver esse requisito, a permanência no trato reprodutivo feminino requererá apenas um período mínimo de tempo. Os produtos secretores também fornecem nutrição e proteção ao óvulo; se o oócito secundário é fertilizado, as mesmas secreções fornecem nutrientes ao embrião durante as fases iniciais de seu desenvolvimento. As secreções das células intercalares, juntamente com o movimento do líquido em direção ao útero, inibem o deslocamento de microrganismos do útero para as tubas uterinas e para a cavidade peritoneal. O número de células intercalares é dependente de progesterona, já que aumenta na presença desse hormônio.

Os **cílios** das **células ciliadas** se movimentam simultaneamente em direção ao útero. Como resultado, o óvulo fertilizado, os espermatozoides e o líquido viscoso produzido pelas células intercalares são impelidos em direção ao útero (Figura 20.18). O número de células ciliadas também depende da quantidade de estrogênio, pois também aumenta na presença desse hormônio.

A **lâmina própria** da mucosa das tubas uterinas não apresenta características atípicas, sendo composta de tecido conjuntivo frouxo contendo fibroblastos, mastócitos, células linfoides, colágeno e fibras reticulares. A **túnica muscular** consiste em camadas mal definidas de musculatura lisa, dispostas em uma circular interna e uma longitudinal externa. O tecido conjuntivo frouxo também preenche os espaços entre os feixes musculares. Um epitélio simples pavimentoso fornece a **cobertura serosa** das tubas uterinas. O tecido conjuntivo frouxo entre a serosa e a muscular contém muitos vasos sanguíneos e fibras nervosas autônomas.

Como as tubas uterinas são ricamente vascularizadas, principalmente com veias grandes, as contrações da camada muscular durante a ovulação constringem as veias ingurgitadas. Essa constrição causa distensão de toda a tuba uterina e coloca as fímbrias em contato com o ovário, auxiliando na captura do oócito secundário liberado. As contrações rítmicas e contínuas das camadas da túnica muscular, juntamente com o batimento dos cílios, ajudam a impulsionar o oócito capturado para o útero.

ÚTERO

O útero é um órgão muscular constituído por fundo, corpo e colo uterino.

O **útero**, uma estrutura única, espessa e piriforme localizada na linha média da pelve, recebe em sua extremidade larga e fechada os terminais das duas tubas uterinas. É um órgão muscular robusto com cerca de 7 cm de comprimento, 4 cm

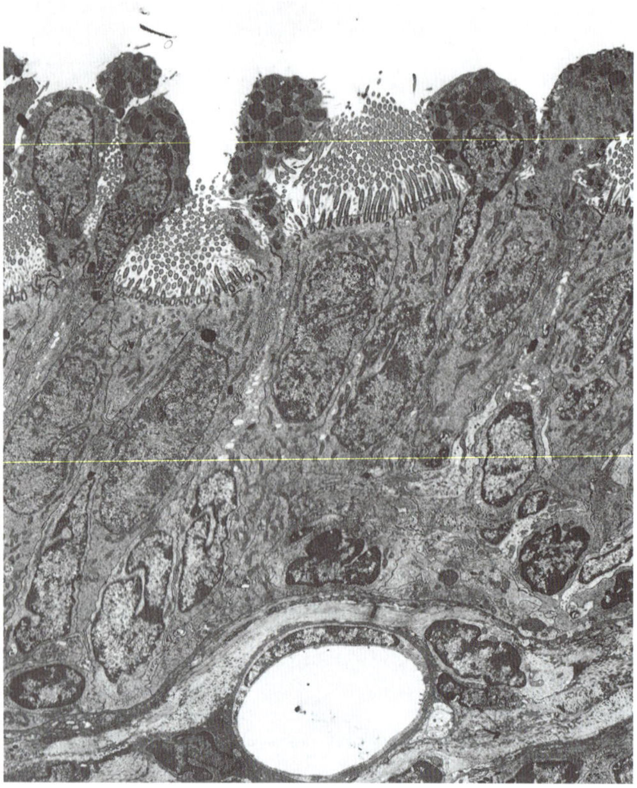

Figura 20.18 Eletromicrografia do epitélio de uma tuba uterina. Observe os ápices bulbosos das células intercalares, bem como os cílios das células ciliadas (40.000 ×). (Fonte: Hollis DE, Frith PA, Vaughan JD *et al.* Ultrastructural changes in the oviductal epithelium of Merino ewes during the estrous cycle. *Am J Anat.* 1984;171:441-456. Reproduzida com autorização de Wiley-Liss, Inc., uma subsidiária de John Wiley & Sons, Inc.)

de largura e 2,5 cm de espessura. O lúmen do útero não gravídico tem apenas cerca de 10 mℓ de volume; no momento do parto, aumenta para mais de 5 ℓ. O útero é dividido em três regiões (ver Figura 20.1): o **corpo**, que é a parte larga na qual as tubas uterinas se abrem; o **fundo**, a base arredondada do útero, localizada acima da entrada das tubas uterinas; e o **colo** (ou cérvice) do útero, que é a porção estreita e circular, a qual se projeta e se abre para a vagina.

Corpo e fundo

A parede uterina do corpo e do fundo é composta de **endométrio**, **miométrio** e de uma camada **adventícia** ou **serosa**.

Endométrio

O endométrio é a mucosa de revestimento do útero, consistindo em duas camadas: a camada funcional, em localização superficial; e a camada basal, em posição mais profunda.

O **endométrio**, ou mucosa de revestimento do útero, é composto de um epitélio simples cilíndrico, que consiste em **células cilíndricas secretoras não ciliadas** e **células ciliadas**, e uma lâmina própria que abriga **glândulas tubulares** ramificadas simples, que se estendem até o miométrio (Figura 20.19). Embora as células secretoras das glândulas se assemelhem às do epitélio superficial, elas não são ciliadas. O tecido conjuntivo denso não modelado da **lâmina própria** é altamente celularizado e contém células em formato de estrela, macrófagos, leucócitos e uma abundância de fibras reticulares.

O endométrio consiste em duas camadas (ver Figura 20.19):

- **Camada funcional**: camada superficial cuja espessura varia entre 1 e 7 mm, dependendo do estágio do ciclo menstrual. É essa camada que descama na menstruação
- **Camada basal**: uma camada muito mais fina e profunda, com aproximadamente 1 mm de espessura, que não descama durante a menstruação. As glândulas e os elementos do tecido conjuntivo da base proliferam e, assim, regeneram a camada funcional durante cada ciclo menstrual.

A camada **funcional** é vascularizada por numerosas **artérias espiraladas**, que se originam das **artérias arqueadas** do estrato vascular, localizadas na camada média do miométrio. As artérias espiraladas dão origem a uma rica rede capilar que abastece as glândulas e o tecido conjuntivo da camada funcional. São as artérias espiraladas que permitem o desenvolvimento da **placenta do tipo hemocorial**, bem como o processo de **menstruação**, a descamação hormônio-dependente da camada funcional do endométrio. Outro conjunto de artérias, as **artérias retas**, também se origina das artérias arqueadas, mas essas

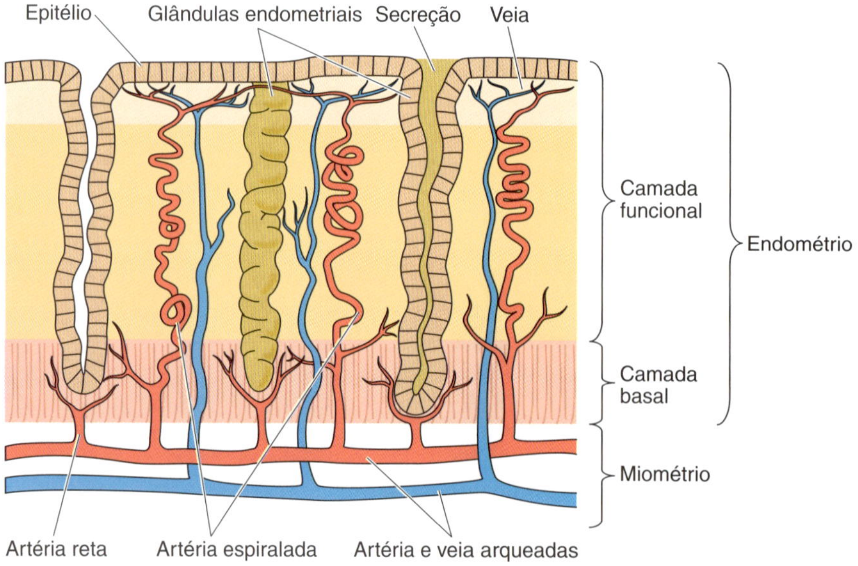

Figura 20.19 Diagrama do endométrio uterino caracterizado pelas camadas basal e funcional. Observe que a camada basal é suprida pelas artérias retas, enquanto a camada funcional é abastecida pelos vasos convolutos, conhecidos como *artérias espiraladas*.

artérias são muito mais curtas e abastecem apenas a camada basal; são responsáveis por manter a camada basal durante o processo de menstruação.

Miométrio

O miométrio é composto das camadas longitudinal interna, circular média e longitudinal externa de músculos lisos.

A espessa parede muscular do útero, o **miométrio**, é composta de *três camadas* de tecido muscular liso. Os **músculos longitudinais** constituem as *camadas interna* e *externa*, enquanto a *camada intermediária, ricamente vascularizada*, contém principalmente feixes de músculos lisos dispostos **circularmente**. Por abrigar as **artérias arqueadas**, é chamado de **estrato vascular**. À medida que o útero se estreita em direção ao colo, as camadas de músculo liso são substituídas principalmente por tecido conjuntivo fibroso. No colo uterino, a camada de músculo liso presente no resto do útero dá lugar a uma camada composta de tecido conjuntivo denso não modelado rico em colágeno, contendo fibras elásticas e apenas um pequeno número de células musculares lisas dispersas.

O tamanho e o número das células musculares do miométrio estão relacionados aos níveis de estrogênio. As células musculares são maiores e mais numerosas durante a gravidez, quando os níveis de estrogênio estão muito altos, e são menores após o término da menstruação, quando os níveis de estrogênio estão baixos. Na ausência de estrogênios, a musculatura do miométrio se atrofia, com algumas células sucumbindo à **apoptose**. Embora a maior parte do aumento do tamanho do útero durante a gravidez esteja relacionada à **hipertrofia** das células musculares lisas, o número de células musculares lisas aumenta, sugerindo que também ocorre **hiperplasia**. No entanto, ainda não está claro se o aumento no número de células resulta apenas da divisão das células musculares lisas ou também da diferenciação de células indiferenciadas em fibras musculares lisas.

Correlações clínicas

As células musculares lisas do útero sofrem contração devido a várias causas. Pode ocorrer contração moderada durante a estimulação sexual. No decorrer da menstruação, em algumas mulheres, as células musculares lisas do útero podem se contrair com força suficiente para causar uma dor considerável. As contrações do útero durante o parto são muito dolorosas e poderosas o suficiente para expelir o feto e, posteriormente, a placenta do útero. As contrações durante o parto se devem à ação do hormônio parácrino **prostaglandina**, produzido e liberado pelo miométrio, pelas membranas fetais e pelo hormônio **ocitocina**, liberado pela neuro-hipófise. Após o parto, a ocitocina continua a estimular as contrações uterinas, que inibem a perda excessiva de sangue do local de descolamento da placenta.

Serosa ou adventícia uterina

Grande parte da porção anterior do útero, que fica apoiada contra a bexiga urinária, é coberta da camada **adventícia**, tornando essa área **retroperitoneal**. O fundo e a porção posterior do corpo são cobertos de uma camada **serosa**; portanto, essa área é **intraperitoneal**.

Correlações clínicas

A presença de tecido endometrial na pelve ou na cavidade peritoneal é conhecida como **endometriose**. Essa condição, geralmente dolorosa, pode causar dismenorreia e até infertilidade. Recentemente, foi relatado que mulheres com endometriose que são inférteis apresentam níveis reduzidos da enzima **histona desacetilase 3** (**HDAC3**) no revestimento uterino; de fato, demonstrou-se que até a metade das mulheres inférteis tem endometriose. Camundongos geneticamente modificados com baixos níveis de HDAC3 em seu epitélio uterino eram estéreis; aparentemente, os embriões desses camundongos com deficiência de HDAC3 foram incapazes de aderir ao revestimento uterino e, portanto, não puderam se implantar na parede uterina. Além disso, esses camundongos tinham uma quantidade muito maior de fibrose no útero do que os camundongos com níveis normais de HDAC3.

A origem do tecido endometrial fora do útero não é conhecida, mas foram sugeridas três teorias. A **teoria da regurgitação** propõe que o fluxo menstrual escapa do útero através das tubas uterinas para entrar na cavidade peritoneal, onde algumas células endometriais se estabelecem. A **teoria metaplásica** supõe que as células epiteliais do peritônio se diferenciam em células endometriais e formam uma população de células endometriais. A **teoria da disseminação vascular** (**linfática**) propõe que as células endometriais entram nos canais vasculares (ou linfáticos) durante a menstruação e são distribuídas pelo sistema vascular sanguíneo (ou linfático) e iniciam a formação de uma população de células endometriais. O risco de desenvolver endometriose aumenta com a menarca precoce (10 anos de idade ou menos), se houver parentes próximas com endometriose, com a exposição ao dietilestilbestrol (um estrogênio não esteroide sintético) no útero e em caso de nascimento com baixo peso.

Esses tecidos endometriais extrauterinos também sofrem alterações cíclicas. A hemorragia pode causar aderências e dor extrema. Se a endometriose não for corrigida, as vísceras pélvicas podem ser envolvidas por uma massa fibrótica, o que pode resultar em esterilidade.

Colo do útero

O colo do útero é a extremidade terminal do útero que se estende até a vagina.

O **colo do útero** (ou **cérvice**) é a extremidade terminal do útero que se projeta para dentro da vagina (ver Figura 20.1). Sua parede consiste principalmente em tecido conjuntivo denso e rico em colágeno que contém muitas fibras elásticas e apenas algumas fibras musculares lisas. O lúmen do colo do útero é revestido de um **epitélio simples cilíndrico mucossecretor**. No entanto, sua superfície externa, onde o colo do útero se projeta para dentro da vagina, é recoberta de um **epitélio estratificado pavimentoso não queratinizado**, semelhante ao da vagina. A mucosa cervical contém **glândulas cervicais** ramificadas. Embora a mucosa cervical sofra alterações durante o ciclo menstrual, ela não descama durante a menstruação.

Na metade do ciclo menstrual, próximo ao período de ovulação, as glândulas cervicais secretam um líquido seroso que facilita a entrada dos espermatozoides no útero. Em outras ocasiões, principalmente durante a gravidez, as secreções das glândulas cervicais tornam-se mais viscosas, formando um tampão de muco espesso no orifício do colo do útero, que impede a entrada de espermatozoides e microrganismos. O hormônio **progesterona** regula as mudanças na viscosidade das secreções das glândulas cervicais.

No momento do parto, outro hormônio lúteo, a **relaxina**, induz a lise do colágeno nas paredes cervicais. Isso resulta em um amolecimento do colo do útero, facilitando a dilatação cervical e a entrada do feto no canal de parto.

Correlações clínicas

A **técnica de Papanicolaou** (**esfregaço**) é uma ferramenta de diagnóstico para detecção de câncer cervical. É realizado aspirando o líquido cervical da vagina ou por raspagem diretamente do colo do útero. O tecido ou líquido é preparado e corado em uma lâmina de microscópio e, em seguida, examinado para a presença de variações nas populações celulares, para detectar anaplasia, displasia e carcinoma. Recentemente, a Força-Tarefa de Serviços de Prevenção dos EUA sugeriu que, em vez do teste de Papanicolaou, mulheres entre 30 e 65 anos deveriam ser testadas para **vírus do papiloma humano** (**HPV**) a cada 5 anos, porque o teste de HPV é um indicador mais confiável para detecção de carcinoma cervical. Foi relatado que mulheres com resultado negativo para HPV têm probabilidade significativamente menor de serem diagnosticadas com câncer cervical do que as mulheres com exame de Papanicolaou negativo.

O **carcinoma cervical** é um dos cânceres mais comuns em mulheres, embora seja raro em virgens e nulíparas (mulheres que não deram à luz). A incidência aumenta em mulheres com múltiplos parceiros sexuais e infecções herpéticas. Esse tipo de câncer se desenvolve a partir do epitélio estratificado pavimentoso não queratinizado do colo do útero, onde é denominado **carcinoma *in situ***. Se detectado pelo Papanicolaou nesse estágio, geralmente pode ser tratado com sucesso por meio de cirurgia. Se não for detectado precocemente, no entanto, pode invadir outras áreas e metastatizar, transformando-se em **carcinoma invasivo**, que tem prognóstico ruim.

CICLO MENSTRUAL

O ciclo menstrual é dividido nas fases menstrual, proliferativa (folicular, estrogênica) e secretora (lútea, progestacional).

Idealmente, o ciclo menstrual médio é de 28 dias. Embora os eventos sucessivos que constituem o ciclo ocorram continuamente, podem ser descritos em três fases: **fase menstrual**, **fase proliferativa** (**folicular ou estrogênica**) e **fase secretora** (**lútea ou progestacional**) (Figura 20.20). Essas fases histologicamente reconhecíveis dependem dos níveis de estradiol e progesterona.

Fase menstrual (dia 1 ao dia 3 ou 4)

A fase menstrual é caracterizada pela descamação da camada funcional do endométrio.

A **menstruação**, que começa no primeiro dia de sangramento uterino, só ocorre se não houver fertilização e os níveis séricos de **FSH** e **LH** ainda estiverem muito baixos. O corpo lúteo torna-se não funcional cerca de 14 dias após a ovulação, reduzindo assim os níveis de **progesterona** e **estradiol**.

Dois dias antes do início do sangramento, a camada funcional do endométrio é privada de sangue, à medida que as **artérias espiraladas** se tornam intermitentemente constritas e dilatadas. Após cerca de 2 dias, as artérias espiraladas ficam permanentemente constritas, reduzindo o oxigênio para a camada funcional, levando ao colapso das glândulas, à invasão de leucócitos, à isquemia e à eventual **necrose** da **camada funcional**. Pouco depois, as artérias espiraladas se dilatam novamente; no entanto, como essas artérias foram enfraquecidas pelos eventos anteriores, elas se rompem. O sangue expelido remove áreas da camada funcional para serem eliminadas como **descarga hemorrágica** (**menstruação**), iniciando o dia 1 da menstruação (Figura 20.21).

Embora toda a camada funcional do endométrio seja descamada, não é completamente liberada da parede de imediato; em vez disso, tal processo continua por 3 a 4 dias. Durante um período menstrual normal, a perda de sangue aproximada é de apenas 35 mℓ, embora possa ser maior em algumas mulheres. É importante observar que, durante a fase menstrual, ocorre uma *inibição* do mecanismo de coagulação do sangue.

Antes e durante a fase menstrual, a camada basal do endométrio continua a ser irrigada por suas próprias **artérias retas** e, portanto, permanece viável. As células basais das glândulas da camada basal começam a proliferar e as células recém-formadas migram para a superfície a fim de iniciar a reepitelização da ferida de tecido conjuntivo do lúmen uterino. Esses eventos iniciam a fase proliferativa.

Fase proliferativa (folicular ou estrogênica) (dia 4 ou 5 ao dia 14)

A fase proliferativa é caracterizada pela reepitelização do revestimento do endométrio e pela renovação da camada funcional.

A **fase proliferativa** (também chamada de ***fase folicular*** por ocorrer ao mesmo tempo que o desenvolvimento dos folículos ovarianos) começa quando cessa o fluxo menstrual, por volta do dia 4 ou 5 do ciclo, e continua até o dia 14. Caracteriza-se pela reepitelização do revestimento do endométrio; pela reconstrução das glândulas, do tecido conjuntivo e das artérias espiraladas da lâmina própria; e pela renovação de toda a camada funcional (Figura 20.22). O processo de proliferação é impulsionado por níveis crescentes do hormônio **estradiol**, produzido pelas células da granulosa dos folículos em desenvolvimento, mas especialmente pelo **folículo dominante** do ovário. O estradiol se liga aos **receptores de estradiol** nas células do estroma, formando **complexos estradiol-receptores de estradiol** que atuam como fatores de transcrição para ativação de dezenas de genes. Esses genes codificam **fatores de crescimento** do tipo parácrino que, por sua vez, atuam nas células epiteliais e endoteliais, induzindo sua proliferação.

Durante essa fase, a camada funcional fica muito mais espessa (de 2 a 3 mm) devido à proliferação das células da base das glândulas, cujo suprimento sanguíneo permaneceu intacto, e por isso não foram afetadas durante a fase menstrual. Como mencionado anteriormente, tais células são as responsáveis pela formação do revestimento epitelial do útero e pelo estabelecimento de novas glândulas na camada funcional. Essas glândulas tubulares são retas, porque ainda não formaram as espirais, mas suas células começam a acumular glicogênio, assim como as células do estroma que proliferaram para renovar o estroma da camada funcional. As artérias espiraladas que

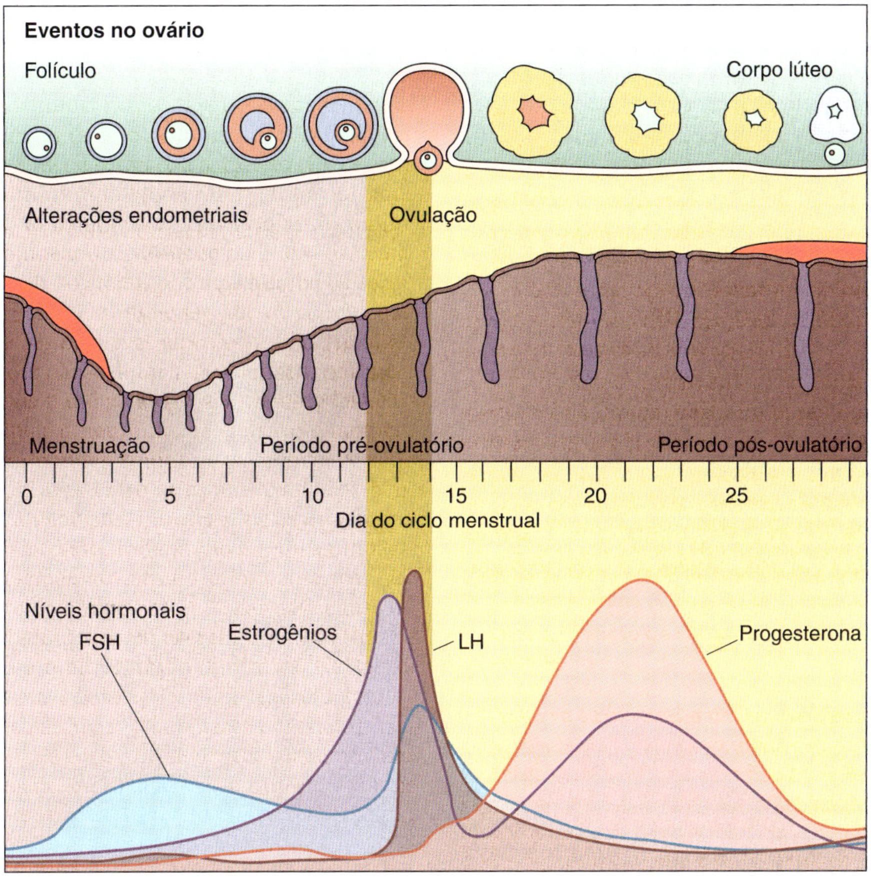

Figura 20.20 Diagrama que correlaciona os eventos no desenvolvimento folicular, ovulação, inter-relações hormonais e ciclo menstrual. Observe que os níveis de estrogênio e hormônio luteinizante (*LH*) são mais elevados no momento da ovulação. FSH, hormônio foliculoestimulante.

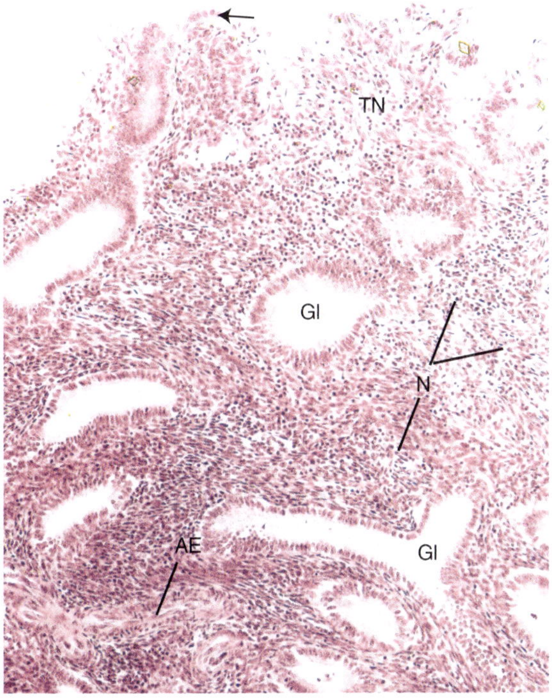

Figura 20.21 Esta fotomicrografia de um útero na fase menstrual exibe o revestimento epitelial rompido (*seta*) do revestimento epitelial simples cilíndrico do endométrio. Observe os núcleos (*N*) dos leucócitos livres no tecido necrótico (*TN*) que serão eliminados. Algumas das glândulas uterinas (*Gl*) ainda parecem saudáveis, e um segmento de uma artéria espiralada (*AE*) ainda parece intacto (132 ×).

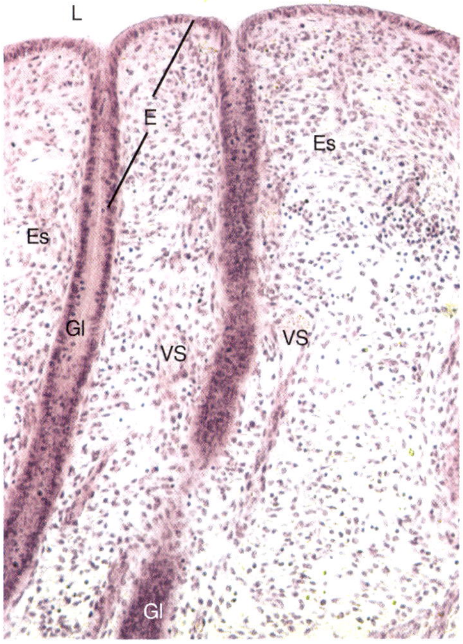

Figura 20.22 A fase proliferativa do útero exibe o epitélio simples cilíndrico restabelecido (*E*) que reveste o lúmen (*L*) do útero, bem como as glândulas uterinas (*Gl*). Observe que a camada funcional parece saudável com um estroma (*Es*) que tem muito poucos linfócitos invasores. Note as artérias espiraladas (*VS*) que suprem a camada funcional do endométrio. As glândulas uterinas estão bem representadas, mas ainda não começaram a produzir seus produtos de secreção (132 ×).

foram perdidas na fase menstrual são substituídas, mas ainda não estão muito convolutas e alcançam apenas dois terços da camada funcional.

Por volta do 14º dia do ciclo menstrual (ovulação), a camada funcional do endométrio está totalmente restaurada, voltando ao estado anterior, com todas as suas estruturas: epitélio; glândulas; estroma e artérias espiraladas.

Fase secretora (lútea ou progestacional) (dias 15 a 28)

A fase secretora se caracteriza pelo espessamento do endométrio como resultado do edema e acúmulo de glicogênio secretado pelas glândulas endometriais altamente espiraladas.

A **fase secretora** (ou **fase lútea**) começa depois da ovulação e é impelida pelo hormônio **progesterona** liberado pelas **células granuloso-luteínicas** do **corpo lúteo** e, em menor extensão, pelo **estradiol** produzido pelas células teca-luteínicas do corpo lúteo. As células do estroma têm receptores de progesterona, e os complexos **progesterona-receptor de progesterona** (**complexos P-RP**) não apenas atuam como fatores de transcrição, mas também diminuem a expressão de receptores de estradiol. Além disso, os complexos P-RP ativam genes que codificam enzimas que inativam os estradióis. Adicionalmente, os complexos P-RP ativam outros genes responsáveis pela diferenciação do endométrio, tornando-o receptivo para a chegada do embrião.

Durante essa fase, o endométrio continua a se espessar, como resultado de edema e das secreções ricas em glicogênio acumuladas nas glândulas endometriais, que se tornam *altamente convolutas e ramificadas*. Os produtos de secreção primeiro se acumulam na região basal do citoplasma das células que constituem as glândulas endometriais. À medida que mais secreção vai sendo produzida, os grânulos secretores se deslocam para a região apical e são liberados no lúmen da glândula. Esse **material rico em glicogênio** nutrirá o concepto antes da formação da placenta.

A maioria das alterações que resultam no espessamento do endométrio é atribuída à camada funcional, embora o lúmen das glândulas localizadas na camada basal também seja preenchido com produtos de secreção (Figuras 20.23 e 20.24).

As artérias espiraladas da camada funcional alcançam pleno desenvolvimento, tornando-se mais convolutas e estendendo-se totalmente na camada funcional, por volta do 22º dia. Assim, nesse ponto da fase secretora, o endométrio tem de 6 a 7 mm de espessura, aproximadamente.

A fase secretora completa o ciclo com a aproximação do 28º dia, precedendo a fase menstrual do novo ciclo menstrual. A fase menstrual é impulsionada pela **redução** no nível dos hormônios que promovem o crescimento e o desenvolvimento da camada funcional do endométrio.

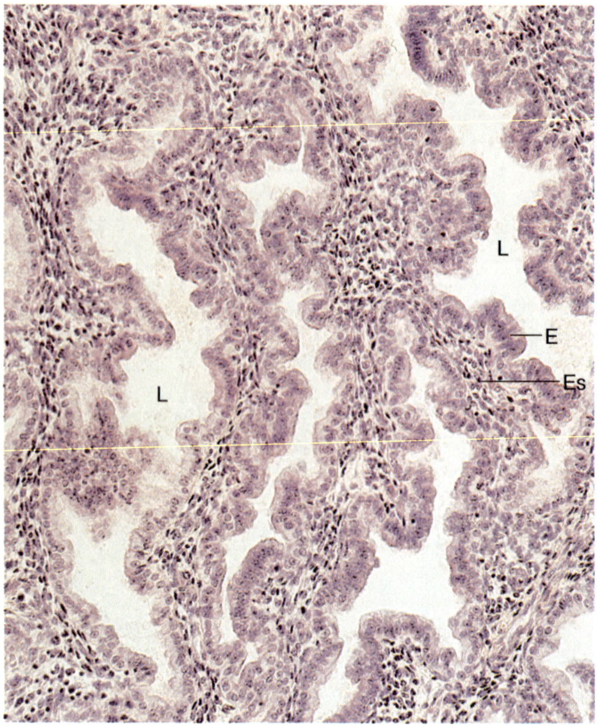

Figura 20.23 Fotomicrografia do endométrio do útero na fase secretora. Observe o revestimento epitelial simples cilíndrico (*E*) do lúmen (*L*) das glândulas circundadas por células do estroma (*Es*) do endométrio (132 ×).

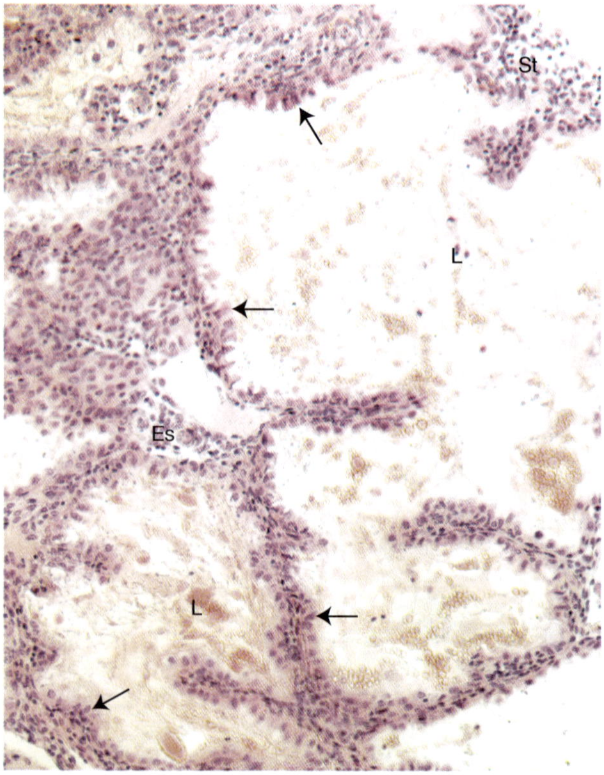

Figura 20.24 Esta fotomicrografia das glândulas endometriais na fase secretora tardia exibe suas características formas espiraladas, bem como a grande quantidade de produto de secreção alojado no lúmen (*L*) das glândulas. Algumas das células que revestem a glândula são mais altas e mais grossas do que suas vizinhas; assim, o revestimento tem uma aparência "serrilhada" (*setas*). O estroma (*Es*) endometrial aparece comprimido entre as muitas glândulas dilatadas (132 ×).

FERTILIZAÇÃO, IMPLANTAÇÃO E DESENVOLVIMENTO DA PLACENTA

Fertilização

A fertilização, que é a fusão do espermatozoide com o oócito secundário, ocorre na ampola da tuba uterina.

À medida que o oócito secundário e as células foliculares que o acompanham são transportados pela tuba uterina até o útero, pelo movimento das células ciliadas e por contrações rítmicas do tecido muscular liso da tuba uterina (Figura 20.25), são nutridos pelo líquido rico em nutrientes produzido por células intercalares (*peg cells*) do epitélio da mucosa.

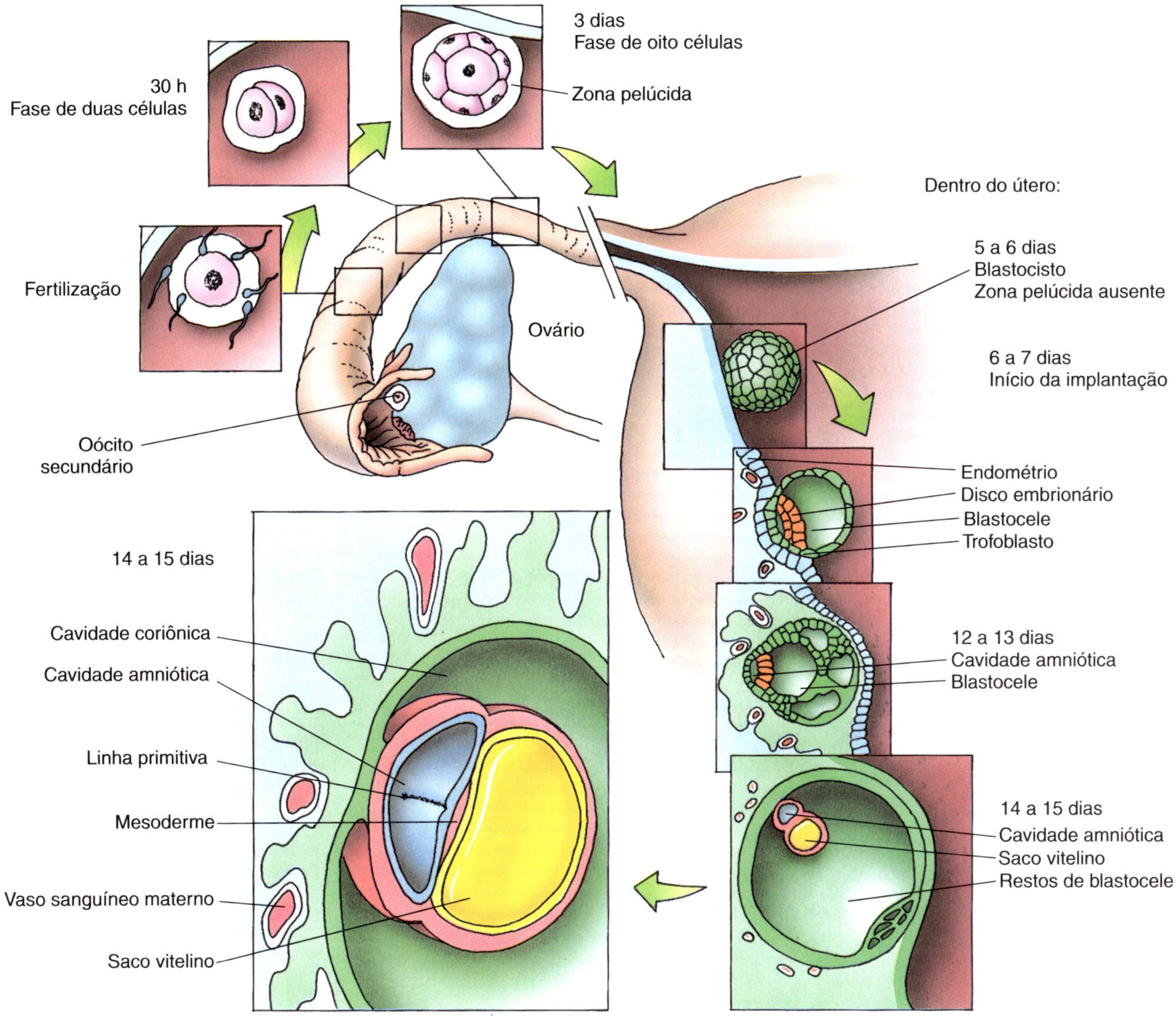

Figura 20.25 Diagrama do processo de fertilização, formação do zigoto, desenvolvimento da mórula, do blastocisto e implantação.

Os espermatozoides, introduzidos na vagina durante a relação sexual, passam pelo colo do útero, o lúmen uterino, e sobem pela tuba uterina até a ampola para encontrar o oócito secundário. Para ter a capacidade de fertilizar um oócito secundário, o espermatozoide deve avançar por três estágios: maturação, capacitação e hiperatividade.

- O processo de **maturação** ocorre no trato reprodutivo masculino. Antes da maturação, o espermatozoide pode deslocar-se apenas em círculos, sem direção definida, e, após a maturação, consegue deslocar-se para a frente. Enquanto permanece no trato reprodutivo masculino, o espermatozoide está sujeito a uma alta concentração do **peptídeo promotor da fertilização** (**FPP**, *fertilization-promoting peptide*) produzido na próstata, que impede a capacitação do espermatozoide
- Depois que o espermatozoide é depositado no trato reprodutivo feminino, o nível de FPP é diluído pelas secreções vaginais, e essa redução faz com que o espermatozoide inicie sua **capacitação**. O processo de capacitação acarreta uma modificação da membrana acrossômica, na qual o colesterol e certas glicoproteínas, conhecidas como **fatores de decapacitação**, são removidos da membrana, tornando-a mais flexível e capaz de se ligar aos receptores da zona pelúcida. Além disso, os canais de cálcio, conhecidos como **CatSpers** (**canais catiônicos do espermatozoide**) na membrana flagelar, abrem-se, permitindo o influxo de íons cálcio
- O aumento da entrada de íons cálcio no espermatozoide eleva os níveis de **cAMP**, induzindo-o a ser mais vigoroso e a nadar com mais força, uma condição conhecida como **hiperatividade**. Devido às suas habilidades de natação aprimoradas, o espermatozoide tem uma capacidade maior para passar pela zona pelúcida, alcançar e fertilizar o oócito secundário.

A fertilização geralmente ocorre na ampola (Figura 20.26). Nesse momento, as células da coroa radiada ainda circundam a zona pelúcida, uma substância semelhante a um gel que consiste em quatro glicoproteínas relacionadas, denominadas *ZP1*, *ZP2*, *ZP3* e *ZP4*. Essas glicoproteínas atuam na prevenção da polispermia; isto é, garantem que um único espermatozoide seja capaz de se ligar e penetrar no oócito secundário. A **ZP3** liga-se ao primeiro espermatozoide a atingir a zona pelúcida e o ativa para iniciar a reação acrossômica (ver discussão a seguir). A **ZP2** auxilia a ZP3 na ligação do espermatozoide à zona pelúcida. A **ZP1** atua para formar

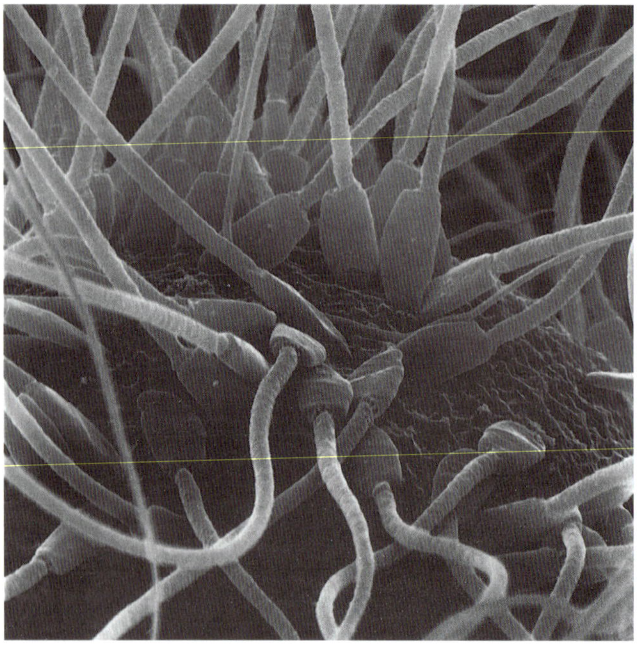

Figura 20.26 Eletromicrografia de varredura de uma fertilização. Observe que um grande número de espermatozoides está tentando passar através das células da coroa radiada, mas apenas um único espermatozoide será capaz de fertilizar o ovócito (5.700 ×). (Fonte: Phillips DM, Shalgi R, Dekel N. Mammalian fertilization as seen with the scanning electron microscope. *Am J Anat.* 1985;174:357-372. Reproduzida com autorização de Wiley-Liss, Inc., uma subsidiária de John Wiley & Sons, Inc.)

ligações cruzadas entre ZP2 e ZP3, de modo que não sejam mais capazes de se ligar aos espermatozoides, tomando, assim, medidas adicionais para prevenir a polispermia. O papel da ZP4 ainda não foi compreendido.

A **reação acrossômica** resulta na liberação das enzimas acrossômicas na zona pelúcida. As enzimas liberadas, especialmente a enzima acrosina ligada à membrana acrossômica interna, diminuem a viscosidade da zona pelúcida, facilitando o movimento flagelar dos espermatozoides e impulsionando-os em direção ao oócito. Uma vez que o espermatozoide tenha penetrado toda a largura da zona pelúcida, ele entra no **espaço perivitelino**, localizado entre a zona pelúcida e a membrana celular do oócito, e pode atingir o oócito.

Quando o espermatozoide entra em contato com a membrana do oócito secundário, as moléculas da proteína integral de membrana do espermatozoide, conhecida como **fertilina**, ligam-se à **integrina** da membrana do oócito e às **moléculas de CD9**, garantindo uma forte ligação entre essas células. Esse contato entre o espermatozoide e o oócito é responsável pela **reação cortical**, que é um processo adicional para prevenir a **polispermia**. A reação cortical tem um componente rápido e outro lento.

- O **componente rápido** envolve a mudança no potencial de repouso da membrana plasmática do oócito, que impede o contato entre o oócito e outro espermatozoide. Essa alteração do potencial da membrana dura apenas alguns minutos
- O **componente lento** envolve a liberação do conteúdo de vários grânulos corticais localizados no citoplasma do oócito para o **espaço perivitelino**. Enzimas como a **ovastacina** agem dentro dos grânulos corticais para hidrolisar os receptores de esperma e as moléculas ZP2 e ZP3, na zona pelúcida, impedem que espermatozoides adicionais alcancem o oócito. A alteração nas proteínas ZP faz com que a zona pelúcida se torne um gel mais firme, mais espesso e mais viscoso, que impede que outros espermatozoides a penetrem. Os grânulos corticais também liberam polissacarídeos no espaço perivitelino. À medida que esses polissacarídeos se tornam hidratados, aumentam de tamanho, pressionando a zona pelúcida para longe do oócito secundário, aumentando o espaço perivitelino e tornando ainda mais difícil para um segundo espermatozoide entrar em contato com o oócito.

Nesse momento, o **centrossomo** do espermatozoide e seu núcleo, denominado **pronúcleo masculino**, entram no citoplasma do oócito secundário, induzindo-o retomar e completar sua segunda divisão meiótica. Isso resulta em uma divisão desigual do citoplasma do oócito, formando duas células **haploides** – o **óvulo**, grande, e o **segundo corpúsculo polar**, muito pequeno, que, semelhante ao primeiro corpúsculo polar, é composto de um núcleo circundado apenas por uma estreita borda de citoplasma. Ele se degenera e morre em poucos dias.

O núcleo haploide do óvulo resultante, conhecido como **pronúcleo feminino**, e o pronúcleo masculino haploide perdem seus envelopes nucleares à medida que se deslocam um em direção ao outro e seus cromossomos se combinam, formando uma nova célula conhecida como **zigoto**, com número diploide de cromossomos. Nesse ponto, o evento de fertilização está concluído. O zigoto entra em sua primeira *divisão mitótica*, formando duas células-filhas idênticas, um processo que inicia o desenvolvimento do embrião. É importante ressaltar que os componentes do fuso mitótico do embrião são derivados do espermatozoide, enquanto as mitocôndrias e grande parte do citoplasma são derivadas do óvulo.

A janela de tempo entre a ovulação e a fertilização é de cerca de 24 horas. Se a fertilização não ocorrer durante esse período, o oócito secundário degenera e é fagocitado por macrófagos.

Implantação

A implantação é o processo que ocorre quando o blastocisto se incorpora no endométrio uterino.

Conforme o zigoto continua sua jornada pela tuba uterina em seu caminho para o útero, ele passa por várias divisões mitóticas, tornando-se um agrupamento esférico de células conhecido como **mórula** (ver Figura 20.25). Com divisões e modificações adicionais, a mórula se transforma no **blastocisto**, composto de uma bola oca de células, cujo lúmen contém um líquido um tanto viscoso e algumas células em um dos polos. As células periféricas são conhecidas como **trofoblastos**, e as células aprisionadas no interior do blastocisto são os **embrioblastos**. O blastocisto entra na cavidade uterina cerca de 4 a 6 dias após a fertilização; no sexto ou sétimo dia, começa a se embutir na parede uterina, no processo conhecido como **implantação**. Os trofoblastos do blastocisto estimulam a transformação das **células do estroma** do endométrio uterino em **células deciduais**, de coloração clara, cujo glicogênio armazenado provavelmente fornece nutrição para o embrião em desenvolvimento.

As **células embrioblásticas** se desenvolvem no embrião, enquanto as **células trofoblásticas** dão origem à porção embrionária da placenta. As células trofoblásticas proliferam rapidamente, formando um conglomerado interno de células individuais, mitoticamente ativas e conhecidas como **citotrofoblastos**, e um sincício externo mais espesso de células que não sofrem mitose, denominado **sinciciotrofoblastos**.

À medida que os **citotrofoblastos** proliferam, as células recém-formadas unem-se aos sinciciotrofoblastos, aumentando o sincício o suficiente para que, no nono dia após a fertilização, possam se formar espaços vasculares dentro do sincício. Conforme esses espaços aumentam em número, eles se coalescem em espaços labirínticos maiores, conhecidos como **lacunas** (**lacunas trofoblásticas**). Enquanto o sincício continua a aumentar de tamanho, ele erode o revestimento do endométrio, permitindo a penetração profunda do blastocisto na parede endometrial.

Por volta do 11º dia de gestação, a implantação está completa e o epitélio endometrial cobre o local de implantação.

Placenta

A placenta é um tecido vascular derivado do endométrio uterino, bem como do embrião em desenvolvimento.

No momento do parto, a placenta é uma estrutura em forma de disco altamente vascularizada, com cerca de 18 cm de diâmetro e 2,5 cm de espessura no centro e pesando cerca de 600 g.

Desenvolvimento da placenta

Os vasos sanguíneos maternos formam os sinusoides sanguíneos no endométrio uterino. O sangue desses sinusoides ocupa as lacunas trofoblásticas que circundam o embrião em desenvolvimento, provendo nutrição. Com mais crescimento e desenvolvimento, a **placenta**, mais precisamente conhecida como **placenta hemocorial**, começa a se formar, resultando na separação entre o sangue do embrião em desenvolvimento e o da mãe (sangue materno). A razão pela qual essa placenta é chamada de *hemocorial são* apenas três camadas interpostas entre o sangue materno e o sangue fetal – os vasos endoteliais fetais da placenta, tecido conjuntivo embrionário e uma camada de trofoblastos.

As células do trofoblasto dão origem ao **córion**, que evolui para a **placa coriônica**, que dá origem às **vilosidades coriônicas** (Figura 20.27).

Os trofoblastos em desenvolvimento induzem alterações no endométrio de seu entorno, alterando-o para dar início à formação da porção materna da placenta. Esse tecido materno alterado, denominado **decídua**, é subdividido em três regiões:

- A **decídua capsular**, situada entre o lúmen uterino e o embrião em desenvolvimento
- A **decídua basal**, situada entre o embrião em desenvolvimento e o miométrio
- A **decídua parietal**, que compõe o restante da decídua.

Inicialmente, todo o embrião está envolvido pela decídua para nutri-lo. A região do córion em contato com a decídua capsular forma vilosidades curtas e vestigiais, permanecendo, portanto, com uma superfície lisa. Essa região de superfície lisa do córion é conhecida como **córion liso (córion *laeve*)**. A região da decídua basal, entretanto, torna-se altamente vascularizada por vasos sanguíneos maternos; é nessa região que se desenvolve a placenta. A região da placa coriônica em contato com a decídua basal forma extensas vilosidades coriônicas, conhecidas como **vilosidades coriônicas primárias**; assim, essa região do córion é conhecida como **córion frondoso** (ou **córion viloso**).

As vilosidades primárias são compostas de sinciciotrofoblastos e citotrofoblastos. Com o desenvolvimento posterior, as células mesenquimais extraembrionárias entram no cerne das vilosidades primárias, convertendo-as em **vilosidades coriônicas secundárias**. O tecido conjuntivo das vilosidades secundárias torna-se vascularizado por extensos **leitos capilares**, que estão vinculados ao suprimento vascular em desenvolvimento do embrião, ponto em que são conhecidas como **vilosidades terciárias**.

Conforme o desenvolvimento continua, a população de citotrofoblasto diminui, porque essas células se unem ao sincício e contribuem para seu crescimento. A decídua basal forma grandes espaços vasculares, conhecidos como **lacunas**, que são compartimentalizados em regiões menores por extensões da decídua denominadas **septos placentários**. As vilosidades secundárias projetam-se nesses espaços vasculares e são circundadas pelo sangue materno que é liberado nas lacunas e drenado pelos vasos sanguíneos maternos da decídua basal.

A maioria das vilosidades não está ancorada na decídua basal, mas está suspensa no sangue materno das lacunas, semelhante a raízes de vegetais cultivados em ambientes hidropônicos; elas são conhecidas como **vilosidades livres** (**vilosidades terminais, ou flutuantes**). As vilosidades ancoradas na decídua basal são chamadas de **vilosidades de ancoragem (ou vilosidades-tronco)** (Figuras 20.28 e 20.29). Os capilares das vilosidades livres e de ancoragem estão próximos à superfície das vilosidades e são separados do sangue materno por uma pequena quantidade de tecido conjuntivo e sinciciotrofoblastos (e ocasionalmente citotrofoblastos), cobrindo o vilo secundário. Assim, conforme indicado anteriormente na definição de placenta hemocorial, o sangue materno e o sangue fetal não se misturam. Em vez disso, os nutrientes e o oxigênio do sangue materno se difundem através dos sinciciotrofoblastos e citotrofoblastos (e suas lâminas basais), do tecido conjuntivo e das células endoteliais (e sua lâmina basal) dos capilares das vilosidades para alcançar o sangue fetal. Essas estruturas formam a **barreira placentária**. Certas substâncias, como água, oxigênio, dióxido de carbono, pequenas moléculas, algumas proteínas, lipídios, hormônios, fármacos, drogas e alguns anticorpos (especialmente a imunoglobulina G) podem penetrar a barreira placentária, enquanto a maioria das macromoléculas, não. Algumas dessas substâncias, como a IgG, são capazes de penetrar a barreira placentária por meio de transporte específico mediado por carreadores.

Além de ser o local onde substâncias nutritivas, resíduos e gases são trocados entre o sangue materno e fetal, a placenta, especificamente os sinciciotrofoblastos, atua como um órgão endócrino, secretando **gonadotropina coriônica humana** (**hCG**, do inglês *human chorionic gonadotropin*), **tirotropina coriônica, progesterona, estrogênios, hormônio somatomamotropina coriônica humana** (também conhecido como hormônio lactogênico), fator de crescimento endotelial, fator de crescimento derivado de plaquetas, fator de crescimento de fibroblastos, TNF-α, fator de crescimento transformador, fator de crescimento semelhante à insulina I, fator de crescimento semelhante à insulina II, fator estimulador de

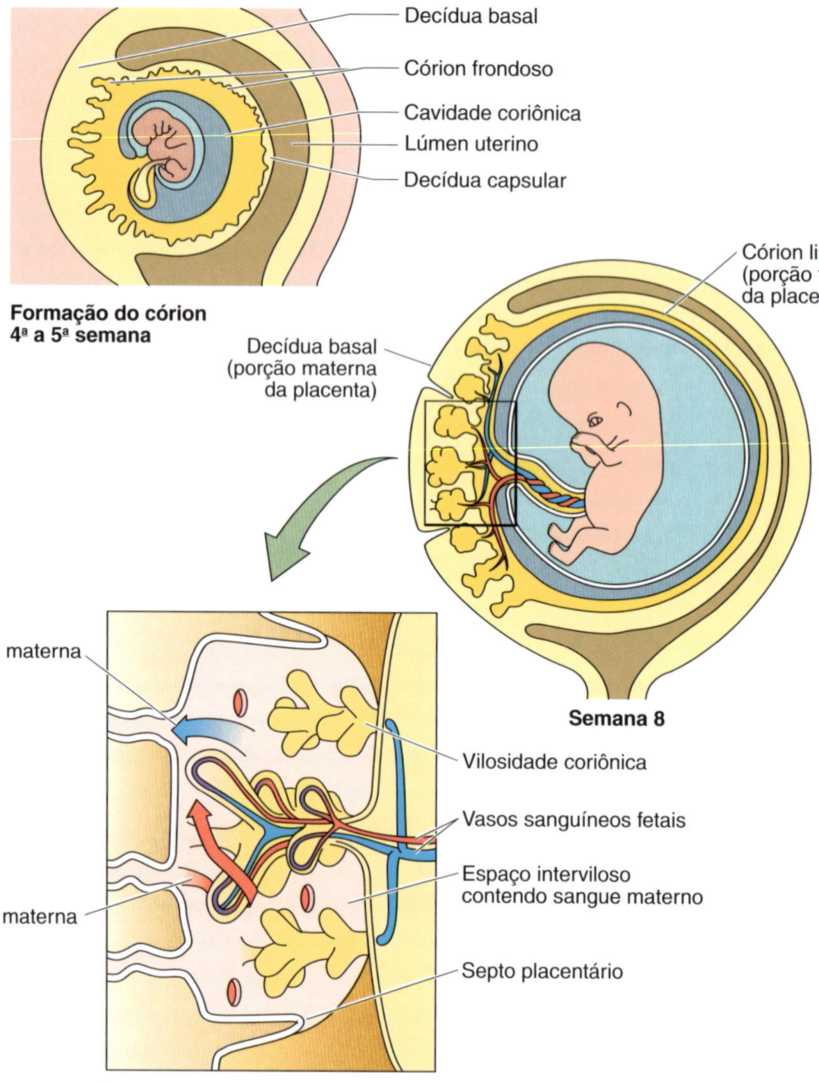

Figura 20.27 Diagrama da formação do córion e da decídua, bem como da circulação dentro da placenta.

Correlações clínicas

1. O blastocisto geralmente se implanta no terço superior da parede anterior ou posterior do útero; é nesse local que a placenta começará a se desenvolver. Ocasionalmente, em 1 de 200 gestações, a implantação ocorre mais abaixo, perto do colo do útero, onde o endométrio é muito mais fino e o estroma de tecido conjuntivo é muito mais denso. À medida que a placenta começa a se desenvolver e aumentar, ela cobre parcial ou totalmente a abertura do colo do útero, tornando o parto normal (vaginal) uma opção insustentável. Essa condição é conhecida como **placenta prévia** e geralmente requer que o parto seja realizado por meio de cesariana.
2. **Placenta acreta** é uma condição na qual a placenta, em vez de se prender à camada basal do endométrio, cresce mais profundamente na parede do útero e se fixa ao miométrio. Essa condição pode ser excepcionalmente perigosa porque, após o parto do recém-nascido, a retirada da placenta pode causar complicações, incluindo sangramento intenso. De fato, cerca de 7% das mulheres com placenta acreta podem morrer como resultado da perda de sangue. As chances de ocorrência de placenta acreta aumentam muito se a gravidez anterior foi complicada por placenta prévia ou se o parto anterior foi realizado por cesariana. Foi observado que a incidência de placenta acreta aumentou de 1 em 30 mil partos na década de 1950 para 1 em 2.500 partos em 2018.
3. Acreditava-se que a **placenta** fosse um órgão estéril; no entanto, pesquisas recentes indicam que ela abriga micróbios não patogênicos. Curiosamente, a **microbiota da placenta** não se assemelha à da vagina; em vez disso, é semelhante à microbiota da cavidade oral. Os filos representados incluíam *Proteobacteria, Fusobacteria, Firmicutes, Bacteroidetes* e *Tenericutes*. Foi sugerido que essa é a primeira exposição do recém-nascido ao seu microbioma, porque ele abriga muitas das bactérias presentes na placenta. Além disso, o recém-nascido também recebe microbiota vaginal durante o parto normal, bem como microrganismos de indivíduos com quem entra em contato físico.

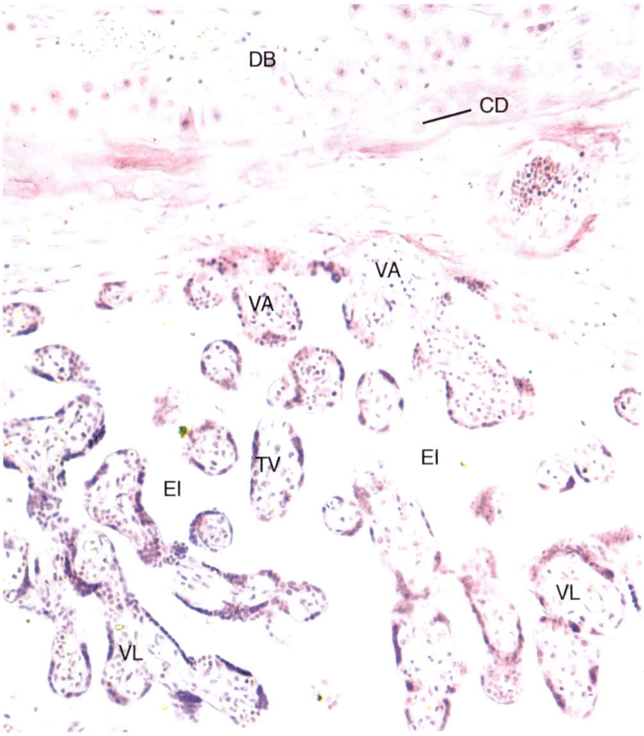

Figura 20.28 Fotomicrografia de baixa ampliação de uma placenta em desenvolvimento. Observe que a decídua basal (*DB*) tem numerosas células deciduais (*CD*) e que as vilosidades coriônicas de ancoragem (*VA*) estão ligadas a ela. As vilosidades livres em fundo cego (*VL*) terminam nos espaços intervilosos (*EI*); *in vivo*, estes espaços estão cheios de sangue materno (132 ×).

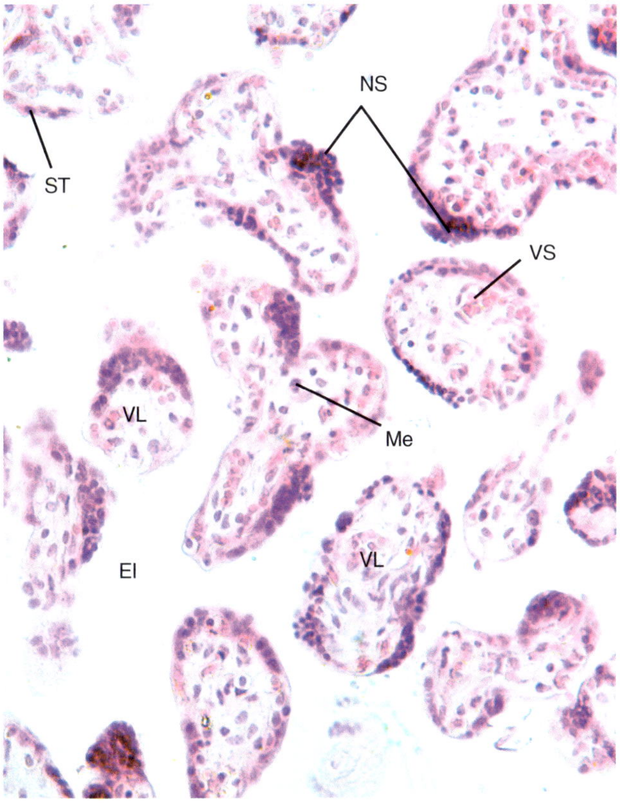

Figura 20.29 Esta fotomicrografia de aumento médio de uma placenta em desenvolvimento exibe os espaços intervilosos (*EI*) que são ocupados por seções transversais e oblíquas das vilosidades livres (*VL*) com os pequenos vasos sanguíneos do embrião (*VS*) circundados por mesoderme (*Me*). As vilosidades livres são processos em forma de dedo cuja face externa é coberta de sinciciotrofoblastos (*ST*) cujos núcleos frequentemente formam aglomerados, conhecidos como nós sinciciais (NS) (270 ×).

colônias, bem como interleucina 1, interleucina 3, leptina e relaxina. Além disso, as células do tecido conjuntivo estromal da decídua formam as **células deciduais**, que aumentam de tamanho e sintetizam **prolactina** e **prostaglandinas** (ver Tabela 20.4).

ALTERAÇÕES MATERNAS DURANTE A GRAVIDEZ

Em média, a termo, a mãe ganhou aproximadamente 12,5 kg (Tabela 20.5), tem refluxo gastresofágico e crises de constipação intestinal, experimenta redução na liberação de bile para o duodeno com a formação resultante de cálculos biliares, tem aumento da taxa de filtração glomerular e produção de urina, aumento do volume sanguíneo, aumento da frequência cardíaca e redução da pressão arterial diastólica.

Além disso, como o diafragma está deslocado, o volume de reserva expiratória da mãe é reduzido quase pela metade.

TABELA 20.5 Fontes de ganho de peso na gestante a termo.

Fonte de ganho de peso	Peso (kg)
Feto	3,5
Placenta	0,6
Líquido amniótico	0,8
Útero	1,0
Mamas	0,4
Sangue	1,5
Líquido extravascular	1,5
Ganho materno em gordura (reserva lipídica)	3,2
Total	**12,5**

VAGINA

A vagina, um tubo fibromuscular, é composta de três camadas: mucosa, muscular e adventícia.

A **vagina** é uma estrutura tubular fibromuscular de 8 a 9 cm de comprimento, conectada ao útero proximalmente e ao vestíbulo da genitália externa distalmente. A vagina consiste em três camadas: **mucosa**, **muscular** e **adventícia**.

O lúmen da vagina é revestido de um **epitélio estratificado pavimentoso não queratinizado** espesso (150 a 200 μm de espessura), embora algumas das células superficiais possam conter um pouco de querato-hialina (Figuras 20.30 e 20.31). As células de Langerhans no epitélio funcionam na apresentação de antígenos aos linfócitos T alojados nos linfonodos inguinais. As células epiteliais são estimuladas por estrogênios a sintetizarem e armazenarem grandes depósitos de **glicogênio**, que é liberado no lúmen à medida que as células epiteliais vaginais são descamadas. A flora bacteriana vaginal natural metaboliza o glicogênio, formando **ácido láctico**, responsável pelo baixo pH no lúmen da vagina, especialmente na metade do ciclo menstrual. O pH reduzido também ajuda a restringir a invasão patogênica.

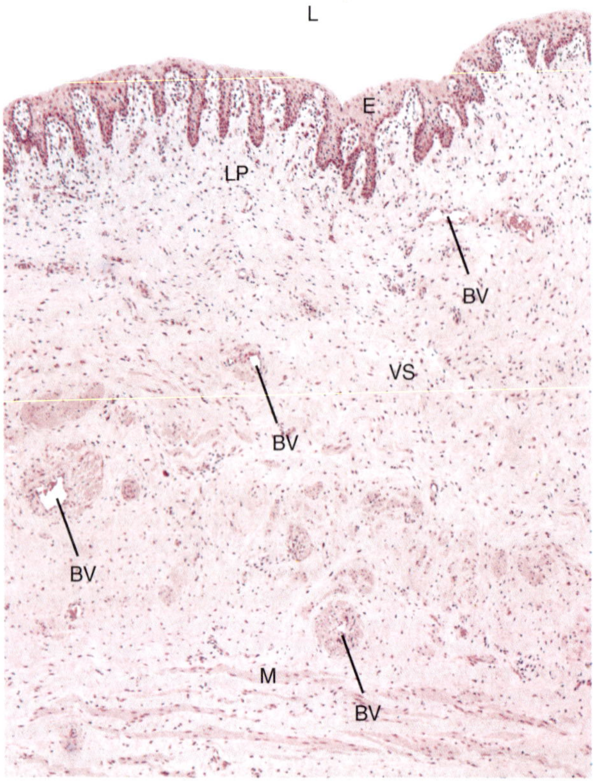

Figura 20.30 A vagina, uma estrutura tubular fibromuscular, é composta de três camadas, a mucosa, a muscular e uma adventícia. O lúmen (*L*) geralmente está colabado e é revestido de um epitélio estratificado pavimentoso (*E*). A lâmina própria (*LP*) é composta de tecido conjuntivo frouxo fibroelástico com rico suprimento vascular em sua região mais profunda (*VS*); alguns se referem a essa área mais profunda como submucosa (*SM*). A região mais profunda da parede vaginal é a camada muscular (*M*), que tem fibras musculares lisas circulares internas e longitudinais externas pouco diferenciadas. A adventícia externa está fora do campo de visão nesta fotomicrografia (56 ×).

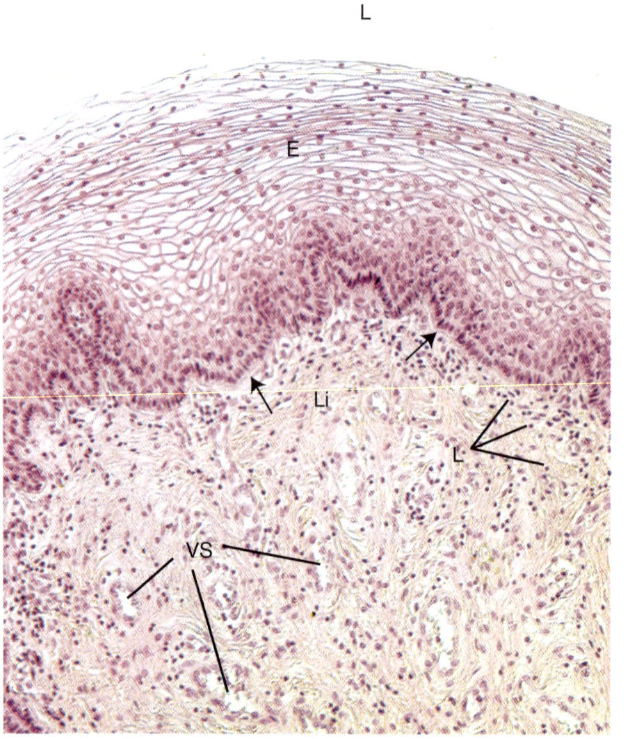

Figura 20.31 Esta fotomicrografia de baixa ampliação de uma vagina humana exibe o lúmen (*L*) revestido de um epitélio estratificado pavimentoso espesso não queratinizado (*E*), cujas células mais profundas são mais densamente coradas, enquanto as células epiteliais em suas regiões mais superficiais são preenchidas com glicogênio, tornando-as pouco coradas. O epitélio é separado da lâmina própria (*LP*) por uma membrana basal bem definida (*setas*). Observe que a lâmina própria é infiltrada por células linfoides (*Li*) e perceba o rico suprimento vascular (*VS*) da lâmina própria (132 ×).

A **lâmina própria** da vagina é composta de um tecido conjuntivo frouxo fibroelástico contendo um rico suprimento vascular em suas regiões mais profundas, que ocasionalmente é chamado de submucosa. A lâmina própria também contém numerosos linfócitos e neutrófilos que alcançam o lúmen passando pelos espaços extracelulares durante certos períodos do ciclo menstrual, onde participam das respostas imunológicas. Embora a vagina não contenha glândulas, há um aumento do fluido vaginal durante a estimulação sexual, excitação e relação sexual, que serve para lubrificar o revestimento. O fluido é derivado do transudato presente na lâmina própria, combinado com secreções das glândulas do colo do útero.

A camada **muscular** da vagina é composta de células musculares lisas dispostas de forma que os feixes mais longitudinais da face externa se misturem com os feixes dispostos circularmente próximos ao lúmen. Um esfíncter muscular, composto de fibras musculares estriadas esqueléticas, circunda a vagina em sua abertura externa.

O tecido conjuntivo denso e fibroelástico constitui a camada **adventícia** da vagina, fixando-se às estruturas circundantes. Contido na adventícia está um rico suprimento vascular, com um vasto plexo venoso e feixes nervosos derivados dos nervos esplâncnicos pélvicos.

Correlações clínicas

As **doenças sexualmente transmissíveis** (**DSTs**) mais comuns são infecções por HPV, clamídia, gonorreia, sífilis, herpes, tricomoníase e vírus da imunodeficiência humana (HIV). Outra DST conhecida desde o início dos anos 1980 é a infecção por *Mycoplasma genitalium* (Mgen). Embora seja mais comum que a gonorreia por infectar até 3% da população dos EUA, foi somente em 2015 que o CDC americano (*Center for Disease Control and Prevention*) a reconheceu como uma DST que deve ser monitorada. A preocupação é que as pessoas com Mgen frequentemente não apresentam sintomas e, quando os apresentam, são semelhantes aos da gonorreia e da clamídia – dor pélvica, secreção vaginal, dor pós-coito e, às vezes, sangramento pós-coito. Como os sintomas são semelhantes e não se deu muita atenção ao Mgen, os pacientes não são tratados com antibióticos contra *M. genitalium*. Isso leva ao agravamento da infecção, com consequências possivelmente muito graves, como infertilidade, doença inflamatória pélvica, inflamação da uretra e outros problemas relacionados.

GENITÁLIA EXTERNA

A genitália externa (vulva) é composta dos grandes lábios, pequenos lábios, vestíbulo e clitóris.

Os **grandes lábios (lábios maiores, *labia majora*)** são duas pregas de pele contendo muito tecido adiposo e uma fina camada de músculo liso. O homólogo dessas estruturas no homem é a bolsa escrotal, onde a camada de músculo liso corresponde ao músculo dartos do escroto. Os grandes lábios são cobertos de pelos ásperos em sua superfície externa, mas são desprovidos de pelos em sua superfície interna lisa. Numerosas glândulas sudoríparas e glândulas sebáceas se abrem em ambas as superfícies.

Os **pequenos lábios (lábios menores, *labia minora*)**, localizados medialmente e logo abaixo dos grandes lábios, são os homólogos da superfície uretral do pênis no homem. Os pequenos lábios são duas pregas menores de pele, desprovidas de folículos capilares e tecido adiposo. Seu interior é composto de um tecido conjuntivo esponjoso contendo fibras elásticas dispostas em rede. Eles contêm numerosas glândulas sebáceas e são ricamente supridos de vasos sanguíneos e terminações nervosas.

A fenda situada entre os pequenos lábios direito e esquerdo constitui o **vestíbulo**, um espaço que recebe secreções das **glândulas de Bartholin (glândulas vestibulares maiores)**, que são glândulas secretoras de muco pareadas, e muitas pequenas **glândulas vestibulares menores**. Também localizados no vestíbulo estão os orifícios da uretra e da vagina. Em mulheres virgens, o orifício vaginal é estreitado por uma fina prega de tecido fibrovascular encapsulado por epitélio, chamada de ***hímen***.

O **clitóris**, o homólogo feminino do pênis, está localizado na parte superior das pregas dos pequenos lábios, onde os dois pequenos lábios se unem para formar o prepúcio sobre a **glande do clitóris**. O clitóris é coberto de epitélio estratificado pavimentoso e composto de dois **corpos eréteis** contendo numerosos vasos sanguíneos e nervos sensoriais, incluindo os corpúsculos de Meissner e de Pacini, que ficam sensíveis durante a excitação sexual.

GLÂNDULAS MAMÁRIAS

As glândulas mamárias, que são glândulas sudoríparas modificadas, são glândulas tubuloalveolares compostas que consistem em 15 a 20 lobos que se irradiam do mamilo e são separadas por tecido conjuntivo denso e tecido adiposo.

As **glândulas mamárias** são glândulas sudoríparas modificadas que secretam leite, um líquido que contém proteínas, lipídios e lactose, bem como linfócitos e monócitos, anticorpos, minerais e vitaminas lipossolúveis, para fornecer a nutrição adequada ao recém-nascido.

As glândulas mamárias se desenvolvem da mesma maneira e têm a mesma estrutura nos dois sexos até a puberdade, quando alterações nas secreções hormonais nas mulheres causam um desenvolvimento adicional e mudanças estruturais. As secreções de **estradiol** e **progesterona** do ovário (bem como da placenta), de **prolactina** das células acidófilas da hipófise anterior e de somatomamotropina humana da placenta dão início ao desenvolvimento de **lóbulos e dúctulos terminais**. O desenvolvimento completo da porção ductal da mama requer a presença de **glicocorticoides** e ativação adicional pela **somatotropina** da hipófise anterior.

Concomitantemente a esses eventos, verifica-se um aumento da quantidade de tecido conjuntivo e tecido adiposo dentro do estroma, causando o aumento da glândula. O desenvolvimento completo ocorre por volta dos 20 anos de idade, com pequenas alterações cíclicas durante cada período menstrual, enquanto as principais alterações advêm durante a gravidez e a lactação. Após os 40 anos de idade ou mais, as porções secretoras, bem como alguns dos ductos e elementos do tecido conjuntivo das mamas começam a atrofiar e continuam esse processo durante a menopausa.

As glândulas nas mamas são classificadas como **glândulas tubuloacinosas compostas** (também referidas como tubuloalveolares compostas), consistindo em 15 a 20 lóbulos que irradiam do mamilo e são separados uns dos outros por tecido adiposo e tecido conjuntivo denso rico em colágeno. Cada lóbulo é drenado por seu próprio **ducto lactífero (ducto galactóforo)**, que conduz diretamente ao **mamilo**, onde se abre para a superfície. Antes de chegar aos mamilos, cada um dos ductos é dilatado para formar um **seio lactífero** para armazenamento do leite e, a seguir, estreita-se antes de passar pelo mamilo (Figura 20.32).

Glândulas mamárias em repouso

Os ácinos não estão desenvolvidos na glândula mamária em repouso.

As **glândulas mamárias em repouso** (**não secretoras** ou **não lactantes**) de mulheres não grávidas têm a mesma arquitetura básica das glândulas mamárias lactantes (ativas), exceto pelo fato de serem menores e sem ácinos desenvolvidos (Figura 20.33); o desenvolvimento dos ácinos ocorre apenas durante a gravidez. Próximo à abertura no mamilo, os ductos lactíferos são revestidos de um epitélio estratificado pavimentoso (queratinizado). O seio lactífero e o ducto lactífero que conduz a ele são revestidos de epitélio estratificado cúbico, enquanto os ductos menores que conduzem ao ducto lactífero são revestidos de epitélio simples cilíndrico. As células mioepiteliais estreladas localizadas entre o epitélio e a lâmina basal também envolvem os ácinos em desenvolvimento e tornam-se funcionais durante a gravidez.

Glândulas mamárias em lactação (ativas)

Durante a gravidez, as porções terminais dos ductos se ramificam, crescem e desenvolvem unidades secretoras conhecidas como ácinos (ou alvéolos).

As **glândulas mamárias** são ativadas por picos elevados de **estrogênios** e **progesterona** (assim como somatomamotropina humana da placenta) durante a gravidez para se tornarem glândulas lactantes para fornecer leite para o recém-nascido. Nesse momento, as porções terminais dos ductos se ramificam e crescem, e os ácinos (também referidos como alvéolos) se desenvolvem e amadurecem (Figuras 20.34 a 20.36). À medida que a gestação avança, ocorre o aumento das mamas, como resultado da hipertrofia do parênquima glandular e do ingurgitamento com o **colostro**, um líquido rico em proteínas, em preparação para nutrir o recém-nascido. Poucos dias após o nascimento, quando as secreções de estrogênio e progesterona diminuíram, a **prolactina**, secretada pelas células acidófilas da hipófise anterior, ativa a secreção de leite, que substitui o colostro.

Os **alvéolos** das glândulas mamárias em lactação (ativas) são compostos de células cúbicas parcialmente envolvidas por

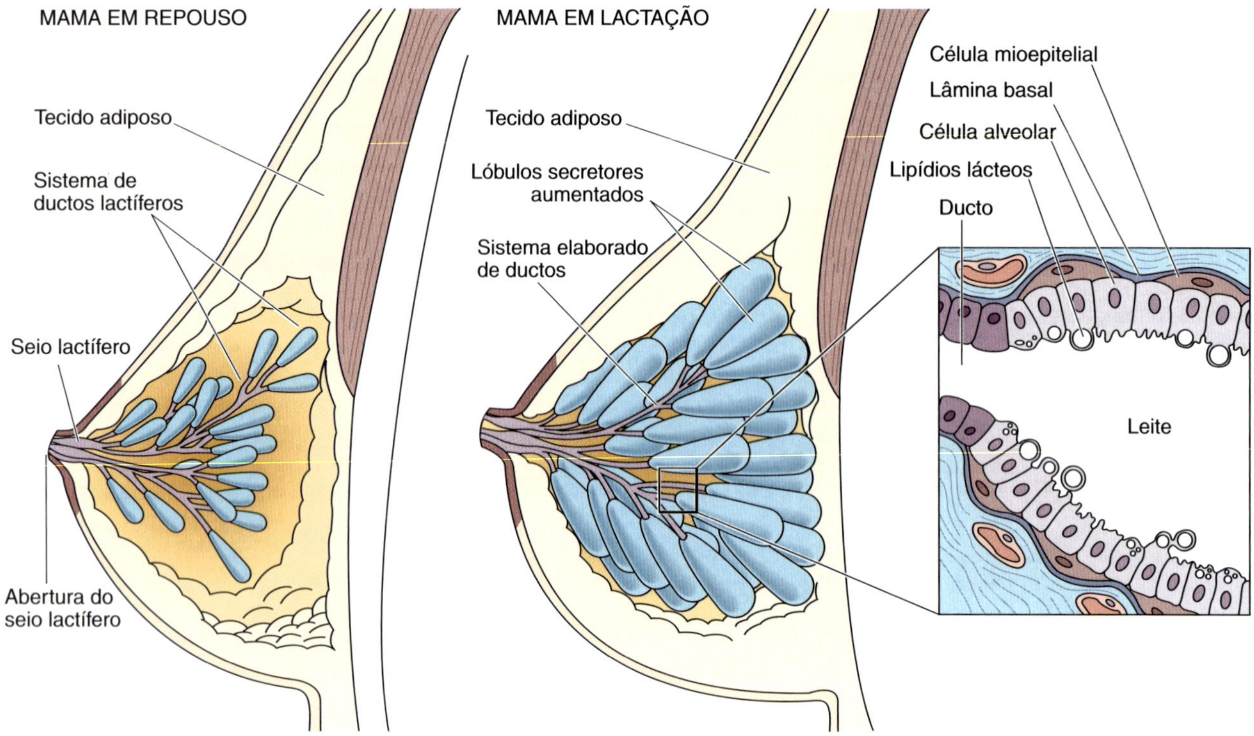

Figura 20.32 Diagrama comparando as diferenças glandulares entre uma mama em repouso e em lactação. Observe o corte longitudinal de uma glândula e o ducto da glândula mamária ativa.

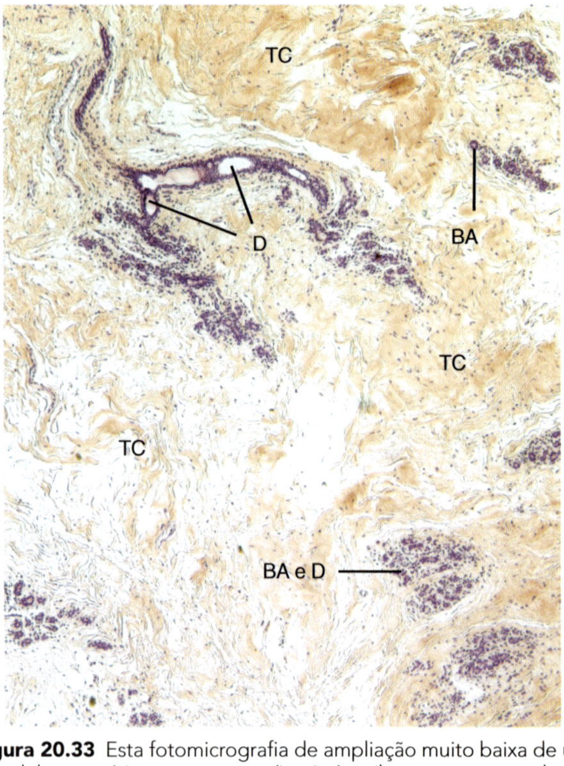

Figura 20.33 Esta fotomicrografia de ampliação muito baixa de uma glândula mamária em repouso (inativa) exibe os pequenos brotos alveolares (*BA*) e os ductos (D) circundados por um tipo de tecido conjuntivo denso rico em colágeno (*TC*) (56 ×).

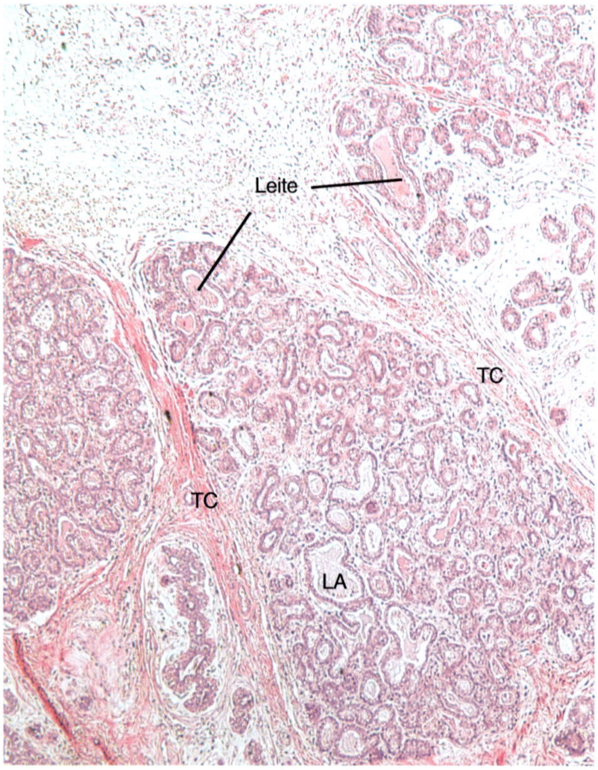

Figura 20.34 Esta fotomicrografia de ampliação muito baixa de uma glândula mamária em lactação exibe os lóbulos alveolares (*LA*), com alguns alvéolos contendo leite. Observe que os lóbulos são separados por elementos de tecido conjuntivo rico em colágeno (*TC*) comprimidos (56 ×).

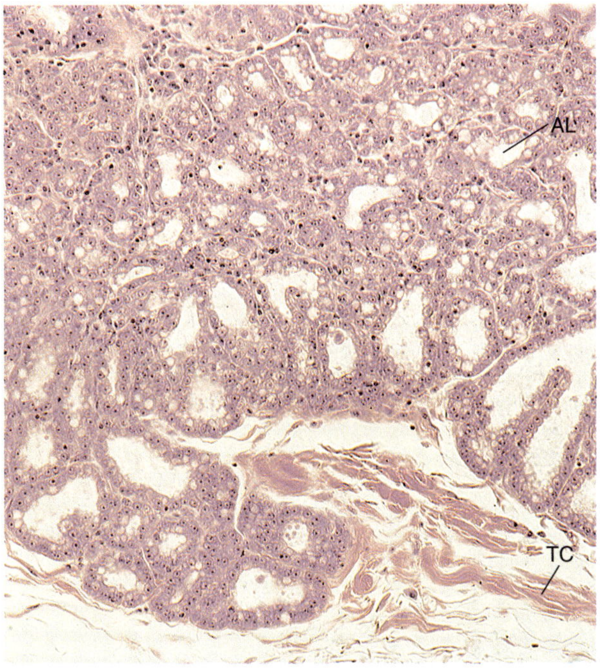

Figura 20.35 Fotomicrografia de uma glândula mamária humana em lactação. Observe os numerosos alvéolos (*AL*) e note que várias regiões da glândula estão em diferentes estágios do processo de secreção (132 ×).

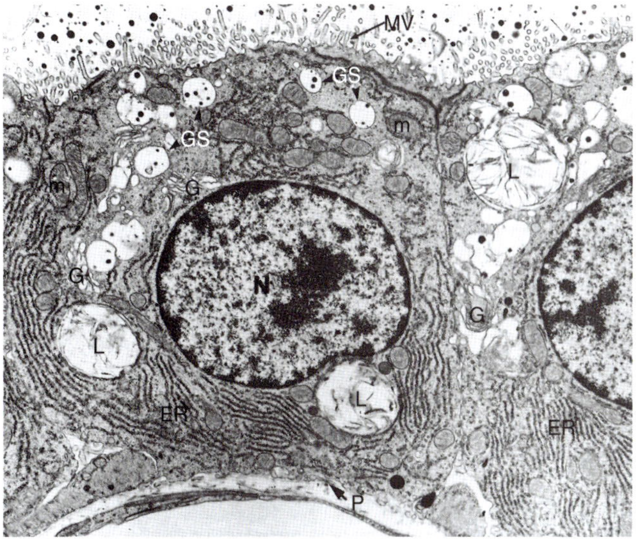

Figura 20.37 Eletromicrografia de uma célula acinosa da glândula mamária em lactação de rato. Observe as grandes gotículas de lipídios (*L*), o retículo endoplasmático rugoso abundante (*ER*) e o aparelho de Golgi (*G*). P, pregas da membrana basal; m, mitocôndrias; MV, microvilosidades; GS, grânulos de secreção (9.000 ×). (Fonte: Clermont Y, Xia I, Rambourg A *et al*. Structure of the Golgi apparatus in stimulated and nonstimulated acinar cells of mammary glands of the rat. *Anat Rec*. 1993;237:308-317. Reproduzida com autorização de Wiley-Liss, Inc., uma subsidiária de John Wiley & Sons, Inc.)

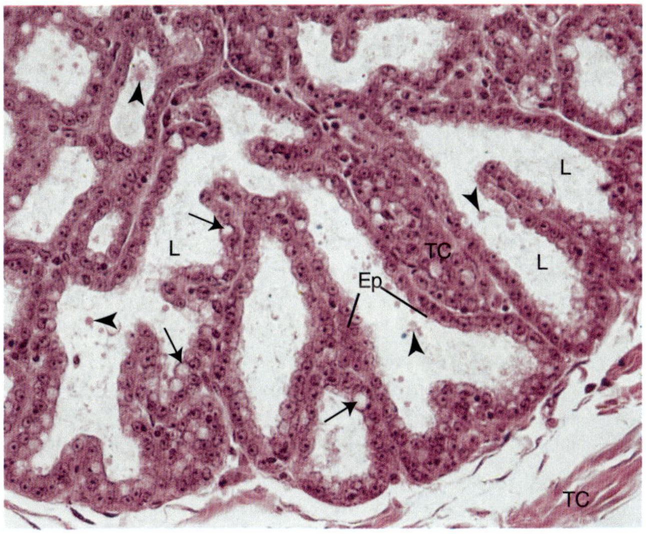

Figura 20.36 Esta fotomicrografia de ampliação média de parte de um lóbulo de uma glândula mamária em lactação apresenta as unidades tubuloacinosas ramificadas. Observe que o lúmen (*L*) contém sólidos lácteos (*pontas de seta*) e as células epiteliais cúbicas (*Ep*) têm grandes gotas de lipídios lácteos (*setas*) e lactose na região apical das células prontas para serem liberadas, provavelmente por um mecanismo apócrino de exocitose para o lúmen (270 ×).

uma rede de células mioepiteliais. Essas células secretoras apresentam abundante RER e mitocôndrias, vários complexos de Golgi, muitas gotículas de lipídios e numerosas vesículas contendo caseínas (proteínas do leite) e lactose (Figura 20.37). No entanto, nem todas as regiões dos alvéolos estão no mesmo estágio de produção, porque diferentes alvéolos apresentam vários graus de preparação para a síntese de substâncias lácteas (ver Figura 20.35).

As secreções das células alveolares são de dois tipos: lipídicas e proteicas.

Os **lipídios** são armazenados como gotículas dispersas no citoplasma. Eles são liberados das células secretoras, provavelmente por um mecanismo **apócrino** de exocitose, por meio do qual pequenas gotículas coalescem para formar gotículas cada vez maiores que se deslocam para a periferia da célula. Uma vez lá, projetam-se como bolhas citoplasmáticas no lúmen; eventualmente, essas bolhas contendo gotículas lipídicas são destacadas e se tornam parte do produto de secreção. Cada bolha consiste, então, em uma gota lipídica central rodeada por uma borda muito estreita de citoplasma e envolvida por uma membrana plasmática.

As **proteínas** sintetizadas dentro dessas células secretoras são liberadas das células por um mecanismo **merócrino** de exocitose, da mesma maneira que seria esperado de outras células que sintetizam e liberam proteínas no espaço extracelular.

Aréola e mamilo

A pele circular e fortemente pigmentada no centro da mama é a **aréola**. Ela contém glândulas sudoríparas e glândulas sebáceas em sua margem, bem como **glândulas areolares (de Montgomery)** que se assemelham às glândulas sudoríparas e mamárias. No centro da aréola está o mamilo, uma protuberância coberta de epitélio estratificado pavimentoso queratinizado que contém as aberturas terminais dos ductos lactíferos (Figura 20.38). Em pessoas de pele clara, o mamilo fica com uma coloração rosada, como resultado da cor do sangue presente no rico suprimento vascular nas longas papilas dérmicas que se estendem próximo à sua superfície. Durante a gravidez, o mamilo escurece devido ao aumento da pigmentação da aréola e do mamilo.

O centro do mamilo é composto de tecido conjuntivo denso não modelado com abundantes fibras elásticas conectadas à pele circundante ou entrelaçadas com o tecido conjuntivo e um rico componente de células musculares lisas. O enrugamento da

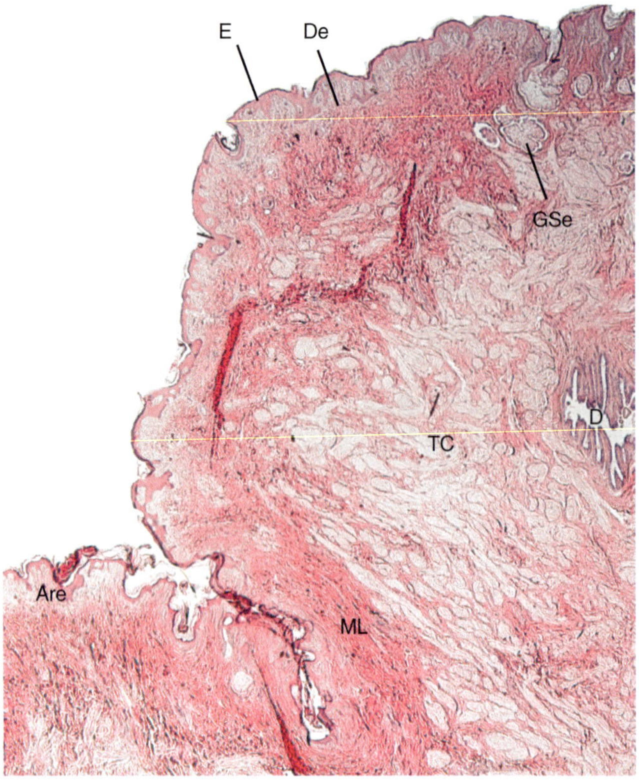

Figura 20.38 Fotomicrografia de um mamilo humano mostra uma pequena parte da aréola (*Are*). Um ducto lactífero (*D*) é visto em seu caminho para a superfície. Observe que o mamilo é coberto de pele, com uma epiderme fina (*E*) e uma derme mais espessa (*De*) abrigando glândulas sebáceas (*GSe*). O denso centro de tecido conjuntivo rico em colágeno (*TC*) é entrelaçado com fibras elásticas e feixes de músculo liso (*ML*) (14 ×).

pele no mamilo resulta da fixação das fibras elásticas. As fibras musculares lisas abundantes são dispostas de duas maneiras: circularmente ao redor do mamilo e radiando longitudinalmente ao longo de seu eixo longo. A contração dessas fibras musculares é responsável pela ereção do mamilo.

A maioria das glândulas sebáceas localizadas ao redor dos ductos lactíferos se abre na superfície ou nas laterais do mamilo, embora algumas se abram nos ductos lactíferos pouco antes de esses ductos se abrirem na superfície.

Secreções da glândula mamária

A prolactina é responsável pela produção de leite pelas glândulas mamárias; a ocitocina é responsável pelo reflexo de ejeção do leite.

Embora a glândula mamária da gestante esteja preparada para secretar leite antes do parto, certos hormônios impedem que isso ocorra. Porém, quando a placenta é destacada após o nascimento do neonato, a **prolactina** da hipófise anterior estimula a produção de leite, que atinge sua capacidade total em poucos dias. Antes disso, nos primeiros 2 ou 3 dias após o nascimento, é secretado um líquido espesso, rico em proteínas, chamado ***colostro***. Essa secreção altamente proteica, rica em vitamina A, sódio e cloreto, também contém linfócitos e monócitos, minerais, lactalbumina e anticorpos (imunoglobulina A) para nutrir e proteger o recém-nascido.

O **leite**, geralmente produzido no quarto dia após o parto, é um líquido que contém minerais, eletrólitos, carboidratos (incluindo lactose), imunoglobulinas (principalmente imunoglobulina A), proteínas (incluindo caseínas) e lipídios. A produção de leite resulta dos estímulos da visão, do toque, do manuseio do recém-nascido e da antecipação da amamentação, eventos que criam um pico na liberação de **prolactina**. Uma vez iniciada, a produção é contínua, e o leite é armazenado dentro do sistema de ductos.

Correlações clínicas

1. Mães que não conseguem **amamentar** seus filhos em um esquema regular de alimentação tendem a ter uma lactação deficiente. Isso pode motivar a decisão de interromper totalmente a amamentação; como resultado, o recém-nascido é privado da imunidade passiva conferida pela ingestão de anticorpos da mãe.
2. O **câncer de mama**, perdendo apenas para o câncer de pulmão como uma das principais causas de morte relacionada ao câncer em mulheres, pode ser de dois tipos diferentes: **carcinoma ductal**, das células ductais; e **carcinoma lobular**, dos dúctulos terminais. A detecção deve ser precoce ou o prognóstico é ruim, porque o carcinoma pode **metastatizar** para os linfonodos axilares e daí para os pulmões, ossos e cérebro. Por recomendação médica, a detecção precoce por meio do autoexame e da mamografia ajudou a reduzir as taxas de mortalidade por câncer de mama. No ano de 2005, aproximadamente 270 mil mulheres e 1.700 homens foram diagnosticados com câncer de mama nos EUA, e aproximadamente 40 mil mulheres e 500 homens morreram de câncer de mama. Existe uma relação direta entre a idade da mulher e o seu risco de contrair a doença, pois, em 2005, uma em cada 2.200 mulheres com menos de 30 anos contraiu câncer de mama, enquanto 1 em 54 e 1 em 23 mulheres contraiu câncer de mama com menos de 50 e 60 anos, respectivamente. Embora o câncer de mama seja mais provável de ocorrer em uma idade mais avançada, as mulheres mais jovens tendem a ter cânceres de mama mais agressivos. Em mulheres mais jovens, uma história familiar de câncer de mama deve levar à análise genética para a presença de mutações ou deficiências nos genes BRCA1 e BRCA2 (nos cromossomos 17 e 11, respectivamente). Se algum dos genes sofrer mutação, a paciente deve procurar aconselhamento genético, bem como realizar exames regulares para a evidência de tumores. Se calcificações focais, lesões pré-malignas ou malignas são suspeitas com base na mamografia, devem ser realizadas biopsias por agulha para determinar se a lesão é suspeita.
3. Em 2017, a FDA americana (*Food and Drug Administration*) modificou seu conselho anterior sobre **linfoma anaplásico de células grandes associado a implante de mama** (BIA-ALCL), um câncer do sistema linfático. Parece que mulheres com implantes mamários têm um risco ligeiramente maior de ter **linfoma anaplásico de células grandes** (ALCL) do que mulheres sem implante. Embora a incidência de ALCL seja de aproximadamente duas por milhão de mulheres, é um pouco maior em mulheres que tiveram um implante texturizado em vez de um implante liso. De fato, dos 231 casos de BIA-ALCL para os quais o tipo de implante foi relatado, 28 eram lisos e 203 eram implantes texturizados. Mulheres com diagnóstico de BIA-ALCL desenvolveram a doença vários anos após a colocação do implante.

Concomitantemente à produção de prolactina, a **ocitocina** é liberada pelo lobo posterior da hipófise. A ocitocina deflagra o **reflexo de ejeção do leite** por induzir a contração das células mioepiteliais ao redor dos alvéolos e dos ductos, expelindo-o.

Células-tronco

Existem células especiais, conhecidas como **células-tronco**, que têm a capacidade de se dividir e formar células-filhas idênticas (**divisão simétrica**) e de formar células-filhas que se diferenciam em células somáticas com características específicas (**divisão assimétrica**). Existem dois tipos básicos de células-tronco: aquelas que estão presentes apenas no embrião inicial, especificamente as células da **mórula** e a **massa celular interna** (**embrioblastos**) do blastocisto, conhecidas como células-tronco embrionárias (CTE); e aquelas que permanecem na maioria dos tecidos adultos, conhecidas como células-tronco adultas (CTA). Essas duas categorias são diferentes porque as CTEs são **pluripotentes**, ou seja, podem se diferenciar em qualquer célula das três camadas germinativas (ectoderme, mesoderme e endoderme), enquanto as células-tronco adultas têm uma capacidade de diferenciação limitada. Exemplos de células-tronco adultas foram discutidos na maioria dos capítulos deste livro, como em células do estrato basal da epiderme, células regenerativas do revestimento do trato digestivo, células osteoprogenitoras do osso e células-tronco hemocitopoéticas da medula óssea, entre muitos outros.

As células-tronco embrionárias, portanto, podem ser coletadas de blastocistos de fertilização *in vitro* e, se cultivadas de maneira adequada, essas células podem se dividir simetricamente um número incontável de vezes, sem perder seu estado indiferenciado e sem passar pela senescência à qual outros tipos de culturas celulares eventualmente sucumbem. Essa capacidade é atribuída à alta concentração da enzima **telomerase** nessas células, que as protege de perder a capacidade de se dividir. Com a sinalização adequada, tais células podem sofrer divisão assimétrica e formar qualquer derivado de célula particular de qualquer uma das três camadas germinativas. Essas CTEs podem ser usadas em **terapia com células-tronco** para substituir células defeituosas do adulto; por exemplo, podem ser influenciadas para formar células beta das ilhotas de Langerhans, capazes de produzir insulina em indivíduos com diabetes tipo I. No entanto, considerações éticas impedem seu uso em seres humanos.

As células-tronco adultas funcionam na substituição de tecido lesionado (como pericitos dos vasos sanguíneos) e também na reposição de células descartadas, como as do sangue. Na primeira década do século XXI, foi divulgada uma grande conquista – células somáticas adultas totalmente diferenciadas podem ser reprogramadas para se tornarem células pluripotenciais, que foram chamadas de **células-tronco de pluripotência induzida** (**CTPI** ou, em inglês, **iPSC**, *induced pluripotent stem cells*). Essas células se comportam como se fossem células-tronco embrionárias, ou seja, morfologicamente, são idênticas às CTEs, têm os mesmos níveis elevados de telomerase, apresentam os mesmos marcadores de superfície que as CTEs e têm a capacidade de ser induzidas a se diferenciarem em células das três camadas germinativas. O principal benefício é que as células somáticas podem ser coletadas do paciente individual e reprogramadas para se tornarem CTPIs, e o sistema imunológico do paciente não montará uma resposta imunológica contra elas. Infelizmente, ainda é difícil controlar as CTPIs porque apenas algumas das células reprogramadas formam a célula diferenciada necessária e outras podem formar teratomas e outros tumores. Espera-se que a pesquisa contínua com células-tronco resolva esses problemas.

Considerações patológicas

Ver Figuras 20.39 a 20.42.

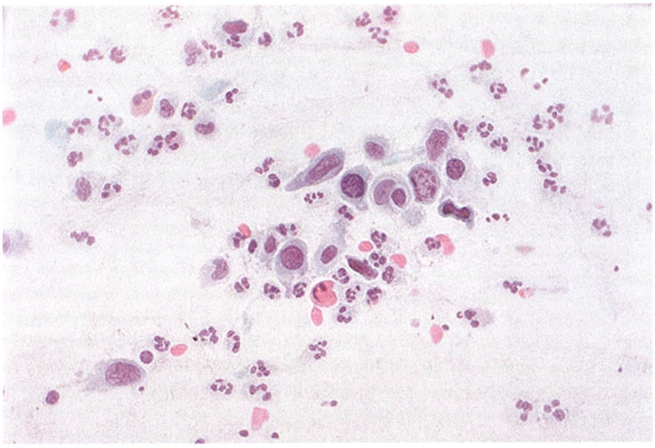

Figura 20.39 Fotomicrografia de carcinoma de células escamosas do colo do útero presente em um esfregaço de Papanicolaou. Observe a presença de células pleomórficas grandes no centro do campo. O grande número de células inflamatórias e eritrócitos indica lesão agressiva, ulcerativa e invasiva. (Cortesia de Klatt EC. *Robbins and Cotran: Atlas of Pathology.* 2nd ed. Philadelphia: Elsevier; 2010:324.)

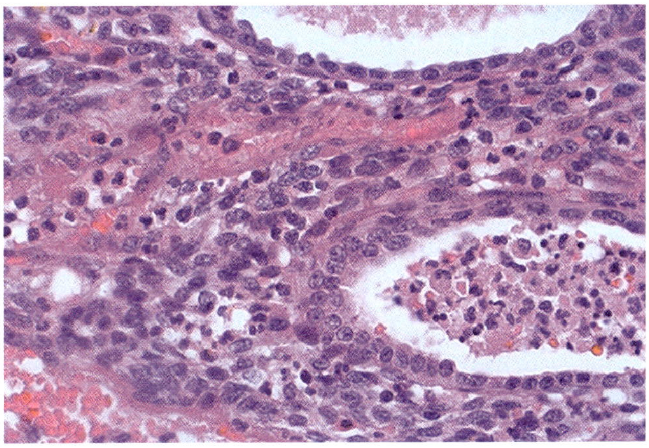

Figura 20.40 Fotomicrografia do útero de uma paciente com endometriose aguda. Essa condição é evidenciada pela presença de neutrófilos espalhados por todo o estroma e as glândulas do endométrio. (Cortesia de Klatt EC. *Robbins and Cotran: Atlas of Pathology.* 2nd ed. Philadelphia: Elsevier; 2010:333.)

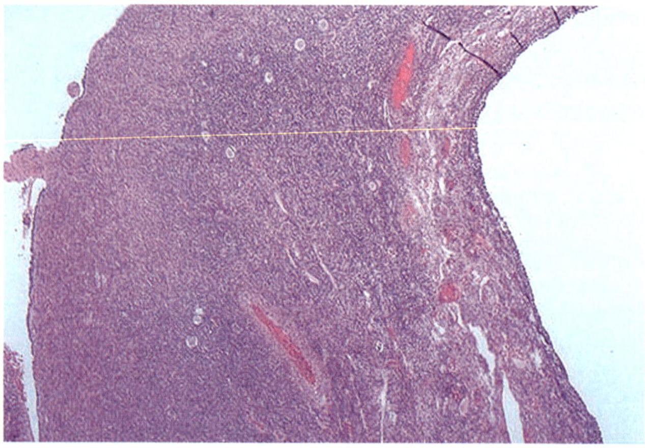

Figura 20.41 Fotomicrografia do ovário de uma paciente com doença do ovário policístico. Essa condição se caracteriza por um córtex ovariano muito espesso (lado esquerdo do campo), bem como pela presença de numerosos cistos foliculares (um dos quais é exibido no lado direito do campo). (Cortesia de Klatt EC. *Robbins and Cotran: Atlas of Pathology.* 2nd ed. Philadelphia: Elsevier; 2010:341.)

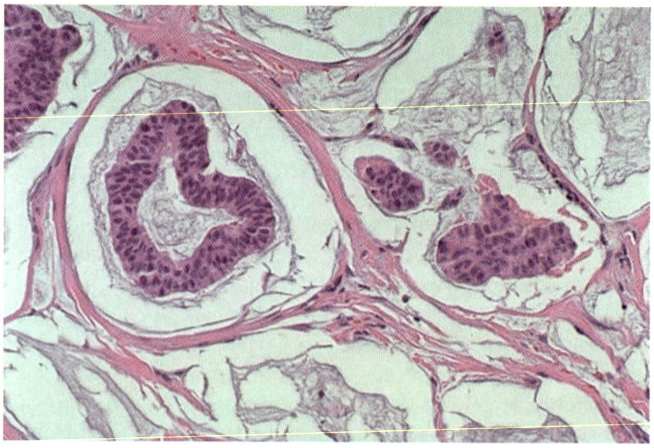

Figura 20.42 Fotomicrografia da mama de uma paciente com carcinoma mucinoso da mama (também conhecido como carcinoma coloide da mama). Essa condição é uma forma de carcinoma ductal, um câncer de mama invasivo, no qual as células malignas são circundadas por uma grande quantidade de mucina que elas fabricam. Frequentemente, esse tipo de tumor está associado a mutações no gene BRCA. (Cortesia de Klatt EC. *Robbins and Cotran: Atlas of Pathology.* 2nd ed. Philadelphia: Elsevier; 2010:377.)

Instruções do laboratório de histologia

Ovário

Folículo primordial

O córtex do ovário abriga grande número de folículos ovarianos em diferentes estágios de desenvolvimento. Os mais numerosos são os folículos primordiais, que consistem em uma única camada de células foliculares achatadas que circundam um oócito primário. Nesta fotomicrografia, o epitélio germinativo cúbico simples e o estroma ovariano bastante celularizado estão bem representados (ver Figura 20.3, *P, EG, ES*).

Folículo primário

À medida que os folículos primordiais iniciam o processo de maturação para se tornarem folículos primários unilaminares, as células foliculares se diferenciam em uma única camada de células cúbicas que circundam o oócito primário, cujo grande núcleo de aparência vesicular abriga um único e grande nucléolo. À medida que o folículo primário unilaminar continua a se desenvolver, suas células foliculares sofrem mitose para formar duas ou mais camadas de células foliculares ao redor do oócito primário, diferenciando-se em folículos primários multilaminares. O estroma ovariano é um tecido conjuntivo altamente celularizado com um suprimento vascular bem desenvolvido. Observe o folículo primordial com suas células foliculares de aspecto pavimentoso em torno do oócito primário (ver Figura 20.5 *OP, CFc, N, n, Es, VS, CFp*).

Folículo secundário

Os folículos secundários, ou antrais, assemelham-se aos folículos primários multilaminares, pois têm várias camadas de células foliculares (células da granulosa) circundando o oócito primário, exceto pelo acúmulo de líquido folicular nos espaços extracelulares das células da granulosa. Observe que as células da granulosa são circundadas pela teca interna (ver Figura 20.6, *G, LF, T*). Em uma ampliação maior, as células foliculares são claramente observadas como cúbicas e o líquido folicular ocupa vários espaços extracelulares, possivelmente interconectados. Observe que as células da granulosa são separadas da teca interna por uma membrana basal bem definida. Note que a teca interna é mais celularizada do que a teca externa (ver Figura 20.7, *CG, LF, TI, seta, TE*).

Folículo de Graaf (maduro)

Os folículos de Graaf (maduros) são estruturas muito grandes que se projetam dos ovários (ficando bastante salientes) e podem ser tão grandes quanto o próprio ovário. Esse folículo maduro ainda está em processo de desenvolvimento, embora o líquido folicular tenha se reunido em uma única câmara, conhecida como antro, que é circundada por células da granulosa mural (membrana granulosa), células foliculares dispostas concentricamente com várias camadas celulares de espessura. O cúmulo oóforo é composto pelas células da granulosa do cúmulo, cuja camada mais interna, a coroa radiada, contata a zona pelúcida, a qual circunda o oócito primário. A teca interna é separada da membrana granulosa por uma membrana basal bem desenvolvida. A teca externa circunda a teca interna e sua face periférica se mistura com o estroma do córtex ovariano. A cápsula do ovário, a túnica albugínea, é coberta de um epitélio simples cúbico (às vezes simples pavimentoso), conhecido como epitélio germinativo, uma região do peritônio (ver Figura 20.8, *LF, GM, CO, ZP, OP, TI, seta, TE, Es, TA, ponta de seta*). Uma ampliação maior da região do cúmulo oóforo exibe a teca externa e a teca interna, bem como a membrana basal que separa a teca interna da membrana granulosa. O líquido folicular circunda o cúmulo oóforo, que abriga o oócito primário, o qual é circundado pela zona pelúcida. Observe que os filopódios das células da coroa radiada penetram na zona pelúcida para entrar em contato com a membrana celular do oócito primário (ver Figura 20.9, *TE, TI, seta, MG, LF, OP, CR, ZP*).

Corpo lúteo

Após a ovulação, o remanescente do folículo dominante se reorganiza e forma o corpo hemorrágico, que se transforma no corpo lúteo, uma glândula endócrina temporária altamente vascularizada, composta basicamente por dois tipos celulares: as grandes, levemente coradas e de aspecto vesicular, derivadas das células da granulosa do folículo dominante, conhecidas como células granuloso-luteínicas; e as menores, derivadas das células da teca interna, as células teca-luteínicas (ver Figura 20.11, *G, T*). Em uma ampliação maior, a morfologia das células granulosa-luteínicas e das células teca-luteínicas é mais evidente (ver Figura 20.12, *GL, TL*).

Corpo albicans

À medida que o corpo lúteo termina sua função, é invadido por fibroblastos, linfócitos T e macrófagos, e sofre luteólise. Os fibroblastos produzem fibras de colágeno; à medida que o corpo lúteo se torna fibrótico, passa a ser conhecido como corpo *albicans*, que é

(continua)

Instruções do laboratório de histologia (*continuação*)

circundado pelo estroma ovariano. A diferença entre o estroma altamente celularizado e o tecido fibroso do corpo *albicans* é evidente (ver Figura 20.14, *Es*, *TF*).

Tubas uterinas

As tubas uterinas atuam como condutos para os espermatozoides alcançarem o oócito secundário e como canal para transportar o óvulo fertilizado até o útero. Para isso, a tuba uterina tem uma túnica muscular espessa composta por feixes de músculo liso dispostos em uma camada circular interna e uma camada longitudinal externa. A camada externa de músculo liso é coberta de um tecido conjuntivo subseroso e um epitélio simples pavimentoso, a serosa. O lúmen da tuba uterina é revestido de uma mucosa altamente pregueada que, devido às suas complexas dobras longitudinais, reduz o tamanho do lúmen. A mucosa consiste em uma lâmina própria ricamente vascularizada e um epitélio composto de dois tipos celulares: (1) células intercalares (*peg cells*), que não são ciliadas, que secretam uma substância rica em nutrientes, para fornecer nutrição aos espermatozoides e também ao óvulo fertilizado; e (2) células ciliadas, cujos cílios auxiliam na movimentação do óvulo fertilizado, bem como no movimento do espermatozoide para alcançar o oócito secundário (ver Figura 20.15, *CI*, *LE*, *M*). Uma ampliação maior da mucosa e da camada de músculo liso circular interna demonstra a natureza pregueada da mucosa. Observe que o lúmen é revestido de um epitélio simples cilíndrico logo abaixo do qual está a lâmina própria (ver Figura 20.16, *CI*, *E*, *LP*). Em grande ampliação, os dois tipos celulares que constituem o epitélio simples cilíndrico da tuba uterina são claramente distinguíveis. Observe a presença de cílios nas células ciliadas mais largas e a protuberância apical do citoplasma das células intercalares estreitas (*peg cells*). Note os capilares na lâmina própria, a qual é bastante celularizada (ver Figura 20.17, *seta*, *CC*, *ponta de seta*, *PC*, *Ca*, *LP*).

Fases do endométrio uterino

Fase menstrual (dia 1 ao dia 3 ou 4)

A fase menstrual do endométrio uterino dura de 3 a 4 dias. O revestimento epitelial simples cilíndrico é rompido e o tecido necrótico subjacente abriga leucócitos livres, cujos núcleos são claramente evidentes. Durante o primeiro dia ou mais da fase menstrual, muitas das glândulas uterinas e artérias espiraladas parecem estar saudáveis (ver Figura 20.21, *seta*, *TN*, *N*, *Gl*, *AE*).

Fase proliferativa (folicular) (dia 4 ou 5 ao dia 14)

A fase menstrual é seguida pela fase proliferativa (folicular ou estrogênica), quando o endométrio inicia o processo de restauração. O revestimento epitelial simples cilíndrico do lúmen é restabelecido e as glândulas uterinas começam a se formar, mas ainda não produzem secreções. O estroma da camada funcional parece saudável, com ausência quase total de leucócitos invasores, como observado na fase menstrual. As artérias espiraladas também estão penetrando na camada funcional (ver Figura 20.22, *E*, *L*, *GlEs*, *VS*).

Fase secretora (lútea) (dias 15 a 28)

A fase secretora (lútea ou progestacional) inicial do endométrio se apresenta com glândulas que estão começando a se espiralar e cujos lúmens são revestidos de um epitélio cilíndrico que está começando a produzir o produto de secreção que irá nutrir o embrião em desenvolvimento, antes da formação da placenta. O estroma torna-se mais condensado e reduzido em volume (ver Figura 20.23, *L*, *E*, *Es*). A fase lútea tardia exibe glândulas endometriais que são mais ramificadas e mais convolutas e cujos lúmens são preenchidos com material de secreção. O revestimento epitelial das glândulas tem uma aparência serrilhada porque algumas das células cilíndricas desse epitélio simples cilíndrico são mais altas e mais grossas do que suas vizinhas. O estroma é ainda mais comprimido do que na fase lútea inicial (ver Figura 20.24 *L*, *setas*, *Es*).

Placenta

A visualização da placenta em baixa ampliação exibe as células deciduais da decídua basal, bem como as vilosidades coriônicas de ancoragem que estão fixadas na decídua basal. As vilosidades terminais em fundo cego são banhadas pelo sangue materno que preenche os espaços intervilosos (ver Figura 20.28, *CD*, *DB*, *VA*, *VL*, *EI*). Uma ampliação média da placenta exibe os vasos sanguíneos fetais circundados pela mesoderme das vilosidades terminais seccionados em cortes transversais e oblíquos à medida que são banhados pelo sangue materno localizado nos espaços intervilosos. Observe que as vilosidades terminais são cobertas de sinciciotrofoblastos, cujos núcleos frequentemente formam aglomerados, conhecidos como nós sinciciais (ver Figura 20.29, *VS*, *Me*, *VL*, *EI*, *ST*, *NS*).

Vagina

A vagina é uma estrutura tubular fibromuscular cujo lúmen é revestido de um epitélio estratificado pavimentoso não queratinizado. A lâmina própria é um tipo de tecido conjuntivo frouxo fibroelástico, cuja região mais profunda é ricamente vascularizada e ocasionalmente é chamada de submucosa. A região mais profunda da parede vaginal é a camada muscular, que tem fibras musculares lisas circulares internas e longitudinais externas pouco diferenciadas. A camada mais externa da parede da vagina é composta de tecido conjuntivo fibroelástico, conhecido como adventícia, que ajuda a vagina a aderir às estruturas circundantes (ver Figura 20.30, *L*, *E*, *LP*, *VS*, *SM*, *M*). As camadas mais profundas do epitélio estratificado pavimentoso não queratinizado que reveste o lúmen da vagina são compostas de células de aparência mais densa, enquanto as camadas mais superficiais são preenchidas com glicogênio e, consequentemente, são maiores e fracamente coradas. Uma membrana basal bem definida separa o epitélio da lâmina própria vascular, que geralmente é infiltrada por células linfoides (Figura 20.31, *E*, *L*, *setas*, *VS*, *LP*).

Glândula mamária

Quando a glândula mamária não está produzindo leite, é dito que está em repouso (inativa). Quando está ativamente produzindo leite para fornecer nutrição ao neonato, é dito que está em lactação (ativa).

Glândula mamária em repouso (inativa)

A glândula mamária em repouso (inativa) exibe numerosos ductos e brotos alveolares circundados por tecido conjuntivo denso não modelado rico em colágeno, bem como lóbulos de tecido adiposo (ver Figura 20.33, *D*, *BA*, *TC*).

Glândula mamária em lactação (ativa)

A glândula mamária em lactação (ativa) tem lóbulos de alvéolos, muitos dos quais contêm leite em seu lúmen. Os lóbulos são separados uns dos outros por elementos de tecido conjuntivo denso (ver Figura 20.34, *LA*, *Leite*, *TC*). Com uma ampliação maior, observa-se que os alvéolos são ramificados e os elementos do tecido conjuntivo separam os lóbulos alveolares (Figura 20.35 *AL*, *TC*). Em ampliação média, a ramificação dos alvéolos é claramente evidente e seu lúmen exibe a presença de sólidos lácteos. Observe que as células epiteliais glandulares dos alvéolos têm grandes gotas de lipídios lácteos em sua região apical, que serão liberadas por um tipo apócrino de secreção (ver Figura 20.36 *L*, *pontas de seta*, *Ep*, *setas*).

Mamilo

O mamilo é uma protuberância recoberta de pele no meio da aréola que contém as aberturas terminais dos ductos lactíferos. A fina epiderme do mamilo recobre a derme igualmente fina que abriga numerosas glândulas sebáceas. O cerne do mamilo é composto de um tecido conjuntivo denso não modelado fibroelástico, entrelaçado com feixes de fibras musculares lisas que possibilitam a ereção do mamilo durante a estimulação sexual e quando exposto ao frio (ver Figura 20.38, *Are*, *D*, *E*, *De*, *GSe*, *TC*, *ML*).

21

Sistema Reprodutor Masculino

Os dois testículos suspensos no escroto, um sistema de ductos genitais extratesticulares e intratesticulares, glândulas associadas e o órgão copulador masculino (o pênis), constituem o sistema reprodutor masculino (Figura 21.1). A formação dos **espermatozoides** – bem como a síntese, o armazenamento e a liberação do hormônio sexual masculino testosterona – é realizada pelos dois testículos.

As glândulas associadas ao trato reprodutor masculino são o par de **glândulas seminais** (ou **vesículas seminais**), a **próstata (ou glândula prostática)** única e as duas **glândulas bulbouretrais** (**glândulas de Cowper**), que formam a porção não celular do sêmen (espermatozoides suspensos nas secreções das glândulas acessórias), que não apenas nutre os espermatozoides, mas também fornece um veículo fluido para sua transferência para o trato reprodutor feminino. O **pênis** tem dupla função: serve como canal para que a urina armazenada pela bexiga urinária seja eliminada e entrega o sêmen no trato reprodutor feminino durante a cópula.

Testículos

Os testículos, localizados no escroto, são órgãos pareados que produzem espermatozoides e testosterona.

Cada um dos testículos de um homem maduro é um órgão ovalado de aproximadamente 4 cm de comprimento, de 2 a 3 cm de largura e 3 cm de espessura. Em aproximadamente 60% dos homens, o testículo esquerdo, em relação ao direito, está suspenso 1 a 2 cm abaixo no escroto. Os testículos se desenvolvem na parede posterior da cavidade abdominal, atrás do peritônio e, à medida que descem até o escroto, levam consigo uma porção do peritônio. Essa bolsa peritoneal, a **túnica vaginal**, forma uma cavidade serosa que envolve a face anterolateral de cada testículo, permitindo algum grau de mobilidade dentro do compartimento escrotal.

A parede do escroto abriga fibras de musculatura lisa, o **músculo dartos**, que contribui para a regulação da temperatura dentro do escroto. Em temperaturas baixas, o músculo dartos se contrai, não apenas liberando o calor da contração, mas também aproximando os testículos da parede corporal. O par de **músculos cremaster**, que são músculos esqueléticos localizados no canal inguinal, também aproxima os testículos da parede corporal à medida que se contrai. A principal função dos músculos cremaster é proteger os testículos, movendo-os para evitar lesões durante a cópula, bem como quando o indivíduo está atemorizado. Embora sejam músculos esqueléticos, atuam involuntariamente na maior parte do tempo, mas podem ser ativados voluntariamente quando os músculos abdominais são contraídos.

ESTRUTURA GERAL E SUPRIMENTO VASCULAR DOS TESTÍCULOS

Septos de tecido conjuntivo dividem o testículo em lóbulos, cada um abrigando de um a quatro túbulos seminíferos.

O testículo tem uma cápsula com camada dupla externa, composta de tecido conjuntivo denso não modelado rico em colágeno, a **túnica albugínea**; imediatamente abaixo dela existe uma camada de tecido conjuntivo frouxo altamente vascularizado,

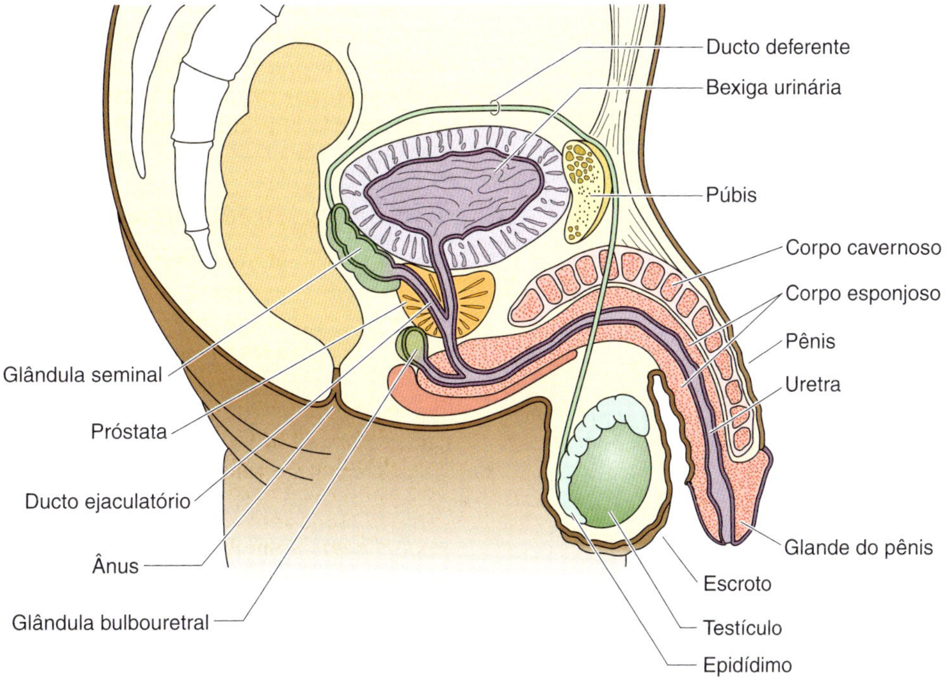

Figura 21.1 Diagrama esquemático do sistema reprodutor masculino.

a **túnica vasculosa**. A superfície posterior da túnica albugínea é um pouco mais espessa, formando o **mediastino testicular**, a partir do qual os septos de tecido conjuntivo irradiam para subdividir cada testículo em aproximadamente 250 compartimentos intercomunicantes, em forma de pirâmide, conhecidos como **lóbulos testiculares** (Figura 21.2).

Cada lóbulo contém de um a quatro **túbulos seminíferos** com fundo cego, que são circundados por um tecido conjuntivo frouxo ricamente inervado e altamente vascularizado derivado da túnica vasculosa. Dispersos nesse tecido conjuntivo estão pequenos aglomerados de células endócrinas, as **células intersticiais** (células **de Leydig**), responsáveis pela síntese da testosterona.

Os espermatozoides são produzidos pelo **epitélio seminífero** dos túbulos seminíferos. Entram em ductos retilíneos curtos, os **túbulos retos**, que conectam a extremidade aberta de cada túbulo seminífero à **rede testicular**, um sistema de espaços labirínticos alojados no mediastino testicular. Deixam a rede testicular através de 10 a 20 túbulos curtos, os **dúctulos eferentes**, que por fim se fundem com o **ducto do epidídimo (ou ducto epididimário)**, a primeira porção dos ductos genitais extratesticulares. Do epidídimo, os espermatozoides entram no **ducto deferente** (*vas deferens*). De lá, chegam aos ductos ejaculatórios, que os conduzem até a uretra, onde são unidos às secreções das glândulas genitais acessórias. Os espermatozoides, suspensos nessas secreções, formam o sêmen, que deixa o aparelho reprodutor masculino pela ponta do pênis, por meio do orifício uretral externo.

O sangue de cada testículo é fornecido pela **artéria testicular** (um ramo da aorta abdominal) que, durante a embriogênese, desce com o testículo até o escroto, acompanhada pelo **ducto deferente** (*vas deferens*). A artéria testicular forma vários ramos que atravessam a cápsula do testículo para suprir os leitos capilares testiculares, cujo sangue é drenado para várias veias entrelaçadas, o **plexo venoso pampiniforme**, que envolve a artéria testicular. A artéria, as veias, os vasos linfáticos, as fibras nervosas e o ducto deferente formam, em conjunto, o **cordão espermático**, que passa pelo canal inguinal, a passagem da cavidade abdominal para o escroto.

O sangue do plexo venoso pampiniforme é mais frio do que o da artéria testicular e, portanto, atua na redução da temperatura do sangue arterial, formando um **sistema de troca de calor contracorrente**. Dessa maneira, ajuda a manter a temperatura dos testículos cerca de 2°C mais baixa do que a do resto do corpo. Nessa temperatura mais fria (35°C), os espermatozoides se desenvolvem normalmente. Caso se desenvolvessem à temperatura corporal (36,7 a 37,1°C), seriam estéreis. Além disso, como os testículos, ao contrário dos ovários, não estão localizados na cavidade corporal, mas sim no escroto, estão expostos a uma temperatura mais baixa. Isso intensifica o efeito de resfriamento do plexo venoso pampiniforme.

A drenagem linfática dos testículos é realizada por vasos linfáticos que acompanham as artérias testiculares, que drenam para os linfonodos periaórticos.

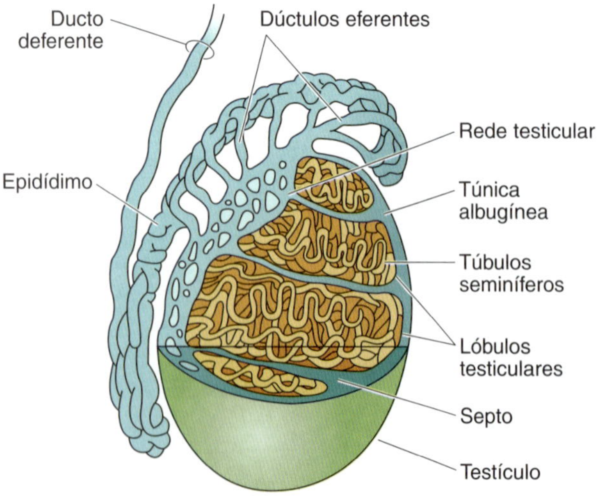

Figura 21.2 Diagrama esquemático do testículo e do epidídimo. Os lóbulos e seus conteúdos não são desenhados em escala.

Correlações clínicas

1. Como a hipertermia foi identificada como um fator de infertilidade masculina, relatou-se que homens que trabalham com laptops mantidos no colo por 1 hora de uso contínuo exibiram um aumento nas temperaturas escrotais de até 2,8°C. Embora esses estudos não sejam conclusivos, sugerem que meninos e homens jovens limitem o uso de computadores no colo.
2. A temperatura dos testículos também varia de acordo com o tipo de roupa íntima que os homens usam. Foi demonstrado que homens que usam cuecas samba-canção têm contagem de espermatozoides cerca de 17% mais alta, 25% mais concentração de espermatozoides e 33% mais espermatozoides móveis do que aqueles que usam modelos de cuecas apertadas, que aproximam os testículos da parede abdominal, aumentando a temperatura testicular. No entanto, apesar dessas diferenças, nos dois grupos de indivíduos testados, a contagem de espermatozoides, a concentração de esperma e a motilidade espermática estavam dentro dos limites normais. É possível ocorrerem problemas em homens que têm dificuldade em engravidar suas parceiras; a redução na contagem, concentração e motilidade dos espermatozoides pode ser o suficiente para interferir na fertilidade dos espermatozoides.
3. Os cânceres testiculares metastáticos se espalham por meio da drenagem linfática para os linfonodos periaórticos e daí para seus vários destinos finais.

TÚBULOS SEMINÍFEROS

Os túbulos seminíferos são compostos de um epitélio seminífero espesso circundado por um tecido conjuntivo delgado, a túnica própria.

Os **túbulos seminíferos** são túbulos ocos altamente convolutos, que têm de 30 a 70 cm de comprimento e de 150 a 250 μm de diâmetro; são circundados por extensos leitos capilares. Cerca de mil túbulos seminíferos estão presentes nos dois testículos, com um comprimento total de quase 0,5 km, dedicados à produção de espermatozoides. Aproximadamente de 85 a 90% do volume de cada testículo é ocupado pelos túbulos seminíferos.

A parede do túbulo seminífero é composta de uma camada delgada de tecido conjuntivo, a **túnica própria**,[1] e de um epitélio

[1] N.R.T.: A túnica própria também é referida por alguns autores como tecido peritubular ou apenas como lâmina própria (peritubular).

seminífero espesso. A túnica própria e o epitélio seminífero são separados um do outro por uma **lâmina basal** bem desenvolvida. O tecido conjuntivo é constituído, principalmente, de delgados feixes de fibras de colágeno tipo I entrelaçados, que abrigam várias camadas de fibroblastos. As **células mioides**, semelhantes a células da musculatura lisa, também estão presentes e conferem contratilidade aos túbulos seminíferos.

O epitélio seminífero (ou **epitélio germinativo**) tem várias camadas de células (Figuras 21.3 a 21.6) e é composto de dois tipos celulares: células de Sertoli e células espermatogênicas (Figuras 21.6 e 21.7). As células espermatogênicas estão em diferentes estágios de maturação.

Células de Sertoli

As células de Sertoli sustentam, protegem e alimentam as células espermatogênicas; fagocitam restos citoplasmáticos de espermátides; secretam a proteína de ligação a androgênios, hormônios e um meio nutritivo; e estabelecem a barreira hematotesticular.

As células de Sertoli são células cilíndricas altas, cujas invaginações basolaterais envolvem grupos de células espermatogênicas, e suas membranas celulares apicais altamente pregueadas se projetam para o lúmen dos túbulos seminíferos, onde acomodam os espermatozoides em desenvolvimento. Essas células têm um núcleo oval fracamente corado, localizado na porção basal da célula, com um grande nucléolo posicionado no centro (Figuras 21.6 e 21.7). Foi demonstrado que seu citoplasma

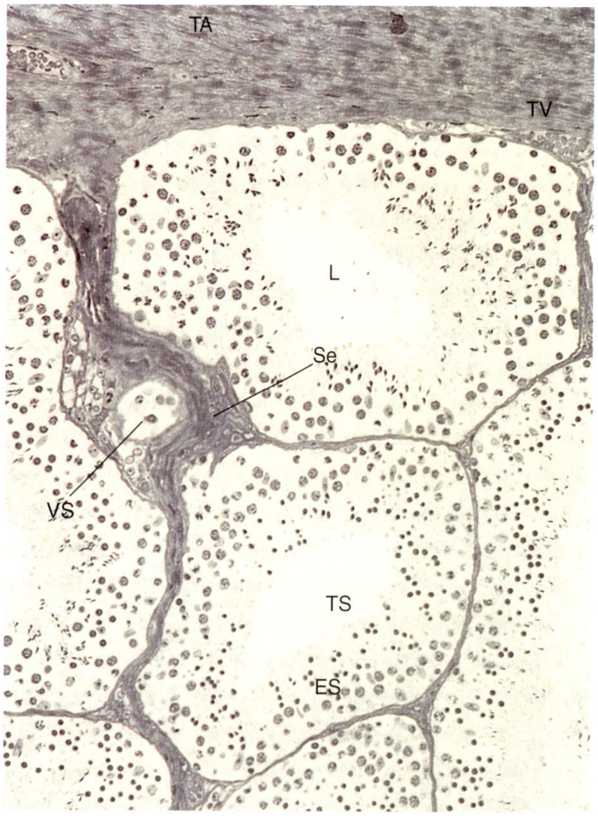

Figura 21.4 Fotomicrografia da cápsula de um testículo de macaco e perfis transversais de túbulos seminíferos (*TS*), vaso sanguíneo (*VS*), túnica albugínea (*TA*), túnica vasculosa (*TV*), lúmen (*L*), epitélio seminífero (*ES*) e septos (*Se*) (132 ×).

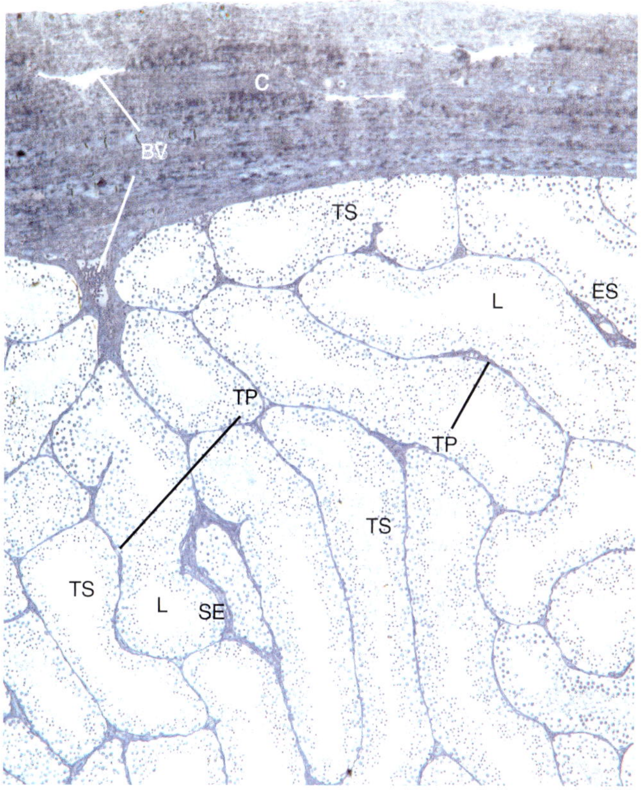

Figura 21.3 Em uma ampliação muito baixa, o suprimento vascular (*VS*) da cápsula testicular (*C*) é bem ilustrado. Observe que as paredes (*TP*) são dispostas muito próximas umas às outras e que o epitélio seminífero espesso (*ES*) dos túbulos seminíferos (*TS*) é palidamente corado. Os lúmens (*L*) dos túbulos seminíferos são claramente visíveis (56 ×).

contém produtos de inclusão conhecidos como **cristaloides de Charcot-Böttcher**, cujas composição e função são desconhecidas. A membrana basal das células de Sertoli tem receptores para o hormônio foliculoestimulante (FSH) e para os androgênios.

Micrografias eletrônicas revelam que o citoplasma das células de Sertoli está repleto de perfis de retículo endoplasmático liso (REL), mas apenas uma quantidade limitada de retículo endoplasmático rugoso (RER). As células de Sertoli têm numerosas mitocôndrias, um aparelho de Golgi bem desenvolvido e várias vesículas que pertencem ao complexo endolisossomal. Os elementos do citoesqueleto dessas células também são abundantes, indicando que uma de suas funções é fornecer suporte estrutural para os gametas em desenvolvimento.

As membranas celulares laterais das células de Sertoli adjacentes formam junções de oclusão, subdividindo assim o lúmen do túbulo seminífero em dois compartimentos concêntricos isolados (Figuras 21.7 e 21.8). O **compartimento basal** é mais estreito, localizado basalmente às zônulas de oclusão, e circunda o **compartimento adluminal** mais amplo. Assim, as zônulas de oclusão das células de Sertoli estabelecem uma barreira hematotesticular, que isola o compartimento adluminal das influências do tecido conjuntivo, protegendo os gametas em desenvolvimento do sistema imunológico. Como a espermatogênese começa após a puberdade, as células germinativas recém-diferenciadas, que têm um número de cromossomos diferente, além de expressarem diferentes receptores e moléculas de superfície em suas membranas celulares, seriam consideradas "células estranhas" pelo sistema imunológico. Se as células germinativas não fossem isoladas dos compartimentos do tecido conjuntivo pelas zônulas de oclusão das células de Sertoli, seria montada uma resposta imunológica contra elas.

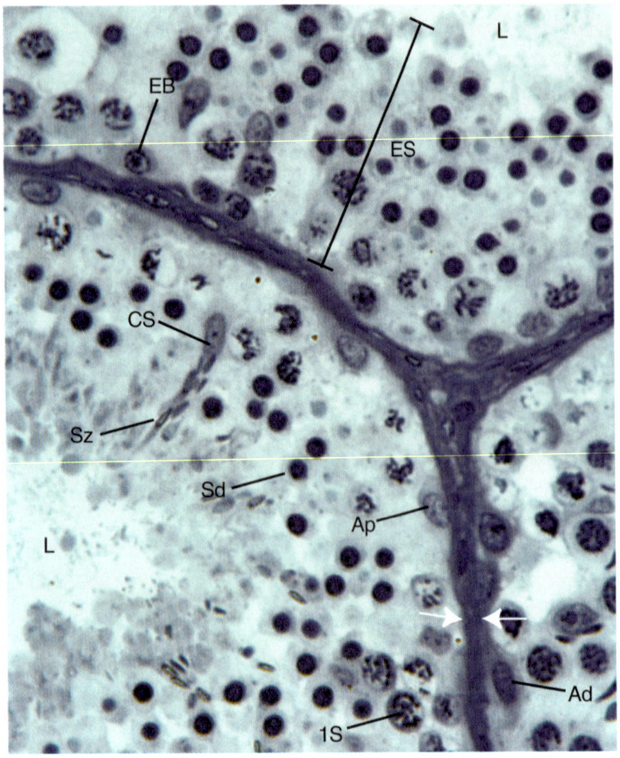

Figura 21.5 Nesta fotomicrografia de alta ampliação do testículo, conforme três túbulos seminíferos entram em contato, suas delgadas túnicas próprias parecem fundir-se (*entre as setas brancas*). Observe que os espessos epitélios seminíferos (*ES*) são compostos de células de Sertoli (*CS*) de suporte e células espermatogênicas em vários estágios de desenvolvimento – espermatogônia tipo A escura (Ad; do inglês, *A dark*), espermatogônia tipo A pálida (Ap; do inglês, *A pale*) e espermatogônia tipo B (*EB*) –, todas encostadas na membrana basal que as separa da túnica própria. Espermatócitos primários (*1S*), espermátides (*Sd*) e espermatozoides (*Sz*) também são facilmente reconhecidos. Os espermatócitos secundários são mais elusivos, porque fazem rapidamente a transição para espermátides, com uma vida muito curta, de cerca de 10 horas. Os lúmens dos túbulos seminíferos são divididos em um compartimento adluminal e um basal (540 ×).

As células de Sertoli desempenham as seguintes funções:

- Suporte físico e nutricional das células germinativas em desenvolvimento
- Fagocitose do citoplasma eliminado das espermátides durante a espermiogênese
- Estabelecimento de uma barreira hematotesticular pela formação de zônulas de oclusão entre células de Sertoli adjacentes
- Síntese e liberação de **proteína de ligação a androgênios** (ABP; do inglês, *androgen-binding protein*), uma macromolécula que facilita o aumento na concentração de testosterona no túbulo seminífero, ligando-se a ela e impedindo que saia do túbulo
- Síntese e liberação (durante a embriogênese) do **hormônio antimulleriano**, que impede a formação do ducto de Muller (precursor do trato reprodutor feminino) e, assim, estabelece a "masculinidade" do embrião em desenvolvimento
- Síntese e secreção de **inibina**, um hormônio que inibe a liberação de FSH pela hipófise anterior
- Síntese de **ativina**, um hormônio que facilita a liberação de FSH pela hipófise anterior
- Secreção de um meio rico em frutose, que nutre e facilita o transporte de espermatozoides para os ductos genitais
- Síntese e secreção do **fator de transcrição molécula relacionada aos Ets** (**ERM**; do inglês, *Ets-related molecule*), que sustenta as linhagens de células-tronco necessárias para a formação da espermatogônia
- Síntese e secreção de **transferrina testicular**, uma apoproteína que capta o ferro da transferrina sérica e o transporta para gametas em maturação
- Síntese e secreção de moléculas, como o **Fas-ligante** (**Fas-L**), que força as células que expressam receptores Fas à apoptose; portanto, se os linfócitos T citotóxicos entrarem no compartimento adluminal, o Fas-L as forçaria à apoptose, protegendo as células germinativas em formação de uma resposta imunológica.

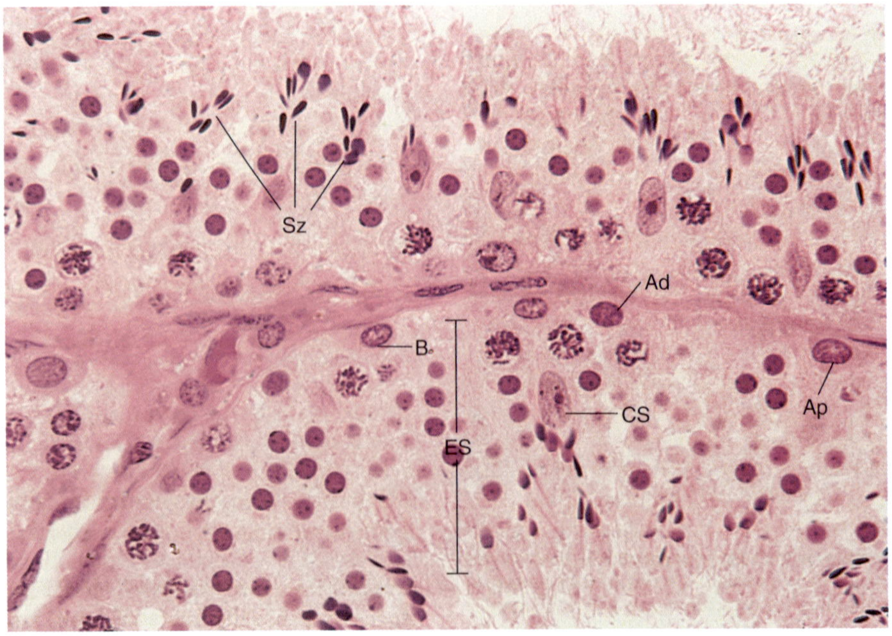

Figura 21.6 Túbulo seminífero. Epitélio seminífero (*ES*), espermatogônia A pálida (*Ap*), espermatogônia A escura (*Ad*), espermatogônia B (*B*), célula de Sertoli (*CS*) e espermatozoide (*Sz*) (540 ×).

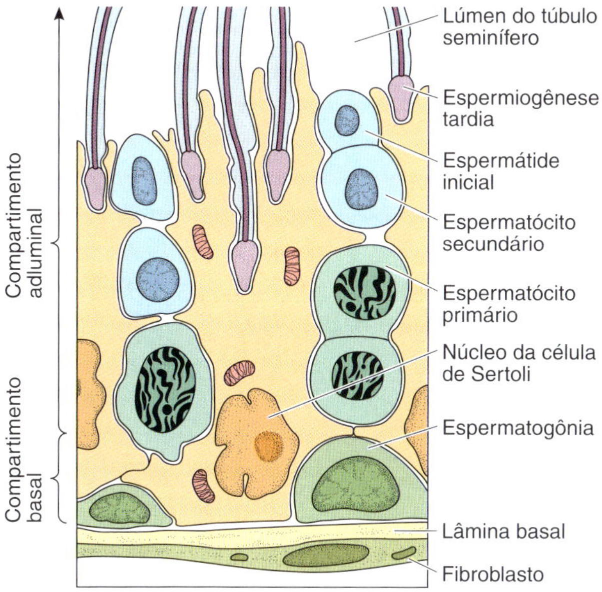

Figura 21.7 Diagrama esquemático do epitélio seminífero.

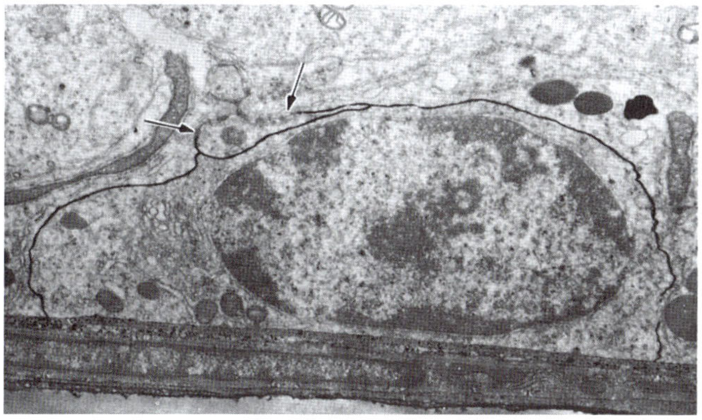

Figura 21.8 Eletromicrografia do compartimento basal do epitélio seminífero (15.000 ×). O testículo foi perfundido com um marcador elétron-denso (nitrato de lantânio) para demonstrar que as junções de oclusão (*setas*) entre as células de Sertoli adjacentes impedem que o marcador entre no compartimento adluminal. (Fonte: Leeson TS, Leeson CR, Papparo AA. *Text/Atlas of Histology*. Philadelphia: WB Saunders; 1988.)

Células espermatogênicas

O processo de espermatogênese, pelo qual as espermatogônias dão origem aos espermatozoides, é dividido em três fases: a espermatocitogênese, a meiose e a espermiogênese.

A maioria das células que compõem o espesso epitélio seminífero são **células espermatogênicas** em diferentes estágios de maturação (ver Figuras 21.5 a 21.7). Algumas dessas células, as **espermatogônias**, estão localizadas no compartimento basal, enquanto a maioria das células em desenvolvimento – **espermatócitos primários**, **espermatócitos secundários**, **espermátides** e **espermatozoides** – ocupam o compartimento adluminal. As espermatogônias são células diploides que sofrem divisão mitótica para formar mais espermatogônias e espermatócitos primários, que migram do compartimento basal para o adluminal. Os espermatócitos primários passam pela **primeira divisão meiótica** para formar os espermatócitos secundários, os quais passam pela **segunda divisão meiótica** para formar células **haploides**, conhecidas como ***espermátides***. Essas células haploides são transformadas em espermatozoides maduros por meio da eliminação de grande parte de seu citoplasma, do rearranjo de suas organelas e da formação de flagelos.

Os diferentes tipos celulares que resultam desse processo de maturação celular, denominado **espermatogênese**, estão representados no diagrama da Figura 21.9. O processo de maturação é dividido em três fases:

- **Espermatocitogênese**: diferenciação das espermatogônias em espermatócitos primários
- **Meiose**: divisão reducional pela qual os espermatócitos primários diploides reduzem seu conjunto cromossômico, formando espermátides haploides
- **Espermiogênese**: transformação das espermátides em espermatozoides.

Diferenciação das espermatogônias

Na puberdade, as espermatogônias diploides (2n) são influenciadas pela testosterona para entrar no ciclo celular.

As **espermatogônias**, pequenas células germinativas diploides localizadas no compartimento basal dos túbulos seminíferos (Figura 21.9; ver também Figura 21.7), repousam sobre a membrana basal e, após a puberdade, são influenciadas pela testosterona para entrar no ciclo celular. Existem três categorias de espermatogônias:

- As **espermatogônias do tipo A escuras** são células pequenas (12 μm de diâmetro), em formato de cúpula, com núcleos ovais achatados e heterocromatina abundante, conferindo uma aparência densa ao núcleo. São **células de reserva** que *não* entraram no ciclo celular, mas podem entrar. Seu índice mitótico é lento e são muito resistentes a insultos, como níveis baixos de radiação ionizante. Uma vez que a mitose seja acionada, formam espermatogônias adicionais do tipo A escuras e espermatogônias do tipo A pálidas
- As **espermatogônias do tipo A pálidas** são idênticas às células escuras do tipo A, mas seus núcleos têm eucromatina abundante, o que lhes confere aparência pálida. Essas células têm poucas organelas, incluindo mitocôndrias, um complexo de Golgi limitado, pouco RER e numerosos ribossomos livres. São induzidas, pela testosterona, a *proliferar* passando por mitose, dando origem a espermatogônias do tipo A pálidas adicionais e às espermatogônias do tipo B
- As **espermatogônias do tipo B** se assemelham às espermatogônias do tipo A pálidas, mas geralmente seus núcleos são redondos em vez de achatados. São as células espermatogênicas mais sensíveis aos efeitos deletérios da radiação ionizante. Essas células também passam por divisão mitótica, para dar origem aos espermatócitos primários.

Divisão meiótica dos espermatócitos

A primeira divisão meiótica do espermatócito primário, seguida da segunda divisão meiótica do espermatócito secundário, reduz o número de cromossomos e o conteúdo de ácido desoxirribonucleico (DNA) para o estado haploide (n) nas espermátides.

Assim que os **espermatócitos primários** são formados, migram do compartimento basal para o compartimento adluminal. À medida que essas células migram por entre as células de Sertoli adjacentes, elas formam zônulas de oclusão com as células de Sertoli, ajudando a manter a integridade da barreira hematotesticular. Os espermatócitos primários são as maiores

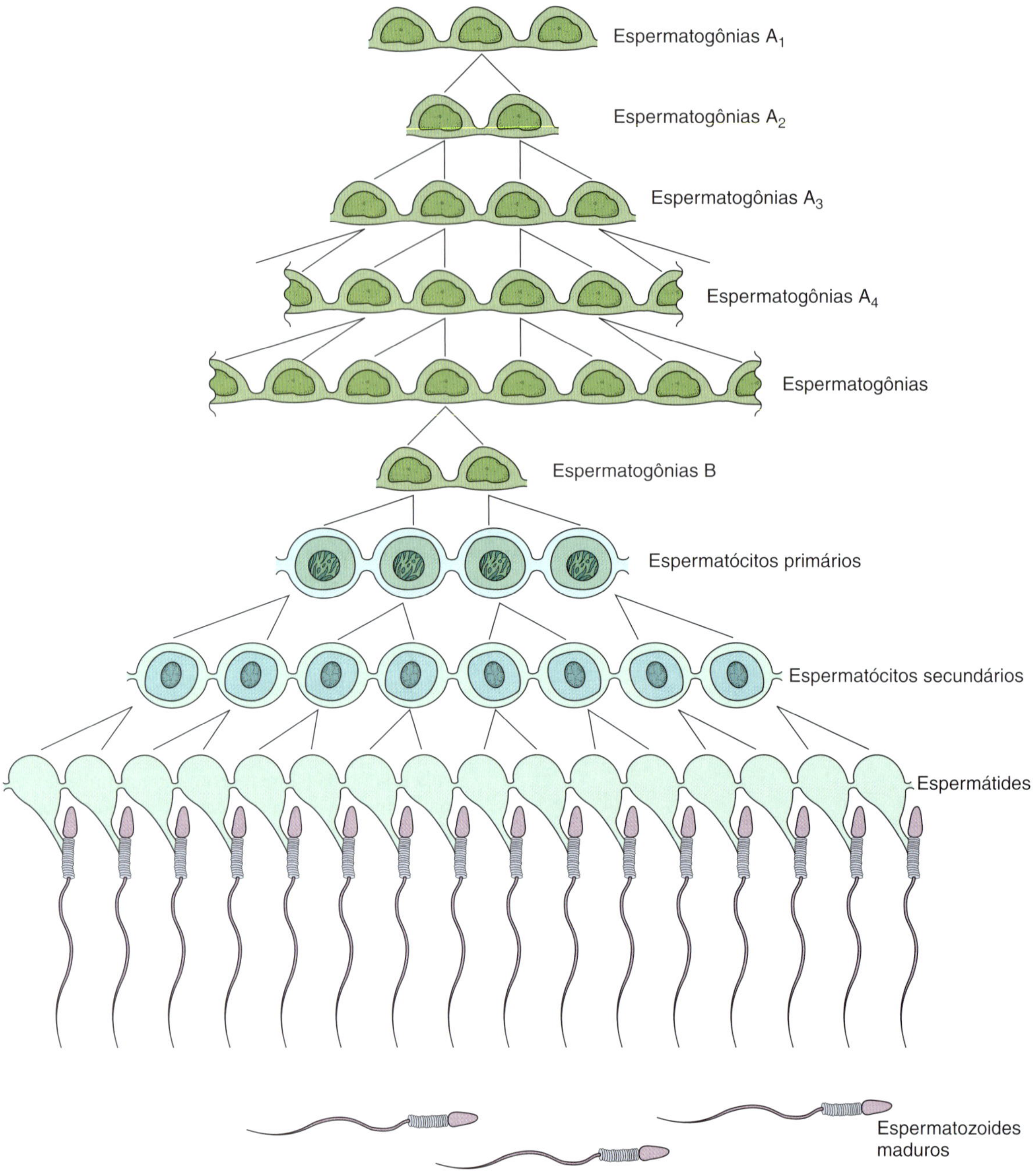

Figura 21.9 Diagrama esquemático da espermatogênese, exibindo as pontes intercelulares que mantêm o sincício durante a diferenciação e a maturação. (Modificada de Ren XD, Russel L. Clonal development of interconnected germ cells in the rat and its relative the segmental and subsegmental organization of spermatogenesis, *Am J Anat.* 1991;192:127, Reproduzida com autorização de Wiley-Liss, Inc., uma subsidiária da John Wiley & Sons, Inc.)

células do epitélio seminífero (ver Figura 21.7), apresentando núcleos grandes de aparência vesicular, cujos cromossomos estão em vários estágios de condensação. Logo após a formação, os espermatócitos primários duplicam seu DNA para obter um conteúdo de DNA de 4n; no entanto, o número de cromossomos permanece diploide (2n).

Durante a **primeira divisão meiótica**, o conteúdo de DNA é reduzido à metade (para DNA 2n) em cada célula filha e o número de cromossomos é reduzido a haploide (n). Durante a **segunda divisão meiótica**, o conteúdo de DNA de cada nova célula filha é reduzido a haploide (DNA 1n), enquanto o número de cromossomos permanece inalterado (haploide).

A **prófase I** da primeira divisão meiótica pode durar até 22 dias e envolve quatro estágios:

- Leptóteno
- Zigóteno
- Paquíteno
- Diacinese.

Os cromossomos de um espermatócito primário começam a se condensar, formando longos fios durante o **leptóteno** e pareando com seus homólogos durante o **zigóteno**. A condensação adicional produz cromossomos curtos e grossos, reconhecíveis como **tétrades**, durante o **paquíteno**. A troca de segmentos (***crossing over***) de cromossomos homólogos ocorre durante a **diacinese**; essa recombinação genética aleatória resulta no genoma único de cada gameta e contribui para a variação do conteúdo genético.

Durante a **metáfase I**, os cromossomos homólogos pareados se alinham na placa equatorial. Os membros de cada par se separam e então migram para polos opostos da célula na **anáfase I**; as células filhas se apartam (embora permaneça uma ponte citoplasmática), formando dois espermatócitos secundários durante a **telófase I**.

Como os cromossomos homólogos são segregados durante a anáfase, os cromossomos X e Y dividem-se em espermatócitos secundários distintos, para eventualmente formarem espermatozoides que carregam um cromossomo X ou Y. Portanto, é o espermatozoide que determina o sexo cromossômico (genético) do futuro embrião.

Os **espermatócitos secundários** são células relativamente pequenas; por estarem presentes por menos de 10 horas, não são facilmente observados no epitélio seminífero. Essas células, que contêm DNA 2n, não replicam seus cromossomos; eles rapidamente entram na segunda divisão meiótica, formando duas **espermátides** haploides (DNA 1n).

Durante a mitose de espermatogônias e a meiose de espermatozoides, a divisão nuclear (**cariocinese**) é acompanhada por uma **citocinese modificada**. À medida que cada célula se divide para formar duas células, uma **ponte citoplasmática** permanece entre elas, mantendo as células recém-formadas unidas umas às outras (ver Figura 21.9). Como essa divisão incompleta ocorre ao longo de uma série de eventos mitóticos e meióticos, ela resulta na formação de um **sincício** de células, um grande número de espermátides conectadas umas às outras. Essa conexão permite que as células espermatogênicas se comuniquem umas com as outras e, assim, sincronizem suas atividades.

Correlações clínicas

A anormalidade mais comum resultante da não disjunção dos homólogos XX é conhecida como **síndrome de Klinefelter**. Indivíduos com essa síndrome geralmente têm cromossomos XXY (um cromossomo X extra). Tipicamente são indivíduos inférteis, altos e magros, que exibem vários graus de características masculinas (incluindo testículos pequenos) e apresentam algum comprometimento intelectual. Um número aproximadamente igual de indivíduos com síndrome de Klinefelter é resultante da não disjunção de cromossomos de origem paterna e materna.

Transformação das espermátides (espermiogênese)

As espermátides descartam grande parte de seu citoplasma, reorganizam suas organelas e formam um flagelo para se transformar em espermatozoides. Esse processo de diferenciação é conhecido como espermiogênese.

As espermátides são células haploides pequenas e redondas (8 μm de diâmetro). Todas as espermátides descendentes de uma única espermatogônia do tipo A pálida estão conectadas umas às outras por pontes citoplasmáticas. Elas formam pequenos aglomerados e ocupam uma posição próxima ao lúmen do túbulo seminífero. Tais células têm RER abundante, numerosas mitocôndrias e um complexo de Golgi bem desenvolvido. Durante sua transformação em espermatozoides, acumulam enzimas hidrolíticas, reorganizam e reduzem o número de suas organelas, formam flagelos e o aparato citoesquelético associado e eliminam parte de seu citoplasma. Esse processo de **espermiogênese** é subdividido em quatro fases (Figuras 21.10 e 21.11).

- Fase de Golgi
- Fase de capuz
- Fase acrossômica
- Fase de maturação.

Fase de Golgi. Durante a **fase de Golgi** da espermiogênese, as enzimas hidrolíticas são produzidas no RER, modificadas no aparelho de Golgi e acondicionadas na **rede *trans*-Golgi** como pequenos **grânulos pré-acrossômicos** limitados por membrana. Essas pequenas vesículas se fundem, formando a **vesícula acrossômica**. Quando visualizadas por meio de microscopia eletrônica de transmissão, as enzimas hidrolíticas na vesícula acrossômica são observadas como um material elétron-denso conhecido como ***grânulo acrossômico***. A vesícula acrossômica entra em contato e se liga ao envelope nuclear, estabelecendo o polo anterior do espermatozoide em desenvolvimento.

À medida que a vesícula acrossômica está se formando, os centríolos deixam as proximidades do núcleo, e um deles participa da formação do **axonema do flagelo**. Após o início da formação de microtúbulos, os centríolos retornam às vizinhanças do núcleo para auxiliar na formação da **peça de conexão**, uma

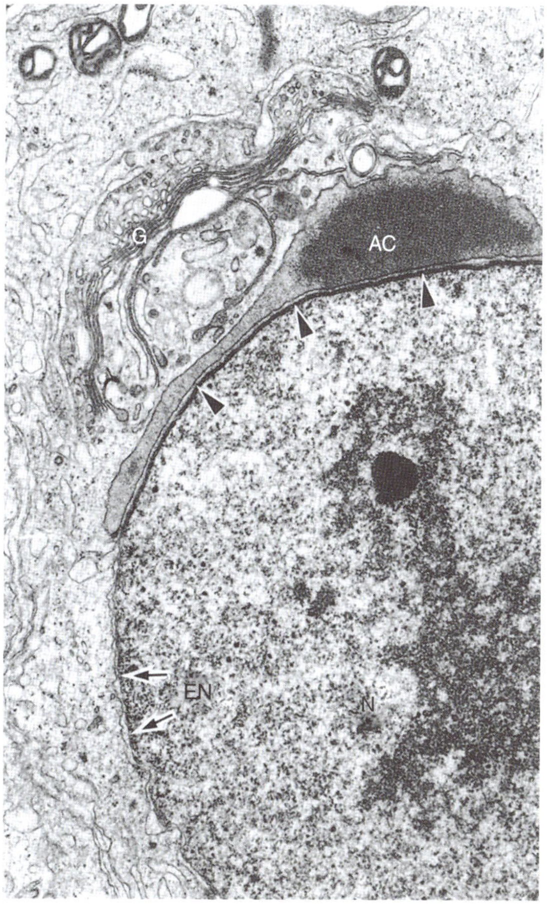

Figura 21.10 Eletromicrografia de uma espermátide de roedor no estágio de capuz (18.000 ×). AC, Acrossomo; G, aparelho de Golgi; N, núcleo; EN, envelope nuclear. (Fonte: Oshako S, Bunick D, Hess RA *et al*. Characterization of a testis specific protein localized in the endoplasmic reticulum of spermatogenic cells. *Anat Rec*. 1994;238:335-348. Reproduzida com autorização de Wiley-Liss, Inc., uma subsidiária de John Wiley & Sons.)

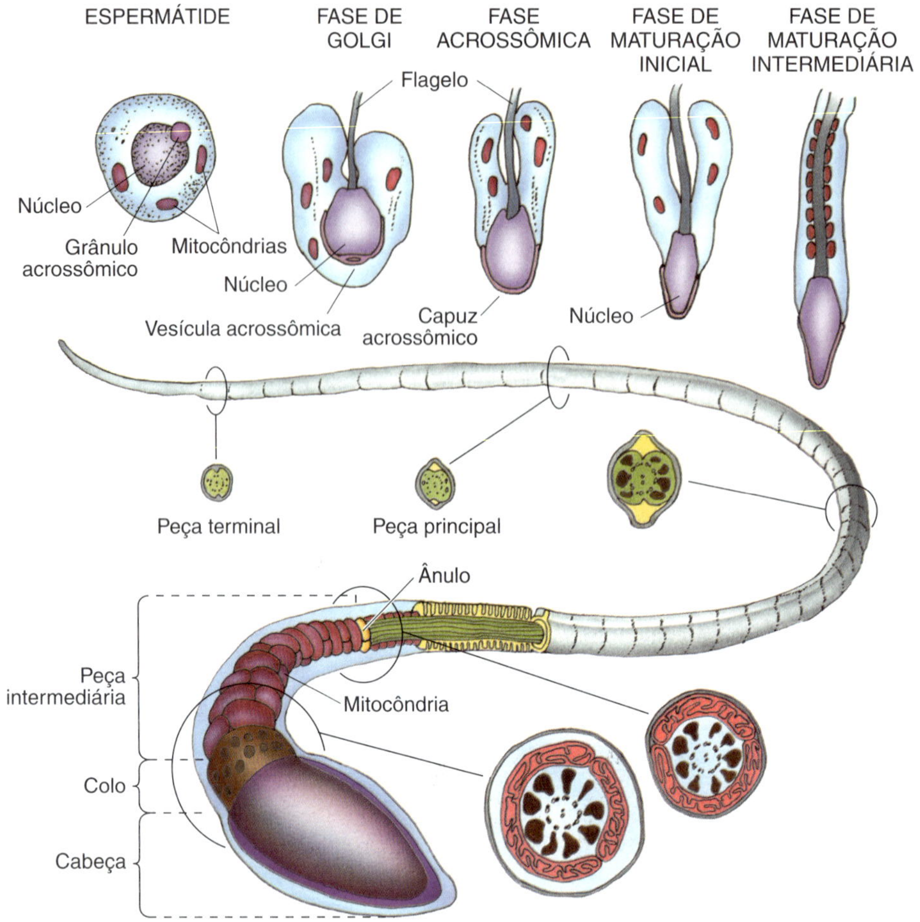

Figura 21.11 Diagrama esquemático da espermiogênese e de um espermatozoide maduro.

estrutura que circundará os centríolos (ver na descrição posterior do espermatozoide).

Fase de capuz. Durante a **fase de capuz**, a vesícula acrossômica aumenta de tamanho e sua membrana envolve parcialmente o núcleo (ver Figura 21.10). À medida que essa vesícula aumenta até seu tamanho final, torna-se conhecida como **acrossomo** (**capuz acrossômico**).

Fase acrossômica. A fase acrossômica se caracteriza por várias alterações na morfologia da espermátide. O núcleo fica condensado, a célula se alonga e as mitocôndrias mudam de localização.

Os cromossomos tornam-se fortemente condensados e compactados. Conforme o volume cromossômico diminui, o volume de todo o núcleo também é reduzido. Além disso, o núcleo torna-se achatado e assume sua morfologia específica.

Os microtúbulos se reúnem para formar uma estrutura cilíndrica, a **manchete**, que auxilia no alongamento da espermátide. À medida que o citoplasma em alongamento alcança os microtúbulos do axonema do flagelo, os microtúbulos da manchete se dissociam. Seu lugar é ocupado pelo **ânulo**, uma estrutura elétron-densa em forma de anel que delimita a junção da **peça intermediária** do espermatozoide com sua **peça principal** (ver Figura 21.11). Uma bainha mitocondrial se forma ao redor do axonema da parte intermediária do flagelo do espermatozoide.

Durante a formação da bainha mitocondrial e o alongamento da espermátide, nove colunas de **fibras densas externas** se formam em torno do axonema. Essas fibras densas estão aderidas à peça de conexão formada durante a fase de Golgi. Após seu estabelecimento, as fibras densas são envolvidas por fibras concêntricas, uma série de estruturas densas em forma de anel conhecidas como **bainha fibrosa**.

Fase de maturação. A **fase de maturação** se caracteriza pela eliminação do citoplasma da espermátide. Enquanto o excesso de citoplasma é liberado, o sincício se rompe e os espermatozoides individuais são liberados da grande massa celular. Os remanescentes citoplasmáticos são fagocitados pelas células de Sertoli e os espermatozoides desprendidos são liberados no lúmen do túbulo seminífero (**espermiação**).

Observe que os espermatozoides recém-formados são **imóveis** e incapazes de fertilizar um oócito. Os espermatozoides ganham motilidade ao passar pelo epidídimo. Somente depois de entrarem no sistema reprodutor feminino é que os espermatozoides se tornam **capacitados** (ou seja, tornam-se capazes de fertilizar).

Estrutura dos espermatozoides

Os espermatozoides são compostos da cabeça, que abriga o núcleo, e uma cauda que é dividida em quatro regiões: colo, peça intermediária, peça principal e peça terminal.

Os **espermatozoides** (**gametas masculinos**), produzidos pela espermatogênese, são células longas (~65 µm). Cada espermatozoide é composto de uma cabeça, abrigando o núcleo, e uma cauda (flagelo), que é responsável pela maior parte de seu comprimento (Figura 21.12).

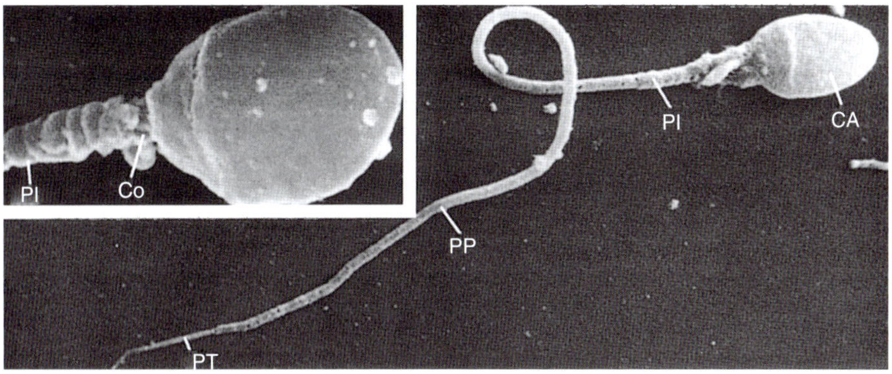

Figura 21.12 Eletromicrografia de varredura de espermatozoides humanos. Todo o espermatozoide é mostrado: região da cabeça (*CA*), peça intermediária (*PI*), peça principal (*PP*) e peça terminal (*PT*) (650 ×). Inserção, cabeça, colo (*Co*) e peça intermediária (*PI*) (15.130 ×). (Fonte: Kessel RG. *Tissue and Organs: A Text Atlas of Scanning Electron Microscopy*. San Francisco: W. H. Freeman; 1979.)

Cabeça do espermatozoide. A cabeça achatada do espermatozoide tem cerca de 5 μm de comprimento e é envolvida pela membrana plasmática (ver Figuras 21.11 e 21.12). Ela é ocupada pelo núcleo elétron-denso condensado, contendo apenas um membro dos 23 pares de cromossomos (22 autossomos + cromossomo Y; ou 22 autossomos + cromossomo X) e o **acrossomo**, que envolve parcialmente a superfície anterior do núcleo e entra em contato com a membrana celular do espermatozoide na região anterior. Abriga várias enzimas, incluindo neuraminidase, hialuronidase, fosfatase ácida, aril sulfatase e uma protease semelhante à tripsina conhecida como **acrosina**.

A ligação de um espermatozoide à molécula ZP3 da zona pelúcida desencadeia a **reação acrossômica**, a liberação de enzimas acrossômicas que digerem um caminho para que o espermatozoide alcance o oócito, facilitando o processo de fertilização. A reação acrossômica e o processo de fertilização são descritos no Capítulo 20.

Cauda do espermatozoide. A cauda (flagelo) do espermatozoide é subdividida em quatro regiões: colo, *peça intermediária, peça principal e peça terminal* (ver Figuras 21.11 e 21.12). A membrana plasmática da cabeça do espermatozoide é contínua com a membrana plasmática da cauda do espermatozoide.

O **colo** (~5 μm de comprimento), que conecta a cabeça ao restante da cauda, é composto do arranjo cilíndrico das nove colunas da **peça de conexão** que circunda os dois centríolos, um dos quais geralmente está fragmentado. As porções posteriores das densidades cilíndricas são contínuas com as nove **fibras densas externas**.

A **peça intermediária** (~5 μm de comprimento), localizada entre o colo e a peça principal, caracteriza-se pela presença da bainha mitocondrial, que envolve as **fibras densas externas** e o **axonema** mais central. A peça intermediária termina no **ânulo**, uma estrutura densa em forma de anel à qual a membrana plasmática adere, impedindo que a bainha mitocondrial se mova caudalmente para o interior do flagelo. Além disso, duas das nove fibras densas externas terminam no anel e as sete restantes continuam na peça principal.

A **peça principal** (~45 μm de comprimento), o segmento mais longo da cauda, estende-se do ânulo até a peça terminal. O axonema da peça principal é contínuo com o da peça intermediária. O axonema é envolvido pelas sete fibras externas densas que são contínuas com as da peça intermediária que, por sua vez, são envolvidas pela **bainha fibrosa**. A peça principal afunila perto de sua extensão caudal, onde terminam as fibras densas externas e a bainha fibrosa, e é contínua com a peça terminal.

A **peça terminal** (~5 μm de comprimento) é composta do axonema central envolto por membrana plasmática. O axonema está desorganizado nos últimos 0,5 a 1,0 μm, de modo que, em vez dos nove pares e dois microtúbulos isolados, estão presentes 20 microtúbulos individuais dispostos aleatoriamente. Estudos recentes usando tomografia crioeletrônica demonstram que, dentro da região oca desses microtúbulos isolados, uma proteína helicoidal, formando uma hélice interrompida e com passo à esquerda, a **espiral intraluminal do axonema da cauda** (**TAILS**; do inglês, *tail axoneme intraluminal spiral*), liga-se às faces internas das paredes dos microtúbulos. Acredita-se que essa estrutura recentemente observada possa auxiliar na estabilização dos microtúbulos, determinar a direção da motilidade ou facilitar a aceleração dos espermatozoides.

Correlações clínicas

Foi demonstrado que mutações no gene que codifica a proteína **beta defensina 126** (***DEFB126***) reduzem a fertilidade masculina. Aparentemente, a DEFB126 é necessária para que os espermatozoides sejam capazes de navegar livremente pelo trato genital feminino, porque espermatozoides com formas mutantes dessa proteína geralmente ficam aprisionados nas secreções mucosas que revestem o útero e as tubas uterinas.

Ciclo do epitélio seminífero

O epitélio seminífero tem ciclos de 16 dias; são necessários quatro ciclos para completar a espermatogênese.

Como as células germinativas que surgem de uma única espermatogônia do tipo A pálida são conectadas por pontes citoplasmáticas, elas constituem um sincício e podem se comunicar entre si e sincronizar seu desenvolvimento. O exame cuidadoso do epitélio seminífero humano revela seis possíveis associações características de tipos celulares em desenvolvimento, conhecidas como os **seis estágios da espermatogênese**, porque estão passando por transformações sincronizadas para formar os espermatozoides (Figura 21.13). Cada perfil transversal de um túbulo seminífero pode ser subdividido em três ou mais áreas cuneiformes, onde cada área exibe células no mesmo estágio de espermatogênese, mas podem ser estágios diferentes nas células das outras duas ou mais áreas.

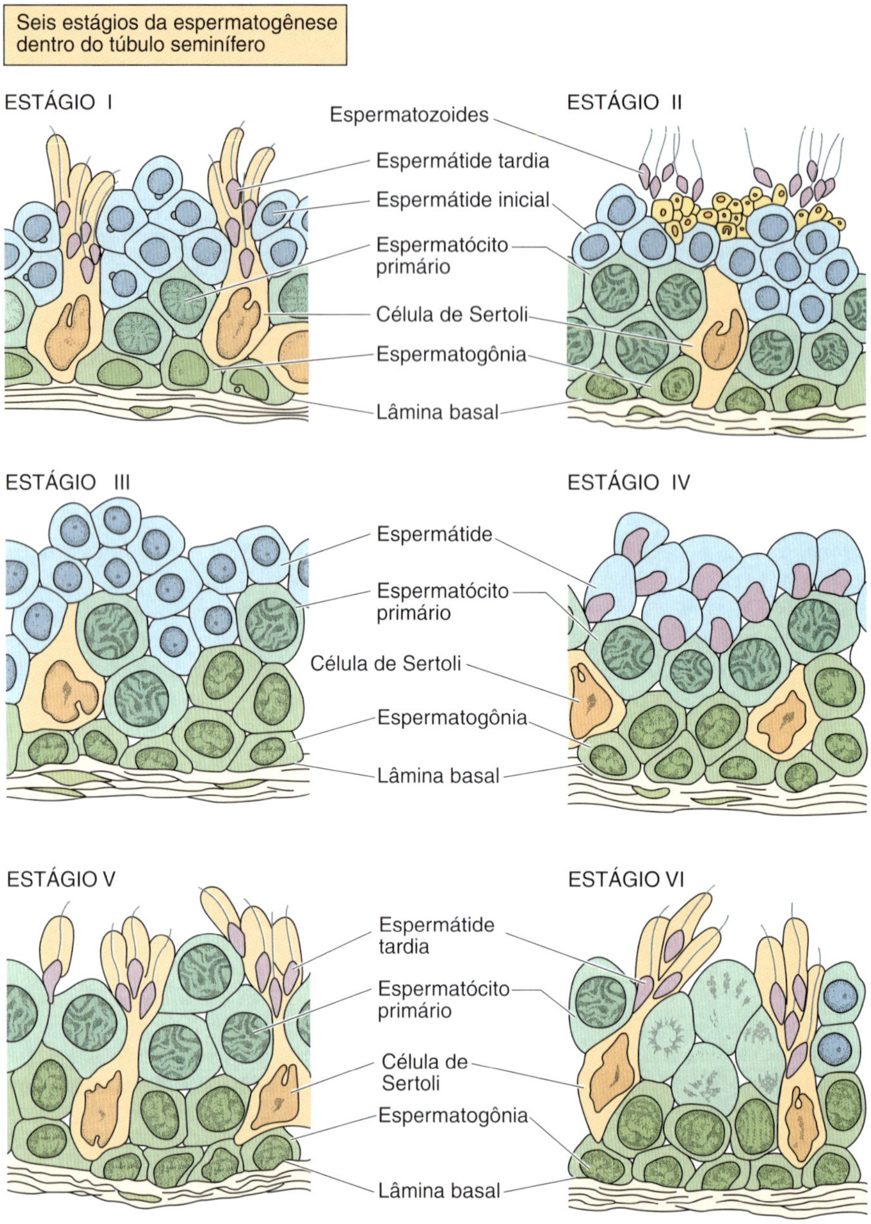

Figura 21.13 Diagrama esquemático dos seis estágios da espermatogênese no túbulo seminífero humano. (Fonte: Clermont Y. The cycle of the seminiferous epithelium in man. *Am J Anat*. 1963;112:35-52. Reproduzida com autorização de Wiley-Liss, Inc., uma subsidiária de John Wiley & Sons, Inc.)

Correlações clínicas

Estudos que acompanham o destino da timidina marcada com trítio (^{3}H-timidina) injetada nos testículos de voluntários humanos demonstram que a radioatividade aparece em intervalos de 16 dias no mesmo estágio da espermatogênese. Cada intervalo de 16 dias é conhecido como um **ciclo do epitélio seminífero**, e o processo de espermatogênese requer a passagem de 4 ciclos, ou 64 dias. O exame de seções transversais em série de um único túbulo seminífero revela que o mesmo estágio do epitélio seminífero continua a reaparecer em distâncias específicas ao longo do comprimento do túbulo. A distância entre dois estágios idênticos do epitélio seminífero é chamada de **onda do epitélio seminífero**. Assim, nos seres humanos, existem seis ondas repetidas do epitélio seminífero, correspondendo aos seis estágios.

CÉLULAS INTERSTICIAIS DE LEYDIG

As células intersticiais de Leydig, espalhadas entre os elementos do tecido conjuntivo da túnica vasculosa, secretam testosterona.

Os túbulos seminíferos estão embutidos na túnica vasculosa, um tecido conjuntivo frouxo ricamente vascularizado que abriga fibroblastos dispersos, mastócitos e outros constituintes celulares normalmente presentes no tecido conjuntivo frouxo. Também dispersas por toda a túnica vasculosa estão pequenas coleções de células endócrinas, as **células intersticiais** (**células de Leydig**), que produzem os hormônios **testosterona** e **fator semelhante à insulina 3** (**INSL-3**; do inglês, *insulin-like factor 3*). O primeiro facilita a espermatogênese e o último facilita a descida dos testículos para o escroto durante o período fetal. Durante a puberdade e no adulto, o INSL 3 aumenta a liberação de testosterona pelas células de Leydig e mantém a saúde das células espermatogênicas.

As células intersticiais de Leydig são poliédricas e têm aproximadamente 15 μm de diâmetro (Figuras 21.14 e 21.15). Elas têm um único núcleo; mas, ocasionalmente, podem ser binucleadas. Observadas por microscopia eletrônica de transmissão, as células de Leydig são típicas células produtoras de esteroides, que têm mitocôndrias com cristas tubulares, um grande acúmulo de REL e um aparelho de Golgi bem desenvolvido (Figura 21.16). Essas células também abrigam algum RER e numerosas gotículas de lipídios, mas não contêm vesículas de secreção porque a testosterona é provavelmente liberada assim que sua síntese é concluída. Lisossomos e peroxissomos também são evidentes, tal como os pigmentos de lipocromo[2] (especialmente em homens idosos). O citoplasma também contém proteínas cristalizadas, os **cristais de Reinke**, uma característica das células intersticiais humanas.

HISTOFISIOLOGIA DOS TESTÍCULOS

As principais funções dos testículos são a produção de espermatozoides e a síntese e liberação de testosterona.

Os dois testículos formam cerca de 120 milhões de espermatozoides por dia por um processo que pode ser considerado um tipo de secreção holócrina. As células de Sertoli do epitélio seminífero também produzem um líquido rico em frutose, que atua nutrindo e transportando os espermatozoides recém-formados do lúmen do túbulo seminífero para os ductos genitais extratesticulares.

O hormônio luteinizante (LH), uma gonadotropina liberada pela hipófise anterior, liga-se aos receptores de LH nas células

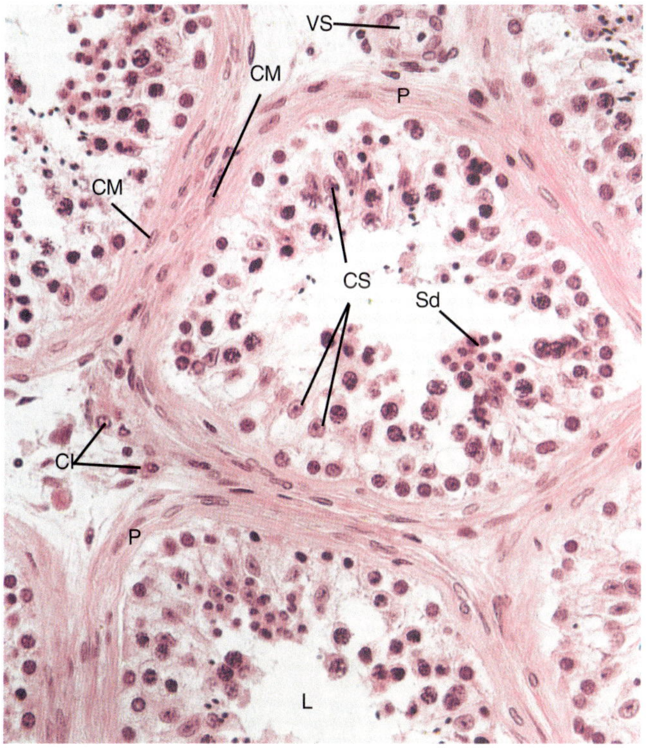

Figura 21.14 Esta ampliação média dos túbulos seminíferos exibe células intersticiais de Leydig (*Cl*) localizadas na túnica vasculosa ricamente vascularizada (*VS*) ao redor dos túbulos seminíferos cujas paredes (*P*) têm células mioides (*CM*) juntamente com fibroblastos. O lúmen (*L*) do túbulo seminífero mostra os restos citoplasmáticos descartados pelas espermátides (*Sd*) em fase de espermiogênese e os remanescentes citoplasmáticos são fagocitados pelas células de Sertoli (*CS*) (270 ×).

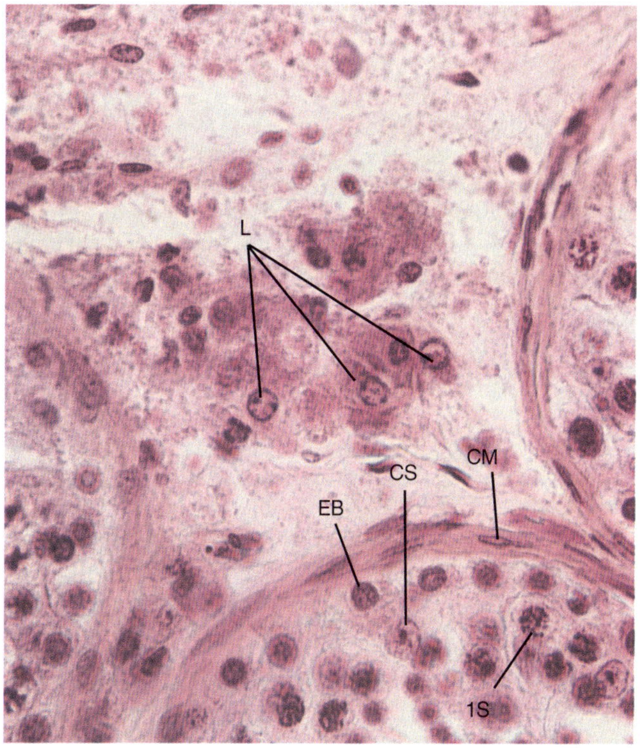

Figura 21.15 Esta fotomicrografia de grande ampliação da túnica vasculosa exibe um agrupamento de células intersticiais de Leydig (*L*). Observe as três seções transversais de um túbulo seminífero cuja parede abriga fibroblastos, bem como células mioides (*CM*). Observe a presença de uma espermatogônia B (*EB*) no compartimento basal e os espermatócitos primários (*1S*) no compartimento adluminal. O núcleo da célula de Sertoli (*CS*) também está no compartimento adluminal, embora essas células ocupem os dois compartimentos (540 ×).

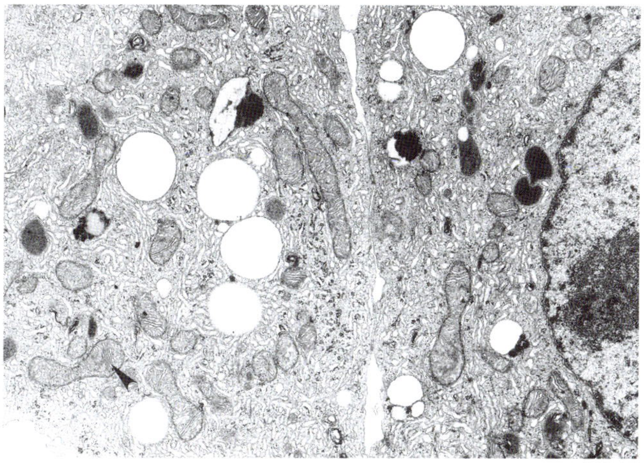

Figura 21.16 Eletromicrografia de pequena ampliação que exibe áreas de duas células de Leydig humanas (18.150 ×). As mitocôndrias são relativamente uniformes em diâmetro e, mesmo em pequena ampliação, lamelas empilhadas são uma forma evidente de cristas (*ponta de seta*). (Fonte: Prince FP. Mitochondrial cristae diversity in human Leydig cells: a revised look at cristae morphology in these steroid-producing cells. *Anat Rec.* 1999;254:534-541. Reproduzida com autorização de Wiley-Liss, Inc., uma subsidiária de John Wiley & Sons, Inc.)

[2]N.R.T.: O lipocromo mais comumente encontrado nessas células é a lipofuscina.

de Leydig, ativando a adenilil ciclase dessas células para formar monofosfato de adenosina cíclico (cAMP). A ativação de proteínas quinases das células de Leydig por cAMP induz as **colesterol esterases** inativas a se tornarem ativas e a clivar o colesterol livre das gotículas de lipídios intracelulares. O primeiro passo no caminho da síntese de testosterona também é sensível ao LH, porque esse hormônio ativa a **colesterol desmolase**, uma enzima que converte colesterol livre em pregnelonona. Os vários produtos da via sintética são transportados entre o REL e as mitocôndrias até que a **testosterona**, o hormônio sexual masculino, seja formada e finalmente liberada por essas células (Figura 21.17).

Como os níveis de testosterona no sangue não são suficientes para iniciar e manter a espermatogênese, o FSH – outra gonadotropina da hipófise anterior – induz as células de Sertoli a sintetizarem e liberarem a **proteína de ligação a androgênios** (**ABP**; do inglês, *androgen-binding protein*; Figura 21.18). Como o próprio nome indica, a ABP se liga à testosterona, impedindo que o hormônio deixe a região do túbulo seminífero, elevando os níveis de testosterona no ambiente local o suficiente para sustentar a espermatogênese.

A liberação de LH é inibida pelo aumento nos níveis de testosterona e di-hidrotestosterona, enquanto a liberação de FSH é inibida pelo hormônio **inibina** e ativada pelo hormônio **ativina**. Os dois hormônios são produzidos pelas células de Sertoli (Figura 21.18). É interessante observar que os estrogênios, hormônios sexuais femininos, também são ligados pela ABP e, portanto, podem reduzir os níveis de espermatogênese.

A perda de células germinativas resultante, principalmente, da apoptose durante a fase de meiose da espermatogênese pode chegar a 40%; esse número aumenta depois que o indivíduo chega aos 40 anos de idade. Presume-se que tal perda seria muito maior não fosse o hormônio **INSL 3**, produzido pelas células intersticiais de Leydig, que protege as células espermatogênicas da apoptose.

Correlações clínicas

O **hormônio semelhante à insulina 3** é um produto do gene *ISNL3*. Nos homens, parece funcionar não apenas impedindo as células espermatogênicas de entrar na via apoptótica, mas também no desenvolvimento embrionário durante a descida dos testículos, onde o INSL3 controla o aumento e o desenvolvimento dos gubernáculos, auxiliando no posicionamento dos testículos na bolsa escrotal. Foi demonstrado que, em certos casos, mutações no gene *ISNL3* resultam em criptorquidia.

A **testosterona** também é necessária para o surgimento e manutenção das características sexuais secundárias masculinas, bem como para o funcionamento normal das vesículas seminais, próstata e glândulas bulbouretrais. As células que requerem testosterona têm **5α-redutase**, uma enzima que converte a testosterona em sua forma mais ativa, a **di-hidrotestosterona**.

Ductos genitais

Existem duas categorias de ductos genitais, aqueles localizados dentro dos testículos (**intratesticulares**) e aqueles localizados fora dos testículos (**extratesticulares**; Tabela 21.1).

DUCTOS GENITAIS INTRATESTICULARES

Os ductos genitais localizados dentro do testículo conectam os túbulos seminíferos ao epidídimo. Os ductos intratesticulares são os túbulos retos e a rede testicular (ver Figura 21.2).

Túbulos retos

Os túbulos retos levam os espermatozoides dos túbulos seminíferos até a rede testicular.

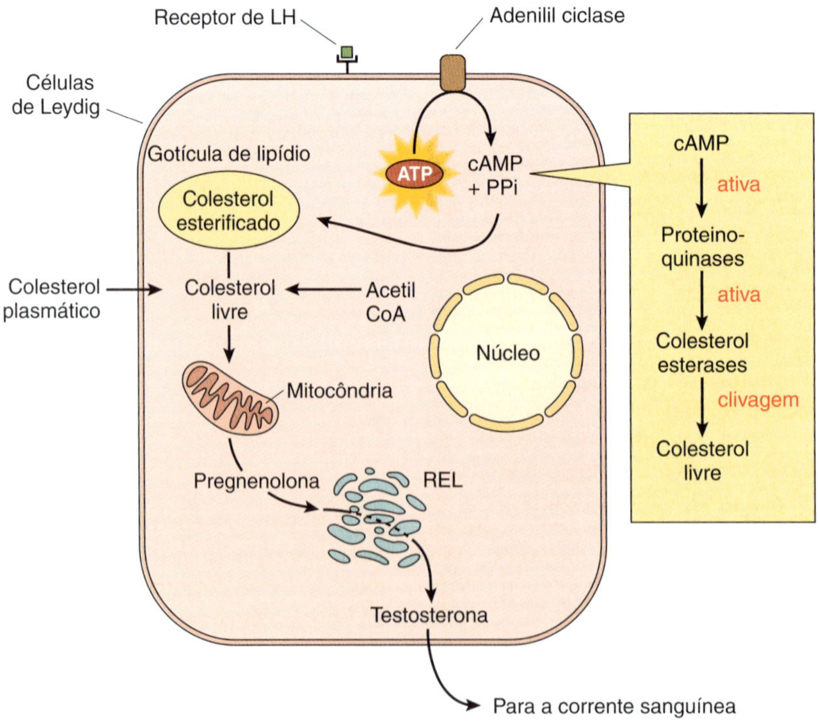

Figura 21.17 Diagrama esquemático da síntese de testosterona pelas células intersticiais de Leydig. ATP, trifosfato de adenosina; cAMP, monofosfato de adenosina cíclico; CoA, coenzima A; LH, hormônio luteinizante; REL, retículo endoplasmático liso.

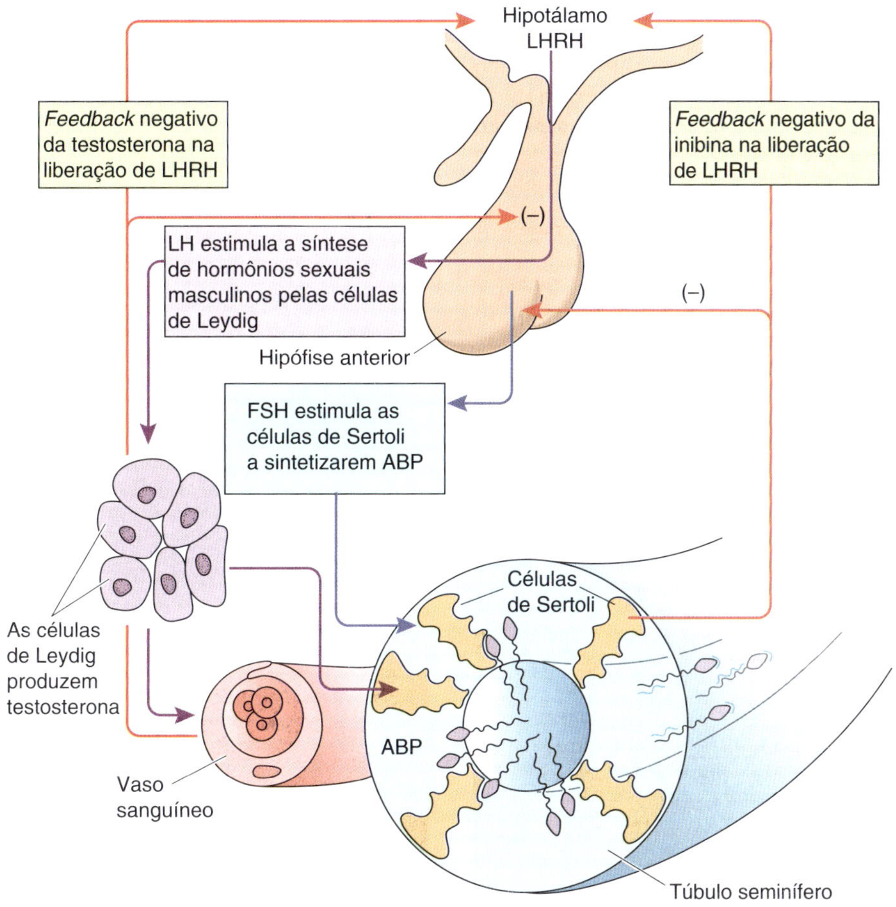

Figura 21.18 Diagrama esquemático do controle hormonal da espermatogênese. ABP, proteína de ligação a androgênios; FSH, hormônio foliculoestimulante; LH, hormônio luteinizante; LHRH, hormônio liberador do hormônio luteinizante. (Fonte: Fawcett DW. *Bloom and Fawcett's A Textbook of Histology*. 10th ed. Philadelphia: WB Saunders; 1975.)

TABELA 21.1 **Características histológicas e funções dos ductos genitais masculinos.**

Ducto	Revestimento epitelial	Tecidos de suporte	Função
Túbulos retos	Células de Sertoli na metade proximal; epitélio simples cúbico na metade distal	Tecido conjuntivo frouxo	Transportar espermatozoides dos túbulos seminíferos para a rede testicular
Rede testicular	Epitélio simples cúbico	Tecido conjuntivo denso vascularizado	Transportar os espermatozoides dos túbulos retos para os dúctulos eferentes
Dúctulos eferentes	Áreas de células cúbicas não ciliadas, alternando com células cilíndricas ciliadas	Delgado tecido conjuntivo frouxo, cercado por uma camada delgada de células musculares lisas dispostas circularmente	Transportar espermatozoides da rede testicular para o ducto do epidídimo
Ducto do epidídimo	Epitélio pseudoestratificado composto de células basais curtas e células principais altas (com estereocílios)	Delgado tecido conjuntivo frouxo, cercado por uma camada de células musculares lisas dispostas circularmente	Transportar espermatozoides do dúctulo eferente para o ducto deferente
Ducto deferente	Epitélio pseudoestratificado cilíndrico estereociliado	Tecido conjuntivo frouxo fibroelástico; cobertura espessa de músculo liso com três camadas; longitudinal interna e externa; média circular	Transfere espermatozoides da cauda do epidídimo ao ducto ejaculatório
Ducto ejaculatório	Epitélio simples cilíndrico	Tecido conjuntivo frouxo subepitelial pregueado, conferindo a aparência irregular do lúmen; nenhum músculo liso	Transfere espermatozoides e fluido seminal para a uretra prostática no colículo seminal

Os **túbulos retos** (*tubuli recti*) são estruturas curtas e retas revestidas de células de Sertoli em sua primeira metade, próximo ao túbulo seminífero; e por um epitélio simples cúbico na segunda metade, próximo à rede testicular. As células cúbicas têm microvilosidades curtas e grossas e a maioria apresenta um único cílio apical. Os túbulos retos são contínuos com os túbulos seminíferos e levam os espermatozoides para a rede testicular.

Rede testicular

Os espermatozoides imaturos passam dos túbulos retos para a rede testicular, que são espaços labirínticos revestidos de epitélio simples cúbico.

A **rede testicular** é composta de espaços labirínticos, revestidos de um epitélio simples cúbico, dentro do mediastino testicular. As células do epitélio cúbico, semelhantes às dos túbulos retos, têm numerosas microvilosidades curtas com um único cílio (Figuras 21.19 e 21.20).

DUCTOS GENITAIS EXTRATESTICULARES

Os ductos genitais extratesticulares são compostos do dúctulo eferente, o ducto do epidídimo, o ducto deferente e o ducto ejaculatório.

Os **ductos genitais extratesticulares** associados a cada testículo são o dúctulo eferente, o ducto do epidídimo, o ducto deferente e o ducto ejaculatório (ver Figura 21.1). O epidídimo secreta inúmeros fatores que, de maneira ainda desconhecida, facilitam a maturação dos espermatozoides. Como observado anteriormente, no entanto, os espermatozoides não conseguem fertilizar um oócito secundário até que passem pela **capacitação**, um processo desencadeado por secreções produzidas no trato genital feminino (ver Capítulo 20).

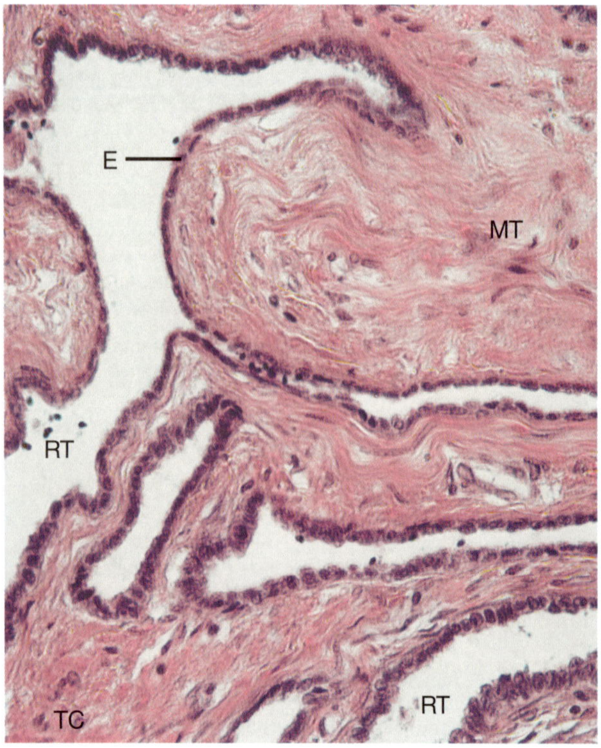

Figura 21.19 A rede testicular (*RT*) é composta de espaços labirínticos revestidos de um epitélio simples cúbico (*E*) ciliado dentro do mediastino testicular (*MT*). TC, tecido conjuntivo (270 ×).

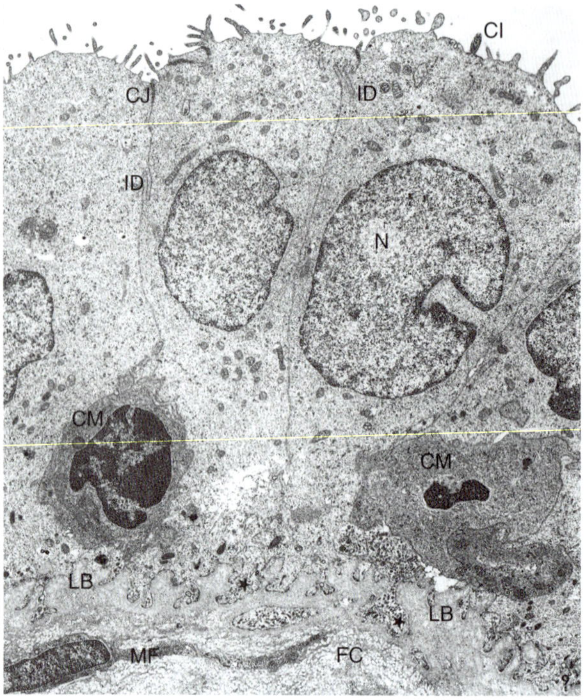

Figura 21.20 Eletromicrografia do epitélio de uma rede testicular de bovino (19.900 ×). LB, lâmina basal; FC, fibras de colágeno; CI, cílio; ID, interdigitação das membranas plasmáticas laterais; CJ, complexos juncionais; CM, célula mononuclear; MF, miofibroblasto; N, núcleo. (Fonte: Hees H, Wrobel KH, Elmagd AA, Hees I. The mediastinum of the bovine testis. *Cell Tissue Res.* 1989; 255: 29 a 39.)

Epidídimo

Os dúctulos eferentes e o ducto do epidídimo formam o epidídimo.

Cada **epidídimo** é formado pelos ductos eferentes e pelo ducto do epidídimo.

Dúctulos Eferentes

Os dúctulos eferentes são interpostos entre a rede testicular e o ducto do epidídimo.

Os 10 a 20 **dúctulos eferentes** são túbulos curtos que drenam espermatozoides da rede testicular e atravessam a túnica albugínea do testículo para conduzir o esperma ao ducto do epidídimo (ver Figura 21.2). Assim, nesse ponto, os dúctulos eferentes tornam-se confluentes com o ducto do epidídimo.

O epitélio simples que reveste o lúmen de cada ducto consiste em áreas de **células cúbicas não ciliadas**, alternadas com regiões de **células cilíndricas ciliadas**. Os agrupamentos sucessivos de células epiteliais baixas e altas conferem uma aparência recortada ao lúmen dos ductos eferentes, uma característica distintiva desses canais (Figuras 21.21 e 21.22). As células cúbicas são ricas em lisossomos, e suas membranas plasmáticas apicais exibem numerosas invaginações, indicativas de endocitose. Acredita-se que essas células **reabsorvam** a maior parte do líquido luminal produzido pelas células de Sertoli do túbulo seminífero. Os cílios das células cilíndricas provavelmente movimentam os espermatozoides em direção ao epidídimo. Ocasionalmente, também estão presentes células-tronco, espalhadas entre as células cúbicas e cilíndricas. Essas células-tronco são responsáveis pela formação de novas células cúbicas e cilíndricas, para manter uma população epitelial constante.

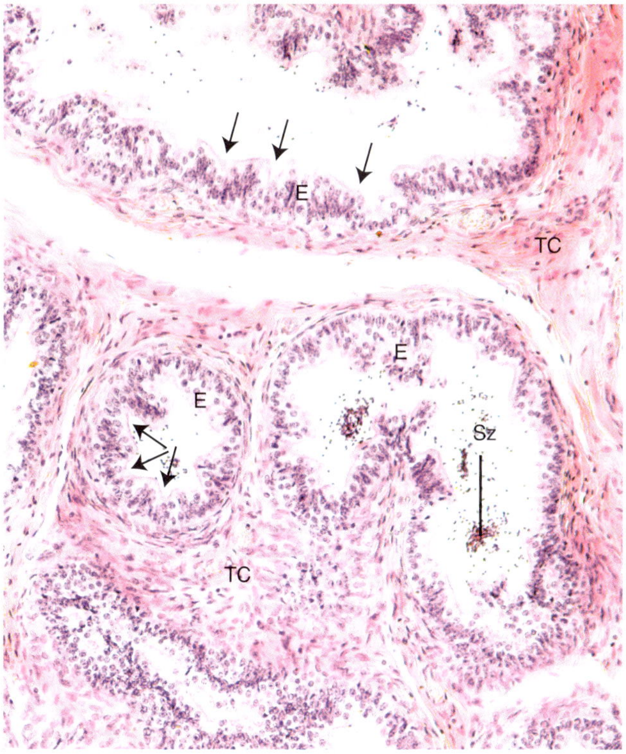

Figura 21.21 Os dúctulos eferentes são revestidos de um epitélio simples (*E*) composto principalmente de dois tipos celulares, áreas de células cilíndricas ciliadas alternadas com áreas de células cúbicas não ciliadas, com a presença ocasional de células-tronco. Essa alteração do formato das células é responsável pelo aspecto recortado (*setas*) do epitélio. O lúmen dos dúctulos eferentes é ocupado por espermatozoides (*Sz*) suspensos na matriz fluida produzida e liberada pelas células de Sertoli do túbulo seminífero. As paredes de tecido conjuntivo (*TC*) dos dúctulos eferentes apresentam fibras musculares lisas que, juntamente com os cílios das células cilíndricas, impulsionam os espermatozoides em direção ao ducto do epidídimo (132 ×).

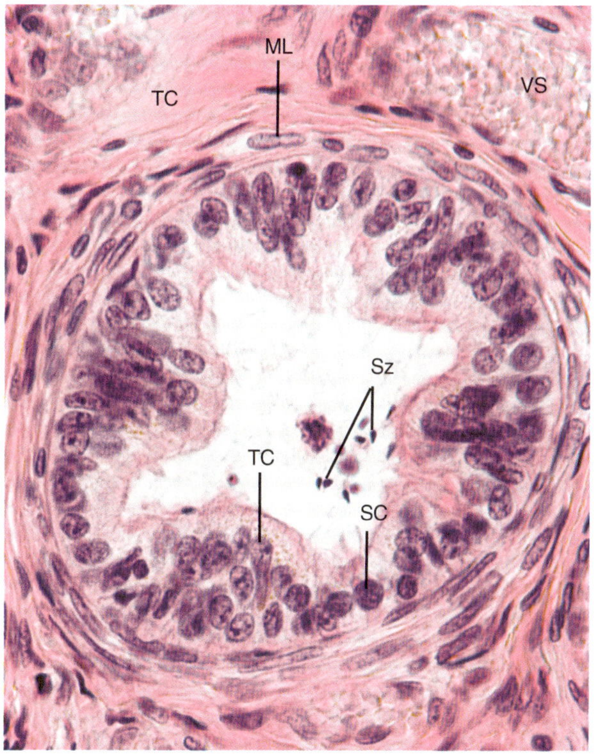

Figura 21.22 Esta fotomicrografia de ampliação média de um corte transversal de um dúctulo eferente exibe o tecido conjuntivo (*TC*) vascularizado (*VS*) ao redor dos dúctulos, bem como as células musculares lisas (*ML*) da parede dos dúctulos eferentes. As células cilíndricas altas (*CC*) do epitélio dos dúctulos eferentes apresentam núcleos alongados, enquanto as células cúbicas baixas (*CB*) têm núcleos arredondados. Observe a presença de espermatozoides (*Sz*) no lúmen do ducto (270 ×).

O epitélio simples está situado sobre uma lâmina basal que o separa da parede delgada de tecido conjuntivo frouxo de cada ducto. O tecido conjuntivo é circundado por uma fina camada de células musculares lisas dispostas circularmente e, ao sofrer contrações rítmicas, auxiliam na propulsão de seu conteúdo luminal para o epidídimo.

Ducto do epidídimo

O ducto do epidídimo é um túbulo fino, longo e altamente convoluto, composto de três regiões: cabeça, corpo e cauda.

O **ducto do epidídimo** é um túbulo fino e longo (4 a 6 m de comprimento), altamente convoluto, que está dobrado em um espaço de apenas 5 cm de comprimento na face posterior do testículo (ver Figura 21.2). O epidídimo pode ser subdividido em três regiões: cabeça, corpo e cauda. A cabeça, formada pela união de 10 a 20 dúctulos eferentes, torna-se altamente convoluta e é contínua com o corpo, igualmente contorcido. A porção distal da cauda, que armazena espermatozoides por um curto período, perde seu aspecto convoluto à medida que se torna contínua com o ducto deferente.

O lúmen do epidídimo é revestido de um **epitélio pseudoestratificado** composto de dois tipos celulares (Figuras 21.23 a 21.25):

- **Células basais baixas**: de formato piramidal a poliédrico. Têm núcleos arredondados nos quais grandes acúmulos de

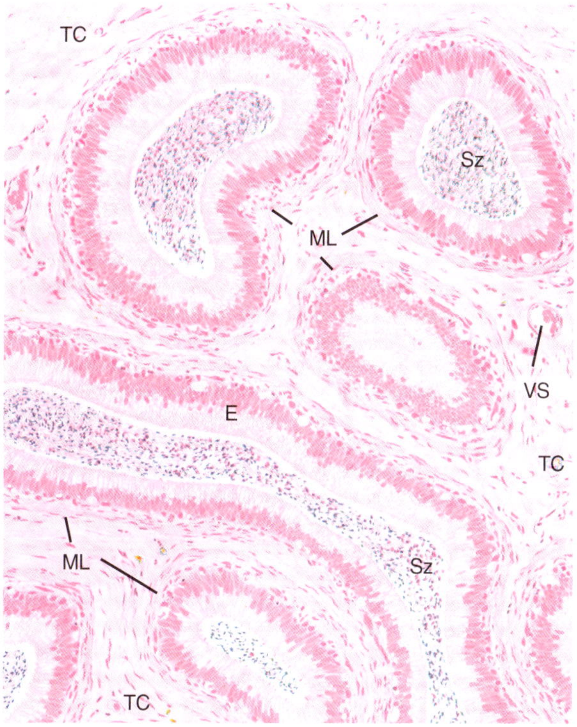

Figura 21.23 O epitélio pseudoestratificado (*E*) do epidídimo reveste seu lúmen cheio de espermatozoides (*Sz*), e a parede do epidídimo tem uma camada de tecido muscular liso bem desenvolvida (*ML*) que se mistura com o tecido conjuntivo (*TC*), o qual conecta esse tubo muito longo e fino à túnica albugínea do testículo (132 ×).

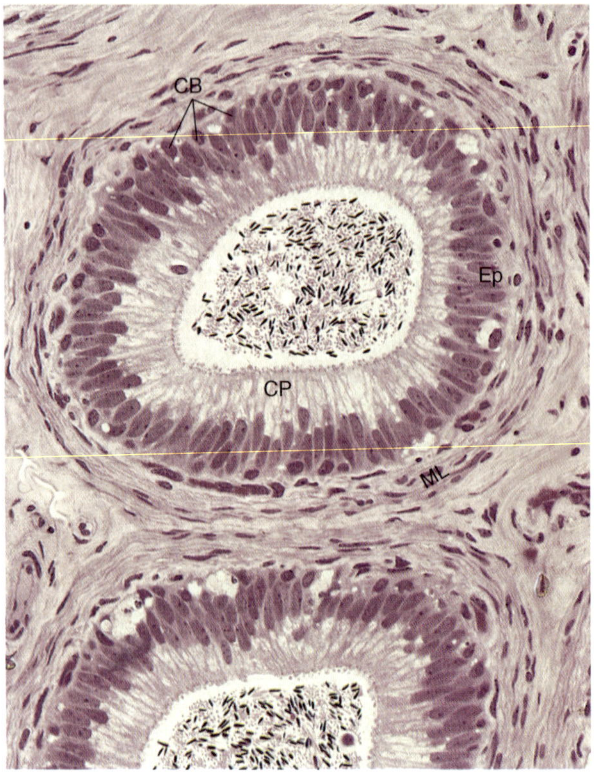

Figura 21.24 Fotomicrografia do epidídimo de um macaco, mostrando tecido muscular liso (*ML*), células principais (*CP*), epitélio (*Ep*) e células basais (*CB*) (270 ×).

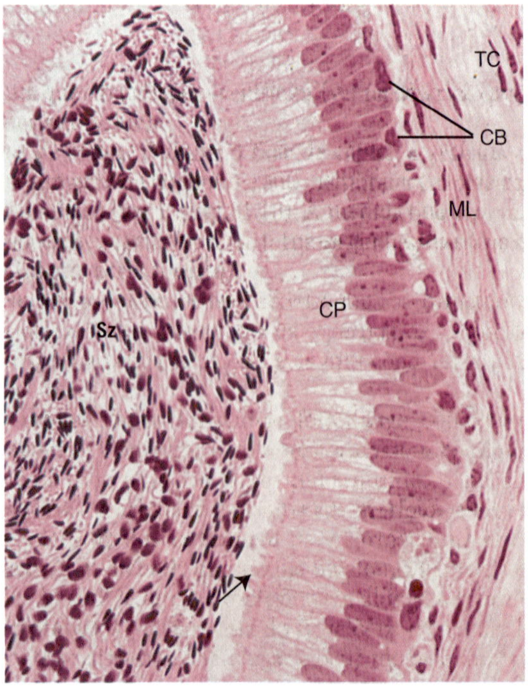

Figura 21.25 Esta fotomicrografia de grande ampliação do epidídimo exibe os dois tipos celulares do epitélio pseudoestratificado, as células basais baixas (*CB*) e as células principais altas (*CP*) estereociliadas (*seta*). Observe o lúmen preenchido com espermatozoides (*Sz*), bem como as células musculares lisas (*ML*) localizadas na parede do epidídimo, adjacente a um tecido conjuntivo muito delgado, semelhante à lâmina própria. Elementos de tecido conjuntivo (*TC*) mais espesso anexam o epidídimo à túnica albugínea do testículo (540 ×).

heterocromatina conferem uma aparência densa a essa estrutura. O citoplasma esparso dessas células é relativamente claro, com escassez de organelas. Acredita-se que as células basais funcionem como células-tronco, regenerando a si mesmas e às células principais, conforme a necessidade

- **Células principais altas**: de formato cilíndrico, têm núcleos ovais irregulares com um ou dois nucléolos grandes. Esses núcleos são muito mais claros do que os basocelulares e estão localizados no citoplasma basal da célula.

O citoplasma da célula principal abriga um RER abundante, localizado entre o núcleo e a membrana plasmática basal. O citoplasma também apresenta um grande complexo de Golgi posicionado acima do núcleo, numerosos perfis de REL, endolisossomos e corpos multivesiculares localizados apicalmente. As membranas celulares apicais das células principais exibem uma profusão de vesículas pinocitóticas e de vesículas revestidas nas bases dos muitos **estereocílios** que se projetam ao lúmen do epidídimo. Essas extensões celulares longas e ramificadas são aglomerados de microvilosidades imóveis, que parecem formar aglomerados à medida que aderem umas às outras.

As células principais reabsorvem o líquido luminal, que é endocitado por vesículas de pinocitose e entregue aos endolisossomos para descarte. Além disso, essas células fagocitam resquícios de citoplasma de espermátides que não foram removidos pelas células de Sertoli. As células principais também produzem **glicerofosfocolina**, uma glicoproteína que inibe a capacitação do espermatozoide, impedindo que fertilize um oócito secundário até que o esperma entre no trato genital feminino. Os altos níveis de **peptídeo promotor de fertilização** (**FPP**; do inglês, *fertilization promoting peptide*) também impede que o espermatozoide seja capacitado até atingir o trato reprodutor feminino, onde os níveis de FPP se diluem.

Uma membrana basal separa o epitélio do epidídimo das células musculares lisas subjacentes dispostas circularmente, cujas **contrações peristálticas** ajudam a conduzir os espermatozoides ao ducto deferente. A camada de músculo liso aumenta em espessura da cabeça do epidídimo para o corpo, onde uma segunda camada de células musculares lisas, disposta mais ou menos longitudinalmente, é adicionada entre a membrana basal e a camada de músculo liso circular. Essa segunda camada de células musculares lisas torna-se mais nítida no início da cauda do ducto do epidídimo. Na porção distal da cauda do ducto do epidídimo, é adicionada uma terceira camada de músculo liso disposta longitudinalmente, de modo que haja uma camada interna e outra externa orientada longitudinalmente e uma camada intermediária de músculo liso circular. Essas camadas de músculo liso correspondem com as camadas musculares lisas presentes no ducto deferente.

Uma camada de tecido conjuntivo periférica às células musculares lisas mantém o epidídimo convoluto e o anexa à túnica albugínea do testículo.

Ducto deferente

O ducto deferente (também conhecido como vas deferens) é um tubo muscular que transporta os espermatozoides da cauda do epidídimo até o ducto ejaculatório.

Cada **ducto deferente** (também conhecido como ***vas deferens***) é um tubo muscular de parede espessa, com um lúmen pequeno e irregular que transporta os espermatozoides da cauda do epidídimo para o ducto ejaculatório (ver Figuras 21.1 e 21.2). Como mencionado anteriormente, o ducto deferente acompanha a artéria espermática, o plexo nervoso espermático, os vasos linfáticos e o plexo venoso pampiniforme para formar o **cordão espermático**. O músculo cremaster, fibras musculares esqueléticas derivadas do músculo oblíquo interno, origina-se do ligamento inguinal. Ele forma alças longas e fibrosas que circundam o cordão espermático, entrelaça-se com uma camada de fáscia, conhecida como bainha cremastérica e se estende para baixo, fixando-se na túnica vaginal do testículo. Esse músculo atua para puxar o testículo em direção à parede do corpo quando a pessoa sente frio ou medo.

O **epitélio pseudoestratificado cilíndrico** estereocilado do ducto deferente é semelhante ao do epidídimo, embora as células principais sejam mais baixas. Uma lâmina basal separa o epitélio do tecido conjuntivo frouxo fibroelástico subjacente, que apresenta numerosas pregas, fazendo com que o lúmen pareça irregular. A espessa camada muscular lisa que envolve o tecido conjuntivo é composta de três camadas, camadas longitudinais interna e externa com uma camada circular intermediária. A cobertura muscular lisa é revestida de uma fina camada de tecido conjuntivo frouxo fibroelástico (Figuras 21.26 e 21.27).

Correlações clínicas

Como o ducto deferente tem uma parede muscular de 1 mm de espessura, pode ser facilmente percebido através da pele do escroto como um túbulo denso e roliço. A vasectomia (remoção cirúrgica de parte do canal deferente) é realizada por meio de uma pequena abertura na bolsa escrotal, esterilizando o indivíduo.

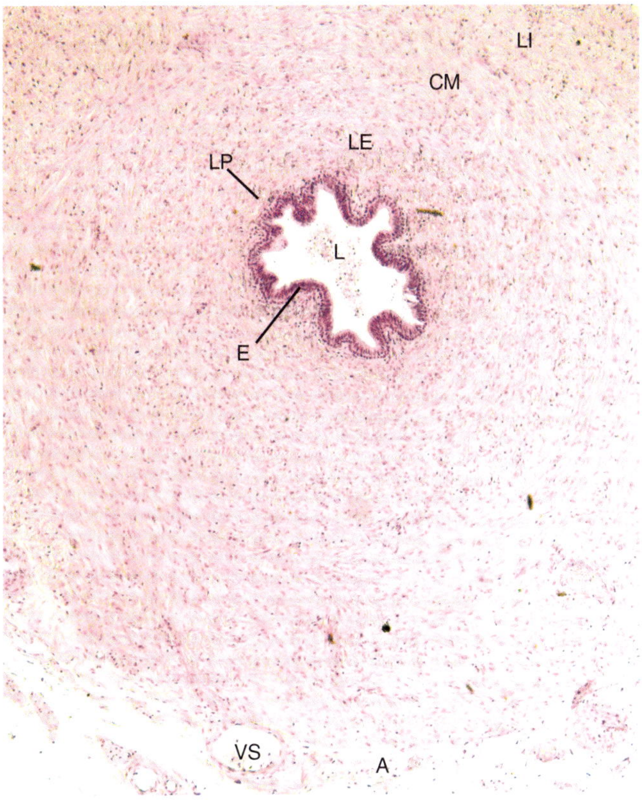

Figura 21.26 O lúmen (*L*) do ducto deferente humano é revestido de epitélio pseudoestratificado cilíndrico (*E*) cercado por uma delgada lâmina própria (*LP*) que se projeta em pregas. A espessa camada muscular do ducto deferente é composta de três camadas de músculo liso: longitudinal interna (*LI*), circular média (*CM*) e longitudinal externa (*LE*). A túnica adventícia (*A*) ao redor da camada longitudinal externa de músculo liso transporta o suprimento vascular (*VS*) do ducto deferente (56 ×).

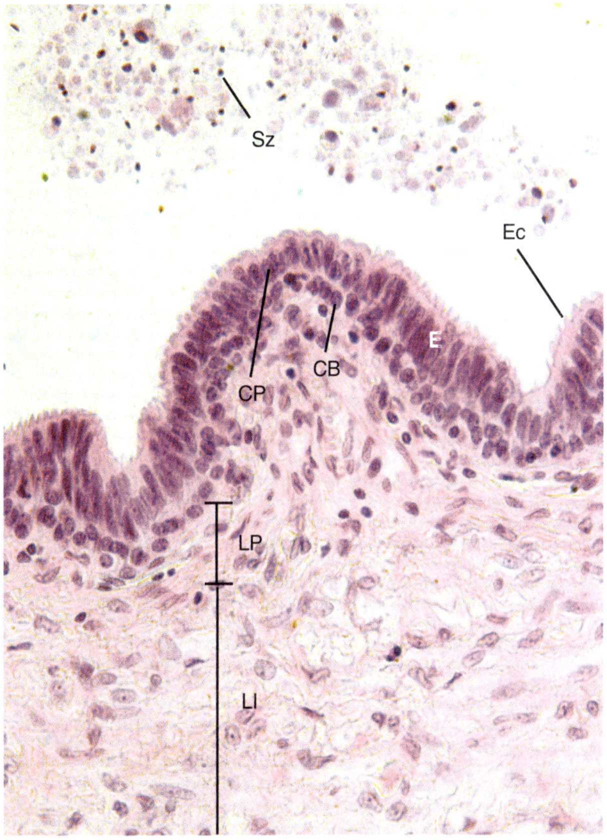

Figura 21.27 Esta fotomicrografia de ampliação média do ducto deferente humano mostra a presença de espermatozoides (*Sz*) em seu lúmen e os dois tipos celulares de seu revestimento epitelial (*E*): as células principais altas (*CP*) estereociliadas (*Ec*) e as células basais baixas (*CB*). Observe o tecido conjuntivo frouxo que constitui a lâmina própria (*LP*) e a camada longitudinal interna (*LI*) do revestimento de tecido muscular liso (270 ×).

A porção final dilatada de cada ducto deferente, conhecida como **ampola**, tem um epitélio espesso e muito pregueado. Quando a ampola se aproxima da próstata, ela se une à vesícula seminal. A continuação da junção da ampola com a vesícula seminal é chamada de **ducto ejaculatório**.

Ducto ejaculatório

A ampola do ducto deferente une-se à vesícula seminal para formar o ducto ejaculatório, que então entra na próstata e se abre na uretra prostática.

Cada **ducto ejaculatório** é um túbulo curto e reto que penetra na próstata e é envolvido por ela (ver Figura 21.1). O ducto ejaculatório termina ao atravessar a face posterior da uretra prostática no **colículo seminal**. O lúmen do ducto ejaculatório é revestido de um epitélio simples cilíndrico. O tecido conjuntivo subepitelial é pregueado, característica responsável pelo aspecto irregular de seu lúmen. O ducto ejaculatório não tem músculo liso em sua parede.

Glândulas genitais acessórias

O sistema reprodutor masculino tem cinco **glândulas acessórias**: o par de vesículas seminais, a próstata única e o par de glândulas bulbouretrais (ver Figura 21.1).

GLÂNDULAS SEMINAIS

As duas glândulas seminais, localizadas adjacentes à parede posterior da próstata, secretam um líquido viscoso que constitui cerca de 70% do ejaculado.

As duas **glândulas seminais** (ou **vesículas seminais**) são estruturas tubulares muito contorcidas com cerca de 15 cm de comprimento. Estão localizadas entre a face posterior do colo da bexiga e a próstata e se unem à ampola do ducto deferente logo acima da próstata.

A mucosa das glândulas seminais é altamente convoluta, formando um fundo de saco semelhante a um labirinto que, em três dimensões, abre-se para um lúmen central. O lúmen é revestido de um **epitélio pseudoestratificado cilíndrico** composto de células basais baixas e células cilíndricas altas (Figuras 21.28 e 21.29).

Cada **célula cilíndrica** tem numerosos microvilos curtos e um único cílio, que se projeta para o lúmen da glândula. O citoplasma dessas células apresenta RER, aparelho de Golgi, numerosas mitocôndrias, algumas gotículas de lipídios e do **pigmento lipocromo** e abundantes grânulos secretores. A altura das células varia diretamente em relação aos níveis de testosterona no sangue. O tecido conjuntivo subepitelial é **fibroelástico** e circundado por células musculares lisas, dispostas como uma camada circular interna e uma camada longitudinal externa. A **cobertura muscular lisa**, por sua vez, é circundada por uma camada delgada de tecido conjuntivo fibroelástico.

Antes, acreditava-se que as vesículas seminais armazenassem os espermatozoides, alguns dos quais estão sempre presentes no lúmen dessa glândula. Sabe-se agora que tais glândulas produzem um **líquido seminal** amarelado, viscoso e **rico em frutose**, que constitui 60% do volume do sêmen. Embora o líquido seminal também contenha aminoácidos, citratos, prostaglandinas e proteínas, a frutose é seu constituinte principal, pois é a fonte de energia para o espermatozoide. A cor amarelo-clara característica do sêmen se deve ao pigmento lipocromo liberado pelas glândulas seminais.

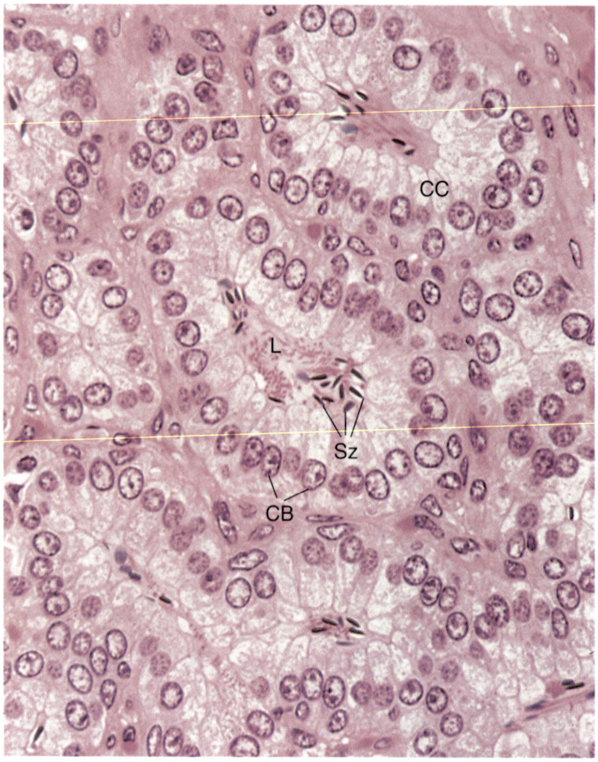

Figura 21.29 Fotomicrografia da glândula seminal de um macaco, mostrando espermatozoides (*Sz*), lúmen (*L*), células basais (*CB*) e células cilíndricas (*CC*) (270 ×).

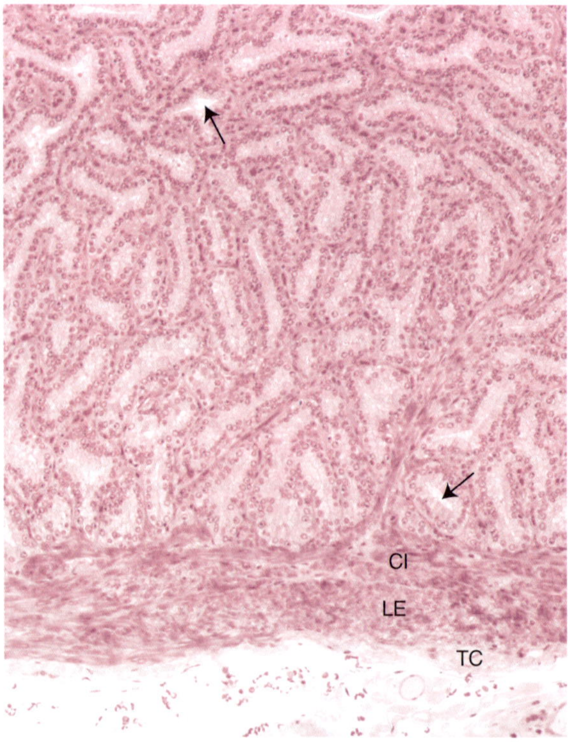

Figura 21.28 Esta fotomicrografia de pequena ampliação da glândula seminal de um macaco apresenta vários cortes oblíquos e transversais (*setas*) dessa glândula altamente convoluta. Observe as camadas de músculo liso circular interna (*CI*) e longitudinal externa (*LE*), circundadas por tecido conjuntivo frouxo fibroelástico (*TC*) (132 ×).

PRÓSTATA

A próstata, que envolve uma parte da uretra, secreta fosfatase ácida, fibrinolisina e ácido cítrico diretamente no lúmen da uretra.

A **próstata**, a maior das glândulas acessórias, é perfurada pela uretra e pelos ductos ejaculatórios (Figuras 21.30 a 21.32). A **cápsula** delgada da glândula é composta de um tecido conjuntivo denso não modelado, ricamente vascularizado, entremeado por **células musculares lisas**. O **estroma** de tecido conjuntivo da glândula é derivado da cápsula; portanto, também é enriquecido por fibras musculares lisas, além das células usuais do tecido conjuntivo.

A próstata é um conglomerado de 30 a 50 **glândulas tubuloalveolares compostas** individuais organizadas em três camadas concêntricas distintas:

- Mucosa
- Submucosa
- Principal.

Cada glândula tubuloalveolar tem seu próprio ducto que distribui o produto de secreção na uretra prostática.

As **glândulas mucosas** estão mais próximas da uretra e, portanto, são as menores glândulas. As **glândulas submucosas**

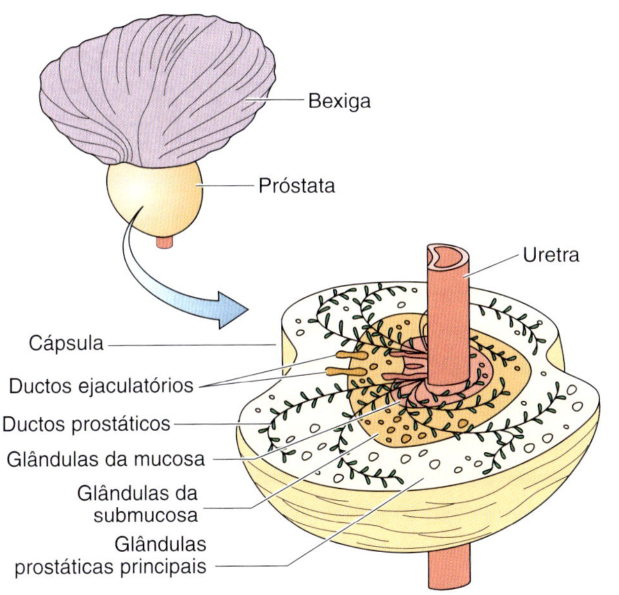

Figura 21.30 Diagrama esquemático da próstata humana ilustrando as glândulas prostáticas da mucosa, da submucosa e as principais.

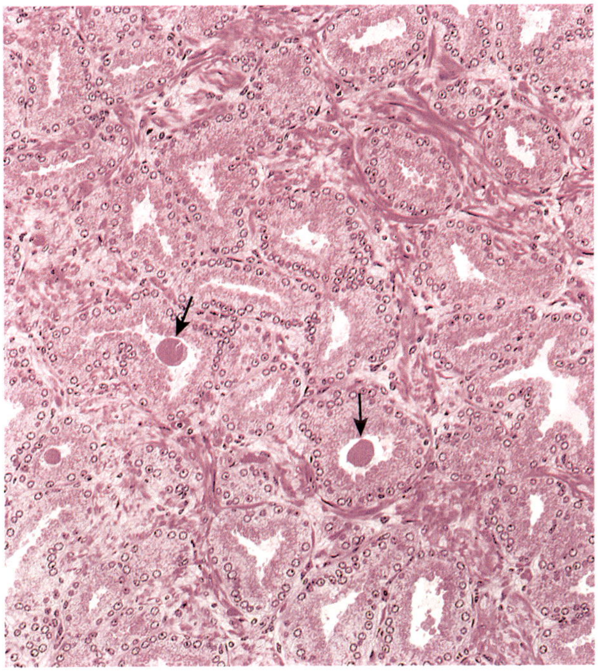

Figura 21.31 Fotomicrografia da próstata de um macaco (132 ×). As setas indicam concreção prostática.

são periféricas às glândulas mucosas; consequentemente, são maiores que as glândulas mucosas. As maiores e mais numerosas das glândulas são as **glândulas principais** mais periféricas, que compõem a maior parte da próstata.

Os componentes da próstata são revestidos de um **epitélio simples cilíndrico a pseudoestratificado cilíndrico** (ver Figuras 21.31 e 21.32), cujas células são dotadas de profusas organelas responsáveis pela síntese e pelo acondicionamento de proteínas. Assim, essas células têm um RER abundante, um grande aparelho de Golgi, vários grânulos de secreção (Figura 21.33) e muitos lisossomos.

O lúmen das glândulas tubuloalveolares frequentemente aloja glicoproteínas ovais calcificadas, conhecidas como **concreções**

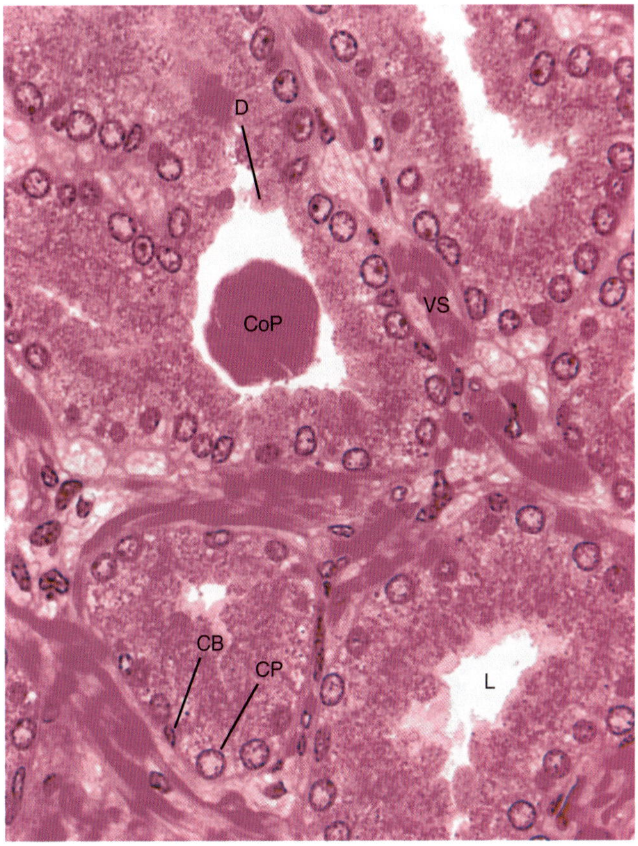

Figura 21.32 Fotomicrografia de grande ampliação da próstata mostrando a presença de concreções prostáticas (*CoP*) no lúmen (*L*) da glândula. O epitélio é composto de um epitélio simples a pseudoestratificado, formado por dois tipos celulares: células basais (*CB*) e células principais (*CP*). Observe que algumas das células principais apresentam protuberâncias em forma de cúpula (D, do inglês *dome*) que se projetam para o lúmen. VS; vaso sanguíneo (540 ×).

Correlações clínicas

À medida que os homens envelhecem, o estroma prostático e as glândulas mucosas e submucosas começam a aumentar, uma condição conhecida como **hipertrofia prostática benigna** (**HPB**). A próstata aumentada estrangula parcialmente a uretra, resultando em dificuldade para urinar. Aproximadamente 40% dos homens com mais de 50 anos de idade sofrem dessa condição; a porcentagem aumenta para 95% na oitava década de vida. Foi sugerido, com base em alguns estudos clínicos de pacientes com BPH que ingeriram de 5 a 15 g de sementes de abóbora todos os dias, que o óleo dessas sementes melhorou os sintomas, reduzindo a frequência de micção noturna e de eventos de incontinência urinária.

A segunda forma mais comum de câncer em homens é o **adenocarcinoma da próstata**, afetando aproximadamente 30% dos homens com mais de 75 anos. Frequentemente, as células cancerosas entram no sistema circulatório e originam metástase nos ossos. Foi desenvolvido um exame de sangue simples para detectar o **antígeno prostático específico**, que permite a detecção precoce do adenocarcinoma prostático. Embora o crescimento do tumor possa ser detectado por palpação digital através do reto, é necessária uma biopsia para confirmação. Cirurgia ou radioterapia são os tratamentos usuais, mas apresentam possíveis efeitos colaterais, como impotência e incontinência.

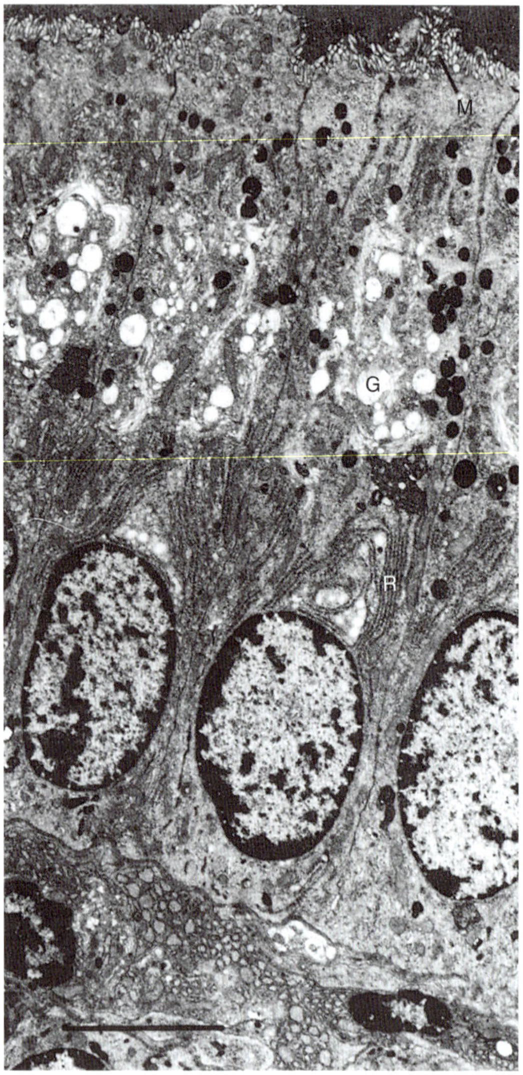

Figura 21.33 Eletromicrografia de uma próstata de hamster. G, aparelho de Golgi; M, microvilosidades; R, retículo endoplasmático rugoso. Bar = 5 μm. (Fonte: Toma JG, Buzzell GR. Fine structure of the ventral and dorsal lobes of the prostate in a young adult Syrian hamster, *Mesocritetus auratus*. *Am J Anat*. 1988;181:132-140. Reproduzida com autorização de Wiley-Liss, Inc., uma subsidiária de John Wiley & Sons, Inc.)

prostáticas (**corpos amiláceos**), que aumentam em número com o envelhecimento (ver Figuras 21.31 e 21.32), mas cujo significado não é compreendido.

A **secreção prostática** constitui aproximadamente 30% do sêmen. É um líquido seroso, branco, rico em lipídios, enzimas proteolíticas, fosfatase ácida, fibrinolisina e ácido cítrico. A formação, síntese e liberação das secreções prostáticas são reguladas pela **di-hidrotestosterona**, a forma ativa da testosterona.

GLÂNDULAS BULBOURETRAIS

As duas glândulas bulbouretrais, localizadas na raiz do pênis, secretam uma solução lubrificante e viscosa diretamente na uretra.

As **glândulas bulbouretrais** (**glândulas de Cowper**) são pequenas (3 a 5 mm de diâmetro) e estão localizadas na raiz do pênis, logo no início da uretra membranosa (ver Figura 21.1). Sua cápsula fibroelástica contém não apenas fibroblastos e células musculares lisas, mas também fibras musculares esqueléticas, derivadas dos músculos do diafragma urogenital. Septos derivados da cápsula dividem cada glândula em vários lóbulos. O epitélio dessas glândulas tubuloacinares compostas varia de simples cúbico a simples cilíndrico.

A secreção produzida pelas glândulas bulbouretrais é um líquido espesso e lúbrico contendo galactose e ácido siálico, que provavelmente desempenha um papel na lubrificação do lúmen da uretra. Durante o processo de ejaculação, esse líquido viscoso precede o restante do sêmen.

HISTOFISIOLOGIA DAS GLÂNDULAS SEXUAIS ACESSÓRIAS

As glândulas bulbouretrais produzem um líquido viscoso e escorregadio que lubrifica o revestimento da uretra. É a primeira secreção glandular a ser liberada após a ereção do pênis. Pouco antes da ejaculação, as secreções da próstata são liberadas na uretra, assim como os espermatozoides da ampola do ducto deferente. As secreções prostáticas aparentemente ajudam os espermatozoides a adquirir motilidade. As secreções finais surgem das vesículas seminais, responsáveis por um aumento significativo no volume do sêmen. Seu líquido rico em frutose é usado pelos espermatozoides para obtenção de energia.

O ejaculado, conhecido como **sêmen**, consiste em secreções das glândulas acessórias e em 200 a 400 milhões de espermatozoides. Nos seres humanos, tem volume de aproximadamente 3,5 mℓ, com pH em torno de 7,5 devido à ação tamponante das secreções prostáticas.

Pênis

O pênis funciona como órgão excretor da urina e como órgão copulador masculino para a deposição de espermatozoides no trato reprodutor feminino.

O **pênis** é composto de três colunas de **tecido erétil**, cada uma envolvida por sua própria cápsula de tecido conjuntivo denso fibroso, a **túnica albugínea** (Figura 21.34).

Duas das colunas de tecido erétil, os **corpos cavernosos**, são posicionadas dorsalmente; suas túnicas albugíneas são descontínuas em algumas áreas, permitindo a comunicação entre seus tecidos eréteis. A terceira coluna de tecido erétil, o **corpo esponjoso**, é posicionada ventralmente. Como o corpo esponjoso abriga a porção peniana da uretra (ver Capítulo 19), ele também é chamado de **corpo cavernoso da uretra**. O corpo esponjoso termina distalmente em uma porção alargada e bulbosa, a **glande do pênis** (cabeça do pênis). A ponta da glande é perfurada pela parte final da uretra como uma fenda vertical.

Os três corpos são circundados por uma bainha comum de tecido conjuntivo frouxo, mas sem hipoderme, e são recobertos de uma pele fina. A pele da porção proximal do pênis tem pelos púbicos ásperos e numerosas glândulas sudoríparas e sebáceas. A porção distal do pênis não tem pelos e tem apenas algumas glândulas sudoríparas. A pele estende-se distal à glande para formar uma bainha retrátil, o **prepúcio**, que é revestido de uma membrana mucosa, um epitélio úmido estratificado pavimentoso não queratinizado. Quando o indivíduo é circuncidado, ocorre a remoção do prepúcio.

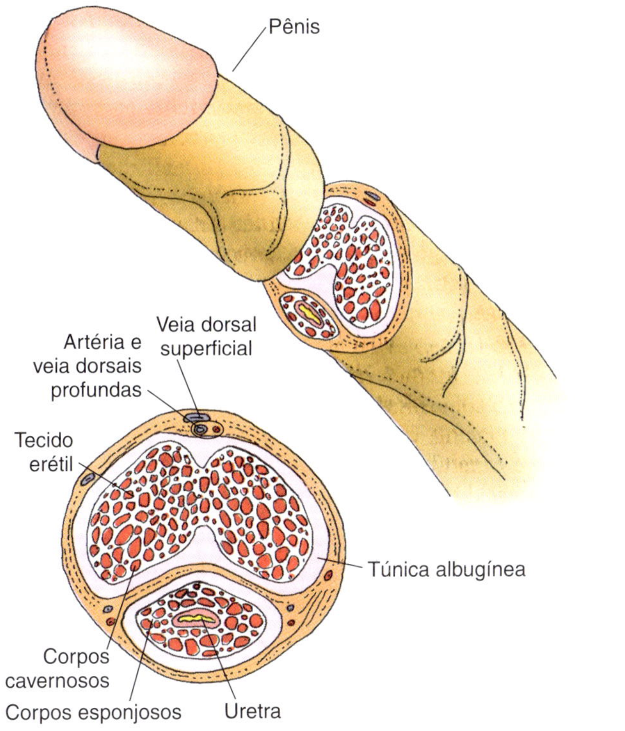

Figura 21.34 Ilustração esquemática do pênis em corte transversal.

Correlações clínicas

1. Existem relatos de que a circuncisão de adultos altera o microbioma na glande do pênis, diminuindo a população anaeróbia residente e substituindo-a por organismos aeróbios, porque a remoção do prepúcio elimina o ambiente úmido, quente e anaeróbico que havia abaixo dele. Não se sabe se esse fator é responsável pela redução de 50 a 60% na ocorrência de HIV em homens recém-circuncidados.
2. Ocasionalmente, em homens não circuncidados, a extremidade distal do prepúcio pode ficar constrita, uma condição conhecida como fimose, de modo que durante a ereção a glande do pênis não consegue passar pela abertura do prepúcio, causando dor considerável e até mesmo o rompimento do tecido. É possível aliviar a condição com a aplicação de cremes esteroides tópicos. No entanto, se isso não resultar na distensão do prepúcio, o tratamento de escolha é a circuncisão, em que o prepúcio é removido cirurgicamente para que não interfira mais na ereção.
3. A parafimose é uma ocorrência muito rara em que o prepúcio contraído fica preso de forma que não pode ser puxado sobre a glande do pênis. Se essa condição não for aliviada e o prepúcio contraído começar a estrangular a circulação para a glande, pode haver consequências extremamente graves, incluindo gangrena. Portanto, um indivíduo que sofre de parafimose deve procurar tratamento médico o mais rápido possível, dentro de 1 a 2 horas, para que a constrição possa ser aliviada.

ESTRUTURA DO TECIDO ERÉTIL

Os espaços vasculares dentro dos tecidos eréteis enchem-se de sangue, provocando a ereção do pênis.

O tecido erétil do pênis contém numerosos espaços de formato variável, revestidos de endotélio, que são separados uns dos outros por trabéculas de tecido conjuntivo e células musculares lisas (Figuras 21.35 e 21.36). Os espaços vasculares dos corpos cavernosos são maiores no centro e menores na periferia, perto da túnica albugínea. No entanto, os espaços vasculares do corpo esponjoso têm tamanho semelhante em toda a sua extensão. As trabéculas do corpo esponjoso contêm mais fibras elásticas e menos células musculares lisas do que as dos corpos cavernosos.

Os tecidos eréteis dos corpos cavernosos recebem sangue de ramos das **artérias profunda e dorsal do pênis** (Figura 21.36). Esses ramos penetram nas paredes das trabéculas do tecido erétil e formam ou os plexos capilares, que fornecem algum fluxo sanguíneo para os espaços vasculares, ou **artérias helicinas**, que são fontes importantes de sangue para os espaços vasculares durante a ereção do pênis.

A drenagem venosa ocorre por meio de três grupos de veias, que são drenadas pela **veia dorsal profunda** (Figura 21.36). Os três grupos de veias originam-se da base da glande do pênis, da face dorsal dos corpos cavernosos e da face ventral dos corpos cavernosos e do corpo esponjoso. Além disso, algumas veias deixam o tecido erétil na raiz do pênis e drenam para o plexo venoso que drenam a próstata.

MECANISMOS DE EREÇÃO, EJACULAÇÃO E DETUMESCÊNCIA

A ereção é controlada pelo sistema nervoso parassimpático. É resultado de estimulação sexual, tátil, olfatória, visual, auditiva e/ou psicológica. A ejaculação é controlada pelo sistema nervoso simpático.

Quando o pênis está flácido, os espaços vasculares do tecido erétil contêm pouco sangue. Nessa condição, grande parte do fluxo sanguíneo arterial é desviado para anastomoses arteriovenosas

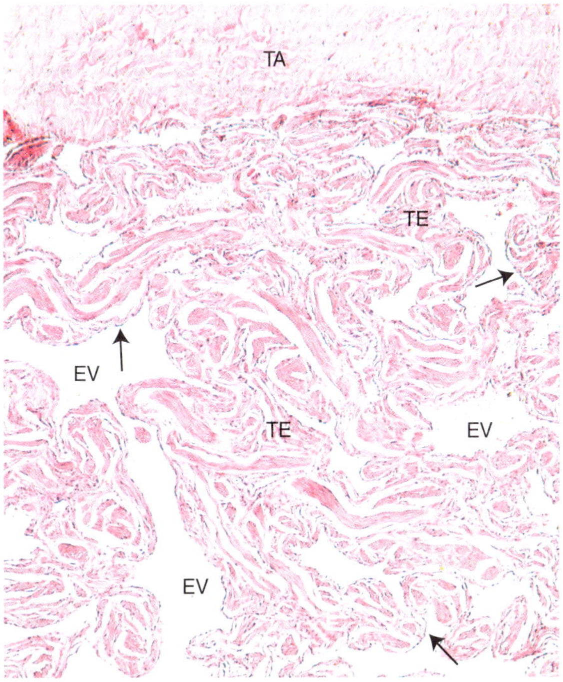

Figura 21.35 Esta fotomicrografia de ampliação muito pequena de um corpo cavernoso humano exibe o revestimento endotelial (*setas*) dos espaços vasculares (*EV*) do tecido erétil (*TE*) rodeado por tecido conjuntivo denso não modelado que forma a túnica albugínea (*TA*) (56 ×).

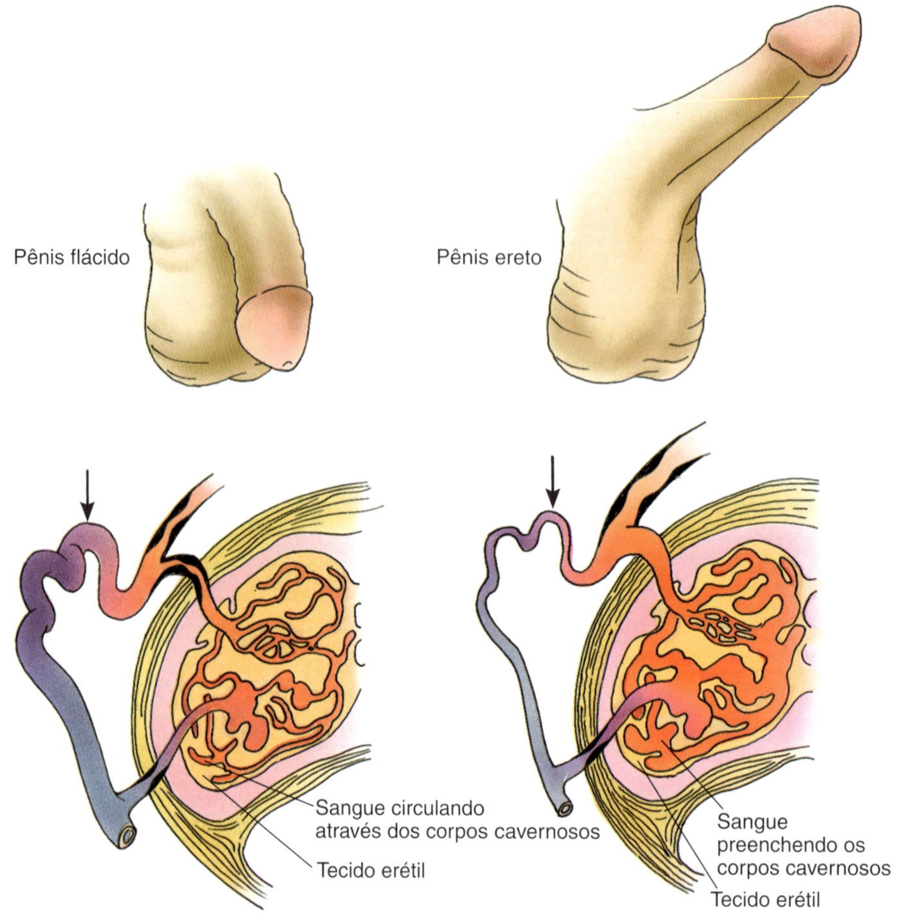

Figura 21.36 Ilustração esquemática da circulação no pênis flácido e ereto. As anastomoses arteriovenosas (*seta*) no pênis flácido são amplas, desviando o fluxo sanguíneo para a drenagem venosa. No pênis ereto, as anastomoses arteriovenosas são constritas, aumentando o fluxo sanguíneo para os espaços vasculares do tecido erétil e fazendo com que o pênis fique túrgido com o sangue. (Fonte: Conti G. *Acta Anat*. The erection of the human penis and its morphologic vascular basis. 1952; 14:217-262.)

que conectam os ramos das artérias profunda e dorsal do pênis às veias que levam seu sangue para a veia dorsal profunda (ver Figura 21.36). Assim, a maior parte do fluxo sanguíneo desvia dos espaços vasculares do tecido erétil.

A **ereção** ocorre quando o fluxo sanguíneo é desviado para os espaços vasculares dos tecidos eréteis (os corpos cavernosos e, em menor extensão, o corpo esponjoso), fazendo com que o pênis se dilate e fique túrgido (ver Figura 21.36). Durante a ereção, a túnica albugínea que envolve os tecidos eréteis é distendida e sua espessura diminui de 2 para 0,5 mm.

A mudança no fluxo sanguíneo que leva à ereção é controlada pelo **sistema nervoso parassimpático**, depois de uma estimulação sexual (p. ex., agradáveis estímulos tácteis, olfatórios, visuais, auditivos e/ou psicológicos). Os impulsos parassimpáticos desencadeiam a liberação local de **óxido nítrico**, que provoca o relaxamento da musculatura lisa dos ramos das artérias profunda e dorsal do pênis, aumentando o fluxo de sangue para o órgão. Simultaneamente, as anastomoses arteriovenosas sofrem constrição, desviando o fluxo sanguíneo para as artérias helicinas do tecido erétil. À medida que esses espaços se enchem de sangue, o pênis aumenta e fica túrgido, levando à ereção. As veias do pênis são comprimidas e o sangue fica preso nos espaços vasculares do tecido erétil, mantendo o pênis em estado ereto (ver Figura 21.36).

A estimulação contínua da glande do pênis resulta na **ejaculação**, que é a expulsão forçada do **sêmen** dos ductos genitais masculinos. Cada ejaculação, com um volume de aproximadamente 3,5 mℓ nos seres humanos, consiste em secreções das glândulas genitais acessórias e em 200 a 400 milhões de espermatozoides. Após a ereção, as glândulas bulbouretrais liberam um líquido viscoso que lubrifica o revestimento da uretra. Imediatamente antes da ejaculação, a próstata descarrega sua secreção na uretra e os espermatozoides das ampolas dos dois ductos deferentes são liberados nos ductos ejaculatórios. A secreção prostática aparentemente auxilia os espermatozoides a adquirir motilidade. A secreção final adicionada ao sêmen é um líquido rico

Correlações clínicas

A **fratura peniana**, que é a ruptura da túnica albugínea de um ou de ambos os corpos cavernosos, é uma condição muito rara, resultante de masturbação vigorosa ou de uma relação sexual vaginal que exerça grande força de flexão sobre o pênis ereto. A causa mais comum de fratura peniana é a relação sexual vaginal em que a pessoa penetrada assume a posição superior e não percebe que o pênis está desalinhado e que está sendo dobrado a tal ponto que o movimento causa dor considerável. A fratura peniana é uma condição muito séria, especialmente se a lesão afetar a uretra, as veias dorsais, as artérias ou os nervos; um cirurgião deve tratar o paciente o mais rápido possível.

Correlações clínicas

1. Uma única ejaculação normalmente contém aproximadamente de 60 a 100 milhões de espermatozoides por mililitro. Um homem cuja contagem de espermatozoides seja inferior a 20 milhões de espermatozoides por mililitro de ejaculação é considerado **estéril**. Curiosamente, os homens que assistem a mais de 20 horas de televisão por semana têm uma contagem de espermatozoides 45% menor do que os homens que não assistem à televisão. Além disso, os homens que são mais ativos e que praticam exercícios têm uma contagem de espermatozoides 75% maior do que os que não praticam exercícios. A razão para esses achados não é conhecida.
2. A incapacidade de conseguir ereção é conhecida como **impotência**. A disfunção erétil temporária pode resultar de fatores psicológicos ou do consumo de drogas (p. ex., álcool), enquanto a impotência permanente pode ser causada por muitos fatores, incluindo lesões em certas regiões do cérebro e hipotálamo, bem como lesões da medula espinal, mau funcionamento da inervação autônoma, acidente vascular cerebral, doença de Parkinson, diabetes, esclerose múltipla e até mesmo distúrbios psicológicos.

em frutose, liberado pelas vesículas seminais, que fornece energia aos espermatozoides. Essa secreção forma grande parte do volume da ejaculação.

A ejaculação, ao contrário da ereção, é regulada **pelo sistema nervoso simpático**. Esses impulsos desencadeiam a seguinte sequência de eventos:

- A contração dos músculos lisos dos ductos genitais e das glândulas genitais acessórias força o sêmen para a uretra
- O músculo do esfíncter da bexiga urinária se contrai, impedindo a liberação de urina (ou a entrada de sêmen na bexiga)
- O músculo bulboesponjoso, que circunda a extremidade proximal do corpo esponjoso (bulbo do pênis), sofre fortes contrações rítmicas, resultando na expulsão forçada do sêmen da uretra.

Correlações clínicas

O neurotransmissor **óxido nítrico** (**NO**) liberado pelas células endoteliais dos sinusoides (ou seja, os espaços vasculares dos tecidos eréteis) ativa a guanilato ciclase das células musculares lisas para produzir monofosfato de guanosina cíclico (GMPc) a partir de trifosfato de guanosina (GTP), relaxando assim as células musculares lisas. O relaxamento dessas células permite o acúmulo de sangue nos sinusoides; esses vasos dilatados comprimem os pequenos canais venosos de retorno que drenam os sinusoides, resultando na ereção do pênis.

Após a ejaculação, ou quando os impulsos parassimpáticos cessam e os níveis de GMPc diminuem, uma outra enzima, a **fosfodiesterase**, destrói o GMPc, permitindo novamente que a musculatura lisa se contraia, os sinusoides comecem a ser drenados e a ereção seja encerrada.

Embora o **sildenafila (Viagra®)** tenha sido desenvolvido originalmente como tratamento para a insuficiência cardíaca, descobriu-se que ele produzia ereções em muitos pacientes. Um estudo adicional mostrou que o medicamento impede a fosfodiesterase de inibir a degradação da GMPc, levando, assim, à ereção.

A ejaculação é seguida da interrupção dos impulsos parassimpáticos para o suprimento vascular do pênis. Como resultado, as anastomoses arteriovenosas são reabertas, o fluxo sanguíneo através das artérias profunda e dorsal do pênis diminui e os espaços vasculares dos tecidos eréteis são lentamente esvaziados de sangue pela drenagem venosa. À medida que o sangue deixa esses espaços vasculares, o pênis sofre **detumescência** e fica flácido.

Considerações patológicas

Ver Figuras 21.37 a 21.40.

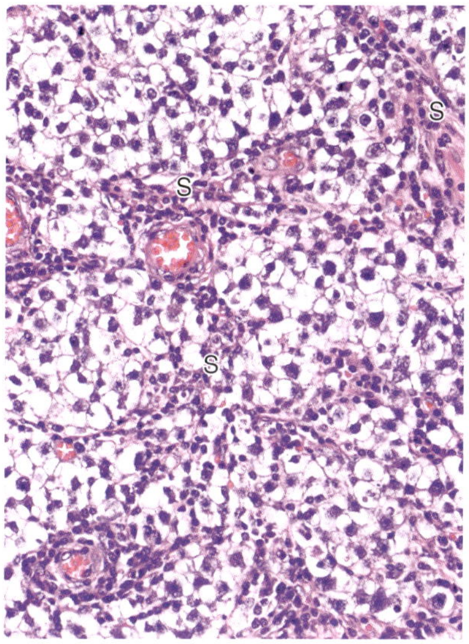

Figura 21.37 Fotomicrografia de um paciente com seminoma clássico, que é o tumor testicular mais comum. Observe a presença de aglomerados com numerosas células poligonais com citoplasma claro. Os aglomerados são separados por septos (S) delgados de tecido conjuntivo. (Cortesia de Young B, Stewart W, O'Dowd G. *Wheater's Basic Pathology: A Text, Atlas and Review of Histopathology.* 5th ed. Oxford: Churchill Livingstone/Elsevier Limited; 2011:248.)

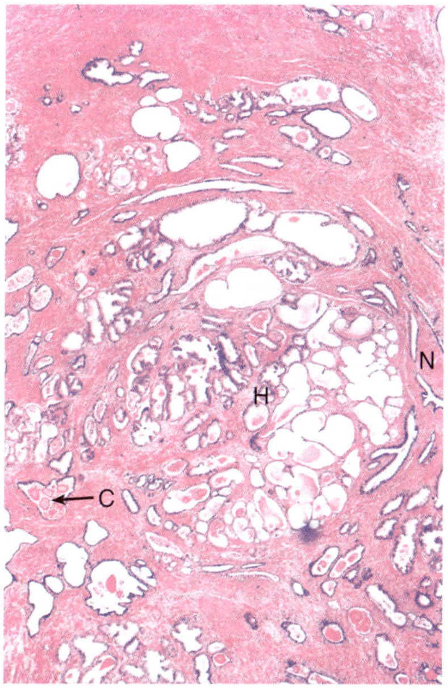

Figura 21.38 Fotomicrografia de um paciente com hiperplasia prostática benigna. Observe o tecido prostático hiperplásico (*H*) comprimindo o tecido normal (*N*) na periferia. Note a presença de corpos amiláceos (*C*) em todo o tecido. (Cortesia de Young B, Stewart W, O'Dowd G. *Wheater's Basic Pathology: A Text, Atlas and Review of Histopathology.* 5th ed. Oxford: Churchill Livingstone/Elsevier Limited; 2011: 251.)

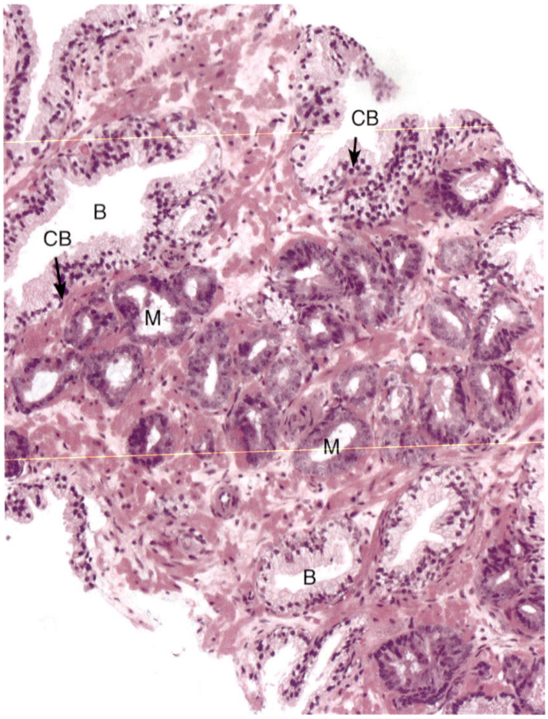

Figura 21.39 Fotomicrografia de um paciente com adenocarcinoma da próstata. É um câncer de alto grau e se caracteriza pela presença de tecido glandular maligno (*M*) intercalado pelo tecido glandular benigno (*B*). Observe que a proeminente camada de células basais (*CB*) presente nas glândulas benignas está ausente no tecido maligno. (Cortesia de Young B, Stewart W, O'Dowd G. *Wheater's Basic Pathology: A Text, Atlas and Review of Histopathology.* 5th ed. Oxford: Churchill Livingstone/Elsevier Limited; 2011: 252.)

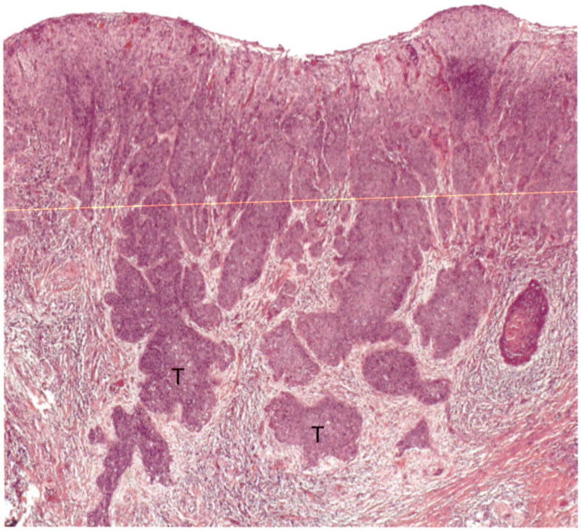

Figura 21.40 Fotomicrografia de um paciente com carcinoma de células escamosas da glande. Observe que este carcinoma de células escamosas queratinizante invadiu o tecido conjuntivo subjacente, apresentando-se com ilhas de células tumorais (*T*) na glande do pênis. (Cortesia: Young B, Stewart W, O'Dowd G. *Wheater's Basic Pathology: A Text, Atlas and Review of Histopathology.* 5th ed. Oxford: Churchill Livingstone/Elsevier Limited; 2011: 253.)

Instruções do laboratório de histologia

Testículos

Túbulos seminíferos

Cada testículo tem uma cápsula de tecido conjuntivo espessa e vascularizada que se torna mais espessa no mediastino testicular. Os septos derivados do mediastino subdividem o testículo em 250 compartimentos, onde cada compartimento tem de um a quatro túbulos seminíferos altamente contorcidos, cujo lúmen é revestido de epitélio seminífero (ver Figura 21.3, *C*, *VS*, *TS*, *L*, *ES*). Observada em pequena ampliação, a cápsula do testículo é subdividida em uma camada externa de tecido conjuntivo espesso e rico em colágeno, a túnica albugínea; e uma camada mais profunda composta de um tecido conjuntivo frouxo vascularizado, a túnica vasculosa. Os septos que subdividem o testículo em compartimentos têm um significativo suprimento vascular. O lúmen do túbulo seminífero é revestido de um epitélio seminífero (ver Figura 21.4, *TA*, *TV*, *Se*, *VS*, *L*, *TS*, *ES*). Observada em grande ampliação, a parede delgada, a túnica própria, do túbulo seminífero é evidente onde três perfis transversais entram em contato uns com os outros. O lúmen do túbulo seminífero é revestido de um epitélio seminífero composto de células de Sertoli e células espermatogênicas em vários estágios de desenvolvimento, espermatogônias do tipo A escuras e pálidas e do tipo B, todas localizadas sobre a membrana basal no interior do compartimento basal. O compartimento adluminal abriga a porção apical das células de Sertoli, juntamente com espermatócitos primários e secundários, espermátides e espermatozoides. Observe que os espermatócitos secundários têm existência muito curta. Portanto, são raramente visualizados (ver Figuras 21.5 e 21.6, entre as *setas brancas*, *L*, *ES*, *CS*, *Ap*, *Ad*, *1S*, *Sd*, *Sz*).

Células intersticiais de Leydig

Como o próprio nome indica, a túnica vasculosa que envolve os túbulos seminíferos é ricamente dotada de vasos sanguíneos. Embutidos nesse tecido conjuntivo frouxo vascular estão aglomerados de células intersticiais de Leydig, que produzem e liberam o hormônio sexual masculino, a testosterona. Observe que a parede do túbulo seminífero abriga células mioides e que o lúmen é revestido do epitélio seminífero, cujas células de Sertoli e espermátides são facilmente distinguíveis (ver Figura 21.14, *VS*, *CI*, *P*, *CM*, *L*, *CS*, *Sd*). Observe, nesta fotomicrografia de grande ampliação, o agrupamento de células intersticiais de Leydig circundadas pela túnica vasculosa. Note a presença de células mioides na parede do túbulo seminífero, bem como as espermatogônias B, células de Sertoli e espermatócitos primários do epitélio seminífero (ver Figura 21.15, *L*, *CM*, *EB*, *CS*, *1S*).

Rede testicular

Os espaços labirínticos localizados no mediastino testicular, conhecidos como rede testicular, transportam os espermatozoides dos túbulos retos para os dúctulos eferentes. A rede testicular é revestida de um epitélio simples cúbico ciliado (ver Figura 21.19, *MT*, *RT*, *E*).

Epidídimo

Dúctulos eferentes

Existem de 10 a 20 dúctulos eferentes que drenam os espermatozoides da rede testicular e que são revestidos de um epitélio simples composto de áreas de células cúbicas não ciliadas, alternadas

(continua)

Instruções do laboratório de histologia (*continuação*)

com áreas de células cilíndricas ciliadas, que dão ao lúmen uma aparência drapeada. As paredes do tecido conjuntivo dos dúctulos eferentes têm numerosas fibras musculares lisas (ver Figura 21.21, *Sz*, *E*, *setas*, *TC*). Uma ampliação média de um corte transversal de um dúctulos eferente exibe os espermatozoides em seu lúmen, bem como o epitélio simples composto de células cilíndricas ciliadas altas e células cúbicas baixas. Observe as células musculares lisas intercaladas com os elementos do tecido conjuntivo em sua parede e os vasos sanguíneos em sua vizinhança imediata (ver Figura 21.22, *Sz*, *CT*, *CC*, *CB*, *VS*, *ML*).

Ducto do epidídimo

Uma ampliação baixa do epidídimo mostra que o lúmen do ducto do epidídimo, revestido de um epitélio pseudoestratificado estereocilado, é preenchido com espermatozoides. Uma membrana basal separa o epitélio da camada circular de fibras musculares lisas. Elementos de tecido conjuntivo conectam as pregas do epidídimo entre si e com a túnica albugínea do testículo (ver Figura 21.23, *E*, *Sz*, *ML*, *TC*). Com uma ampliação média, as células basais baixas e as células principais altas são facilmente visualizadas. Observe também as células musculares lisas dispostas circularmente ao redor do epitélio do epidídimo (ver Figura 21.24, *CB*, *CP*, *ML*, *Ep*). Com grande ampliação, fica evidente o tecido conjuntivo do epidídimo envolvendo a camada circular de células musculares lisas. Veja que as células basais baixas e as células principais altas com seus estereocílios constituem o epitélio do epidídimo e que seu lúmen é preenchido com espermatozoides (ver Figura 21.25, *TC*, *ML*, *CB*, *CP*, *seta*, *Sz*).

Ducto deferente (canal deferente ou *vas deferens*)

Em ampliação muito baixa, o lúmen do ducto deferente, espesso e muscular é observado como pregas revestidas de um epitélio pseudoestratificado devido ao dobramento da camada delgada de tecido conjuntivo, a lâmina própria. Repare que a camada espessa de músculo é disposta em camadas interna e externa de músculo liso longitudinal e uma camada de músculo liso circular intermediária. A adventícia de tecido conjuntivo frouxo é bem suprida por vasos sanguíneos (ver Figura 21.26, *L*, *E*, *LP*, *LI*, *LE*, *CM*, *A*, *VS*). Em uma ampliação média, o epitélio que reveste o lúmen preenchido com espermatozoides é claramente notado como pseudoestratificado cilíndrico, com células basais baixas e células cilíndricas estereociliadas mais altas. A delgada lâmina própria é circundada pela camada longitudinal interna de células musculares lisas (ver Figura 21.27, *E*, *Sz*, *CB*, *CP*, *Ec*, *LP*, *LI*).

Glândulas genitais acessórias

Glândulas seminais

Em pequena ampliação, a glândula seminal é uma estrutura tubular altamente convoluta, como evidenciado pelas numerosas seções oblíquas e transversais da glândula. Observe as fibras musculares lisas circulares internas e longitudinais externas, envolvidas por um tecido conjuntivo fibroelástico (ver Figura 21.28, *setas*, *CI*, *LE*, *TC*). Em ampliação média, o epitélio é visualizado como pseudoestratificado cilíndrico, composto de células basais baixas e células cilíndricas altas. O lúmen das vesículas seminais contém espermatozoides (ver Figura 21.29, *CB*, *CC*, *L*, *Sz*).

Próstata

Essa fotomicrografia de pequena ampliação mostra a presença de concreções prostáticas no lúmen da glândula (ver Figura 21.31, *setas*). Em grande ampliação, as células basais e as células principais do epitélio são evidentes, bem como a protuberância em forma de cúpula da região apical de algumas células principais. Note que parte do lúmen da glândula exibe a presença de concreções prostáticas (ver Figura 21.32, *CB*, *CP*, *D*, *L*, *CoP*).

Pênis

Corpo cavernoso

A túnica albugínea do corpo cavernoso é um espesso tecido conjuntivo denso, não modelado e rico em colágeno que envolve o tecido erétil. Observe que os espaços vasculares são revestidos do endotélio, composto de epitélio simples pavimentoso (ver Figura 21.35, *TA*, *TE*, *IV*, *setas*).

22 Sentidos Especiais

Existem cinco sentidos especiais – olfato, paladar, tato, visão e audição –, cada um percebido por receptores específicos para aquele sentido particular. O olfato e seus receptores foram descritos no Capítulo 15; o sentido do paladar foi descrito no Capítulo 16; os receptores sensoriais do tato (pressão, toque, dor, temperatura e propriocepção) foram parcialmente descritos no Capítulo 14, mas serão detalhados aqui; os outros dois sentidos, visão e audição, serão descritos em detalhes a seguir. Os receptores sensoriais, quando incitados por estímulos ambientais, fazem a transdução desse estímulo sensorial em sinais elétricos e os conduzem para o sistema nervoso central (SNC). Esses receptores sensoriais são classificados em três tipos, dependendo da fonte do estímulo: exteroceptores, proprioceptores e interoceptores.

Os **exteroceptores**, localizados próximos à superfície corporal, são especializados na percepção de estímulos do ambiente externo. Esses receptores – sensíveis à temperatura, ao toque, à pressão e à dor – são componentes das **vias aferentes somáticas gerais** e são descritos na primeira parte deste capítulo. Outros exteroceptores, especializados na percepção da luz (sentido da visão) e do som (sentido da audição), são componentes das **vias aferentes somáticas especiais** (discutidos posteriormente).

Os **proprioceptores** são receptores especializados localizados nas cápsulas articulares, tendões e fibras intrafusais dentro dos músculos (ver Capítulo 8). Esses **receptores aferentes somáticos gerais** transmitem informações sensoriais ao SNC, que são traduzidas em informações que se relacionam com a percepção do corpo em relação ao espaço e ao movimento. Certos receptores do mecanismo vestibular (equilíbrio) (ver discussão posterior), localizados na orelha interna, são especializados na recepção de estímulos relacionados aos vetores de movimento dentro da cabeça. Esse estímulo é transmitido ao encéfalo para ser processado como percepção de movimento para corrigir o equilíbrio.

Interoceptores são receptores especializados que percebem informações sensoriais de órgãos do corpo; portanto, a modalidade que atende a essa função é a **via aferente visceral geral**.

Receptores periféricos especializados

Certos receptores periféricos especializados para receber estímulos específicos incluem os mecanorreceptores, termorreceptores e nociceptores.

As terminações dendríticas de certos receptores sensoriais localizados em diferentes regiões do corpo – incluindo músculos, tendões, pele, fáscias e cápsulas articulares – são especializadas na recepção de estímulos específicos. Essas adaptações ajudam o dendrito a responder a um estímulo específico. Assim, esses receptores são classificados em três tipos:

- Mecanorreceptores, que respondem ao toque (Figuras 22.1 a 22.4)
- Os termorreceptores, que respondem ao frio e ao calor
- Nociceptores (receptores de dor) e pruriceptores (receptores de prurido) – os primeiros respondem à dor resultante de estresse mecânico, a diferenças extremas de temperatura e a substâncias químicas; os últimos respondem às sensações de prurido.

Embora esses receptores especializados geralmente sejam acionados apenas por um estímulo específico, qualquer estímulo que seja intenso o suficiente pode disparar qualquer receptor.

MECANORRECEPTORES

Os **mecanorreceptores** respondem a estímulos mecânicos que podem, de alguma maneira, alterar a morfologia do receptor ou dos tecidos ao seu redor. Os estímulos que acionam os mecanorreceptores são toque, estiramento, vibrações e pressão.

Mecanorreceptores não encapsulados

Os mecanorreceptores não encapsulados são receptores simples amielínicos presentes na pele, tecidos conjuntivos e em torno dos folículos pilosos.

As **terminações nervosas peritriquiais**, a forma mais simples de mecanorreceptores, não são mielinizadas, não têm células de Schwann e não são cobertas de uma cápsula de tecido conjuntivo. Essas terminações nervosas estão localizadas na epiderme da pele, especialmente em regiões de grande sensibilidade, como o rosto e a córnea, onde respondem a estímulos relacionados ao toque e à pressão (Figura 22.1 D). Adicionalmente, as terminações nervosas peritriquiais se enrolam em torno da base e do eixo dos folículos capilares e funcionam na percepção do toque relacionada à deformação dos fios. Além disso, algumas terminações nervosas nuas podem funcionar como nociceptores ou termorreceptores.

Os **discos de Merkel** são mecanorreceptores ligeiramente mais complexos (Figura 22.1 A). Especializados na percepção de toque discriminatório, esses receptores são compostos de um terminal nervoso amielínico expandido, associado às **células de Merkel**, que são células epiteliais especializadas, intercaladas com queratinócitos no estrato basal da pele (ver Figura 14.1, no Capítulo 14). Esses receptores estão localizados principalmente na pele glabra (sem pelos) e nas regiões do corpo mais sensíveis ao toque.

Mecanorreceptores encapsulados

Os mecanorreceptores encapsulados exibem estruturas características e estão presentes em locais específicos.

Os **corpúsculos de Pacini (ou corpúsculos de Vater-Pacini)**, outro exemplo de mecanorreceptores encapsulados, estão localizados na derme e hipoderme dos dedos das mãos e nas mamas, bem como no tecido conjuntivo das articulações, periósteo e mesentério. Esses mecanorreceptores são especializados na percepção de **pressão**, **toque** e **vibração**. Os corpúsculos de Pacini são grandes receptores ovalados que medem de 1 a 2 mm de comprimento por 0,1 a 0,7 mm de diâmetro (Figuras 22.1 C, 22.2 e 22.3). Cada grande corpúsculo de Pacini é composto de uma única fibra mielinizada que, praticamente assim que

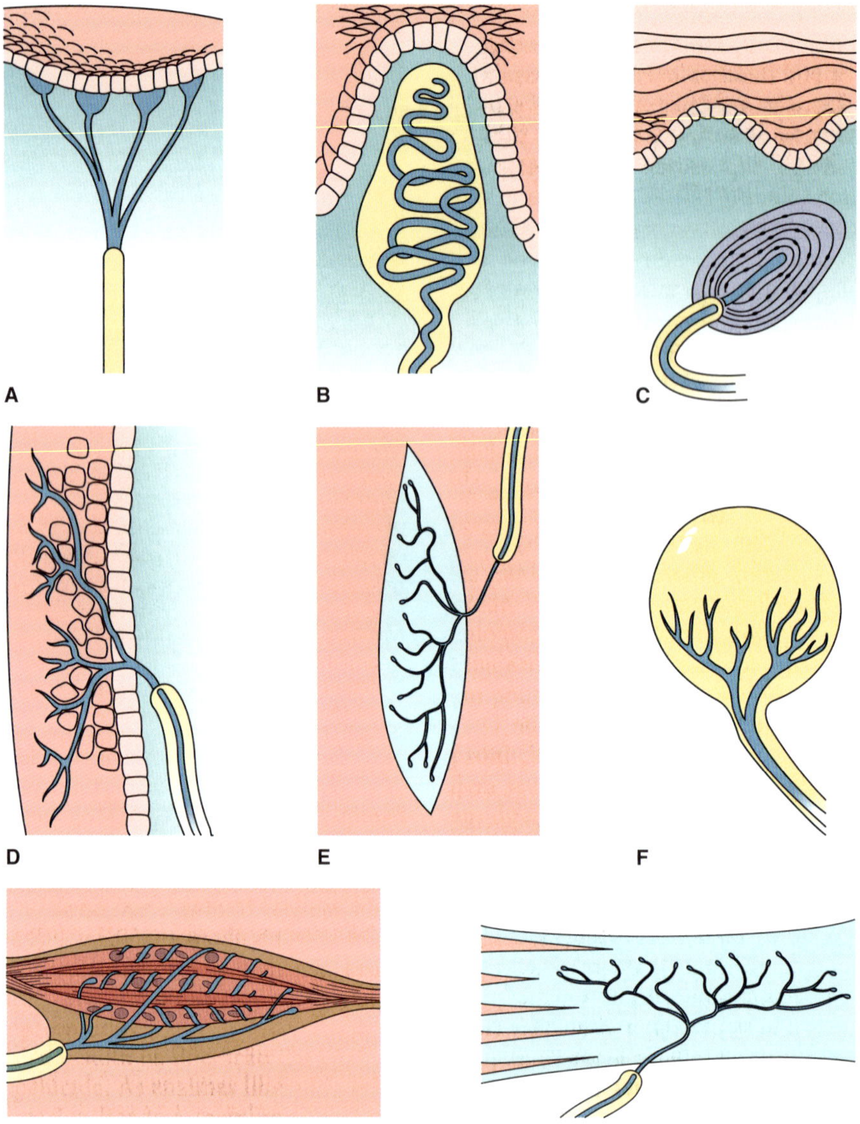

Figura 22.1 Diagrama de vários receptores sensoriais. **A.** Disco de Merkel. **B.** Corpúsculo de Meissner. **C.** Corpúsculo de Pacini. **D.** Terminações nervosas peritriquiais (nuas, ou terminações livres). **E.** Corpúsculo de Ruffini. **F.** Bulbo terminal de Krause. **G.** Fuso muscular. **H.** Órgão tendinoso de Golgi.

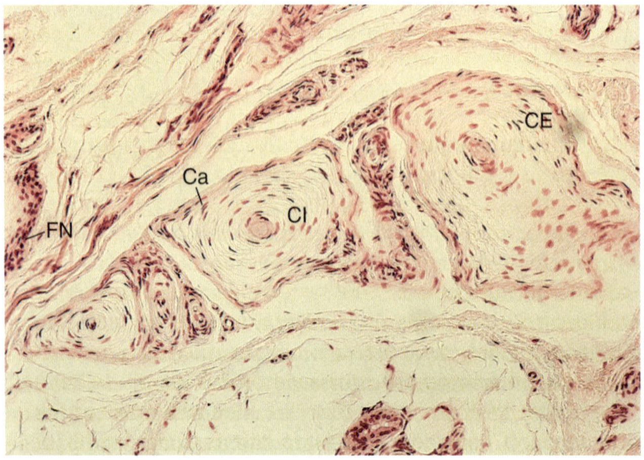

Figura 22.2 Corpúsculos de Pacini. Cerne interno (*CI*), Cerne externo (*CE*), fibra nervosa (*FN*), cápsula (*Ca*) (132 ×).

entra no corpúsculo, perde sua bainha de mielina e percorre todo o comprimento do corpúsculo como uma fibra nervosa amielínica. O **cerne interno** do corpúsculo contém o terminal nervoso amielínico e suas células de Schwann, circundados por aproximadamente 60 camadas de fibroblastos modificados, separadas entre si por um pequeno espaço cheio de líquido. Um grupo adicional de 30 fibroblastos modificados menos densos, o **cerne externo**, envolve o cerne interno. Toda a estrutura tem uma **cápsula** de tecido conjuntivo, rica em fibras colágenas, que envolve o cerne externo. O arranjo das células nas lamelas faz com que o corte histológico de um corpúsculo de Pacini se assemelhe a uma cebola cortada ao meio.

Os **corpúsculos de Meissner** (Figura 22.4) são mecanorreceptores encapsulados especializados na **discriminação tátil**. Esses receptores estão localizados na papila dérmica da porção glabra dos dedos das mãos e nas palmas das mãos, onde representam cerca de metade dos receptores táteis.

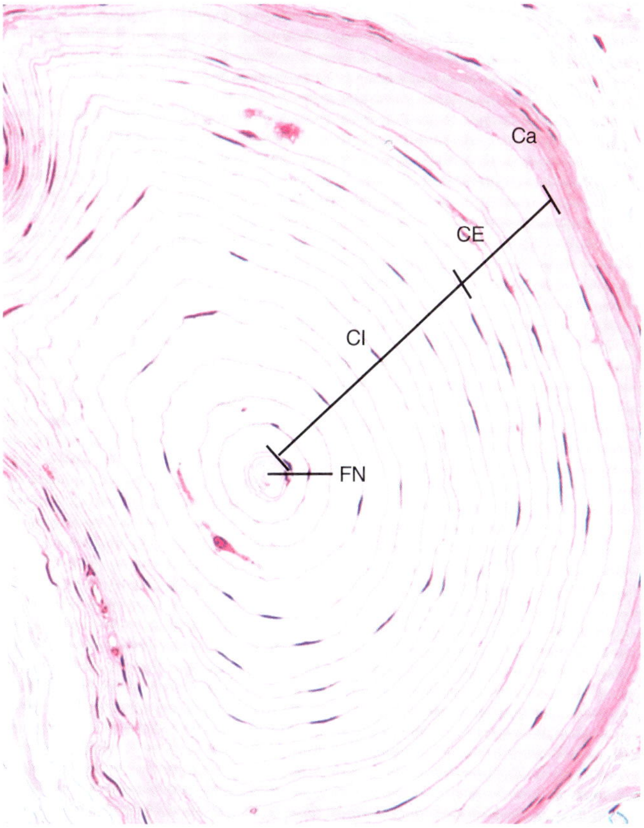

Figura 22.3 Observe que esta ampliação média de um corte transversal de um pequeno corpúsculo de Pacini se assemelha a uma cebola cortada ao meio. A fibra nervosa (*FN*) já perdeu sua bainha de mielina e é circundada por várias camadas de células semelhantes a fibroblastos, com espaços cheios de líquido entre as camadas que formam o cerne interno (*CI*). O cerne externo (*CE*) circunda o cerne interno que, por sua vez, é circundado por uma cápsula de colágeno (*Ca*) (270 ×).

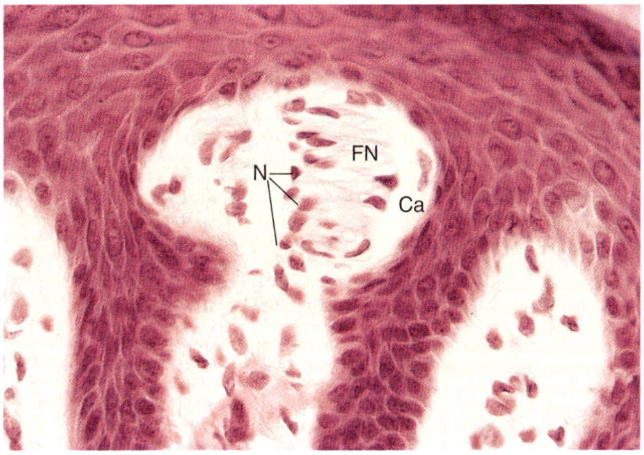

Figura 22.4 Corpúsculo de Meissner. Núcleos (N), cápsula (Ca), fibras nervosas (FN) (540 ×).

Eles também estão localizados nas pálpebras, nos lábios, na língua, nos mamilos, na pele dos pés e na pele dos antebraços. Os corpúsculos de Meissner, localizados nas papilas dérmicas, medem de 80 a 150 μm × 20 a 40 μm, com seus eixos longos orientados perpendicularmente à superfície da pele (ver Figura 22.1B). Cada corpúsculo de Meissner é formado por três ou sete terminais nervosos e por suas células de Schwann associadas, todas encapsuladas por tecido conjuntivo. Uma única fibra nervosa mielinizada ramifica-se para inervar vários corpúsculos; entretanto, logo após entrar no corpúsculo, o ramo da fibra nervosa perde sua bainha de mielina. Contidas na cápsula estão pilhas de células epitelioides, possivelmente células de Schwann ou fibroblastos modificados, que servem para separar os terminais nervosos ramificados. Os corpúsculos de Meissner respondem ao **toque fino** e são especialmente sensíveis às **arestas e pontas** e aos **movimentos** desses objetos, e respondem ao deslizamento da pele contra um objeto para que os indivíduos possam ajustar a força de preensão. Esses corpúsculos têm um campo receptivo de aproximadamente 4 mm de diâmetro e respondem a uma pressão que deprime a pele de seus campos receptivos em menos de 10 μm.

As **terminações de Ruffini** (**corpúsculos de Ruffini**) são terminações encapsuladas localizadas na derme cutânea, no leito ungueal, nos ligamentos periodontais e nas cápsulas articulares. Esses grandes receptores, com 1 mm de comprimento por 0,2 mm de diâmetro (ver Figura 22.1 E), são compostos de **terminais ramificados amielínicos** intercalados com fibras de colágeno e circundados por quatro a cinco camadas de fibroblastos modificados. A cápsula de tecido conjuntivo que envolve cada um desses receptores é ancorada em cada extremidade, aumentando sua sensibilidade ao **estiramento**, ao **toque** e à **pressão** na pele e nas cápsulas articulares.

Os **bulbos terminais de Krause** são terminações nervosas esféricas encapsuladas localizadas na região papilar da derme, articulações, conjuntiva, peritônio, regiões genitais e tecidos conjuntivos subendoteliais das cavidades oral e nasal (ver Figura 22.1 F). Originalmente, eram considerados receptores sensíveis ao frio, mas as evidências atuais não dão suporte a esse conceito. Sua função é desconhecida.

Tanto os **fusos musculares** (ou neuromusculares) como os **órgãos tendinosos de Golgi** são mecanorreceptores encapsulados associados à propriocepção. Os **fusos musculares** (ver Figura 22.1 G) fornecem *feedback* sobre as mudanças no comprimento do músculo, bem como a taxa de alteração no comprimento do músculo; os **órgãos tendinosos de Golgi** (ver Figura 22.1 H) monitoram a tensão, bem como a taxa em que a tensão está sendo produzida, durante o movimento. As informações dessas duas estruturas sensoriais são processadas principalmente nos níveis inconscientes da medula espinal. Porém, a informação chega também ao cerebelo e até mesmo ao córtex cerebral, para que o indivíduo possa perceber a posição muscular. Os órgãos tendinosos e fusos musculares de Golgi são discutidos no Capítulo 8.

TERMORRECEPTORES

Os termorreceptores, que respondem a diferenças de temperatura de cerca de 2°C, são de três tipos: receptores de calor, receptores de frio e nociceptores sensíveis à temperatura.

Embora não tenham sido identificados receptores específicos para o calor, presume-se que esses receptores sejam terminações nuas de pequenas fibras nervosas amielínicas que respondem a aumentos de temperatura (acima de 40 a 42°C). Foi relatado recentemente que os canais iônicos, conhecidos como ***canais de receptor transitório V1*** (também conhecidos como **receptores da capsaicina**) se abrem quando a temperatura do tecido em sua vizinhança imediata sobe para mais de 43°C ou quando substâncias como a capsaicina ou ácidos são encontradas e os íons Na^+ podem entrar na célula, despolarizando-a. A informação repassada ao SNC é interpretada como dor de queimação.

Os receptores de frio são derivados de terminações nervosas nuas de fibras mielinizadas que se ramificam e penetram na epiderme e respondem a temperaturas abaixo de 25 a 30°C. Como os termorreceptores não são ativados por estimulação física, acredita-se que respondam a diferentes graus de reações bioquímicas dependentes da temperatura.

NOCICEPTORES E PRURICEPTORES

Os nociceptores são receptores sensíveis à dor; os pruriceptores respondem às sensações de prurido.

Os **nociceptores** são responsáveis pela percepção de dor. Esses receptores são terminações nuas de fibras nervosas mielinizadas que se ramificam livremente na derme antes de entrarem na epiderme. Os nociceptores são divididos em três grupos: (1) os que respondem ao estresse ou dano mecânicos; (2) os que respondem a extremos de calor ou de frio; e (3) os que respondem a compostos químicos como bradicinina, serotonina e histamina.

A nocicepção depende da abertura dos canais de íons Na^+ dependentes de voltagem. Existem nove tipos de canais de íon Na^+ dependentes de voltagem; cada tipo se abre para tensões ligeiramente diferentes. Três dos nove canais reagem a estímulos dolorosos. Eles são conhecidos como $Na_V 1.7$, $Na_V 1.8$ e $Na_V 1.9$, em que Na_V indica "canal de íon sódio dependente de voltagem", sendo 1.7 o sétimo, 1.8 o oitavo e 1.9 o nono canal de íon sódio dependente de voltagem.

A **sensação de prurido** (**pruricepção**) é uma sensação somática que pode resultar de causas locais, como um minúsculo inseto andando sobre o braço ou causas generalizadas e sistêmicas, como uma forma de dermatite ou mesmo câncer e falência de órgãos. O mecanismo do prurido é mais conhecido em camundongos do que em seres humanos, mas presume-se que possa haver uma correlação próxima nas duas espécies. Foi demonstrado em camundongos que a sensação de prurido é transmitida por fibras C para a medula espinal murina, onde residem neurônios secundários que são capazes de expressar receptores de peptídeo liberador de gastrina (GRPR, *gastrin-releasing peptide receptor*). Aparentemente, existem vários tipos de neurônios GRPR, que são ativados por vários tipos de receptores acoplados à proteína G que respondem a uma causa específica da sensação de prurido. Além disso, parece haver uma relação entre as sensações de dor e prurido, porque compartilham vias semelhantes, mas não idênticas; porém, as duas envolvem receptores na pele, na medula espinal e no encéfalo.

Correlações clínicas

A **dor neuropática crônica** (geralmente nas mãos e nos pés) é uma das doenças mais comuns no mundo, afetando um grande segmento da população dos EUA. Muitos indivíduos com essa condição apresentam mutações nos canais iônicos dos nociceptores (especialmente $Na_V 1.7$), de modo que esses canais iônicos são hiperativos e permanecem abertos mesmo durante condições que não seriam dolorosas em circunstâncias normais. Geralmente, a informação resultante é transmitida ao SNC, onde os interneurônios interceptam a informação e inibem sua transmissão (inibição pós-sináptica). A inibição se deve à presença de um **transportador de cloreto** na membrana plasmática do interneurônio (também presente em outras membranas plasmáticas neuronais), conhecido como **cotransportador de potássio e cloreto 2 (KCC2)**. Em um indivíduo normal, quando a dor é detectada, a microglia da medula espinal libera uma molécula de sinalização que atua nos interneurônios para reduzir seus transportadores KCC2, e o interneurônio não consegue mais inibir que o sinal de dor seja transmitido para níveis mais altos no SNC. Em pacientes com dor neuropática, o que normalmente seria um estímulo não doloroso causará a diminuição dos níveis de KCC2 nos interneurônios e o estímulo, em vez de ser bloqueado pelo interneurônio, pode ser transmitido, de forma equivocada, resultando em sensações de dor.

Olhos

O bulbo ocular é composto de três túnicas: fibrosa, vascular e neural.

Os **olhos** (**bulbos oculares**), os **órgãos fotossensoriais** do corpo, têm aproximadamente 24 mm de diâmetro e estão localizados dentro das órbitas ósseas do crânio. A luz que passa pela córnea, e por várias estruturas refringentes do bulbo ocular, é focalizada pelo cristalino na parte sensível à luz da túnica neural do olho, a **retina**, que contém os **cones e bastonetes** fotossensíveis. Por meio de uma série de camadas de células nervosas e células de suporte, a informação visual parcialmente montada é transmitida pelo nervo óptico ao encéfalo para processamento final.

Em torno da quarta semana de embriogênese, os olhos começam a se desenvolver a partir de três fontes diferentes. As futuras retinas e os futuros nervos ópticos, evaginações do prosencéfalo, são as primeiras estruturas a serem observadas. O crescimento contínuo dessa protuberância induz o ectoderma de superfície a se desenvolver em cristalino e outras estruturas acessórias da porção anterior do olho. Mais tarde no desenvolvimento, o mesênquima adjacente se condensa para formar as túnicas e estruturas associadas aos globos oculares.

O olho é composto de três túnicas (coberturas; Figura 22.5): a **túnica fibrosa**, que forma a resistente camada externa do olho; a **túnica vascular** (**túnica vasculosa; úvea**), que é composta de camadas intermediárias pigmentadas e vasculares; e a **retina** (**túnica neural**), que constitui a camada mais interna do bulbo ocular.

Os **músculos extrínsecos**, que são responsáveis pelos movimentos coordenados dos olhos para acessar diferentes campos visuais, inserem-se na túnica fibrosa. Os músculos lisos localizados dentro do bulbo ocular acomodam o foco do cristalino e funcionam no controle da abertura da pupila. Fora do bulbo ocular, mas ainda dentro da órbita, está a **glândula lacrimal**, que secreta o líquido **lacrimal** (lágrimas) que umedece a superfície anterior do olho e a superfície interna das pálpebras ao passar pela **conjuntiva**, uma membrana que cobre e protege a superfície anterior do olho.

TÚNICA FIBROSA

A túnica fibrosa é composta da esclera e da córnea.

A túnica mais externa do olho, a **túnica fibrosa**, é dividida em **esclera** e **córnea** (Figura 22.5). A **esclera** branca e opaca cobre os cinco sextos posteriores do bulbo ocular, enquanto a **córnea** transparente e incolor ocupa o sexto anterior.

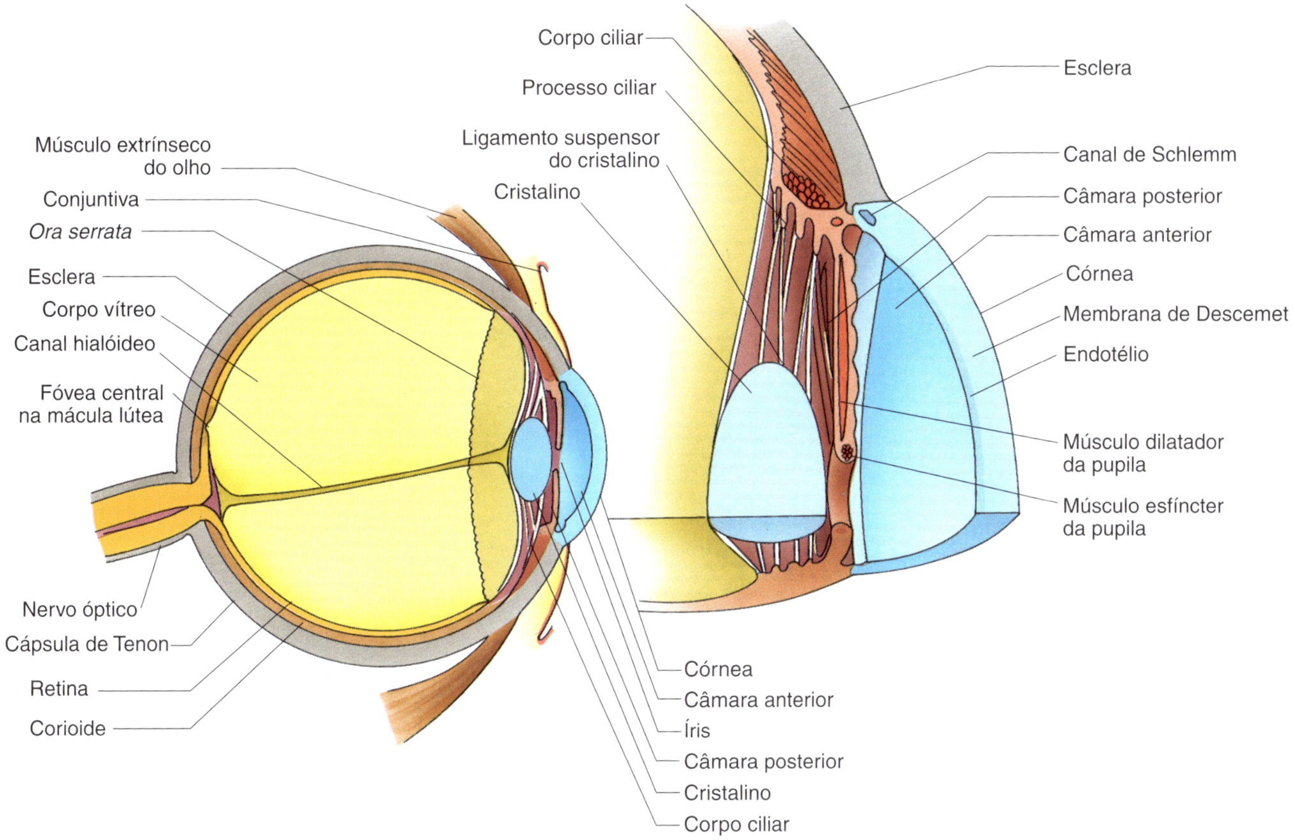

Figura 22.5 Diagrama da anatomia do olho.

Esclera

A esclera branca e opaca é composta de fibras de colágeno do tipo I entrelaçadas com fibras elásticas.

A **esclera**, uma camada de tecido conjuntivo denso e fibroso que cobre aproximadamente 85% do bulbo ocular, tem cerca de 1 mm de espessura na parte posterior, tornando-se mais delgada na linha média e, em seguida, torna-se espessa novamente próximo à junção com a córnea. É recoberta da conjuntiva, composta de um epitélio que varia de estratificado pavimentoso não queratinizado a um epitélio estratificado cúbico com células caliciformes ocasionais. Os vasos sanguíneos visíveis na superfície atravessam a esclera para alcançar a túnica vascular, onde se distribuem para vários componentes do olho.

A esclera tem três camadas indistintamente reconhecíveis. Logo abaixo da conjuntiva está a primeira camada, um tipo fino e frouxo de tecido conjuntivo rico em colágeno, a **episclera**. A segunda e mais espessa camada, composta de um tecido conjuntivo denso e rico em fibras colágenas, é conhecida como **cápsula de Tenon** (**estroma**, **esclera propriamente dita**), cujos feixes de fibras de colágeno tipo I entrelaçadas, alternando com redes de fibras elásticas, fornecem o suporte arquitetônico para a forma do bulbo ocular, que é mantida pela pressão intraocular do humor aquoso (anterior ao cristalino) e do corpo vítreo (posterior ao cristalino). A terceira camada, a **lâmina supracorioide**, é uma delgada camada de tecido conjuntivo que abriga fibroblastos alongados e planos em toda a sua substância e **melanócitos** em sua região mais profunda. Na junção esclerocorneal, a superfície profunda da lâmina supracorioide é recoberta de um epitélio simples pavimentoso, conhecido como **endotélio escleral**.

Os tendões dos **músculos extraoculares** se inserem no estroma. O bulbo ocular, junto com suas várias partes e músculos extraoculares conectados, move-se em uníssono dentro da órbita óssea preenchida com tecido adiposo periorbital (Figura 22.6).

Córnea

A córnea é a saliência transparente do sexto anterior do bulbo ocular.

A **córnea** é a porção anterior transparente, avascular e altamente inervada da túnica fibrosa, que se projeta anteriormente no bulbo ocular (Figuras 22.7 e 22.8). É ligeiramente mais espessa que a esclera e é composta de seis camadas histologicamente distintas:

- Epitélio da córnea
- Membrana de Bowman
- Estroma
- Camada pré-Descemet (camada de Dua)
- Membrana de Descemet
- Endotélio da córnea.

O **epitélio da córnea**, a continuação da conjuntiva (uma membrana mucosa que cobre a esclera anterior e que reveste a superfície interna das pálpebras), é estratificado pavimentoso não queratinizado, composto de cinco a sete camadas de células que cobrem a superfície anterior da córnea. As células superficiais maiores têm microvilosidades e exibem zônulas de

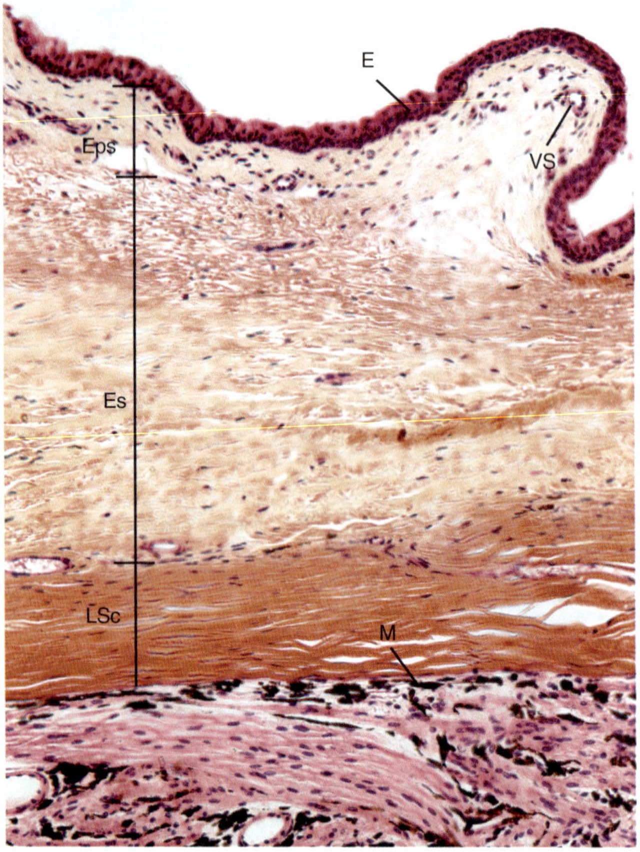

Figura 22.6 A esclera, a parte branca do olho, é praticamente avascular, embora tenha alguns vasos sanguíneos (*VS*) associados a ela. Sua superfície externa é coberta do epitélio da conjuntiva, um epitélio estratificado pavimentoso não queratinizado a um epitélio estratificado cúbico (*E*). A episclera (*Eps*), o estroma (*Es*) e os melanócitos (*M*) da lâmina supracoroide (*LSc*) podem ser bem visualizados (132 ×).

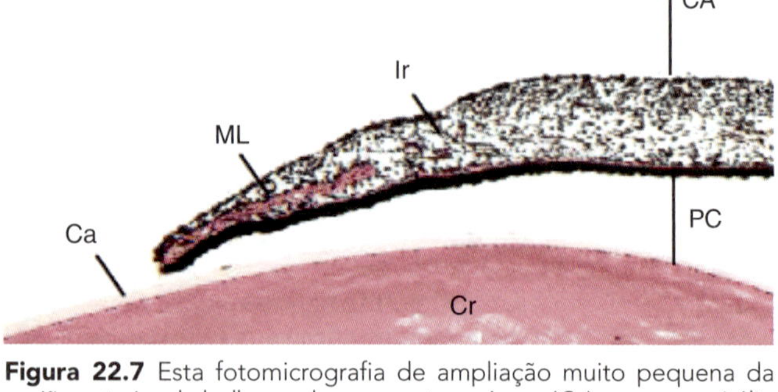

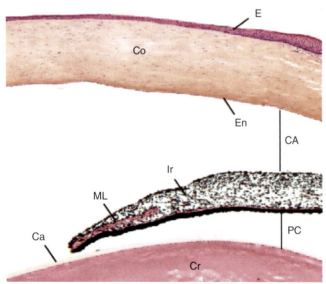

Figura 22.7 Esta fotomicrografia de ampliação muito pequena da região anterior do bulbo ocular apresenta a córnea (*Co*) com seu epitélio da córnea (*E*) e endotélio da córnea (*En*), que faz limite com a câmara anterior (*CA*). Observe a íris (*Ir*) com suas fibras musculares lisas (*ML*) e a câmara posterior (*CP*) entre a íris e a cápsula delgada (*Ca*) do cristalino (*Cr*) (56 ×).

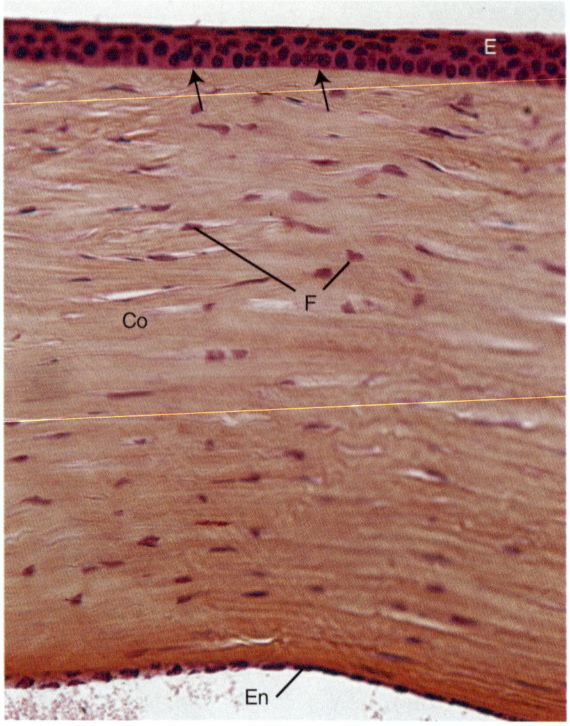

Figura 22.8 Em ampliação média, o epitélio estratificado pavimentoso (*E*) da córnea é bem demonstrado, assim como a fina membrana acelular de Bowman (*setas*) que separa o epitélio do estroma transparente com suas fibras de colágeno (*Co*) e fibroblastos finos (*F*). Observe o delgado endotélio simples pavimentoso a cúbico (*En*) que separa a córnea do humor aquoso da câmara anterior (270 ×).

oclusão, enquanto as células remanescentes do epitélio da córnea se interdigitam e formam contatos desmossômicos umas com as outras, e seu citoplasma contém o arranjo usual de organelas, junto com filamentos intermediários. O epitélio da córnea é altamente inervado por fibras de dor, com numerosas terminações nervosas livres. Figuras mitóticas são observadas principalmente perto da periferia da córnea, com uma taxa de renovação de aproximadamente 7 dias, e os danos à córnea são reparados rapidamente à medida que as células migram para o defeito a fim de cobrir a região lesionada. Posteriormente, a atividade mitótica substitui as células que migraram para a ferida. O epitélio da córnea também funciona na transferência de água e íons do estroma para o saco conjuntival.

A **membrana de Bowman**, uma lâmina fibrilar de 6 a 30 μm de espessura, é composta de fibras de colágeno do tipo I dispostas de forma aparentemente aleatória, e se encontra imediatamente abaixo do epitélio da córnea. Acredita-se que essa membrana seja sintetizada tanto pelo epitélio da córnea como pelas células do estroma subjacente. As fibras nervosas sensoriais passam por essa estrutura e terminam no epitélio.

O **estroma** transparente é composto de tecido conjuntivo rico em colágeno, consistindo principalmente em fibras de colágeno do tipo I dispostas em 200 a 250 lamelas, cada uma com cerca de 2 μm de espessura. As fibras de colágeno dentro de cada lamela são dispostas paralelamente, mas a orientação das fibras muda nas lamelas adjacentes. As fibras de colágeno são intercaladas com fibras elásticas finas, embebidas em substância fundamental contendo principalmente sulfato de condroitina e sulfato de queratano. Fibroblastos longos e delgados também estão presentes entre os feixes de fibras de colágeno. O estroma constitui aproximadamente 90% da córnea, tornando-se a camada mais espessa; durante um processo inflamatório, linfócitos e neutrófilos o infiltram. No **limbo** (junção esclerocorneal) há um **sulco escleral**, cujo aspecto interno no estroma apresenta uma depressão que contém espaços revestidos de endotélio conhecidos como **rede trabecular (espaços de Fontana)**, que leva ao **canal de Schlemm** (seio venoso da esclera), o local por onde o humor aquoso sai da câmara anterior do olho e passa para o sistema venoso.

Correlações clínicas

A esclera, a parte branca do olho, não é transparente devido ao alto grau de hidratação. No entanto, se alguém secar uma pequena área da superfície escleral soprando ar seco sobre ela, essa região ressecada ficará transparente. A córnea, entretanto, é transparente porque o líquido extracelular é constantemente reabsorvido de suas superfícies, desidratando parcialmente a substância dessa camada transparente do bulbo ocular. As lágrimas mantêm a conjuntival modificada que cobre a córnea úmida sem adicionar água ao estroma.

A **pré-camada Descemet** (**camada de Dua**) é uma membrana colágena fina e resistente de 15 μm, provavelmente produzida pelos fibroblastos do estroma. Foi sugerido que a durabilidade dessa camada descoberta recentemente protege a córnea de danos, já que uma lesão física que viole a integridade da camada pré-Descemet pode resultar em **hidropisia da córnea** (infiltração de um líquido aquoso no estroma da córnea).

A **membrana de Descemet** é uma membrana basal espessa interposta entre o estroma e o endotélio subjacente. Embora seja fina, apenas 5 μm ao nascimento e homogênea em pessoas mais jovens, nos idosos essa membrana se torna mais espessa (17 μm), apresentando estriações transversais e padrões hexagonais de fibras.

O **endotélio da córnea**, que reveste a superfície interna (posterior) da córnea, é um **epitélio simples pavimentoso a simples cúbico**, cujas células exibem numerosas vesículas pinocitóticas e suas membranas têm bombas de sódio que transportam íons sódio (Na^+) para a câmara anterior; esses íons são seguidos passivamente por íons cloreto (Cl^-) e água. Assim, o excesso de líquido dentro do estroma é reabsorvido pelo endotélio, mantendo o estroma relativamente desidratado, condição necessária para a manutenção da qualidade refrativa da córnea. O endotélio da **córnea** é responsável pela síntese de proteínas que formam a membrana de Descemet.

Correlações clínicas

Os **antígenos H-Y**, produtos de genes localizados no cromossomo Y, são expressos nas membranas celulares de quase todas as células do corpo do homem. Se uma mulher não foi exposta a esses antígenos antes do nascimento, ela reagirá aos antígenos como se não fossem próprios (*nonself*) e criará uma resposta imunológica contra eles. Essa é uma consideração importante em transplantes de córnea porque, em um grande estudo, foi mostrado que aproximadamente 22% das mulheres que receberam uma córnea masculina a rejeitaram, enquanto no transplante de córnea de mulher para mulher a taxa de insucesso foi de 18%.

TÚNICA VASCULOSA

A túnica vascular intermediária do olho, a túnica vasculosa (também conhecida como úvea), é composta de três partes: (1) corioide, (2) corpo ciliar e (3) íris (Figura 22.9; ver também Figura 22.5).

Corioide

A corioide, a porção posterior pigmentada da túnica vascular intermediária, é fracamente presa à esclera e separada da retina pela membrana de Bruch.

A **corioide**, a camada bem vascularizada e pigmentada da parede posterior do bulbo ocular, está fracamente aderida à túnica fibrosa. É composta de tecido conjuntivo frouxo contendo numerosos fibroblastos e outras células do tecido conjuntivo e tem rico suprimento vascular. A cor preta da corioide resulta da presença de incontáveis melanócitos. A superfície interna da corioide, devido à abundância de pequenos vasos sanguíneos, é conhecida como **camada coriocapilar** e é responsável por fornecer nutrientes à retina. A corioide é separada da retina pela **membrana de Bruch**, que tem de 1 a 4 μm de espessura e é composta de uma rede de fibras elásticas localizada na região central e delimitada dos dois lados por camadas de fibras de colágeno. O aspecto externo de cada camada de fibra de colágeno é coberto de uma lâmina basal que pertence aos capilares, de um lado, e ao **epitélio pigmentar** da retina, do outro lado.

Corpo ciliar

O corpo ciliar é uma porção cuneiforme da corioide localizada no lúmen do bulbo ocular entre a íris e o corpo vítreo e se projeta em direção ao cristalino.

O **corpo ciliar** é a extensão em forma de cunha da corioide, que circunda a parede interna do olho no nível do cristalino, ocupa o espaço entre a ***ora serrata*** (a junção serrilhada onde termina a retina) e a porção anexada da íris. Uma das superfícies do

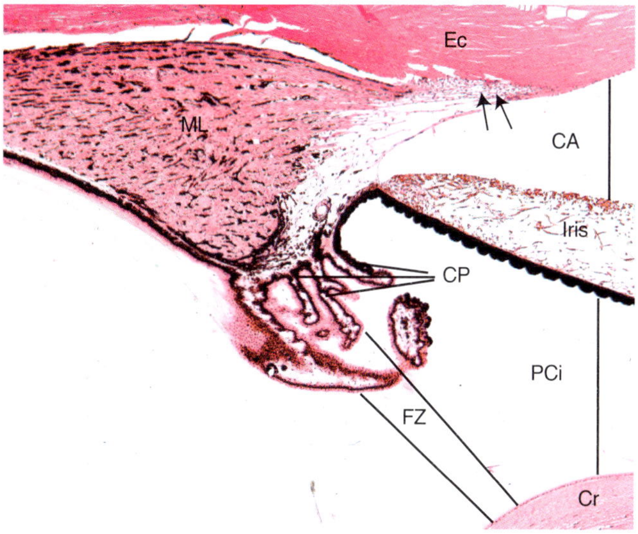

Figura 22.9 Esta fotomicrografia de pequena ampliação apresenta o músculo liso (*ML*) do corpo ciliar e os processos ciliares (*PCi*), bem como a porção proximal da íris que separa a câmara anterior (*CA*) da câmara posterior (*CP*) localizado entre a íris e o cristalino (*Cr*). As linhas traçadas a partir dos processos ciliares até o cristalino representam as fibras zonulares (*FZ*). Observe o canal de Schlemm (*setas*) na junção esclerocorneal (*Ec*) (132 ×).

corpo ciliar se encontra com a esclera na junção esclerocorneal; outra superfície se encontra com o corpo vítreo. A superfície medial se projeta em direção ao cristalino, formando projeções digitiformes curtas, conhecidas como **processos ciliares** (ver Figura 22.9).

O corpo ciliar é composto de tecido conjuntivo frouxo contendo numerosas fibras elásticas, vasos sanguíneos e melanócitos. Sua superfície interna é revestida da ***pars ciliaris* da retina** (***pars ciliaris retinae***), uma lâmina pigmentada composta de duas camadas de células. A camada celular externa, voltada para o lúmen do bulbo ocular, é composta de um epitélio cilíndrico não pigmentado (**epitélio ciliar não pigmentado**). A camada celular interna é composta de um epitélio simples cilíndrico pigmentado (**epitélio ciliar pigmentado**), que é rico em pigmentos de melanina.

O terço anterior do corpo ciliar tem cerca de 70 **processos ciliares**, que se irradiam de um núcleo central de tecido conjuntivo contendo abundantes capilares fenestrados. As **fibras zonulares**, compostas de fibrilina, irradiam dos processos ciliares para se inserir na cápsula do cristalino, formando os **ligamentos suspensores do cristalino**, que mantém o cristalino no lugar.

Os processos ciliares são cobertos das mesmas duas camadas de epitélio que cobrem o corpo ciliar. A camada interna não pigmentada tem muitas interdigitações e invaginações; suas células transportam um filtrado do plasma pobre em proteínas, o **humor aquoso**, para a câmara posterior do olho. O humor aquoso flui da câmara posterior para a anterior, passando pela **abertura pupilar** entre a íris e o cristalino. O humor aquoso sai da câmara anterior passando para a rede trabecular perto do limbo e, finalmente, como afirmado anteriormente, para o canal de Schlemm, que conduz diretamente ao sistema venoso. O humor aquoso fornece nutrientes e oxigênio para o cristalino e a córnea.

A maior parte do corpo ciliar é composta de três feixes de células musculares lisas que formam o músculo ciliar. Um feixe, devido à sua orientação, distende a corioide, alterando a abertura do canal de Schlemm para drenagem do humor aquoso. Os dois feixes musculares restantes, fixados no esporão escleral (o ponto de junção da esclera, córnea e corpo ciliar, na periferia imediata à inserção da íris), atuam na redução da tensão nas zônulas. As contrações desse músculo, mediadas por fibras parassimpáticas do nervo oculomotor (Nervo Craniano [NC] III), alongam o corpo ciliar, liberando assim a tensão nos ligamentos suspensores do cristalino. Como resultado, o cristalino se torna mais espesso e convexo. Essa ação permite focalizar objetos próximos, no processo denominado acomodação. O relaxamento dos três feixes musculares aumenta a tensão na zônula, o que achata o cristalino, permitindo que o olho focalize objetos distantes. São necessários ajustes constantes entre vários graus de contração e relaxamento para permitir o foco em objetos que estão distantes, intermediários e próximos.

Correlações clínicas

Glaucoma é uma constelação de condições resultantes do aumento prolongado da pressão intraocular causada por falha de drenagem do humor aquoso na câmara anterior do olho. É a principal causa mundial de cegueira, perdendo apenas para a catarata. No **glaucoma crônico**, a condição mais comum, o aumento contínuo da pressão intraocular causa danos progressivos ao olho, especificamente ao nervo óptico. A perda gradual da visão, se não tratada, resulta em cegueira. Felizmente, a simples aplicação diária de uma variedade de colírios prescritos alivia a condição. No entanto, a adesão do paciente (pelo menos nos EUA) é um grande problema – aproximadamente de 50 a 75% dos pacientes não renovam a prescrição. Há tratamentos cirúrgicos, como canaloplastia, em que o canal de Schlemm é alargado por microcateterização, ou trabeculectomia, na qual um retalho escleral parcial é confeccionado e suturado de forma mais frouxa em posição, fornecendo um espaço para o líquido ser drenado. Adicionalmente, em países do terceiro mundo, o acesso a oftalmologistas, bem como a disponibilidade e o preço dos medicamentos prescritos, são os principais obstáculos para o tratamento adequado do glaucoma. Atualmente, estima-se que existam quase 60 milhões de pessoas afetadas em todo o mundo e quase 3,5 milhões de pessoas com glaucoma nos EUA.

Íris

A íris, a extensão anterior colorida da corioide, é um diafragma contrátil que controla o diâmetro da abertura pupilar.

A **íris** é um disco circular colorido com um orifício redondo localizado no centro, conhecido como **pupila** (**abertura pupilar**). É a extensão anterior da corioide, situada entre as câmaras posterior e anterior do olho, de modo a cobrir completamente o cristalino, exceto na região da pupila. A íris é mais espessa no meio e torna-se mais delgada tanto em direção à fixação ao corpo ciliar quanto em direção à borda da pupila (ver Figuras 22.7 e 22.9).

A *superfície anterior* da íris exibe dois anéis concêntricos: a **zona pupilar**, situada mais próxima da pupila, e a **zona ciliar** mais larga; as duas são separadas pelo **colarete**, a parte mais espessa da íris. Essa superfície da íris é irregular, com depressões que se estendem para dentro dela; também contém sulcos de contração, que são facilmente observados quando a pupila está dilatada. Uma camada incompleta de células pigmentadas e fibroblastos cobre a superfície anterior da íris. Abaixo dessa camada está o **estroma**, um tecido conjuntivo pouco vascularizado contendo numerosos fibroblastos e melanócitos, que dá lugar a uma zona de tecido conjuntivo frouxo e bem vascularizada.

A *superfície posterior* da íris é lisa e coberta da continuação das duas camadas de epitélio da retina que cobrem o corpo ciliar. A superfície voltada para o cristalino é composta de células altamente pigmentadas, que bloqueiam a passagem da luz pela íris, exceto na pupila. As células epiteliais voltadas para o estroma da íris têm extensões que formam o **músculo dilatador da pupila**, constituído por células mioepiteliais. Outro músculo, o **músculo esfíncter da pupila**, está localizado em um anel concêntrico ao redor da pupila. As contrações desses músculos lisos alteram o diâmetro da pupila, o que altera inversamente em relação à quantidade de luz que incide sobre a íris. Assim, a luz brilhante causa constrição do diâmetro pupilar, enquanto a luz fraca o dilata. Como o nome indica, o músculo dilatador da pupila, inervado pelo **sistema nervoso simpático**, dilata a pupila; enquanto o músculo esfíncter da pupila, inervado por **fibras parassimpáticas** do nervo oculomotor (NC III), contrai a pupila.

A população abundante de melanócitos no epitélio e no estroma da íris não apenas bloqueia a passagem de luz (exceto na pupila), mas também dá cor aos olhos.

Correlações clínicas

Os olhos são escuros quando o número de melanócitos é alto, e são azuis quando o número de melanócitos é baixo. Aproximadamente de 6 mil a 10 mil anos atrás, todas as pessoas tinham olhos castanhos, mas uma mutação no gene *HERC2* que apareceu em uma única mulher foi transmitida por gerações. A mutação nesse gene afeta um gene vizinho, conhecido como *OCA2*, responsável pela formação da melanina na íris. O resultado final é que as células pigmentares da íris com essa mutação produzem menos melanina do que na íris sem a mutação, e o estroma da íris contém muito menos melanina do que os indivíduos com olhos castanhos. Consequentemente, a íris desses indivíduos é azul.

Cristalino

O cristalino, o disco biconvexo transparente localizado imediatamente atrás da pupila, focaliza os raios de luz na retina.

O cristalino do olho é um disco flexível, biconvexo e transparente composto de células epiteliais e seus produtos de secreção. O cristalino é constituído por três partes: cápsula, epitélio subcapsular e fibras do cristalino (ver Figura 22.5).

A **cápsula do cristalino** é uma lâmina basal, que tem de 10 a 20 μm de espessura, contendo principalmente colágeno tipo IV e glicoproteínas que recobrem as células epiteliais e envolvem todo o cristalino. Essa estrutura elástica, transparente e homogênea, que refrata a luz, é mais espessa na porção anterior.

O **epitélio subcapsular** se localiza apenas nas superfícies anterior e lateral do cristalino, imediatamente abaixo da cápsula (Figuras 22.10 e 22.11). É composto de uma única camada de células cúbicas, que se comunicam por meio de junções comunicantes. O ápice dessas células está voltado para as fibras do cristalino e se interdigitam com elas, especialmente próximo à linha média, onde são alongadas e têm formato cilíndrico.

O interior do cristalino é composto de, aproximadamente, 2 mil células longas, conhecidas como **fibras do cristalino**, que se situam imediatamente abaixo do epitélio subcapsular (Figuras 22.11 e 22.12; ver também Figura 22.10). Essas células altamente diferenciadas em formato de sólidos hexagonais surgem de células do epitélio subcapsular, que perdem seus núcleos e organelas e continuam se alongando até atingirem um comprimento de 7 a 10 μm. Esse processo de alongamento, conhecido como **maturação**, continua durante toda a vida do indivíduo. Eventualmente, tais células ficam cheias de proteínas especiais do cristalino, conhecidas como **cristalinas**, que aumentam o índice de refração das fibras do cristalino.

Como discutido anteriormente, o cristalino se mantém suspenso no bulbo ocular pela ação de fibras zonulares (ligamentos suspensores do cristalino) que estão presas aos processos ciliares. Quando os músculos lisos do corpo ciliar estão contraídos, a

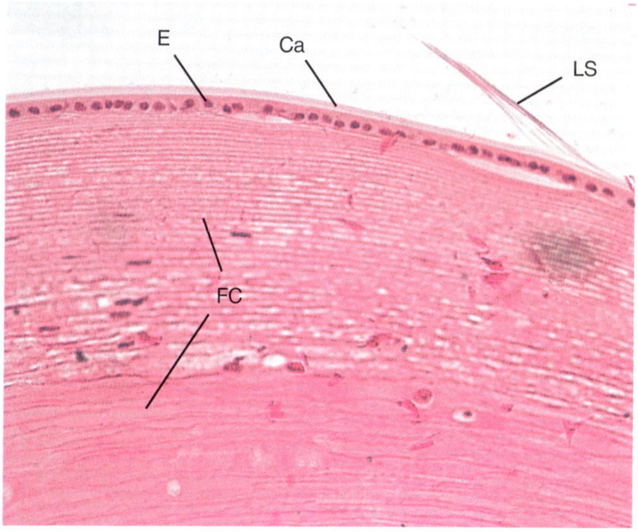

Figura 22.11 Esta fotomicrografia de ampliação média do cristalino exibe as fibras zonulares que formam os ligamentos suspensores (LS) à medida que se inserem na cápsula (Ca) do cristalino. Abaixo da cápsula encontra-se o epitélio subcapsular cúbico simples (E) que recobre a maior parte do cristalino, composto de células alongadas conhecidas como fibras do cristalino (*FC*) (270 ×).

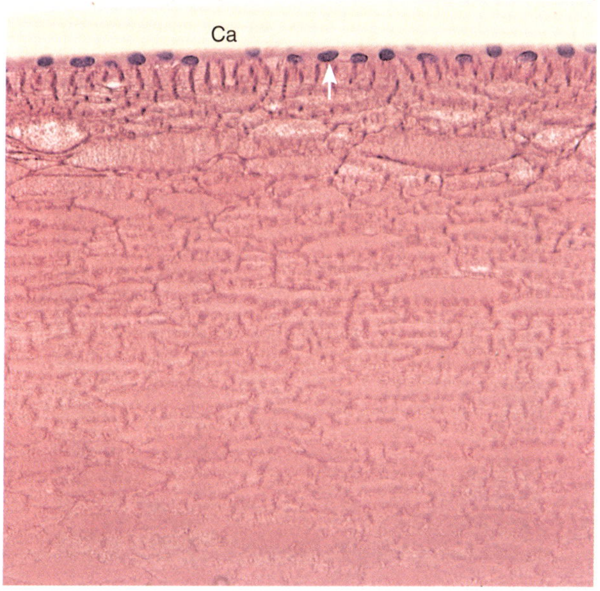

Figura 22.10 Fotomicrografia do cristalino (132 ×). Observe o epitélio simples cúbico (*seta*) na superfície anterior e a cápsula (*Ca*) cobrindo o epitélio.

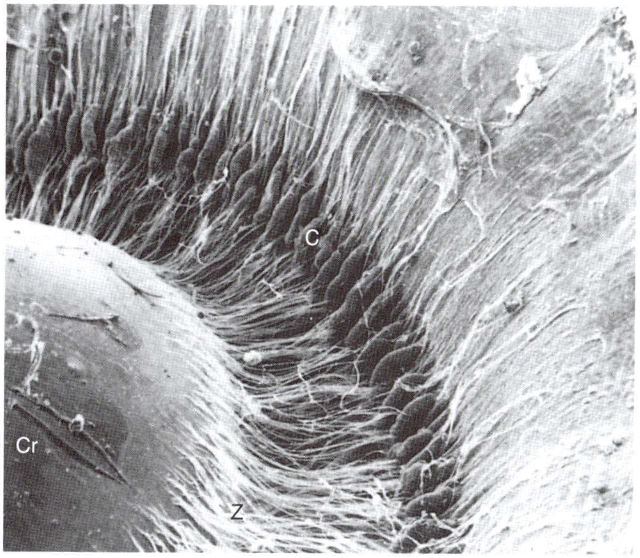

Figura 22.12 Eletromicrografia de varredura da superfície posterior do cristalino (28 ×). C, corpo ciliar; Cr, cristalino; Z, fibras zonulares. (Fonte: Leeson TS, Leeson CR, Paparo AA. *Text/Atlas of Histology.* Philadelphia: WB Saunders; 1988.)

tensão nos ligamentos é pequena e o cristalino fica mais convexo, de modo que a visão de perto é mais nítida. Com o relaxamento dos músculos ciliares, a tensão nos ligamentos aumenta, tornando o cristalino mais plano e aguçando a visão para longe.

Correlações clínicas

Presbiopia é a incapacidade do olho de focalizar objetos próximos (acomodação) e é causada por uma diminuição na elasticidade do cristalino relacionada ao processo de envelhecimento. Como resultado, o cristalino não consegue ter a forma esférica para focalizar com precisão. Essa condição pode ser corrigida com óculos, lentes de contato ou cirurgia ocular LASIK (ceratomileuse assistida por excimer *laser in situ*).

A formação de **catarata** geralmente também é uma condição relacionada ao envelhecimento, em que se desenvolve uma opacidade no cristalino, prejudicando a visão. Essa condição pode ser resultado do acúmulo de pigmento ou outras substâncias, bem como de exposição excessiva à radiação ultravioleta. Embora a catarata geralmente não responda à medicação e, eventualmente, leve à cegueira, o cristalino opaco pode ser extirpado e substituído por uma lente corretiva artificial.

Corpo vítreo

O **corpo vítreo**, um gel refringente transparente que preenche a **cavidade vítrea** (cavidade ocular atrás do cristalino), é composto principalmente (99%) de água, contendo pequena quantidade de eletrólitos, fibras de colágeno e ácido hialurônico. Esse gel adere à retina em toda a sua superfície, especialmente na *ora serrata*. Macrófagos e pequenas células chamadas *hialócitos* são ocasionalmente observados na periferia do corpo vítreo; acredita-se que sejam responsáveis pela síntese de colágeno e ácido hialurônico. O **canal hialóideo**, que é preenchido com líquido, é um canal estreito que foi ocupado pela artéria hialóidea no feto e estende-se por todo o corpo vítreo, desde a face posterior do cristalino até o disco óptico.

Correlações clínicas

As **moscas volantes** (opacidades vítreas), que podem ser pontos, manchas, nuvens e teias de aranha, entre outros, que os indivíduos parecem ver na frente dos olhos, representam pequenos resíduos que flutuam no corpo vítreo causados pela desidratação. Esses objetos projetam sombras na retina, que são traduzidas pelo cérebro como imagens na frente dos olhos. Embora na maioria das vezes essas estruturas flutuantes desapareçam espontaneamente, algumas pessoas sentem-se incomodadas por sua presença, especialmente quando estão lendo ou dirigindo. Tratamentos a *laser* especializados podem destruir as moscas volantes.

RETINA (TÚNICA NEURAL)

A retina, composta de dez camadas, tem células receptoras especializadas, chamadas bastonetes e cones, as quais são responsáveis pela fotorrecepção.

A **retina**, que é a terceira e mais interna túnica do olho, desenvolve-se a partir do cálice óptico, uma evaginação do diencéfalo, que dá origem à vesícula óptica primária. Mais tarde no desenvolvimento, essa estrutura se invagina para formar uma vesícula óptica secundária bilaminar, a partir da qual se desenvolve a retina, enquanto o pedículo do cálice óptico dá origem ao nervo óptico. A retina contém as células fotorreceptoras, conhecidas como **bastonetes** e **cones**.

A retina é formada por uma **camada pigmentada** externa que se desenvolve da parede externa do cálice óptico, enquanto a porção neural da retina se desenvolve a partir da camada interna e é chamada de **retina propriamente dita**. A camada pigmentada da retina cobre toda a superfície interna do bulbo ocular e se reflete sobre o corpo ciliar e a parede posterior da íris, enquanto a retina propriamente dita interrompe-se na *ora serrata*. As células que compõem a retina propriamente dita constituem uma extensão altamente diferenciada do encéfalo.

O **disco óptico**, localizado na parede posterior do bulbo ocular, tem aproximadamente 1,75 mm de diâmetro e é o local de saída do nervo óptico. Como não contém células fotorreceptoras, é insensível à luz e, portanto, é chamado de **ponto cego** da retina (Figuras 22.13 e 22.14). Cerca de 0,7 mm lateralmente ao disco óptico, localiza-se uma zona pigmentada de amarelo, chamada de **mácula lútea** (mancha amarela), com aproximadamente 5,5 mm de diâmetro. Em seu centro está uma depressão de 1,5 mm de diâmetro, conhecida como **fóvea** (**fóvea central**). Sua porção central, a **fovéola**, é o ponto de maior acuidade visual.

A retina tem um suprimento sanguíneo duplo. Grande parte das camadas internas, dos segmentos internos dos bastonetes e cones até a camada de fibras nervosas do nervo óptico, é abastecida pela **artéria retiniana**, que ganha acesso ao bulbo ocular através do centro do nervo óptico e forma numerosos ramos na superfície da face interna da retina. As camadas externas da retina que constituem os segmentos externos dos bastonetes e cones e o epitélio pigmentar são abastecidas pelo suprimento vascular da **corioide**.

A porção da retina que funciona na fotorrecepção reveste a superfície interna da camada corioide do disco óptico até a *ora serrata* e é composta de 10 camadas (Figuras 22.15 e 22.16). A retina tem dez camadas distintas; por convenção, a numeração começa adjacente à corioide e prossegue até onde o humor vítreo entra em contato com a retina. Deve ser destacado que a luz que entra no bulbo ocular atinge primeiramente

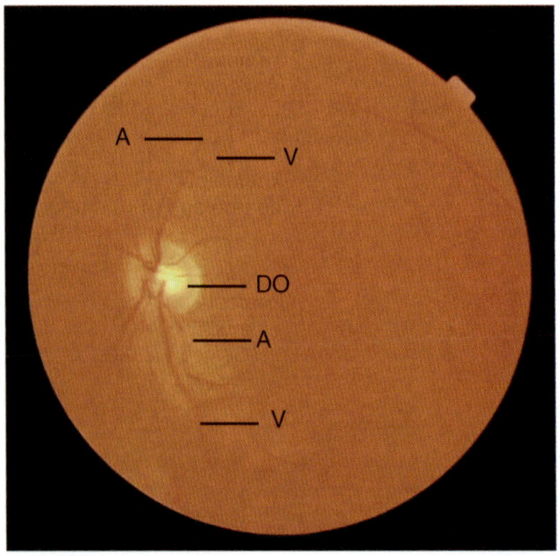

Figura 22.13 Esta fotografia do fundo da retina exibe o disco óptico (*DO*), as artérias (*A*) e as veias (*V*) da retina. Observe que as veias são mais largas e escuras do que as artérias. (Cortesia de Edward C. Watters III, MD.)

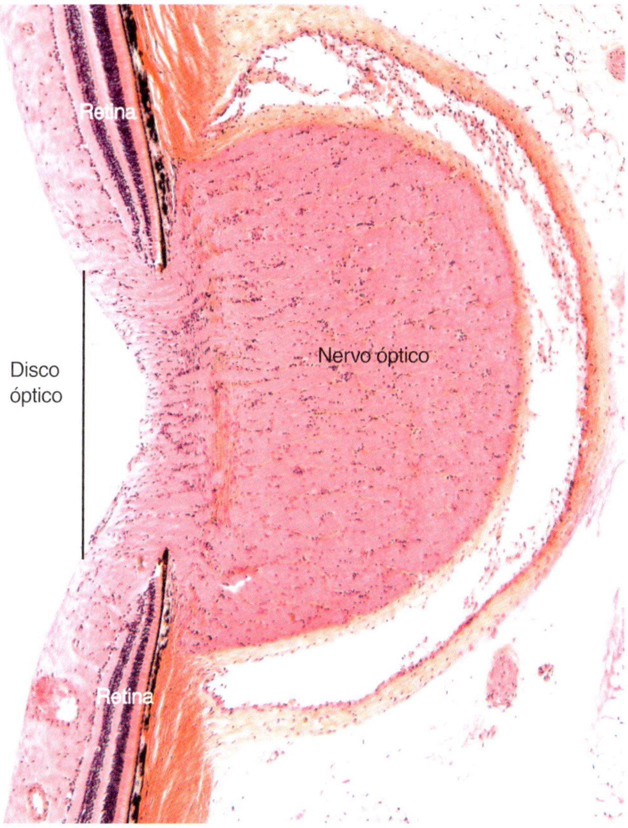

Figura 22.14 Esta fotomicrografia de ampliação muito pequena do disco óptico demonstra que as camadas da retina não se estendem além da periferia do disco óptico, o ponto cego da retina. Os axônios das várias células nervosas da retina são reunidos para formar o nervo óptico no disco óptico (56 ×).

a décima camada (membrana limitante interna) e a primeira camada (epitélio pigmentar) por último. As 10 camadas são (ver também Tabela 22.1):

1. Epitélio pigmentar da retina.
2. Camada de bastonetes e cones.
3. Membrana limitante externa.
4. Camada nuclear externa.
5. Camada plexiforme externa.
6. Camada nuclear interna.
7. Camada plexiforme interna.
8. Camada de células ganglionares.
9. Camada das fibras nervosas do nervo óptico.
10. Membrana limitante interna.

Apenas três das dez camadas são compostas de neurônios que recebem, integram e retransmitem ou transmitem impulsos para o cérebro para processamento. Essas três camadas são representadas pelas células fotorreceptoras (bastonetes e cones), células bipolares e células ganglionares; todas as outras camadas têm funções de suporte. As seções a seguir descrevem as 10 camadas da retina começando com a camada 1, que é adjacente à corioide, e terminando com a camada 10, que contata o humor vítreo.

Epitélio pigmentar (camada 1)

O **epitélio pigmentar**, originado da camada externa do cálice óptico, é composto de células cúbicas e cilíndricas (14 μm de largura e de 10 a 14 μm de altura) que estão ligadas à membrana de Bruch, que separa essas células da corioide.

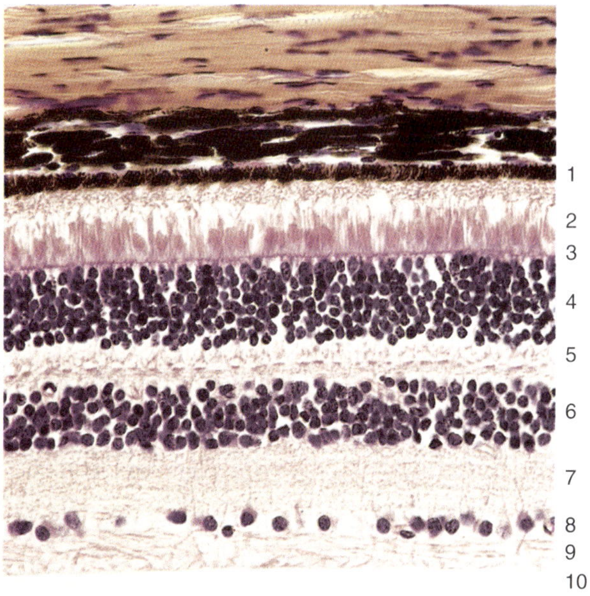

Figura 22.15 Fotomicrografia da retina com suas dez camadas descritas (270 ×). 1, Epitélio pigmentar da retina; 2, lâmina de bastonetes e cones; 3, membrana limitante externa; 4, camada nuclear externa; 5, camada plexiforme externa; 6, camada nuclear interna; 7, camada plexiforme interna; 8, camada de células ganglionares; 9, camada de fibras nervosas do nervo óptico; 10, membrana limitante interna.

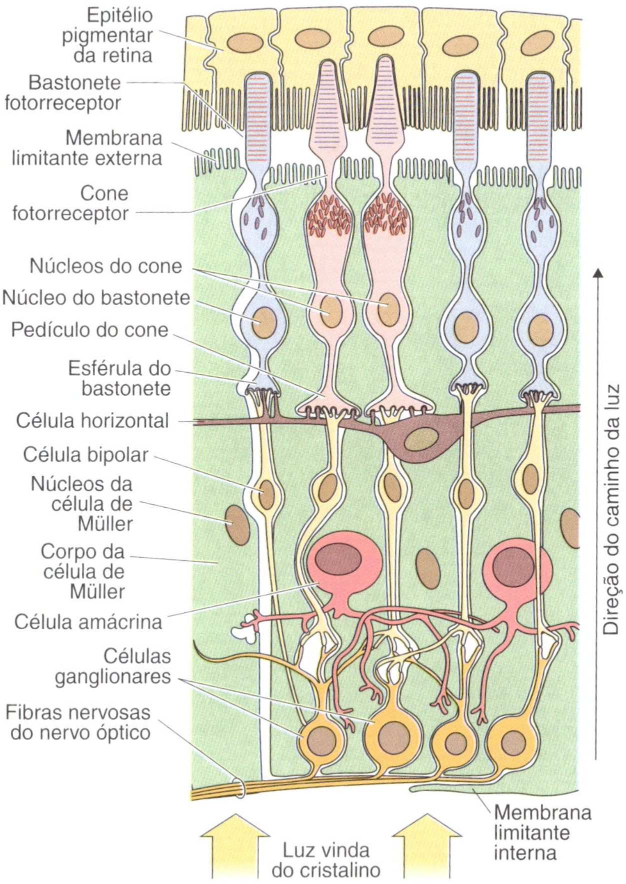

Figura 22.16 Diagrama das várias camadas da retina. O espaço observado entre a camada pigmentar e o restante da retina é um artefato de desenvolvimento e não existe no adulto, exceto com o descolamento da retina.

TABELA 22.1 Células da retina e suas funções.

Célula	Função
Células pigmentares	Absorção de luz, evitando sua reflexão; fagocitose de discos membranosos desgastados de bastonetes e cones; esterificar e armazenar a vitamina A para liberá-la nos bastonetes e cones quando necessário
Bastonetes	Células fotossensíveis responsáveis pela visão monocromática durante condições de baixa luminosidade
Cones	Células fotossensíveis responsáveis pela visão de cores durante condições de alta luminosidade
Neurônios bipolares	Fazem sinapses com bastonetes e cones e transmitem informações dessas células fotorreceptoras para os dendritos das células ganglionares
Células horizontais	Transmitem informações de bastonetes e cones para as células bipolares e regulam a transmissão dessas informações pelas células bipolares via inibição lateral
Células amácrimas	Atuam como interneurônios verificando se a informação visual deve ser transmitida ao centro visual do cérebro
Células de Müller	Suporte físico e fisiológico para as células da retina; agem como se fossem cabos de fibra óptica, guiando vários comprimentos de onda de luz para as células fotorreceptoras corretas
Células ganglionares	Retransmitem informações de bastonetes e cones para o centro visual do cérebro; uma pequena fração de células ganglionares responsáveis por fornecer informações luminosas relativas ao dia e à noite para as regiões do cérebro responsáveis por estabelecer o ritmo circadiano do organismo; algumas dessas células também controlam o reflexo pupilar

Os núcleos dessas células estão localizados na porção basal, assim como suas mitocôndrias, que são especialmente abundantes nas numerosas invaginações citoplasmáticas com a membrana de Bruch. Desmossomos, zônulas ocludentes e zônulas aderentes estão presentes nas membranas celulares laterais, formando a **barreira hematorretiniana**. Além disso, as junções comunicantes nas membranas plasmáticas laterais permitem a comunicação intercelular. Os ápices das células exibem microvilosidades e estruturas semelhantes a uma luva, que circundam e isolam, mas não estão presas às pontas de cones e bastonetes individuais.

A característica mais marcante das células pigmentares é a abundância de grânulos de melanina, que essas células sintetizam e armazenam na região apical. Além disso, o retículo endoplasmático liso, o retículo endoplasmático rugoso (RER) e o aparelho de Golgi são abundantes no citoplasma.

Correlações clínicas

1. Indivíduos com albinismo são incapazes de produzir o pigmento melanina; portanto, a luz que entra no bulbo ocular não é absorvida pelo epitélio pigmentar. Em vez disso, a luz é refletida por todo o bulbo ocular. Consequentemente, a luz incidente excita muito mais bastonetes e cones do que em um indivíduo não albino, reduzindo a capacidade das pessoas com albinismo de enxergar claramente. Em geral, esses indivíduos, em vez de ter visão 20/20, têm visão 20/100 a 20/200.
2. Como as extensões em forma de luva das células epiteliais pigmentares apenas circundam as pontas dos bastonetes e dos cones fotorreceptores, abalos repentinos podem desencaixá-las, resultando no **descolamento da retina**, uma causa comum de cegueira parcial. A condição pode ser corrigida cirurgicamente por uma "solda pontual" que une novamente as duas estruturas. No entanto, se essa condição for deixada sem tratamento, os bastonetes e cones morrem, porque terão perdido o suporte metabólico normalmente fornecido pelo epitélio pigmentar. Sua morte deixa um ponto cego no campo visual, correspondente à área de perda dos fotorreceptores.
3. A **degeneração macular relacionada à idade** (**DMRI**) (ou maculopatia relacionada a idade) é uma condição que geralmente aparece em indivíduos com pelo menos 50 anos de idade. A região da mácula desses pacientes começa a sofrer alterações degenerativas, resultando inicialmente em visão turva e, eventualmente, cegueira central, mas a visão periférica praticamente não é afetada. Infelizmente, a região da mácula é o ponto de maior acuidade visual. Portanto, pacientes nos estágios finais da degeneração macular são em sua maioria cegos. A **DMRI precoce a intermediária** apresenta poucos ou nenhum sintoma. No entanto, o exame oftalmológico revela a presença de drusas (depósitos amarelados de lipídios e lipoproteínas entre a retina e a corioide) de tamanho médio (de 90 a 100 μm de diâmetro) a grande (> 180 μm), e até mesmo feixes de pigmentos de melanina derivados de células da camada 1 (epitélio pigmentar). A **DMRI tardia** tem duas formas distintas: DMRI neovascular (DMRI úmida) e atrofia geográfica (DMRI seca). Dos 6 milhões de pessoas em todo o mundo que têm DMRI, 80% têm DMRI seca e 20% têm DMRI úmida. Geralmente, a DMRI neovascular se desenvolve rapidamente; os vasos sanguíneos invadem a região profunda da retina e, ao atingirem a região da mácula, a visão da fóvea fica comprometida. Em geral, esses novos vasos sanguíneos são frágeis e, à medida que se rompem, liberam sangue que se acumula profundamente na mácula, complicando ainda mais a condição. Se não for tratado, o dano à retina causará a perda de células retinais. A **atrofia geográfica** é um processo muito mais lento que envolve a destruição das camadas 1 e 2 (camada de epitélio pigmentar e camada de bastonetes e cones, respectivamente), resultando em perda irreversível da visão. Existem possibilidades de tratamento para DMRI neovascular que envolvem o uso de inibidores do **fator de crescimento endotelial vascular** (**VEGF**, *vascular endothelial growth factor*) e *lasers* para coagular os vasos sanguíneos aberrantes (esse procedimento não é recomendado na região da mácula, entretanto). Até o momento, não existem modalidades de tratamento para atrofia geográfica; no entanto, em 2017, dois estudos separados relataram que a injeção de células-tronco programadas para se diferenciar em células epiteliais pigmentares da retina sobreviveram por mais de 3 anos e resultaram em certa melhora na visão dos pacientes. Porém, são necessários estudos adicionais para confirmar os resultados iniciais.

As células epiteliais pigmentadas têm várias funções. Elas absorvem a luz após esta ter atravessado e estimulado os fotorreceptores, impedindo os reflexos das túnicas, que prejudicariam o foco; fagocitam continuamente os discos membranosos descartados pelas pontas dos cones e bastonetes fotorreceptores; desempenham um papel ativo na visão, esterificando os derivados da vitamina A em seu retículo endoplasmático liso; e armazenam a vitamina A em seu citoplasma, que liberam para bastonetes e cones de acordo com a necessidade.

Camada de bastonetes e cones (camada 2)

Bastonetes e cones são células fotorreceptoras polarizadas cujas porções apicais, conhecidas como **segmentos externos**, são dendritos especializados. Os segmentos externos dos bastonetes e cones são circundados por células epiteliais pigmentadas (ver Figura 22.16) e suas regiões basais formam sinapses com as células subjacentes da camada bipolar. Existem aproximadamente de 100 a 120 milhões de bastonetes e apenas 3 milhões de cones em cada retina. *Os bastonetes são receptores especializados na percepção de objetos com pouca luz; cones são receptores especializados na percepção de objetos sob luz forte.* Os cones são ainda adaptados para visão em cores; os bastonetes percebem apenas a luz e não conseguem diferenciar as cores. Os bastonetes e cones são distribuídos de forma desigual na retina, pois os cones estão altamente concentrados na fóvea; portanto, essa é a área da retina na qual a visão é de alta acuidade.

Bastonetes

Os bastonetes são os fotorreceptores da retina especializados na percepção de luz fraca.

Os bastonetes são células alongadas (50 μm de comprimento por 2 a 5 μm de diâmetro) orientadas paralelamente umas às outras, mas perpendiculares à retina. Essas células são compostas de **segmento externo**, **segmento interno**, **região nuclear** e **região sináptica** (Figura 22.17).

O **segmento externo do bastonete**, sua extremidade dendrítica, apresenta perto de mil lamelas membranosas achatadas, orientadas perpendicularmente ao eixo longo do bastonete (Figuras 22.17 e 22.18). Cada lamela representa uma invaginação da membrana plasmática, que se desprende da superfície celular, formando um disco. Cada disco é composto de duas membranas separadas por um espaço de 8 nm. As membranas contêm uma forma específica de **opsinas**, pigmentos sensíveis à luz, conhecidos como **rodopsina** (**púrpura visual**). Como o segmento externo é mais longo nos bastonetes do que nos cones, os bastonetes contêm mais rodopsina, respondem mais lentamente do que os cones e têm a capacidade de agregar coletivamente a recepção. A membrana celular do segmento externo abriga **canais de íon Na^+ dependentes de monofosfato de guanosina cíclico (GMPc)**, que são mantidos abertos pela ação do GMPc e são ligados aos canais se não houver fótons colidindo com o bastonete, ou seja, se estiver escuro. Portanto, no escuro, os íons sódio podem entrar no segmento externo do bastonete.

O **segmento interno do bastonete** é separado do segmento externo por uma constrição chamada **pedículo de conexão**. Passando pelo pedículo de conexão e entrando no segmento externo do bastonete está um cílio modificado (sem o par de microtúbulos centrais no axonema) que surge de um corpo basal localizado na extremidade apical do segmento interno. Reunidos próximo à interface com o pedículo de conexão existem numerosas mitocôndrias e grânulos citoplasmáticos de

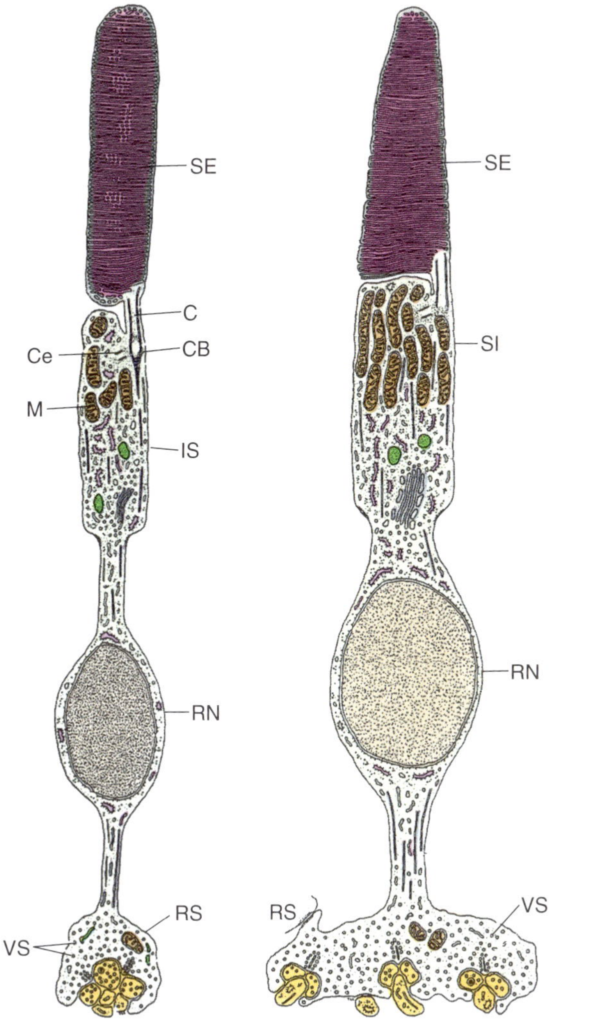

Figura 22.17 Diagrama da morfologia de um bastonete e de um cone. SE, segmento externo; CB, corpo basal; C, haste de conexão; Ce, centríolo; SI, segmento interno; M, mitocôndrias; RN, região nuclear; RS, região sináptica; VS, vesículas sinápticas. (Fonte: Lentz TL. *Cell Fine Structure: An Atlas of Drawings of Whole-Cell Structure.* Philadelphia: WB Saunders; 1971.)

glicogênio, ambos necessários à produção de energia para o processo visual. O citoplasma basal à mitocôndria é rico em microtúbulos, polirribossomos, retículo endoplasmático liso, RER e complexos de Golgi. As proteínas produzidas no segmento interno migram para o segmento externo, onde são incorporadas aos discos. Os discos migram gradualmente para a extremidade apical do segmento externo e, eventualmente, são eliminados nas bainhas das células pigmentares, onde serão fagocitados. O período de tempo desde a incorporação da proteína até a migração e, finalmente, a eliminação é inferior a 2 semanas. A membrana celular lateral do segmento interno tem bombas de sódio-potássio acionadas por trifosfato de adenosina (ATP) que transportam potássio para o interior do bastonete e retiram seu sódio. A membrana celular lateral do segmento interno também abriga canais de potássio não controlados, por meio dos quais os íons K^+ podem sair do bastonete. Esses canais iônicos operam da mesma maneira, quer a luz incida no bastonete ou não, e mantêm o potencial da membrana celular em -40 mV. Quando a luz incide sobre o bastonete, os canais

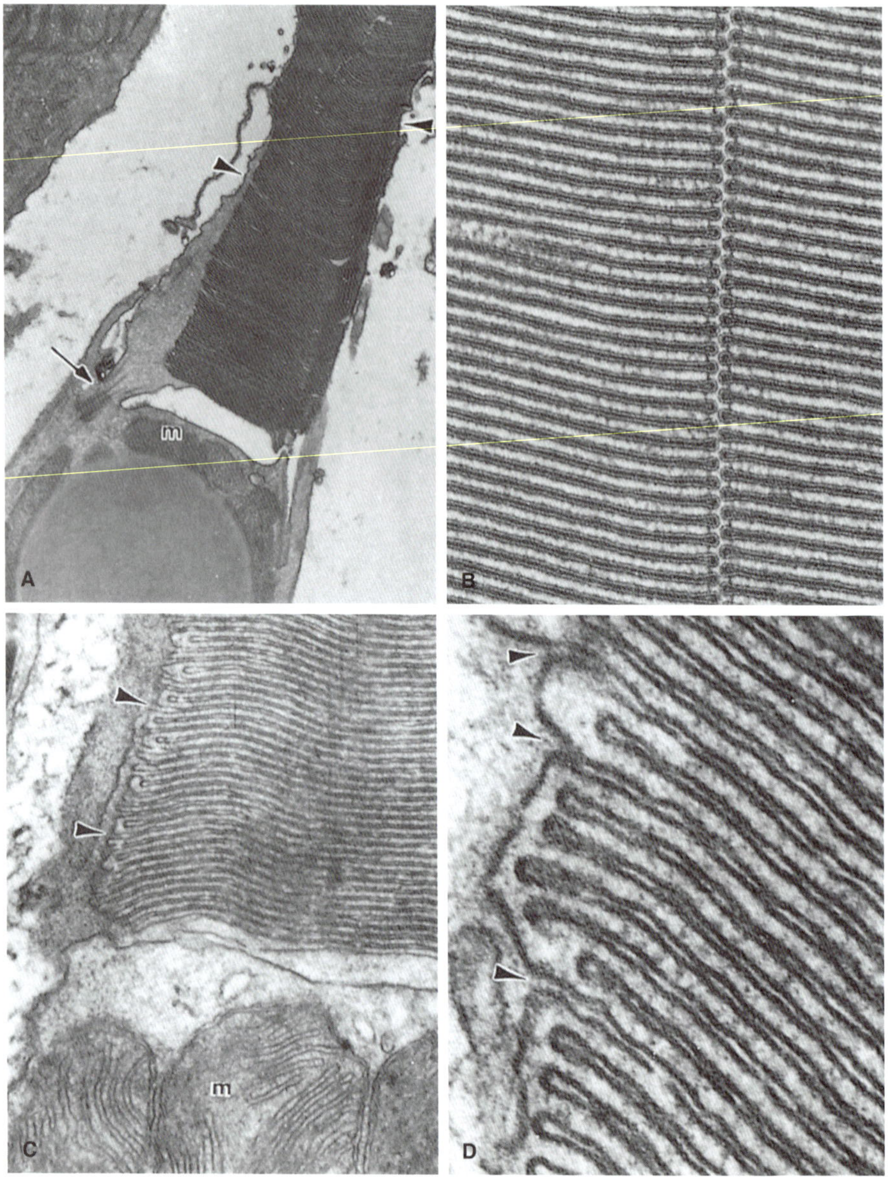

Figura 22.18 Eletromicrografias de bastonetes do olho de uma rã e cones do olho de um esquilo. **A.** Discos no segmento externo e mitocôndrias (*m*) no segmento interno do bastonete de uma rã; a seta aponta para um cílio conectando os segmentos interno e externo (16.200 ×). **B.** Maior ampliação dos discos do segmento externo do bastonete de uma rã (76.500 ×). **C.** Junção dos segmentos externo e interno do cone de um esquilo (28.800 ×). **D.** Maior ampliação dos discos do segmento externo de um olho de esquilo mostrando a continuidade das lamelas com a membrana plasmática (*pontas de seta*) (82.800 ×). (Fonte: Leeson TS, Leeson CR, Paparo AA. *Text/Atlas of Histology*. Philadelphia: WB Saunders; 1988.)

de íons Na^+ dependentes de GMPc do segmento externo se fecham. Assim, o sódio não consegue entrar no bastonete para tornar a face citoplasmática da membrana celular mais negativa (-70 a -80 mV) em relação à face externa, fazendo com que o bastonete fique **hiperpolarizado**. *Portanto, é a hiperpolarização da membrana plasmática do bastonete, e não a despolarização, que dispara o sinal do bastonete.*

Foi afirmado anteriormente que a membrana do bastonete contém um pigmento sensível à luz conhecido como **rodopsina**, uma molécula sensível à luz composta de um pigmento semelhante ao caroteno **11-*cis* retinal** (retinaldeído) e a proteína **escotopsina**. Quando os fótons colidem com a rodopsina, em picossegundos o *cis*-retinal se transforma em ***trans* retinal** (ou *all-trans-retinal*, onde todas as suas ligações duplas estão em configuração *trans*), mudando sua configuração molecular de uma estrutura curvada para uma estrutura reta. Essa alteração rompe a ligação entre o retinal e a escotopsina; em milissegundos, a molécula de rodopsina é transformada em **rodopsina ativada**, a molécula responsável pelas alterações elétricas no bastonete. A rodopsina ativada é estável por 1 ou 2 s e, então, é digerida pela enzima **rodopsina quinase** em *trans* retinal e escotopsina. A fim de repor a rodopsina, ocorre uma reação que exige energia, na qual a enzima **retinal isomerase** converte *trans* retinal em 11-*cis* retinal. Uma vez convertido, ele se liga imediatamente à escotopsina para formar a rodopsina. Curiosamente, a mesma enzima pode converter a **vitamina A** (**11-*cis* retinol**) em 11-*cis* retinal, garantindo um suprimento abundante de rodopsina.

A rodopsina ativada atua na **transducina**, uma proteína G, induzindo-a a ativar a enzima GMPc fosfodiesterase para converter GMPc em 5'-GMP. A diminuição dos níveis de GMPc faz com que os canais de sódio do segmento externo se fechem, porque o GMPc não está mais ligado aos domínios de controle do canal, impedindo a entrada de íons Na^+, fazendo com que a membrana celular do bastonete fique hiperpolarizada. Deve-se notar que o choque de até mesmo um único fóton em um bastonete tem um efeito tremendo por ser capaz de influenciar os movimentos de milhões de íons sódio nessa célula (Figura 22.19).

Conforme indicado anteriormente, o sinal dos bastonetes não é induzido pela despolarização, como ocorre na maioria das células; em vez disso, a hiperpolarização induzida pela luz faz com que o sinal seja transmitido através das várias camadas celulares para as células ganglionares, onde o sinal gera um potencial de ação ao longo dos axônios para o cérebro.

A **região nuclear** dos bastonetes abriga o núcleo e muitas das organelas celulares. A **região sináptica** exibe processos citoplasmáticos curtos que formam sinapses com células bipolares e horizontais. As vesículas sinápticas alojadas na região sináptica contêm a substância neurotransmissora **glutamato**, que liberam continuamente na fenda sináptica quando os bastonetes **não estão** hiperpolarizados.

Os bastonetes são mais sensíveis à luz azul-esverdeada, com comprimento de onda de cerca de 505 nm e completamente insensíveis à luz vermelha e além (640 nm).

Correlações clínicas

Uma grave deficiência de vitamina A causa **cegueira noturna** porque a quantidade de rodopsina disponível é bastante reduzida. Como a vitamina A é armazenada em grande quantidade pelo fígado, leva até 1 ano de deficiência de vitamina A na dieta do indivíduo antes que a cegueira noturna se torne evidente. Felizmente, a cegueira noturna causada por uma deficiência de vitamina A pode ser revertida rapidamente com injeção de vitamina A.

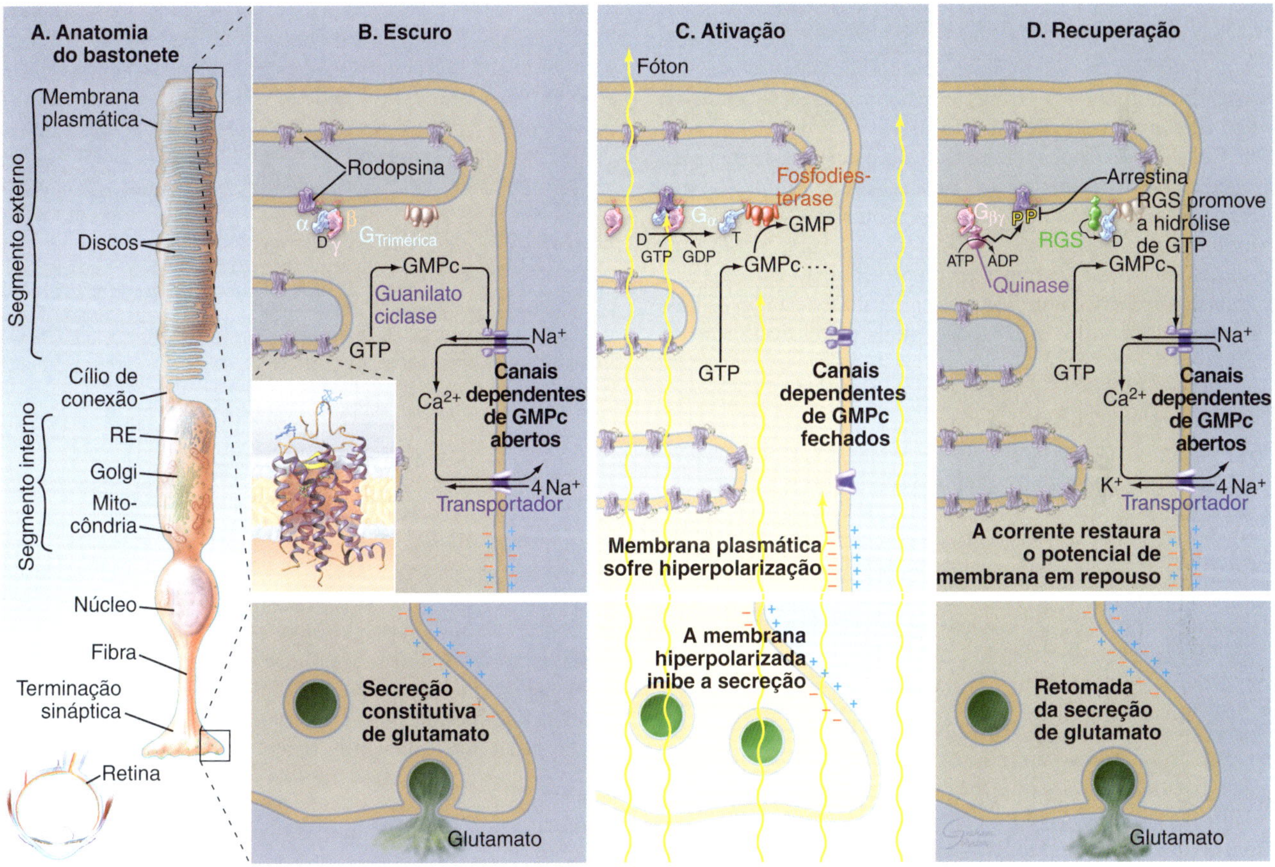

Figura 22.19 Transdução visual de vertebrados. **A.** Desenho de uma célula bastonete. Os discos do segmento externo são ricos em rodopsina. RE, retículo endoplasmático. **B** a **D.** Desenhos de pequenas porções de um segmento externo (painéis superiores) e o terminal sináptico de um bastonete (painéis inferiores) em três estados fisiológicos. Os componentes ativos são destacados por cores brilhantes. **B.** Célula em repouso no escuro. A produção constitutiva de monofosfato de guanosina cíclico (GMPc) mantém um subconjunto dos canais dependentes de GMPc da membrana plasmática abertos na maior parte do tempo, permitindo um influxo de Na^+ e Ca^{2+}. Nesse potencial de membrana, o terminal sináptico secreta constitutivamente o neurotransmissor glutamato. O Ca^{2+} deixa o segmento externo por meio de um transportador de troca de sódio/cálcio no segmento externo; o Na^+ deixa a célula por meio de uma bomba de sódio na membrana plasmática do segmento interno. **C.** A absorção de um fóton ativa uma rodopsina, permitindo que ela catalise a troca de GTP por GDP ligado a muitas moléculas de transducina (GT). Isso dissocia $G\alpha$ de $G\beta\gamma$. Cada $GT\alpha$-GTP se liga e ativa uma molécula de fosfodiesterase (ligada à membrana do disco por grupos isoprenil N-terminais), que converte rapidamente GMPc em monofosfato de guanosina (GMP). À medida que a concentração de GMPc livre diminui, os canais controlados por GMPc se fecham, levando à hiperpolarização da membrana plasmática e à inibição da secreção de glutamato no corpo sináptico. **D.** A recuperação é iniciada quando a rodopsina quinase fosforila a rodopsina ativada. A ligação da arrestina à rodopsina fosforilada impede a ativação posterior de GT. A fosfodiesterase e uma proteína RGS cooperam para estimular a hidrólise do GTP ligado ao GT, retornando o GT ao estado $GT\alpha$-GDP inativo. A síntese de GMPc pela guanilatociclase retorna a concentração citoplasmática de GMPc aos níveis de repouso e abre os canais bloqueados por GMPc. A secreção constitutiva de glutamato é retomada. ADP, difosfato de adenosina; ATP, trifosfato de adenosina. (Fonte: Pollard T. D., and, Earnshaw, W. C. *Cell Biology.* 3rd ed. Philadelphia: Elsevier; 2017. Figura 27.2.)

Cones

Os cones são fotorreceptores especializados da retina para a percepção de luzes intensas e cores.

Embora a morfologia e o modo de funcionamento dos cones sejam semelhantes aos dos bastonetes, os cones são ativados por luz forte e produzem maior acuidade visual em comparação aos bastonetes. Existem três tipos de cones, cones L (comprimento de onda longo), cones M (comprimento de onda médio) e cones S (comprimento de onda curto; do inglês *short*), cada um contendo uma variedade diferente do fotopigmento **opsina**, conhecida como **fotopsina** e respondendo a diferentes comprimentos de onda de luz. Assim, cada variedade de fotopsina tem sensibilidade máxima para uma das três cores do espectro – vermelho, verde e azul. A diferença reside nas opsinas, e não no 11-*cis* retinal (Tabela 22.2; ver também Tabela 22.1).

Os cones são células alongadas (60 μm de comprimento × 5 a 8 μm de diâmetro), sendo mais compridas e estreitas na fóvea central (70 μm de comprimento × 1,5 μm de diâmetro). Sua estrutura é semelhante à dos bastonetes, com poucas exceções (Figura 22.20; ver Figuras 22.17 B e 22.18):

- Seu terminal apical (segmento externo) tem a forma mais de um cone do que de um cilindro
- Os discos dos cones, embora compostos das lamelas da membrana plasmática, estão ligados à membrana, ao contrário das lamelas dos bastonetes, que estão separadas da membrana plasmática
- A proteína produzida no segmento interno dos cones é inserida nos discos por todo o segmento externo. Nos bastonetes, concentra-se na região mais distal do segmento externo
- Ao contrário dos bastonetes, os cones são sensíveis à cor e fornecem maior acuidade visual
- A reciclagem do fotopigmento dos cones não requer processamento pelas células pigmentares da retina
- Os cones não são tão sensíveis (até 100 vezes menos sensíveis) à luz quanto os bastonetes, mas ainda são capazes de discriminar as cores em condições de iluminação relativamente fraca
- As vesículas sinápticas alojadas na região sináptica dos cones, assim como nos bastonetes, contêm a substância neurotransmissora **glutamato**, que **param de liberar** na fenda sináptica quando ficam hiperpolarizados.

O mecanismo de fotorrecepção nos cones é muito semelhante ao dos bastonetes, mas os cones reagem a comprimentos de onda diferentes (Tabela 22.2).

TABELA 22.2 Pico de absorção de luz pelas opsinas em bastonetes e cones.

Bastonetes/Cones	Comprimento de onda da luz (nm)
Bastonetes	505
Pigmento sensível ao azul nos cones (cones S)	445
Pigmento sensível ao verde nos cones (cones M)	535
Pigmento sensível ao vermelho nos cones (cones L)	570

L, comprimento de onda longo; M, comprimento de onda médio; S, comprimento de onda curto.

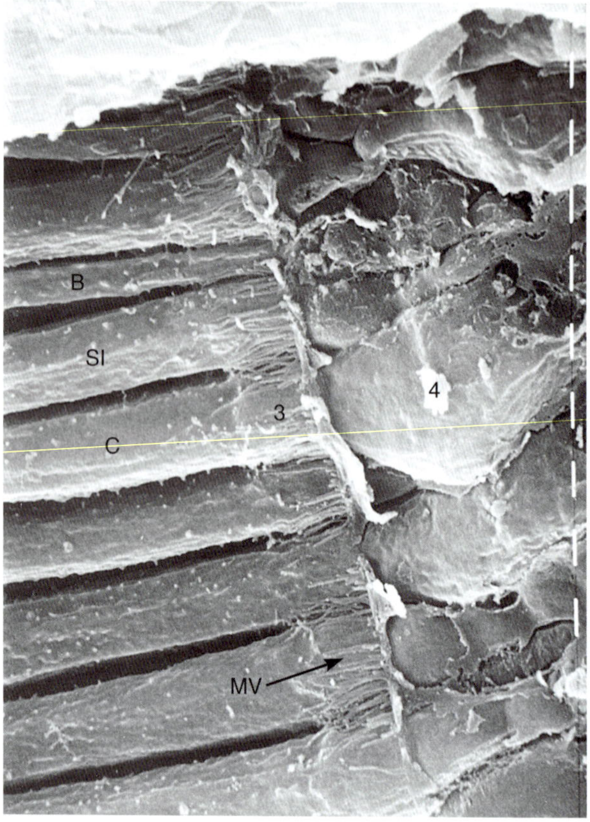

Figura 22.20 Eletromicrografia de varredura da retina de um macaco exibindo um cone (*C*) e alguns bastonetes (*B*) (5.800 ×). 3, membrana limitante externa; 4, camada nuclear externa; MV, microvilosidades pertencentes às células de Müller; SI, segmentos internos. (Fonte: Borwein B, Borwein D, Medeiros J, McGowan J. The ultrastructure of monkey foveal photoreceptors, with special reference to the structure, shape, size, and spacing of the foveal cones. *Am J Anat*. 1980;159:125 146. Reproduzida, com autorização, de John Wiley & Sons, Inc.)

Correlações clínicas

Cada tipo de cone pode distinguir aproximadamente 100 tons de cor. A maioria dos mamíferos tem dois tipos de cones e são **dicromáticos**; portanto, eles distinguem 10 mil cores diferentes. Os seres humanos têm três tipos de cones, são considerados tricromáticos e são capazes de distinguir um milhão de cores diferentes. Foi relatado que algumas pessoas têm quatro tipos de cones, tetracromatas, que podem distinguir 100 milhões de cores diferentes.

Membrana limitante externa (camada 3)

Embora o termo ***membrana limitante externa*** ainda seja usado nas descrições das camadas da retina, essa estrutura não é uma membrana. Em vez disso, eletromicrografias revelaram que essa "camada" é uma região de zônulas de adesão entre as células de Müller (células neurogliais modificadas) e os fotorreceptores. Distalmente, as microvilosidades das células de Müller projetam-se nos interstícios entre os segmentos internos dos bastonetes e cones.

Camada nuclear externa (camada 4)

A **camada nuclear externa** consiste em uma zona ocupada principalmente pelos núcleos dos bastonetes e dos cones. Em cortes histológicos, os núcleos dos bastonetes são menores, mais arredondados e mais escuros do que os núcleos dos cones.

Camada plexiforme externa (camada 5)

Sinapses axodendríticas entre as células fotorreceptoras e os dendritos de células bipolares e horizontais estão localizadas na **camada plexiforme externa**. Existem dois tipos de sinapses nessa camada: (1) *sinapses planas*, que exibem a histologia sináptica usual; e (2) *sinapses invaginadas*. As sinapses invaginadas são únicas, pois consistem em um dendrito de uma única célula bipolar e um dendrito de cada uma das duas células horizontais, formando assim uma **tríade**. Localizada dentro dessa região sináptica invaginada, está uma lamela em forma de fita (**fita sináptica**) contendo uma substância neurotransmissora. Acredita-se que essa estrutura capte e auxilie na distribuição do neurotransmissor glutamato.

Camada nuclear interna (camada 6)

Os núcleos das células bipolares, horizontais, amácrinas e de Müller compõem a **camada nuclear interna**.

Neurônios bipolares estão interpostos entre as células fotorreceptoras e as células ganglionares. Esses neurônios podem estar ligados a muitos bastonetes (10 perto da mácula a até 100 perto da *ora serrata*), permitindo o somatório dos sinais, o que é especialmente útil com baixa intensidade luminosa. Os cones, entretanto, não convergem, pelo menos não aqueles próximos à fóvea. Em vez disso, cada cone faz sinapses com várias células bipolares, aumentando ainda mais a acuidade visual. Os axônios das células bipolares fazem sinapses com os dendritos das células ganglionares. Existem dois tipos de neurônios bipolares: aqueles que se tornam **despolarizados** ao serem estimulados pelo glutamato liberado por bastonetes ou cones e aqueles que se tornam **hiperpolarizados** quando estimulados pelo glutamato liberado por bastonetes ou cones. Acredita-se que os dois tipos de células auxiliem no aumento do contraste visual (ver a discussão a seguir).

As **células horizontais** localizadas nessa camada fazem sinapses com as junções sinápticas entre as células fotorreceptoras e as células bipolares. Como seu nome indica, essas células transmitem informações apenas em um plano horizontal (ou seja, na camada plexiforme externa) a partir dos bastonetes e cones para células bipolares. Essas células aumentam o contraste visual, permitindo a transmissão de impulsos de células bipolares que foram excitadas na vizinhança imediata de cones e bastonetes hiperpolarizados, mas inibem a transmissão de impulsos por células bipolares periféricas à área de incidência de luz. Esse mecanismo é conhecido como **inibição lateral**.

As **células amácrinas** estão localizadas nos limites internos dessa camada. Todos os seus dendritos saem de uma área da célula e terminam em complexos sinápticos entre células bipolares e células ganglionares. Eles também fazem sinapses com **células interproximais** que estão intercaladas com corpos celulares bipolares. Existem muitos tipos diferentes de células amácrinas – algumas fazem sinapse com células bipolares e células ganglionares, algumas com células bipolares e outras células amácrinas. Algumas células amácrinas respondem quando um sinal visual começa e outras quando um sinal visual termina. Portanto, respondem a mudanças na intensidade luminosa, enquanto outras células amácrinas respondem a um objeto em movimento por meio do campo visual. Basicamente, as células amácrinas parecem funcionar como interneurônios que verificam se informações visuais específicas devem ser transmitidas ao centro visual do cérebro.

As **células de Müller** são células neurogliais que se estendem entre o corpo vítreo e os segmentos internos dos bastonetes e cones. É aqui que as células de Müller terminam formando zônulas de adesão com as células fotorreceptoras representadas pela membrana limitante externa. Microvilosidades estendem-se de sua superfície apical. Assim, as células de Müller funcionam como células de suporte para a retina neural. Esse suporte é duplo: físico/fisiológico e condutor de luz

- **Suporte físico/fisiológico**: envolve a manutenção adequada na relação entre as células da retina, regulando os níveis de íons extracelulares, os níveis de neurotransmissores e isolando os vários componentes celulares da retina
- **Suporte condutor de luz**: envolve a separação dos vários comprimentos de onda e o direcionamento dos fótons de comprimento de onda correto para os bastonetes e cones mais apropriados para sua recepção máxima. Portanto, as células de Müller parecem agir como se fossem cabos de fibra óptica de comprimento de onda específico.

Camada plexiforme interna (camada 7)

Os processos das células amácrinas, bipolares e ganglionares estão misturados na camada plexiforme interna. As **sinapses axodendríticas** entre os axônios das células bipolares e os dendritos das células ganglionares e amácrinas também estão localizadas nessa camada. Assim como na camada plexiforme externa, na interna também existem dois tipos de sinapses: *planas* e *invaginadas*. As sinapses invaginadas consistem em um axônio de uma única célula bipolar e dois dendritos de células amácrinas ou células ganglionares ou um dendrito de cada uma das duas células diferentes, formando assim uma **díade**. Também localizada dentro dessa sinapse está uma versão abreviada da **fita sináptica**, que contém substâncias neurotransmissoras.

Camada de células ganglionares (camada 8)

Os corpos celulares dos grandes neurônios multipolares das células ganglionares, com até 30 μm de diâmetro, estão localizados na **camada de células ganglionares**. Os axônios desses neurônios dirigem-se ao cérebro. A hiperpolarização dos bastonetes e cones ativa indiretamente essas células ganglionares, que então geram um potencial de ação que é passado por seus axônios ao cérebro por meio do sistema de retransmissão visual. Existem quatro tipos de células ganglionares: células W, células X, células Y, todas as três dedicadas à visão, e as células gliais fotossensíveis da retina (PSRGCs, *photosensitive retinal glial cells*) dedicadas a retransmitir informações para a glândula pineal, informando se é dia ou noite, e regular o reflexo pupilar.

- **Células ganglionares W**: são as menores, com corpo celular de aproximadamente 10 μm de diâmetro, e as mais lentas, com velocidade de condução de 8 m/s. As células amácrinas e bipolares que fazem sinapses com as células W transmitem informações principalmente de bastonetes e são responsáveis por grande parte da visão noturna
- **Células ganglionares X**: compreendem a maioria das células ganglionares e têm de 10 a 15 μm de diâmetro, com velocidade de condução de 15 m/s. Essas células são responsáveis pela maior parte da visão em cores, porque recebem informações das células amácrinas e bipolares que fazem sinapses com os cones. Cada célula X recebe informações de uma pequena região da retina; portanto, elas fornecem informações que são específicas para a localização do evento visual
- **Células ganglionares Y**: são maiores e transmitem informações mais rápido do que as células W ou X, atingindo 30 μm de diâmetro e uma velocidade de condução de pelo

menos 50 m/s. Elas recebem informações de células bipolares e amácrinas de grandes áreas do campo visual. As células ganglionares Y são responsáveis por monitorar alterações em todo o campo visual, mas não fornecem informações precisas sobre a localização do evento visual

- **Células gliais fotossensíveis da retina**: as PSRGCs constituem uma fração muito pequena, aproximadamente 2 a 3%, das células ganglionares da retina. Essas células apresentam um fotopigmento, semelhante às opsinas dos bastonetes e cones, conhecido como **melanopsina**. Projetam-se para o núcleo supraquiasmático e indiretamente para a glândula pineal, regiões responsáveis pelo estabelecimento do ritmo circadiano do corpo. Quando as PSRGCs são expostas à luminosidade, enviam informações para essas regiões, indicando a presença de luz. Quando não enviam informações, significa que está escuro. Curiosamente, as PSRGCs também recebem estímulos de células amácrinas e células bipolares que fazem sinapses com bastonetes e cones, proporcionando um mecanismo de redundância, para garantir que as regiões do cérebro que estabelecem o ritmo circadiano recebam informações pertinentes sobre a luz do dia e a escuridão (ver a seção sobre a glândula pineal no Capítulo 13). Essas células também são responsáveis pelo reflexo pupilar, para abrir ou fechar a pupila, dependendo da quantidade de luz que incide sobre a retina.

Camada das fibras nervosas do nervo óptico (camada 9)

As fibras nervosas são formadas por axônios amielínicos de células ganglionares na **camada de fibras nervosas do nervo óptico**. Esses axônios tornam-se mielinizados à medida que o nervo atravessa a esclera.

Membrana limitante interna (camada 10)

As lâminas basais das células de Müller compõem a **membrana limitante interna**.

Fóvea central e fovéola

A **fóvea central** é uma área avascular especializada da retina com cerca de 1,5 mm de diâmetro. É a região central da mácula lútea, que tem cerca de 5,5 mm de diâmetro. A porção central da fóvea central é a **fovéola**, que é o ponto de maior acuidade visual e tem aproximadamente 0,35 mm de diâmetro. A fovéola não tem bastonetes; sua camada 2, a camada de bastonetes e cones, consiste quase inteiramente em cones, que são firmemente compactados em um arranjo denso à medida que várias outras camadas da retina são empurradas lateralmente. Esses cones são um pouco diferentes dos outros cones da retina porque são mais estreitos, com apenas cerca de 1,5 μm de diâmetro. Portanto, cabe um número maior de cones por unidade de área do que em qualquer outra parte da retina. Pode-se pensar na configuração dos cones na fovéola como uma região de alta definição, porque há mais "*pixels*" por unidade de área. À medida que a distância da fovéola aumenta, o número de cones diminui e o número de bastonetes aumenta (Figuras 22.21 e 22.22).

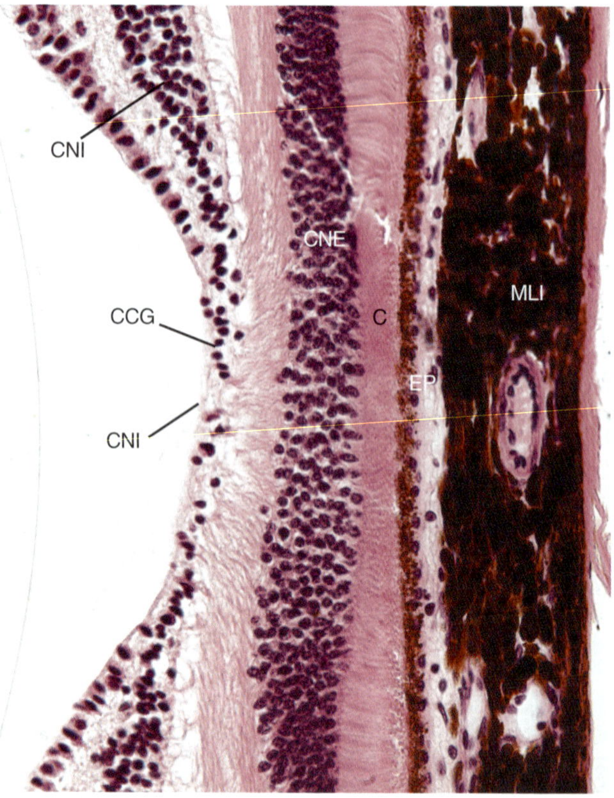

Figura 22.21 A retina na região da fovéola, o centro da fóvea central, é muito mais delgada do que em qualquer outro lugar. Observe que, como esperado, a membrana limitante interna (*MLI*) fica contra a camada de células ganglionares (*CCG*), mas a camada de fibras nervosas do nervo óptico e a camada nuclear interna (*CNI*) estão ausentes. A camada plexiforme externa, a camada nuclear externa (*CNE*), a membrana limitante externa e a camada de cones (*C*) estão todas presentes; no entanto, os bastonetes estão ausentes. O epitélio pigmentar (*EP*) adere firmemente à corioide (*Cor*) (132 ×).

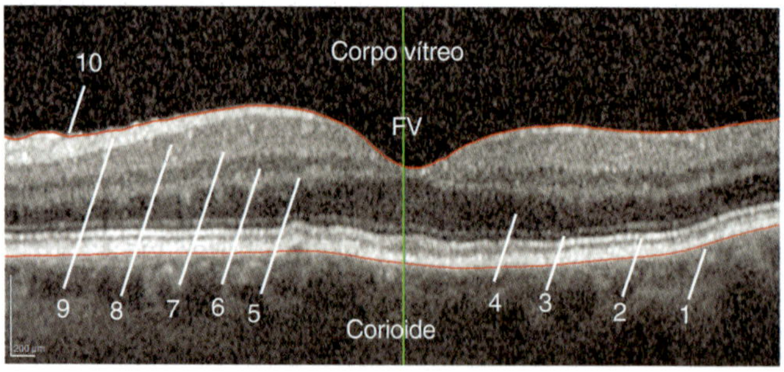

Figura 22.22 Esta tomografia de coerência óptica da retina do olho esquerdo mostra a fovéola (*FV*, atravessada por uma *linha vertical verde*) demonstrando que várias camadas da retina desaparecem na fovéola. Conforme descrito anteriormente, as camadas retinais, começando na corioide, são numeradas de 1 a 10. Epitélio pigmentar da retina (*1*); lâmina de bastonetes e cones (*2*); membrana limitante externa (*3*); camada nuclear externa (*4*); camada plexiforme externa (*5*); camada nuclear interna (*6*); camada plexiforme interna (*7*); camada de células ganglionares (*8*); camada de fibras nervosas do nervo óptico (*9*); e membrana limitante interna (*10*). (Cortesia de Dr. Roma Desai, O.D.)

PROCESSAMENTO DA IMAGEM NA RETINA

Por um período de tempo considerável, acreditou-se que as células fotorreceptoras (bastonetes e cones) da retina transmitiam dados brutos ao cérebro para processamento. Nesse conceito, acreditava-se que a retina atuasse como uma câmera digital enviando *pixels* para o cérebro, e que os neurônios do córtex visual interpretassem os pixels como imagens visuais associadas a imagens do mundo exterior. Na última década, esse conceito foi bastante modificado, demonstrando que ocorre uma quantidade considerável de pré-processamento desses *pixels* na retina, e que a informação transmitida ao córtex visual é uma representação muito mais elaborada do mundo externo do que se pensava anteriormente. Parece que a retina constrói uma série de "vídeos" primitivos que envia ao córtex visual. Alguns desses vídeos consistem apenas na periferia das imagens focalizadas na retina, enquanto outros fornecem dados sobre silhuetas e características essenciais; outros, ainda, tratam do foco na direção e duração do movimento por meio do campo visual. Esses vídeos são fornecidos ao córtex visual, cujos neurônios "compilam" e "editam" as informações para construir uma imagem abrangente da cena real que o indivíduo percebe.

ANEXOS OCULARES

Conjuntiva

A conjuntiva é a membrana mucosa que reveste as pálpebras e se reflete na esclera da superfície anterior do olho.

Uma membrana mucosa transparente, conhecida como **conjuntiva**, reveste a superfície interna das pálpebras (**conjuntiva palpebral**) e recobre a esclera na porção anterior do olho (**conjuntiva bulbar**). A conjuntiva é composta de um epitélio cilíndrico estratificado que contém células caliciformes recobrindo uma lâmina basal e uma lâmina própria composta de tecido conjuntivo frouxo. As secreções das células caliciformes tornam-se parte do **filme lacrimal**, que ajuda a lubrificar e proteger o epitélio da face anterior do olho. Na junção esclerocorneana, onde a córnea começa, a conjuntiva continua como **epitélio da córnea** estratificado pavimentoso e não tem células caliciformes.

Correlações clínicas

A **conjuntivite** é uma inflamação da conjuntiva, geralmente associada a hiperemia (fluxo sanguíneo excessivo) e secreção. Pode ser causada por vários agentes bacterianos, vírus, alergênios e organismos parasitas. Algumas formas de conjuntivite são extremamente contagiosas, prejudicam os olhos e podem causar cegueira se não forem tratadas.

Pálpebras

As pálpebras, cobertas externamente da pele e internamente da conjuntiva, fornecem uma barreira de proteção para a superfície anterior do olho.

As pálpebras são formadas a partir de pregas de pele que cobrem a superfície anterior do olho em desenvolvimento. Consequentemente, o epitélio estratificado pavimentoso queratinizado da pele cobre sua superfície externa; na **fissura palpebral**, a conjuntiva palpebral cobre sua superfície interna. As pálpebras são sustentadas por uma estrutura de **placas tarsais**, compostas de tecido conjuntivo denso e fibroso. As glândulas sudoríparas estão localizadas na pele das pálpebras, assim como folículos de pelos finos e as glândulas sebáceas. A derme das pálpebras é geralmente mais fina do que a maioria da pele, contém numerosas fibras elásticas e não contém tecido adiposo. As margens das pálpebras contêm **cílios** dispostos em fileiras de três ou quatro, mas que não têm músculos eretores de pelos.

As glândulas sudoríparas modificadas, chamadas ***glândulas de Moll***, formam uma espiral simples antes de se abrirem nos folículos ciliares. As **glândulas de Meibômio**, que são glândulas sebáceas modificadas localizadas no tarso de cada pálpebra, abrem-se na borda livre das pálpebras. A substância oleosa secretada por essas glândulas é incorporada ao filme lacrimal e impede sua evaporação. Outras glândulas sebáceas modificadas menores, as **glândulas de Zeis**, estão associadas aos cílios e secretam seu produto nos folículos ciliares.

Aparelho lacrimal

O aparelho lacrimal mantém a superfície anterior do olho lubrificada pelas lágrimas, impedindo a desidratação da córnea.

O aparelho lacrimal de cada olho é formado por:

- **Glândula lacrimal**, que secreta o líquido lacrimal (lágrimas)
- **Canalículos lacrimais**, que transportam o líquido lacrimal para longe da superfície ocular
- **Saco lacrimal**, uma porção dilatada do sistema de ductos
- **Ducto nasolacrimal**, que entrega o líquido lacrimal na cavidade nasal.

A **glândula lacrimal** tem duas partes desiguais. A parte maior, de formato amendoado, encontra-se na fossa lacrimal, localizada na face superior-lateral da órbita; a parte palpebral menor está ligada ao fórnice da conjuntiva, fora do saco conjuntival. As duas partes são fixadas em suas faces laterais. Têm de 6 a 12 ductos que se abrem no saco conjuntival na porção lateral do fórnice conjuntival superior. A glândula lacrimal é uma glândula tubuloacinosa composta, serosa, que se assemelha à glândula parótida. As células mioepiteliais circundam completamente seus ácinos secretores (Figuras 22.23 e 22.24).

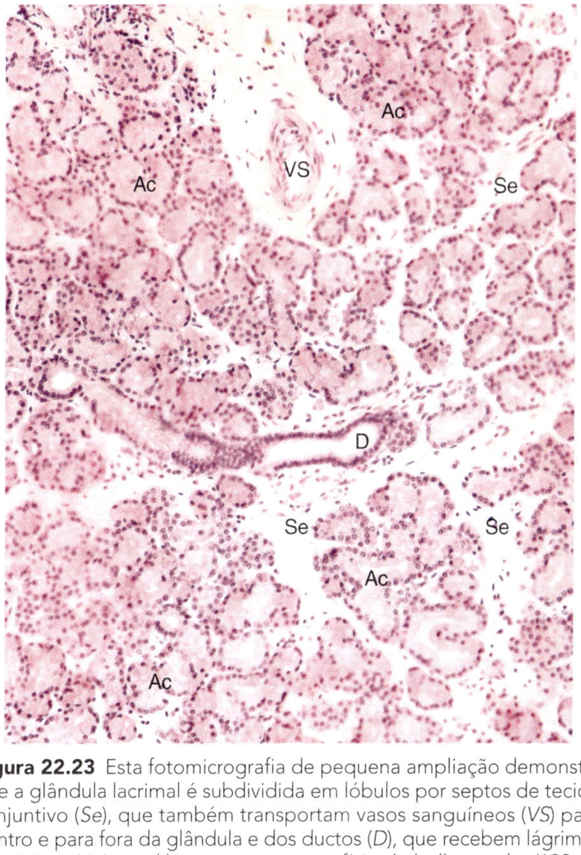

Figura 22.23 Esta fotomicrografia de pequena ampliação demonstra que a glândula lacrimal é subdividida em lóbulos por septos de tecido conjuntivo (*Se*), que também transportam vasos sanguíneos (*VS*) para dentro e para fora da glândula e dos ductos (*D*), que recebem lágrimas dos ácinos (*Ac*) e as liberam para a superfície do bulbo ocular (132 ×).

O **líquido lacrimal** (**lágrimas**) é composto principalmente de água. Esse líquido estéril, contendo o agente antibacteriano **lisozima**, passa pelos ductos secretores para entrar no saco conjuntival. As pálpebras superiores, ao piscar, lavam as lágrimas sobre a porção anterior da esclera e da córnea, mantendo-as úmidas e protegidas da desidratação. O líquido lacrimal é escoado na direção medial e entra no **ponto lacrimal**, uma abertura localizada em cada uma das margens mediais das pálpebras superior e inferior. O ponto de cada pálpebra leva diretamente aos **canalículos lacrimais**, que se unem em um conduto comum que leva ao saco lacrimal. As paredes dos canalículos lacrimais são revestidas de epitélio estratificado pavimentoso.

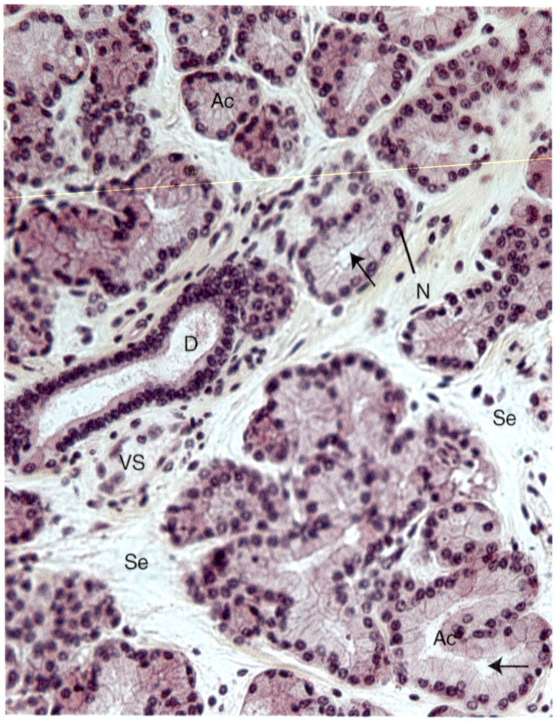

Figura 22.24 Esta fotomicrografia de ampliação média da glândula lacrimal exibe os septos de tecido conjuntivo (*Se*), bem como os vasos sanguíneos (*VS*) e os ductos (*D*). Observe os lúmens (*setas*) dos ácinos (*Ac*), bem como os núcleos (*N*) das células acinosas (270 ×).

Correlações clínicas

A **síndrome do olho seco** (**ceratoconjuntivite seca**), uma condição na qual o olho não tem umidade suficiente para manter-se confortável, é a doença ocular mais comum, afetando aproximadamente 6% da população, mas pode afetar um terço dos indivíduos idosos. Os olhos dessas pessoas parecem cansados, ásperos e desconfortáveis. As quatro principais causas dessa condição são: produção insuficiente de lágrimas, como na síndrome de Sjögren ou outras doenças; condições pós-menopáusicas em mulheres; certos medicamentos prescritos; e produção de lágrimas que evaporam muito rapidamente. Recentemente, uma quinta causa possível foi adicionada: passar longos períodos olhando para monitores de computador, *tablets* ou telas de *smartphones*. Observou-se que os indivíduos que olham fixamente para esses dispositivos piscam com menos frequência do que quando não estão ocupados com esses dispositivos. Suas lágrimas secam antes que o piscar das pálpebras as espalhe pela córnea. Se não forem tratados, os olhos secos podem causar ulcerações na córnea, cicatrizes na córnea e, ocasionalmente, perfuração da córnea, levando a possível perda de visão.

O **saco lacrimal** é a porção superior dilatada do ducto nasolacrimal. É revestido de epitélio pseudoestratificado cilíndrico ciliado.

A continuação inferior do saco lacrimal, o ducto nasolacrimal, também é revestido de epitélio pseudoestratificado cilíndrico ciliado. Esse ducto transporta o líquido lacrimal para o meato inferior, localizado no assoalho da cavidade nasal.

Orelha (aparelho vestibulococlear)

A orelha, órgão de audição e equilíbrio, é composta de três regiões: orelha externa, orelha média e orelha interna.

A orelha, o órgão da audição e do equilíbrio, é dividida em três partes: 1, orelha externa; 2, orelha média (cavidade timpânica); 3, orelha interna (Figura 22.25).

As ondas sonoras recebidas pela **orelha externa** são traduzidas em vibrações mecânicas pela membrana timpânica (tímpano). Essas vibrações são então amplificadas pelos ossículos localizados na **orelha média** (**cavidade timpânica**) e transferidas para o meio líquido da **orelha interna** na janela oval. A orelha interna, um labirinto ósseo preenchido com perilinfa no qual está suspenso um labirinto membranoso, regula a audição (na porção coclear) e mantém o equilíbrio (na porção vestibular). O estímulo sensorial em todo o aparelho vestibulococlear é transmitido ao cérebro pelas duas divisões do nervo vestibulococlear (NC VIII).

ORELHA EXTERNA

A orelha externa é composta da aurícula, do meato acústico externo e da membrana timpânica.

A **orelha externa** é composta da aurícula (pavilhão auricular), do meato acústico externo e da membrana timpânica (Figura 22.25). A **aurícula** se desenvolve a partir de porções do primeiro e do segundo arcos branquiais. Sua forma geral, o tamanho e os contornos específicos geralmente são distintos para cada pessoa, com semelhanças familiares. O pavilhão auricular é composto de uma placa de cartilagem elástica de formato irregular, coberta de uma pele fina que adere firmemente à cartilagem. A cartilagem do pavilhão auricular é contínua com a cartilagem que reveste a porção cartilaginosa do meato auditivo externo.

O **meato acústico externo** é o canal que se estende do pavilhão auricular, penetra no osso temporal até a superfície externa da membrana timpânica. Sua porção superficial é composta de cartilagem elástica, que é contínua com a cartilagem do pavilhão auricular. O osso temporal substitui a cartilagem como suporte nos dois terços internos do canal. O meato acústico externo é coberto de pele contendo folículos pilosos, glândulas sebáceas e glândulas sudoríparas modificadas conhecidas como ***glândulas ceruminosas***, que produzem um material ceroso chamado de ***cerume*** (cera de ouvido). Os pelos e a cera pegajosa ajudam a evitar que objetos penetrem profundamente no meato.

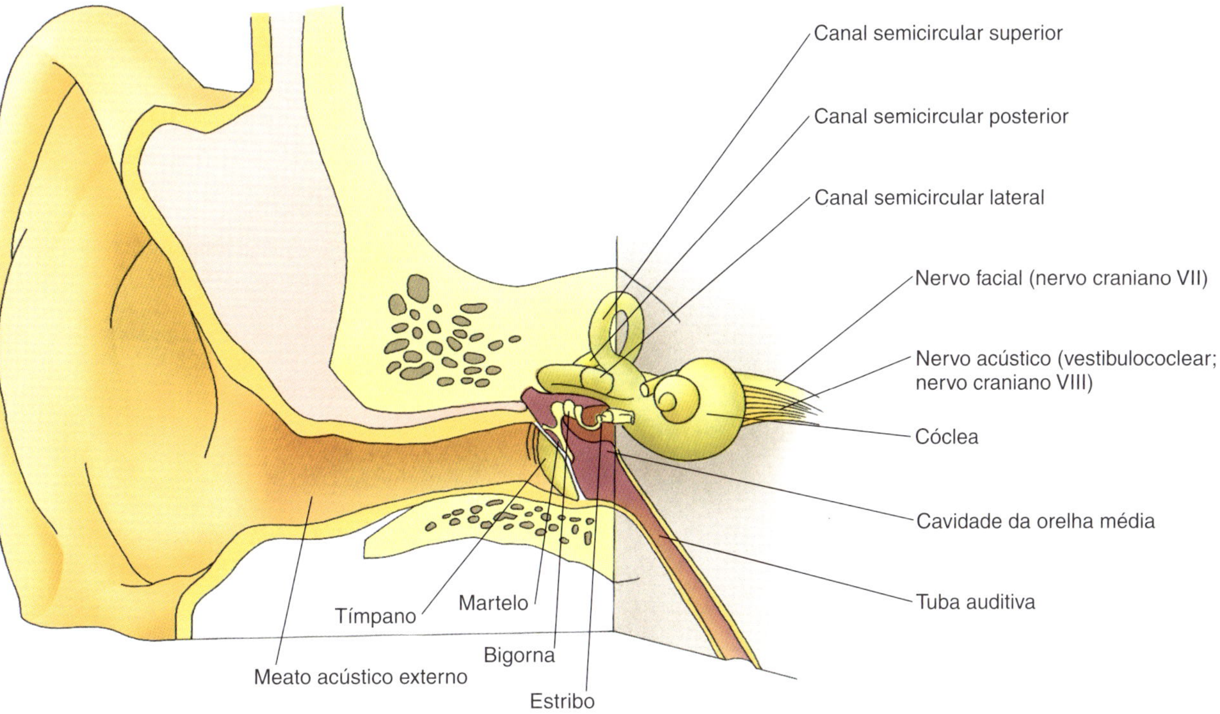

Figura 22.25 Diagrama da anatomia da orelha.

Correlações clínicas

1. O **cerume**, produzido pelas glândulas ceruminosas da maior parte da população mundial, tem uma consistência pegajosa. No entanto, uma grande porcentagem de indivíduos de ascendência do Leste Asiático tem cerume desidratado e fragmentado, que não forma uma substância autoaderente. A formação da variedade seca do cerume é o resultado de uma mutação que ocorreu aproximadamente de 25 mil a 30 mil anos atrás no gene *ABCC11* (*ATP-binding cassette subfamily C member 11*). Curiosamente, as pessoas com essa mutação também têm axilas menos odoríferas do que o resto da população humana (consulte também o Capítulo 14).
2. **Impactação por cerume**, ou seja, o bloqueio completo do conduto auditivo externo, ocorre em 10% das crianças pequenas, 20% dos adultos e 30% dos idosos, mas em aproximadamente 60% dos idosos institucionalizados. Essa condição, facilmente remediável, pode resultar em perda de audição, zumbido e vertigem. Em pacientes que já sofrem de demência, pode exacerbar a deterioração mental. A remoção do cerume deve ser realizada por médicos especializados em tratamento de orelhas, nariz e garganta ou audiologistas treinados na técnica adequada. A autolimpeza com o uso de cotonetes ou outros dispositivos não é recomendada porque o dispositivo usado geralmente empurra a cera mais para dentro do canal auditivo, agravando os efeitos deletérios.

Correlações clínicas

Ocasionalmente, indivíduos que sofrem de infecções da orelha média experimentam um alívio repentino da dor e sentem o líquido sendo drenado pela abertura do canal auditivo externo. Isso ocorre devido a uma ruptura do tímpano, em que uma pequena perfuração se forma como resultado da pressão do líquido incidindo sobre o lado da orelha média da membrana timpânica. Na maioria dos casos, a ruptura cicatriza em menos de 1 mês. Em crianças pequenas que sofrem de infecção recorrente da orelha média, um tubo de timpanostomia (um pequeno tubo) é posicionado na membrana timpânica por alguns meses para permitir a diminuição da infecção e para interromper o acúmulo contínuo de líquido ou pus na orelha média.

A **membrana timpânica** cobre a extremidade mais profunda do meato acústico externo e representa a placa que separa o primeiro sulco faríngeo da primeira bolsa faríngea, onde o ectoderma, o mesoderma e o endoderma estão próximos. A superfície externa da membrana timpânica é coberta de uma fina epiderme derivada do ectoderma, enquanto sua superfície interna é composta de um epitélio simples pavimentoso a cúbico derivado do endoderma. Fibras nervosas sensoriais e uma fina camada de elementos mesodérmicos – incluindo fibras colágenas, fibras elásticas e fibroblastos – estão interpostas entre as duas camadas epiteliais da membrana timpânica. Essa membrana recebe ondas sonoras transmitidas por via respiratória, por meio do meato acústico externo, que a fazem vibrar. De tal forma, as ondas sonoras são convertidas em energia mecânica, que é transmitida aos ossículos da orelha média.

ORELHA MÉDIA

A orelha média (cavidade timpânica) abriga os três ossículos: martelo, bigorna e estribo.

A **orelha média**, ou **cavidade timpânica**, é um espaço cheio de ar localizado na porção petrosa do osso temporal. Na porção posterior, esse espaço se comunica com as células aéreas mastóideas e, anteriormente, por meio da **tuba auditiva** (**tuba auditiva**), com a faringe (ver Figura 22.25). Os três ossículos estão alojados nesse espaço, espalhados na distância entre a membrana timpânica e a membrana da janela oval.

A porção superior da cavidade timpânica é revestida de epitélio simples pavimentoso, enquanto o restante da cavidade é revestido de um epitélio pseudoestratificado cilíndrico ciliado que é contínuo com o revestimento interno da membrana timpânica e com o epitélio nas proximidades da tuba auditiva.

Correlações clínicas

A cavidade timpânica é revestida de dois epitélios diferentes. De acordo com pesquisas recentes, o epitélio pseudoestratificado ciliado é derivado do endoderma, enquanto o epitélio simples pavimentoso se origina da crista neural. Essa região da cavidade timpânica é menos resistente a infecções microbianas do que a região próxima à tuba auditiva e ao revestimento interno do tímpano.

A lâmina própria sobre a parede óssea adere firmemente a ela e não contém glândulas, mas a lâmina própria que recobre a porção cartilaginosa contém muitas glândulas mucosas, cujos ductos se abrem no lúmen da cavidade timpânica. Além disso, estão presentes células caliciformes e tecido linfoide nas proximidades da abertura faríngea. Em seus dois terços mais profundos, o receptáculo ósseo da cavidade timpânica dá lugar à cartilagem ao se aproximar da tuba auditiva.

Durante eventos como deglutir, assoar o nariz ou bocejar, o orifício faríngeo da tuba auditiva se abre, permitindo equalizar a pressão do ar na cavidade timpânica com a do meato acústico externo, localizado no lado oposto da membrana timpânica. É por isso que engolir, assoar o nariz ou bocejar alivia a "pressão no ouvido" durante uma subida ou descida rápida, quando se está voando de avião ou andando em um elevador expresso de um edifício muito alto.

Localizadas na parede medial da cavidade timpânica, estão duas aberturas, a **janela oval** e a **janela redonda**, que conectam a cavidade da orelha média à orelha interna. Essas duas janelas são formadas por espaços na **parede óssea** cobertos de membrana. Os três ossículos – **martelo**, **bigorna** e **estribo** – estão articulados em série por meio de articulações sinoviais revestidas de epitélio simples pavimentoso. O martelo está preso à membrana timpânica, com a bigorna interposta entre ele e o estribo, que, por sua vez, está preso à janela oval. Dois pequenos músculos esqueléticos, o **tensor do tímpano** e o **estapédio**, modulam os movimentos da membrana timpânica e dos ossículos para evitar danos causados por sons muito altos. As vibrações da membrana timpânica colocam os ossículos em movimento. Por causa de sua ação de alavanca, as oscilações são ampliadas para fazer vibrar a membrana da janela oval, colocando em movimento o meio líquido da divisão coclear da orelha interna. Essencialmente, a força de movimento resultante da ação de alavanca é aumentada por um fator de cerca de 1,3. A área de superfície da membrana timpânica (55 mm^2) é 17 vezes maior do que a área da base do estribo (3,2 mm^2); esses dois fatores multiplicados (17 vezes 1,3) fornecem um aumento de 22 vezes entre a força que incide na membrana timpânica e a força que atua sobre o líquido do outro lado da janela oval, amplificando 22 vezes a energia das ondas sonoras originais que entram no meato acústico externo (conduto auditivo externo).

ORELHA INTERNA

A **orelha interna** é composta do **labirinto ósseo**, uma cavidade irregular e oca localizada na porção petrosa do osso temporal, e do **labirinto membranoso**, que está suspenso dentro do labirinto ósseo (Figura 22.26).

Labirinto ósseo

O labirinto ósseo tem três componentes: canais semicirculares, vestíbulo e cóclea.

O **labirinto ósseo** – composto dos canais semicirculares, do vestíbulo e da cóclea – é revestido de endósteo e é separado

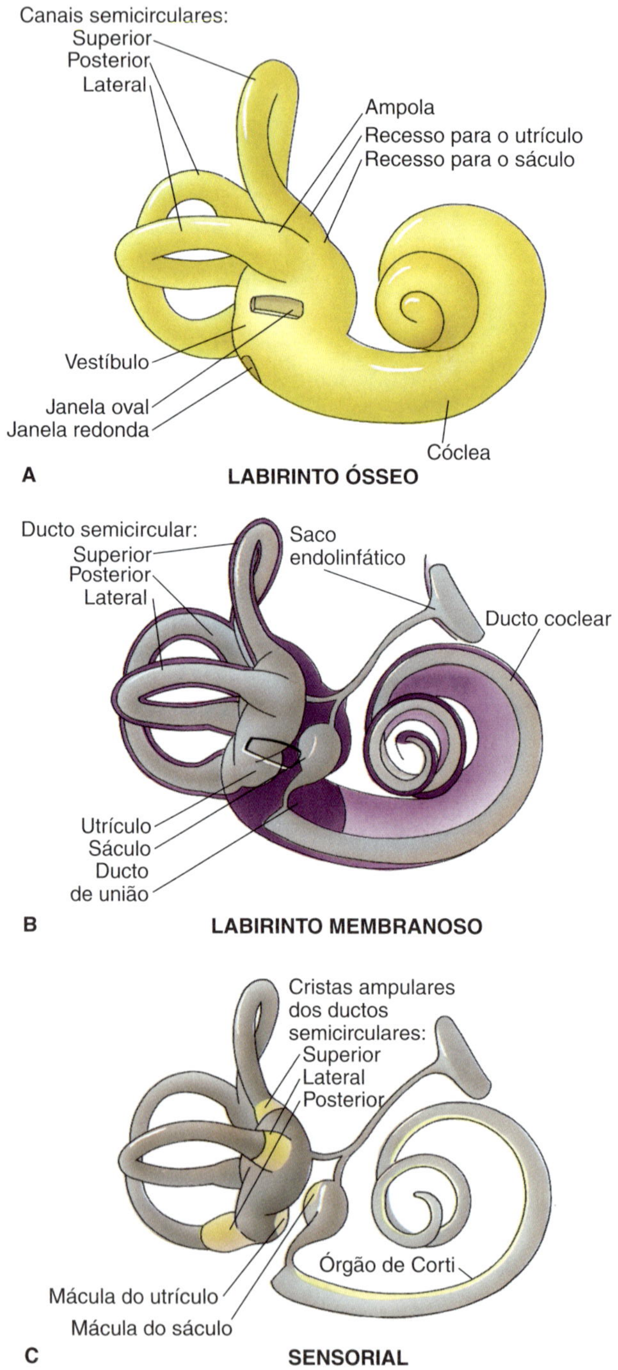

Figura 22.26 Diagrama da cóclea da orelha interna. **A.** Anatomia do labirinto ósseo. **B.** Anatomia do labirinto membranoso. **C.** Labirinto sensorial.

do labirinto membranoso pelo **espaço perilinfático**. Esse espaço é preenchido com um líquido transparente de composição semelhante ao líquido extracelular, denominado **perilinfa** (Tabela 22.3), dentro do qual o labirinto membranoso está suspenso.

Os três **canais semicirculares** (**superior**, **posterior** e **lateral**) são orientados a 90° um do outro (ver Figura 22.26). Uma das extremidades de cada canal é dilatada; essa região expandida é chamada **ampola**. Os três canais semicirculares surgem no vestíbulo e retornam a ele, mas uma das extremidades de cada um dos dois canais compartilha uma abertura no vestíbulo. Consequentemente, existem apenas cinco, em vez de seis, orifícios vestibulares. Suspensos no interior dos canais estão os **ductos semicirculares**, que são chamados regionalmente de continuações do labirinto membranoso.

O **vestíbulo** é a porção central do labirinto ósseo, localizada entre a cóclea posicionada anteriormente e os canais semicirculares posicionados posteriormente. Sua parede lateral contém a **janela oval** (**fenestra vestibular**), coberta de uma membrana que está ligada à base do estribo, e a **janela redonda** (**fenestra coclear**), coberta apenas de uma membrana. O vestíbulo também abriga regiões especializadas do labirinto membranoso (o **utrículo** e o **sáculo**).

A **cóclea** surge como uma espiral óssea oca que gira sobre si mesma, como uma concha de caracol, duas vezes e meia em torno de uma coluna óssea central, o **modíolo**. O modíolo se projeta para dentro da cóclea espiralada por uma plataforma óssea chamada **lâmina espiral óssea**, através da qual passam os vasos sanguíneos e o **gânglio espiral**, a divisão coclear do nervo vestibulococlear.

Labirinto membranoso

O labirinto membranoso é preenchido com endolinfa e tem as seguintes áreas especializadas: sáculo e utrículo, ductos semicirculares e ducto coclear.

O **labirinto membranoso** é composto de um epitélio derivado do ectoderma embrionário, que invade o osso temporal em desenvolvimento e dá origem a dois pequenos sacos, o **sáculo** e o **utrículo**, bem como aos **ductos semicirculares** e ao **ducto coclear** (ver Figura 22.26). A **endolinfa**, que circula por todo o labirinto membranoso, é um líquido viscoso que se assemelha ao citosol (líquido intracelular) em sua composição iônica (*i. e.*, pobre em sódio, mas rico em potássio; ver Tabela 22.3).

Finos filamentos de tecido conjuntivo que se originam do endósteo do labirinto ósseo passam pela perilinfa para serem inseridos no labirinto membranoso. Além de ancorarem o labirinto membranoso ao labirinto ósseo, esses filamentos de tecido conjuntivo trazem os vasos sanguíneos que nutrem o epitélio do labirinto membranoso.

TABELA 22.3 Concentrações de sódio e potássio de perilinfa, endolinfa, fluido extracelular e citosol.

Fluido	Sódio (mmol/ℓ)	Potássio (mmol/ℓ)
Perilinfa	140,0	7
Endolinfa	1,3	157
Fluido extracelular	140,0	5
Citosol	12,0	140

Sáculo e utrículo

O sáculo e o utrículo, estruturas semelhantes a sacos situados no vestíbulo, contêm células neuroepiteliais ciliadas especializadas que detectam a posição da cabeça e o movimento linear.

O **sáculo** e o **utrículo** são conectados por um pequeno ducto, o **ducto utriculossacular**. Pequenos ductos de cada um se unem para formar o **ducto endolinfático**, cuja extremidade cega dilatada é conhecida como **saco endolinfático**. Outro pequeno ducto, o **ducto de união** (***ductus reuniens***), une o sáculo ao ducto da cóclea (ver Figura 22.26).

As paredes do sáculo e do utrículo são compostas de uma fina camada vascular externa de tecido conjuntivo e de uma camada interna de epitélio simples pavimentoso a cúbico baixo. Regiões especializadas do sáculo e do utrículo atuam como receptores para detectar a orientação da cabeça em relação à gravidade e à aceleração, respectivamente. Esses receptores são chamados de **mácula do sáculo** e **mácula do utrículo**.

As máculas do sáculo e do utrículo estão localizadas perpendicularmente (ou seja, a mácula do sáculo está localizada predominantemente na parede, detectando a aceleração vertical linear; enquanto a mácula do utrículo está localizada principalmente no assoalho, detectando a aceleração horizontal linear). O epitélio das regiões não receptoras do sáculo e do utrículo é composto de células claras e escuras. As **células claras** têm poucas microvilosidades e seu citoplasma contém poucas vesículas pinocitóticas, ribossomos e apenas um pequeno número de mitocôndrias. O citoplasma das **células escuras**, entretanto, contém muitas vesículas revestidas, vesículas lisas e gotículas lipídicas, bem como numerosas mitocôndrias alongadas localizadas em compartimentos formados por invaginações da membrana plasmática basal. Os núcleos das células escuras têm formato irregular e geralmente estão localizados no domínio apical. Acredita-se que as células claras atuem na absorção e que as células escuras controlem a composição da endolinfa, transportando íons K^+ para a endolinfa, usando canais de íons potássio localizados nas membranas plasmáticas apicais das células escuras.

As máculas são áreas espessadas do epitélio que tem de 2 a 3 mm de diâmetro. Elas são compostas de dois tipos de **células neuroepiteliais ciliadas**, chamadas **células ciliadas tipo I** e **células ciliadas tipo II**; e células de suporte localizadas em uma lâmina basal (Figuras 22.27 e 22.28). As fibras nervosas da divisão vestibular do nervo vestibulococlear enervam as células neuroepiteliais.

Correlações clínicas

Os canais de íon potássio das células escuras que transferem íons K^+ da célula escura para a endolinfa são compostos de uma proteína reguladora (KCNE1) e uma proteína formadora de canal (KCNQ1). A proteína reguladora auxiliar do canal de potássio (KCNE1) modula as proteínas formadoras de canal (KCNQ1). Certas mutações no gene que codifica a proteína KCNE1 interrompem o fluxo de íons K^+ para a endolinfa, alterando sua composição iônica. Consequentemente, todo o revestimento epitelial da face superior das ampolas, utrículo e sáculo fica danificado, resultando no colapso do aparelho vestibular.

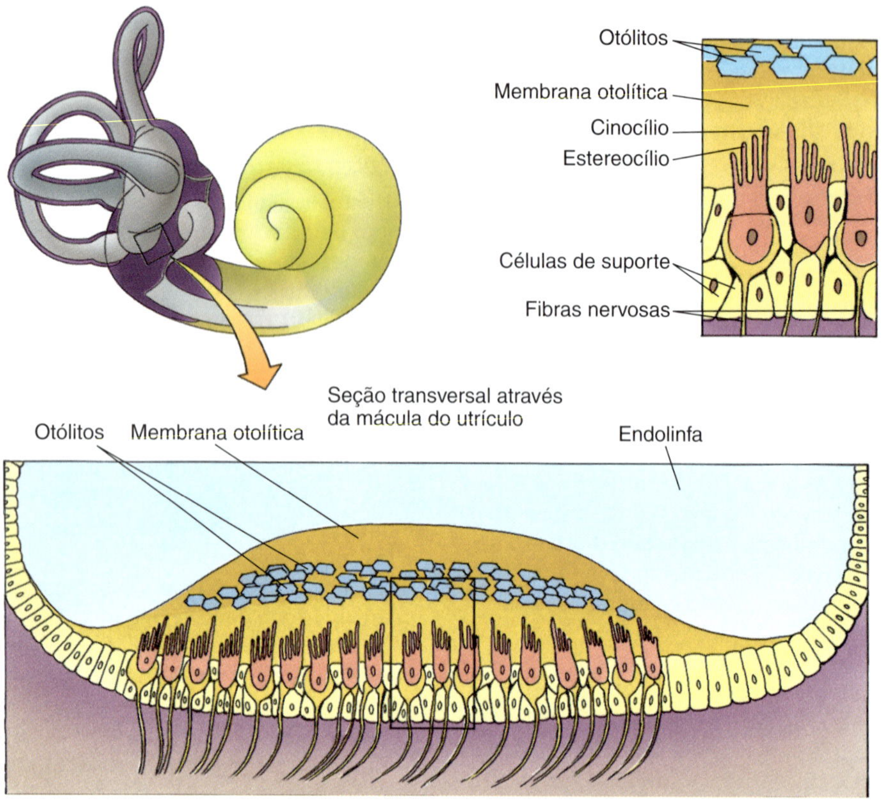

Figura 22.27 Diagrama de células ciliadas e células de suporte na mácula do utrículo.

Cada célula ciliada tipo I ou tipo II tem um único cinocílio e de 50 a 100 estereocílios, dispostos em fileiras de acordo com o comprimento, com o mais longo (10 µm) sendo o mais próximo do cinocílio.

As **células ciliadas do tipo I** são células abauladas, com uma base arredondada que se estreita em direção ao colo (Figura 22.28). Seu citoplasma contém ocasionais RER, um complexo de Golgi supranuclear e numerosas vesículas pequenas. Cada estereocílio, o qual é ancorado em uma densa trama terminal, é uma longa microvilosidade com um cerne de muitos filamentos de actina reticulados com **fimbrina**. O cerne filamentoso confere rigidez aos estereocílios, de modo que a flexão pode ocorrer apenas na região do colo, próximo ao seu local de origem na membrana plasmática apical. O topo de cada estereocílio tem **canais de transdução mecanoelétrica (canais MET)**, que são responsáveis pela transdução de eventos mecânicos em sinais elétricos. Conforme a cabeça da pessoa se move, os estereocílios se curvam *em direção* ao cinocílio, que abre os canais MET, permitindo o movimento dos íons K^+ para interior dos estereocílios, **despolarizando** a célula ciliada. Quando a cabeça da pessoa para de se mover, os estereocílios *se distanciam* do cinocílio, fechando os canais MET, impedindo que os íons K^+ entrem nos estereocílios, **hiperpolarizando** a célula ciliada. Para garantir que os estereocílios se movam na mesma direção e abram/fechem os canais MET simultaneamente, eles são conectados por moléculas de caderina excepcionalmente longas, conhecidas como **ligações de extremidades**, que são responsáveis pela abertura ou fechamento de canais MET vizinhos. O movimento dos íons K^+ para os estereocílios e, é claro, para o citoplasma das células ciliadas despolariza as células ciliadas, causando a abertura dos **canais de cálcio dependentes de voltagem** localizados na porção basal. A entrada de cálcio nas células ciliadas faz com que a vesícula que contém o neurotransmissor se funda com as regiões pré-sinápticas da membrana plasmática basal da célula ciliada, liberando o neurotransmissor na fenda sináptica. A substância neurotransmissora liberada entra em contato com seu receptor na membrana pós-sináptica da fibra nervosa aferente, fazendo com que ela transmita o sinal de processamento para o SNC. Além da abertura dos canais de cálcio dependentes de voltagem, os **canais de potássio dependentes de voltagem** localizados na porção basal também se abrem e os íons K^+ que entraram nos canais MET deixarão a célula ciliada basalmente. Para garantir que os estereocílios mantenham contato uns com os outros, ligações adicionais ao longo de seu comprimento os mantêm juntos. As ligações laterais próximas à parte superior são conhecidas como **conectores superiores**, as laterais são conhecidas como **conectores de haste** (**conectores laterais**) e as da parte inferior dos estereocílios são conhecidas como **conectores inferiores** (**conectores de haste inferiores**).

As **células ciliadas do tipo II** são semelhantes às células ciliadas do tipo I em relação aos estereocílios e cinocílio, mas sua forma é mais cilíndrica e seu citoplasma contém um complexo de Golgi maior e uma quantidade maior de vesículas (Figura 22.28).

As **células de suporte** das máculas, que se interpõem entre os dois tipos de células ciliadas, apresentam poucas microvilosidades. Complexos juncionais espessos ligam essas células umas às outras e às células ciliadas. Elas exibem um complexo de Golgi bem desenvolvido e grânulos de secreção, sugerindo que podem ajudar a manter as células ciliadas e que podem contribuir para a produção de endolinfa.

A **inervação** das células ciliadas é derivada da divisão vestibular do nervo vestibulococlear. As bases arredondadas das

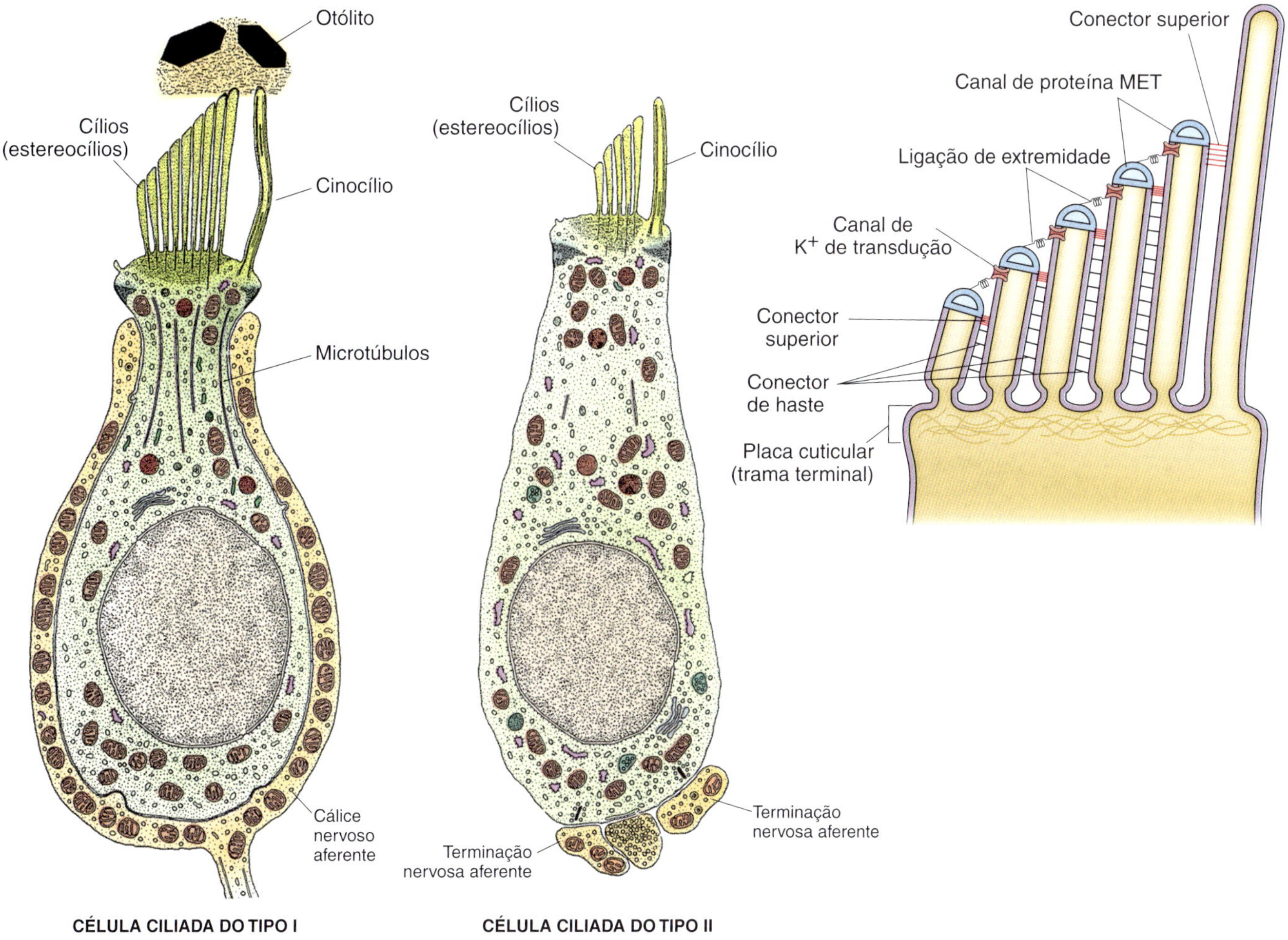

Figura 22.28 Diagrama demonstrando a morfologia das células neuroepiteliais (ciliadas) tipos I e II das máculas do sáculo e do utrículo. A membrana otolítica não é mostrada com a célula ciliada do tipo II. A relação dos estereocílios entre si e com o cinocílio é ilustrada no lado direito desta figura. Os esqueletos de actina dos estereocílios e cinocílios (não ilustrados) são ancorados na placa cuticular (trama terminal) das células ciliadas. Observe que os estereocílios são fixados por ligações de extremidades, conectores superiores e conectores de haste. As localizações das proteínas do canal do transdutor mecanoelétrico (proteínas do canal MET) e dos canais de transdução de K^+ também são ilustradas. O estereocílio adjacente ao cinocílio é conectado a ele por um conector superior. Quando os estereocílios se curvam em direção ao cinocílio (conforme ilustrado aqui), os canais de K^+ dos estereocílios se abrem, a célula ciliada se despolariza e a substância neurotransmissora é liberada. Quando os estereocílios se curvam na direção oposta (se afastam do cinocílio), os canais de K^+ dos estereocílios se fecham, a célula fica hiperpolarizada e a substância neurotransmissora não é liberada. (Fonte: Lentz TL. *Cell Fine Structure: An Atlas of Drawings of Whole-Cell Structure*. Philadelphia: WB Saunders; 1971.)

células ciliadas do tipo I são quase inteiramente circundadas por uma fibra nervosa aferente em forma de cálice. As células ciliadas do tipo II exibem muitas fibras aferentes em sinapses na porção basal da célula. Estruturas semelhantes a **fitas sinápticas** estão presentes próximo às bases das células ciliadas do tipo I e do tipo II. As fitas sinápticas das células ciliadas do tipo II provavelmente funcionam em sinapses com nervos eferentes, que se acredita serem responsáveis por aumentar a eficiência da liberação sináptica.

Os estereocílios das células neuroepiteliais ciliadas são recobertos e incorporados a uma massa glicoproteica espessa e gelatinosa, a **membrana otolítica**. A região da superfície dessa membrana contém pequenos cristais de carbonato de cálcio conhecidos como **otólitos** ou **otocônios** (ver Figuras 22.27 e 22.28).

Ductos semicirculares

Cada um dos três ductos semicirculares contém uma região expandida, a ampola, onde receptores especializados (células neuroepiteliais ciliadas) monitoram o movimento linear e angular.

Cada **ducto semicircular**, uma continuação do labirinto membranoso que se origina do utrículo, está alojado em seu canal semicircular e, portanto, adapta-se à sua forma. Cada um dos três ductos é dilatado em sua extremidade lateral (próximo ao utrículo). Essas regiões expandidas, chamadas de **ampolas**, contêm as **cristas ampulares**, que são áreas receptoras especializadas. Cada crista ampular é composta de uma saliência cuja superfície livre é coberta de epitélio sensorial consistindo em **células neuroepiteliais ciliadas** e **células de suporte** (Figura 22.29). As células de suporte situam-se na lâmina basal, enquanto as células ciliadas, não; em vez disso, as células ciliadas se acomodam entre as células de suporte. As células neuroepiteliais ciliadas, também conhecidas como **células ciliadas do tipo I** e **células ciliadas do tipo II**, apresentam a mesma morfologia das células ciliadas das máculas. A **cúpula**, uma massa glicoproteica gelatinosa que recobre a crista ampular, é semelhante à membrana otolítica em estrutura e função, mas tem forma de cone e não contém otólitos. O mecanismo funcional do aparelho vestibular é descrito na seção "Funções vestibulares".

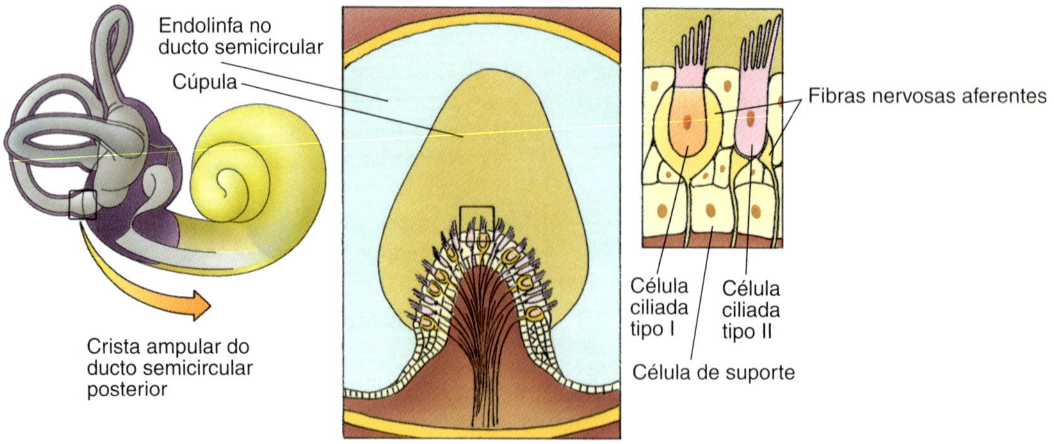

Figura 22.29 Diagrama das células ciliadas e células de suporte em uma das cristas ampulares dos canais semicirculares.

Ducto coclear (escala média) e órgão de Corti

O ducto coclear (escala média) e seu órgão de Corti são responsáveis pelo mecanismo da audição.

O **ducto coclear** (**escala média, ou rampa média**) preenchido com **endolinfa**, um divertículo do sáculo, é outra porção regionalmente denominada do labirinto membranoso. É um órgão receptor cuneiforme alojado na cóclea óssea e é circundado por compartimentos contendo perilinfa, que são separados dele por duas membranas (Figuras 22.30 a 22.33). O teto do **ducto coclear** é a **membrana vestibular** (**membrana de Reissner**); o assoalho do ducto coclear é a **membrana basilar**. O compartimento da perilinfa localizado acima da membrana vestibular é chamado de **rampa do vestíbulo (*scala vestibuli*)**; o compartimento preenchido com perilinfa localizado abaixo da membrana basilar é a **rampa do tímpano (*scala tympani*)**. Esses dois compartimentos contendo perilinfa se comunicam no **helicotrema**, próximo ao ápice da cóclea.

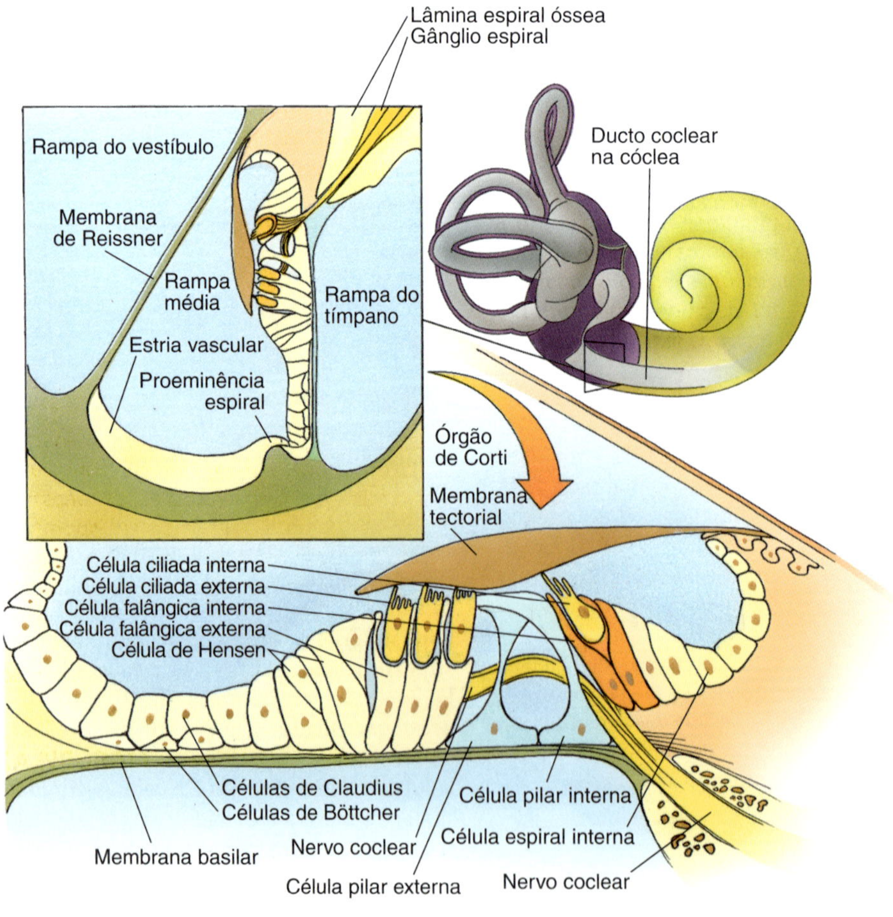

Figura 22.30 Diagrama do órgão de Corti.

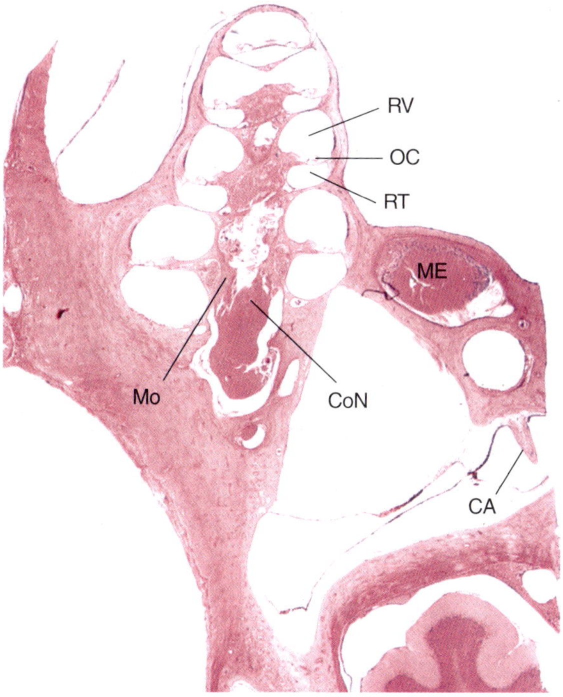

Figura 22.31 Esta fotomicrografia de ampliação muito pequena da cóclea exibe o modíolo ósseo (*Mo*), o nervo coclear (*NCo*) e as lâminas espirais ósseas sustentando o órgão de Corti (*OC*) com a rampa vestibular (*RV*) e a rampa do tímpano (*RT*) posicionadas abaixo da membrana basilar do órgão de Corti. Observe a crista ampular (*CA*), reconhecível pela cúpula cônica que a recobre. Observe a seção transversal do músculo estapédio (*ME*) (14 ×).

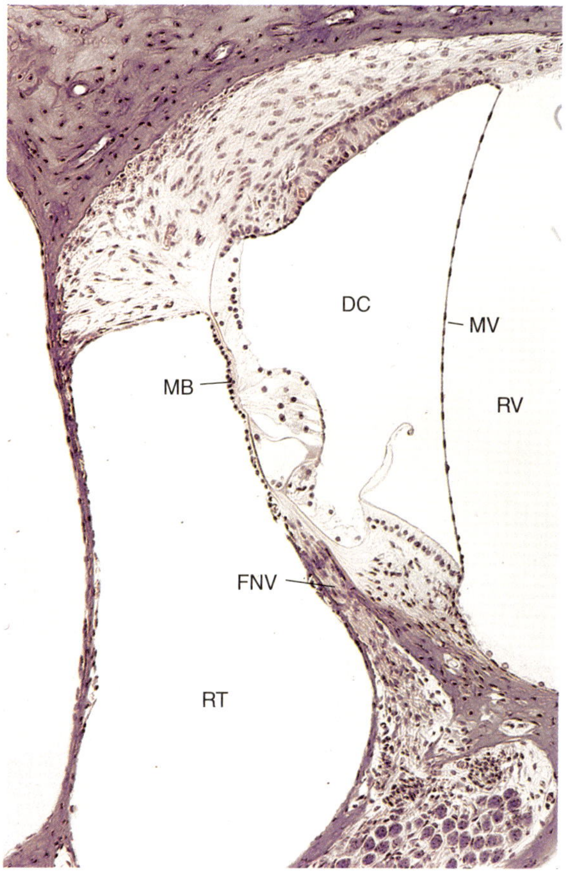

Figura 22.32 Fotomicrografia do órgão de Corti situado na membrana basilar (*MB*) dentro da cóclea (180 ×). O ducto coclear (*DC*), contendo a endolinfa, é limitado pela membrana vestibular (*MV*) e pela membrana basilar (*MB*). A rampa vestibular (*RV*) e a rampa timpânica (*RT*) contêm perilinfa. Observe o gânglio espiral e as fibras nervosas vestibulococlear (acústicas) (*FNV*) provenientes das células ciliadas do órgão de Corti.

A **membrana vestibular** é composta de duas camadas de células epiteliais pavimentosas, separadas por uma lâmina basal. A camada interna é composta de células de revestimento da escala média e a camada externa por células de revestimento da rampa vestibular. Numerosas junções de oclusão selam as duas camadas celulares, garantindo um alto gradiente iônico através da membrana. A **membrana basilar**, que se estende da lâmina espiral no modíolo até a parede lateral, sustenta o órgão de Corti e é composta de duas zonas: a zona arqueada e a zona pectinada. A zona arqueada é mais fina, fica localizada na porção medial e sustenta o órgão de Corti. A zona pectinada é semelhante a uma rede fibrosa contendo alguns fibroblastos.

A parede lateral do ducto coclear, que se estende entre a membrana vestibular e a proeminência espiral, é coberta de um epitélio pseudoestratificado denominado **estria vascular**, que, ao contrário da maioria dos epitélios, contém um *plexo intraepitelial de capilares*. A estria vascular é composta de três tipos celulares: marginal, basal e intermediário. Os três tipos de células têm origens embrionárias diferentes. As células marginais originam-se do epitélio ótico; as células basais surgem do mesênquima ótico; as intermediárias são células semelhantes a melanócitos, originadas de células da crista neural.

As **células basais** e **intermediárias** pouco coradas têm um citoplasma menos denso que contém apenas algumas mitocôndrias. Ambas têm processos citoplasmáticos que se irradiam das superfícies celulares para se interdigitar com os processos celulares das células marginais e com outras células intermediárias. Além disso, as células intermediárias têm grânulos de pigmento em seu citoplasma. As células basais também têm processos celulares que ascendem em torno das bases das células marginais, formando estruturas com aspecto de cálice, que isolam e sustentam as células marginais. As **células marginais** de coloração escura têm muitas microvilosidades em suas superfícies livres. Seu citoplasma denso contém numerosas mitocôndrias e pequenas vesículas. Processos celulares labirínticos e estreitos contendo mitocôndrias alongadas são abundantes na porção basal das células.

Os **capilares intraepiteliais**, derivados do mesoderma, são posicionados de tal forma que são circundados pelos processos basais das células marginais e pelos processos ascendentes basocelular e intermediárias.

A estria vascular produz a endolinfa e a entrega na escala média; suas **células marginais** são responsáveis por liberar íons K^+ na endolinfa. As células basais revestem a face basal da estria vascular e formam uma membrana celular entre a estria vascular e o ligamento espiral. A função das células intermediárias não é conhecida, mas a ausência dessas células na estria vascular atrofiada resulta em surdez neurossensorial.

A **proeminência espiral** também está localizada na porção inferior da parede lateral do ducto coclear. É uma pequena protuberância que se projeta do periósteo da cóclea para o ducto coclear em toda a sua extensão. As células basais da estria vascular são contínuas com a camada vascular de células que recobrem a proeminência espiral. Na porção inferior, essas células da proeminência espiral são refletidas no sulco espiral, onde se tornam cúbicas. Outras células dessa camada continuam na lâmina basilar como as **células de Claudius**, que se

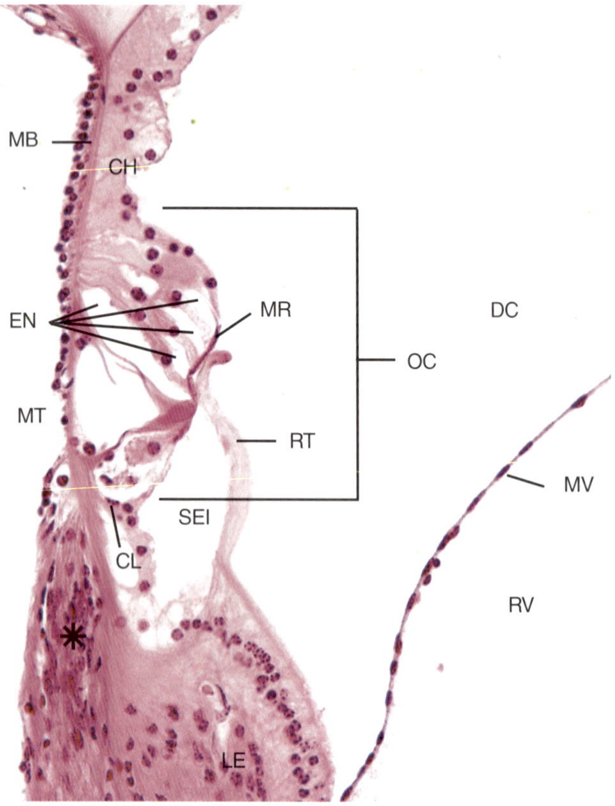

Figura 22.33 Esta ampliação média do órgão de Corti (*OC*) exibe a membrana vestibular (*MV*) separando a rampa vestibular (*RV*) do ducto coclear (*DC*), que se estende da célula limitante (*CL*) às células de Hensen (*CH*). Observe o limbo espiral (*LE*) e as fibras nervosas cocleares (*asterisco*). Note que o sulco espiral interno (*SEI*) é recoberto da membrana tectorial (*MT*), que repousa sobre as células ciliadas internas e externas. Observe que o órgão de Corti repousa sobre a membrana basilar (*MB*), que separa o órgão de Corti da rampa do tímpano (*RT*). Observe também o sulco espiral interno (*SEI*) coberto da membrana tectorial e que a membrana reticular (*MR*) isola as células ciliadas externas e internas e o espaço de Nuel (*EN*) da endolinfa presente no ducto coclear (270 ×).

sobrepõem às **células de Böttcher**, as quais são menores (ver Figura 22.30). As últimas estão localizadas apenas nas voltas basilares da cóclea. Acredita-se que as células de Claudius sejam células de suporte, enquanto as células de Böttcher demonstraram ter altos níveis de **calmodulina** e **óxido nítrico sintase**, sugerindo que atuam nos processos de secreção e absorção, bem como no controle dos níveis de íons cálcio na endolinfa.

Na porção mais estreita do ducto coclear, o periósteo que cobre a lâmina espiral projeta-se para a escala média, formando o **limbo da lâmina espiral** (**limbo espiral;** ***limbus***). Parte do limbo se projeta sobre o **sulco espiral interno** (**túnel espiral interno**). A porção superior do limbo é o **lábio vestibular**, e a porção inferior é chamada de **lábio timpânico** do limbo, uma continuação da membrana basilar. Numerosas perfurações no lábio timpânico acomodam ramos da divisão coclear do nervo vestibulococlear (nervo acústico). As **células interdentais** localizadas dentro do corpo do limbo espiral secretam a **membrana tectorial**, uma massa gelatinosa rica em proteoglicanos e contendo numerosos filamentos delgados semelhantes à queratina, que recobre o órgão de Corti. Os estereocílios de células ciliadas receptoras especializadas do órgão de Corti estão embutidos na membrana tectorial (ver Figura 22.30).

Órgão de Corti. O **órgão de Corti**, que é o órgão receptor especializado da audição, localiza-se na membrana basilar e é composto de **células neuroepiteliais ciliadas** e vários tipos de **células de suporte**. Embora as células de suporte do órgão de Corti tenham características diferentes, todas se originam na membrana basilar e contêm feixes de microtúbulos e microfilamentos, e suas superfícies apicais estão todas interconectadas na superfície livre do órgão de Corti. As células de suporte incluem **células pilares**, **células falângicas** (também conhecidas como **células de Dieter**), **células limitantes** e **células de Hensen** (ver Figuras 22.30 a 22.33).

Células de suporte do órgão de Corti

As células de suporte do órgão de Corti são as células pilares internas e externas, células falângicas internas e externas, células limitantes, células de Hensen e células de Böttcher.

As **células pilares internas e externas** (Tabela 22.4) são células altas com bases e extremidades apicais largas; assim, eles têm a forma de um "I" alongado. Estão presas à membrana basilar, e cada uma surge de uma base ampla. As porções centrais das células pilares internas e externas são abauladas, afastando-se umas das outras, tornando-se as paredes do **túnel interno**, onde as células pilares internas formam a parede medial do túnel interno e as células pilares externas formam a parede lateral do túnel interno. Em seus ápices, as células pilares internas e externas estão novamente em contato umas com as outras. Seu citoplasma contém feixes de microfilamentos e microtúbulos. As células pilares internas são mais numerosas que as células pilares externas, geralmente com três células pilares internas adjacentes a duas células pilares externas. As células pilares sustentam não apenas as células ciliadas do órgão de Corti, mas também as membranas tectorial e basilar.

As **células falângicas externas** (**células de Dieter externas**) são células cilíndricas altas que estão presas à membrana basilar. Suas porções apicais têm a forma de cálice para dar suporte não apenas às porções basais das células ciliadas externas, mas também aos feixes de fibras nervosas eferentes e aferentes, que passam entre elas em seu caminho para as células ciliadas. Como seus ápices em forma cálice acomodam as células

TABELA 22.4 Células de suporte do órgão de Corti.

Célula	Função
Células pilares internas e externas	Formação do túnel interno; suporte às células ciliadas; suporte às membranas tectorial e basilar
Células falângicas externas (células de Dieter externas)	Suporte da porção basal das células ciliadas externas; suporte de feixes de fibras nervosas; formação do espaço de Nuel
Células falângicas internas (células de Dieter internas)	Dão suporte e envolvem totalmente as células ciliadas
Células limitantes	Dão suporte e definem o aspecto interno do órgão de Corti
Células de Hensen	Dão suporte e definem o aspecto externo do órgão de Corti
Células de Claudius	Dão suporte às células de Hensen e à face externa do órgão de Corti
Células de Böttcher	Apresentam níveis elevados de *calmodulina* e *óxido nítrico sintase*, sugerindo que essas células atuam no controle dos níveis de íons cálcio e nos processos de secreção e absorção

ciliadas, as células falângicas externas não alcançam a superfície livre do órgão de Corti. No entanto, originando-se da face lateral de cada uma dessas células falângicas externas, há um pequeno **processo falângico** cujos microtúbulos e microfilamentos lhe conferem certo grau de firmeza e rigidez. Esse processo falângico rígido se estende até as células ciliadas externas, formando uma placa cuticular distal achatada, que forma um contato sólido com sua célula ciliada externa aninhada e uma célula ciliada externa adjacente. Essas placas cuticulares formam uma lâmina membranosa rígida, conhecida como **membrana reticular**, que se estende das células ciliadas externas às células de Hensen. A membrana reticular isola os corpos das células ciliadas externas da endolinfa, criando um microcompartimento que envolve as células ciliadas externas e as células falângicas externas. Esse ambiente é conhecido como o **espaço de Nuel**, que se comunica com o **túnel externo** que é delimitado pelas células de Hensen. Portanto, a membrana reticular forma uma cobertura sobre o espaço de Nuel e o túnel externo. O líquido extracelular nesses dois microcompartimentos isolados é conhecido como **cortilinfa**, que se assemelha à perilinfa da rampa vestibular e da rampa timpânica, e não à endolinfa do ducto coclear.

As **células falângicas internas** (**células de Dieter internas**) estão localizadas abaixo das células pilares internas. Ao contrário das células falângicas externas, elas circundam completamente as células ciliadas internas que suportam.

As **células limitantes** delineiam a borda interna do órgão de Corti. São células delgadas que sustentam as faces internas do órgão de Corti.

As **células de Hensen** definem a borda externa do órgão de Corti. Essas células altas estão localizadas entre as células falângicas externas e as células mais baixas de Claudius, que repousam sobre as **células de Böttcher** subjacentes.

Todas essas células sustentam as faces externas do órgão de Corti (ver Figura 22.30).

Células neuroepiteliais (células ciliadas) do órgão de Corti

Existem dois tipos de células neuroepiteliais no órgão de Corti: células ciliadas internas e células ciliadas externas.

As **células neuroepiteliais ciliadas** são especializadas na transdução de impulsos para o órgão auditivo. Dependendo de sua localização, essas células são chamadas de **células ciliadas internas** e **células ciliadas externas**.

As **células ciliadas internas**, uma única fileira de aproximadamente 3.500 células, cada uma com cerca de 12 μm de diâmetro, são sustentadas por células falângicas internas. Essas células ciliadas internas estendem-se pelo limite interno de todo o comprimento do órgão de Corti. As células ciliadas internas são baixas e exibem um núcleo centralmente localizado, numerosas mitocôndrias (especialmente abaixo da trama terminal), RER e retículo endoplasmático liso e pequenas vesículas. A região basal dessas células também contém microtúbulos. Sua superfície apical contém de 50 a 60 estereocílios dispostos em forma de "V". O cerne dos estereocílios contém microfilamentos (actina), reticulados com a fimbrina, como nas células ciliadas tipo I do labirinto vestibular. Os microfilamentos dos estereocílios se fundem com os da trama terminal. Embora não exista um cinocílio nas células ciliadas internas, são evidentes na região apical dessas células um corpúsculo basal e o centríolo. Os aspectos basais dessas células fazem sinapses com fibras aferentes da divisão coclear do nervo vestibulococlear.

As **células ciliadas externas**, sustentadas por células falângicas externas, estão localizadas próximo ao limite externo do órgão de Corti e são organizadas em fileiras de três (ou quatro) ao longo de todo o comprimento desse órgão (ver Figura 22.30). Existem aproximadamente 12 mil células ciliadas externas, cada uma com cerca de 8 μm de diâmetro. São células cilíndricas alongadas cujos núcleos estão localizados perto de suas bases. O citoplasma contém RER abundante e as mitocôndrias estão localizadas na porção basal. O citoplasma dessas células logo abaixo das paredes laterais contém uma **trama cortical** composta de filamentos de 5 a 7 nm reticulados por filamentos mais finos, que parecem sustentar a célula e resistir à deformação. Estendendo-se desde a superfície apical das células ciliadas externas, existem até 100 estereocílios organizados na forma da letra "W." Esses estereocílios têm comprimento variável e são organizados seguindo uma gradação ordenada. Como as células ciliadas internas, as células ciliadas externas não têm cinocílio, mas têm um corpúsculo basal.

As **fibras nervosas cocleares** fazem sinapses na porção lateral e basal das células ciliadas, com uma grande parte terminando nas células ciliadas *internas* e apenas cerca de 5 a 10% terminando nas células ciliadas *externas*.

Funções vestibulares

A função vestibular é o sentido de orientação no espaço e durante o movimento.

O sentido responsável pela orientação espacial (estático e durante o movimento) é essencial para ativar e desativar certos músculos que funcionam para acomodar o corpo e restaurar o equilíbrio. O mecanismo sensorial para essa função é o **aparelho vestibular**, localizado na orelha interna. Esse aparelho compreende o utrículo, o sáculo e os ductos semicirculares.

Os estereocílios de células neuroepiteliais ciliadas localizadas nas ampolas do utrículo e do sáculo estão embutidos na membrana otolítica. **Movimentos lineares** da cabeça causam deslocamento da endolinfa, o que perturba o posicionamento dos otólitos dentro da membrana otolítica e, consequentemente, da própria membrana, dobrando os estereocílios das células ciliadas. Os movimentos dos estereocílios são transduzidos em potenciais de ação, que são conduzidos por sinapses à divisão vestibular do nervo vestibulococlear para serem transmitidos ao cérebro.

Os **movimentos circulares da cabeça** são detectados por áreas receptoras nos ductos semicirculares alojados dentro dos canais semicirculares. Os estereocílios das células ciliadas neuroepiteliais das cristas ampulares estão embutidos na cúpula. A movimentação da endolinfa dentro dos ductos semicirculares perturba a orientação da cúpula, que subsequentemente distorce os estereocílios das células ciliadas. Esse estímulo mecânico é transduzido em um impulso elétrico, que é transferido por sinapse para ramos da divisão vestibular do nervo vestibulococlear para serem transmitidos ao cérebro.

As informações sobre os movimentos lineares e circulares da cabeça, reconhecidos pelos receptores da orelha interna, são transmitidas ao cérebro por meio da divisão vestibular do nervo vestibulococlear. Lá, essas informações são interpretadas e são iniciados os ajustes ao equilíbrio pela ativação de massas musculares específicas responsáveis pela postura.

Correlações clínicas

A **doença de Ménière** é um distúrbio com perda auditiva resultante do acúmulo excessivo de líquido no ducto endolinfático. Outros sintomas incluem vertigem, zumbido, náuseas e vômitos. Alguns medicamentos podem aliviar a vertigem e as náuseas. Existem três estágios na progressão dessa doença: inicial, intermediário e tardio. O **estágio inicial** é exemplificado pela manifestação súbita de vertigem, tontura, náuseas e vômito. Zumbido, sensação de orelhas bloqueadas e perda auditiva estão presentes temporariamente, mas assim que a vertigem passa, seus efeitos colaterais se resolvem. A maioria dos pacientes experimenta essas crises de 6 a 12 vezes por ano. O **estágio intermediário** é caracterizado por crises mais leves de vertigem, mas o zumbido e a perda auditiva se agravam. Durante o período de remissão, os sintomas são aliviados por até 4 meses. O **estágio tardio** é caracterizado por crises muito raras ou mesmo sem crises de vertigem, mas a sensação de equilíbrio, especialmente em locais mal iluminados, é muito fraca. A perda auditiva torna-se cada vez mais grave. Além disso, o zumbido se torna um problema constante – e às vezes insuportável – tanto que a divisão vestibular do nervo vestibulococlear pode ter que ser seccionada. Em casos extremos, os canais semicirculares e a cóclea podem ter que ser removidos cirurgicamente. A maioria das pessoas com doença de Ménière tem apenas uma orelha afetada, mas quase metade dos indivíduos afetados acabará por sofrer com a doença nas duas orelhas.

O **zumbido** é uma condição que têm afetado as pessoas desde a Antiguidade, como indicam informações observadas em tábuas de argila preservadas do império Assírio e em rolos de papiro do antigo Egito.

Funções da cóclea

A cóclea funciona na percepção do som.

As ondas sonoras captadas pela orelha externa passam pelo meato acústico externo e são recebidas pela membrana timpânica, que é posta em movimento. A membrana timpânica converte as ondas sonoras em energia mecânica. As vibrações da membrana timpânica colocam o martelo – e, consequentemente, os dois ossículos restantes – em movimento.

Conforme indicado anteriormente, devido a uma vantagem mecânica proporcionada pelas articulações dos três ossículos e pela diferença entre a área da membrana timpânica e do pé do estribo (placa ou base do estribo), a energia mecânica é amplificada cerca de 22 vezes quando atinge a membrana da fenestra vestibular (janela oval). Os movimentos da membrana da janela oval iniciam ondas de pressão na perilinfa dentro da rampa vestibular. Como os líquidos (neste caso, perilinfa) são incompressíveis, a onda é passada através da rampa vestibular, através do helicotrema e para a rampa timpânica e é dissipada pela membrana que

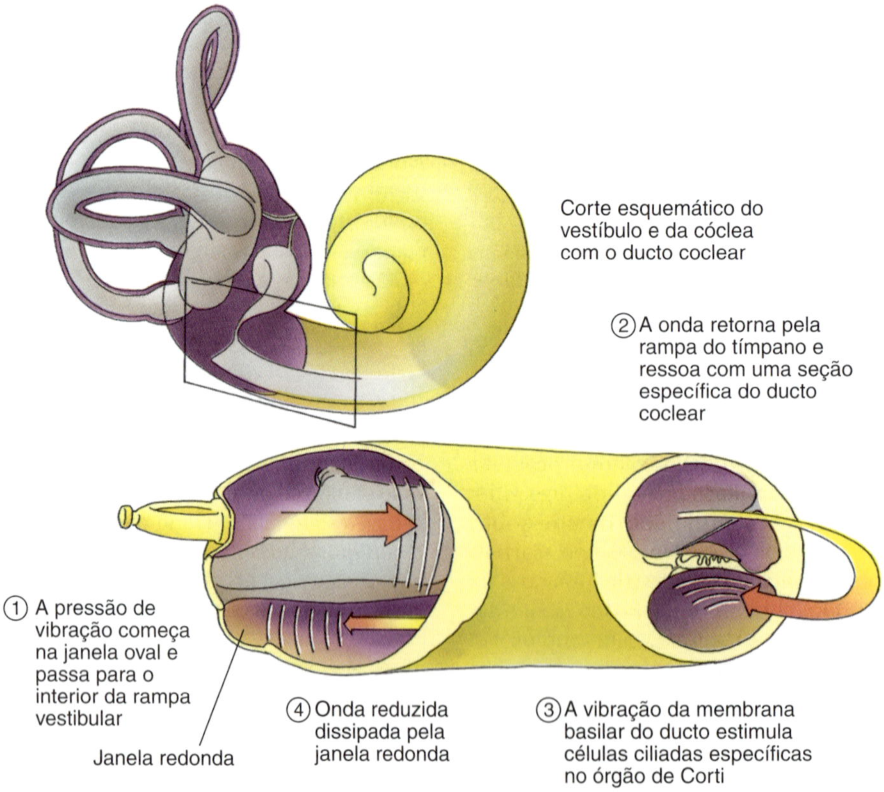

Figura 22.34 Diagrama esquemático de como as vibrações da placa (base ou pé) do estribo movem a membrana da janela oval. Essa ação produz pressão sobre a perilinfa, localizada na rampa vestibular. No helicotrema, onde a rampa vestibular e a rampa do tímpano se comunicam, a onda de pressão dentro da perilinfa da rampa do tímpano põe em movimento a membrana basilar e o órgão de Corti assentado sobre ela. Isso causa um movimento de cisalhamento nas células ciliadas da membrana basilar, que é transduzido em corrente elétrica e, por sua vez, é transmitido por meio de sinapse à divisão coclear do nervo vestibulococlear para ser levado ao cérebro para processamento.

Correlações clínicas

1. A **surdez condutiva** pode ser causada por qualquer condição que impeça a condução das ondas sonoras da orelha externa através da orelha média e para o órgão de Corti da orelha interna. As condições que podem levar à surdez condutiva incluem a presença de corpos estranhos, **otite média** e **otosclerose** (fixação da placa do estribo na janela oval).
2. A **otite média** é uma infecção comum da cavidade da orelha média em crianças pequenas. Geralmente se desenvolve a partir de uma infecção respiratória que envolve a tuba auditiva. O acúmulo de líquido na cavidade da orelha média amortece a membrana timpânica, restringindo os movimentos dos ossículos. Os antibióticos são o tratamento usual.
3. A **surdez neurossensorial** geralmente resulta de um processo patológico que interrompe a transmissão do impulso nervoso. A interrupção pode estar localizada em qualquer parte da divisão coclear do nervo acústico, desde o órgão de Corti até o cérebro. Os processos patológicos que podem resultar em surdez nervosa incluem rubéola, tumores do nervo e degeneração do nervo.
4. As células ciliadas neuroepiteliais do órgão de Corti têm **receptores nicotínicos de acetilcolina** (**nAChRs**, *nicotinic acetylcholine receptors*) que diminuem a sensibilidade das células ciliadas ao volume sonoro. Com a exposição a altos decibéis, como durante alguns *shows* e em clubes de dança, os nAChRs fazem com que as células ciliadas fiquem dessensibilizadas e, assim, protegem o indivíduo de ficar surdo após uma exposição prolongada à música em alto volume. Curiosamente, as pessoas que vivem em áreas excepcionalmente tranquilas do mundo, como o povo Mabaan do Sudão do Sul (perto da Etiópia), têm uma audição notavelmente boa mesmo na velhice.
5. A **perda auditiva relacionada à idade** (ARHL, *age-related hearing loss*) tem sido historicamente atribuída a danos nas células ciliadas internas. No entanto, estudos recentes têm demonstrado que o contato sináptico entre as células ciliadas e o nervo auditivo é o fator causal aparente. Durante a exposição a ruídos muito altos, as células ciliadas permanecem estáveis, mas os terminais sinápticos do nervo auditivo podem ser gravemente lesionados, uma situação que também ocorre na ARHL, onde os terminais sofrem degeneração devido ao processo de envelhecimento. Essas perdas sinápticas não eram consideradas porque o corpo celular (soma) dos neurônios afetados não mostrava sinais de degeneração até anos depois de interrompido o contato sináptico com as células ciliadas internas e porque somente eram afetadas as fibras do nervo auditivo de limiar alto. As pesquisas estão progredindo no uso de neurotrofinas para induzir a regeneração de neuritos[1] dos neurônios cujos terminais sinápticos foram destruídos. Outros grupos de pesquisa estão usando vitaminas A, C e E, bem como magnésio, para reverter a ARHL em ratos. O magnésio é um vasodilatador coclear e as três vitaminas listadas destroem os radicais livres; a combinação dessas quatro substâncias demonstrou melhorar os sintomas de ARHL nesses ratos. Devem ser realizadas pesquisas adicionais antes que possam ser aplicadas em humanos.

[1]N.R.T.: Neurito é um prolongamento do neurônio, antes de se diferenciar em dendrito ou axônio. Podem ser induzidos em neurônios diferenciados, maduros.

cobre a janela redonda. A onda de pressão na perilinfa da rampa do tímpano faz com que a membrana basilar vibre.

Como o **órgão de Corti** está firmemente preso à **membrana basilar**, um movimento oscilatório dentro da membrana basilar é traduzido como movimento de cisalhamento nos estereocílios das células ciliadas que estão embutidas na membrana tectorial rígida sobreposta. Quando a força de cisalhamento produz uma deflexão dos estereocílios em direção aos estereocílios mais altos, a célula se torna despolarizada, gerando um impulso que é transmitido pelas fibras nervosas aferentes da divisão coclear do nervo vestibulococlear (ver Figura 22.34).

A diferença na frequência ou no tom do som pode ser estabelecida porque regiões da membrana basilar, que se torna mais longa a cada volta da cóclea, vibram em frequências diferentes em relação à sua largura. Portanto, os *sons de baixa frequência* são detectados próximo ao ápice da cóclea (na vizinhança do helicotrema), enquanto os *sons de alta frequência* são detectados perto da base da cóclea (na região da janela oval). As evidências sugerem que as células ciliadas externas contêm o equipamento necessário para reagir rapidamente ao estímulo eferente, fazendo-as variar o comprimento de seus estereocílios, o que altera a força de cisalhamento entre a membrana tectorial e a membrana basilar, "sintonizando" a membrana basilar. Essa ação, então, altera a resposta das células ciliadas internas que detectam o som, influenciando a reação a diferentes frequências.

Considerações patológicas

Veja as Figuras 22.35 a 22.37.

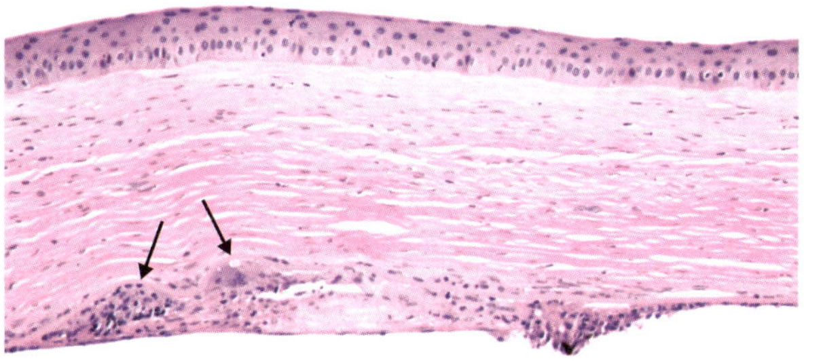

Figura 22.35 Fotomicrografia da córnea de um paciente com ceratite crônica por herpes simples (ceratite herpética). Observe que o número de fibroblastos é muito maior se comparado a uma córnea saudável; observe também a presença de reação granulomatosa na membrana de Descemet (*setas*), característica dessa condição. (Fonte: Kumar V, Abbas AK, Aster JC. *Robbins e Cotran Pathologic Basis of Disease*. 9th ed. Philadelphia: Elsevier; 2015:1325.)

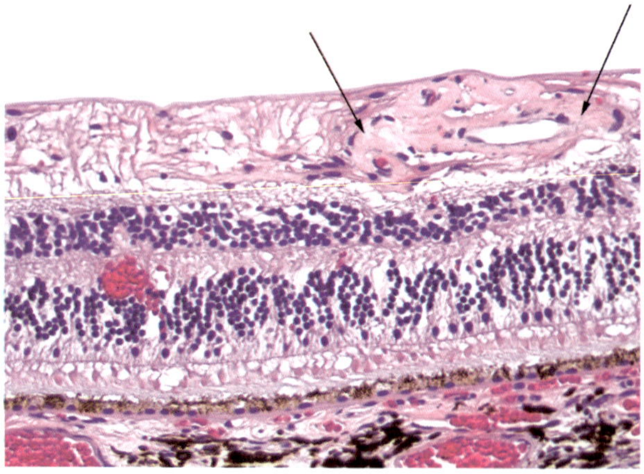

Figura 22.36 Fotomicrografia da retina de um paciente com diabetes melito. Observe a presença de elementos vasculares emaranhados abaixo da membrana limitante interna (*entre as duas setas*), uma característica da angiogênese intrarretiniana. Observe também a hemorragia dentro da camada plexiforme externa da retina. (Fonte: Kumar V, Abbas AK, Aster JC. *Robbins e Cotran Pathologic Basis of Disease*. 9th ed. Philadelphia: Elsevier; 2015:1337.)

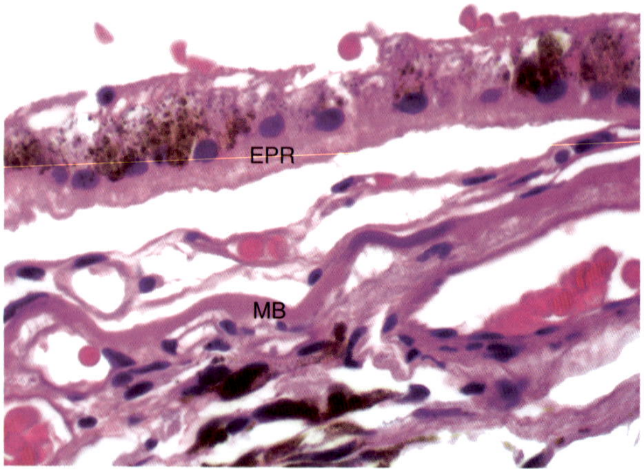

Figura 22.37 Fotomicrografia da corioide de um paciente com degeneração macular "úmida" relacionada ao envelhecimento. Observe a presença de uma membrana vascular interposta entre o epitélio pigmentar da retina (*EPR*) e a membrana de Bruch (*MB*). Note a cor densa de MB à direita da legenda, indicativo de calcificação local. (Fonte: Kumar V, Abbas AK, Aster JC. *Robbins e Cotran Pathologic Basis of Disease*. 9th ed. Philadelphia: Elsevier; 2015:1338.)

Instruções do laboratório de histologia

Receptores periféricos

Corpúsculos de Pacini

Em uma imagem de pequena ampliação, os corpúsculos de Pacini se assemelham a uma cebola; em cortes histológicos, eles se parecem com a superfície de uma cebola cortada ao meio. Cada corpúsculo de Pacini apresenta uma fibra mielinizada que, logo que entra no corpúsculo, perde sua bainha de mielina. O cerne interno do corpúsculo contém o terminal nervoso amielínico e suas células de Schwann, circundados por aproximadamente 60 camadas de fibroblastos modificados, cada camada separada da seguinte por um pequeno espaço cheio de líquido. Um grupo adicional de 30 fibroblastos modificados menos densos, o cerne externo, circunda o cerne interno. Toda a estrutura tem uma cápsula de tecido conjuntivo rico em colágeno que envolve o cerne externo (ver Figura 22.2, *FN, CI, CE, Ca*). Em uma ampliação média, a fibra nervosa central e as camadas circundantes de fibroblastos modificados, formando o cerne interno; e os fibroblastos modificados menos densos, formando o cerne externo, são facilmente reconhecíveis. O cerne externo, também composto de fibroblastos modificados, é circundado pela cápsula de tecido conjuntivo rico em colágeno (ver Figura 22.3 *FN, CI, CE, Ca*).

Corpúsculos de Meissner

Os corpúsculos de Meissner, geralmente localizados nas papilas dérmicas da pele glabra, são formados por alguns terminais nervosos e suas células de Schwann associadas, que são completamente circundadas por uma cápsula de tecido conjuntivo rico em fibras colágenas. Cada terminal nervoso ramificado dentro de um corpúsculo de Meissner é cercado por pilhas de células epiteliais cujos núcleos são bem corados por hematoxilina e eosina (H&E) (ver Figura 22.4, *FN, Ca, N*).

Olho

Esclera

A esclera, a parte branca do olho, é quase avascular, coberta de conjuntiva, uma camada estratificada pavimentosa não queratinizada a um epitélio estratificado cúbico, com células caliciformes ocasionais. Abaixo da conjuntiva, a esclera tem três camadas: o delgado tecido conjuntivo rico em colágeno, conhecido como episclera; a espessa camada de tecido conjuntivo rico em fibras colágenas, chamada de estroma; e outra camada delgada de tecido conjuntivo, a lâmina supracorioide, que tem melanócitos em sua camada mais profunda. Observe o vaso sanguíneo passando pela esclera (ver Figura 22.6, *E, Eps, Es, LSc, M, VS*).

Córnea

Observada em uma ampliação muito pequena, a córnea transparente apresenta um epitélio estratificado pavimentoso não queratinizado em sua superfície externa e um endotélio da córnea simples pavimentoso a cúbico revestindo sua superfície interna, que está em contato com a câmara anterior. Esta fotomicrografia também apresenta a íris com seu músculo liso, a câmara posterior, bem como a cápsula do cristalino (ver Figura 22.7, *Co, E, CA, En, Ir, ML, CP, Ca, Cr*). Com uma ampliação média da córnea, são bem demonstrados a cobertura epitelial anterior estratificada pavimentosa, membrana de Bowman e endotélio da córnea simples pavimentoso a simples cúbico. Entre esses dois epitélios, o estroma da córnea pode ser observado como composto de feixes de fibras de colágeno, que são produzidas por numerosos fibroblastos cujos núcleos são bastante evidentes (ver Figura 22.8, *E, setas, Co, F*).

Corpo ciliar

O corpo ciliar observado em pequena ampliação exibe seu músculo liso proeminente, assim como os processos ciliares. Nas proximidades da junção esclerocorneal, o canal de Schlemm é visível, assim como a raiz da íris que separa a câmara anterior da câmara posterior. Essas duas câmaras se comunicam entre si na pupila. O cristalino está suspenso em sua localização pelas fibras zonulares (ligamentos suspensores), que são representadas nessa fotomicrografia por duas linhas pretas traçadas a partir dos processos ciliares até o cristalino (ver Figura 22.9, *ML, PCi, Ec, setas, Iris, CA, CP, Cr, FZ*).

Cristalino

O cristalino, mesmo observado em uma pequena ampliação, exibe sua cápsula, que é simplesmente uma lâmina basal muito espessa. Abaixo da cápsula está o epitélio subcapsular simples cúbico, presente apenas nas superfícies anterior e lateral do cristalino. A maior parte do cristalino é composta de aproximadamente 2 mil células alongadas, com formato de sólidos hexagonais, conhecidas como

(*continua*)

Instruções do laboratório de histologia (*continuação*)

fibras do cristalino, que são derivadas do epitélio subcapsular (ver Figura 22.10, *seta, Ca*). Com uma ampliação média, a cápsula do cristalino, o epitélio subcapsular e os ligamentos suspensores podem ser bem visualizados. As células alongadas, conhecidas como fibras do cristalino, também são evidentes (ver Figura 22.11, *Ca, E, LS, FC*).

Retina

A retina é a túnica mais interna do olho e contém as células fotorreceptoras que transmitem informações aos neurônios da retina, que então coletam e constroem parcialmente as informações visuais para transmiti-las ao cérebro, por meio do nervo óptico. O local de saída do nervo óptico é conhecido como disco óptico, localizado na parede posterior da retina. Observe que todas as camadas da retina acabam no disco óptico, o ponto cego da retina (ver Figura 22.14, *Retina, Nervo óptico, Disco óptico*). Existem dez camadas distintas na retina, cujos nomes são ordenados começando na corioide e terminando no humor vítreo. Cada camada é representada por um número de 1 a 10; essas camadas são apresentadas em uma ampliação média nessa fotomicrografia. A corioide não faz parte da retina, mas o aspecto mais interno da corioide é ricamente dotado de melanócitos, fazendo com que pareça preto. A camada 1 da retina, o epitélio pigmentar da retina, está em contato direto com a corioide; 2 = camada de bastonetes e cones; 3 = membrana limitante externa; 4 = camada nuclear externa; 5 = camada plexiforme externa; 6 = camada nuclear interna; 7 = camada plexiforme interna; 8 = camada de células ganglionares; 9 = camada de fibras nervosas do nervo óptico; e 10 = membrana limitante interna. A membrana limitante interna é composta da lâmina basal das células de Müller; e está em contato direto com o corpo vítreo (ver Figura 22.15, *1* a *10*). A região da retina que fornece a maior acuidade visual é a fovéola, localizada no centro da fóvea central. Na borda da fóvea central, as camadas da retina começam a ficar mais finas; na fovéola, a retina é muito delgada. Observe que a membrana limitante interna e a camada de células ganglionares estão presentes na fovéola, mas a camada de fibras do nervo óptico e a camada nuclear interna estão ausentes. A camada plexiforme externa, a camada nuclear externa, a membrana limitante externa e a camada de cones estão todas presentes; no entanto, os bastonetes estão ausentes. O epitélio pigmentar adere firmemente à corioide (ver Figura 22.21, *MLI, CCG, CNI, CNE, C, EP, Cor*).

Glândula lacrimal

A glândula lacrimal é uma glândula tubuloacinosa composta, serosa, cujos ductos se abrem no saco conjuntival. É subdividida em vários lóbulos por septos de tecido conjuntivo, que transportam elementos vasculares de e para a glândula. Os ácinos da glândula exibem os núcleos redondos de suas células acinosas (ver Figura 22.23, *D, Se, VS, Ac*). Com uma ampliação média, o lúmen e os núcleos redondos das células acinosas que compõem os ácinos podem ser bem visualizados. Observe que os ductos e vasos sanguíneos estão localizados nos septos do tecido conjuntivo (ver Figura 22.24, *seta, N, Ac, D, VS, Se*).

Orelha

Orelha interna: cóclea e crista ampular

Nessa fotomicrografia de ampliação muito pequena, a cóclea é vista como uma espiral óssea oca que gira sobre si mesma, como uma concha de caracol, duas vezes e meia em torno de uma coluna óssea central, o modíolo. O modíolo se projeta na cóclea espiralada com uma plataforma óssea chamada lâmina espiral óssea, através da qual atravessam os vasos sanguíneos, o gânglio espiral e o nervo coclear, uma divisão do nervo vestibulococlear. Observe que a cóclea em espiral suporta o órgão de Corti, abaixo do qual está a rampa do tímpano. O espaço acima do órgão de Corti é dividido pela membrana vestibular em dois compartimentos: o ducto coclear (rampa média) e a rampa vestibular. As rampas do tímpano e do vestíbulo contêm a perilinfa, semelhante ao líquido extracelular, e as duas escalas se comunicam no helicotrema; o ducto coclear abriga a endolinfa, semelhante ao líquido intracelular. Observe a crista ampular do canal semicircular, reconhecível pela cúpula em forma de cone sobreposta. A seção transversal do músculo estapédio também é evidente (ver Figura 22.31, *Mo, OC, NCo, RT, RV, CA, ME*).

Orelha interna: órgão de Corti

O órgão de Corti se localiza na membrana basilar, que separa a rampa do tímpano que contém a perilinfa, do ducto coclear que contém a endolinfa (rampa média). A membrana vestibular separa o ducto coclear da rampa vestibular que contém a perilinfa (ver Figura 22.32, *MB, RT, DC, MV, RV*). Com uma ampliação média, o órgão de Corti, que se localiza sobre a membrana basilar, pode ser observado estendendo-se das células limitantes até as células de Hensen. Abaixo da membrana basilar está a rampa do tímpano. A membrana vestibular separa o ducto coclear (rampa média) da rampa vestibular. Observe que a membrana tectorial recobre o órgão de Corti e o sulco espiral interno. Observe que a membrana reticular isola as células ciliadas externas e internas e o espaço de Nuel da endolinfa presente no ducto coclear (ver Figura 22.33, *OC, MB, CL, CH, RT, MV, DC, RV, SEI, MT, LE, MR, EN*).

ÍNDICE ALFABÉTICO

B

C

D

G

H

M

N

O

Q

R

S

T

U

V

X

Z

2022/1